HANDBUCH DER HALS- NASEN- OHREN- HEILKUNDE

MIT EINSCHLUSS DER GRENZGEBIETE

BEARBEITET VON

W. ADRION · W. ALBRECHT · G. ALEXANDER · K. AMERSBACH · G. ANTON · J. BECK · K. BECK
O. BECK · R. BENEKE · C. E. BENJAMINS · E. BENTELE · G. BEVER · H. BIRKHOLZ · A. BLOHMKE
F. BLUMENFELD · W. BROCK · A. BRÜGGEMANN · G. BRÜHL · H. BRUNNER · H. BURGER
A. J. CEMACH · W. CLAUSEN · A. DENKER · R. DÖLGER · A. ECKERT-MÖBIUS · R. EDEN†
C. v. EICKEN · K. ELZE · R. ESCHWEILER · G. FINDER · TH. S. FLATAU · O. FLEISCHMANN
F. FREMEL · O. FRESE · W. FRIEDBERG · V. FRÜHWALD · M. GIESSWEIN · E. GLAS · M. GOERKE
K. GRAUPNER · K. GRÜNBERG · L. GRÜNWALD · M. HAJEK · L. HARMER · L. HAYMANN
J. HEGENER · P. HEIMS-HEYMANN · B. HEINE · V. HINSBERG · G. HOFER · R. IMHOFER · A. JESIONEK
O. KAHLER · W. KLESTADT · A. KNICK · H. KOENIGSFELD · O. KÖRNER · O. KREN · L. KÜPFERLE
A. KUTTNER · A. LAUTENSCHLÄGER · L. LEDERER · E. LEXER · A. LINCK · E. MANGOLD
M. MANN · H. MARSCHIK · H. MARX · K. MENZEL · EDMUND MEYER · MAX MEYER · W. MIN-
NIGERODE · O. MUCK · GEORG C. MÜLLER · M. NADOLECZNY · F. NAGER · H. NEUMANN
H. NEUMAYER · TH. NÜHSMANN · B. OERTEL · A. PASSOW · K. PETER · A. PEYSER · W. PFEIFFER
F. PICK · E. RANZI · E. REHN · E. RUTTIN · M. SCHACHERL · K. L. SCHAEFER · A. SCHEIBE
R. SCHILLING · E. SCHLANDER · F. SCHLEMMER† · E. SCHLITTLER · P. SCHNEIDER · S. SCHU-
MACHER · O. SEIFERT · A. SEIFFERT · E. v. SKRAMLIK · R. SOKOLOWSKY · V. SONNENKALB
F. SPECHT · P. STENGER · H. STERN · O. STEURER · A. STIEDA · H. STREIT · W. STUPKA
A. THOST · W. UFFENORDE · E. URBANTSCHITSCH · K. VOGEL · O. WAGENER · F. WANNER
J. WÄTJEN · G. WETZEL · K. WITTMAACK · C. ZARNIKO · F. ZAUSCH · H. ZWAARDEMAKER

HERAUSGEGEBEN VON

A. DENKER UND O. KAHLER
HALLE A. S.   FREIBURG I. BR.

ZWEITER BAND
DIE KRANKHEITEN DER LUFTWEGE UND DER MUNDHÖHLE II

JULIUS SPRINGER   1926   J. F. BERGMANN
BERLIN   MÜNCHEN

DIE KRANKHEITEN DER LUFTWEGE UND DER MUNDHÖHLE

ZWEITER TEIL

ÄTIOLOGIE · PATHOLOGIE · SYMPTOMATOLOGIE
THERAPIE · MISSBILDUNGEN · ERKRANKUNGEN
DER NASENSCHEIDEWAND · AKUTE UND CHRONISCHE
ENTZÜNDUNGEN DER NASE UND NEBENHÖHLEN

BEARBEITET VON

K. AMERSBACH-Freiburg · K. BECK-Heidelberg · E. BENTELE-Gmünd
F. BLUMENFELD-Wiesbaden · A. BRÜGGEMANN-Giessen · H. BURGER-
Amsterdam · A. DENKER-Halle · O. FRESE-Halle · M. HAJEK-Wien
L. HARMER-Wien · P. HEIMS-HEYMANN-Berlin · W. KLESTADT-Breslau
H. KOENIGSFELD-Freiburg · A. LAUTENSCHLAGER-Berlin · H. MARX-
Münster · TH. NÜHSMANN-Halle · A. PASSOW-Berlin · W. PFEIFFER-
Frankfurt a. M. · P. SCHNEIDER-Darmstadt · A. STIEDA-Halle · A. THOST-
Hamburg · K. VOGEL-Berlin · F. ZAUSCH-Halle

MIT 394 ZUM TEIL FARBIGEN
ABBILDUNGEN

JULIUS SPRINGER   1926   J. F. BERGMANN
BERLIN   MÜNCHEN

ISBN-13: 978-3-540-01031-9   e-ISBN-13: 978-3-642-92482-8
DOI: 10.1007/978-3-642-92482-8

Inhaltsverzeichnis.

III. Pathologie und Therapie.

A. Allgemeiner Teil (Fortsetzung).

IV. Therapie.

Berichtigung zu Band I (NADOLECZNY, Physiologie der Stimme und der Sprache):

Auf S. 640 (unterer Absatz) Zeile 26 von oben muß es heißen 5:1 statt 1:5.

Auf S. 679 Zeile 9 von unten muß es heißen (psychol. phonet. Untersuchungen): Allg.
Zeitschr. f. Psychiatrie. Bd. 75. 1919 statt Zeitschr. f. d. ges. Neurol. u. Psychiatrie.

III. Pathologie und Therapie.

A. Allgemeiner Teil.

II. Allgemeine Ätiologie.

Von

Otto Frese-Halle a. d. S.

Zahlreich und mannigfacher Art sind die Ursachen, die zu Erkrankungen der oberen Luftwege und der Mundhöhle führen können. Teils liegen sie im Individuum selbst, teils in äußeren Verhältnissen und Bedingungen. Häufig handelt es sich um das Zusammenwirken mehrerer ursächlicher Faktoren, deren Wertigkeit eine verschieden große sein kann, so daß man in solchen Fällen von „Haupt-" und „Hilfsursachen" spricht.

I. Die individuelle Disposition.

Wie bei allen Erkrankungen, so ist auch auf unserem Gebiet die individuelle Disposition, die verschiedene Krankheitsempfänglichkeit, von größter Bedeutung.

Wir lernen beispielsweise im täglichen Leben und in der ärztlichen Praxis Menschen kennen, die bei jeder Gelegenheit einen Schnupfen oder einen Kehlkopfkatarrh erwerben, während andere nur sehr selten daran leiden. Für die individuelle Krankheitsempfänglichkeit ist in erster Linie die *Konstitution* der Gesamtpersönlichkeit maßgebend, als Ausdruck vererbter größerer oder geringerer Widerstandsfähigkeit. Daß es eine erbliche Disposition für die in Rede stehenden Erkrankungen gibt, können wir häufig beobachten. In manchen Familien neigen die Kinder ebenso zu Katarrhen wie es die Eltern tun oder als Kinder getan haben.

Unzweckmäßige Lebensweise, mangelnde Abhärtung gegen Temperatureinflüsse, körperliche Überanstrengungen, erschöpfende Krankheiten usw. können die Disposition zu Erkrankungen steigern, während sie umgekehrt durch Abhärtung, gute Körperpflege, Aufenthalt im Freien, Sport usw. verringert werden kann.

Es kommen auch zeitliche Veränderungen der Krankheitsempfänglichkeit bei demselben Individuum vor, ohne daß wir hierfür immer eine befriedigende Erklärung geben können.

Neuere Untersuchungen über jahreszeitliche Schwankungen auf physiologischem Gebiet, z. B. in der Blutreaktion sind vielleicht berufen, mehr Licht in dies noch recht dunkle Gebiet zu werfen.

Im allgemeinen neigen robuste muskulöse Menschen weniger zu Erkrankungen der oberen Luftwege als schwächliche, blutarme und nervöse. Die Krankheitsbereitschaft bezieht sich häufig nur auf ganz bestimmte Affektionen, z. B. auf katarrhalische Entzündungen, in anderen Fällen auf nervöse Störungen (neuropathische Konstitution), in wieder anderen Fällen auf Neubildungen.

Neben der allgemeinen Disposition sind wir häufig genötigt, noch eine *örtliche* Disposition anzunehmen.

Z. B. steigert ungünstige Lage und Beschaffenheit der Nebenhöhlenostien die Neigung zu Erkrankungen dieser Höhlen; tiefe und zahlreiche Lacunen in den Gaumenmandeln begünstigen die Ansiedelung von Krankheitserregern u. dgl. mehr.

Das *männliche Geschlecht* leidet nach allgemeiner Ansicht häufiger als das weibliche an Erkrankungen der oberen Luftwege. Besonders gilt das von den katarrhalischen Affektionen und den gutartigen Neubildungen. Für die letzteren ergibt die Statistik ein Verhältnis von 1 : 3. Auch Carcinom ist häufiger beim männlichen Geschlecht. Die Gründe hierfür liegen wahrscheinlich in der Lebensweise und im Beruf; in der größeren Häufigkeit der örtlichen und allgemeinen Schädigungen. Alkohol- und Nikotingenuß, Überanstrengung der Stimmorgane, Einatmung reizender und giftiger Stoffe, Erkältungsschädlichkeiten mannigfacher Art spielen dabei die Hauptrolle. Das weibliche Geschlecht ist dafür mehr disponiert zu funktionell nervösen Störungen; erwähnenswert ist auch das häufigere Vorkommen der genuinen Ozaena bei ihm.

Das *Lebensalter* ist ebenfalls von Bedeutung für die Disposition zu Erkrankungen der oberen Luftwege. Im *Kindes*alter ist die Neigung zu Schleimhautentzündungen besonders ausgeprägt. Namentlich Kinder, die an sogenannter exsudativer Diathese leiden, haben beständig mit Katarrhen der Nase und des Nasen-Rachenraumes zu tun. Die stärkere Entwicklung des lymphoiden Gewebes in diesem Alter begünstigt das Auftreten entzündlicher Veränderungen. Die Vergrößerung der Rachenmandel, welche die Nasenatmung beeinträchtigt, befördert das Auftreten von Katarrhen und unterhält einmal entstandene lange Zeit. Bekannt ist ferner die Neigung der Kinder zu Angina, deren Auftreten durch Hyperplasie der Gaumenmandeln begünstigt wird.

Auch den sogenannten „Erkältungen" unterliegen Kinder leichter als Erwachsene, da sie gegen Witterungseinflüsse weniger abgehärtet sind. Von größter Bedeutung sind schließlich die akuten Infektionskrankheiten, die sich in diesem Alter einzustellen pflegen. Die Masern gehen stets mit katarrhalischen Erscheinungen in den oberen Luftwegen einher; das Scharlachfieber ruft Angina und später nicht selten Nebenhöhlenerkrankungen hervor; die Diphtherie befällt Rachen, Nase und Kehlkopf; der Keuchhusten spielt sich ebenfalls in den oberen Luftwegen ab. Abgesehen von den primären Erscheinungen hinterlassen diese Krankheiten nicht selten eine gesteigerte Disposition zu Katarrhen.

Gewisse Kehlkopfgeschwülste finden sich vorwiegend bei Kindern. Die multiplen Papillome — die übrigens auch angeboren vorkommen — bevorzugen dies Lebensalter, ähnlich wie es ja auch die verwandten Hautwarzen tun. Ferner treten die sogenannten Kinderknötchen, wie ja schon ihr Name besagt, gern zu dieser Zeit auf.

Beim erwachsenen Menschen pflegt die Neigung zu Erkältungskatarrhen allmählich geringer zu werden, gegen manche Infektionskrankheiten ist bereits im jugendlichen Alter Immunität erworben worden. Dafür stehen die durch Beruf und Lebensweise bedingten Erkrankungen mehr im Vordergrund. An die Stelle der akuten Infektionskrankheiten treten Syphilis und Tuberkulose mit ihren so häufigen Manifestationen an den oberen Luftwegen. Im höheren Lebensalter pflegt die Widerstandsfähigkeit gegen äußere Schädlichkeiten wie z. B. Kälteeinwirkungen wieder abzunehmen. Es machen sich nun auch häufig an den oberen Luftwegen Folgeerscheinungen von chronischer Erkrankung innerer Organe bemerklich. Während die gutartigen Neubildungen meist im mittleren Lebensalter vorkommen, befallen die bösartigen, insbesondere die Carcinome, vorwiegend ältere Personen.

Gewisse *physiologische Vorgänge* auf dem Gebiete des *Geschlechtslebens* können von Krankheitserscheinungen und Funktionsstörungen an den oberen Luftwegen begleitet sein.

Während des Stimmwechsels in der Pubertät kommt es beim männlichen Geschlecht nicht selten zu einer eigenartigen Stimmstörung, dem sogenannten pathologischen Mutiren. Die Stimme gewinnt nicht wie sonst in verhältnismäßig kurzer Zeit die normale männliche Tiefe, sondern bleibt abnorm hoch; einzelne Töne werden wohl in der richtigen Stimmlage gebildet, dann aber schlägt die Stimme wieder in die Fistel über. Ursache der Störung ist wahrscheinlich ein unrichtiger Gebrauch und falsches Zusammenspiel der Kehlkopfmuskeln. Bei Mädchen beobachtet man zuweilen während des Stimmwechsels, der hier ja weniger deutlich ist, eine abnorm tiefe und rauhe Stimme. Vor und während der *Menstruation* kann es zu Blutungen aus der Nase, seltener aus Rachen und Kehlkopf kommen; treten dieselben an Stelle der ausbleibenden Menses auf, so spricht man von vikariierenden Blutungen. Einwandfreie Fälle dieser Art sind wiederholt beobachtet worden. So von OBERMEYER, SCHNOCK, KEITLER und SCHICKELE. Es kamen solche vikariierenden Blutungen z. B. mehrere Jahre lang vor, hörten während einer Schwangerschaft auf, um später von neuem einzusetzen. In dem Fall SCHICKELES hatte ein 27jähriges Mädchen mit rudimentären Ovarien seit dem 13. Lebensjahr monatlich einen Tag aus der Nase geblutet; seit zwei Monaten war diese Blutung ausgeblieben und an ihrer Stelle hatten sich urticariaartige Hautschwellungen am ganzen Körper gebildet.

Ferner sah man, daß sich bestehende Krankheiten während der Menstruation verschlimmerten. Ödematöse Schwellungen infolge von Tuberkulose und Carcinom des Kehlkopfes nahmen zu (BEYER). PERCHMANN fand, daß durch die Menstruation eine gewisse Disposition für Angina follicularis geschaffen wird, nicht aber für Diphtherie.

Der Foetor bei der genuinen Ozaena soll sich in den Tagen der Menstruation verstärken.

Während der *Schwangerschaft* beobachtet man Schwellungen, Hyperämie und gelegentlich Blutungen an den Schleimhäuten der oberen Luftwege. E. MEYER sah in 87,5 % seiner Fälle Hyperämie und Hypertrophie der Nasenschleimhaut; in 42 % ähnliche Veränderungen im Kehlkopf. HOFBAUER berichtet über den klinischen Kehlkopfbefund in 80 Fällen. An den Taschenbändern, der Arygegend und an der hinteren Kehlkopfwand fand sich so gut wie regelmäßig Rötung und Auflockerung der Schleimhaut. In acht Obduktionsfällen wurde am Kehlkopf stärkere Füllung der Blutgefäße, zellige Infiltration des Gewebes und ausgedehnte Metaplasie des Epithels festgestellt. GROSSKOPF erhob ähnliche Befunde. Die Veränderung in Nase, Rachen und Kehlkopf machen sich nach ihm besonders in den letzten Schwangerschaftsmonaten bemerkbar, um im Wochenbett wieder zu verschwinden. Bei langandauernden Geburten kommt es zu Blutaustritten in die Schleimhaut der oberen Luftwege. IMHOFER sah während der Schwangerschaft namentlich Schwellung der hinteren Kehlkopfwand; Blutungen dagegen ziemlich selten.

Von besonderer Bedeutung ist die ungünstige Beeinflussung, welche die Kehlkopftuberkulose durch Schwangerschaft und Wochenbett erfährt.

KUTTNER fand, daß unter 230 Fällen von Kehlkopftuberkulose nur 16 Frauen aus eigener Kraft Schwangerschaft und Entbindung überstanden und daß von diesen nur drei die Entbindung um 1—1½ Jahre überlebten. Man hat den

Eindruck, daß die Schwangerschaft außer der allgemeinen erhöhten Disposition für Tuberkulose noch eine besondere örtliche für den Kehlkopf schafft. Möglicherweise ist die oben beschriebene Auflockerung der Gewebe der Hauptgrund für die schnellere Ausbreitung des tuberkulösen Prozesses.

Während des *Klimakteriums* kommen ziemlich häufig allerhand nervöse Störungen vor. Die Frauen klagen über unangenehme Empfindungen im Rachen und Kehlkopf, Brennen, Kratzen, Fremdkörpergefühl, Schluckschmerzen u. dgl. Manchmal sind damit ängstliche Vorstellungen von Erkrankung an Krebs oder Tuberkulose verbunden.

Sexuelle Vorgänge (Coitus, Masturbation) sind zuweilen von Schwellung der Nasenmuscheln und Nasenbluten begleitet. Wahrscheinlich handelt es sich dabei um Folgen einer gleichzeitigen Blutdrucksteigerung.

II. Exogene Ursachen.

1. Klima und Jahreszeiten.

Von jeher hat man dem Klima für die Ätiologie der katarrhalisch-entzündlichen Erkrankungen der oberen Luftwege eine besondere Bedeutung beigemessen.

Nach Hirsch sind derartige Affektionen um so häufiger, je weiter man von den Tropen gegen höhere Breiten vorschreitet. Doch gibt die mittlere Temperatur einer Gegend noch keinen sicheren Maßstab für die Häufigkeit der Erkrankungen. Das Maximum findet sich im feuchtkalten Klima mit hoher relativer Feuchtigkeit, wo Temperatur und Taupunkt nahe zusammenfallen; auch starke Schwankungen der Temperatur scheinen ungünstig einzuwirken. Nach Biermer begünstigt namentlich das Zusammentreffen von rauhen Luftströmungen mit relativ großer Feuchtigkeit das Zustandekommen von Katarrhen. Auf Gebirgen und Hochplateaus sind Erkrankungen der Atmungsorgane besonders häufig, in Gegenden mit hoher und gleichmäßiger Temperatur bei geringer relativer Feuchtigkeit der Luft sind sie selten. Rassenverhältnisse scheinen ohne Einfluß zu sein. Bei Personen, die aus einem warmen, trockenen Klima in ein kaltes und feuchtes übersiedeln, ist die Empfindlichkeit besonders groß. Durch Gewöhnung ist eine weitgehende Akklimatisierung möglich. Die genannten ungünstigen Momente sind in unseren Breiten besonders im Spätherbst, Winter und im ersten Frühjahr vorhanden. Im Frühling sind es namentlich die starken Wärmeschwankungen. Die Tagestemperaturen weisen oft schroffe Unterschiede auf, und nach rasch eintretender Erwärmung sind ebenso plötzlich einsetzende Kälterückschläge häufige Vorkommnisse. Im Spätherbst und Winter sind die täglichen Temperaturschwankungen gering, dafür ist aber Regen, Schnee, Nebel und kalter Wind bei geringer Sonnenscheindauer häufig. Ob in Gegenden mit ozeanischem Klima, in denen die Winter feucht und verhältnismäßig mild sind, Erkältungskatarrhe seltener oder häufiger sind als bei kontinentalem Klima mit vorherrschendem trocknen Frost, läßt sich nicht mit Sicherheit entscheiden, da zuverlässige Statistiken darüber nicht vorliegen. In Küstengegenden mit feuchtem, kühlem Klima soll die Hyperplasie der Rachenmandel besonders häufig vorkommen.

Daß Erkrankungen der ersten Atemwege in der ungünstigen Jahreszeit bedeutend häufiger als im Sommer sind, geht mit Sicherheit aus den Sanitätsberichten des preußischen Kriegsministeriums hervor. Das Maximum der Erkrankungen fällt stets in den Januar und Februar.

Von Schade sind während des Weltkrieges genaue Aufzeichnungen über die Zahl der „Erkältungskrankheiten" bei einer Frontdivision im Westen gemacht worden.

Es zeigte sich dabei, daß diese Erkrankungen im Februar 1917 auf das 7,6 fache des normalen Sommerdurchschnittes anstiegen, und daß sie im ungewöhnlich strengen Winter 1916/17 bedeutend zahlreicher waren als im milden Winter 1915/16. Sehr interessante Vergleiche ergaben sich bei einigen, durch die Kriegsverhältnisse ermöglichten „Erkältungsexperimenten". Von 8000 Infanteristen befand sich ein Teil (2700 Mann) 3 Tage und 3 Nächte lang bei einer Durchschnittstemperatur von 0—3⁰ C in Granattrichterstellungen mit tiefem Lehmmorast ohne jede Unterschlupfmöglichkeit, während der Rest der Mannschaften in Dorfquartieren zurückblieb. Bei den ersteren kamen neben 46 Erfrierungen 95 „Erkältungskrankheiten" vor, darunter 57 akute Erkrankungen der Atemwege, bei der nichtexponierten Truppe während der gleichen Zeit nur 2 Erfrierungen und 25 „Erkältungskrankheiten". In einem anderen Falle waren 4500 Mann 3 Tage und 3 Nächte lang Temperaturen von — 9 bis — 12⁰ C und scharfen böigen Winden ausgesetzt, während die übrigen 3500 Mann in Stollen oder Dorfquartieren lagen. Bei den ersteren wurden während dieser Zeit 128 akute Erkrankungen der Atmungsorgane verzeichnet, bei den letzteren nur 40.

Die Zahl der „Erkältungen" ging nach Schades Beobachtungen der Zahl der Erfrierungen parallel, entsprach aber nicht etwa der jeweiligen mittleren Tagestemperatur. Auch die Erfrierungen tun dies nicht. Sie kommen bekanntlich auch vor, wenn das Thermometer nicht unter den Nullpunkt sinkt. Der Temperaturgrad gibt an sich noch keinen Maßstab für die abkühlende Wirkung der Luft. Wind und Luftfeuchtigkeit sind ebenso wichtige Faktoren.

Zweifellos ist der Einfluß des Klimas auf gewisse chronische Affektionen der oberen Luftwege. Hyperplastische mit reichlicher Sekretion einhergehende Schleimhautkatarrhe pflegen sich in trockener, warmer und sonniger Luft zu bessern, während Personen mit atrophischen Schleimhautprozessen in feuchter Luft, namentlich wenn sie gleichzeitig salzhaltig ist, wie an der See, viel weniger von ihren Beschwerden belästigt werden.

Aus den angeführten Tatsachen geht mit Sicherheit hervor, daß klimatische, und zwar insbesondere Kälteeinflüsse von großer ursächlicher Bedeutung für die Entstehung von Krankheiten der oberen Luftwege sind.

Ruhemann, dem andere zugestimmt haben, wollte diesen Zusammenhang mit der Annahme erklären, daß die Infektionserreger unter dem Einflusse des winterlichen Klimas und namentlich dem Mangel an Sonnenlicht zu gesteigerter Virulenz gelangen und dadurch befähigt werden, leichter in den menschlichen Körper einzudringen. Die Witterung beeinflußt nach ihm also nicht den Menschen selbst, sondern die Krankheitserreger, eine Vorstellung, die mit den tatsächlichen Verhältnissen schwer in Einklang zu bringen ist. Richtig ist allerdings, daß die Infektionsgelegenheit in der kalten Jahreszeit vielfach dadurch eine größere ist, daß die Menschen sich mehr im Hause aufhalten, enger zusammenrücken und dabei Infektionskeime leicht aufeinander übertragen.

Um zu einem näheren Verständnis der ätiologischen Bedeutung von Kälteeinflüssen zu gelangen, müssen wir uns mit dem Begriff und Wesen der sog. „Erkältung" etwas näher beschäftigen.

2. Die Erkältung.

„Erkältung" ist im Sprachgebrauch fast identisch mit einem Katarrh der oberen Luftwege. Im Englischen sind „cold" und Schnupfen gleichbedeutend, im Holländischen ebenso „verkoudheit". Es zeigt sich hierin, wie alt und festeingewurzelt der Glaube an die ursächliche Bedeutung von Kälteeinflüssen für die in Rede stehenden Krankheiten ist. Von den meisten Menschen wird eine

„Erkältung" bei jedem akuten Schnupfen und Kehlkopfkatarrh als selbstverständlich vorausgesetzt. Auch wenn dem Erkrankten im Einzelfall nichts von einer solchen bekannt ist, pflegt er zu sagen: „ich muß mich erkältet haben".

Als Erkältungsgelegenheiten gelten allgemeine Abkühlung des Körpers infolge niedriger Außentemperatur oder Durchnässung; aber auch die örtliche Kälteeinwirkung auf einzelne Körperteile wie Füße, Hals und Kopf. Besonders leicht soll eine Erkältung dann eintreten, wenn gewöhnlich bedeckte Körperstellen der Kältewirkung ausgesetzt worden sind, wie die Rückenhaut oder die Kopfhaut nach dem Haarschneiden. Als andere Erkältungsgelegenheiten werden genannt: Der länger dauernde ruhige Aufenthalt in ungeheizten Räumen, die Abkühlung des Rückens durch feuchte und kalte Wände, das Sitzen auf feuchtem Erdboden oder kalten Steinen. Als besonders schädlich gilt Zugluft in geschlossenem Raume, während lebhaft bewegte Luft im Freien für weniger bedenklich gehalten wird. Gefürchtet wird auch die schnelle Abkühlung des durch körperliche Arbeit erhitzten und schwitzenden Körpers.

Wie in allen derartigen, durch Jahrhunderte alte Erfahrungen gebildeten Volksmeinungen steckt auch in dieser sicherlich ein richtiger Kern, den herauszuschälen Sache der wissenschaftlichen Betrachtung ist. Wenn es bisher allerdings nicht gelungen ist, eine völlig befriedigende Erklärung vom Wesen der Erkältung zu geben, so würde es doch falsch sein, deshalb ihre Bedeutung überhaupt zu leugnen.

Daß wir es bei der „Erkältung" nicht mit einem einfachen Vorgange zu tun haben, der stets von bestimmten Folgen begleitet ist, lehrt schon die tägliche Erfahrung. Wenn mehrere Menschen derselben Kältewirkung ausgesetzt gewesen sind, tragen bekanntlich durchaus nicht alle einen Katarrh der oberen Luftwege davon und auch bei demselben Individuum ist die Neigung zu „Erkältungen" zu verschiedenen Zeiten eine verschiedene. Es muß also in solchen Fällen die individuelle Disposition oder Erkältungsbereitschaft eine wechselnde sein.

Wir sehen ferner sehr häufig, daß nachweisbar starke und langdauernde Kältewirkungen ohne jede schädlichen Folgen bleiben, während in anderen Fällen einer unbedeutenden Abkühlung ein heftiger Katarrh der oberen Luftwege nachfolgt.

Schließlich gibt es zahlreiche akute Katarrhe, bei denen in der Vorgeschichte nichts von einer „Erkältung" nachzuweisen ist, wenn eine solche auch — wie oben schon erwähnt — meist als selbstverständlich vorausgesetzt wird.

Ähnlichen Widersprüchen begegnen wir auch bei wissenschaftlichen Experimenten, die zur Klärung dieser Frage angestellt wurden.

Chodounsky z. B. berichtet über derartige an sich selbst angestellte Versuche, die geradezu heroisch genannt werden müssen. In seinem 57. und später noch einmal in seinem 63. Lebensjahre unterzog sich der Gelehrte, der an einer chronischen Bronchitis litt und nach eigener Feststellung zahlreiche Mikroorganismen in seinen oberen Luftwegen beherbergte, — den grausamsten Kälteprozeduren. Er begab sich z. B. aus einem körperwarmen Bad völlig nackend in winterliche Kälte hinaus und verharrte hier stundenlang bis sein Körper vor Frost erstarrte, oder er hielt sich mit völlig durchnäßten Kleidern lange Zeit in einem kalten Raume auf oder er setzte seine durch vorausgehende körperliche Arbeit schwitzende Haut scharfem Zug aus u. dgl. mehr. Trotzdem „erkältete" er sich nicht. Er schließt aus seinen Versuchen, daß es keine „Erkältungskrankheiten" gäbe.

Im Gegensatz hierzu fand Runge in Selbstversuchen, daß ein bei ihm bestehender chronischer Rheumatismus durch lokale Kälteeinflüsse stark verschlimmert wurde. Wenn er z. B. beide Arme in verschiedener Art der Kälte aussetzte, stellten sich später auch die rheumatischen Beschwerden in entsprechender Weise ein.

Während CHODOUNSKY mit brutalen Kältereizen arbeitete, ließ RUNGE bei seinen Versuchen die Kälte sich langsam einschleichen. In ersterem Falle wurde der Körper also zu einer starken Gegenreaktion herausgefordert, während sie in letzterem fehlte, und wir werden noch sehen, daß dies für das Zustandekommen einer Erkältung von Bedeutung sein kann. Im übrigen beweisen diese Versuche nur, daß die individuelle Disposition zu Erkältungen eine ungemein verschiedene ist. Auch bei den Massenexperimenten im Kriege, über die oben berichtet worden ist, „erkältete" sich ja nur immer ein Teil der Mannschaften trotz gleicher Exponiertheit. Manche Soldaten zeigten Erkältungen in vielfacher Wiederholung, andere bekamen nie eine „Erkältung" selbst bei schwerer lokaler Erfrierung.

Unter den Faktoren, die bei der „Erkältung" eine Rolle spielen, ist zuerst der *allgemeine Wärmeverlust* des Körpers zu nennen. Die Temperatur der Haut ist von der Außentemperatur in hohem Grade abhängig, während von der Innentemperatur des Körpers gerade das umgekehrte gilt. Kältegefühl darf nicht mit Abkühlung verwechselt werden. Ersteres ist lediglich von der Reizung der Hautkältenerven abhängig und tritt daher z. B. auch ein, wenn man in ein heißes Bad steigt, da im ersten Augenblick eine starke Zusammenziehung der Hautcapillaren stattfindet.

Eine Herabsetzung der allgemeinen Körpertemperatur ist nur durch anhaltende und intensive Kältewirkung zu erzielen; eine leichte Abkühlung der Haut bewirkt im Gegenteil eine geringe Steigerung der Körpertemperatur, da durch die Zusammenziehung der Hautgefäße die Wärmeabgabe verringert und gleichzeitig der Stoffwechsel beschleunigt wird. Nach stärkerer Wärmeentziehung durch kalte Bäder zeigt sich nach v. LIEBERMEISTER als „primäre Nachwirkung" eine Erniedrigung der Körpertemperatur, der nach mehreren Stunden als sekundäre Nachwirkung eine leichte Erhöhung folgt. Auch im Tierexperiment sieht man nach starker Wärmeentziehung zuerst ein Absinken der Eigenwärme, dem nach 1—2 Tagen ein Ansteigen über die Norm folgt. Bei Kaninchen beobachtet man nach starker Abkühlung an den meisten inneren Organen Spuren interstitieller Entzündung und in den Blutgefäßen von Lunge und Leber Thrombenbildung. Bei der gewöhnlichen „Erkältung" handelt es sich natürlich nur selten um so erhebliche Abkühlungen. Die stärksten allgemeinen Wärmeverluste kommen in der Praxis meist durch nasse Bekleidung bei kühler Außentemperatur und lebhaftem Winde zustande. PETTENKOFER hat berechnet, daß um **30 g** Wasser in nassen Strümpfen zu verdampfen, ebensoviel Wärme erforderlich ist, wie um **500 g** Eis zu schmelzen.

Es fragt sich nun, ob und welche schädlichen Folgen von einer *allgemeinen* Abkühlung des Körpers zu erwarten sind.

Verschiedene Forscher (LODE, FISCHL u. a.) fanden, daß abgekühlte Tiere künstlichen Infektionen leichter erlagen als Kontrolltiere. Allerdings handelte es sich dabei immer um sehr erhebliche Wärmeentziehungen. Manche praktische Erfahrungen sprechen dafür, daß auch beim Menschen die allgemeine Resistenzfähigkeit durch starke Wärmeverluste herabgesetzt wird. Es würde deshalb verständlich sein, daß unter solchen Umständen Infektionen der oberen Luftwege leichter als sonst zustande kommen.

Eine größere Rolle beim Zustandekommen einer „Erkältung" spielt aber wohl die *örtliche* Kälteeinwirkung, und zwar kann dieselbe entweder direkt die Schleimhäute der oberen Luftwege treffen oder die Haut und von ihr aus, in noch zu besprechender Weise, indirekte Schädigungen der Schleimhäute hervorrufen.

Bei länger anhaltender lokaler Abkühlung stellen sich örtliche Kälteschäden im Gewebe ein, und zwar handelt es sich dabei wahrscheinlich um Veränderungen des kolloidalen Zustandes, von SCHADE als „Gelose" bezeichnet. Die Gewebe werden dabei steif und teigig, die Elastizität wird vermindert. Daß nicht nur die oberflächlichen Gewebeschichten diesen Veränderungen unterliegen, sieht man z. B. am „Steifwerden" der Finger, das schon bei mäßiger Kälte eintritt. In den leichteren Graden sind diese Veränderungen rückbildungsfähig, in schwereren gehen sie allmählich in die eigentlichen Frostschäden über.

Eine *direkte* Kälteschädigung der oberen Luftwege kann nur durch die eingeatmete Luft zustande kommen und betrifft unter normalen Verhältnissen in erster Linie die Nase. Wenn dieselbe gut funktioniert, wird die Luft durch sie so weit angewärmt, daß am Kehlkopfeingang bereits Körpertemperatur erreicht ist. Unter dem Einfluß kalter Luft ziehen sich die Blutgefäße der Nasenschleimhaut stark zusammen, die Nasenmuscheln schwellen ab und die Schleimhaut sieht anämisch aus. Hört der Kältereiz auf, so tritt reaktive Hyperämie ein. Ebenso wie die Gesichtshaut ist auch die Nasenschleimhaut stark „abgehärtet", so daß nur sehr niedrige Temperaturen unangenehme Kälteempfindungen hervorrufen und dann eigentlich auch nur im Naseneingang. Hier lassen sich manchmal auch direkte Kälteschäden nachweisen, die in Analogie mit den leichteren Erfrierungen der Haut stehen. Nur bei gewissen Menschen ruft der Kältereiz in der Nase eine stärkere Reaktion hervor; hier genügt manchmal schon das Einatmen mäßig kalter Luft, um starke Nießanfälle und lebhafte Schleimabsonderung hervorzurufen.

Ob es einen reinen Erkältungsschnupfen ohne Mitwirkung von Infektionserregern gibt, der lediglich durch lokale Kälteschädigung der Schleimhaut hervorgerufen wird, ist wohl zweifelhaft. SCHADE glaubt an sein Vorkommen und hält es für charakteristisch, daß er sich unmittelbar an das Kältetrauma anschließt, daß schon am ersten Tage Röte und Trockenheit der Schleimhaut vorhanden ist, daß eine Erhöhung der Körpertemperatur fehlt und nach 1 bis 2 Tagen rasche Heilung eintritt. In den meisten Fällen muß man aber wohl die Mitwirkung von Infektionserregern annehmen, die dadurch zur Wirksamkeit gelangen, daß die Widerstandsfähigkeit der Schleimhaut infolge der Kälteschädigung herabgesetzt ist.

Bedeutend empfindlicher als die Nase sind Rachen, Kehlkopf und Luftröhre gegen Kälteeinflüsse, der sie besonders bei mangelhafter Nasenatmung ausgesetzt sind, aber auch beim Sprechen in kalter, windiger Luft. Die stärkste Kälteeinwirkung findet statt, wenn bei heftiger körperlicher Anstrengung schnell und tief durch den Mund eingeatmet wird. Es ist sehr wahrscheinlich, daß hierbei lokale Kälteschäden an der Schleimhaut, namentlich an dem empfindlichen Flimmerepithel eintreten können; zum Zustandekommen eines „Erkältungskatarrhs" wird man auch hier das Hinzutreten einer durch die Kälteschädigung des Gewebes erleichterten bakteriellen Infektion annehmen müssen.

Bei örtlicher Kälteeinwirkung auf die *Haut* tritt unter normalen Verhältnissen eine starke Zusammenziehung der Hautkapillaren ein, der später eine reaktive Erweiterung folgt. Je intensiver der Kältereiz und je abgehärteter die Haut ist, um so schneller und energischer findet dies Spiel der Kapillaren statt. Wie wir schon oben gesehen haben, wird auf diese Weise eine allgemeine Abkühlung des Körpers verhindert, indem das Blut der Kältewirkung entzogen wird. Sind die Kapillaren gelähmt, wie z. B. in der Narkose oder im Alkoholrausch, so erfolgt eine viel stärkere allgemeine Abkühlung, worauf es beruht, daß Berauschte leicht erfrieren.

Es fragt sich nun, wie aus einer örtlichen Kälteeinwirkung auf die Haut die *Fernwirkung* auf innere Organe, in unserem Falle auf die Schleimhaut der oberen Luftwege zu erklären ist. Früher (ROSENTHAL u. a.) dachte man sich den Zusammenhang meist so, daß das in der Haut örtlich abgekühlte Blut durch seine niedrige Temperatur die inneren Organe schädige. Allenfalls könnte das für die Lungen zutreffen, aber bis das Blut aus der Haut in die Schleimhäute der oberen Luftwege gelangt, muß schon eine so innige Mischung mit dem Gesamtblut stattgefunden haben, daß es die Temperatur desselben angenommen hat. Die allgemeine Blutwärme wird aber, wie wir oben gesehen haben, bei den gewöhnlichen Kälteeinwirkungen gar nicht herabgesetzt.

Größere Wahrscheinlichkeit hat die Annahme für sich, daß durch die örtliche Abkühlung eine Schädigung der Blutbestandteile eintritt. Daß solche Kälteschäden vorkommen, wissen wir von der paroxysmalen Hämoglobinurie. Hier genügt schon eine leichte Abkühlung der Haut, z. B. Eintauchen der Hand in kaltes Wasser, um einen Zerfall von roten Blutkörperchen und das Auftreten von gelöstem Hämoglobin im Serum hervorzurufen.

AUFRECHT fand in Tierexperimenten, daß sich nach Abkühlung von Extremitäten Fibringerinnsel im strömenden Blut bildeten, deren Entstehung er auf Schädigung weißer Blutkörperchen in den abgekühlten Hautgefäßen zurückführt. REINEBOTH beobachtete nach lokaler Abkühlung eine Abnahme der roten und weißen Blutkörperchen. Nach KAYSSER sinkt der Opsoningehalt bei den abgekühlten Tieren um 40—70 %, die Leukocytenzahl um 50—75 %. Der Leukopenie folgt später eine Leukocytose. Vor allem wird man auch an eine Herabsetzung der immunisatorischen Eigenschaften des Blutes zu denken haben.

Das Zustandekommen des sekundären „Erkältungskatarrhs" wäre dann so zu erklären, daß die Schädigung des Blutes die Widerstandsfähigkeit der Schleimhäute gegen die dort regelmäßig vorhandenen oder gleichzeitig neu aufgenommenen Infektionserreger herabsetzt. Mit der Annahme einer örtlichen Kälteschädigung des Blutes stimmen gewisse praktische Erfahrungen gut überein.

So ist es bekannt, daß wenig abgehärtete Menschen sich besonders leicht erkälten; bei diesen ziehen sich die Hautkapillaren unter einem Kältereiz nur mangelhaft zusammen und die reaktive Hyperämie bleibt aus. Hier hat die Kälte also Gelegenheit, längere Zeit auf das in den Kapillaren langsam kreisende Blut einzuwirken. Es würde so auch erklärlich sein, daß eine „Erkältung" besonders leicht von solchen Hautstellen aus eintritt, die nicht an Kältereize gewöhnt sind und deshalb eine mangelhafte Reaktionsfähigkeit besitzen. Auch die Beobachtung, daß sehr energische Kältereize weniger schädlich sind als langsam sich einschleichende, spricht in demselben Sinne. Selbst die verweichlichte Haut reagiert nämlich auf intensive Reize noch mit starker Zusammenziehung der Kapillaren und sekundärer Hyperämie. Ferner lassen sich die in Japan mit heißen Bädern gemachten Erfahrungen auf diese Weise erklären. Bekanntlich schadet nach einem solchen Bade selbst intensive Kälteeinwirkung auf die bloße Haut nicht; die Hautkapillaren sind unter diesen Umständen nämlich maximal erweitert und das sehr schnell strömende hochtemperierte Blut ist dem Kälteeinfluß immer nur auf kurze Zeit ausgesetzt.

Eine zweite Möglichkeit, die Fernwirkung der Hautabkühlung auf die Schleimhäute zu erklären, liegt in der Annahme eines *reflektorischen* Vorganges.

Daß sich unter der Einwirkung von Hautkältereizen reflektorische Erscheinungen an den Schleimhäuten der oberen Luftwege bemerkbar machen, ist zweifellos.

ROSSBACH und ASCHENBRAND zeigten bereits in den 80er Jahren des vorigen Jahrhunderts im Tierexperiment, daß Kälteapplikation auf die Bauchhaut einer Katze intensive Blässe der Schleimhaut der Luftröhre hervorruft, der nach Wiedererwärmung eine ausgesprochene Hyperämie mit lebhafter Schleimabsonderung folgt. Auch die praktische Erfahrung lehrt, daß der Blutgehalt der Schleimhaut von der Haut aus zu beeinflussen ist. Nasenbluten z. B. läßt sich durch kalte Umschläge auf den Nacken oder ein kühles Fußbad zum Stehen bringen.

Neuerdings fanden Stuart Mudd, Goldmann und Grant, daß Abkühlung der Körperoberfläche beim Menschen reflektorische Gefäßkontraktionen und Blässe der Schleimhaut des Gaumens, der Gaumenmandel und des Rachens hervorruft. Ferner sank ausnahmslos auf reflektorischem Wege die Temperatur der Oberfläche der Nasenschleimhaut; die Differenz betrug manchmal bis zu 6° C, im Nasen-Rachenraum 1—2° C. Sehr bemerkenswert war dabei, daß der Schwellenwert für den vasokonstriktorischen Reflex der Schleimhäute ein sehr niedriger war. Schon die Verbringung der Versuchspersonen in einen Raum, dessen Temperatur wenig unter gewöhnlicher Zimmertemperatur lag, löste den Reflex an den Schleimhäuten aus, während gleichzeitig an der Stirnhaut keine oder nur eine geringe Reaktion auftrat. Ein Teil der Versuchspersonen erkrankte übrigens im Verlaufe dieser Experimente an akuten Katarrhen der oberen Luftwege. Azzi konnte zeigen, daß thermische Reize, auch wenn er sie auf sehr umschriebene Hautzonen einwirken ließ, unabhängig von der allgemeinen Körpertemperatur eine Veränderung in der Temperatur der Tonsillarschleimhaut herbeiführten, die bis zu einigen Graden betrug. Eintauchen einer Hand in kaltes Wasser z. B. führte zu einer reflektorischen Gefäßverengerung der Mandelschleimhaut; Wiedererwärmung hatte Gefäßerweiterung zur Folge. Allgemeine und lokale Erwärmung der Körperoberfläche bedingte Gefäßerweiterung an den Tonsillen, die auch bei folgender Abkühlung bestehen blieb.

Die Vermittlung dieser reflektorischen Vorgänge geschieht höchstwahrscheinlich auf den Bahnen des Sympathicus. Schade macht in diesem Sinne auf die Übereinstimmung aufmerksam, die zwischen der beobachteten Kältefernwirkung mit der Sympathicusreizung durch Adrenalin besteht.

Zum Zustandekommen des Erkältungskatarrhs bedarf es als weiterer Faktors der Mitwirkung der Mikroorganismen. Man kann sich vorstellen, daß die geschilderten Gefäßstörungen, also namentlich die Verlangsamung und Verringerung des Blutstromes die Widerstandskraft der Schleimhaut herabsetzt, wodurch die dort regelmäßig vorhandenen Bakterien befähigt werden, in sie einzudringen und ihre Giftwirkungen zu entfalten. Wissen wir doch z. B., daß es bei latenter Malaria gelingt, durch Kältewirkung auf die Milz oder Beeinflussung der Hautzirkulation durch Bestrahlung die Plasmodien aus ihren Ruheorten hervorzulocken und einen akuten Anfall zu provozieren. Auch bei den oberen Luftwegen haben wir es ja vielfach mit latent infizierten Organen zu tun, man denke z. B. an die Tonsillen, und hier mag eine geringe Änderung in der Blutversorgung genügen, um ein Aufflackern von Entzündungserscheinungen hervorzurufen. Hiermit stimmt die klinische Erfahrung überein, daß Menschen, die schon wiederholt derartige Erkrankungen der Schleimhäute durchgemacht haben, besonders leicht „Erkältungskatarrhe" erwerben („Locus minoris resistentiae").

Zusammenfassend können wir über die Erkältung als Krankheitsursache folgendes sagen: Ein reiner Erkältungskatarrh, im Sinne einer direkten Kälteschädigung der Gewebe, ohne Mitwirkung von Mikroorganismen, kommt—wenn überhaupt — jedenfalls recht selten vor. In der überwiegenden Mehrzahl der Fälle stellt die Erkältung nur eine Teilursache für das Zustandekommen der Erkrankung dar. Wie bei Entstehung aller Krankheiten müssen endogene und exogene Faktoren zusammenwirken. Der wichtigste endogene Faktor ist die individuelle

Disposition, d. h. Empfänglichkeit des Organismus für die Erkrankung. Sie kann angeboren oder erworben sein und bei dem einzelnen Individuum zeitlich und örtlich wechseln. Über ihr näheres Wesen ist nichts Sicheres bekannt. Als weiterer wichtiger Faktor ist die Mitwirkung von Infektionserregern erforderlich, und zwar meist von solchen, die bereits auf oder in den Schleimhäuten der oberen Luftwege vorhanden sind. Damit sie ihre Wirksamkeit entfalten können, ist bei eigener geringer Virulenz eine Herabsetzung der allgemeinen oder lokalen Resistenz des Körpers erforderlich. Diese Rolle spielt die „Erkältung". Auf welche Weise sie die Resistenzverminderung herbeizuführen vermag, wurde oben eingehend erörtert: durch allgemeine hochgradige Wärmeentziehung, örtliche Schädigung des Blutes und seiner immunisatorischen Eigenschaften und schließlich durch reflektorischen Einfluß auf die Blutzirkulation in der Schleimhaut. Auf welchem Wege es im Einzelfalle zum Erkältungskatarrh gekommen ist, wird sich selten mit Sicherheit sagen lassen, zumal auch das Zusammenwirken verschiedener Schädlichkeiten möglich ist.

3. Allgemeine Lebensbedingungen.

Zu den exogenen Krankheitsursachen zählen auch die Einflüsse der *allgemeinen äußeren Lebensbedingungen*. Die moderne Kultur verurteilt einen großen Teil der Menschen zu einer Art Stalleben, das die Widerstandsfähigkeit gegen schädliche Einflüsse herabsetzt, gerade so, wie wir das bei domestizierten Tieren und Pflanzen beobachten. Das enge Zusammenleben vieler Menschen erleichtert überdies die Übertragung und Ausbreitung infektiöser Keime. Der Großstadtmensch ist allen diesen Gefahren mehr ausgesetzt als die Landbevölkerung. Zu Zeiten von Grippeepidemien z. B. werden in schlecht gelüfteten Räumen, in denen viele Menschen zusammen kommen, besonders leicht infektiöse Katarrhe übertragen. Erst mit dem Beginn des *Schulbesuches* stellen sich bei den meisten Kindern die Infektionskrankheiten dieses Lebensalters ein, die so häufig mit Erkrankungen der oberen Luftwege verbunden sind.

Besonders schädlich ist dauernder Aufenthalt in staubiger, rauchiger und verdorbener Luft. In Fabrikstädten, wo sich u. a. viel Schwefeldioxyd in der Atmosphäre befindet, leiden deshalb viele Bewohner an Katarrhen der Respirationsorgane. Nach längerer Eisenbahnfahrt stellt sich bei manchen Menschen ein „Eisenbahnschnupfen" (B. FRÄNKEL) ein. Überhitzte und abnorm trockene Luft, wie man sie in Bureauräumen mit Dampfheizung antrifft, disponiert zur Entstehung chronischer trockener Katarrhe. FREUDENTHAL schreibt diesem Umstand die weite Verbreitung von Nasenkatarrhen in den Vereinigten Staaten zu.

Manche Berufsarten zwingen den Menschen zur Einatmung besonders stark verunreinigter Luft, und zwar ist die schädliche Wirkung namentlich an die fein verteilten Staubteilchen vegetabilischer, metallischer, animalischer und mineralischer Natur geknüpft. Die Schädlichkeit der genannten Staubarten wächst nach HIRT entsprechend der eben genannten Reihenfolge. Die Müller z. B., die viel Mehlstaub einatmen, leiden fast alle an katarrhalischen Affektionen der oberen Luftwege; ähnlich geht es den Steinschleifern, Gießern, Bürstenbindern, Tabaksspinnern, den Arbeitern in Wollfabriken, Baumwollspinnereien und anderen. Bei manchen Gewerben gesellen sich hierzu noch eine Reihe anderer Schädlichkeiten, worüber im speziellen Teil (Gewerbekrankheiten) nachzulesen ist.

Die Einatmung des Blütenstaubes verschiedener Gramineenarten ruft bei dazu disponierten Menschen den „Heuschnupfen" hervor. Es handelt sich hier und in ähnlichen Fällen weniger um den mechanischen Reiz als um toxinartige Wirkungen auf die Schleimhaut.

Durch den Reiz feiner Härchen, die sich zur Blütezeit der Platanen von der Rückseite der Blätter ablösen, entsteht der „Platanenschnupfen".

Schmutzige, sonnenlose, wenig gelüftete und engbelegte Wohnungen sind die Brutstätten der Tuberkulose; ein bazillenauswerfender Kranker ist unter diesen Umständen für seine Umgebung besonders gefährlich. Häufig ist mit den ungünstigen äußeren Verhältnissen auch mangelhafte Sauberkeit des eigenen Körpers und die Vernachlässigung der einfachsten hygienischen Regeln verbunden. So sehen wir denn z. B. den Lupus der oberen Luftwege, besonders den der Nase, vorwiegend bei den sozial niedrig stehenden Bevölkerungsschichten auftreten.

Unter den allgemeinen Lebensbedingungen ist ferner die zweckmäßige Ernährung von Bedeutung. Reichliche und gute Nahrung kräftigt die allgemeine Widerstandsfähigkeit, während Unterernährung Infektionen aller Art leichter haften läßt und den weiteren Krankheitsverlauf ungünstig beeinflußt. Der regelmäßige Genuß zu heißer und zu scharf gewürzter Speisen führt zu Kongestionen der Rachenorgane und schafft auf diese Weise einen chronischen Reizzustand. Proteinextrakte von Früchten können ähnlich wirken (Chappels „Erdbeerhals", „Obstweinhals"). Durch versehentlich vorkommenden Genuß kochend heißer Getränke werden schwere Verbrühungen des Rachens und Kehlkopfeinganges hervorgerufen. In England kommt so bei Kindern, die aus der Schnauze des kochenden Teekessels zu trinken versuchen, nicht selten Glottisödem zustande.

Unzweckmäßige *Kleidung* vermag die Empfänglichkeit für Krankheiten der oberen Luftwege zu steigern. Zu warme, namentlich wollene Unterkleidung verweichlicht die Haut, da sie häufig Veranlassung zu übermäßiger Schweißbildung gibt. Ängstliches Einhüllen des Halses steigert die Disposition zu Erkältungen. M. Schmidt macht darauf aufmerksam, daß zu enge Halskragen nach seiner Erfahrung nicht selten Stauungskatarrhe des Rachens und Kehlkopfs hervorrufen und auch zu Blutungen Veranlassung geben können. Alle die genannten Schädlichkeiten steigern die Disposition zu Erkrankungen der oberen Luftwege, soweit sie solche nicht direkt hervorrufen; umgekehrt stärkt eine gesunde Lebensweise und gründliche Abhärtung die allgemeine Widerstandsfähigkeit.

4. Intoxikationen.

Eine wichtige Rolle in der allgemeinen Ätiologie spielen *Intoxikationen* aller Art. Ihre Wirkung kann örtlicher und allgemeiner Natur sein.

Lokal wirken z. B. gewisse, die Schleimhäute reizende Beimengungen der Atemluft, wie Chlorgas, schweflige und salpetrige Säure und Ammoniakdämpfe; letztere üben einen besonders starken Reiz aus, da sie sehr flüchtig sind. Ähnliche Wirkungen entfalten die im Kriege verwendeten Kampfgase, namentlich das Phosgen und die verschiedenen sogenannten Reizgase. Sie rufen heftigen Husten, Speichelfluß und manchmal Glottiskrampf hervor. Je nach der Konzentration des Gases und der Dauer der Einwirkung sieht man leichtere entzündliche Rötung und Schwellung an den Schleimhäuten der oberen Luftwege bis zu schwarzen Ätzschorfen; die Nasenschleimhaut pflegt dabei am wenigsten zu leiden. Die Schädigung der Schleimhaut schafft häufig den Boden für sekundäre Infektionen. Durch absichtliches oder unabsichtliches Verschlucken von Säuren (Schwefel-, Salz-, Salpetersäure, organische Säuren) oder Alkalien (Natron-Kalilauge, Salmiakgeist) kommt es zu Verätzungen an den oberen Luft- und Speisewegen. Man sieht namentlich am weichen Gaumen und an der hinteren Rachenwand weiße, bei Salpetersäurevergiftung gelbliche Ätzschorfe, an deren Stelle sich unter Mitwirkung von Bakterien später Geschwüre bilden können.

Bei Vergiftungen durch Säuren sind die angeätzten Stellen trocken und brüchig, bei solchen durch Alkalien erweicht, da erstere Eiweiß fällen und Wasser entziehen, letztere dies nicht tun und Eiweiß lösen. Sehr häufig ist auch der Kehldeckel von der Ätzung mitbetroffen, woraus sich sekundäres, das Leben bedrohende Glottisödem entwickeln kann. Arbeiter, die mit *Kalibichromat* zu tun haben (u. a. auch die Stockdrechsler [MENZEL]) leiden häufig an heftigen Rachenentzündungen, die zu Geschwürsbildungen und sekundären Narben führen können, so daß für den Nichtkenner Verwechslung mit Syphilis naheliegt. Außerdem werden dabei Entzündungen der Nasenschleimhaut und Perforationen der Nasenscheidewand beobachtet. Letztere finden sich übrigens auch bei Arbeitern in Zementfabriken.

Bei der chronischen *Phosphorvergiftung* stellt sich Gingivitis und Alveolarperiostitis ein, bei chronischer *Bleivergiftung* sehen wir den charakteristischen Bleisaum am Zahnfleisch, ferner Stomatitis und Kehlkopflähmungen, die auf peripherer Neuritis beruhen; bei der chronischen *Quecksilbervergiftung* Stomatitis, Entzündung des Zahnfleisches, Ausbildung übelriechender, speckig belegter Geschwüre auf der Mund- und Wangenschleimhaut. Die früher meist vertretene Anschauung, daß es nur das mit dem Speichel ausgeschiedene Quecksilber sei welches diese Erscheinungen hervorrufe, ist wohl nicht zutreffend. Prädisponierend wirken kariöse Zähne. Einen erheblichen Anteil an den entzündlichen Veränderungen haben sekundäre Infektionen, wobei fusiforme Bazillen und Spirillen eine besondere Rolle spielen. Bei chronischer *Arsenvergiftung* treten hartnäckige Entzündungen der Nasen-Rachen- und Kehlkopfschleimhaut auf, später auch Kehlkopflähmungen.

Unter den Genußmitteln sind es *Alkohol* und *Tabak*, die von jeher mit Recht für manche Erkrankungen der oberen Luftwege verantwortlich gemacht worden sind.

Beim Alkohol ist zwischen der örtlichen und der allgemeinen schädigenden Wirkung zu unterscheiden. Die stärkeren Alkoholika wirken lokal reizend auf die Mund- und Rachenschleimhaut, rufen Hyperämie und vermehrte Sekretion hervor. Bei gewohnheitsmäßig stärkerem Alkoholgenuß sind chronische Rachen- und Kehlkopfkatarrhe ungemein häufig. Der sogenannte Vomitus matutinus wird hauptsächlich durch diese Katarrhe hervorgerufen. Die beim chronischen Alkoholismus so häufigen Erkrankungen der Leber, der Nieren, des Magens und der Kreislauforgane wirken ihrerseits wieder ungünstig auf die oberen Luft- und Speisewege ein, indem sie zu Stauungskatarrhen führen, auch wird die allgemeine Widerstandsfähigkeit gegen Infektionen herabgesetzt.

Der Tabak wirkt auf die Halsorgane weniger schädlich durch seinen Nicotingehalt als durch seine brenzlichen scharfen Verbrennungsprodukte, die einen chronischen Reizzustand der Schleimhäute hervorrufen und unterhalten. Aus diesem Grunde ist die Zigarette noch schädlicher als die Zigarre und Pfeife. In geschlossenen Räumen ist das Rauchen begreiflicherweise von stärkerem Einfluß als im Freien. Dauernder Aufenthalt in tabakraucherfüllter Atmosphäre wirkt wie das Rauchen selbst. Kellner und Wirte pflegen deshalb an chronischen Halskatarrhen zu leiden.

Der jetzt nur noch selten verwendete Schnupftabak reizt in erster Linie die Nasenschleimhaut, der Kautabak die Mundschleimhaut, da seine durch den Speichel ausgelaugten Bestandteile dauernd mit der Schleimhaut in Berührung bleiben. Es bilden sich bei Tabakkauern typische Pigmentierungen der Wangenschleimhaut aus, aber anscheinend nur bei brünetten Männern (K. PICHLER). In der Höhe der Zahnschlußlinie zeigen sich zarte graue Streifen und Flecken; mitunter auch gesättigt braune und bläulichgraue Pigmentierungen. Es sei daran erinnert, daß Lippen- und Zungenkrebse besonders gern bei starken

Rauchern auftreten, und zwar Lippenkrebs häufiger auf der Seite, auf welcher gewöhnlich die Pfeife gehalten wird. Bekanntlich finden sich in der Praxis Alkohol- und Tabakmißbrauch häufig gleichzeitig, so daß sich ihre schädliche Wirkung summiert; vielfach kommt noch ein übermäßiger und in raucherfüllter Luft besonders anstrengender Gebrauch der Stimme hinzu. Wir sehen deshalb bei Menschen, die diesen drei Schädlichkeiten gewohnheitsmäßig ausgesetzt sind, die schwersten chronischen Katarrhe der Halsorgane.

Auch von *Arzneimitteln* können schädigende Einflüsse auf die oberen Luftwege ausgehen. Nach längerem *Jodgebrauch* kommt es nicht selten zu starker Schwellung und Absonderung der Nasenschleimhaut, dem sogenannten Jodschnupfen, an dem sich die Stirnhöhlen gern beteiligen. Gelegentlich sieht man sogar Glottisödem mit Erstickungsgefahr. Bei manchen Personen, die eine Idiosynkrasie gegen Jod haben, genügen schon ganz kleine Dosen dazu. Die anorganischen Salze machen leichter Jodismus als die organischen Präparate. Nach starken *Bromgaben* kann sich eine akute Stomatitis einstellen. Nach *Antipyrin* und ähnlichen Mitteln treten bisweilen Exantheme an der Mundschleimhaut, die mit Blasenbildung verbunden sein können, auf. Von den Erscheinungen der Quecksilber- und Arsenvergiftung ist schon oben gesprochen worden. Neuerdings wird öfter von einer *Wismut*stomatitis berichtet. Dies liegt an der häufigen Anwendung des Wismut als BECKsche Paste und als in letzter Zeit in Aufnahme gekommenes Antisyphiliticum. Die klinischen Erscheinungen ähneln sehr der Quecksilbervergiftung. Cariöse Zähne disponieren zur Erkrankung. Am Zahnfleischrand der unteren Schneidezähne bildet sich ein Saum von schwarzer oder bläulicher Färbung. Umschriebene Pigmentierungen bis zur Größe eines Markstückes finden sich an der Schleimhaut der Lippen, Wangen, der Zunge, des Gaumens und der Mandeln. Dann stellt sich eine Gingivitis mit Foetor ex ore ein, in schweren Fällen auch Geschwürsbildung, in denen man Spirillen und fusiforme Bazillen findet. Wismutausscheidung durch die Speicheldrüsen ist nicht von Bedeutung für die Entstehung des Krankheitsbildes. Auch nach arzneilicher Verwendung von *Gold*präparaten (Krysolgan) hat man ähnliche Erscheinungen beobachtet (SCHUMACHER). Zulange fortgesetzte Pinselungen der Halsorgane mit *Höllenstein*lösungen führen bisweilen zur Argyrie der Schleimhäute und äußeren Hautdecke. Die in der Hals- und Nasenpraxis üblichen Ätzmittel verursachen in zu starker Konzentration manchmal Entzündungen und Verätzungen der Schleimhaut. *Tannin* und *Zincum sulfuricum*lösungen können bei lokaler Anwendung in der Nase eine Schädigung des Riechepithels herbeiführen. Auch nach dem Gebrauch gewisser *Mundwässer* (Odol) hat man bei empfindlichen Personen entzündliche Prozesse an der Mund- und Rachenschleimhaut beobachtet.

5. Traumen.

Die oberflächliche Lage der ersten Luft- und Speisewege bringt es mit sich, daß sie direkten äußeren Gewalteinwirkungen relativ häufig ausgesetzt sind. Nase und Kehlkopf sind Stoß, Fall und Schlag am meisten exponiert. So kommt es zu Brüchen des Knorpels und Knochens oder auch nur zu Knickungen und Luxationen. Verletzungen des Kehlkopfs ereignen sich nicht selten durch Fall auf die Kante eines Tisches, Stuhles oder dergleichen oder durch Strangulation. Dabei bricht am häufigsten der Schildknorpel, nächstdem der Ringknorpel. Bei Personen im höheren Lebensalter treten solche Brüche leichter ein, da der Knorpel hier meist schon verknöchert ist. Isolierte Verletzung der Trachea ist selten. Durch Stoß und Fall kommen Rupturen vor, die zuweilen durch die damit verbundene starke Erhöhung des intratrachealen Luftdruckes hervorgerufen werden (Hörhammer). Es schließt sich regelmäßig ein ausgedehntes Hautemphysem an die Ruptur an. Zu allen Arten von Verletzungen kann sekundär eine Infektion hinzutreten. Blutergüsse vereitern dann, wie wir es u. a. beim traumatischen Septumabsceß sehen. Verletzungen können auch durch *Fremdkörper* gesetzt werden, die in die oberen Luftwege eindringen. Kinder und Geisteskranke bringen beim Spielen Steine, Erbsen, Bohnen, Schuhknöpfe und andere Gegenstände in die Nase hinein, wo sie meist stecken bleiben und vergessen werden können. Später geben sie manchmal Anlaß zu fötiden Naseneiterungen und zu Blutungen oder führen zur Entstehung von Rhinolithen. Gegenstände, die im Munde getragen werden, können bei einem Fall des Betreffenden Verletzungen an Mund und Rachenhöhle hervorrufen. Beim Schlingakt setzen sich feste und namentlich spitzige Bestandteile der Nahrung wie scharfe Knochenstücke oder zufällig in die Speise hineingeratene Gegenstände im Rachen oder Kehlkopfeingang fest oder geraten durch Aspiration in die tieferen Luftwege. Manchmal gelangen Fremdkörper auch durch den Brechakt in die Halsorgane und bleiben dann gern, außer im Kehlkopf, im Nasenrachenraum stecken. Gelegentlich verirren sich *Spulwürmer* in die Nase oder den Kehlkopf und können hier bei Kindern Erstickung bewirken. Beim Baden kommt zuweilen das Eindringen von *Blutegeln* in die oberen Luftwege vor. Die durch den Fremdkörper gesetzte Verletzung ist oft nicht erheblich, aber die Folgeerscheinungen können gefährlich sein. Bei Kehlkopf und Luftröhre droht namentlich die Erstickung durch Verlegung des Lumens.

In der Mundhöhle rufen Getreideähren, die sich allmählich immer tiefer einbohren, gelegentlich schwere submuköse Entzündungen hervor.

Eine Kombination von äußerer Gewalteinwirkung und Eindringen eines Fremdkörpers haben wir bei den Kriegsverletzungen durch Gewehrgeschosse oder Granat- und Minensplitter. In manchen Fällen überwiegt hier die äußere Zerstörung, während in anderen das Steckenbleiben des Fremdkörpers im Kehlkopf, Nase und ihren Nebenhöhlen im Vordergrund der klinischen Erscheinungen steht. Zu den traumatischen Schädigungen im weiteren Sinne sind auch die *Röntgenverbrennungen* zu rechnen, die namentlich am Kehlkopf beobachtet werden, da derselbe gegen Röntgenstrahlen sehr empfindlich ist. Es kann auf diese Weise zu Gangrän des ganzen Kehlkopfes kommen (H. Schmidt).

III. Lokale Krankheitsursachen.

Unter den Krankheitsursachen, die *im Bereich der oberen Luft- und Speisewege* selbst liegen, spielt die *mangelhafte Nasenatmung* eine wichtige Rolle. Man hat die Nase mit Recht als einen „Wächter der Gesundheit" bezeichnet. Für den Gesamtorganismus ist sie dies durch den Geruchsinn, der vor Aufnahme übelriechender, mit schädlichen Bestandteilen versetzter Luft und verdorbener Nahrungsmittel warnt; für die Luftwege ist sie durch ihre Lage am Eingang der Respirationsorgane das wichtigste Schutzorgan. Ist die Nase verstopft, so wird sie nicht mehr regelmäßig und genügend von den Sekreten ihrer eigenen Schleimheit befreit, die sonst teils willkürlich beim Schneuzen, teils reflektorisch durch den Nießakt entfernt werden. Diese Sekretverhaltung macht sich besonders unangenehm beim Eintritt eines Katarrhs bemerkbar und verzögert seine Heilung. Da auch schädliche, mit der Einatmung in die Nase gelangte Luftbestandteile, wie Staub aller Art, Ruß und Infektionskeime nicht mehr genügend eliminiert werden, stellt sich ein Reizzustand der Schleimhaut ein, der zu Schwellung und vermehrter Sekretion führt; kurz es entsteht allmählich das Bild eines chronischen Katarrhs, der sich zeitweise durch akute Schübe noch verschlimmert. Das stagnierende Sekret führt häufig auch zu einer Entzündung des Naseneinganges und der Oberlippe; es stellen sich Ekzeme ein mit sekundären Schwellungen der Kieferlymphdrüsen; bei Kindern kann sich auf diese Weise das Bild der sogenannten Skrofulose ausbilden. Von den Rhagaden im Naseneingang gehen nicht selten Erysipele aus, die gern rezidivieren und dann manchmal eine chronische teigige Schwellung der Nase und ihrer Umgebung zurücklassen. Auch tuberkulöse Infektionen finden an dieser Stelle eine gute Eingangspforte.

Durch die normale Nase wird die eingeatmete Luft vorgewärmt, angefeuchtet und von gröberen und feineren korpuskulären Verunreinigungen gesäubert. Bei habitueller Mundatmung geschieht dies nur in unvollkommener Weise und Rachen, Kehlkopf und Luftröhre sind daher eines wichtigen Schutzes beraubt. Zu kalte und namentlich zu trockene Luft ist schädlich für das zarte Flimmerepithel; Staub und Ruß reizen die Schleimhaut zu vermehrter Sekretion und erleichtern Infektionserregern, die sonst in der Nase abgefangen und unschädlich gemacht werden, ihre Ansiedlung. Die abnorme Eintrocknung der Mund-, Rachen- und Kehlkopfschleimhaut ruft unangenehme Empfindungen von Trockenheit, Kratzen, Kitzeln und Fremdkörpergefühl hervor; das hierdurch bedingte Räuspern und Husten trägt zu dem chronischen Reizzustand der Schleimhaut bei — kurz es entwickelt sich in vielen derartigen Fällen ein chronischer Katarrh, der nicht eher auszuheilen pflegt, als bis seine Ursache, nämlich die Behinderung der Nasenatmung beseitigt ist. Hervorzuheben ist ferner die Neigung der Mundatmer zu rezidivierenden Mandelentzündungen, zu Diphtherie und zu Zahnkaries. Möglicherweise werden auch tuberkulöse Infektionen der tieferen Luftwege durch die mangelhafte Nasenatmung begünstigt.

Ferner ist Nasenverstopfung wahrscheinlich für gewisse *Verbildungen des harten Gaumens* und Oberkiefers und Anomalien der Zahnstellung von ätiologischer Bedeutung. Es ist hierüber unter der allgemeinen Pathologie und Symptomatologie der Nasenerkrankungen nachzulesen.

Falscher und *übermäßiger* Gebrauch der Stimmorgane ist eine ergiebige Quelle mannigfacher Störungen, die sich am Kehlkopf und Rachen bemerkbar machen. Gewöhnlich wirken beide Schädlichkeiten zusammen. Personen, die ihre Stimme berufsmäßig viel gebrauchen müssen, leiden naturgemäß am häufigsten an derartigen Störungen. Es sind das Prediger, Lehrer, Anwälte, Sänger, Schauspieler, Offiziere, Volksredner und Ausrufer.

Auf Einzelheiten der fehlerhaften Sprach- und Gesangstechnik soll hier nicht näher eingegangen werden. Es seien hier nur die Hauptpunkte hervorgehoben. Es sind dies falsche Atemführung, zu gewaltsame Einatmung bei enger Stimmritze, ungenügende Verwertung der Luft, Aufnahme neuer kleiner Luftmengen, „Auspumpen" u. dgl. Durch ungenügende Ausnutzung der Resonanzräume, namentlich der Nase, kommt es leicht zu einer Überlastung des Kehlkopfes („Singen und Sprechen auf den Kehlkopf"), schädlich wirken ferner krampfhafte Muskelspannungen, namentlich zu fester Verschluß des Nasenrachenraumes durch das kontrahierte Gaumensegel, falsche Stellung der Zunge und des Kehlkopfs, fehlerhafter Stimmeinsatz, Ausbildung in falscher Stimmlage, dauerndes Sprechen in unnatürlicher, namentlich in zu hoher Stimmlage.

Als Folgeerscheinungen stellen sich anfangs gewöhnlich subjektive Beschwerden ein: Allerlei abnorme, unangenehme Empfindungen in den Halsorganen, ein Gefühl von Trockenheit, Spannung, Zusammengeschnürtsein, Verschleimung, ferner von Schmerzen, Stechen und Drücken. Die Singstimme büßt an Reinheit, Kraft und Dauer der Tongebung, Timbre und Tonhöhe ein. Allmählich stellt sich das Bild der Stimmschwäche, der professionellen Phonasthenie ein. Nun lassen sich manchmal auch organische Veränderungen nachweisen, namentlich katarrhalische Erscheinungen in Kehlkopf und Rachen, Schleimhautverdickungen, Sängerknötchen. Auch die sogenannten Stimmbandpolypen finden sich besonders häufig bei Personen, die ihre Stimme im Beruf überanstrengen. Die Kenntnis der Ätiologie dieser Katarrhe ist wichtig, da ihre Heilung oft nur durch die Erlernung einer richtigen Stimm- und Sprachtechnik erzielt werden kann.

Besonders verderblich für die Stimmorgane ist es, wenn zu falschem und übermäßigem Gebrauch der Stimme noch andere Schädlichkeiten hinzukommen, wie chronischer Alkoholmißbrauch und das Sprechen und Singen in rauchigen Lokalen. Bei akuten und chronischen Katarrhen und namentlich bei Tuberkulose des Kehlkopfs pflegt schon der normale Gebrauch der Stimme von ungünstigem Einfluß zu sein, woraus sich die Notwendigkeit des Schweigegebots bei derartigen Erkrankungen ergibt.

Ähnlich wie übermäßiger Gebrauch der Stimme wirkt anhaltender heftiger *Husten*. Auch wenn er gar nicht durch eine örtliche Erkrankung der Halsorgane bedingt ist, ruft er nicht selten einen sekundären Reizzustand dieser Teile hervor, der nicht eher verschwindet, als bis es gelingt, den Husten zu unterdrücken. Auf dieser Ruhigstellung des Kehlkopfs beruht die günstige Wirkung des Morphins und seiner Derivate bei allen Affektionen des Kehlkopfs, wie akuten Katarrhen und Tuberkulose, die Hustenreiz auslösen.

Krankheitsprozesse, die sich in der *Nachbarschaft* der oberen Luft- und Speisewege abspielen, können sich auf diese fortpflanzen oder indirekt Einfluß auf sie gewinnen. In vielen Fällen kommt es dadurch zu Verdrängungen und Kompressionen.

Der Pharynx wird bisweilen verengt durch abnorm starke Ausbildung des zweiten und dritten Halswirbels oder durch stärkeres Vorspringen des oberen Teils des hinteren Vomerrandes.

Die Nase und ihre Nebenhöhlen können durch Geschwülste der Schädelbasis und des Oberkiefers in Mitleidenschaft gezogen werden.

Kehlkopf und Luftröhre werden verdrängt und komprimiert durch bösartige Tumoren, die von der Nachbarschaft, namentlich der Speiseröhre, ausgehen. Am häufigsten ist die Trachea derartigem Druck von außen ausgesetzt, und zwar in der Mehrzahl der Fälle durch eine Struma. Das Aortenaneurysma, Lymphdrüsengeschwülste, Mediastinaltumoren und Vergrößerung der Thymusdrüse können in derselben Weise wirken. Durch schrumpfende Lungenprozesse, z. B. chronische cirrhotische Tuberkulose, wird die Trachea manchmal stark bogenförmig nach einer Seite gezogen, was im Röntgenbilde deutlich zur Darstellung gelangt.

Entzündliche Prozesse der äußeren Haut, z. B. Erysipel, pflanzen sich gelegentlich auf Mund- und Nasenhöhle fort, Eiterungen, die vom Auge oder den Zähnen ausgehen, auf die Nebenhöhlen der Nase. Tuberkulöse Caries der oberen Halswirbel führt manchmal zu einem Retropharyngealabszeß, vereiternde Lymphdrüsen zu Fistelbildung in Kehlkopf und Luftröhre. Bösartige Tumoren der Speiseröhre und des Mediastinums brechen nicht selten in die zuletzt genannten Organe durch, Aortenaneurysmen tun dies bei der Trachea.

Einen indirekten Einfluß gewinnen unter Umständen Krankheitsprozesse der Nachbarschaft durch Schädigung der Kehlkopfnerven. Besonders häufig wird davon der N. recurrens betroffen. Mediastinaltumoren, Strumen, Ösophaguscarcinome, Drüsengeschwülste aller Art und Aneurysmen der Aorta sind die häufigste Veranlassung. Seltener ist es eine schrumpfende Pleuritis der Lungenspitze, das vergrößerte rechte Herzohr bei Mitralstenose oder eine Halsrippe, die zu Druck auf den Nerven und Lähmung führt.

Da die oberen Luftwege *untereinander* in nächster *räumlicher Beziehung* stehen, so ist es einleuchtend, daß sich Krankheitserscheinungen von einem Abschnitt leicht auf einen anderen ausbreiten können. Es fehlen ja auch alle festen Grenzen zwischen den einzelnen Organen und durch die physiologischen Funktionen sind sie miteinander aufs engste verbunden. Entzündliche Erscheinungen pflanzen sich deswegen gern von einem Abschnitt zum andern fort. Bei gewissen Katarrhen kann man geradezu von einem typischen Fortschreiten in absteigender Richtung sprechen. Die Hauptschuld daran tragen wohl die Sekretionsprodukte, die nach unten herabfließen und die Entzündungserreger übertragen. Bei einer Ozaena z. B. sehen wir Borken und Eiter nicht auf die Nase beschränkt, sondern auch im Nasen-Rachenraum auftreten. In langen klebrigen Streifen fließt das Sekret an der hinteren Rachenwand herab und gelangt von hier in Kehlkopf und Luftröhre. Manche chronischen Luftröhren- und Bronchialkatarrhe werden durch Nebenhöhleneiterungen unterhalten und heilen nicht eher ab als bis die Quelle des Sekrets zum Versiegen gebracht ist. Das Ascendieren eines Katarrhes kommt seltener vor, am häufigsten noch bei infektiösen Prozessen z. B. der Diphtherie, die manchmal vom Rachen in den Nasenrachenraum und in die Nase aufsteigt. Ebenso wie die entzündlichen Schleimhautkatarrhe kriechen auch andere Prozesse wie tuberkulöse und syphilitische Geschwüre und bösartige Tumoren in der Umgebung weiter.

IV. Infekte.

Die oberen Luft- und Speisewege sind infolge ihrer Lage und Funktion die *Haupteintrittspforte* für alle Krankheitserreger.

Die Übertragungsmöglichkeiten sind mannigfaltigster Art. Die meisten pathogenen Keime werden wohl mit der Atemluft aufgenommen, in der sie freischwebend, in Flüssigkeitströpfchen suspendiert oder an anderen corpusculären Verunreinigungen haftend, enthalten sein können. Eine andere Gruppe von Krankheitserregern gelangt vorwiegend mit der Nahrung in die Mund- und Rachenhöhle, sei es, daß sie von vornherein in den Speisen und Getränken enthalten und nicht durch genügende Hitze abgetötet waren, sei es, daß sie nachträglich durch Verunreinigung in dieselbe hineingekommen sind, wobei unsaubere oder gemeinschaftlich benutzte Eßgeschirre und die Berührung mit schmutzigen Fingern eine wichtige Rolle spielen. Kleine Kinder, die viel auf der Erde herumkriechen und alles in den Mund stecken, sind solchen Infektionen besonders häufig ausgesetzt. So kommt es, daß sich auch bei gesunden Personen stets zahlreiche Mikroorganismen in den oberen Luft- und Speisewegen aufhalten, die zum Teil pathogene Eigenschaften besitzen bzw. unter geeigneten Umständen erwerben können. Näheres wird hierüber in der „Allgemeinen Pathologie" gesagt.

Fast bei allen Krankheitsprozessen, die sich auf unserem Gebiet abspielen, sind pathogene Mikroorganismen direkt oder indirekt beteiligt. Teils sind sie hierbei als ätiologische Haupt- teils als Hilfsfaktoren anzusprechen. Bei den übertragbaren Krankheiten im engeren Sinne spielen sie die Hauptrolle, neben der die individuelle Disposition und die in den vorhergehenden Abschnitten gewürdigten Schädlichkeiten ganz in den Hintergrund treten.

Bei der Entstehung anderer Krankheiten ist ihre Mitwirkung wesentlich, wie wir z. B. bei den sogenannten Erkältungskatarrhen gesehen haben. Auch wo es sich zuerst um krankhafte Veränderungen anderer Ätiologie gehandelt hat, siedeln sie sich häufig sekundär an und modifizieren das ursprüngliche Krankheitsbild in mannigfaltigster Weise.

Die meisten *akuten Infektionskrankheiten* halten ihren Einzug in den Körper von den oberen Luft- und Speisewegen aus und sind die Ursache für mannig. fache Krankheitserscheinungen an diesen selbst.

Bei den *Masern* sehen wir noch vor dem Erscheinen des Hautausschlages ein „Exanthem" in der Mund-Rachenhöhle, die KOPLICKschen Flecken an der Wangenschleimhaut, punkt- und strichförmige Efflorescenzen auf den Mandeln (GRUMANN) und einen diffusen Katarrh in Nase, Rachen und Kehlkopf.

Beim *Scharlach* ist die Angina scarlatinosa Frühsymptom, die „Himbeer- zunge" im weiteren Verlauf charakteristisch. In schweren Fällen kommt es unter Mitwirkung von Streptokokken zu gangränösen Prozessen in der Rachen- und Nasenhöhle. Bösartige Nebenhöhlenerkrankungen sind nicht selten.

Variola und *Variolois* weisen regelmäßig eine mehr oder weniger starke Beteiligung der oberen Luftwege an der Pockeneruption auf.

Das *Fleckfieber* beginnt sehr häufig mit Schnupfen und leichter Angina. LEHNDORFF sah unter 49 Fällen sechsmal ein wohlcharakterisiertes Exanthem im Bereich des hinteren Teiles des harten Gaumens und der Uvula. Es zeigten sich dort linsengroße Erythemfleckchen von rotbläulicher Farbe, daneben auch kleine Hämorrhagien.

Der *Typhus abdominalis* beginnt zuweilen als sogenannter „Laryngotyphus" mit einem akuten Kehlkopfkatarrh, der wahrscheinlich vom Blutwege her, durch dort kreisende Typhusbacillen entsteht. Diagnostisch nicht unwichtig ist das Auftreten von wiederholtem Nasenbluten im Initialstadium. Im späteren Verlauf der Krankheit kommt es manchmal zu ulcerösen Prozessen im Kehl- kopf und Perichondritis, und zwar meist des Ringknorpels. Auch Stimmband- lähmungen werden beobachtet.

Der *akute Gelenkrheumatismus* ruft bisweilen eine charakteristische Laryn- gitis acuta nodosa hervor und kann die Kehlkopfgelenke befallen. Daß er in vielen Fällen seinen Ursprung von den Rachenorganen nimmt, wird in der allgemeinen Pathologie näher erörtert werden.

Während es sich bei den bisher genannten Krankheiten nur um einzelne, mehr oder minder wichtige Symptome handelt, die sich auf unserem Gebiet bemerkbar machen, spielen sich andere akute Infektionskrankheiten ganz überwiegend auf ihm ab.

Bei der *Diphtherie* ist der Rachen der Lieblingssitz der Diphtheriebacillen, nächst dem Kehlkopf, Luftröhre und Nase. Auch an den postdiphtherischen Erkrankungen sind die oberen Luftwege wieder in erster Linie beteiligt, namentlich in Gestalt von Gaumensegel- und sensiblen und motorischen Kehlkopf- lähmungen.

Auch der *Keuchhusten* ist vorwiegend eine Erkrankung der oberen Respi- rationsorgane. Der *Mumps* befällt die Ohrspeicheldrüsen; der *Rotz* die Nasen- schleimhaut, die *Maul-* und *Klauenseuche* vorwiegend die Mundhöhle.

Auch die *Influenza* hat ihre Hauptdomäne in den oberen Luftwegen. Ätio- logisch besonders wichtig ist der Influenzabacillus für die Entstehung von Nebenhöhlenentzündungen.

Die Erreger des *Erysipels* können in Mund, Rachen und Kehlkopf ein dem Hautprozeß analoges, sehr schweres Krankheitsbild hervorrufen.

Die Erreger der *Sporotrichose* siedeln sich nicht selten in der Mund-Rachen- höhle an.

Der *Gonokokkus* infiziert zuweilen Nase und Mundhöhle, die Übertragung findet bei Kindern vorwiegend beim Geburtsakt statt, bei Erwachsenen durch den Geschlechtsverkehr, durch Selbstinfektion oder auch vom Tränenkanal aus (ZANGE).

Der Erreger des Ulcus molle, der *Streptobacillus Ducrey* befällt ebenfalls in seltenen Fällen die Mundhöhle.

Auch die Erreger der *chronischen Infektionskrankheiten* spielen eine wichtige Rolle in der Ätiologie zahlreicher Krankheitserscheinungen der oberen Luft- und Speisewege.

In erster Linie ist hier die *Syphilis* zu nennen. Sie kommt in allen Stadien vor. Primäraffekte sind in Mund- und Rachenhöhle nicht selten und verraten sich dem Kundigen meist sofort durch die starke sekundäre indolente Lymph-drüsenschwellung. Auch in Nase und Nasenrachenraum (Tube) sind Primär-affekte beobachtet worden. Die sekundären Erscheinungsformen der Syphilis haben geradezu ihren Lieblingssitz in der Mund-Rachenhöhle. Bei kongeni-taler Lues ist die Nase in erster Linie beteiligt, und zwar in Form einer diffusen Erkrankung der Schleimhaut. Auch die tertiäre Syphilis befällt gern die Nase und führt zu den bekannten Zerstörungen ihres knöchernen Gerüstes. Auch im Rachen und Nasenrachenraum und Kehlkopf sind gummöse Prozesse häufig.

Der *Tuberkelbacillus* siedelt sich in den oberen Luftwegen meist sekundär im Gefolge der Lungentuberkulose an; doch kommen auch primäre Erkran-kungen vor, und zwar meist in der Form des Lupus.

Am häufigsten sind die sekundären tuberkulösen Infiltrate und Geschwürs-bildungen im Kehlkopf; tuberkulöse Granulationstumoren finden sich manchmal am knorpeligen Nasenseptum; zuweilen auch im Nasenrachenraum.

Das *Sklerom* ist bekanntlich ausschließlich eine Erkrankung der oberen Luftwege.

Die *lepröse Infektion* geht wahrscheinlich häufig von der Nase aus. Lepra-bacillen lassen sich in vielen Fällen zuerst im Nasensekret nachweisen.

Die *Aktinomykose* befällt ganz vorwiegend die oberen Luft- und Speisewege und ihre Umgebung. Der Erreger findet in dem aufgelockerten Zahnfleisch in der Umgebung kariöser Zähne oder in den Mandelkrypten seine Eingangs-pforten.

Auch *tierische Parasiten* geben in seltenen Fällen Veranlassung zu Erkran-kungen auf unserem Gebiete; es sind dies Eingeweidewürmer: Ascariden, Oxy-uren und Trichinen, ferner Fliegenlarven, die in der Nase hochgradige Zer-störungen machen können. Bienen, die gelegentlich in die Mundhöhle geraten und verschluckt werden, können durch ihren Stich starke Schwellungen der Weichteile, z. B. der Zunge und des Kehldeckels (Glottisödem) hervorrufen.

V. Ursächliche Beziehungen zwischen Erkrankungen des Gesamtkörpers und der oberen Luft- und Speisewege.

An fast allen Allgemeinerkrankungen sind die oberen Luft- und Speisewege in größerem oder geringerem Maße beteiligt. Aber auch die Erkrankungen einzelner Organe und Organsysteme spiegeln sich an ihnen in mannigfaltiger Weise und in oft charakteristischen Veränderungen wieder. Man hat deshalb von jeher ihrem Verhalten, zumal es die dem Auge am leichtesten zugänglichen Schleimhäute sind, große Beachtung geschenkt. Im folgenden soll ein kurzer Überblick über diese Beziehungen, gesondert nach Organ- und Krankheits-gruppen gegeben werden, und zwar [1]) nur in soweit als es sich um *ursächliche* Einwirkungen des Gesamtkörpers auf die oberen Luft- und Speisewege handelt, nicht aber umgekehrt um Beeinflussungen des ersteren durch die letzteren, die ja auch vielfach statthaben.

---

[1]) Im übrigen wird auf den speziellen Teil Nr. 12 dieses Handbuches verwiesen.

1. Krankheiten der Respirationsorgane.

Da die Bronchien und Lungen die unmittelbare Fortsetzung der oberen Luftwege darstellen, ist es ohne weiteres verständlich, daß zwischen beiden Gebieten besonders innige Beziehungen bestehen müssen. Für uns kommen an dieser Stelle nur diejenigen krankmachenden Einflüsse in Betracht, die von den tieferen auf die oberen Luftwege ausgehen. Die Vermittlung kann auf verschiedenen Wegen geschehen; durch kontinuierliche Ausbreitung des Krankheitsprozesses auf der Schleimhaut, auf dem Blut- und Lymphwege, durch reflektorische Vorgänge und schließlich durch den Auswurf. Letzterer stellt sehr häufig das Vehikel dar, auf dem Krankheitskeime übertragen werden. Als schädigendes Moment ist auch der Husten zu erwähnen, sei es, daß derselbe von den Bronchien selbst ausgelöst wird oder durch das Suptum, das sich im Kehlkopf festsetzt, in diesem entsteht. Besonders solche Lungen- und Bronchialerkrankungen, die mit spärlichem, aber zähen Auswurf einhergehen, pflegen zu heftigem Reizhusten Veranlassung zu geben, der sekundär häufig zu Kehlkopf- und Rachenkatarrhen führt. Die praktisch wichtigste Erkrankung, die auf die oberen Luftwege von den Lungen aus übertragen wird, ist die *Tuberkulose*. Weitaus am häufigsten erkrankt dabei der Kehlkopf. Die Übertragung geschieht höchstwahrscheinlich durch das bacillenhaltige Sputum und nicht auf dem Blut- und Lymphwege, wie von einigen Autoren angenommen wird. Der Kehlkopf springt in das glatte Trachealrohr winklig vor und begünstigt mit seinen Leisten und Taschen ein Haften und längeres Verweilen des Auswurfes. Besonders an der hinteren Larynxwand findet man oft Sputumteile; namentlich bei bettlägerigen Kranken ist dies der Fall. Außerdem kommt es in der Kehlkopfschleimhaut durch Sprechen und Husten leicht zu kleinen Erosionen, die das Eindringen der Bacillen erleichtern können. BLUMENFELD hat darauf aufmerksam gemacht, daß die Stimmlippen und die Regio interarytaenoidea abgeschlossene Lymphräume besitzen (HAJEK, MOST) und die Bewegungskraft des Lymphstromes deshalb gering sein muß. Die eingedrungenen Tuberkelbazillen bleiben auf diese Weise lange an Ort und Stelle liegen und finden Zeit, sich anzusiedeln.

Tuberkulöse Erkrankungen des Rachens, des Nasenrachens und der Mundhöhle stellen sich seltener und meist erst in den letzten Stadien der Lungenphthise ein. Die Infektion geschieht auch hier durch das Sputum. Eine Reihe von Lungenerkrankungen wirkt dadurch schädlich auf die ersten Luftwege ein, daß es bei ihnen zu einer Stauung im kleinen Kreislauf kommt, wodurch der Abfluß des Venenblutes aus den Halsorganen erschwert wird. In diesem Sinne wirken alle raumbeengenden Prozesse im Thorax, wie z. B. hochgradige Kyphoskoliose, große pleuritische Exsudate usw.; denselben Effekt haben das chronische Emphysem, ferner ausgedehnte Zerstörungen und Schrumpfungen des Lungengewebes. Auf die Druckatrophie, die der N. recurrens durch Pleuraerkrankungen erleiden kann, ist schon in einem früheren Abschnitt hingewiesen worden.

2. Krankheiten der Zirkulationsorgane.

Bei manchen Herzklappenfehlern ist der Abfluß des Blutes aus den Lungenvenen und weiterhin aus den Körpervenen erschwert, besonders gilt dies für Mitralfehler, aber auch bei rein muskulären Herzerkrankungen tritt mit dem sich allmählich geltend machenden Erlahmen der Muskelkraft regelmäßig eine Stauung im kleinen Kreislauf ein, die sich an den oberen Luftwegen in starker Füllung der Venen und bläulichrotem Aussehen der Schleimhäute bemerklich macht. Die Schleimabsonderung ist dabei häufig vermehrt und es sind oft allerhand unangenehme Empfindungen in der Rachen- und Kehlkopfgegend

vorhanden. Aus den varikös erweiterten Gefäßen kann es zu Blutungen kommen.
Dieser „Stauungskatarrh" ist lokaler Behandlung nicht zugängig, bessert sich
aber, wenn es gelingt, die Herzkraft wieder zu heben und damit den Abfluß
des venösen Blutes zu erleichtern.

Bei allen Erkrankungen der Kreislauforgane, die mit einer Steigerung des
Blutdruckes einhergehen, treten nicht selten Blutungen aus den oberen Luftwegen auf. Besonders häufig kommen sie in der Nase vor, wo sie meist vom
vorderen Abschnitt des knorpeligen Septums ausgehen.

Fast regelmäßig zieht das Aneurysma der Aorta, seltener das der Subclavia,
die oberen Luftwege in Mitleidenschaft. Es ist hiervon schon früher die Rede
gewesen. Die Recurrenslähmung, meist linksseitig, aber auch doppelseitig vor-
kommend, ist manchmal Frühsymptom. Kompression der Luftröhre kommt
häufig vor; seltener ist Durchbruch in dieselbe, der sich manchmal vorher
durch blutige Sputa ankündigt, die übrigens wahrscheinlich auf Stauung
beruhen (Hart).

Schließlich sei noch auf die Verlagerung hingewiesen, die man manchmal
am Kehlkopf beobachtet und auf Pulsationen, die dem Larynx und weichen
Gaumen mitgeteilt werden.

Die nicht so seltene Recurrenslähmung infolge von Mitralstenose ist schon
früher erwähnt worden. Die Kompression des Nerven geschieht nicht immer
durch den vergrößerten linken Vorhof, sondern auch durch Perikarditis und
Mediastinitis; gelegentlich auch durch einen abnorm verlaufenden Ductus
Botalli oder durch Kompression zwischen Aorta und Ductus Botalli.

3. Krankheiten des Blutes und der blutbildenden Organe.

An den Schleimhäuten des Mundes und des Rachens prägt sich die anämische
Beschaffenheit des Blutes stets besonders deutlich aus. Die Blässe ist natürlich
verschieden stark, je nach dem Grade der vorliegenden Anämie; bei perniziöser
Anämie und bei Leukämie sehen die Teile wachsbleich aus, mit einem Stich
ins gelbliche. Bei vielen Anämischen ist die Mundhöhle und Zunge auffallend
glatt und trocken infolge herabgesetzter Tätigkeit der Speichel- und Schleimdrüsen; bei Anämien nach starken Blutverlusten beruht die Trockenheit zum
Teil auch auf Wasserarmut des Gewebes. Bei perniziöser Anämie sind die
genannten Zungenveränderungen oft besonders ausgeprägt (Hunter) und
können Frühsymptom sein (Morawitz u. a.). Die oft nachweisbare glatte
Atrophie der Papilli filiformes und fungiformes steht vielleicht im Zusammenhang mit der regelmäßig vorhandenen Achylia gastrica.

Subjektiv haben die Patienten häufig unangenehme Empfindungen in Mund-
und Rachenhöhle. Sie klagen über Drücken, Brennen, Wundsein, Fremdkörpergefühl und Trockenheit. Infolgedessen pflegen sie sich viel zu räuspern,
wodurch der Reizzustand noch vermehrt wird.

Diese besonders bei chlorotischen Mädchen vorkommenden subjektiven
Beschwerden verführen manchmal zur fälschlichen Annahme eines „chronischen
Rachenkatarrhs". Gemeinsam ist allen anämischen Zuständen die Abschwä-
chung der normalen Innervationsvorgänge; daher die allgemeine motorische
Schwäche, die schnelle Ermüdbarkeit der Muskeln. Am Kehlkopf zeigt sie sich
in matter, schnell ermüdender Stimme und Neigung zu Heiserkeit infolge
Parese der Stimmbandspanner. Bei den schweren essentiellen Anämien (per-
niziöse Anämie, den verschiedenen Arten der Leukämie) treten in den späteren
Stadien der Krankheit häufig Blutungen aus den oberen Luftwegen auf; zum
Teil handelt es sich um kleine Ekchymosen in der Schleimhaut, zum Teil um
stärkere Blutergüsse nach außen, und zwar meist von der Nase aus. Bei der
Leukämie kann es außerdem zu diffusen und circumscripten Infiltraten der

Schleimhaut mit lymphoidem Gewebe kommen, die in manchen Fällen später geschwürig zerfallen und in Gangrän übergehen. Leukämische Drüsentumoren am Halse geben Veranlassung zu Recurrenslähmungen und zu Kompressionen der Trachea.

Bei *Erythrämie* — es handelt sich dabei um eine starke Vermehrung der roten Blutkörperchen und der Blutmenge — sieht die Schleimhaut der oberen Luftwege kirschrot aus; die Blutgefäße sind erweitert und es besteht Neigung zu Blutungen.

Bei den sogenannten *hämorrhagischen Diathesen,* d. h. den verschiedenen Formen der Purpura, namentlich dem Morbus maculosus Werlhofii stellen sich sehr häufig Blutergüsse in die Schleimhaut und freie Blutungen ein. Bei der *Hämophilie* sind die letzteren manchmal lebensbedrohlich.

Beim *Skorbut* sind Nasen- und Zahnfleischblutungen regelmäßige Symptome. Das Zahnfleisch zeigt dabei bläuliche Verfärbung, schwillt an, wird locker und blutet leicht. Später kommt es dann unter Mitwirkung von Mikroorganismen zu stinkenden Geschwüren. Bei zahnlosen Kindern und Greisen fehlt die skorbutische Zahnfleischaffektion gewöhnlich. Manchmal beginnt der Skorbut mit einer Angina, die katarrhalischer oder auch hämorrhagischer Natur sein kann. Ähnliche Erscheinungen können bei BARLOW*scher Krankheit* auftreten.

4. Krankheiten der Verdauungsorgane.

Beim *akuten* Magenkatarrh ist die Zunge dick belegt und manchmal trocken, es besteht Foetor ex ore und ein fader, pappiger Geschmack. Der *chronische* Magenkatarrh macht ähnliche Erscheinungen. Ist er die Folge einer Stauung durch Herz- oder Leberkrankheiten, so prägt sich diese auch an den Hals-organen aus unter dem Bilde einer venösen Hyperämie und vermehrter Sekretion. Subjektiv bestehen dabei häufig allerhand unangenehme Empfindungen. Während bei Hyperacidität und beim Ulcus ventriculi die Zunge meist glatt und rot ist, finden wir sie beim Magencarcinom gewöhnlich dick belegt und zur Trockenheit neigend.

An akuten und chronischen *Darmkatarrhen* ist der Magen häufig mitbeteiligt und wir haben deshalb ähnliche Verhältnisse bei ihnen wie die soeben geschilderten. Darmschmarotzer (Bandwürmer, Spulwürmer, Oxyuren) geben nicht selten zu unangenehmen subjektiven Empfindungen in den Halsorganen Veranlassung. Bei Kindern kann Jucken in der Nase auftreten. KASSEL beobachtete eine Rhinitis vasomotoria, die nach Erbrechen eines Spulwurmes sofort verschwand.

Die Zoologen berichten über starke Reizerscheinungen an der Nasen- und Conjunctivalschleimhaut, die bei manchen Personen durch Ausdünstungen der Askariden hervorgerufen werden und an Heuschnupfen erinnern. Spulwürmer geraten zuweilen in die Nase, seltener in Kehlkopf und Luftröhre, wo sie Erstickungsgefahr bedingen können. Bei *Trichinose* werden die Kehlkopfmuskeln besonders häufig befallen. Bei *Leberkrankheiten*, die mit Ikterus einhergehen, zeigt sich die gelbliche Verfärbung oft besonders deutlich an den oberen Luftwegen. Am Kehlkopf tritt sie namentlich an der Schleimhaut der Valleculae, des Kehldeckels und des Processus vocalis hervor.

Durch *Gallenstein*koliken kann nach M. SCHMIDT reflektorischer Husten ausgelöst werden.

Bei chronischer *Lebercirrhose* stellt sich manchmal ausgeprägter Stauungskatarrh in den oberen Luftwegen ein. Ähnlich wie sich dabei Varicen im Oesophagus bilden können, kommt es zu einer Erweiterung der Kehlkopfvenen; sie erklärt sich durch den Zusammenhang derselben mit den Gefäßen der Vena thyreoidea superior und inferior und mit dem periösophagealen Venengeflecht, das dem Gebiet der Vena portae angehört. In den Endstadien der Cirrhose treten häufig kleine Schleimhautblutungen auf, auch heftiges Nasenbluten kommt vor.

5. Nierenkrankheiten.

Wir beobachten bei ihnen Ödem, Anämie, Blutungen und chronische Entzündung. Ödem kommt im Rachen und Kehlkopf vor und entwickelt sich vorwiegend an den Stellen mit lockerem, submukösem Bindegewebe, also an der Uvula, der seitlichen Rachenwand und den aryepiglottischen Falten (Glottisödem). Die Schleimhaut sieht dabei eigentümlich glasig, gallertig aus und ist von gelblich transparenter Farbe. Bei akuter Nephritis treten diese Ödeme selten auf; häufig sind sie übrigens auch bei den chronischen Nephritiden nicht. Blutungen in und aus den Schleimhäuten erfolgen namentlich bei Schrumpfniere. Hartnäckiges, sich oft wiederholendes Nasenbluten kann zuerst auf eine solche hinweisen. Es sind Fälle beschrieben worden, in denen der tödliche Ausgang durch unstillbares Nasenbluten herbeigeführt worden ist. Die Neigung zu Blutungen beruht zum Teil auf dem gerade bei der Granularatrophie der Nieren stark erhöhten Blutdruck, zum Teil auf lokalen Schädigungen der Gefäßwand. Wie bei Nierenkrankheiten überhaupt eine erhöhte Neigung zu Entzündungen aller Schleimhäute vorhanden ist, stellt sich auch nicht selten eine chronische Pharyngolaryngitis ein, letztere zuweilen unter dem Bilde der Laryngitis sicca haemorrhagica. Bei sekundärer Herz- und Kreislaufschwäche bilden sich Stauungskatarrhe aus.

6. Sexualorgane.

Die unter dem Einfluß physiologischer Vorgänge der Geschlechtssphäre sich abspielenden Erscheinungen an den oberen Luftwegen sind schon früher gewürdigt worden. Auf die von Fliess behaupteten Beziehungen zwischen gewissen Nasenveränderungen und bestimmten genitalen Störungen kann hier nicht näher eingegangen werden, zumal die ursächlichen Einflüsse vorwiegend von der Nase und nicht von den Genitalien ausgehen.

7. Konstitutions- und Stoffwechselerkrankungen.

Bei *rachitischen* Kindern kommt nicht selten sogenannter Glottiskrampf vor; es handelt sich dabei um einen exspiratorischen Atemstillstand, der mit Bewußtseinsverlust verbunden ist und nach kürzerer oder längerer Dauer gewöhnlich mit einer pfeifenden Inspiration endigt.

Beim *Diabetes mellitus* ist die Zunge meist trocken, rissig und belegt, das Zahnfleisch gelockert und leicht blutend, die Zähne werden stark kariös und fallen aus. Die Mundflüssigkeit und der Speichel reagieren stets sauer, was auf der Anwesenheit von Milchsäure beruhen soll; am weichen Gaumen tritt zuweilen Soorbelag auf, der sich ja gern bei saurer Reaktion einstellt.

Beim *Diabetes insipidus* ist die Trockenheit der Mund-Rachenhöhle meist noch ausgeprägter. Bei beiden Krankheiten ist Pharyngitis sicca mit Borkenbildung nicht selten; sie kann sogar eines der ersten auffallenden Symptome der Harnruhr sein. Bei der *Gicht* (Arthritis urica) geht dem typischen Gichtanfall manchmal eine Angina voraus, die sich durch düstere Rötung der Uvula, der Gaumenbögen und Tonsillen auszeichnet. Auch chronische Pharyngitiden kommen vor. Die Schleimhaut sieht dabei glatt und glänzend, wie mit Fett bestrichen aus. Im Kehlkopf finden sich manchmal Uratablagerungen in den Gelenken, wodurch Bewegungsstörungen der Stimmbänder bedingt sein können. In anderen Fällen besteht eine chronische Entzündung der Kehlkopfschleimhaut, und zwar öfters in der Form circumscripter Schwellungen einzelner Abschnitte des Kehlkopfes. Bei abnormer *Fettleibigkeit* können sich chronische Stauungs-katarrhe entwickeln.

8. Erkrankungen endokriner Drüsen.

In der Literatur der letzten Jahre, namentlich der ausländischen, werden eine ganze Reihe krankhafter Veränderungen in Nase und Rachen auf Störungen endokriner Drüsentätigkeit zurückgeführt, doch handelt es sich dabei meist um recht vage Vermutungen.

Beim *Morbus Addisonii* sehen wir außer Blässe der Schleimhaut Pigment-flecke an der Mundhöhlenschleimhaut auftreten, die von differential-diagnosti-scher Bedeutung sein können. Übrigens kommen solche Pigmentierungen auch bei der VOIGTschen Vagantenkrankheit und physiologisch bei dunkelhäutigen Menschen wie Negern und Zigeunern vor.

Beim *Myxödem* erscheint die äußere Nase verdickt; die Zunge ist geschwollen und schwer beweglich; auch die Pharynx-, Nasen- und Kehlkopfschleimhaut sieht verdickt aus.

Bei der BASEDOWschen Krankheit wird häufig Speichelfluß beobachtet.

Bei der *Akromegalie* sind nicht nur die äußere Nase und die Lippen plump und vergrößert, sondern auch im Innern der Nasen- und Mundhöhle und des Kehlkopfes scheinen die Weichteile hyperplastisch. Die Stimme klingt dabei oft rauh und abnorm tief.

Beim Fortfall der inneren Sekretion der *männlichen Keimdrüsen* wie er nach Kastration eintritt, bleibt bei jugendlichen Individuen, die noch vor der Pubertät stehen, der Kehlkopf im Wachstum zurück und die Stimme behält ihre hohe Lage. Der Verknöcherungsmodus der Kehlkopfknorpel findet, wie SCHEIER gezeigt hat, nach einem anderen Typus wie sonst statt und nähert sich mehr dem weiblichen Verhalten.

9. Erkrankungen des Nervensystems.

Da die Kehlkopf- und Schlundmuskulatur in beiden Hirnhemisphären gleichmäßig vertreten ist, stellen sich bei einseitigen Herden keine Lähmungs-erscheinungen ein. Nur in den seltenen Fällen doppelseitiger symmetrischer Herde ist eine totale Lähmung, wie bei der Bulbärparalyse die Folge. Die Zunge wird dagegen auch bei einseitigen Herden mitbetroffen.

Prozesse an der Hirnbasis rufen manchmal Vagus bzw. Accessoriuslähmungen hervor.

Die *Bulbärparalyse* führt zur fortschreitenden Zungen-, Gaumen- und Pharynxlähmung, wodurch der Schlingakt immer mehr erschwert wird; durch beiderseitige Stimmbandlähmung wird die Stimme heiser bzw. tonlos und der Abschluß des Kehlkopfes gegen den Schlund wird ungenügend, wodurch es zum Fehlschlucken mit seinen deletären Folgeerscheinungen kommt.

Bei der *Tabes dorsalis* kann das Geruchsvermögen teilweise oder ganz erloschen sein. Von großer klinischer Bedeutung sind die sich oft einstellenden Kehlkopflähmungen. Besonders wichtig ist die ein- oder doppelseitige Lähmung des Crico arytaenoideus posticus. Während erstere häufig nicht diagnostiziert wird, da sie keine Beschwerden macht, wirkt letztere bekanntlich alarmierend durch die von ihr bedingte inspiratorische Dyspnoe.

Nach LERMOYEZ-BANADIER ist die doppelseitige Postikuslähmung weniger pathognomisch für Tabes als für *Lues* des Nervensystems, vorausgesetzt, daß das ,,GERHARDTsche Syndrom'' dauernd und isoliert bestehen bleibt. Patho-logisch-anatomisch handelt es sich dabei um eine umschriebene bulbäre Affektion.

Auch totale, und zwar einseitige Recurrenslähmung ist nicht selten. Entsprechend der Ataxie an den Extremitäten sieht man manchmal auch an den Stimmbändern ataktische Bewegungen, und zwar handelt es sich dabei um Koordinationsstörungen (Burger).

Anfallsweise treten bei manchen Tabikern krampfhafte Hustenanfälle mit Erstickungsgefühl auf, sogenannte Larynxkrisen. Von seiten der Nase kommen Nießanfälle mit abundanter wässeriger Sekretion vor und auch „Pharynxkrisen", bestehend in krampfhaften Schlingbewegungen sind beobachtet worden. Zuweilen kommt ein „Mal perforant buccal" zur Beobachtung.

Bei der *multiplen Sklerose* sieht man an den Stimmbändern Intentionszittern, das nur bei der Phonation, nicht bei der Respiration auftritt; außerdem erscheint die Muskelbewegung verlangsamt. Spannung und Schluß der Stimmbänder ist häufig unvollkommen, wodurch die Stimme rauh, tief und heiser erscheinen kann. Die abnorme Ermüdbarkeit der Muskulatur drückt sich in schnellem Erlahmen der Stimme aus.

Bei der *Syringomyelie* beobachtet man eine Herabsetzung der Reflexerregbarkeit der hinteren Rachenwand und des Kehlkopfes. Es kommen auch einseitige, seltener doppelseitige Kehlkopflähmungen vor.

Bei der *Paralysis agitans* können zuckende Bewegungen an den Stimmbändern vorhanden sein, die im Gegensatz zur multiplen Sklerose auch bei der Respiration auftreten.

Unter den funktionellen Neurosen ist es die *Hysterie* und die ihr wesensverwandte traumatische Neurose, die von großer ursächlicher Bedeutung für zahlreiche Störungen auf unserem Gebiet ist.

Das Geruchsvermögen kann abnorm gesteigert oder herabgesetzt sein, auch Parosmie wird beobachtet. Sensible Störungen treten auf als Anästhesie und Hyperästhesie (An- und Hyperalgesie) der Schleimhaut. Die Anästhesie findet sich besonders häufig im Rachen und bedingt Erlöschen des Rachenreflexes; dagegen pflegt der Schluck- und Hustenreflex nicht gestört zu sein. Die Nasenschleimhaut ist, abgesehen vom Naseneingang, meist nicht an der Anästhesie beteiligt. Hyperästhesie der Rachen- und Kehlkopfschleimhaut führt zu Würgebewegungen, häufigem Räuspern und Husten; durch den dauernden Reiz, den die Schleimhaut hierdurch erfährt, kann sich sekundär ein chronischer Katarrh ausbilden. Sehr häufig sind auch Parästhesien auf diesem Gebiet, die sich subjektiv meist als Fremdkörpergefühl äußern. Am Kehlkopf beobachten wir sehr häufig motorische Störungen, die sich laryngoskopisch als Lähmungen oder Paresen der Adductoren und Spanner der Stimmbänder darstellen. Fast immer sind beide Seiten beteiligt. Es handelt sich dabei nicht um wirkliche Lähmungen, sondern es besteht nur die Unfähigkeit, die Muskelbewegung für den erforderlichen Zweck richtig zu gestalten. Daneben kommen auch Hyperkinesen vor; besonders an den Taschenbändern sieht man solche krampfhaften Zusammenziehungen. Ob es eine hysterische Posticuslähmung gibt, ist zweifelhaft, da die Außenbewegung der Stimmbänder reflektorisch erfolgt; wahrscheinlich handelt es sich in Fällen die laryngoskopisch als solche erscheinen, um krampfhafte Zusammenziehungen der Adductoren.

10. Hautkrankheiten.

Eine lokale Fortpflanzung von Hauterkrankungen auf die oberen Luftwege findet im Vorhof der Nase statt, da dieselbe Cutisauskleidung trägt, namentlich Ekzeme können sich auf diese Weise ausbreiten. Von Hautkrankheiten, die in seltenen Fällen auch in der Mund-Rachenhöhle und im Kehlkopf vorkommen, seien genannt: Herpes, Pemphigus, Urticaria, Lichen, Erythema exsud. multiforme. Die auf der äußeren Haut sonst charakteristischen Erscheinungen sind auf den Schleimhäuten meist wenig ausgesprochen, da unter dem Einfluß der feuchten Wärme sich sehr schnell eine Maceration der Efflorescenzen ausbildet. Es überwiegt dadurch bei allen Prozessen die Neigung zur Geschwürsbildung. So bekommt man z. B. die Bläschen beim Herpes und Pemphigus selten zu Gesicht. Alles Nähere ist im speziellen Teil Nr. 10 nachzulesen.

Überblicken wir zum Schluß noch einmal die Gesamtheit der Ursachen, die bei der Entstehung krankhafter Veränderungen auf unserem Gebiet eine Rolle spielen können, so sehen wir, daß eine große Zahl von ursächlichen Faktoren zu berücksichtigen ist und daß niemals der *enge Zusammenhang zwischen örtlichen Krankheitserscheinungen und dem Verhalten des Gesamtorganismus* außer acht gelassen werden darf.

Literatur.

ALLEN, R. W.: The common cold its pathology and treatment. Lancet 1908. Nov. and Dec. — AUFRECHT: Das Wesen der Erkältung. Dtsch. A·ch. f. klin. Med. Bd. 117. 1915. — AZZI: Sulla temperatura delle mucosa tonsillare in Condizioni normali e pathologicha. La rif. med. Febr. 1921. — BAUMGARTEN: Rachen- und Kehlkopfkrankheiten im Zusammenhange mit Menstruationsanomalien. Dtsch. med. Wochenschr. 1892. — BERCHMANN: Über den Zusammenhang zwischen Halsinfektionen und Menstruation. Inaug.-Diss. Halle 1913. — BIERMER: Die Krankheiten der Bronchien. Erlangen 1867. — BLUMENFELD: Ätiologie der Kehlkopftuberkulose. Zeitschr. f. Laryngol. Rhinol. u. ihre Grenzgeb. Bd. 9. 1919. — DERSELBE: Erfahrungen über das Verhalten der Luftwege bei Kampfgasvergiftungen. Zeitschr. f. Laryngol., Rhinol. u. ihre Grenzgeb. Bd. 9. 1919. — CHAPPELL: Wirkung von Proteinextrakten von Früchten und Pollen auf die oberen Luftwege. Americ. laryngol., rhinol. u. otol. soc. Chicago Juni 1915. Zentralbl. Sept. 1918. — CHODOUNSKY: Erkältung als Krankheitsursache. Wien. J. Satar. 1911. 2. Aufl. — CZERNY: Über die Beziehungen der Krankheiten der Luftwege zur Schule. Med. Klinik 1920. Nr. 2—4. — DENKER und BRÜNINGS: Lehrbuch des Ohres und der Luftwege. Jena: G. Fischer 1912. — DORENDORF: Ein Beitrag zur Frage des Zustandekommens linksseitiger Recurrenslähmung bei Mitralstenose. Berl. klin. Wochenschr. 1913. Nr. 20. — FISCHER und GOLDSCHMIDT: Über Veränderungen der Luftwege bei Kampfgasvergiftung und bei Verbrennung. Aus dem SENKENBERGschen pathol. Institut Frankfurt 1920. — FISCHL: Über den Einfluß der Abkühlung auf die Disposition zu Infektionen. Prager med. Wochenschr. 1897. — FREUDENTHAL: Why is nasal catarrh so prevalent in The United States. New York med. Journ. Jan. 1914. — FRIEDLÄNDER: Über Veränderungen der Zusammensetzung des Blutes durch thermische Einflüsse. Verhandl. d. Kongr. f. inn. Med. 1897. — FRIEDRICH: Rhinologie, Laryngologie und Otologie in ihrer Bedeutung für die allgemeine Medizin. Leipzig 1899. — GOLDSCHMIDT, R.: Die Ascarisvergiftung. Münch. med. Wochenschr. 1910. Nr. 38. — GROSSKOPF: Einfluß der Schwangerschaft, der Geburt und des Wochenbettes auf die oberen Luftwege. Fränkels Arch. Bd. 21. 1908. — GRUMANN: Beitrag zur Frühdiagnose der Masern. Münch. med. Wochenschr. 1914. Nr. 3. — HART: Über die Perforation des Aortenaneurismas in die Trachea. Berl. klin. Wochenschr. 1915. Nr. 37. — HIRSCH: Handbuch der historisch-geograph. Pathologie 1862/64. — HIRT: Die Krankheiten der Arbeiter. Breslau 1873. — HOFBAUR: Larynx und Schwangerschaft. Monatsschr. f. Geburtsh. u. Gynäkol. Bd. 28, H. 1. — HÖRHAMMER: Über isolierte subcutane Trachealrupturen. Münch. med. Wochenschr. 1915. Nr. 27. — IMHOFER: Die Veränderungen der oberen Luftwege in Schwangerschaft, Geburt und Wochenbett. Gynäkol. Rundschau Bd. 4. Nr. 10 u. 11. — KASSEL: Fall von Rhinitis vasomotoria verursacht durch Spulwurm. Zeitschr. f. Laryngol., Rhinol. u. ihre Grenzgeb. Bd. 7. 1915. — KAYSER: Über Erkältung. Zeitschr. f. Balneol. 1913. Nr. 15/16. — KEITLER: Über vikariierende Menstruation. Wien. klin. Wochenschr. 1918. Nr. 16/17. — KUTTNER: Kehlkopftuberkulose und Gravidität. 79. Versamml. dtsch. Naturforsch. u. Ärzte in Dresden 1907. — LEHNDORFF: Über Exanthem bei Fleckfieber. Zentralbl. f. inn. Med. 1916. Nr. 29. — LERMOYEZ-BANADIER: La syphilis et la paralysie des dilatateurs Ann. des malad. de l'oreille du larynx etc. Bd. 41. 1922 — LODE: Über die Beeinflussung der individuellen Disposition zu Infektionskrankheiten durch Wärmeentziehung. Arch. f. Heilk. 1897. — MARCHAND: Die Kälte als Krankheitsursache. Handb. d. allgem. Pathol. Bd. 1. 1908. — MAYER und BAEHR: Bismuth poisoning. Surg., gynec. a. obstretics. Sept. 1912. — MENZEL: Über die beruflichen Erkrankungen in den oberen Luftwegen der Stockdrechsler. Fränkels Arch. Bd. 29. 1914. — MEYER, E.: Über die Beziehungen der oberen Luftwege zum weiblichen Genitalapparat. Zeitschr. f. Laryngol., Rhinol. u. ihre Grenzgeb. Bd. 3. 1910. — MILIAN et PÉRIN: La stomatique bismuthique. Rev. internat. de méd. et de chirurg. 1922. Nr. 2. — MOHR: Erkältung und Erkältungskrankheiten. Handbuch d. inn. Med. von Mohr u. Staehelin. Bd. 4. — Morawitz: Früh-symptome bei perniciöser Anämie. Med. Klinik 1918. Nr. 43. — Mudd, Grant, Goldmann: The etiology of acute inflammations of the nose pharynx and tonsils. Ann. of otol., rhinol. a. laryngol. März 1921. — Pichler: Typische Pigmentierung der Wangenschleimhaut bei Tabakkauern. Wien. med. Wochenschr. 1916. — Reineboth: Experimentelle Unter-suchungen über den Entstehungsmodus der Sugillationen der Pleura infolge von Abkühlung. Dtsch. Arch. f. klin. Med. 1899. — Riegel: Krankheiten der Trachea und der Bronchien. Ziemssen: Spezielle Pathol. u. Therap. Bd. 4. — Ritschl: Eßgeschirre als Infektions-verbreiter. Münch. med. Wochenschr. 1911. Nr. 42. — Rosenthal, J.: Über Erkältung. Berl. klin. Wochenschr. 1872. S. 453. — Rossbach und Aschenbrand: Beiträge zur Phy-siologie und Pathologie der Schleimsekretion in den Luftwegen. Monatsschr. f. Ohren-heilk. u. Laryngo-Rhinol. 1881. Nr. 7. — Ruhemann: Ist Erkältung eine Krankheitsursache und inwiefern? Leipzig 1898. — Runge: Der Rheumatismus der Muskeln und Gelenke. 1868. — Schade: Untersuchungen in der Erkältungsfrage. Münch. med. Wochenschr. 1919. Nr. 36 u. 1920. Nr. 16. — Schech: Allgemeine Ätiologie. Handb. d. Laryngol. u. Rhinol. Herausgegeb. von P. Heymann. 1898. — Schickele: Zur Frage der vicariierenden Menstruation. Dtsch. med. Wochenschr. 1918. Nr. 46. — Schmidt, M.: Die Krankheiten der oberen Luftwege. 3. Aufl. — Schmidt: Kehlkopfgangrän als Röntgenspätschädigung. Virchows Arch. f. pathol. Anat. u. Physiol. Bd. 231. 1912. — Schnock: Ein Fall von Schwangerschaft bei primärer Amennorrhöe und vicariierender nasaler Menstruation. Inaug.-Diss. Gießen 1914. — Schumacher: Zur Quecksilber- und Goldstomatitis. Dermatol. Wochenschr. 1921. Nr. 15. — Sobernheim und Caro: Recurrenslähmungen bei Erkran-kungen des Herzens. Fränkels Arch. Bd. 27. 1913. — Sokolowski: Larynxtuberkulose und Gravidität. Bresgens zwanglos. Abhandl. Bd. 10. 1908. — Staehelin: Die Erkran-kungen der Trachea, der Bronchien usw. Handbuch d. inn. Med. von Mohr u. Staehelin. Bd. 2. — Sticker: Erkältungskrankheiten und Kälteschäden. Encyklopädie d. klin. Med. 1916. Berlin: Julius Springer. — Thost: Die Gicht in den oberen Luftwegen. Virchows Arch. f. pathol. Anat. u. Physiol. Bd. 26. 1912. — Zange: Gonorrhoische In-fektion der oberen Luftwege beim Erwachsenen. Zeitschr. f. Ohrenheilk. u. f. Krankh. d. Luftwege. Bd. 73.

III. Allgemeine Pathologie und Symptomatologie.

1. Erkrankungen der Nase und ihrer Nebenhöhlen.

Von

Felix Blumenfeld-Wiesbaden.

I. Störungen der Absonderungen der Nasenschleimhaut.

Die Nasensekrete zeigen außerordentlich große Verschiedenheiten in physi-kalisch-chemischer Beziehung. Sie haben den Charakter eines Hydrosols mit sehr verschiedenem Dispersionsgrade, in dem grob verteilt Eiterzellen, Epi-thelien, Blutkörperchen usw. suspendiert sind. Nach diesem Dispersionsgrade teilt man am besten die verschiedenen Sekrete ein.

Wir haben da zunächst eine Absonderung, die wasserhell und wenig faden-ziehend ist, man sieht sie bei entzündlichen Erkrankungen der Nasenschleim-haut relativ selten und meistens nur im Anfang einer akuten Entzündung, hingegen sind sie sehr häufig zu beobachten, bei einer Gruppe von Erkrankungen, die bisher vorwiegend als nervös betrachtet wurden. Die Krankheiten, um die es sich hier handelt, sind die Hydrorrhoea nasalis, das Heufieber und die dünne Absonderung, welche bei gewissen Formen des Bronchialasthmas die

Lungenerscheinungen begleiten. Der jüngere GEIGEL hat das Verdienst, vom Standpunkte der Pathologie der Lunge aus, gewisse Leiden zusammengefaßt zu haben, als Krankheiten mit labilen Dispersionsgraden der Säfte. Diese Einteilung kann auch für die Nasenerkrankungen höchst fruchtbar sein; ihre Betrachtung als solche setzt allerdings einige Kenntnisse der Grundbegriffe der Kolloidchemie voraus. Gemeinsam ist, wie GEIGEL hervorhebt, jenen Lungenerkrankungen, und wie ich hinzufüge, auch den obengenannten der Nase, das Fehlen des infektiösen Agens, hingegen ist von größter Bedeutung die erbliche Belastung, die Krankheitsanlage oder besser gesagt die Krankheitsbereitschaft, welche man auch als gichtische oder anderweitige Diathesen bezeichnet hat (A. DE KLEYN und W. STORM VAN LEUWEN). Richtig ist fraglos, daß hier eine in den Lebenseigenschaften des Trägers begründete Veränderung der Säfte des Protoplasmas besteht, nach GEIGEL eine Veränderung jener Gebilde, die Träger des Lebens in letzter Linie sind. Das sind nach unseren heutigen Kenntnissen kolloide Systeme. Wenn beim Asthma bronchiale der krankhafte Vorgang in den Lungen wesentlich in Verminderung des Dispersionsgrades, in der Koagulation zu sehen ist, welche zur Bildung der CURSCHMANNschen Spiralen führt, überwiegt in der Nase die Absonderung mit hohem Dispersionsgrade, wie wir sie in der zellarmen, fast wasserklaren, leicht fadenziehenden Absonderung bei der Rhinorrhöe dem Heuschnupfen und der das Bronchialasthma begleitenden Nasensekretion sehen. Dieser Unterschied ist fraglos einerseits in der größeren Menge schleimsezernierender Zellen in der Nase, im Gegensatz zu den Bronchiolen begründet, andererseits in dem Umstande, daß diese leicht flüssigen Absonderungen in der Nase schnell abfließen und ausgeschneuzt werden.

Bei den entzündlichen Erkrankungen vollziehen sich unter Umständen zunächst die Gewebsveränderungen, welche die Folge bakterieller Invasion, chemischer oder thermischer Reize sind. Letztere hat SCHADE als Erkältungsgelosen bezeichnet. In ihrem Gefolge kommt es zur Absonderung eines hochdispersen, leicht fadenziehenden Schleimes. Weiter kann das Sol, die Mucinlösung dünnflüssiger, weniger zäh werden und außerdem scheiden sich die Teile der Absonderung, die mehr von den Leukocyten enthalten, von den übrigen Teilen ab. An ihrer Grenzfläche kommt es zu Sorptionserscheinungen und die Folge ist, daß sich größere und kleinere Klumpen absondern (GEIGEL). Je mehr sich in einer solchen Absonderung in grober Suspension Eiterkörper, abgestoßene Epithelzellen, Bakterien finden, desto mehr hat sich der Übergang von schleimigem zum eitrigen Sekret vollzogen.

Weiter kommt es in der Nase zu Bildung von Pseudomembranen, Krusten und Borken und in den Nebenhöhlen zu dem, was man Verkäsung eines chronischen oder ausnahmsweise (AVELLIS) auch eines akuten Nebenhöhlenempyems nennt. Diese Verkäsung tritt besonders in der Kieferhöhle auf, ist aber auch in der Stirnhöhle beobachtet. Klinisch von größter Bedeutung ist der Grad der Reversibilität dieser Gebilde, die erste Gruppe, die der Pseudomembranen, trägt den ausgeprägten Charakter des reversiblen Gels. Es bildet sich als croupöse oder diphtherische Membran bei der Nasendiphtherie, als Ätz- und Brennschorf usw. Da, wo sich eine fibrinöse Membran bildet, geht nach WEIGERT das Epithel zugrunde (HERXHEIMER). Die Quellbarkeit des Fibrins ist sehr groß (BECHHOLD); man braucht sich nur die schnelle Verflüssigung dieser Membranen vorzustellen, wie sie beispielsweise bei einer Nasendiphtherie sich zeigt, wenn diese in Heilung übergeht, um diese Tatsache der leichten Reversibilität dieser Gebilde festzustellen.

Die Krusten und Borken ferner finden sich in der Nase überall da, wo Eiter eintrocknet, sei es, daß dieser in der Nase selbst entsteht, wie teilweise bei der Ozaena, der Rhinitis postoperativa [FRIEDRICH (1)], oder daß er den Nebenhöhlen entstammt. In letzteren kommt es, solange sie nicht eröffnet sind, jedenfalls sehr selten oder niemals zur Krustenbildung, da das austrocknende Moment der respiratorisch bewegten Luft, welches in der Nase wirksam ist, fehlt. Die Krusten entstehen durch Koagulation von Eiweißkörpern, die dem Nasenschleime, dessen Wasser verdunstet, entstammen, sowie den Zellen und Eiterkörperchen, welche in diesem Schleime suspendiert waren; ihnen beigemischt ist meist eine größere oder geringere Menge des Staubes der atmosphärischen Luft. Ihre Reversibilität ist, wie die rhinologische Beobachtung zeigt, sehr gering. Die Tatsache, daß Elektrolyte wie anderswo, so auch hier eine Erhöhung der Peptisation bedingen, ist bekanntlich vielfach therapeutisch ausgenutzt worden in Gestalt der Jodtherapie.

Die Käsemassen endlich, die sich in den Nebenhöhlen der Nase finden, bestehen wesentlich aus verfetteten Eiweißkörpern, die als Produkte entzündlicher Erkrankungen der Nebenhöhlenschleimhaut anzusehen sind. Wenn hierüber auch keine genaueren Untersuchungen vorliegen, so muß doch angenommen werden, daß es vorwiegend freie und zum Teil flüchtige Fettsäuren sind, aus denen sich die Käsemassen zusammensetzen, für letzteres spricht der intensive Geruch. Auch diese Käseklumpen sind aus einem höher dispersen Sol hervorgegangen, nämlich dem Eiter. Ihre physikalisch chemischen Eigenschaften sind nicht untersucht. Man darf jedoch wohl annehmen, daß es sich hier um ein Fettgel von geringer Reversibilität handelt. Welche besonderen, offenbar nur selten zutreffenden Umstände die Bildung veranlassen, ist ebenfalls nicht bekannt.

Bieten die durch die Koagulation entstandenen Gebilde die Pseudomembranen, die Krusten und Borken der Nase, die Käsemassen der Nebenhöhlen, dem oberflächlichen Blicke fast den Eindruck fester Körper, so gelangen wir weiter zu Gebilden, die bei nur 5—10% oder noch weniger Wassergehalt eine große Kohärenz zeigen, zu den Steinen oder Konkrementen der Nase und ihren Nebenhöhlen; in der Nase nicht ganz selten, sind sie in den Nebenhöhlen ein äußerst seltener Befund. An ersterem Orte entstehen sie bekanntlich in der überwiegenden Mehrzahl der Fälle durch Ablagerungen von Phosphaten und Carbonaten und organischen Bestandteilen, um einen Fremdkörper herum, doch wird auch vielfach eine Entstehung ohne einen solchen angenommen, in diesen Fällen sind eingedickter Nasenschleim, Blutkoagula als ursächliche Momente für die Steinbildung angenommen. Von den Nebenhöhlen ist es die Kieferhöhle, in der verschiedentlich Konkremente beobachtet worden sind. In der Keilbeinhöhle nur in einem einzigen Falle (von zur Mühlen). In den Nebenhöhlen kommt die Bildung von Steinen um Fremdkörper nicht in Betracht. Es sind auch solche als Kern bisher nicht gefunden worden. Kronenberg nimmt daher, wie vor ihm schon Seidel auf Grund seiner Befunde an, daß sich die Steinbildung an die Bildung käsiger Massen in der Kieferhöhle angeschlossen habe. In diesen Fällen, und das dürfte auch für die ohne Fremdkörper in der Nase auftretenden Steine, falls es solche gibt, gelten, sehen wir es also unter fortschreitender Verminderung des Wassergehaltes des Nasensekretes zuerst zur Eindickung, Verkäsung und endlich im Anschluß daran zur Bildung fester Körper kommen.

II. Die verlegte Nasenatmung (Mundatmung) und ihre Folgen.

Im folgenden sollen die Hindernisse der Nasenatmung nicht nur insoweit besprochen werden, als sie in der Nase selbst liegen, sondern auch, soweit sie im Nasenrachenraum ihren Sitz haben. Jeder Teil des nasalen Luftweges kann

Sitz einer Stenose sein, und zwar sowohl durch angeborene wie auch durch erworbene Hindernisse. Die angeerbte Struktur des Naseninneren ist für die Entstehung der Nasenstenose von großer Bedeutung; die allgemein enge Nase, wie sie hauptsächlich bei leptoprosopen Individuen vorkommt, kann schon an und für sich eine insuffiziente Nasenatmung bedingen, jedenfalls aber genügen geringe akzidentelle Momente, wie Schwellung der Nasenmuscheln, relativ kleine Tumoren, um eine vollkommene Verlegung der Nasenatmung zu bewirken. Es sei daher hier schon darauf hingewiesen, daß die Pathologie der Nasenatmung nur dann fruchtbar gestaltet werden kann, wenn man sie im Zusammenhange mit der Struktur des ganzen Gesichtsskelettes betrachtet.

Die Nasenatmung ist in der großen Mehrzahl der Fälle für Inspiration und Exspiration gleichmäßig verlegt, doch gilt das nicht ausnahmslos; findet sich im Naseneingang eine Verengerung, so wird sich infolgedessen die Luft hinter demselben bei der Einatmung erheblich verdünnen. Es kommt daher zu einem Ansaugen der Nasenflügel [FRANKE (1) und WEIHL], die die Nase weiter verlegen, selbstverständlich nur bei der Inspiration. Das Ansaugen der Nasenflügel ist auch als selbständige Ursache der Verengerung der Nase beschrieben worden. Nach Untersuchungen, die WEIHL auf meine Veranlassung angestellt hat, kann in der Mehrzahl der Fälle eine derartige Erscheinung als selbständige Ursache der Nasenstenose nicht angesehen werden; vielmehr bedarf es dafür einer organisch bedingten Verengerung des Naseneinganges, deren Ebene unterhalb der Stelle liegt, an der das Ansaugen der Nasenflügel stattfinden soll. Ursache dieser Stenose kann eine besonders weit nach unten reichende seitliche Abweichung des viereckigen Knorpels oder mehr oder weniger umfangreiche Vorragungen der Cartilago alaris sein. Ferner kann der obere Rand dieses Knorpels so weit medianwärts eingebogen sein, daß dadurch eine Verengerung entsteht. In diesem Falle zeigt sich oberhalb des gedachten Knorpels die normalerweise sichtbare, äußerlich sichtbare seichte Vertiefung unter Umständen wesentlich vertieft. Ein Ansaugen der Nasenflügel unter dem Einfluß einer Lähmung des N. facialis, wie es vielfach angenommen worden ist und nach den Anschauungen von MINK über die physiologische Rolle des Spieles der Nasenflügel angenommen werden müßte, besteht nach den Beobachtungen von WEIHL und mir nicht, immerhin muß die als Ansaugung der Nasenflügel bezeichnete Veränderung als Typ einer vorwiegend inspiratorischen Verengerung angesehen werden. Andererseits können gestielte Tumoren des Nasenrachenraumes und der Choanen bei der Ausatmung den hinteren Teil der Nase ganz oder teilweise verschließen (LERMOYEZ und BOULAY). Der Inspirationsstrom geht wesentlich durch den oberen Teil der Nase, der Exspirationsstrom durch den unteren (MINK, TAKAHASHI u. a.). Man sollte daher erwarten, daß eine durch Hindernisse im oberen Teil der Nase bedingte Verengerung mehr zur inspiratorischen Behinderung führen sollte, doch wird man selten in dieser Beziehung subjektive Feststellungen machen können, fraglos aber macht MARSCHIK mit Recht auf die große Bedeutung, welche eine Größenzunahme der mittleren Muschel angesichts der gedachten physiologischen Feststellungen hat, aufmerksam.

Die Nase dient allein als Atmungsweg nur bei ruhiger Atmung, also bei körperlicher Ruhe oder leichter Arbeit und im Schlafe, bei angestrengter körperlicher Arbeit, beim Sport, genügt auch eine normale Nase nicht zur Stillung des Sauerstoffbedürfnisses, vielmehr muß der Mund geöffnet werden. Die Plastik stellt von jeher den Läufer mit offenem Munde dar. Es ist daher wie ALEXANDER ausführt, falsch, das Postulat der Nasenatmung auch bei erhöhter körperlicher Arbeitsleistung aufzustellen; ALEXANDER nennt als Folgen der erzwungenen Nasenatmung Dyspnoe, Blutdrucksteigerung, Pulsationen der Schädelarterien, Druckschmerz unter dem Sternum infolge von Aortendehnung.

Auch unter dem Einfluß anderweitiger krankhafter Zustände wird der Mund
geöffnet, ohne daß die Nase verlegt sein müßte; so bei höheren Graden inspiratorischer oder exspiratorischer Dyspnoé, gleichgültig, ob diese durch Stenose
der tieferen Luftwege, Herzfehler oder andere Ursachen bedingt ist. Besonders
stark tritt die Mundatmung bei Orthopnoikern in die Erscheinung, aber auch
beim Gesunden sieht man den Unterkiefer herabfallen, wenn er in sitzender
Stellung schläft. Nach HOFBAUER, dem sich WOTZILKA (1) anschließt, soll sich der
bei aufrechter Haltung in der Nase bogenförmig aufsteigende Luftstrom (BLOCH,
PAULSEN, FRANKE (1), MINK, RÉTHI, TAKAHASHI u. a.) bei Seitenlage insofern
ändern, als die von der Unterlage abgewendete Seite fast allein vom eingesogenen
Luftstrom benutzt wird, die Luft soll dann nicht auf der oberen Fläche der
Nasenscheidewand, sondern an der lateralen Wand der oberen, also der nicht
aufliegenden Nasenhälfte vorbeistreichen. Diese Frage müßte durch weitere
Versuche geklärt werden. Jedenfalls ist beim Schnupfen die Nasenseite, die bei
Seitenlage unten ist, mehr verstopft. Leute mit Verengerung der Nase höheren
Grades infolge von Septumdeviation liegen im Schlafe so, daß die freie Nasen-
seite die obere ist, da anderenfalls die Schwellkörper die der Luft durchgäng-
lichere Seite mehr mit Blut füllen und daher die Nase ganz verlegen (HAJEK).
    Eine vorwiegende Mundatmung sieht man auch bei Individuen, die den
Mund aus irgendwelchen Gründen nicht schließen können. B. FRÄNKEL sah
Kürze der Oberlippe infolge Straffheit des Frenulum labii superioris und offenen
Mund; es handelte sich hier um Kinder, meist liegt die Sache so, daß diese Kürze
der Oberlippe nur eine relative ist, der Mund nämlich kann deshalb nicht
geschlossen werden, weil infolge eines winklig geknickten oberen Alveolarfort-
satzes, meist mit starkem Vorbiß, die Oberlippe die stark vorspringenden Zähne
nicht dẹckt. Derartige Zustände bedingen häufig Irrtümer insofern, als an eine
Verlegung der Nase gedacht wird. GUTZMANN wies nach, daß bei Kindern wegen
Schlaffheit der Schließmuskulatur des Mundes Mundatmung entstehen kann.
Auch da wo längere Zeit Atemhindernisse der Nase und im Nasenrachenraum
[SEIFERT (1)] bestanden haben, tritt selten nach Entfernung des Hindernisses ein
Schließen des Mundes ohne weiteres ein. OTT glaubt, daß es sich hier um eine
Atrophie der Lippen oder des M. orbicularis handele. Endlich kann die Insuffizienz
der Nasenatmung auf rein nervöser Basis zustande kommen (LERMOYEZ, PEGLER,
FOY). Im allgemeinen kann angenommen werden, daß der Mensch nicht ohne
Not sich der Mundatmung bedient; wird aber der Mund bei freier Nase geöffnet,
so geht nach GEVERS LEUVEN die Luft in nahezu gleichen Mengen durch Mund
und Nase, nach SMESTER soll sie entweder nur durch den Mund oder die Nase
gehen, nach MENDEL ist das Verhältnis wie 1,2 zu 1,0. Die Ansicht BLOCHS,
daß überall da, wo abgesehen vom Sprechen usw. die Mundatmung eintrete,
dies seinen Grund habe in pathologischen Veränderungen des normalen Luftweges, welche ihn unpassierbar macht, ist durch die oben erwähnten Erwägungen und Untersuchungen eingeschränkt worden.

III. Wirkung der verlegten Nasenatmung (Mundatmung) auf den Mund und die Bildung des Gesichtsskeletts.

Die Wirkungen der Mundatmung machen sich zunächst in der Nase selbst
und in der Mundhöhle geltend. Die Unfähigkeit zu schneuzen, der fehlende
respiratorische Luftstrom führen in der Nase selbst zur Bildung und Verhaltung
von Schleim, man sieht daher häufig in verengten Nasen an der Stelle der Verengerung, selbst wenn diese nicht erheblich ist, beträchtliche Mengen von Schleim.
Dazu können sich entzündliche Veränderungen in dem die Stenose bedingenden

krankhaften Gebilde gesellen. So sieht man beispielsweise bei nicht sehr erheblicher Verlegung der Choanen durch adenoide Wucherungen die Nase vollständig mit Schleim gefüllt, die Nasenschleimhaut im Zustande stärkster Entzündung, so daß die Nasenstenose mehr durch diese sekundäre Schwellung und Schleimansammlung als durch die vergrößerte Rachenmandel selbst bedingt sein kann.

Die Wirkung der Mundatmung auf die Mundhöhle ist in erster Linie die, daß sie trocken wird. Diese Erscheinung macht sich besonders an den Lippen bemerkbar, die an Stelle des lebhaften Glanzes der feuchten Schleimhaut einen matten Glanz zeigen. Häufig finden sich Rhagaden, die mit Vorliebe ihren Sitz in der Mittellinie haben. Die Zunge wird ebenfalls trocken und rissig, ebenso macht sich der Einfluß der Mundatmung im Rachen bemerkbar. Hier kommt es allerdings unter dem Einfluß des die hintere Rachenwand direkt treffenden inspiratorischen Luftstromes nicht immer zu der trockenen Form der Pharyngitis, sondern auch zu Hyperplasie mit beträchtlicher Schleimabsonderung; ob das eine oder andere entsteht, hängt anscheinend, abgesehen von individueller Disposition, auch mit dem Feuchtigkeitsgehalte der eingeatmeten Luft zusammen, so daß eine Abhängigkeit von Beschäftigung und Klima nicht zu verkennen ist.

Auf die Zähne übt die Mundatmung insofern einen Einfluß aus, als sie Zahncaries entschieden begünstigt. MISCH macht wie auch BLOCH darauf aufmerksam, daß der Nichtgebrauch der Zähne beim Mundatmer, auf den wir noch zurückkommen, nachteilig auf diese wirken. Speisereste, die normalerweise vom Speichel fortgespült werden, bleiben infolge von Austrocknung zwischen den Zähnen sitzen und begünstigen so als vorzüglicher Nährboden für Mikroorganismen die Entstehung kariöser Prozesse. MANCIOLI stellte fest, daß von den Vorderzähnen bis zum ersten Molaris am häufigsten die oberen, von den Backenzähnen die hinteren und unteren von Caries befallen werden, da sie von dem austrocknendem und unter Umständen kalten Luftstrome am meisten getroffen werden. Es ist aber nicht zu verkennen, daß bei der Ätiologie der Zahncaries der Mundatmer auch noch andere Momente mitsprechen; beim Mundatmer sind nämlich hoher Gaumen und enger Alveolarfortsatz häufig, so daß die Zähne eng stehen; ihre Ernährungsverhältnisse sind daher beeinträchtigt.

Das Gefühl der Trockenheit, welches die Mundatmung bedingt, bewirkt weiter eine Erhöhung der Flüssigkeitsaufnahme; der Mundatmer trinkt infolgedessen oft und viel. HENRICI weist darauf hin, daß dieses Durstgefühl, besonders bei körperlichen Anstrengungen und starkem Schweißausbruch bis zur Unerträglichkeit gesteigert werden kann.

Es ist vielfach betont worden, daß die Wirkung der Verlegung der Nasenatmung im Alter des Wachstums eine andere sein könne, als beim Erwachsenen, da die Möglichkeit bestehe, daß das Knochenwachstum des Gesichtsschädels und sogar andere Teile des Skelettes durch die Form der Nasenobstruktion beeinflußt werden. Da die häufigste Ursache dieser Verlegung im kindlichen Alter die Vergrößerung der Rachenmandel ist, werden diese Folgeerscheinungen vielfach mit dieser in Verbindung gebracht und man spricht von adenoidem Typ und adenoidem Habitus (W. LANGE). Es ist aber schon früh erkannt worden (HAAG), daß es sich bei all diesen Untersuchungen lediglich um mechanische Folgen der Mundatmung handelt. Die zweite Ursache der dauernden kindlichen Mundatmung, die weit seltenere Choanalatresie, ist daher auch vielfach bei den Erörterungen über diese Dinge herangezogen. Der Zusammenhang des hohen schmalen Gaumens mit verlegter Nasenatmung ist schon im Jahre 1843 von ROBERT auf Grund seiner Beobachtungen bei Kindern mit vergrößerter Gaumenmandel hervorgehoben worden. ROBERT führt die Entstehung des hohen Gaumens

zurück auf die Inaktivität der verengten Nase, die ihrer Funktion als Luftweg
nicht genüge und daher wie jedes Organ, das nicht funktioniert, atrophiert.
WAGNER schließt sich dieser Erklärung an; TOMES, der die Materie mehr vom
zahnärztlichen Standpunkt ansieht, erwähnt auch die Knickung des Zahnfort-
satzes und gibt für diese die Erklärung, die auch weiterhin vielfach angenommen
ist, nämlich die, daß beim Atmen mit geöffnetem Munde die Wangen auf die
Prämolares drücken, während andererseits im vorderen Teile des Zahnfort-
satzes der Gegendruck der geschlossenen Lippen fehle. KARL MICHEL machte
dann im Anschluß an die Entdeckung WILHELM MEYERS die vergrößerte Rachenmandel für die Entstehung des hohen Gaumens verantwortlich, und zwar ist
nach ihm der volle Luftstrom, der unausgesetzt das Gaumendach trifft, die
Ursache des Hochstandes desselben, um so mehr da andererseits durch die
Nase nur spärlich Luft eindringe, die daher nicht dehnend und erweiternd auf
die im Wachstum begriffene Nasenhöhlungwandung einwirken könne. Dem
ersten Teile dieser Erklärung schloß sich EMIL BLOCH (1—3) an und fügte eine
neue hinzu. Da die Anschauung BLOCHs zusammen mit der gleich zu erwähnenden KÖRNERs (1—2) die Grundlage für die ganze Lehre von dem Zusammenhange des hohen Gaumens mit der Nasenverstopfung geworden ist, sei sie hier
wörtlich wiedergegeben:

„Das Anschlagen des Inspirationsstromes an das Gaumendach trifft vorwiegend den vorderen Teil seiner horizontalen Strecke. Da der Mund, vorab
im wachen Zustande, nur so weit offen gehalten wird, als für den Durchtritt
der Luft erforderlich ist, und da hierbei die hintere Hälfte der Zunge dem
Gaumen nahe anliegt, so wird der Einatmungsstrom zunächst gegen die genannte
Partie des harten Gaumens gerichtet, an welcher eben die angegebene Formveränderung beobachtet wird. Nach dem in der organischen Welt nicht minder
gültigen Prinzipe des „Gutta cavat lapidem", ist eine allmähliche Wirkung des
Luftanpralles wohl denkbar, solange dieser Körperteil noch in der Entwicklung
begriffen ist, also im ersten und zum Teil im zweiten Jahrzehnte des Lebens.

Aber noch ein weiterer Grund für die steilere Wölbung des Gaumens und das
stärkere Hervortreten des mittleren Stückes des Oberkiefers und die abnorme
Zahnstellung kann aus der Mundatmung abgeleitet werden. Durch die mit dem
Herabdrücken des Unterkiefers erfolgende Zerrung der Wangengebilde wird
ein zwar schwacher aber unausgesetzter Druck auf die Seitenteile des Oberkiefers in der Richtung von außen nach innen und unten ausgeübt. Die Wirkung
dieses Druckes muß ein Näherrücken der beiderseitigen Alveolarfortsätze gegen
die Mittellinie, ein Ausweichen des Gaumens nach oben und ein Vortreten des
Zwischenkiefers nach vorn sein."

BLOCH führt auch die Ansicht von SCHAUSS an, daß zwischen Höhenwachstum des Gaumens und Verbiegung der Nasenscheidewand ein inniger Zusammenhang besteht. BLOCH glaubt mithin, der Mundatmung als solcher einen ursächlichen Anteil an diesem häufigsten Formfehler der Nase zuerkennen zu sollen.

Eine wesentliche Abwandlung der BLOCHschen Annahme stellte KÖRNER (1—2)
auf. Nach ihm entwickeln sich die Veränderungen am Gaumen und Zahnfortsatz in zwei Stadien, die durch den Zahnwechsel getrennt sind. Hat ein Patient
schon vor dem Zahnwechsel am Mundatmen gelitten, so finde man meistens
einen hohen Gaumen und der Alveolarrand hat die Elipsenform angenommen,
da die Seitenteile des Processus alveolaris näher aneinandergerückt sind als bei
einem normalen Kiefer, während gleichzeitig der vordere Teil des Zahnbogens
mehr gebogen ist, ohne jedoch winklig geknickt zu sein. Der ganze Oberkiefer
ist etwas im Wachstum zurückgeblieben und um so mehr, je früher die Nasenatmung aufgehoben wurde und je länger sie aufgehoben gewesen ist. Die Zahnstellung ist immer normal. Dauert die Nasenatmung während des Zahnwechsels

fort, so kommen wir zum zweiten Stadium, wo die Seitenpartien des Zahnbogens sich einander mehr und mehr nähern, während der Kiefer schmaler und länger wird. Der schon hohe Gaumen wird noch höher und an den Seiten eingeengt. ja er kann sogar in vielen Fällen die Spitzbogenform annehmen. Der vordere Teil des Zahnbogens rückt mehr und mehr nach vorn und bekommt einen Knick in der Mediannaht, wodurch die Vorderzähne gleichzeitig nach vorn gerückt werden und sich ziegelsteinförmig gegeneinander stellen. Je mehr der Kiefer im Wachstum zurückbleibt, desto weniger Platz bleibt für die übrigen Zähne, weshalb sie oft innerhalb und außerhalb der Reihe getrieben werden. Das Septum soll durch den Hochstand des Gaumens im zweiten Stadium deviiert werden.

KÖRNER (1—2) verwirft also die auch von BLOCH angenommene Ansicht MICHELS, daß es der Anschlag der Atemluft gegen den harten Gaumen sei, der den hohen Gaumen verursacht; er macht zwei Faktoren für diese Erscheinung verantwortlich: 1. mit ROBERT die Inaktivitätsatrophie, 2. legt KÖRNER größeres Gewicht auf den Seitendruck der Backen (s. o. TOMES). Diese werden, wenn der Mund geöffnet ist, gestrammt und drücken von außen auf den Zahnfortsatz, dieser Druck werde während des Zahnwechsels besonders wirksam, da der Kiefer alsdann nachgiebiger sei. Bei immer geöffnetem Munde fehle innen das Widerlager der Zunge, da dies beim Unterkiefer wirksam ist, bleibt dieser bei KÖRNER unverändert.

Diese Anschauung BLOCHs und KÖRNERs konnte nicht ohne Widerspruch bleiben. Von vorneherein mußten die Kräfte, deren Wirkung beide Autoren ursächlich in Anspruch nehmen, zu gering in ihrer Wirkung erscheinen und es muß vom allgemein biologischen Standpunkt aus bedenklich erscheinen, das Durchstreichen der Luft durch die Nase, bei dem die Nasengänge eine durchaus passive Rolle spielen, als eine biologische Funktion derselben aufzufassen, deren Ausfall eine Atrophie bedingen könnte. Die Frage, die in der Folge diskutiert wurde, war wesentlich die, ob der hohe Gaumen Folge der verlegten Nase sei, oder ob er auf ererbter Anlage beruhe. KÖRNERs Anschauung wurde weiter gestützt durch eine Arbeit seines Schülers WALDOW. Dieser fand, daß eine V-Form des Oberkiefers sich nach dem Zahnwechsel nur dann herstellt, wenn adenoide Wucherungen das Atmungshindernis abgeben. In anderen Fällen soll die Winkelform regelmäßig ausbleiben.

Hatten schon andere Forscher wie KIRCHNER und KIESSELBACH den KÖRNERschen Anschauungen widersprochen, so ist doch der auf zahlreiche exakte Untersuchungen gestützte Widerspruch an den Namen SIEBENMANNs zu knüpfen. Nachdem er durch seinen Schüler FRÄNKEL die Ergebnisse von Messungen am Lebenden aus dem Material seiner Klinik hatte veröffentlichen lassen und durch GROSSHEINZ Messungen am Schädel, faßte er das Ergebnis desselben wie folgt zusammen. Nach Bestimmung eines Normalwertes für den Gaumenansatz übersteigt der Mittelwert derjenigen die an adenoiden Wucherungen leiden den Normalwert nicht. Weiter fand SIEBENMANN mit GROSSHEINZ: 1. mit dem hohen schmalen Gaumen (Hypsistaphalie) ist gewöhnlich auch eine schmale Obergesichtsbildung (Leptoprosopie) verbunden; 2. schmale Nasenhöhle (Leptorhinie), schmale Augenhöhlen gehören in der Regel zur hochgaumigen Schädelformation; 3. Hypsistaphilie beruht in der Regel auf einer angeborenen Rasseneigentümlichkeit des Schädels und nicht auf extrauteriner späterer Beeinflussung durch Nasenstenose. Er erklärt die Befunde BLOCHs und KÖRNERs damit, daß die Schwellung der Nasenschleimhaut, die mit Vergrößerung der Rachenmandel einhergeht, sich bei Leptorhinie viel stärker geltend macht und daher mehr Beachtung findet. SIEBENMANN weist weiter noch auf eine Beobachtung von VIKTOR LANGE hin, die dahin geht, daß bei einer kleinen Gruppe

von Patienten mit deutlich ausgesprochenem adenoidem Habitus und mit
behinderter Nasenatmung, bei der Untersuchung sich keine Spur von Vergrößerung der Rachentonsille zeigt. Daß dieselben dagegen meist an Abnormitäten körperlicher und geistiger Art litten. St. Clair Thomson erwähnt ebenfalls das Auftreten des adenoiden Typs ohne Nasenverstopfung und bildet
nach Escat ein Individuum mit Epilepsie als Beispiel hierfür ab. Die mehrfach
vertretene Ansicht, daß Menschen mit derartigen geistigen Abnormitäten
besonders häufig einen hohen Gaumen zeigen, prüfte Sarason an 160 Epileptikern und 149 Idioten nach mit dem Ergebnis, daß er verhältnismäßig
häufig adenoide Wucherungen, in 28,5% der Fälle feststellte, hohen Gaumen
jedoch nur in 3 Fällen. Hingegen kam Deviation der Nasenscheidewand recht
häufig vor. Seine Ergebnisse erscheinen um so mehr von Bedeutung für die
Frage der Abhängigkeit des hohen Gaumens von der Verlegung der Nase, da
sie nicht an dem Material einer Klinik für Nasenkrankheiten gemacht worden
sind.

Die Schule Siebenmanns hat weiter ein großes Material zusammengetragen;
Haag untersuchte drei Fälle von angeborener Choanalatresie, er zitiert auch die
Fälle von Zaufall, Sommer, Gouguenheim, Schötz und Simon, in denen ein
hoher Gaumen bei dieser Mißbildung nicht festgestellt wurde. In seinen Fällen
bestand eine solche, die Messungen des Gesichtsschädels ergab aber eine ausgesprochene Leptoprosopie. Haag faßt daher mit Siebenmann den Gaumenhochstand lediglich als Teilerscheinung des leptoprosopen Gesichtsschädels
auf. In diesem Zusammenhange sei kurz auf die Anschauung Hopmanns (2)
eingegangen. Hopmann (2) weist darauf hin, daß sich enge Choanen häufig bei
adenoiden Vegetationen finden; Bergeat (1) konnte allerdings am Skelett und
an entwässerten Präparaten, so große Differenzen der Größe der Choanen wie
Hopmann (2) nicht feststellen.

Eine übrigens recht hypothetisch ausgesprochene und auf keinerlei Untersuchungsmaterial gestützte Ansicht von Moritz Schmidt (1), daß Hypertrophie
der Rachenmandel bei dolichocephalen Schädeln mehr vorkommt als bei anderen
gab dem Schüler Körners, Schwartz, Veranlassung, auf Grund einer Reihe
von Schädelmessungen den Standpunkt Schmidts (1), wie auch die Fränkelsche
Arbeit zu widerlegen. Zu gleichen Ergebnissen etwa kam Liebe und Sikkel.

Während Réthi (1) die Verbiegung des Septums im Zusammenhange mit dem
hohen Gaumen auf unbekannte Vorgänge zurückführt, ohne die Körnerschen
Anschauungen direkt abzulehnen, finden wir in der schönen Arbeit von Danziger den ersten Versuch, diese Dinge nicht lediglich vom Standpunkt des
Rassenstandpunktes aus zu betrachten, sondern er faßt vom entwicklungs-
mechanischen Standpunkte aus den Aufbau des Gesichtsskelettes einheitlich
in seinen Beziehungen zur Schädelbasis auf. Danziger kommt zu dem Ergebnis,
daß weder die Hypsisstaphylie noch die Leptoprosopie Rasseneigentümlichkeit
sind, sondern eine pathologische Form, eine Folge der Schädelverbildung,
welche die Ursache der Gaumenabnormität ist, deren Tiefe die Leptoprosopie
erzeugt. Danziger sieht in der Kieferverbildung eine Teilerscheinung einer
allgemeinen Schädelverbildung, die vorzugsweise bedingt ist durch abnorme
Kürze der Distanz zwischen Nasenansatz und Hinterhauptsloch. Da der hohe
Gaumen zugleich abnorm lang ist (vgl. bei Grossheinz), so gibt das die Erklärung dafür, daß nicht die adenoiden Wucherungen die primäre Ursache der
Mundatmung und damit der Gaumenverbildung abgibt, sondern daß diese
infolge der Gaumenverbildung sekundär an der Mundatmung schuld sind. Die
Gaumenverbildung ist die Ursache der Mundatmung, denn durch einen hohen
Gaumen wird die Nasenhöhle, durch einen langen der Nasenrachenraum ein-
geengt. Weicht mithin die Absicht Danzigers in bezug auf die Entstehung

des hohen Gaumens von derjenigen SIEBENMANNs ab, so ist er doch einig mit ihm in bezug auf das ursächliche Verhältnis zwischen der Abnormität des Gaumens und der Mundatmung, insofern als beide Autoren die Zusammenhänge KÖRNERs umdrehen. Auch EAMES drückt sich auf Grund seiner Untersuchungen dahin aus, daß vielfach Deformitäten des Gaumens bestehen, ohne daß adenoide Wucherungen vorhanden wären.

Eine Arbeit ALKANS ist durch ihr großes Material und besonders dadurch bemerkenswert, daß er vom Gaumen des Neugeborenen ausgeht und daß er durch Feststellung der Länge des Gaumens nicht nur wie viele Autoren vor ihm zu einem Höhen-Breitenindex, sondern auch zu einem Breiten-Längenindex gelangt. ALKAN nimmt die Lehre KÖRNERs von der Einwirkung der Mundatmung auf die Bildung des Gaumens durch erhöhten seitlichen Muskeldruck und verminderten Widerstand der Lippen im vorderen Teile des Kiefers als richtig an. Auch FEDERSPIEL und OSOKIN kamen zu Ergebnissen, die denen BLOCH-KÖRNERs entsprechen. SWAIN und BENTZEN stimmen insofern überein, als beide nicht ein Moment, sondern mehrere für die Gaumenverbildung verantwortlich machen. Ersterer greift auf die alte Anschauung ROBERTs von der Nasenverengerung infolge Nichtgebrauchs zurück, schließt aber auch angeborene Anlage nicht aus. BENTZEN tritt im gewissen Sinne der KÖRNER-BLOCHschen Meinung bei, aber er räumt der geerbten Disposition eine überragende Rolle ein, indem er zweifellos richtig sagt: „Der große Unterschied, den wir bei den Gaumenindices in den einzelnen Gruppen fanden, macht es einleuchtend, daß selbst wenn es gelänge, alle Faktoren, die die Höhe des Gaumens beeinflussen können, zu eliminieren, derselbe doch verschieden sein würde, da der Gaumen schon in seiner ersten Anlage den Keim der Ungleichheit in sich trägt.

Eine wesentliche Vertiefung und Erweiterung der SIEBENMANNschen Anschauung bringt auf Grund eines großen Materiales BUSER. Zugleich gibt er eine ausführliche Übersicht des Für und Wider in dieser Sache. Seine Schlußfolgerungen sind im ganzen die SIEBENMANNs, mit dessen Opponenten er sich ausführlich auseinandersetzt. Nochmals nahm KAHLER die Frage auf an der Hand eigener Fälle von Choanalatresie und der veröffentlichten. Er kann hinwiederum im Gegensatze zu HAAG seine Befunde mit den SIEBENMANNschen Ideen nicht in Einklang bringen, er sieht vielmehr in ihnen einen Beweis für den Einfluß der Mundatmung auf die Höhe des Gaumens. Als Erklärung der von ihm als KÖRNER-WALDOWsche, meines Erachtens besser als der BLOCH-KÖRNERsche bezeichneten Auffassung, greift auch KAHLER wieder auf die Hypothese ROBERTS vom Zurückbleiben der Nase als nichtgebrauchtes Organ zurück und er glaubt gerade diese Ansicht durch das gleichseitige Zurückbleiben des Gaumens bei einseitigem Choanalverschluß neuerlich stützen zu können. Den Wangenzug sowie den Muskelzug glaubt KAHLER nicht für diese Erscheinung verantwortlich machen zu sollen. CHAROUSEK macht nicht mit Unrecht darauf aufmerksam, daß die Sache in bezug auf die ROBERTsche Theorie gleich ganz anders aussieht, wenn wir erfahren, daß der Gaumenhochstand bei Choanalatresie sich auch angeboren findet. Er sieht denn auch die Ursache sowohl der Kleinheit des Nasenrachenraumes, wie auch des Gaumenhochstandes an der betreffenden Seite in dem Ausbleiben oder der Hemmung des Abstieges des Gaumendaches, wie er im Verlaufe des normalen Wachstums stattfindet.

Noch erwähnt seien einige Experimente zur Lösung dieser Frage. Nachdem ZIEM (9) schon früher bei Hunden ein Nasenloch geschlossen hatte und dadurch Atrophie des gleichseitigen Gaumens bewirkt zu haben glaubte, fand DE ZIGNA, daß Mund- und Nasenatmung einander gleichwertig seien, vorausgesetzt, daß der Organismus Zeit habe, sich an die veränderten Verhältnisse zu gewöhnen. ANDERSON und RUGANI untersuchten ebenfalls die allgemeinen und lokalen Wirkungen eines künstlichen Nasenverschlusses bei Tieren. Sie kamen übereinstimmend zu dem Resultate, daß diese durch totale Nasenverstopfung in ihrer Vitalität schwer geschädigt werden. Zum Teil zeigten sie pneumonische Herde und die RUGANIs auch interstitielle Nephritis.

LANDSBERGER (1—3) verlegt den ganzen Schwerpunkt der Frage der Kieferverbildung in die Zahnentwicklung, indem er auf Grund seiner Versuche behauptet, daß die Bildung des ganzen Gesichtsschädels abhängig sei von der nach außen gerichteten Wachstumsenergie der Zahnkeime. Besteht eine anormale Entwicklung der Zahnkeime, so kommt deren Wachstum nicht dem Breitenwachstum des Gaumens zugute, die Muscheln werden, anstatt sich vom Septum zu entfernen, nach diesem hinwachsen und so entsteht eine enge Nase, während andererseits sich die Processus alveolares verlängern und so der hohe Gaumen in die Erscheinung trete. Lehnt mithin LANDSBERGER die BLOCH-KÖRNERsche Anschauung ab, so stimmt er andererseits auch mit der phylogenetischen Erklärung der engen Nase und des hohen schmalen Gaumens nicht überein. Die Schlußfolgerungen LANDSBERGERs wurden von seiten der Rhinologen von Anfang an mit Widerspruch aufgenommen, ausführlich widerlegt hat sie FRANKE (2).

Die Lebensarbeit FRANKES (2) hat die Frage, um die es sich hier handelt, zu einem gewissen Abschlusse gebracht. Sein Werk unterscheidet sich von allen früheren Arbeiten über diesen Gegenstand dadurch, daß es nicht auf Untersuchungen ad hoc aufgebaut ist, sondern die Vorfrage nach dem Wachstum des normalen Kiefers voranstellt und sie auf Grund anatomischer, vergleichend anatomischer und entwicklungsgeschichtlicher Forschung löst. Der abnorm hohe Gaumen beruht nach FRANKE nicht auf einer embryologisch bereits angelegten oder gar ausgebildeten Form, sondern auf einer Entwicklungsstörung infolge von mangelhafter lokaler Wachstumsenergie, die allerdings sowohl im embryonalen Leben auf die Gaumenbildung einwirken und auch vererbbar sein kann. Gaumenhochstand und Kieferenge können sowohl gleichzeitig als auch unabhängig voneinander in die Erscheinung treten. Der BLOCH-KÖRNERschen Anschauung tritt FRANKE energisch entgegen, eine Knickung und Pressung des Gaumens, wie die gedachten Autoren annehmen, gibt es nicht. Vielmehr handelt es sich um eine Hypoplasie, also nicht um die krankhafte Änderung eines normal angelegten Gaumens. Endlich aber ist FRANKE der erste, der die vielfach angezogene Ansicht der seitlichen Druckwirkung der Wangenmuskulatur auf den Gaumen ernsthaft nachprüft. Dieser Druck ist kaum nennenswert und nicht in Vergleich zu stellen mit der Wirkung der Kaumuskulatur, besonders der des M. temporalis; seine Druckkraft aber beträgt bei einem normalen kräftigen Manne bis 120 kg! Diese Druckwirkung der Kaumuskulatur aber kann auf die Gesichtsknochen nur als formativer Reiz wirken. Allerdings könnte die behinderte Nasenatmung insofern ein Faktor für die Gaumenverbildung sein, als Kinder mit Mundatmung häufig schlecht kauen, aber diese Möglichkeit ist immerhin nur eine mittelbare und eine von vielen Ursachen mangelhafter Funktion der Kaumuskulatur. „Da beim Aufbau des normalen Gesichtsskeletts die Funktion der Atmung keine formbildende Wirkung betätigt, so können auch die Kiefer-Gaumen- und Nasenverbildungen nicht durch eine mangelhafte Nasenatmung als negativen Faktor verursacht sein" (FRANKE).

Überblickt man das gewaltige Material, das in dieser Frage, die zeitweise eine der brennendsten in unserem Fache zu sein schien, bearbeitet ist, so kann es nicht zweifelhaft erscheinen, daß heute die Entscheidung gegen die Ansicht ROBERTS, BLOCHS und KÖRNERS fallen muß. Wenn schon vom Beginn die

Kräfte, die für den Einfluß der Nasenatmung auf die Kieferbildung herangezogen wurden, zu gering erscheinen mußten, so litt die ganze Reihe der Untersuchungen daran, daß vielfach — nur die Arbeit DANZIGERS macht eine Ausnahme — zu sehr vom rhinologischen Standpunkte aus an die Frage heran-
getreten wurde, wogegen der anthropologische Standpunkt SIEBENMANNS nicht
aufkommen zu können schien. Die Vorfrage, welche Kräfte es denn sind, die
die Bildung und das Wachstum des normalen Kiefers beeinflussen, wurde nicht
gestellt und dadurch Ansichten befestigt, die sich zum Schluß als unhaltbar
erweisen mußten. Die Bedeutung der Nasenatmung für den Gesamtorganismus
wird durch diese negative Erkenntnis nicht geschmälert. Sie liegt vor allen
Dingen in der Schutzwirkung der durchgängigen, mit gesunder Schleimhautauskleidung versehenen Nase, eine Schutzwirkung, die sich ganz wesentlich
für die tieferen Luftwege nachweisen läßt, die aber auch für das Ohr, den Bindehautsack, ja auch für die Nebenhöhlen der Nase besteht.

IV. Nase und tiefere Luftwege.

Kalte atmosphärische Luft wird in der Nase erwärmt. BLOCH (1) fand, daß
die Größe der Erwärmung der Einatmungsluft in der Nase durch die Formel:
E — 5/9 (37 — t) ausgedrückt werden kann, wobei Groß E die Erwärmung
bezeichnet, t die Temperatur der Außenluft. MINK macht wohl nicht mit
Unrecht darauf aufmerksam, daß zumal bei niederen Temperaturen nach dieser
Formel berechnet im Nasenraum eine sehr niedrige Temperatur herrschen müßte.
SCHUTTER fand denn auch im Pharynx bei einer mittleren Temperatur der
Außenluft eine solche von 33° C.

Im Gegensatz hierzu nimmt MINK an, daß die Sättigung der Luft mit Wasserdampf vorwiegend im Rachen durch die Berieselung der Tonsillen zustande kommt.

Daß die Nasenschleimhaut einen großen Teil des in der Einatmungsluft enthaltenen Staubes zurückhält, ist bekannt, aber es ist ebenso bekannt, daß
sie in dieser Beziehung nicht über ein gewisses Maß hinaus leistungsfähig ist.
Die Anthrakose, Siderosis, die Verkleisterung der Luftwege (KARL GERHARDT)
sind ein Zeichen dafür, daß die Nase keinen Filter von unbegrenzter Leistungsfähigkeit darstellt. Es ist bemerkenswert, daß es gar nicht eines vollkommenen
Verschlusses der Nase oder eines einseitigen bedarf, um die Staubablagerung
in der Nase zu stören. BURCHARDT fand bei seinen Versuchen, daß schon geringe
Abweichungen von der Norm Veränderungen des Staubniederschlages bedingen.

Fraglos ist ferner, daß die Nase die Eigenschaft hat, den größten Teil der
Bakterien, die in der Einatmungsluft enthalten sind, zurückzuhalten. Die
Tatsache muß schon daraus gefolgert werden, daß die tieferen Luftwege, wie
HILDEBRAND, NEISSER, BARTELS, FRIEDRICH VON MÜLLER und seine Schüler
KLIPSTEIN, GÖBELL u. a. gezeigt haben, entweder ganz keimfrei oder doch
annähernd keimfrei befunden wurden. WURTZ und LERMOYEZ, THOMSON und
HEWLETT u. a. glaubten eine baktericide Kraft der Nasenschleimhaut nachweisen zu können. Dem widersprach alsbald FELIX KLEMPERER und MARX
konnte neuerdings eine baktericide Wirkung der Nasenschleimhaut in keinem
der untersuchten Fälle nachweisen. Die vordere Nasenhöhle ist reicher an
Bakterien als die hintere (THOMSON und HEWLETT, BIAGET, MONARI, COBB,
HASSLAUER, KLEMPERER, BLOOMFIELD). ZARNIKO gebührt das Verdienst,
zuerst darauf aufmerksam gemacht zu haben, daß die Zahl der in der Nase
vorhandenen Keime nicht so groß ist und nicht so groß sein kann, wie man
bis dahin allgemein angenommen hatte (siehe Näheres über Bakteriengehalt
im Kapitel: Allgemeine Ätiologie und akute Entzündungen der Nasenschleimhaut). Müssen wir also eine allgemein baktericide und auch eine wachstums-

hemmende Kraft des Nasenschleims als bisher unerwiesen annehmen, so wirft
sich die Frage auf, welche Kräfte es sind, die die Nasenschleimhaut befähigen
mit den aspirierten Mikroorganismen fertig zu werden, denn eine solche Eigenschaft muß angenommen werden. Zunächst liegt fraglos ein schützendes Moment
in dem zum Vestibulum hin gerichteten Strome des Nasenschleims erstens
insofern als dadurch mechanisch eine Entfernung der Bakterien möglich ist,
ferner aber sehen wir überall, daß die physiologische Bewegung eines Flüssigkeitsstromes im Organismus dem Wachstum der Bakterien abträglich ist,
während Stagnation desselben das Wachstum begünstigt. Das, worauf es ankommt, ist wesentlich der Selbstschutz der Nasenschleimhaut, welche dieselbe
befähigt, die, wie die obengenannten Forscher nachwiesen, vielfach in der Nasenschleimhaut vorkommenden, im Experiment sich als virulent erweisenden Bakterien nicht zur infektiösen Wirkung kommen zu lassen. Es ist von vornherein im höchsten Maße wahrscheinlich, daß die Nasenschleimhaut sich ebenso
wie die äußere Haut durch Bildung von Antikörpern, seien es abgestimmte,
seien es unabgestimmte, schützt. Eigene Versuche des Verfassers (6) haben
ergeben, daß die Nasenschleimhaut gegenüber spezifischen Antigenen ein hohes
Maß von Reaktivität zeigte, und zwar im allgemeinen stärker als die äußere
Haut. Man wird daher berechtigt sein, den Schutz der Nasenschleimhaut,
den sie sich selbst, den tieferen Luftwegen und dem ganzen Organismus an-
gedeihen zu lassen in der Lage ist, als eine Wirkung der Parenchymzelle der
Schleimhaut anzusehen. Eine Wirkung, die einerseits von den Immunitäts-
vorgängen im Blute abhängig ist, die aber andererseits auch immunisatorische
Wirkungen für den Gesamtorganismus abzugeben in der Lage ist. Selbstverständlich bedarf es zu dieser Funktion einer regelmäßig gebauten, d. h.
weder abnorm eng, noch abnorm weiten Nase mit gesunder Schleimhaut.

Die Folgen der Atmung durch den Mund auf die Schleimhaut desselben sind
schon besprochen; ebenso wie früher BLOCH hat neuerdings TRAUTMANN auf
die Infektionsgefahr hingewiesen, welche die Mundatmung für die Gaumenmandel in sich schließt. Ebenso muß die Mundatmung als eine häufige Ursache
der chronischen Katarrhe des Rachens angesehen werden. Die entzündlichen
Erkrankungen, welche beim Mundatmen die tieferen Luftwege befallen, sind
in ihrem Verlaufe zu bekannt, als daß es sich lohnte, viel darüber zu schreiben.
Wie die Keimfreiheit der tieferen Luftwege nach dem Versuche MÜLLERS und
seiner Schüler verloren gehen kann durch Einatmung reizender Gase, wie ein
gleiches am Menschen beobachtet werden konnte, unter dem Einfluß von Kampf-
gasen im Kriege [BLUMENFELD (1) u. a.], so kann auch das, durch Ausfall der
Nasenatmung bedingte Eindringen von nicht hinreichend erwärmter, ange-
feuchteter und gereinigter Luft als Entzündungsreiz auf Kehlkopf, Trachea
und Lungen wirken. Daß bei diesen häufig unter dem Bilde des absteigenden
Katarrhs auftretenden Erscheinungen Allgemeinzustände, wie gichtische,
diabetische Diathese, Skrofulose, Lues (STICKER), Klima und Lebensweise eine
Rolle spielen, soll nicht verkannt werden.

Nicht minder als die zu enge, Mundatmung bedingende Nase, gibt die zu
weite Nase zu Erkrankungen der tieferen Luftwege Anlaß. Es ist ohne weiteres
klar, daß die Nachteile einer sehr weiten Nase in mehr als einer Hinsicht denen
gleichen, welche die Mundatmung für die tieferen Luftwege bedingt. Sei es,
daß sie durch Krankheiten der Nase bedingt ist, wie durch Ozaena oder als
Folge operativer Eingriffe ist [FRIEDRICH (1)]. Fast immer ist die zu weite Nase
der Ort zäher Sekretion und von Borkenbildung. Auf diese Weise kann eine
direkte Infektion der tieferen Luftwege von der weiten Nase aus ebenso wie von
der engen bedingt werden. Dieselben Zustände sieht man da sich entwickeln,
wo Sekret der Nase oder ganz besonders ihrer Nebenhöhlen in mehr oder minder

großen Mengen in den Nasenrachenraum oder in die tieferen Luftwege abfließt. Diese Infektionen treten auf als Pharyngitis, Laryngitis, Tracheitis und Bronchitis und weiter in den Formen der Pneumonie, die vom Luftrohr aus induziert werden, also wesentlich den sogenannten katarrhalischen Formen der Lungenentzündung. Diese Verhältnisse sind von größter Wichtigkeit, aber von einer „Pseudotuberkulose" der Lunge zu sprechen, wie LICHTWITZ das im Anschluß an einen 1730 von LIEUTAUD veröffentlichten Fall tut, liegt keine Veranlassung vor.

Die Mundatmung ist weiter ursächlich mit einer Reihe von Zuständen der Lunge in dynamischem Zusammenhang gebracht worden, die einer Erörterung bedürfen. KRÖNIG sprach Induration der Lungenspitzen an als den Effekt einer lokalen, mit Kollaps einsetzenden chronischen interstitiellen Entzündung, verursacht durch gewohnheitsmäßiges Einatmen einer durch Staubpartikelchen geschwängerten Luft bei Individuen, die jahrelang infolge behinderter Nasenatmung auf die Mundatmung angewiesen waren. Nach Behebung einer Nasenstenose sollen sich diese Kollapsindurationen zurückbilden [KRÖNIG (1—2), ROSENBERG]. Weitere Beobachtungen veröffentlichten BLÜMEL, RICHTER, SCHÖNEMANN und KÖHLER spricht sogar von einer traumatischen Lungenspitzenschrumpfung nach traumatischer Schiefstellung der Nasenscheidewand, obgleich in dem betreffenden Falle gleichzeitig ein Trauma der Lunge bestand. FERRANINI, und das sind die einzigen pathologischen und anatomischen Untersuchungen in dieser Frage, hält nichttuberkulöse Veränderung der Lungenspitzen nach seinen histologischen Untersuchungen für häufig. Er führt sie, abgesehen von Lues, auf Kohlenstaubeinatmung zurück. Als Gründe für das Auftreten dieser Kollapsinduration bei Mundatmung führt KRÖNIG zwei Gründe an: 1. gelangt die mit Kohlen- und anderen Staubarten geschwängerte Luft unfiltriert und ganz ungenügend vorgewärmt in die Bronchien; 2. der Inspirationszug, welcher die physiologischen Engpässe der Nase und des Nasenrachenraumes nicht mehr zu überwinden hat, vermag nunmehr mit entsprechender gesteigerter Kraft die Luft in die Bronchialbahn, in spezie die apikale Bronchialbahn hineinzusaugen und es wird deshalb die mit der größeren inspiratorischen Saugkraft ausgestattete rechte Lunge in erster Linie in Mitleidenschaft gezogen. SCHÖNEMANN ist entgegengesetzter Ansicht. Er nimmt an, daß die Mundatmung eine Stenosenatmung mit vergrößertem, nicht mit verkleinertem Widerstand ist. Es entsteht nach ihm in der Lungenspitze ein negativer Druck bei der Einatmung; die Spitze wird eingezogen, ihre Wege verdichtet. SCHÖNEMANN spricht daher von einer Retraktionsinduration. Auch ROSENBERG steht der KRÖNIGschen Erklärung ablehnend gegenüber, erkennt aber das Bestehen der Atelektase mit KRÖNIG an.

Zu wesentlich anderen Schlüssen kam HOFBAUER. Er nimmt, wie auch KRÖNIG an, daß beim Mundatmen die Widerstände im oberen Atmungsrohr geringer sind als bei der Nasenatmung, die Folge davon ist eine mangelhafte Atmungstätigkeit, eine respiratorische Insufficienz. Diese macht sich bemerkbar in Form einer Herabsetzung des Tonus der Inspirationsmuskulatur. Diese soll sich wesentlich im Gebiete der apikalen Teile der Lunge geltend machen. Er sagt: „Auf den ersten Blick scheint es unwahrscheinlich, daß eine solche mangelhafte respiratorische Tätigkeit sich auf ganz bestimmte Anteile des Brustkastens beschränken sollte, bei näherem Studium der Atmungsphysiologie jedoch weichen diese Bedenken alsbald. Zwischen den oberen und unteren Anteilen des knöchernen Brustkastens besteht nämlich ein geradezu diametraler Unterschied. Erstere werden nur bei Atemvertiefung respiratorisch beansprucht, letztere dagegen bei ruhiger flacher Atmung: Demgemäß entwickelt sich im Gefolge der respiratorischen Insufficienz die sonst unverständliche mangelhafte Ausbildung lediglich der oberen Brustkastenabschnitte." HOFBAUER konnte bei habituellen Mundatmern beobachten, daß die Zeichen der Induration verschwanden, wenn der Untersuchte durch die Nase atmete. Daß gegen die Versuchsanordnungen Hofbauers, der sich des Mareyschen Pneumographen bediente, von Stähelin und Schütze Einwände gemacht wurden, soll nicht verschwiegen werden.

Ehe auf die Folgen der verlegten Naseneinatmung weiter eingegangen wird, erscheint es angezeigt, das was über die Dynamik der Luftbewegung unter krankhaften Verhältnissen erforscht ist, kurz darzustellen. Rohrer hat die Strömungswiderstände für die einzelnen Teile der Luftwege allerdings nach Untersuchung am Modell, die er in diesem Falle für statthaft hält, berechnet. Er fand folgende Werte:

Prozente des Gesamtwiderstandes:

Gesamte Luftwege	100,—%.
Obere Luftwege	54,— ,,
Nase	47,30 ,,
Pharynx	4,76 ,,
Glottis	1,20 ,,
Trachea	0,74 ,,
Bronchiolobuläres System . . .	46,— ,, .

Daraus folgt, daß der Reibungswiderstand in der Nase den Hauptanteil an dem Druckgefälle in den oberen Luftwegen hat und weiter, wie Wodzilka ganz richtig anmerkt, daß der Widerstand, den der Atmungsstrom in der Nase zu überwinden hat, bedeutend größer ist als im Munde. Es ist aber zu bemerken, daß hier nur die Verhältnisse in Betracht kommen, wie sie im Wachen sind, nicht aber im Schlafe.

Poli stellte Untersuchungen an bei einem Tracheotomierten, dessen Fistel geschlossen werden konnte; er fand die Mundatmung weniger tief, weniger frequent und weniger rhythmisch. Als Folge dieser Atmung ergab sich eine Verringerung der Lungenventilation und infolgedessen Kreislaufstörung. Rugani kam auf Grund seiner an Hunden gemachten Experimente zu dem Resultate, daß die Mundatmung zu einer Kohlensäureüberladung des Blutes führe. Zu ähnlichen Ergebnissen am Menschen kam Mende. Im Gegensatz dazu glaubt de Cigna, daß Nasen- und Mundatmung physiologisch gleichwertig seien, doch soll die Mundatmung durch größere Muskelexkursionen charakterisiert sein. Wotzilka bewegt sich ganz im Rahmen der skizzierten Hofbauerschen Anschauung. Nach ihm nehmen bei der Nasenatmung Brust- und Zwerchfellkurve an Höhe gegenüber der Mundatmung zu. Die meisten Untersuchten, die normalerweise an Atmung durch die Nase gewöhnt waren, behielten, zur Mundatmung aufgefordert, ihren gewöhnlichen Atemtypus bei; es war bei diesen kein Unterschied in der Kurvenhöhe zwischen Mund- und Nasenatmung. Bei habituellen Mundatmern aber zeigte sich regelmäßig eine Zunahme der Atmungstiefe bei Nasenatmung. Das Verhältnis von Brust- und Zwerchfellatmung ändert sich mit zunehmender Verengerung der Nase. Die Zwerchfellbewegungen werden im Verhältnis zu den Thoraxbewegungen immer größer, diese immer kleiner, bis schließlich bei stärkster Verengerung der Nase der Brustkorb in inspiratorischer Stellung verharrt, kleinste Bewegungen macht und das Zwerchfell fast ausschließlich die Atmung besorgt.

Der Mundatmung gegenüber bedeutet die Nasenatmung eine Vertiefung der Atmung, d. h. eine Vergrößerung der Atembewegungen der Brust (Rippen) und des Zwerchfelles, oder mit anderen Worten eine intensivere Tätigkeit der Atmungsmuskulatur. Wie das auf den wachsenden Organismus wirkt, hat

HOFBAUER dargelegt. Je stärker der Tonus der Inspirationsmuskulatur, desto erfolgreicher paralysiert er die Wirkung der Schwerkraft, welche von der Geburt an den Neigungswinkel der Rippen zur Horizontalen vergrößert und dadurch die Form des Brustkorbes immer mehr dem „asthenischen Habitus" nähert.

Was diesen letzteren Punkt anbetrifft, so irren HOFBAUER und mit ihm WOTZILKA offenbar, wenn sie annehmen, daß die Schwerkraft von Geburt an den Neigungswinkel der Rippen vergrößert und dadurch eine Senkung der oberen Brustapertur bedingt. Hier liegt offenbar eine Verwechslung ontogenetischer mit phylogenetischer Ursächlichkeit vor. Wäre tatsächlich die Wirkung der Schwere beim sich entwickelnden kindlichem Thorax das ausschlaggebende Moment der Engbrüstigkeit, so müßten Kinder, die von Geburt an bettlägerig sind, einen besonders gewölbten Brustkasten zeigen. Die allgemeine Erfahrung aber zeigt das Gegenteil und das von HOFBAUER (Pathologie und Therapie, S. 133 u. Kongreß f. inn. Med.) angeführte Beispiel ist der beste Beweis gegen diese Annahme. Die weitere Annahme HOFBAUERS, daß die bei Mundatmung verflachte Atmung dieser Schwerewirkung nicht entgegen zu wirken vermöge, hat daher wenig Wahrscheinlichkeit für sich. Auch in bezug auf die Versuche WOTZILKAS haben sich Bedenken erhoben (SOKOLOWSKY, NADOLECZNY, ALBANUS, HUGO STERN). Die Beobachtung WOTZILKAS, daß bei Nasenverengerung durch Zudrücken eines Nasenloches Abweichungen in der Funktion der gleichweitigen Zwerchfellhälften entstehen, konnte ich in je einem mit Herrn ALBAN KÖHLER gemachten gegenseitigen Selbstversuche nicht bestätigt finden, auch das bedarf also weiterer Aufklärung.

NEUMANN untersuchte mit Hilfe der LÖWY-ZUNTZschen Atmungsschläuche und machte spirometrische Messungen mit dem HUTCHINSONschen Spirometer. Seine Untersuchungen beziehen sich auf nicht vollkommen verlegte Nasen, also wesentlich auf nasale Stenosenatmung. Die Ergebnisse sind folgende: Jede Stenose im Luftwege der Nase bedingt einen stärkeren Widerstand beim Einströmen der Luft in die Lungen und demzufolge eine erhöhte Arbeitsleistung der Atemmuskulatur. Bei einer geringen Stenose entspricht der Atemtypus dem normalen, d. h. er besteht aus einer einmaligen, ruhigen Inspiration und Exspiration. Bei einer stärkeren Stenose tritt an Stelle der ruhigen Einatmung eine ruckartig zusammengesetzte. Die Ausatmung zeigt hierbei dieses Bild nur, wenn sie mit Hilfe der Muskulatur und nicht nur durch die Elastizität der Lungen und des Brustkorbes zustande kommt. Die Messung der Vitalkapazität ist ein Hilfsmittel zur Feststellung einer Stenose, da sie bei Atmung durch die verlegte Nase geringer ist als bei Atmung durch den Mund oder durch die unverlegte Nase. Außer einer erhöhten Arbeitsleistung der Atemmuskulatur wird durch eine Nasenstenose auch eine erhöhte Arbeitsleistung des Herzens bedingt. Hierdurch kann es zu einer Vermehrung der Residualluft, sowie zu Stauungen, besonders im kleinen Kreislauf, kommen. Daher ist die Forderung aufzustellen, bei Emphysem und Stauungserscheinungen auch die Nase einer genauen Untersuchung zu unterziehen und eventuell vorhandene Stenosen zu beseitigen.

Schon lange vor HOFBAUER war die Verlegung der Nase mit der Entwicklung des Brustkorbes in Zusammenhang gebracht worden (DUPUYTREN und ROBERT). Auch hier findet man vielfach die Bezeichnung hergeleitet von der häufigsten Ursache der Nasenverstopfung im Kindesalter, nämlich den adenoiden Wucherungen, so daß man von einem adenoiden Typ des Brustkastens sprach. Will man aber feststellen, wie dieser „adenoide Typus" der Autoren aussieht, so stößt man auf die größten Schwierigkeiten. Einige lassen infolge der oberflächlichen Atmung durch den Mund eine Abflachung des Thorax eintreten (DENKER, HOFBAUER, SCHOCH u. a.). ST. CLAIR THOMSON läßt bei nicht ganz verschlossener Nase infolge der erschwerten Nasenatmung Einwärtsbiegung des unteren Brustbeinendes und der Rippen (Harrisonsche Furche) eintreten, bei Mundatmung jedoch Abflachung der unteren Rippen, eingezogene Brust und Hühnerbrust, besonders bei rachitischen Kindern. Andere Autoren wie Fränkel, Schmidt-Meyer u. a. beobachten eine Erweiterung des oberen Thoraxabschnittes, bei Verengerung des unteren. Des Gegensatzes halber sei Schmidt-Meyer wörtlich angeführt: „Am Thorax entwickelt sich durch die Tätigkeit der accessorischen Atemmuskeln und durch den infolge der Verlegung des Nasenweges im Brustraum entstehenden negativen Druck eine Erweiterung des oberen Thoraxabschnittes bei Verengerung des unteren. Mit Rachitis hat diese Deformität nichts zu tun." Zarniko nimmt eine vermittelnde Stellung ein, er weist darauf hin, daß beim Zustandekommen des Brustkorbes bei Mundatmung auch andere Zustände der Atmungsorgane derselben, wie häufige Katarrhe usw., von Einfluß sind, wie andererseits auch Rachitis nicht zu vernachlässigen ist. Grünwald (2) hält die Zwerchfellfurchen für eine Folge der Mundatmung, die mit stärkerer inspiratorischer Anstrengung eindringen, Lermoyez und Boulay glauben, daß Hühnerbrust die Folge der Mundatmung sei.

Tritt man nun ein in eine Kritik dieser vielfach miteinander in Gegensatz stehenden Anschauungen, so muß sich diese auf das experimentelle Material stützen. Dieses ergibt fraglos, daß die Mundatmung in ihrem aërodynamischen Effekte wesentlich verschieden von der Nasenatmung ist, wie oben im einzelnen ausgeführt. Aber es darf nicht verkannt werden, daß diese Wirkung keineswegs bei jedem Individuum zu allen Zeiten und gleichmäßig ausgesprochen ist. Falsch ist es jedenfalls, die Mundatmung, wie das vielfach geschehen ist, einer Stenosenatmung gleichzusetzen. Daher können aber verschiedene Grade der Verengerung der Nase durchaus im gegensätzlichen Sinne wirken, insofern als eine mäßig stenosierte Nasenatmung zeitweise zu erhöhten Reibungswiderständen in der Nase führt und damit zur höheren Inanspruchnahme der Atemmuskulatur, nämlich solange wie der Mund noch ganz oder annähernd geschlossen gehalten werden kann, während ausschließliche Mundatmung die Widerstände im oberen Luftrohr herabsetzt und so zu verminderter Tätigkeit der Thoraxmuskulatur führt. Das was oben als experimentelles Ergebnis angeführt wurde, bezieht sich ausschließlich auf die gestörte Nasenatmung im Wachen, es ist aber höchstwahrscheinlich anzunehmen, daß beim Schnarchen eine Stenosenatmung bis zu einem gewissen Grade vorliegt. Jedenfalls liegen hierüber bisher noch keine Untersuchungen vor; man wird daher mit einem Widerspiel der Kräfte rechnen müssen, das einerseits im Schlaf, andererseits im Wachen wirksam ist, solange diese Frage nicht geklärt ist.

Fraglos ist, daß bei der Bildung des Brustkastens andere Kräfte mit im Spiele sind und daß die einseitige dynamische Erklärung sowohl für gewisse Vorgänge in der Lunge selbst, wie auch für die Bildung des Brustkastens nicht aufrechterhalten werden kann. Zarniko macht daher auch mit Recht auf die häufigen Katarrhe der Mundatmer, ihre schlechte Ernährung und Muskelschwäche in ihrer Wirkung auf Lunge und Bau des Brustkastens aufmerksam; ich möchte hinzufügen, daß die bei adenoiden Wucherungen häufigen endothorakalen Drüsen sowie die toxischen Wirkungen der Lymphdrüsenentzündungen im allgemeinen geeignet sind, die Entwicklung des Thorax im Sinne einer Aplasie zu beeinflussen.

Auf wie schwachen Füßen pathologisch-anatomisch die Krönigsche Theorie von der Spitzeninduration steht, glaube ich schon früher nachgewiesen zu haben. Solange derartige Indurationen seitens der Klinik von tuberkulösen inaktiven Indurationen nicht zu scheiden sind, so lange sie nicht pathologisch-anatomisch als Folge der verlegten Nasenatmung nachgewiesen worden sind, wird man dieser Annahme höchst vorsichtig gegenüber stehen müssen.

HOFBAUER will den von ihm als Folge der Mundatmung beschriebenen Brustkasten folgendermaßen erklären: Infolge der geringen Reibungswiderstände bei Mundatmung werden nur diejenigen Teile des Brustkastens in Anspruch genommen, welche bei oberflächlicher Atmung überhaupt in Tätigkeit treten, nämlich die unteren, während die oberen Teile fast gar nicht in Anspruch genommen werden, da diese nur bei vertiefter Atmung in Tätigkeit treten. Die Folge davon ist, nach HOFBAUER, Abflachung des oberen Teiles des Brustkorbes und Erweiterung des unteren. Wollte man HOFBAUER und anderen Autoren folgen, so würde man dahin gelangen, den paralytischen Brustkasten, wie er für den Phthisiker als charakteristisch angenommen wird, als wesentlich bedingt ansehen müssen, durch eine Verlegung der Nase, die im Kindesalter entstanden ist. Nachdem schon ZICKGRAF gezeigt hatte, daß hoher Gaumen sich häufig mit dem paralytischen Brustkasten vereint findet, habe auch ich in einer Reihe von 67 Messungen gefunden, daß einem relativ hohem Gaumen häufig ein geringes Brustmaß und ein flacher Brustkasten bei Phthisikern entspricht; es handelt sich also fraglos hier um wesentlich erbbedingte Wachstumsvorgänge. Leptoprosopie und Engbrüstigkeit stehen offenbar in einem gewissen korrelativen Verhältnis, das sich auch in dem landläufigen Bilde des Habitus phthisicus ausspricht und hier wie dort auf einer Aplasie der betreffenden Skeletteile beruht. Daß bei der Entwicklung des Thorax endogene und exogene Wirkungen in der Kindheit mitsprechen, ist keine Frage, aber es ist falsch, die Ursachen dieser Wirkungen ausschließlich in Mund- und Nasenatmung und deren dynamischer Auswirkung zu suchen. Die Erblichkeitsverhältnisse dürfen nicht übersehen werden. Ein Fehler, den sowohl ROBERT, BLOCH, KÖRNER bei der Erklärung des hohen Gaumens gemacht haben, wie auch HOFBAUER u. a. bei der Erklärung des paralytischen Brustkastens. Es sei mir gestattet von dem Gesichtspunkte der Erblichkeit aus noch einmal auf die Frage des hohen Gaumens zurückzukommen. Ein Bild Ferdinands I. von Habsburg gab SEMON Veranlassung, bei ihm die Diagnose auf adenoide Wucherungen zu stellen und GOTTSTEIN und KAYSER hielten die Sache für wichtig genug, um dieses Bild Ferdinands I. in dem Handbuche der Laryngologie von HEYMANN wiederzugeben. Aus diesem Grunde sei es auch mir gestattet, kurz darauf einzugehen. GOTTSTEIN und KAYSER, ebenso wie SEMON übersahen durchaus, daß es sich bei den Habsburgern um einen Familientyp handelt, der sich durch die Jahrhunderte bis in die Neuzeit hinein erhalten hat und der unter anderen von STROHMAYER und KEKULÉ von STRADONITZ studiert ist. Es ist nicht unnütz auf solche Irrwege hinzuweisen, die notwendig beschritten werden müssen, wenn die Dinge nur von einer Seite betrachtet werden.

SCHÖNEMANN hat nun weiter, auch lediglich auf Grund klinischen Materials behauptet, daß eine Affektion, die er als supraclaviculäres Lungenemphysem beschreibt, mit Katarrhen der oberen Luftwege und damit indirekt mit verlegter Nasenatmung zusammenhänge. Ich habe auf Grund von Untersuchungen am Lebenden und an der Leiche gezeigt, daß dieses sogenannte supraclaviculäre Lungenemphysem, richtiger als apikale Lungenektopie bezeichnet, im wesentlichen eine Verdrängungserscheinung ist, bedingt durch Hochstand des Zwerchfells; es kommt daher fast ausschließlich bei fettleibigen Individuen mit strammen Bauchdecken vor.

In diesem Zusammenhange seien die Arbeiten MÜLLERS-LEHE erwähnt, die in schneller Folge, kurz vor seinem Tode erschienen sind. Mit Bedauern muß zugestanden werden, daß es außerordentlich schwierig ist, einen Kern aus den rein spekulativen Ausführungen MÜLLERS herauszuschälen, noch schwieriger ihnen zuzustimmen. Allerdings haben sie, wenn man von einer gelegentlichen Stellungnahme KUTTNERS absieht, kaum erheblichen Widerspruch gefunden.

Müller (1—5) setzt die Nasenatmung in direkte Beziehung zum Elastin, d. h. zur elastischen Faser der Lunge: Die gestörte Nasenatmung bzw. der offene Mund, führen zu einer erhöhten Inanspruchnahme des elastischen Lungengewebes, zu einem Raubbau an demselben und so zu einem frühen Aufbrauch. Damit könnte allenfalls, wenn auch kaum zureichend, eine Pathogenese des Lungenemphysems gegeben werden, aber Müller geht viel weiter. Er zieht nicht nur weitgehende Schlüsse in bezug auf die Entstehung der Lungenkrankheiten, sondern auch auf die des Kreislaufes. Er versucht weiter den Zusammenhang der Nase mit dem weiblichen Genitalapparate mechanisch zu erklären und er löste endlich die Frage der Reflexneurose kurzerhand in seiner mechanistischen Theorie auf.

Die Bedeutung der Nasenatmung ist weiter ebenso wie für die Entstehung so auch für den Verlauf der Lungenschwindsucht vielfach erörtert worden. Solly glaubte sogar, eine Gleichseitigkeit der Nasenverlegung mit der Lungenerkrankung nachweisen zu können. Glogau veröffentlichte eine Reihe von Schwindsuchtsfällen, in denen der Verlauf durch Beseitigung von Hindernissen der Nasenatmung gebessert wurde, eine Beobachtung, die ich bestätigen kann. Rivers (1) glaubt durch vergleichende Untersuchungen festgestellt zu haben, daß bei 68% von 500 untersuchten Phthisikern eine behinderte Nasenatmung sich gefunden habe, gegen 36% von 452 gesunden Kontrollpersonen. Er zieht aus seinen Untersuchungen weitgehende Schlüsse über die ätiologische Bedeutung der Nasenbehinderung bei Phthisis pulmonalis. Vorsichtiger sind Bomfin und Marhel, die unter 200 Fällen bei Kehlkopfphthise eine große Zahl relativ gesunder Nasen fanden. Endlich seien auch die experimentellen Untersuchungen von Finder und Lydia Rabinowitsch erwähnt. Die Autoren kamen nicht zu einem positiven Ergebnisse.

Man sollte sich meines Erachtens vor voreiligen Schlüssen hüten in bezug auf das ursächliche Verhältnis zwischen Nasenatmung und Infektion mit Tuberkelbazillen bzw. über den weiteren Verlauf des Primäraffektes. Der Letztere ist fraglos durchaus beherrscht durch immunbiologische Vorgänge. Hingegen ist die Bedeutung der Nasenatmung für die chronisch verlaufenden Fälle von Lungenschwindsucht sehr hoch einzuschätzen, insofern als die Mundatmung immer wieder zu neuen Katarrhen und dadurch zu einer Verschlimmerung des Lungenleidens führen kann. In bezug auf das Verhältnis der Lungenschwindsucht zur Ozaena (Alexander) sei auf das betr. Kapitel verwiesen.

Wenn wir oben bei der Besprechung der Mundatmung für die Pathogenese spezifischer und nicht spezifischer Lungenerkrankungen auch die Ergebnisse der physikalischen Diagnostik zu werten hatten [Krönig (1—2) u. a.], so ist eine Arbeit Sieurs nicht ohne Bedeutung. Er fand besonders in der rechten Lungenspitze eine Abschwächung des Atmungsgeräusches bei der durch Deviatio septi bedingten Nasenstenose; nach der Operation glich sich diese Erscheinung aus. Sie ist von weit größerer Bedeutung als die Lehrbücher der inneren Medizin annehmen lassen; diese erwähnen die Frage, ob bei offenem oder geschlossenem Munde auskultiert werden soll, meist gar nicht. Das weiche vesikuläre Atemgeräusch ist nur dann zu hören, wenn der Untersuchte den Mund schließt; wer, wie Rumpf rät, die Mundatmung auskultiert, verzichtet auf das Hören von Feinheiten. Der von Sieur betonte Unterschied beruht daher wesentlich darauf, daß bei Verlegung der einen Nasenhälfte die Atmung durch die andere weniger tief ist, oder daß bei Zuhilfenahme des Mundes zur Atmung das Geräusch verändert wird. In der Nase können auch akzidentelle, inspiratorische musikalische Geräusche entstehen, die fortgeleitet, den Eindruck als seien sie in den Bronchien entstanden, erwecken können. Andererseits können auch in den Bronchien entstehende Geräusche vorwiegend exspiratorischen Charakters

subjektiv in der Nase wahrgenommen werden [BERGEAT (2)]. Auch der Atemtypus kann weitgehend durch Hindernisse der Nasenatmung beeinflußt werden,
wie ein von STEIN beschriebener Fall von enorm verlangsamter Atmung beweist.

Um endlich das Gebiet des Zusammenhanges mit der Nase, mit dem Brust-
korbe und seinem Inhalte zu schließen, sei erwähnt, daß ZIEM (1) und nach ihm
andere Verkrümmung der Brust- und Halswirbelsäule als Folge verlegter Nasenatmung zu sehen glaubten.

V. Nase und Gefäßsystem.

Die Beziehungen der Nase zum Gefäßsystem sind vielfach mit den durch
Verlegung der Nase bedingten Störungen der Atmung in Zusammenhang
gebracht worden, so von GRÜNWALD (3) und ZARNIKO. Auch KASSEL glaubt
bei dem von ihm veröffentlichten Falle von Herzbeschleunigung durch eine
Spina septi einen Zusammenhang mit der gleichzeitig durch Nasenverlegung
bedingten Mundatmung ausdrücklich ablehnen zu sollen. Demgegenüber muß
hervorgehoben werden, daß die oben zitierten Versuche (s. S. 42) über die
Wirkung der Mundatmung auf den Atmungsmechanismus eine derartige Dyspnoe
nicht als annehmbar erweisen.

Die Einwirkung von Reizen, welche die Nasenschleimhaut treffen, auf das
Gefäßsystem stellen ein Gebiet dar, das durch experimentelle Arbeiten vielfach
geklärt ist: KRATSCHMER fand Aussetzen des Herzschlages und Erhöhung des
Blutdrucks nach Reizung der Nasenschleimhaut. Die viel zitierten Versuche
GROSSMANNS sind nur verständlich, wenn man sie zusammen mit seinen übrigen
Reizungsversuchen betrachtet, während nämlich nach seinen Versuchen die
zentrale Reizung der Nerven in der Mehrzahl der Fälle die Herzarbeit begünstigt
und sie nur in seltenen Fällen schädigt, fand er eine Verschlechterung der Herzarbeit in der Regel nach zentraler Reizung der Nasenschleimhaut. Abgesehen
von diesen nur bei Reizung des Nervus laryngeus superior, des Phrenicus und
Sympathicus. Die Verminderung des Nutzeffektes der Herzarbeit trat immer
unter beträchtlicher Drucksteigerung im linken Vorhofe und in der Regel auch
unter Steigerung des arteriellen Blutdruckes ein. Die Pulsfrequenz erschien,
was im Gegensatz zu vielfachen klinischen Erfahrungen zu stehen scheint,
erheblich vermindert. Die Verschlechterung der Herzarbeit ist nach GROSS-
MANN eine Folgewirkung des Nasenreflexes.

Diese Versuche zeigen also, daß die Nasenschleimhaut mit einigen anderen
Nervengebieten eine Sonderstellung einnimmt, insofern daß von ihr aus eine
Verschlechterung der Herztätigkeit ausgelöst werden kann. Steht diese Erscheinung mit Einzelheiten des klinischen Bildes besonders in bezug auf die Pulsfrequenz bei der Herzneurose in einem gewissen Gegensatze, so ist doch nicht
zu verkennen, daß die Tatsache dieser Verschlechterung der Herzarbeit geeignet
ist, ein Licht zu werfen auf die Vorgänge, welche wir als von der Nase ausgehende Shokwirkungen erblicken können.

In bezug auf den Blutdruck kam FRANÇOIS FRANCK zu der Ansicht, daß
Nasenreizung im Gebiete des Kopfes zu einer Erweiterung der Gefäße führe,
während GROSSMANN dieser Ansicht widersprach. In einer außerordentlich
sorgfältigen, nachgelassenen Arbeit kam RUDOLF HOFFMANN (1) zu folgenden
Schlüssen: Durch zarte Reizung der Nasenschleimhaut und schwache Ströme
läßt sich eine Blutdrucksenkung, durch stärkere Reize eine Blutdrucksteigerung im cerebralen Gefäßsystem erzielen. Diese Reaktion ist besonders lebhaft,
wenn sich das Vasomotorenzentrum vor der Reizung in Erregung befindet.
Die Reizung der Nasenmucosa beeinflußt besonders die cerebrale Vasomotion.
Der Reizeffekt zeigt sich in Kontraktion der Gefäße derselben Hirnhälfte.

Hoffmann setzte diese seine Resultate in besondere Beziehung zu dem Sym-
ptomenkomplexe der Basedowschen Krankheit, die er von der Nase aus beeinflussen zu können glaubt. Es sollte eine Umstimmung der Vasomotorenzentren
durch Kaustik usw. zustande kommen, eine Gefäßtonuserhöhung im Bereiche
des Kopfes und des Halses, die die Sekretionsgröße der Schilddrüse und damit
die Erregbarkeit des gleichseitigen Depressors herabsetzen soll. Es ist weiter
keine Frage, daß diese Ergebnisse Hoffmanns und Grossmanns geeignet sind,
die noch zu erwähnenden Anfälle von Unbesinnlichkeit nach Nasenreizung,
die Kopfschmerzen in Gestalt von Hemikranie zu erklären, ebenso wie die noch
zu erwähnenden, von der Nase aus ausgelösten subjektiven Ohrgeräusche.

Beim Menschen fand Bing eine große Abhängigkeit der Steigerung des
Seitendruckes in den Gefäßen von konstitutionellen Momenten, während bei
anscheinend Gesunden die Steigerung des Blutdruckes 10, 15 bis 20, ausnahmsweise 25 mm Hg betrug, zeigte sich die außerordentliche Labilität des Vaso-
tonikers darin, daß 20—30 mm Hg-Erhöhung gewöhnlich waren, bis 40 mm
schon seltener. Zu ähnlichen Ergebnissen kam Zabel.

VI. Nase und Nervensystem.

1. Schmerz und Reflexerregbarkeit.

Die physiologische Tastempfindung in der Nase ist bekanntlich höchst
unsicher. Berührung des hintersten Teils der Nase werden in die Gegend des
Kehlkopfes verlegt (Schadewald). Eine derartige Lokalisation trifft für die
Schmerzempfindung nicht zu. Diese wird fast ausnahmslos nur dann als Nasen-
schmerz geklagt, wenn die Affektion dem vorragenden Teil der Nase, den Naseneingang oder die dort verlaufenden sensiblen Nerven betrifft. Schmerzen, die
ihren Grund in Affektionen der inneren Nase haben, werden als Kopf-, Gesichts-
oder Zahnschmerzen empfunden. Eine genaue Lokalisation auf äußeren Druck
oder Stoß ist nur da möglich, wo Wände der Nebenhöhlen direkt der Oberfläche des Oberkörpers angrenzen, wie die Stirnhöhle mit ihrer frontalen und
orbitalen Wand, die Kieferhöhle mit ihrer lateralen Wand. Im allgemeinen
entspricht den Affektionen des hinteren Teiles der Nase und der hinteren Nebenhöhlen ein Schmerz im Hinterkopf oder ein dumpfer Kopfdruck in der Scheitelgegend, doch wird nicht selten ein schmerzhafter Schläfendruck geklagt, ohne
daß die Möglichkeit bestände, diesen als solchen auf eine bestimmte affizierte
Gegend zu beziehen. Der Stirnkopfschmerz ist charakteristisch für die Erkrankungen der Stirnhöhle, der Gesichtsschmerz und Zahnschmerz für die Kieferhöhle, doch werden wir sehen, daß sich die Schmerzempfindung keineswegs
für alle Fälle auf ein gemeinsames Schema bringen läßt.

Bemerkenswert ist eine oft ausgeprägte Periodizität der Schmerzen bei
Erkrankungen der Nebenhöhlen, die im Gegensatz zu den nächtlichen Schmerzen
der syphilitischen Spätaffektionen meist zu gewissen Stunden des Tages sich
einstellt; Menzel führt sie, ebenso wie den in seinem Falle beobachteten, nur
zeitweise auftretenden Geruch auf eine zu gewissen Tageszeiten gesteigerte
Sekretmenge und eine dadurch bedingte Stauung zurück. Scheibe glaubt, das
Phänomen des charakteristischen Kopfschmerzes bei Stirnhöleneiterung auf
Verdünnung der Luft in denselben zurückführen zu sollen, doch widerspricht
dem Hajek (3).

Nachdem Hack (1—2) zuerst den Fragen des Zusammenhanges nervöser Erscheinungen mit der Nase überhaupt, wie auch dem des Kopfschmerzes mit der
Nase nachgegangen war, hat Heymann (1) eine Einteilung aufgestellt, die bis in
die neuere Zeit vielfach Beachtung gefunden hat. Er nimmt vier Arten dieses
Zusammenhanges an. 1. Durch falsche Lokalisation, 2. durch Irradiation;

als Beispiel einer solchen führt HEYMANN den Supraorbitalschmerz bei Kiefer-
höhlenaffektionen an, die 3. Art ist die der Reflexneurose, auf die wir noch
zurückkommen, die 4. Art der Erzeugung von Kopfschmerzen beruht auf der
Kompression der von der Nase abführenden Gefäße. HEYMANN (1) nimmt an,
daß Stauungen von der Nase aus sich auf die Höhlen des Gehirnes fortpflanzen
können. Es sei aber auch daran erinnert, daß jeder der drei im GASSERschen
Ganglion vereinten Quintusäste einen rückläufigen Nerven an die Hirnhäute
abgibt, ebenso wie auch der N. nasociliaris einen meningealen Ast abgibt,
so daß es sich beim cerebralen Kopfschmerz sehr wohl um die im Gebiete des
Trigeminus sehr häufigen Irradiationen innerhalb der Äste dieses Nerven handeln
kann. Eine sehr ausführliche Bestimmung der Schmerzempfindung bei verschiedenen Nebenhöhlenerkrankungen gibt WILSON; ein weiteres Eingehen
hierauf würde zu weit führen. Es sei auf die speziellen Teile dieses Handbuches
insbesondere auf DENKER: ,,Einleitung zu den Erkrankungen der Nebenhöhlen'' hingewiesen.

Was den Kopfschmerz durch Verstopfung der Nase betrifft, so ist seine
Entstehung Gegenstand vieler Diskussionen gewesen. Die Erklärung HEYMANNs
(1—2) wird auch von RÉTHI u. a. angenommen, die ebenfalls eine Stauung, die
sich auf die Gefäße der Hirnhaut fortsetze, annehmen. JOHNSON u. a. glauben
ein hämatoxisches Moment, das zentral wirkt, annehmen zu sollen; durch die
behinderte Atmung soll ein Zurückhalten toxisch wirkender Stoffe, besonders
der Kohlensäure, im Blute stattfinden. Gegen diese Annahme spricht 1. daß
ein Einfluß der verlegten Nasenatmung auf den Gaswechsel in den Lungen in
Gestalt einer Kohlensäureretention nicht nachgewiesen ist und 2. daß das
Auftreten von Kopfschmerzen bei der Nasenverengerung keineswegs an den
Grad der Verengerung gebunden ist. Man erlebt vielmehr nicht selten erhebliche
Schmerzäußerungen da, wo nur ein kleiner Teil der lateralen Nasenwand dem
Septum anliegt, während andererseits bei Stenosen hohen Grades kaum über
Kopfschmerz geklagt wird. Für die Erklärung, besonders des halbseitigen
Kopfschmerzes sind die oben (s. S. 47) wiedergegebenen Ergebnisse RUDOLF
HOFFMANNS (1) von großer Bedeutung, insofern als Schmerzen durch Vasokon-
struktion erzeugt werden können. VECKENSTÄDT teilt den Kopfschmerz ein
in den lokalen, den neuralgischen und den cerebralen.

Weit aussichtsvoller und in therapeutischer Beziehung wertvoller sind die
Versuche der jüngeren Zeit, welche die Schmerzempfindungen, welche von der
Nase ausgehen und mit ihnen zugleich die von der Nase aus ausgelösten Reflex-
erscheinungen auf die beiden, das in Betracht kommende Gebiet sensibel versorgenden Nerven beziehen, nämlich den ersten Trigeminusast, von dem wesentlich der Nervus ethmoidalis anterior in Betracht kommt und zweitens der
zweite Ast bzw. die vom Ganglion sphenopalatinum ausgehenden Nasennerven.
In bezug auf die Ausbreitungsgebiete der genannten Nerven sei auf die anatomischen und physiologischen Teile dieses Handbuches hingewiesen. Erinnert
sei nur einerseits an die diagnostische Bedeutung des Druckpunktes, welcher
sich da findet, wo der terminale Ast des N. ethmoidalis am Rande der Apertura
piriformis aus dem Naseninneren heraustritt, und andererseits an die durch
den N. nasopalatinus vermittelte Schmerzhaftigkeit der Gegend der oberen
Schneidezähne bei Läsionen des Nerven in seinem Verlaufe in der Nasenscheidewand.

GREENFIELD SLUDER (1—3) trennt die verschiedenen Schmerzempfindungen
bei Befallensein der drei Äste des Trigeminus. Ist der erste Ast befallen, so besteht Schmerzhaftigkeit in der Augenbrauengegend, ist der zweite Ast befallen,
wird der Oberkiefer und die Zähne schmerzhaft, ein Gefühl von Steifigkeit
im Kiefergelenk und Schmerzen im Unterkiefer bestehen bei Affektion des

dritten Astes. Die Neuralgie des zweiten Astes ist, mit oder ohne gleichzeitige Keilbeinaffektion, vermittelt durch das Ganglion sphenopalatinum. Sluder und mit ihm Holmes gründen hierauf ein therapeutisches Vorgehen, das hier nicht weiter interessiert. Im Anschluß daran beschreibt Sluder einen „sympathetischen Symptomenkomplex", der charakterisiert ist durch heftiges Niesen, wäßrige Absonderung, Schwellung der Nase innen und außen. Tränenfluß, Rötung und Schwellung der Lider, Pupillendillatation nebst dem Anschein eines leichten Exophthalmus, Gefühl von Kitzeln und Brennen, Lichtscheu. Der ganze Symptomenkomplex wird von den amerikanischen Autoren vielfach als Sludersche Neuralgie bezeichnet. Sluder (4) glaubt neuerdings auch eine äußerliche Schmerzhaftigkeit des Ringknorpels auf nervöse Einflüsse, die vom Ganglion nasale ausgehen, zurückführen zu können, ohne anzugeben, welche Nervenbahnen hier in Betracht kommen.

Der Neuralgie des zweiten Astes steht der ethmoidale Kopfschmerz und die im Verbreitungsgebiet dieses Nerven ausgelösten Reflexneurosen gegenüber. Wir wollen hier, wo es sich um eine allgemeine Übersicht handelt, Hyperästhesie und Reflexerregbarkeit zusammen behandeln; es ist aber mit Kuttner und Lewinstein zu betonen, daß Sensibilität und Reflexerregbarkeit zwei durchaus verschiedene Dinge sind. Die engen Verbindungen des N. ethmoidalis mit dem Ganglion ciliare bedingen bei Hyperästhesie im Gebiete dieses Nerven eine Beteiligung des Auges wie Tränenfluß, Blepharospasmus (Axenfeld und Kahler), die charakteristisch sind. Der Schmerz ist in der Gegend der Augenbraue, aber auch als halbseitiger Kopfschmerz, als ausgesprochen vasomotorische Migräne lokalisiert (Ritter). Nachdem Yonge, Blos, Neumayer die durch Vermittlung des N. ethmoidalis entstandenen Reflexneurosen als solche erkannt hatten, suchte Killian die Symptomatologie derselben auf eine sichere Basis zu stellen. Anknüpfend an die Versuche Kaysers beim Menschen und Sandmanns bei Tieren, prüfte er, wie Heymann schon vorher getan, die Sensibilität des Naseninneren auf Kitzelreize, und zwar besonders im vorderen ethmoidalen Gebiete. Als Folge der Reizung werden lokale, regionäre und Fernwirkungen unterschieden. Von den ersteren seien genannt: Hyperämie und Hypersekretion der Nasenschleimhaut, Ab- und Anschwellen der Nasenmuschel, Rötung der Nasenspitze (Ramus externus nervi ethmoidalis). Die regionären Erscheinungen entstehen durch Irradiation, wie Juckreiz im inneren Augenwinkel, an den Lidern und Conjunctiva, Rötung derselben, unter Umständen Lichtscheu, Gefühl der Schwere und Kopfdruck. Endlich die Fernwirkungen. die pathologischen Reflexe, das Asthma, die Wirkungen auf das Gefäßsystem; hierher wären auch die genitalen Reflexwirkungen zu rechnen. Killian betrachtete in Anlehnung an die Versuche von Sandmann vier Punkte als Hauptsitz der Hyperästhesie, nämlich die Gegend des Tuberculum septi und die andere über dem vorderen Ende der mittleren Muschel beiderseits.

Schon Voltolini und nach ihm Hack hatten bestimmte Fälle der Nasenschleimhaut als besonders sensibel bezeichnet, Hack im Gegensatz zu John N. Mackenzie ebenfalls die des vorderen Teiles der Nase, also auch im Gebiete des N. ethmoidalis. Auf die Übermittlung dieses Nerven legte Hack jedoch selber weniger Wert. Er glaubte besonders auch die Entstehung der Nasenröte nach derartigen Reizungen der Nasenschleimhaut auf andere neurotische Einflüsse zurückführen zu sollen. Brüggelmann aber will seine asthmogenen Punkte überhaupt an keine bestimmte Lokalisation binden. Durch chronische Entzündungen entstanden, sollen sie zwar vorwiegend da sitzen, „wo der N. ethmoidalis aus seiner knöchernen Bedeckung in die knorpelige übergeht" (sic!). Charakteristisch für diese asthmogenen Punkte soll sein, daß ihre Kauterisation anderen Tages oft ein erhebliches „Reaktionsfieber" im Gefolge habe, eine

Behauptung, der sowohl seitens der Rhinologen (ZARNIKO u. a.) wie auch der Asthmatherapeuten (GOLDSCHMIDT, energisch widersprochen wurde.

Diesen asthmogenen Punkten schließen sich die von FLIESS (1) entdeckten Genitalstellen würdig an; von ihnen aus sollen nicht nur Schmerzen der Genitalien gelindert werden, sondern auch die bei der Geburt. Neben vielem Widerspruche haben die Theorien, die FLIESS (1) aufstellte, auch manche Unterstützung erfahren; so vor allen Dingen von KOBLANCK, der diesen Hypothesen auch eine experimentelle Stütze zu geben suchte. Die Größe des Eingriffs, der nötig war, um das eigentliche Experimentalgebiet freizulegen, läßt jede Aussicht, aus diesem Experimente Schlüsse auf die menschliche Pathologie zu ziehen, vergeblich erscheinen. Ebenso wie FLIESS stützte SIEGMUND sich auf die HEADschen Zonen zur Erklärung der nasalen Reflexneurosen. Es ist hier nicht der Ort, auf diese näher einzugehen, aber es muß doch darauf hingewiesen werden, daß diese Lehre, wie FLIESS (1) sie aufstellt, stark an das Mystische streift. Wer die Geistesrichtung, die dem Ganzen zugrunde liegt, würdigen will, darf sich nicht auf das Lesen der rhinologischen Schriften, die FLIESS (2—3) verfaßt hat, beschränken. Man muß vielmehr auch seine übrigen Schriften werten (s. Lit.), in denen sich eine Zahlenmystik findet, die getrost am Ausgange des Mittelalters entstanden sein könnte.

Unbekümmert um anatomische Einzelheiten hat BONNIER auf Grund von mehr als 60 000 Kauterisationen in fünf Jahren ein Schema der Lokalisation der Reflexerregbarkeit der Nase aufgestellt, in dem die einzelnen Teile der Nasenschleimhaut auf entsprechende Stellen des Bulbus medullae oblongata projiziert werden. Leider weiß man von einer Beziehung der betreffenden Punkte der Medulla zu den einzelnen Gebieten des übrigen Körpers gerade so wenig, wie von der der einzelnen Punkte der Nasenschleimhaut zur Medulla. Man sieht, daß gerade dieses Gebiet der Reflexneurosen mehr als nützlich mit üppig wuchernder Phantasie bearbeitet ist.

Um auf den Boden klinischer Erfahrungen zurückzukehren, sei der Standpunkt LEWINSTEINS erwähnt, der betont, daß derartige Reflexpunkte sehr häufig in Nasen sich finden, die keinerlei pathologische Veränderungen zeigen, eine Ansicht, die nach meiner Erfahrung durchaus zu Recht besteht. LEWINSTEIN (1—3) sieht als Reflexpunkt vorwiegend das Tuberculum septi an, dessen Sitz und Verhalten er weiter nachgegangen ist.

Neben diesen Störungen der nervösen Sensibilität der Schleimhaut stehen solche der cellulären Reaktivität. Sie sind von den genannten nervösen Erscheinungen vorläufig nicht glatt abzutrennen und sind fraglos früher vielfach mit ihnen verwechselt worden, ihre Besprechung möge daher hier ihren Platz finden. Wir sahen oben (s. S. 40), daß die Schleimhaut der Nase einen hohen Grad von Reaktivität gegen Antigene zeige. Sie zeigt aber auch weiter, auf individueller Krankheitsbereitschaft begründet, eine Reaktivität gegen exogene Eiweiß- und andere Körper. Wir haben oben (siehe krankhafte Absonderungen der Nasenschleimhaut) eine Gruppe von Krankheiten der Nase als auf labilem Dispersionsgrade der Säfte beruhend, kennen gelernt. Dieser labile Dispersionsgrad der Säfte, diese Diathese, wie man sagt, ist es, die der erhöhten Reaktivität zugrunde liegt; es gehören also, um das zu wiederholen, hierher: Der Heuschnupfen, manche toxisch bedingte Formen des Schnupfen oder der Rhinorrhöe, wie z. B. der Ipecacuanhaschnupfen und die dünnflüssige Absonderung beim Asthma. Sahen wir oben, daß die erhöhte Reaktivität der Schleimhaut, z. B. bei der Tuberkulose auf immunisatorischen Vorgängen beruht, welche einer Infektion des Körpers zuzuschreiben sind, so handelt es sich hier vielfach um ererbte, in der Konstitution, d. h. in dem labilen Dispersionsgrade der Säfte zu suchende Vorbedingungen. Beide Rekativitäten, die immunbiologische und die

konstitutionelle, wie wir sie einmal nennen wollen, sind nahe miteinander verwandt und im Einzelfalle wird es vorläufig noch schwierig sein, festzustellen, ob
und wieweit das eine oder das andere Moment mehr maßgebend ist. Als sicher
kann man aber annehmen, daß mit der Kenntnis dieser Vorgänge schon jetzt Gesichtspunkte gewonnen sind, die geeignet sind, die gedachte Krankheitsgruppe in
ein neues Licht zu stellen und die auch therapeutische Gesichtspunkte ergeben
werden. Die Untersuchungen von Dunbar und neuerdings von amerikanischen
Untersuchern gemacht, die in einem Sammelbericht von Eskuchen zusammengestellt sind, haben ergeben, daß gewisse spezifische Eiweißarten, wie die Pollen
von Gräsern, Pferde- und Hundehaare usw. Cutanreaktionen bei disponierten
Individuen auslösten (Walker, Roth, Rich. Besche, Jörgensen u. a.).

Diese Versuche sind wesentlich vom therapeutischen Standpunkte aus
gemacht und die Sensibilität ist, soweit ich die Literatur übersehe, nur an der
Haut geprüft worden. Das ist zu diagnostischen Zwecken fraglos zweckdienlich.
Da aber offenbar der Sitz dieser idiosynkrasischen Reaktivität oder Sensibilität
in der Nasenschleimhaut ist, so muß es als höchstwahrscheinlich angesehen werden,
daß es die Parenchymzelle, die Epithelzelle der Nasenschleimhaut ist, von der
aus die Bildung der Stoffe, oder richtiger die kolloidale Zustandsänderung ausgeht, welche das Wesen dieser Reaktivität ausmacht, die weiter in die Säfte-
bahn übergeht und so die Ursache der Reaktivität der äußeren Haut wird,
an der sie vermittels der leicht und bequem auszuführenden Intracutanreaktion
geprüft werden kann. Die weitere Erforschung dieser auf einen labilen Dispersionsgrad der Säfte beruhenden individuellen aktiven Krankheitsbereitschaften
der Nasenschleimhaut ist daher von ebenso großem Interesse, wie die oben
erwähnten, von mir angestellten Versuche über Antigenwirkung auf die Nasenschleimhaut. Die reaktiven entzündlichen Erscheinungen spielen sich in Gestalt
einer hyperergischen Entzündung (Gerlach) an der Haut wesentlich in deren
bindegewebigem Anteile ab. Nicht uninteressant sind die Resultate, die Bronzini mit der „dissensibilicacion", wie er es nennt, hatte; er behandelte Fälle
von Asthma und Blennorrhöe bei Anaphylaxie durch Inhalation mit Pepton,
und zwar durch Einbringung in die Nase, da sich die stomachale Einverleibung
des Peptons nicht bewährt hatte. Man darf in den Ergebnissen Bronzinis
eine gewisse Stütze für die von mir entwickelte Anschauung erblicken.

Wir sehen also, daß zwei bis vor kurzer Zeit vorwiegend gemeinsam als
nervös betrachtete Sensibilitätsstörungen bestehen. Die eine ist nach wie vor
als rein nervöse Störung, als Reflexneurose zu bezeichnen, die andere besteht
in einer physiologisch-chemischen, individuellen Abstimmung der Reaktivität
der Nasenschleimhaut. Es wird Sache des Kapitels Reflexneurosen sein, den
Ausgleich zwischen diesen ihrem Wesen nach ganz verschiedenen Störungen
zu schaffen, auf dieses sei daher verwiesen.

Der Verschluß der Nase, mag er nun vollständig oder unvollständig sein,
führt weiter zu gewissen Störungen, die schon frühzeitig die Aufmerksamkeit
auf sich gelenkt haben. Auch hier war es Michel und nach ihm Hartmann,
die diesen Dingen zunächst näher nachgegangen sind, ihnen folgte Hack (1—2).
Guye gab dann der Sache die Bezeichnung Aprosexie. Er wollte damit die bei
Verschluß der Nase sehr häufig vorkommenden Störungen der geistigen Tätigkeit
bezeichnen, die sich besonders bei Kopfarbeitern geltend machen. Hier stellt
sich tatsächlich infolge der Nasenverstopfung sehr häufig eine leichtere Ermüdbarkeit ein, die von den Einen auf gestörten Lymphabfluß aus dem Gehirn,
von den Anderen mehr auf einen neurasthenischen Faktor zurückgeführt werden.
Tatsächlich sind Störungen dieser Art eine sehr häufige Begleiterscheinung der
verlegten Nase.

Im Anschluß daran sei auch der eigentümliche Gesichtsausdruck erwähnt, der sich bei Menschen, die mit offenem Munde atmen, geltend macht. Die Atrophie der Lippenmuskulatur, der hängende Kiefer, die dadurch leicht betonten Nasolabialfalten geben dem Gesichtsausdruck etwas stumpfes, ewig fragendes, das Minenspiel wird gestört und das Endresultat ist, daß der Mundatmer zumeist dümmer aussieht als er ist. Die Sprache bei Verschluß der Nase wird als tote, als Rhinolalia clausa bezeichnet. Nach GUTZMANN unterscheidet man die Rhinolalia clausa anterior, falls der Verschluß im vorderen Teile der Nase sitzt, die Rhinolalia clausa posterior, falls das Hindernis im hinteren Teile der Nase lokalisiert ist. Im ersteren Falle schwingt die Luft im hinteren Teile der Nase verstärkt mit, es kommt zum Näseln, im letzteren Falle kommt die Nasenresonanz gar nicht zur Geltung.

Vielfach und besonders von Autoren der älteren Zeit sind rein geistige Störungen mit Anomalien im Naseninneren in Verbindung gebracht worden. Man wird nicht umhin können, die Frage des Zusammenhanges dieser Störungen mit der Nase, nach den Erfolgen der Therapie zu beurteilen. Ohne auf Einzelheiten einzugehen, die im besonderen Teil ihren Platz finden werden, möchte ich glauben, daß in bezug auf diese Zusammenhänge die allergrößte Skepsis am Platze ist. Die Fälle, welche publiziert sind, beziehen sich meistens auf einzelne, dazu noch nicht einmal sehr lange beobachtete Fälle. Meine persönlichen Erfahrungen, die sich auf ein ganz besonders geeignetes Material, nämlich das der früher HECKERschen Anstalt bezieht, ist in dieser Beziehung ziemlich reich und ich habe vielfach Gelegenheit gehabt, derartige Kranke längere Zeit zu beobachten. Die Fälle nämlich, welche einen derartigen Zusammenhang wahrscheinlich machen, sind wesentlich die Fälle von sogenannten Grenzerkrankungen, die leichten Fälle von manisch-depressivem Irresein, besser nach KAHLBAUM-HECKER als Cyclothymien bezeichnet. Allenfalls dürften noch leichte Schizophrenien hierher zu rechnen sein. Macht man sich das Wesen dieser Krankheit, besonders der ersteren klar, so liegt es in dem Wechsel des periodisch in der einen oder der anderen Richtung sich bewegenden geistigen Zustandes. Irgend ein Ereignis, das als günstig oder glücklich anzusehen ist, oder doch von dem Kranken als solches angesehen wird, ist geeignet, den Geisteszustand zu beeinflussen, insbesondere die depressiven Vorstellungen in den Hintergrund zu drängen. Wird nun einem solchen Kranken der Naseneingriff als etwas Günstiges geschildert, hat der Arzt außerdem den Vorzug weltmännischer Suggestionskraft, so fühlt sich der Kranke, der sich nun außerdem, vielleicht auch durch seine erleichterte Nasenatmung körperlich wohler fühlt, für einige Zeit in seiner ganzen Mentalität gehoben, aber es wäre falsch, selbst in diesen leichten Grenzfällen von einer Beeinflussung der Krankheit zu sprechen und die Erfahrung einer längeren Beobachtung zeigt, daß die Unterbrechung des Kreislaufes der Krankheit im besten Falle nur eine zeitweise war. Daß geistige Störungen, soweit sie nicht bedingt sind durch das Fortschreiten organischer Erkrankungen von der Nase aus auf die Hüllen des Gehirns oder das Gehirn selbst, von der Nase aus ausgelöst werden können, ist daher nicht anzunehmen. Auch die Versuche KAFEMANNS, der die Versuchsanordnung KRAEPLINS anwandte, um Störungen der Association experimentell festzustellen, haben nicht dazu beigetragen, diese Zusammenhänge zu begründen.

Vielfach beobachtet sind Schwindelerscheinungen, welche von der Nase ausgelöst werden. Bei besonders empfindlichen Personen kann unter Umständen ein Anfall von Schwindel schon durch bloße Berührung der Nasenschleimhaut ausgelöst werden. Hier sind wir schon bei den üblichen Zufällen, welche bei Eingriffen in der Nase vielfach beschrieben worden sind. Diese üblen Zufälle, welche sich in kurzer Unbesinnlichkeit mit Schwindelgefühl, in länger dauernder Ohnmacht, Krämpfen, äußern können, gehören fraglos nur zum geringeren

Teile, wie besonders die Arbeit von Gording zeigt, in das Gebiet der von der Nase aus ausgelösten Nervenerscheinungen. Das gilt besonders auch von den Todesfällen, die bei Punktionen der Kieferhöhle usw. beobachtet worden sind. Diese Zufälle sind fraglos zum großen Teil auf Vergiftungserscheinungen, besonders Cocain oder auf Luftembolien zurückzuführen. Soweit sie reflektorischen Ursprungs sind, werden sie bekanntlich keineswegs von der Nase allein ausgelöst; da sie auf einer vorübergehenden Anämie des Gehirns beruhen, würde ihre Kasuistik weit geringer sein, wenn der Nasenarzt sich gewöhnte, mehr im Liegen zu operieren als das im allgemeinen geschieht. Eine Erklärung der von der Nase besonders leicht auszulösenden Hirnanämie finden wir in den oben (s. S. 47) erwähnten Versuchen Hoffmanns; ebenso wie sich die Störungen der Herztätigkeit, welche man bei Nasenoperationen erlebt, sich, abgesehen von dem Momente der Intoxikation, aus den Versuchen Grossmanns über die Leistung des Herzens erklären lassen.

2. Beziehungen der Nase zum Schädelinhalte.

Vasomotorische Störungen des Schädelinhaltes wurden schon oben erwähnt. Infektion desselben von der Nase und ihren Nebenhöhlen aus sind ganz vorwiegend bedingt durch Traumen; sie sind daher in der Friedenspraxis selten, in der Kriegschirurgie weit häufiger und die Erfahrung des großen Krieges hat gezeigt, daß jede Schußverletzung der oberen Nebenhöhlen die Gefahr der Hirnkomplikation in sich schließt [Weingärtner (1), Brückner und Weingärtner (2), Hirschmann, Denker u. a.]. Aber auch die Verletzung der Kieferhöhle kann in dieser Beziehung verhängnisvoll werden [R. Hoffmann (1)]. Wie schon Hajek in der ersten Auflage seiner Pathologie und Therapie hervorhob, sind anatomische Abnormitäten, die Art der Infektion von größter Bedeutung, für das Zustandekommen einer Komplikation; auch die Verlegung eines Ausführungsganges der Nebenhöhle ist, wie Hajek im Gegensatze zu Kuhnt ausführte, von größter Wichtigkeit für das Zustandekommen eines Durchbruches eitriger Entzündungen. Es ist keine Frage, daß die weitere klinische Erfahrung, ganz besonders aber auch die Erfolge einer eröffnenden Chirurgie der Anschauung Hajeks Recht gegeben haben.

Als Wege der Infektion kommen die Nerven- und Gefäßscheiden der kommunizierenden Nerven und Gefäße in Betracht, ferner die Verschleppung von Keimen auf dem Blutwege, sei es durch Embolie, sei es durch Thrombophlebitis. Endlich kommt bei geschwürigen Schleimhauterkrankungen der oberen Nebenhöhlen Durchbruch der Eiterung mit Einschmelzung des Knochens in Betracht. In bezug auf die Einzelheiten des Zustandekommens cerebraler Komplikationen sei auf das spezielle Kapitel verwiesen.

VII. Nase und Magendarmkanal.

Unter den krankhaften Einflüssen, die von der Nase ausgehend, den Verdauungskanal treffen, spielen fraglos die psychischen eine große Rolle. Viele Nasenerkrankungen, bei denen es zur Absonderung eitriger Flüssigkeit, zur Bildung von Borken, zur Abstoßung von Knochen und Knorpeln kommt, verursachen einen außerordentlichen üblen Geruch und geben dadurch, durch ihren Geschmack und ihren Anblick für den Träger Anlaß zu einem intensiven Gefühl des Ekels, und beeinflussen so die sekretorischen Vorgänge des Magendarmkanals. Aber es bedarf dieser bewußten Empfindung kaum; die Abhängigkeit der Sekretion der Verdauungsdrüsen von unbewußten Vorgängen ist bekannt (vgl. Pawlow, Langheinrich u. a.). Die depressive Wirkung langjähriger Nasenleiden, der Ozaena z. B. und der chronischen Nebenhöhleneiterungen (SPIESS) sind geeignet, die für die einzelnen Gruppen von Nahrungsmitteln spezifisch abgestimmten, an die bewußte oder unterbewußte Vorstellung der betreffenden Nährmittelgruppen gebundenen Sekretionsvorgänge zu beeinflussen. Man wird daher meines Erachtens dieser Seite der Frage der Beeinflussung des Verdauungskanals durch Nasenleiden erhöhte Beachtung schenken müssen.

Seit langem bekannt ist ferner, daß durch akutes Fieber mehr durch chronisches weniger die Salzsäureabscheidung im Magen leidet. VON NOORDEN macht darauf aufmerksam, daß die das Fieber begleitenden Störungen der Magenfunktion wenig Einfluß auf die Verdauung an sich und die Resorption der Nahrungsmittel haben, daß sie aber die Appetenz empfindlich stören. Diese psychischen und allgemeinen Einwirkungen auf den Verdauungskanal müssen durchaus in Rechnung gezogen werden, wenn es sich darum handelt zu entscheiden, ob das Verschlucken von Eiter und Borken, welcher aus der Nase und deren Nebenhöhlen stammen, einen Einfluß auf die sekretorischen Verhältnisse des Magens haben. ZABEL und FRESE fanden im nüchternen Magen reichliche Mengen von Eiter bzw. von graugelben Brocken, von denen angenommen wird, daß sie von Ozaenaborken stammen. ZABEL fand eine Abstumpfung der Magensäure, FRESE nicht. Ferner fand ZABEL im nüchternen Magen Flagellaten (Megastomen), die er auf Abstumpfung der Magensäure durch den alkalischen Eiter zurückführt, während FRESE während längerer Zeit eine sonst unbekannte Art von Rhabditis, die nicht näher bestimmt werden konnte, im Magen fand. Im Nasensekret waren keine Würmer. FRESE glaubt die Magenbeschwerden, über welche seine Patienten klagten, mehr auf die verschluckten Borken als auf die Würmer zurückführen zu sollen. Die Fälle welche SCHERER beschreibt, sind nicht ganz rein. Es handelte sich hier um Leute mit Nebenhöhleneiterungen, die aber auch zugleich tuberkulös waren und ich habe mich selbst davon überzeugt, daß die Sekretionsverhältnisse der Magensäure bei Schwindsüchtigen mit erhöhter Temperatur durchaus unregelmäßiger Natur sind und daß nicht selten geringe Mengen von Buttersäure und Milchsäure auftreten. Man wird daher wohl nicht fehl gehen, wenn man die Frage, wie weit der übrigens sehr schwach alkalische Eiter, welcher der Nase entstammt, die Magensäure abzustumpfen geeignet ist, vorläufig noch einigermaßen als ungeklärt ansieht. Daß häufig Magenstörungen im Anschluß an Eiterungen der Nebenhöhlen auftreten, kann nicht bestritten und ebensowenig daß diese Beschwerden, wie HECHT hervorhebt, unter Umständen durch Heilung dieser Sekretionsquelle zum Verschwinden gebracht werden.

Oben (s. S. 32) wurde schon auf die Folgen der gestörten Nasenatmung für die Mundhöhle hingewiesen. Die Austrocknung des Mundes läßt die Einspeichelung der Bissen und die Wirkung des diastatischen Fermentes des Speichels nicht zur Geltung kommen. Die erwähnte Caries der Zähne bedingt deren frühen Verlust und beeinträchtigt so das Kauen der Nahrungsmittel; zu vergessen ist auch nicht, daß von der Kieferhöhle Zahnerkrankungen ausgelöst werden können (GRANDMANGE), wenn auch der entgegengesetzte Weg der häufigere ist. Immerhin kann durch diesen Vorgang eine weitere Schädigung der Zähne hervorgerufen werden. Abgesehen von diesen Nachteilen bedingt eine reine Mundatmung eine funktionelle Schädigung beim Kauen. Der ausgesprochene Mundatmer kaut schlecht und oberflächlich, da er immer wieder gezwungen ist, den Mund zur Stillung seines Sauerstoffbedürfnisses zu öffnen.

Sind diese Erscheinungen geeignet beim Erwachsenen Störungen auszulösen, die nicht zu vernachlässigen sind, so kann die aufgehobene Nasenatmung beim Säugling zur tödlichen Komplikation werden. Allerdings wäre es falsch, die Gefahr, welche dem Leben des Säuglings droht infolge der Mundatmung, allein auf die gestörte Ernährung zurückführen zu wollen. Schon die Tatsache, daß einseitige, ja auch beiderseitige Choanalatresien bei älteren Kindern und Erwachsenen beobachtet werden (vgl. die oben zitierten Arbeiten von Haag und Kahler) läßt darauf schließen, daß die Lebensgefahr, welche den Säuglingen droht, nicht allein durch die Mundatmung an sich bedingt ist, sondern daß im Sinne einer Konstellationspathologie (Tendeloo) verschiedene Momente zusammentreffen müssen, um diese bedrohliche Wirkung auszulösen.

Die Krankheit, welche für den Säugling verhängnisvoll werden kann, ist der Schnupfen; sei es, daß er auf angeerbter Lues, auf Gonokokken oder anderen Ursachen beruhe (J. P. Frank, Raylier u. a.). Kussmaul stellte die Vorgänge in seiner klassischen Abhandlung in das rechte Licht. Er zeigte, daß der Säugling, wenn er nicht durch die Nase atmet, im Saugen gehindert ist, daß er absetzt um Luft zu schöpfen; nach mehreren gescheiterten Versuchen ist er überhaupt nicht mehr zum Saugen zu bringen, dazu kommen andere Schädigungen. Wie man sich leicht durch das Experiment überzeugen kann, schreien kleine Kinder, denen man die Nase verschließt, zunächst intensiv. Dadurch vergrößern sie ihren Lufthunger und erst dann erfolgt eine kurze stoßweise Inspiration. Der Säugling gewöhnt sich offenbar schwerer an die Mundatmung als der erwachsene Mensch. Im Schlafe schließt er zunächst den Mund, um nach einiger Zeit mit Schreien zu erwachen und dann kurze Inspirationen zu machen. Bei dem großen Schlafbedürfnisse des kleineren Kindes tragen diese Umstände wesentlich zur Schwächung bei. Weiter aber tritt noch zu diesen Momenten die oben erwähnte Gefahr, welche in der absteigenden entzündlichen Erkrankung für die unteren Luftwege liegt, hinzu. Es kommt zur Kehlkopf- oder Luftröhrenentzündung und zu einem weiteren Fortschreiten der Erkrankung auf die Bronchien. Die üble Prognose der kapillären Bronchitis der Säuglinge ist bekannt. So verbinden sich unter Umständen andere lebensbedrohende Momente mit der Unterernährung, um zu einem raschen Ende zu führen.

VIII. Beziehungen der Nase zum Auge.

Die pathologischen Beziehungen zwischen der Nase und ihren Nebenhöhlen einerseits und den Gebilden der Orbita andererseits sind schon lange bekannt. Eine genauere Kenntnis derselben stammt aus den 80er und dem Beginne der 90er Jahre des 19. Jahrhunderts. Berger und Tyrmann, Ziem (2—9), Nieden, Hack (1—2) und Kuhnt haben sie damals bearbeitet und nachdem die Wichtigkeit dieser Beziehungen einmal erkannt waren, setzt etwa um die Jahrhundertwende eine fast unübersehbare Fülle von Arbeiten, die auf diesem Gebiete erschienen sind, ein. Aus ihnen sei vorerst nur auf die überragende Bedeutung hingewiesen, welche die anatomischen Arbeiten Zuckerkandls und später Onodis (1—3) für die Kenntnis der anatomischen Grundlagen dieser Beziehungen haben.

Wir wollen bei dieser allgemeinen Besprechung nicht der Einteilung folgen, die Kuhnt, Brückner u. a. durchführen, uns vielmehr auf eine kurze Übersicht der verschiedenen Wege des Übergreifens von Erkrankungen des einen Organs auf das andere beschränken.

Störungen des Abflusses der Tränenflüssigkeit erfolgen durch Formanomalien, entzündliche Veränderungen, narbige Verwachsungen und Tumoren der unteren Muschel, endlich durch Konkremente des unteren Nasenganges (von Eicken). Diesen schon früher wohl bekannten Ursachen des behinderten Tränenabflusses des unteren Nasenganges gegenüber wies Rhese besonders darauf hin, daß die Gebilde des mittleren Nasenganges häufig die Ursache von

Kompression des Tränennasenganges abgeben. Vergrößerung des vorderen Endes der mittleren Muschel durch eingelagerte Siebbeinzellen, die bekanntlich ein ganz enormes Maß erreichen können, Polypen des mittleren Nasenganges (RITTER), entzündliche und nichtentzündliche Ausdehnung der Wände der vorderen Siebbeinzellen usw. Alle diese Hindernisse können den normalen Abfluß versperren und ist das einmal geschehen, so ist, wie überall da, wo Sekrete stagnieren, die Gefahr der Infektion gegeben, und zwar findet diese wohl vorwiegend vom Bindehautsack aus statt und weiter ergeben sich Veränderungen der Schleimhaut des Tränen-Nasenkanals und endlich die der phlegmonösen Entzündungen mit ihrer weiteren Gefährdung des Bulbus selbst. Über die Frage des direkten Fortschreitens von Eiterungen der Kieferhöhle und der vorderen Siebbeinzellen (PETERS, RHESE) sind die Meinungen noch geteilt. BRÜCKNER steht der Anschauung von PETERS nicht ganz ablehnend gegenüber, auch RITTER nimmt diesen Infektionsweg an. Fraglos aber findet weit häufiger die Infektion des Tränen-Nasenkanals von der Nasenhöhle selbst aus statt, und zwar nicht nur infolge der oben genannten raumbeengenden Hindernisse des Abflusses, sondern auch bei atrophischen Vorgängen der Nasenschleimhaut und des unterliegenden Knochens wie besonders bei der Ozaena. Derartige Infektionen entwickeln sich ferner von der Nase aus bei akuten Infektionskrankheiten, besonders bei der Influenza, bekannter jedoch sind noch die Übertragung der tuberkulösen Infektion von der Nase aus auf das Auge. besonders auf die Hornhaut durch Vermittlung des Tränen-Nasenkanals. Die tuberkulösen Affektionen der Nase bevorzugen bekanntlich als primären Sitz den unteren und vorderen Teil der Nasenhöhle, so daß hier die Infektionsgelegenheit leicht gegeben ist. Man sieht daher nicht selten eine zeitliche Folge von tuberkulösen Affektionen des vorderen und unteren Nasenabschnittes in Gestalt des Lupus oder der Skrofulose, denen nach einiger Zeit als skrofulös bezeichnete Erkrankungen der Bindehaut, besonders aber der Hornhaut folgen (VON HESS, BRÜCKNER u. a.). Auch bei Sklerom sind Erkrankungen des Auges im Anschluß an die primäre Nasenerkrankung beobachtet worden.

Die mannigfachen anatomischen Beziehungen der Nebenhöhlen der Nase zur Orbita und zum Sehnerven bedingen die Fortleitung und Übertragung von Krankheitsprozessen von der ersteren zur letzteren. Noch strittig ist die Bedeutung rein entzündlicher Veränderungen der hinteren Siebbeinzellen und der Keilbeinhöhle für die Entstehung der Neuritis optica. Während einige wie BERGER und TYRMANN, BIRCH-HIRSCHFELD, RICHARD HOFFMANN (3), SCHIECK, DE LA PERSONNE, UFFENORDE, STENGER, HERZOG u. a. diesem Zusammenhange eine große Bedeutung beilegen und VAN DER HOEVE sogar eine besondere Form der Gesichtsfeldstörung für die so induzierte Neuritis optica aufstellte, glaubten besonders HAJEK, HÄFFNER und HENRICI u. a. die ursächliche Rolle dieser Erkrankungen der hinteren, oberen Nebenhöhlen bei der Entstehung der Neuritis optica, falls nicht ein Durchbruch eitriger Prozesse stattgefunden hat, nicht anerkennen zu sollen.

Auf weit sichererem Boden befindet man sich in bezug auf die Fortleitung eitriger Prozesse von den Nebenhöhlen der Nase aus auf die Periorbita und deren Inhalt. Es kann hier zur einfachen Verdickung der Periorbita, zu Abscessen unter derselben und zur Orbitalphlegmone mit ihren Folgen für Bulbus und Opticus kommen. Die Fortleitung des Prozesses geschieht entweder durch Einschmelzung des Knochens, also durch Fistelbildung oder durch Thrombose oder Embolie der Venen, welche die der Nase mit denen der Orbita verbinden. Was die Häufigkeit einer derartigen Beteiligung des Orbitalinhaltes an den eitrigen Entzündungen der einzelnen Nebenhöhlen bewirkt, so steht an erster Stelle die Stirnhöhle, an zweiter Stelle die Kieferhöhle, an dritter die

Siebbeinzellen mit der Keilbeinhöhle. Es ist aber zu bemerken, daß angesichts der Häufigkeit kombinierter Nebenhöhlenerkrankungen eine derartige Reihenfolge der Häufigkeit nur einen recht beschränkten Wert hat. Diese Komplikationen entstehen bei akuten Empyemen, wie besonders beim Scharlach und bei Influenza oder durch akute Exacerbationen chronischer Empyeme.

Verdrängung des Bulbus als Folge von Nasenerkrankungen entstehen durch Mukocelen, durch gutartige, harte Tumoren der Nase und der Nebenhöhlen mit großer Wachstumsenergie, wie die vielfach beschriebenen Osteome, Fibrome, harten Papillomen usw.; auch die oft mit vielfachen Auswüchsen in die Nase und deren Nebenhöhlen wachsenden Fibrome des Nasenrachenraumes veranlassen Verdrängung des Bulbus. Endlich wären noch die malignen Tumoren der Nase und der Nebenhöhlen zu erwähnen, die unter infiltrativem Wachstum ebenfalls zu einer Verdrängung des Augapfels führen können. Nach Verletzung der Wände der Orbita, welche den Nebenhöhlen angehören, kann es durch äußeren Insult (Schuß- und Stoßverletzung) oder durch intranasale Eingriffe im Gebiete des Siebbeins in seltenen Fällen zu einem Orbitalemphysem kommen, falls durch Schneuzen der Luftdruck der Nase erhöht wird und damit zu einer erheblichen Dislokation des Augapfels.

Der engen Beziehung des N. ethmoidalis zum N. ciliaris ist schon bei der Besprechung der von der Nase aus ausgelösten nervösen Erscheinungen gedacht worden; so bleiben noch die Erkrankungen zu erwähnen, welche den Bulbus selbst und besonders den Ciliarkörper betreffen und die zuerst von Ziem (3) auf Stauungserscheinungen im Gefäßsystem des Auges zurückgeführt wurden, welche durch raumbeengende Erkrankungen der Nase bedingt sein sollen. Mit großem Eifer hat Ziem (9) immer wieder seine Anschauungen gegen mannigfachen Widerspruch vertreten. Zarniko (l. c. S. 125) hat diese Bedenken zusammengefaßt. Erstens weist er darauf hin, daß die Venae ethmoidales nicht die Abflußwege der Nase sind und daß andererseits den Orbitalvenen andere größere Wege zu Gebote stehen [vgl. dazu auch die Versuche Rudolf Hoffmanns (1)]. Dem anderen Einwande, daß die Mundatmung eine verminderte Respirationsbreite bedingte, ist allerdings durch die oben (s. S. 42) zitierten Versuche bis zu einem gewissen Maße der Boden entzogen worden, aber daß diese verminderte Respirationsbreite eine Stauung in dem Kopf- und damit in den abführenden Venen des Auges bedinge, ist keineswegs wahrscheinlich und jedenfalls nicht nachgewiesen.

IX. Beziehungen der Nase zum Ohre.

Die Beziehungen zwischen Nase und Ohr sind bekanntlich die allerengsten; wenn wir sie hier ganz kurz erledigen, so hat das seinen Grund darin, daß bei diesen Beziehungen von der Nase zum Ohre der Nasenrachenraum anatomisch und physiologisch als zwischengestaltet sich erweist; es würde daher zu unendlichen Wiederholungen führen, wenn wir diese Dinge ausführlich werten wollten.

Übertragungen eitriger Erkrankungen der Nebenhöhlen der Nase können in sehr seltenen Fällen anstatt auf dem Wege durch Nasenrachen und Tube durch Übergreifen der Eiterung auf die Umgebung der Tube oder das Schläfenbein zustande kommen. Offenbar bedarf es dazu einer abnormen Pneumatisierung des Prozessus pterygoideus oder des Körpers des Hinterhauptbeines (Grünwald (5), Halle), der viel häufigere Weg jedoch ist bekanntlich der der aerogenen Infektion durch die Tube oder durch die Lymphgefäße des Rachens und derjenigen, welche die Tube umgeben. Zu erinnern ist auch daran, daß eine Infektion des Mittelohres, wie auch eine solche des äußeren Gehörganges infolge Durchbruches eines Kieferhöhlenempyems oder infolge von Verletzung der hinteren Wand der Kieferhöhle von Abscessen aus erfolgen kann, welche sich in der Flügelgaumengrube bilden. Wenngleich diese Ursächlichkeit derartiger Abscesse im Vergleich zu anderen, insbesondere von der Parotis ausgehenden außerordentlich gering ist. Bei dieser Gelegenheit sei auch des sogenannten suboccipitalen Übels gedacht, welches mit der von GRÜNWALD (4) sogenannten „Kopfsperre" einhergeht. Eine Erkrankung, deren letzte Ursache ebenfalls in einer Erkrankung der Nebenhöhlen der Nase zu suchen sein kann. Subjektive Ohrgeräusche können von der Nase aus induciert sein, ohne daß eine Erkrankung des Ohres selbst zu bestehen braucht. Zum Teil gehören sie fraglos, wie auch C. STEIN ausführt, in das Gebiet der Reflexneurosen, sie können aber auch abhängig sein von den oben erwähnten Störungen der Vasomotion des Gehirns (s. S. 47) oder durch eine eben dort erwähnte Störung der Herzaktion.

Literatur.

ALBANUS: s. Diskuss. zu WOTZILKA (3). — ALEXANDER, BRUNO: Über falsche Atmung. Dtsch. med. Wochenschr. 1922. Jg. 48, S. 840. — ALKAN, LOUIS: Gewisse Formen des harten Gaumens und ihre Entstehung. Arch. f. Laryngol. u. Rhinol. Bd. 10, S. 441. 1900. — ANDERSSON WILLIS, S.: Lokale und allgemeine durch Nasenverstopfung bedingte Zustände. Journ. of the Americ. med. assoc. 20. Nov. 1909. — AVELLIS, GEORG: Einige kurze Bemerkungen zur Lehre vom Kieferhöhlenempyem. Arch. f. Laryngol. u. Rhinol. Bd. 11. 1895. — BARTELS: Über den Keimgehalt der Luftwege. Zentralbl. f. Bakteriol., Parasitenk. u. Infektionskrankh., Abt. I. Bd. 24. 11. 12. 1918. — BECHHOLD, H.: Die Kolloide in Biologie und Medizin. 4. Aufl. Dresden-Leipzig 1922. — BENTZEN, SOPHUS: Beiträge zur Ätiologie des hohen Gaumens. Arch. f. Laryngol. u. Rhinol. Bd. 14, S. 202. 1903. — BERGEAT (1): Die Asymmetrie der knöchernen Choanen. Arch. f. Laryngol. u. Rhinol. Bd. 4, S. 409. 1896. — DERSELBE (2): Scheinbar intranasale Geräusche. Münch. med. Wochenschr. 1899. — BERGER und TYRMANN: Die Krankheiten der Keilbeinhöhle und des Siebbeinlabyrinthes und ihre Beziehungen zu den Erkrankungen des Sehorganes. Wiesbaden 1886. — BESCHE, AREND: Die WALKER-Reaktion und einige andere Untersuchungen bei asthmatischen Zuständen. Norsk magazin. f. laegevidenskaben Jg. 83, Nr. 5, S. 361. 1922. — BIADET: Sur les divers moyens de défence de la cavité nasale etc. Ann. des maladies des oreill. 1819. p. 117. — BING: ROBERT: Blutuntersuchungen an Nervenkranken. Berl. klin. Wochenschr. 1906. S. 1181. — BIRCH-HIRSCHFELD und RICHARD HOFFMANN: Die Beziehungen der entzündlichen Orbitalerkrankungen zu den Erkrankungen der Nebenhöhlen der Nase. 79. Vers. d. Naturforsch. u. Ärzte. Dresden 17. 9. 1908. — BLOCH, EMIL (1): Die Pathologie und Therapie der Mundatmung. Wiesbaden 1889. — DERSELBE (2): Allgemeine Semiotik der Rachenkrankheiten. Handb. d. Laryngol. Wien Bd. 2, S. 119. 1899. — DERSELBE (3): Der hohe Gaumen. Zeitschr. f. Ohrenheilk. u. f. Krankh. d. Luftwege. Bd. 44, S. 1. 1903. — BLOOMFIELD: Bacteria in the upper air passages. Johns Hopkins hosp. reports Bul. 1921. Sept. — BLÜMEL, KARL: Über Kollapsinduration der rechten Lungenspitze bei chronisch behinderter Nasenatmung. Münch. med. Wochenschr. Bd. 30. 1908. — BLUMENFELD, FELIX (1): Erfahrungen über das Verhalten der oberen Luftwege bei Kampfgasvergiftung. Zeitschr. f. Laryngol., Rhinol. u. ihre Grenzgebiete. Bd. 9, S. 21. 1920. — DERSELBE (2): Adenoider Schlundring und endothorakale Drüsen. Zeitschr. f. Laryngol., Rhinol. u. ihre Grenzgeb. Bd. 1, S. 445. 1909. — DERSELBE (3): Zur Frage des Zusammenhanges zwischen Verengerung des obersten Luftweges und Veränderungen der Lungenspitze. Verhandl. d. Vereins dtsch. Laryngol. 1912. S. 43. — DERSELBE (4): Über die Beziehungen des Baues des Gesichtsschädels zu dem des Brustkorbes bei Tuberkulösen. BRAUERS Beiträge zur Klinik der Tuberkulose. Bd. 50. — DERSELBE (5): Handb. d. Tuberkulose. BRAUER, SCHRÖDER, BLUMENFELD. 3. Aufl. Bd. 3, S. 133. 1923. — DERSELBE (6): Über allergische Reaktivität der Nasenschleimhaut. Zeitschr. f. Laryngol., Rhinol. u. ihre Grenzgeb. Bd. 12. S. 363. 1924. — BONFIN, J. D. und MAHEL, C.: Die oberen Luftwege bei der Lungentuberkulose. Americ. review of tubercul. Vol. 6, p. 341. 1922. — BÖNNINGHAUS: Diskuss. zu KILLIAN. — BONNIER, P.: Les secteurs naso-bulbaires. Arch. internat. de laryngol., otol.-rhinol. et broncho-oesophagoscopie. Tom. 33. März-April 1912. — BRONZINI, ARDUINO: Tentatini di dissensibilizzazione con peptone pes via nasale nell' asma anafilattico e nella idvornea nasale. Arch. ital. di otol., rinol. e laringol. Vol. 2 (3. Serie), S. 36, 86. 1925. — BRÜCKMER, A. und WEINGÄRTNER, M.: Rhinoophthalmologische Erfahrungen bei Schußverletzungen des Gesichtsschädels. Zeitschr. f. Laryngol., Rhinol. u. ihre Grenzgeb. Bd. 10, S. 435 u. 519. 1922. — BRÜCKNER, A.: Nase und Auge. etc. Würzburg 1911. — BRÜGGELMANN: Das Asthma, sein Wesen und seine Behandlung. 5. Aufl. Wiesbaden 1910. — BURCHARDT: Die Luftströmung in der Nase unter pathol. Verhältnissen. Arch. f. Laryngol. u. Rhinol.

Bd. 17, S. 123. — Buser, E.: Sind der hohe Gaumen, Schmalheit und V-förmige Knickung des Zahnbogens usw. eine Folge der Mundatmung und des Wangendruckes? Arch. f. Laryngol. u. Rhinol. Bd. 1, S. 503. 1904. — Charousfk, G.: Zur kongenitalen Choanalatresie. Arch. f. Ohren-, Nasen- u. Kehlkopfheilk. Bd. 110, S. 208. 1922. — Christ, Joseph: Über die Beziehung der Kieferhöhlenerkrankungen zu den Zahnerkrankungen. Zeitschr. f. Laryngol., Rhinol. u. ihre Grenzgeb. Bd. 9, S. 113. 1920. — de Cigna, Vittorio: Nasenatmung und Mundatmung. Arch. ital. di otol., rinol. e laringol. Bd. 18, H. 1/2. — Cobb, Frederic, C.: Bakterien der normalen Nase. 31. Jahresvers. d. amerik. Laryngol. Assoc. 1909. Zentralbl. f. Laryngol. 1910. S. 37. — Danziger, Fritz: Die Mißbildungen des Gaumens. Wiesbaden 1900. — Denker: Chirurgische Behandlung der Nebenhöhleneiterung nach Kriegsverletzungen. Münch. med. Wochenschr. 1915. S. 821. Feldärztl. Beilage. — Denker-Brünings: Lehrb. d. Krankh. d. Ohres. Jena 1912. — Dreyfuss, R.: Die Krankheiten des Gehirnes und seiner Adnexe im Gefolge von Naseneiterung. Jena 1895. — Dupuytren: Mém. sur la dépression latérale des parois de la poitrine. Repert. gén. de l'anatom. etc. 1. Teil, Bd. 5, S. 110 ff. 1828. — Eames, G. F.: The relation of adenoid vegetations to Irregularities of the teeth and associated parts. Journ. of the americ. med. assoc. 15. Febr. 1890. — Ebert, Alfred: Über Cephalaea nasalis. Inaug.-Diss. Würzburg 1919. — Escat: Die angeborene Stenose der Nase usw. Bull. et mém. de la soc. de laryngol. d. France. Paris 1896. — Eskuchen, Karl: Neue Anschauungen über die Gruppe der toxischen Idiopathien. Zentralbl. f. Hals-, Nasen- u. Ohrenheilk. Bd. 1, H. 7, S. 281. 1922. — Federspiel, M. K.: Mundatmung, ihr Einfluß auf Alveolarbildung usw. Milwaukee med. journ. April 1909. — Ferranini, L.: Beitr. zum Studium der nichttuberkulosen Lungenspitzenveränderung. Rif. med. 1915. Nr. 6. — Finder, Georg und Lydia Rabinowitsch: Experimentelle Versuche über den Einfluß behinderter Nasenatmung auf das Zustandekommen der Inhalationstuberkulose. Berl. klin. Wochenschr. 1914, S. 1809. — Fliess (1): Neue Beiträge zur Klinik und Therapie der Reflexneurosen. 1893. — Derselbe (2): Vom Leben und vom Tode. Jena 1919. — Derselbe (3): Grundzüge der Fliessschen Periodenrechnung. Leipzig-Wien 1918. — Foy, Robert: Funktionale nasale Impotenz. Rev. hebdom. de laryngol. 1909. Nr. 48. Zentralbl. f. Laryngol., Rhinol. u. ihre Grenzgeb. 1909. S. 137. — François Franck: Arch. f. Physiol. 1889, zit. nach Rudolf Hoffmann. — Fränkel, B.: Adenoide Vegetationen. Eulenburgs Real-Encyklopädie. — Fränkel, B.: Offener Mund und kurze Oberlippe usw. Arch. f. Laryngol. u. Rhinol. Bd. 9, S. 491. 1899. — Fränkel, E.: Der abnorme Hochstand des Gaumens in seiner Beziehung zur Septumdeviation und zur Hypertrophie der Rachentonsille. Inaug.-Diss. Basel 1896. — Frank, J. P.: De curandis hominum morbis lib. 5. Mannheim 1794. — Franke, Gustav (1): Experimentelle Untersuchung über Luftdruck usw. in der Nase und ihren Nebenhöhlen. Arch. f. Laryngol. u. Rhinol. Bd. 1. 1894. — Derselbe (2): Über Wachstum und Verbildung des Kiefers und der Nasenscheidewand. Auf Grund vergl. Kiefermess. und experim. Untersuchungen über Knochenwachstum. Zeitschr. f. Laryngol., Rhinol. u. ihre Grenzgeb. Bd. 10, S. 187. Als Buch Leipzig: Curt Kabitzsch 1921. — Frese, O.: Über mikroskopische Würmer (Rhabditiden) im Magen einer Ozaenakranken. Münch. med. Wochenschr. 1907. S. 512. — Friedrich, Ernst Paul (1): Rhinitis sicca postoperativa. Zeitschr. f. Laryngol., Rhinol. u. ihre Grenzgeb. Bd. 4, S. 363. 1912. — Derselbe (2): Rhinologie, Laryngologie und Otologie in ihrer Bedeutung für die allgemeine Medizin. Leipzig 1899. — Gerber (1): Die Beziehungen der Nase und ihrer Nebenräume zum übrigen Organismus. Berlin 1896. — Derselbe (2): Die Komplikationen der Stirnhöhlenentzündungen. Berlin 1909. — Gerlach, Werner: Studien über hyperergische Entzündung. Habilitationsschrift. Basel 1923. Virchows Arch. f. pathol. Anat. u. Physiol. Bd. 247. 1923. — Gfigel, Rich.: Lehrb. d. Lungenkrankh. Wiesbaden 1922. — Gerhard, Karl: Über Verkleisterung der Luftröhrenäste. Zentralbl. f. inn. Med. Bd. 20. 1899. — Glogau, Otto: Nasenverstopfung und Lungenschwindsucht. New York. med. Wochenschr. Dez. 1909. — Göbell: Über die Infektion von den Luftwegen aus. Inaug.-Diss. Marburg 1897. — Gording, Heidar: Serious complications in the puncture of the maxillary antrum. Acta oto-laryngol Vol. 2, p. 25. — Goldschmidt, S.: Asthma. München 1910. — Gottstein, J. und R. Kayser: Krankheiten der Rachentonsille. Heymanns Handb. Bd. 2, S. 519. 1899. — Gouguenheim et Hélary: Sur l'oblitération congénitale des choanes. Ann. des maladies des oreilles 1894. Nr. 1. — Grandmange, J.: Zahnerkrankungen infolge Nebenhöhleneiterungen. Inaug.-Diss. Lyon 1916. — Grevers, Leuven: Beiträge zur Aerodynamik der Luftwege. Unters. d. physiol. Instit. Utrecht. Bd. 5, Lief. 1. 1904. — Grosshfinz, A.: Über die Beziehung der Hypsistaphylie zur Leptoprosopie. Arch. f. Laryngol. u. Rhinol. Bd. 8, S. 395. — Grossmann, Michael: Über die Änderungen der Herzarbeit durch zentrale Reizung von Nerven, Gruppe 12. Zeitschr. f. klin. Med. Bd. 32, S. 219 u. 501. 1897. — Grossmann: Beiträge zur Lehre von den vasomotorischen Störungen nasalen Ursprungs. Wien. klin. Wochenschr. 1908. — Grünwald (1): Die Lehre von der Naseneiterung. 2. Aufl. München 1892. — Derselbe (2): Die Zwerchfellfurchen bei Mundatmung. Münch. med. Wochenschr. 1895. Nr. 10. — Derselbe (3): Atlas der Nasenkrankheiten. München. — Derselbe (4): Über suboccipitale

Entzündung. Berl. klin. Wochenschr. 1907. S. 16, 44. — DERSELBE (5): Die Krankheiten der Mundhöhle, des Rachens und der Nase. 3. Aufl. München 1902. — GUTZMANN, HERR-MANN: Über systematische Übungen des Mundschlusses. Med. Klinik 1907. — GUYE: Über Aprosexia nasalis. Dtsch. med. Wochenschr. 1887. S. 934. — HAAG, HEINR.: Über Gesichtsschädelform, Ätiologie und Therapie der angeborenen Choanalatresie. Arch. f. Laryngol. u. Rhinol. Bd. 9, S. 1. 1899. — HACK, WILHELM (1): Über die operative Radikal-behandlung bestimmter Formen von Migräne usw. Wiesbaden 1884. — DERSELBE (2): Reflexneurose und Nasenleiden. Berl. klin. Wochenschr. 1882. Nr. 25. — HÄFFNER und HENRICI: Bedingen Eiterungen der Nasennebenhöhlen eine Einengung des Gesichtsfeldes? Münch. med. Wochenschr. 1904. S. 2718. — HAJEK, MAX (1): Verhandl. d. Ges. dtsch. Hals-Nasen-Ohrenärzte. Bd. 2, S. 356. 1922. — DERSELBE (2): Pathologie und Therapie der entzündlichen Erkrankungen der Nebenhöhlen der Nase. 1. Aufl. 1899. 4. Aufl. 1915. — DERSELBE (3): Diskussion zu SCHEIBE. — HALLE: Demonstrationen von Präparaten (3. Dem.). Berl. med. Ges. Berl. klin. Wochenschr. 1902. S. 507. — HARTMANN, ARTUR: Bei-trag zur Lehre von der Ozaena. Dtsch. med. Wochenschr. 1878. S. 145. — HASSLAUER: Der Bakteriengehalt der Nase. Zentralbl. f. Laryngol. Bd. 41. 1906. — HERXHEIMER, GOTT-HOLD: Grundlagen der pathol. Anatomie. München-Wiesbaden, 2. u. 3., 17. u. 18. Aufl. 1922. — HERZOG: Histologische Befunde bei der rhinogenen Neuritis optica. Verhandl. d. Ges. dtsch. Hals-Nasen-Ohrenärzte. Bd. 1, S. 185. 1921. Siehe auch Diskuss. — VON HESS, C.: Tuberkulose des Auges. BRAUER-SCHRÖDER-BLUMENFELD: Handb. d. Tuberkulose. 3. Aufl., Bd. 4. 1923. Leipzig. — HECHT, A.: Über Zusammenhang von Magen- und Nasenleiden. Münch. med. Wochenschr. 1908. S. 614. — HENRICI: Nasen-atmung und Mundatmung bei körperlichen Anstrengungen. Zeitschr. f. Ohrenheilk. u. f. Krankh. d. Luftwege Bd. 77, S. 31. 1918. — HEYMANN, PAUL (1): Kopfschmerz bei Nasenleiden. Dtsch. med. Zeitg. 1893. Nr. 26. — DERSELBE (2): Über pathol. Zustände die in der Nase ihre Entstehung finden können. Dtsch. med. Zeitg. 1886. S. 66. — HILDE-BRAND: Experimentelle Untersuchungen über das Eindringen pathogener Mikroorganismen von den Luftwegen und der Lunge aus. Beitr. z. pathol. Anat. u. z. allg. Pathol. Bd. 6. 1891. — HIRSCHMANN, B.: Über die Schußverletzungen der Nebenhöhlen der Nase mit Beteiligung der Schädelhöhle. Zeitschr. f. Laryngol., Rhinol. u. ihre Grenzgeb. Bd. 9, S. 447. 1920. — VAN DER HOEVE: Vergrößerung des blinden Flecks usw. Arch. f. Augenheilk. Bd. 67, S. 101. 1910. — HOFBAUER, LUDWIG: Atmungspathol. und Therapie. Berlin 1921. S. 133; dort Literat. — HOFFMANN, RICHARD (1): Die Verletzungen der Kieferhöhle. Handb. d. ärztl. Erfahrung. im Weltkriege 1914—1918. Bd. 6, S. 182. Leipzig 1921. — DERSELBE (2): Siehe auch unter BIRCH-HIRSCHFELD. — DERSELBE (3): Orbitale Komplikationen. Handb. d. Chirurg. d. Ohres usw. KATZ-BLUMENFELD: Bd. 3, 3. Aufl. Leipzig 1923. — HOFFMANN, RUDOLF (1): Beitrag zur Frage der cerebralen Vasomotion. Zeitschr. f. Laryngol., Rhinol. u. ihre Grenzgeb. Bd. 9, S. 341 und Bd. 10, S. 457. — DERSELBE (2): Über Beeinflussung des Basedowexophthalmus von der Nase aus. Monatsschr. f. Ohrenheilk. u. Laryngo-Rhinol. 1910. H. 9. — DERSELBE (3): Nase und Basedowexophthalmus. Klin. Monatsbl. f. Augenheilk. Mai 1912. — HOLMES, E. M.: Intranasale Behandlung des MECKELschen Ganglions. Ann. of ophthalmol. Juni 1913. — HOPMAN (1): Über Messungen des Tiefen-durchmessers der Nasenscheidewand. Arch. f. Laryngol. u. Rhinol. Bd. 1, H. 1. 1893. — DERSELBE (2): Anomalien der Choanen und des Nasenrachenraumes. Daselbst Bd. 3, H. 1, 2. — DERSELBE (3): Verkürzung und Verlagerung des Vomer. Zeitschr. f. Laryngol., Rhinol. u. ihre Grenzgeb. Bd. 1, S. 305. 1909. — JANSSEN, H.: Ein Beitrag zur Klärung der chemi-schen Beziehungen zwischen Nasennebenhöhle und Orbita, insbesondere des N. opticus. Arch. f. Ohren-, Nasen- u. Kehlkopfheilk. Bd. 109, S. 188. 1922. — JOHNSON, RICHARD H.: Nasenverstopfung als Ursache für nervöse und psychische Erkrankungen. New York. med. journ. 30. Nov. 1907. — JÖRGENSEN, STEPHAN: Über Kolloidklasen speziell beim Asthma bronchiale. Ugeskrift f. Laeger. Jg. 84, Nr. 30, S. 943. 1922. — KAHLER, OTTO: Über kon-genitale knöcherne Choanalatresie. Monatsschr. f. Ohrenheilk. u. Laryngo-Rhinol. Jg. 43. S. 41. 1909. — KASSEL, KARL: Ein Fall von nervösem Herzklopfen geheilt durch Abtragung einer Spina septi narium. Arch. f. Laryngol. u. Rhinol. Bd. 13. S. 298. 1902. — KIRCHNER: Siehe Diskuss. zum Vortrag KÖRNERS (2). — KISSELBACH: Siehe Diskuss. zum Vortrag KÖRNERS (2). — KLEMPERER, FELIX: Zur Bakteriologie der Nase. Verhandl. süddtsch. Laryngol. 3. Tagung 1896. S. 99. — DE KLEYN, A. und W. STORM V. LEUWEN: Über Störungen des Harnsäurestoffwechsels bei Patienten mit Asthma bronchiale und Rhinitis vasomotoria. Acta lar. Bd. 1, H. 4, S. 372. 1918. — KLIPSTEIN, E.: Beziehungen zwischen Bakterien und den Atmungsorganen. Zeitschr. f. klin. Med. Bd. 34, S. 191. 1898. — KOBLANCK und RÖDER (1): Tierversuche über Beeinflussung des Sexualsystems durch nasale Eingriffe. Berl. klin. Wochenschr. 1919. S. 1892. — DIESELBEN (2): Arhythmien nach Nasenreiz. PFLÜGERS Arch. f. d. ges. Physiol. Bd. 120. — KÖHLER, FRITZ: Traumatische KRÖNIGsche Lungen-spitzenschrumpfung. Med. Klinik 1910. Nr. 9. — KÖRNER, OTTO (1): Untersuchung über die Wachstumsstörung und Mißgestaltung des Oberkiefers usw. Leipzig 1891. — DERSELBE (2): Vortrag 10. Versamml. süddtsch. Ohrenärzte. Zeitschr. f. Ohrenheilk. u. f. Krankh. d. Luftwege. Bd. 21, S. 116. — Kratschner: Über Reflexe von der Nasenschleimhaut auf Atmung und Kreislauf. Sitzung d. k. k. Akademie d. Wissensch. zu Wien. Bd. 62. 1870. — Kronenberg, E.: Ein Konkrement der Kieferhöhle. Zeitschr. f. Laryngol., Rhinol. u. ihre Grenzgebiete. Bd. 11, S. 1923. — Krönig (1): Über einfache, nichttuberkulöse Kollapsinduration der rechten Lungenspitze bei chronisch behinderter Nasenatmung. Dtsch. Klinik Bd. 11, S. 634. — Derselbe (2): Med. Klinik 1907. S. 1224. — Kuhnt: Über die entzündlichen Krankheiten der Stirnhöhle und ihre Folgezustände. Wiesbaden 1885. — Kussmaul: Über Schnupfen der Säuglinge. Zeitschr. f. ration. Med. 1865. S. 225. — Kuttner, A.: Klinisches zur Lehre von der nasalen Reflexneurose. Arch. f. Laryngol. u. Rhinol. Bd. 31, S. 22. 1917. — Landsberger, Richard (1): Der hohe Gaumen. Virchows Arch. f. Anat. u. Physiol., anat. Abt. 1912. — Derselbe (2): Ausschaltung der Nasenatmung beim Hunde. Daselbst 1913. H. 3/4. — Derselbe (3): Der hohe Gaumen und sein schädlicher Einfluß auf den kindlichen Organismus. Arch. f. Kinderheilk. Bd. 65, H. 1 u. 2. 1916. — Derselbe (4): Der Einfluß der Zähne auf die Nase. Berl. laryngol. Ges. 19. 4. 1912. Zentralbl. f. Laryngol. 1912. S. 388. Diskuss. — Lange, Victor: Über adenoiden Habitus. Berl. med. Wochenschr. 1897. Nr. 1. — Langheinrich, Otto: Psychische Einflüsse auf die Sekretionstätigkeit des Magens und des Duodenums. Münch. med. Wochenschr. 1923. S. 15, 27. — Lermoyez: Insuffizienz der Nasenatmung. Soc. des hôpitaux. 1. Juni 1904. — Lermoyez und Bouley: Insuffisance et obstruction nasales. Presse med. 1897. No. 49. — Lewinstein, Oswald (1): Pathologie und Therapie vom Tuberculum septi ausgehender Reflexneurosen. Zeitschr. f. Laryngol., Rhinol. u. ihre Grenzgeb. Bd. 6, S. 251. 1914. — Derselbe (2): Bedeutung der Hyperplasie des Tuberculum septi usw. Daselbst Bd. 7, S. 315. 1915. — Derselbe (3): Über die Bedeutung der topographischen Lage des Tuberculum septi. Daselbst Bd. 9, S. 40. 1920. — Lichtwitz, L.: Eiterungen der Nebenhöhlen der Nase und ihre Folgezustände. Sammlung zwangloser Abhandl. Halle: Marhold. Bd. 1, H. 7. 1897. — Liétaud: Abscès des Sinus frontaux, sphénoidaux et max. Mém. de l'acad. royale des sciences. Paris 1735. S. 18. — Liebe, Georg: Angeborene Verwachsungen der Nasenöffnung. Monatsschr. f. Ohrenheilk. 1896. S. 179. — Lorand, A.: Beitrag zur Frage der Entstehungsweise des Kopfschmerzes. Münch. med. Wochenschr. 1912. Nr. 41. — Mackenzie, John N.: On nasal Cough and the existance of a sensitive area in the nose. Americ. journ. of the med. sciences. Juli 1883. — Mader: Über Nasen- und Mundatmung. Samml. zwangloser Abhandl. Bd. 6. 1902. Halle: Marhold. — Mancioli, Thomasio: Carie dentaria et ostruzione nasale. Boll. d. malatt. dell' orecchio, della gola e del naso. Oktober 1904. — Marschik: Verhandlungen der Ges. dtsch. Hals-Nasen-Ohrenärzte. Bd. 2, S. 355. 1922. — Marx, H.: Untersuchungen zur Bakteriologie der Nase. Zeitschr. f. Ohren-, Hals- u. Nasenheilk. Bd. 72, S. 37. 1915. — Mendel (1): Physiologie und Pathologie der Nasenatmung. Akad. d. Med. 1. Mai 1897. — Derselbe (2): Physiol. et pathol. de la respiration nasale. Med. moderne. 15. Juli 1897. — Menzel, K.: Symptomatologie der Kieferhöhlenempyeme. Monatsschr. f. Ohrenheilk. u. Laryngo-Rhinol. 1905. Nr. 6. — Meyer, Wilhelm: Über adenoide Vegetationen in der Nasenrachenhöhle. Arch. f. Ohren-, Nasen- u. Kehlkopfheilk. N. F. Bd. 1, S. 248. 1873. N. F. Bd. 2, S. 129. 1874. — Michel, Karl: Die Krankheiten der Nasenhöhle und des Nasenrachenraumes. Berlin 1876. S. 95. — Mink: Physiologie der oberen Luftwege. Leipzig 1920. — Misch, Julius: Lehrb. d. Grenzgeb. d. Med. u. Zahnheilk. Bd. 2, S. 257. Leipzig 1922. — Monari, Carlo: Die Bakteriologie der Nasenhöhle im physiologischen Zustande. Boll. d. malatt. dell' orecchio, della gola e del naso. Dez. 1918. — von zur Mühlen, A.: Ein Fall von Steinbildung in der Kiefer- und Keilbeinhöhle. Arch. f. Laryngol. u. Rhinol. Bd. 21, S. 371. 1908. — Müller, Friedrich: Der Keimgehalt der Luftwege bei gesunden Tieren. Münch. med. Wochenschr. 1907. Nr. 47. — Müller-Lehe, O. (1): Versuch einer Methodik der Indikationsstellung für die operative Behandlung der Nasenstenose. Zeitschr. f. Hals-, Nasen- u. Ohrenheilk. Bd. 75, S. 309. 1920. — Derselbe (2): Der luftdynamische Energieverbrauch während der Atmung. Daselbst Bd. 74, S. 32. 1917. — Derselbe (3): Die nasale Dysmenorrhöe sowie die nasal-respiratorischen Druck- und Saugwirkungen auf die Bauchorgane überhaupt. Arch. f. Laryngol. u. Rhinol. Bd. 31, S. 305. 1927. — Derselbe (4): Die atmungsorthopädische Indikation der Tonsillektomie. Arch. f. Ohren-, Nasen- u. Kehlkopfheilk. Bd. 100, S. 27. 1917. — Derselbe (5): Nasenatmung und Herzfunktion. Arch. f. Ohren-, Nasen- u. Kehlkopfheilk. Bd. 101, S. 20. 1917. — Nadoleczny: s. Diskussion zu Wotzilka (3). — Neumann, Herbert: Die Atmung bei Nasenstenose. Beitr. z. Anat., Physiol., Pathol. u. Therapie d. Ohres, d. Nase u. d. Halses. Bd. 18, S. 122. 1922. — Nieden: Über Zusammenhang von Augen- und Nasenaffektionen. Arch. f. Augenheilk. Bd. 16, S. 381. 1886. — von Noorden, K.: Pathologie des Stoffwechsels. Berlin 1893. — Onodi (1): Über die kontralateralen Sehstörungen nasalen Ursprungs. Zeitschr. f. Augenheilk. Bd. 31, S. 324. 1914. — Derselbe (2): Der Sehnerv und die Nebenhöhlen der Nase. Wien 1907. — Derselbe (3): Pathologie und Therapie der durch Ohren- und Nasenerkrankungen bedingten Augenleiden. Wien 1914. — Osokin: Über hohes Palatum durum. Verhandl. d. otolaryngol. Sekt. d. 11. Pirogowschen Kongr. in St. Petersburg 1910. Zentralbl. f.

Laryngol. 1910. Bd. 26. — Ott: Über Veränderung der Lippen als Folge langbestehender Mundatmung. Arch. f. Laryngol. u. Rhinol. Bd. 2, S. 299. — Paulsen: Nasenatmung. Sitzungsberichte der k. k. Akademie d. Wissenschaft. Wien. Bd. 85, III. 1882. — Pawlow: Die Arbeit der Verdauungsdrüsen. Wiesbaden 1898. — Pegler: Unvermögen durch die Nase zu atmen. London. laryngol. Ges. Zentralbl. f. Laryngol. 1903. S. 107. — de la Personne: Neuritis optica in Verbindung mit Sinuserkrankungen und Affektionen der Nase. 9. Internat. Ophthalmologenkongreß. — Peters: Ergebnisse der Nasenuntersuchung bei 24 Fällen von Phlegmonen und Fistelbildung in der Tränensackgegend. Münch. med. Wochenschr. 1905, S. 147. — Poli, C.: Über den physiol. Wert der Nasen- und Mundatmung. Arch. ital. di otol. Febr. 1903. — Rayer: Note sur la coryza des enfants à mamelles. Paris 1820, zitiert nach Bloch (Handbuch). — Réthi, L. (1): Die Verbindungen der Nasenscheidewand in ihren örtlichen und allgemeinen Beziehungen. Samml. zwanglos. Abhandl. Bd. 1, H. 9, S. 17. Halle: Marhold. 1896. — Derselbe (2): Über Kopfschmerz nasalen Ursprungs. Wien. klin. Wochenschr. 1907. — Derselbe (3): Über den nasalen Kopfschmerz als Stauungserscheinung. Med. Klinik 1908. S. 16. — Derselbe (4): Sitzungsber. d. k. k. Akad. d. Wissensch. Bd. 109. Febr. 1900. — Rhese: Über die rhinogene Beteiligung der Tränenwege usw. Dtsch. med. Wochenschr. 1912. Nr. 35. — Rich, Herbert M.: Sensitation bei vasomotorischer Rhinitis. Laryngoscope. Bd 32, Nr. 7, S. 510. 1922. — Richter: Zur Kenntnis der einfachen, nichttuberkulösen Kollapsinduration. Dtsch. med. Wochenschr. 1908. Nr. 18. — Ritter, Gustav: Die Chirurgie der Tränenwege. Handb. d. Chirurg. d. Ohres, Katz-Blumenfeld, 3. Aufl., Bd. 3. Leipzig: Curt Kabitzsch. 1922. — Rivers, W. C. (1): Die Häufigkeit mangelnder Nasenatmung als Vorläufer pulmonärer und extrapulmonärer Tuberkulose. Brit. med. journ. Vol. 2, S. 15, 36. 1906. — Derselbe (2): Three clinical studies in tuberculous predisposition. London: George Allen and Unwing. 1920. — Robert: Mémoires sur le gonflement des amygdales chez les enfants. Bull. gén. therap. Tome 24, p. 343. 1843. — Rohrer: Der Strömungswiderstand in den verschiedenen Atmungswegen usw. Pflügers Arch. f. d. ges. Physiol. Bd. 162. — Rosenberg, Max: Nasenstenose und Kollapsinduration. Arch. f. Laryngol. u. Rhinol. Bd. 23, S. 9. — Roth, Nikolaus: Die neuere Richtung in der Pathogenese des Asthma bronchiale. Klin. Wochenschr. Jg. 1, Nr 30, S. 1500. 1922. — Rowe, Albert J. A.: Recent advances in the diagnosis and treatment of hayfever and Asthma. California State journ. of med. Vol. 20. — Rugani, Luigi: Experimenteller Beitrag zur Physiopathologie der Nasenatmung. Arch. ital. di otol. Sept. 1902. — Rugani, L.: Experimenteller Beitrag zur pathologischen Anatomie der Nasenverstopfung. Arch. ital. di otol. Fasc. 2. 1904. — Runge: Die Nase in ihrer Beziehung zum übrigen Körper. Jena 1880. — Rumpf, O.: Dtsch. med. Wochenschr. 1907. S. 333. — Sandmann, G.: Über Atemreflexe von der Nasenschleimhaut. Dubois Arch. 1887. S. 487. — Sarason: Untersuchungen der Nase und des Nasenrachenraumes an Epileptikern und Idioten. Inaug.-Diss. Königsberg 1895. — Schade, H.: Die physikalische Chemie in der inneren Medizin. Leipzig 1921. — Schadewald: Über die Lokalisation der Empfindungen in den Halsorganen. Dtsch. med. Wochenschr. 1887. H. 32/33. — Schauss: Der Schiefstand der Nasenscheidewand. Arch. f. klin. Chirurg. Bd. 35, S. 145. — Schech: Über Mund- und Nasenatmung. Münch. med. Wochenschr. 1895. — Scheibe: Zur Erklärnug der charakteristischen Schmerzen bei Stirnhöhleneiterung. Verhandl. d. Ges. dtsch. Hals-Nasen-Ohrenärzte 1925. — Scherer, August: Vollständiger Salzsäuremangel, geheilt durch regelmäßige Behandlung einer Kieferhöhleneiterung. Med. Klinik 1907. S. 13, 26. — Schieck: Die ätiologischen Momente der retrobulbären Neuritis. Graefes Arch. f. Ophthalmol. Bd. 71, S. 466. 1909. — Schoetz: Berl. klin. Wochenschr. 1890. Nr. 4. — Schutter: Ann. des maladies de l'oreille etc. Tom. 19, No. 4. 1893, zit. nach Mink. — Seifert, Otto (1): Nachbehandlung der Adenotomie. Verhandl. d. Ver. süddtsch. Laryngol. 12. Vers. 1906. S. 88. — Derselbe (2): Fremdkörper in der Nase. Heymanns Handb. Bd. 3, 1., S. 550. Wien 1900. — Derselbe (3): Über die Beziehung zwischen Nasen- und Augenerkrankungen. Münch. med. Wochenschr. 1898. S. 923. — Semon, Felix: Zentralbl. f. Laryngol. Bd. 10, S. 594. — Schmidt, Moritz: Die Krankheiten der oberen Luftwege. Berlin 1892. S. 218. — Schmidt, Moritz und Edmund Meyer: Die Krankheiten der oberen Luftwege. 4. Aufl. Berlin 1909. — Schönemann: Die nichttuberkulöse Lungenspitzeninduration als Folge behinderter Nasenatmung. Schweiz. Rundschau f. Med. 1910. Nr. 2. — Schwartz, W.: Über die Beziehungen zwischen Schädelform Gaumenwölbung und Hyperplasie der Rachenmandel. Zeitschr. f. Ohrenheilk. u. f. Krankh. d. Luftwege. Bd. 30, S. 377. — Seidel: Über Steinbildung in der Highmorshöhle. Arch. f. Ohren-, Nasen- u. Kehlkopfheilk. Bd. 94. — Siebenmann: Über adenoiden Habitus und Leptoprosopie sowie über das kurze Septum des Chamaeprosopen. Verhandl. d. Ver. süddtsch. Laryngol. 4. Vers. 1897. S. 159. Siehe auch Münch. med. Wochenschr. 1897. — Siegmund: Heads Zonen als Mittel zur Erkennung der nasalen Reflexneurosen. Med. Klinik 1907. Nr. 49—51. — Sikkel, A.: Demonstration des Oberkiefers bei adenoiden Vegetationen. Niederländ. Ges. f. Hals- usw. 4. Jahresvers. 17. Mai 1896. Zentralbl. f. Laryngol. 1896. S. 521. — Simon: Über angeborene knöcherne Choanalatresie. Leipzig 1897.

— Sluder, Greenfield (1): Der sympathetische Symptomenkomplex vom Ganglion sphenopalatinum. Zentralbl. f. Laryngol. 1918. S. 245. — Derselbe (2): Der vom Ganglion sphenopalatinum ausgehende Symptomenkomplex. Zentralbl. f. Laryngol. 1916. S. 101. — Derselbe (3): Ätiologie, Diagnose und Behandlung der Neuralgie des Ganglion sphenopalatinum. Journ. of the Americ. med. assoc. Vol. 27, p. 9. 1913. — Derselbe (4): External Cricodynia its control by the nasal spheno-palatine or Mekels Ganglion. Journ. of the Americ. med. assoc. Vol. 29. Nr. 10. 10. März 1923. — Smester: Soc. de med. et de chirurg prat. Dec. 1903. Zentralbl. f. Laryngol. 1903. S. 401. — Sokolowsky: s. Diskuss. zu Wotzilka (3). — Solly: The relation of nose and laryngeal diseases to pulmonary tuberculosis. Journ. of the Americ. med. assoc. Chicago 15. 9. 1894. — Sommer: Über angeborenen knöchernen Verschluß der linken Choane Wien. med. Presse 1883. — Spiess, Gustav: Die Symptomatologie der Keilbeinhöhlenerkrankungen. Münch. med. Wochenschrift 1923. S. 57. — Stein, C.: Ein Beitrag zur Pathogenese der von der Nase ausgelösten subjektiven Ohrgeräusche. Monatsschr. f. Ohrenheilk. u. Laryngo-Rhinol. Bd. 4, S. 329. 1913. — Stenger: Diskuss. zu Herzog. — Stern. Hugo: s. Disk iss. zu Wotzilka (3). — Sticker, Anton: Dtsch. Arch. f. klin. Med. Bd. 57. — Strohmeyer, Wilhelm: Die Vererbung des Habsburger Familientypus. Arch. f. Rassen- u. Gesellschaftsbiol. Jg. 8, S. 775. 1911. und Jg. 9, S. 150. 1912. Lit. — Swain, Henry S.: Das Gaumengewölbe. Amerik. laryngol. Association. 23. Mai 1903. Zentralbl. f. Laryngol. 1904. S. 101. — Takahashi: Vorläufige Mitteilung über den Luftstrom in der Nase. Zeitschr. f. Laryngol., Rhinol. u. ihre Grenzgeb. Bd. 11, S. 203. 1921. — Tendeloo, M. Ph.: Konstellationspathologie und Erblichkeit. Berlin 1921. — Thomson, St. Clair: Diseases of Nose and Throat. London 1911. — Thomson, St. Clair und Hewlett, R. T.: The fata of microorganismes in inspired air. Lancet Vol. 4, p. 8. 1896. — Tomes and Charles, S. T. A.: A System of dent. surg. 2. Aufl. London 1873. S. 146. — Trautmann: Bedeutung der nasalen Atmung usw. Monatsschr. f. Ohrenheilk. u. Laryngo-Rhinol. 1902. Nr. 12. u. Münch. med. Wochenschr. 1903. — Uffenorde: Die Erkrankungen des Siebbeins. Jena 1907, s. a. Diskuss. Herzog. — Veckenstädt, Richard: Der Kopfschmerz als häufige Folge von Nasenleiden und seine Diagnose. Würzburger Abhandl. a. d. Gesamtgeb. d. prakt. Med. Bd. 8, H. 8. 25. Mai 1908. — Voltolini: Die Rhinoskopie und Pharyngoskopie. Breslau 1888. — Wagner. E.: Die Krankheiten des weichen Gaumens. Ziemssen: Handb. der Pathol. u. Therap. Bd. 7, S. 216. — Waldow, A.: Untersuchung von Kiefermißbildungen infolge von Verlegung der Nasenatmung. Arch. f. Laryngol. u. Rhinol. Bd. 3, S. 234. 1895. — Walker, J. Ch.: Studies on the sensitation of patients with bronchial asthma etc. Journ. of med. research. Vol. 36, p. 237. 1917. — Weihl, Albert: Das Ansaugen der Nasenflügel. Zeitschr. f. Laryngol., Rhinol. u. ihre Grenzgeb. Bd. 9, S. 30. 1920. — Weingärtner, N. (1): Die Kriegsverletzungen der Stirnhöhle usw. Handb. d. ärztl. Erfahr. im Weltkriege. Bd. 6, S. 198. Leipzig 1921. — Derselbe (2): Siehe unter Brückner. — Wilson, William: Nose and headaches. Med. chron. Oct. 1912. — Wotzilka (1): Beiträge zur Pathologie der Nasen- und Mundatmung. Virchows Arch. f. pathol. Anat. u. Physiol. Bd. 238, S. 105. 1922. — Derselbe (2): Behinderte Nasenatmung und Lungentuberkulose. Med. Klinik 1914. Nr. 22. — Derselbe (3): Atemphysiologische Gesichtspunkte für lumenerweiternde Operationen in der Nase. Zeitschr. f. Hals-, Nasen- u. Ohrenheilk. Bd. 3, S. 346. — Verhandl. d. Hals-Nasen-Ohrenärzte 1922; s. auch Diskussion. — Wurtz und Lermoyez: Ann. des maladies des oreilles 1893. S. 66. — Zabel: Plötzliche Blutdruckschwankungen und ihre Ursachen. Münch. med. Wochenschr. 1910. Nr. 44. — Zabel, Erich: Eiterüberschwemmung des Magendarmkanals aus Nebenhöhlenempyemen. Dtsch. med. Wochenschrift 1910. Nr. 17. — Zarniko, Karl: Die Krankheiten der Nase und des Nasenrachenraumes. 1. Aufl. Berlin 1894. — Zaufal: Angeborener knöcherner Verschluß der rechten Choane. Prag. med. Wochenschr. 1876. Nr. 45. — de Zigna, Vittorio: La respirazione nasale et la respirazione boccale. Arch. ital. di otol. Fasc. 3, H. 2, p. 1, 2. — Ziem (1): Die Verkrümmungen der Wirbelsäule bei obstruierenden Nasenleiden. Monatsschr. f. Ohrenheilk. 1890. Nr. 5. — Derselbe (2): Sehstörungen nach Anwendung des Galvanokauters in der Nasenhöhle. Zentralbl. f. prakt. Augenheilk. 1888. S. 133. — Derselbe (3): Iritis, Vereiterungen der Nase und ihrer Nebenhöhlen. Daselbst 1888. S. 358. — Derselbe (4): Über Einschränkung des Gesichtsfeldes bei Erkrankungen der Nase und ihrer Nebenhöhlen. Berl. klin. Wochenschr. 1888, Nr. 37. — Derselbe (5): Über das Zusammentreffen von Trachom der Bindehaut mit Katarrh der Nasenschleimhaut. Allgem. med. Zentral-Zeit. 1888. Nr. 23. — Derselbe (6): Über Einschränkung des Gesichtsfeldes bei Nasenerkrankungen und ihrer Nebenhöhlen. Berl. klin. Wochenschr. 1888. Nr. 37. — Derselbe (7): Über Einschränkung des Gesichtsfeldes bei Nasenkrankheiten. Dtsch. med. Wochenschr. 1889. S. 86. — Derselbe (8): Über die Bedeutung von Nasenkrankheiten bei Behandlung sog. skrofulöser Erkrankungen der Augen. Monatsschr. f. Ohrenheilk. u. Laryngo-Rhinol. 1907. — Derselbe (9): Über partielle und totale Verlegung der Nase. Monatsschr. f. Ohrenheilkunde u. Laryngo-Rhinol. 1879. Nr. 12.

2. Allgemeine Pathologie und Symptomatologie der Rachen-, Mund-, Kehlkopf- und Luftröhrenkrankheiten.

Von

Otto Frese-Halle a. S.

A. Einleitung.

Dem Verhalten der Mund- und Rachenhöhle in krankhaften Zuständen ist von altersher große Bedeutung beigemessen worden. Sind doch ihre Schleimhäute der Betrachtung ohne weiteres zugänglich, so daß sich gewisse Veränderungen, die sie bei Allgemeinerkrankungen des Körpers erfahren, besonders gut beobachten lassen. Namentlich dem verschiedenen und oft charakteristischen Aussehen der Zunge bei akuten und chronischen Krankheiten ist von den älteren Ärzten eingehende Beachtung geschenkt worden. Auch die Symptomatologie der Mund- und Rachenkrankheiten ist seit langem gut bekannt. Schling- und Atemstörungen, Schmerzen, Krämpfe, Lähmungen, Speichelfluß und übler Mundgeruch sind so auffällige Erscheinungen, daß sie früh die ärztliche Aufmerksamkeit auf sich zogen.

Während die örtlichen Erkrankungen der Mund- und Rachenhöhle schon lange gut bekannt sind, wurden dies die des Kehlkopfes und der Luftröhre erst mit der Erfindung des Kehlkopfspiegels. Bis zu dieser Zeit war man lediglich auf die Beobachtung und Deutung gewisser Symptome wie Heiserkeit, Atemnot, Auswurf und Schmerzen angewiesen.

Erkrankungen der oberen Luft- und Speisewege sind ungemein häufig, da sie krankmachenden äußeren Einflüssen leicht zugänglich sind und von Allgemeinerkrankungen des Körpers vielfach in Mitleidenschaft gezogen werden. Neben rein örtlichen Erkrankungen gibt es solche, die lediglich Teilerscheinungen einer Allgemeinerkrankung sind. Wie wir später sehen werden, stellen die oberen Luft- und Speisewege eine wichtige Eintrittspforte für das Eindringen von Krankheitserregern in den Körper dar und sind auf der anderen Seite eine Hauptquelle für die Verbreitung von Krankheitskeimen nach außen hin.

B. Allgemeine Pathologie.

1. Die Bakterienflora der Mund-Rachenhöhle, des Kehlkopfes und der Luftröhre.

a) Mundrachenhöhle.

Die Mund-Rachenhöhle bietet allen Arten von Spaltpilzen besonders günstige Ernährungsbedingungen dar, nämlich hohe Temperatur, Feuchtigkeit und Nährstoffe aller Art. Außer Schleim- und eiweißhaltigen Flüssigkeiten dienen abgestorbene Gewebsbestandteile und Speisereste als Nährböden. Sauerstoffliebende Arten finden denselben in reichlichem Maße vor, aber auch Anaerobier können in den zahlreichen versteckten Buchten und Taschen der Schleimhaut und im Grunde kariöser Zähne gedeihen. Die unter normalen Verhältnissen alkalische Reaktion der Mundflüssigkeit ist dem Wachstum der meisten

Mikroorganismen ebenfalls dienlich; wenn die Reaktion bei gewissen Krankheitszuständen sauer wird, verbinden sich damit gewöhnlich wieder andere Umstände, die den Spaltpilzen zuträglich sind.

Die unmittelbare Verbindung der Mund-Rachenhöhle mit der Außenwelt verschafft den dort vorkommenden Mikroorganismen die Möglichkeit des Eindringens, so daß man gelegentlich eigentlich alle bekannten Spaltpilze in ihr gefunden hat. Die Aufnahme erfolgt hauptsächlich mit der Nahrung, mit beschmutzten Fingern, durch Gebrauchsgegenstände, kurz durch direkte Kontaktinfektion; in geringerem Grade auch durch die Atemluft; viel seltener als durch den Mund dringen Keime von der Nase her in die Rachenhöhle ein.

Frei von Mikroorganismen wird die Mundhöhle nur unmittelbar nach der Geburt gefunden. Während des Geburtsaktes findet wohl bereits die erste Infektion statt durch die Berührung mit den Sekreten der weiblichen Genitalorgane, später enthält sie Mikroorganismen stets in reichlicher Menge, doch unterliegt dieselbe großen Schwankungen und wechselt auch bei demselben Individuum zu verschiedenen Zeiten.

Eine sauber gehaltene Mundhöhle enthält bedeutend weniger Keime als eine nicht gepflegte, besonders wenn in letzterer cariöse Zähne vorhanden sind. Nach der Nahrungsaufnahme trifft man weniger Bakterien an, als im nüchternen Zustande. Der Grund hierfür liegt wohl in der mechanischen Reinigung bei der Kautätigkeit und der Fortschwemmung mit dem dabei reichlich ergossenen Speichel. Deshalb finden wir stets eine starke Vermehrung der Bakterienflora, wenn Kautätigkeit und Schlingakt gestört sind.

Man kann die Mundpilze in zwei Gruppen einteilen, nämlich in solche, die gelegentlich in der Mund-Rachenhöhle gefunden werden und in solche, die regelmäßig oder wenigstens häufig in ihr anzutreffen sind. Eine weitere Einteilung ist möglich auf Grund ihrer pathogenen oder nicht pathogenen Eigenschaften. Der größere Teil ist harmloser Natur, aber auch die pathogenen Arten weisen meist nur geringe Virulenz auf, die sich aber schnell steigern kann, wenn die örtliche oder allgemeine Widerstandskraft des Körpers aus irgendeinem Grunde abnimmt.

Eine große praktische Schwierigkeit in der Klassifikation der vorkommenden Spaltpilze besteht darin, daß zahlreiche Arten auf künstlichen Nährböden nicht wachsen und man deshalb in ihrer Beschreibung auf morphologische Eigenschaften angewiesen ist.

Daher sind die von den einzelnen Autoren aufgestellten Arten schwer zu identifizieren, zumal die Beschreibung nicht immer hinreichend genau ist und die Nomenklatur nicht einheitlich gehandhabt wird. So konnte z. B. W. D. Miller, dem wir die grundlegenden Arbeiten auf diesem Gebiet verdanken, 50 Arten nicht genau identifizieren.

Im frühen Kindesalter bis zur ersten Dentition ist die gewöhnliche Bakterienflora des Mundes nach Brailowski-Lounkewitch fakultativ aerob und anaerob; besonders häufig ist der Streptococcus salivaris. Mit dem Erscheinen der Zähne ändert sich der Charakter der Flora und es treten strikte Anaeroben auf (Streptococcus buccalis, Spirillen). Die Bakterienflora bei Kindern, die ihre Zähne haben und bei normalen Erwachsenen ist identisch.

Folgende *pathogene* Arten sind mehr oder minder häufige Bewohner der *gesunden* Mund-Rachenhöhle: Der Staphylococcus aureus und albus, seltener der citreus und flavus; ferner der Streptococcus pyogenes. Er wurde von Netter bei 5,5%, von Kurth bei 4,5—8% gesunder Menschen nachgewiesen. Streit hat ihn unter 200 Fällen nur 7mal vermißt. In 30% handelte es sich um hämolytische Streptokokken. Diese starken Abweichungen zwischen den Resultaten der einzelnen Untersucher, die sich ebenso bei anderen pathogenen

Arten zeigen, erklären sich wohl hauptsächlich durch die verschiedene Untersuchungstechnik, indem z. B. nur die Mundflüssigkeiten untersucht oder auch die Schleimhautfalten und Gruben berücksichtigt wurden. Die glatte normale Oberfläche der Mund-Rachenhöhle ist nach GERBER fast immer frei von Mikroorganismen, aber drei Stellen beherbergen regelmäßig, besonders in ungepflegten Mundhöhlen, Unmassen von solchen, nämlich der Zahnhals, die Lacunen der Tonsillen und der Zungenrücken. DAVIS fand, daß die Bakterienflora auf der Oberfläche der Tonsillen meist sehr verschieden von der der Krypten ist, in denen sich in fast allen Fällen große Mengen virulenter Streptokokken nachweisen ließen. Der Diplococcus lanceolatus (FRÄNKEL-WEICHSELBAUM) findet sich besonders häufig bei Personen, die früher eine Pneumonie durchgemacht haben. (Nach NETTER in 80%). Auch verwandte Arten, wie der Streptococcus mucosus werden oft beobachtet. Amerikanische Autoren (BUCKER, PARK, WILLIAMS) fanden die Pneumokokken im Winter in fast jeder Mundhöhle; im Sommer dagegen nicht so regelmäßig. Der Bacillus pneumoniae FRIEDLÄNDERs kommt seltener vor.

Das Bacterium coli commune findet sich in fast 50% gesunder Mundhöhlen, auch der Proteus vulgaris ist nicht selten. Der Pseudodiphtheriebacillus wird sehr häufig angetroffen, dagegen der echte Diphtheriebacillus nach manchen Autoren (STREIT u. a.) nur bei Fällen wirklicher Diphtherieerkrankung bzw. nach dem Vorausgehen einer solchen, wo sie sich in den Gaumenmandeln monatelang halten können. — MERKL und POLLAK fanden sie aber auch in 4% bei gesunden Personen, die in Berührung mit Diphtheriekranken gestanden hatten.

Der WEICHSELBAUMsche Meningokokkus wurde von MAYER, WALDMANN, FÜRST und G. B. GRUBER unter 11 022 gesunden Menschen, deren Rachenschleimhaut darauf untersucht wurde, in 2% der Fälle festgestellt, gleichgültig ob Genickstarre herrschte oder nicht. Andere Autoren fanden die Meningokokken namentlich bei Personen aus der Umgebung von Meningitiskranken. (Nach TRAUTMANN und FROMME in 9,2%). Der noch unbekannte Erreger der *akuten Poliomyelitis* kommt anscheinend nicht selten im Sekret des Rachens und Nasenrachenraumes von Personen aus der Umgebung derartiger Kranken vor. FLEXNER, CLARK und FRASER gelang es, mit diesem Sekret Affen zu infizieren.

*Typhus*bacillen konnten PURJESZ und PERL im febrilen Stadium dieser Krankheit in mehr als der Hälfte der Fälle von den Tonsillen und Zähnen züchten. Dagegen fanden F. und L. SCHÜTZ in 33 Fällen keine Typhusbacillen auf den Tonsillen. EGGEBRECHT stellte nach überstandener Typhuserkrankung in 4,5% seiner Fälle Mundtyphusbacillenträger fest, während im Kot keine Bacillen mehr nachgewiesen werden konnten. *Tuberkel*bacillen sind bei Leichenuntersuchungen häufig im lymphatischen Rachenring gefunden worden, und zwar nach STRASSMANN in 61,8%, nach DMOCHOWSKI in 39%, nach SCHLENKER in 32,8% aller untersuchten Leichen. In Tonsillen, die am Lebenden exstirpiert waren und keine tuberkulösen Veränderungen aufwiesen, fand RÉE sie in 3% der Fälle, in Rachenmandeln sogar in 10%; C. W. WELLER in 2,35% aller operierten Tonsillen; dagegen hatten SOBERNHEIM und BLITZ völlig negative Resultate. ZILZ hat in Zahnwurzelcysten und Fisteln von gesunden oder an Drüsentuberkulose leidenden Personen MUCHsche Granula gefunden, die als Umwandlungsprodukt der Tuberkelbacillen gelten. Er konnte durch Verimpfung des Materials bei Meerschweinchen Tuberkulose hervorrufen. *Syphilisspirochäten* können sich nach Abheilung von Mundpapeln in den anscheinend unveränderten Tonsillen hartnäckig halten.

Aktinomyces kommt nach PONFICK und ROSENBACH bei gesunden Menschen in Tonsillarpfröpfen vor, doch dürfte es sich dabei nicht um den eigentlichen

Aktinomyces, sondern um eine nichtpathogene Art gehandelt haben. Derartige aktinomycesähnliche Körnchen sind in den Gaumenmandeln später noch öfter beschrieben worden (Ruge, Gappisch, Miodowski).

Das *Bacterium fusiforme*, das bei gewissen Mund- und Rachenkrankheiten eine Rolle spielt, wird häufig in den Zahnfleischtaschen gesunder Menschen angetroffen.

Konstante Bewohner der Mundhöhle sind die verschiedenen *Leptothrix*-arten, die besonders im Zahnbelag vorkommen. Der Leptothrix buccalis soll bei der Bildung des Zahnsteins mitwirken. In gesunden und namentlich in kranken Mundhöhlen finden sich ferner regelmäßig zahlreiche *Spirochäten*. Es werden gewöhnlich drei Arten unterschieden, die große, weitgewundene *Spirochaeta buccalis* mit zwei Unterarten (*Sp. crassa* und *tenuis*), ferner die enggewundene feine *Sp. dentium* und eine mittelgroße (*Sp. media oris*). Letztere soll mit der *Sp. Vincenti* identisch sein (Mühlens). Verwechslungen der enggewundenen Formen mit der *Sp. pallida* sind bei ihrem ähnlichen Aussehen leicht möglich. In den Zahnfleischtaschen findet sich neben dem schon erwähnten Bact. fusiforme häufig die *Entamöba buccalis*; von manchen, namentlich von amerikanischen Autoren ist sie als spezifischer Erreger der Pyorrhoea alveolaris angesprochen worden. Die meisten neueren Untersucher stellen diesen Zusammenhang aber entschieden in Abrede (Mendel, Fischer, Benjamins).

b) Kehlkopf und Luftröhre.

Im Gegensatz zur Mund-Rachenhöhle sind Kehlkopf und Luftröhre normalerweise so gut wie frei von Spaltpilzen.

Zum Teil liegt das an der geschützteren Lage dieser Organe, die sie nicht so unmittelbar mit der Außenwelt in Verbindung bringt, wie die Mund-Rachenhöhle; vor allem aber fällt die Hauptinfektionsquelle durch die aufgenommene Nahrung, durch unmittelbare Berührung mit allerhand infektiösem Material fort. Die Spaltpilze enthaltende Atemluft wird bei normaler Nasenfunktion größtenteils von ihnen befreit, aber auch bei Mundatmung dürfte eine gewisse Reinigung vorher stattfinden.

Weiterhin stellt aber die Kehlkopf- und Luftröhrenschleimhaut mit ihrem glatten Bau keinen entfernt so günstigen Nährboden dar, wie die Mund-Rachenhöhle. Es fehlt hier auch an stagnierenden Speiseresten und Sekreten und an anderem geeignetem Nährmaterial. Ferner sorgt der Hustenreflex für sofortige Beseitigung etwa eingedrungener gröberer Partikel und das flimmernde Cylinderepithel schafft feinere verhältnismäßig schnell wieder heraus.

2. Die oberen Luft- und Speisewege als Eintrittspforte für Infektionen.

Die ständige Anwesenheit zahlreicher pathogener Arten und die stets vorhandene Gelegenheit, neue Keime aufzunehmen, machen die Mund-Rachenhöhle zur wichtigsten *Eintrittspforte* für Infektionserreger in den Gesamtkörper. Sie braucht dabei selbst nicht sichtbar zu erkranken, sondern dient den Mikroorganismen häufig nur als Durchgang. Drei Wege stehen denselben für ihr Eindringen in den Körper zur Verfügung. Durch Verschlucken gelangen sie mit dem Speichel oder der Nahrung in den Magen-Darmkanal, mit der Atemluft dringen sie in die Bronchien und Lungen ein und schließlich können sie unmittelbar von der Schleimhaut der Mund-Rachenhöhle in die Lymph- oder Blutbahn gelangen. Es geschieht dies durch kleinere oder größere Epitheldefekte, durch kariöse Zähne, möglicherweise auch durch die intakte Schleimhaut. In anderen

Fällen erzeugen die Mikroorganismen zuerst *örtliche* Erkrankungen der Schleimhaut und es kommt dann sekundär zu einer allgemeinen Ausbreitung.

Neben dem Eindringen der Krankheitserreger selbst ist auch die Aufnahme ihrer *Toxine* von der Mund-Rachenschleimhaut aus in den allgemeinen Kreislauf von Bedeutung.

Von einem Teil der akuten Exantheme, deren Erreger noch unbekannt sind, ist es sehr wahrscheinlich, daß sie ihren Eintritt in den Körper durch die Mund-Rachenhöhle nehmen, und zwar schließt man dies namentlich daraus, daß sich die ersten Krankheitserscheinungen an ihr bemerkbar machen. Beim Scharlach geht die Angina *scarlatinosa* dem allgemeinen Hautexanthem voraus; bei den Masern erscheinen die KOPLIKschen Flecken ebenfalls als Frühsymptom, daneben sind allerdings meist auch schon katarrhalische Erscheinungen in der Nase vorhanden, so daß die eigentliche Eintrittspforte vielleicht in dieser zu suchen ist. Der Erreger der *epidemischen Genickstarre*, der wie oben schon erwähnt, auch bei gesunden Menschen im Rachenschleim gefunden wird, läßt sich aus demselben bei Meningitiskranken häufig züchten. Nach WESTENHOEFFER u. a. besteht in jedem Fall von akuter Genickstarre eine entzündliche Veränderung im Rachen, die auf die Umgebung (Nase, Tonsillen) übergreifen und nach kurzer Zeit verschwinden kann. Eine vergrößerte Rachenmandel scheint für die Erkrankung zu disponieren. Die Meningokokken dringen vom Pharynx entweder in den Lymphbahnen längs der Nervenscheiden oder auf dem Blutwege nach den Hirnhäuten vor. Auch das noch unbekannte *Virus* der *akuten Poliomyelitis* benutzt höchstwahrscheinlich diesen Weg, da es sich gerade in den ersten Krankheitstagen im Rachensekret durch den Tierversuch nachweisen läßt, nachher aber schnell abnimmt (FLEXNER). Nach REGAN ist im akuten Stadium Kongestion des Pharynx ein fast konstantes Symptom und auf der Mundschleimhaut treten den KOPLIKschen ähnliche Flecken auf. Daß auch gesunde Personen aus der Umgebung des Kranken den Infektionsstoff in ihrem Rachenschleim beherbergen können, ist schon oben erwähnt worden.

Eine weitere akute Infektionskrankheit, die meist die Mund-Rachenhöhle als Eintrittspforte benutzt, ist die *Diphtherie*. Die Erreger siedeln sich gewöhnlich zuerst an den Gaumenmandeln an und die Wirkung auf den Gesamtorganismus geschieht hauptsächlich durch die Resorption ihrer Toxine. Auch die *Influenza* hält ihren Einzug in den Körper durch die oberen Luftwege, in denen sie häufig auch die ersten Krankheitserscheinungen hervorruft. Ohne örtliche Erkrankungen zu machen, finden die Erreger des *Typhus*, der *Cholera* und anderer Darmerkrankungen durch die Mund-Rachenhöhle Eingang in den Körper.

Eine besonders wichtige Rolle spielt die Mund-Rachenhöhle bei der Entstehung *septisch-pyämischer* Allgemeinerkrankungen. Ohne weiteres klar ist dieser Zusammenhang bei den allerdings nicht häufigen Fällen, in denen sich eine allgemeine Sepsis an einen schweren eitrigen Entzündungsherd in der Mund-Rachenhöhle anschließt. So kann es z. B. nach Zungen- und Mundbodenphlegmonen oder nach Zahnabscessen zu einem Einbruch der Eitererreger in die Blutbahn kommen, wobei gewöhnlich eine Thrombophlebitis die vermittelnde Rolle spielt. Auch an eine akute Mandelentzündung, namentlich an die nekrotisierende Form derselben, kann sich unmittelbar eine rasch tödlich verlaufende Sepsis anschließen. Ferner hat man eitrige Meningitis (SIEMERLING) und andere lokalisierte Eiterungen z. B. Osteomyelitis wiederholt im Anschluß an eine Angina beobachtet. JOCHMANN konnte an Tonsillenschnitten von Scharlachleichen mit sekundärer Streptokokkensepsis nach *Angina necroticans* feststellen, daß oft die Gefäße der allernächsten Umgebung der Tonsillen Streptokokken enthielten. Durch schichtweise Nekrotisierung der Mandeln findet dabei anscheinend ein direktes Einbrechen der Krankheitserreger in die Blutbahn

statt. Aber auch weniger in das Auge fallende Entzündungs- und Eiterherde
in der Mund-Rachenhöhle können zum Ausgangspunkt schwerer allgemeiner
Infektionen werden. Schon ältere Kliniker wie H. Curschmann hatten darauf
hingewiesen, daß manche Fälle sog. kryptogenetischer Septicämie von kleinen
Eiterherden in den Mandeln ausgehen und daß man bei derartigen unklaren
Krankheitsbildern niemals eine genaue Untersuchung der Tonsillen und namentlich ihres oberen Pols unterlassen solle.

Von der Mehrzahl der Kliniker wird zur Zeit die Rachenhöhle (Gaumen-
und Rachentonsille) als Eintrittspforte des Erregers des *akuten Gelenkrheumatismus* angesehen. In etwa 80% der Fälle geht ihm eine Angina voraus. Man hat
deshalb in den Tonsillen nach dem spezifischen Erreger des Gelenkrheumatismus
gesucht. F. Meyer spritzte aus Mandelabstrichen gezüchtete Balteriengemische
Kaninchen in die Venen und unter die Haut und konnte damit Gelenkergüsse
erzeugen, die innerhalb der ersten drei Tage einen zarten Streptokokkus enthielten. Später war das Exsudat steril. Durch Weiterimpfung des Gelenk-
punktats konnten wiederum Gelenkschwellungen bei Kaninchen hervorgerufen
werden. In $\frac{1}{4}$ der Fälle entstand eine Endocarditis verrucosa. Auch Menzer
gelang es, in Fällen von Angina rheumatica mit von den Tonsillen gewonnenen
Streptokokken bei Kaninchen Gelenkergüsse und Endokarditis zu erzeugen. Die
Exsudate waren dabei aber dauernd bakterienhaltig. Andere Autoren konnten
dagegen auf diese Weise keine serösen Gelenkergüsse bei Tieren hervorrufen.

Bekanntlich steht eine Reihe von Autoren (Sahli, Singer u. a.) auf Grund
dieser und anderer Befunde an den Herzklappen usw. auf dem Standpunkte,
daß der akute Gelenkrheumatismus eine abgeschwächte Form der Pyämie
sei und meist durch Streptokokken hervorgerufen werde. Menzer glaubt,
daß die gewöhnlichen auf den Tonsillen vorkommenden Streptokokken bei dem
Vorhandensein einer persönlichen Disposition imstande seien, Gelenkrheumatismus hervorzurufen. Andere Autoren denken mehr an einen spezifischen Streptokokkus. Demgegenüber sind die Kliniker der neueren Zeit doch überwiegend
der Meinung, daß der Erreger des akuten Gelenkrheumatismus noch unbekannt
ist, aber in der Mehrzahl der Fälle vom lymphatischen Rachenring aus in den
Körper eindringt. Durch Streptokokken können allerdings ähnliche Krankheitsbilder hervorgerufen werden, sind aber von der eigentlichen Polyarthritis
rheumatica abzugrenzen. Es sind das Fälle, die auf Salicyl schlecht reagieren;
man findet dabei häufig den von Schottmüller beschriebenen Streptococcus
mitis oder viridans, der oft gleichzeitig an den Tonsillen nachzuweisen ist.
Er ist auch der Erreger der Endocarditis lenta, die sich manchmal auf dem
Boden einer rezidivierenden Polyarthritis ausbildet. Anscheinend handelt es
sich dabei also um eine Sekundäraffektion mit Streptokokken. Gerade diese
„septischen Rheumatoide" scheinen durch die Enukleation der erkrankten
Tonsillen oft günstig beeinflußt zu werden, während bei der eigentlichen Polyarthritis rheumatica die Erfolge unsicher sind (Schürer u. a.). In den zuletzt
genannten Fällen geht die begleitende Endokarditis wohl nicht selten unmittelbar
auf eine Erkrankung der Mund-Rachenhöhle zurück; beim gewöhnlichen akuten
Gelenkrheumatismus tut sie es wenigstens indirekt insofern, als für letzteren
die Mandelentzündung so häufig den „Primäraffekt" darstellt. Ähnliches gilt
für das mit dem Gelenkrheumatismus nicht selten im Zusammenhang stehende
Erythema nodosum, die *Purpura rheumatica* und die *Chorea minor*.

Beim sog. *Muskelrheumatismus* hat man ebenfalls in der Mund-Rachenhöhle
den Ausgangspunkt gesucht. Bei der unklaren Ätiologie und Pathologie dieser
Erkrankung ist aber nichts Sicheres darüber zu sagen. Bemerkenswert ist
allerdings, daß sich chronisch rezidivierende „rheumatische Beschwerden"
nach Mandelenukleation manchmal auffallend bessern.

C. v. Eicken beobachtete Tendinitis achillea nach Angina lacunaris.

Seit Jahrzehnten bekannt ist ferner der Zusammenhang gewisser Formen von Nierenentzündung mit Erkrankungen der Mund-Rachenhöhle.

Nach Volhard bilden in fast dreiviertel aller Nephritiden bekannter Ätiologie die Mandeln bzw. der lymphatische Rachenring die Eingangspforte für die Infektionserreger. Meist handelt es sich dabei um Streptokokken, seltener um Pneumokokken.

Es trifft dies sowohl für die diffusen wie für die herdförmigen Glomerulonephritiden zu. Bei der herdförmigen hämorrhagischen Glomerulonephritis werden die so häufig rezidivierenden Hämaturien wahrscheinlich durch Keimverschleppungen von der Mundhöhle ausgelöst. Da diese letzteren auch bei Gesunden vorkommen, ohne daß eine Nierenentzündung entsteht, muß man in solchen Fällen eine erworbene Überempfänglichkeit der Nieren annehmen (Volhard). Gerade hier wirkt die Tonsillektomie oft überraschend günstig, weil sie den primären Krankheitsherd ausschaltet. Auch normal aussehende Tonsillen können in der Tiefe Pfröpfe und Streptokokken enthalten. Neben den Mandeln dürfen auch die sonstigen Keimquellen in der Mund-Rachenhöhle nicht übersehen werden (Rachenmandel, Zähne).

Die embolische, nicht eitrige Herdnephritis stellt sich häufig als Folgeerscheinung der Endocarditis lenta ein, die wie schon oben erwähnt, meist durch den Streptococcus viridans bedingt ist. Die ursprüngliche Infektionsquelle liegt also auch hier gewöhnlich in der Mund-Rachenhöhle.

Auch bei der akuten *Appendicitis* hat man sie hier gesucht. Zweifellos ist das nicht seltene Zusammentreffen von Mandel- und Wurmfortsatzentzündung. Man hat dabei dieselben Streptokokkenarten in beiden Organen gefunden. Kretz und andere nehmen einen hämatogenen Infektionsweg an. Ersterer fand die ursprüngliche Bakterienanhäufung in einer Capillare der Schleimhaut, und zwar meist in der Gegend des Keimzentrums eines Lymphfollikels. Die Beweiskraft der Kretzschen Präparate wird von Aschoff bestritten, der eine Einwanderung der Eitererreger vom Darm aus annimmt. Lanz und andere Autoren denken deshalb daran, daß die aus der Mund- und Rachenhöhle stammenden Infektionskeime durch Verschlucken zum Wurmfortsatz gelangen. Nach Lanz führt postanginöse Appendicitis relativ häufig zu Gangrän.

Die Augenärzte haben nach Enukleation der Mandeln günstige Erfolge bei schleichenden *Netzhautentzündungen* und Iridocyclitis gesehen (Ganz).

Manche Autoren (wie Pässler, der sonst große Verdienste auf diesem Gebiet hat) haben den Kreis, der angeblich von der Mund-Rachenhöhle ausgehenden Erkrankungen immer weiter gezogen, so daß es kaum ein Leiden gibt, dem nicht schon ein derartiger Ursprung zugeschrieben worden wäre.

Außer den oben erwähnten Krankheiten seien genannt: Myo- und Perikarditis, Pneumonie und Pleuritis, vasomotorische Übererregbarkeit, Thrombophlebitis, Ischias, Magengeschwür, chronische Obstipation, Orchitis, chronische Urethritis, Metritis, Neurasthenie usw.

Unter den *chronischen* Infektionskrankheiten, welchen die Mund-Rachenhöhle als Eintrittspforte dient, ist in erster Linie die *Tuberkulose* zu nennen. Zum Teil benutzen die Bacillen dieselbe nur als Durchgangsweg, indem sie durch Inhalation in die Lungen oder durch Verschlucken in den Magen-Darmkanal gelangen. In anderen Fällen dringen sie bereits an Ort und Stelle in den Körper ein. Meist geschieht dies wohl vom lymphatischen Rachenring aus, der infolge seiner Lage und seines anatomischen Baues besonders dazu geeignet ist.

Über ihr Vorkommen an diesen Stellen bei anscheinend gesunden Personen ist bereits oben berichtet worden.

Bekanntlich können die Tuberkelbazillen auch die scheinbar intakte Schleimhaut passieren, ohne einen Primäraffekt zu hinterlassen.

Nach Westenhöffer tritt eine tuberkulöse Infektion der Mundhöhle öfters durch bakterienhaltige Milch ein; als Eintrittspforte sollen die kleinen Verletzungen dienen, die bei der Dentition entstehen. Sekundär erkranken dann die Halslymphdrüsen. Stark und Möller sahen Halsdrüsentuberkulose von kariösen Zähnen aus entstehen. Nach den gründlichen Untersuchungen Mosts ist die Halsdrüsentuberkulose in $2/3$ der Fälle auf eine Infektion von der Schleimhaut der Nasen- und Rachenhöhle aus zurückzuführen, und zwar erkranken dabei direkt nur die tieferen Cervikaldrüsen. Der Rest der Fälle geht von den Gesichtspartien aus, und zwar meist von skrofulösen Ekzemen um Mund, Nase und Auge. Von manchen Seiten ist angenommen worden, daß auf dem Lymphwege eine direkte Infektion der *Lungen* von der Mund-Rachenhöhle aus möglich sei. Most lehnt dies entschieden ab. Ein Infektionsweg, der von der Tonsillengegend über das Halslymphgebiet zur Pleurakuppe und damit zur Lungenspitze führen soll, existiert nach ihm nicht. Die ganze Lymphe aus Kopf und Hals ergießt sich nach den übereinstimmenden Resultaten der Injektionsversuche vermittels der Trunci cervicales am Bulbus jugularis ins Venensystem. Auch über das seitliche Halslymphgebiet ist von der Rachenschleimhaut her kein Weg zu den Bronchialdrüsen und Lungen vorhanden. Der einzige anatomisch gangbare Weg vom Halslymphgebiet zur Lunge führt durch die Halslymphdrüsen und den Truncus cervicalis in das obere Hohlvenensystem und weiter durch das rechte Herz in den kleinen Kreislauf und zur Lunge. Voraussetzung ist aber das Vorhandensein einer Halsdrüsentuberkulose. Dieser Weg kommt daher wohl nur bei Kindern in Frage.

Die seltene tuberkulöse Infektion der Parotis und der übrigen Speicheldrüsen findet wahrscheinlich ebenfalls vom Munde her statt.

Die *Syphilis* benutzt die Mund-Rachenhöhle gleichfalls ziemlich häufig als Eintrittspforte in den Körper. Primäraffekte kommen namentlich an den Lippen und an den Gaumenmandeln vor. Außer durch den Geschlechtsverkehr, durch Küsse und bei kleinen Kindern durch den Saugakt, findet die Übertragung durch gemeinsame Benutzung von Eßgeräten und anderen Gebrauchsgegenständen statt. Auch nicht genügend sterilisierte ärztliche und zahnärztliche Instrumente gaben gelegentlich zu einer Infektion Veranlassung.

Der Erreger der *Aktinomykose* dringt in der überwiegenden Mehrzahl der Fälle von der Mundhöhle aus in den Körper ein, und zwar benutzt er dazu kariöse Zähne, die Zahnfleischtaschen und die Lakunen der Mandeln.

Das *Sklerom* beginnt am häufigsten im Nasenrachenraum, etwas seltener in der Nasenhöhle.

Für die *Lepra* kommt die Mund-Rachenhöhle wahrscheinlich nicht als Eintrittspforte in Betracht. Nach Ansicht der meisten Kliniker sitzt der Primäraffekt gewöhnlich in der Nase.

In früheren Jahren hat man wohl etwas zu einseitig nur die Gaumenmandeln als Eintrittspforte für Infektionskeime angesehen; der übrige lymphatische Rachenring bietet aber häufig ganz ähnliche günstige Verhältnisse für das Eindringen von Krankheitskeimen dar. Bei Kindern dürfte sogar die Rachenmandel die wichtigere Rolle spielen, nur entziehen sich die hier vorgehenden Prozesse mehr dem Auge. Im späteren Lebensalter tritt ihre Bedeutung mit der Rückbildung des lymphatischen Gewebes wohl mehr zurück.

In neuerer Zeit sind amerikanische Autoren in das entgegengesetzte Extrem verfallen und wollen die Bedeutung der Mandeln ganz zurücktreten lassen gegenüber gewissen Zahnerkrankungen, als welche Periostitiden, Zahnabscesse, Pyorrhoea alveolaris und Zahnkaries genannt werden.

Der Physiologe M. Fischer-Cincinnati führt die heterogensten Leiden auf „oral sepsis" zurück. Ich erwähne als Beispiele M. Basedow, Herzarythmien, Ulcus ventriculi, Cholelithiasis, Arteriosklerose, klimakterische Beschwerden, ja sogar das Altern!

Er denkt sich den Einfluß der Zahninfektion auf den Allgemeinzustand so, daß periodisch oder dauernd Krankheitskeime, insbesondere Streptokokken in den Blutstrom gelangen und dadurch entweder Metastasen schaffen oder durch ihre Toxine schädigend wirken.

Schottmüller hat mit Recht auf die falschen Prämissen und ungenügende Begründung dieser zum Teil phantastisch wirkenden Vorstellungen hingewiesen. Ein Infektionsherd in der Pulpa oder ein periostaler Zahnabsceß kann niemals die Eigenschaften eines „Sepsisherdes" besitzen, da keine freie Verbindung mit dem Blutstrom besteht. Einwandfreie bakteriologische Untersuchungen über Zahninfektionen sind überdies sehr spärlich. Schottmüller fand in allen Fällen putrider Eiterung in der Pulpa und Zahnwurzel nur anaerobische Bakterien. Ein Teil dieser kritischen Einwände gilt mit Recht auch für die übertriebenen Vorstellungen von der ätiologischen Rolle der chronischen Tonsillitis.

Auch von einer anderen Seite her hat man die pathogene Bedeutung der Tonsillen und des lymphatischen Rachengewebes überhaupt einzuschränken versucht. Manche Autoren wollen in ihnen gar nicht die ursprüngliche Infektionsquelle sehen. Nach Fein gehört die von ihm sogenannte „Anginose" in die große Gruppe der septischen Erkrankungen mit unbekannter Eintrittspforte und stellt eine allgemeine Infektionskrankheit dar, als deren Folge und Teilerscheinung die akute Tonsillitis aufzufassen ist. Nach ihm sind akuter Gelenkrheumatismus und Angina zwei verschiedene, parallel geordnete Manifestationen desselben, vom Blutwege aus sich verbreitenden Krankheitserregers. Dunkel bleibt dabei freilich, wo denn nun eigentlich die Eintrittspforte für die Infektionserreger zu suchen ist und warum gerade die Mandeln vom Blutwege aus so häufig erkranken. Andere Autoren suchen die ursprüngliche Infektionsquelle in der Nasen- und zum Teil auch in der Mundhöhlenschleimhaut. Nach ihrer Auffassung sind die Mandeln nur „vorgeschobene submuköse Lymphknoten", welche die Lymphe aus den genannten Gebieten und damit die Krankheitskeime aufnehmen. Es stützt sich diese Ansicht (Henke, Schönemann) namentlich auf experimentelle Untersuchungen über den Zusammenhang der Lymphgefäße der Nasen- und Mundhöhle mit den Tonsillen, wie sie u. a. von Lénart und Henke ausgeführt worden sind. Schon B. Fränkel hatte gemeint, daß die nach Nasenoperationen manchmal auftretende Angina auf einer lymphogenen Infektion beruhe. Die genannten Forscher arbeiteten meist mit fein verteilten Pigmentaufschwemmungen, die sie in die Nasen- und Zahnfleischschleimhaut einspritzten und zum Teil in den später herausgenommenen Tonsillen nachweisen konnten. Aus den mikroskopischen Bildern schlossen sie, daß entsprechend den älteren Stöhrschen Vorstellungen ein Lymphstrom nach der Oberfläche der Tonsillen gerichtet sei, der Fremdkörper und Bakterien nach der Mundhöhle zu eliminiere. Die von Görcke und Anderen verfochtene Schutztheorie der Mandeln wurde damit neu belebt, man hatte in ihnen demnach nicht Infektionsquellen, sondern im Gegenteil wichtige Schutzorgane für den Körper zu sehen. Eine direkte Infektion der Tonsillen von der Oberfläche her soll angeblich niemals stattfinden und die früheren Versuche von Lexer, Görcke u. a., die dies dartun sollten, werden als nicht beweisend abgelehnt.

Diese anscheinend gesicherten Befunde wurden aber in neuester Zeit (Amersbach, Schlemmer) mit Recht wieder in Zweifel gezogen.

Schlemmer kommt auf Grund seiner experimentellen und klinischen Studien zu dem Resultat, daß von der Mund- und Nasenschleimhaut *keine*

Lymphbahnen zu den Tonsillen führen. Weder die Gaumenmandeln noch die übrige lymphatische Substanz der Mundhöhle besitzen zuführende Lymphgefäße, sind also keine echten „Lymphdrüsen" (wie schon Grünwald betont hatte). Der Lymphabfluß erfolgt ausschließlich zur vorderen, oberen Gruppe der Glandulae jugulares. Das Lymphcapillarnetz in den Tonsillen stellt ein geschlossenes Capillarsystem dar; es besteht also kein nach dem Pharynx gerichteter, die Tonsillen durchsetzender Lymphstrom.

Gegenüber diesen sich widersprechenden experimentellen Arbeiten und theoretischen Spekulationen wird man vorläufig gut tun, sich auf dem gesicherten Boden praktisch klinischer Erfahrung zu halten. Erst durch diese sind wir ja überhaupt auf den ursächlichen Zusammenhang gewisser Erkrankungen mit pathologischen Zuständen in der Mund-Rachenhöhle aufmerksam geworden. Die klinische Erfahrung lehrt uns z. B., daß es auch die — theoretisch in Abrede gestellte — Infektion der Mandeln von der Oberfläche her geben muß. Wie soll man sonst die primäre Erkrankung der Tonsillen bei der Diphtherie erklären, wenn Nase und Mundhöhle sonst gänzlich frei sind? Eine Infektion vom Blutwege aus kann hierbei überhaupt nicht in Frage kommen. Auch die wiederholt beobachteten eigenartigen Streptokokkenanginen nach Genuß von Kuhmilch, die dieselben Streptokokken enthielt, sind meiner Ansicht nicht anders als durch direkte Kontaktinfektion der Tonsillen zu erklären.

Vor Einseitigkeiten und Übertreibungen sollte man sich hüten. Wenn auch der lymphatische Apparat der Mund-Rachenhöhle auf Grund vielfacher Erfahrungen die häufigste Quelle und Eintrittspforte für Infektionen darstellt, so sind auch andere Eintrittsstellen und Möglichkeiten nicht außer acht zu lassen. Bei der Annahme eines ursächlichen Zusammenhanges zwischen Mund-Rachenaffektionen und Allgemeinerkrankungen des Körpers fehlt es häufig an der nötigen Kritik. Die Möglichkeit eines solchen Zusammenhanges genügt nicht; nur einwandfreie Beobachtungen und Erfahrungen können hier zu gesicherten Resultaten führen.

3. Schutzvorrichtungen.

Daß infektiöse Erkrankungen der Mundrachenhöhle und von dort ausgehende Allgemeinerkrankungen nicht noch häufiger sind, als sie tatsächlich zur Beobachtung gelangen, hat seinen Grund in gewissen Schutzvorrichtungen.

Es ist bekannt, daß die meisten Wunden der Mundschleimhaut eine ausgesprochene Tendenz haben, leicht und ohne Eiterung zu heilen. Von besonderer Bedeutung dürfte hierfür die reichliche Blutgefäßversorgung sein, die ja auch die Heilung von Gesichtswunden so günstig beeinflußt. Die starke und elastische Epithellage der meisten Mundpartien und das darunter liegende derbe Bindegewebe erschwert das Eindringen von Mikroorganismen. An Stellen, wo die Schleimhaut zarter und das Unterhautbindegewebe lockerer ist, wie am Mundboden, erfolgen deshalb Infektionen leichter.

Schützend wirkt ferner die Schleimabsonderung, welche die Schleimhaut mit einer Hülle bedeckt und das Haften und Eindringen von Krankheitskeimen erschwert. Der Speichel spült die Oberfläche stets von neuem ab und reinigt vorhandene Wunden. Manche Autoren schreiben demselben außerdem bactericide Eigenschaften zu, die namentlich durch seinen Gehalt an *Rhodankalium* bedingt sein sollen. Die Menge dieses Stoffes ist bei den einzelnen Menschen sehr verschieden. Außer im Speichel kommt es im Magensaft, im Blut, in der Galle, in der Milz und im Harn vor. Im Speichel findet es sich im Durchschnitt zu 0,014%. Bei manchen Tieren, z. B. dem Hunde, fehlt Rhodankalium im Speichel. Von Lohmann, Michel u. a. wird ihm eine Schutzwirkung gegen Zahncaries zugeschrieben. Andere bestreiten dies. Nach Miller ist der Speichel weder baktericid noch chemisch wirksam. Nach anderen Autoren werden die Bakterien durch den Rhodangehalt des Speichels in ihrem Wachstum behindert. Durch Verabreichung von Rhodalcid, also durch künstliche Steigerung des Rhodangehaltes, will man günstige Resultate erzielt haben, und zwar besonders da, wo infolge von Allgemeinerkrankungen das Rhodan ganz fehlte. Auch den Speichelkörperchen hat man schützende Eigenschaften zugeschrieben. Es sind dies nach HEIDENREICH neutrophil gekörnte Leukocyten, die in dem lymphoiden Gewebe der Mundschleimhaut aus den Lymphocyten entstehen. Bei ihrem Zerfall soll sich aus ihnen ein baktericides Ferment bilden, das sich dem Speichel beimengt.

Nach CLAIRMONT hat der Speichel keine eigentlichen baktericiden Eigenschaften, stellt aber ein schlechtes Nährmedium für Bakterien dar.

Eine ausgedehnte Literatur ist über die Frage entstanden, ob und inwieweit der lymphatische Rachenring und namentlich die Gaumenmandeln als Schutzorgane anzusprechen sind. Die sog. „Abwehrtheorie" basiert vorwiegend auf der Beobachtung STÖHRS, daß durch das Epithel der Tonsillen ein beständiger Leukocytenstrom hindurchwandert. Manche nehmen nun an, daß die Schutzwirkung auf Phagocytose beruhe. Außer anderen Gründen spricht hiergegen die Tatsache, daß die abgesonderten Zellen fast ausschließlich Lymphocyten sind, die keine Phagocytose ausüben. Nach anderen Forschern (GOERKE) soll die rein mechanische Wirkung des nach außen gerichteten Saftstromes ein Eindringen von Fremdkörpern und Mikroorganismen in das Gewebe der Mandel verhindern bzw. erschweren. Wie schon oben erwähnt, wird das Vorhandensein eines solchen Saftstromes von SCHLEMMER und Anderen mit guten Gründen in Abrede gestellt.

Neuerdings hat man an dem Tonsillensekret reduzierende Eigenschaften nachgewiesen, was aber von anderer Seite bestritten wird. FLEISCHMANN denkt an eine Art von Wasserstoffsuperoxydwirkung des Sekretes und an eine dauernde Selbstreinigung der Tonsillen durch Ausschwemmung.

Nach DIGBY sind die Mandeln wie die PEYERschen Plaques, die Solitärfollikel der Appendix und andere subepitheliale Lymphdrüsen dadurch Schutzorgane, daß sie die Bakterien infolge positiver Chemotaxis durch das Epithel hindurch anziehen und Antitoxine und Bakteriolysine bilden. Verwandt ist hiermit die Ansicht, daß durch chronische Entzündungsvorgänge in den Tonsillen eine natürliche Immunität herbeigeführt werde, und zwar soll sich dieser Prozeß in den Krypten abspielen (STEEDY). Daher sollen Kinder, die im jugendlichen Alter noch nicht gründlich immunisiert sind, leicht Infektionen erliegen. Diese „Frühimmunisierung" ist nach GOOD die wesentliche Funktion der Tonsillen. Man dürfe deshalb bei Kindern unter drei Jahren nur einen Teil der Mandeln entfernen.

Wie man sieht, sind alle diese Hypothesen recht zweifelhafter Natur und aus denselben Beobachtungen wird von dem einen auf Schutzwirkung, von dem andern auf das Gegenteil geschlossen.

Neben den eingangs genannten örtlichen Schutzwirkungen ist vor allem die *allgemeine Widerstandskraft* des Körpers (Disposition) von großer Bedeutung. Alle Vorgänge, die zu ihrer Herabsetzung führen, erleichtern auch das Haften und Eindringen der Infektionserreger.

4. Die Verbreitung von Krankheitskeimen durch die oberen Luft- und Speisewege nach außen.

Ebenso häufig wie dieselben als Eintrittspforte für viele Krankheitserreger dienen, vermitteln sie auch ihre Übertragung von Mensch zu Mensch. Einmal kommen hierbei Kontaktinfektionen in Betracht durch direkte Berührung der

Schleimhaut beim Küssen, Saugen oder durch die Benutzung gemeinsamer Eß- und Trinkgeräte. Auf diese Weise können z. B. infektiöse Mund- und Rachenerkrankungen übermittelt werden. Diphtherie- und Mundtyphusbacillen-träger werden dadurch für ihre Umgebung gefährlich. Bedeutsam ist dieser Übertragungsmodus besonders für die Syphilis. In manchen Gegenden Rußlands und Norwegens entstehen durch das gemeinsame Essen aus einer Schüssel und mit demselben Löffel gehäufte Ansteckungen. Kongenitalsyphilitische Säuglinge können durch den Saugakt ihre gesunden Ammen infizieren. In gewissen Betrieben kommt eine Übertragung vor durch Benutzung derselben Geräte, so z. B. bei den Glasbläsern, die gewöhnlich zu dreien an einer sog. Pfeife arbeiten und dieselbe schnell von Mund zu Mund wandern lassen, damit sich das Glas nicht abkühlt. Beim Tätowieren pflegt die Nadel, mit welcher die Zeichnung in der Haut vorgestochen wird, mit Speichel benetzt zu werden, damit der Farb-stoff daran haftet; dabei kann das Sekret syphilitischer Mundaffektionen direkt in die Haut eingeimpft werden.

Für eine Reihe weiterer Krankheiten ist ein anderer Übertragungsmodus von größerer Bedeutung. FLÜGGE hat nachgewiesen, daß sich beim Husten, Nießen, Sprechen und Räuspern feinste Sekrettröpfchen bilden, die sich lange in der Luft schwebend erhalten und sich durch Luftströmungen in der Umgebung der betreffenden Personen verbreiten können. Durch diese Lufttröpfchen-infektion werden wahrscheinlich viele akute Infektionskrankheiten übertragen, bei denen sich die Erreger zeitweise oder dauernd in den oberen Luftwegen aufhalten. Auch gesunde Personen aus der Umgebung des Kranken, welche aber die Infektionskeime in ihrer Mund-Rachenhöhle beherbergen, tragen so zu der Verbreitung der Krankheit bei. Die epidemische Genickstarre, die akute Polio-myelitis, die Influenza und ein Teil der akuten Exantheme werden wahrscheinlich vorwiegend auf diese Weise verbreitet. Unter den chronischen Infektions-krankheiten ist namentlich die Tuberkulose an dieser Stelle zu nennen.

Die Tröpfchen, welche hustende Phthisiker ausstreuen, zeigen nach ZIESCHÉ zwei morphologisch scharf getrennte Formen. Einmal die „Bronchialtröpfchen", kleine bis mittelgroße Tröpfchen, die keine Mundepithelien und fast nie Begleit-bakterien, wie Streptokokken, aber häufig Tuberkelbazillen enthalten; daneben findet man „Mundtröpfchen", die häufiger und größer sind. Sie bestehen aus drei Schichten, einem zentralen Kern aus Fibrin und Leukocyten, einem kon-zentrischen Kreise aus Mundepithelien gebildet und einem zweiten, aus schwach-gefärbtem Schleim mit wenig stärker gefärbten Fäden sich zusammensetzend. Sie enthalten wohl häufig die Bakterien des Speichels, aber fast nie Tuberkel-bazillen.

ZIESCHÉ hat u. a. interessante Versuche über die Tröpfchenverstreuung und Infektionsgefahr beim Kehlkopfspiegeln an Larynxtuberkulose leidender Per-sonen angestellt. Die letztere ist tatsächlich nicht so groß, wie man von vorn-herein annehmen sollte. Die Erklärung hierfür liegt in dem Verhalten des Untersuchers und in den besonderen Verhältnissen des Kranken. Der Arzt weicht in dem Augenblick, in dem der Patient husten will, unwillkürlich zurück und nimmt den Kopf zur Seite, so daß im entscheidenden Moment der Abstand zwischen Arzt und Patient nicht unbedeutend vergrößert wird und er sich außerhalb des Zerstreuungskreises des Hustenden befindet. Außerdem ist das Husten der Kehlkopfkranken ein anderes als das Gesunder. Für viele derartige Kranke ist ein normaler Glottisverschluß unmöglich, infolgedessen husten sie viel weniger heraus und verstreuen auch weniger Bazillen.

C. Symptomatologie.

I. Allgemeine Symptome.

Da die oberen Luft- und Speisewege Teile des Gesamtkörpers sind und mit diesem in innigstem Zusammenhang stehen, ist es selbstverständlich, daß örtliche Krankheitsprozesse nicht ohne Einwirkung auf den Gesamtorganismus bleiben können. Allerdings gibt es zahlreiche Fälle, in denen das Allgemeinbefinden so wenig gestört ist, daß die örtliche Erkrankung ganz im Vordergrund des klinischen Krankheitsbildes steht; es ist aber auch das umgekehrte Verhalten möglich; die Allgemeinstörungen sind dann auffallender als die örtlichen Veränderungen.

Ein häufig vorkommendes Allgemeinsymptom ist die Erhöhung der Körpertemperatur, die durch Frösteln oder einen richtigen Schüttelfrost eingeleitet werden kann. Die Höhe des Fiebers geht der Schwere der örtlichen Erkrankung durchaus nicht immer parallel. Bei der Rachendiphtherie haben wir z. B. verhältnismäßig niedrige Temperaturen, während eine follikuläre Angina häufig mit hohen Temperaturen bis zu 40° und mehr einhergeht. Ursache des Fiebers ist entweder die lokale Resorption von Toxinen oder in selteneren Fällen das Eindringen der Krankheitserreger selbst in den allgemeinen Blutkreislauf. Bei manchen Erkrankungen ist es schwer zu entscheiden, inwieweit das vorhandene Fieber durch den örtlichen Krankheitsprozeß oder durch eine gleichzeitige Erkrankung des Gesamtkörpers oder bestimmter Organe desselben bedingt ist. Dies trifft z. B. für die tuberkulösen Erkrankungen der oberen Luftwege zu, bei denen fast immer auch eine Beteiligung der Lungen vorliegt. Das dabei auftretende remittierende oder hektische Fieber ist wohl hauptsächlich auf die letzteren zu beziehen, da die Resorptionsflächen hier doch bedeutend größere sind. Mancher unklare Fall von ephemerem Fieber wird durch Entzündungen des adenoiden Gewebes im Nasen-Rachenraum hervorgerufen. Bei Kindern kommen auf diese Weise auch länger andauernde Fieberperioden zustande. MORITZ SCHMIDT erwähnt derartige Fälle von hartnäckigem Fieber, das erst nach Operation der Rachenmandel verschwand.

Weitere Störungen des Allgemeinbefindens sind Kopfschmerzen, Appetitlosigkeit, allgemeine Mattigkeit, Schlaflosigkeit, Delirien, Benommenheit, Bewußtlosigkeit und bei Kindern nicht selten Konvulsionen. Als Folge der Giftwirkung von Mikroorganismen kann sich Herz- und Kreislaufschwäche einstellen.

Bei örtlichen Erkrankungen, die zu einer Beeinträchtigung der Nahrungsaufnahme führen, tritt allgemeine Abmagerung und Kräfteverfall ein. Die Resorption schädlicher Substanzen und gleichzeitige Schmerzen beschleunigen den Verfall. So erklärt sich der schnelle und ungünstige Verlauf ausgedehnter Rachen- und Kehlkopftuberkulose und die rasch zunehmende Kachexie von Personen, die an jauchenden Carcinomen der Zunge oder des Kehlkopfes leiden. Schädlich scheint auch der damit häufig verbundene Speichelverlust zu wirken.

Neben der Abmagerung fällt gewöhnlich das blasse, fahle Aussehen derartiger Kranken auf. Eine erhebliche Anämie kann sich ferner infolge wiederholter, wenn auch kleiner Blutungen aus den oberen Luft- und Speisewegen ausbilden. Auch manche Kinder mit adenoiden Vegetationen zeigen ein auffallend blasses Aussehen. Man hat dabei an mangelhafte Oxydation des Blutes infolge Atemstörungen, neuerdings auch an endokrine Störungen gedacht. Wegen der sonstigen, bei solchen Kindern auftretenden Allgemeinstörungen muß auf den Abschnitt Allgemeine Pathologie und Symptomatologie der Nasenkrankheiten verwiesen werden.

II. Lokale Symptome.

1. Veränderungen des Blutgehaltes (Anämie und Hyperämie).

Das Aussehen der Schleimhaut der oberen Luft- und Speisewege entspricht im allgemeinen der Blutbeschaffenheit des Gesamtkörpers. Bei Abnahme der roten Blutkörperchen oder ihres Farbstoffgehaltes nimmt die Schleimhaut an der allgemeinen Anämie teil. Daher ihr blasses Aussehen nach Blutverlusten, bei Chlorose, bei perniziöser Anämie, bei Leukämie, schweren kachektischen Zuständen und dergleichen. Da der Blutgehalt an den Schleimhäuten leichter als an der äußeren Haut zu beurteilen ist, pflegt man den Grad der Anämie gern an der Schleimhaut des Zahnfleisches oder der Lippen zu prüfen. Am weichen Gaumen, den Valleculae, dem Kehldeckel, den Sinus piriformes und den Taschenbändern ist die Anämie oft besonders ausgesprochen. Diese Teile haben dann manchmal einen gelblichen Farbton. Die Stimmbänder sehen dabei zuweilen eigentümlich glasig aus und die Proc. vocales schimmern deutlich durch; auch an den Rändern des Kehldeckels hebt sich die knorpelige Unterlage deutlich ab. Schrötter u. a. legen auf die Blässe des weichen Gaumens und der Larynxschleimhaut als Vorboten der Kehlkopftuberkulose ein besonderes Gewicht. M. Schmidt hält höchstens eine besonders blasse Epiglottis in geröteter Umgebung für verdächtig. Es gibt aber genug Tuberkulöse, die gerötete Schleimhäute aufweisen; blaß sind sie nur dann, wenn bereits eine allgemeine Anämie vorhanden ist. Die Blässe fällt allerdings an der Schleimhaut mehr ins Auge als an der äußeren Hautdecke.

Umschriebene Blutleere kann in der Umgebung alter Narben, namentlich syphilitischer, vorhanden sein. Nach v. Schrötter sieht mitunter bei Verschiebungen des Larynx durch Druck von außen die eine Hälfte bedeutend blasser aus als die andere. Anämie der Luftröhre findet sich bei Kompression derselben, wobei die Knorpel sich stark von den ligamentösen Teilen abheben.

Örtliche Anämie kann schließlich infolge Zusammenziehung der Capillaren durch Kälteeinwirkung oder Arzneimittel hervorgerufen werden.

Hyperämie kann Teilerscheinung einer allgemeinen Zunahme der roten Blutkörperchen und ihrer Farbkraft sein, wie sie bei Erythrämie vorhanden ist. Die Schleimhaut hat dabei ein kirschrotes Aussehen.

Örtliche aktive Hyperämie entsteht durch lokale Reize. Bei Genuß zu heißer Speisen und Getränke sieht man eine fleckige Rötung, namentlich am Gaumen und der hinteren Rachenwand. Ähnlich können scharfe Arzneimittel, Alkohol und Tabaksrauch wirken. Auf die Hyperämie infolge von Entzündung wird an dieser Stelle nicht eingegangen. Physiologisch ist die Blutfülle, die bei stärkerer Inanspruchnahme der Organe auftritt. Am Kehlkopf zeigt sich nach längerem Sprechen und Singen eine Injektion der Stimmbänder, die bei Berufsrednern, Schauspielern, Sängern usw. eine dauernde werden kann und von chronisch katarrhalischen Zuständen oft schwer zu unterscheiden ist. Übrigens haben manche Menschen, deren Epithel mehr durchscheinend ist, von Natur rötliche Stimmbänder. Stock und Ellerbeck sahen sie in 20%.

M. Schmidt fand bei manchen Menschen die Stimmlippen bei der ersten Untersuchung rot und denkt dabei an einen der Schamröte analogen Vorgang.

Passive Hyperämie tritt als Teilerscheinung allgemeiner Stauung auf. Die rote Farbe spielt dabei mehr oder weniger ins bläuliche. Man sieht sie bei schweren Herzfehlern, namentlich den angeborenen, wo die Cyanose besonders hochgradig ist; bei Verschluß der Vena cava superior, bei chronischer Bronchitis, bei Emphysem, Lebercirrhose usw. Vorübergehend tritt sie beim Würgen, Pressen und Husten auf. Manchmal ist die Hyperämie auf bestimmte Abschnitte beschränkt infolge Behinderung des venösen Abflusses. Bei länger bestehender Stauung kann es zur Ausbildung von Varicen kommen.

2. Störungen der Sensibilität und der Reflexe[1]).

a) Die in den oberen Luftwegen wahrgenommenen Empfindungen werden von uns nur ungenau lokalisiert und häufig an andere Stellen verlegt als wo sich ihr Ursprungsort befindet. Sondenberührungen im hinteren Teil der Nase und im Nasenrachenraum werden in der Kehlkopfgegend wahrgenommen. Ebenso verhält es sich mit Empfindungen, die im Nasenrachenraum ausgelöst werden. Man muß deshalb stets daran denken, daß unangenehme Sensationen, die in der Kehlkopfgegend angegeben werden, ihren Entstehungsort an einer viel höher gelegenen Stelle haben können. GYERGYAY hat mit Hilfe seines Verfahrens der direkten Untersuchung des Nasenrachenraumes gefunden, daß man an den meisten Stellen desselben die direkten Berührungsempfindungen von den Reflexempfindungen, die an ein und derselben Stelle ausgelöst werden, unterscheiden muß. Die Empfindung des Würgereflexes lokalisiert sich, woher sie auch immer ausgelöst wird, stets unterhalb des Zäpfchens, in der Gegend der Zungenwurzel und des Kehlkopfes. Die getrennte Prüfung der einzelnen Empfindungsqualitäten pflegt an den Schleimhäuten der oberen Luftwege nicht in der exakten Weise wie dies an der Haut geschieht und hier auch leichter möglich ist, durchgeführt zu werden. Wir unterscheiden eine Herabsetzung der Empfindung (Hyp- und Anästhesie), eine Steigerung der Empfindung (Hyperästhesie) und qualitative Veränderungen der Empfindung (Parästhesie). Störungen der Schmerzempfindung werden entsprechend als Hyp- und Analgesie bzw. als Hyperalgesie bezeichnet. Herabsetzung des Tast- und Schmerzsinnes pflegen parallel zu gehen.

MARX hat nachgewiesen, daß bei allen Versuchspersonen physiologisch eine analgetische Zone an der Wangenschleimhaut vorhanden ist, und daß bei vielen analgetische und hypalgetische Bezirke am Zäpfchen, an den Gaumenmandeln und am weichen und harten Gaumen bestehen.

Herabsetzung der Empfindung kann zentral durch Gehirn- und Rückenmarkserkrankungen hervorgerufen werden; z. B. durch Blutungen, Erweichungen, Geschwülste, multiple Sklerose, Tabes dorsalis und Syringomyelie. Periphere Störungen entstehen durch Schädigungen der sensiblen Nerven, des Trigeminus, Glossopharyngeus und Vagus. Es kommen dabei in Betracht Verletzungen und operative Durchtrennungen, Kompression durch Neubildungen, infektiöse und toxische Neuritis.

Vorübergehende Herabsetzung der Empfindung wird durch verschiedene Medikamente erzeugt, und zwar lokal durch Cocain, Novocain, Anästhesin, Menthol, Phenol usw.; zentral durch große Bromdosen und Narkotica (Morphium, Opium, Alkohol usw.).

Sehr häufig beobachten wir Hypästhesie auf funktionell nervöser Basis; am ausgeprägtesten pflegt sie an der Rachenschleimhaut zu sein. Die Empfindungsstörungen können ein- und doppelseitig sein, je nach der Art des zugrundeliegenden Leidens. Die hysterische Anästhesie, die an der Haut so häufig halbseitig auftritt, ist dies an den oberen Luftwegen selten selbst dann, wenn gleichzeitig an der Gesichtshaut Hemianästhesie besteht. Ausgesprochene Anästhesie kann Störungen des Schlingaktes hervorrufen. Bei halbseitiger Empfindungslähmung der Wangenschleimhaut, wie wir sie nach Trigeminusoperationen beobachten, bleiben die Bissen in der Backentasche

---

[1]) Über das Verhalten der Sensibilität und Reflexe bei den einzelnen Krankheiten ist im speziellen Teil dieses Handbuches nachzulesen.

liegen, weil sie nicht mehr wahrgenommen werden. Bei Anästhesie des Kehlkopfes besteht die Gefahr, daß Speiseteile unbemerkt in ihn hineingeraten.

Die normalen Schleimhautreflexe sind häufig entsprechend der Empfin-
dungsstörung herabgesetzt, doch besteht keineswegs immer eine völlige Paralleli-
tät in dieser Beziehung. Bekannt ist das häufige Fehlen des Rachenreflexes
bei Hysterischen.

Besteht *Hyperästhesie* der Schleimhaut, so werden geringe Reize, die
sonst kaum wahrgenommen werden, unangenehm oder direkt schmerzhaft
empfunden. Gleichzeitig pflegt der Rachenreflex erheblich gesteigert zu sein.
Leichte Berührungen rufen dann starke Würgbewegungen und nicht selten
Erbrechen hervor. Die Spiegeluntersuchung derartiger Patienten gestaltet
sich dadurch sehr schwierig. Bei Hyperästhesie des Kehlkopfs rufen kleine
Speiseteile, die zufällig in ihn hineingeraten sind, die heftigsten Erstickungsanfälle und Hustenparoxysmen hervor.

Hyperästhesie verbindet sich häufig mit örtlichen Schleimhautentzündungen z. B. akuten und chronischen Katarrhen, ferner mit den Reizzuständen,
die durch regelmäßigen Alkohol- oder Tabaksmißbrauch entstehen. Der Würgreflex pflegt dabei besonders gesteigert zu sein. Hyperästhesie findet sich auch
nicht selten bei funktionellen Neurosen.

Abnorme Empfindungen im Bereiche der oberen Luft- und Speisewege
bezeichnen wir als *Parästhesien*. Derartige Patienten klagen über Stechen,
Brennen, Kratzen, Druck, Trockenheitsgefühl, Zusammengeschnürtsein, Kitzeln
und Jucken. Besonders häufig ist Fremdkörpergefühl vorhanden. Vielfach
wird die Art des Fremdkörpers näher bezeichnet als Gräte, Knochenstück,
Nadel, Holzsplitter, Haar, Borste u. dgl. Meistens wird als Sitz des Fremdkörpers stets dieselbe Stelle angegeben, selten wechselt der Ort der abnormen
Empfindung. Am häufigsten werden diese Parästhesien in die Kehlkopfgegend
verlegt. Bekannt ist das Fremdkörpergefühl, das oft noch längere Zeit zurückbleibt, wenn ein Fremdkörper wirklich dagewesen, aber inzwischen beseitigt
worden ist. Es ist dann oft schwierig, den Patienten davon zu überzeugen,
daß das Corpus delicti nicht mehr vorhanden ist. Von reinen Parästhesien darf
man eigentlich nur dann sprechen, wenn materielle örtliche Veränderungen
nicht vorliegen und auch keine aus der Nachbarschaft fortgeleitete Empfindung
anzunehmen ist. Es können derartige unangenehme Sensationen z. B. durch
trockene Katarrhe des Nasenrachenraumes, durch Verdickung der Seitenstränge
und durch Mandelpfröpfe ausgelöst werden. Häufig besteht ein Mißverhältnis
zwischen dem geringen objektiven Befund und den lebhaften subjektiven
Beschwerden. Die Parästhesien verursachen oft ein hartnäckiges Räuspern,
Husten und Würgen. Gern gesellen sich allerlei hypochondrische Vorstellungen
hinzu, wie der Gedanke, an Krebs oder Tuberkulose zu leiden. Umgekehrt
können derartige Vorstellungen auch zuerst vorhanden gewesen sein und die
abnormen Empfindungen haben sich erst später eingestellt, indem die Aufmerksamkeit dauernd auf diese Gegend gerichtet wird und die normalen Organ-
gefühle abnorm stark empfunden bzw. krankhaft gedeutet werden.

b) *Schmerzempfindung.*

Das Auftreten von Schmerzen ist eines der häufigsten und wichtigsten
Symptome, das auf unserem Gebiet vorkommt.

Schmerzen werden in allen Graden, Arten und Abstufungen empfunden
und können sich bis zu den fürchterlichsten Qualen steigern.

Sie treten ein- und doppelseitig, dauernd und anfallsweise, spontan und bei
Berührungen und Bewegungen auf. Letzteres ist besonders oft der Fall und
findet beim Schlingen, Sprechen, Husten und Atmen statt. Hierbei kommt es
zur Berührung, Erschütterung und stärkerem Druck der schmerzhaften Teile.

Die Schmerzen werden als brennend, stechend, bohrend, reißend und wühlend bezeichnet. Gleichzeitig kann ein Gefühl von Hitze, Brennen, Wundsein und Druck vorhanden sein. Heftige Schmerzen pflegen in die Umgebung auszustrahlen, wodurch die genaue Lokalisierung bzw. Bestimmung ihres Ursprungsortes schwierig werden kann. Schmerzen, die im Kehlkopf entstehen, strahlen häufig durch Vermittlung des R. auricularis des N. vagus in das Ohr der betreffenden Seite aus.

Meist entstehen die Schmerzen durch örtliche Erkrankungen. Selbst leichte Schleimhautläsionen, namentlich solche an der Zunge und der Wange können mit sehr lebhaften Schmerzen, gewöhnlich mit dem Gefühl des Wundseins verbunden, einhergehen. Sie stellen sich besonders bei der Nahrungsaufnahme ein, indem die bloßgelegten Nervenendigungen durch die mechanische und chemische Beschaffenheit der Speisen, zu hohe oder zu niedrige Temperatur gereizt werden. Tiefer greifende Entzündungen der Weichteile durch Phlegmonen, Tuberkulose und Syphilis, ferner Neubildungen und spitzige Fremdkörper rufen teils spontane, teils beim Schlucken auftretende Schmerzen hervor. Beim Leerschlucken pflegen die Schmerzen heftiger zu sein, weil dabei die Zusammenziehung und Bewegung der Teile ausgiebiger ist. Besonders quälend und heftig sind die Schmerzen, die bei Erkrankungen des Kehlkopfeinganges, namentlich also des Kehldeckels und der aryepiglottischen Falten auftreten. Tuberkulöse Infiltrate und Geschwüre sind ihre häufigste Ursache. Die hierbei vorhandene Schwellung und Verdickung der Weichteile macht besonders das Schlingen schmerzhaft. Auch bei Tonsillarabscessen ist es namentlich die starke Infiltration der Teile, welche durch den Druck, den sie beim Schlingen erfahren, die heftigen Schmerzen auslöst.

Sehr intensive Schmerzen bestehen auch bei Perichondritis der Kehlkopfknorpel, und zwar namentlich der Aryknorpel und des Ringknorpels, dagegen verlaufen entzündliche und geschwürige Prozesse an den Stimm- und Taschenbändern gewöhnlich ohne oder nur mit geringen Schmerzen. Auch in der Luftröhre treten selten Schmerzen auf. Bei Entzündung ihrer Schleimhaut wird manchmal über leichte brennende Empfindungen und ein Gefühl von Druck und Wundsein in der Sternalgegend geklagt. Schmerzhafte Empfindungen im Halse können auch von den Nachbarorganen ausgehen, z. B. von Erkrankungen der Halsdrüsen und Muskeln, der Halswirbelsäule, der Pleura, des Mediastinums und des Herzens.

Neuralgische Schmerzen treten auf unserem Gebiet bei der echten Trigeminusneuralgie auf, und zwar der des 3. Astes; gewöhnlich sind sie einseitig. Ob sonst noch echte neuralgische Schmerzen vorkommen, ist zweifelhaft. M. MACKENZIE will solche öfters beobachtet haben. Gewisse schmerzhafte Empfindungen in der Kehlkopfgegend hat man auf eine Neuralgie im N. laryngeus superior und inferior bezogen (BÖNNINGHAUS) und Druckempfindlichkeit der Nerven dabei festgestellt; doch fehlt das für die eigentliche Neuralgie charakteristische anfallsweise Auftreten der Schmerzen.

3. Störungen der Motilität [1]).

Krämpfe.

Wir unterscheiden tonische Krämpfe, bei denen länger andauernde tetanische Muskelkontraktionen vorhanden sind, von klonischen Krämpfen, bei denen die Muskeln stoßweise sich zusammenziehen. Ein Beispiel für den ersten Typus ist das Gähnen, bei dem eine tonische Kontraktion der Gaumenmuskeln

---

[1]) Wegen aller Einzelheiten wird auf den speziellen Teil des Handbuches verwiesen.

eintritt. Durch die Zusammenziehung des Tensor und Levator veli palatini
wird dabei die Tube geöffnet. Bei andauerndem tonischen Krampf kann sich
Autophonie einstellen, d. h. eine abnorm laute Wahrnehmung der eigenen Stimme
im Innern des Kopfes. Bei klonischen Zusammenziehungen dieser Muskeln
wird ein, manchmal auch in der Umgebung hörbares, klopfendes Geräusch
wahrgenommen, das durch Auseinanderweichen der Tubenwandungen oder
durch plötzliches Abheben des Velum von der hinteren Rachenwand entsteht
(Bloch).

Krämpfe der gesamten Schlundmuskulatur stellen sich bei Lyssa ein und
kommen auch bei funktionellen Neurosen vor. Im Trigeminusgebiet sind
Krämpfe nicht allzu selten. Sie können durch direkte Reizung des Nerven
hervorgerufen werden und reflektorisch entstehen z. B. infolge von Zahnerkrankungen oder als Teilerscheinung allgemeiner Krampfzustände (Tetanus, Hysterie,
Epilepsie). Beim Trismus handelt es sich um einen tonischen Krampf der
gesamten Kaumuskulatur.

Das *Zähneknirschen* entsteht durch einen Krampf der Pterygoidei unter
seitlicher Verschiebung des Unterkiefers. *Zähneklappern* wird durch klonische
Krämpfe der Kaumuskeln hervorgerufen. Tonischer Krampf der Zunge *(Glossospasmus)* mit Abweichung der Zunge nach der gesunden Seite hin kommt zuweilen bei Hysterie vor. Krämpfe in den Konstriktoren des Kehlkopfes sind
beim sog. *Glottiskrampf* (Laryngospasmus) vorhanden. Eine besondere Form
der Krämpfe stellen die *choreatischen* dar.

Eine eigenartige Bewegungsstörung ist der *Tremor*, der als Ruhetremor
und als Intentionstremor vorkommt. So sehen wir z. B. bei chronischen Intoxikationen (Alkohol) ein feinschlägiges Zittern der Zunge; Zittern der Stimmbänder kommt als Alterserscheinung vor. Ferner sehen wir Tremor bei Paralysis agitans und bei Hysterie. Verstärkt sich das Zittern bei gewollten Bewegungen, so haben wir es mit Intentionstremor (multiple Sklerose) zu tun.

Fibrilläre Muskelzuckungen beobachten wir namentlich an der Zunge. Sie
entstehen durch Reizung der motorischen Ganglienzellen in den Vorderhörnern
und finden sich regelmäßig bei der Bulbärparalyse.

Lähmungen.

Sie kommen auf unserem Gebiet bedeutend häufiger vor als Krämpfe. Wir
unterscheiden zentrale und periphere Lähmungen, einseitige und doppelseitige.

Vielfach sind die Lähmungen nur Teilerscheinungen einer allgemeinen
Körperlähmung. Z. B. pflegt die eine Zungenhälfte bei der zerebralen Hemiplegie mitbetroffen zu sein. Die gelähmte Zunge weicht beim Herausstrecken
nach der erkrankten Seite ab, eine Folge einseitigen Zuges des M. genioglossus.
Bei doppelseitiger Lähmung liegt die Zunge unbeweglich im Munde; hochgradige Sprech-, Kau- und Schlingstörungen sind die Folge.

Bei einseitiger Lähmung der Uvula weicht dieselbe bald nach der gesunden,
bald nach der kranken Seite hin ab, bei doppelseitiger hängt sie schlaff und
bewegungslos herab.

Bei einseitiger Gaumensegellähmung steht die betreffende Seite tiefer und
erscheint abgeflacht. Bei Bewegungen fällt die Störung stärker auf. Bei doppelseitiger Lähmung ist ein Abschluß des Nasenrachenraumes gegen die Mundhöhle nicht mehr möglich, infolgedessen geraten Speisen und Getränke beim
Schlingen in den Nasenrachenraum. Die Sprache klingt bei allen Lauten, die
sonst unter Abschluß des Nasenrachenraumes gebildet werden, nasal; die Kranken
sprechen außerdem mit Luftverschwendung, da die Luft schneller als sonst
entweichen kann. Lähmungen der Rachenmuskulatur (Constrictor pharyngis)
rufen Schlingbeschwerden und Regurgitieren der Speisen hervor.

In bezug auf die Kehlkopflähmungen wird auf den speziellen Teil des Handbuches verwiesen.

Störungen des Schlingaktes.

Schlingstörungen (Dysphagie) sind sehr häufige Begleiterscheinungen von Mund-, Rachen- und Kehlkopferkrankungen. Wegen ihrer Folgen für den allgemeinen Ernährungs- und Kräftezustand und der lebensgefährlichen Komplikationen, die sich an sie anschließen können, sind sie besonders bedeutungsvoll. Ihre Ätiologie ist mannigfaltig. Verschiedene Umstände können bei ihrer Entstehung zusammenwirken.

Der Ablauf der Schlingbewegung geht nach LANDOIS so von statten, daß zuerst die Mundspalte durch den M. orbicularis oris (N. facialis) geschlossen wird, dann werden die Kiefer durch den Kaumuskel gegeneinander gepreßt (N. trigeminus), wobei der Unterkiefer für die Wirkung der Unterkiefer-Zungenbeinmuskeln einen festen Punkt abgibt. Nacheinander werden Zungenspitze, Zungenrücken und Zungenwurzel gegen den harten Gaumen gepreßt, wodurch der Mundinhalt (Bissen) nach dem Rachen hin verdrängt wird. Die Rückkehr in die Mundhöhle wird ihm dadurch verwehrt, daß die in den vorderen Gaumenbögen liegenden M. palatoglossi sich straff gegen den erhobenen Zungenrücken anspannen. Der sich jetzt im Innern des Schlundkopfes befindliche Bissen wird durch die aufeinander folgende Wirkung der drei Schlundschnürer weiter geschoben. Die Wirkung des zuerst in Tätigkeit tretenden oberen Schlundschnürers ist stets verbunden mit einer Erhebung (M. levator veli palatini) des weichen Gaumens und Anspannung desselben (M. tensor veli palatini). Der obere Schlundschnürer preßt die hintere und seitliche Rachenwand wulstförmig gegen den hinteren Rand des erhobenen Gaumensegels. Gleichzeitig nähern sich dabei die Ränder der hinteren Gaumenbögen (M. palato-pharyngeus). Hierdurch wird der Nasenrachenraum fest abgeschlossen, so daß keine Speiseteile in ihn hineingelangen können. Ist der Bissen am Oesophaguseingang angelangt, so ist vor allem der Verschluß des Kehlkopfes notwendig. Dieser geschieht so, daß der ganze Kehlkopf bei fixiertem Unterkiefer nach vorn und oben unter die Zungenwurzel emporgezogen wird. Hierbei wirken mit der M. geniohyoideus, der vordere Bauch des Digastricus und der M. mylohyoideus, die das Zungenbein nach vorn und oben heben; ferner wird der Kehlkopf selbst dem Zungenbein durch den M. thyreohyoideus genähert.

Die Zungenwurzel drückt den Kehldeckel über den Kehlkopfeingang nieder, so daß der Bissen über ihn hinweggleiten kann. Außerdem ziehen die Muskeln des Kehldeckels denselben nach unten. Gleichzeitig findet ein fester Schluß der Stimmritze statt.

Die Schlingbewegung ist nur innerhalb der Mundhöhle willkürlich. Nachdem der Bissen in den Schlund eingetreten ist, erfolgt sie unwillkürlich, reflektorisch.

An jeder Stelle dieses soeben beschriebenen Weges, den feste Bissen und Flüssigkeiten zurücklegen müssen, können Störungen eintreten. Sozusagen in ihrer reinsten Form treten Schlingbeschwerden auf bei Schwächezuständen und Lähmungen der Muskeln, die beim Schluckakt mitwirken.

Bei Lähmungen im Bereich des Facialis laufen Speichel und Getränke leicht aus dem Mundwinkel ab. Lähmung des M. buccinator beeinträchtigt die normale Bildung des Bissens; die Speisen häufen sich in den schlaffen Backentaschen an und müssen aus ihnen mit dem Finger hervorgeholt werden.

Schwäche der Zungenmuskulatur erschwert die Formung des Bissens, das Kauen und die Schlingbewegung im Munde. Flüssigkeiten können dabei besser geschluckt werden als feste Bissen. Einseitige Zungenlähmung, wie sie bei zerebraler Hemiplegie häufig vorkommt, macht keine erheblichen

Schlingstörungen, doch ist die Ausräumung der Backentasche auf der gelähmten Seite beeinträchtigt. Auch bei völliger Lähmung der Zunge ist noch ein — wenn auch schwer gestörtes — Schlucken möglich.

Lähmung des Gaumensegels beeinträchtigt den Abschluß des Nasenrachenraumes, so daß die Speisen regurgitieren. Bei leichten Graden treten nur Flüssigkeiten in ihn über und fließen zum Teil durch die Nase ab, wie wir es z. B. oft bei postdiphtherischen Lähmungen sehen.

Die schwersten Schlingstörungen ergeben sich bei Lähmungen der Schlundschnürer. Bei unvollkommener Lähmung ist das Schlingen nur verzögert und erschwert, verhältnismäßig am besten werden noch größere Bissen geschluckt. Bei völliger Lähmung bleibt der Bissen im Halse stecken, regurgitiert durch fehlenden Abschluß des Nasenrachenraumes in diesen hinein und gerät auch leicht in Kehlkopf und Luftröhre, namentlich wenn gleichzeitig eine Lähmung des Glottisschließer besteht. Eine gefährliche Folge ist neben der mangelhaften Nahrungsaufnahme das Auftreten von Schluckpneumonien.

Der Grad der Schlingstörung richtet sich, wie schon hervorgehoben, nach Schwere und Ausdehnung der Lähmung. Eine Krankheit wie die Bulbärparalyse, die allmählich zu einer Lähmung sämtlicher in Betracht kommender Muskeln führt, macht deshalb besonders ernste Erscheinungen.

Ebenso wie Lähmungen, können auch *Krämpfe* zu Schlingstörungen führen, doch treten sie gegen die ersteren an Bedeutung zurück. Tonischer Krampf der Kaumuskeln (Trismus) erschwert die Nahrungsaufnahme und die Bewegung der Speisen in der Mundhöhle. Zungenkrämpfe (Glossospasmus) meist klonischer, seltener tonischer Art, beruhen meist auf funktioneller Basis. Während die durch sie bedingten Sprachstörungen erheblich sein können, sind die Schlingstörungen verhältnismäßig gering. Dasselbe gilt von Krampfzuständen in der Gaumenmuskulatur. Bei Spasmen, in der Schlundmuskulatur, die bei Hysterie vorkommen, kann erhebliche Dysphagie vorhanden sein.

Die schwersten, auf Muskelkrämpfen beruhenden Schlingstörungen, treten bei der Wutkrankheit (Lyssa) auf. Während feste Nahrung zunächst noch genossen werden kann, ziehen sich beim Versuch Flüssigkeiten zu schlucken, die Schlundmuskeln unter Schmerzen krampfhaft zusammen und verhindern das Hinabschlucken.

Schlingstörungen infolge *Versagens* des *Schluckreflexes* sind selten. Auch bei tiefer Bewußtlosigkeit bleibt derselbe erhalten, aber es geraten dabei Speiseteile und Flüssigkeiten leicht in den Kehlkopf und die tieferen Luftwege, ohne daß sie wieder ausgehustet werden.

Bei totaler halbseitiger Anästhesie des Pharynx durch Kompression des Vagus und Glossopharyngeus kann die Schleimhaut mit einer Sonde stark berührt werden, ohne daß der Patient es fühlt und ohne daß ein Reflex erfolgt. Speisen, die in die erkrankte Rachenseite geraten, werden nicht wahrgenommen; sie bleiben im Pharynx stecken oder gelangen in den Kehlkopfeingang und müssen durch Husten und Würgen erst wieder entfernt werden (B. Fränkel). Immerhin sind dies seltenere Fälle. Bei der so häufigen Schleimhautanästhesie der Hysterischen und nach Diphtherie ist der Schluckreflex nicht aufgehoben. Nach starker Cocainisierung des Rachen- und Kehlkopfeinganges klagen die Patienten häufig darüber „nicht mehr schlucken zu können" doch ist objektiv eine eigentliche Schlingstörung nicht nachweisbar. Ein Schluck Wasser wird z. B. anstandslos geschluckt. Das betreffende Gefühl beruht wohl darauf, daß beim Leerschlucken geringe Speichelmengen nicht mehr wahrgenommen werden und den Schluckreflex vielleicht nicht mehr hinreichend auslösen, während eine größere Flüssigkeitsmenge oder ein Bissen durch die mechanische Dehnung der Teile den Reflexmechanismus in Tätigkeit setzt.

Bei Lähmung des N. laryngus superior ist der Kehlkopfeingang bis zu den Stimmbändern hinab anästhetisch und gleichzeitig ist die aktive Beweglichkeit des Kehldeckels aufgehoben. Wenn dabei auch der eigentliche Schlingakt nicht behindert ist, so besteht doch die Gefahr, daß Speiseteile leichter als sonst in den Kehlkopf hineingeraten und keinen oder einen geringeren Hustenreflex als normal auslösen, womit die Möglichkeit einer Aspirationspneumonie gegeben ist.

Eine andere Kategorie von Schlingstörungen wird durch *mechanische* Hindernisse hervorgerufen. An irgendeiner Stelle kann der Weg, den die Speisen zurücklegen müssen, verlegt oder abnorm verengt sein. Starke Schwellungen des Mundbodens oder der Zunge verkleinern unter Umständen das Lumen der Mundhöhle so sehr, daß größere Bissen oder feste Speisen überhaupt nicht mehr geschluckt werden können. Ebenso wirkt Kieferklemme infolge von interstitieller Myositis der Kaumuskeln. Am häufigsten wird sie durch Periostitis an den hinteren Molarzähnen verursacht. Auch ohne Beteiligung des eigentlichen Bewegungsapparates kann Kieferklemme durch Erkrankung der Intermaxillarfalte entstehen; es ist dies jene Schleimhautfalte, die den Unter- und Oberkiefer miteinander verbindet. Ihre normale Dehnbarkeit wird durch entzündliche Prozesse in ihrer Umgebung aufgehoben, sie wird starr und unnachgiebig. Flüssigkeiten können auch bei hochgradiger Kieferklemme meist noch gut geschluckt werden.

Eine sehr banale Ursache für Schlingbeschwerden sind Schwellungen der Mandelgegend, es spielt hier aber die Schmerzhaftigkeit neben der mechanischen Behinderung immer mit. Doch kann letztere, z. B. bei doppelseitigen Mandelabscessen auch sehr erheblich sein. Gewebsneubildungen behindern die Passage der Speisen um so mehr, je derber sie sind. Deshalb machen stark hyperplastische Gaumenmandeln gewöhnlich keine nennenswerten Störungen, da sie verhältnismäßig weiche Gebilde sind, die sich zur Seite drängen lassen.

Im Rachenabschnitt des Speiseweges kommen als Hindernisse namentlich große Abscesse der hinteren Wand, Neubildungen und narbige Verwachsungen in Betracht. Letztere beruhen meist auf früherer Syphilis und können zu diaphragmaartigen Verschlüssen zwischen Zungengrund und hinterer Pharynxwand führen. Für Atemluft und Speise steht dann manchmal nur ein enges Loch zur Verfügung, das nur noch Flüssigkeiten passieren läßt. Verwachsungen des Gaumensegels mit der hinteren Rachenwand behindern seine Beweglichkeit, so daß bisweilen kein völliger Verschluß des Nasenrachenraumes beim Schlingakt eintritt und Speisen in ihn regurgitieren. Im untersten Pharynxabschnitt kommt als Schlinghindernis das pharyngo-ösophageale Pulsionsdivertikel in Betracht. Es sitzt gewöhnlich unmittelbar über dem Oesophagusmund, dessen Lippe die Schwelle des Divertikels bildet. Ein besonders starkes Hindernis für das Schlingen bilden die großen blindsackartigen Divertikel des Pharynx, die seine direkte Fortsetzung darstellen, während die Mündung des Oesophagus schlitzartig verengt und verzogen ist. Über die eigenartigen und mannigfaltigen Formen der Schlingstörung beim Divertikel muß auf den speziellen Teil (Krankheiten der Speiseröhre) verwiesen werden.

Am Kehlkopfeingang kann eine Schluckstörung durch Erkrankung des Kehldeckels entstehen. Wenn derselbe durch chronische Entzündung stark infiltriert und geschwollen ist, wird er starr und schlecht beweglich, so daß er den Kehlkopfeingang nicht mehr exakt verschließt und Speiseteile in den letzteren hineingeraten können. Verlust des Kehldeckels durch geschwürige Prozesse oder nach operativem Eingriff bedingen meist kein Fehlschlucken, da der Zungengrund gewöhnlich für einen genügenden Abschluß des Kehlkopfeinganges sorgt; auch trägt Zeit und Übung viel zur Gewöhnung an den Zustand bei.

Bei Defekten im harten und im weichen Gaumen, wie sie angeboren und erworben vorkommen, geraten Speiseteile beim Schlucken in die Nase bzw. in den Nasenrachenraum. Bei Verstümmelung oder völligem Verlust der Zunge ist die Bildung des Bissens und die Kautätigkeit stark erschwert, das Schlingen selbst ist aber noch möglich, wenn auch erheblich beeinträchtigt. Ein mechanisches Schlinghindernis können ferner größere Fremdkörper bilden, die sich im Rachen oder in der Nähe des Oesophaguseingangs eingekeilt haben.

Schließlich ist noch der häufigsten Ursache der Dysphagie zu gedenken, nämlich der *Schmerzempfindung*, die beim Schluckakt auftritt. Dieser selbst braucht gar nicht gestört zu sein, die Patienten vermeiden aber möglichst wegen der dabei auftretenden Schmerzen ihn auszulösen. Die gewöhnlichste Veranlassung sind entzündliche Prozesse am Isthmus faucium. Auch kleine spitzige Fremdkörper, die sich beim Schlucken jedesmal tiefer einbohren, können dasselbe wegen der äußerst heftigen Schmerzen ganz unmöglich machen.

In den meisten Fällen ist eine entzündliche Schwellung der Weichteile, mit oder ohne Geschwürsbildung vorhanden. Unter dem Abschnitt „Schmerzempfindung" ist schon darauf hingewiesen, warum das Leerschlucken dabei besonders schmerzhaft ist. Die Patienten lassen deshalb den Speichel meist nach außen abfließen. „Fehlschlucken", d. h. ein Hineingeraten von Speiseteilen in den Nasenrachenraum oder in den Kehlkopf tritt in diesen Fällen verhältnismäßig selten auf.

4. Störungen der Atmung (Dyspnoe).

Es werden an dieser Stelle nur solche Atemstörungen besprochen, deren Ursachen im Bereich der Mund-Rachenhöhle, des Kehlkopfes und der Luftröhre liegen; demgemäß wird die durch Lungen- und Herzkrankheiten, Anämie, Diabetes, Nephritis usw. hervorgerufene Dyspnoe nicht berücksichtigt. Die Störungen der Nasenatmung, darunter auch diejenigen, deren Ursache im Nasen-Rachenraum liegt, kommen in der allgemeinen Pathologie der Nasenkrankheiten zur Besprechung.

Die auf unserem Gebiet auftretenden Atemstörungen sind stets *mechanisch* bedingt, indem sich dem Luftstrom irgendwo auf seinem Wege durch Rachen, Kehlkopf und Luftröhre ein Hindernis in den Weg stellt, welches das Lumen dieser Teile verengt. Je nach dem Sitz der Stenose sprechen wir von *pharyngealer*, *laryngealer* und *trachealer* Dyspnoe; natürlich kann auch eine Kombination der verschiedenen Formen vorkommen. Bei den an sich schon engeren Abschnitten des Luftweges, also namentlich der Glottis und der Luftröhre machen sich Verengerungen am schnellsten bemerkbar; Atemstörungen bei Kindern sind häufiger als bei Erwachsenen, da alle Teile bei ihnen weniger geräumig sind.

Der Grad der Atemnot kann ein sehr verschiedener sein, von den leichtesten, nur bei stärkerer körperlicher Anstrengung bemerkbaren Formen bis zu schwersten Erstickungsanfällen und Asphyxie. Die *objektive* Dyspnoe, d. h. die vom Beobachter wahrnehmbare Veränderung der Respiration geht der *subjektiven* Dyspnoe, d. h. der Empfindung des Patienten selbst, durchaus nicht immer parallel. Bei allmählich sich ausbildenden und lange bestehenden Atemhindernissen tritt meist eine auffallende Gewöhnung an den Zustand ein und durch Verstärkung der Lungenventilation kann eine Störung des Gasaustausches kompensiert werden. Man muß sich immer wieder darüber wundern, durch wie enge Spalten manche Personen atmen, ohne daß sie erhebliche subjektive Dyspnoe haben, allerdings vermeiden sie instinktiv alle stärkeren körperlichen Bewegungen, durch die ein vermehrtes Sauerstoffbedürfnis hervorgerufen wird.

Auch durch lautes Sprechen, Husten und seelische Erregung wird die Dyspnoe gesteigert. Sprechen und Singen fällt solchen Personen auch dadurch schwer, weil dabei schnell eingeatmet werden muß.

Die Atemstörungen können dauernd vorhanden sein, oder anfallsweise auftreten mit völlig freien Zwischenräumen. Auch im ersteren Falle ist ein Wechsel in der Intensität der Beschwerden, eine anfallsweise Steigerung der Atemnot, die Regel. Außer den schon erwähnten Umständen, die das Sauerstoffbedürfnis steigern, sind es die besonderen Verhältnisse der Stenose selbst, die hierbei in Betracht kommen. So kann durch vermehrten Blutzufluß, durch eine entzündliche Schwellung, durch Lagewechsel eines Fremdkörpers oder eines beweglichen Tumors eine Zunahme der Verengerung und damit der Atemnot eintreten. Die häufigste Ursache aber ist die Ansammlung von Sekret an der verengten Stelle. Bei Schwellungen des Kehlkopfeinganges treten Erstickungsanfälle namentlich in der Nacht im Liegen auf, wenn sich die Sekrete der Mund-Rachenhöhle dort anhäufen.

Der Atmungsrythmus ist bei Stenosen der oberen Luftwege verändert; die Atmung ist mehr oder minder *verlangsamt* und *vertieft*, die Atempause fällt weg, doch kann sich bei schweren Stenosen mit stark vertiefter Atmung wieder eine Ruhepause einstellen, und zwar auf der Höhe der Inspiration, während sich an jede Exspiration sofort eine neue Einatmung anschließt.

Da jedes Hindernis in den oberen Luftwegen dem Ein- und Ausströmen der Luft einen erhöhten Widerstand entgegensetzt, haben die Atemmuskeln eine erhebliche Mehrarbeit zu leisten. Bei der Einatmung treten die Halsmuskeln und die Muskeln des Schultergürtels, bei der Ausatmung die Bauchmuskeln in Tätigkeit. Die Mehrarbeit ist aber nur nutzbringend durch Verlangsamung und Vertiefung der Atmung zu gestalten. Durch erstere wird das Hindernis leichter überwunden, durch letztere den Lungen verhältnismäßig mehr Sauerstoff zugeführt.

Da die Verstärkung der Atmung nicht durch gleichmäßige Vergrößerung der In- und Exspiration erfolgt, sondern erstere mehr verstärkt wird, steigt das Volumen der Lunge, ihre Mittelkapazität, an. Plötzliche Verengerung der Atemwege führt deshalb zu akuter Lungenblähung, dauernde Stenose zu chronischem Emphysem.

Zu einer absoluten Verlangsamung der Atmung kommt es nur dann, wenn die Inspirationskräfte ausreichen, das Atemhindernis völlig zu überwinden. Wenn dies nicht der Fall ist, wird die Atmung zwar frequenter, bleibt aber relativ zur Größe des Atemhindernisses doch immer noch langsam gegenüber anderen Dyspnoeformen. Die Verlangsamung der Atmung zeigt sich auch an dem Verhältnis der Atemzüge zur Zahl der Herzschläge. Das gewöhnliche Verhältnis von 1 : 4 kann in 1 : 5 oder 6 umgestaltet werden. Wenn die Herztätigkeit schwach und beschleunigt wird, tritt bei jeder Einatmung eine beträchtliche Abschwächung des Radialpulses ein. Bei krampfhaft tiefer Einatmung kann er ganz ausbleiben (Pulsus paradoxus).

Durch eigenartige mechanische Verhältnisse, auf die später noch eingegangen wird, ist in manchen Fällen die Dyspnoe vorwiegend eine inspiratorische, während die Exspiration verhältnismäßig leicht von statten geht. Reine inspiratorische Typen sind übrigens selten; meist handelt es sich nur um ein Überwiegen der inspiratorischen Dyspnoe. In schweren Fällen wird die Einatmung durch alle auxiliären Hilfsmuskeln unterstützt. Die Sterno-cleido-mastoidei, cucullares, scaleni und pectorales sind angespannt, die Arme werden aufgestützt, der Mund ist weit geöffnet, der Gesichtsausdruck ängstlich, die Haut bläulich verfärbt und mit kaltem Schweiß bedeckt. Am entblößten Brustkorb sieht man beim Beginn jeder Inspiration eine Furche auftreten, die über den unteren

Rand des Brustbeins und die benachbarten Rippenknorpel verläuft. Sie entspricht dem Ansatz des Zwerchfells. Gegen Ende der Einatmung gleicht sie sich wieder aus. Bei jugendlichen Individuen mit nachgiebigen Weichteilen kann die Furche so tief werden, daß sich der Schwertfortsatz der Wirbelsäule bis auf wenige Zentimeter nähert. Gleichzeitig vertiefen sich die Intercostalräume und sinken das Jugulum und die Schlüsselbeingruben ein. Der Grund für diese Einsenkung der nachgiebigen Stellen der Brustwand ist eine Folge des „Leerpumpens" des Thorax. Es entsteht bei jeder Einatmung ein abnorm stark luftverdünnter Raum und der äußere Luftdruck treibt die nachgiebigen Teile der Brustwand nach innen.

Für die Einziehung der unteren und seitlichen Thoraxteile besteht nach Sahli noch eine andere Ursache. Da infolge des Leerpumpens des Thorax die Zwerchfellkuppel bei der Inspiration kaum merklich nach unten verschoben oder sogar nach oben angesogen wird, so bewirkt die Zusammenziehung des Diaphragmas im wesentlichen bloß eine Einwärtsziehung seiner Ansatzpunkte an den Rippen.

In den meisten Fällen von Verengerung der oberen Luftwege hört man ein charakteristisches Stenosengeräusch, den „Stridor", der beim Durchtritt der Luft durch die verengte Stelle zustande kommt. Es sind zischende, schnarchende, sägende, rasselnde, pfeifende und keuchende Geräusche. Meist sind sie klangreich. Ihre Klangfarbe wechselt zwischen höheren und tieferen Lagen und ist meist auf die Vokale i und u abgestimmt. Manchmal ist das Geräusch bei der Ausatmung höher als das der Einatmung wie z. B. beim Croup. Häufig sind die Geräusche so laut, daß sie auf weite Entfernung hin hörbar sind und die Umgebung des Kranken dadurch stark belästigt wird. Durch sich ansammelndes Sekret, das in Mitschwingungen gerät, können Modifikationen des Stenosengeräusches erzeugt werden, die manchmal musikalischen Charakter haben. Je weiter oben gelegen und je hochgradiger die Verengerung, um so lauter ist gewöhnlich der Stridor. Wenn die Verengerung am Kehlkopf oder am Halsteil der Luftröhre sitzt, so fühlt man das Geräusch als ein Schwirren, und zwar bei der Einatmung unterhalb der verengten Stelle, bei der Ausatmung über derselben. Auf diese Weise kann man den Sitz der Verengerung manchmal annähernd bestimmen.

Gewöhnlich ist der Stridor bei der Inspiration stärker zu hören als bei der Exspiration; es ist dies namentlich dann der Fall, wenn die Dyspnoe vorwiegend eine inspiratorische ist; und die nächstliegende Erklärung für die Erscheinung ist wohl darin zu suchen, daß der Luftstrom bei der Einatmung einen größeren Widerstand an der verengten Stelle findet und infolgedessen in stärkere Wirbelbewegungen gerät. Daneben spielt auch die forcierte Inspiration eine Rolle.

Bei Stenose der Luftwege tritt gleichzeitig Kohlensäureanhäufung und Sauerstoffmangel im Blute ein. Bei geringeren Verengerungen ist eine Kompensation durch Vertiefung der Atemzüge möglich; es kann sogar durch Überkompensation eine Verminderung der Kohlensäuregehaltes erfolgen. Bei erhöhten Ansprüchen an die Atmung infolge körperlicher Anstrengung usw. wird die Kompensation meist ungenügend. Genügt die verstärkte Atmung nicht mehr, um Kompensation zu erzielen, so beginnt das Stadium der Erstickung, das mehr oder minder akut verlaufen kann. Bei schnellem Verlauf nimmt die Dyspnoe rasch zu, das Sensorium schwindet, es stellen sich klonische Krämpfe ein, die in das asphyktische Stadium mit allgemeiner Lähmung und Respirationsstillstand hinüberführen. Das Herz pflegt noch eine Zeitlang weiter zu schlagen.

Bei langsamerem Verlauf der Erstickung werden die Atembewegungen ganz allmählich schwächer. Bei Kindern hören die Einziehungen der Rippen auf und der Stridor wird weniger laut, wodurch eine Besserung des Zustandes vorgetäuscht werden kann. Die mit Beginn der Kohlensäureüberladung des Blutes sich einstellende Cyanose wird auffallender, gleichzeitig erscheint die Haut blaß und ist mit klebrigem Schweiß bedeckt. Unter zunehmender Benommenheit und nachlassender Herztätigkeit tritt schließlich der Tod ein. Zum Schluß erfolgen gewöhnlich noch einige krampfhafte Atembewegungen.

Je nach dem Sitz des Hindernisses in den oberen Luftwegen, häufig auch nach seiner Art, lassen sich gewisse Verschiedenheiten in der Atemstörung feststellen.

Pharyngeale Dyspnoe ist im allgemeinen nicht häufig. Meist kommt sie bei Kindern vor und wird durch gleichzeitige Verlegung der Nasenatmung verstärkt. Ursache kann z. B. eine starke Hyperplasie der Gaumenmandeln sein oder eine akute Schwellung derselben.

Wenn die Zunge durch Verletzungen von ihrer Anheftung am Unterkiefer losgelöst wird und zurücksinkt, kann schwere Atemnot entstehen. Im Kriege hat man nach Schußverletzungen auf diese Weise den Tod eintreten sehen. Weitere Ursachen sind große Retropharyngealabscesse und Fremdkörper (Speiseteile).

Verengerungen des Schlundes können ferner zustande kommen durch bösartige Neubildungen und Narben, die meist luetischer Natur sind und den Pharynx diaphragmaartig nach unten zu abschließen. Häufig bleibt dabei nur noch ein enger Spalt für die Atemluft übrig. Schließlich ist auch eine Kompression des Pharynx von außen durch Geschwülste und Abscesse möglich.

Von viel größerer praktischer Bedeutung ist die durch *Kehlkopfstenose* bedingte Dyspnoe. Es wurde schon eingangs hervorgehoben, daß die physiologische Enge des Luftweges an dieser Stelle den Kehlkopf für das Auftreten von Stenoseerscheinungen besonders disponiert. Die Dyspnoe und der Stridor sind häufig vorwiegend inspiratorisch. Es ist nämlich oft ein ventilartiger Mechanismus vorhanden. Bei der Einatmung werden z. B. schlaffe Schleimhautfalten durch den Luftstrom nach innen gezogen und verengen auf diese Weise das Lumen noch weiter, während sie durch den Exspirationsstrom zur Seite geworfen werden. Ähnlich wirken manchmal lockere, bewegliche Membranen und gestielte Geschwülste des Kehlkopfeinganges, die durch die Einatmung in die Stimmritze hineingezogen, durch die Ausatmung herausgeworfen werden.

Die Ursachen laryngealer Atemstörungen sind sehr zahlreich.

Ein angeborener Stridor kommt bei Kindern durch anatomische Bildungsanomalien am Kehlkopfeingang vor.

Entzündliche Prozesse an der Schleimhautoberfläche führen namentlich durch Bildung von pathologischen Ausscheidungsprodukten und Auflagerungen zu Stenosen. Im kindlichen Alter sind hier vor allem die Croupmembranen zu nennen. Bei der Laryngitis sicca chronica bilden sich manchmal so massenhaft festanhaftende Borken, daß dadurch Atemnot hervorgerufen wird. Gewöhnlich ist dies morgens der Fall, wenn sich über Nacht Sekret angesammelt hat und eingetrocknet ist.

Auch dichte *Soorpilzwucherungen* haben schon zu Atemnot und Erstickung geführt. Ferner sind Variola- und Varicelleneruptionen auf der Kehlkopfschleimhaut zu nennen.

Das sog. akute *Glottisödem* ruft meist starke Dyspnoe hervor. Es besteht in Schwellung der aryepiglottischen Falten und des Kehldeckels. Ursachen derselben sind Verätzungen durch Säuren und Laugen, Verbrühungen mit heißen Dämpfen, Einatmung reizender Gase, angioneurotisches Ödem, chronische Nephritis und Idiosynkrasie gegen Jod. Die Tuberkulose ruft Verengerungen namentlich durch Granulationstumoren in der Rima glottidis

und Perichondritis hervor, seltener durch chronische Infiltrate des Kehlkopfeinganges. Die Syphilis wird gefährlich durch sekundäre Narbenbildungen,
die zu hochgradigen Verengerungen Veranlassung geben. Das Rinosklerom
macht Stenose durch subglottische Schwellung und Schrumpfung der Stimm-
und Taschenbänder. Gutartige Neubildungen rufen nur bei erheblicher Größe,
multiplem Auftreten (Papillom) oder bei besonderer Gestaltung (beweglicher,
langer Stiel) Atemstörungen hervor. Häufiger tun dies bösartige Tumoren,
wenn sie im Wachstum vorgeschritten sind.

Perichondritis des Ring- und Aryknorpels verschiedener Ätiologie verengt nicht
selten das Kehlkopflumen. Chronische Entzündung in den Arygelenken fixiert
dieselben zuweilen in Medianstellung, so daß keine inspiratorische Erweiterung
der Stimmritze mehr möglich ist. Es wird hierdurch ein sehr ähnliches klinisches
Bild hervorgerufen wie durch die doppelseitige Lähmung des M. cricoary-
taenoideus posticus. Die Dyspnoe ist in beiden Fällen eine ausgesprochen inspiratorische und von lautem Stridor begleitet, während die Exspiration nahezu
geräuschlos und leicht von statten geht. Als Erklärung wird meist eine ventilartige Ansaugung der Stimmbänder durch die Verdünnung der Luft unterhalb
der verengten Glottis angenommen.

Beim *Glottiskrampf* handelt es sich um *anfallsweise* auftretende Verengerungen der Stimmritze. Gewöhnlich wird der Anfall durch eine eigentümlich
pfeifende Inspiration eingeleitet.

Eine weitere Ursache für Larynxstenose sind Fremdkörper, die sich irgendwo
im Kehlkopf festgesetzt haben. Anfangs pflegt die Atemnot sehr stürmisch
zu sein, besonders wenn der Fremdkörper beweglich ist und durch den Schleim-
hautreiz Glottiskrampf hervorruft; später tritt manchmal eine erstaunliche
Gewöhnung an den Zustand ein.

Während die bisher genannten Erkrankungen vom Innern des Kehlkopfs
her wirken, geschieht dies in anderen Fällen von außen her.

Verletzungen führen durch Knorpelbrüche, Blutergüsse und sekundäre
Schwellungen zu Verengerungen des Kehlkopflumens.

*Kompressions*stenosen entstehen durch bösartige Tumoren der Umgebung
des Larynx.

Verengerungen der Luftröhre beruhen meistenteils auf Druck von außen, und
zwar am häufigsten durch eine vergrößerte Schilddrüse, seltener durch Aorten-
aneursyma, Mediastinaltumoren und andere Geschwülste. In frühem Kindesalter kann die vergrößerte Thymusdrüse diese Rolle spielen.

Vom Inneren der Trachea aus wirken verengend Fremdkörper, croupöse
Entzündungen, tuberkulöse und syphilitische Prozesse; letztere namentlich
durch sekundäre narbige Strikturen. Gutartige und bösartige Geschwülste
kommen seltener in Betracht.

Im allgemeinen gleicht die Atemstörung der bei Kehlkopfverengerung.
Der Stridor klingt manchmal etwas dumpfer als bei jener. Da, wo er mit dem
Hörrohr am lautesten wahrnehmbar ist, braucht durchaus nicht der Sitz der
Stenose zu sein, da die Fortleitungsverhältnisse sehr ungleichmäßige sind.
Die Dyspnoe ist ebenso wie dort häufig vorwiegend inspiratorisch. Bei lang-
gestielten Geschwülsten, die beim Exspirium in die Glottis getrieben werden,
kommt auch das Umgekehrte vor.

Die Stimme ist nur stärker verändert, wenn der Kehlkopf mitbetroffen ist,
immer ist sie schwach, da der anblasende Luftstrom nur von geringer Intensität ist.

Von C. Gerhardt ist zuerst darauf aufmerksam gemacht worden, daß sich
der Kehlkopf bei Verengerung der Luftröhre gar nicht oder nur wenig beim
Atmen auf- und abbewegt, während er bei Laryngostenose infolge der

Druckverhältnisse der Luftsäulen oberhalb und unterhalb der verengten Stelle sehr starke Atembewegungen macht. Ferner fühlt die aufgelegte Hand in letzterem Falle häufig ein deutliches Schwirren der Kehlkopfwand.

v. SCHRÖTTER hält diesen Unterschied nicht für charakteristisch und will ein inspiratorisches Herabsteigen des Kehlkopfes auch wiederholt bei Trachealstenosen gesehen haben. Derselbe Autor gibt an, daß die meisten Kranken mit laryngealer Dyspnoe die Halswirbelsäule strecken und den Kopf weit nach hinten werfen, da sich hierbei das Kehlkopflumen erweitert, während Kranke mit Verengerung der Luftröhre sich nach vorn neigen oder den Kopf gegen das Sternum beugen. Ähnlich spricht sich GERHARDT aus.

Husten.

Unter *Husten* versteht man einen plötzlichen Exspirationsstoß nach vorausgehender tiefer Einatmung und Glottisschluß, wobei die Stimmritze gesprengt wird und etwa in den Atemwegen vorhandene Sekrete herausgeschleudert werden. Während der Husten willkürlich und unwillkürlich hervorgerufen werden kann, erfolgt das „Räuspern", eine Abart des Hustens, nur willkürlich. Es besteht in einem längeren Exspirationsstoß, der durch den engen Raum zwischen Zungenwurzel und niedergezogenem weichen Gaumen hindurchgetrieben wird. Bei stoßweise ausgeführtem Räuspern findet gleichzeitig eine Sprengung der geschlossenen Stimmritze statt (LANDOIS). Das *Hustenzentrum* liegt in der Nähe des Atemzentrums und erstreckt sich ungefähr bis zur Mitte der Rautengrube, entsprechend der Ala cinerea. Der unwillkürliche Husten entsteht reflektorisch, und zwar am häufigsten vom Ausbreitungsbezirk der sensiblen *Vagusäste* her. Der „Haupthustennerv" ist der Ramus internus des Laryngeus superior. Am leichtesten wird der Husten von der *Regio interarytaenoidea* ausgelöst, während Reizung der Stimmbänder und der Kehlkopfschleimhaut oberhalb derselben nur krampfhaften Glottisschluß hervorruft (NOTHNAGEL). Nächst der hinteren Kehlkopfwand ist die *Bifurkationsstelle* der Trachea die wichtigste Auslösungsstelle des Hustens; auch die hintere häutige Wand der Trachea ist hustenempfindlich, während die vordere dies nicht ist. Ferner wird Husten von der gesamten Bronchialwand her hervorgerufen, und auch von der Pleura aus, wie man bei Brustpunktionen beobachten kann, wenn die Nadel das Brustfellblatt berührt, dagegen ist das Lungengewebe im Experiment hustenunempfindlich. Es gibt auch einen „Rachenhusten". KOHTS konnte ihn experimentell erzeugen. Man beobachtet ihn bei entzündlichen Pharynxerkrankungen, die mit Hyperästhesie der Schleimhaut einhergehen.

Ferner wird Husten gelegentlich von anderen sensiblen Vagusästen her ausgelöst. Hierzu gehört der vom äußeren Gehörgang entstehende Husten, der durch den Ramus auricularis vagi vermittelt wird. Viele Menschen husten schon beim Einführen des Ohrtrichters. Ohrenschmalzpfröpfe und Fremdkörper können längere Zeit anhaltenden Husten hervorrufen. Bei einem Mädchen verschwand ein solcher, der 12 Jahre bestanden hatte, nach Entfernung einer Glasperle aus dem Gehörgange. v. SCHRÖTTER berichtet, daß Sondierung einer Fistula colli congenita plötzlich und konstant von einer bestimmten Stelle aus einen trockenen Husten hervorrief, und zwar durch Reizung von Vagusfasern, welche bei der embryonalen Anlage des den nachherigen Fistelkanal bildenden Ganges in dessen Wandung gekommen waren. Er hat dieselbe Beobachtung wiederholt machen können.

Aber auch von anderen sensiblen Nerven her und selbst von entlegenen Körperstellen kann bei manchen Menschen Husten erregt werden; es scheint dazu aber einer besonderen nervösen Disposition zu bedürfen. So entsteht

z. B. Husten von der *Nasenschleimhaut* her; leise Sondenberührung genügt bisweilen, um ihn hervorzurufen. In der Literatur ist u. a. ein Fall beschrieben, in dem ein hartnäckiger Husten nach dem Ausziehen eines nach der Nasenhöhle zu gewachsenen Zahnes aufhörte. Wille und Schadewald bezeichnen ihn als Trigeminushusten.

Naunyn beobachtete Husten bei Erkrankungen der Leber und der Milz; in Verbindung mit Gallensteinkoliken ist ähnliches von verschiedenen Seiten berichtet worden. Auch Magen- und Darmerkrankungen (Parasiten) und Erkrankungen der Genitalorgane sollen gelegentlich Husten hervorrufen.

In der überwiegenden Mehrzahl der Fälle entsteht der Husten von den eingangs beschriebenen reflexempfindlichen Stellen der oberen Luftwege und häufig sind es Reize, welche die Schleimhaut von außen her treffen, die ihn auslösen.

So kann z. B. die Einatmung kalter, heißer, abnorm trockener, staubiger oder mit reizenden Gasen erfüllter Luft wirken. Die gewöhnlichste Ursache des Hustens ist entzündliche Reizung der Schleimhaut, wobei das abgesonderte Sekret häufig den einzelnen Hustenanfall auslöst. Gewisse Schleimhautaffektionen zeichnen sich durch besonders heftigen Reizhusten aus wie z. B. der Keuchhusten und manche Grippekatarrhe. Spärliches, zähschleimiges und festanhaftendes Sekret übt einen stärkeren Reiz aus als reichliches und lockeres Sputum.

Sprechen und Lachen während des Essens ruft Hustenanfälle durch Eindringen von Speiseteilen in den Kehlkopf hervor. Bei mangelhaftem Verschluß desselben beim Schluckakt infolge mechanischer oder nervöser Störungen kommt es ebenfalls zu Hustenanfällen durch „Verschlucken". Aspirierte Fremdkörper erzeugen gewöhnlich heftige Hustenanfälle, so lange sie beweglich sind. Hofbauer erwähnt den Fall eines 9jährigen Kindes, das 20 Monate lang an heftigen Hustenanfällen litt, die jeder Therapie trotzten bis als Ursache ein Blechstück in der Höhe des Jugulum entdeckt und entfernt wurde.

Bei dem sog. „*nervösen*" Husten liegt entweder eine zentrale Erregung des Hustenzentrums vor oder wohl meist eine abnorme Erregbarkeit im Bereiche peripherischer Reflexbahnen. Es sind dann schon die physiologischen Reize imstande, Husten auszulösen. Durch Suggestion und Nachahmung wird manchmal auch die Umgebung eines Husters zum Husten veranlaßt, wie man in Schulklassen und Krankenhaussälen beobachten kann.

Nach Beschaffenheit und Auftreten lassen sich verschiedene Hustenarten unterscheiden.

Vom leichten Hüsteln gibt es alle Abstufungen bis zum heftigsten Krampfhusten, der ununterdrückbar ist. Häufig kommt es bei diesem zum Erbrechen infolge der starken Erschütterung der hinteren Rachenwand oder auch durch zentrale Auslösung des Brechaktes. Ferner können Erstickungserscheinungen auftreten durch gleichzeitigen Stimmritzenkrampf, der auf einer Ausstrahlung des Reizes vom Hustenzentrum auf benachbarte Teile des Zentralorgans beruht. Infolge der allgemeinen venösen Stauung, die durch Kongestion der intrathorakischen Venen entsteht, kann es zu Haut- und Schleimhautblutungen, zu Konvulsionen und selbst zu Hirnhämorrhagien kommen.

Infolge der starken Druckschwankungen, die beim Husten im Brustkorb entstehen, werden nachgiebige Teile desselben nach außen vorgewölbt. Am häufigsten sind davon die oberen Intercostalräume und die Lungenspitzen betroffen, da der Exspirationsdruck in den oberen Thoraxteilen am größten ist. Besonders bei Emphysematikern sieht man in den oberen Schlüsselbeingruben sich förmliche Wülste vorwölben. Durch Zerreißung des Lungengewebes entsteht bisweilen ein Pneumothorax.

Dem fast beständigen Husten steht der nach größeren Pausen, anfallsweise auftretende gegenüber, der sich dann oft in heftigen Paroxysmen entlud (z. B. Keuchhusten). Die Häufigkeit und Stärke des Hustens kann zu verschiedenen Tageszeiten eine wechselnde sein. In vielen Fällen mildert er sich während des Schlafes, da mit der Abnahme der allgemeinen Reflexerregbarkeit auch die der Schleimhäute abnimmt. Besonders gilt dies von dem nervösen Husten, der dabei völlig aufzuhören pflegt. In anderen Fällen verschlimmert sich der Husten während der Nacht oder stellt sich sogar ausschließlich während dieser Zeit ein. Die Ursache ist dann meist eine Verschiebung von Sekreten an hustenempfindliche Stellen durch die veränderte Körperlage. Bei Kindern, die an Vergrößerung der Rachenmandel und chronischem Katarrh leiden, fließt der Schleim beim Liegen in den Kehlkopf und ruft nächtlichen Husten hervor. Ähnlich entsteht ein solcher bei manchen alten Leuten beim Niederlegen dadurch, daß sich aus dem sog. Alterstaschen, wie sie BAUM genannt hat, Speisereste und Schleim in den Kehlkopf ergießen. Wie M. SCHMIDT annimmt, handelt es sich dabei um divertikelartige Erweiterungen der Sinus piriformes. Sekreterfüllte Höhlen im Lungengewebe entleeren sich bisweilen bei liegender Stellung in die Bronchien und oberen Luftwege und rufen dann plötzlich einsetzenden Husten hervor. Auch die im Schlaf leicht eintretende Austrocknung der Schleimhäute kann zum Husten reizen. Ungenügende Nasenatmung kann dieselbe befördern.

Nach dem *Klang* lassen sich verschiedene Hustenarten unterscheiden. Der bei und durch Sekretanhäufung entstehende Husten ist von Nebengeräuschen begleitet, die durch die Atemluft in den Schleimmassen entstehen. Man spricht dann von einem „*feuchten*" Husten. Sind sehr reichliche Mengen schaumigen Schleimes vorhanden, so wird der Husten sehr geräuschvoll und „rasselnd", bei ungewöhnlich großen Sekretmengen „brodelnd". Im Gegensatz dazu spricht man von einem „*trockenen*" oder „*leeren*" Husten, wenn keine oder nur geringe Sekretmengen, die nicht in Bewegung geraten, vorhanden sind. Der „nervöse" Husten ist z. B. immer ein trockener. Bei Verengerung des Kehlkopflumens gesellen sich ihm zischende, pfeifende und krähende Töne zu. Bei manchen Hustenparoxysmen (Keuchhusten, tabische Krisen) treten infolge des Glottiskrampfes tönende und pfeifende Inspirationen auf, welche sich zwischen die einzelnen Hustenstöße einschieben.

Der Klangcharakter des Hustens hängt vorwiegend von den Schwingungsverhältnissen der Stimmbänder ab. Nan unterscheidet einen tönenden und klangvollen von einem belegten, rauhen, heiseren und tonlosen Husten. Ist der Exspirationsstoß der Luft sehr schwach, so geraten die Stimmbänder nicht in genügende Schwingungen und der Husten wird schwach und tonlos. Dies ist z. B. bei alten Emphysematikern und bei starker allgemeiner Erschöpfung nach Blutverlusten u. dgl. der Fall. Tonloser Husten ist auch vorhanden bei völligem Fehlen des Glottisschlusses. Bei doppelseitiger Recurrenslähmung sieht man die Kranken wohl husten, hört sie aber nicht (ZIEMSSEN). Auch bei hysterischer Adduktorenlähmung kann der Husten völlig tonlos sein; manchmal ist die Stimme dabei laut und klingend; das umgekehrte Verhalten ist allerdings das Häufigere. Paresen der Stimmbandschließer und Spanner schwächen den Husten nur ab. Bei Kehlkopfkatarrhen, bei Neubildungen an den Stimmbändern, bei Auflagerung von Sekret wird der Husten mehr oder minder heiser und bei Auflockerung der Schleimhaut oft auffallend tief und rauh. Einen eigentümlich bellenden Charakter nimmt er bei manchen akuten Katarrhen und namentlich beim Pseudocroup an. Gewöhnlich liegt dabei eine Schwellung der subglottischen Schleimhaut vor; doch kann dieselbe Erscheinung auch durch Erschlaffung der Stimmbänder hervorgerufen werden. Ein ähnlicher bellender Husten tritt nicht selten bei Hysterie auf und kann auch willkürlich erzeugt werden. Sehr mißtönend und rauh klingt der Husten bei Schwellung oder Krampf der Taschenbänder. Einen schnarrenden Beiklang hat er bei einseitiger Recurrenslähmung. Metallklingender Husten kann entstehen, wenn in der Brust große Hohlräume vorhanden sind, die mit den Luftröhrenästen in Verbindung stehen. Zu unterscheiden ist hiervon der „*hohle Klang*" des Hustens, der dann entsteht, wenn bei ungenügendem Glottisschluß der Verschluß des Mundes beim Husten zu Hilfe genommen wird. Man trifft ihn namentlich bei vorgeschrittener Phthise an. Die nervösen Huster zeichnen sich oft durch Hervorbringen seltsamer Laute aus; bellende, blökende, heulende und brüllende Töne werden mit überraschender Ausdauer und Stärke produziert. Schech erzählt von einem derartigen Kranken, der in ein allein stehendes Haus gebracht werden mußte, da es niemand in seiner Umgebung aushalten konnte. In anderen Fällen besteht nur ein gesteigerter Hustenreiz und die Klangfarbe ist nicht charakteristisch. Der nervöse Husten ist, wie schon oben erwähnt, stets ein trockener. Während der Husten in vielen Fällen eine zweckmäßige Abwehrvorrichtung darstellt, die überflüssige Sekrete und eingedrungene Fremdkörper entfernt, wirkt er in anderen Fällen durch sein Übermaß direkt schädlich. Auf die lokalen und allgemeinen Folgeerscheinungen durch die venöse Stauung und Drucksteigerung im Thorax ist bereits oben hingewiesen worden. Er stellt außerdem eine erhebliche Muskelanstrengung dar, die bei geschwächten Personen nicht gleichgültig ist, beansprucht in erheblichem Maße die Herzkraft und wirkt schwächend durch die Schlafstörung.

5. Störungen der Sekretion.

Störungen der Schleimabsonderung. Auswurf.

Das von der normalen Schleimhaut gebildete Sekret ist wasserklar und stark mucinhaltig. Mikroskopisch enthält es spärliche Leukocyten und abgestoßene Epithelien. Nach den Experimentaluntersuchungen von Rossbach und Aschenbrand findet die Absonderung beständig statt und geht auch nach Ausschaltung aller nervösen Einflüsse weiter. Mit der im Experiment erzeugten Blutleere der Schleimhaut ist eine Abnahme der Sekretion verbunden, mit der reaktiven Blutfülle eine Zunahme.

Die Schleimabsonderung kann vermindert, vermehrt und qualitativ verändert sein.

Eine Verminderung ist häufig bei Beginn akuter Katarrhe vorhanden entsprechend dem subjektiven Trockenheitsgefühl. Dasselbe ist der Fall bei gewissen chronischen Katarrhen und anderen Erkrankungen, die zu einem Schwund des sezernierenden Drüsenepithels führen. Eine Vermehrung der Absonderung findet sich, abgesehen von den eben genannten Ausnahmen, bei allen akuten und chronischen Katarrhen und sonstigen Entzündungen, durch welche die Schleimdrüsen zu gesteigerter Tätigkeit gereizt werden.

Im kindlichen Alter ist das adenoide Rachengewebe eine Hauptquelle vermehrter Schleimproduktion.

Nur ein Teil des Sekretes, das in Rachen und Kehlkopf erscheint, ist an Ort und Stelle abgesondert worden. Oft stammt dasselbe vorwiegend aus der Nase oder aus ihren Nebenhöhlen, indem es namentlich beim Liegen durch die Choanen nach unten fließt. Besonders groß ist dieser Anteil natürlich, wenn die Nasenhöhle aus irgendeinem Grund nach vorne verlegt ist. Eine weitere akzidentelle, meist aber wenig ergiebige Sekretquelle kann die Tuba Eustachii sein, indem Eiter, Schleim und in seltenen Fällen cholesteatomatöse Massen in den Nasenrachenraum abfließen.

In anderen Fällen stammt das in den oberen Luftwegen erscheinende Sekret größtenteils aus Bronchien und Lungen.

Sehr häufig sind qualitative Veränderungen des Sekrets. Durch stärkere Beimengungen von Leukocyten nimmt dasselbe eine mehr eitrige Beschaffenheit an und wird dabei dünnflüssiger. Bei atrophischen Schleimhautprozessen besteht Neigung zu Eintrocknung und Krustenbildung. Es bleibt dabei häufig an seinem Entstehungsort liegen und indem der neugebildete Schleim an den Rändern hervorquillt, kommt es zu schalenartigen Bildungen („Austernschalen"), wie sie besonders im Nasenrachenraum vorkommen. Worauf die schnelle Eintrocknung eigentlich beruht, ist nicht mit Sicherheit bekannt. M. SCHMIDT nimmt die Anwesenheit eines besonderen Stoffes an, der wie das beim Malen gebrauchte Sikkativ wirkt. Das Wesentliche dürfte wohl der Mangel an Mucin sein, das bekanntlich der Eintrocknung sehr lange widersteht. Es gibt gewisse Prädilektionsstellen in den oberen Luftwegen, wo sich das Sekret gern anhäuft. Es sind dies das Rachendach, der PASSAVENTsche Wulst und die hintere Kehlkopfwand.

Das von der Schleimhaut gelieferte Sekret wird zum Teil durch das flimmernde Cylinderepithel nach außen geschafft; wird es in größeren Mengen produziert, so erscheint es als *Auswurf (Sputum)*, der durch Husten oder Räuspern entfernt wird. Häufig gesellen sich demselben noch andere Beimengungen hinzu.

An dieser Stelle soll das Sputum nur insoweit näher betrachtet werden, als es den oberen Luftwegen selbst entstammt.

Die *Menge* des Auswurfes ist je nach der zugrunde liegenden Erkrankung sehr verschieden.

Auch viele gesunde Menschen haben morgens eine geringe Menge Auswurf. Derselbe ist dann zähschleimig, grau-weißlich, glasig und besteht mikroskopisch aus spärlichen Leukocyten, Pigmentschollen, Pflasterepithelien und Zellen, die keine charakteristische Form haben und gewöhnlich als Alveolarepithelien angesprochen werden.

Die Konsistenz des Auswurfes richtet sich bis zu einem gewissen Grade nach seiner Menge, indem reichlicher Auswurf meist weniger konsistent als spärlicher ist. Die „schleimige" Beschaffenheit hängt in erster Linie von seinem Mucingehalt ab. Beimengung von Eiter macht ihn dünnflüssiger; Eintrocknung zu Krusten kommt, wie schon erwähnt, durch Mucinmangel zustande und kann durch Beimischung geronnenen Blutes begünstigt werden.

Die *Reaktion* des frischen Auswurfes ist in den meisten Fällen alkalisch.

Seine *Farbe* ist hauptsächlich von gewissen Beimengungen abhängig. Vollkommen farblos kann das rein schleimige Sputum sein, doch ist eine gewisse graue Nuance infolge beigemischten Kohlenstaubes häufiger.

Durch reichlicheren Gehalt an weißen Blutkörperchen nimmt der Auswurf eine gelbliche bis grünliche Farbe an und wird mehr oder minder undurchsichtig. Besonders aus der Nase stammender Auswurf zeigt öfters diese grünlichen Farbtöne. Worauf dieselben eigentlich beruhen, ist nicht mit Sicherheit bekannt, wahrscheinlich handelt es sich zum Teil um Bakterienprodukte, zum Teil auch um Derivate des Blutfarbstoffes.

Dies *schleimig-eitrige* Sputum beobachten wir bei Affektionen der oberen Luftwege am häufigsten. Vorwiegend *eitriges* Sputum findet sich bei ausgedehnten Ulcerationen der Schleimhaut (Lues, Tuberkulose) und namentlich bei der STÖRCKschen Blennorrhöe.

Eine mehr oder minder schwärzliche Farbe nimmt der Auswurf nach vorausgegangener Staubinhalation an, wie jeder an sich nach einer längeren Eisenbahnfahrt oder nach Aufenthalt in einem rauchigen Lokal beobachten kann. Am ausgeprägtesten ist die Färbung bei Kohlenarbeitern. Die Kohle findet sich dabei zum kleineren Teile frei, zum größeren Teile im Innern von rundlichen oder ovalen Zellen, die als weiße Blutkörperchen und Lungenepithelien gedeutet werden. Ausgeworfen wird nur der kurz vorher eingeatmete Staub, nicht etwa der schon in den Lungen abgelagerte, wie daraus hervorgeht, daß die Färbung der Sputa bei Fortfall der Staubinhalation aufhört, auch wenn schon eine Pneumokoniose besteht.

Durch Einatmung von Eisenoxyd kann das Sputum Ockerfarbe annehmen; bei Ultramarinarbeitern kommen blaue Sputa vor.

Von Bäckern und Müllern werden manchmal weiße, kleisterähnliche Massen expektoriert.

Besonders wichtig sind *blutige* Beimengungen zum Sputum. Von leicht rötlicher Färbung kommen alle Übergänge bis zu reinem Blut vor, das bald in flüssigem, bald in geronnenem Zustand ausgeworfen wird. Seine Farbe wechselt zwischen der des frischen Blutes und mehr oder minder dunklen Nuancen. Größere Blutmengen stammen *selten* aus den oberen Luftwegen. Blutungen nach operativen Eingriffen und sonstigen Traumen sind hiervon natürlich ausgenommen. Ausnahmsweise hat man starke, selbst tödliche Blutungen aus größeren Gefäßen beobachtet. Türck beschreibt einen Fall von syphilitischer Ulceration des Rachens mit Arrosion der Art. lingualis. Aus der Art. laryngea erfolgt zuweilen eine Blutung bei Carcinom oder Syphilis.

Eine Täuschung kann durch Blutungen aus der Nase vorkommen, wenn das Blut durch die Choanen nach hinten zu abfließt, im Rachen erscheint und ausgeworfen wird, doch wird man selten jeden Blutabgang aus der Nase selbst dabei vermissen. Kleinere Blutstreifen findet man ziemlich oft dem Auswurf beigemengt, der bei chronischem Rachenkatarrh entleert wird; auch bei akuten Katarrhen des Kehlkopfes und der Luftröhre können leichte blutige Beimengungen vorhanden sein; besonders wenn sehr stark und anhaltend gehustet wird. Blutdurchtränkte Sekretkrusten, meist von bräunlich-schwärzlicher Färbung beobachtet man bei Laryngitis chronica sicca haemorrhagica. Zuweilen kommen Blutungen aus dem Kehlkopf zur Zeit der Menses oder als „vikariierende" Menstruation vor. Aus der Trachea kann es infolge Schleimhautverletzungen durch zackige Fremdkörper und bei zerfallenden Krebsen bluten. Das Aortenaneurysma ruft manchmal prämonitorische kleine Blutungen hervor, die dem eigentlichen Durchbruch monatelang vorausgehen können. M. Schmidt beobachtete einige Male Blutungen aus erweiterten Schleimhautgefäßen bei Atheromatose und Herzhypertrophie. Ferner können Blutungen durch schlechtsitzende Trachealkanülen hervorgerufen werden. Man hat dabei sogar wiederholt Arrosion der Vena anonyma gesehen.

Blutungen aus der Mundhöhle sind meist gering, sie stammen gewöhnlich aus dem Zahnfleisch bei Gingivitis, Alveolarpyorrhöe und hämorrhagischer Diathese. Hysterische Personen und Simulanten geben manchmal vor, daß das Blut, das sie aus dem Zahnfleisch saugen, aus den Lungen stamme und von ihnen ausgehustet werde. Meist ist die Entscheidung leicht, da das aus der Mundhöhle stammende Blut mit Speichel vermischt ist und lackfarbige Beschaffenheit aufweist.

Sehr häufig ist die Frage zu entscheiden, ob der blutige Auswurf aus den oberen Luftwegen oder aus der Lunge kommt. Bei Blutmengen, die mehr als einige Kubikzentimeter betragen, kann man von vornherein mit großer Wahrscheinlichkeit sagen, daß sie *nicht* aus den oberen Luftwegen stammen, denn die wenigen Ausnahmefälle von stärkerer Hämoptoe machen meist so auffallende sonstige Erscheinungen, daß sie die Aufmerksamkeit sogleich auf sich lenken. Bei geringen blutigen Beimengungen kann die Entscheidung oft schwierig sein und nur eine genaue örtliche Untersuchung wird vor Irrtümern schützen.

Findet man nichts Verdächtiges an den oberen Luftwegen, so wird man blutigen Auswurf fast immer auf die Lunge beziehen müssen. Von Täuschungsmöglichkeiten durch Nasen- und Zahnfleischblutungen ist schon oben gesprochen worden.

Beimengungen zum Auswurf aus *Fibrin* sind an ihrer zähen Beschaffenheit und weißen Farbe leicht kenntlich. Gegenüber den schleimigen Bestandteilen des Sputums zeichnen sie sich durch ihre Quellung und Aufhellung in Essigsäure aus. Begießt man sie mit Wasserstoffsuperoxyd, so entwickeln sie schneller Gas als dies Mucin tut. Wir finden derartige Fibringerinnsel bei Diphtherie des Rachens, des Kehlkopfes und der Luftröhre, wobei sie manchmal förmliche Ausgüsse der letzteren darstellen können. Bei Ausdehnung der Diphtherie auf die Bronchien treten verzweigte Bronchialgerinnsel auf, die denen sehr ähnlich sind, die bei der croupösen Pneumonie und der fibrinösen Bronchitis vorkommen.

Den sog. Dittrichschen Pfröpfen ähnlich sind die aus den Krypten der Tonsillen stammenden, dem Auswurf manchmal beigemengten Mandelpfröpfe. Es sind trübe, weißgelbliche, schmierige Bröckel von intensiv üblem Geruch. Mikroskopisch findet man Fettsäurenadeln, Zelldetritus und reichliche Bakterien.

Nekrotische Knorpelstückchen können aus geschwürigen Prozessen in Kehlkopf und Luftröhre stammen. Man hat selbst die Abstoßung ganzer Knorpel beobachtet. In seltenen Fällen werden gestielte gutartige Neubildungen beim Husten abgerissen und ausgeworfen. Kleinere Partikel stoßen sich gelegentlich von zerfallenden bösartigen Geschwülsten ab. Eingedrungene Fremdkörper, die in den oberen Luftwegen stecken geblieben sind, werden bisweilen nach längerer oder kürzerer Zeit spontan expektoriert.

Durch fremde, aus der Nahrung stammende Beimengungen können die Sputa mannigfaltige Färbung annehmen; wenn die Patienten z. B. kurz vorher Milch, Schokolade, Kaffee, Rotwein oder dergleichen zu sich genommen haben. Man muß an diese Dinge denken, um diagnostische Irrtümer zu vermeiden. Frisch entleerter Auswurf aus den oberen Luftwegen weist in der Regel keinen besonderen *Geruch* auf.

Übelriechend ist derselbe bei manchen eitrigen Prozessen, besonders solchen in der Mundhöhle und bei gewissen Nebenhöhlenerkrankungen. Jauchiger Geruch tritt bei Absonderungen auf, die aus zerfallenden Neubildungen stammen. Ein eigentümlich süßlich widerlicher Geruch haftet dem Auswurf Skleromkranker an. Ein spezifischer Gestank ist an die Absonderung gebunden, die bei der Ozaena auftritt. Näheres hierüber weiter unten bei der Besprechung des Foetor ex ore.

Über die nähere Beschaffenheit der Sputa gibt manchmal erst die mikroskopische Untersuchung Aufschluß. Manche Dinge lassen sich besser am frischen Präparate, andere am gefärbten erkennen. Auf die Untersuchungstechnik kann hier natürlich nicht eingegangen werden.

Außer der Grundsubstanz des Sputums, dem strukturlosen Mucin findet man stets mehr oder minder zahlreiche Eiterkörperchen und Epithelien. Soweit es Pflasterepithelien sind, entstammen sie der Mundhöhle, dem Pharynx und den Stimmbändern. Über die Natur der Sputumfarbe klärt häufig erst die mikroskopische Betrachtung auf.

Geringe Blutbeimengungen lassen sich mit Sicherheit nur durch den Nachweis von roten Blutkörperchen erkennen, die wohlerhalten oder ausgelaugt bzw. zum Teil zerfallen sein können. Wichtig kann der mikroskopische Nachweis von kleinsten Geschwulstpartikelchen sein, z. B. von Krebsperlen bei Carcinom des Kehlkopfes oder der Luftröhre.

Schließlich kommt noch der Nachweis von Mikroorganismen im Sputum in Betracht. Im ungefärbten Präparat sind unter anderen am besten zu sehen:

Leptothrix buccalis, Sarzine, Schimmel- und Soorpilze, Actinomyces. Die meisten pathogenen Bakterien erfordern Färbung des Präparates.

Im allgemeinen wird man sich bei Erkrankungen auf unserem Gebiet nicht an den Auswurf halten, sondern das Untersuchungsmaterial direkt durch Abstrich zu gewinnen suchen. Über die zahlreichen Mikroorganismenarten, die man namentlich in der Mundhöhle antrifft, ist bereits gesprochen worden.

Krankhaftes Verhalten der Mundflüssigkeit.

Die Mundflüssigkeit setzt sich aus dem Sekret der drei paarigen Speicheldrüsen (Parotis, Submaxillaris, Sublingualis) und der Absonderung der zahlreichen Schleim- und serösen Drüsen der Mundschleimhaut zusammen. Sie ist von wäßriger Beschaffenheit und schwach fadenziehender Konsistenz, farb- und geruchlos und fast ohne Geschmack. Die 24stündige Menge beträgt etwa 1500 ccm. Der Speichel enthält ein diastatisches Ferment, das Stärke in Dextrin und Zucker spaltet. Die Reaktion der Mundflüssigkeit (des gemischten Speichels) ist gewöhnlich alkalisch oder neutral, beim Neugeborenen und Säugling stets sauer. Von Mitternacht bis Morgen kann der Speichel schwach sauer sein; vorübergehend sauer wird er nach längerem Fasten, vielem Sprechen und bei Zersetzung von Speiseresten. Häufig ist saure Reaktion im Fieber bei schweren Allgemeinerkrankungen und namentlich bei Diabetes (durch Milchsäurebildung aus zuckerhaltigem Speichel). Nach Mosler zeichnen sich besonders schwere und akut verlaufende Diabetesfälle durch saure Reaktion aus.

Das beim erwachsenen Menschen stets vorhandene Rhodankalium kann bei schwächenden Krankheiten vermindert sein, beim Säugling fehlt es regelmäßig.

Vermehrung der Sekretion *(Speichelfluß, Salivation, Ptyalismus)* ist gewöhnlich nur ein Symptom, keine selbständige Erkrankung. Die in 24 Stunden dabei abgesonderte Menge kann auf mehrere Liter steigen. Regelmäßig tritt Speichelfluß bei allen entzündlichen Prozessen in der Mundhöhle auf, indem sie die Absonderung reflektorisch anregen.

Während in den ersten Lebensmonaten die Speichelproduktion sehr gering ist, stellt sich im 3.—5. Monat häufig Speichelfluß ein, den man gewöhnlich auf den später erfolgenden Durchbruch der ersten Zähne bezieht.

Nicht selten ist Salivation bei nervösen Erkrankungen.

Nach Durchschneidung der zerebralen Nerven der Speicheldrüsen tritt „paralytische Speichelabsonderung" ein (Cl. Bernard). Reizung des N. facialis ergibt einen wäßrigen, Sympathicusreizung einen an organischen Bestandteilen reichen, fadenziehenden Speichel.

Paukenhöhlenaffektionen mit Beteiligung der Chorda tympani erzeugen Salivation (Moos, Urbantschitsch). Bei Trigeminusneuralgie, M. Basedow, Hysterie, Neurasthenie, Geistes- und Cerebralerkrankungen (Hemiplegie) kann Vermehrung der Sekretion auftreten. In den genannten Fällen handelt es sich wohl zum Teil um direkte Reizung des cerebralen Reflexzentrums, das in der Medulla oblongata liegt. Im Kindesalter muß dauernder Speichelfluß den Verdacht auf Imbecillität erregen. Auffällig und in ihrer Genese noch nicht recht geklärt, ist die starke Salivation bei Bulbärparalyse, die schon vor Lähmung der Muskeln auftreten kann. Nach Sticker handelt es sich dabei um eine Lähmung der Hemmungsnerven. Auch bei Magenerkrankungen, die mit Übelkeit einhergehen, bei Darmaffektionen, Genitalleiden, Schwangerschaft und Laktation ist manchmal Speichelfluß vorhanden. Durch direkte Erregung der sekretorischen Nerven der Speicheldrüsen bewirkt Pilocarpin vermehrte Absonderung. Dasselbe trifft nach v. Mering für das Quecksilber zu. Hat sich eine Quecksilberstomatitis ausgebildet, so ist für den Speichelfluß hauptsächlich die entzündliche Reizung der Schleimhaut von Bedeutung.

Bei vermehrter Absonderung sinkt der Gehalt des Speichels an festen Bestandteilen. Die in 24 Stunden abgesonderte Menge kann mehrere Liter betragen. Der Speichelfluß ist kontinuierlich oder setzt zeitweise aus (z. B. während des Schlafes).

Hochgradige Salivation führt zu undeutlichem Sprechen, schlechtem Geschmack und Verdauungsstörungen. Die Harnmenge kann dabei vermindert sein. Ernährungsstörungen stellen sich als direkte oder indirekte Folgeerscheinungen ein.

Von einer wirklichen Vermehrung der Speichelabsonderung sind die Fälle zu unterscheiden, bei denen eine solche durch Abfließen des Speichels nach außen vorgetäuscht wird. Dies ist z. B. der Fall bei mangelhaftem Mundverschluß infolge Lähmung der Lippenmuskulatur oder bei erschwertem und schmerzhaftem Schlingen. Manchmal ist allerdings gleichzeitig auch eine vermehrte Absonderung vorhanden, wenn z. B. entzündliche Prozesse an der Mund- und Rachenschleimhaut vorliegen.

Eine *Sekretionsverminderung* findet sich bei Entzündung der Speicheldrüsen und bei Verstopfung ihrer Ausführungsgänge durch Konkremente.

Normalerweise sistiert die Speichelabsonderung während des Schlafes.

Atropin und verwandte Stoffe heben die Sekretion durch Lähmung der cerebralen Speichelnerven auf.

Bei schweren fieberhaften Krankheiten stockt die Speichelabsonderung. Der abgesonderte Speichel ist trübe und dickflüssig. Sein Gehalt an festen Bestandteilen nimmt zu. An Zunge, Gaumen und Rachen bilden sich fuliginöse Beläge. Die Trockenheit wird oft noch vermehrt durch gleichzeitig bestehende Mundatmung.

Als ein besonderes Krankheitsbild ist die *Xerostomia* („dry mouth") beschrieben worden, bei der ein fast völliges Versiegen der Speichelabsonderung vorhanden ist. Ob es sich dabei um eine Erkrankung sui generis oder nur um einen Symptomenkomplex handelt, der bei verschiedenen Affektionen (Hysterie, Trauma, Erkrankung der Speicheldrüsen) vorkommt, ist noch nicht sicher entschieden.

Die Beschwerden sind sehr unangenehm und bestehen in Schmerzen und Behinderung des Schlingens und Sprechens.

Subjektives Trockenheitsgefühl ist nicht immer durch Verminderung der Speichelsekretion bedingt. Außer bei nervösen Personen tritt es z. B. trotz normaler Speichelabsonderung bei habitueller Mundatmung und bei gewissen chronischen Schleimhautkatarrhen auf.

Qualitative Veränderungen der Mundflüssigkeit sind bei entzündlichen Prozessen in der Mundhöhle nicht selten. Infolge der reichlichen Anwesenheit von eiweißspaltenden Bakterien und fäulnisfähigen Substanzen kommt es zu Zersetzungen. Manche Spaltpilze rufen Milch-, Butter-, Essigsäure- und schleimige Gärung hervor. Stagnation des Sekrets infolge von Kau- und Schluckstörungen begünstigen die Fäulnisprozesse.

Ähnlich wirken Verminderung der Speichelabsonderung, ungenügende Nahrungsaufnahme, vermehrter Untergang zelliger Elemente, Verhältnisse, wie sie im Fieber und bei schweren Allgemeinerkrankungen vorhanden sind. Die Mundflüssigkeit ist dabei häufig trübe und fadenziehend und kann bräunliche Beimengungen enthalten, die von zersetztem Blutfarbstoff herrühren. Stets ist dabei intensiver Foetor ex ore vorhanden. Die fermentativen Eigenschaften des Speichels sind bei hohem Fieber, Nierenentzündungen, Lebercirrhose und Diabetes mellitus herabgesetzt.

Vermehrte Harnstoffausscheidung bei verminderter Ausscheidung durch die Nieren findet sich bei Nephritis.

Manche Medikamente erscheinen schnell im Speichel, so Brom, Jod, Queck-silber und Blei.

6. Foetor ex ore.

Unter üblem Mundgeruch im eigentlichen Sinne des Wortes sind nur solche Gerüche zu verstehen, die in der Mundhöhle selbst ihren Entstehungsort haben.

Gewöhnlich spricht man aber in allen Fällen von Foetor ex ore, wo die aus-geatmete Luft unangenehm riechende Stoffe enthält, ohne Rücksicht auf ihre Ursprungsquelle.

Der Mundatem ist der Hauptträger und Übermittler des üblen Geruches. Für alle Riechstoffe, die in der Mundhöhle selbst entstehen, ist dies selbstver-ständlich, aber auch solche anderer Ursprungsorte werden bei der Ausatmung durch den Mund leichter wahrgenommen als bei der Ausatmung durch die Nase. Im ersteren Falle entweicht nämlich auf einmal ein größeres Quantum Luft, das sich der Umgebung im weiteren Umkreis mitteilt. Auch die betreffende Person selbst, welche den üblen Geruch produziert, nimmt ihn am eigenen Mundatem besser wahr, da er bei nachfolgender Einatmung durch die Nase direkt an die Riechschleimhaut herangebracht wird.

Ohne Beteiligung der Mundhöhle und oberen Luftwege an seiner Entstehung, tritt unangenehmer Geruch der Exspirationsluft nach Genuß gewisser Speisen und Getränke und dem Gebrauch verschiedener Arzneimittel auf (Paraldehyd, Alkohol, Terpentinöl, Arsen, Brom). Die riechenden Substanzen werden hierbei durch die Lungen ausgeschieden und teilen sich der Atemluft mit. Bei schwerem Diabetes fällt der obstähnliche Acetongeruch der Atemluft auf. Der gleiche Geruch tritt auch nach längerem Fasten auf. Bei schweren Allgemeinerkran-kungen, die mit Fieber einhergehen, ist häufig Foetor ex ore vorhanden. Hier handelt es sich vorwiegend um lokale Zersetzungs- und Fäulnisvorgänge in der Mundhöhle, die sich infolge der verminderten Speichelabsonderung und der Stagnation der Sekrete ausbilden.

Häufig mischen sich der Atemluft üble Gerüche bei, die in den tieferen Luft-wegen entstehen. Ursache ist meist faulige Zersetzung stagnierender Sekrete oder abgestorbener Gewebsbestandteile. Daher der aashafte Geruch bei Lungen-gangrän, bei putrider Bronchiektasie und Bronchitis, bei manchen Lungen-abscessen und bei perforierenden Pleuraempyemen. Ein ähnlicher Geruch entsteht bei gangränös zerfallenden Neubildungen in Kehlkopf und Luftröhre oder beim Durchbruch eines Oesophaguscarcinoms in die letztere. Ein eigen-tümlich leimartiger Geruch stellt sich bei chronischer Laryngitis ein.

Vom Verdauungstractus können Gase nach oben gelangen, die sich der Atemluft beimischen. So bemerkt man bei gewissen Magenkrankheiten einen sauren, bei anderen (Carcinom) einen fauligen Geruch, bei Jleus tritt fäkulenter Gestank auf. Oft haftet dieser Geruch hauptsächlich am erbrochenen Magen-und Darminhalt, der die Mundhöhle passiert und hier zum Teil liegen bleibt. Gewöhnlich beteiligt sich die letztere bei derartigen Erkrankungen auch selbst an der Produktion überriechender Stoffe, indem sich vermehrter Zungenbelag und abnorme Zersetzungsvorgänge einstellen. Bei der Ozaena und anderen stinkenden Nasen- und Nebenhöhlenerkrankungen wird die Quelle des Geruches von den Patienten und ihrer Umgebung nicht selten in der Mundhöhle gesucht. Eine derartige Täuschung ist um so leichter möglich, als die stinkenden Sekrete meist auch in den Nasenrachenraum und Rachen hinabfließen und bei gleich-zeitiger Verstopfung der Nase die Mundatmung überwiegt.

An dem ozaenösen Prozeß können sich Rachen, Kehlkopf und Luftröhre auch mehr selbständig beteiligen und von sich aus zu dem Fötor beitragen. Der Ozaenagestank ist ein ganz spezifischer und nur dem bei gewissen tertiärsyphi-litischen Erkrankungen verwandt. Nach Freses Untersuchungen setzt er sich aus verschiedenen Geruchskomponenten zusammen. Neben Verbindungen, die bei der Eiweißfäulnis entstehen (Indol, Scatol, Schwefelwasserstoff) lassen sich namentlich flüchtige Fettsäuren als Träger des Geruchs nachweisen. Nebenhöhleneiter riecht anders und hat eine mehr faulige Nuance.

Ein widerlich süßlicher Geruch tritt beim Rhinosklerom auf. Die in der Mundhöhle selbst entstehenden Gerüche sind recht charakteristisch und sich im allgemeinen ähnlich. Stets handelt es sich um abnorme Zersetzungsvorgänge, an der sich namentlich anaerobe Bakterien beteiligen. Cariöse Zähne bilden die Hauptfäulnisherde. Mangelhafte mechanische Reinigung durch den Speichel und Kautätigkeit befördert das Auftreten von Fötor. Daher macht er sich besonders nach dem Schlaf bemerkbar. Ein fürchterlicher Mundgeruch ist bei allen geschwürigen und gangränösen Zahnfleischerkrankungen vorhanden, so namentlich bei den schweren Formen der Quecksilberstomatitis, beim Skorbut und bei der sogenannten Mundfäule.

Ein widerlich fauliger Geruch geht von Mandelpfröpfen aus; er macht sich meist nur bei Abstoßung eines solchen bemerkbar und wird gewöhnlich nur von der betreffenden Person selbst wahrgenommen. Eine andere Geruchsnuance ist bei Knochennekrosen (Syphilis, Phosphorvergiftung) vorhanden.

Recht charakteristisch, aber schwer zu beschreiben, ist der Mundgeruch bei Diphtherie des Rachens. Die gewöhnlichen katarrhalischen und lakunären Mandelentzündungen gehen meist ohne erheblichen Fötor einher; häufiger ist solcher bei Angina Vincenti, namentlich wenn das Zahnfleisch mitbeteiligt ist.

7. Störungen der Geschmacksempfindung.

Unter *Ageusie* verstehen wir Verlust der Geschmacksempfindung, unter *Hypergeusie* Überempfindlichkeit des Geschmacks, unter *Parageusie* qualitativ veränderte Geschmacksempfindungen.

Geschmacksstörungen werden verhältnismäßig selten durch örtliche Veränderungen der Zungenschleimhaut hervorgerufen.

Bei dickem Zungenbelag und abnormer Trockenheit der Schleimhaut kann das Geschmacksvermögen dadurch herabgesetzt sein, daß die Geschmacksstoffe mechanisch an der Einwirkung auf die peripheren Nervenendigungen behindert sind.

Bei manchen Magen-Darmerkrankungen ist ein unangenehmer „pappiger" Geschmack im Munde vorhanden. Meist handelt es sich dabei aber mehr um abnorme Tastempfindungen der Zunge als um eigentliche Geschmacksstörungen. Auf die Zunge gebrachtes Eis unterdrückt das Geschmacksvermögen, Cocain den bitteren Geschmack und das Kauen der Blätter von Gymnema silvestris den bitteren und süßen Geschmack. Am häufigsten werden Geschmacksstörungen durch nervöse Ursachen[1] hervorgerufen. So kommt Ageusie zustande durch Verletzung oder Erkrankung des Trigeminusstammes, des N. lingualis und der Chorda tympani. Letztere kann bei Operationen und Erkrankungen am Ohr geschädigt werden. Auch Facialisläsionen in der Gegend des Ganglion geniculi können die Ursache sein. Die Geschmacksstörung ist in diesen Fällen auf die vorderen zwei Drittel der Zunge beschränkt. Solche am Zungengrunde werden durch Schädigung des N. glossopharyngeus hervorgerufen, z. B. infolge von Tumoren an der Schädelbasis. Zentrale Geschmacksstörungen kommen bei Geisteskranken und besonders häufig bei Hysterie vor, hier namentlich in der Form der Hyper- und Parageusie. Bei Epilepsie können sich Ageusie und Hypergeusie in der Aura und nach dem Anfall einstellen.

Zuweilen werden Geschmackstörungen auch bei organischen Gehirnkrankheiten beobachtet. Nach Santoninvergiftung kann bitterer, nach subcutanen

---

[1] In bezug auf Einzelheiten wird auf den speziellen Teil dieses Handbuches verwiesen.

Morphiumeinspritzungen bitterlicher und säuerlicher, nach Salvarsaninjektionen süßer Geschmack auftreten. Sehr häufig werden Geschmacksstörungen mit Geruchsstörungen verwechselt. Der sogenannte „aromatische" Geschmack beruht lediglich auf Geruchsempfindung. Bei Verlust des Geruchsvermögens wird nur noch bitter, süß, sauer und salzig unterschieden, so daß der eigentliche Wohlgeschmack der Speisen vollständig wegfällt. Ferner können Störungen der Tastempfindung der Zunge Geschmacksstörungen vortäuschen. Hierher gehören die beißenden, kühlenden, prickelnden, sandigen, mehligen, pappigen, zusammenziehenden und herben Geschmäcke.

8. Stimmstörungen.

Damit ein lauter, klarer Stimmton zustande kommt, müssen folgende Bedingungen erfüllt sein:

1. Eine gewisse Stärke des von den Lungen gelieferten Anblasestromes.
2. Dieser muß die Stimmbänder erreichen.
3. Hinreichende Verengerung der Stimmritze.
4. Genügende Spannung der Stimmbänder.
5. Ihre unbehinderte Schwingungsfähigkeit.
6. Normale Beschaffenheit des Ansatzrohres.

Häufig handelt es sich bei einer fehlerhaften Stimmbildung um ein Zusammenwirken mehrerer Ursachen, von denen bald die ein , bald die andere von größerem Einfluß ist.

Die Stimmstörung kann in gleicher Weise bei allen stimmlichen Äußerungen, also beim Sprechen, Singen und Husten vorhanden sein, oder sich auf dem einen oder anderen Gebiet allein oder vorwiegend bemerkbar machen.

Die Stimmstörung äußert sich in Herabsetzung der Stimm*intensität* oder in Änderung der *Stimmqualität*. Meist ist eine Schädigung nach beiden Richtungen vorhanden.

Die Abnahme der normalen Stimmstärke kann bis zur völligen Tonlosigkeit — *Aphonie* — gehen. Die Stimmbänder geraten dabei nicht mehr in Schwingungen. Meist ist dann noch Flüstern möglich, das durch ein Reibegeräusch der austretenden Luft zwischen den einander genäherten Stimmlippen entsteht.

Zu den qualitativen Störungen der Stimme gehört die Veränderung der individuellen Stimmlage im Sinne einer abnormen Vertiefung oder Erhöhung der Stimme, ferner die Abnahme des Stimmumfanges, der Modulationsfähigkeit der Stimme (Monotonie). Die häufigste Qualitätsstörung ist eine Einbuße der Stimme an Klangreinheit. Die leichteren Grade bezeichnet man als „Belegtheit", „Unreinheit" der Stimme; die höheren Grade als „Heiserkeit" (Raucedo, Paraphonie). Je nach der Art der dabei auftretenden Nebengeräusche können verschiedene Nuancen der Heiserkeit vorhanden sein. Eine besondere Form der Stimmstörung ist die Doppelstimme und die dreigeteilte Stimme. Nach ihrem Beginn kann man langsam, schnell und plötzlich auftretende Stimmstörungen unterscheiden, nach ihrem zeitlichen Verlauf schnell vorübergehende, wechselnde und dauernde.

Änderungen der Stimmintensität infolge ungenügender Stärke des Anblasestromes.

Um die Stimmbänder in Schwingungen zu versetzen, genügt nicht die gewöhnliche Exspiration, vielmehr ist dazu ein verstärkter Druck notwendig. Bei ruhiger Ausatmung beträgt der Druck der Atemluft nur 2—3 mm Quecksilbersäule, während er bei angestrengter Exspiration bis auf 87 mm steigen kann. Der Windspannung in der Luftröhre entspricht bei Flüsterstimme eine

Wassersäule von 30 mm, bei mittleren Tönen von 160 mm, bei hohen von 200 mm und bei sehr starken Tönen von 945 mm.

Ist der Anblasestrom zu schwach, so geraten die Stimmbänder nicht mehr in genügend starke Vibrationen; die Stimme klingt matt, leise und in den höchsten Graden tonlos (aphonisch). Geringere Störungen machen sich manchmal nur bei der Singstimme geltend; ihr Umfang nimmt namentlich nach der Höhe zu ab, die Tonfülle und Ausdauer wird geringer.

Die Ursachen zu geringer Luftspannung können örtlicher und allgemeiner Natur sein.

Bei Verengerungen des eigentlichen „Windrohres", nämlich der Luftröhre wird der Exspirationsstrom unter Umständen so stark abgedrosselt, daß der Druck ungenügend wird; der abgeschwächten Stimme können dabei zischende und schnarrende Geräusche beigemengt sein, die durch das Vorbeistreichen der Luft an der verengten Stelle entstehen. Entweicht die Luft aus dem Windrohre größtenteils nach außen, bevor sie die Stimmbänder erreicht, wie nach Tracheotomie oder bei Fistelbildung, so kann eine tönende Stimme überhaupt nicht mehr zustande kommen. Erkrankungen der *Lungen*, „des Blasebalgs", des Stimmorgans, erzeugen dann Stimmschwäche, wenn die respiratorische Fläche und damit die vitale Kapazität stark verkleinert ist. Daher die schwache Stimme bei ausgedehnten pneumonischen Infiltraten, bei vorgeschrittener Lungentuberkulose, bei Kompression der Lungen durch Ansammlung von Flüssigkeit oder Luft im Brustfellraum. In demselben Sinne wirkt Verlegung zahlreicher Luftröhrenäste durch zähes Sekret, Krampf der Bronchialmuskulatur und Verlust der Elastizität des Lungengewebes. Häufig ist die Stimme unter diesen Verhältnissen nicht nur abgeschwächt, sondern auch abgesetzt („coupiert"), da infolge der Dyspnoe häufiger ein- und ausgeatmet werden muß und kein Ton länger gehalten werden kann. Eine ähnliche Wirkung hat die physiologische Kurzatmigkeit bei starker körperlicher Anstrengung.

Ist die Atmung mit Schmerzen verbunden, wie z. B. bei trockener Pleuritis und bei Rippenbrüchen, so wird unwillkürlich oberflächlich und beschleunigt geatmet und der für die normale Stimmbildung erforderliche Druck wird nicht erreicht.

Bei Lähmungen des Zwerchfells und der sonstigen Atemmuskulatur ist genügende Füllung und Entleerung des die Druckluft liefernden Blasebalgs nicht mehr möglich.

Ähnliche Wirkung haben raumbeschränkende Prozesse in der Bauchhöhle, durch die das Zwerchfell stark in die Höhe gedrängt und seine Exkursionen behindert werden. Hier sind zu nennen: hochgradiger Ascites, starke Tympanie des Magens und der Därme, große Unterleibstumoren und der schwangere Uterus.

Erkrankungen des Herzens können dadurch zu einer Abschwächung der Stimme führen, daß sie Stauung in der Lunge und starke Dyspnoe hervorrufen.

Allgemeinerkrankungen des Körpers, die mit großer Schwäche verbunden sind, bedingen häufig auch Schwächerwerden der Stimme. Daher die matte, tonlose Stimme nach starken Blutverlusten, bei schweren Infektionskrankheiten (Vox cholerica) und die erlöschende Stimme der Sterbenden.

Änderungen der Stimmintensität infolge Erkrankungen des Kehlkopfes.

Ungenügende Verengerung der Stimmritze ist die häufigste Ursache krankhafter Schwäche oder gänzlichen Verlustes der tönenden Stimme. Stets ist damit phonatorische Luftverschwendung verbunden. Der mangelhafte Glottisschluß kann mechanisch bedingt sein durch Fremdkörper, die sich in der

Stimmritze eingeklemmt haben, durch festanhaftende Sekretmassen, durch größere Geschwülste und starke Schleimhautverdickungen der hinteren Kehlkopfwand, welche die genügende Annäherung der Stimmbänder verhindern, ferner durch Erkrankungen der Crico-arytaenoidgelenke mit Einschränkung ihrer Beweglichkeit. Häufiger liegt die Ursache in Lähmungen derjenigen Muskeln, welche der Verengerung der Glottis dienen. Zu völliger Stimmlosigkeit führen nur doppelseitige Lähmungen.

Schließlich kann Stimmlosigkeit auch durch völlige Zerstörung der Stimmbänder infolge von Operationen oder sonstigen Traumen oder von krankhaften Prozessen hervorgerufen werden. Ungenügender Glottisschluß ist auch hierbei der Hauptgrund für die Stimmstörung.

Beeinträchtigung der Stimmintensität durch krankhafte Veränderungen im Ansatzrohr.

Aus den berühmten Versuchen Joh. Müllers geht hervor, daß die im Kehlkopf erzeugte Stimme verhältnismäßig schwach ist und erst durch die Resonanzwirkung des Ansatzrohres ihre natürliche Stärke und ihren „menschlichen" Charakter erhält. Raumbeengende Prozesse in diesem Gebiet, welche das freie Ausströmen der Luft beeinträchtigen und damit die Resonanz des Ansatzrohres herabsetzen, bedingen eine Abschwächung der Stimmintensität und gleichzeitig gewöhnlich auch eine Änderung des Stimmtimbres.

Änderungen der Stimmqualität.

Eine Veränderung der *individuellen Stimmlage* im Sinne eines Tieferwerdens der Stimme kommt bei allen Kehlkopfaffektionen vor, die mit einer Entspannung der Stimmbänder verbunden sind. Dies ist z. B. der Fall beim akuten Katarrh, wo eine starke seröse Durchtränkung der Gewebe vorhanden ist, ferner bei Lähmung des M. cricothyreoideus; gleichzeitig pflegt hier eine Abnahme des Stimmumfanges, besonders nach oben, einzutreten. Eine abnorm hohe Stimmlage (Fistelstimme) treffen wir häufig bei einseitiger Recurrenslähmung an. Gerhardt sucht die Ursache hierfür darin, daß das Stimmband nur in seiner Randzone gespannt und in Schwingungen versetzt wird. Nach Ziemssen wird das gesunde Stimmband in vikariierender Weise mehr gespannt als sonst. „Überschnappen" der Stimme, d. h. plötzliches Auftreten von Fisteltönen kommt ebenfalls bei Recurrenslähmung vor, und zwar namentlich bei mit größerer Lebhaftigkeit hervorgebrachten Worten. Auch bei psychischer Erregung beobachtet man es bekanntlich. Es wird hier dadurch hervorgerufen, daß sich die stark genäherten Stimmbänder plötzlich an einer Stelle berühren und sich auf diese Weise Knotenpunkte bilden. Dauernde Erhöhung der Stimmlage findet sich als Mutationsstörung. Bei jungen Mädchen kommt während derselben Zeit eine abnorm tiefe und rauhe Stimme vor. Hysterische Personen haben manchmal eine auffallend tiefe oder eine hoch und gepreßt klingende Stimme.

Veränderungen der *Reinheit* der Stimme sind entweder bedingt durch Beimischung von Nebengeräuschen zum Stimmklang oder durch ungleichmäßige Schwingungen der Stimmbänder. Von ganz leichter Unreinheit der Stimme finden sich alle Übergänge bis zu ausgesprochener Heiserkeit. Geringere Grade sind häufig nur beim Gesang wahrnehmbar und hier manchmal auf bestimmte Gebiete der Tonskala beschränkt (z. B. Brust- oder Kopfregister); doch kommt auch der umgekehrte Fall vor, daß nur die Sprechstimme belegt erscheint, während gesungene Töne völlig rein gebildet werden können.

Die Ursachen der Stimmunreinheit liegen stets im Kehlkopf, doch entspricht ihr Grad keineswegs der Ausdehnung und Schwere der Larynxerkrankung. Es kommt vor allem auf ihren Sitz an. Selbst hochgradige Zerstörungen im Kehlkopfinneren können ohne jeden Einfluß auf die Stimme bleiben, wenn die Stimmbänder nicht mitbetroffen sind; umgekehrt können leichte Verdickungen oder Bewegungsstörungen derselben hochgradige Stimmstörungen hervorrufen. Eine Beeinträchtigung der Schwingungsfähigkeit der Stimmbänder findet bei allen katarrhalischen Entzündungen statt. Bei längerem Bestande wird manchmal auch der unmittelbar unter der Schleimhaut gelegene M. vocalis in Mitleidenschaft gezogen und die muskuläre Parese bedingt einen mangelhaften Schluß der Stimmritze. Eine sehr häufige Ursache der Heiserkeit ist Sekretauflagerung an den Stimmbändern, gleichgültig, ob es im Kehlkopf selbst gebildet worden oder von oben oder unten in ihn hineingelangt ist. Namentlich zähes, zu Borken und Krusten eintrocknendes Sekret, das der Schleimhaut fest anhaftet, ruft starke Heiserkeit, ja Aphonie hervor. Bei solchen „trockenen" Katarrhen ist der Wechsel im Grad der Stimmstörung oft charakteristisch. Gelingt es dem Patienten, die Sekretborken auszuhusten, so kann die vorher heisere oder aphonische Stimme plötzlich wieder normal werden. Am Morgen pflegt die Heiserkeit stärker zu sein, da während des Schlafes eine Ansammlung und Eintrocknung des Sekretes stattfindet. Ein derartig schneller Wechsel in der Intensität der Stimmstörung kommt sonst nur bei funktionellen Stimmleiden vor, so daß ohne Spiegeluntersuchung diagnostische Irrtümer möglich sind.

Zerstörungen der Stimmbandsubstanz durch Geschwüre, ferner knotige Verdickungen, wie sie sich bei Tuberkulose, Syphilis und Carcinom einstellen, sind auf die Stimmbildung namentlich dann von Einfluß, wenn die freien Ränder der Stimmbänder unscharf und uneben geworden sind. Zu gestörter Schwingungsfähigkeit gesellt sich dann mangelhafter Glottisschluß hinzu.

Gutartige Neubildungen bedingen fast immer Stimmstörungen, weil sie mit Vorliebe in der Nähe der Stimmbandkanten sitzen. Die sogenannten Sängerknötchen, die meist symmetrisch an den Stimmbandrändern beobachtet werden, verhindern das genaue Aneinanderlegen derselben und ändern die Schwingungsverhältnisse. Manchmal ist hier die Unreinheit der Stimme größer beim Sprechen als beim Singen, da beim stärkeren Zusammenpressen der Stimmbänder doch noch ein genügender Glottisschluß erzielt wird. Beim Gesang beobachtet man, daß gewisse Töne oder nur ein Ton nicht rein hervorgebracht oder ausgehalten werden können, auch kann der Einsatz bei einem Ton unsicher sein; oder es findet ab und zu plötzliches Umschlagen ins Falsett statt.

Die größeren gutartigen Neubildungen, die sogenannten Polypen, rufen, wenn sie am Stimmband sitzen, fast immer Heiserkeit hervor. Ausnahmen kommen vor. So berichtet SCHRÖTTER von einem Sänger, der trotz eines zwei erbsengroßen Tumors am rechten Stimmband Weltruf erworben hatte. Selten ist bei diesen Geschwülsten namhafte Abschwächung oder Verlust der Stimme. Beim Sitz an der Stimmbandkante wird der Schwingungsmodus des betreffenden Stimmbandes abgeändert und das andere Stimmband an seiner normalen Schwingungsfähigkeit behindert. Zuweilen hört man ein Ventilgeräusch von klappendem oder klatschendem Charakter, das dadurch zustande kommt, daß eine gestielte Geschwulst an die Stimmbänder anschlägt und vom Luftstrom durch die Glottis hindurch gezwängt wird. Auf ähnliche Weise entsteht die sog. *dreigeteilte* Stimme. Läßt man einen mit dieser Störung behafteten Patienten einen Vokal, etwa a, langgezogen intonieren, so klingt der Ton anfangs rein, dann einen Augenblick völlig heiser, im nächsten aber wieder rein. Hervorgerufen wird die Erscheinung durch eine bewegliche kleine Geschwulst, die meist an der Unterfläche eines Stimmbandes entspringt. Bei ruhiger Atmung hängt sie an ihrem Stiele unterhalb der Stimmritze. Beim Intonieren wird sie durch den Luftstrom zwischen die Stimmbänder getrieben, berührt dieselben und stört ihre Schwingungen, um im nächsten Augenblick oberhalb der Stimmritze zu schweben, so daß die Stimme wieder rein erklingt.

Eine seltene Stimmstörung ist die *Doppelstimme* (Diphtonie oder Diplophonia). Sie besteht darin, daß gleichzeitig zwei Töne von verschiedener Höhe erklingen. Ihr Intervall kann bis zu einer Oktave betragen. Man beobachtet sie hauptsächlich bei kleinen Neubildungen, die an den Stimmbandkanten sitzen und das richtige Aneinanderlegen der Stimmlippen verhindern. Nach Türck, Schnitzler u. a. wird das Stimmband dadurch in zwei verschieden lange, für sich schwingende Strecken geteilt. Wahrscheinlicher ist wohl die Annahme einer ungleichen Spannung beider Stimmbänder, wie sie Joh. Müller in seinen Leichenversuchen künstlich herstellte und damit Doppelstimme hervorrief. Dementsprechend beobachtet man Diphtonie gelegentlich auch bei einseitigen Kehlkopflähmungen. Eine gewisse Spannung des gelähmten Stimmbandes muß natürlich noch vorhanden sein und die Interferenzschwingungen der beiden Stimmbänder müssen so erfolgen, daß ein reiner Ton entsteht.

Eine sehr häufige Ursache von Stimmanomalien sind Bewegungsstörungen der Kehlkopfmuskeln.

Bei den Stimmband*lähmungen* kombinieren sich häufig mangelhafte Spannung — nur gespannte Saiten tönen — mit ungenügendem Glottisschluß, daher die phonatorische Luftverschwendung und die bis zur Aphonie gehende Stimmabschwächung. Bei Paresen der Spannmuskulatur nimmt häufig der Stimmumfang ab; die Stimme wird monoton. Die bei einseitiger Recurrenslähmung häufig zu beobachtende Erhöhung der Stimmlage und die Neigung der Stimme in die Fistel umzuschlagen, ist bereits oben erwähnt worden.

Leichtere Störungen im Spannungszustande der Stimmbänder machen sich häufig nur beim Gesang bemerkbar und können hier die Leistung schon erheblich beeinträchtigen, während der Sprechstimme noch nicht viel anzumerken ist.

Beim *Krampf* der Kehlkopfschließ- und Spannmuskeln kommt eine eigentümlich gepreßte Stimme zustande. Sie wird z. B. künstlich durch Berührung der Kehlkopfschleimhaut beim Pinseln hervorgerufen. Am ausgeprägtesten ist sie beim phonischen Stimmritzenkrampfe (Aphonia spastica), wo es in schweren Fällen überhaupt nicht mehr zur Tonbildung kommt, sondern das Wort in der Kehle stecken bleibt. Die Diphthonge werden dabei manchmal in ihre Komponenten zerlegt (Schech). Bei den tabischen Kehlkopfkrisen klingt besonders der Husten krampfhaft und gepreßt.

Betrifft die Hyperkinese die Muskulatur der Taschenbänder, so kann zwischen ihnen die Stimmbildung erfolgen, zumal wenn die eigentliche Glottis nicht geschlossen wird, wie man es nicht selten bei funktionell nervösen Kehlkopfstörungen beobachtet.

Diese „Taschenbandstimme" klingt eigentümlich rauh, mißtönend und schnarrend, sie stellt sich auch bei starker entzündlicher Schwellung dieser Teile ein oder nach größeren Substanzverlusten an den Stimmbändern, wenn die Taschenbänder ihre Funktion übernehmen müssen.

Völliger Verlust der Stimme und der artikulierten Sprache findet sich beim hysterischen *Mutismus*.

Eine abnorme Ermüdbarkeit der Stimme ist bei *Mogiphonie* vorhanden. In bezug auf Einzelheiten wird auf den speziellen Teil dieses Handbuches verwiesen.

9. Sprachstörungen [1]).

Die Mundrachenhöhle ist die Hauptbildungsstätte für die meisten Sprachlaute und gleichzeitig ein wichtiges Resonanzorgan für die Stimme, deren physio-

---

[1]) Das funktionelle Stammeln wird an anderer Stelle dieses Handbuches besprochen.

logischer Klangcharakter ganz wesentlich vom normalen Verhalten des Ansatzrohres abhängig ist. In beschränkterem Maße ist auch der Kehlkopf Artiku-
lationsorgan. In ihm entstehen die H-Laute durch Vorbeistreichen der Luft
an den Rändern der weit geöffneten Glottis. Als Stimmorgan ist der Kehlkopf
insofern für die Lautbildung von Bedeutung als die stimmhaften Konsonanten
nur unter seiner Mitwirkung gebildet werden können. Bei gänzlicher Ausschaltung des Kehlkopfes sind b und p, d und t, g und k nicht zu unterscheiden
(über die Möglichkeit einen Ersatz für die fehlende Larynxfunktion zu schaffen
siehe speziellen Teil STERN: Die Sprech- und Stimmübungstherapie bei Laryng-
ektomierten).

Die von Kehlkopferkrankungen abhängigen Sprachstörungen hat man als
Dyslalia laryngea bezeichnet.

Rhinolalie (Dyslalia nasalis et palatina).

Unter diesem Namen faßt man alle Stimm- und Sprachstörungen zusammen,
die dadurch entstehen, daß der Luftweg durch die Nase offen ist, wenn er
normalerweise geschlossen sein und geschlossen ist, wenn er offen sein sollte.

Wir unterscheiden eine *Rhinolalia aperta* und *clausa*.

Bei der ersteren handelt es sich um mangelhaften oder gänzlich fehlenden
Abschluß des Nasenrachenraumes von der Mundrachenhöhle. Dieser ist im
Deutschen zur Bildung aller reinen Vokale und der meisten Konsonanten
erforderlich mit Ausnahme der Resonanten m, n und ng.

Bei der offenen Nasensprache, dem eigentlichen „Näseln" klingen alle Vokale
nasal, die Resonantlaute drängen sich vor, während die konsonantischen Ver-
schlußlaute (Explosivae) undeutlich werden, da die zu ihrer Bildung erforderliche Druckluft zum Teil durch die Nase entweicht. Die Tenues p, t, k werden
besser gebildet als die Mediae b, d, g, weil bei diesen die Stimmritze zum Tönen
verengt und infolgedessen der Luftstrom schon so stark abgeschwächt ist,
daß seine Kraft nicht mehr ausreicht, ein explosives Geräusch an der Verschluß-
stelle im Mundkanal hervorzurufen, wenn eine weitere Druckverminderung
durch Abströmen der Luft nach der Nase zu eintritt (BRÜCKE).

Die offene Nasensprache wird stets durch Anomalien des harten oder weichen
Gaumens hervorgerufen und deshalb auch Dyslalia palatina genannt. Gemeinsam ist allen diesen Störungen, daß sie eine abnorme Verbindung zwischen
Mundhöhle und Nase bzw. Nasenrachenraum schaffen. Am harten Gaumen
kommen angeborene (Wolfsrachen) oder erworbene Defekte (Syphilis, Traumen)
in Betracht. Bei ersteren soll nach LANGENBECK die Sprache vorwiegend
guttural, bei letzteren mehr nasal, schnaubend und pfeifend klingen. Der Grad
der Störung hängt sehr wesentlich von dem Sitz der Defekte ab. Solche im
Alveolarfortsatz beeinträchtigen die Sprache verhältnismäßig wenig, selbst
wenn sie ziemlich ausgedehnt sind. Im hinteren Abschnitt des harten Gaumens
wirken dagegen schon kleine Löcher sehr störend.

Am weichen Gaumen können ebenfalls angeborene Spaltbildungen die
Ursache des Näselns sein.

GUTZMANN weist darauf hin, daß es auch eine angeborene Insuffizienz des
Gaumensegels gibt. Sie beruht darauf, daß die intrauterine Verwachsung der
Gaumenspalte zu spät erfolgt. Man findet in diesen Fällen einen anscheinend
normal gebildeten Gaumen, aber wenn man ihn mißt, so stellt man gewöhnlich
eine erhebliche Verkürzung fest. Die Sprache ist dabei genau so schlecht wie
bei angeborener Spaltbildung. Erworbene Velumdefekte beruhen, abgesehen
von Traumen, meist auf Syphilis; die dabei häufig vorhandene Verwachsung
des Gaumensegels mit der hinteren Rachenwand ruft gleichzeitig Bewegungsstörungen desselben hervor. Diese letzteren sind überhaupt die wichtigste
Ursache mangelhaftem Verschlusses des Nasenrachenraumes. Meist sind sie

durch *Lähmung* des Velum bedingt, für die ätiologisch in erster Linie Diphtherie in Frage kommt. Auch halbseitige Lähmungen können schon die Reinheit der Lautbildung stören. Seltenere Ursachen von Bewegungsstörungen sind starre entzündliche Infiltrate des Velum, Tumoren und Narbenbildungen.

Erkrankungen der Uvula (Spaltung, Lähmung, totaler Verlust) machen keine Sprachstörungen.

Wichtig für den normalen Abschluß des Nasenrachenraumes ist die regelrechte Beschaffenheit und Funktion des M. constrictor pharyngis superior, dessen oberster Teil als M. pterygopharyngeus bei seiner Zusammenziehung in Gaumenhöhe halbringförmig in das Lumen des Rachens vorspringt. Ist seine Funktion gut ausgebildet, so kann durch sie die Insuffizienz des Velum zum Teil ausgeglichen werden.

Die Besprechung des *Rhinolalia clausa*, der „verstopften" Nasensprache fällt zum Teil in das Gebiet der allgemeinen Pathologie der Nasenkrankheiten; völlig gilt dies für die Rhinolalia clausa *anterior*, bei der die Verstopfung im vorderen Teil der Nase sitzt, während die Rhinolalia clausa *posterior* vorwiegend von pathologischen Verhältnissen in der Mundrachenhöhle abhängig ist. Nur von der letzteren soll an dieser Stelle die Rede sein.

Bei der verstopften Nasensprache fehlt die normale Resonanz in der Nase und im Nasenrachenraum. Die Stimme hat etwas dumpfes totes (W. Meyers „tote Sprache"), sie ist ohne Metallklang und „fernt" nicht. Ihr Klangcharakter ist gaumig (guttural).

Beim Gesang machen sich bereits leichtere Störungen unangenehm bemerkbar.

Die Bildung der eigentlichen Nasallaute, der nasalierten Vokale und der Resonanten m, n und ng ist beeinträchtigt. Bei völligem Abschluß der Nase von der Mund-Rachenhöhle werden aus den letzteren die entsprechenden Explosivlaute, da die Luft nur durch die Mundhöhle entweichen kann. Aus m wird b, aus n d, aus ng g. Statt „Amanda" wird „Abbadda", statt „Mangel" „Maggel" gesprochen.

Eine weitere Störung besteht darin, daß während der fortlaufenden Rede die überschießende Exspirationsluft nicht wie sonst unmerklich durch die Nase abströmen kann. Infolgedessen erfährt der Fluß der Rede Stockungen und Unterbrechungen.

Rhinolalia clausa wird durch alle raumbeengenden Vorgänge hervorgerufen, die den Weg der Exspirationsluft nach der Nasenhöhle verlegen. Im Nasenrachenraum sind dies namentlich adenoide Vegetationen und Geschwulstbildungen; auch Ansammlung großer Mengen von Sekretborken kann diese Wirkung haben. Im Mundrachen sind es Infiltrate des Velums, Verwachsungen desselben mit der hinteren Rachenwand und starke Schwellungen der Gaumenmandeln. Im letzteren Falle hat die Stimme einen charakteristischen „kloßigen", „anginösen" Beiklang. Da die Rhinolalia clausa und aperta nicht immer ohne weiteres mit dem Ohr unterschieden werden können, ist ein von H. Gutzmann angegebenes Verfahren von Bedeutung. Läßt man den Patienten a—i sagen und hält ihm bei der zweiten Wiederholung dieser Vokalfolge die Nase zu, so ist bei der Rhinolalia clausa kein Unterschied im Klangcharakter zu bemerken, während sich bei der Rhinolalia aperta der nasale Charakter bei verschlossener Nase außerordentlich verstärkt. Da dieser Klangunterschied auch bei ganz geringer Insuffizienz des Gaumensegels eintritt, sind beginnende Gaumensegellähmungen oder Reste derselben auf diese Weise deutlich zu erkennen.

Es kommen auch Kombinationen zwischen diesen beiden Formen der Rhinolalia vor; z. B. wenn das Velum mit der hinteren Rachenwand in großer Ausdehnung verwachsen ist, daneben aber noch irgendwo im Gaumen eine kleine Lücke nach der Nase zu besteht.

Unter *Dyslalia lingualis* (KUSSMAUL) versteht man Störungen des Sprechens, die durch Anomalien der Zunge zustande kommen. Es leiden dabei mehr oder minder diejenigen Laute, die mit der Zunge gebildet werden. Es sind dies die Konsonanten l, n, s, r, d, t, z, gn, g und k. Unter den Vokalen ist die Bildung des i stark, die des e und ä in geringerem Grade behindert.

Ursächlich kommen alle Erkrankungen der Zunge in Betracht, die zu erheblichen Bewegungsstörungen führen (Infiltrate, Tumoren, Lähmungen, schmerzhafte Entzündungen).

Bemerkenswert ist, daß selbst große, angeborene oder erworbene Defekte der Zunge die Sprache nicht unmöglich machen; selbst bei Verlust der Zunge zu zwei Dritteilen können die Verletzten durch Übung wieder in den Besitz einer verständlichen Sprache gelangen.

Dyslalia dentalis entsteht durch Mangel und fehlerhafte Stellung der Zähne (namentlich der Schneidezähne). Die richtige Bildung des s, sch, z, f und n ist beeinträchtigt.

Bei der *Dyslalia labialis* ist die Bildung der Lippenlaute erschwert (b, p, f, w und m). Ursächlich kommen angeborene Spaltbildungen (Hasenscharte), Geschwülste und Lähmungen der Lippenmuskulatur in Betracht.

10. Hörstörungen.

Erkrankungen des Rachens bilden häufig die Veranlassung zu Hörstörungen. Entzündliche Prozesse im Nasenrachenraum pflanzen sich gern per continuitatem auf Tube und Mittelohr fort oder es werden infektiöse Sekrete durch starke Drucksteigerung bei gleichzeitiger Öffnung des Tubenostiums ins Mittelohr geschleudert. Auch kleine Fremdkörper, wie Speisereste können z. B. beim Erbrechen in die Tube eindringen. Während in diesen Fallen die Hörstörung durch die sich anschließende Otitis media bedingt ist, liegt in anderen Fällen ein Verschluß des Tubenostium vor. Seine gewöhnlichste Ursache ist die Vergrößerung der Rachenmandel. Und zwar handelt es sich entweder um eine rein mechanische Wirkung dieser und anderer raumbeengender Prozesse oder um eine entzündliche Verschwellung des Tubenostium. Durch seine Verlegung leidet die Ventilation der Paukenhöhle; die allmählich stattfindende Aufsaugung der in ihr enthaltenen Luft führt zur Einwärtsdrängung des Trommelfells durch den äußeren Atmosphärendruck. Die vermehrte Spannung der Membran und die Belastung der Gehörknöchelchenkette erschweren die Schallzuleitung zum Labyrinth und rufen Hörstörungen hervor.

Bei dauerndem Offenstehen der Tube tritt *Autophonie* ein, indem die Stimme des Kranken durch die Tube in die Paukenhöhle fortgeleitet wird und einen brausenden und dröhnenden Charakter annimmt. Als eine der Ursachen des Offenstehens der Tube ist bereits der tonische Krampf des Tensor veli palatini erwähnt worden; andere Ursachen sind Narbenzug und atrophische Prozesse, wie sie sich unter anderem bei kachektischen Zuständen einstellen, die zu einem Schwund des Fettpolsters in der membranösen Wand der Tube führen.

Literatur.

AMERSBACH: Zur Frage der physiologischen Bedeutung der Tonsillen. Arch. f. Laryngol. u. Rhinol. Bd. 29. 1914. — AMERSBACH und KOENIGSFELD: Zur Frage der inneren Sekretion der Tonsillen. Zeitschr. f. Hals-, Nasen- u. Ohrenheilk. Bd. 1. 1922. — ASCHOFF: Pathogenese und Ätiologie der Appendicitis. Ergebn. d. inn. Med. 1912. — BALL: Streptococcic throat disease. New York state journ. of med. März 1914. — BENTLEY: Systemic infections due to oral sepsis. Illinois med. journ. Vol. 41. 1922. — BLOCH: Allgemeine Semiotik der Rachenkrankheiten. Handb. d. Laryngol u. Rhinol. Herausgeg. v. P. HEYMANN. Bd. 1. 1895. — BRAILOWSKI-LOUNKEVITCH: Flore microb. habituelle de la bouche. Ann. de l'Institut PASTEUR. Bd. 29. 1915. — BRUNO: Ein Beitrag zur Ätiologie der spinalen Kinderlähmung. Münch. med. Wochenschr. 1913. Nr. 36. — CURSCHMANN:

Beziehungen entzündlicher Mandelaffektionen zu Infektionskrankheiten. Münch. med. Wochenschr. 1910. Nr. 6. — Davis: Bacteriology and pathol. of the tonsils with especial reference to chronic articular renal and cardiac lesions. Journ. of inf. diseases. März 1912. — Digby: The functions of the tonsils and the appendix. Lancet Jan. 1912. — Eggebrecht: Mundtyphusbacillenträger. Münch med. Wochenschr. 1916. Nr. 11. — Fein: Die Angiose. Med. Klinik 1920. Nr. 24. — Fischer, M.: Infektionen der Mundhöhle und Allgemeinerkrankungen. Deutsche Ausgabe. Dresden u. Leipzig. — Fischer, W.: Über Mundamöben und ihre pathologische Bedeutung. Zentralbl. f. allg. Pathol. u. pathol. Anat. Bd. 28. 1917. — Fleischmann: Zur Frage der physiologischen Bedeutung der Tonsillen. Arch. f. Laryngol. u. Rhinol. Bd. 34. — Derselbe (2): Weitere Beiträge zur Physiologie und Pathologie der Tonsillen und der Nase. Arch. f. Laryngol. u. Rhinol. Bd. 51. — Flexner and Amoss: Persistence of the virus of poliomyelitis in the nasopharynx. The Journ. of exp. med. Vol. 29. 1919. — Flexner, Clarc, Fraser: Epidemische Poliomyelitis. Journ. of the americ. med. assoc. 1913. — Fränkel, B.: Pharynxkrankheiten. Eulenburgs Realencyklopädie. 4. Aufl. — Frese: Untersuchungen über Entstehung und Wesen des Fötors bei Ozaena. Dtsch. Arch. f. klin. Med. Bd. 86. 1908. — Frühwald: Der Bacillus fusiformis als Erreger von Meningitis und Hirnabsceß nach Fremdkörperverletzung des Pharynx. Monatsschr. f. Ohrenheilk. u. Laryngo-Rhinol. Bd. 47. 1913. — Ganz: Tonsilläre Infektionen als ätiologischer Faktor metastatischer Augenentzündungen. Klin. Monatsbl. f. Augenheilk. Juli 1918. — Gerber: Spirochäten in den oberen Luft- und Verdauungswegen. Zentralbl. f. Bakteriol., Parasitenk. u. Infektionskrankh., Abt. II, Bd. 56. 1910. — Gerhardt: Lehrb. d. Auscultation u. Perkussion. 6. Aufl. 1900. — Glass: Das Lymphgewebe des Waldeyerschen Schlundringes als Ursache von Temperatursteigerung. Wien. klin. Wochenschr. Nr. 34. 1919. — Görcke: Beiträge zur Pathologie der Tonsillen. Arch. f. Laryngol. u. Rhinol. Bd. 19. 1907. — Good, Early: Immunisation the essential function of the tonsil. Laryngoscope Juni 1919. — Gouget: L'amygdale considerée comme l'organe d'élimination. Presse méd. 1914. Nr. 19. — v. Gyergyay: Anwendung eines neuen Verfahrens zur Feststellung der phys. Erscheinungen seitens des Nasenrachens usw. Arch. f. Laryngol. u. Rhinol. Bd. 33. — Henke: Neue experimentelle Feststellungen über die physiologische Bedeutung der Tonsillen. Arch. f. Laryngol. u. Rhinol. Bd. 28. — Hofbauer: Zur Symptomatologie des Hustens. Wien. klin. Wochenschr. 1914. Nr. 26. — Jochmann: Septische Erkrankungen. Mohr-Stähelins Handb. d. inn. Med. Bd. 1. 1914. Kayser, Petersen und Schwab: Über Nierenerkrankungen nach Angina. Münch. med. Wochenschr. Nr. 16. 1922. — Kohts: Experimentelle Untersuchungen über den Husten. Virchows Arch. f. pathol. Anat. u. Physiol. Bd. 60. 1874. — Kraus: Die Erkrankungen der Mundhöhle und der Speiseröhre. Nothnagels Handb. 1897. — Kretz: Über die Ätiologie der Appendicitis. Verhandl. d. pathol. Ges. 1910. — Kümmel: Referat die Chron. Tonsillitis III. Jahresviers. d. Ges. d. Hals-Nasen-Ohrenärzte 1923. — Kussmaul: Die Störungen der Sprache. 4. Aufl. u. mit Kommentar vers. v. H. Gutzmann 1910. — Landois: Lehrb. d. Physiol. d. Menschen. — Lanz: Epidemiologisches zur Appendicitis. Münch. med. Wochenschr. 1912. Nr. 34. — v. Lénart: Experimentelle Studie über den Zusammenhang des Lymphgefäßsystemes d. Nasenhöhle und der Tonsillen. Arch. f. Laryngol. u. Rhinol. Bd. 21. 1909. — Levinstein: Kritisches zur Funktion der Mandeln. Arch. f. Laryngol. u. Rhinol. Bd. 23. 1910. — Lohmann: Die Bedeutung des Rhodans im Speichel. Münch med. Wochenschr. 1913. Nr. 2. — Loos: Oralsepsis und deutsche Zahnheilk. Berl. klin. Wochenschr. 1922. Nr. 28. — Mackenzie: Die Krankheiten des Halses und der Nase. Übersetzt v. Semon 1880. — Markl und Pollak: Kritisch experimentelle Beiträge zur Differentialdiagnose der Diphtherie und Pseudodiphtheriebacillen usw. Wien. klin. Wochenschr. 1913. Nr. 40. — Marx: Über die Schmerzempfindlichkeit der Mundhöhle. Münch. med. Wochenschr. 1921. Nr. 42. — Mayer, Waldmann, Fürst, Gruber: Über Genickstarre bes. die Keimträgerfrage. Münch. med. Wochenschr. 1910. Nr. 30. — Mendel: Recherches sur les Amöbes dans la Pyorrhoe alvéolaire et les autres stomatopathies. Ann. de l'Inst. Pasteur. Tom. 30. 1916. — Meyer: Die reduzierenden Substanzen der Tonsillen und Lymphdrüsen. Zeitschr. f. Hals, Nasen- u. Ohrenheilk. Bd. 1. 1922. — Miller: Mikroorganismen der Mundhöhle. Leipzig 1889. — Minnigerode: Über Untersuchungen bei Stenosen der oberen Luftwege. Arch. f. Laryngol. u. Rhinol. Bd. 33. 1920. — v. Mikulicz und Kümmel: Die Krankheiten des Mundes. 4. Aufl. 1922. — Miodowski: Über das Vorkommen aktynomycesartiger Körnchen in den Gaumenmandeln. Arch. f. Laryngol. u. Rhinol. Bd. 19. 1907. — Mohr und Stähelin: Handb. d. inn. Med. 1914. — Most: Die Infektionswege der Tuberkulose. Berl. klin. Wochenschr. Nr. 8. 1908. — Naunyn: Zur Lehre vom Husten. Dtsch. Arch. f. klin. Med. Bd. 23. 1879. — Oshima. Über die am häufigsten in der Mundhöhle des Kindes normal vorkommenden Bakterien usw. Arch. f. Kinderheilk. Bd. 45. 1907. — Ostermann: Die Meningokokkenpharyngitis als Grundlage der epidemischen Genickstarre. Dtsch. med. Wochenschr. 1906. Nr. 11. — Pässler: Die chron. Infektion im Bereiche der Mundhöhle usw. Berl. klin. Wochenschr. 1915. Nr. 29. — Ponfick: Die Aktinomykose des Menschen. Berlin 1882. — Purjesz und Perl: Über das Vorkommen der Typhusbacillen in der Mundhöhle. Wien. klin. Wochenschr. Bd. 40. 1912. — v. Ree: Mandeltuberkulose. Nederlandsch tijdschr. v. Geneesk. 1919. Nr. 11. — Regan: Die Erscheinungen seitens des Pharynx bei der Heine-Medinschen Krankheit. Arch. of pediatr. 1917. Nr. 12. — Richter: Zur Physiologie der Tonsillen. Zeitschr. f. Hals-, Nasen- u. Ohrenheilk. Bd. 1. 1922. — Rossbach: Doppeltönigkeit der Stimme bei ungleicher Spannung der Stimmbänder. Virchows Arch. f. pathol. Anat. u. Physiol. Bd. 54. 1872. — Rumpf: Über die Infektions- und Verbreitungswege der Tuberkelbacillen im menschlichen Körper. Berl. klin. Wochenschr. Bd. 16. 1914. — Sahli: Lehrb. d. klin. Untersuchungsmethoden. 2. Aufl. 1899. — Stark: Mundhygiene und Lungentuberkulose. Münch. med. Wochenschr. 1910. — Schech: Allgemeine Symptomenlehre der Kehlkopf- und Luftröhrenkrankheiten. Handb. d. Laryngol. u. Rhinol. herausge. v. P. Heymann. Bd. 1. 1898. — Schadewald: Die Trigeminusneurosen. Dtsch. med. Wochenschr. 1885. H. 37/38. — Schiechold: Die tonsilläre Behandlung der sog. rheumatischen Erkrankungen. Münch. med. Wochenschr. Nr. 6. 1910. — Schlemmer: Anatom. exp. und klin. Studien zum Tonsillarproblem usw. Monatsschr. f. Ohrenheilk. u. Laryngo-Rhinol. 1921. H. 11. — Derselbe: Referat die Chron. Tonsillitis. III. Jahresvers. d Ges. d. Hals-Nasen-Ohrenärzte. 1923. — Schlesinger: Gaumengeräusche. Wien. klin. Wochenschr. Nr. 24. 1919. — Schmidt, M.: Die Krankheiten der oberen Luftwege. 2. Aufl. 1897. — Schönemann (1): Zur Physiologie und Pathologie der Tonsillen. Arch. f. Laryngol. u. Rhinol. Bd. 32. — Derselbe (2): Die rationelle Therapie und Prophylaxe der Angina. Korrespondenzbl. f. Schweizer Ärzte 1910. Nr. 9. — Schnitzler: Über Diphtonie. Wien. med. Presse. 1874. — Schottmüller: Über den angeblichen Zusammenhang zwischen Zähne und Infektionen der Allgemeinerkrankungen. Dtsch. med. Wochenschr. 1922. Nr. 6. — v. Schrötter (1): Vorlesungen über die Krankheiten des Kehlkopfs 1892. — Derselbe (2): Vorlesungen über die Krankheiten der Luftröhre. 1896. — Schürer: Über septische Rheumatoide. Münch. med. Wochenschrift 1912. Nr. 45. — Schütz, F. u. L.: Über das Vorkommen von Typhusbacillen auf den Tonsillen Typhuskranker. Dtsch. med. Wochenschr. 1913. Nr. 10. — Sheedy: Tonsil removal, opsonic index a. immunity. New York. med. record. Sept. 1909. — Siemerling: Meningitis nach foll. Angina. Dtsch. med. Wochenschr. 1913. Nr. 47. — Sobernheim und Blitz: Weitere Untersuchungen zur Frage der primären latenten Rachenmandeltuberkulose. Arch. f. Laryngol. u. Rhinol. Bd. 25. — Strassmann: Über Tuberkulose der Tonsillen. Virchows Arch. f. pathol. Anat. u. Physiol. Bd. 96. — Streit: Beiträge zur Bakteriologie der oberen Luftwege. Arch. f. Laryngol. u. Rhinol. Bd. 27. 1913. — Trautmann und Fromme: Beiträge zur Epidemiologie und Bakteriologie der epidemischen Genickstarre. Münch. med. Wochenschr. 1908. Nr. 15. — Thomas und Kochenrath: Zur Klinik des Säuglingsstridors. Zeitschr. f. Hals-, Nasen- u. Ohrenheilk. Bd. 1. 1922. — Tuerck: Klinik der Krankheiten des Kehlkopfs und der Luftröhre. 1866. — Volhard: Erkrankungen der Nieren in Mohr-Stähelins Handb. d. inn. Med. 1914. — Wernstedt: Einige Worte über den Stridor congenitus an zwei zur Sektion gelangten Fällen beleuchtet. Hygiea Bd. 82. 1920. — Westenhöffer (1): Über den gegenwärtigen Stand unserer Kenntnisse von der übertragbaren Genickstarre. Berl. klin. Wochenschr. 1906. Nr. 30 u. 40. — Derselbe (2): Über die praktische Bedeutung der Rachenerkrankung bei Genickstarre. Berl. klin. Wochenschrift 1907. Nr. 38. — Wilson: The treatment of the portal of entry of systemic diseases. New York. med. journ. Okt. 1911. — Wood: Tonsillar infection. Americ. journ. of the med. science. März 1914. — Ziesché: Über Tröpfchenverstreuung und Infektionsgefahr beim Kehlkopfspiegeln Tuberkulöser. Arch. f. Laryngol. u. Rhinol. Bd. 20. 1907. — Zilz: Tuberkulose der Mundhöhle im Lichte neuester Forschung. Wien 1912.

IV. Therapie.

1. Allgemeintherapie[1]); Prophylaxe und Diätetik.

Von

Paul Heims-Heymann - Berlin.

Mit der Ausbildung der Untersuchungsmethoden und der sich daran anschließenden Fortschritte in der Diagnostik der oberen Luftwege erfuhr auch ihre Behandlung eine fast völlige Umwandlung. Während es sich früher sowohl

[1]) Der Ausdruck „Allgemeintherapie" wird hier im Gegensatz zu Lokaltherapie gebraucht. Er soll die therapeutischen Maßnahmen zusammenfassen, die nicht am Orte der Erkrankung

bei der Behandlung der Nasenleiden, wie auch der Organe des Halses fast ausschließlich um die traditionelle Anwendung allgemeiner Behandlungsmethoden oder intern gebrauchter Heilmittel handelte, hat schon Czermak danach gestrebt, „das Auge zum Führer der operierenden Hand zu machen" und legte damit den Grund zu der heute so ausgebildeten und erfolgreichen Lokaltherapie. Aber trotz der großen Erfolge der lokalen Behandlungsmethoden darf auch heut noch die *allgemeine* physikalische und chemische Beeinflussung bei der Behandlung der oberen Luftwege nicht vernachlässigt werden. Ist doch der Zusammenhang der oberen Luftwege mit den tieferen Organen der Atmung und des Kreislaufes, ja mit der Ökonomie des ganzen Körpers ein so inniger und die Tätigkeit derselben für den ganze Organismus eine so wichtige, daß Störungen der oberen Luftwege den allgemeinen Gesundheitszustand auf das ernsteste beeinträchtigen, andererseits aber auch Allgemeinkrankheiten ihre Äußerung in den oberen Luftwegen allein oder doch vorwiegend neben anderweitigen Störungen finden können. Man darf daher bei der Behandlung der oberen Luftwege nie vergessen, daß sie im innigsten Zusammenhange mit dem ganzen Organismus stehen, daß sie ein Teil dieses Gesamtorganismus sind und als solcher behandelt werden müssen. Daraus geht hervor, daß die alten bewährten traditionellen Methoden der früheren Medizin — bestehen sie nun in hygienischen Maßnahmen oder in der Anwendung intern gebrauchter Arzneimittel — nicht ohne weiteres der Vergessenheit überantwortet werden dürfen, sondern daß sie wenigstens zum großen Teil auch heute noch ihre Berechtigung und ihr Anwendungsgebiet haben. Neben diesen altbewährten Behandlungsmethoden müssen natürlich auch die so überaus zahlreichen Maßnahmen und Arzneimittel, mit denen uns die neuere Forschung, der Fortschritt der Technik und die so sehr rührige Industrie beschenkt haben, in ihrer Anwendung auf die oberen Luftwege die gebührende Berücksichtigung finden.

Schon von alters her hat man sich bemüht, die auf die oberen Luftwege schädlich wirkenden Einflüsse der Umgebung, der Tätigkeit und der Ernährung kennen zu lernen und möglichst auszuschalten, d. h. man hat auf die Hygiene der Luftwege und auf die Prophylaxe besonderes Gewicht gelegt. Diesen Schädlichkeiten ist in diesem Handbuche ein besonderes Kapitel gewidmet, das von Herrn Frese behandelt worden ist. Uns bleibt im wesentlichen vorbehalten, ganz kurz die Maßnahmen zu registrieren, durch welche diese Schädlichkeiten vermieden oder beseitigt werden können. Auch bei Betrachtung der Vorbeugungsmaßnahmen muß man stets eingedenk sein, daß alle Veränderungen und Störungen des Organismus, mögen sie sich primär auch wesentlich in anscheinend weitabliegenden Organgruppen, wie z. B. in den Nieren, den Geschlechtsorganen der Haut od. dgl. [1]) abspielen, auch auf die oberen Luftwege von großem Einfluß sein können. Ganz besonders sind in dieser Beziehung hervorzuheben die Affektionen der Zirkulationsorgane, die ja mit den Atemwerkzeugen in beständigem und direktem Zusammenhang stehen, ferner die Störungen der Blutzusammensetzung, die Leiden des Nervenapparates (Anämie, Chlorose, Hysterie, Hirn-

---

direkt angreifen, sondern deren Wirkung durch Vermittlung der Körpersäfte, der Nerven usw. an den erkrankten Teilen zur Geltung gebracht wird. Er umfaßt also die physikalischen auf den Körper wirkenden Heilmethoden und die Behandlung durch innerlich gebrauchte Arzneimittel. Der Lokaltherapie würden also vorbehalten bleiben alle am Orte der Erkrankung selbst eingreifenden Anwendungsmethoden, also Instillation, Pinselung, Inhalation, Gurgelung, ferner die Instrumenten- und Operationslehre usw.

[1]) Auf ein ganz besonders merkwürdiges Beispiel für den Zusammenhang anscheinend sehr fernliegender Affektionen mit Leiden der oberen Luftwege hat Freudenthal aufmerksam gemacht: „Erkrankungen der oberen Luftwege und Unterleibsbrüche." Berlin: Heusers Verlag 1892. Auch die außerordentlich große Literatur über die von der Nase ausgehenden Reflexleiden muß hier erwähnt werden.

leiden und andere mehr). Wir haben uns demnach nicht nur, wenn auch in erster Linie um die Schädigungen zu kümmern, die sich direkt in den oberen Luftwegen geltend machen, sondern auch für die Vermeidung oder Abstellung aller Einflüsse zu sorgen, die den Körper im ganzen schädigen oder an ihn Anforderungen stellen, denen er nicht zu genügen imstande ist. Es folgt daraus, daß auch die allgemeine Lebensweise, die Diät, die Kleidung usw. in den Kreis der Betrachtung gezogen werden müssen.

Wenn wir uns mit den **Abwehrmaßnahmen** gegen die Schädlichkeiten näher beschäftigen wollen, müssen wir uns klar machen, daß ein sehr wesentlicher Teil der anzuwendenden Abwehrmittel in verschiedener Weise und von verschiedenen Gesichtspunkten aus seine Wirkung übt, so daß sie eigentlich an ganz verschiedenen Orten besprochen werden müßten. Um ein ganz besonders charakteristisches Beipiel für diese Tatsache zu bringen, möchte ich auf die Kurorte hinweisen. Ein geeigneter Kuraufenthalt kann auf den Kranken wirken durch seine warme, dünne und staubfreie Luft, kann seinen überanstrengten Stimmorganen Ruhe, Schonung und Erholung bringen, kann Anregung und Übung für die Atem- und Kreislauforgane durch Bewegung in freier Luft und in der Sonne, kann ferner geeignete Diät bieten und schließlich chemische resp. physiologische günstige Einwirkungen ausüben durch die Anwendung der Quelle und vielleicht daneben verordneter Heilmittel. Ferner kann der gleiche Kurort auf den Kranken abhärtend wirken und so die Neigung zu neuen Erkrankungen vermindern.

Wir haben an diesem Beispiel einen sehr großen Teil der Agentien anführen können, die in der allgemeinen Behandlung der oberen Luftwege eine besondere Rolle spielen. Eines muß jedoch besonders hinzugefügt werden. Die höher gelegenen Teile der Atemorgane, d. h. also die Nase, der Rachen usw. können dadurch, daß sie erkrankt sind und ihren Funktionen nicht ordentlich nachkommen können, eine Quelle der Erkrankung für die tieferen Teile darstellen, einesteils dadurch, daß von dort aus Entzündungen oder dgl. per continuitatem nach unten weitergeleitet werden, andererseits dadurch, daß der normale Weg für die Atmung verlegt ist, und daß bei Verschluß der Nase oder des Rachens und der daraus resultierenden Mundatmung die rauhe, kalte und durch Staub mannigfacher Art verunreinigte Luft direkt in den Kehlkopf und die Luftröhre gelangt und dort schädigend wirkt. Die Nase ist als eine Art natürlicher Respirator anzusehen, der die Inspirationsluft von Staub befreit, sie erwärmt und anfeuchtet und in den für den Kehlkopf und die Lungen geeigneten Zustand versetzt, andererseits aber aus der Exspirationsluft die Stoffe, namentlich die Feuchtigkeit zurückbehält, die die darauf eingeatmete Luft wieder aufnehmen muß [1]); künstliche Apparate können die Nase in dieser Beziehung wohl teilweise

---

[1]) Die Literatur über die Funktionen der Nase und den Einfluß der Störungen derselben auf die Affektionen der oberen Luftwege ist eine sehr umfangreiche. Ich will hier nur einige der wichtigeren Arbeiten anführen: ASCHENBRANDT (Bedeutung der Nase für die Atmung. Würzburg 1886), BLOCH (Untersuchungen zur Physiologie der Nasenatmung. Zeitschr. f. Ohrenheilkunde u. f. Krankh. d. Luftwege. Bd. 18. 1888, Die Pathologie und Therapie der Mundatmung. Wiesbaden 1889), GAULE (Physiologie der Nase und ihrer Nebenhöhlen in HEYMANNs Handb. d. Laryngol. u. Rhinol. Bd. 3. Wien 1896), KAYSER (Die Bedeutung der ersten Atemwege für die Respiration. PFLÜGERS Arch. f. d. ges. Physiol. Bd. 41. 1887. Über Nasen- und Mundatmung. Ebenda Bd. 47. 1890). Ferner LOEWY und GERHARTZ (Über die Temperatur der Exspirationsluft und der Lungenluft. PFLÜGERS Arch. f. d. ges. Physiol. Bd. 155. 1914, vergl. ferner die Angaben in dem Werke von HOFBAUER: Atmungspathologie und Therapie. Berlin 1921. Wohl die ersten experimentellen Untersuchungen über die Wärme und die Feuchtigkeit der Ausatmungsluft, je nachdem sie die Nase oder den Mund passiert hatte, habe ich im Jahre 1878 im Laboratorium des Prof. ZUELZER sen. ausgeführt. cf. Berl. klin. Wochenschr. 1879 und Dtsch. Medizinalzeitg. 1886.

vertreten, werden sie aber nie vollständig ersetzen können; zudem sind sie umständlich und unbequem [1]).

Auf die Wichtigkeit, Affektionen der Nase auszuschalten, wenn man den Hals usw. behandeln will, hat 1844 schon Piorry [2]) aufmerksam gemacht. Er überschreibt sein Kapitel über die Behandlung der Luftwege mit den Worten: „Es würde sehr nützlich sein, selbst die unbedeutendste Rhinitis gleich anfangs heilen zu können." Man braucht allerdings nicht soweit zu gehen, wie einige neuere Schriftsteller, die jeden mit einem harmlosen Schnupfen behafteten Kranken gleich für Tage ins Bett stecken wollen, eine Maßregel, der sich wohl auch die wenigsten Kranken fügen würden; jedenfalls aber ist ein einfacher Schnupfen, eine einfache Angina in Rücksicht auf die etwaigen Folgeerscheinungen nicht immer ohne weiteres zu vernachlässigen. Die Atmung durch die Nase und der Zutritt der normalen Luft in die tiefer gelegenen Teile der Luftwege muß ungehindert sein. Eine Störung oder Erschwerung der Nasenatmung erweist sich nicht nur dadurch schädlich, daß die Atemluft, die in den Kehlkopf und in die Luftröhre gelangt, in ihrer Beschaffenheit auf die Schleimhaut ungünstig wirkt, sondern auch dadurch, daß den Atemmuskeln eine vermehrte Arbeit zugemutet wird, durch die die Entwicklung der tieferen Atemorgane (Lungen, Brustkorb usw.) leicht Schädigungen erleidet. Diese Erfahrungen führen uns zu der Forderung, die Hindernisse der nasalen Atmung *vor* der Behandlung des Kehlkopfes und der Luftröhre zu beseitigen — wir müssen also bei schweren und hartnäckigen Erkrankungen des Kehlkopfes oder der Luftröhre die Behandlung damit beginnen, daß wir etwaige Nasenpolypen, nasale Verengerungen, adenoide Vegetationen, Tonsillarhypertrophien u. dgl. mehr entfernen. — Dieselben Gesichtspunkte gelten auch umgekehrt. Die Kräfte, welche der Einatmung dienen, müssen den Anforderungen derselben gerecht werden können. „Lungenschwäche", d. h. im allgemeinen wohl Schwäche oder ungenügende Ausbildung oder Gewöhnung der Atemmuskulatur muß behandelt und beseitigt werden. Hieraus erhellt auch für uns die Nützlichkeit resp. der Erfolg systematischer aktiver und passiver Atemübungen, auf die gerade in der Jetztzeit großes Gewicht — ich glaube manchmal etwas zu großes Gewicht — gelegt wird.

„Der Kehlkopf, die Luftröhre und die Bronchien haben die Bestimmung, die Luft aufzunehmen. Der Eintritt der Luft ist den Respirationsorganen nicht schädlich" (Piorry, l. c. S. 60). Selbst größere Abweichungen der Atemluft, **Wärme** und **Feuchtigkeit** betreffend, können durch stärkere Durchblutung der Schleimhaut, durch vermehrte Tätigkeit der in der Schleimhaut so zahlreich eingelagerten Drüsen ausgeglichen werden; übersteigt die Wärme aber dauernd oder oft wiederholt einen gewissen Grad, so können entzündliche oder atrophische Veränderungen und selbst Verbrennungen der Schleimhaut Platz greifen, die zu dauernden Schädigungen und Beschwerden Veranlassung geben. Rosenberg sah bei einem Dampfkesselheizer eine völlige Verbrennung des Rachens und des Kehlkopfeinganges und auch ich habe, namentlich bei Heizern auf Dampfschiffen ähnliche Erscheinungen, wenn auch nicht ganz so intensiver Art gesehen. Uns allen sind die Veränderungen geläufig, welche die Schleimhaut des Rachens und des Kehlkopfes unter dem Einflusse der Trockenheit erleidet, wie sie die Atemluft bei unserer modernen Zentralheizung so außerordentlich häufig zeitigt. In Fällen von zu großer

---

[1]) Ich weiß sehr wohl, teils durch die Untersuchungen obengenannter Autoren, teils durch eigene Versuche, daß die Filtration der Inspirationsluft durch die Nase nicht ganz vollkommen ist. Sie reicht aber für die meisten Fälle aus und ist immerhin meist zweckentsprechender als die künstlichen Respiratoren, die wir natürlich für gewisse Verhältnisse und Betriebe auch nicht ganz entbehren können.

[2]) Piorry, F. A.: Über die Krankheiten der Luftwege. Übersetzt von G. Krupp. Leipzig 1849. S. 38.

Wärmeeinwirkung, von Verbrennung u. dgl. wird man die Kranken wenigstens vorübergehend aus ihrer Tätigkeit herausnehmen müssen; die Trockenheit der Luft und das vermehrte Feuchtigkeitsbedürfnis, das sich auch bei manchen Erkrankungen herausbildet, wird sich durch verdampfendes Wasser — Aufstellen von Wasserbecken auf den Vorrichtungen der Zentralheizung, Inhalationsapparate od. dgl. — verbessern lassen. In pathologischen Fällen habe ich wiederholt den Kranken dadurch nützen können, daß ich große angefeuchtete Betttücher in den Krankenzimmern aufhängen ließ. Auch der Gebrauch von innerlich gegebenen Arzneien, Mittelsalzen, Jod u. dgl., erweist sich in vielen Fällen als nützlich. Kranke, bei denen eine gewisse Schwäche der Atemorgane verhindert oder erschwert, daß sie die Veränderungen der Atemluft überwinden können, wie man das manchmal angeboren, aber namentlich bei Tuberkulösen, Anämischen, nervös heruntergearbeiteten Personen oder nach schweren Krankheiten findet, kann man zweckmäßig in ein geeignetes Klima senden, dessen Wärme, Feuchtigkeitsgehalt usw. sie in der Überwindung der Störungen unterstützt, z. B. in die Schweiz, an die Riviera, vielleicht nach Ägypten od. dgl. Man muß hierbei allerdings sehr individualisieren. Viele solche Kranke befinden sich besonders gut in hoher, dünner, feuchtigkeitsarmer Luft, andere verlangen ein „schwereres" feuchtes Klima. In vielen Fällen läßt sich das gar nicht im voraus bestimmen, man ist oft in der Lage, Patienten, welche die trockene Luft der hohen Kurorte in der Schweiz, an der westlichen Riviera, in der Nähe Neapels nicht vertragen, an die östliche Riviera (Nervi, Rapallo usw.) oder nach Venedig, dessen Luft noch feuchter, aber weniger warm zu sein pflegt, übersiedeln zu lassen. Auch die Orte am Guarnero — Abbazia, Lovrana usw. — gehören zu den warmen und feuchten Klimaten; doch sollen letztere ihre sedative und kräftigende Wirkung auf die Schleimhäute ganz besonders im Frühjahr und im Herbst entfalten, während sie im Winter leicht excitierend und austrocknend wirken sollen.

Eine weitere Schädigung der Atemwege durch die Atemluft liegt in den **Beimengungen chemischer und corpusculärer Art,** welche sich in der Luft fast aller bewohnten Orte in mehr oder minder großer Menge finden. Jedem von uns sind aus seiner Studienzeit in den Laboratorien die Schädigungen bekannt, die durch Beimengung von Chlorgasen, von schwefliger Säure, von Osmiumsäure und anderem zur Atemluft hervorgerufen werden. Ebenso kennen wir aus eigenster Erfahrung die oft sehr reizenden und schädlichen Wirkungen der der Atemluft beigemengten fremden Körper oder, um mich vulgär auszudrücken, des „Staubes". Die Bestandteile, die Form und die Menge des Staubes bedingen seine Schädlichkeit. Fast immer hat eine größere Menge von Staub, die eingeatmet wird, eine Hyperämie und Entzündung der Luftwege zur Folge, die manchmal tagelang andauern können. Die Schädlichkeit des Staubes setzt sich zusammen aus der Form desselben (scharfe Ecken und Kanten) und aus der chemischen Beschaffenheit sowohl der Staubteile selbst, als auch der dem Staube anhaftenden scharfen Gase und Säuren. Mit der Steigerung des Verkehrs und der Industrie hat die Staub- und Rauchentwicklung eine erhebliche Zunahme erfahren, so daß gegen die schädlichen Wirkungen derselben die mannigfachsten Vorkehrungen notwendig geworden sind, deren nähere Betrachtung in das Gebiet der Gewerbehygiene gehört. Uns interessiert hier am meisten, daß auf dem Meere und in höheren Regionen der Gehalt der Luft an corpusculären Elementen abnimmt, um bei weiterer Entfernung vom Lande und in größerer Höhe der Bodenerhebung ganz oder doch fast ganz zu verschwinden[1]). Einen weiteren sehr schädlichen

---

[1]) In Höhen von ungefähr 2000 m ist die Atmosphäre fast völlig staub- und keimfrei, ebenso auf der See etwa 100 km vom Lande.

Bestandteil der Atemluft resp. der in ihr enthaltenen Verunreinigungen stellen die außerordentlich zahlreichen Mikroben dar, durch die ein wesentlicher Teil von Erkrankungen auf dem Wege der Atmung dem Körper zugeführt wird. Auf diese Infektion auf dem Wege der Einatmung wird bei den einzelnen Krankheiten eingegangen werden. Die Schädlichkeiten des Staubes namentlich bei gewerblichen Betrieben waren schon den Alten bekannt. Plinius [1]) erzählt, daß die Minenarbeiter Italiens Blasen vor dem Munde befestigten, um das Einatmen des Staubes zu verhindern und daß die Bäcker Roms, um den Einfluß der staubigen Atmosphäre, in der sie arbeiteten, abzuhalten, sich ein Tuch über das Gesicht banden. Auch die Schwere oder Leichtigkeit der Luft, d. h. also die Verschiedenheit des auf dem Körper und insbesondere auf den Atemwerkzeugen lastenden Luftdruckes ist von großer Bedeutung für das Entstehen und den Verlauf von Erkrankungen der Atemwege. Auf diese Verhältnisse muß besonders bei der Behandlung durch Kurorte und Erholungsfrischen Rücksicht genommen werden. Die Extreme der Wirkung des vermehrten Luftdruckes lernen wir durch Beobachtungen in den Bergwerken und bei Caissonarbeiten kennen; über den verminderten Luftdruck berichten uns die Erfahrungen der Luftschiffer und der Leute, welche ihren Aufenthalt auf hohen Bergen nehmen. Es entsteht dann durch die Verdünnung der Luft und der dadurch bedingten Verminderung des Sauerstoffgehaltes eine Insuffizienz der Atmung, welche eine der wesentlichen Ursachen der sogenannten Bergkrankheit ist [2]).

Die Abwehrmittel, die die gesunden Atemwerkzeuge gegen die Schädigungen durch den Staub besitzen, sind mannigfacher Natur und es wird Sache der Therapie sein, diese Abwehrmittel zu unterstützen und zu fördern. Abgesehen von der schon erwähnten Filtrationstätigkeit der Nase, wirkt nach neuerlichen Feststellungen die Schleimhaut der Luftwege auch an sich steril [3]), sodann bildet die Schleimabsonderung gleichsam eine schützende Decke [4]) auf der Oberfläche der ganzen Luftwege, und die beständig von unten nach oben gehende Bewegung der Flimmerhaare befördert etwaige kleinere Fremdkörper nach außen [5]). Zu den weiteren Abwehrmitteln der Schleimhaut gegen Fremdkörper gehört ihre außerordentliche Reflexerregbarkeit; sie beantwortet auf sie wirkende Reize mit Hustenstößen und Niesattacken, durch welche Reflexe auch größere Fremdkörper herausbefördert werden können. Die Therapie berücksichtigt diese Neigung zu Reflexäußerungen in zweierlei Weise, einmal, indem sie sie anregt um etwaige Fremdmassen, mögen dieselben von außen hineingelangt sein oder sich in den Luftwegen gebildet haben — Sekretanhäufungen und Borkenbildungen — herauszubefördern, andererseits, indem sie sie abmindert, da die Hustenstöße und Niesattacken die Reflexempfindlichkeit über das gewünschte Maß zu steigern und damit die Leiden, um die es sich handelt, zu vermehren pflegen.

In welcher Weise die Abkühlung des ganzen Körpers resp. einzelner Teile desselben Krankheiten erzeugen kann, ist in dem Abschnitte über die Ätiologie

---

[1]) Lewin, G.: Beiträge zur Inhalationstherapie. Berlin 1863. S. 5.
[2]) Vgl. besonders die verschiedenen Arbeiten von A. Loewy, Zuntz, Durig usw. Auch zahlreiche Arbeiten von Rubner beschäftigen sich mit diesen Fragen. Ebenso sprechen die Berichte der englischen Expeditionen zur Besteigung des Mount Everest von Erscheinungen, die auf die verdünnte Luft zurückzuführen sind und das Gebiet der Bergkrankheit berühren.
[3]) Krehl: Pathologische Physiologie. 3. Aufl. S. 233.
[4]) Müller, Friedr.: Münch. med. Wochenschr. 1897. Nr. 49.
[5]) Weiss, O.: Flimmerbewegung. Nagels Handb. d. Physiol. d. Menschen. Bd. 4, S. 666 ff. Braunschweig 1908. In dem Artikel von Weiss wird auf die ältere Literatur über die Flimmerbewegung, sowohl auf die Forschungen von Purkinje, von Valentin, von Pütter und namentlich von Engelmann hingewiesen, auch die recht zahlreiche Einzelliteratur angegeben.

besonders behandelt worden, an dieser Stelle muß nur die Mahnung ausgesprochen werden, Zustände oder Vorkommnisse, welche im einzelnen Falle, meist in den Kranken wohlbekannter Weise „Erkältungen" hervorzurufen geeignet sind, zu vermeiden — kalte und nasse Füße, durchfeuchtete Kopfhaut, entblößten Nacken, scharfen Nord-, Nordost- und Ostwind bei empfindlichen Halsorganen — sodann aber auch den Körper, besonders aber die empfindlichen Teile abzuhärten, d. h. sie für solche schädlichen Einwirkungen weniger empfindlich zu machen. Zu diesem Zwecke dienen ganz besonders klimatische Maßnahmen, Aufenthalt an der See oder im Gebirge und systematische Gewöhnung und Abhärtung der Füße, des Nackens, der Kopfhaut usw. Bei der Wahl eines klimatischen Kurortes wird man ganz besonders solche Orte berücksichtigen, die möglichst reichlichen Aufenthalt im Freien, selbst bei weniger günstiger Witterung gestatten. Sehr nützlich erweisen sich Luft- und Sonnenbäder. Auch Schlafen bei offenem Fenster dient der Abhärtung, ebenso die meisten Arten des Sportes, Turnen, Atemübungen u. dgl., durch welche Maßnahmen die Widerstandsfähigkeit des Körpers gegen die Schädlichkeiten erhöht wird. Es muß hier darauf aufmerksam gemacht werden, daß voraufgegangene entzündliche „katarrhalische" Affektionen in der Regel in dem Sinne zu wirken pflegen, daß sie die Empfindlichkeit für neue Erkrankungen erhöhen, namentlich wenn die vorausgegangenen Krankheiten nicht gänzlich geheilt sind. Ein solcher Erfolg ist in vielen Fällen sehr schwer zu erreichen, um so schwerer, als die wenigsten Kranken geneigt sind, sich einer längeren Kur, namentlich wenn dieselbe mit einer Berufsstörung verbunden ist, bei einem anscheinend nicht sehr schweren Leiden zu unterziehen, sondern aus der Behandlung fortbleiben, sobald die ärgsten Beschwerden einige Besserung erfahren haben.

Unter den ätiologischen Momenten, welche zu Erkrankungen der oberen Luftwege führen und die vom Standpunkte der Vorbeugung ganz besondere Berücksichtigung verdienen, muß der **unzweckmäßige** und **übermäßige Gebrauch der Stimme** erwähnt werden. Auch Herr FRESE hat in seinem Kapitel auf diese Schädigungen hingewiesen. Jedem Laryngologen sind zahllose Fälle bekannt, in denen eine gute Stimme durch einen nicht zweckmäßigen Unterricht verdorben wurde. Jedem Laryngologen ist unzählige Male von seinen Patienten berichtet worden, daß der oder jener Gesanglehrer eine nicht geeignete „Methode" habe und dadurch die Stimme des Kranken geschädigt worden sei, daß aber der betreffende Sänger jetzt bei Herrn X oder Fräulein Y, die eine ganz vorzügliche „Methode" besäßen, Unterricht habe. Und recht häufig kommt dann der betreffende Gesangsbeflissene in einigen Monaten wieder, um dieselben Vorwürfe auf seinen damals mit so großer Zuversicht gepriesenen Lehrer zu häufen. Die Schuld liegt in den weitaus meisten Fällen daran, daß die betreffenden Lehrkräfte nicht genügend individualisieren. Eines schickt sich nicht für alle, und eine Unterrichtsmethode eignet sich nicht für alle Schüler [1]). Daß aber ein gut individualisierender Lehrer oft durch einsichtigen und geeigneten Unterricht und durch vorsichtige und zweckmäßige Übungen eine geschädigte Stimme zu bessern und wieder herzustellen vermag, lehrt die Erfahrung. Ich selbst habe in dieser Hinsicht ganz besonders gute Erfolge von dem Unterricht des seit längeren Jahren verstorbenen Kammersängers Walter in Karlsruhe beobachten können. Daß übermäßiger und unzweckmäßiger Gebrauch auch eine gute Stimme zu ruinieren imstande ist, davon hat jeder Laryngologe genügende Beispiele erlebt [2]).

---

[1]) Vgl. auch FLATAUS Hygiene des Kehlkopfes usw. in HEYMANNS Handb. d. Laryngol. u. Rhinol. Bd. 1, S. 1451 u. 1465. Wien 1898.

[2]) AVELLIS warnt in sehr eindringlicher Weise vor dem Singen in Gesellschaften u. dgl. „Lieber für unliebenswürdig und ungefällig gelten als seine Stimme im unakustischen,

Unser großer Meister Manuel Garcia hat, wie er selbst berichtet, dadurch, daß er seinerzeit auf einer amerikanischen Tournée, die er als junger Mann in der Truppe seines Vaters unternommen hatte, häufig zuviel, zu anhaltend und ihm, der eigentlich einen Bariton hatte, nicht gelegene Tenorpartien singen mußte, einen wesentlichen Teil der Schönheit seiner Stimme eingebüßt. Er gab deswegen die Laufbahn als Opernsänger nicht ganz freiwillig auf und wurde Gesanglehrer — sicherlich nicht zu unserem Schaden, denn das veranlaßte ihn, sich mit der Physiologie der Stimme zu beschäftigen und — den Kehlkopfspiegel zu erfinden. —

Die Stimme eines jeden, der singen, namentlich aber sich zum Berufssänger ausbilden will, muß sorgfältig in Hinsicht auf die Stimmlage geprüft werden; zahlreichen vorzüglichen Baritonsängern, ausgezeichneten Mezzosopranistinnen wurde ihre Stimme ruiniert, weil sie oder ihre Lehrer die Stimmlage erhöhen und zum Tenor resp. zum Sopran ausbilden wollten, die auf dem Markte der Oper eine höhere Schätzung erfuhren. Diese **Prüfung** muß von einem erfahrenen Sänger oder Gesanglehrer vorgenommen werden; die laryngoskopische Untersuchung, auf die man gerade in dieser Hinsicht große Hoffnungen gesetzt hatte, kann die Entscheidung wohl in etwas unterstützen, ein sicheres Resultat ergibt sie trotz der gegenteiligen Behauptung einiger Autoren nach meiner Erfahrung nicht. Nur in extremen Fällen sind die Unterschiede mit einiger Sicherheit festzustellen, da aber ist es in der Regel nicht nötig. In zweifelhaften Fällen, und nur bei diesen würde es von Wichtigkeit sein, läßt die laryngoskopische Untersuchung meist vollständig im Stich[1]). — Aber auch der erfahrenste Gesangkundige kann sich in zweifelhaften Fällen irren, zumal Übergänge zwischen den Stimmlagen nicht allzuselten sind. Avellis erzählt einen Fall, in dem ein Sänger von erprobten Fachleuten erst für einen Tenor, dann für einen Bariton und endlich wieder für einen Tenor erklärt wurde, und ähnliche, vielleicht nicht immer so krasse Fälle hat wohl jeder, der sich mit solchen Fragen beschäftigt, gesehen. Ich kannte einen Parallelfall zu dem des Herrn Avellis, einen Sänger, der an ersten Opernbühnen Deutschlands erst Bariton-, dann Tenor- und endlich wieder Baritonrollen sang. Der Betreffende ist übrigens schließlich an Kehlkopftuberkulose zugrunde gegangen. Ich möchte nicht behaupten, daß dieser Wechsel der Stimmtätigkeit — es handelte sich bei ihm stets um sehr anstrengende große Partien — bei der Ausbildung und Verschlimmerung seines Leidens eine Rolle gespielt hat; für ganz unmöglich möchte ich es aber auch nicht erklären.

Aber auch abgesehen von den Gesangbeflissenen liegt in dem die Kräfte übersteigenden, nicht ganz zweckmäßigen Gebrauch der Stimme ein krankmachendes Moment, das versucht werden muß, möglichst zu vermeiden. In der Sprechstunde eines jeden von uns bilden die zahllosen Lehrer, Geistlichen,

---

von Essensdunst und Tabaksrauch erfüllten Raume als Dank ertönen und mißhandeln lassen. Das Bratenbardentum gehört den Dilettanten." Der Gesangsarzt. Frankfurt a. M. 1896. S. 33.

[1]) Ich konnte seinerzeit bei der Untersuchung nicht zweifelhaft sein, daß der Kehlkopf des Herrn Hans von Rokitansky einem sehr tiefen Baß, der der Frau Pauline Lucca einem hohen Sopran angehöre — um nur zwei sehr extreme Fälle aus meiner Erinnerung anzuführen —, das wußte aber jeder aus dem Stimmklange auch ohne laryngoskopische Untersuchung. Es kommt aber gelegentlich sogar vor, daß selbst ein großer und anscheinend schwerer Kehlkopf eine hohe Stimme produziert und umgekehrt. In gleicher Weise wie ich, haben sich die meisten erfahrenen Fachärzte ausgesprochen, so Moritz Schmidt, Avellis, Flatau u. a. m. Avellis hat einen „Damenimitator" untersucht, der seit seiner Kindheit nur Sopran gesungen hatte und dessen Kehlkopf das Bild eines Baßsängers darbot. (Der Gesangsarzt. Frankfurt a. M. 1896. S. 22). Umgekehrt habe ich zwei Damen — auffallenderweise zwei Geschwister — untersuchen können, deren sehr tiefe Altstimmen sich dem Klange nach fast der männlichen Stimme näherten und deren kleine zierliche und leicht bewegliche Kehlköpfe eigentlich für Sopran gesprochen hätten.

Offiziere, Schauspieler, Parlamentarier, kurz Leute, die ihre Stimme berufsmäßig gebrauchen und gebrauchen müssen, ein sehr großes Kontingent[1]). Die
englischen Autoren haben für diese Art der Stimmstörungen eine besondere
Bezeichnung geprägt: „Clergyman sore throat"[2]) und es ist kein Zufall,
daß in den Statistiken von Kehlkopfgeschwülsten, beginnend von VICTOR
VON BRUNS bis auf den heutigen Tag die Lehrer, Geistlichen und Offiziere einen
ganz besonders hohen Prozentsatz darstellen. Gerade bei diesen Kranken, die
ihren Kehlkopf berufsmäßig anstrengen müssen, gilt ganz besonders die oben
erwähnte Vorschrift, daß ihre „katarrhalischen" Affektionen möglichst vollständig ausgeheilt sein sollen, ehe man sie wieder ihre Tätigkeit aufnehmen
läßt. Das von vielen Sängern und Lehrern besonders gerühmte „Durchsingen"
und „Durchschreien" kann gelegentlich einmal im Einzelfall sich zweckdienlich
erweisen, wenn es sich um leichte Bewegungshemmungen („Eingerostetsein") oder
geringe Sekretanhäufungen namentlich des Morgens nach dem Schlafe handelt;
bei einem wirklichen Katarrh, einer wirklichen Laryngitis dürfte es in der
großen Mehrzahl der Fälle sehr schädlich wirken. Ja, bestimmte und ganz
besonders hartnäckige Formen der katarrhalischen Laryngitis, die Erweichung
der Stimmbänder und Lockerung des Stimmbandgewebes, sowie die Über-
kreuzung der Aryknorpel habe ich in sehr zahlreichen Fällen und fast ausschließlich bei Berufsrednern und Berufsrednerinnen, namentlich bei Lehrerinnen
gesehen, die trotz einer akquirierten Laryngitis andauernd gesprochen oder
gesungen hatten[3]).

Über den Nutzen des Singens in prophylaktischer Beziehung und als Übung
für die Atem- und Stimmorgane sprechen sich fast alle der sehr zahlreichen
Arbeiten über die Hygiene der Stimme ausführlich aus; ich verweise, um nur
eines zu nennen, auf das vorzügliche Buch von H. GUTZMANN: „Stimmbildung
und Stimmpflege". 3. Aufl. Wiesbaden 1920.

Eine häufiger auftretende Frage ist die der **Bekleidung** des Halses. Wenn

---

[1]) Vgl. auch FLATAU, TH. S.: Die funktionelle Stimmschwäche der Sänger, Sprecher
und Kommandorufer. Charlottenburg 1906. Ferner SPIESS, G.: Stimmstörungen infolge
fehlerhaften Kommandierens. Frankfurt a. M. 1903. MYGIND, HOLGER: Behandlung und
Verhütung von Halsleiden auf Grund des professionellen Gebrauches der Sprechstimme.
Dtsch. med. Wochenschr. 1905. Nr. 48. — Namentlich in kleinen Städten kennt man die
heiseren Stimmen der Marktschreier und Ausrufer.

[2]) Wenn man die englische Literatur durchsieht, findet man in fast allen Lehr- und
Handbüchern den „Clergyman sore throat" besonders behandelt, auffallenderweise aber
in verschiedenem Sinne. Die meisten Autoren z. B. DUNCAN GIBB: On diseases of the
throat and windpipe. London 1864. 2 edit. MORELL MACKENZIE: A manuel of diseases of the
throat and nose. London 1880. Vol. 1, p. 28. HAVILLAND HALL and HERBERT TILLEY:
(Diseases of the nose and throat. London 1908) u. a. identifizieren diese Bezeichnung mit
granulärer Pharyngitis, andere z. B. C. SEILER: (Handbook of the diagnosis and treatment
of the diseases of the throat, nose and nasopharynx. Philadelphia 1889. p. 186) legen der
„ordinary simple chronic laryngitis" diese Bezeichnung bei. Wieder für andere Autoren
z. B. JAMES MACKNESS, (Dysphonia clericorum. London 1848) und SOLIS COHEN in seinem
großen Werke ist es nur eine ätiologische Bezeichnung, ganz gleich, welcher lokale Vorgang
der Heiserkeit zugrunde liegt. Soweit ich habe feststellen können, rührt die Bezeichnung
„Clergyman sore throat" von HORACE GREEN her (A treatise on diseases of the air passages.
4 edit. New York 1858. Die erste 1846 erschienene Auflage, in der wahrscheinlich der
Ausdruck zuerst gebraucht ist, war mir nicht zugänglich. In seiner sehr interessanten
Streitschrift „On the subject of priority in the medication of the larynx and trachea".
New York 1854 gibt GREEN an, daß er Fälle von „Clergyman sore throat", die er hier
als „follicular disease" definiert, seit 1832 gesammelt habe.

[3]) In einer kleinen Statistik von POSTHUNIUS MEYJES (Arch. f. Laryngol. u. Rhinol.
Bd. 8, H. 2) fanden sich unter seinen Halskranken nahezu 50% Lehrer. Auch CASTEX gibt an,
daß er gewisse Stimmbanderkrankungen (Sängerknötchen) häufiger bei Berufssprechern
als bei Sängern gesehen habe. (Soc. franç. d'otol. et de laryngol. 1897 Nr. 3/5. Rev. hebdom.
de laryngol. etc. 1897. p. 890).

auch einige Autoren, z. B. Morell Mackenzie [1]) dafür plädieren, den Hals
möglichst warm zu halten, so dürfte doch die bei weitem größte Anzahl der
Fachärzte darin einig sein, den Hals möglichst frei tragen zu lassen und in gewisser
Weise dadurch abzuhärten. „Der beste Schutz für den Hals", sagt Moritz
Schmidt [2]) „bei Kindern und bei Erwachsenen ist „kein" Halstuch." Am
unzweckmäßigsten wird die Umhüllung mit Pelz beurteilt, wie sie jetzt besonders
bei den Damen Mode ist; sie erwärmt, ohne den Schweiß aufzusaugen. Ein
enger Halskragen beengt auch den Hals und kann durch Kompression der Hals-
gefäße zu Drucksteigerungen im Kopfe und im Halse führen [3]). Ebenso muß
bei der Wahl des Korsettes Rücksicht genommen werden; jede Beschränkung
der Atmung durch das Korsett ist namentlich bei Frauen, die ihre Stimme
beruflich gebrauchen, auf das entschiedenste zu perhorreszieren.

Auch auf die allgemeine **Ernährung** ist in vorbeugender Absicht Rücksicht
zu nehmen. „Mens sana in corpore sano" aber auch „Vox sana in corpore sano".
Speisen, die größere Störungen hervorzurufen geeignet, dem Körper im allgemeinen abträglich sind oder die den Körper nur belasten, ohne genügend zur
Ernährung beizutragen, sollten von Leuten, die auf die Erhaltung und Ausbildung der Luftwege, namentlich der Stimme besonderes Gewicht legen,
gemieden werden. Der Sänger wird in dieser Beziehung besonders vorsichtig
sein und von all den Speisen und Getränken Abstand nehmen müssen, die die
Halsorgane reizen. Die Autoren führen deren eine große Anzahl an [4]), doch
glaube ich, daß ein gesunder Sänger in dieser Beziehung nicht allzuängstlich
zu sein braucht. Ein kranker Hals erfordert allerdings ganz besondere Berücksichtigung.

Eine Frage, die einem sehr häufig vorgelegt wird, ist die nach dem Einfluß
des **Alkohols** und des **Rauchens.** Von den verschiedenen Autoren wird dieselbe
verschieden beantwortet. Allgemein hygienische Auffassung und die allgemeine
Stellung zur Alkohol- und zur Tabakfrage spielen bei der Beantwortung sicherlich
eine Rolle. Die große Mehrheit der Fachärzte, und damit stimmen meine eigenen
Erfahrungen überein, dürfte der Meinung sein, daß *mäßiger* Gebrauch von
Alcoholicis und von Tabak von gesunden Atem- und Stimmwerkzeugen ohne
erheblichen Schaden vertragen wird und daß auch geringere chronische Erkrankungen in der Regel keine direkte Gegenanzeige bilden. Wohlverstanden:
Tabak- und Alkoholgebrauch bergen unzweifelhaft direkte und indirekte Schädigungen für die oberen Luftwege; gesunde Atemorgane vermögen aber diese
Angriffe ohne tiefgehenden Schaden zu überwinden [5]). Die indirekten Schädigungen werden vermittelt durch die Beeinflussung des Nervensystems und der

[1]) Mackenzie, Morell: The hygiene of the vocal cords. 4 edit. London 1888. p. 113.
[2]) Schmidt, Moritz: Die Krankheiten der oberen Luftwege. 4. Aufl. Berlin 1909.
S. 81.
[3]) Körner, O.: Die Hygiene der Stimme. Wiesbaden 1899. S. 24.
[4]) Bleyer, M.: Diet and digestion; their influence of the voice. New York med. journ.
a. med. record. 1892. — Avellis: Der Gesangsarzt. Frankfurt a. M. 1896. S. 55. —
Gerber, T. H.: Die menschliche Stimme und ihre Hygiene. Leipzig 1902. S. 112 und
viele andere.
[5]) Ähnlich spricht sich auch Terbrüggen (Med. Klinik 1923. Nr. 10) aus. Zahlreiche
Sänger, jedem von uns sind solche Fälle aus persönlicher Erfahrung bekannt, huldigen
dem Alkohol und dem Tabak. Wenn es nicht in zu übertriebener Weise geschieht, kann
dabei die Stimme bis ins hohe Alter erhalten bleiben — um einige ganz besonders bezeichnende und bekannte Beispiele anzuführen, möchte ich nur an Manuel Garcia und
an Albert Niemann erinnern. Caruso pflegte in der Theatergarderobe in den Pausen
seiner Rolle beständig Zigaretten zu rauchen; das gleiche wird von Kainz berichtet.
Daß unter dem Einflusse des Alkohols eine frühzeitige Verknöcherung der Kehlkopfknorpel eintritt, wie Gerber meint (Die menschliche Stimme und ihre Hygiene. Leipzig
1907. S. 108), ist jedenfalls nicht allgemeine Regel. Es ist mir nicht gelungen, in der
Literatur eine Angabe zu finden, die Gerbers Bemerkung unterstützt.

Verdauungsorgane, die direkten durch die lokale Reizung der Rachenschleimhaut, die sich nach unten auf Kehlkopf und Luftröhre, nach oben in den Nasenrachenraum fortsetzt. Bei Alkohol- und Tabakmißbrauch können die Schädigungen, wie auch das Laienpublikum weiß, unter Umständen einen sehr hohen Grad erreichen. Jedem ist die rauhe und heißere Stimme eines alten Säufers bekannt, und ein starker Raucher pflegt unter sehr häufigen, namentlich trocknen und zur Atrophie führenden Katarrhen der Rachen- und Kehlkopfschleimhaut zu leiden. Namentlich die konzentrierteren alkoholischen Getränke erweisen sich oft als stark reizend für die Rachenschleimhaut. Vom Tabak ist zu bemerken, daß gemeinhin das Rauchen von Zigaretten sich als schädlicher erweist als die Zigarre oder die Pfeife. Da die geringe Menge Papier, die bei der Zigarette mitverbrannt wird, wohl kaum allein für diese größere Schädlichkeit verantwortlich gemacht werden kann, so wird man annehmen müssen, daß der orientalische Tabak, dem ja auch sehr häufig Opiate beigemengt sind, sich als besonders schädlich erweist. Natürlich liegt auch eine weitere Schädigung in dem Einsaugen des Rauches in die tieferen Luftwege, wie es namentlich von Zigarettenrauchern, aber auch gelegentlich von Zigarrenrauchern ausgeübt wird. Man darf ferner nicht außer Acht lassen, daß der Aufenthalt in Räumen, die mit Tabaksrauch erfüllt sind, sich ebenso, manchmal sogar noch mehr schädlich erweist, als das Rauchen selbst. — Bei akuten Erkrankungen aber und bie schweren, namentlich ulcerativen Prozessen im Halse wird man das Rauchen ganz verbieten müssen. Gewöhnlich verlieren übrigens die Kranken mit akuten Halsentzündungen selbst die Lust und das Vergnügen am Rauchen und stellen es von selbst ein. Aber auch diese Regel ist nicht ohne Ausnahme. BLUMENFELD [1]) berichtet von einem Kranken, der infolge von Ulcerationen im Kehlkopfe an heftigen Hustenanfällen litt, die sich durch kein anderes Narcoticum lindern ließen, als durch einige Züge aus einer schweren Havannazigarre. Doch sind allerdings solche Fälle, in denen die reizende Wirkung des Tabakrauches von der narkotischen überragt wird, jedenfalls nicht häufig. Im übrigen erweist sich der Tabakrauch oft von günstiger Wirkung bei schmerzhaften Affektionen namentlich im Munde. GERBER macht darauf aufmerksam, ich glaube, solche Fälle haben wir alle wiederholt erlebt, daß ein mäßiger Tabakgenuß oft eine so vorzügliche Verdauungsanregung ist, daß sie durch nichts ersetzt werden kann. Auch den Gebrauch des Schnupftabaks und noch mehr des Kautabaks soll jemand, der seine Stimme beruflich gebrauchen will, möglichst vermeiden. Schnupftabak erzeugt jedenfalls eine Reizung der Nasenschleimhaut, die sich leicht auf die übrigen Teile der oberen Luftwege ausdehnt; über den Gebrauch von Kautabak habe ich wenig Erfahrung, doch litt die Mehrzahl der von mir gesehenen Fälle an Reizerscheinungen im Munde und im Rachen, so daß man auch davor nur warnen kann.

Etwas anders liegt die Sache bei dem Alkohol. Selbst wenn wir von der Schädlichkeit des Alkohols überzeugt sind, können wir denselben in vielen Fällen gar nicht entbehren. Schwächezustände, wie sie bei Tuberkulose, bei Anämie usw. vorkommen, erfordern unbedingt die anregende Kraft des Alkohols. Ja in manchen Fällen von katarrhalischen Affektionen des Kehlkopfes, die eigentlich jede erheblichere Tätigkeit desselben ausschließen würden, gelingt es durch

[1]) F. BLUMENFELD: Diaetetik und Hygiene der Lungen- und Kehlkopfschwindsüchtigen. 2. Aufl. Berlin 1909. S. 42. Namentlich für die hygienischen und diätetischen Erörterungen bilden die verschiedenen vorzüglichen Arbeiten von FELIX BLUMENFELD eine sehr ergiebige Quelle, aus der ich wiederholt geschöpft habe, ohne es jedesmal im einzelnen angeben zu können. Wenn sich die BLUMENFELDschen Arbeiten auch besonders mit der Tuberkulose der oberen Luftwege beschäftigen, so lassen sich doch sehr viele seiner Angaben und Ratschläge auf die Hygiene der oberen Luftwege im allgemeinen übertragen.

heiße alkoholische Getränke eine verstärkte Fluktion zu den Halsorganen und eine verstärkte Aktion der Innervierung zu erzeugen, die wenigstens das eine Mal eine Gesangs- oder Redeleistung, die für den Patienten von großer Wichtigkeit ist, ermöglicht. Ich habe in einer größeren Reihe von Fällen mit dieser Verordnung vollen Erfolg gehabt, unterlasse es aber nie, den Kranken darauf aufmerksam zu machen, daß es ein Versuch ist, der beim Mißlingen auch eine Schädigung und manchmal sogar eine länger dauernde Schädigung zur Folge haben kann.

Die zu behandelnden Leiden der oberen Atemwege müssen geschieden werden in idiopathische Erkrankungen der Atemorgane und in solche, die als Ausdruck, als Teilerscheinung allgemeiner Erkrankungen zu betrachten sind. Es ist hier besonders zu bemerken, daß in der Erscheinungsform der primären und der sekundären Affektionen in sehr vielen Fällen mit unseren heutigen Mitteln kein Unterschied festzustellen ist. Die schwersten Formen der Erkrankungen — tiefgehende Geschwüre, schwere Lähmungen, ein großer Teil der Verengerungen, der Geschwulstbildungen usw. — sind in den weitaus meisten Fällen als Ausdruck allgemeiner Erkrankungen — Tuberkulose, Syphilis, Typhus, Nierenleiden, Gefäßkrankheiten, Hirnleiden, Hysterie, Anämie u. dgl. — aufzufassen. Diese Allgemeinkrankheiten erfordern denn auch in erster Linie eine allgemeine Behandlung. Erst wenn diese Grundkrankheiten eine Besserung erfahren haben, darf man hoffen, auch im Zustande der oberen Luftwege eine wirkliche Besserung zu erzielen. Doch soll durchaus anerkannt werden, daß in so manchen Fällen namentlich durch zweckmäßige Lokalbehandlung schon Besserungen, ja vielleicht sogar Heilungen des lokalen Leidens (Heilung von Geschwüren usw.) erreicht werden können, ohne daß schon eine wirkliche Besserung der Allgemeinkrankheit in die Erscheinung tritt, eine wichtige Feststellung, von der die Beantwortung der Frage abhängt, ob man z. B. eine Kehlkopftuberkulose lokal behandeln soll, wenn auch das Grundleiden wenig Aussicht auf Besserung bietet. In weitaus den meisten Fällen wird aber die Besserung des lokalen Leidens mit der Besserung der Allgemeinkrankheit Hand in Hand gehen.

Wir werden also zuerst die **Allgemeinkrankheit** durch geeignete, ihrer Natur entsprechende Mittel behandeln müssen, also z. B. Syphilis mit Salvarsan, Quecksilber, Wismuth und Jod, Intermittens mit Chinin, Anämie durch Eisen und Kräftigungsmittel usw. und schließlich wird sich auch eine lokale Besserung, vielleicht eine Heilung erreichen lassen, wobei in der Regel die in dem letzten halben Jahrhundert so ausgearbeitete Lokalbehandlung ihre segensreiche Mitwirkung ausübt. Schwere Allgemeinsymptome, Fieber, heftige Schmerzen, Prostration u. dgl. pflegen von den primären Erkrankungen der oberen Luftwege eigentlich nur die akuten Entzündungen zu machen, die unter zweckmäßiger antifebriler Behandlung (Aspirin) und der notwendigen Schonung — Bettruhe — in der Regel rasch zur Besserung geführt werden können. Doch möchte ich im Zweifel lassen, ob nicht die Entzündungen der oberen Luftwege sowohl der Nase als auch der Rachengebilde, des Kehlkopfes oder der Luftröhre auch als Teilerscheinungen einer bestimmten akuten Infektionskrankheit, des „Katarrhs" aufgefaßt werden sollen. Der Ablauf einer solchen akuten Entzündung entspricht dem Bilde einer akuten Infektionskrankheit. Ich bin zu wiederholten Malen für diese Auffassung eingetreten [1]). Den Erreger des „Katarrhs" kennen wir bisher trotz mannigfach darauf gerichteter Untersuchungen noch nicht. Die Angaben einiger älterer Autoren, die von

---

[1]) Compt. rend. du 12. Congr. internat. de med. Moscou sect. XII. T. 6, p. 25. 1898. Handb. d. Laryngol. u. Rhinol. herausgeg. v. P. Heymann. Bd. 1, 2. Hälfte, S. 1094. Wien 1898.

besonderer Gefährlichkeit der akuten Kehlkopfentzündungen reden, werden
wohl auf Diphtherie, vielleicht auch auf den akuten Pseudocroup bei Kindern
zu beziehen sein [1]).

Bei der Behandlung der oberen Luftwege sind zuerst die Agentien zu berücksichtigen, auf die oben in Hinsicht auf die Hygiene hingewiesen werden mußte.
Selbstverständlich werden erkrankte Organe gegen den Einfluß der Schädlichkeiten — mögen dieselben in Überanstrengung, in atmosphärischen, chemischen,
bakteriellen oder sonstigen Schädigungen bestehen — empfindlicher sein als
normale, mit den normalen Abwehr- resp. Überwindungsfähigkeiten versehene
Organe. Die Prophylaxe spielt hier in die Therapie hinein.

Die Berücksichtigung der meteorologischen Einflüsse wird sich in zweierlei
Maßnahmen äußern können; einmal werden wir die Kranken namentlich bei
ungünstigem Wetter das Zimmer, evtl. sogar das Bett hüten lassen; zweitens wird
man die Kranken, besonders wenn es sich um länger dauernde, chronische Leiden
handelt, in günstigere klimatische Verhältnisse, d. h. in Kur- und Erholungs-
orte senden, in denen neben Besserung der allgemeinen Gesundheitsverhältnisse
auch die lokalen Leiden günstig beeinflußt resp. einer Heilung zugeführt werden.
Wir werden dazu, wenn angängig, solche Orte wählen, deren klimatische Verhältnisse den Anforderungen der Hygiene möglichst entsprechen und die schädlichen
Einflüsse der Heimat vermeiden. Sehr häufig genügt sogar schon der Luftwechsel als solcher; man sieht nicht selten chronische Katarrhe sich bessern
und sogar heilen, wenn die Kranken nur ihren Wohnort verlassen und sich
sogar an Orte begeben, die klimatisch gar nicht besser, vielleicht sogar noch
ungünstiger als die Heimat sind. Ich habe z. B. verschiedene Fälle von chronischem Kehlkopfkatarrh, die in kleineren Orten der Mark Brandenburg behei-
matet waren, ohne jede weitere Behandlung sich in Berlin entschieden bessern
sehen. Allerdings muß man bei der Beurteilung dieser Fälle in Rechnung ziehen,
daß die betreffenden Patienten bei ihrem Aufenthalt in Berlin gewissen Schädigungen, die in der Tätigkeit, der Ernährung usw. liegen, denen sie zuvor ausgesetzt waren, entrückt waren.

Von therapeutischen Agentien müssen wir zuerst auf die **Wärme** und die
Kälte eingehen. Daß man die Kälte an sich, sei es in der Luft, sei es im Wasser,
i m g a n z e n als Heilmittel bei Erkrankungen der oberen Luftwege in Anwendung gezogen habe, ist mir nicht bekannt geworden. Die Erfahrungen der letzten
Jahrzehnte haben aber gezeigt, daß sich Halskranke auch im Winter in Davos
und ähnlichen Orten durchaus wohl befinden und daß die Luft ihnen auch in
der Winterkälte zusagt und gut bekommt. Dagegen wenden wir l o k a l die Kälte
in mannigfacher Weise an. Bei Blutungen aus Nase oder Hals, mögen dieselben
nun spontan oder traumatischen Ursprungs sein, erweist sich die Kälte — kalte
Umschläge, Eispillen u. dgl. — als außerordentlich nützlich, sogar nicht nur
am Orte ihrer Anwendung. Es ist ein in Laienkreisen bekanntes Mittel bei
schwerem Nasenbluten Eisumschläge auf den Nacken zu machen oder einen
stark abgekühlten Schlüssel auf den Nacken zu legen; die Kälte wirkt hier
in der Weise, daß sie reflektorisch eine Kontraktion der blutenden Gefäße
veranlaßt. — ,,Durch kalte Umschläge'', sagt WINTERNITZ [2]), beabsichtigen
wir die lokale Temperatur zu erniedrigen, die Innervation zu beeinflussen,
die Zirkulation, den lokalen Stoffwechsel zu beschränken''. Um diese Erfolge
zu erzielen, muß der Umschlag durch längere Zeit hindurch kalt erhalten werden,
wir werden also eine Eiskravatte um den Hals legen oder uns der LEITERschen

[1]) ALBERS, Fr. JOH. HERM.: Die Pathologie und Therapie der Kehlkopfkrankheiten.
Leipzig 1829. S. 20. — W. H. PORTER: Beobachtungen über die chirurgischen Krankheiten
des Kehlkopfes und der Luftröhre. Übersetzt von RUNGE. Bremen 1838. S. 89.
[2]) WINTERNITZ: Die Hydrotherapie. Neuausgabe. Wien und Leipzig. 1912. Bd. 2, S. 52.

oder ähnlicher Kühlröhren bedienen müssen. Kalte Wasserumschläge wirken nur ganz beschränkt in der angegebenen Weise, sie trocknen entweder sehr rasch aus oder wenn man sie mit undurchlässigen Stoffen bedeckt, erwärmen sie sich und wirken dann als warme oder Dunstumschläge. Die kalten Umschläge sind besonders im Beginne einer akuten Halsentzündung wirksam, sie vermindern die Beschwerden des Kranken und kürzen in vielen Fällen den Prozeß ab. Auch wenn sich im Anschlusse an geschwürige Prozesse oder durch akute Reizungen oder Verletzungen Ödeme in den Organen des Halses evtl. auch des Mundes gebildet haben, sind solche kalten Umschläge, häufig auch kombiniert mit dem Schlucken von Eispillen oder Gurgelungen mit Eiswasser von sehr günstigem Erfolge. Ich erinnere mich z. B. des Falles einer Köchin, die beim Kosten einer kochenden Sauce sich die Zunge verbrannte und darauf den Kopf zurückwarf und so die kochende Flüssigkeit in den Rachen und auf den Kehlkopfeingang schleuderte; es entstand ein starkes Ödem der Epiglottis und der angrenzenden Teile, das sich unter Anwendung von Eisumschlägen und Eispillen in wenigen Tagen vollständig zurückbildete. Inwieweit die auf jede Anwendung der Kälte notwendig folgende reaktive Vermehrung der Wärme bei den Erfolgen mitspricht, läßt sich um so weniger entscheiden, als ja jede Kontraktion der Hautgefäße eine Erweiterung der tiefer liegenden Gefäße zur Folge haben muß, ein naturgemäßer Vorgang, den Winternitz auch experimentell sichergestellt hat.

Eine sehr viel größere Rolle als die Kälte spielt die Anwendung verschiedener Wärmeprozeduren bei Affektionen der oberen Luftwege. Wir können den Kranken erstlich im ganzen in ein wärmeres Medium, in eine im ganzen wärmere Luft versetzen, eine Möglichkeit, von der wir Gebrauch machen, indem wir den Kranken in ein wärmeres Klima, namentlich im Winter schicken, nach Italien, nach Ägypten u. dgl. Der Kranke hat dann von sich aus weniger Wärme zu erzeugen, die oberen Luftwege atmen wärmere Luft ein, sie haben also weniger Wärme an die Atemluft abzugeben. Bei der Auswahl der geeigneten Klimate spricht neben der Wärme dann noch der durchschnittliche Feuchtigkeitsgrad der Luft, die herrschenden Winde, der Luftdruck, die Besonnung usw. eine wichtige Rolle. Kranke mit trockenen Katarrhen werden wir in ein warmes feuchtes Klima, Kranke mit vermehrter Absonderung in eine mehr trockene und bewegte Luft, z. B. an die westliche Riviera, ins Hochgebirge u. dgl. senden.

Eine weitere in das Gebiet der Wärmeanwendung gehörige Prozedur ist die Erregung des Schweißes. Es ist eine alte, durch beständige Erfahrung sanktionierte Methode, bei akuten Erkrankungen der oberen Luftwege den Patienten schwitzen zu lassen. In der Regel ist es nicht von Wichtigkeit, welcher Mittel man sich zur Erregung des Schweißes bedient — heißer Bäder mit oder ohne nachfolgende Einwicklungen oder der verschiedenen schweißtreibenden Mittel, heißer, meist alkoholhaltiger Getränke oder Limonaden, Flieder-, Lindenblütentee oder Aspirin oder Jaborandi; das Wirksame scheint das Schwitzen als solches zu sein. Wie der Schweißausbruch eigentlich wirkt, darüber habe ich in der Literatur außerordentlich wenig finden können. Gemeinhin scheint man anzunehmen, das entspricht auch dem Glauben der Laien[1]), daß durch den Schweiß schädliche Stoffe aus dem Körper ausgeschieden werden, und zwar ganz besonders Stoffe, die die oberen Luftwege schädigen; nachgewiesen ist davon aber wohl noch nichts. Winternitz[2]), der sich am ausführlichsten darüber ausspricht, gibt an, daß durch eine profuse Schweißabsonderung der Körper

---

[1] Vgl. hierzu Bräsigs Schilderungen der „Waterkunst" in Reuters Stromtid.
[2]) Winternitz, l. c. Bd. 2, S. 403. Die Winternitzsche Ausdrucksweise bestätigt mir, daß er meiner Auffassung des Katarrhes als einer eigenen Infektionskrankheit nicht fernsteht.

wasserärmer wird, außerdem werden geringe Mengen Harnstoff, verschiedene Fettsäuren und mannigfache Riechstoffe und Gase, besonders Kohlensäure ausgeschieden. Die wesentliche Wirkung des Schwitzens „dürfte" daher bestehen in den in „bestimmten inneren Organen veränderten Diffusionsvorgängen" und in der „mächtig veränderten Blutverteilung". WINTERNITZ spricht davon, daß es manchmal gelänge den Katarrh durch „Hervorrufung einer solchen reaktiven Gefäßwallung mit dem Blutstrom geradezu wegzuschwemmen, zu koupieren"[1]. Eine kräftige Diaphorese dürfte auch im Sinne der alten Pathologie als ein „ableitendes" Mittel zu gelten haben. Wie man es aber auch theoretisch auffassen mag, die gute Wirkung des Schwitzens gerade bei den durch „Erkältung" erzeugten Affektionen der oberen Luftwege ist durch tausendfache Erfahrung sichergestellt. Der Zweck wird noch dadurch unterstützt, daß in der Regel beim Hervorrufen des Schweißes Bettruhe oder etwas Ähnliches angewendet wird.

Neben der allgemeinen Anwendung der Wärme erfreut sich der lokale Gebrauch heißer Gurgelungen und warmer Umschläge großer Verbreitung. Als Gurgelwasser bedient man sich meist leicht adstringierender oder desinfizierender Flüssigkeiten, z. B. der Abkochungen von Salbei, von Kamillen u. dgl. Hier vereinigt sich die desinfizierende und adstringierende Wirkung der in den Tees enthaltenden ätherischen Öle und des Tannin mit dem Einfluß der Wärme. Die warmen Umschläge können nun mit trockenem warmem Material (Kräuterkissen, Kamillenkissen oder warmen Sandsäcken oder auch mit „Thermophoren" verschiedener Konstruktion) oder mit gleich anfangs warmem Brei (Hafergrütze, Leinsamen u. dgl.) gemacht werden, oder aber man macht die Umschläge mit kalten Kompressen, die man mit einem undurchlässigen Stoffe und dann mit einem wollenen Tuche od. dgl. umgibt (PRIESSNITZsche Umschläge). Die Apotheken pflegen komprimierte, in Wasser aufzuweichende Breiumschläge (Cataplasme instantané) und ebenso mit einem Kautschukpapier verbundene Filzkrawatten vorrätig zu halten. Die anfängliche Kälte der PRIESSNITZschen Umschläge bewirkt zuerst eine Kontraktion der Hautgefäße, der dann als Reaktion eine Erweiterung folgt, die in gleichem Sinne wie die dann entstehende Wärme wirkt. Aus den tiefer gelegenen Gebieten entsteht eine Blutströmung nach der Oberfläche. Es kann hier zu zweierlei Vorgängen kommen. Einmal wird der Ablauf einer Entzündung oder einer sich etwa daran anschließenden Eiterung beschleunigt — „das Geschwür wird reif" sagt der Laie —; ferner, d. h. in anderen geeigneten Fällen, tritt das ein, was man früher „Ableitung" genannt hat, der entzündliche Prozeß nimmt an Intensität ab, die Erkrankung kommt zur Heilung. In besonders akuten und wichtigen Fällen habe ich den „Gegenreiz" von der Haut noch dadurch vermehrt, daß ich die Haut des Halses mit Jodtinktur bepinselte oder einen Senfteig auflegte und darüber den Umschlag machen ließ[2].

---

[1] GOTTLIEB (MEYER und GOTTLIEB: Experimentelle Pharmakologie. 4. Aufl., S. 421. 1920) meint, daß die Ausscheidung von Wasser, Salz und stickstoffhaltigen Endprodukten des Stoffwechsels in Betracht käme.

[2] Auch in der Anwendung solch einfacher „Rubefacientia" muß man mitunter eine gewisse Vorsicht beobachten. Ich hatte vor Jahren eine junge Sängerin mit sehr zarter Haut zu behandeln, die am Tage vor einem öffentlichen Auftreten einen Larynxkatarrh mäßigen Grades akquiriert, den sie, da von diesem Auftreten für ihre Laufbahn sehr viel abhing, mit möglichster Schnelligkeit beseitigt haben wollte. Ich legte ihr ein Blatt Senfpapier auf den Vorderhals und nachher über die gerötete Haut einen PRIESSNITZschen Umschlag. Die Ableitung gelang; die Patientin hatte an dem entscheidenden Abend den vollen Gebrauch ihrer Stimme. Es bildete sich aber durch die Reizung der Haut ein gelbbrauner Fleck am Vorderhalse, der bei einer Konzertsängerin, namentlich bei der damals herrschenden Mode außerordentlich störend war und viele Jahre fortbestand, bis ich die Dame aus den Augen verlor.

Die **Ableitung** eines Krankheitsprozesses ist ein Begriff, der namentlich in der früheren Medizin eine große Rolle spielte, aber auch heute noch pinseln wir z. B. bei einer Pleuritis die darüber liegende Brustwand mit Jodtinktur in der Absicht, einmal eine „Ableitung" zu erzielen, d. h. die Stauung in dem erkrankten Organe zu vermindern, dann aber auch die Resorption des krankhaften Sekretes zu begünstigen. In ersterer Absicht haben die alten Mediziner bei Halserkrankungen Blasenpflaster gelegt, stark entzündungserregende Salben eingerieben und Fontanellen, namentlich im Nacken angelegt, Methoden, die wohl in dieser Weise jetzt restlos verlassen sind. Da unter den ätiologischen Momenten häufig auch Stauung in den Organen des Unterleibes eine Rolle spielen, wird auch im Sinne der Ableitung für regelmäßige Entleerung oder besser noch für stärkeres Abführen zu sorgen sein. Auch Einreibungen des Halses und der Brust mit grüner Seife haben sich in manchen Fällen als nützlich erwiesen. Lokale und allgemeine Blutentziehungen, die in früheren Zeiten bei akuten, namentlich „croupösen" Entzündungen des Halses sehr in Gebrauch waren, sind wohl jetzt fast ganz verlassen oder höchstens auf die Fälle von sehr akutem Croup oder sonstigen akuten Entzündungen beschränkt, wo sie ab und zu noch namentlich in Form von Blutegeln Anwendung finden.

Ehe wir uns der eigentlich medikamentösen Behandlung zuwenden, muß noch eines therapeutischen Agens gedacht werden, der **Ruhestellung** der erkrankten Organe[1]). Die oberen Luftwege haben eine zweifache Funktion; sie dienen der Atmung und der Stimmgebung. Ein Stillegen der Atmung ist natürlich nicht möglich und die schon weit zurückgehenden Versuche von Albers, Trousseau und Belloc, Pitha, Mor. Schmidt, Betz u. a.[2]), durch eine Tracheotomie den Kehlkopf bei tuberkulösen oder syphilitischen Geschwüren auszuschalten, wenden sich mehr an die Funktion der Stimmbildung als der Atmung. Bei schweren akuten Entzündungen ist eine Stimmruhe um so mehr zu empfehlen, als in vielen Fällen die Kranken überhaupt nicht oder doch nur mit großer Anstrengung und häufig mit großen Schmerzen imstande sind, mit lauter Stimme zu sprechen. Es handelt sich dann neben einer Entzündung der Kehlkopfschleimhaut um eine Bewegungsstörung der Stimmlippen, hervorgerufen meist durch eine entzündlich seröse Durchtränkung der der Stimmbandbewegung vorstehenden Nerven oder Muskelgruppen. Aber auch bei vielen chronischen Leiden erweist es sich zweckmäßig, wenn die Patienten sich der

---

[1]) Für die Ruhestellung des Kehlkopfes plädieren schon Trousseau und Belloc. Traité pratique de la phthisie laryngée, de la laryngite chronique et des maladies de la voix. Ouvrage couronné par l'Académie royale de médecine. Paris 1837. Von dieser bedeutenden Arbeit erschienen im folgenden Jahre zwei deutsche Übersetzungen von Romberg, Leipzig (Curt Knobloch), die andere von Schnackenberg, Quedlinburg-Leipzig (Gottfr. Basse). Die Auseinandersetzungen von Trousseau und Belloc entsprechen so vollständig unseren heutigen Erfahrungen, daß ich sie wörtlich wiedergeben möchte: „La condition la plus indispensable de la réussite du traitement des maladies du larynx, c'est le repos de l'organe. Il est bien clair que la glotte, continuellement en mouvement pendant l'acte de la phonation, et ébranlée sans cesse par la vibration de l'air qui la traverse, ne peut que difficilement se guérir, si on ne condamne le larynx à la plus complète inaction. Les malades devront parler à voix basse, ou même se contenter d'écrire sur une ardoise.

Les médecins qui ont eu souvent à traiter des maladies du larynx, savent tous que cette condition est la plus difficile à obtenir. Il est peu de malades dont la position sociale soit telle qu'ils puissent se condamner au silence plusieurs mois de suite." p. 307/308.

[2]) Albers: Pathologie und Therapie der Kehlkopfkrankheiten. Leipzig 1829. S. 203. — Trousseau und Belloc: l. c. p. 413. — Pitha: Beiträge zur Würdigung der Tracheotomie und der sie indizierenden pathologischen Verhältnisse. Prager Vierteljahrsschr. 1857. — M. Schmidt: Über Tracheotomie bei Kehlkopfschwindsucht. Dtsch. med. Wochenschr. 1887. — Betz: Zu den äußeren Operationen bei Larynxtuberkulose. Therap. Monatshefte 1889. Nr. 12.

Stimme enthalten. Wie wir oben gesehen haben, ist ein Übermaß oder ein falscher Gebrauch der Stimme ein besonders schädliches Moment. Ganz besonders macht sich das natürlich bei erkrankten Stimmorganen geltend. Ein längeres Schweigegebot ist aber für den Kranken außerordentlich schwer zu befolgen, um so mehr, als Flüstern die Stimmorgane kaum weniger anstrengt als mittellautes Sprechen. Schreien, Rufen, Singen und anhaltendes anstrengendes Sprechen soll der Halsleidende mit Energie zu vermeiden suchen; ein wirkliches Schweigen läßt sich, wie mir mannigfache Erfahrungen erwiesen, nur in einem guten, darauf besonders eingerichtetem Sanatorium und auch da nur bei großer Energie des Kranken durchführen Bei schweren tuberkulösen oder syphilitischen Geschwüren ist möglichst vollständige Enthaltung vom Sprechen durchaus anzustreben.

Im Einzelfall bietet dem Arzte die Frage sehr häufig Schwierigkeiten, ob er einem erkrankten Sänger oder Redner gestatten soll zu singen oder zu sprechen. Für gewöhnlich wird man den Rat geben, jede Anstrengung der Stimme zu vermeiden. Es handelt sich aber in häufigen Fällen um eine für den Betreffenden lebenswichtige Frage. Durch die Unfähigkeit eines Sängers zu singen, kann eine wichtige, in ihrer Vorbereitung sehr kostspielige Opernvorstellung ausfallen müssen; ein Sänger, der Probe singen soll, kann ein sehr wichtiges Engagement verlieren, ein Redner in seinem Erwerb und in seiner Stellung geschädigt werden. In solchen Fällen wird die individuelle Erfahrung des Arztes die Entscheidung bringen müssen. Jedenfalls wird man einem ausgebildeten, die Technik vollständig beherrschenden Sänger oder Redner viel eher erlauben dürfen zu singen resp. zu reden als einem Anfänger, der sowieso noch Schwierigkeiten mit seiner Stimmbildung hat. MORITZ SCHMIDT, dem ja für solche Fälle eine ganz besonders große Erfahrung zur Verfügung stand, legte das Hauptgewicht auf das Aussehen der Stimmbänder; waren dieselben gerötet, so verbot er das Singen, sahen dieselben ,,weiß" aus, so gestattete er es auch bei starker Rötung der Hinterwand [1]). Ich kann diese Regel durchaus nicht für alle Fälle für gültig erachten. Man sieht oft mehr oder minder gerötete Stimmbänder bei Sängern, die sehr wohl imstande sind zu singen und ,,weiße" Stimmbänder bei Personen, denen das Singen resp. anhaltende Sprechen große Schwierigkeiten macht und Schädigungen bringt. Ich möchte das Hauptgewicht auf die Hinterwand und den Glottisschluß legen, freilich auch nicht unbedingt. Schiebt sich die geschwollene Hinterwand zwischen die Stimmbänder hinein, ist der Glottisschluß dieserhalb oder aus anderen Gründen ein mehr mühseliger, nur durch eine gewisse Kraftanstrengung zu erzielender — das manifestiert sich am klarsten dadurch, daß ein solcher Sänger oder Redner leicht oder jedenfalls leichter ermüdet als er gewöhnt ist —, dann soll man das Singen verbieten;

---

[1]) SCHMIDT, MORITZ: Die Krankheiten der oberen Luftwege. Berlin 1894. Diese der ersten Auflage des sehr geschätzten und verbreiteten Werkes entnommene Angabe findet sich gleicherweise in allen späteren Auflagen, auch in der von EDM. MEYER besorgten 4. Aufl., S. 681. Gegen die von SCHMIDT gegebene Regel spricht auch, daß die Rötung der Stimmbänder sehr schwer zu beurteilen ist, wenn man den Kehlkopf des betreffenden Patienten nicht vorher genau gekannt hat. Ganz weiße Stimmbänder kommen namentlich bei Männern so gut wie gar nicht vor, und fast alle Kehlköpfe von Personen, die ihre Stimmbänder gebrauchen und anstrengen müssen, zeigen mehr oder weniger gerötete Stimmbänder. Ich habe einen Fall von so stark geröteten und verdickten Stimmbändern bei einem Sänger gesehen, daß ich ihm das Singen als unmöglich verbieten wollte. Er hat an demselben Abend im königl. Opernhaus in Berlin den Lohengrin gesungen ohne besondere Anstrengung und ohne daß die Stimmbänder am nächsten Morgen ein anderes Aussehen zeigten, wie am Tage vorher. Auch in Betreff der von mir angegebenen Regel stößt das Urteil gelegentlich auf Schwierigkeiten, doch hilft einem das eigene Gefühl des Patienten, der fast immer in solchem Falle über leichteres Ermüden klagt, bei der Beurteilung der Frage.

andernfalls erlaube ich es mit großer Reserve und unter Betonung, daß es ein Versuch und immerhin ein Risiko sei. In sehr vielen Fällen, wenn es sich um eine mäßige Bewegungshemmung, um eine mäßige Erschwerung des Glottisschlusses handelt, kann man dem Patienten nützen, wenn man ihn unmittelbar vor der notwendigen Leistung heiße alkoholische Getränke — Glühwein, Grog oder dergleichen — nehmen läßt. Die Fluxion zu den Halsorganen wird vermehrt, wohl auch die Energie der Bewegungen vielleicht durch ein Excitieren des Nervensystems, vielleicht auch wie Schmiedeberg [1] anzunehmen scheint, durch eine Lähmung der Hemmungen. Sehr oft folgt aber auf die anfängliche Excitation eine Depression. Man muß natürlich die Kranken darauf aufmerksam machen, daß es sich nur um eine einmalige vorübergehende Besserung handelt, die gegebenen Falles auch von einer Verschlimmerung gefolgt sein kann [2].

Andere Leiden, besonders chronische Katarrhe und nervöse Störungen, die durch den Mißbrauch der Stimme entstanden sind oder unterhalten werden, werden zweckmäßig durch geeignete Übungen der Stimme behandelt [3]. Solche Übungen sollten aber immer unter Leitung eines erfahrenen Lehrers oder Arztes gemacht werden, Spiess [1] hat für den Beginn solcher Übungen das „Summen" empfohlen, andere Autoren halten dafür andere, z. B. hauchende Laute oder hauchenden Toneinsatz für noch geeigneter.

Wenden wir uns nun zur Betrachtung der **arzneilichen** Behandlung, von der wir eine Beeinflussung der Erkrankungen der oberen Luftwege erwarten. Abgesehen von den Fällen, in denen die Erkrankung der Atemwege in erster Reihe zu betrachten ist als der Ausdruck einer Erkrankung des ganzen Körpers, einer nervösen, einer Infektionskrankheit oder einer Erkrankung fernliegender Organe, wie z. B. der Nieren, der Geschlechtsorgane usw., in welchen Fällen sich unsere Behandlung in erster Linie, wie schon oben gesagt, gegen diese Erkrankungen zu richten hat, wird die Behandlung im wesentlichen eine symptomatische sein müssen, sich gegen die einzelnen Symptome: Fieber, Reizempfindlichkeit, Husten, Heiserkeit, Schmerzempfindung, Atemnot, Sekretionsstörungen, sowohl im Sinne der vermehrten, wie auch der verminderten Absonderung zu richten haben. Diese verschiedenen Symptome kommen, wie anderweit gezeigt worden ist, wenn auch gelegentlich mal vereinzelt, so doch in den meisten Fällen kombiniert vor, häufig bedingen sie einander. Diese Erkenntnis wird auch für unsere therapeutischen Maßnahmen von Einfluß sein. Unsere Behandlung wird gegebenenfalls verschiedene Arzneimittel kombinieren müssen; einzelne Präparate vereinigen verschiedene Einwirkungen schon in sich, wie z. B. Morphium, das einesteils die Reizerscheinungen und den Husten beseitigt, andererseits aber auch die gesteigerte Sekretion abzumindern imstande ist [5].

---

[1] Schmiedeberg, O.: Grundriß der Pharmakologie. 6. Aufl. Leipzig 1909. S. 52.

[2] Breitung („Zur Psychologie der Stimmermüdung". Münch. med. Wochenschr. 1900. Nr. 16) berichtet über einen sehr eigenartigen Fall von „Stimmermüdung" bei einem Schauspieler, der durch eine kurze Ruhe und den Genuß einer halben Flasche Sekt geheilt wurde. Breitung ist geneigt, diesen Erfolg dem psychischen Einfluß, einer Art von Suggestion, zuzuschreiben; ich möchte nach meinen Erfahrungen annehmen, daß die Wirkung des Alkohols hier das Maßgeblichere war. Natürlich kann bei nervösen Störungen auch die Suggestion eine nicht zu unterschätzende Rolle spielen.

[3] Vgl. z. B. Gutzmann, H.: Stimmbildung und Stimmpflege. 2. Aufl. Berlin 1912. S. 176ff. — Barth, E.: Einführung in die Physiologie, Pathologie und Hygiene der menschlichen Stimme. Leipzig 1911. S. 425. Ferner die überaus zahlreichen Arbeiten über Hygiene der Stimme, teils von Sängern, teils von Ärzten.

[4] Spiess, G.: Über den Einfluß einer richtigen Stimmbildung auf die Gesundheit des Halses. Arch. f. Laryngol. u. Rhinol. Bd. 11, S. 235. 1901 sowie an anderen Orten, z. B.: Stimmstörungen infolge fehlerhaften Kommandierens. Frankfurt a. M. 1903.

[5] Rossbach, M. J.: Über die Schleimbildung und die Behandlung der Schleimhauterkrankungen in den Luftwegen. Sonderabdruck aus der Festschrift zur dritten Säkularfeier der Alma Julia Maximiliana. Leipzig 1882. S. 47ff.

Es gab eine Zeit in der Geschichte der Medizin, in der namentlich unter dem beherrschenden Einfluße von Skoda alle Arzneiwirkung mit einem entschiedenen Fragezeichen versehen, wenn nicht ganz abgestritten wurde. Diese geistige Einstellung leugnet auch in unserer Spezialität theoretisch die Wirksamkeit aller intern genommenen Arzneimittel, praktisch aber glaube ich, haben auch ihre Vertreter die Verordnung intern genommener Mittel doch nicht ganz entbehren können. Ich glaube, daß auch diese Herren, die wie z. B. Krebs [1]), den Wert „interner Arzneien beim idiopathischen Halskatarrh sehr gering" einschätzen, oft nicht umhin gekonnt haben, zahlreichen Patienten innerlich Salmiak, Emser Salz, Morphium, Ipecacuanha, Senega u. dgl. mehr zu verordnen. Schließlich gehören auch die Brunnenkuren, deren Bedeutung wohl kaum jemand ganz bestreiten wird, wenigstens zum Teil in dieses Kapitel.

Über die eigentliche **Wirkungsweise der Arzneimittel,** welche bei Erkrankungen der oberen Luftwege meist nur erfahrungsgemäß verordnet werden, wissen wir zum großen Teil noch nichts. Ein Teil wirkt sicherlich in der Weise, daß sie durch die Drüsen der Hals-, Rachen- und Mundorgane — welche Drüsen da in erster Linie in Frage kommen, habe ich nicht feststellen können — auf die Oberfläche der Schleimhaut ausgeschieden werden und dort gleichsam als lokaltherapeutische Mittel in Wirksamkeit treten; ich nenne in dieser Beziehung besonders die ätherischen Öle, Ol. terebinthinae, Ol. pini Pumilionis, Ol. Eucalypti u. dgl., ferner Kali chloricum, die Jodpräparate usw. Auch für einen großen Teil der sog. Mittelsalze halte ich wie auch Schmiedeberg diese Art der Wirkungsentfaltung für wahrscheinlich. Ein anderer Teil der verwendeten Arzneimittel, z. B. Morphium und die anderen Opiumalkaloide, Atropin, Strychnin wirken wahrscheinlich durch Vermittlung des nervösen Apparates; wieder bei anderen werden die wirksamen Stoffe auf dem Wege der Blutbahnen den Halsorganen zugeführt.

Von den in Anwendung kommenden Arzneimitteln möchte ich zuerst die Antifebrilia nennen, als deren wesentlichster Repräsentant gerade für die oberen Luftwege das Aspirin zu bezeichnen ist, das nicht nur die Temperatur herabzusetzen pflegt, sondern auch eine Art innerer Desinfektion gegen die „katarrhalische Infektion" bewirkt. Gerade diese Wirksamkeit des Aspirins kann man für die Auffassung des „Katarrhs" als eigentliche Infektionskrankheit geltend machen. Aspirin bewirkt auch häufig einen heilsamen Schweißausbruch. Ähnlich, aber weniger regelmäßig und zuverlässig ist die Wirkung von Antipyrin, Antifebrin, Chinin usw. Diese Mittel sind zu empfehlen bei Kranken, die gegen Aspirin eine Idiosynkrasie zeigen, bei denen das Aspirin ohne Erfolg geblieben ist, oder bei denen sonstige Gründe gegen den Gebrauch dieses Mittels vorliegen.

Von den eigentlichen Expektorantien hebe ich zuerst hervor Apomorphin, Emetin (Ipecacuanha) und Tartarus stibiatus, Mittel, die in größeren Mengen als Erbrechen erzeugend betrachtet werden. In geringeren Mengen und im Beginn ihrer Wirkung rufen sie Übelkeit hervor, im Verlauf deren es zu einer lebhaften Sekretion aus vielen Drüsen, insbesondere der oberen Luftwege kommt; bei noch geringeren Mengen ist nur die sekretionsbefördernde Wirkung wahrzunehmen. Durch diese vermehrte Absonderung werden sonst sich schwerlösende Sekretmassen aus den Luftwegen nach außen befördert. Diese Mittel finden daher namentlich bei trockenen Katarrhen zweckmäßige Anwendung als Expektorantien. Auch das in größeren Dosen erzeugte erweist sich in vielen Fällen als nützlich. Durch den Brechakt werden festsitzende Membranen und Fremdkörper in Kehlkopf und Luftröhre gelockert

---

[1]) Krebs: Die Behandlung des chronischen Rachen- und Kehlkopfkatarrhs. Therapeutische Monatsh. 1896. H. 6 u. 7.

und entweder durch die dadurch erzeugte Bewegung oder durch darauffolgende Hustenstöße nach außen befördert. Eine Reihe von Klinikern gibt an, daß sie von diesen Expektorantien wenig oder keinen Erfolg gesehen haben [1]). Nach meiner persönlichen Erfahrung kann ich nur sagen, daß ich das gebräuchliche Ipecacuanhainfus mit oder ohne Zusatz von Natron bicarbonicum oder von Morphium in der Praxis nicht entbehren möchte. In gar manchen Fällen von hartnäckigem katarrhalischem Husten namentlich mit wenig Auswurf hat mir Ipecacuanha od. dgl. — neuerdings befindet sich ein sehr konzentriertes Präparat derselben in Pastillenform unter dem Namen Riopan im Handel — sehr gute Dienste geleistet haben. Auch Rossbach und Aschenbrand [2]) haben durch experimentelle Untersuchungen nachgewiesen, daß durch die innere Verabreichung von Apomorphin, Emetin und Pilocarpin eine starke Schleimabsonderung in den Atemwegen erzeugt wird.

Eine andere Gruppe von Expektorantien bilden die hustenerregenden Mittel: Senega und verschiedene Ammoniakpräparate (Liqu. ammon. anisat.); der durch ihre Anwendung erzeugte Husten vermehrt zuerst die Expektoration, die dann bei weiterer Anwendung oder noch besser nach Ersatz des Mittels durch Ipecacuanha allmählich geringer wird und schwindet.

In ähnlicher Weise wirken die Balsamica, die allerdings meist als Inhalation Verwendung finden. Ich habe aber auch gute Erfolge namentlich bei Patienten, die nicht ordnungsgemäß inhalieren konnten oder wollten, mit einer Emulsion eines dieser Mittel, namentlich von Ol. pini Pumilion. erzielen können. Bei interner Verwendung kommt noch die lange Dauer der Wirkung hinzu; das Mittel wird regelmäßig, wenn auch selbstverständlich in sehr geringen Mengen durch die Drüsen ausgeschieden. Natürlich muß bei der inneren Darreichung des Mittels der Zustand des Magens in Rücksicht gezogen werden [3]).

Es sind ferner die schleimigen Mittel zu erwähnen, die sich namentlich beim Publikum großen Vertrauens als Hausmittel erfreuen. Wir alle wissen, daß solche schleimigen Lösungen die entzündete Schleimhaut des Rachens überziehen und gegen die Schädlichkeiten der Luft, zum Teil auch der Ingesta schützen. Dahin ist mindestens zum Teil zu rechnen der Nutzen der so vielfach verwendeten Hustenbonbons. Poulsson [4]) meint, die Tatsache, daß diese schleimigen Lösungen bei Katarrhen des Larynx Linderungen verschaffen, finde darin eine Erklärung, daß sie beim Schlucken die Epiglottis berühren und von dort in den Kehlkopf herabfließen. Wenn diese Mittel auch in erster Linie nur eine mechanische, mehr lokale Wirkung haben, so läßt sich doch nicht abstreiten, daß ein wesentlicher Teil derselben an sich auch für die Lösung des Schleimes eine, wenn auch mehr untergeordnete Bedeutung haben. Vielfach wirken diese Mittel nebenbei auch als Geschmackskorrigentien. Es gehören hierher die Abkochungen von Althaea, von Lakritzen, von isländischem Moos, von Gerste u. dgl. m. Auch Zuckerlösungen und Syrupe sind hierzu zu rechnen. Eine

---

[1]) Hoffmann, Fr. Albin: Vorlesungen über allgemeine Therapie. 3. Aufl. Leipzig 1892. S. 141. Hoffmann schreibt: „Es ist überhaupt die Frage, ob man von Mitteln, welche die Espektoration befördern, etwas Nützliches erwarten darf; schafft man den sezernierten Schleim fort, so wird doch nur wieder neuer produziert". Er läßt dann eine ganze „Blumenlese" von Klinikern folgen, die von der Anwendung von Expektorantien nichts halten.

[2]) Rossbach und Aschenbrandt: Beiträge zur Physiologie und Pathologie der Schleimsekretion in den Luftwegen. Monatsschr. f. Ohrenheilk. u. Laryngo-Rhinol. 1881. Nr. 7 und Rossbach: Über die Schleimbildung und die Behandlung der Schleimhauterkrankungen in den Luftwegen. Würzburger Festschr. 1882. Sonderabdruck. S. 43.

[3]) Die Balsamica kann man innerlich entweder als echte Emulsion mit Gelbei oder in Gelatinekapseln oder tropfenweise in schleimigen Flüssigkeiten oder in Wein oder Kognak verordnen.

[4]) Poulsson, E.: Lehrb. d. Pharmakol. 4. Aufl. Leipzig 1919. S. 265.

wenigstens beim norddeutschen Publikum sehr geschätzte Mischung stellen die Species pectorales, der „Brusttee" dar.

Von der Anwendung der Schwefelpräparate, von denen namentlich der Goldschwefel (Stibium sulfuratum aurantiacum) sich früher einer sehr großen Verbreitung erfreute, habe ich keinen erheblichen Nutzen gesehen.

Über die Wirkung der Jodpräparate als Expektorantien ist wohl zur Zeit kein Zweifel. Die Jodpräparate befördern die evtl. stockende Sekretion und schaffen stagnierende Sekrete nach außen. Diese Wirksamkeit ist von solcher Zuverlässigkeit und solcher Bedeutung, daß, selbst wenn sich die sonst angenommene „umstimmende" Wirkung als nicht vorhanden oder doch in unserer Organgruppe als nicht sehr maßgeblich erweisen sollte, wir den Jodpräparaten doch eine erste Stellung in unserem Arzneischatz zuweisen müßten. Welches von den Jodpräparaten wir anwenden, dürfte in Rücksicht auf die expektorierende Wirkung ziemlich gleich sein und von evtl. Nebenwirkungen der einzelnen Präparate abhängen. Ich selbst glaube von den direkten Jodsalzen, namentlich vom Jodkali immer noch am meisten gesehen zu haben, doch mag diese Anschauung zum Teil daran liegen, daß ich in langjähriger Tätigkeit über die Jodkaliwirkung die meiste Erfahrung habe. Wahrscheinlich werden die anderen Jodpräparate, Sajodin, Jodglydine, Jodostarin, Jothion oder wie die zahlreichen Mittel heißen mögen, die unsere rastlose chemische Industrie in der jüngsten Zeit, namentlich seitdem die Jodpräparate auch als Mittel gegen Arteriosklerose empfohlen werden, hergestellt hat, in gleicher Weise wirken, wenn sie nur in der richtigen Dosis angewendet werden.

Auch über die Wirkung der sog. Mittelsalze sind die Ansichten der Autoren sehr verschieden. Einige Kliniker[1]) leugnen sie fast vollständig. Andere Autoren, wohl die meisten Praktiker und das Publikum dürften an dem Nutzen und den Erfolgen der Mixtura solvens (Ammonium hydrochloricum) und der zahlreichen Salmiak, Natron carbonicum und bicarbonicum sowie Kochsalz enthaltenden Arzneien, Präparaten und Mineralwässer nicht zweifeln. ROSSBACH[2]) hat durch Tierexperimente gezeigt, daß — ich will, da H. MEYER[3]) die Versuche für nicht ganz „einwandfrei" erklärt, in der Deutung derselben sehr vorsichtig sein — Natron carbonicum und Salmiak in das Blut gespritzt jedenfalls eine Wirkung auf die Schleimhaut und deren Absonderung ausüben. „Als expektorierende, die Schleimsekretion fördernde Mittel, werden zunächst alle Salze der Kochsalzgruppe wirken können" schreibt H. MEYER, „da sie zum Teil auf die Schleimhaut der Bronchien ausgeschieden werden und dabei auch eine vermehrte Menge von Wasser und — wie bei jeder Sekretionssteigerung — auch von kohlensauren Alkalien zur Ausscheidung bringen; mit steigender Alkalescenz nimmt die Zähigkeit des mucinhaltigen Schleimes ab". Auch SCHMIEDEBERG[4]) und HUSEMANN[5]) nehmen die Wirkung des Salmiak als praktisch erwiesen an. SCHMIEDEBERG schreibt die Wirkung der Ammoniakpräparate mit Einschluß des Chlorammonium dem Umstande zu, daß in den Bronchien kleine Mengen Ammoniak in freiem Zustande oder als Carbonat ausgeschieden werden und dadurch eine Absonderung flüssigen Schleimes erzeugt wird, wodurch die

---

[1]) PENZOLDT, F.: Lehrb. d. klin. Arzeneibehandlung. 7. Aufl. Jena 1908. S. 60. Vgl. auch die oben nach FR. ALBIN HOFFMANN angeführte „Blumenlese" von Klinikern, die die Wirksamkeit der Expektorantien überhaupt in Zweifel ziehen.

[2]) ROSSBACH: Über die Schleimbildung und die Behandlung der Schleimhauterkrankungen in den Luftwegen. Würzburger Festschr. 1882. S. 36. Leipzig. Sonderausgabe.

[3]) HANS MEYER und R. GOTTLIEB: Die experimentelle Pharmakologie. 4. Aufl. S. 384. Berlin u. Wien.

[4]) SCHMIEDEBERG, O.: Grundriß der Pharmakologie. 6. Aufl. Leipzig 1909. S. 86.

[5]) HUSEMANN, TH.: Handb. d. gesammt. Arzneimittellehre. 2. Aufl. Bd. 2, S. 1154. Berlin 1883.

Entfernung desselben durch Husten und Räuspern erleichtert wird. Husemann schreibt: „Der günstige Einfluß des Salmiak bei leichten Exacerbationen chronischer Katarrhe ist jedem älteren Praktiker bekannt und der Mißkredit, in welchen Chlorammonium gesunken, keineswegs völlig verdient."

Die letzte und wohl die wichtigste Gruppe der angewendeten Arzneimittel sind die Nervina und Narcotica, die schon von den älteren Schriftstellern Bennati, Albers, Sachse, Trousseau und Belloc allerdings nicht generell, sondern mehr bei der Beschreibung einzelner Krankheitsfälle empfohlen werden. Die damals gebrauchten Mittel, Extractum Daturae Strammonii, Belladonna u. dgl. finden in dieser Form wohl jetzt nirgends mehr Anwendung, an ihre Stelle sind die verschiedenen Alkaloide aus der Belladonna, aus dem Opium usw. getreten. In dem Arzneischatz jedes Laryngologen dürfte Morphium, daneben auch Codein die wichtigste Stelle einnehmen. Durch Morphium — dasselbe gilt auch vom Codein, obwohl mir diesbezügliche experimentelle Untersuchungen nicht bekannt geworden sind — wird die Schmerz- und Reizempfindung im Halse, von der Empfindung einer unbedeutenden Gêne im Halse bis zum wirklichen, heftigen Schmerz, aufgehoben oder doch gemildert und dadurch erstens ein ätiologisches Moment für die Entzündung[1]) ausgeschaltet, zweitens der Reiz zum Husten, Räuspern u. dgl. herabgesetzt, ferner die Schleimabsonderung gemindert. Diese Herabsetzung der Schleimabsonderung wird in noch stärkerem Grade erreicht durch Atropin, dem Alkaloid der Belladonna. Allein angewendet wird Atropin zu diesem Zwecke jetzt wohl nirgends; wie Rossbach bemerkt, wahrscheinlich wegen der recht unangenehmen Nebenwirkungen, doch habe ich diese starke Herabsetzung der Sekretion mir zu Nutze gemacht, indem ich vor der Bronchoskopie dem Kranken eine Einspritzung von Morphium mit einem kleinen Zusatz von Atropin zu machen pflege. Wenn ich recht unterrichtet bin, verfährt die Killiansche Schule, wahrscheinlich ausgehend von ähnlichen Erwägungen in gleicher Weise. — Opium resp. Morphium wird in der Behandlung der Luftwege innerlich und als subcutane Injektion viel gebraucht teils allein, teils namentlich beim innerlichen Gebrauch in Verbindung mit Expektorantien (Ipecacuanha u. dgl.); auch die gleichzeitige Anwendung von Morphium und Apomorphin hat sich in vielen Fällen als zweckmäßig erwiesen. Neben dem Morphium finden seine Verbindungen Dionin und Heroin, wie auch andere aus dem Opium stammende Alkaloide in geeigneten Fällen wesentlich als Reiz und Husten mildernde Arzneien zweckmäßige Verwendung. —

Außer dem gebräuchlichen Morphium und seinen Präparaten hat in jüngster Zeit Spiess und seine Schule[2]) durch Injektion von Atophanyl und von Leukotropin in die Venen Schmerzlosigkeit im Halse besonders bei dem schmerzhaften Schluckakt der Phthisiker und nach der Tonsillektomie zu erzeugen gesucht. Auch mir haben sich diese Mittel häufig als nützlich, wenn auch nicht immer als zuverlässig erwiesen. Eine ganz eigenartige Erfahrung habe ich in letzter Zeit mit Atophanyl gemacht. Ich spritzte einem Patienten mit ausgedehnten tuberkulösen Geschwüren im Rachen und am Kehlkopfeingang, der, wie man in solchen Fällen gewöhnlich findet, an sehr heftigen Schmerzen beim Schlucken litt, welche die Ernährung fast unmöglich machten, 5 g der käuflichen Atophanyllösung in die Vene. Wenige Minuten darauf erklärte der Patient, daß er ohne Schmerzen schlucken könne. Diese Schmerzlosigkeit nach der einmaligen Einspritzung hält nun bis jetzt mehr als vier Wochen an. Der

---

[1]) Spiess, G.: Die Bedeutung der Anästhesie in der Entzündungstherapie. Münch. med. Wochenschr. 1906. Nr. 8.
[2]) Spiess: Über intravenöse Herdanästhesie. Verhandl. d. Ges. dtsch. Hals-, Nasen- u. Ohrenärzte. 3. Vers. Mai 1923. S. 170. Terbrüggen: Aussprache zu diesem Vortrage. Vgl. auch Brodt: Vers. südwestdtsch. Hals-, Nasen- u. Ohrenärzte. Oktober 1923.

Mann konnte ohne Beschwerde Nahrung zu sich nehmen und blühte sichtlich auf. Weitere Injektionen, die wir bei ihm natürlich in Aussicht genommen hatten, erwiesen sich wenigstens bis jetzt als nicht notwendig[1].

Sonst finden sich in der Literatur noch häufigere Angaben über den Gebrauch der Arsenpräparate, die als „umstimmend" bezeichnet werden und über Strychnin, das namentlich von den Franzosen[2] bei Lähmungen im Kehlkopfe angewendet wird. Die Zahl der sonst noch empfohlenen Mittel gegen Husten ist eine sehr erhebliche, sowohl in der ganz oder doch wesentlich für Laien berechneten, als auch in der medizinisch-wissenschaftlichen Literatur. Die große Mehrzahl derselben, beginnend mit dem HOFFschen Malzextrakt, dem Brusttee und den Hustenbonbons bis zur Amalah, zum Paracodin und zum Toramin dürfte sich unter die besprochenen Gruppen einreihen resp. als aus Mitteln, die diesen Gruppen angehören, zusammengesetzt charakterisieren lassen. Um was für eine Zahl selbst der wissenschaftlich empfohlenen Mittel es sich handelt, erhellt leicht, wenn STAAB in seiner unter Leitung von O. SEIFERT geschriebenen Dissertation im Jahre 1916 an „neueren" Hustenmitteln und Expektorantien allein 73 Präparate anführen konnte, die sich seither noch erheblich vermehrt haben dürften.

Auch Versuche mit organtherapeutischen Mitteln sind vielfach gemacht worden[3]. Wenn man von dem Diphtherieserum und vom Thyreoidin absieht, sind bisher kaum Erfolge in maßgeblicher Weise berichtet worden. Die Wirksamkeit des PEREZschen Mittels gegen Ozaena liegt noch sub lite. Auf diese Fragen wird bei den einzelnen Krankheiten des näheren eingegangen werden.

Der Vorwurf, den LERMOYEZ[4] gegen die französischen Kollegen erhebt, daß sie sich zu wenig mit der **Bäderbehandlung** (Crénothérapie) beschäftigen, trifft auf die deutschen Fachärzte jedenfalls nicht in gleichem Maße zu. Ist doch in Deutschland seit vielen Jahrzehnten die Behandlung der Katarrhe und anderer Leiden der oberen Luftwege (Phthise) in Kurorten sehr verbreitet und erfreut sich bei Ärzten und beim Publikum großer Beliebtheit und Anerkennung. Freilich muß man zugeben, daß sich auch bei uns die Kenntnisse von den Kurorten in erster Reihe auf die in Deutschland, Österreich und der Schweiz gelegenen beschränken, so daß die reichen Schätze an Heilquellen, welche Frankreich, England, Rußland usw. besitzen, der großen Menge der Ärzte verhältnismäßig wenig bekannt sind.

Ein Kuraufenthalt soll zuerst den Kranken in gesundheitlich günstige Verhältnisse setzen und dadurch, daß er ihn den Schädlichkeiten, welche bei der Entstehung und der Unterhaltung der Erkrankung mitgewirkt haben, entzieht, auch heilend wirken. Die meisten Kurorte haben neben ihren natürlichen Verhältnissen auch Einrichtungen und Institute, um die Widerstandsfähigkeit des Organismus und seiner einzelnen Teile zu pflegen und zu stärken; sie wirken dadurch „abhärtend" und vorbeugend gegen weitere Erkrankungen.

In erster Reihe muß über die Fälle gesprochen werden, in denen die Krank-

---

[1] Diese Schmerzlosigkeit und das subjektive Wohlbefinden des Kranken dauerte einige Monate, bis das weiterschreitende Lungenleiden und das Wiederentstehen weiterer Rachengeschwüre im Rachen den Patienten seinem Ende zuführten.

[2] CASTEX et BARBIER: Traité de médecine et de thérapeutique par BROUARDEL et GILBERT. Paris Tome 7. 1900. — Maladies du larynx. p. 196. Auch ich habe in besonders hartnäckigen Fällen von hysterischen Stimmbandlähmungen Strichnineinspritzungen mit gutem Erfolge angewendet.

[3] BALDENWERK, JACOB und MONTONGUET: La vaccinothérapie en oto-rhino-laryngologie. Arch. internat. de laryngol., otol.-rhinol. de broncho-oesophagoscopie 1922. Juillet. Aout. cf. auch die Referate im Zentralbl. f. Hals-, Nasen- u. Ohrenheilk. Bd. 4 über Arbeiten von WILSON und von LEIGTHON.

[4] LERMOYEZ, MARCEL: Principes de crénothérapie otorhinolaryngologique. Ann. des maladies de l'oreille, du larynx, du nez et du pharynx 1911. p. 1019.

heiten der oberen Luftwege bedingt sind durch allgemeine Erkrankungen und Krankheiten anderer Organgruppen. Hier wird die Wahl des Kurortes in erster Reihe durch diese primären Erkrankungen bestimmt werden. Wir werden also Patienten mit Anämie und Krankheiten der weiblichen Geschlechtsorgane in die dafür geeigneten Kurorte — sagen wir Franzensbad, Elster, Schwalbach, Pyrmont und ähnliche — Kranke mit Magendarmkatarrh oder Krankheiten des Pfortadersystems vornehmlich nach Karlsbad, Marienbad, Kissingen, Homburg u. dgl. schicken, Kranken mit Blasenleiden und Nierenkrankheiten Wildungen, Driburg, Neuenahr oder ähnliche Orte empfehlen usw. Eine Kur an diesen Orten wird neben dem günstigen Einfluß, den sie durch Besserung der zugrunde liegenden Krankheit ausüben, meist auch den Bedürfnissen der oberen Luftwege direkt gerecht werden, da an fast allen den genannten Kurorten sich auch Quellen finden, die sogenannte Mittelsalze in größerer Menge enthalten, deren Wirksamkeit wir ja oben schon erwähnen konnten; ein großer Teil der wesentlichen Quellen in diesen Kurorten enthält neben dem Hauptbestandteil — Eisen, Bittersalzen usw. — auch Kochsalz, Natron bicarbonicum usw. in bemerkenswerter Menge.

Also der Kuraufenthalt soll dem Kranken dadurch dienlich sein, daß er die primären und allgemeinen Erkrankungen, von denen die Affektionen der oberen Luftwege nur eine Teilerscheinung bilden, zur Besserung bzw. zur Heilung führt. — Aber auch die Umstände, welche zur direkten Schädigung der oberen Luftwege geführt haben, sind während eines Kuraufenthaltes meist aus dem Wege geräumt. Der Lehrer ist der staubigen Schulstube entrückt, er braucht seine Stimme nicht über das Maß anzustrengen, der Geistliche hat nicht zu predigen, der Offizier nicht zu kommandieren, der Fabrikant und der Arbeiter kann die mit Staub, Ruß und sonstigen Beimengungen erfüllte Luft der Fabrikräume meiden, er hat nicht notwendig mit seiner Stimme den Lärm der Maschinen zu übertönen usw. Neben dieser Vermeidung der direkten Schädlichkeiten kommen auch die klimatischen Eigenschaften der zu wählenden Kurorte in Frage. „Durch Fernhalten von Staub, von mit Rauchgasen und Ruß angefüllter Luft, von Winden und Kälte", sagt Paul Mayer[1]), „werden die zweckmäßigsten Bedingungen gesetzt, um Katarrhe der Respirationsschleimhäute der Heilung zugänglich zu machen." Welche Kurorte nun für den einzelnen Patienten am ehesten zu empfehlen sind, wird von dem Krankheitsfall und von der Individualität des Kranken, wobei auch seine sozialen und materiellen Verhältnisse in Erwägung zu ziehen sind, dann aber auch von dem Takte und der Erfahrung des Arztes abhängen.

Zu allererst wird auf die klimatischen Verhältnisse des zu wählenden Kurortes Rücksicht genommen werden müssen. Das Klima muß sowohl der ganzen Persönlichkeit als auch den oberen Luftwegen, die uns hier besonders interessieren, möglichst günstig sein. Die Versetzung aus dem Klima der Großstadt in eine seen- und waldreiche Gegend übt an sich schon eine beruhigende und Heilung bringende Wirkung auf den Kranken und auf seine Schleimhäute aus. Sind die oberen Luftwege ganz besonders empfindlich, dann werden Orte mit sog. „weicher" Luft den Vorzug verdienen, wie z. B. Berka, Liebenstein, Baden-Baden, Badenweiler und ähnliche, deren Luft möglichst wenig Anforderungen an die aktive Arbeit der Respirationsorgane stellt; in anderen Fällen aber liegt uns daran, die klimatische Kur auch als ein Abhärtungsmittel zu benutzen. Seeklima und Höhenklima sind beides ausgezeichnete Abhärtungsmittel; sie wirken abhärtend durch den Reiz, den sie auf die Haut, auf die Nerven und ganz besonders auf

---

[1]) Klimatotherapie und Balneotherapie. Unter Zugrundelegung des gleichnamigen englischen Werkes von Sir Hermann Weber und Dr. F. Parker Weber von Dr. Paul Mayer. Berlin 1907. S. 273.

die Schleimhaut der Respirationsorgane ausüben. Gemeinhin stellt die größere Feuchtigkeit des Seeklima geringere Anforderungen an die Tätigkeit der Respirationsschleimhäute und übt daher einen mehr beruhigenden, sedativen Einfluß, während die trockene Luft der Höhenkurorte den Respirationsorganen eine größere Arbeit zuzumuten pflegt und daher eine mehr tonisierende, den Atemmechanismus und den Gesamtorganismus mehr anregende und stärkende Wirkung ausübt.

Die Eigenschaften des Klimas und die sozialen Verhältnisse der Kurorte, so wichtig sie sind, treten bei der Einzelwahl des Ortes doch zurück gegen die Zusammensetzung und die Eigenschaften der an den Orten entspringenden Quellen. Sie sind es, die den Ort eigentlich zum Kurort gemacht haben und die die Kranken gerade dorthin ziehen. Wenn man die Prospekte der Kurorte liest, so wirkt eigentlich fast jeder Kurort für alles und ganz besonders für die Erkrankungen der oberen Luftwege. Es ist ein wenig Wahres daran; jeder Kurort bringt bessere klimatische und soziale Bedingungen für den Kranken und in dem größten Teile der Quellen finden sich mehr oder minder große Mengen alkalischer oder alkalisch-mineralischer Mittelsalze. Daß die alkalischen Mittelsalze ein gutes Lösungsmittel für den Schleim darstellen, ist anerkannt und es ist kein Zweifel, daß die alkalischen Brunnen die erkrankten Schleimhäute wohltätig beeinflussen und die Heilung des Schleimhautkatarrhes fördern. Eine Anzahl von Kurorten[1]), in deren Quellen der Gehalt an Mittelsalzen eine hervorragende Rolle spielt, erfreuen sich seit alters her eines besonderen und wohlbegründeten Rufes „antikatarrhalischer Wirkung". Diese Wirkung lediglich auf das Trinken größerer Mengen warmen Wassers zu schieben, wie einige Autoren[2]) tun, geht nicht wohl an. Der regelmäßige Gebrauch größerer Mengen warmen Wassers wird jedenfalls nicht ohne Wirkung bleiben durch die Wärme und die größere Menge des durch die Respirationsschleimhaut ausgeschiedenen Wassers, aber einen so durchgreifenden Erfolg, wie wir ihn oft nach einer ordent-. lichen Brunnenkur z. B. in Ems erleben, hat nach dem Trinken bloß warmen Wassers noch niemand gesehen. Wie soll man dann auch die Erfolge der kalten alkalischen Quellen wie Obersalzbrunn, Gleichenberg oder Reichenhal erklären. Auch Fr. Albin Hoffmann[3]), der im ganzen dazu zu neigen scheint, die Wirkung der alkalischen Quellen gering zu schätzen, kommt zu dem Schluß, daß unter Berücksichtigung der „übrigen Alkaliwirkung eine Brunnenkur wohl eine Stelle unter den schonenden Mitteln einnehmen dürfte". Auch der in fast allen derartigen Quellen vorhandene Kohlensäuregehalt dürfte nicht ohne wohltätige Wirkung sein.

Eines besonderen Rufes erfreuen sich von alters her bei den Erkrankungen der oberen Luftwege die Schwefelquellen und noch in neuerer Zeit plädieren für den Nutzen derselben sehr angesehene und erfahrene Autoren[4]); ich habe mich von dem Einfluß des Schwefels nicht überzeugen können. Alle besonders gerühmten Schwefelquellen, wie z. B. Aachen, Weilbach und andere sind in erster Reihe alkalische Brunnen und die unzweifelhaft günstigen Erfolge, die eben nicht selten mit diesen Wässern erzielt werden, lassen sich wohl durch den Gehalt der Quellen an kohlensaurem und doppeltkohlensaurem Natron und an Kochsalz erklären.

Bemerkt muß werden, daß sich mit allen diesen Brunnen in der Heimat

---

[1]) Ich will von diesen namentlich Ems, Soden, Wiesbaden, Baden-Baden, Kissingen, Vichy, Salzbrunn, Gleichenberg, Reichenhall u. a. m. nennen.

[2]) Penzoldt: Lehrb. d. klin. Arzneibehandlg. 7. Aufl. Jena 1908. S. 60, schreibt: „Fast ausschließlich maßgebend dürften warmes Wasser und Luftwechsel bei den Resultaten der Kochsalzquellen in katarrhalischen Zuständen der Atmungsorgane in Betracht kommen".

[3]) Hoffmann, Friedrich Albin: Allgemeine Therapie. 3. Aufl. Leipzig 1892. S. 142.

[4]) Landgraf: Verhandl d. laryngol. Ges. zu Berlin. 6. Dezember 1889. — Fränkel, B.: Ebenda. — Schmidt. M.: Die Krankheiten der oberen Luftwege. 2. Aufl. Berlin 1897. S. 235.

getrunken zwar auch ein gewisser Nutzen erreichen läßt, daß aber dieser Erfolg hinter dem an Ort und Stelle erzielten nicht unwesentlich zurückbleibt. Man hat diese Differenz durch den Gehalt an Radium, das sich in den meisten dieser Quellen findet, erklären wollen. Es mag das zum Teil wohl zutreffen, doch reicht das aber nicht vollständig aus, so daß das alte Märchen von der Quell- nixe, das in früherer Zeit zur Deutung herangezogen wurde, z. Z. noch keine vollgiltige Ablösung gefunden hat.

Bei der Eigenart dieses Kapitels erscheint ein Literaturverzeichnis, wie es sonst in diesem Handbuche durchgeführt wird, nicht tunlich. Eine Literatur über Allgemeinbehandlung der oberen Luftwege existiert bisher überhaupt nicht. Die unter dem Text gemachten Zitate bedeuten lediglich einen Hinweis auf die Quelle, der das einzelne Faktum entnommen ist oder eine *Erläuterung* der im Texte gemachten Angaben. Die benutzte Literatur besteht im wesent- lichen aus den Hand- und Lehrbüchern des Faches, wobei natürlich den älteren Werken, die vor der Einführung der Laryngoskopie und der Lokalbehandlung erschienen sind, eine größere Bedeutung zuerkannt werden muß, als allgemein üblich ist. Als für unser Kapitel wichtigste Werke führe ich an:

Albers: Die Pathologie und Therapie der Kehlkopfkrankheiten. Leipzig 1829. — Browne, Lennox: The throat and their diseases. 4. ed. London 1890. — Barbier, Cartaz Castex etc.: Maladies du nez, du larynx, de la trachée etc. aus dem Traité de médecine et thérapeutique. de Brouardel et Gilbert. Tome 7. Paris 1900. — Cohen, J. Solis: Diseases of the throat. New York 1872. — Duchek, A.: Handb. d. spez. Pathol. u. Therap. Erlangen 1868. — Friedreich: Krankheiten der Nase, des Kehlkopfes, der Trachea usw. aus Virchows Handb. d. spez. Pathol. u. Therapie. Bd. 5, Abt. 1, Liefg. 3. Erlangen 1858. — Gottstein, J.: Krankheiten des Kehlkopfes. Wien 1893. 4. Aufl. — Green, Horace: A treatise on diseases of the air passages. 4 ed. New York 1858. — Havilland Hall and Herbert Tilley: Diseases of the nose and throat. London 1901. — Hastings, John: Treatise on diseases of the larynx and trachea. London 1856. — Heryng, Th.: Unter- suchungs- und Behandlungsmethoden der Kehlkopfkrankheiten. Berlin 1905. — Mandl, L.: Traité pratique des maladies du larynx et du pharynx. Paris 1872. — Massei, F.: Patho- logie und Therapie des Rachens, der Nasenhöhlen und des Kehlkopfes; übersetzt von Fink. Leipzig 1892. — Mackenzie, M.: Die Krankheiten des Halses und der Nase; übersetzt von F. Semon. Berlin 1880 u. 1884. — Piorry: Über die Krankheiten der Luftwege; übersetzt von Krupp. Leipzig 1844. — Ryland, Fr.: A treatise on the diseases and injuries of the larynx und trachea. London 1837. — Rühle: Die Kehlkopfkrankheiten. Berlin 1861. — Schmidt, Moritz: Krankheiten der oberen Luftwege. 4. Aufl. (besorgt von Edm. Meyer) Berlin 1909. — v. Schroetter, L.: Vorlesungen über die Krankheiten des Kehlkopfes. Wien 1893. — Stoerk, C.: Allgemeine Therapie, Arzneimittel und Operationslehre. Wien 1898 aus Heymanns Handb. d. Laryngol. u. Rhinol. Bd. 1 und zahlreiche andere.
    Dazu kommen auch die neueren jetzt gebräuchlichen Hand- und Lehrbücher von Chiari, Rosenberg, Bukofzer, Flatau, Schech und viele andere. Ganz besonders muß erwähnt werden das so außerordentlich inhaltsreiche Buch von Trousseau und Belloc: Traité pratique de la phthisie laryngée etc. Paris 1837 und das umfängliche Werk über die Therapie der chronischen Lungenschwindsucht von Schroeder und Blumenfeld, in dem der letztere die uns interessierenden Kapitel bearbeitet hat. Leipzig 1904.
    Es wäre dann hinzuweisen auf die unzähligen Bücher und Schriften über die Krank- heiten und die Hygiene der Stimme, großenteils von Ärzten, zum Teil aber auch vielfach von Laien (Gesanglehrern) bearbeitet, als deren wesentlichste ich nennen möchte: Avellis: Der Gesangsarzt. Frankfurt a. M. 1896. — Derselbe: Stimmermüdung und Stimmhygiene. Verhandl. d. Vereins süddtsch. Laryngol. 6. u. 7. Vers. 1899, 1900. — Barth, E.: Einfüh- rung in die Physiologie, Pathologie und Hygiene der menschlichen Stimme. Leipzig 1911. — Bennati: Études physiologiques et pathologiques sur les organes de la voix humaine. Paris 1833. — Botey: Les maladies de la voix chez les chanteurs et leur traitement. Paris 1899. — Bottermund: Über die ärztliche Behandlung von Störungen der Singstimme. Arch. f. Laryngol. u. Rhinol. Bd. 7. 1898. — Derselbe: Die Gesundheitspflege der Stimme, des Gesanges und der Sprache. Leipzig. — Browne, Lennox and Behnke, Emil: Voice, song and speech. London 1883. 17. Aufl. — Castex: Maladies de la voix. Paris 1902. — Exner, S.: Über die menschliche Stimme. Wien 1890. — Elpe: Chronische Kehlkopf- katarrhe usw. als Folge stimmlicher Überanstrengung. — Flatau: Die Prophylaxe bei

Hals- und Nasenkrankheiten. München 1900. — Derselbe: Hygiene des Kehlkopfes und der Stimme, aus Heymanns Handb. d. Laryngol. u. Rhinol. Bd. 1, 2. Hälfte. 1898. — Garnault: Cours théorétique et pratique de physiologie, d'hygiène et de thérapeutique de la voix parlée et chantée. Paris 1896. — Gerber, P.: Die menschliche Stimme und ihre Hygiene. Leipzig 1907. — Gouguenheim et Lermoyez: Physiologie de la voix et du chant, hygiène du chanteur. Paris 1885. — Gutzmann, H.: Stimmbildung und Stimmpflege. 3. Aufl. Wiesbaden 1920. — Derselbe: Sprachheilkunde. Berlin 1924. — Derselbe: Außerordentlich zahlreiche Aufsätze in verschiedenen Journalen und Handbüchern. — Hennig: Lerne gesundheitsgemäß sprechen. Wiesbaden 1899. — Herrmann: Anleitung zur Heilung von Stimmstörungen. Frankfurt a. M. 1908. — Imhofer: Die Krankheiten der Singstimme für Ärzte. Berlin 1904. — Koerner: Die Hygiene der Stimme. Wiesbaden 1899. — Krause, H.: Die Erkrankungen der Singstimme. Berlin 1898. — Mackenzie, M.: Hygiene of the vocal organs. 6. Aufl. London 1888. — Mandl: Gesundheitslehre der Stimme. Braunschweig 1876. — Merkel: Anthropophonik. 2. Aufl. Leipzig 1863. — Derselbe: Der Kehlkopf. 2. Aufl. (bes. von Heinze) Leipzig 1896. — Neumayer, H.: Hygiene der Nase, des Rachens und Kehlkopfes. Stuttgart. — Reclam: Sprache und Gesang. Stuttgart 1878. — Rokitansky, Victor: Über Sänger und Singen. Wien 1891.

Sodann gehören zur Literatur dieses Kapitels die gebräuchlichen Lehrbücher der Arzneimittellehre und der allgemeinen Therapie, wie Hoffmann: Allgemeine Therapie. 3. Aufl. Leipzig 1892. — Husemann: Handb. d. Arzneimittellehre. 2. Aufl. Berlin 1882. — Lewin: Nebenwirkungen der Arzneimittel. 2. Aufl. Berlin 1892. — Mayer, Paul: Klimatherapie und Balneotherapie. Berlin 1907. — Meyer und Gottlieb: Die experimentelle Pharmakologie. 4. Aufl. Wien 1920. — Penzoldt: Lehrb. d. klin. Arzneibehandl. 7. Aufl. Jena 1908. — Poulson: Lehrb. d. Pharmakologie. 4. Aufl. Leipzig 1919. — Schmiedeberg: Grundriß der Pharmakologie. 6. Aufl. Leipzig 1909. — Seifert, O.: Die Nebenwirkungen der modernen Arzneimittel. Leipzig. 2. Aufl. — Frankenhäuser: Physikalische Heilkunde. Leipzig 1911. — van Oordt: Physikalische Therapie innerer Krankheiten. Berlin 1920. Ferner wären die Lehr- und Handbücher der Balneologie usw. zu erwähnen.

2. Lokaltherapie.

a) Narkose und örtliche Betäubung (Allgemeines).

Von

Karl Amersbach-Freiburg i. B.

Mit 4 Abbildungen.

A. Narkose.

Unter Narkose verstehen wir die Ausschaltung des Bewußtseins durch vorübergehende Lähmung derjenigen Hirnabschnitte, die Träger des Bewußtseins sind. Die Narkose bezweckt in erster Linie die Beseitigung der Schmerzempfindung bei operativen Eingriffen. Jedoch erschöpft sich damit ihre Bedeutung nicht, denn die reine Schmerzausschaltung ist auch auf anderem Wege (Lokalanästhesie) möglich. Die Aufhebung der Bewußtseinsvorgänge erspart dem Patienten außer dem Schmerz das Miterleben aller mit der Operation notgedrungen verbundenen Vorgänge und schützt ihn damit vor einem psychischen Trauma, das allerdings von verschiedenen Seiten sehr ungleich bewertet wird, und tatsächlich gegenüber den Gefahren der Allgemeinnarkose auch nicht überschätzt werden darf.

Die Mittel, die uns zur Herbeiführung einer Narkose zur Verfügung stehen, können, wenn wir zunächst von der Hypnose usw. absehen, in zwei prinzipiell verschiedene Gruppen geteilt werden. Die Medikamente der ersten Gruppe gehen mit der Ganglienzelle eine vorübergehende, also reversible chemische Bindung ein, als deren Folge eine Lähmung, eine Funktionsaufhebung der Zelle resultiert. Zu dieser Gruppe gehören die üblen Narkotica, Chloroform, Äther, Chloräthyl usw.

Die zweite Gruppe wirkt in einer grundsätzlich verschiedenen Form auf die Ganglienzelle, indem sie deren Funktion durch eine Hemmung der Oxydationsvorgänge aufhebt. Hierher sind zu rechnen das Stickoxydul und das Acetylen, bzw. Narcylen (Wieland und Gauss).

Die Wege, die zur Herbeiführung einer Allgemeinnarkose zur Verfügung stehen, sind zwar verschiedene, jedoch münden sie alle im Zirkulationswege des Blutes. Ob das Mittel inhaliert, intestinal (per os oder rektal) aufgenommen, oder ob es direkt in die Blutbahn eingespritzt wird, stets wird das Blut Lösungsmittel und Träger des Narkoticum und vom Blut aus erfolgt der Übergang zu den Ganglienzellen.

Man unterscheidet bei den Narkosen verschiedene Formen, je nach der Dauer und Tiefe der Betäubung. Kurz dauernde Allgemeinnarkosen werden als Rauschnarkosen, die durch H. Neumann neuerdings in Anlehnung an Sudeck und Riedel um eine besondere Abart, den „Zählrausch" bereichert wurden.

Im Gegensatz dazu versteht man unter tiefer oder Vollnarkose die langdauernde, bis zur Aufhebung fast aller Reflexe fortgesetzte Allgemeinbetäubung. Für die Rauschnarkosen kommt nur der Weg der Inhalation, für die Vollnarkose auch die anderen Zuführungsmöglichkeiten in Betracht.

Die Allgemeinnarkose wird zwar bei Eingriffen im Bereich der oberen Luft- und Speisewege auch nach den allgemein gültigen Gesichtspunkten angewandt und diese dürfen wohl als bekannt vorausgesetzt werden, doch erfordern die besonderen Verhältnisse an diesen Körperabschnitten auch vielfache Modifikationen nach den verschiedensten Richtungen, so daß eine eingehendere Darstellung wohl berechtigt erscheint. Eine Darlegung freilich der gesamten pharmakologischen, technischen, sowie klinischen Voraussetzungen der Allgemeinnarkose würde den zur Verfügung stehenden Raum weit überschreiten. Die besonderen Bedingungen in dem in Frage stehenden Gebiete werden am besten illustriert durch den Hinweis einerseits auf die bei Anwendung von Inhalationsnarkosen an dieser Stelle besonders große Gefahr der Aspiration von Blut und Sekreten, andererseits durch die bei den unvermeidbaren Manipulationen des Narkotisierens bedingte Störung des Operateurs. Obwohl in diesen beiden Tatsachen beachtenswerte Gegenindikationen gegen die Allgemeinnarkose zu den an sich bestehenden hinzukommen, ist diese dennoch bis heute keineswegs durch die örtlichen Betäubungsverfahren restlos verdrängt worden. Und die Grenzen der Indikationsgebiete, die von den verschiedenen Autoren den einen und anderen Methoden gezogen werden, sind auch heute noch vielfach unscharfe und jedenfalls nach individueller Auffassung recht wechselnde. Unzweifelhaft haben die verschiedenen Formen der örtlichen Betäubung, wie in der Chirurgie überhaupt, so in der operativen Behandlung der oberen Luft- und Speisewege eine immer größere Bedeutung gewonnen. Trotzdem haben sich daneben die Verfahren der Allgemeinnarkose durch Ausgestaltung der Technik und immer neuer Anwendungsformen zu behaupten vermocht. Vielfach hat man geglaubt, erst in verschiedenartiger Kombination beider Methoden die letzten Ziele für den Patienten und den Arzt erreichen zu können. Auch bei idealster Anästhesie ist die volle Erhaltung des Bewußtseins, die Wahrnehmung der Vorgänge bei der Operation für sensitive Patienten eine schwere seelische Belastung.

Große klare Linien, auf denen sich heute die Bestrebungen zur Erzielung vollkommener Anästhesierung bei operativen Eingriffen bewegen, sind eben so deutlich zu erkennen, wie weitgehende Fortschritte nicht geleugnet werden können. Und doch zeigt die noch immer widerstrebende Meinung über die Art der anzuwendenden Anästhesierungsmethode, bzw. über die geeignetste Form der Kombination verschiedener Betäubungsverfahren, daß wir von dem letzten Ziele, der Herbeiführung einer restlosen Schmerzfreiheit für den Patienten, der vollkommenen Aufhebung aller, den Eingriff störenden Reflexe, der tunlichsten Ausschaltung des psychischen Traumes für den Patienten bei möglichst geringfügiger Gefährdung seines Organismus durch die angewandten Gifte der Narkotica und Lokalanaesthetica noch weit genug entfernt sind, um immer wieder den Wunsch weiterer Vervollkommnung unserer Methoden auftauchen zu sehen.

Inhalationsnarkose.

Eine eingehendere Darstellung der gewöhnlichen Inhalationsnarkose zu geben, ist wie oben erwähnt und begründet, an dieser Stelle nicht beabsichtigt. Es erscheint wesentlich die Hervorhebung der besonderen Anforderungen, die die Eingriffe, an den in Frage stehenden Gebieten erheischen.

1. Rauschnarkose.

Die Rauschnarkose eignet sich für kurzdauernde Eingriffe, die, soweit Pharynx und Larynx in Betracht kommen, im sog. Stadium analgeticum nach Abnahme der Narkosemaske vorgenommen werden. Zur Rauschnarkose findet neben dem Äther vor allem das Chlor- und Bromäthyl, daneben auch das Stickoxydul- oder Lachgas Verwendung. Jedenfalls kann bei Fehlen geeigneter Assistenz die Rauschnarkose vom Operateur selbst vorgenommen werden. Voraussetzung ist nur, daß die Instrumente, Maske, Narkosenflasche usw. steril sind, oder nur indirekt mit steriler Gaze angefaßt werden.

Die Ätherrauschnarkose wird in der Regel mit einer großen, das ganze Gesicht bedeckenden Maske (JAILLARD), die innen einen Gazebausch zur Aufnahme einer abgemessenen Äthermenge enthält, außen mit undurchlässigem Stoff- (Billrothbatist oder dgl.) überzogen ist, um eine tunlichste Konzentration der Ätherdämpfe zu ermöglichen, durchgeführt. Sofern die Maske am Rand nicht glatt abschließt, wird sie hier zweckmäßigerweise noch durch ein zusammengelegtes Tuch abgedichtet. Man schüttet dann, je nach Alter, Geschlecht und Körpergewicht 20—30 g Äther auf den an der Innenfläche gut befestigten Gazebausch, schlägt die Maske leicht auf, um überschüssigen Äther zu entfernen und legt sie sodann fest auf das Gesicht des Patienten auf, der aufgefordert wird, ruhig und gleichmäßig, nicht ungewöhnlich tief zu atmen. Das schnelle Aufsetzen der Äthermaske hat für den Patienten den Nachteil, daß im Beginn des Rausches leicht subjektives Erstickungsgefühl auftritt. Läßt man den Patienten zählen, so bietet das Aussetzen oder in Unordnunggeraten der Zahlenwiedergabe einen Anhaltspunkt für das Eintreten des Rauschzustandes, es erschwert aber zweifellos diese Aufmerksamkeitskonzentration das Zustandekommen der Rauschnarkose. Die Nachwirkungen des Ätherrausches, der im allgemeinen als vollkommen ungefährlich bezeichnet werden kann, sind gering. Bisweilen treten allerdings kurz dauernde Erregungszustände (Lach- und Weinkrämpfe) auf.

Für den Fall, daß die Narkose vertieft und fortgesetzt werden soll, kann die Umhüllung der Maske oben, gegenüber der Anheftung des Gazebausches eine Lücke haben, durch die dann ohne Abnahme der Maske weiterer Äther zugeführt werden kann.

Soll nur — und das ist die Regel — der Rauschzustand ausgenützt werden, so wird die Maske rasch abgenommen und der Eingriff ausgeführt. Es ist immer nur von Eingriffen an den oberen Luft- und Speisewegen die Rede. Wiederholung des Rausches ist nicht empfehlenswert, da nach bereits erfolgtem Eingriff durch die Blutung Aspirationsgefahr besteht. Gegenüber anderen Rauschnarkosen hat der Ätherrausch den Nachteil, daß er fast immer von starker Hyperämie und infolgedessen von erheblicher Blutung begleitet ist.

Der Chloräthylrausch kann in ähnlicher Weise, wie der Ätherrausch, aber mit
kleinerer, ebenfalls luftdicht abgeschlossener Maske (Herrenknecht) erzielt
werden. Die Überschwemmung des Organismus mit Narkoticum in der beim
Ätherrausch üblichen Weise ist hier allerdings nicht zulässig. Man spritzt vielmehr das Chloräthyl entweder in dünnem Strahl auf ein in der Mitte der Maske
von undurchlässigem Stoff freigebliebenen Stelle, oder aber, man legt, nachdem
die Haut zuvor durch Fett vor direkter Einwirkung geschützt wurde, auf Mund
und Nase ein mehrfach zusammengelegtes Gazestück, auf das dann das Chloräthyl nicht in vollem Strahle aufgespritzt, sondern nur langsam aufgetropft wird.
Bei Eisbildung wechselt man mit der Stelle auf die aufgetropft wird. Um ein
Tropfen des Chloräthyls aus den handelsüblichen Flaschen zu bewirken, öffnet
man deren Verschluß nur unvollkommen.

Die Dauer der Anwendung beträgt $1/2$—$1\frac{1}{2}$ Minuten und richtet sich nach
Art und Dauer des beabsichtigten Eingriffs. Länger dauernde Narkosen in
Chloräthyl sind sehr gefährlich und deshalb unbedingt zu vermeiden. Todesfälle sind beobachtet (cf. Gibbs u. a.). Ist Fortsetzung der Narkose erforderlich, so treten an Stelle des Chloräthyls Äther, Chloroform oder ein
anderes Narkoticum. Das Chloräthyl hat dann zur Einleitung der Narkose
gedient, wozu es sich überhaupt sehr gut eignet und vielfach auch bei
Allgemeinnarkosen angewendet wird. Die Nachwirkungen nach Chloräthylrausch sind sehr geringfügig.

Weniger empfehlenswert ist das Bromäthyl. Insbesondere besteht hier
bei Benützung der luftdicht abgedichteten Maske die Gefahr der Überdosierung.
Wenn überhaupt, wird das Bromäthyl zweckmäßigerweise nur tropfenweise,
so wie Äther und Chloroform angewandt.

Vor allem in Amerika wird vielfach für kurz dauernde Narkosen noch das
Stickoxydul- oder Lachgas verwendet. Die Zuleitung zur Maske erfolgt aus dem
das Mittel beherbergenden Gefäße mittels eines Schlauches. Die Narkose wird
mit Recht als eine gute und durchaus ungefährliche bezeichnet; Nachwirkungen
fehlen vollkommen. Die Stickoxydulnarkose beruht auch, wie später bei der
Besprechung der Acetylennarkose nach Wieland und Gauss noch ausführlich
dargetan werden wird, auf einen prinzipiell anderen biologischen Vorgang,
nämlich auf einer Oxydationshemmung.

Von Halsted u. a. wird auch das Somnoform für kurz dauernde Narkosen
bei Kindern und Erwachsenen sehr empfohlen. Die Narkose soll in 30 bis 90
Sekunden vollständig werden und $1\frac{1}{2}$ bis 3 Minuten andauern.

2. Zählrausch.

Unter Hinweis auf die Entdeckung von Sudeck, der zeigte, daß bei Äther-
narkose schon vor der Excitation ein kürzer oder länger dauerndes analgetisches
Stadium eintritt, empfiehlt H. Neumann die Anwendung einer Chloroform-
Äthermischung in analoger Weise. (Vergleichbar der Riedelschen minimalen
Chloroformtropfnarkose!)

Er läßt mit einem Gemisch von Chloroform 100 und Äther 30 eine Maske
tränken. Dem Patienten wird aufgegeben, während des Eingriffes allen Auf-
forderungen, vor allem zum Mundöffnen, Ausspucken, Aushusten usw. sofort
nachzukommen. Dann wird die Maske aufgesetzt. Der Patient zählt langsam
und laut. Währenddessen wird das Narkoticum weiter aufgetropft. Sobald
der Patient anfängt, sich zu verzählen, was bei nicht an Alkohol gewöhnten
Patienten in der Regel zwischen 25 und 35 zu erfolgen pflegt, ist das analgetische
Stadium erreicht. Die Maske wird abgenommen, der Eingriff durchgeführt.
Der Patient hört und sieht alles, folgt jeder Aufforderung, hat aber keine
Schmerzempfindung. Neumann bezeichnet diese Form der Rauschnarkose

als „Zählrausch". Das Verfahren wird von Neumann besonders auch für Eingriffe in Mund und Rachen angelegentlich empfohlen. Bei Kindern ist der Zählrausch nicht anwendbar. Hypnose hält Neumann für ausgeschlossen, da das Verfahren beliebig fortgesetzt werden kann, was nach seiner Ansicht bei Hypnose nicht möglich wäre.

3. Tiefe Narkose.

Während diese kurz dauernden, rauschartigen Narkosen auch bei Eingriffen in Mund, Rachen und Larnyx insofern gut Anwendung finden können, als

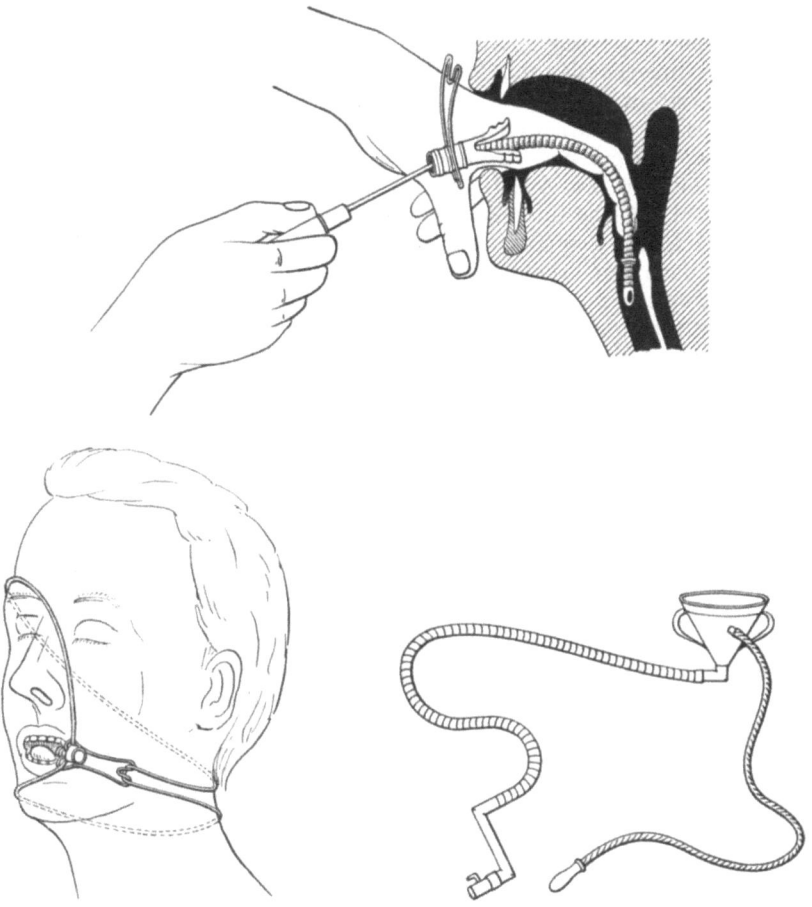

Abb. 1—3. Kuhnsche Intubation.

nach Entfernung der Maske eine zum Eingriff ausreichend lange Zeit genügende Analgesie vorhanden ist, ist die tiefe Narkose auf dem Wege der Inhalation für Eingriffe in dieser Gegend nur unter besonderen Voraussetzungen zu erreichen. Die Momente, die hier erschwerend in die Erscheinung treten, sind schon eingangs erwähnt, es ist vor allem die Beeinträchtigung der Bewegungsfreiheit des Operateurs durch den Narkotisierenden und sein Instrumentarium und die Aspirationsgefahr. Soweit man nun hier nicht auf die Inhalationsnarkose grundsätzlich verzichten und an ihrer Stelle andere Formen der allgemeinen Narkose oder die örtliche Betäubung setzen will, ist es notwendig, den Narkotisierenden und seine Utensilien nach Möglichkeit aus dem Operationsfeld zu entfernen und zugleich die Luftröhre abzudichten.

Diese Forderung erfüllt in nahezu idealer Weise die sog. „pulmonale Narkose", wie sie von Kuhn auf der Basis der Auer-Metzlerschen, bzw. der noch älteren Baglivischen Experimente in Form der „peroralen Tubage" ausgearbeitet wurde (Abb. 1—3). Das Prinzip der Methode besteht in einer Intubation des Kehlkopfes. Zur Einführung in den Larynx wird das biegsame metallische Intubationsrohr mit einem gekrümmten Mandrin versehen. Die Krümmung dieses, die bei dem Kuhnschen Modell eine wenig günstige ist, und die Entfernung des Mandrins erschwert, ist von Hopmann verbessert worden. Praktisch gestaltet sich die Methode wie folgt. Am bereits narkotisierten Patienten wird unter Kontrolle des Spiegels das mit Mandrin versehene Tubagerohr nach Anlegung einer Mundsperre in den Larynx eingeführt. Besser ist es, wenn man den noch nicht narkotisierten Patienten nach Angabe von Kahler zuvor im Larynx sachgemäß cocainisiert und dann wiederum unter Kontrolle des Spiegels das Tubagerohr einführt. Die Anästhesierung lediglich des Rachens, wie das vielfach angegeben wird, ist absolut ungenügend. Auch die Einführung ohne Larynxspiegel mit Hilfe des Zeigefingers der anderen Hand ist wenig empfehlenswert und wird vielfach auf erhebliche Schwierigkeiten stoßen. Nur Beherrschung der laryngoskopischen Technik und gutes Cocainisieren des Larynx — der Pharynx wird retrograd durch Aushusten des überschüssigen Cocains anästhesiert — garantiert den Erfolg der Intubation. Sitzt das Tubusrohr, das von Hopmann gegenüber dem Kuhnschen Originalmodell verlängert und mit einer Durchbohrung auch des Mandrins, versehen wurde, so, daß der Ringwulst auf den Stimmlippen ruht, so wird das Mandrin entfernt, der „Beißring" zwischen die Zähne geschoben und das äußere Tubusende nunmehr mittels eines um den Hinterkopf geführten Bandes gut fixiert. Dann wird der Larynxeingang und der Pharynx, soweit der in Frage stehende Eingriff das zuläßt, mit Gaze gut ausgestopft und abgedichtet. Die äußere Mündung des Tubusrohres wird mit einem Narkoseapparat (Braun-Junker, oder dgl.) am besten dem Roth-Drägerschen unter Zwischenschaltung einer Ventil-Atemkapsel in Verbindung gebracht. Die Anwendung von einfacher und von Mischnarkose ist auf diese Weise möglich. Die Narkose zeichnet sich erfahrungsgemäß durch große Gleichmäßigkeit, geringe Menge des erforderlichen Narkoticums, leichte Kontrolle der Atmung an der Ventilkapsel, durch Fehlen der Gefahr des Zurücksinkens der Zunge, durch die Möglichkeit, jederzeit unter Ausschluß der Narkotica Sauerstoff direkt in die Trachea einzublasen, aus. Auch die Anwendung reiner Äthernarkose, die allerdings doch besser vermieden wird, macht relativ geringe Reizerscheinung.

Sieht man von der durch Hopmann eingeführten, wirklich brauchbaren Verbesserung, die aber doch nur nebensächliche Einzelheiten des Kuhnschen Instrumentariums betreffen, ab, so stellt die Kuhnsche perorale Tubage eine ausgezeichnete Lösung des Problems dar. Die Nachahmungen und Nachempfindungen, die von verschiedener Seite, Delbet, Guisez, zum Teil, so von Guisez unter Kritik des Kuhnschen Verfahrens und Hervorhebung angeblicher Vorteile der eigenen Methoden veröffentlicht wurden, sind tatsächlich nichts anderes als eben Nachahmungen, die überdies keinerlei tatsächlich nennenswerte Vorzüge aufweisen. Tonndorf hat ein einfaches billiges Instrument zur Intubationsnarkose durch Modifikation der Brüningschen Larynxdilatatoren angegeben.

Unter anderem berichtet auch Schlemmer, daß er nach länger dauernden Anwendung der Halleschen Modifikation zum Kuhnschen Originalverfahren zurückgekehrt ist.

DUFOURMENTEL empfiehlt eine Narkose mittels „Laryngotomie", wobei nach Anlegung eines Hautschnittes von 4 mm Länge in Höhe der Membrana ericothyreoidea eine Troikartkanüle eingestochen wird. Er meint die Trachealtubage stelle nur eine Verbesserung der Inhalationsnarkose dar, während die Narkose durch Laryngotomie ein vollkommen neues Verfahren sei.

Unter gewissen Voraussetzungen kann natürlich die Einführung des Trachealkatheters durch die Nase, wie sie neuerdings auch wieder von STANLEY ROWBOTHAN empfohlen wird, bei Operationen im Munde, bei denen die perorale Tubage raumbeengend wirkt, von Vorteil sein.

An Stelle der peroralen oder pernasalen Tubage kann unter besonderen Voraussetzungen die Inhalationsnarkose durch die Trachealkanüle erfolgen. In der Regel natürlich nur bei bereits bestehender Tracheotomie, da man sich wohl nur unter ganz besonderen Voraussetzungen zur Vornahme einer Tracheotomie, lediglich zum Zwecke der Herbeiführung einer Narkose entschließen wird. Diese Narkose mittels Trachealkanüle wird zumal bei Eingriffen im Rachen oder im Kehlkopf immer zur Vermeidung der Aspiration mit Hilfe einer Tamponkanüle nach TRENDELENBURG, HAHN oder dgl. durchgeführt werden müssen. Auch hier ist der Anschluß an einen Narkosenapparat vorteilhaft.

In neuerer Zeit sind zahlreiche Modifikationen in der Konstruktion der Narkoseapparate, vor allem in Amerika aufgetaucht, in denen sich das Bestreben bemerkbar macht, die Inhalationsnarkotica in verschiedener Form zu kombinieren und in erwärmten Zustande zuzuführen. So hat u. a. BOYLE die bemerkenswerte Behauptung aufgestellt, daß der chemisch reine Äther nicht narkotisch wirke, daß vielmehr die narkotische Wirkung auf den „Ketonen" beruhe. Ein Gemisch dieser gereinigten Ketone bezeichnet er als Ethanesal. Das Ethanesal soll, gemischt mit Chloroform, eine ideale Narkose ergeben. Eingeleitet wird nach BOYLE die Narkose mit einem Gemisch von N_2O_2 und Sauerstoff (1:10), dann wird sie mit Ethanesal und Chloroform zu gleichen Teilen vertieft, um dann wieder mit N_2O_2 und Sauerstoff weitergeführt zu werden. Als Vorzüge des Verfahrens werden hervorgehoben: rasches Erwachen und geringe Nachwirkung.

von HALSEY, CHAPMANN, REYNOLDS und COOK wird Propylen empfohlen, dessen narkotische Wirkung die des Äthylen erheblich übertreffen soll.

DRUSMANN rät besonders bei empfindlichen Kindern die Narkose zunächst mit einigen Tropfen kölnischen Wassers zu beginnen und dann erst das Narkoticum zu verwenden.

Die Tatsache, daß auch bei Anwendung der verschiedenen Intubationsmethoden der Inhalationsnarkose bei Eingriffen an Nase, Mund, Rachen und Larynx erhebliche Nachteile anhaften, hat zur Empfehlung von Allgemeinnarkosen geführt, die das Narkoticum auf anderem Wege einverleiben. So die von KÜMMELL schon 1895 empfohlene intravenöse Äthernarkose. Die Injektion der 5%igen Äther-Kochsalzmischung erfolgt in der Regel in die Vena mediana cubiti. 100—300 ccm der Ätherlösung genügen zur Erzielung der nötigen Narkosentiefe. Abgesehen von den bei Eingriffen an den oberen Luftwegen selbstverständlichen Vorzügen des Verfahrens sind die geringen Nachwirkungen bei dieser Narkose hervorzuheben.

Auch die rektale oder Kolonnarkose, die schon früh von PIROGOFF und ROUX angewandt, dann wieder verlassen, später vor allem von ARND, und besonders in Amerika und Frankreich wieder aufgenommen wurde, eignet sich zur Erzielung einer Allgemeinnarkose für Operationen in Nase, Mund, Rachen und Kehlkopf. Der Äther wird entweder in einer Kochsalzlösung 5%ig, oder in Oliven- oder sonstigem Öl gelöst (nach GATHMEY 93,30 g Äther + 62,20 g Öl), in das Rectum eingegossen. Nötigenfalls kann ein Teil der Flüssigkeit durch

Einführung eines Rohres wieder entfernt werden. Die erforderliche Narkosentiefe soll rasch eintreten, die Narkose tief und anhaltend sein. Erhebliche Schädigungen sollen nicht beobachtet worden sein.

Besonders zur Abschwächung des Exzitationsstadiums, ebenso wie zur
Verminderung der erforderlichen Menge Narkoticums bei der Inhalations- intra-
venösen- und der Intrarectal-Narkose ist die subcutane Applikation von
Morphium, Pantopon und Skopolamin u. a. anempfohlen und heute wohl all-
gemein anerkannt. Morphium findet dabei in Dosen von 0,01 bis 0,02 g,
Pantopon in solchen von 0,02 g Anwendung.

Zur Erzielung des sog. „Dämmerschlafes", der sowohl als alleinige Form
der Narkose, wie auch als Teilkomponente einer kombinierten Allgemeinnarkose,
oder aber zur Ergänzung der Lokalanästhesie dienen kann, verwendet man eine
Mischung von Morphium bzw. Pantopon und Skopolamin. Man gibt in Pausen
von je einer Stunde je 1 cg Morphium, gemischt mit 3 dmg Skopolamin subcutan
zwei- oder dreimal, derart, daß die letzte Dosis — d. h. je nachdem die zweite
oder dritte Spritze — eine halbe Stunde vor Beginn der Operation injiziert wird.
Dieser Dämmerschlaf eignet sich besonders in Verbindung mit lokaler Anästhesie
zur Anwendung der Schwebelaryngoskopie, oder in Verbindung mit Infiltrations-
und Leitungsanästhesie zur Vornahme größerer chirurgischer Eingriffe am
Halse usw.

Als alleinige Methode zur Herbeiführung einer tiefen Narkose eignet sich der
Morphium-Skopolamindämmerschlaf, wie er von Korff, Bloch u. a. angewandt
und empfohlen wurde, nicht, da er höhere als die angegebenen Dosen erfordert
und damit nicht unwesentliche Gefahren mit sich bringt. Die Mischung von
Morphium, bzw. Pantopon in der angegebenen oder in ähnlichen Dosen, läßt
sich steril zur Injektion in Ampullen einschmelzen und ist in dieser Form auch
im Handel erhältlich.

Allen bisher erörterten Narkoticis gemeinsam ist die nur graduell verschiedene
und je nach ihrer besonderen Affinität differente Organe oder Organabschnitte
besonders stark belastende Giftigkeit. Beruht doch eben die betäubende Wirkung
auf einer freilich reversiblen Giftwirkung auf die Nervensubstanz im allgemeinen
und die graue Substanz des Großhirn im besonderen. Bei der Abwägung der
Vor- und Nachteile der einzelnen Narkotica spielt neben anderen stets die Frage
ihrer Giftigkeit und das Verhältnis dieser zur narkotischen Wirkung eine
beherrschende Rolle. Je relativ intensiver die betäubende Wirkung eines Narkoticums und je relativ geringer dabei seine toxische Wirkung ist, desto geeigneter
erscheint es zur Narkose, sofern nicht anderweitige Nachteile es unbrauchbar
erscheinen lassen. Das erstrebenswerte Ziel liegt deshalb bei einem Mittel,
das relativ höchste Narkosenwirkung mit geringster Giftwirkung vereinigt.
Hier sind natürliche Grenzen gezogen, die niemals überschritten werden können.

Einen anderen, anscheinend erfolgreichen Weg hat H. Wieland mit seinen
am Straubschen Institut durchgeführten Untersuchungen über die narkotische
Wirkung des Acetylen betreten.

Wieland hat gezeigt, daß durch Stickoxydul nur solche Lebensvorgänge
beeinflußt werden, die von der Gegenwart des Sauerstoffs abhängen. Darin
liegt ein prinzipieller Unterschied gegenüber den eigentlichen Narkoticis, die die
Funktion der Zellen lähmen, gleichviel, ob aerob oder anaerob. Intensiver noch
als die Wirkung des Stickoxydul fand Wieland im Experiment die des Acetylen
bei analoger Art der Einwirkung, nämlich eben der Oxydationshemmung.
Beide Mittel sind sehr wasserlöslich, was eine sehr rasche Anreicherung im Blut
und den Geweben ermöglicht. Vor dem Stickoxydul hat aber das Acetylen
den Vorzug, daß es auch bei Gegenwart von Sauerstoff wirksam wird. Während
also das Stickoxydul nur zu kurzdauernden Rauschnarkosen Anwendung finden

kann, weil sonst Erstickunggefahr eintritt, kann mit Acetylen auch eine tiefe Narkose erzielt und erhalten werden. Die Beseitigung des Acetylen aus dem Organismus bringt den narkoseähnlichen Zustand rasch wieder zum Schwinden.

Die experimentellen Ergebnisse von WIELAND hat GAUSS zur klinischen Methode erweitert. Er konstruierte einen, dem ROTH-DRÄGERschen Apparat nachgebildeteten Acetylen-Narkosenapparat und erzielte damit gute Narkosen. Der unangenehme Geruch des Acetylen beruht auf Verunreinigung und kann beseitigt werden. Das gereinigte Präparat führt die Bezeichnung „Narcylen".

Die Nachwirkungen der Narcylennarkose sind gleich null. Versuche mit dieser prinzipiell neuen Form der Allgemeinnarkose auch bei Eingriffe im Bereiche der oberen Luftwege erscheinen sehr empfehlenswert. Schwierigkeiten kann hier nur der absolut exakte luftdichte Abschluß der Maske, bzw. des Tubagerohres verursachen. Dieser Abschluß ist zur Erzielung der Narkose notwendig, weil sonst nicht die erforderliche Acetylenkonzentration (etwa 70—80 %) erreicht wird. Der dichte Abschluß macht schon im Gesicht bei mageren Personen Schwierigkeiten. Bei Verwendung der KUHNschen peroralen Intubation ließe sich der Abschluß wohl ziemlich einfach so erzielen, daß man den Larynxteil des Tubagerohres mit einer der TRENDELENBURGschen Tamponkanüle analogen Vorrichtung versähe. Um den Zustand der tamponierenden Gummihülse dauernd kontrollieren zu können, müßte ebenso, wie wir das schon von der TRENDELENBURG-Kanüle kennen, eine Verbindung mit einem außen sichtbaren kleinen Gummiballon, in dem der gleiche Druckzustand wie in der tamponierenden Gummihülse herrschte, hergestellt werden. Leider hatte ich bisher noch keine Gelegenheit, diesen von mir gemachten Vorschlag praktisch zu erproben.

Die Narcylennarkose wird von verschiedener Seite bei Nachprüfung als brauchbar befunden. Nach PHILIPP bedarf es zu Laparotomien allerdings der Beihilfe von Morphium und Scopolamin. Nach ihm soll die Gerinnungsfähigkeit des Blutes herabgesetzt und damit die Blutung verstärkt werden. Schädigungen sah er nie. Überdosierung hält er praktisch für kaum möglich. Ähnliche Vorzüge betont KURTZAHN.

Nach AMIOT und HERMET muß der starke Speichelfluß bei Narcylennarkose mit Atropin oder Scopolamin bekämpft werden. Auch bei Erschlaffung der übrigen Muskulatur soll, was für Eingriffe an den oberen Luftwegen wichtig sein kann, oft noch ein Trismus der Kaumuskulatur bestehen bleiben. Gegenüber dem Stickoxydul wird auf den Vorzug tieferer und sicherer Narkose hingewiesen. Für Rauschnarkosen soll Narcylen ungefährlicher sein als Chloräthyl. Gegenüber diesem, sowie gegenüber Äther und Chloroform wird noch auf den Vorteil hingewiesen, daß die Funktionen der Medulla viel länger intakt bleiben. Die Blutung soll angeblich nicht verstärkt sein, eine Angabe, die der oben erwähnten Meinung PHILIPPS widerspricht. Analgesie soll sehr rasch eintreten. Diese letztere Tatsache ist auch von BEHREND und MAIER aus der GAUSSschen Klinik betont worden. Die Analgesie bei erhaltenem Bewußtsein tritt bei einer Konzentration von 25% bereits auf. Durch Steigerung der Konzentration kann jederzeit zur vollen Betäubung übergegangen werden. Bei Acetylen- und Narcylennarkose ist stets das Moment hoher Feuergefährlichkeit in Rücksicht zu ziehen.

KURTZAHN und TEICHERT haben über günstige Ergebnisse ihrer Versuche mit Narcylenbetäubung in der Chirurgie berichtet.

Abgesehen von der Ungefährlichkeit dieser Narkose kann auch noch die Schnelligkeit, mit der Bewußtsein und Schmerzempfindung schwinden und nach Aussetzen der Acetylenzufuhr zurückkehren, hervorgehoben werden.

Als gutes Hilfsmittel zur Narkose empfiehlt für chirurgische Eingriffe Drevermann den von Eckstein und Rominger in der Pädiatrie eingeführten Hedonalschlaf. Eckstein und Rominger konnten zeigen, daß das Hedonal (in Dosen von 0,5—1,0 g) ein zuverlässiges Schlafmittel ist, dem eine erregende Wirkung auf das Atmungszentrum zukommt. Es ist dem Methan und dem Medinal überlegen und vollkommen ungefährlich. In den ersten 6—7 Lebenswochen genügt der Hedonalschlaf nach Drevermann auch für Bauchoperationen. Im späteren Alter muß er durch Lokalanästhesie ergänzt werden. Das Hedonal wird als Klysma in 30 ccm Haferschleim appliziert, und zwar erhalten Kinder bis zu 3 Monaten 0,75—1,0 g, Kinder bis 18 Monate 1,0—1,5 g. Durch Zusammendrücken der Gesäßbacken während 10 Minuten wird eine Dejektion verhindert. Die größte Schlaftiefe wird nach $1^1/_2$ Stunden erreicht. Diese Zeit ist die geeignetste zum Beginn des Eingriffes. Ich habe mich von der Brauchbarkeit des Hedonalschlafes auch bei Eingriffen am Ohr selbst überzeugt und kann ihn empfehlen. Für Eingriffe an den Luftwegen scheint er nach den bisherigen Erfahrungen weniger geeignet. Die erwähnte erregende Wirkung auf das Atmungszentrum, kombiniert mit dem schlaferzeugenden Effekt, hat mich veranlaßt, den Hedonalschlaf auch bei Kindern mit Larynxstenose anzuwenden. Tatsächlich gelang es mir damit auch, bei einem 7 Monate alten Kinde, das nach Fremdkörperextraktion eine bedrohliche Stenose zeigte, die kritischen Anfälle von Dyspnoe zu mildern und auf diese Weise die scheinbar unvermeidliche Tracheotomie zu umgehen. Ich kann deshalb den Hedonalschlaf für derartige Zwecke warm empfehlen.

B. Lokalanästhesie.

In der Rhino-Laryngologie spielt die Lokalanästhesie eine so große, ja dominierende Rolle, daß für sie eine besonders eingehende Besprechung notwendig ist. Der Bereich der örtlichen Betäubung ist auch heute noch in Erweiterung begriffen. Leichte Rückschläge sind durch Verbesserung der Methoden immer ausgeglichen worden.

Insbesondere das Problem des Ersatzes des teuren und giftigen Cocain beschäftigt die Geister immer aufs neue. Hier befindet sich noch alles im Fluß und der gegenwärtige Zeitpunkt erscheint nicht sehr geeignet für eine abschließende Beurteilung, weil zahlreiche neue, noch wenig erprobte Mittel aufgetaucht sind, die zwar in pharmakologischer Hinsicht sehr günstig beurteilt wurden, über deren klinische Brauchbarkeit aber bis jetzt ausreichende Erfahrungen noch nicht vorliegen.

Pharmakologisches.

Gros hat nachgewiesen, daß das Anästhesierungsvermögen vieler Lokalanaesthetica, z. B. des Novocain verstärkt wird, wenn die Lösung leicht alkalisch ist. Die Lähmung des Nerven wird also nicht durch das neutrale Salz, sondern durch die freie Alkaloidbase hervorgerufen. Ob allerdings die Hydrolyse der Alkaloidsalze der einzige wirksame Faktor ist, ob nicht daneben Veränderungen der Zellkolloide im Sinne der Quellung (Hydradation) mit Steigerung der Permeabilität eine Rolle spielen, ist nach Kochmann noch nicht sicher festgestellt.

Gros und Gottlieb haben ferner zeigen können, daß die Alkaloidbasen der Lokalanaesthetica in Lipoiden löslich sind und ihre Wirkungsstärke vom Teilungskoeffizienten (in Wasser und Lipoiden) abhängig ist. Somit trifft die Hans Meyer-Overtonsche Narkosetheorie auch für die Lokalanaesthetica zu. Nach KOCHMANN ist die Lipoidlöslichkeit der Lokalanaesthetica nicht Ursache, sondern nur Vorbedingung der Narkose. Er nimmt an, daß es sich bei der Lokalanästhesie wie bei der Narkose um reversible Zustandsänderungen der am Aufbau der peripheren Nerven beteiligten Kolloide handle.

Lokalanästhesierende Wirkung kann auf dreierlei Weise herbeigeführt werden:

1. Durch physikalische Einwirkung auf den Nerven. Hierher gehört der Druck (ESMARCHsche Blutleere) und Einwirkung differenter Temperatur (Kälteanästhesie). Beide spielen für die Rhino-Laryngologie für sich allein keine Rolle.

2. Durch physiko-chemische Einwirkung auf den Nerven, z. B. durch stark anisotonische Lösungen. Auch diese Möglichkeit kommt praktisch nicht in Betracht, um so mehr, da ihr starke Gefahren im Sinne der Gewebsschädigung anhaften.

3. Endlich durch chemische Einwirkung auf den Nerven. Dieses letzten Weges bedient sich die Pharmakologie und die praktische Medizin in erster Linie, die Rhino-Laryngologie so gut wie ausschließlich.

Es stehen hierzu eine große Anzahl von Präparaten zur Verfügung, unter denen allerdings auch heute noch das Blättercocain zur Oberflächenanästhesie, das Novocain bis in die neueste Zeit zur Infiltrations- und Leitungsanästhesie alle Konkurrenten übertrafen.

Unter Oberflächenanästhesie versteht man die Aufnahme eines in Substanz oder Lösung (wäßrig, ölig usw.) auf eine resorbierende Gewebsfläche gebrachten Lokalanaestheticums in das Gewebe.

Dieser Vorgang ist nur bei resorbierenden Flächen, also bei intakter Schleimhaut oder bei granulierender Wundfläche möglich. Die intakte Epidermis resorbiert anästhesierende Mittel praktisch nicht. Bei der Resorption kommt das Anaestheticum mit den Nervenendigungen und mit kleinen Nervenstämmchen in Berührung und geht mit den Zellen eine reversible chemische Verbindung ein, die zur vorübergehenden Lähmung der Nerven führt.

Bei der Infiltrationsanästhesie wird das Lokalanaestheticum in Lösungen in das Gewebe eingespritzt. Auf diese Weise wird das Anaestheticum auch durch nicht resorbierende Oberflächenschichten (Epidermis) an den Nerven herangebracht.

Erfolgt die Injektion unter Druck so kommt der Druck nach dem oben gesagten, als anämisierendes und an sich anästhesierendes Moment hinzu. Bei der Infiltration werden, zumal wenn nicht nur intracutan injiziert wird, stets nicht nur Nervenendigungen, sondern auch Nervenstämme getroffen. Wir haben damit den Übergang zur *Leitungsanästhesie*, die bezweckt, mit höher konzentrierten Lösungen des Anaestheticum als sie zur Infiltration erforderlich sind, den Stamm des Nerven zu treffen und seine Leitungsfähigkeit zu unterbrechen. Wird nun in die unmittelbare Umgebung des Nerven injiziert, so spricht man von perineuraler, wird in die Nervenscheide selbst eingespritzt, von endoneuraler Injektion.

Ob die Mittel, die sich zur Oberflächenanästhesie besonders eignen, wie das Blättercocain, tatsächlich in einem gewissen Gegensatz zu den sich vorwiegend bei der Infiltrationsanästhesie bewährenden Präparaten stehen, wie das von FROMHERZ u. a. angenommen wird, ist nicht ganz sicher. Das Verhalten des Novocains spricht jedenfalls in diesem Sinne, denn es erweist sich als ausgezeichnetes Infiltrationsanaestheticum, ist aber für sich allein zur Oberflächenanästhesie wenig brauchbar.

Die Wirkung eines Lokalanaestheticums ist desto größer, je höher die Konzentration ist, in der das Medikament an die Zelle herangebracht wird. Dabei steigt der Effekt nicht proportional der Konzentrationssteigerung, sondern wesentlich schneller.

Die natürliche Grenze der Konzentrationssteigerung liegt in der Vergiftungsgefahr. Nicht der Vergiftung an Ort und Stelle, sondern der des Gesamtorganismus, speziell des Zentralnervensystems. Maßgebend dabei ist das Maximum der Konzentration des Medikamentes im Blute. Und zwar genügt ein kurzer Moment zum Übertritt des Giftes aus der Blutbahn zu den Zentren. Die gefahrbringende Konzentration braucht also nur ganz kurze Zeit in dem das Zentralnervensystem durchströmenden Blute vorhanden gewesen sein.

Die Forderung, die sich hieraus ergibt, ist in erster Linie die, daß bei der Lokalanästhesie das Anaestheticum nach Möglichkeit am Orte der Anwendung festgehalten wird. Abschnürung eignet sich hierfür zwar an den Extremitäten usw., ist aber in der Rhino-Laryngologie praktisch nicht anwendbar. In dem von BRAUN in die Lokalanästhesie eingeführten Suprarenin (Adrenalin, Tonogen usw. usw.) der wirksamen Nebennierensubstanz also in natürlichen oder synthetischen Präparaten besitzen wir heute Mittel, die es uns ohne weiteres ermöglichen, der Forderung des Festhaltens des Lokalanaestheticum am Orte der Anwendung weitgehend gerecht zu werden. Die gefäßverengernde Wirkung der Nebennierenextrakte hemmt die Zirkulation, erschwert den Abtransport des Lokalanaestheticum, setzt damit die Gefahr der Vergiftung wesentlich herab und verlängert die Dauer der Anästhesie.

Stark entzündetes, hyperämisches Gewebe spricht allerdings auf die Adrenalinwirkung schlecht an und ist deshalb sehr viel schwerer zu anästhesieren. Hierbei fällt die ebenfalls anämisierende Wirkung, die dem Cocain im Gegensatz zu fast allen Ersatzmitteln eigen ist, gegenüber den so gut wie stets hyperämisierenden Ersatzmitteln schwer ins Gewicht.

Das Cocain wird aus den Blättern von Erythroxylon Coca gewonnen. Das Alkaloid zerfällt beim Kochen mit Säuren in Egonin, Benzoesäure und Methylalkohol, eine Tatsache, die für die Synthese von Bedeutung ist. Das Cocain ist imstande, *alle* Nerven zu lähmen, sofern es in genügender Konzentration mit ihnen in Berührung gebracht wird, jedoch ist die erforderliche Konzentration für die verschiedenen Nervenarten (sensible, sensorische, motorische, sympathische, parasympathische) eine sehr differente, für motorische Nerven jedenfalls viel höher als für sensible.

Nach FROMHERZ eignen sich zur Oberflächenanästhesie vor allem Präparate, die durch geringe Resorbierbarkeit, bzw. Adsorbierbarkeit an die Gewebskolloide von der Schleimhaut aus nur *langsam* in den Kreislauf gelangen, so daß toxische Allgemeinerscheinungen nicht leicht zustande kommen. Wenn auch in neuester Zeit das Psicain (WILLSTÄDTER-GOTTLIEB) und das Tutocain (SCHULEMANN), wie später noch zu zeigen sein wird, als vielversprechende synthetische Präparate zur Einführung in die Rhinolaryngologie gelangt sind, so steht zunächst doch noch das Blättercocain in der Praxis des Rhino-Laryngologen an erster Stelle. Jedenfalls ist im gegenwärtigen Augenblick noch nicht zu übersehen, ob diese Mittel die Monopolstellung des Blättercocain endgültig beseitigen werden, wenn auch die neuesten Arbeiten in diesem Sinne zu sprechen scheinen.

Die Kombination von Nebennierenpräparaten mit Cocain bedeutet einerseits eine selbstverständliche Steigerung der gefäßverengenden Wirkung, da ja beide Mittel vasokonstringierend wirken, während bei der Mischung fast aller übrigen Anaesthetica mit Adrenalin dessen Gefäßwirkung beeinträchtigt wird. Klinisch ist nun fraglos auch eine Steigerung der anästhesierenden Wirkung bei der Vereinigung von Adrenalin und Cocain nachweisbar. Nach den Angaben von BRAUN steigert die Anwesenheit von Adrenalin die Wirksamkeit der

Lokalanaesthetica, also auch die des Cocains. Kommt es zur Resorption, so soll die Giftwirkung des Cocains durch Adrenalin nicht nur zeitlich verzögert, sondern auch absolut vermindert werden. Nach FRÖHLICH und LÖWI steigert aber andererseits das resorbierte Cocain die Empfindlichkeit des motorischen Sympathicusapparates gegenüber dem Adrenalin erheblich.

Eine geringere Wirkungssteigerung durch das resorbierte Cocain (oder Novocain und Alypin) soll durch das Adrenalon hervorgerufen werden, weshalb STERNBERG dies Präparat empfohlen hat. Adrenalon ist Methyl-amino-aceto-brenzkatechin, auch unter dem Namen Ketonbase bekannt.

Ein großer Teil der die anästhesierende Kraft des Cocains und die Anästhesiedauer steigernden Wirkung des Adrenalinzusatzes ist durch die verstärkte Gefäßwirkung ohne weiteres gegeben. Das Cocain wird dadurch an Ort und Stelle festgehalten, es tritt also eine gewisse Kumulierung seiner Wirkung ein. Außerdem bedingt der verzögerte Abtransport eine Verlängerung der Wirkungsdauer.

Bezüglich der Dosierung in der Praxis schwanken die Angaben. Manche setzen nur 1—3 Tropfen Adrenalin 1 : 1000 zu 1 ccm Cocainlösung hinzu, andere gehen bis zur gleichen Adrenalinmenge, d. h. also auf 1 ccm Cocainlösung 1 ccm Adrenalinlösung. Dabei ist zu beachten, daß Zusatz größerer Mengen von Adrenalinlösung die Konzentration der Cocainlösung entsprechend herabsetzt. Die Zusammensetzung der Höchster Novocain-Suprarenintabletten ist bekannt.

Die anämisierende Wirkung des Cocains kann praktisch in vereinzelten Fällen, bei denen sie zu starken Schrumpfungen der Gewebe führt, auch einmal unerwünscht sein, doch handelt es sich hier stets um Ausnahmen. Die meist sehr störende hyperämisierende Eigenschaft fast aller Ersatzpräparate ist keineswegs immer und restlos durch Nebennierenpräparate auszugleichen. Überdies darf auch die schädigende Wirkung reichlicher Adrenalingaben auf das Oberflächenepithel, sowohl bei der Oberflächenanästhesie, als auch auf die Gefäße bei der Infiltration, nicht einfach vernachlässigt werden. Praktisch sind die verschiedenen Nebennierenpräparate annähernd gleichwertig, und wenn hier von Adrenalin oder Suprarenin die Rede ist, so sind immer die übrigen Nebennierenpräparate ebenfalls gemeint.

Die relativ große Labilität der Nebennierenextrakte ist bekannt. In der Kombination mit dem Cocain tritt wegen dessen eigener gefäßverengernder Eigenschaft das Versagen der Nebennierenpräparate oft nicht so deutlich hervor. Viel leichter erkennt man die Unwirksamkeit der Nebennierenextrakte, wie sie u. a. durch Oxydationsprozesse hervorgerufen wird, bei der Infiltrationsanästhesie oder bei der Verwertung hyperämisierender Oberflächenanaesthetica. Nicht allgemein bekannt und oft übersehen ist die Tatsache, daß auch geringste Beimengungen von Alkali die Adrenalinwirkung beeinträchtigt. ELIAS und J. M. MÜLLER u. a. haben darauf hingewiesen, daß Auskochen der Spritzen und Instrumente (Glasschalen usw.) in Sodalösung genügt, um solche Schädigungen der Adrenalinwirkung zu verursachen.

Bei Kindern muß man mit Cocain überhaupt, ganz besonders aber mit hochkonzentrierten Lösungen, sehr vorsichtig sein, bzw. sie am besten ganz vermeiden. Es sind verschiedene Todesfälle, so u. a. von CH. JACKSON, beobachtet worden. Die Lokalanästhesie kommt bei kleinen Kindern ohnehin nur verhältnismäßig wenig in Betracht. Man wird sich vorsichtshalber dabei eines ungiftigeren Mittels bedienen.

In einzelnen besonders gearteten Fällen habe ich übrigens auch bei kleinen Kindern 10%ige Cocainlösungen in geringen Mengen angewendet, ohne Schädigungen zu sehen. Es ist somit die angenommene hohe Empfindlichkeit der Kinder sicher keine allgemeine und es kann immerhin vermutet werden, daß in den mitgeteilten Unglücksfällen doch besondere Umstände wirksam waren.

Das Cocain ist, abgesehen von der in der Regel verwandten Lösung verschiedener Konzentration, auch von Freer in Substanz und seinerzeit von Stein als Cocainum purum in Form von Salbe empfohlen worden, doch haben beide Verfahren anscheinend wenig Nachahmung gefunden.

Ich betrachte es nicht als meine Aufgabe, die zahlreichen seit langem, zum Teil auch schon vor dem Kriege genau bekannten Ersatzpräparate im einzelnen anzuführen, vielmehr weise ich vor allem auf die während und nach dem Kriege aufgetauchten Erzeugnisse hin, die ich zum Teil auf ihren Wert zu prüfen selbst Gelegenheit hatte.

Braun hat bekanntlich die Forderungen, die an ein Ersatzpräparat gegenüber den herrschenden Oberflächen- und Injektionsanaesthetica zu stellen sind, folgendermaßen formuliert:

1. Das Mittel muß im Verhältnis zu seiner anästhesierenden Kraft weniger giftig sein als das zu ersetzende Präparat, wobei die absolut geringere Giftigkeit nicht genügt, wenn nicht die anästhesierende Kraft der des alten Mittels gleich ist oder sie übertrifft.

2. Das Mittel darf in keiner Weise gewebsreizend wirken.

3. Es muß wasserlöslich und in wäßriger Lösung einigermaßen beständig sein und muß sich in einfacher Weise sterilisieren lassen.

4. Es muß sich mit Suprarenin kombinieren lassen.

Von einem Oberflächenanaestheticum muß überdies verlangt werden, daß es fähig ist, rasch in die Schleimhaut einzudringen.

Das vielgenannte Alypin ist tatsächlich weniger giftig als Cocain, doch wird diese Giftigkeit, wie Ritter, Proskauer, Schroeder, Uffenorde u. a. dargetan haben, vielfach doch unterschätzt. Dem Vorzug der geringeren Giftigkeit steht der Nachteil der nicht unerheblich schwächeren anästhesierenden Wirkung und des verzögerten Eintritts der Anästhesie gegenüber. Die hyperämisierende Eigenschaft, die das Alypin mit so gut wie allen Ersatzpräparaten teilt, kann gelegentlich auch einmal mit Vorteil verwendet werden. Sie ist im allgemeinen mit Adrenalin gut ausgleichbar. Das Alypin stellt also trotz dieser Nachteile ein zwar im großen und ganzen das Cocain keineswegs ersetzendes Präparat dar, das aber doch in Einzelfällen, z. B. bei Kindern, bei cocainempfindlichen Patienten und da, wo eine zu weitgehende Schrumpfung des Gewebes unerwünscht ist, mit Vorteil Verwendung finden wird.

In Amerika wird nach einer Bemerkung von O. T. Freer das Alypin unter einem anderen, mir nicht bekannten Namen nachgeahmt.

Das Novocain, dessen große Bedeutung als Infiltrationsanaestheticum unbestritten ist, hat in unseren Versuchen als Oberflächenanaestheticum vollkommen versagt. Auch mit 30%iger Lösung gelang es nicht, im Larynx eine ausreichende Anästhesie und Areflexie zu erzielen. Erfahrungen, die mit denen zahlreicher anderer Kliniker durchaus übereinstimmen und sich mit den Darlegungen von Fromherz im Einklang befinden. Härtel führt diese Unbrauchbarkeit des Novocains als Oberflächenanaestheticum auf seine Unfähigkeit, die Schleimhaut rasch zu durchdringen, zurück. Vermutlich beruht sie aber hauptsächlich auf der von Fromherz betonten raschen Reversibilität der Novocainwirkung.

Die Höchster Farbwerke stellten uns nach dem Kriege unter der Bezeichnung „1237" ein synthetisches Präparat — einen substituierten Oxybuttersäureester — zur Verfügung, das nach den Untersuchungen von Fromherz sowohl als Oberflächenanaestheticum dem Cocain als auch als Infiltrationsanaestheticum dem Novocain vielfach überlegen war. Wir stellten klinisch fest, daß eine 10%ige Lösung des Präparates die Wirksamkeit einer 20%igen Cocainlösung in den meisten Fällen tatsächlich erreichte. Toxische Wirkungen sahen wir nie. Sie sollen nach Mitteilung der Firma andernorts beobachtet worden sein. Ein früherer

Assistent unserer Klinik verwendete das Präparat jahrelang erfolgreich in seiner ausgedehnten Praxis und zog es dem Cocain vor. Zur Infiltration haben wir das Präparat nie herangezogen. Als Nachteil muß auch für dieses Ersatzmittel die hyperämisierende Wirkung hervorgehoben werden, die allerdings in allen Fällen durch Adrenalin gut ausgleichbar war. Ich sah in dem Präparat einen nahezu vollwertigen Ersatz für das Cocain, doch war die Firma aus besonderen Gründen, die sachlich mit der Brauchbarkeit des Mittels und seiner wahrscheinlichen Rentabilität nichts zu tun hatten, nicht zu bewegen, die Fabrikation fortzusetzen.

Ein zweites, mir später von Höchst unter anderer Bezeichnung überlassenes Präparat blieb in seiner anästhesierenden Wirkung wesentlich hinter dem oben genannten zurück, verursachte bisweilen auch eine mit Adrenalin nicht mehr recht ausgleichbare Hyperämie, so daß es dem Präparat 1237 nicht als gleichwertig bezeichnet werden konnte und als Cocainersatz nicht ernsthaft in Frage kam.

Schon bevor ich dieser meiner Auffassung Ausdruck gegeben hatte, erhielt ich die Mitteilung, daß die Farbwerke die Fabrikation dieses Präparates ebenfalls ausgesetzt hatten.

Ich habe sodann das mir von den *Farbwerken vorm. Bayer*, Leverkusen, zur Erprobung überlassene „Apocain" auf seinen Wert als Oberflächenanaestheticum in klinischem Sinne geprüft. Das Ergebnis war kein besonders befriedigendes. Relativ häufige, unerklärliche Versager und eine meist sehr hochgradige hyperämisierende Wirkung ließen das Präparat als Cocainersatz wenig aussichtsreich erscheinen.

Über die Bedeutung des Apocains als Infiltrationsanaestheticum besitze ich, um das hier vorweg zu nehmen, keine eigenen Erfahrungen; soweit ich orientiert bin, ist nicht beabsichtigt, das Apocain in der mir damals zur Verfügung gestellten Form in den Handel zu bringen.

Wir haben auch das Eufin, das jetzt in der zahnärztlichen Praxis mehrfach Anwendung gefunden hat, geprüft. Als Oberflächenanaestheticum hat es sich nicht recht bewährt.

Das Tropacocain hat bekanntlich nicht die gefäßverengernde Wirkung des Cocains. Es ist wohl im allgemeinen aus der rhino-laryngologischen Praxis seiner Gefährlichkeit wegen wieder vollkommen verschwunden.

Das Acoin (Heyden) ist von Hirsch als Universalanaestheticum von angeblich vollkommener Ungiftigkeit empfohlen worden. Es scheint aber nicht, daß diese Auffassung sich anderweitig Bahn gebrochen hat.

Braun nennt als einzigen Vorzug des Präparates die lange Dauer der Anästhesie. Durch Einführung des Suprarenin ist dieser einzige Vorteil aber mehr als ausgeglichen, so daß Braun das Acoin als obsolet für die operative Lokalanästhesie bezeichnet. Zu einer richtigen Daueranästhesie reicht aber die nur stundenlang anhaltende Acoinwirkung doch auch wieder nicht aus.

Br. Alexander hat auf die anästhesierende Wirkung des Coffeins hingewiesen. $10^0/_0$iger Kaffeeinfusion wies gleiche Wirkung auf wie $1^0/_0$ige Cocainlösung.

Von Bulson ist das Butyn (para-amino-benzoyl-gamma-di-n-butyl-amino-propanylsulfat) an Ratten erprobt worden. Es soll $2^1/_2$ mal so giftig sein wie Cocain, aber bereits in $1—5^0/_0$ige Lösung ausreichende Wirkung haben. Das Präparat ist auskochbar. Toxische Erscheinungen wurden bei den therapeutisch wirksamen Konzentrationen nicht beobachtet. Hill hält das Butyn in der Praxis für im allgemeinen nicht ausreichend konstant in seiner Wirksamkeit und beschränkt daher die Infiltration auf solche Fälle, bei denen Cocain aus irgendwelchen Gründen nicht angewendet werden kann.

Bonain nimmt das 25jährige Jubiläum der Einführung der nach ihm benannten anästhesierenden Mischung zum Anlaß, auf deren Wert erneut hinzuweisen. Die Zusammensetzung der Lösung, die aus gleichen Teilen Cocain. hydrochlor., Menthol und Phenol besteht, ist bekannt. Als besondere Vorzüge hebt Bonain die unbegrenzte Haltbarkeit, die Unlöslichkeit in Wasser und die dadurch bedingte Ungiftigkeit, ihre Wirkung auch auf entzündliches Gewebe, die lange Dauer und den hohen Grad der Anästhesie hervor. Sofern nur das zugesetzte Phenol rein sei, wirke die Lösung nicht ätzend. P. Heymann sah von diesem Gemisch keinen Vorteil vor den bei uns üblichen Lösungen.

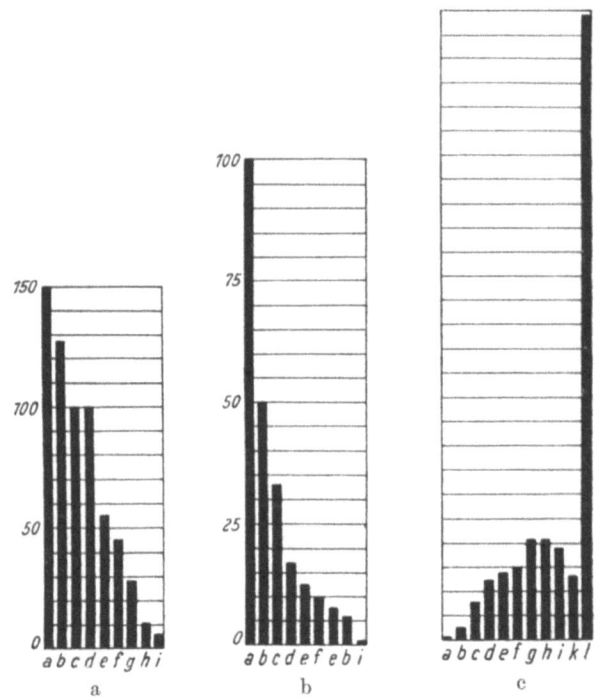

Abb. 4a. Graphische Darstellung der anästhetischen Kraft, Cocain = 100.
a Holocain. b Acoin. c Cocain. d Tropacocain. e Stovain. f β-Eucain. g Novocain. h Alypin. i Kaliumsulfat.

Abb. 4b. Graphische Darstellung der Toxizität im Verhältnis zu Cocain = 100.
a Cocain. b Holocain. c Alypin. d Acoin. e Tropacocain. f Stovain. g β-Eucain. h Novocain. i Kaliumsulfat.

Abb. 4c. Graphische Darstellung des Wertes W.
a Alypin. b Cocain. c Holocain. d Novocain. e β-Eucain. f Stovain. g Acoin. h Tropacocain. i Kaliumsulfat. k Stovain + Kaliumsulfat. l Novocain + Kaliumsulfat.

Nach *Freudenthal* (New York) soll die Zugabe von Carbolsäure zur Cocainlösung weder deren Giftigkeit verringern, noch ihre anästhesierende Wirkung steigern.

Diese Angaben bedürfen nun aber anscheinend doch einer Revision, denn nachdem schon Caesar Hirsch der von ihnen angegebenen Cocain-Caliumsulf.-Lösung Phenol zugesetzt hatte, hat Gehse in einer Arbeit aus dem Kochmannschen Institut nachgewiesen, daß zwar Phenol in $\frac{1}{2}\%$ige oder 0,35%iger Lösung für sich allein keine lokale Anästhesie bedingt, in Verbindung mit Novocain- und Cocainlösung deren anästhesierende Wirkung aber erheblich steigert. Es zeigte sich, daß entweder die Dauer der Anästhesie verlängert wurde, oder daß anästhesierende Lösungen, die für sich allein der geringen Konzentration wegen unwirksam waren, durch den Phenolzusatz wirksam gemacht wurden. Bei Cocain betrug die Wirkungssteigerung das Achtfache.

GEHSE nimmt an, daß die Wirkung einer $2^0/_0$igen Cocainlösung durch den Zusatz einer $^1/_2{}^0/_0$igen Phenollösung in seiner anästhesierenden Kraft derart gesteigert werde, daß sie einer 10—15$^0/_0$igen Cocainlösung ohne Phenolzusatz gleichkomme. Als weitere Vorzüge des Phenolzusatzes hebt GEHSE das Steril-bleiben der Cocainlösung und die schwach saure Reaktion, die Zersetzung der Lösung auch bei Abgabe von Alkali aus der Aufbewahrungsflasche verhindere, hervor.

KOCHMANN vermutet, daß es möglich sein könne, das Novocain durch den Phenolzusatz zu einem brauchbaren Oberflächenanaestheticum zu gestalten.

Diese Annahme konnte ich durch vergleichende Versuche bestätigen. Das Novocain wird durch Phenolzusatz in der Tat zur Oberflächenanästhesie brauchbar. Praktisch wird das allerdings kaum ausnützbar sein, da gegenüber dem Cocain, Psicain und Tutocain die Konzentration der Novocainlösung auch mit Phenolzusatz relativ hoch (8—10$^0/_0$) sein muß.

LAMOIS und MOLIMÉ empfehlen das „Allocaine" in 10$^0/_0$iger Lösung als Oberflächenanaestheticum, GUISEZ das „Atoxodyn", das angeblich im Tier-versuch 10mal ungiftiger ist als jedes andere Oberflächenanaestheticum. Nähere Einzelheiten hierüber bei der Besprechung der Infiltrationsanaesthetica. Unter den Oberflächenanaestheticis muß das auch ja längst bekannte Chininum bimu-riaticum carbamidatum in 1$^0/_0$ige Lösung nach EPHRAIM erwähnt werden, wenn auch seine Anwendung auf ganz bestimmte Gebiete beschränkt erscheint, worauf später noch zurückzukommen sein wird.

Einen Teil der genannten Präparate hat KOCHMANN, gemeinsam mit HOFFMANN, in einer Tabelle zusammengestellt, aus der 1. die Minimal-konzentration, die noch Quaddelanästhesie hervorruft, sodann die tödliche Gabe beim Meerschweinchen pro Kilogramm subcutan angewendet ersichtlich wird.

Die dritte Rubrik zeigt außerdem, ausgedrückt in der Formel W (Wert) $= \dfrac{L}{K}$ das Verhältnis der letalen Dosis (L) zur anästhesierenden Konzentration (K).

Eine weitere Tabelle nach KOCHMANN veranschaulicht die anästhesierende Kraft, den Grad der Giftigkeit und das Verhältnis beider nach der KOCHMANN-schen Formel $W = \dfrac{L}{K}$.

Tabelle I. (Nach HOFFMANN und KOCHMANN.)

Anaestheticum	Minimalkonzentr., die Quaddelanaesthe-sie hervorruft	Tödliche Gabe bei Meerschweinchen pro kg subcutan	$W = \dfrac{L}{K}$
Holocain	0,0625	0,05	8,0
Acoin	0,0730	0,15	21,0
Cocain HCl	0,0940	0,05	2,6
Tropacocain HCl	0,0940	0,2	21,0
Stovain	0,1670	0,25	15,0
β-Eucain lactic.	0,2080	0,3	19,0
Novocain	0,3330	0,4	12,0
Alypin	0,8750	0,075	0,9
Kaliumsulfat	1,5610	3,0	19,0
Novocain+Kaliumsulfat	0,016 Novocain + 0,21 K_2SO_2	0,2 Novocain + 3,0 K_2SO_4	129,0

Unter dem bisher genannten Cocain war stets das Hydrochlorid des links drehenden Cocains gemeint. Zum Unterschied von dem Isomer, dem rechts-drehenden Psicain wird man in Zukunft das linksdrehende Cocain zweck-mäßigerweise als Blättercocain bezeichnen. In neuester Zeit hat nun Brodt, fußend auf den chemischen und pharmakologischen Untersuchungen von Willstätter und Gottlieb, einen neuen Isomeren des Cocains, das rechts-drehende ψ-Cocain auf seine klinische Wertigkeit geprüft. Die pharmako-logischen Experimente von Gottlieb hatten schon gezeigt, daß diese Isomere des Cocains nur halb so giftig war wie das Blättercocain. Klinisch ergaben die Versuche von Brodt, daß eine 5%ige Lösung des Hydrochlorids, des ψ-Cocains, in Nase, Rachen, Larynx- und Oesophagus die gleiche Wirkung wie eine 10%ige Lösung des Blättercocains erzielte. Bessere Ergebnisse noch wurden mit einer 15%igen Lösung des weinsteinsauren Salzes erreicht. Ganz besonders bemerkenswert aber war die Wirkung des neutralen wein-steinsauren Salzes in 20%iger Lösung. Die Anästhesie trat hier außerordentlich rasch ein und war sehr gut. In 1%iger Lösung zeigte sich das ψ-Cocain bei Sep-tumresektion und Tonsillektomie der 2%igen Blättercocainlösung gleichwertig. Nachteilig war nur die auf etwa $^2/_3$ der Wirkungsdauer des Links-Cocains be-schränkte Wirkungsdauer der Anästhesie. Dafür trat die Anästhesie doppelt so schnell ein, und die Dauer dieser Anästhesie war für die Eingriffe vollkommen ausreichend. Die Firma Merck, die dieses Präparat herstellt, und unter dem Namen „Psicain" führt, hat uns auf Wunsch nun ebenfalls Versuchsmengen zur Verfügung gestellt.

Gottlieb vertrat die Anschauung, daß das Psicain bei der langsamen Aufnahme von der Schleimhaut aus die Nachteile des Blättercocain vollkommen vermeide. Auch bei rascher Aufnahme sei die Vergiftungsgefahr wesentlich geringer als bei Cocain. Es genügten des weiteren, wie die Versuche von Gott-lieb zeigten, geringere Konzentrationen des Psicain als des Cocain zur Erreichung des gleichen anästhesierenden Effektes. Den großen Vorzug in der Verwendung des Psicains sieht Gottlieb darin, daß man ohne Gefahr einer Vergiftung durch Resorptionswirkung die bei der Steigerung von Menge und Konzen-tration bei Blättercocain zu fürchten ist, bei Psicain eine Erhöhung der Konzentration vornehmen kann. Einer weiteren Mitteilung des Herrn Geheimrat Gottlieb verdanke ich die Kenntnis des Umstandes, daß das Psicain zwar eine geringe Gefäßerweiterung bewirkt, daß diese aber durch sehr kleine Suprarenin-zusätze schon behoben und ins Gegenteil verwandelt werden soll. Die Kom-bination des Mittels also ebenso günstig sei wie bei dem Blättercocain.

Über weitere klinische Beobachtungen aus der Heidelberger Klinik wird von Brodt und Kümmel berichtet. Nach den dort gemachten Erfahrungen kommt das 5%ige Psicain dem 10%igen Blättercocain, das 10%ige Psicain dem 20%igen Blättercocain gleich. Eine praktisch zur Geltung gelangende Verkürzung der Anästhesiedauer durch den rascheren Abbau in der Leber wurde nicht gesehen. Die Dauer genügte stets für alle Eingriffe. Demnach äußern Brodt und Kümmel sich dahin, daß das Psicain als Oberflächenanaestheticum dem Blätter-cocain weit überlegen und infolge der geringeren Konzentration der Lösungen auch sparsamer als dieses sei. Völker hält das Psicain auch in der Urologie für ein sehr gutes, dem Cocain überlegenes Anaestheticum.

Vergleichende Versuche über die psychische Wirkung des Cocain und Psicain sowohl bei subcutaner (Cocain 0,04—0,05 g, Psicain bis 0,07 g) als bei intra-nasaler (Schnupfpulver 0,04 und 0,05 g) Anwendung, stellten Behringer und Willmanns an. Es zeigten sich beim Cocain die bekannten, in einem Falle bei Anwendung von 0,05 g Cocain bedrohlichen Vergiftungserscheinungen. Bei Psicaingaben bis zu 0,07 g fehlten sie dagegen vollkommen. Vor allem ließ

sich keinerlei Anzeichen der beim Genuß von Blättercocain bekannten Euphorie
nachweisen. Die einzige Erscheinung, die gelegentlich gesehen wurde, war eine
gewisse Müdigkeit. Die Autoren ziehen daraus die Schlußfolgerung, daß, wenn
das Psicain klinisch in der Lage sei, das Cocain zu ersetzen, so müsse man sich
der Forderung von STRAUB und FÜHNER, die Anwendung des Cocains in Deutschland von Staats wegen zu verbieten, grundsätzlich anschließen.

Durch exakte, vergleichende Versuche am Kehlkopf einer geeigneten
Versuchsperson habe ich die bis dahin über Psicain bekannt gewordenen Erfahrungen nachgeprüft und auf eine festere Basis zu stellen versucht. Meine Prüfungen erstreckten sich anfänglich auf das oben bereits erwähnte saure wein-
saure Salz, später auch auf ein Natriumtartrat, das mir die Firma zur Verfügung
gestellt hatte.

Stellt man vergleichende Versuche über die anästhesierende Kraft verschiedener Präparate an, so muß streng genommen jeweils auch die Toxizität in
Rechnung gestellt und in Beziehung zur anästhesierenden Wirkung gesetzt
werden, denn es kann natürlich von einem mehrfach ungiftigerem Präparat
gefahrlos eine entsprechend höhere Konzentration gewählt bzw. entsprechend
größere Mengen gleicher Konzentration verwendet werden. Da aber bei allen
meinen Versuchen die Toxicitätsgrenze nie auch nur annähernd erreicht wurde,
so konnte für die rein praktische Bewertung dieser Umstand außer acht gelassen
werden, ohne daß dadurch das Ergebnis hinsichtlich seines praktischen Wertes
beeinträchtigt wurde. Voraussetzung ist natürlich, daß die Toxizität zuvor
genau festgestellt ist. Wenn CÄSAR HIRSCH von anästhetischem Wert eines
Präparates spricht, so ist damit die anästhesierende Kraft im Verhältnis zur
Giftigkeit gemeint. Nur in diesem Sinne bezeichnet HIRSCH den ,,anästhetischen
Wert" des Tutocain höher als den jedes anderen lokalen Anaestheticum einschließlich des Blättercocain. Er sagt damit also nicht, daß die anästhesierende
Kraft des Tutocain an sich und ohne Rücksicht auf die Giftigkeit eine Über-
legenheit über das Blättercocain bedinge. Das günstige Ergebnis wird beim
Tutocain in erster Linie durch die geringere Giftigkeit verursacht, nicht etwa
durch eine die des Blättercocain übersteigende anästhesierende Kraft.

Ich konnte die gute anästhesierende Wirkung des sauren weinsauren Salzes
sowohl wie die des Natriumtartrates bestätigen und fand sie hinsichtlich der
allein von mir geprüften Oberflächenanästhesie der des Blättercocains mit
gewissen Einschränkungen im allgemeinen gleichwertig. Ich machte auch hier
die Erfahrung, daß selbst in exakten Vergleichsversuchen an ein und derselben
Person der Wert einer Oberflächenanästhesie, vor allem in Hinblick auf die
Areflexie nicht mathematisch bestimmt werden kann. Die These von einer
stärkeren anästhesierenden Kraft der Psicainpräparate bei gleicher Konzentration
(und ohne Rücksicht auf die hier zu vernachlässigende geringere Giftigkeit
des Psicain) konnte ich aber nicht bestätigen, mußte sie vielmehr ganz entschieden ablehnen. Im Gegenteil, ich fand, daß gerade die hochkonzentrierten
Lösungen (20%) in wiederholten Versuchen gleichmäßig auffallend schlecht,
wirkten. Auch das für die Psicainpräparate angegebene schnelle Eintreten der
Anästhesie vermochte ich nicht zu bestätigen. Störend wirkt in vielen Fällen
die recht ausgesprochene hyperämisierende Wirkung, die bei dem Natriumtartrat etwas geringer zu sein schien als beim sauren weinsauren Salz. LEICHSEN-
RING hat auf der 5. Tagung der Gesellschaft deutscher Hals-Nasen-Ohrenärzte
in München über seine Erfahrungen mit den beiden Psicainpräparaten, die er
als Alt- und Neupsicain bezeichnet, berichtet. Dabei vertrat er den Standpunkt,
daß das Natriumtartrat, also das Neupsicain, eine wesentlich größere anästhesierende Kraft habe als das Altpsicain. Er bestritt im übrigen die Angabe von
BRODT und KÜMMEL, daß das Psicain überhaupt dem Blättercocain überlegen

sei. Von dem Phenolzusatz hat er keinen Gebrauch gemacht. Er betrachtete die hyperämisierende Wirkung des Präparates und den hohen Preis als hauptsächliches Hindernis für die Einführung.

In der Diskussion sah ich mich veranlaßt, die Angabe, daß zwischen Alt- und Neupsicain ein großer Unterschied bestehe, auf Grund meiner eigenen Erfahrungen zu bestreiten, Im übrigen stimmte ich Leichsenring bei, indem ich hervorhob, daß ich bereits in Frankfurt die Überlegenheit des Psicain über das Blättercocain ausdrücklich verneint hatte. Die hyperämisierende Wirkung schien mir ein besonders schwerwiegendes Moment gegen die Einführung des Psicain zu sein. Nach Watson Williams soll eine 7%ige Psicainlösung einer 5%igen Blättercocainlösung gleichwertig sein.

Die Versuche, das zeitweise sehr schwer zu beschaffende und teure Cocain zu ersetzen, bzw. zu verbilligen, haben sich aber nicht auf die Synthese von Ersatzpräparaten beschränkt. Durch Zusatz von Natrium bicarbonat konnte im Experiment an der Froschhaut von G. Protz eine erhebliche Wirkungssteigerung beim Novocain, Acoin und Cocain nachgewiesen werden.

A. Hoffmann und M. Kochmann zeigten, daß ein Zusatz Cal. sulf. zu Novocain dessen anästhesierende Wirkung erheblich steigerte. Für andere Anæsthetica halten allerdings diese Autoren den Zusatz von Cal. sulf. nicht für zweckmäßig. Zur praktischen Anwendung dieses Prinzips hat Cäsar Hirsch die oben bereits erwähnte Kombination in Vorschlag gebracht:

Sol. coc. mur. (25%) . . . 1,0 bis 3,0
Suprarenin mur. (1%) . . 2,5 ,, 5,0
Sol. Kal. sulf. (2%). . . . 5,0
Sol. acid. carbol. (1/2%) . ad 25,0

Es kommt durch das Zusammenwirken dieser Mittel nach Cäsar Hirschs Meinung zu einer Potenzierung der anästhesierenden Wirkung.

Heymann bestätigte die Hirschschen Erfahrungen, allerdings unter Betonung der Tatsache, daß ihm selbst nur geringfügige eigene Erfahrung zur Verfügung stehe.

Eine etwas modifizierte Mischung empfiehlt Abraham, der sich im übrigen ganz auf den Standpunkt von Hirsch stellt.

Coc. mur. 3,0
Supraren. hydrochl. 1 : 1000 5,0
Kal. sulf. (2%) 25,0
Acid. carbol. (1/2%) . . . . ad 100,0

Kochmann empfiehlt zur Injektion folgende Lösung:

Novocain . . . . 0,3—0,5
Sol. Kal. sulf. (2%) 20,0
Sol. Na. chlorat. (0,9%) . . . . . . ad 100,0
Sol. suprarenin. hydrochl. (1%) . . . . . gtt. XII

Auch in der Verbindung mit Novocain macht sich die anästhesiesteigernde Wirkung des Kal. sulf. nach Abrahams bestätigender Angabe geltend. Abraham hält die von ihm angegebene Mischung einer 10—20%igen Cocainlösung für gleichwertig, daneben aber für ungiftiger und billiger. Die Lösung muß in dunkler Flasche aufbewahrt werden.

Daß alkalische Lösungen die Wirkung der lokalen Anæsthetica steigern, hat auch die erwähnte amerikanische Untersuchungskommission betont.

Karl Mayer (Basel) bekämpft den Standpunkt Cäsar Hirschs mit dem Hinweis, daß die Hirschsche Lösung genau so toxisch sei als eine reine Cocain-Adrenalinlösung von gleicher anästhesierender Kraft. Es muß aber doch betont werden, daß, selbst wenn Mayer damit Recht hat, der Hirschschen Lösung, vorausgesetzt nur, daß sie wenigstens nicht giftiger ist als die gleichwertige Cocainlösung, immerhin noch der Vorzug der größeren Billigkeit zukommt.

Die oben bereits erwähnten Untersuchungen von GEHSE aus dem KOCH-MANNschen Institut haben nicht nur gezeigt, daß der wirksame Faktor das Phenol ist, sondern auch bewiesen, daß der Zusatz von Kalium sulf. zur Cocain-lösung als Oberflächenanaestheticum unwirksam und also überflüssig ist.

Damit wird aber auch der Einwand von K. MAYER hinfällig, denn wenn das Kaliumsulfat in Wegfall kommt, so vermindert sich dadurch auch die Giftigkeit des Gemisches.

Die anästhesiesteigernde Wirkung des Kalium sulfuricum im Gemisch mit Novocain bleibt durch die Befunde von GEHSE, wie er ausdrücklich hervorhebt, vollkommen unberührt.

Der Ersatz des Blättercocains in Deutschland durch ein vollwertiges Präparat wäre sehr erwünscht. Die Frage, ob das Psicain dieser Aufgabe gewachsen sein wird, kann ungeachtet meiner persönlichen Auffassung noch nicht als gelöst angesehen werden. Der hohe Preis und vor allem die häufig störende hyperämi-sierende Eigenschaft stehen dem vorläufig noch im Wege.

Durchaus ungeklärt ist noch die Art der Phenolwirkung. Es gelingt vor-läufig durch Zusätze anderer Art zu Blättercocain, Psicain oder Tutocain noch nicht, eine gleichwertige Potenzierung wie durch das Phenol zu erzielen. Ich sprach auf Grund gewisser Beobachtungen schon früher die Vermutung aus, daß auch die Kombination anderer Lokalanaesthetica potenzierenden Effekt haben könne. Diese Annahme fand ich bei Versuchen bestätigt. Indessen bleibt der Grad der Potenzierung wesentlich hinter dem des Phenolzusatzes zurück, so daß augenscheinlich die Phenolwirkung eine ganz außerordentliche, bisher wie gesagt vollkommen unklare ist. Da der Phenolgeschmack bzw. -geruch vielen Patienten wenig angenehm ist, so wäre der Ersatz durch ein geruchloses Präparat erwünscht. Übrigens hat die Wirkungsweise des Phenols auch ein hohes theoretisches Interesse. Aus der Möglichkeit seines Ersatzes durch bestimmte andere Substanzen könnte gegebenenfalls ein Schluß auf die Art der Wirkung gezogen werden. Eine weitere Klärung scheint jedenfalls wünschenswert.

Ich kombinierte das Psicain mit Phenol in den bereits oben für das Blätter-cocain angegebenen Konzentrationen von 0,35—0,5 ccm. Die Kombination erwies sich als günstig mit 2—4%igen Psicainlösungen. Bei Larynx- und Nasen-eingriffen waren die Ergebnisse gut, zum Teil sehr gut. Ich fand, daß besonders, bei der Psicain-Phenolkombination, die in der üblichen Weise einen Zusatz von 4 Tropfen Adrenalin pro Kubikzentimeter erhält, das Optimum der Wir-kung relativ spät, etwa 20—30 Minuten nach Applikation eintritt. Die hyper-ämisierende Komponente wird durch den Adrenalinzusatz gemildert, aber nicht beseitigt. Die Psicain-Phenolkombination eignet sich wegen der geringen Giftigkeit besonders auch für Kinder und scheint überhaupt bei jugendlichen Individuen besonders günstig zu wirken. Nie sah ich irgendwelche Intoxi-kationserscheinungen.

Der amerikanische Ausschuß vertritt die Anschauung, daß es Idiosynkrasie gegen bestimmte Lokalanaesthetica gebe. Es ist auch nicht zu leugnen, daß manche Unglücksfälle kaum eine andere Erklärung zulassen, so sehr die Anschau-ung des Vorkommens solcher Idiosynkrasie von mancher Seite auch bekämpft wird. Der Tod tritt nach Feststellung der erwähnten Kommission im Gefolge der Anwendung eines lokalen Anaestheticums entweder sofort oder überhaupt nicht ein.

Cocainvergiftung.

Die Erscheinungen der Cocainvergiftung äußern sich zunächst in Erregungs-dann in Lähmungszuständen. Bei geringen Graden der Allgemeinwirkung des Cocain besteht eine ausgesprochene Euphorie, die es nach BEHRINGER und

Wilmanns der Versuchsperson verständlich macht, daß man zum Cocainisten werden kann. Der Patient ist sehr redselig, macht einen lebhaft angeregten Eindruck. Im Selbstversuch habe ich festgestellt, daß man leicht in einen sog. hypnagogischen Zustand verfällt, währenddessen die Phantasie lebhaft beschäftigt ist, man hält für sich große Reden, macht Erfindungen usw., befindet sich also in einem Zustand, der dem Traume, vor allem durch Beschränkung von Wille und Kritik nahesteht.

Die ersten objektiv nachweisbaren Symptome sind vasomotorische, die auf eine Wirkung auf den Sympathicus hindeuten. Die Extremitäten werden kalt, die Kälte vom Patienten auch als solche empfunden. Das Gesicht wird blaß, bisweilen tritt Flimmerscotom auf, der Patient fühlt sich schlecht und hat Brechneigung.

Die psychischen und somatischen Erregungsphänomene können sich steigern und äußern sich dann unter Umständen in einer hochgradigen Exaltation mit Hervortreten echter Halluzinationen. Körperlich treten Krämpfe auf, der Puls ist beschleunigt, die Pupillen sind erweitert.

Das zweite, gefährlichere Stadium, das der Lähmung, äußert sich psychisch in stumpfer Apathie und Willenlosigkeit. Die euphorischen Erscheinungen weichen depressiven Zuständen. Die Krämpfe werden durch Lähmung abgelöst. Es tritt Bewußtlosigkeit und Tod durch Lähmung des Atemzentrums ein.

In vereinzelten Fällen tritt der Tod nach vorliegenden Berichten ohne alle diese Prodomalerscheinungen plötzlich, unter Umständen nach angeblich minimalen Cocaingaben ein. Wenn nicht in solchen Fällen besondere, unbeachtet gebliebene Momente den Tod verursachten, oder das Cocain unwissentlich direkt in die Blutbahn eingespritzt wurde, so bleibt kaum eine andere Erklärung über als die einer sog. Idiosynkrasie, ein Begriff, der allerdings sehr umstritten ist. Jedenfalls ist es meist sehr schwer oder auch unmöglich, die Mitwirkung anderer Faktoren als Todesursache mit Sicherheit auszuschließen. Ich verweise auf die Arbeit von Gerster, der die in der Literatur bekannt gewordenen Fälle von Nebennierenextraktvergiftungen zusammenstellte, und zeigen konnte, wie wenig letzten Endes die in diesen Fällen angenommene Gefährlichkeit des Suprarenins tatsächlich nachweisbar war.

Man suchte die Cocainvergiftung früher durch Einblasungen von Amyl-nitrit, von dem man eine Beseitigung der Gehirnanämie erhoffte, zu bekämpfen. Außerdem gab man Alkohol-, Campher- und Äther-Einspritzungen. Besonders aber galt das Morphin früher als Gegengabe. Diese Anschauung muß heute aufgegeben werden. Die Experimente von Karl Mayer (Basel) haben gezeigt, daß Morphium die Erscheinungen der Cocainvergiftungen direkt steigert und deshalb unbedingt zu vermeiden ist. Mayer führt auch mit Recht an, daß der Umstand, daß nach vorhergehender Morphium-anwendung die Cocainvergiftungen seltener seien, in ausreichender Weise dadurch erklärt werden könne, daß in diesen Fällen zur Erreichung der Anästhesie wegen der Herabsetzung der allgemeinen Empfindlichkeit durch die Morphiumwirkung geringere Cocainmengen genügten.

Mayer empfiehlt auf Grund seiner tierexperimentellen Versuche als Gegen-gabe bei Cocainvergiftung die intravenöse Injektion einer $10^0/_0$igen Calcium-chloridlösung, die in Mengen von 5—10 ccm appliziert wird.

Nach K. Mayer ist bei Cocainvergiftung das Leben vor allem durch Lähmung des Atmungszentrums gefährdet. Das Antidot darf also nicht nur das Atmungs-zentrum nicht ebenfalls lähmen, sondern muß wenn möglich eine erregende Wirkung ausüben. Wie schon Auer und Meltzer gezeigt hatten, besitzt das Calciumchlorid diese Fähigkeit.

Mayer wies ferner nach, daß das mit Cocain vergiftete Froschherz durch das

Calciumchlorid zu normaler Schlagfolge gebracht werden konnte. Wurde das Calciumchlorid vor dem Cocain gegeben, so übten die sonst wirksamen Cocaindosen auf das Herz keinerlei Einfluß aus. Der gleiche Antagonismus zeigte sich am überlebenden Meerschweinchenuterus. Auf Grund dieser Feststellungen sieht MAYER im Calciumchlorid einen brauchbaren Antagonisten des Cocain. Die intravenöse Anwendung ist bedingt durch die Notwendigkeit schnellen Eingreifens.

A. HOFVENDAHL beschäftigte sich mit der gleichen Frage und fand, daß Schlafmittel und krampfausschaltende Präparate die toxische Cocainwirkung wirkungsvoll herabsetzen. Vor allem geeignet erwies sich das Natrium diaetylbarbituricum (Veronalnatrium). Daneben zeigten sich auch Chloralhydrat und Scopolamin, wenn auch in geringerem Grade, wirksam. Auch diese Mittel müssen intravenös gegeben werden, da möglichst rasche Einwirkung geboten ist.

Auch das Somniphen soll geeignet sein, die Cocainvergiftung erfolgreich zu bekämpfen.

Bei Fällen aus der neuesten Zeit, wie den von ALDEN mitgeteilten, muß es immerhin als bedauerlich bezeichnet werden, daß von den neueren Mitteln zu Bekämpfung der Cocainvergiftung anscheinend kein Gebrauch gemacht wurde.

Daß man beim Auftreten der ersten Vergiftungserscheinungen die Cocainapplikation sofort aussetzt und das noch erreichbare Cocain entfernt und durch Spülungen mit Tanninlösungen unwirksam macht, ist so selbstverständlich, daß hier kaum daran erinnert zu werden braucht.

Über Cocainmißbrauch berichten in neuerer Zeit JOEL und FRÄNKEL. Das Cocain wird meist als Schnupfpulver verwendet. Man kann nach den genannten Autoren drei Stadien unterscheiden: Euphorie, Rausch und Depression. Die Erscheinungen beruhen wesentlich auf Sympathicuserregung. Zwangsmäßiges Kauen bei leerem Munde soll typisch sein. Unter den Erscheinungen des chronischen Abusus sind vor allem Herabsetzung der Geschmacks- und Geruchsempfindungen sowie die Perforation der Nasenscheidewand beachtenswert. Letztere wird auf das Trauma durch die Cocainkrystalle sowie auf die Analgesie und Anämie zurückgeführt. Ursächlich soll allzufreigebige Verordnung der Ärzte beim Cocainmißbrauch eine große Rolle spielen. Abstinenzerscheinungen gibt es beim Cocainismus nicht, die Entziehung soll leichter sein als beim Morphinismus und dementsprechend die Prognose auch günstiger. Trotzdem ist Anstaltsbehandlung erforderlich.

Von SPIESS ist die Vermutung ausgesprochen worden, es könne, wenn etwa das Blättercocain tatsächlich ausgeschaltet wurde, auch durch die Ersatzpräparate ein Abusus zustande kommen, so daß wir dann an Stelle des Cocainismus mit einem „Tutocainismus" bzw. „Psicainismus" zu rechnen hätten. Die Untersuchung von WILMANNS und BEHRINGER haben gezeigt, daß Psicain die Euphorie erzeugende Eigenschaft des Blättercocains nicht hat. Damit ist für das Psicain die Gefahr eines derartigen Mißbrauchs stark vermindert, wenn auch nicht ausgeschlossen. Für das Tutocain liegen bisher gleichwertige Versuche nicht vor.

Gelegentlich machen auch das Suprarenin und andere Nebennierenextrakte außer den oben schon erwähnten Gewebsschädigungen in Form von oberflächlichen Erosions- und Ulcerationsbildungen auch allgemeine Vergiftungserscheinungen, die allerdings nur bei Injektionen praktische Bedeutung erlangen. Ich verweise auf das dort Gesagte.

Antipyrin- und Orthoformgruppe.

Zu operativen Zwecken kommen die der Antipyrin- und Orthoformgruppe angehörenden anästhesierenden Mittel kaum in Frage, auch deshalb nicht, weil sie schwer löslich sind und sich in Lösung leicht zersetzen. Die Wirkung

tritt bei Orthoform nach Braun nur dann ein, wenn es mit bloßliegenden Nervenendigungen direkt in Berührung kommt. Dagegen haben sie als ,,Daueranaesthe-
tica" eine gewisse Bedeutung. Leider ist die Dauer aber eben doch eine recht
beschränkte, so daß die Bezeichnung ,,Daueranästhesie" sehr cum grano salis
zu verstehen ist. Heymann spricht zwar von einer tagelangen Wirkung dieser
Präparate, unter denen er das Tolypyrin besonders wirksam fand. Auch
Braun gibt an, daß sich die Orthoformwirkung unter Umständen über viele
Stunden und Tage erstrecke, doch habe ich selbst eine solche Dauer der Wirkung
nie gesehen. Für die vom Larynx aus bedingten Dysphagien besitzen wir im
allgemeinen in der Alkoholinjektion in den N. laryngeus superior ein so ausgezeichnetes Mittel, daß demgegenüber die Bedeutung der genannten Gruppen
doch zurücktritt. Gegen die postoperativen Schmerzen nach der Tonsillektomie
stellen sie mit ihrer höchstens Stunden erreichenden Wirkungsdauer ein recht
unvollkommenes Kampfmittel dar. Ihre Anwendung auf die noch nicht granulierenden Wundflächen ist auch nicht ganz unbedenklich.

Tutocain.

In gleicher Weise wie die Psicainpräparate habe ich auch das Tutocain als
Oberflächenanaestheticum selbst einer genauen Prüfung unterzogen. Das
Tutocain war bereits vielfach als Oberflächenanaestheticum gebraucht worden,
so vor allem von Seiffert und Anthon, Caesar Hirsch, Suchanek, Czermak,
Herfarth, Gentzsch u. a. Ziemlich übereinstimmend, mit nur ganz vereinzelten Ausnahmen, wurde die beachtenswerte anästhesierende Kraft des
Tutocain auch in der Oberflächenanästhesie betont. Man ging sogar so weit,
sie erheblich über die des Blättercocains zu stellen (Herfarth, Gabriel u. a.).
Letztere Ansicht konnte ich selbst nicht bestätigen. Die Sache dürfte vielmehr
so liegen, daß das Tutocain dem Blättercocain an anästhesierender Wirkung
nahe kommt. Zahlenmäßig ist das bei der Lokalanästhesie überhaupt schwer,
bei der Oberflächenanästhesie im besonderen aber schon gar nicht präzis
ausdrückbar. Dazu sind die individuellen Differenzen und Empfänglichkeits-
schwankungen ein und desselben Patienten zu groß und zu wenig kontrol-
lierbar. Keinesfalls kommt aber dem Tutocain, das läßt sich doch mit Sicherheit
behaupten, ceteris paribus, eine anästhesierende Wirkung zu, die die des Blättercocains um das Doppelte oder gar Mehrfache übersteigt. Auch Gentzsch
erzielte erst mit 20%iger Tutocainlösung eine ausreichende Anästhesie des
Larynx.

Interessant sind die abweichenden Anschauungen bezüglich der Wirkung
des Tutocain auf den Blutgehalt bzw. den durch diesen bedingten Schwellungszustand der Schleimhaut.

Suchanek hatte die hyperämisierende Wirkung des Tutocain als vorteilhaft
für manche Eingriffe in Nase und Nasenrachenraum besonders betont. Im
Gegensatz dazu hatten Seiffert und Anthon eine anämisierende Wirkung
feststellen zu können geglaubt. Bei meinen eigenen Versuchen konnte ich
mich leider nicht überzeugen, daß dem Tutocain diese für den Rhinologen in
vielen Fällen so wichtige, ja geradezu unentbehrliche Eigenschaft zukomme.
Es lag nahe, einen Beobachtungsirrtum in dem Sinne anzunehmen, daß eine
auf anderer Ursache (psychogen) beruhende Abschwellung gesehen und dem
Tutocain zugeschrieben worden war. Nun ist aber wiederum von Czermak und
Copeland, mit Einschränkung auch von Sybrecht, mit aller Bestimmtheit
die anämisierende Wirkung des Tutocain behauptet worden. Dieser sonderbare
Umstand läßt eigentlich nur die Deutung zu, daß das Tutocain differente
Wirkungen auf die Capillaren der Schleimhaut und die Gefäße des kavernösen
Schwellgewebes der Muscheln ausübt. Derartiges war bisher nicht bekannt.

Es scheint sich aber zu zeigen, daß in der Tat Schleimhautschrumpfungen und Anämie nicht absolut gleichbedeutend sein müssen. Ich werde durch den Entdecker des Tutocain, Herrn Dr. SCHULEMANN, darauf aufmerksam gemacht, daß von P. und E. WATSON-WILLIAMS in der Tat eine solche verschiedene Wirkung des Tutocain auf die Schleimhautgefäße bzw. das „erektile Gewebe" der Muscheln angenommen wird. Die Autoren sind der Ansicht, daß die Gefäße der Schleimhaut durch das Tutocain unbeeinflußt blieben, während die Gefäße der Schwellgewebe zur Kontraktion gebracht würden. An der Schleimhaut beobachteten sie lediglich eine vorübergehende Blässe, die sie aber durch Anwendung einfacher kalter Salzlösung ebenfalls herbeiführen konnten. Die Annahme, daß die Schleimhautgefäße vollkommen unbeeinflußt blieben, ist wohl auch von WATSON-WILLIAMS nur im klinischen Sinne gemeint, denn pharmakologisch ist schon von SCHULEMANN selbst das Gegenteil nachgewiesen worden, nämlich die Capillarhyperämie bei Anwendung von Tutocain. Ich selbst habe, wie bereits erwähnt, die Befunde von SEIFFERT und ANTHON seinerzeit so gedeutet, daß ich annahm, es müsse irgendein anderer Einfluß, psychogene Einwirkung od. dgl. maßgebend gewesen sein. Die anfänglich auftretende Blässe wäre auch durchaus in diesem Sinne zu deuten. Man sieht ja auch gar nicht selten, daß vasomotorische Schwellungen allein durch die psychische Einwirkung, der ein Patient bei der Untersuchung unterliegt, unter dem Auge des Beobachters zur Schrumpfung kommt. Es darf wohl angenommen werden, daß in dieser eigenartigen Erscheinung die Erklärung für die widersprechenden Anschauungen der verschiedenen Autoren gegeben ist.

Abgesehen hiervon aber ergibt sich aus dieser Eigenschaft des Tutocain die Möglichkeit, sie auch zu diagnostischen Zwecken auszunützen. In nicht seltenen Fällen ist es notwendig, starke Schwellungen der Nasenschleimhaut zu rein diagnostischen Zwecken zu beseitigen. Man verwandte bisher hierfür Cocain-Adrenalin und die Ersatzpräparate, speziell das Psicain eignete sich gerade hierfür sehr wenig. Wenn es mit dem Tutocain gelingt, die Schwellkörper zur Schrumpfung zu bringen, so bleibt es sich gleichgültig, wenn daneben eine Capillarhyperämie entsteht, da die Schrumpfung als solche vollkommen ausreichen wird, die Nebenhöhlenostien freizumachen, Einblick in die tieferen Nasenabschnitte zu gewähren usw. Daß man gerade hierzu das ungiftige Tutocain gerne verwenden wird, ist sehr naheliegend, besonders dann, wenn häufige Anwendung erforderlich ist, wie z. B. bei konservativer Nebenhöhlenbehandlung usw. DÜTTMANN hält übrigens das Cocain als Ersatz für Blättercocain nicht für geeignet, da Schmerzfreiheit damit nicht zu erzielen sei.

CAESAR HIRSCH verwendet das Tutocain in Kombination mit Phenol und ist mit der potenzierenden Wirkung dieser Kombination sehr zufrieden. SEIFFERT und ANTHON fanden ebenfalls, daß der Phenolzusatz die Tutocainwirkung steigere, indessen schien ihnen die Potenzierung weniger ausgesprochen als bei Blättercocain. GENTZSCH bestätigt ebenfalls die steigernde Wirkung des Phenolzusatzes. Meine eigenen Versuche, die ich anschließend an vergleichende Prüfungen mit Blättercocain, Psicain, Novocain usw. vornahm, schienen, ähnlich den Ergebnissen von SEIFFERT und ANTHON für eine etwas geringere Potenzierung durch den Phenolzusatz beim Tutocain als bei Blättercocain zu sprechen.

C. Infiltrationsanästhesie.

Hinsichtlich der anästhesierenden Mittel sind für die verschiedenen Formen der Infiltrationsanästhesie gleiche Gesichtspunkte maßgebend. Im allgemeinen verwendet man zur Infiltration geringere Konzentrationen als zur Leitungsunterbrechung. Nach FROMHERZ, dessen Auffassung allerdings nicht unbestritten ist, müssen wir an ein der Infiltrations- und Leitungsanästhesie dienendes Mittel andere Anforderungen stellen als an das Oberflächenanaestheticum. Wesentlich sind hier nach Fromherz gute Diffundierbarkeit, relative Ungiftigkeit und rasche Spaltbarkeit in ungiftige Teilprodukte. Durch Anlegung von Depots, deren Resorption durch Nebennierenextrakte verlangsamt wird, wird die Resorption verzögert und die erforderliche Anästhesiedauer erreicht. Wie für die Oberflächenanästhesie das Cocain, so dominierte in der Infiltrationsanästhesie bisher fast unbestritten das Novocain, trotz der großen Zahl von Ersatzpräparaten, von denen aber keines bisher eine eindeutige Überlegenheit über das Novocain gezeigt hatte. In Amerika wird unter dem Namen „Procain" eine Nachahmung des Novocains erzeugt, die angeblich nur $1/7$ bis $1/5$ der Giftigkeit des Novocain haben soll. Ein weiteres, angeblich in Amerika erfolgreich eingeführtes Ersatzmittel ist das „Alocain" von Nagayoshi Nagai. Endlich wird in Nordamerika auch das von Cullom empfohlene Astostherin in $1^1/_2 \%$iger Lösung verwandt.

Frankreich hat eine Reihe von Präparaten hervorgebracht, die zum Teil schon oben unter den Oberflächenanaesthetica erwähnt sind, so das Alocaine von Lamois und Molimé, das zur Injektion in 1%iger Lösung gebraucht wird. Sodann das von Guisez vor allem gebrauchte Atoxodyn, ein benzoesaurer Mono-amino-Alkohol, der angeblich ganz ungiftig sein soll. Jedenfalls behauptet Guisez, daß das in Paris hergestellte Atoxodyn sich im Tierversuch als mindestens 10 mal ungiftiger erwiesen habe als jedes andere Anaestheticum. Das Präparat soll auch starke antiseptische Eigenschaften entwickeln und nur bei Entzündung der Gewebe wirkungslos bleiben. Als besonderer Vorzug wird die Verwendbarkeit bei Patienten gerühmt, die andere Mittel ihres Zustandes wegen nicht mehr ertragen. Zur Injektion wird 2%ige Lösung verwandt, die auf je 5 ccm 3 Tropfen Suprarenin enthält und in Ampullen von 5 ccm gebrauchsfertig in den Handel gebracht wird. Die Anästhesie tritt nach 5—8 Minuten ein und dauert eine halbe Stunde. In Deutschland haben alle diese Präparate französischen und amerikanischen Ursprungs bisher wohl kaum Eingang gefunden.

Die Verwendung des zur Oberflächenanästhesie recht brauchbaren Alypin für Injektionen ist zwar vielfach auch empfohlen worden, doch haben Prüfungen von Denk und anderen gezeigt, daß das Präparat starke gewebsschädigende Wirkungen hat. H. Braun warnt dringend vor Anwendung des Alypin zur Gewebsinfiltration. Vom Stovain ist bekannt, daß es bei der Infiltration Schmerzen verursacht und gleichfalls so erhebliche gewebsschädigende Wirkungen aufweist, daß es als Infiltrationsanaestheticum nicht mehr gebraucht wird. Nach dem Urteil des amerikanischen Ausschusses ist allerdings Stovain nur etwas giftiger als Novocain und die Erholung von seiner Wirkung eine etwas langsamere.

Vom Eucain sagt H. Braun, daß es als vom Novocain überholt angesehen werden müsse. Neuerdings ist übrigens aus Amerika von T. G. Orr eine auf Eucain-B zurückführende Vergiftung mitgeteilt worden. Nach Braun wird Eucain nur mehr wenig gebraucht.

Das Holocain wirkt zwar gleich dem Cocain gefäßverengernd, hat aber so starke toxische Eigenschaften, daß es als Ersatzmittel vollkommen ausscheidet.

Zur Infiltration haben wir das Eufin nur bei Ohroperationen angewendet. Wir konnten besondere Vorzüge des Präparates nicht feststellen.

Das Cocain findet zwar als Bestandteil der klassischen Schleichschen Lösung wohl noch immer da und dort Verwendung, tritt aber doch als Infiltrationsanaestheticum vollkommen in den Hintergrund. Die Konzentration der Schleichschen Lösung schwankt zwischen 0,01 und 0,2%. Ähnliche Konzentrationen werden auch in Amerika noch gebraucht, wo z. B. Russel S. Beam $1/_{10}\%$ige Lösung verwendet. Andernorts ist diese Konzentration auch überschritten worden. Injektionen von $1^0/_0$iger Cocainlösung führen aber gar nicht selten schon zu Vergiftungserscheinungen, wie u. a. N. Rh. Blegvad mitteilt. Die innerlich zulässige Maximaldosis für Cocain beträgt nach der Pharm. Germ. IV 0,05 g pro Dosi, 0,15 g pro die. In Amerika sind höhere Dosen, 0,1 g pro Dosi, 0,4 g pro die erlaubt.

Braun bekämpft die in der deutschen Pharmacopoe festgesetzte „Maximaldosis", die er für viel zu hoch erklärt, wenn man damit diejenige Menge bezeichne, die ungestraft ins Blut eingebracht werden dürfe; für viel zu niedrig praktischen Möglichkeiten gegenüber, da unter bestimmten Voraussetzungen sehr viel größere Mengen Cocain ohne Schaden zu Anästhesierungszwecken dem Körper einverleibt werden könnten.

Nach Gottlieb beträgt für Cocain der Abstand zwischen der kleinsten Dosis, die bei der Resorption aus dem subcutanen Gewebe tötet, vor der intravenösen, mindestens das Dreifache.

Die Entgiftungsgeschwindigkeit spielt eine sehr große Rolle. Es ist wesentlich, daß Zeit vorhanden ist, das Cocain zu entgiften, was anscheinend vor allem in der Leber geschieht.

Optocain B — Kombinationspräparat von p-Amidobenzoyl-Diäthylamino-äthanol mit Magnesium- und Kaliumsalzen — soll in $^1/_2{}^0/_0$iger Lösung gute Infiltrations- und Leitungsanästhesie geben. Der Nachschmerz soll auffallend gering sein.

Chinin und salzsaurer Harnstoff in $4^0/_0$iger und $50^0/_0$iger (!) Lösung sind von Arthur A. Herzig angewandt worden. Die Anästhesie, die etwa nach 15 Minuten beginnt, soll 2—8 Tage andauern. Das ist eine Dauer, die selbstverständlich weit über das für eine Operation erforderliche Zeitmaß hinausgeht. Es wird damit das Problem der sog. Daueranästhesie berührt, das mit dem der Lokalanästhesie eng verknüpft ist. Zur Bekämpfung postoperativer Schmerzen, zur Beseitigung von Dysphagien usw. ist die Daueranästhesie in Form der Alkoholinjektion dem Laryngologen geläufig. Sie ist indessen in Form der Leitungsunterbrechung von Nerven oder Ausschaltung von Ganglien im allgemeinen nur da verwertbar, wo es sich um das Versorgungsgebiet einzelner Nervenstämme oder Ganglien handelt. In Gebieten, die von zahlreichen verschiedenen Nerven, deren Stämme neben sensiblen auch motorische, sympathische und parasympathische Fasern führen, läßt sich diese Form der Daueranästhesie in der Regel nicht durchführen. Wir sind hier darauf angewiesen, andere Wege zu beschreiten. Das Problem der Daueranästhesie steht auch mit dem der lokalen Antisepsis und der Entzündungsbekämpfung im Sinne von Spiess in engen Beziehungen.

Daß die Chininderivate langanhaltende Anästhesie herbeizuführen vermögen, ist bekannt. Morgenroth selbst gebraucht die Bezeichnung „Daueranästhesie". Versuche von Fromherz ergaben, daß die Wirkung der Grenzdosis des Vuzins innerhalb von 8 Tagen irreversibel war.

Bei Eucupin war die Wirkung der Grenzdosis noch an einem Tage reversibel. Indessen steht der Verwendung dieser Präparate als Lokalanaesthetica doch die durch sie verursachte mehr oder minder deutliche Gewebsschädigung im Wege. So wird das Eucupin, obschon ihm eine gute und langdauernde anästhesierende Wirkung zuerkannt werden muß, aus dem genannten Grunde von Picard, Denk und Vogel abgelehnt. Braun berichtet, daß er die Chininderivate deutscher Abstammung sowohl als auch englische Präparate durchgeprüft habe, bei keinem aber das Fehlen gewebsschädigender Wirkung habe feststellen können. Von Nachteil ist außerdem, daß bei den Chininderivaten die Anästhesie nur sehr langsam eintritt. Morgenroth hat deshalb die Einleitung der Anästhesie mit Novocain empfohlen. Ich selbst habe mit Rivanol, das ja bekanntlich in der Praxis des Zahnarztes unter Umständen ausgezeichnete antiseptische Eigenschaften entwickelt und auch anästhesierend wirkt, Versuche zur Bekämpfung des Nachschmerzes nach Tonsillektomie angestellt, dabei aber keine befriedigenden Ergebnisse erzielen können.

Trotz zweifelsfreier Überlegenheit des Novocains haften auch diesem Präparat, das selbstverständlich auch nicht ganz ungiftig ist, gewisse Mängel an, werden auch von ihm Vergiftungen beschrieben und Todesfälle mitgeteilt. Es darf aber nicht übersehen werden, daß in recht vielen der mitgeteilten Fälle, ich erinnere z. B. an die beiden von CLAUS nach Oberflächenanästhesie mit Novocain mitgeteilten Todesfälle nach Kieferhöhlenspülung, die auch BRAUN in seiner Monographie erwähnt, das Novocain für den üblen Ausgang verantwortlich gemacht wird, obwohl dafür nur recht mangelhafte Beweise geliefert werden. Andererseits darf aber auch dieses Mittel natürlich nicht in beliebiger Menge appliziert werden. Das Novocain wird ja so gut wie immer mit Adrenalin kombiniert, so daß auch stets auf dessen Wirkung Rücksicht genommen werden muß. Viele der kleinen Zwischenfälle, wie Blässe des Gesichtes, leichte Übelkeiten, die man gelegentlich bei Injektionen, besonders am Kopfe, sieht, sind sicher auf Adrenalin, nicht auf Novocainwirkung zurückzuführen. Endlich hat sich einwandfrei gezeigt, daß sowohl der Ort der Einspritzung als die Art der Lokalanästhesie (paravertebrale Leitungsanästhesie) von Bedeutung sind. DENK bezeichnet 250 g der $1/2^0/_0$igen, 125 g der $1^0/_0$igen und 40 g der $2^0/_0$igen Novocainlösung als Höchstmenge. Die gleichen Dosen gibt auch HÄRTEL an, der überdies noch einmal besonders feststellt, daß Novocain selbst in $10^0/_0$iger Lösung keine Gewebsreizung verursacht. Andere halten höhere Dosen für zulässig, so z. B. SCHLEMMER, der 150 g der $1^0/_0$igen Lösung ohne Schaden anwandte, ebenso LAEWEN, der insgesamt 2,1 g Novocain ohne Nachteil einspritzte. F. KÖNIG und mit ihm viele andere, bevorzugen die $1/2^0/_0$ige Lösung vor höheren Konzentrationen. Als Gesamtdosis hält KÖNIG 2,0 g Novocain für zulässig. In Zweifelsfällen rät er, am Tage vor der Operation 20 ccm einer $1/2^0/_0$igen Lösung als Probeinjektion zu verabreichen.

Die Lösung von Novocain in Ringerscher Lösung empfiehlt MAXEINER, der diese für besser hält als physiologische Kochsalzlösung. Er verwendet zur Infiltration 0,5—0,7$^0/_0$ige, zur Leitungsanästhesie 1—2$^0/_0$ige Lösung in Ringerscher Flüssigkeit. In der Praxis empfehlen sich sehr die bekannten Höchster Tabletten. F. KÖNIG hat an einem großen Material festgestellt, daß bei dem Gebrauch der Höchster Novocain Suprarenintabletten 4,3$^0/_0$ Versager beobachtet wurden.

SCHAPS berichtet aus der Würzburger Klinik, daß nach Injektion von 1$^0/_0$iger Novocainlösung aus der Höchster Tablette B eine zweimalige Pulsbeschleunigung auftritt, deren erste vorwiegend auf der Adrenalinwirkung beruht. Er sah ferner, daß das höhere Alter und das männliche Geschlecht sich gegen die Allgemeinwirkung des Novocain refraktärer verhalten als jüngere Individuen und das weibliche Geschlecht.

Die Verschiedenheit der toxischen Wirkung des Novocain soll in erster Linie auf unkontrollierbaren Schwankungen der Resorption beruhen. Es ist dabei zu berücksichtigen, daß es eben doch bisweilen vorkommt, daß bei der Injektion, z. B. in das Septum nasi, bei dem man infiltriert, ohne die Nadel vor- und zurückzuschieben, eine kleine Vene angestochen wird und die Lösung dabei direkt in die Blutbahn gelangt. Dabei kommt dann vor allem auch das beigegebene Adrenalin zu unerwünschter Nebenwirkung.

Bei Anästhesien am Halse kommt es, wie ebenfalls sicher festgestellt wurde, zu stärkeren Resorptionserscheinungen als bei Injektionen an den Extremitäten. So haben HÄRTEL und DENK beobachtet, daß bei Infiltrationen am Kopf und Hals bereits bei Dosen, die anderwärts anstandslos ertragen wurden,

Vergiftungserscheinungen sich bemerkbar machten. Auch BRAUN erwähnt, daß sich toxische Erscheinungen besonders bei Injektionen in dem Plexus cervicalis nachweisen lassen.

Selbstverständlich darf das Novocain nur in frischer, chemisch reiner, isotonischer und körperwarmer Lösung angewendet werden, worauf u. a. auch SCHLEMMER hinweist. Dafür bietet der Gebrauch der Höchster Tablette eine weitgehende Garantie. Welch schwere Störungen durch alte Novocainlösungen verursacht werden können, zeigt ein von VON GAZA mitgeteilter Fall, der Gewebsnekrosen und arterielle Arrosionsblutungen aufwies. Auch die amerikanische Kommission nimmt in einem der von ihr festgestellten Fälle von schwerer Novocainschädigung an, daß eine alte und wahrscheinlich faulige (!) Lösung verwendet wurde. Bei solchen Vorkommnissen kann man sich freilich über Schädigungen nicht wundern. Es scheint überhaupt, daß in Amerika Unglücksfälle mit Novocain nicht so selten sind. Erfahrungsgemäß wird ja immer nur ein verschwindender Bruchteil derartiger Ereignisse veröffentlicht. Abgesehen davon, daß möglicherweise auch in den Fällen, in denen das nicht ausdrücklich angegeben oder nachgewiesen wurde, alte oder verdorbene Lösungen angewendet wurden, kommt in Amerika auch noch der Umstand in Betracht, daß die Amerikaner das Novocain nachgeahmt haben — es ist ja oben bereits erwähnt, daß es dort auch unter dem Namen Procain in den Handel gebracht wird —. Ob alle diese Präparate gleichmäßig und stets chemisch einwandfrei sind, wie das Höchster Novocain, steht mir absolut nicht außer Zweifel. Der Untersuchungsausschuß erwähnt 3 Todesfälle durch Novocain. Dabei wurde der Exitus in einem Falle durch $2^1/_2$ ccm einer $5^0/_0$igen Lösung hervorgerufen, in einem zweiten Fall durch 6 cg einer ebenso hochkonzentrierten Novocainlösung. In 2 Fällen, von denen ich den einen oben schon erwähnte, wurde schwere Schädigung ohne tödlichen Ausgang beobachtet. Auch sonst sind Todesfälle in der Literatur mitgeteilt, die als Novocainvergiftung aufgefaßt werden, so u. a. von R. EIDENS und von EVES. Nierenreizung nach Novocainverwendung fand FLORY unter 100 Fällen bei 6 Patienten. Auch in diesen Fällen darf doch wieder die Frage aufgeworfen werden, ob nicht überdosiert wurde oder das gebrauchte Novocain einwandfrei war.

Der Kombination des Novocain mit Kalium sulfuricum zur Erhöhung der anästhesierenden Wirkung ist oben schon Erwähnung getan. Der durch GEHSE geführte Nachweis, daß das Kalium sulf. in Mischung mit Cocain als Oberflächenanaestheticum wirkungslos ist, gilt nicht für den Zusatz von Kal. sulf. zur Novocainlösung. Hier besteht nach wie vor der Befund von A. HOFFMANN und M. KOCHMANN zu Recht, daß das Kal. sulf. die Wirkung des Novocains steigere, und zwar nach den Angaben von GEHSE auf das 4 fache. Nach HAERTEL genügt bei Zusatz von Kal. sulf. sogar der 5. Teil der Konzentration der Novocainlösung zur gleichen Wirkung.

Praktisch scheint nun allerdings zur Verwertung dieser Tatsache wenig Bedürfnis bestanden zu haben, was sich wohl in erster Linie aus der geringen Giftigkeit des Novocains, vielleicht auch aus dem weniger hohen Preise erklären läßt. Ich habe schon oben davon gesprochen, daß auch der Umstand des fast regelmäßigen Adrenalinzusatzes — auch die Höchster Tablette enthält ja Suprarenin — nie außer acht gelassen werden darf. SCHAPS hat gezeigt, wie oben ebenfalls bereits erwähnt, daß die erste der beiden, nach Injektionen der aus der Tablette B hergestellten Novocainlösung eintretende Pulsbeschleunigung auf der Adrenalinwirkung beruht. (Wenn im Rahmen dieses Referates die Bezeichnung Adrenalin oder Suprarenin gebraucht wird, so ist damit jeweils die Gesamtheit der in der Praxis üblichen, teils synthetischen Präparate, die ja ungefähr gleichwertig sind, gemeint.)

Die in der Literatur als Adrenalinschädigungen oder Adrenalintodesfälle veröffentlichten Fälle betreffen meist solche, in denen das Nebennierenpräparat neben anderen Mitteln — Chloroform, Cocain usw. — gegeben wurde, so daß fast immer die Frage, welchem der Mittel die schädigende Wirkung in erster Linie oder ausschließlich zugeschoben werden muß, nicht geklärt werden kann. Das amtliche deutsche Arzneibuch gibt 1 mg Suprarenin als Maximaldosis an. Ritzmann (zitiert nach Poulsen, Lehrbuch der Pharmakologie) hat nachgewiesen, daß von dem ins Gewebe gespritzten Suprarenin nur $6^0/_0$ in die Blutbahn gelangen, während $94^0/_0$ davon zuvor abgebaut werden. In einer ganz neuen Arbeit aus der Klinik Oppikofer hat J. Gerster neben einem von Oppikofer als Konsiliarius behandelten Falle von Adrenalinvergiftung die in der Literatur vorliegenden Veröffentlichungen kritisch zusammengestellt veröffentlicht, um unter Heranziehung der Ergebnisse der neuesten pharmakologischen Forschungen der Frage nach der tatsächlichen Gefährlichkeit des Adrenalins näher zu kommen. Es zeigte sich, wie Gerster zusammenfassend ausführt, daß unter den 19 mitgeteilten Todesfällen 9 in Allgemeinnarkose erfolgt sind, so daß hierbei der Chloroformtod nicht ausgeschlossen werden konnte. In 4 Fällen war Cocainanästhesie neben dem Adrenalin angewandt worden, so daß eine Cocainvergiftung in Betracht gezogen werden mußte. Bei weiteren 6 Fällen war nur Adrenalin allein zur Anwendung gekommen. Bei dreien dieser Fälle war aber der Zustand des Patienten schon vor der Einspritzung ein sehr ernster gewesen. Hier kann angenommen werden, daß das Adrenalin den tödlichen Ausgang beschleunigte. In einem Falle — gemeint ist anscheinend der von Fischer mitgeteilte — wurden 10 mg Adrenalin subcutan und intramuskulär versehentlich gegeben. Bei der Sektion fand sich ein Status thymicus, so daß auch hier die Situation nicht ganz eindeutig ist, wenn auch Fischer selbst, wie aus seiner Arbeit hervorgeht zu der Annahme einer tatsächlichen Adrenalinvergiftung neigt. Bei den beiden dann noch verbleibenden Fällen fehlen genauere Angaben, die ein abschließendes Urteil gestatten würden. 2 Fälle, von denen der eine 4, der andere 8 mg Adrenalin subcutan erhielten, und die sich beide trotz schwerer Erscheinungen vollkommen erholten, sprechen nach Ansicht von Gerster dafür, daß Adrenalin bei leistungsfähigem Herzen und den üblichen Dosen, die ja wesentlich hinter den von 4 und 8 mg zurückbleiben, ohne Gefahr verwendet werden kann.

In der Arbeit von Gerster ist auch auf die sehr widersprechenden Anschauungen hingewiesen, die noch hinsichtlich der Wechselwirkung von Chloroform und Adrenalin bestehen. Für den Rhinolaryngologen von Bedeutung scheint mir der von Nobel und Rothenberger sowie auch von Mengelheim geführte Nachweis der besonderen Gefährlichkeit des Adrenalins bei gleichzeitiger Anwendung von Scopolamin. Dieser Kombination werden wir uns bei unsern in Lokalanästhesie ausgeführten Eingriffen nicht selten bedienen. Und die erfahrungsgemäß bei Scopolaminanwendung gesteigerte Blutung kann leicht zur Anwendung größerer Adrenalindosen Anlaß geben.

An der Monopolstellung, die das Novocain bisher sozusagen eingenommen hat, wird nun aber neuerdings ebenso gerüttelt, wie dies dem Cocain nach den oben gemachten Mitteilungen über Psicain und Tutocain zu drohen scheint.

Psicain.

Brodt hat auch das Psicain in $1^0/_0$iger Lösung als Infiltrationsanaestheticum angewendet und einer $2^0/_0$igen Novocainlösung gleichwertig gefunden. Als Nachteil bezeichnet er die etwas verkürzte Wirkungsdauer. Herrenknecht hat in der Zahnheilkunde das Psicain längere Zeit mit sehr befriedigendem Erfolge als Infiltrationsanaestheticum angewendet, bis ein Zwischenfall ihm

Veranlassung gab, vor weiterer Verwendung zu warnen. Das Psicain ist auch von den Erzeugern in erster Linie als Oberlfächenanaestheticum gedacht.

Tutocain.

Im Gegensatz dazu will das Tutocain in erster Linie als neues Infiltrationsanaestheticum angesehen werden. Auf seine relativ geringe Giftigkeit ist schon bei der Besprechung der Oberflächenanästhesie hingewiesen. Das Tutocain soll etwa doppelt so giftig sein wie Novocain und bezüglich seiner Giftigkeit zwischen diesem und Cocain stehen. Es liegt heute bereits eine sehr große Anzahl von Nachprüfungen sowohl von fachärztlicher, wie von chirurgischer usw. Seite vor. CAESAR HIRSCH, SEIFFERT und ANTHON, SUCHANEK u. a. haben das Tutocain als Infiltrationsanaestheticum mit Erfolg angewendet. Unter den Chirurgen nenne ich FINSTERER, LOTHEISEN, MARCUSE u. a. Im allgemeinen wird angenommen, daß das Tutocain in $1/4 \%$iger Lösung der $1/2 \%$igen Novocainlösung und in $1/2 \%$iger Lösung der 1%igen Novocainlösung mindestens gleichwertig, in vieler Hinsicht überlegen sein. Der geringeren Konzentration wegen ist es billiger als Novocain. SUCHANEK hat Lösungen von $1/8$—$1/5 \%$ig angewendet. Zu paravertebraler Leitungsanästhesie am Halse, zum Zwecke einer Larynxtotalexstirpation benötigte er 80 ccm der $1/5 \%$igen Lösung. Seine Erfahrungen erstrecken sich im ganzen auf 300 Fälle. Er fand einen etwas verzögerten Eintritt der Anästhesie, während von anderer Seite gerade der sofortige Eintritt der Unempfindlichkeit besonders hervorgehoben wird. WOLF rühmt dem Tutocain das Fehlen von Nachschmerzen nach. Die Wirkung soll viel nachhaltiger sein als beim Novocain, sie soll bei der Injektion fast momentan eintreten. GENTZSCH sah einmal bei Injektion von 12 ccm einer $1/4 \%$igen Tutocainlösung vorübergehend Vergiftungserscheinungen. Wiederholt konnte er leichten Kollaps beobachten, abgesehen hiervon hält er das Präparat aber für ausgezeichnet. Besonders bedeutungsvoll ist es zweifellos, daß H. BRAUN die Ergebnisse seiner Prüfungen des Tutocains als einen vollständigen Erfolg bezeichnet. Es schien ihm bisweilen die Wirkung des Tutocain in Lösungen, die den 4. Teil der Konzentration der zu gleichen Zwecken benützten Novocainlösung hatten, nach Dauer und Intensität sogar noch etwas besser zu sein als beim Novocain. Trotzdem wird man gut tun, die weitere Entwicklung abzuwarten. Überraschungen sind nicht ausgeschlossen. Es besteht doch wohl zunächst kein Grund, das durchaus bewährte und nach jeder Richtung durch umfassende Erfahrungen genau bekannte Novocain ohne weiteres über Bord zu werfen.

Hinsichtlich der Frage nach Wert und Bedeutung eines ,,Universalanaestheticums" im Sinne eines für Oberflächen- und Infiltrationsanästhesie gleich brauchbaren Mittels scheint mir, ganz abgesehen von der Frage nach der Richtigkeit der FROMHERZschen Auffassung in klinischer Hinsicht etwas anders gefaßt werden zu müssen, als das gewöhnlich geschieht. Gewiß hat es unleugbare Vorteile, wenn man mit ein und demselben Mittel Oberflächen- und Injektionsanästhesie durchführen kann, obschon man auf alle Fälle auch dann Lösungen von verschiedener Konzentration stets brauchen wird.

Wenn man aber zur Vorbereitung eines großen Operationsfeldes nebeneinander Oberflächen- und Injektionsanästhesie gebraucht und dabei zu hohen Dosen greifen muß, die an die Grenze des Zulässigen heranreichen, so wird man doch, um der Gefahr einer Intoxikation zu entgehen, die Verwendung verschiedener Anaesthetica zur Oberflächen- und Injektionsanästhesie vorziehen. Kombiniert man doch sonst auch verschiedene Medikamente nicht nur deshalb, um eine gegenseitige Wirkungssteigerung zu erzielen, sondern auch, um Vergiftungserscheinungen zu vermeiden, wenn man zur Verabreichung hoher Dosen gezwungen ist. Hierbei ist es doch zweifellos vorteilhafter, zwei verschiedene

Mittel nebeneinander anzuwenden, als nur eines, dessen Maximaldosis dabei überschritten werden könnte.

D. Die Lokalanästhesie unterstützende Maßnahmen und Mittel.

Wie oben bereits angeführt, spielt die Gefrierungsanästhesie auch als unterstützendes Moment für die Lokalanästhesie im Bereiche der oberen Luft- und Speisewege keine Rolle. Die Abschnürung, wie sie an Extremitäten möglich ist, verbietet sich in unserem Gebiete gleichfalls, wenn man von einer gewissen Stauung im Sinne der Bierschen Stauung absehen will. Es kämen also in erster Linie chemische Mittel zur Unterstützung der Lokalanästhesie in Betracht, und zwar solche, die subcutan, intramuskulär oder intravenös appliziert die Sensibilität und Reflexerregbarkeit allgemein herabsetzen. Unter diesen hat von jeher das Morphium eine beherrschende Rolle gespielt, das ja heute auch ganz allgemein zur Unterstützung der Allgemeinnarkose im Sinne der Unterdrückung des Exzitationsstadiums herangezogen wird. Patienten, die Morphium schlecht vertragen, gibt man Pantopon oder ein anderes Ersatzpräparat. Morphium wird in der Regel in Mengen von 1—2, Pantopon in solchen von 2—3 cg injiziert. Bei manchen Patienten hat nun allerdings das Morphium unter Umständen die unangenehme Nebenwirkung, daß ihre Willenskraft dadurch erheblich herabgesetzt wird. Es ist ja bekannt, daß vor Einführung des Cocains bei der Anwendung hoher Morphiumdosen die Patienten bisweilen direkt einschliefen und dadurch ihre unentbehrliche Mitwirkung beim Eingriff verloren ging. Wenn auch selten, wirkt das Morphium bereits in einer Dosis von 1 cg derart, daß der Patient nicht mehr ordentlich imstande ist, uns seine Mitwirkung bei indirekten endolaryngealen Eingriffen in der erforderlichen Weise zu leisten.

Weitergehende Ausschaltung des Zentralnervensystems, vor allem im Sinne einer Auslöschung der bei der Operation gesetzten Eindrücke, ermöglicht uns die Anwendung des Scopolamins, das vorteilhafterweise in der von Krönig angegebenen Form — 1 cg Morphium + 3 dcmg Scopolamin — mit Morphium kombiniert wird. Diese Kombination ist steril in Ampullen vorrätig. Man gibt je nach der gewünschten Tiefe des Dämmerschlafes 2—3 Ampullen in Pausen von $^1/_2$—1 Stunde, die letzte Spritze 1 Stunde vor Beginn des Eingriffes.

Das Scopolamin hat überdies, worauf Kahler hinweist, die bei allen Operationen im Bereiche der oberen Luft- und Speisewege so wichtige Eigenschaft der ausgesprochenen Sekretionshemmung.

Auch Brom, Bromural und andere Sedativa können in entsprechender Dosierung herangezogen werden.

Endlich ist neuerdings vielfach die Hypnose mit Erfolg zur Unterstützung von Allgemeinnarkosen, sowohl als bei in Lokalanästhesie ausgeführten Eingriffen zu Hilfe genommen worden. Sie erfordert freilich eine gewisse Schulung des Hypnotiseurs und hängt nicht unwesentlich von gewissen, nicht erlernbaren Eigenschaften des Arztes ab. An dieser Stelle genüge der Hinweis, Näheres in den einschlägigen Lehrbüchern.

In gewissem Sinne als Grenzgebiet der operativen Lokalanästhesie, dem aber vielleicht noch große Möglichkeiten offenstehen, kann man die oben schon kurz gestreifte intravenöse Herdanästhesie von G. Spiess bezeichnen. Im weiteren Ausbau seiner bekannten Auffassung von der Bedeutung des Schmerzes im allgemeinen und des „primären Schmerzes" im besonderen für Entstehung und Verlauf der Entzündung hat Spiess die Meinung vertreten, daß die Phenol-

Chinolincarbonsäure — das Atophan — und seine Derivate, das Leucotropin (Lösung von Atophan in Urotropin) sowie das Atophanyl (Atophon in Lösung mit Natriumsalicyl.) das von ihm längst auf Grund seiner theoretischen Erwägung gesuchte Präparat darstelle, mit dem es gelingen werde, auf dem Wege der intravenösen Einverleibung auf tiefgelegene, von außen ohne Verletzung oberflächlicher Gewebsschichten nicht erreichbare Entzündungsherde mit Sicherheit zu treffen und zu beeinflussen. Es handelt sich bei diesem Verfahren allerdings in erster Linie um eine die Entzündung bekämpfende Maßnahme, doch ist hierbei im Sinne von SPIESS die Schmerzstillung Voraussetzung. Bei entzündetem Gewebe aber, bei dem ja erfahrungsgemäß die meisten Lokalanaesthetica mehr oder minder versagen, könnte vielleicht diese Art der Schmerzstillung auch im Sinne einer operativen Lokalanästhesie herangezogen werden. Vor allem käme das Verfahren bei der Ausschälung des oberen Tonsillenpols bei retrotonsillärem Absceß oder aber bei der bloßen Inzision solcher Abscesse in Frage.

Hiervon abgesehen, scheint mir diese Art der Entzündungshemmung und vor allem der Anästhesierung aber auch berufen, im Kampfe gegen die operativen Nachschmerzen ein wertvolles Hilfsmittel zu werden. Dieser Umstand rechtfertigt die Eingliederung auch dieser Form der Anästhesierung unter die Lokalanästhesierungsmethoden.

Einer Prüfung wert wäre wohl auch die Frage, ob und inwieweit Dysphagie bei Perichondritiden usw. des Larynx auf diesem Wege zu beeinflussen wären.

TERBRÜGGEN hat bereits das Atophanyl postoperativ in Dosen von 5—10 ccm intravenös angewendet. Die Wirkung hielt 8—10 Stunden an. Nach BRODT tritt die Wirkung bei intramuskulärer Applikation des Atophanyl langsamer, und zwar erst nach etwa $^3/_4$ Stunden ein, hält aber dann bis zu 26 Stunden an. Die Anwendungsdauer bei intravenöser Applikation fand auch BRODT kürzer; er gibt sie mit 3—13 Stunden an.

Etwas auffällig ist, daß BRODT zwar prompte schmerzstillende, aber keine entzündungshemmende Wirkung sah. Das stimmt mit der Theorie von SPIESS nicht recht zusammen, denn eine Schmerzausschaltung von der Dauer eines vollen Tages muß doch auch im Sinne von SPIESS in dem Rückgang der entzündlichen Erscheinungen oder doch mindestens in einem Stillstand dieser zum Ausdruck kommen. Die geringe Dosis von 5 ccm, die BRODT dafür verantwortlich macht, kann nach meiner Auffassung in diesem Sinne nicht herangezogen werden, denn der einwandfreie Nachweis der Schmerzausschaltung beweist die Wirksamkeit der Atophanylinjektion. Und mit dem Schmerze ist nach SPIESS das wesentliche Moment ausgeschaltet, also müßte auch die Entzündung Stillstand oder Rückbildung zeigen.

In erster Linie kommt diese Methode der postoperativen Schmerzbekämpfung für solche Gebiete in Betracht, für die wir eine Ausschaltung durch Alkoholinjektion entweder nicht durchführen können oder deshalb nicht für opportun halten, weil wir die Dauer der Alkoholanästhesie nur sehr schwer einigermaßen dosieren können.

Unsere eigenen Erfahrungen mit Atophanyl waren nicht ganz eindeutige. Länger als 24 Stunden hält auch bei intramuskulärer Applikation die Wirkung nicht an. Auch ist der Erfolg inkonstant. Manche Patienten nehmen an den wiederholten Injektionen Anstoß. Trotzdem ermutigen unsere Ergebnisse sehr zu weiteren Versuchen mit Atophanyl. Weitere Prüfung gegebenenfalls mit modifizierten Präparaten sind notwendig.

b) Lokaltherapie der Nasenkrankheiten.

Von

Er. Bentele-Gmünd.

Mit 23 Abbildungen.

Reinigung der Nase.

Unter normalen Verhältnissen reinigt sich die Nase von selbst, indem sie eingedrungene Bestandteile durch Sekretbildung, Flimmerbewegung und Nießen entfernt. Besteht erhöhte Sekretion, so erfolgt die Reinigung durch Ausschneuzen des Sekretes.

In den Fällen, in denen sich das Sekret eindickt, gelingt häufig die Entfernung der zähen Massen und Borken durch einfaches Schneuzen nicht genügend. Hier hat sich das *Nasenbad* oder die *Nasenspülung* mit körperwarmer physiologischer Kochsalzlösung bewährt. Körperwärme und physiologische Zusammensetzung ist von Bedeutung, weil die Schleimhaut gegen anisotonische Lösungen und gegen stärkere Abkühlung sehr empfindlich ist. Experimentell kann man ein sofortiges Aufhören der Flimmerbewegung in anisotonischen oder zu kühlen Lösungen beobachten. Bei der Spülung soll nur die Pars respiratoria des Cavum nasi ausgewaschen werden, ein Eindringen der Spülflüssigkeit in die Nebenhöhlen, die Regio olfactoria oder durch die Tube ins Mittelohr ist zu vermeiden, da mit ihr aus der Nase verschleppte Keime dort schwere Entzündungen verursachen können. Zur Spülung verwendete Apparate dürfen daher die Flüssigkeit nicht unter hohem Druck einspritzen, auch soll ihre Öffnung bei eingeführtem Apparat nicht nach oben, sondern mehr nach hinten unten weisen. Von den

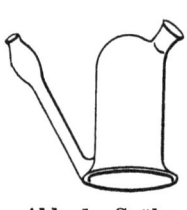

Abb. 1. Spüler.
(Nach Fränkel.)

zahlreichen Apparaten des Handels hat sich der Fränkelsche Spüler (Abb. 1) bewährt; eine elektrisch heizbare Nasendusche hat Hartmann angegeben. Die einfachste Methode ist, den Patienten Kochsalzlösung aus der Hohlhand oder einem breitrandigen Wasserglas vorsichtig aufschnupfen zu lassen, wobei er abwechselnd eine Nasenhälfte verschließt. Diese Methode hat außerdem den Vorzug, daß der Weg der Spülflüssigkeit mit dem der Atemluft übereinstimmt. Treten bei der Spülung Kopfschmerzen auf, so wurde die Flüssigkeit zu heftig aufgesogen und gelangte in das Siebbein oder in die Regio olfactoria, was durch mehr Vorsicht zu vermeiden ist. Die meisten Patienten erlernen dieses Verfahren leicht und erzielen damit gute Erfolge.

Ein Eindringen von Spülflüssigkeit in das Mittelohr ist in der Regel nur möglich, wenn die Tube während der Spülung durch einen gleichzeitigen Schluckakt oder nach der Spülung durch heftiges Schneuzen geöffnet wird.

Die richtige Ausführung der Nasenspülung vollzieht sich folgendermaßen: Der Patient beugt den Kopf mäßig nach vorwärts, läßt mit dem Spüler körperwarme Flüssigkeit (meist physiologische Kochsalzlösung — eine Messerspitze voll Kochsalz auf ein Glas lauwarmes Wasser) vorsichtig in die eine Nasenhälfte einlaufen oder zieht die Lösung aus der Hohlhand oder einem breitrandigen Glase leicht ansaugend hoch und läßt sie wieder auslaufen. Bei Verwendung von Spülern kann dies durch die andere Nasenhälfte geschehen unter Abschluß des Pharynx durch Heben des Velum palatinum. Während des Spülens ist

durch den Mund zu atmen und Schlucken zu vermeiden. Bei unwidersteh-
lichem Schluckreiz wird die Spülung sofort unterbrochen. Nach der Spülung
vorsichtiges Ausblasen der Nase. Ein Spülkännchen voll für jede Nasenhälfte
genügt meist. Schnupft man die Flüssigkeit auf, so muß dies mehrmals hintereinander für jede Nasenhälfte wiederholt
werden. Täglich 2—3malige Ausführung der
Spülung genügt in der Regel zur Reinigung
und Freihaltung der Nase.

Statt Kochsalz kann Natrium bicarbonicum et Natrium chloratum āā oder Borax in
gleichem Mengenverhältnis zugesetzt werden.
Alkalischen Zusätzen kommt eine schleimlösende Wirkung zu. Bei profuser Schleimabsonderung kann man leichte Adstringentia
wie 1%ige Alaunlösung zur Spülung verordnen.

Als Ersatz der Spülung dient der *Nasen-*
spray. Mit ihm wird eine der oben erwähnten
Lösungen vernebelt. Von den vielen im
Handel befindlichen Apparaten hat sich der

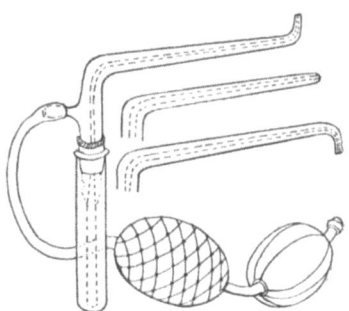

Abb. 2. Zerstäuber.
(Nach KIESSELBACH).

von KIESSELBACH angegebene Zerstäuber (Abb. 2) mit verschiedenen auskoch-
baren Ansätzen gut bewährt. Warme Dämpfe kann man auch mit einem der
sonst zu Mund- und Kehlkopfinhalationen benützten Inhalationsapparate zuführen. Im Notfalle läßt sich eine solche Dampfinhalation improvisieren,
indem der Patient sich über einen
Topf mit heißem Wasser beugt
— eine in den Topf gelegte heiße
Ziegelplatte verstärkt und unterhält die Dampfentwicklung länger
— und den Dampf durch die Nase
kräftig einatmet. Zweckmäßig
verschließt er dabei die weitere
Nasenhälfte zeitweilig mit dem
Finger.

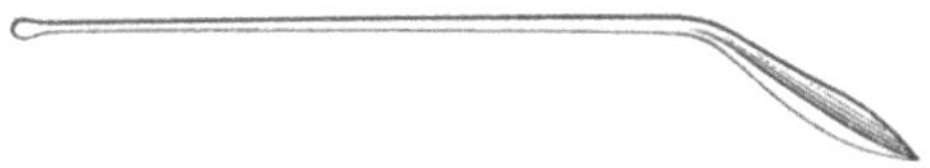

Für eine genaue Untersuchung
der Nase ist die Reinigung durch
Spülung und Spray häufig unzureichend. Durch *Auswischen*
und *Austupfen* lassen sich Schleim,
Eiter und Borken rasch und leicht
entfernen. Am besten eignet sich
dazu eine mit (steriler) Watte
umwickelte biegsame Sonde (Abbildung 3), auf die man zur
Herabsetzung der Empfindlichkeit der Nasenschleimhaut einige
Tropfen Cocain-Adrenalin ge-

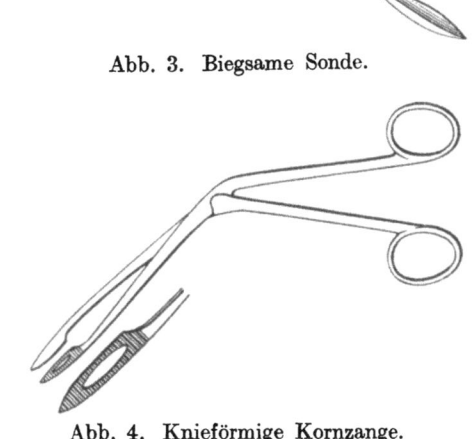

Abb. 3. Biegsame Sonde.

Abb. 4. Knieförmige Kornzange.

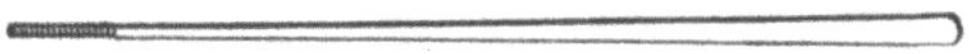

Abb. 5. GOTTSTEINsche Tamponschraube.

bracht hat. Dickere Krusten werden mit der knieförmigen Kornzange (Abb. 4)
entfernt.

Haften Borken sehr fest, so werden sie am schonendsten mit der GOTTSTEIN-
schen *Tamponade* gelöst. Zu ihrer Ausführung wird ein entsprechend großes
Stück Watte an die GOTTSTEINsche Tamponschraube (Abb. 5) gebracht und
eingeführt. Durch Rückwärtsdrehen löst sich die Schraube von der Watte,

die nun eine halbe bis eine Stunde liegen bleibt und durch Fremdkörperreiz zu vermehrter Sekretion und Ablösung der Borken von ihrer Unterlage führt.

Medikamentöse Behandlung.

Medikamente lassen sich in der Nase in mehrfacher Form zur Anwendung bringen. Die Einwirkung intern verabreichter Mittel ist in der Allgemeintherapie besprochen worden.

Pulverförmige Substanzen werden aufgeschnupft oder unter Gesichtskontrolle mittels Pulverbläser auf bestimmte Punkte der Nase aufgeblasen. Von den zahlreichen im Handel befindlichen Pulverbläsern scheinen die am zweckmäßigsten zu sein, die nach Art des von HARTMANN (Abb. 6) angegebenen mit einer Hand bedient werden können. Besonders sterilisierbare Ansätze sind nur nötig, wenn man Pulver an umschriebene Punkte der Nasenschleimhaut oder des Nasenrachenraumes bringen will, wozu sich der von M. SCHMIDT eingeführte Pulverbläser gut eignet. Bei umschriebener Anwendung hält Patient den Atem an oder atmet durch den Mund, bei Einstäubung im vorderen Teil der Nase läßt man eher ausatmen, benützt man dagegen den inspiratorischen Luftstrom, dann verteilt sich das Pulver in feinster Form über die ganze Nase und den Nasenrachenraum. Giftige und wasserlösliche Substanzen finden in der Nase gute Lösungs- und Resorptionsbedingungen und sind daher von dieser Anwendungsform auszuschließen oder doch mit Vorsicht zu verwenden.

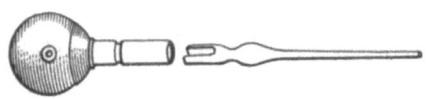

Abb. 6. Pulverbläser nach HARTMANN.

Flüssige oder verflüssigte Medikamente werden entweder der Atmungsluft beigemengt (inhaliert) oder in der Nase selbst mit dem Sprayapparat vernebelt. Die im Handel befindlichen sehr komplizierten Inhalationsapparate mit Preßluft (System KÖRTING, INHABAT usw.) bieten bei Behandlung der Nase keine Vorteile vor dem einfachen, überall erhältlichen Spiritusdampfinhalator, da hierbei im Gegensatz zur Behandlung der tiefen Abschnitte des Luftweges auf mikroskopisch feine Verteilung verzichtet werden kann. Die Wirkung der Inhalation setzt sich aus mehreren Komponenten zusammen. Körperwarme gesättigte Dämpfe (37^0 C und etwas darüber) wirken lösend, da sie bei der Abkühlung durch den Luftstrom Wasser abgeben (Kondensationsgesetz); Dämpfe, die 37^0 erheblich übersteigen, als thermischer Reiz aktiv hyperämisierend. Als Zusätze beliebt sind salinische, von denen besonders alkalischen und kochsalzhaltigen Mineralwässern eine mucinlösende Wirkung bei chronischkatarrhalischen Erkrankungen mit trockenem zähem Sekret zukommt.

Schwache Lösungen wenig aktiver Substanzen lassen sich auch in Form der Nasenspülung örtlich zur Wirkung bringen.

Sehr wirksame oder toxische Mittel werden zur besseren Dosierung oder Begrenzung der Wirkung mittels Wattepinsels aufgetragen. Hierzu eignet sich wieder der oben beschriebene biegsame Watteträger. Auf sein vorderes gerautes oder schraubenförmig eingeschnittenes Ende wird Watte in Pinsel- oder in Knopfform aufgedreht, je nachdem man eine mehr flächenhafte oder eine punktförmige Einwirkung auf die Schleimhaut beabsichtigt (Anästhesie — Ätzung).

Argentum nitricum und *Acidum chronicum* lassen sich als Perle an den Sondenknopf anschmelzen. Während zur Herstellung der Höllensteinperle die Sonde bis zur Rotglut erhitzt werden muß, um die in einem Porzellantiegel befindliche Höllensteinmasse zu verflüssigen, von der beim Erkalten eine

Perle an dem Sondenknopf hängen bleibt, muß man sich vor zu starker Erhitzung des Sondenknopfes vor dem Eintauchen in die Chromsäurekrystalle hüten, da die Chromsäure sonst leicht in nicht ätzendes Chromoxyd übergeht.

Auch in Salbenform lassen sich Arzneimittel in der Nase zur Anwendung bringen. Dünnflüssige Salben kann man aufziehen oder einlaufen lassen, konsistentere reibt man mit dem Watteträger ein oder führt mit Salbe bestrichene Watte- oder Gazetupfer ein.

Zur sachgemäßen Verwendung der Arzneimittel erscheint es angezeigt, die wichtigsten kurz zu besprechen und die Art ihrer Wirkung zu erklären.

Argentum nitricum wirkt in dünnen Lösungen als Adstringens (die Grenze liegt nach Tappeiner ungefähr bei $1^0/_0$). Zum gleichen Zweck wird Protargol in $1—2^0/_0$iger Lösung empfohlen (Rp.: Protargoli 1—2,0, Glycerini 10,0, Aqua dest. ad 50,0). Von dieser Lösung träufelt sich der Patient in Rückenlage mehrmals täglich 10—15 Tropfen in jedes Nasenloch ein.

In stärkeren Lösungen ($10—20^0/_0$igen) und in Substanz ist Argentum nitricum ein Ätzmittel. Es besitzt als solches nur geringe Tiefenwirkung, da am Applikationsort sofort ein fester Schorf von weißem Silberalbuminat entsteht, der später durch Reduktion eine schwarze Farbe annimmt. Die Ätzwirkung läßt sich überdies durch nachfolgende Spülung mit Kochsalzlösung begrenzen, indem das Kochsalz überschüssiges Silbernitrat in unwirksames und unlösliches Chlorsilber umwandelt.

Erheblichere Tiefenwirkung besitzt die *Chromsäure*, die entweder in sehr konzentrierter Lösung oder als Chromsäureperle zur Zerstörung oberflächlich liegender Gefäßanomalien (Septumvaricen) Verwendung findet. Da sie mit Eiweiß schwerlösliche, gelbgefärbte Verbindungen eingeht, ist auch ihre Tiefenwirkung umschrieben und reicht bis in die Submucosa. Vor ausgedehnterer Anwendung auf größeren Schleimhautflächen muß gewarnt werden, da die Säure an Alkali gebunden, resorbiert wird und schon in kleinen Mengen Nieren- und Darmentzündung erzeugen kann (Tappeiner).

Am tiefsten geht die Ätzwirkung der *Trichloressigsäure*. Sie greift alle Gewebsarten energisch an. Ihre größere Tiefenwirkung beruht auf der Löslichkeit ihrer Eiweißverbindungen, weshalb sie nur dort Verwendung findet, wo ein erhebliches Schleimhautpolster vorhanden ist.

Eine selektive Ätzwirkung scheint die *Pyrogallussäure* zu besitzen. Sie verschont in $5—10^0/_0$iger Salbe das normale Gewebe, während sie die Tbc.-Knötchen zerstört. Tiefe und Nachhaltigkeit der Wirkung wird freilich oft vermißt.

Ähnlich wirkt die neuerdings wieder von Karl Mayer warm empfohlene *Milchsäure*. Sie greift vornehmlich entzündliche Gewebe an, da dies sauer reagiert. Hinsberg empfahl mehrstündige Applikation von mit $80^0/_0$iger Milchsäure getränkten Wattetampons, wovon auch Denker in einzelnen Fällen guten Erfolg sah. Denker empfiehlt sie auch zur Nachbehandlung nach operativen Eingriffen wegen Lupus.

Die örtliche Verwendung von *Desinficientia* in der Nase ist von zweifelhaftem Wert. Die räumliche Vielgestaltigkeit, der offene Zusammenhang mit der Mund- und Rachenhöhle sowie den Nebenhöhlen, die Unmöglichkeit der Keimfixierung durch die Tätigkeit der Flimmerepithelien und das Nasensekret machen praktisch die Wirkung aller Mittel hinfällig. Dazu kommt einerseits die Empfindlichkeit des Epithels, durch dessen Schädigung bei Verwendung stärkerer Mittel im Gegenteil ein günstiger Bakteriennährboden geschaffen wird, andererseits die Resorptionsfähigkeit der Schleimhaut, die die Verwendung löslicher, resorptiv giftiger Stoffe wie Sublimat verbietet.

Die Unsicherheit des Erfolges aller daraufhinzielender Bemühungen zeigt nichts sinnfälliger wie die Schwierigkeit, Diphtheriebacillenträger keimfrei zu bekommen. Auch die von vielen empfohlene Einblasung milder Antiseptica nach operativen Eingriffen zur Bekämpfung der Keimentwicklung hat bisher keine sicheren Erfolge wie die Verhütung postoperativer Komplikationen in Gestalt von Anginen und Schleimhauterysipeln zu verzeichnen. Verwendet wird zu diesem Zweck das reizlose, Eiweiß nicht fällende, lösliche Acid. boricum, oder das unlösliche Jodoform (Wirkung durch Jodabspaltung, BINZ) oder das geruchlose Vioform, das kein Jod abspaltet, um nur die gebräuchlichsten zu erwähnen. Wir selbst haben längere Zeit das wasserlösliche ungiftige Yatren in Pulverform und in Lösung verwendet ohne einen sicheren Erfolg davon gesehen zu haben.

Sekretionsbeschränkend wahrscheinlich infolge einer gewissen Desinfektionswirkung sind die *Terpene* (TAPPEINER, SAFRANEK). Am gebräuchlichsten ist Oleum Terebinthinae oder besser, da angenehmer von Geruch, das Latschenöl (Oleum Pini pumilonis und Limonen). Sie können aufgepinselt oder eingesprayt werden. A. HARTMANN gab eine auskochbare Maske aus Drahtgitter an, mit der sich an der Luft verflüchtigende Medikamente wie Menthol, Ol. Terebinth., Ol. Pini pulmonis leicht der Atemluft beimengen lassen. Das Menthol verbindet mit seiner baktericiden Eigenschaft, die auf seiner Verwandtschaft mit dem Thymol beruht, eine leicht anästhesierende und anämisierende Komponente, weshalb es bei akuten Katarrhen und vasomotorischen Schwellungszuständen mancherorts beliebt ist. Es ist jedoch keineswegs ganz harmlos. MAYET, PUJOL, LUBLINSKI warnen vor Menthol und Coryfin bei Kindern unter 8 Jahren und widerraten es ganz unter 2 Jahren. Sie teilen schwere Zufälle und Todesfälle bei Säuglingen mit.

Spezielles zur Anästhesie der Nase.

Für die Betäubung der Schleimhaut genügt, wie erwähnt, Pinselung mit 20%iger Cocainlösung, die wir dem Cocainspray und den Cocaineinlagen vorziehen. Ein Pinsel mit etwa 5 Tropfen Cocainlösung und 2—3 Tropfen Suprarenin reicht für beide Nasenhälften aus.

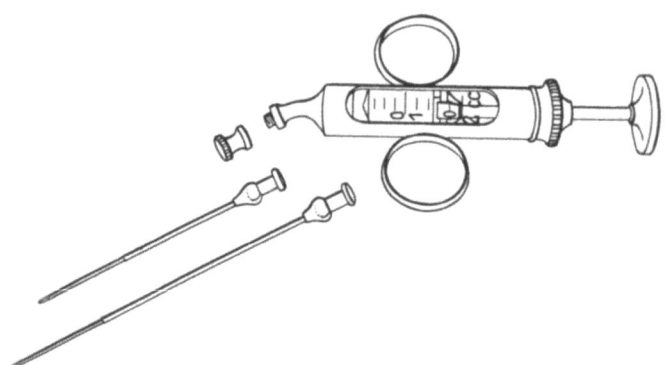

Abb. 7. Zweiringspritze mit winklig abgebogenem Schraubkonus.

Häufig empfiehlt es sich, besonders bei Eingriffen am Nasenskelett, der Schleimhautanästhesie eine Infiltrationsanästhesie hinzuzufügen.

Wir verwenden dazu im Naseninneren eine 2 ccm fassende Zweiringspritze mit winklig abgebogenem Schraubkonus (Abb. 7). Die Hohlnadeln sind in ihren hinteren zwei Dritteln verstärkt und haben kurz abgeschliffene Spitzen. Lang zugeschliffene Nadelspitzen müssen tief in das Gewebe eingeführt werden, bis ihre Öffnung verschwindet, was bei zarter Schleimhaut Schwierigkeiten machen kann. Die Nadeln müssen aus bestem Material angefertigt sein und brauchen gute Wartung. Zur subcutanen Infiltration genügt eine Rekordspritze mit den üblichen Hohlnadeln. Spritzen und Nadeln dürfen nicht in Sodalösung ausgekocht werden, sonst müssen sie vor dem Gebrauch mit steriler Kochsalzlösung durchgespült werden, da Novocain und Suprarenin gegen Alkali sehr empfindlich sind.

Die Infiltration führen wir mit $1^0/_0$iger Novocainsuprareninlösung aus. Es ist dabei zu beachten, daß wir die Nadel bei der Einspritzung im Gewebe nicht stille stehen lassen dürfen um bei zufälligem Einstechen in eine Vene nicht zu viel intravasculär zu verabreichen. Die Gefahr, eine Vene anzustechen, ist bei vorheriger Cocainisierung wesentlich geringer, wegen der mit ihr verbundenen starken Gewebsanämie. So sehen wir bei der Infiltration der unteren Muschel, die wir seit Jahren zur bequemeren Abtragung der hypertrophischen Schleimhaut üben, nie unangenehme Nebenerscheinungen.

Besonders wertvoll ist die *Leitungsanästhesie*, die Unterbrechung der großen Nervenstämme durch endo- oder perineurale Einspritzung. Sie kommt in der Nase selten in reiner Form zur Anwendung, doch häufig zusammen mit Schleimhautanästhesie und Infiltrationsanästhesie. Nachstehende Tabelle gibt einen Überblick über die in Frage kommenden Nervenstämme und ihre Versorgungsgebiete.

Stamm	Hauptast	Nebenast	Versorgungsgebiet
I. N. ophthalmicus	N. lacrimalis		Haut am lateralen Augenwinkel.
	N. frontalis	N. supraorbitalis	Oberlid, Stirn, Scheitel.
		N. supratrochlearis	Medialer Teil des Oberlids, Haut am medialen Augenwinkel.
	N. nasociliaris	N. ethmoidalis ant.	Nasenspitze, vorderer und oberer Teil der Nasenhöhle, vordere Siebbeinzellen, Stirnhöhle.
		N. ethmoidalis post.	Keilbeinhöhle, hintere Siebbeinzellen.
		N. ciliares Ggl. ciliare	Hornhaut und Bindehaut.
		N. infratrochlearis	Haut am medialen Augenwinkel.
II. N. maxillaris	N. zygomaticus		Vorderer Teil der Schläfe, Jochbeingegend.
	N. infraorbitalis		Lateraler Teil des Unterlids.
			Nasenflügel, Unterlid, vorderer Teil der Wange, Oberlippe.
		N. alveolares, sup. post., med., inf.	Obere Zähne, Zahnfleisch der buccalen Seite.
		Rami nasales (Testut)	Oberkieferhöhle.
	N. sphenopalatini Ggl. sphenopalatinum	N. nasales post. sup. und inf.	Keilbeinhöhle, obere, mittlere und untere Muschel, oberer, mittlerer und unterer Nasengang; Tube, harter und weicher Gaumen, Zäpfchen.
		N. nasopalatinus Scarpae	Septum.

Von den das Naseninnere versorgenden Ästen des Trigeminus kann man durch endonasale Einspritzung unterbrechen den N. nasopalatinus Scarpae

und den N. ethmoidalis anterior: Ersteren trifft man nach Killian durch submuköse Injektion am hinteren oberen Vomerrand, letzteren am Septum in der
Gegend des Tuberculum septi (Abb. 8) und an der lateralen Nasenwand in der
Gegend des vorderen Ansatzes der mittleren Muschel. $^1/_2$—1 ccm 1$^0/_0$ige Novocainsuprareninlösung in jeden Einstichpunkt genügt. Am Septum erzielt man
damit eine völlige Aufhebung der Schmerzempfindung bis auf den vordersten
unteren Abschnitt, woselbst wegen des Übergreifens der sensiblen Hautäste
der äußeren Nase noch ein kleiner Infiltrationsstreifen rätlich ist.

An der lateralen Nasenwand wird durch die Einspritzung nur der vorderste
Teil unempfindlich, weshalb Braun die *orbitale* Unterbrechung des N. ethmoidalis anterior und post. anriet. Der Einstichpunkt liegt fingerbreit über dem

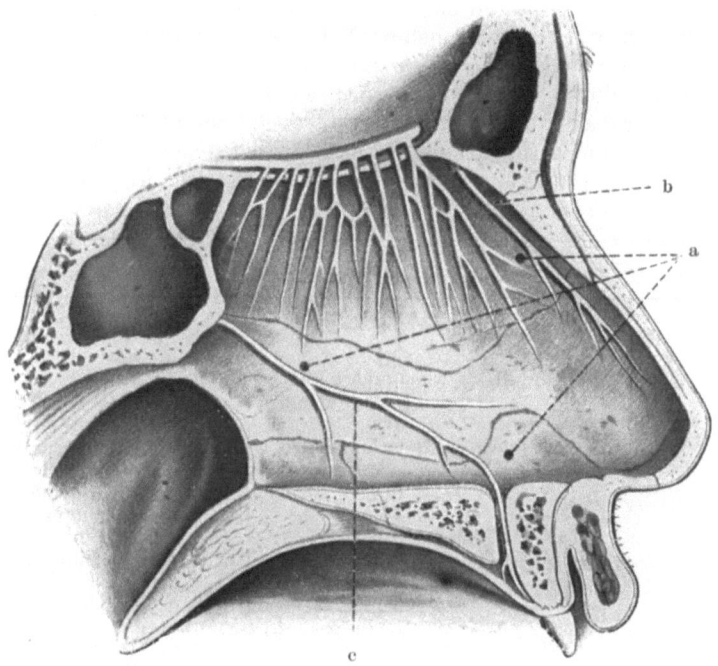

Abb. 8. Endonasale Unterbrechung des N. nasopalatinus Scarpae u. des N. ethmoidalis ant.

inneren Augenwinkel, die Nadel wird außerhalb des Augenmuskeltrichters
hart am Knochen entlang vorsichtig 4—5 cm vorgeschoben und dabei einige
Kubikzentimeter einer 2$^0/_0$igen Novocainsuprareninlösung an der medialen
und oberen Orbitalwand verteilt (Abb. 9). Unempfindlich wird die Schleimhaut
der Siebbeinzellen und der Stirnhöhle sowie der vordere Abschnitt der Nase.
Während Braun selbst nie unangenehme Folgen sah, beobachtete Kredel
einmal eine 10 Minuten anhaltende Amaurose und Jassenetzky am Tage
nach einer in Lokalanästhesie ausgeführten Stirnhöhlenoperation eine vorübergehende Erblindung. In jüngster Zeit warnt Halle vor den orbitalen Injektionen.
Er selbst sah zweimal Erblindung danach auftreten und berichtet über weitere
4 Fälle, von denen er Kenntnis bekam. Nach seinem Dafürhalten sollte man von
der orbitalen Unterbrechung nur Gebrauch machen, wenn man durch Eingriffe
am Siebbein von außen dem Orbitalinhalt Platz zum Ausweichen schafft. Er

erklärt die Amaurose ebenso wie auch BRAUN durch ein akutes Ödem der Orbita, speziell der Opticusscheide im Canalis opticus.

Zur Unterbrechung des N. frontalis und lacrimalis gab BRAUN eine laterale Orbitalinjektion, die den Nerven gleich nach seinem Durchtritt durch die Fissura orbitalis superior trifft. Wir ziehen ihr die direkte Infiltration der Weichteile in der Stirngegend vor, da hier die Versorgungsgebiete von rechts und links und des N. infraorbitalis ineinander greifen. Der Stamm des N. ophthalmicus ist nicht direkt zu treffen, da er sich meist vor seinem Eintritt in die Orbita aufteilt.

Den N. infraorbitalis findet man von einem etwas innerhalb der Mitte des unteren Orbitalbogens gelegenen Einstichpunkt aus. Nach Anlegung eines kleinen Anästhesiedepots in der Umgebung dringt man tastend in den Kanal, woselbst 1 ccm 2%ige Lösung zur sofortigen Betäubung genügt, die sich auf das untere Augenlid den unteren Teil des Nasenflügels, einen Teil der Wangenhaut und Schleimhaut, die Vorderwand des Oberkiefers, die Schneide- und Eckzähne sowie den entsprechenden Teil des Alveolarfortsatzes erstreckt.

Man erreicht den N. infraorbitalis auch an seiner Austrittsstelle aus dem Foramen infraorbitale von der Mundhöhle aus, indem man von einem in der Umschlagsfalte gelegenen Einstichpunkte in der Fossa canina gegen das von außen palpierte Foramen vordringt und dabei etwa 5 ccm 1%ige Novocain-Suprareninlösung verteilt.

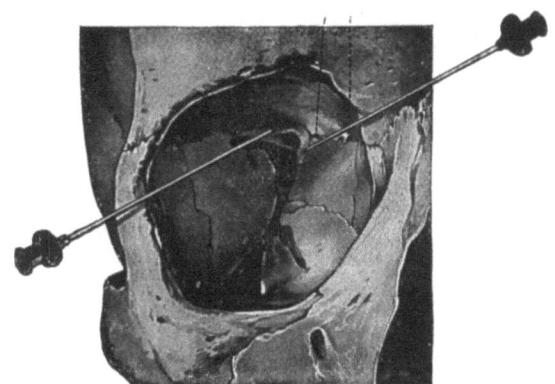

Abb. 9.   Orbitale Unterbrechung des N. ethmoidalis anterior und posterior.

Ebenso kann man vom Munde aus von einem hinter dem Ansatz des Jochbogens liegenden Einstichpunkt die N. alveolares post. sup. treffen, indem man die Rückseite des Oberkiefers mit etwa 10 ccm einer 1%igen Lösung infiltriert. Unempfindlich wird die Schleimhaut der Oberkieferhöhle, der hintere Teil des Processus alveolaris superior und die Molaren und Prämolaren.

Die Leitungsunterbrechung des N. sphenopalatinus fällt zusammen mit der des Maxillarisstammes an seiner Austrittsstelle aus dem Foramen rotundum, in der Fossa pterigo-palatina, wozu MATAS zuerst den Weg gewiesen hat, den BRAUN weiter ausbaute. Nach BRAUNS Angaben markiert man sich mit einer Quaddel einen Einstichpunkt dicht hinter dem unteren fühlbaren Winkel des Jochbeines (Abb. 10), gleitet am Tuber maxillare entlang nach innen und oben; in einer Tiefe von 5—6 cm trifft man in der Fossa auf den Nerven, wobei der Patient einen ausstrahlenden Schmerz im Gesicht verspürt. Man injiziert 5 ccm einer 1%igen Novocainsuprareninlösung und verteilt beim Zurückziehen der Nadel noch einmal dasselbe Quantum an der Rückfläche des Oberkiefers, um eine Kontraktion der Äste der A. maxillaris interna zu erzielen. Ein stark gewölbtes Tuber maxillare kann zur Wahl eines mehr unter der Mitte des Jochbogens gelegenen Einstichpunktes zwingen; bleibt man am großen Keilbeinflügel hängen, so muß man vorsichtig die Nadelrichtung etwas ändern.

Nach HÄRTEL gelingt es nur in 33% bis ans Foramen rotundum auf diesem

Wege zu kommen, doch erreicht das Anaestheticum durch Diffusion in dem lockeren Fettgewebe den Nerven, nur empfiehlt es sich bei Schwierigkeiten den Nerven zu erreichen, die eingespritzte Dosis zu verdoppeln. Auf dem von HÄRTEL (s. bei 3.) auf einen Vorschlag von PAYER ausgearbeiteten orbitalen Weg (Abb. 11), bei dem die Nadel vom lateralen Orbitalrand durch die Fissura orbitalis inferior in das Foramen rotundum eindringt, soll es nach seinen Angaben in 90% möglich sein, den Nerven im Kanal selber zu treffen, weshalb dieser Weg für Alkoholinjektionen vorzuziehen ist. Dagegen bietet die von BRAUN ausgearbeitete Methode den Vorzug, gleichzeitig die versorgenden Gefäße zur Kontraktion zu bringen.

In jüngster Zeit wies PAYR einen neuen Weg zum N. maxillaris, der wohl als der einfachste und sicherste zur Zeit gelten kann. Er wählt als Einstichpunkt den Winkel zwischen Stirn- und Schläfenfortsatz des Jochbeines, gleitet mit der Spitze einer langen Nadel über den inneren

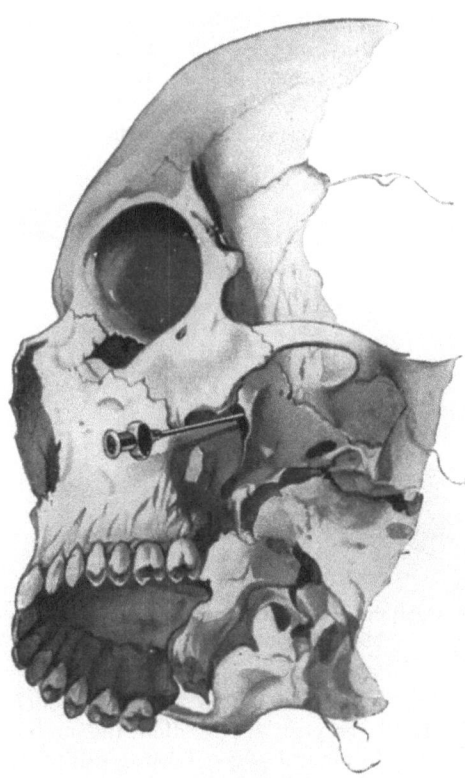

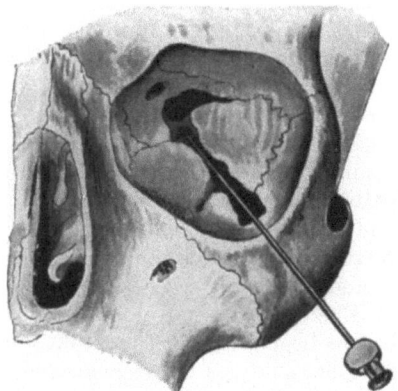

Abb. 10. Leitungsunterbrechung des N. sphenopalatinus. (Nach BRAUN.)

Abb. 11. Leitungsunterbrechung des N. sphenopalatinus. (Nach HÄRTEL.)

oberen Jochbeinrand und trifft ein wenig nach hinten und fast horizontal die Nadel vorschiebend in etwa 3 cm Tiefe auf das Tuber maxillare. Ihm folgend trifft die Nadel 1 cm tiefer die Aufsplitterung des Nerven. Das Foramen rotundum selbst erreicht man auf diesem Wege nicht. Zu vermeiden hat man nach dem Einstich sich nach vorne zu wenden, da die Nadel sonst in die Fissura orbitalis inferior eindringen kann.

BIRKHOLZ verlegte einer Anregung PAYRS folgend den Einstichpunkt auf die *Mitte* des oberen Jochbogenrandes, um bequemer das ganze Gebiet des Tuber maxillare bestreichen zu können. Er trifft so von einem Einstichpunkt aus den Nervus maxillaris, kann die hinteren oberen Zahnnerven noch besonders infiltrieren und erreicht durch die Verteilung am Tuber maxillare eine fast völlige Anämie des Operationsgebietes (Stamm und Äste der Art. max. int.). BIRKHOLZ selbst gibt seine Technik folgendermaßen an:

„Einstich mit langer Nadel ohne aufgesetzte Spritze über der Mitte des oberen Jochbogenrandes; Führung der Spitze fast horizontal mit ganz geringer Neigung nach unten in der Richtung auf den Keilbeinflügel; sie muß dazu mit der Sagittalen einen Winkel von 45⁰ bilden, der nach hinten offen ist. In etwa 4—4½ cm Tiefe ab Haut trifft man auf die hintere Umrandung der Spheno-maxillargrube und fällt, eine Spur davor gehalten, in sie hinein; man kann jetzt unbedenklich injizieren, wobei die Tiefe ca. 5 cm beträgt. Ich benutze, wie stets wenn der Verbrauch an Betäubungslösung gering ist, 2⁰/₀ige Novocainlösung mit reichlich Suprarenin und 0,4⁰/₀ Zusatz von Kaliumsulfat nach KOCHMANN (1 Tropfen 1⁰/₀₀iger Suprareninlösung auf 1 ccm Novocainlösung), für die hier beschriebene Leitungsanästhesie und Anämie 3—4 ccm.

Die Nadel wird nun fast ganz herausgezogen und mehrmals schräg nach unten bis zur Berührung mit der Kieferhinterwand eingestochen, wobei die ganzen Weichteile infiltriert werden; ein Anstechen der Art. max. int. ist beim Gebrauch dünner Nadeln unwahrscheinlich und, wenn es erkannt wird, wohl nicht gefährlich. Kleine Hämatome resorbieren sich spontan."

Der N. infraorbitalis wird dabei mitanästhesiert, bedarf also bei der Kieferhöhlenoperation keiner besonderen Einspritzung, dagegen empfiehlt BIRKHOLZ die Schnittlinie wegen der Nerven- und Gefäßanastomosen mit der anderen Seite zu infiltrieren und die Nase zu cocainisieren. Als besonderen Vorteil rühmt er die auffallende Blutleere des Operationsgebietes. Unempfindlich wird durch die Injektion die ganze Kieferhöhle und das hintere Siebbein.

Die Ausdehnung der Anästhesie ergibt sich aus einem Blick auf die obenstehende Tabelle.

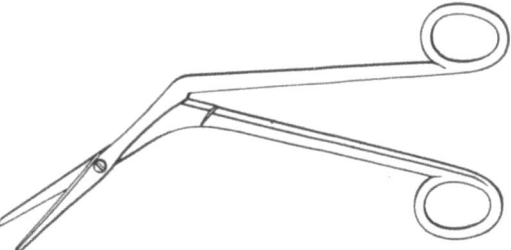

Abb. 12. HEYMANNsche Schere.

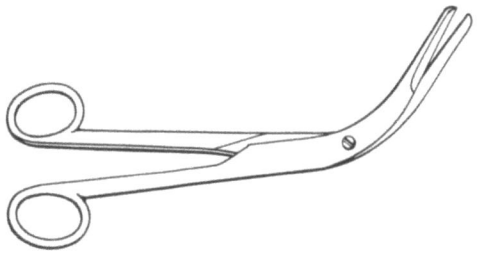

Abb. 13. BECKMANNsche Schere.

Die Instrumente.

Sämtliche Instrumente zur endonasalen Operation zeigen stumpfwinklig oder abgebogene Form, damit die Hand nicht störend zwischen vorderes Instrumentenende und Auge bzw. Lichtquelle tritt, sondern trotz der Enge des Operationsfeldes und besonders seines Zuganges bei gleichzeitiger erheblicher Tiefe immer ein Operieren unter okularer Kontrolle möglich ist.

Im folgenden soll nur auf die allgemein gebräuchlichen Instrumente und ihre Handhabung eingegangen werden, während zu einzelnen Operationen erforderliche Spezialinstrumente im speziellen Teil Erwähnung finden werden.

In nebenstehenden Abbildungen sind jene Modelle wiedergegeben, die sich uns in langjähriger Tätigkeit bewährt haben. Sonden und Ätzmittelträger sowie die Tamponschraube sind schon früher erwähnt worden.

Von den zahlreichen Scherenmodellen hat sich zu fast allen Eingriffen an den Weichteilen der Nase die HEYMANNsche Schere (Abb. 12) als sehr geeignet

12*

erwiesen. Für sehr hochsitzende mittlere Muscheln empfiehlt es sich, die Beckmannsche Schere wegen ihrer stärkeren Krümmung und ihres etwas kräftigeren
Baues (Abb. 13).

Das Hartmannsche Konchotom (Abb. 14), das aus zwei schneidenden

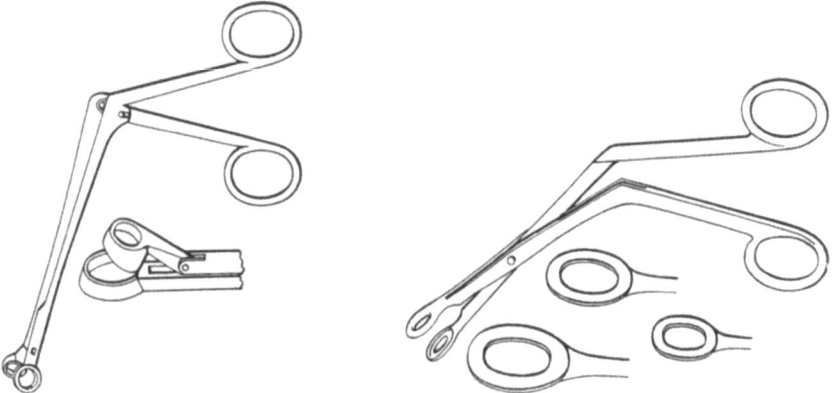

Abb. 14. Konchotom nach Hartmann.   Abb. 15. Schneidende Zange nach Brünings.

Klingen besteht, ermöglicht die Herausnahme umschriebener und derberer
Gewebsstücke sowie von Knorpel und dünnem Knochen und schützt durch
seine runde Form bei Operationen am Siebbein vor unbeabsichtigten Nebenverletzungen. Ähnlich, wenn auch etwas
weniger scharf begrenzt, wirkt die schneidende Zange von Brünings, die sich auch
zur Luxation der Muscheln eignet (Abb. 15).

Von den Schlingenführern bevorzugen wir
den einfachen Krause-Handgriff (Abb. 16a
und b), bei dem sich die Schlinge ganz in das
Führungsrohr zurückziehen läßt: nur solche
Schlingen schneiden auch derberes Gewebe
glatt durch. Die Schlinge selbst wird aus
Stahldraht etwa 5—8 cm lang geschnitten,
ihre freien Enden rechtwinklig abgebogen und
in die Ösen des Führungsstabes eingesteckt.

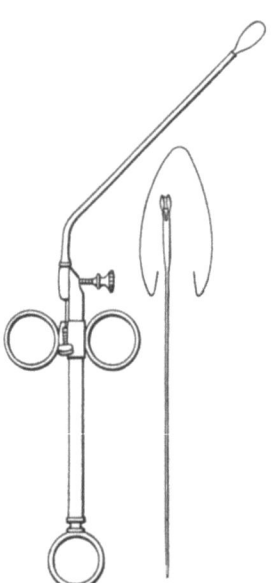

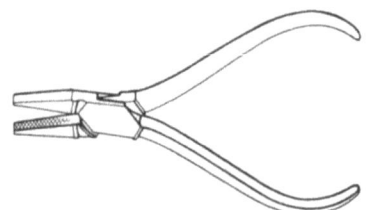

Abb. 16a u. b. Krausescher Handgriff.

Zieht man den Führungsstab darauf wieder so weit in den Schlingenführer zurück,
daß die Ösen und umgebogenen Drahtenden verschwinden, dann hält die
Schlinge selbst bei kräftigem Zug gut. Wir ziehen die Befestigung am Führungsstab der am Schlitten selbst vor, da die Schlingen dadurch im Bedarfsfalle

jederzeit während der Operation leicht ausgewechselt werden können. Vor Einführung des Instrumentes überzeuge man sich vom mutmaßlichen Ursprung des Polypen und seiner Größe und passe die Schlingenweite ihr an. Die Schlinge eignet sich vorzüglich zur schonenden und möglichst unblutigen Entfernung gestielter Schleimhauthyperplasien und Granulationen, indem man mit ihr vorsichtig auch in nicht übersicht-liche Gegenden vordringen kann und

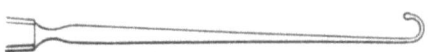

Abb. 17. Choanenhaken nach LANGE.

die Stielgefäße beim Durchziehen der Schlinge mehr abgequetscht wie geschnitten werden. Auch Teile der Muscheln mit dem meist zarten Knochen lassen sich mit der Schlinge abtrennen, wenn man sie zunächst an ihrem Ansatz mit der Schere einkerbt und die Schlinge in den Scheren-schnitt einführt und vorschiebt.

Zur Entfernung abgetrennter Stücke sowie zur Tamponade dient die ebenfalls knieförmig gebogene HARTMANNsche Nasenzange (s. Abb. 4).

Der Choanenhacken nach LANGE ist vorne stumpf (Abb. 17). Man führt ihn mit der Spitze nach abwärts ein und von lateral um den mut-maßlichen Ansatz großer Polypen, die mit der Schlinge nicht zu fassen sind, durch eine mediale Drehung hackt man den Polypenstiel ein und reißt ihn durch.

Das Instrumentarium zur *Galvanokaustik* besteht aus einem Hartgummihandgriff, der außer den Anschlußklemmen einen Stromunter-brecher trägt, sei es in Form eines Kontakt-knopfes wie beim einfachen SCHECHschen oder in Gestalt eines Abzugsbügels wie bei dem KUTTNERschen Handgriff (Abb. 18 und 19). Letzterer ist gleichzeitig zur Ausführung gal-vanokaustischer Schlingenoperationen einge-richtet, indem sein oberer Ring, der die Pol-klemmen für den Schlingendraht trägt, auf einem Schlitten beweglich ist. Als

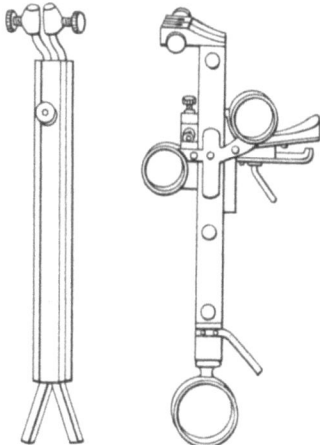

Abb. 18.   Abb. 19.
Handgriff nach KUTTNER.

Brenner dienen Platiniridiumschlingen, die je nach dem Zweck flächenhaft (zur umschriebenen Verschorfung bei Blutungen, zur Zerstörung von Nervengewebe) verbreitert oder spitz (zur Furchung der unteren Muscheln, zur Zerstörung von tuberkulösen Knötchen bei Lupus) aus-gezogen sind (Abb. 20 a u. b). Den Strom kann man einer Akkumulatorenbatterie oder unter Zwischenschaltung eines erdschlußfreien Umformers (*Pantostat* von Reiniger, Gebbert & Schall) dem jeweils vorhandenen Netzstrom entnehmen. Die Stromentnahme aus dem Netzstrom unter Vorschaltung eines gewöhnlichen Widerstandes ist besonders in den Städten, in denen der Nulleiter geerdet ist, gefähr-lich. Vor dem Gebrauch ist es rätlich, die richtige Belastung jeweils zu ermitteln. Der Brenner muß bei Einschaltung des Kontaktes rasch nahe an Weißgluht kommen. Rotglühende Brenner haften am Gewebe und reißen den Brandschorf

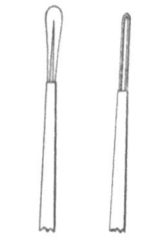

Abb. 20 a u. b.
Galvanokaustische
Brenner.

ab, zu heiße, weißglühende Brenner verhindern die Blutgerinnung in den er-öffneten Gefäßen. Bei richtiger Erhitzung läßt sich der Brenner leicht vom Brandschorf abheben und ohne Blutung aus dem koagulierten Gewebe entfernen.

Eine andere Form der Kaustik ist in jüngster Zeit unter dem Namen der *Elektrokoagulation* oder chirurgischen Diathermie bekannt geworden, wohl auch fälschlicherweise als Kaltkaustik bezeichnet, da im Gegensatz zur Galvanokaustik der Brenner dabei kalt bleibt.

Man braucht dazu einen Umformer, der den gewöhnlichen Netzstrom in hochfrequenten Wechselstrom verwandelt, welcher den Körper passieren kann ohne einen physiologischen Reiz auf die Nerven- und Muskelzellen auszuüben. Der Körper setzt dem Stromdurchgang jedoch einen gewissen Widerstand entgegen, der sich in Erwärmung, in Joulescher Wärme ausdrückt. Letztere ist proportional dem Körperwiderstand, je kleiner also die Strombahn an einer Stelle ist, um so größer wird der Widerstand und damit die Erhitzung des Gewebes, die man bis zur Koagulationsnekrose steigern kann durch Verwendung einer sog. Operationselektrode aus Platiniridium, die bald mehr spitz, bald mehr lanzettförmig gestaltet ist und in einem isolierenden Handgriff aus Glas steckt. Als indifferente Elektrode dient eine breite Kupfer- oder Bleiplatte, die den Körperformen (Rücken oder Gesäß) möglichst angepaßt sein soll und mit einer mehrfachen Lage in Kochsalzlösung getränkter Gaze oder Watte bedeckt ist. Mit der Operationselektrode läßt sich das Gewebe wie mit dem Messer schneiden, jedoch ohne Blutung, da die durchtrennten Capillaren und kleinen Gefäße verschorft werden (Kowarschik).

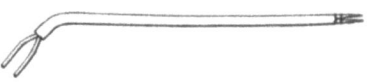

Abb. 21. Elektrolysennadel.

Zur *Elektrolyse*, deren gewebszerstörende Wirkung auf der Bildung von Wasserstoff- und Hydroxylionen im Gewebe beruht, braucht man eine Nadel mit 2 feinen, nahe nebeneinanderliegenden Platiniridiumspitzen (Abb. 21), die auf einem der obenerwähnten Handgriffe befestigt wird, und Gleichstrom in der Stärke von 10—50 Milliampere, den man am besten unter Vorschaltung eines erdschlußfreien Umformers (Pantostat) dem Netzstrom entnimmt. Man sticht die Nadel ins Gewebe ein und läßt den Strom 10—20 Minuten je nach Stärke einwirken. Es ist nötig, die Sitzungen in kurzen Intervallen häufig zu wiederholen, da die Wirkung nur langsam eintritt. Die Behandlung ist daher langdauernd und umständlich und nur noch wenig in Gebrauch zur Beseitigung von Synechien oder Nasenrachenfibromen.

Die sehr einfache und sinnreiche Konstruktion der Brüningsschen *Paraffinspritze* ergibt sich aus nebenstehender Abb. 22. Wir bevorzugen sie für die Einspritzung von sogenanntem plastischem Paraffin (Steinsche Mischung vom Schmelzpunkt von 43° C). Zur Ausführung wird das Paraffin im Wasserbad verflüssigt und in die gleichfalls angewärmte Spritze hochgezogen. Man beginnt mit der Einspritzung, wenn das Paraffin in der Spritze durch Abkühlung wieder so weit verdichtet ist, daß es auf Drcuk als feiner weißer Faden aus der Nadel quillt.

Um einem zu raschen Erkalten des Paraffins vorzubeugen, umgab Benjamin die Brüningssche Spritze mit einem Kupfermantel. Zwischen Mantel und Spritze füllte er flüssiges Paraffin, das als schlechter Wärmeleiter eine zu rasche Abkühlung des Paraffins im Spritzeninneren verhindern soll, so daß man sich mit der Einspritzung mehr Zeit lassen kann.

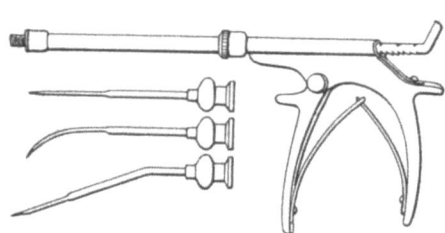

Abb. 22. Paraffinspritze nach Brünings.

Operationslehre.

Die anatomischen Besonderheiten der Nase (Nachbarschaft der Meningen, venöse Anastomosen, Nervenscheiden), die Vielgestaltigkeit der Räume und die Unmöglichkeit, das Operationsfeld und seine Nachbarschaft, die Rachen- und Mundhöhle, zuverlässig zu entkeimen, fordern strenge Indikationsstellung zu einem sonst evtl. kleinen Eingriff und sorgfältige Wahl des Zeitpunktes, sofern nicht lebensbedrohende Komplikationen einen sofortigen Eingriff rechtfertigen.

Akutentzündliche Prozesse im Bereich der Nase oder Mundrachenhöhle verlangen Aufschub nicht unbedingt dringlicher Eingriffe möglichst bis mehrere Wochen nach Abklingen der frischen Entzündungserscheinungen. Ebenso empfiehlt es sich zu Zeiten von akuten Epidemien wie Grippe usw., die erfahrungsgemäß durch die Luft (Tröpfcheninfektion) übertragen werden, nasale Eingriffe nach Möglichkeit zu verschieben. Eine Kontraindikation bilden auch Erkrankungen solcher Art in der Familie des Patienten. Durch Gewebsschädigung, vorübergehenden Luftabschluß, Stauung usw. werden die normalen Abwehrkräfte örtlich vorübergehend herabgesetzt und die Lebensbedingungen bisher erfolgreich abgewehrter Keime zu ungunsten des Wirtes verschoben.

Die Feststellung der Körpertemperatur am Abend vor und am Morgen der Operation ist unerläßlich, wie überhaupt eine allgemeine Untersuchung des Körpers vor größeren Eingriffen verlangt werden muß. Erkrankungen des Blutes und der Kreislauforgane wie Hämophilie, leukämische und perniziöse Anämie, Arteriosklerose und Hypertensionen, Stoffwechselkrankheiten wie Gicht und Diabetes, chronische Infektionen wie Tuberkulose und Lues müssen bei der Indikationsstellung weitgehendst berücksichtigt werden, sofern sie nicht jeden operativen Eingriff überhaupt verbieten oder nur nach sorgfältiger Vorbehandlung gestatten. Ebenso ist die prämenstruelle Herabsetzung der Gerinnungsfähigkeit des Blutes und die reflektorische nasale Hyperämie in diesen Tagen in Rechnung zu stellen. Cariöse Zähne sind möglichst zuvor zu

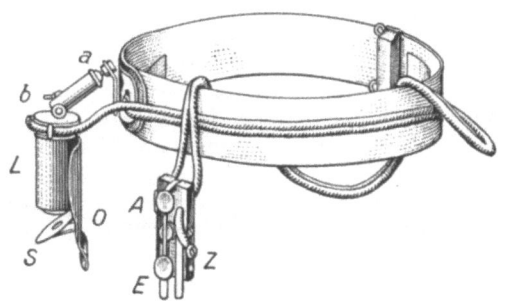

Abb. 23. Kirstein-Killiansche Stirnlampe.

behandeln. Auf gründliche Zahn- und Mundpflege in den Tagen vor dem Eingriff ist besonderer Wert zu legen.

Die unmittelbare Vorbereitung des Patienten beschränkt sich auf Enthaltung von Nicotin und Alkohol, Beseitigung einer evtl. vorhandenen Obstipation, sowie Entleerung des Magens bei Eingriffen in Narkose. Beengende Kleidungsstücke wie enge Kragen, Korsette usw. sind abzulegen oder zu öffnen.

Die Umgebung der Nase wird entkeimt durch Jodtinkturanstrich oder bei kleineren Eingriffen durch Abreiben mit Alkohol oder Äther (Vorsicht bei Verwendung des Brenners). Rhagaden am Naseneingang werden mit Arg. nitricum in 10—20%iger Lösung gepinselt, kleine Aknepusteln mit Acid. carbolicum liquef. verätzt. Lästiges Kopf- und Barthaar wird durch einige Bindentouren zurückgehalten, Vollbärte legt man in eine Kinnschleuder.

Die Vorbereitung des Instrumentariums und Verbandmateriales erfolgt nach den auch sonst in der Chirurgie gebräuchlichen Regeln. Das Bewußtsein, daß man nicht in einem einwandfrei aseptischen Operationsgebiet operiert, darf nicht Grund zu einer minder strengen Asepsis von seiten des Operateurs werden.

Die meisten nasalen Eingriffe lassen sich im Sitzen ausführen, wobei die Assistenz den Kopf hält und leitet. Fixation gegen eine Kopfstütze ist bei den häufig nötig werdenden kleinen Lageveränderungen unbequem und steigert die mit jeder Operation verbundenen unangenehmen Empfindungen beim Patienten. Als Beleuchtungsquelle dient die Untersuchungslampe mit Stirnreflektor oder die Kirstein-Killiansche Stirnlampe.

Die Lokalanästhesie ist bei Nasenoperationen unbedingt der Allgemeinnarkose vorzuziehen und sollte letztere auf die wenigen Fälle beschränkt werden,
wo die Durchführung der Operation in örtlicher Betäubung am Geisteszustand
des Patienten scheitert oder die Ausdehnung des Eingriffes resp. der Charakter
der Krankheit (phlegmonöse Prozesse) die Injektion verbieten. Die Durchführung der Anästhesie und der Allgemeinnarkose wurde oben besprochen.

Wo immer möglich, sollten nasale Eingriffe einzeitig durchgeführt werden.
Ein größerer Eingriff wird erfahrungsgemäß viel besser ertragen als wiederholte
kleine Eingriffe, die das Nervensystem der Patienten erheblich mitnehmen und
nicht so selten Ursache von hysterischen Komplexen werden.

Zu allen Eingriffen an den Weichteilen der Nase genügt die Schleimhautanästhesie.

Gestielte Hyperplasien, wie Polypen, werden am besten mit der kalten
Schlinge abgetragen. Man ermittelt schon bei der Ausführung der Anästhesie
mit dem Watteträger oder hernach mit einer biegsamen Sonde möglichst den
Ansatz des Stieles, paßt die Größe der Schlinge der gemutmaßten Größe des
Polypen an, fängt ihn von unten her und führt die Schlinge vorsichtig bis zu
seinem Ansatz empor, um den Polypen möglichst in toto auf einmal herauszunehmen und nicht zu zerfetzen. Beim Zuziehen der Schlinge, das langsam,
stetig und nicht ruckweise vorstoßend zu geschehen hat, darf man einen leichten
Zug nach abwärts ausüben, um den Polypen möglichst mit seinem erkrankten
periostalen Ansatz zu entfernen. Folgt der Polyp nicht auf mäßigen Zug, so
ist es besser, ihn mit der Schlinge durchzuschneiden. Das abgetrennte Stück
läßt man ausschnauben oder entfernt es mit der Polypenzange. Etwa noch
vorhandene Stielreste entfernt man mit einer schneidenden Zange, wie solche
von STRUYKEN und von GRÜNWALD angegeben wurden, um Nachblutungen
zu vermeiden und freien Abfluß aus evtl. dahinter erkrankten Räumen sicher
zu stellen.

Größere Schwierigkeiten können große *Choanal*polypen bereiten. Oft gelingt
es nicht, die durch die Nase eingeführte Schlinge über den mächtigen Polypen
zu streifen. Mit dem stumpfen Haken von LANGE umgreift man den Stiel,
indem man den Haken medial vom Polypen bis zur hinteren Rachenwand einführt und unter einer Drehung um etwa 90° vorsichtig in den mittleren Nasengang
fortführt. Hat man den Stiel gefaßt, so entwickelt man den Polypen durch
vorsichtigen Zug durch die Nase. Da die Tumoren sehr weich sind, gelingt dies
meist ohne nennenswerte Schwierigkeiten trotz ihrer oft erstaunlichen Größe.

Während die Blutung bei den gewöhnlichen ödematösen Polypen der lateralen
Wand meist gering ist und unter dem Einfluß der wieder hergestellten Nasenatmung ohne Tamponade steht, ist bei den gefäßreichen Septumpolypen und
den circumscripten Schleimhauthyperplasien am Nasenboden eine erheblichere
Blutung sofort oder am nächsten Tag eher zu befürchten. Es ist daher rätlich,
die Stielgefäße vor oder nach der Abtragung mit dem Galvanokauter zu verschorfen, falls man nicht vorzieht, die Abtragung überhaupt mit der galvanokaustischen Schlinge auszuführen.

Zur Absetzung der Schleimhauthyperplasien der unteren Muscheln pflegen
wir seit Jahren der Schleimhautanästhesie unmittelbar vor der Abtragung die
Infiltration des Muschelgewebes mit $1/2\%$ Novocainlösung mit der üblichen
Beimengung von Suprarenin anzufügen. Wir haben nie unangenehme Nebenerscheinungen auftreten sehen, da die vorausgegangene Schleimhautanästhesie
eine so energische Gefäßkontraktion bewirkt, daß trotz des örtlichen Gefäßreichtums die Resorption minimal ist und die Gefahr einer direkten intra-
vasculären Injektion bei Ausführung der Einspritzung mit nie stillstehender
Nadel, wie schon RECLUS empfahl, so gut wie nicht besteht. Die Infiltration

erleichtert die Abtragung ganz bedeutend und ersetzt die für diesen Zweck empfohlene Oberflächenanästhesie mit Alypin völlig. Mit einer knieförmigen Scheere schneidet man die nunmehr wieder prall ins Lumen vorspringende Schleimhaut von der medialen Fläche ab. Vermeidet man eine Verletzung des Muschelknochens, dessen Abtragung in größerem Umfang zugleich mit dem Schleimhautperiostüberzug eine funktionsstörende Verstümmelung ist (Passow und Claus), so ist bei sofortiger Bettruhe und Verbleib des Patienten unter Aufsicht eine Tamponade meisj überflüssig und die einzeitige Ausführung auf beiden Seiten erlaubt.

Ist mehr eine abnorme Stellung des Muschelknochens als eine Schleimhauthyperplasie Ursache des Atemhindernisses, so luxiert man nach dem Vorschlag Killians die Muschel mit einem stumpfen Instrument nach lateral, wobei man unbeschadet etwas Kraft anwenden kann. Manchmal ist es vorteilhaft, die Abtragung der Schleimhaut mit der Umknickung zu verbinden.

Bei abnormer Größe des Muschelknochens kann in seltenen Fällen seine teilweise Entfernung nötig werden. Stuart Low gab dafür 1906 die *Turbinotomia* submucosa an, für die sich bald darauf auch Zarniko einsetzte. Von einem Längsschnitt aus wird die Schleimhaut subperiostal vom Muschelknochen auf beiden Seiten abgehoben und vom Knochen so viel als nötig reseziert, worauf die Schleimhautlappen wieder zusammengelegt werden.

Zur Abtragung des *Operculums* der mittleren Muschel schneidet man mit einer gebogenen Schere nach Schiötz oder Ingals die mittlere Muschel an ihrem Ansatz soweit ein, als man sie abtragen will. Die untere Branche der Schere kommt dabei in den mittleren Nasengang, die andere in den oberen zu liegen. In den Einschnitt führt man eine Schlinge, deren Führungsrohr an der unteren Kante so weit vorgeschoben wird, als man abzutragen beabsichtigt. Meist gelingt es ohne erheblichen Kraftaufwand den dünnen Muschelknochen und die Schleimhaut mit der Schlinge durchzuschneiden. Bei Schwierigkeiten genügt ein Scheerenschlag distal von der Schlinge und senkrecht zum ersten Schnitt zur glatten Absetzung. Sofern der Patient unter unserer Kontrolle bleibt, ist eine Tamponade überflüssig. Halle warnt vor der völligen Abtragung der Operculums, die er für eine nicht belanglose Verstümmelung hält. Auch erschwere sie eine evtl. später nötig werdende endonasale Siebbein- oder Stirnhöhlenoperation durch Verlust der Orientierung und Sicherung gegen das Eindringen in die gefährliche Gegend des oberen Nasenganges. Er empfiehlt dafür bei hinderlicher Verdickung des vorderen Endes der mittleren Muschel von der lateralen Fläche so viel abzutragen als nötig ist und die Muschel nach medial zu luxieren.

Probeexcisionen führt man am besten mit der kalten Schlinge oder mit dem Conchotom aus, je nachdem es sich um mehr gestielte oder um flächenhafte und derbe Gebilde handelt.

Mittels Ätzung kann man nur oberflächlich gelegene und umschriebene Schleimhautveränderungen angreifen. Die pharmakologischen Eigenschaften der Ätzmittel wurden oben näher charakterisiert. Zur Ausführung der Ätzung, der eine gute Schleimhautanästhesie vorangehen muß, da sie sehr schmerzhaft ist, befeuchtet man einen kleinen Watteknopf an der Spitze einer Sonde mit einer hochkonzentrierten Lösung des Ätzmittels oder verwendet an den Sondenknopf angeschmolzene Perlen von Arg. nitricum oder Acid. chromaticum. Bei Herstellung der Perle von Chromsäure ist darauf zu achten, daß die Sonde nicht zu heiß sein darf, wenn sie in die Chromsäurekrystalle eingeführt wird, da sonst die Chromsäure in nicht wirksames Chromoxyd übergeführt wird. Die Chromsäure eignet sich besonders zur Verödung umschriebener Gefäßektasien am Locus Kisselbachi. Trichloressigsäure läßt sich nicht anschmelzen, sondern

muß entweder in Form kleinster Krystalle oder hochkonzentrierter Lösung
mit dem Watteknopf am Sondenende aufgetragen werden. Zu vermeiden ist
unbedingt die Verätzung gegenüberliegender Schleimhautpartien besonders
mit den energischer wirkenden Mitteln um Synechiebildung zu verhindern.
Am Septum kann eine kräftige Ätzung gegenüberliegender Partien durch Zerstörung des ernährenden Perichondriums auf beiden Seiten zur Perforation
führen.

Tiefer und kräftiger wie die Ätzung wirkt die *Kaustik.* Sie wird meist in
Form der *Galvanokaustik* angewandt. Das benötigte Instrumentarium wurde
schon oben unter den Instrumenten näher beschrieben. Vor Ausführung der
Kaustik, zu der ebenfalls eine gute Schleimhautoberflächenanästhesie nötig
ist, schaltet man probeweise so viel Strom ein, daß der Brenner nahe an Weißglut kommt. Rotglühende Brenner haften am Gewebe und reißen beim Zurückziehen den Brandschorf ab, zu heiße, weißglühende Brenner verhindern die
Blutgerinnung in den eröffneten Gefäßen. Bei richtiger Erhitzung läßt sich der
Brenner ohne Abheben des Brandschorfes und ohne Blutung leicht aus dem
koagulierten Gewebe zurückziehen.

Nach Ermittlung der richtigen Belastung führt man unter Augenkontrolle
den wieder erkalteten Brenner ein und drückt ihn kräftig gegen die gut cocaini-
sierte Schleimhaut oder sticht den Spitzbrenner in das zu zerstörende Gewebe
ein, worauf der Kontakt am Handgriff geschlossen wird. Der Patient atmet
dabei vorteilhafterweise durch den Mund ein und durch die Nase aus, damit er
durch den entstehenden Rauch und brenzlichen Geruch nicht zum Husten
gereizt wird und das Gesichtsfeld übersichtlich bleibt. Nach genügender Zerstörung des Gewebes — dies zu erkennen ist Übungssache — wird der Brenner
unter voller Belastung abgehoben, sodann nach Stromunterbrechung rasch
aus der Nase entfernt. Zu beachten ist dabei, daß mit dem noch heißen Brenner
keine ungewollten Schleimhautberührungen, i. e. Verbrennungen vorkommen
sollen. Verbrennungen gegenüberliegender Schleimhautpartien an Muscheln
und Septum führen oft zu schwer zu beseitigenden Synechien oder komplizieren
doch die Nachbehandlung bedeutend. Die im Gefolge der Kaustik entstehende
Gewebsreaktion bringt die Brandschorfe in längere Berührung, es bildet sich
zuerst ein gemeinsamer Brandschorf, sodann Gefäßverbindungen und nach
deren Obliteration bleibt ein bindegewebiger derber Strang, die Synechie.
Ihrer Entstehung beugt man gegebenenfalls durch fleißige Anwendung von
Cocain-Suprarenin, von Renoformpuder, durch Einführung von Salbenstreifen
oder Einlegen von Hartgummiplättchen nach OERTEL vor.

Bei umschriebenen Schleimhauthyperplasien verschorft man die Stielgefäße;
bei den so häufigen Schwellkörperhyperplasien der unteren Muscheln zieht man
von hinten nach vorne 1—2 Längsfurchen durch die ganze Dicke der Schleimhaut bis auf den Knochen oder man sticht den Spitzbrenner am vorderen Ende
ein und verbrennt dem Knochen folgend die Gefäßnetze von vorne nach hinten.
Letzteres Verfahren schont die Schleimhaut. Der Wundschorf bedarf keiner
weiteren Nachbehandlung, die entstehende derbe Verwachsung mit dem Knochen
verhindert eine abermalige Ausbildung von Gefäßektasien.

Bei Verwendung der galvanokaustischen Schlinge wird der Strom erst
eingeschaltet nach Anlegung der Schlinge und die heiße Schlinge langsam
durchs Gewebe gezogen.

Die postoperative *Tamponade* läßt sich in vielen Fällen nicht umgehen.
Die Eigenart des Operationsgebietes verhindert eine Wundversorgung, wie sie
sonst wohl an anderen Stellen des Körpers möglich ist, durch Ligatur und Naht.
Dabei ist das ganze Gebiet reich an Gefäßen. Die Nasentamponade ist jedoch

ein keineswegs gleichgültiger, harmloser Eingriff, da die Nase kein einwandfrei aseptisches Wundgebiet ist.

Häufig steht die Blutung sofort nach dem Eingriff, was sich durch reinliches Arbeiten ohne Hinterlassung von angeschnittenen Gewebsfetzen, durch Vermeidung unnötiger Knochenverletzungen — die eröffneten Knochengefäße können sich nicht so gut zurückziehen, ihr Lumen klafft — und durch Herstellung der freien Luftdurchgängigkeit in einer Sitzung fördern läßt. War die Blutung bei der Operation gering, handelt es sich um Patienten, bei denen kein vasolabiles Gefäßsystem vorhanden ist, bestehen also normale Gerinnungs- und Druckverhältnisse und bleibt der Patient unter Kontrolle und kommt sofort ins Bett unter Hochlagerung des Oberkörpers, so kann man in den meisten Fällen auf eine Tamponade verzichten.

Sind obige Voraussetzungen dagegen nicht in vollem Umfange erfüllt oder übersichtlich, besteht also die wahrscheinliche Möglichkeit, daß nach Abklingen der Anästhesie und Anämie eine nicht unerhebliche Nachblutung eintreten kann, die zur Tamponade zwingen würde, so ist die Tamponade unmittelbar im Anschluß an den Eingriff unbedingt vorzuziehen, da sie jetzt in Ruhe unter Innehaltung sämtlicher Regeln der Asepsis ausgeführt werden kann.

Im allgemeinen genügt ein lockeres Ausstopfen der Nase mit steriler Gaze in Streifenform unter Leitung des Auges. Durch die nachfolgende Quellung tamponiert eine lockere Tamponade meist genügend. Ist die Blutung diffus und profus, so schichtet man Gazestreifen über Gazestreifen, bis die Haupthöhle und die Nasengänge exakt ausgestopft sind. Bei der Kontrolle, ob die Blutung steht, versäume man nicht die Beobachtung des Rachens, da manche Patienten, besonders weniger intelligente, lange nach hinten bluten und oft viel Blut verschlucken ohne es zu bemerken oder zu beachten.

Steht die Blutung nach richtig ausgeführter vorderer Tamponade nicht, was sehr selten ist, dann ist die *Choanal*tamponade nicht zu umgehen. Nach ESCAT genügt dazu eine stark gebogene Zange, mit der man einen dicken Gazeballen, dessen Größe der des Naseopharynx des Patienten entspricht, um das Gaumensegel führt und gegen die Choanen drückt, bis er sich mit Blut vollgesaugt hat und damit von selbst hält.

Üblicher ist die Ausführung der retronasalen Tamponade mit Hilfe des BELLOQschen Röhrchens, das geschlossen in die Nase eingeführt wird. Berührt sein Kopf das Rachendach, dann löst man durch Linksdrehen der am anderen Ende befindlichen Schraube die Feder aus, die nunmehr vorspringt und den Knopf um das Velum in die Mundhöhle bringt. Ein doppelter kräftiger Seidenfaden, der in der Mitte um einen entsprechenden kräftigen Gazeballen befestigt ist — am besten hält man sich immer einige solche mit Seidenfaden armierte Gazeballen in verschiedenen Größen steril vorrätig — wird in den Knopfschlitz eingehängt, oder mangels eines solchen um den Hals des Knopfes geknotet. Beim Zurückziehen leitet der Seidenfaden den Gazeballen um das Velum und preßt ihn bei weiterem Anziehen in die Choanen resp. den Nasenrachenraum und fixiert ihn dort. Das andere Ende des Seidenfadens hängt zum Munde heraus und erleichtert die spätere Entfernung des Tampons.

Mangels eines BELLOQschen Röhrchens läßt sich auch ein weicher Katheter oder ein Tubenkatheter, durch den ein Klaviersaitendraht als Schlinge gezogen ist, verwenden.

Das Tamponmaterial muß steril sein; zur Erhöhung der styptischen Wirkung kann die Gaze mit frischbereiteter 10%iger Koagulen- oder Klaudenlösung getränkt werden. Um die Keimentwicklung zu verhindern, wird teilweise imprägnierte Gaze (Jodoform, Xeroform, Vioform) empfohlen; KOFLER verwendet 10%ige Noviformgaze, die er bis zu 8 Tagen liegen läßt, ohne Fäulnis-geruch bemerkt zu haben, KAHLER tanninhaltige Jodoformgaze; wir selbst verwenden nur gewöhnliche sterile Gaze.

Rätlich erscheint es auf alle Fälle die Tampons nicht zu lange liegen zu lassen; wir entfernen sie nach 2—3mal 24 Stunden, nachdem sie zuvor durch Einträufeln von Wasserstoffsuperoxyd ordentlich aufgeweicht und gelöst wurden. Unerläßlich ist eine regelmäßige Kontrolle der Körpertemperatur bei jeder Nasentamponade. Erheblicher Temperaturanstieg, zumal wenn sich für ihn sonst keine Erklärung findet, muß zur sofortigen, möglichst schonenden Ent-fernung der Tampons veranlassen. Ebenso ist evtl. auftretenden Kopfschmerzen, sofern dies nicht unmittelbar im Anschluß an die Operation ist, weitgehendst Beachtung zu schenken.

Postoperative *Komplikationen*, abgesehen von Nachblutungen, sind bei Nasenoperationen zwar wohl nicht allzu häufig, zumal ernstlichere, doch keines-wegs ausgeschlossen. In der Literatur finden sich zwar nur spärliche Nieder-schläge davon aus leicht ersichtlichen Gründen. Um so größer ist das Verdienst von STREIT, durch seine freimütige Mitteilung von schweren septischen Folge-e.scheinungen nach Operationen in unserem Fachgebiet zu freimütiger Mit-teilung Anlaß gegeben zu haben. Tatsächlich förderte die angeregte Diskussion auch noch eine Reihe von schweren postoperativen, meist septischen Kompli-kationen, die beobachtet worden waren, zutage; sie sind um so beachtenswerter, als sie von Operateuren stammen, die ebenso kompetent und gewissenhaft in der Auswahl wie in der Ausführung der Eingriffe sind. Beobachtet wurden nach intranasalen Eingriffen Meningitis durch Verletzung der Lamina cribrosa resp. der Olfactoriusscheiden; beides läßt sich durch entsprechende Vorsicht bei der Operation vermeiden; nicht so selten scheint sich an einen intranasalen Eingriff eine mehr oder minder schwere Sepsis anzuschließen, eine Beobachtung, die dringend zu sorgsamer Indikationsstellung und Auswahl des Zeitpunktes eines operativen Eingriffes mahnt, wie dies oben besprochen wurde.

Literatur.

BENJAMINS, C.: Acta oto-laryngol. Vol. 1, H. 4. — BINZ: Zitiert nach TAPPEINER. — BIRKHOLZ: Über Leitungsanästhesie bei der Radikaloperation der Oberkieferhöhle und bei Operationen auf dem permaxillären Weg. Zeitschr. f. Hals-, Nasen- u. Ohrenheilk. Bd. 9, H. 1. — DENKER-BRÜNINGS: Lehrb. d. Krankh. d. Ohres u. d. Luftwege. — HALLE: Kon-greßreferat. Zeitschr. f. Hals-, Nasen- u. Ohrenheilk. 1923. — HÄRTEL: Lokalanästhesie bei großen Operationen im Trigeminusgebiet. Dtsch. Chirurgenkongreß Bd. 1, S. 243. 1911. — HARTMANN, A.: Med. Klinik 1911. Nr. 18. — HINSBERG: Zitiert nach DENKER-BRÜNINGS. — JASSENETZKY: Zweiter Fall von vorübergehender Erblindung nach Novocain-Supra-renininjektion in die Augenhöhle. Zentralbl. f. Chirurg. 1911. Nr. 27, S. 924. — KAYLER: Dtsch. med. Wochenschr. 1918. Nr. 29 u. 30. — KOCHMANN: Dtsch. med. Wochenschr. 1912. H. 48, S. 2265. — KOFLER: Monatsschr. f. Ohrenheilk. u. Laryngo-Rhinol. Bd. 48, S. 426. —KOWARSCHIK: Die Diathermie. — KREDEL: Bemerkungen zur BRAUNschen Lokal-anästhesie. Zentralbl. f. Chirurg. 1911. S. 725. — LUBLINSKI: Berl. klin. Wochenschr. 1912. — MAYER, K.: Physiol.-chem. Institut Basel. — MATAS: The growing importance and value of local and regional anaesthesia in minor and mayor surgery. Transact. of Louisiana state med. assoc. 1900. p. 329. — MAYET: La province méd. 1911. — PAYR: Einfacher Weg zum II. Trigeminusaste. Zentralbl. f. Chirurg. 1920. Nr. 40. — PASSOW-CLAUS in BIER, BRAUN, KÜMMEL: Chirurgische Operationslehre. — PUJOL: La province méd. 1911. — SAFRANEK: Monatsschr. f. Ohrenheilk. u. Laryngo-Rhinol. 1911. Nr. 10, S. 1081. — STREIT: Verhandl. d. Ges. dtsch. Hals-Nasen-Ohrenärzte 1923. — TAPPEINER: Lehrbuch d. Arzneimittellehre.

c) Lokaltherapie der Rachen-, Mund-, Kehlkopf- und Luftröhrenkrankheiten.

I. Medikamentöse Therapie.

Von

W. Pfeiffer-Frankfurt a. M.

Mit 41 Abbildungen.

Die örtliche Anwendung von Medikamenten bei den Rachen-, Mund-, Kehl-kopf- und Luftröhrenkrankheiten kann auf dem Wege
1. der *Einträufelung (Instillation)*,
2. der *Pinselung*,
3. der *Einblasung (Insufflation)* und der *Inhalation* erfolgen, je nachdem es sich um Heilmittel in flüssigem, pulverisiertem, festem oder gasförmigem Zustand handelt.

¡1. Einträufelung (Instillation) in den Nasenrachenraum und die Mundrachenhöhle.

Zur Behandlung des Nasenrachenraumes insbesondere zu seiner Reinigung von Eiter, Borken und Krusten hat man früher allgemein das *Nasenbad* emp-fohlen. Bei richtiger Anwendung ist es das einfachste und schonendste Ver-fahren. Wir finden es im vorhergehenden Kapitel beschrieben. Werden mittels des Fränkelschen Nasenspülers in ein Nasenloch 5—10 ccm etwa einer physio-logischen Kochsalzlösung bei zurückgebeugtem Kopfe eingegossen, so fließt die Flüssigkeit durch die Nase in den Nasenrachenraum. Beim „hä"- oder „hi"-sagen wird der Epipharynx gegen den Mesopharynx durch Anlegen des Gaumensegels an den kontrahierten M. constrictor pharyngis superior (Passa-vantscher Wulst) abgeschlossen. Durch Hin- und Herbewegen des Kopfes kann man den Nasenrachenraum noch besser ausspülen. Die Flüssigkeit läßt man aus der Nase und dem Rachen wieder herauslaufen oder spuckt sie aus oder verschluckt dieselbe. Zweckmäßig sind folgende Mischungen: $1/2$ Kaffee-löffel Küchensalz auf $1/4$ Liter abgekochten lauwarmen Wassers mit oder ohne Zusatz von 1 Kaffeelöffel Glycerin, ferner 1—2—3%ige Borsäure-Borax- und Bromsalzlösungen.

Statt der Nasenrachenbäder werden vielfach *Ausspritzungen* des Epipharynx angewandt, entweder mit Spritze oder Klysopomp von der Nase aus oder mittels Sprays mit rechtwinklig gebogenem stumpfem Kanülenansatz vom Schlund aus. Bei Diphtheriebacillenpersistenz habe ich das Cavum nasopharyngeum mit 1—5% bis 1%igen Eucupinlösungen ausgespritzt. Bei allen Spülungen der Nase und des Nasenrachenraumes muß jeder stärkere Druck vermieden werden, um das Eindringen der Spülflüssigkeit durch die Ohrtrompete in das Mittelohr zu vermeiden.

Wenn man sich schon zur Anwendung von Spritze oder Klysopomp oder Irrigator entschließt, so lasse man die Flüssigkeit durch die engere Nasenseite ein und durch die weitere Seite abfließen. Eingießungen von 8—10 Tropfen und mehr von $1^0/_{00}$—$1^0/_0$igen Paraffin-Menthollösungen evtl. mit Zusatz von Novocain 2—$5^0/_0$ig werden mit gutem Erfolg anzuwenden sein bei akutem, subakutem, insbesondere aber bei chronischen Katarrhen von Nase und Rachen zur symptomatischen Behandlung der lästigen Trockenheit.

Bei Schwellungszuständen in der Nase bedienen wir uns seit langem des *Nasensprays* mit z. B. $1^0/_0$iger Borsäurelösung, $1^0/_{00}$ Cocain und etwas Suprarenin. Statt Cocain kann auch Alypin, Psicain oder Tutocain verwandt werden.

Der Spray mit den anästhesierenden Lösungen, aber auch mit allen möglichen desinfizierenden Lösungen eignet sich aber auch in vielen Fällen von Mundrachenkrankheiten zur örtlichen Reinigung und zur medikamentösen Einwirkung. Hier konkurriert aber stark mit das *Gurgelverfahren.*

Ein allbekanntes und viel bewährtes Reinigungsverfahren bei allen möglichen Erkrankungen der Mundrachenhöhle stellt das *Gurgeln* dar. Wohl die wenigsten Ärzte wissen aber Genaueres darüber, welche Gebiete der Schleimhäute der Mundrachenhöhle beim Gurgeln von der Flüssigkeit erreicht werden.

Beim gewöhnlichen lauten Gurgeln und beim Gurgeln mit herausgestreckter Zunge bespült das Gurgelwasser i. a. nur die Mundhöhle bis zu den Tonsillen, die hintere Rachenwand wird nicht erreicht, ein Teil der Flüssigkeit wird beim nachfolgenden Schluckakt aber bis zu den unteren Teilen der Rachenhöhle gelangen.

Der Greifswalder Kliniker Mosler hat anfangs der 80er Jahre ein Verfahren beschrieben zur Reinigung des Rachens, Nasenrachenraums und der Nasenhöhle: Man nehme einen Schluck Wasser in den Mund, atme bei zurückgebeugtem Kopfe tief durch die Nase ein, dadurch fließt das Gurgelwasser in den unteren Teil des Schlundes, bei der nun folgenden Ausatmung durch die Nase wird die Flüssigkeit mit nach oben in den Nasenrachenraum gerissen. Beugt man nun den Kopf nach vorne über, so fließt das Wasser zur Nase heraus. Durch Übung kann man auf diese einfache Weise Mund-Rachenhöhle-Nasenrachenraum und Nasenhöhle reinigen.

Guinier, später Heryng und Moritz Schmidt haben gezeigt, daß man bei vorgestreckter Zunge und leicht nach hinten gebeugter Kopfhaltung einen kleinen Schluck Wasser bis in den Sinus piriformis laufen lassen kann. Durch leichtes Pressen läuft die Flüssigkeit von dort in die Kehlkopfhöhle über. Mit dem Kehlkopfspiegel konnte dabei das Aufsteigen von Luftblasen aus dem Kehlkopf beobachtet werden.

Kahsnitz hat sich besonders eingehend mit der Systematik des Gurgelns befaßt. Er unterscheidet das Mundgurgeln, das Rachen-, Kehlkopf-, Nasenrachen- und Nasengurgeln. Bei jeder Art soll nach Kahsnitz „die Zungenspitze wie bei der a-Stellung an der Innenfläche der unteren Schneidezähne liegen".

Beim *Mundgurgeln* legt sich der Zungengrund an den weichen Gaumen, durch den Luftstrom wird das Wasser durcheinander gewirbelt.

Beim *Rachengurgeln* ist der Mund weit geöffnet und nach oben gerichtet, die Luft streicht zwischen Zungengrund und vorderer Wirbelsäulenwand nach oben, das Gurgelwasser trifft den Mesopharynx.

Beim *Kehlkopfgurgeln* soll das Wasser mit kurzer leichter Rückwärtsbewegung des Kopfes über den Zungengrund geworfen, unter gleichzeitigem ruhigem a-Anlauten bis in den Kehlkopf fließen, von der durch die leicht aneinandergelegten Stimmbänder aufwärts steigenden Luft zum Wirbeln gebracht werden.

Beim *Nasenrachengurgeln* wird dem a ein ng angehängt und mit dem verstärkten Luftstrom das Wasser aus dem Kehlkopf nach dem Nasenrachenraum geworfen. Durch das ng-Sagen legt sich der Zungengrund fest an den weichen Gaumen an, wird dem Wasser der Weg zum Mund versperrt. Damit das Wasser nicht sofort durch die Nase abfließt, wird der Kopf nach hinten übergebeugt. Wird nach einer Weile das ng aufgegeben und a gesagt, so kann das Wasser durch den Mund abfließen.

Wird aber anstatt a das ng weiter beibehalten und der Kopf ruhig nach vorne gebeugt, so reinigt das Wasser sprudelnd und wirbelnd die hintersten Teile der Nase.

BECK hat die Patienten mit dünner Eubarytlösung auf die verschiedenen Arten gurgeln lassen und konnte durch Röntgenblitzaufnahmen feststellen, daß beim gewöhnlichen Gurgeln das Gurgelwasser sich im Munde befindet und nur den weichen Gaumen, die Gaumenbögen und Tonsillen erreicht; dasselbe Bild ergibt sich, wenn beim Gurgeln die Zunge herausgestreckt wird. Wohl läuft etwas von der Spülflüssigkeit über den Zungengrund nach abwärts. Aber die hintere Rachenwand wird nicht betroffen.

Beim sog. tiefen Gurgeln sah BECK im Röntgenbild, daß sich die Hauptmasse der Spülflüssigkeit beiderseits in der Vallecula glossoepiglottica ansammelt und eine geringe Menge in den Sin. piriformis hinabfließt. BECK konnte auch verfolgen, wie durch nachfolgende Exspiration die Spülflüssigkeit durch den Meso- und Epipharynx bis in den mittleren Nasengang hinaufgeworfen wird und schließlich durch die Nase herausläuft. Auch das Hineingelangen der Flüssigkeit in den Kehlkopf konnte BECK bei einem geübten Gurgler nachweisen und so die KAHSNITZschen Erfahrungen röntgenographisch bestätigen.

Versuche durch Gurgeln mit Farbstofflösung die Ausbreitung der Flüssigkeit in der Mundrachenhöhle nachzuweisen, mußten fehlschlagen, da die Schleimhäute an verschiedenen Stellen den Farbstoff verschieden stark oder gar nicht aufnehmen. BECK hat solche Versuche SÄNGERS nachgeprüft und fand, daß die verhornten und abgestorbenen oberen Schichten des Plattenepithels der Zungen- und Mundschleimhaut die Farbstoffe weit mehr annehmen, als die Schleimhäute des Rachens oder der Tonsillen. Die Spritzflecke an den Tonsillen entstehen an den Mandelbuchten, die vom Detritus und abgestorbenem Epithel angefüllt sind und deshalb den Farbstoff gierig aufnehmen.

Das Nasenrachen- und Nasengurgeln mit 1%iger Borsäure-Kochsalzlösung empfiehlt KAHSNITZ bei beginnendem Schnupfen, bei trockenem Nasen-Rachenkatarrh, bei Rhinitis atrophicans und besonders bei chronischem trockenem Mittelohrkatarrh mit der dabei meist vorhandenen Verengerung der Ohrtrompete. KAHSNITZ läßt beim Kehlkopfgurgeln das Gurgelwasser erst 2—3mal zum Munde heraus, dann erst durch die Nase gehen; durch Kopfneigung kann man dann beim Nasenrachengurgeln das Wasser direkt über die verengte Ohrtrompete fließen lassen. Nunmehr entfernt man durch kurzen Luftstoß von unten das überschüssige Wasser aus Nasenrachen und Nase und läßt den VALSALVAschen Versuch machen. KAHSNITZ glaubt durch fortgesetztes zielbewußtes Nasenrachengurgeln den die Verengerung der Ohrtrompete veranlassenden Zustand der Schleimhaut des Nasenrachenraumes derart günstig beeinflussen zu können, daß auch die Ohrtrompete wieder durchgängig wird und „statt des Katheterismus genügt dann der einfache und schonende Valsalva".

Das Kehlkopfgurgeln empfiehlt KAHSNITZ bei akuten und chronischen Katarrhen, selbst bei Tuberkulose, bei welchen er Aluminium chloricum Mallebrein anwendet.

Nur wenige lernen das Gurgeln in der systematischen Art von KAHSNITZ. Die meisten bekommen bei tiefem Gurgeln alsbald heftigen Husten und Brechreiz.

Als Gurgelwasser kommen neben Wasser, Kochsalz-, Borsäure-, Boraxlösungen in Betracht. Dekokte von Salbeitee, Kamillentee, auch Kamillosan (chem.-pharmaz. Werke Bad Homburg v. d. H.), auch Zusätze von Anaestheticis, für das Nasenrachengurgeln am besten nur physiologische NaCl-Lösung. Alle

·giftigen Beimengungen vermeide man besser wegen der Gefahr des Verschluckens, so z. B. Kali chloricum.

An Stelle der Gurgelungen oder gleichzeitig wurden schon lange Kaupastillen verordnet.

Bekannt sind die von Bergmann angegebenen, sie enthalten Thymol 0,002, Natr. benzoic. 0,02, Saccharin 0,015 und sind mit Guttapercha und Damarharz hergestellt.

Der Patient soll sie 15 Minuten kauen, den Saft verschlucken und die Pastillen ausspucken.

Avellis hat die Anginapastillen Neumeier angegeben, welche Antipyrin und Cocain enthalten.

Erwähnenswert sind hier noch die Anästhesinbonbons von Ritsert. Borcocainmentholcompretten von Merck, Panflavinbonbons von Casella, Thyangolpastillen Thilo. Letztere enthalten Anästhesin, Phenacetin, Thymol, Menthol, Öl eucalypti; Eucupinpastillen mit einem Gehalt von 0,015—0,02 Eucupin bihydrochlorium bei Diphtherie und Diphtheriebacillenträgern.

Auf die *perlinguale Applikation der Medikamente* soll hier noch näher eingegangen werden.

Mendel hat sich besonders dafür eingesetzt. Wie die Schleimhaut des Magen-Darmkanals, so ist auch die Mundschleimhaut imstande, die Resorption von Medikamenten zu vermitteln. Die *Perlingualtabletten „Silbe"* mit Nitroglycerin, mit Veronal, Morphium und mit Codein enthalten gleichzeitig ein lipoides Lösungsmittel und eine Kohlensäure entwickelnde Masse. Dadurch soll die Permeabilität der Gefäß- und Zellmembranen gesteigert werden und so eine schnelle Resorption des Medikaments während der Auflösung der Tablette zwischen Zunge und Gaumen erfolgen.

Die Wirkung der Medikamente tritt bei der Perlingualtablette viel rascher und zuverlässiger ein, als wenn die Medikamente erst vom Magen-Darmkanal resorbiert werden, auch ist eine kleinere Dosis genügend. Diese Feststellungen Mendels wurden bestätigt von Dreyer bezüglich Medinal-Atropin; er verglich die Medikamente, per os und perlingual gegeben, bei Kindern und fand, daß perlingual kleinere Dosen schneller und sicherer zum Ziele führen.

Auch Grossmann und Sandor erzielten mit der perlingualen Verabreichung von Nitroglycerin rasche und starke Wirkung, während auf die gewöhnliche stomachale Verabreichung durch den Magen die Wirkung sehr abgeschwächt wurde. Freilich halten diese beiden Autoren die Perlingualtabletten für überflüssig und empfehlen, den Mund mit 8 Tropfen 1%iger Nitroglycerinlösung in 15 ccm Wasser auszuspülen, ohne etwas zu verschlucken. Mendel hält auch deshalb die Perlingualtabletten mit Nitroglycerin für sehr empfehlenswert, weil die Patienten mit Angina pectoris damit stets zu Beginn des Anfalls ein Mittel bereit haben, das in 1—2 Minuten die gefäßerweiternde Wirkung entfaltet.

Die Tabletten perlingual. sommiferae mit 0,25 Medinal wirken schnell, anhaltend vorzüglich (die Hälfte der meist üblichen Dosis) auch als Sedativum an Stelle der Brompräparate.

Insulingual-Tabletten sollen die Insulininjektionen unter Umständen vermeiden lassen. Das Insulin wird von der Zungenschleimhaut direkt resorbiert und gelangt so in den Körperkreislauf, ohne den Magendarmkanal passieren zu müssen, wodurch seine Wirksamkeit aufgehoben würde. Wenn auch mit gewissen qualitativen und quantitativen Unterschieden, so ist doch die Wirkung des perlingual einverleibten Insulins auf den Kohlenhydratstoffwechsel von Mendel u. a. nachgewiesen. Eine Insulingualtablette enthält 15 Einheiten.

Perlingual-Nitroglycerintabletten enthalten 0,0003 N.
   ,,   Morphiumtabletten   ,,   0,01   M.
   ,,   -Atropintabletten   ,,   0,0003 A.
   ,,   -Codeintabletten   ,,   0,01   C.
   ,,   Tabl. sommiferae   ,,   0,25 Natr. diaethylbarbitur.
   ,,   ,,   ,, c. Codein   ,,   0,15 Natr. diaethyl-barbit.
                                 + 0,005 Codein.

2. Pinselungen des Nasenrachenraumes und der Mundrachenhöhle.

Daß der Nasenrachenraum z. B. zur Anästhesierung des Nasenrachendaches bei der Adenotomie vom unteren Nasengang aus mit Watte umwickelten Sonden erreicht werden kann, ergibt sich von selbst aus der anatomischen Situation. Desgleichen können wir mit vernickelten angerauhten Kupfersonden, die gleichfalls mit Watte umwickelt sind, von der Nase aus den Nasenrachenraum mit Lösungen von Jod-Jodkali-Glycerin, Lytinol, Paraffin-Menthol pinseln und massieren. Wir führen dabei mit der schreibfederartig gehaltenen Sonde vibrierende Bewegungen aus oder teilen solche der Sonde durch eine in der Hohlhand gehaltene Massagekugel des seiner Zeit von SPIESS angegebenen Massageapparates ,,Tremolo" mit.

Bei starker Trockenheit der Schleimhäute mit firnisartigem Überzug der Rachenschleimhaut, besonders wenn festhaftende eingetrocknete Sekretborken vorhanden sind, ist es oft notwendig, mit einem rechtwinklig abgebogenen Watteträger von der Mundhöhle aus in den Nasenrachenraum einzugehen und die Schleimhaut mit dem mit einem der obigen Medikamente getränkten Wattepinsel abzureiben und zu massieren. Um Verletzungen zu vermeiden, ist darauf zu achten, daß die angedrehten Wattewieken über das Ende des Watteträgers hinausragen. Man kann auch mit besonderen winklig abgebogenen Zangen zu solchen Pinslungen Gummischwamm gebrauchen. Wenn adstringierende oder ätzende Mittel gebraucht werden, wie z. B. Tannin 1—2$^0/_0$, Chlorzink 2$^0/_0$, Arg. nitr. 2—10$^0/_0$ oder Milchsäure 25$^0/_0$ bis pur, so muß natürlich eine Anästhesierung vorausgehen. An anderer Stelle ist bereits genügend betont worden, daß der mit einem Medikament getränkte Watteträger keine überschüssige Lösung aufgenommen haben darf, damit nicht etwa unbeabsichtigt beim Anpressen und Ausdrücken des Wattepinsels kleinere oder größere Mengen der Flüssigkeit abtropfen und ungewollt andere Schleimhautbezirke treffen.

3. Die Einblasung oder Insufflation von Medikamenten in Pulverform

in den Nasenrachenraum, die Mundhöhle oder den Kehlkopf erfolgt durch Pulverbläser aller möglichen Konstruktionen, am einfachsten mit einem Instrument, das sowohl nach der Nase, dem Nasenrachenraum und dem Kehlkopf dirigiert werden kann.

In den Katalogen sind eine Unzahl von Modellen abgebildet. Sehr zweckmäßig ist der MORITZ-SCHMIDTsche Pulverbläser (Abb. 1), 3teilig aus Doppelgebläse, metallenem Pulverträger mit pistolenförmigem Abschußhebel und geradem oder gebogenem Glasrohransatz bestehend. Er läßt sich sehr leicht reinigen und das Pulver läßt sich unter Kontrolle des Spiegels an die gewünschten Stellen einblasen. Je nachdem man den Hahn mehr oder weniger öffnet, läßt sich der Druck leicht dosieren. Viel gebraucht wird auch der KABIERSKEsche Pulverbläser (Abb. 2), mit auswechselbarem, geradem und gebogenem Glasrohransatz, ferner das tabakpfeifenartige *Glasrohr von* Hoffmann (Abb. 3), mit dem das Pulver eingesogen werden muß. Weniger geeignet finde ich die Pulverbläser, bei denen die Ansätze ganz aus Metall bestehen. Wenn sie auch leicht auskochbar sind, so sind sie ebenso schwer zu trocknen, das Pulver ballt sich leicht in den feuchten engen Röhren zusammen und bleibt an deren Wandungen haften. Dagegen sind die Pulverbläser nach Art der Wulffschen Flaschen (Glasbehälter mit doppelt durchbohrtem Stopfen und kürzerem und längerem Glasrohr) sehr brauchbar.

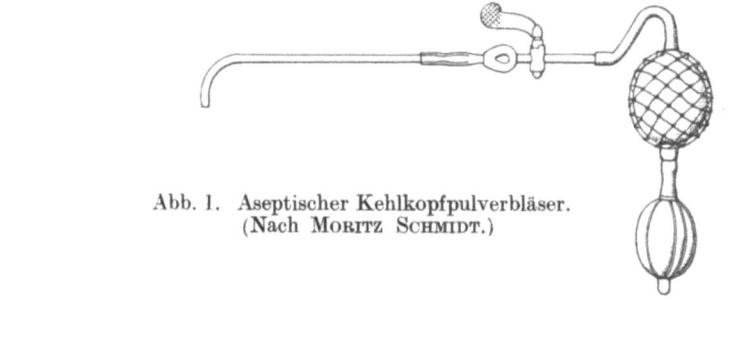

Abb. 1. Aseptischer Kehlkopfpulverbläser.
(Nach Moritz Schmidt.)

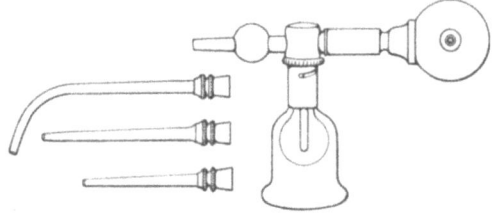

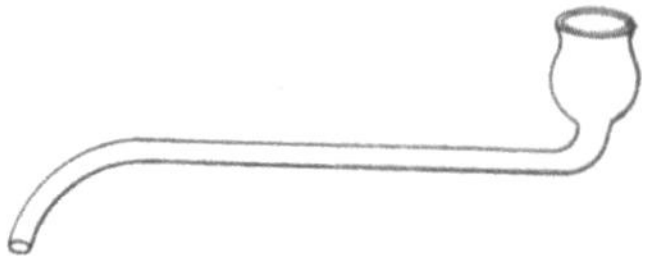

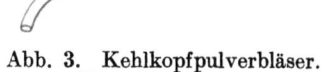

Abb. 3. Kehlkopfpulverbläser.
(Nach Hopmann.)
Auf das pfeifenkopfähnliche Ende legt man nach Einbringung des medikamentösen Pulvers den Daumen auf, nun wird die Glaspfeife in den Mund gesteckt, der Daumen losgelassen; dann gelangt durch Einziehen von Luft das Pulver von selbst in den Kehlkopf.

Abb. 2. Pulverbläser für Ohr, Nase, Rachen und Kehlkopf. (Nach Kabierske.)

Die pulverförmigen Medikamente sind in vielen Fällen sehr nutzbringend, bei allen möglichen Formen von Katarrhen, besonders aber bei tuberkulösen Geschwüren der oberen Luftwege sowie nach operativen Eingriffen. Einige Rezepte seien hier kurz angeführt:

Natr. biboracic.	1,0		Natr. sozojodol.	2,0
Sacch. lact.	ad 10,0.		Anästhesin	1,0
			Suprarenin	0,01
			Sacch. lact.	ad 10,0.
Acid. boric.	1,0		Acid. boric.	1,0
Cocain	0,1		Natr. biboracic.	2,0
Menthol	0,01		Menthol	0,1
Suprarenin	0,001		Sacch. lact.	ad 10,0.
Sacch. lact.	ad 10,0.			
Tannin	1,0		Zinc. sozojodol.	1,0—2,0
Sacch. lact.	ad 10,0.		Sacch. lact.	ad 20,0.
Zinc. sozojodol.	1,0		Natr. sozojodol.	2,0
Acid. tannic.			Orthoform	
Acid. gallic.	āā 0,5		seu Anästhesin	3,0
Orthoform			seu Cycloform	
seu Anästhesin	2,0		Sacch. lact.	5,0.
seu Cycloform				
Sacch. lact.	5,0			

Statt Milchzucker hat sich uns auch das auf elektroosmotischem Wege hergestellte Kieselsäurepräparat Salusil „C" BRAM sehr bewährt insbesondere für Ortizon subtil. pulverisiert 1,0—2,0, Salusil „C" BRAM ad 10,0.

Rezepte für Mundwässer.

Salol.	3,0
Spir. vin. rect.	50,0
Tinct. myrrhae	5,0.
1 Teelöffel auf 1 Glas Wasser.	

Kal. hypermangan.	1,0
Aq. dest.	ad 50,0.
5—15 Tropfen auf ein Glas Wasser.	
(Hellrosa Lösung.)	

Acid. boric.	5,0
Aq. menthae pip.	25,0
Aq. dest.	ad 250,0.

Zur Versüßung nehme man statt Zucker Saccharin 0,1 auf 1 Liter zur Schonung der Zähne.

Boracis	
Thymol.	āā 1,0
Spir. vin.	50,0
Aq. dest.	ad 200,0.

Obige Mundwässer sind geeignet zur Reinigung und Desodorierung der Mundhöhle. Will man adstringierende Wirkung, so sind folgende Rezepte zu empfehlen:

Tinct. Jodi	0,2
Tinct. Ratanhiae	20,0
20 Tropfen auf 1 Glas Wasser.	

Tinct. Myrrhae	
Tinct. Gallarum	āā 15,0
Ol. Menthae pip. gtts. VIII.	
30 Tropfen auf 1 Glas Wasser.	

Aluminis	3,0
Decoct. fol. Salv. ad 300,0	

Solut. acid. boric. 3%.

Solut. hydrogen. peroxydat. 3%.	
1 Eßlöffel auf 1 Glas Wasser.	

Liq. alumin. acetic. 8%.	
30 Tropfen auf 1 Glas Wasser.	

Rezepte für Pinselungen der Mundschleimhaut.

Tinct. Jodi	5,0
Tinct. Myrrhae	10,0

Tinct. Myrrhae	
Tinct. Ratanhiae	
Tinct. Gallarum	āā 10,0.

Boracis	1,0— 4,0
Mell. rosat.	5,0
Glycerin.	10,0
Aq. dest.	30,0

Aphlogol „Silbe".
(Durch Campher entgiftetes Carbolsäurepräparat.)

Solut. Neosalvarsan. 3%.
(Bei Angina Vincenti.)

Acid. salicyl.	1,0—2,0
Glycerin	
Spirit. vin. rectif.	āā 10,0.

Solut. Argent. nitric. 2—10%
Solut. acid. chromic. 2—10%
Acid. lactic. 20% bis pur.

} Bei Aphthen, Plaques, Ulcerationen statt der Lösungen manchmal auch zweckmäßig an Sonden angeschmolzene Perlen, vorher anästhesieren! Hernach neutralisiere!

Anästhesin
Cycloform
Orthoform

} Mit Glycerin und Spiritus angerührt zum Aufpinseln auf Wunden und Geschwüre.

Bei gangränösen Geschwüren der Mundschleimhaut wird der Jodoformbrei mittels Gazebäuschchen aufgetragen, von MIKULICZ und KÜMMEL sehr empfohlen; er wird folgendermaßen hergestellt:

Jodoform mit 10 Teilen	1‰	Sublimatlösung oder
„ „ 10 „	2%	Carbolsäurelösung oder
„ „ 10 „	3%	Borsäurelösung gemischt,

24 Stunden stehen lassen, Flüssigkeit abgießen, Bodensatz mit Borsäurelösung zu einem dicken Brei anrühren.

Die Einbringung von Medikamenten in den Kehlkopf und die Luftröhre erfolgt gleichfalls durch *Einpinselung, Einträufelung* (Instillation) und Einblasung (Insufflation), sowie durch Einatmung.

4. Einträufelung in Kehlkopf und Luftröhre.

Einträufelung (Instillation). Als Kehlkopfspritze läßt sich jede Spritze verwenden, auf die eine der Kehlkopfsonde ähnlich gekrümmte Kanüle aufgesetzt wird. Am besten haben sich die Spritzen mit 3 Ringen für Daumen, Zeigefinger und Ringfinger bewährt, mit denen sich das Medikament tropfenweise einträufeln läßt (Abb. 4 u. 5).

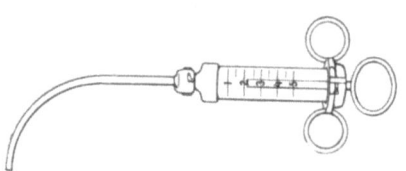

Abb. 4. Rekord-Kehlkopfspritze.

Sehr geeignet ist auch die von Moritz Schmidt angegebene Ballonspritze (Abb. 6), bei der die Flüssigkeit mit keinem Stempel in Berührung kommt. Man lernt es sehr rasch, den Druck in dem Gummiball so zu bemessen, daß nur Tropfen für Tropfen in den Kehlkopf gelangt, es läßt sich aber auch mit stärkerem Druck einspritzen.

Eine sehr exakte und sparsame Dosierung gestattet die Brüningssche Pinselspritze (Abb. 7), eine Verbesserung der alten Türckschen Schwammspritze. Mit der Pinselspritze, an deren angerauhtem, seitlich durchlochtem Kanülenende ein Wattebausch angedreht wird, kann man unter Kontrolle der Spritzenskala den Wattebausch mit der Cocain- oder einer anderen Lösung tränken,

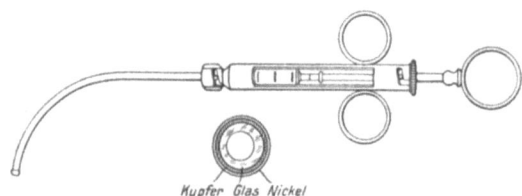

Kupfer Glas Nickel

Abb. 5. Rekord-Kehlkopfspritze mit Saxutkanüle, mit einem von Metall umgebenen Glasrohr umkleidet (s. Durchschnitt).

dann die Schleimhaut pinseln und wieder unter Vorschieben des Stempels etwas Cocain nachträufeln und dann wieder pinseln.

Statt des Cocains werden auch Alypin, Tutocain und Psicain 5—10%ig angewandt; nach unseren bisherigen Erfahrungen sind diese Anaesthetica für die Oberflächenanästhesie dem Cocain unterlegen. Wir wenden i. a. 5 bis 10%ige Cocainlösung an. Der Verbrauch an Cocain ist natürlich individuell sehr verschieden, wie auch die Reizbarkeit bei den verschiedenen Kranken sehr wechselt. Die

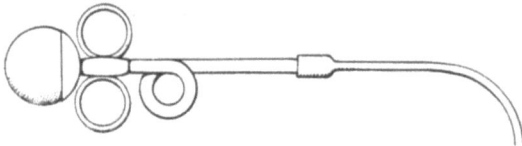

Abb. 6. Ballonspritze nach Moritz Schmidt.

Anästhesie tritt gewöhnlich nach wenigen Minuten ein. Ihre Dauer wechselt zwischen 5 und 20 Minuten und länger. Gewöhnlich kommt man mit 1—2 ccm einer 5—10%igen Cocainlösung aus, der man zweckmäßig noch einige Tropfen Suprarenin (1:1000) zusetzt. Nur bei starker Reizbarkeit der Schleimhäute, bei ängstlichen und nervösen Kranken geben wir vor der lokalen Anästhesierung innerlich Kodein 0,03 oder Eukodal 0,005 oder subcutan Omnopon, Pantopon oder Morphium 1—2 cg, evtl. mit 1 mg Atropin.

Damit die Patienten sich nicht unnötig ängstigen und aufregen, ist es besser, wenn man sie schon vorher auf vorübergehende Störungen durch die Anästhesie aufmerksam macht. Das Kloßgefühl im Hals, das Gefühl des Zugeschnürtseins, die Empfindung einer stenosierenden Schwellung und das Unvermögen, den Speichel herunterzuschlucken, besonders aber der gar nicht selten auftretende Glottiskrampf können allzu leicht den Kranken in Unruhe versetzen. Beim Glottiskrampf sind mehrere Methoden zu dessen momentaner Aufhebung angegeben worden. So kann man dem Kranken Mund und Nase zuhalten, ihn auffordern, den Atem kurz anzuhalten, nach wenigen Augenblicken Mund und Nase öffnen und tief einatmen lassen. Andere lassen den Mund schließen und

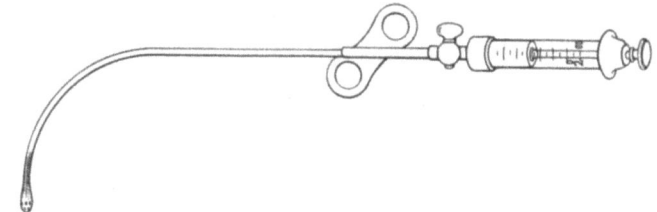

Abb. 7. Vereinigung von Wattepinsel mit Pinselspritze nach BRÜNINGS.

tief durch die Nase einatmen, wieder andere lassen den Kranken rasch 5 abgesetzte Schluck Wasser trinken. Durch diese ablenkenden Maßnahmen geht der Krampf stets rasch vorüber.

Man fordere auch die Kranken auf, allen Speichel auszuspucken und evtl. auch abzuhusten, damit nicht unnötig viel von dem Anaestheticum dem Körper einverleibt wird.

Die Oberflächenanästhesie genügt für alle endolaryngealen Eingriffe. Eine submuköse Injektion etwa von Novocain ist nicht nötig, falls diese nicht einer therapeutischen Indikation zu genügen hat, wie z. B. die submuköse Novocaininjektion nach SPIESS bei Papillomatose oder Tuberkulose des Kehlkopfes.

Hier muß jedoch die neue Methode der Lokalanästhesie für Rachen - Kehlkopfoperationen von O. WAGENER angeführt werden, die jegliche Pinselung mit Cocain überflüssig macht. WAGENER gibt $^1/_2$ Stunde vor der Operation 1 cg Morphium + 1 mg Atropin, nach 20 Minuten beiderseitige Injektion von $1^0/_0$ Novocain in den N. laryngeus superior nach HINSBERG, Injektion von $^1/_2^0/_0$ Novocain an die Austrittsstellen des Nervus palatinus am hinte-

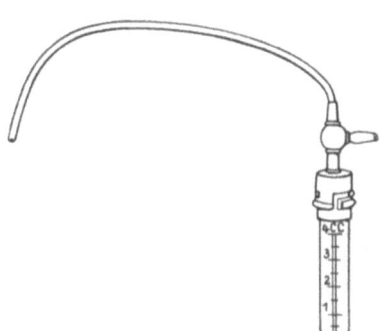

Abb. 8. Kehlkopfspray nach EPHRAIM.

ren Rande des harten Gaumens, schließlich Injektion an der seitlichen Pharynxwand beiderseits zur Anästhesierung des Plexus pharyngeus (Fasern von N. glossopharyngeus, vagus und sympathicus) etwa in der Höhe der Basis der Uvula und etwas abwärts. Man kann hier auch einzelne Novocaindepots setzen bis hinab in die Höhe der Epiglottis.

Ähnlich der Einträufelung ist der *Kehlkopfspray* (Abb. 8), mit dem man größere Mengen stark verdünnter anästhesierender oder auch lösender und reinigender Mittel wie z. B. Wasserstoffsuperoxyd in den Kehlkopf einsprayen kann.

[1]) s. WAGENER in PASSOW-SCHÄFERS Beiträge 21 und TONNDORF: Zeitschr. f. Hals-, Nasen- u. Ohrenheilk. Bd. 11, H. 1.

Die *Technik der Anästhesierung* würde demnach folgende sein:

Man träufelt mit der Kehlkopfspritze einige Tropfen Cocainlösung auf den Kehldeckel und den Kehlkopfeingang, dies wiederholt man ein- oder zweimal, dann geht man mit dem Cocainwattepinsel mehrere Male in die Kehlkopfhöhle ein und anästhesiert allseitig den oberen und mittleren Kehlkopfraum. Da sich an dem Wattebausch Schleim ansetzt, der die Aufnahme von frischer Cocainlösung erschwert oder unmöglich macht, ist es notwendig, den Wattebausch vor der neuen Pinslung zu erneuern. In manchen Fällen ist es zweckmäßig, auch den weichen Gaumen und die hintere Rachenwand unempfindlich zu machen. Dazu genügt es, wenn man beim Herausgehen mit dem Wattepinsel die genannten Partien berührt.

5. Pinselung des Kehlkopfes.

Von dem früher häufig angewandten Haarpinsel ist man schon aus hygienischen Gründen abgekommen; losgelöste Härchen konnten zudem unnötigen Reiz verursachen. Statt dessen benutzt man jetzt als Watteträger Kehlkopfsonden, an deren angerauhtem Ende ein größerer oder kleinerer Watte-

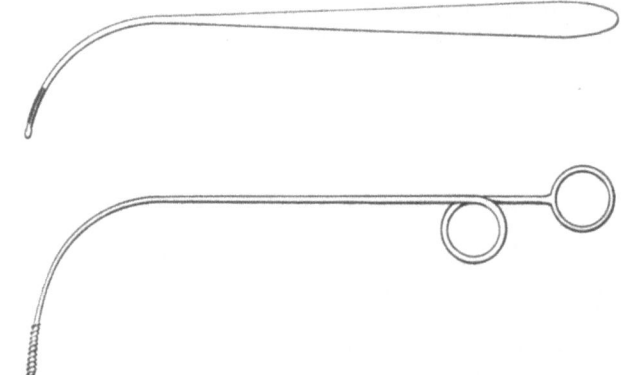

Abb. 9 u. 10. Watteträger für den Kehlkopf zum Kokainisieren.

bausch fest angedreht wird (Abb. 9 u. 10). Vor der Benutzung wird der Wattebausch kurz durch die Flamme gezogen.

Die Zeiten, in denen der Arzt den Kranken ohne Spiegelkontrolle im Kehlkopf gepinselt hat oder gar der Kranke die Pinselung mehrfach im Tage selbst vorgenommen hat, wobei meist nur der Zungengrund oder die Rachenwand, bestenfalls der Hypopharynx gepinselt wurden, sind vorüber. Soll die Pinselung Zweck haben, so muß sie unter Leitung des Kehlkopfspiegels erfolgen. Letzterer wird mit der linken Hand der Arzneimittelträger schreibfederartig in der rechten Hand gehalten. Der Wattebausch an der Kehlkopfsonde wird mit dem anzuwendenden Arzneimittel leicht getränkt. Man sollte nicht mit dem Pinsel in das Arzneifläschchen selbst eintauchen, sondern benutze dazu einen besonderen Napf. Beim Auftragen des Medikamentes auf die Kehlkopfschleimhaut darf keine überschüssige Flüssigkeit abtropfen und etwa unbeabsichtigt in die tieferen Luftwege geraten, man muß deshalb den Wattebausch vorher ausdrücken.

Nur bei nicht allzu empfindlichen Patienten kann man ohne vorhergehende Anästhesierung die medikamentöse Pinselung ausführen; bei Berührung der Kehlkopfschleimhaut tritt dann ein reflektorischer Verschluß der ganzen Kehlkopfhöhle ein, dadurch wird das Medikament allseitig die Schleimhäute treffen. Will man aber nur eine umschriebene Stelle treffen, so muß man zuvor den Kehlkopf unempfindlich machen durch Einträuflung von anästhesierenden Lösungen.

6. Einblasung (Insufflation) in Kehlkopf und Luftröhre.

Das Einblasen von Medikamenten in Pulverform geschieht gleichfalls unter Kontrolle des Kehlkopfspiegels mit dem von MORITZ SCHMIDT angegebenen aseptischen Pulverbläser mittels gebogenen Glasansatzes oder mit dem KABIERSKE-Pulverbläser. Man vermeide hierbei zu starken Druck im Gebläse, weil durch allzuheftigen Luftanprall leicht Glottiskrampf hervorgerufen wird. Will man das Pulver auf die Stimmlippen bringen, so benutzt man den Augenblick des ,,Hä" -sagens zur Einblasung auf die Kehlkopfhinterwand und in die Luftröhre wählt man den Augenblick der beginnenden Inspiration.

Es sei erwähnt, daß schon zu ältesten Zeiten Pulver durch Schilfrohr, später durch Glasröhren oder auch durch Retorten (LEWIN) durch Ansaugen in die Atmungswege gebracht wurden. Erst ÖRTEL hat mittels eines Gebläses, das er an der Retorte von LEWIN anbrachte, den Pulverstaub durch Luftdruck den tiefen Atemwegen zugeführt.

Eine WULFFsche Flasche ist ebenso geeignet, Medikamente in Pulverform zu zerstäuben. Das längere Glasrohr wird mit Doppelgebläse oder einfachem Gummiball verbunden, das andere kürzere abgebogene Glasrohr in den Mund eingeführt. Auf ähnlichem Prinzip beruht der KABIERSKEsche Pulverbläser. Die klinischen Beobachtungen bei den Staubinhalationskrankheiten sowie die pathologisch-anatomischen Untersuchungen nach Kohlestaubinhalation haben ergeben, daß trockener Staub bis in die feinsten Verzweigungen der Bronchiolen und Alveolen gelangen kann. Doch sind Inhalationen von Pulver lediglich zur Lokalbehandlung von Rachen- und Kehlkopferkrankungen als Einblasungen (Insufflationen) noch gebräuchlich.

In fester Form wendet man zuweilen Argentum nitr., Chromsäure und Trichloressigsäure an. Argent. nitr. cum kalio nitrico (Lapis infernalis mitigatus) wird im Porzellantiegel über der Bunsenflamme erwärmt und verflüssigt. Taucht man mit der Kehlkopfsonde in den Tiegel ein, so bekommt man beim Herausziehen an der Spitze der Sonde beim Erkalten eine weiße Perle. Durch leichtes Aufklopfen der Perle prüfe man, ob sie genügend festhaftet.

Es sind auch besondere gedeckte Ätzmittelträger für den Kehlkopf empfohlen worden, z. B. für Trichloressigsäure. Ebensogut kann man aber feinste Wattebäuschchen an den Wattetträgern mit konzentrierter Trichloressigsäure oder Chromsäure befeuchten und nach genügender Anästhesierung die kranke Stelle damit ätzen.

Über die Indikation der einzelnen Medikamente siehe Kapitel HEIMS-HEYMANN.

Als *Pulver* kommen zur Anwendung:

Acid. tannic. 2,0	Zinc. socojodolic. 1,0	Natr. sozojodol. 2,0
Talc. 10,0	Sacch. lact. 5,0—10,0	Sacch. lact. 10,0.
Kalomel 1 : 10, Anästhesin. Orthoform, Cykloform,		Ortizon-Salusil (BRAM) 1 : 10,
Dermatol, Noviform, Jodol, Thioform, Cocain 1,0		Acid. gallic.
Sacch. lact. 4,0		Acid. tannic. āā.

Zur *Einträufelung und Pinselung*: Solut. Cocain, Alypin, Tutocain, Psicain, Novocain 5—10—20%ig, evtl. mit Zusatz von Suprarenin 1 : 1000 1—2 Tropfen auf den Kubikzentimeter.

Mentholöl 0,5—1—10%   Ol. Eucalypt. 1,0   Sol. acid. lact. 25—50% — pur.
                      Coryfin
                      Paraffin liquid. āā 10.

Dianol II—III, Protargol 0,1—0,2, Choleval 0,5—1%ig, Sol. Zinc. chlorat. 0,5%ig, Sol.
         Glycerin 5,0
         Aq. dest. ad 10
Zinc. sozojodol. 5%, Sol. argent. nitric. 1—10%.

     Acid. tannic. 5,0   Jod. pur. 0,1   Lytinol 1—5%.   Lugol-Turiopin.
     Glycerin   Kal. jodat. 0,5
     Aq. dest. āā 20.   Glycerin 10,0   Menthol-Turiopin 3—5—10%.

Der direkten Laryngoskopie und Tracheobronchoskopie muß die oben skizzierte Anästhesierung des Rachens und Kehlkopfes vorausgeschickt werden. Killian hat gezeigt, daß man auch palpatorisch mit geraden Wattetupfersonden Kehlkopf und Trachea pinseln kann (s. Bd. I, S. 935).

7. Inhalation.

So alt die Inhalationstherapie ist, so wenig klare Kenntnisse herrschen im allgemeinen über die richtige und zweckmäßige Anwendung derselben bei den verschiedensten Erkrankungen der Atmungsorgane, wie über die Wirksamkeit rationeller Inhalationstherapie. Auf der einen Seite ist deren Wert vielfach übertrieben hoch eingeschätzt worden, auf der anderen Seite ist sie durch nicht sachgemäßen Gebrauch, falsche Vorurteile und allzu große Ansprüche in Mißkredit geraten. Durch das verdienstvolle Zusammenarbeiten von Ingenieuren und Ärzten ist nun in den letzten Jahrzehnten gerade die technische Ausbildung der Inhalationsapparate soweit fortgeschritten, daß größtmöglichste Ausnutzung der Inhalationsstoffe durch sie gewährleistet wird.

Einleitung. Die Inhalation wurde als therapeutische Maßnahme in einfachster Form schon von den großen Ärzten des Altertums, Hippokrates, Celsus, Plinius und Galen angewandt. Der Gedanke, bei Erkrankungen der Atemwege die Einatmungsluft durch zweckmäßige Veränderung derselben zu Heilzwecken zu verwerten, lag greifbar nahe. Bei Halsentzündungen und Brustkrankheiten wurden balsamische Mittel auf dem Wege der Räucherung und warmer Dämpfe eingeatmet. Der Aufenthalt in salziger Seeluft und in Fichtennadelwäldern wurde bei Lungenkranken verordnet. Zeitweilig vergessen, wurden die Räucherungen Ende des 15. Jahrhunderts von Johann de Vigo in Italien wieder angewandt, und zwar in Form von Quecksilberdämpfen bei Syphilis; Schwefel und Arsenikdämpfe wurden von anderen empfohlen.

Bennet unterschied im 17. Jahrhundert den Halitus: Aufgüsse aromatischer Kräuter in Wasserdampf und den Suffitus: Dämpfe trockener Art von Balsamica. Ganz eigenartig berührte die große Beliebtheit, welcher sich die im 18. Jahrhundert von Read angeregte Kuhstalluftkur lange Zeit erfreute.

Neue vielversprechende Aussichten für die Inhalationstherapie eröffnete die *Entdeckung des Sauerstoffes* durch Scheele und Priestley Ende des 18. Jahrhunderts. Der Sauerstoff und andere Gase wie Stickstoff, Kohlensäure und Wasserstoff wurden in ihrer Wirkung auf den menschlichen Organismus geprüft, die Versuche erstreckten sich selbst auf irrespirable Gase, wie Jod und Chlor. Teer-Terpentin-Salmiakdämpfe und auch narkotische Mittel wie Belladonna, Strammonium u. a. wurden zu Inhalationszwecken gebraucht.

Während bisher nur Dämpfe und Gase zur Anwendung gelangten, brachte eine wichtige Neuerung die Erfindung von Sales-Giron. Der von ihm 1856 konstruierte Apparat ermöglichte die Zerstäubung von Flüssigkeiten mittels

komprimierter Luft. Die auf 3—4 Atmosphären komprimierte Luft treibt die
Flüssigkeit durch einen feinen Ausgangskanal, letzterer bricht sich an einer
gegenüberliegenden Platte und wird so in einen reichlichen Nebel zerstäubt.
Einige Jahre später ersann BERGSON sein *Hydrokonion* mit zwei im rechten
Winkel zueinander stehenden zugespitzten Röhrchen, nach welchem Prinzip
in der Folgezeit eine große Anzahl von Inhalationsapparaten gebaut wurde.
Das senkrechte Röhrchen taucht in die zu zerstäubende Flüssigkeit ein; durch
das horizontal stehende Röhrchen wird komprimierte Luft oder Dampf getrieben.
Hierdurch wird die Flüssigkeit aspiriert und beim Austritt durch das zugespitzte
Ende des Röhrchens zerstäubt.

WALDENBURG und LEWIN haben Ende des letzten Jahrhunderts in ausführlichen Werken die bisherigen Erfahrungen über die medikamentöse und
pneumatische Inhalation zusammengefaßt.

Zu Beginn des neuen Jahrhunderts waren insbesondere die Fortschritte
in der technischen Ausbildung der Inhalationsapparate zu verzeichnen. Der auf
Anregung von SPIESS von den Draegerwerken hergestellte Inhalationsapparat
gestattete erst die ideale rauchartige Vernebelung von Medikamenten. Den
Gedanken hierzu gab der Draeger-Sauerstoffinhalationsapparat. Auf Grund
desselben wurden dann außer dem Chloroform-Äther-Sauerstoffinhalations-
apparat ROTH-KÖNIG für die Narkose, auch die bekannten Atmungsapparate
für Druckdifferenztherapie nach BRAUER, BRUNS, SPIESS, OTT und ZUELZER
von den Draegerwerken hergestellt. In gleich energischer Weise wie die Draegerwerke in Lübeck war die Inhabad-Gesellschaft Berlin-Charlottenburg bestrebt,
Neukonstruktionen von Apparaten für pneumatische und medikamentöse
Inhalation in vollkommenster Form herzustellen.

Die verschiedenen Arten von Inhalation bauen sich auf den zwei Möglichkeiten, physikalischer oder chemischer Änderung der Einatmungsluft auf.

Physikalisch können wir den Feuchtigkeitsgehalt der Luft verändern durch
Verdampfen oder Zerstäuben von Wasser; wir können ihre Temperatur beeinflussen durch Erwärmen oder Abkühlung. Schließlich können wir die Dichtigkeit
der Luft verändern. Die Verdichtung oder Verdünnung der Luft wird bei dem
Druckdifferenzverfahren, der pneumatischen Inhalationstherapie angewandt.
Diese Arten der Heißluftinhalation, der trockenwarmen und feuchtwarmen,
der wechselnd kalt-warmen Inhalation und des Druckdifferenzverfahrens fassen
wir zusammen unter dem Namen *Aerotherapie.*

Chemisch läßt sich die Einatmungsluft verändern durch Beimengung von
heilenden Stoffen in festem, flüssigem oder gasförmigem Zustand.

Die *Trockeninhalation von Pulvern* findet heute nur noch in Form der Einstäubung von pulverförmigen Medikamenten in Nase, Rachen und Kehlkopf
Anwendung. Eine besondere Art der Trockeninhalation bildet die Kochsalzinhalation in fester Form.

Am meisten verbreitet ist die Inhalation von Mineralwässern oder flüssiger
Medikamente, zu deren Zerstäubung wir über eine große Anzahl von Apparaten
verfügen. Wenn sie nicht nur die Schleimhäute des Respirationstractus in
ihrem obersten Teil bespülen oder besprühen sollen, so müssen sie in kleinste
Tropfen oder Nebel zerstäubt werden.

Für die gas- und dampfförmige Inhalation kommen in Betracht die Einatmung von Dünsten und von Medikamenten, die schon bei Zimmertemperatur
sich verflüchtigen, wie z. B. ätherische Öle. Bei der Gasinhalation denken wir
in erster Linie an den lebenswichtigen Sauerstoff. Hierher gehören schließlich
noch die Räucherungen.

Diese chemischen Veränderungen der Einatmungsluft lassen sich unter dem
Namen der *medikamentösen Inhalationstherapie* zusammenfassen.

Eine große Streitfrage bildete von jeher die Frage, ob überhaupt von den inhalierten Mitteln etwas in den Kehlkopf oder gar in die Bronchien gelange. Eine große Anzahl von Schriften ist darüber entstanden, zahlreiche Versuche an Tier und Mensch und an geeigneten Modellen sind darüber ausgeführt worden. Kein Zweifel konnte darüber bestehen, daß Gase und Dämpfe mit der Einatmungsluft bis in die kleinen Bronchien, ja bis in die Alveolen vordrängen. Anders verhielt es sich mit den zerstäubten Flüssigkeiten. Hier wurden immer neue Zweifel laut über die Tiefenwirkung. Aber die experimentellen und die Modellversuche, welche insbesondere zuletzt von Heubner in wissenschaftlicher exakter Weise angestellt worden waren, ließen mit Bestimmtheit erkennen, daß tatsächlich wirksame Teile von den Flüssigkeitsnebeln bis in die Bronchiolen und Alveolen, vordringen freilich nur dann, wenn der Luftstrom bei der Einatmung die Nebelteilchen mit in die Tiefe riß, wenn diese also so fein waren, daß sie von der Luft getragen wurden. Feinste Tröpfchen, im Durchmesser von 2—3tausendstel Millimeter und im Gewicht von etwa einem zwanzigstel Milligramm, wie sie der Wassmutzerstäubungsapparat liefert oder von mittlerem Durchmesser von 0,005—0,020 mm, wie sie Heubner noch zu den optimalen Größen rechnet, gelangen nachgewiesenermaßen bis in die Alveolen; sie sind so leicht, daß sie bei tiefer Einatmung ohne Schwierigkeit bis in die tiefsten Teile des Respirationstractus hineingeführt werden müssen, ebenso wie gleichgroße Staubpartikelchen der Luft dorthin gelangen. Die Staubinhalationskrankheiten (Kohlenstaub-, Metall-, Steinlungen) haben dieses Eindringen feinster Staubteilchen längst bewiesen und damit zugleich auch die Möglichkeit der Überwindung aller physiologischen Abwehrvorrichtungen, mit denen die Atmungsorgane gegen das Eindringen fremder Körper oder schädlicher Gase ausgerüstet sind. Arnold, Lewin und viele andere haben sich eingehend mit dieser Frage beschäftigt. Es kommt ebenso bei der Einatmung von Staub oder von Gasen wie von Flüssigkeitsnebeln auf die Art und Menge der fremden Körper an. Dringen größere Staubmengen in die Luftwege ein, wirken irrespirable schädliche Gase ein, werden reizende Medikamente zerstäubt und eingeatmet, so treten die natürlichen Abwehrmaßnahmen in Funktion, wie Nießreiz, Hustenreiz, reflektorischer Glottisschluß. Krehl bezeichnete den Husten mit Recht als den Wächter der Lunge.

Auch an die Tätigkeit des Flimmerepithels sei hier erinnert. Je feiner aber die Fremdkörper, je weniger reizend, um so weniger Hindernisse werden ihnen bei ihrem Vordringen in die Tiefe bei der Einatmung erwachsen. Ein Teil der Tröpfchen wird beim Anprallen an den Wandungen der oberen Luftwege haften bleiben oder zusammenfließen, sich kondensieren. Ein Teil wird aber in die Bronchien, Bronchiolen, Alveolen mit der Einatmungsluft eintreten, ein kleiner Teil endlich wird bei der folgenden Exspiration wieder ausgeatmet werden. Heubner fand bei Modellversuchen, daß Knickung des Weges und Wirbelbildung bei hinreichender Geräumigkeit keinen Anlaß zu wesentlicher Verminderung der Nebelkonzentration geben, daß dagegen die Erweiterung .einer engen Strombahn in höchstem Grade niederschlagend wirkt. Deshalb dringt auch nach Heubners Versuchen die Hauptmenge eines inhalierten Stoffes tief in den Bronchialbaum ein, nur an stärkeren Krümmungen des Weges bleibt etwas Niederschlag haften. Bei der folgenden Ausatmungsphase werden im Augenblick der Umkehr des Luftstromes an allen Verzweigungsstellen, besonders bei Einmündung kleiner Bronchien in merklich größere infolge der entstehenden Wirbelbildungen weitere Niederschlagsmengen abgesetzt. Voraussetzung für das tiefe Eindringen in einen Alveolarbezirk ist natürlich dessen normale Funktion. In kranke Lungenteile wird der Inhalationsnebel nicht vordringen. Auf die zahlreichen Experimente an Tier und Mensch über die Frage der Tiefenwirkung, welche in dem preisgekrönten Werke von WALDENBURG eingehend beschrieben worden sind, sei hier nachdrücklich hingewiesen. Der Raum verbietet es näher darauf einzugehen.

Waren so die Grundlagen für eine Tiefenwirkung der Inhalation gegeben, so mußte von vorneherein zugegeben werden, daß die Inhalationsnebel immer die ganzen Schleimhäute erreichen und daß es nicht möglich ist, ihre Wirkung auf einen bestimmten engeren Bezirk zu lokalisieren. Es ist außerdem selbstverständlich, daß nur mild wirkende Medikamente zur Anwendung gelangen dürfen, jedenfalls nicht solche, welche das Epithel, insbesondere die Flimmerhaare des Bronchialbaumes zu schädigen imstande wären. Eine wichtige Beobachtung haben bereits frühere Forscher gemacht, aber HEUBNER gebührt das Verdienst, auf das große *Resorptionsvermögen* mit Nachdruck hingewiesen zu haben und es auf wissenschaftlich exakter Grundlage eingehend geprüft und gewürdigt zu haben. Diese ausgedehnte und schnelle Resorption der Flüssigkeitsnebel ist übrigens die Ursache für so manche mißlungenen Versuche über den Nachweis der Tiefenwirkung. Wegen der starken Resorptionsfähigkeit muß man auch die Dosierung der Medikamente berücksichtigen. Wiederum macht HEUBNER darauf aufmerksam, daß die rasche Resorption bei lokaler Indikation hinderlich oder gefährlich sein kann, daß sie andererseits der modernen Inhalationstherapie über den Rahmen der lokalen Einwirkung hinaus die Möglichkeit zu einer Ausnutzung für Allgemeintherapie bietet. Wir müssen jedenfalls darauf Bedacht nehmen, daß neben der lokalen Wirkung bei der Inhalation durch die Resorption seitens der Schleimhäute auch eine allgemeine Wirkung eintritt.

Bei richtiger Auswahl, Konzentration und Dosierung der Medikamente ist die Inhalationsbehandlung der Atemwege schonend, milde und ungefährlich. Einen besonderen Vorzug bietet sie durch den gleichzeitigen günstigen Einfluß der gymnastischen Übung während der Inhalation.

a) Medikamentöse Inhalationstherapie.

Die medikamentöse Inhalation umfaßt die Einatmung von Arzneidämpfen, Dünsten und Gasen sowie die Einatmung zerstäubter flüssiger Arzneimittel.

α) Inhalation von Arzneidämpfen und Dünsten.

Ätherische Öle, Balsame, Harze, welche schon bei Zimmertemperatur flüchtig werden, verdampfen auf Fließpapier, Watte oder Tücher aus Leinen oder Flanell gebracht und können ihre Dämpfe, welche sich der Luft im Raum beimengen, direkt eingeatmet werden. Sparsamer, reichlicher und konzentrierter bekommen wir die Arzneidämpfe solcher Mittel wie Terpentinöl, Latschenkieferöl, Cypressenöl, Eucalyptol, Menthol, Coryfin, Thymol, Perubalsam, Guajacol, Kreosot, Carbolsäure, wenn sie durch besondere Vorrichtungen und Apparate eingeatmet werden.

Bekannt sind die *Feldbauschröhrchen* (Abb. 11), welche durch einen Bügel verbunden, in die Nase eingeführt werden; in die Aluminiumröhrchen wird etwas Watte oder Fließpapier getränkt mit dem Arzneimittel gebracht und die Dämpfe eingeatmet. Noch allgemeinere Anwendung finden auch heute noch die Respiratoren oder *Inhalationsmasken* nach CURSCHMANN (Abb. 12), welche Mund und Nase umschließen und dem Gesicht luftdicht aufliegen. Die abnehmbare Kapsel trägt doppeltes Drahtgitter, zwischen dessen Wänden auf Watte das Medikament aufgeträufelt wird. LAZARUS hat die Maske durch ein Ventil für den Austritt der Exspirationsluft verbessert. Eine einfache Drahtgittermaske mit Bügel zum Aufhängen an den Ohren hat HARTMANN angegeben. Die Respiratoren

werden auch als Schutzmasken benutzt, z. B. von Autofahrern gegen den schädlichen Einfluß von kalter oder staubiger Luft.

In anderer Art lassen sich die Dämpfe solcher Medikamente inhalieren durch
Gebrauch einer WULFFschen Flasche (Abb. 13). Die eine Röhre taucht in den

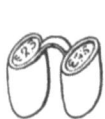
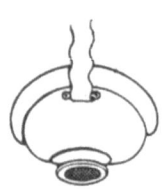
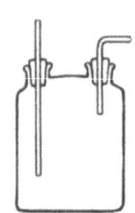
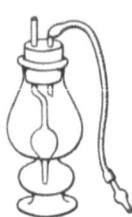

| Abb. 11. | Abb. 12. | Abb. 13. | Abb. 14. Siemons |
| Feldbauschröhrchen. | Curschmannsche Maske. | Wulffsche Flasche. | Inhalationsfläschchen. |

Flüssigkeitsspiegel einer Mischung z. B. von Wasser und Terpentin ein. Durch
die zweite abgebogene kurze Röhre wird die atmosphärische Luft angesogen und
der sich in der Flasche bildende Terpentindampf eingeatmet. Das Siemonsche
Inhalationsfläschchen (Abb. 14) ist ein solcher Typ. Einfacher und ähnlich im

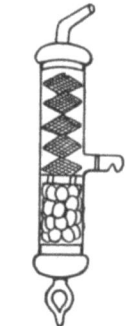

Abb. 15.   Inhalationspfeife (Olberg).

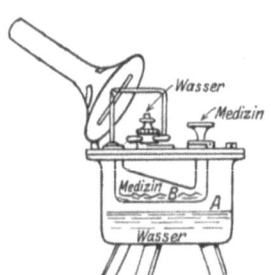

Abb. 16. Saengers Apparat.

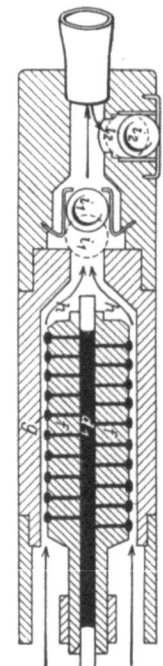

Abb. 17. Baldur-Inhalator.

Prinzip sind die altbekannten Inhalationspfeifchen [s. Olbergsche *Pfeife*
(Abb. 15) oder die Schnupfenpfeife „Pipa“ der Firma Hartmann, Heidenheim].

Für flüchtige Arzneimittel eignet sich auch der Baldur-Inhalator [(Abb. 17)
Baldurfabrik „Abteilung med. Apparate“ Frankfurt a. M.]. Viel intensiver läßt
sich aber die Dampfentwicklung der ätherischen Öle gestalten durch gleichzeitige
Erwärmung. Die älteste Vorrichtung dazu war der *Hippokratische Topf* mit

doppeltem durchbohrtem Deckel. Die eingebrachten Medikamente wurden durch eine unter dem Topf befindliche Flamme erhitzt, verdampft und durch Schilfrohr inhaliert. Einen Nachteil bildete aber hierbei die trockenwarme Luft, welche mit dem Arzneidampf gleichzeitig eingeatmet wurde. Bei dem Inhalationsapparat von ROSENBERG werden die ätherischen Öle mit Wasser zusammen erhitzt und verdampft. Verschiedene Konstruktionen haben Wasser- und Arzneibehälter getrennt, bei dem HERZOGschen wird eine lyraförmig gewundene Glasröhre durch den Wasserdampf erwärmt und so die hindurchtretende Arznei leichter verdampft.

Der SAENGERsche Apparat (Abb. 16) besteht aus einem Dampfkessel und einem Arzneibehälter, der von dem letzteren völlig getrennt ist. Der in A erzeugte Dampf erwärmt den Medizinbehälter B. Der durch die Röhre entströmende Wasserdampf saugt die in B sich entwickelnden Arzneidämpfe an, reißt sie mit fort und gestattet eine ausgiebige Wirkung. Die Temperatur läßt sich durch größere oder geringere Entfernung des Patienten von dem Glastrichter ohne Schwierigkeit regulieren.

Von den flüchtigen Arzneimitteln sind am meisten gebräuchlich Menthol und Thymol, evtl. gemischt Terpentinöl, Eucalyptusöl und Zypressenöl. Sie werden sowohl bei akuten wie bei chronischen Katarrhen der oberen und tiefen Luftwege gebraucht. SAENGER hat sich bei chronischer Bronchitis Perubalsam 10 Tropfen + Menthol $^1/_2$—1 Löffelchen sehr bewährt; die abnorme Reizempfindlichkeit der Schleimhäute wird gemildert, durch die lösende Wirkung eine leichtere Beseitigung der angesammelten Sekretmengen erzielt, ihre Expektoration günstig beeinflußt. In ähnlicher Weise lassen sich auch im Gefolge von Tuberkulose auftretende Katarrhe behandeln und dadurch indirekt auch der tuberkulöse Prozeß sich beeinflussen.

Thymol-Menthol āā wurde von SAENGER gegen Keuchhusten empfohlen.

β) Räucherungen.

Bei *Räucherungen* (Sublimation von Medikamenten wie Stramonium, Salpeter, Belladonna werden die Räucherpulver, Räucherkerzen, Zigaretten, Salpeterpapier usw. angezündet und der entstehende Rauch eingeatmet. Hierzu sind keine besonderen Apparate notwendig.

Die Zusammensetzung der meisten Räucherpulver enthalten Folia (Stechapfel) stramonii, Herba lobeliae, Calium nitrosum, Calium nitric., Benzoe, Eucalyptus, Menthol, Belladonna, Grindelia, Herba (Bilsenkraut) hyoscyami, Lavendelöl, auch Laudanum und Campherzusätze. Wahrscheinlich beruht der beruhigende schmerzstillende,, schleimlösende Effekt des eingeatmeten Rauches auf der narkotischen Wirkung der Mittel auf das verlängerte Mark; eine andere Ansicht glaubt an eine reflexumstimmende Wirkung auf die Nasenschleimhaut. Diese Räucherungen sind auch heute noch vielfach im Gebrauch bei Asthma.

Eine besondere Art von Trockeninhalation bildet die neuerdings von E. MAYERHOFER eingeführte Verdampfung von Kochsalz. Kochsalz in wäßriger Lösung bleibt beim Kochen der Lösung zurück ohne zu verdampfen. Erst der REISSMANNsche Apparat (Abb. 18) gestattet chemisch reines, umgeschmolzenes Kochsalz in einem Platintiegel in elektrisch geheiztem Schamottezylinder zu schmelzen (bei 800°) und zu verdampfen. Statt elektrischer Heizung auch Spiritus oder Gasbrenner möglich. Dieser Prozeß des Verdampfens wird durch einen Ventilator beschleunigt. Bei der Abkühlung im Raume verwandeln sich die Kochsalzdämpfe in Kochsalzkrystallrauch oder Krystallnebel und diese gelangen bei der Einatmung bis in die tiefsten Luftwege. MAYERHOFER, LÖWENSTEIN, STEINER und Bruns treten warm für das Trockeninhalationsverfahren ein und empfehlen Versuche, diese Methode auch auf andere Medikamente wie Jodkali, Hg, also für Allgemeintherapie auszudehnen. Tierversuche von Löwenstein, der Meerschweinchen unter mit Kochsalzrauch gefüllte Glasglocken während 10 Minuten setzte, ergaben, daß bis an die Randpartien des Lungenparenchyms die Kochsalzwirkung chemisch nachweisbar ist.

Steiner bemerkte besonders bei trockenen und atrophischen Katarrhen der Schleimhäute der oberen Luftwege günstige Wirkung von den Kochsalznebeln. Borken und Krusten lösten sich leichter, der quälende Hustenreiz wurde gemildert. Auch bei den chronischen Katarrhen der Luftröhre und der Bronchien bewährten sich diese NaCl-Inhalationen durch Verflüssigung und leichtere Expektoration der Sekrete. Bei Tuberkulose nur indirekt günstige Wirkung durch das Schwinden der begleitenden Bronchitis. NaCl-Inhalation vorsichtig beginnen, langsam steigern. Im Gegensatz zu feuchter Inhalation keinerlei Belästigung der Kranken durch Befeuchtung von Kleidern und Haaren durch Kondenswasser, höchstens salziger Geschmack auf der Zunge und Gaumen. Kochsalzrauchinhalation also empfehlenswert bei allen krankhaften Zuständen der Atmungsorgane, die

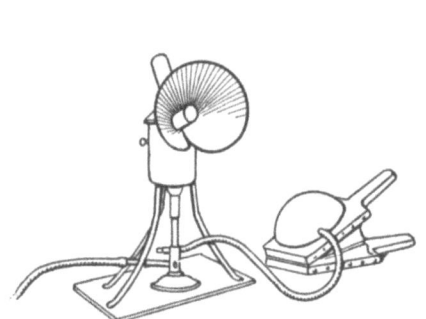

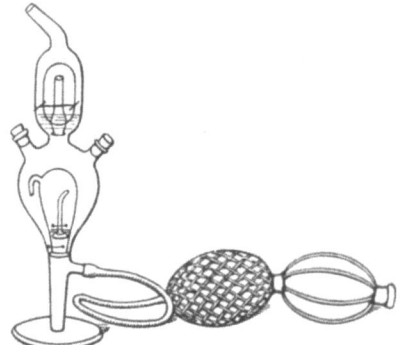

Abb. 18. Wenzel-Reissmannscher Apparat „Philos" zur Kochsalzverdampfung.

Abb. 19.   Salmiator von Hartmann.

mit Sekretabsonderung und Sekretstauung einhergehen (Steiner: Prag. med. Wochenschr. Bd. 40, Nr. 25. 1915).

Tobold propagierte bereits 1883 den Gedanken der Inhalation von trockenem Salzstaub. (Tobold: Dtsch. med. Wochenschr. 1883. Nr. 47, S. 681.) Er konnte nachweisen, daß der trockene Salzstaub viel tiefer als der feuchte Staub in die Luftwege eindringt. Der von Dr. Reissmann und Prof. Wenzel, Wien, konstruierte Apparat zum Schmelzen und Verdampfen von Kochsalz in Substanz ist beschrieben von Mayerhofer: Ein neues Inhalationssystem. Dtsch. med. Wochenschr. 1912. Nr. 48. Auch die *Inhabad-Ges.* vertreibt einen Apparat für Rauchsalzinhalation. Das Kochsalz muß chemisch rein und umgeschmolzen sein, da beim käuflichen Kochsalz bei den hohen Temperaturen Zersetzung eintreten und Chlor abgespalten würde, während bei dem chemisch reinen Kochsalz keine Dissoziation stattfindet. Die Heizung des Tiegels erfolgt bei dem kleinen Inhabadapparat durch Gas oder Spiritus, bei dem großen Apparat ist elektrische Heizung vorgesehen.

Die *Trockeninhalation* hat sich in der neuesten Zeit viele Anhänger erworben; besonders bei Katarrhen mit reichlicher Sekretion, bei Blenorrhöe, Bronchiektasien. Die *Inhabad-Ges.* hat deshalb ihrem Feuchtinhalationssystem eine Trockenvorrichtung hinzugefügt. Dem aus der Fangschale aufsteigenden Solenebel wird *heiße Luft,* welche durch ein Gebläse mit Elektromotor erzeugt wird, *zugeführt*; die Menge der Heißluft ist einstellbar, ebenso der Grad der Erwärmung, so daß die Trockenheit des Inhalationsnebels regulierbar ist.

Die *Draegerwerke* sind auf anderem Wege vorgegangen. In den Räumen, wo die Gesellschaftsinhalation durch den Draeger-Raumvernebler geschieht, werden dem auf Trockeninhalation angewiesenen Patienten *Atmungsmasken mit elektrischer Heizvorrichtung* bereitgestellt, welche an jede Lichtleitung angeschlossen werden kann. Die Trocknung beschränkt sich also hier auf die Nebelmengen, welche bei der Einatmung durch die Maske dem Inhalanten zuströmen. Durch Erwärmung auf 60—70⁰ C werden die Salzteilchen vom Wassernebel getrennt und nur trockener Salzstaub wird inhaliert.

Dieser Trockeninhalation wird schleimlösende Wirkung in erhöhtem Maße zugeschrieben, Erleichterung der Expektoration. Auch ist die Gefahr der Erkältung nach Inhalation feuchter Dämpfe wesentlich höher als nach der Einatmung trockener Salznebel.

Zur Sublimation von *Salmiak* sind besondere Apparate erforderlich, um den Überschuß von Salzsäure und Ammoniak und die damit verbundenen unangenehmen Empfindungen von Stechen und Brennen im Halse auszuschalten. Die beste Wirkung wird erzielt, wenn die Salmiakdämpfe in Statu nascendi zur Einatmung gebraucht werden.

Der URBANTSCHITSCHsche Salmiakinhalator (Wien. med. Presse 1898. Nr. 39) besteht aus drei übereinander befindlichen Glasbehältern; in den unteren gießt man 15 Tropfen Ätzammoniak, in den mittleren 20 Tropfen konzentrierte Salzsäure und in den oberen 20—30 Tropfen Kalkwasser. Die Behälter stehen durch Kautschukröhren miteinander in Verbindung. Durch Doppelgebläse wird Luft in den unteren Behälter getrieben, die entstehenden Ammoniakdämpfe gelangen in den mittleren Behälter, vermengen sich dort mit den Salzsäuredämpfen zu Salmiak. Die Reinigung der Salmiakdämpfe erfolgt im Kalkwasser, die neutralen gereinigten Salmiakdämpfe gelangen zur Inhalation.

HARTMANNs *Salmiator* (Abb. 19) (Dtsch. med. Wochenschr. 1915. Nr. 30) ist noch einfacher, ein großer unterer Teil enthält einen inneren und äußeren Glasbehälter; die miteinander in Verbindung stehen und Öffnungen besitzen, durch welche in den äußeren Salzsäure (20 Tropfen), in den inneren Salmiakgeist (20 Tropfen) gebracht werden. Der äußere Behälter steht in Verbindung mit einem oberen Wasserbehälter, durch den die entstehenden Salmiakdämpfe hindurchpassieren, ehe sie, gereinigt, inhaliert werden. Der Apparat läßt sich ohne Gebläse durch Ansaugen oder mit Gebläse anwenden.

HARTMANN empfiehlt, dem Wasser bei chronischen Katarrhen 3—4 Tropfen Pfefferminzöl, bei starker Sekretion 3—4 Tropfen Eucalyptusöl beizufügen.

Durch Verbindung von dem Chlor der Salzsäure mit dem Stickstoff des Ammoniaks entsteht Chlorammonium, d. i. Salmiak.

γ) Die Inhalation von Gasen.

Die Inhalation von Gasen, insbesondere von Sauerstoff wird hauptsächlich wegen ihrer Allgemeinwirkung auf den Organismus, weniger wegen etwaiger örtlicher Einwirkung angewandt.

Die *Sauerstofftherapie* (von v. LEYDEN und MICHAELIS eingehend studiert) hat bei verringerter Aufnahme von Sauerstoff aus der Luft in die roten Blutkörperchen (bei Vergiftungen durch Kohlenoxyd, durch Rauchgase, Kohlensäure, Anilin, Blausäure, Morphium, Kampfgase, Schwefelwasserstoff, Arsenwasserstoff) einen sehr günstigen Einfluß erzielt.

Bei stark verringertem Hämoglobingehalt durch akuten Blutverlust, wobei das Blut seinen O-Bedarf nicht rasch genug decken kann, wirkt die Sauerstoffinhalation oft direkt lebensrettend. Bei Ertrunkenen zusammen mit künstlicher Atmung ist die O-Inhalation eine große Unterstützung.

Bei der Bergkrankheit, bei Atmungsstörungen der Luftschiffer infolge verminderten O-Gehalts der Luft, bei den Caissonkrankheiten und bei den Taucherkrankheiten ist die O-Therapie unentbehrlich.

Endlich bei erschwerter Atmung infolge Verengerung der Luftwege oder Verringerung der Atemoberfläche bei Lungen — Rippenfell — oder anderen Entzündungen im Thoraxraum, bei Zirkulationsstörungen aller Art, insbesondere bei kardialer Dyspnoe leistet die O-Inhalation großen Nutzen.

Der überaus große Verwendungsbereich der O-Inhalation zu therapeutischen Zwecken wird erleichtert durch die zweckmäßige Form, in der der Sauerstoff in Stahlzylindern in komprimierter Form in den Handel gebracht wird. Eine solche O-Flasche enthält 1000 Liter O. (Abb. 20).

Der Sauerstoffinhalationsapparat der Draegerwerke besteht aus dem Stahlzylinder auf fahrbarem Gestell, der den komprimierten Sauerstoff enthält, einem Druckreduzierventil, dem Finimeter, welches jeder Zeit die Menge des Sauerstoffvorrates abzulesen gestattet, dem Manometer, einem Luftanfeuchter, einem Sparbeutel, dem biegsamen Metallschlauch und der Inhalationsmaske. Durch Einschrauben des Reduzierventils können wir jede gewünschte Dosierung von 2, 4, 6, 8—10 Liter Sauerstoff pro Minute einstellen. Das Manometer zeigt den Verbrauch an. Man läßt 3mal täglich, bei schweren Krankheitsfällen öfters Sauerstoffinhalationen von 5 Minuten Dauer und länger vornehmen, in der Minute 8—10 Liter Sauerstoff.

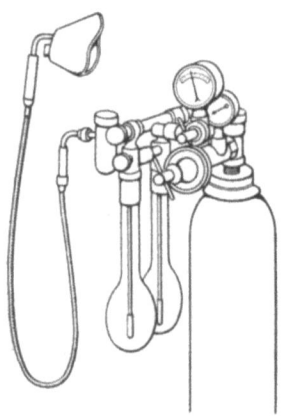

Abb. 20.
Medikamenten-Vernebeler
nach Spiess-Draeger.

Einen ähnlichen Sauerstoffinhalationsapparat hat die Inhabad-Ges. konstruiert.

Der Sauerstoff in Bomben ist heutzutage sehr kostspielig, deshalb ließ die Inhabad-Ges. Berlin (Ges. für Inhalations- und Bädereinrichtungen, G. m. b. H.) einen einfachen wohlfeilen Apparat für nascierenden Sauerstoff (nach Dr. med. Bergmann) herstellen. Der Patient kann bei Bedarf aus einem katalytischen Sauerstoffpräparat den Sauerstoff selbst bereiten und mittels eines einfachen Apparates inhalieren. Wenn der Sauerstoff in möglichst großen Mengen der Lunge zugeführt werden soll, dann empfiehlt sich die Anwendung der großen Sauerstoffbombe.

Bei dem Apparat zur Selbstbereitung nascierenden Sauerstoffs ist eine Heizvorrichtung vorhanden; aus je einer Tablette sollen sich $3^{1}/_{2}$ Liter Sauerstoff entwickeln, die in Statu nascendi wirken. Der Apparat wird bei chronischem Nasen-Rachenkatarrh, bei Reizhusten, Asthma und Tuberkulose angeraten. Er soll auch bei trockenen Katarrhen sehr gut wirken, zumal bei der wäßrigen Lösung der nascierende Sauerstoff mit Feuchtigkeit genügend gesättigt ist.

Andere Gasarten wie *Stickstoff*, *Kohlensäure*, *Schwefelwasserstoff*, die zum Teil auch gegen Tuberkulose empfohlen worden sind, bedürfen keiner besonderen Apparatur zur Inhalation.

Stickstoffreiche Quellengase finden sich in Lippspringe und Neurakoczy. Statt 79 Volumenprozenten Stickstoff der atmosphärischen Luft enthalten die Quellengase nach Zuntz und Hörling 81,6—92,4% Stickstoff. Hörling fand, daß im Inhalationszimmer von Lippspringe die Atemzüge sich vertiefen, die Pulsschläge sich vermindern, die Hauttemperatur nach einstündiger Inhalation fast um 1^0 sinkt. HÖRLING empfahl deshalb die Stickstoffinhalationen- bei Lungentuberkulose mit fieberhaften Exacerbationen und sehr beschleunigter Atmung. Ähnliche Beobachtungen machte BRÜGELMANN und STEINBRÜCK. SCHMIDT und DAVID glauben ebenfalls an günstige beruhigende Einwirkung der Inhalation stickstoffreicher Luft. Es soll auch der Stoffwechsel vermindert, der Fettansatz gesteigert werden.

Weitere Erfahrungen liegen über dieses Gebiet nicht vor.

Bekannter ist die Anwendung von Schwefelthermen zu Inhalationskuren (Bad Weilbach, Aachen, Nenndorf, Landeck, Baden, die Pyrenäenbäder und Heustrich, Lenk (Schweiz).

Diese Bäder werden besonders gerne von Patienten mit chronischen Katarrhen der oberen und tieferen Luftwege besucht. Die Inhalationen mit Schwefelwasserstoffgas wirken beruhigend auf die Schleimhäute.

Dagegen wirken *Kohlensäure*inhalationen reizend auf die Schleimhäute. Sie sind deshalb früher bei torpiden chronischen Katarrhen angewandt worden. Auch die sog. Kuhstallinhalationen basierten auf der Wirkung kohlensäurereicher Luft. Diese Inhalationen sind längst aufgegeben. Neuerdings dachte man aber wieder daran bei Kohlenoxydvergiftungen dem zu inhalierenden Sauerstoff dauernd kleine Mengen Kohlensäure oder zeitweilig auch größere Mengen Kohlensäure zuzuführen. Nach englischen Autoren sollen diese Art von Inhalationen auch bei Pneumonie Verwendung finden können[1]. Kohlensäure kann man auch in einer WULFFschen Flasche durch Einwirkung von Salzsäure auf Marmor erzeugen.

Beträchtliche Mengen von Kohlensäure sind auch in dem Rauch nachgewiesen, der bei Abbrennen von Salpeterpapier entsteht. (Von manchen Asthmapatienten wird fast jede Nacht ein Stück Salpeterpapier abgebrannt.)

Die Luft in der Nähe von Gradierwerken in den Soolbädern zeichnet sich durch besonderen Gehalt von Kochsalz aus und durch angenehme Kühle. Auch soll sie mehr Sauerstoff enthalten. Man läßt die Kranken täglich längere Zeit an den Gradierwerken entlang spazieren gehen; die Wirkung ist eine Vertiefung der Atemzüge, Steigerung des Gaswechsels, Abnahme der Pulsfrequenz, Verminderung der Reizbarkeit der Schleimhäute und erleichterte Expektoration.

Erwähnenswert sind hier noch die Versuche von CAPELLE, GAUSS und WIELAND über die Verwendung von Sauerstoff und Kohlensäure zur Narkose.

Auf die Inhalation von Chloroform, Chloräthyl und neuerdings auch Acetylen zu Narkosezwecken kann hier nicht weiter eingegangen werden (s. S. 139 ff.).

Dagegen ist noch anzuführen die *Lignosulfitinhalation* und die *Radiumemanationsinhalation.*

Erstere verdankt ihren Ursprung der Beobachtung, daß in Cellulosefabriken Tuberkulose bei den Arbeitern selten sein soll, welche mit schwefliger Säure zu tun haben (HARTMANN 1890). Lignosulfit ist eine chemische Verbindung von SO_2 mit Dextrin und glykoseartigen Substanzen des Holzes und enthält flüchtige Verbindungen der SO_2 mit ätherischen Ölen.

Das Lignosulfit tropft ähnlich wie bei den Gradierwerken auf geschichtete Tannenzweige und verdunstet. Diese Luft wird eingeatmet. Nur wenige Autoren äußern sich befürwortend bei Tuberkulose, viele warnen davor als schädlich. Dagegen wird die Wirkung von Inhalation 5—10%iger Lignosulfitlösung als günstig geschildert (Förderung der Expektoration, Verminderung der Sputummengen) bei chronischen Bronchitiden, insbesondere bei Bronchoblennorrhöe, fötider Bronchitis, Bronchiektasie (WINDRAHT, GIESBERT: Med. Klinik 1922. Nr. 20).

---

[1] *Anmerkung bei der Korrektur:* Durch Kohlensäure-Luftinhalation wird ein Reiz auf das Atemzentrum ausgeübt und die Blutzirkulation rascher in Gang gebracht bei Narkoseschädigung.

Der *Säuregasinhalation* nach v. Kapff wird günstige Wirkung zugeschrieben bei Auftreten von Grippe, Masern, Scharlach, Keuchhusten, Tuberkulose, auch Heuschnupfen und Asthma. Verwandt wird dabei ein Gemisch von Ameisensäure, Essigsäure und Salzsäure. Hartmann (Heidenheim)[1]) bestätigt die Erfahrungen der v. Kapffschen Säuretherapie. Ob es sich dabei um eine bakterienhemmende, abtötende Wirkung handelt, oder ob die Erhöhung der Blutalkalescenz eine Rolle spielt, ist nicht erwiesen.

Kurz erwähnt sei auch die *Radiuminhalation*. Gudzent und Löwenthal haben ein Verfahren ausgearbeitet, das dem Organismus wirksame Radiumgase auf dem Wege der Inhalation zuzuführen gestattet. Entweder geschieht die Inhalation in abgeschlossenem Raum, dem sog. Radiumemanatorium, oder durch besonderen Apparat als Einzelinhalation. Die Radiumemanation gelangt bei der Einatmung durch die Lungen in den Blutkreislauf und wird auch wieder auf dem gleichen Wege ausgeatmet, nur kleine Mengen verlassen durch die Exkremente den Körper. Nur bei länger andauernder Rauminhalation kann man eine Wirkung erwarten, kurze Zeit nach der Inhalationswirkung ist in der Ausatmungsluft keine Radiumemanation mehr nachweisbar.

In Kreuznach entströmt die Radiumemanation aus einem 300 m in den Porphyrfelsen eingesprengten Stollen aus dem radiumhaltigen Porphyr selbst, nach Messungen bis 250 ME. (Mache-Einheiten) im Liter. Diese Emanation wird dem Inhalationsraum direkt zugeführt; im Emanatorium sind etwa 15—25 ME. im Liter Luft nachgewiesen. In Münster sind zwei Emanatorien, eines von 60 cbm, ein kleineres von 20 cbm. In den abgedichteten geschlossenen Emanationsräumen muß die Luft von der ausgeatmeten Kohlensäure befreit werden (meist durch Kalkfilter), außerdem muß den Gesellschaftsräumen neuer Sauerstoff zugeführt werden durch besondere Ozonisierungsapparate. Zumeist wird die Emanation durch Zerstäubung der radiumhaltigen Quellen erzeugt und die Quellgase durch Pumpen dem Emanatorium zugeführt. Die Konzentration der Radiumemanation in den Emanatorien beträgt gewöhnlich 5 ME. und mehr bis 20—60 ME., die Dauer der Sitzung bis zu zwei Stunden, gewöhnlich 24—40 Sitzungen.

Die bekanntesten Radiumbäder mit Emanatorien sind Baden-Baden, Joachimstal, Kreuznach, Münster am Stein, Landeck, Oberschlemma, Teplitz-Schönau und Wiesbaden. Außerhalb der Radiumbadeorte ist Radiuminhalation in abgedichteten Räumen möglich durch besondere Radiumemanationsapparate wie sie die Inhabad-Ges. vertreibt.

Die Radiuminhalation durch Einzelapparate ist bei der notwendigen längeren Zeitdauer der Inhalation zu ermüdend.

Es wurden deshalb von der Inhabad-Ges. Apparate gebaut, die die Inhalation von Radiumemanation nachts während des Schlafes ermöglichen.

Die Inhalation wird meist mit Emanationstrinkkur verbunden oder auch mit Radiumbädern. Anerkannt ist die vielfach günstige Wirkung der Radiuminhalation bei Gicht und Gelenkrheumatismus. Eine Schmerzlinderung, Abschwellen der Gelenke, verstärkte Harnsäureausscheidung und damit Senkung des Blutharnsäurespiegels, Erhöhung des Stoffwechsels, Hyperleukocytose werden nicht nur von Löwenthal und Gudzent, sondern von den meisten Radiumforschern berichtet, und zwar sollen die Inhalationskuren besser wirken als die Radiumtrinkkuren. Ein reiches Anwendungsgebiet liefern die chronischen Eiterungen und Entzündungen, Neuralgien, Neuritis, Muskelrheumatismus.

Wer sich eingehender mit der Radiumtherapie befassen will, dem sei die Einführung in die Radiumtherapie von Gudzent empfohlen; daselbst ist auch ausführliches Literaturverzeichnis.

---

[1]) R. Hartmann (Heidenheim): Über Säureinhalation. Deutsch. med. Wochenschr. 1925, Nr. 21. S. von Kapff: Säuretherapie. Verh. d. ärztl. Rundschau München.

δ) Inhalation zerstäubter Flüssigkeiten.

Wie eingangs erwähnt, ist es von vielen Seiten angezweifelt worden, ob bei der Inhalation zerstäubter Flüssigkeiten wirksame Mengen auch die tieferen Luftwege erreichten. Schon in der WALDENBURGschen preisgekrönten Arbeit erfahren wir von dem endlosen Streit, der über den Zerstäubungsapparat von SALES-GIRON entbrannte.

Niemand zweifelte daran, daß eingeatmete Gase und Dämpfe bis in die kleinen Bronchien und Alveolen vordringen, soweit sie nicht gerade irrespirabel wären und die Abwehrvorrichtungen in Tätigkeit setzten. Von den zerstäubten Flüssigkeitsnebeln muß man von vorneherein annehmen, daß wenigstens ein großer Teil der Tropfen zusammenfließt und entweder an der Luftröhrenwandung anprallt und haften bleibt oder aber durch die Kondensation zu größeren Tropfen von dem Luftstrom bei der Einatmung nicht weiter getragen wird. Je enger die Luftröhrenverzweigungen, je mehr Krümmungen in dem Röhrensystem, um so stärker wird dem Vorwärtsdringen der zerstäubten Flüssigkeitströpfchen Halt geboten. Schon aus diesen Gründen wurde von Anfang an großer Wert darauf gelegt, daß bei der Inhalation zerstäubter Medikamente nicht durch die Nase, sondern durch den weit geöffneten Mund eingeatmet wird, dabei soll die Zunge vorgestreckt und der Kopf leicht rückwärts geneigt werden, um den rechten Winkel der Mundhöhlen- und Kehlkopfrachenachse möglichst abzustumpfen bzw. der Geraden zu nähern.

Von den zahlreichen Experimenten an Tieren und Menschen, welche zur Entscheidung der Frage über das Eindringen zerstäubter Flüssigkeiten in die Luftwege im Anschluß an die Veröffentlichung von SALES-GIRON in Frankreich angestellt worden sind, sei aus den WALDENBURGschen und LEWINschen Schriften nur folgendes kurz erwähnt:

Die Tierexperimente sind nicht einwandfrei, da durch das gewaltsame Offenhalten der Schnauze und Vorziehen der Zunge eine unnatürliche Atmung und leichtes Verschlucken veranlaßt wird. Aber DEMARQUAY (l. c.) hatte eine Krankenwärterin mit Trachealkanüle, nach verstopfter Trachealöffnung durch den Mund 1% Tanninlösung inhalieren lassen und konnte unzweifelhaft Spuren der Tanninlösung durch ein in Eisenchloridlösung getauchtes und darauf getrocknetes und in die Trachea gebrachtes Papier in Form schwarzer Flecke nachweisen.

Mehrere französische Ärzte, TAVERNIN, MOURA-BOUROUILLON u. a. machten daraufhin an sich selbst Versuche mit Tanninlösung und Cyankalilösung, worauf preußischblaue Flecken auf der Schleimhaut von Larynx und Trachea mit dem Laryngoskop gesehen wurden, ähnlich mit einer schwarzen Flüssigkeit.

FOURNIER kam zu entgegengesetzten Resultaten, wurde aber auf der *Académie impériale de médecin* in Paris 1861/62 von dem Berichterstatter POGGIALE dahin belehrt, daß die *Erfahrungen an Menschen und Tieren keine Zweifel an dem Eindringen pulverisierter Flüssigkeiten in die Luftwege zulassen.* TROUSSEAU weist auf die Kohlenlungen der Kohlenarbeiter hin und erwähnt, daß die Pneumonien der mit Eisenchloridinhalation behandelten Kaninchen zeigen, daß sogar zuviel eindringe von der zerstäubten Flüssigkeit und damit Nachteile verbunden sein könnten.

Erst im folgenden Jahre haben auch deutsche Ärzte die Experimente DEMARQUAYS nachgeprüft (FIEBER, TOBOLD, LEWIN, SCHNITZLER u. a.). FIEBER (Wien) hat bei Inhalation zerstäubter stark konzentrierter Tanninlösung ziemlich intensives Brennen, nicht nur im Kehlkopf und in der Luftröhre, sondern auf allen Punkten der Brust gespürt, so daß auch er von der Penetration des eingeatmeten Staubes genügend überzeugt war. Erwähnenswert ist noch die Feststellung der französischen Autoren (AUPHAN u. a.), *daß die inhalierten Stoffe sehr rasch von den Schleimhäuten des Respirationstractus aufgenommen und resorbiert werden,* so daß sie gegebenen Falles auf dem Sektionstisch in Luftwegen und Lungen nicht mehr nachweisbar sind.

In neuerer Zeit hat OERTEL (Resp. Therapie im Handbuch der allgemeinen Therapie von H. v. ZIEMSSEN, Leipzig: F. C. W. Vogel, 1882) festgestellt, daß ohne Zweifel zerstäubte Flüssigkeit tief in den Bronchialbaum inhaliert werde, wenn auch der größte Teil in der Mund-Rachenhöhle sich niederschlage.

EMMERICH (Münch. med. Wochenschr. 1910. S. 50) konnte bei genügend langdauernder Inhalation bei Hunden in den Lungenrändern Borsäure chemisch nachweisen.

REITZ (Verhandl. d. 21. Kongreß. f. innere Med. Leipzig 1904) konnte bei Kaninchen und Hunden nach halbstündiger Inhalation von Ferrocyankalilösung in Chloroformnarkose selbst die kleinsten Bronchialverzweigungen mit Eisenchlorid bläuen, ähnlich KAESTLE (Zeitschr. f. physikal. u. diät. Therapie. Bd. 11. 1908).

KAPRALIK und H. v. SCHRÖTTER (Wien. klin. Wochenschr. 1904) und KÄSTLE (loc. cit.) konnten bei Inhalationsversuchen von Gentianaviolett an den Verzweigungsstellen der Bronchien den Farbstoff bei den Versuchstieren nachweisen.

14*

Heubner (Zeitschr. f. d. ges. exp. Med. Bd. 10, H. 5/6. 1920) hat Inhalationsversuche mit Malachitgrün mit den Inhalationsapparaten von Taneré-Spieß-Draeger angestellt, ebenso mit Tierkohlensuspension. Spuren der inhalierten Substanz konnten bei den Versuchen mit dem Spieß-Vernebeler auch im Alveolargebiet, bei den Tanéréversuchen nur bis in die kleinsten Bronchien verfolgt werden. Heubner hebt dabei noch die auffallende Erscheinung hervor, daß so häufig vereinzelte Lobuli der Lungen entsprechend den Verzweigungen eines einzelnen Bronchus unter allen benachbarten ganz besonders bevorzugt erscheinen, insofern sie große Mengen Farbstoff und dgl. aufgenommen haben, die anderen absolut gar nichts „ein ungelöstes Problem der Lungenphysiologie, insonderheit der Bronchialtätigkeit".

Bereits Auphan hat auf die große Resorptionsfähigkeit des Respirationstractus hingewiesen (s. o.) und Oertel betont die Möglichkeit einer allgemeinen Wirkung der Inhalationsstoffe, weshalb die Dosis diejenige der inneren Behandlung nicht überschreiten, ja in manchen Fällen nicht einmal erreichen dürfe. Weitere Autoren weisen auf die resorptive Wirkung neben der Lokalwirkung hin. Am eingehendsten befaßt sich mit dieser außerordentlich wichtigen Frage Heubner (loc. cit.).

Er ließ Tiere durch T-förmige Trachealkanüle 80% Lösung von Calciumchlorid inhalieren, bestimmte (die approximativen Zahlen für die Menge der zerstäubten Flüssigkeit, das zerstäubende Luftquantum, die Dichte des Inhalationsnebels, die Atemgröße der Tiere, und so die Menge des inhalierten Calciumchlorids) aus der Dichte des Nebels, der Atemgröße des Tieres und der Inhalationsdauer die Menge des inhalierten Calciumchlorids und stellte die Wirkung der verschiedenen Dosen in Vergleich zu gleichen Dosen, welche auf andere Wege subcutan, intravenös oder intratracheal einverleibt wurden, fest. Bei einer bestimmten Dosis traten Vergiftungssymptome (Mattigkeit, Bewußtseinstrübung, Zitterbewegung, zwangsmäßiges Taumeln) auf und diese Wirkung gab nicht nur Anhaltspunkte für die Beurteilung der Resorption des inhalierten Calciumchlorids, sondern auch für die Feststellung der Dosis. Es ist nur Heubner *beizupflichten, wenn er es für wünschenswert hält die Ausnutzung der Inhalation zur Einverleibung allgemein wirkender Mittel für die praktische Therapie brauchbar zu machen.*

Aus den weiteren Versuchen von Heubner in dieser Richtung ist praktisch wichtig, daß die *Konzentration der Inhalationsflüssigkeit erheblich höher sein muß als bei anderen Applikationsformen.* Bei den einfachen Zerstäubern werden neben den kleinen auch zahlreiche größere Tröpfchen erzielt, welche in Mund- und Rachenhöhle sich niederschlagen und verschluckt werden, bei Apparaten wie nach Tanéré, Spieß-Draeger und ähnlichen erzielen wir Nebel mit nur feinsten Tröpfchen, geringer Dichte, dies verbürgt gleichmäßige Verteilung über große Respirationsflächen, so daß lokale Schädigungen durch zu starke Konzentrationen an einem Punkte nicht zu befürchten sind, es tritt ja auch sofortige Verdünnung durch die Gewebsflüssigkeit der Lymph- und Drüsensekrete hinzu.

Das starke Resorptionsvermögen der Schleimhaut des Respirationstractus benachteiligt dagegen die Lokalwirkung. Wird eine örtliche Wirkung gewünscht, so ist es zweckmäßig durch Adrenalinzusatz die Resorption hintanzuhalten, genau wie wir das von der Lokalanästhesie in den oberen Luftwegen kennen. Durch Adrenalinzusatz wird die Resorption verzögert, die Zeitdauer der lokalen Einwirkung vergrößert.

Um die lokale Wirkung zu erhöhen, ist also Adrenalinzusatz z. B. zu Anaestheticis wie Novocain zweckmäßig, anstatt wäßriger Lösungen empfiehlt Heubner ölige Lösungen, anstatt der Salze die Alkaloidbasen.

Zur *Zerstäubung von Flüssigkeiten* können wir entweder *komprimierte Luft* oder *Dampf* als treibende Kraft wählen. Es ist natürlich nicht möglich, bei der großen Anzahl der verschiedensten Apparate alle aufzuzählen.

Die wichtigsten Typen von Flüssigkeitszerstäubern mittels komprimierter Luft sind:

1. Apparat von Sales-Giron und von Wahsmuth: *die zerstäubte Flüssigkeit prallt gegen eine Platte auf.*

2. *Flüssigkeit und komprimierte Luft werden gleichzeitig durch feine Öffnung getrieben:* Néphogène von Matthieu & Tirman, Göbels Duplex, Hausapparat von Apotheker Ronkarz, Heryngs Thermoregulator, Bullings Guttafer, Reifsche Zerstäubungsampel, Vernebler Spiess-Draeger & Haenlein-Inhabad.

3. *Aspiration von Flüssigkeit aus einer Kapillarröhre durch vorbeistreichende Preßluft:* Typus Bergsons Hydrokonion, Tucker, Stäubli, Tancré, Wiesbadener

Doppelinhalator, Spiess - Zerstäuber, Clarsche Zerstäubungsampel, Goebels Imperator, Rauminhalationsapparat Draeger und Inhabad.

Bei Gruppe 1 gilt als Grundtyp der transportable Apparat von SALES-GIRON (1858) (Abb. 21).

Er besteht aus einem Behälter, der zum größten Teil mit der zu zerstäubenden Flüssigkeit angefüllt wird. Durch eine Luftpumpe wird die über dem Flüssigkeitsspiegel befindliche Luft auf 3—4 Atmosphären Druck komprimiert, welcher an einem Manometer abzulesen ist. Nun wird der Hahn geöffnet, und die Flüssigkeit strömt mit solcher Kraft durch ein Haarröhrchen gegen eine in einer vorne und hinten offenen faßförmigen Trommel befindliche kleine Metallplatte, daß sie fein zerstäubt reichlichen Inhalationsnebel liefert.

WALDENBURG benutzt als Betriebskraft statt der Luftpumpe eine einfache Wasserpumpe.

LEWIN verwandte statt dem Metall- einen Glasbehälter, so daß die zu zerstäubende Flüssigkeit nur mit Glas in Berührung kam, statt des Manometers hatte er nur ein einfaches Sicherheitsventil angebracht. Als Nachteil empfand er selbst die sich leicht verstopfende Capillarröhre. Alle später erfundenen Apparate gleichen Prinzips sind in gleicher Weise so konstruiert, *daß die Flüssigkeit durch eine enge Capillarröhre durchgetrieben und durch Aufprallen auf eine gegenüberliegende Platte fein zerstäubt wird.*

Weit verbreitet ist der im wesentlichen auf gleichem Prinzip beruhende *Wassmuthapparat* (Abb. 22).

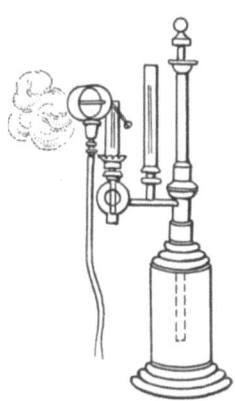

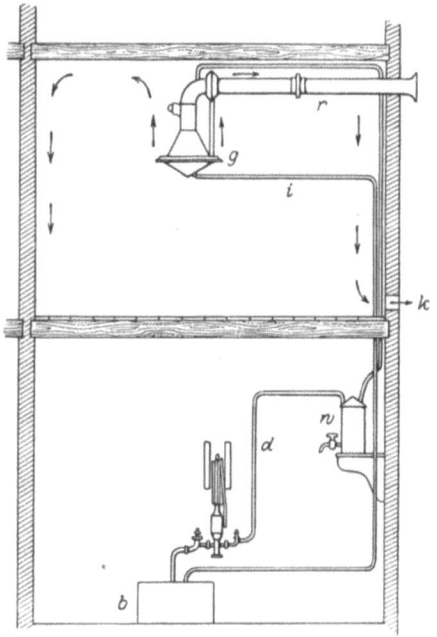

Abb. 21. Zerstäubungsapparat von SALES-GIRON.

Abb. 22. WASSMUTH-Inhalationsraum.

Mittels einer durch Motor betriebenen Pumpe gelangt die Flüssigkeit (Sole) aus Gefäß b durch Druckrohr d und Windkessel w nach dem eigentlichen Apparat, wird durch die Zerstäuber im Inneren des Apparates hindurchgepreßt, prallt dort gegen die Wandungen des Gehäuses und gelangt in Form kalten Dampfes aus der Kreisöffnung g in den Inhalationsraum. Drei ca. 0,5 mm starke Flüssigkeitsstrahlen treffen in dem ampelartigen von der Decke herabhängenden Gehäuse unter einem spitzen Winkel in einem Punkte aufeinander, die Zerstäubung wird durch wiederholtes Anprallen auf gewölbte Flächen erhöht. Von großem Vorteil ist, daß hauptsächlich nur die feinsten Tröpfchen im Durchmesser von 2—3 tausendstel Millimeter und im Gewicht von etwa einem zwanzigtausendstel Milligramm — durch die früheren Ausführungen wissen wir, daß solche feine Flüssigkeitsstäubchen mit der Einatmungsluft tief in die Lunge hineingetragen werden — durch die Öffnungen in den Raum austreten, während die groben Tröpfchen durch die Rohrleitung i zum Behälter b zurückfließen. Ein weiterer Vorteil des Systems liegt in der ausgiebigen Ventilation des Raumes; durch ein großes Rohr r, das mit der Ampel in Verbindung steht, wird dauernd frische Außenluft stündlich 900 cbm angesaugt, durch die motorische Kraft der die Zerstäubung bewirkenden Druckluft. Die verbrauchte Luft entweicht durch die Wandöffnung k. Für je 100 cbm

Raum genügt ein Zerstäubungsapparat, der $^1/_4$ Pferdekraft beansprucht, 6—8 Atm. Druck. Die Luftfeuchtigkeit im Raume bleibt unter 100 (bis 90%).

Die Zerstäubungsflüssigkeit läßt sich durch Einfügen von Heizschlangen auch erwärmen bzw. durch Eis abkühlen. An den meisten Orten, Ems, Reichenhall, Baden-Baden, Kreuznach, Münster am Stein, Soden i. T., Badenweiler usw. wird der Sole oder dem Mineralwasser oder der 2—3%igen Kochsalzlösung etwas Latschenöl zugesetzt.

Hier seien einige *hygienische Forderungen für allgemeine Rauminhalation* angefügt. Von vorneherein ist es nicht jedermanns Geschmack, mit anderen Patienten, welche an den verschiedensten Erkrankungen der Atmungsorgane leiden, längere Zeit den Raum zu teilen. Wenn auch infektiöse Kranke (wie keuchhustenkranke Kinder, Tuberkulöse mit bacillenhaltigem Sputum) in den einzelnen Inhalatorien streng ausgeschieden werden, so wird doch erfahrungsgemäß in den Räumen reichlich viel gehustet und gespuckt. Erstes Erfordernis sind also Spucknäpfe mit permanenter Wasserspülung, stete Erneuerung der Luft, Vermeidung von Kohlensäureanhäufung. Ferner dürfen die Kleider nicht durchnäßt werden; Decke, Wände, Fließen müssen sich leicht reinigen lassen.

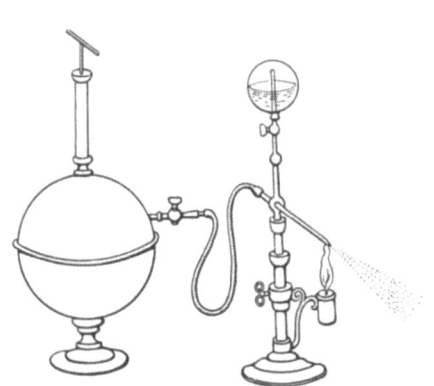
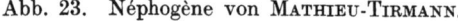
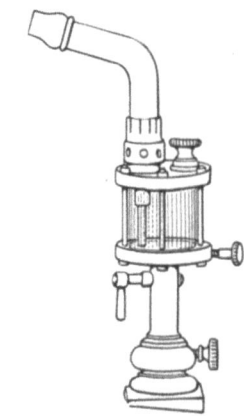

Abb. 23. Néphogène von MATHIEU-TIRMANN.   Abb. 24. GÖBELS Unikum.

Die Inhalationsräume müssen auch genügend groß sein, ca. 10—15 cbm für eine Person.

Bei richtig durchgeführter Hygiene, bei strenger Isolierung der infektiösen Kranken in Einzelräume ist die Infektionsgefahr annähernd auszuschließen, auch wenn die einzelnen Kranken stundenlang den Raum miteinander teilen. Die *Einzelinhalation* ist aber schon deshalb vorzuziehen, weil hier viel mehr von der zerstäubten Flüssigkeit in der Zeiteinheit dem Kranken zugeführt wird als durch die Rauminhalation.

Zur Gruppe 2 gehören alle *Apparate*, bei denen *komprimierte Luft und Flüssigkeit gleichzeitig durch eine Capillarröhre getrieben werden*. Der erste derartige Apparat stammt von MATHIEU-TIRMANN (1859), *Néphogène* genannt (Abb. 23).

Er besteht aus einem Heronsball zur Kompression der Luft, einem Glasballon für die Flüssigkeit, beide stehen durch Schläuche und Röhren miteinander in Verbindung. Nachdem die Hahnen geöffnet sind, strömt die komprimierte Luft in den Medikamentenbehälter und gleichzeitig durch die Capillaröffnung der Ausführungsröhre nach außen, treibt dadurch die Flüssigkeit durch die feine Öffnung derart hindurch, daß sie nebelhaft zerstäubt wird. Als Nachteile wurden diesem System angerechnet, daß die Nebel bei der Inhalation mit derartiger Wucht gegen die Rachenwand treffen, daß sie dort einen starken Reiz ausüben und auch Krampfhusten auslösen und daß die Nebelteilchen der ihnen gegebenen Richtung in gerader Linie folgen, daß sie nur zum kleinsten Teil dem Inspirationszuge in die tiefen Luftwege folgen könnten.

Von Apparaten dieses Systems sind gebräuchlich:

Die GÖBELschen *Apparate Duplex, Unikum* (Abb. 24) und *Solo*, von denen ersterer einen kräftigen Dunststrahl liefert, der zweite den gebeugten Flüssigkeitsstaubstrahl, gibt die mildeste Inhalation, der Apparat Solo eignet sich besonders für Naseninhalationen, gibt einen ganz feinen aber reichlichen Dunst ohne mechanischen Reiz auszuüben. GÖBEL hat diese Apparate ersonnen zur Zerstäubung von Emser Wasser; dem Mineralwasser oder der Sole können flüchtige Medikamente, wie Menthol, Koniferenöl u. dgl. zugefügt werden. Diese Apparate werden mit komprimierter Luft getrieben. Die Inhalation kann kühl, lau oder warm gegeben werden, so daß eine Verweichlichung der Schleimhäute vermieden wird. GÖBELS *Unikum* ist folgendermaßen gebaut: Über einem Fuß, in welchem die Luftzufuhrröhre sich befindet, ist ein Glasbehälter angebracht, der die zu zerstäubende Flüssigkeit aufnimmt. auf dem Deckel ist eine Füllschraube und der Doppelstrahlzerstäuber angebracht, dessen Strahl steigt senkrecht auf, wird aber von einer darüber gebogenen Glasröhre gefaßt und von seiner geraden Richtung abgelenkt. Alle größeren Wassertröpfchen schlagen sich dadurch an der Glaswand nieder und fließen zurück, nur der feinste Wasserstaub strömt aus, dieser Flüssigkeitsstaub hat dann nur noch eine geringe Eigenbewegung, er folgt leicht der Ein- atmungsluft in die tiefen Luftwege, von einer mechanischen Wirkung kann keine Rede mehr sein. Luftstrom und Flüssigkeitsstrahl treffen bei $^3/_{10}$—$^5/_{10}$ Atm.-Druck zusammen. In Ems sind diese Einzelapparate auf Tischen aufgestellt, welche durch Scheidewände getrennt sind, für jeden Inhalanten wird frisches Aufsatzrohr, eigenes Mundstück, frischer Spucknapf, frische Schürze und Serviette zur Wahrung größtmöglicher Hygiene verwandt.

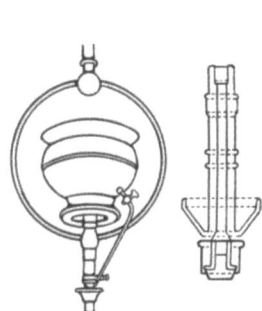
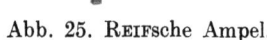
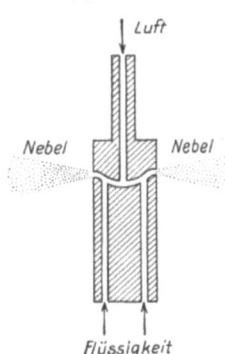

Abb. 25. REIFsche Ampel.   Abb. 26. Verneblerdüse nach SPIESS-DRÄGER.

Einen sehr praktischen Inhalationsapparat dieses Systems stellt der von *Apotheker* RONKARZ erfundene Apparat dar. Er gestattet grobe Zerstäubung für Nase und Rachen, aber auch feinste Zerstäubung durch Gebrauch verschiedener Ansätze und Düsen.

Unter diese Rubrik gehört noch der RICHARDSONsche *Zerstäuber*: Durch ein Doppel- gebläse wird komprimierte Luft durch winklig abgebogene Röhre, die luftdicht in die mit Flüssigkeit gefüllte Flasche eintaucht und in ihrem Innern ein capillares Röhrchen als Steigrohr besitzt, eingepumpt. Die Flüssigkeit steigt so in der Capillarröhre nach oben und tritt durch den wagrechten Schenkel der Röhre fein zerstäubt nach außen.

Die weiteren Apparate dieses Systems dienen zur Rauminhalation: BULLINGS *Guttafer* besteht aus einem Gefäß, das zwei Zuführungsröhren hat, eines leitet die komprimierte Luft in die Zerstäubungsdüse, das andere führt komprimierte Luft in einen Hohlraum. von verschiedene kürzere und längere Röhrchen in den Inhalationsraum gehen, dadurch wird die Luft in diesem dauernd ventiliert, zugleich werden die Nebelteilchen der Zer- stäubungsdüse noch feiner zerstäubt, so daß die Nebeltröpfchen im Mittel einen Durchmesser von 0,006 mm haben. Bei dieser feinen Vernebelung ist die Tiefenwirkung eine sehr große. Als Nachteil des BULLINGschen Inhalationsraumes ist zu erwähnen, daß der Raum sehr bald mit Wasserdampf gesättigt ist (relative Luftfeuchtigkeit von $100^0/_0$).

Der von dem Mechaniker REIF konstruierte Apparat besteht aus einer Glasampel, die an der Decke angebracht wird; in ihr befindet sich die zu zerstäubende Flüssigkeit. welche durch einen Hahnen unten am Gefäß und Gummischlauch der Zerstäubungsdüse zugeführt wird. Durch feinste Kanäle und Schlitze erfolgt eine außerordentlich feine und gleichmäßige Vernebelung. Der Apparat zeichnet sich durch seine Einfachheit und billigen Betrieb aus, indem er schon bei 1 Atm.-Druck arbeitet (Abb. 25).

Hierher gehören noch die *Medikamentenvernebler von Spiess-Draeger* und von *Haenlein (Inhabad-Ges.)* (s. Abb. 20).

Beide können mit Druckluft wie mit komprimiertem Sauerstoff betrieben werden. Wenn eine Kombination von Medikamenten und Sauerstoff nicht nötig ist, so wird man den billigeren Betrieb durch komprimierte Luft wählen. Zu deren Erzeugung haben die Draegerwerke einen kleinen Elektrokompressor in den Handel gebracht. Der Sauerstoffdruck wird wie bei den zur Narkose verwandten Sauerstoffbomben durch Reduzierventil auf 3 Atm. vermindert. Die Zerstäubungsdüse (Abb. 26) besteht aus Hartgummi, durch deren seitliche Schlitzöffnung strömt die komprimierte Luft oder der hochgespannte Sauerstoff. Der SPIESSsche Medikamentenvernebeler besteht demnach aus dem Reduzierventil, dem Vernebelungsregulierapparat, der Vernebelerdüse, dem Tropfensammler, dem Inhalationsschlauch mit Maske, Mundstück und Nasenolive. Als Betriebsmittel werden gebraucht 3 Atm. Luftdruck (durch Preßluftzylinder, Sauerstoffdruckzylinder oder Luftdruckanlage mit Windkessel und Luftpumpe [Elektrokompressor-Draeger]). Durch die Vernebelerdüse können ölige und wäßrige Medikamente vernebelt werden, nicht mischbare Heilmittel können durch Hintereinanderschalten von zwei Gläsern zusammen vernebelt und inhaliert werden. Die Medikamentennebel werden wie Zigarrenrauch ein- und ausgeatmet.

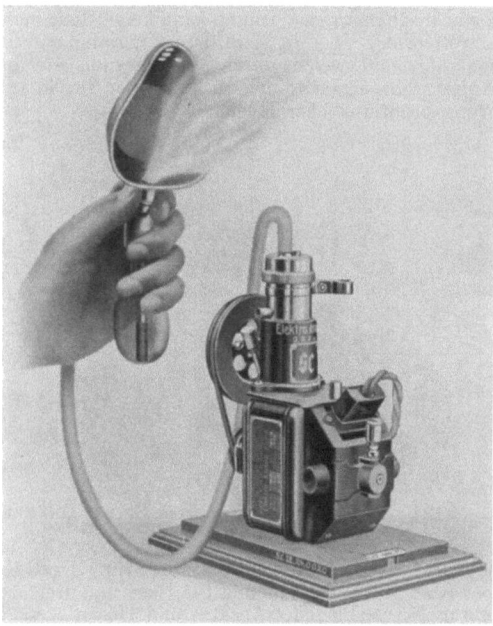

Abb. 27. Medikamentenvernebler nach SPIESS.

Bei dem HAENLEINschen Apparat der *Inhabad-Gesellschaft* genügt schon ein Luftdruck von $^1/_2$—1 Atm. zur Vernebelung. Im übrigen gleicht der Bau des HAENLEINschen Vernebelers ganz dem SPIESS'-Vernebeler. Durch beide Apparate werden die Heilmittel richtig vernebelt oder vergast auf kaltem Wege. Läßt man die Nebel gegen einen Spiegel strömen, so bildet sich auf dessen Fläche kein Tröpfchenniederschlag, der Nebel ist trocken, auch die Kleidung bleibt völlig trocken. Durch Warmwasserbehälter, in den das Medikamentenglas eintaucht, oder durch elektrische Heizvorrichtung kann der Nebeldampf vorgewärmt werden. Es ist klar, daß dieser rauchartige Nebel in der völlig vergasten Form ohne weiteres mit der Einatmungsluft bis in die Bronchiolen und Alveolen vordringt. Sowohl der SPIESS- wie auch der HAENLEINsche Apparat ist schwer transportabel und teuer. Die Sauerstoffzentrale in Berlin (Dr. SILTEN) hat deshalb einen kleinen Handapparat verfertigt, *Atmos*, der mit einer Fahrrad- oder Handluftpumpe, aber auch mit Elektrokompressor oder Sauerstoffbombe betrieben werden kann. Dieser kleine handliche Vernebeler besteht aus Medikamentenglas, Tauchrohr mit Vernebelerdüse, Maske, Mundstück, Nasenolive, Schlauch und Luftpumpe.

Zur Behandlung von Katarrhen der Ohrtrompete und des Mittelohres läßt sich ohne weiteres eine *Katheterisiervorrichtung* an die Kaltvernebler anschließen. Man duscht entweder einfach mit komprimierter Luft oder Sauerstoff, am besten vorgewärmt unter Einschaltung der elektrischen Heizvorrichtung oder wechselnd kalt-warm, oder man vernebelt gleichzeitig Medikamente wie die Nebennierenpräparate oder Menthol.

Der neueste Typ des Elektro-Atmos E A III (Abb. 27) von DR. SILTEN, Berlin NW 6 ist ein elektrisch betriebener Medikamenten-Vernebeler, an jede Lichtleitung anzuschließen, leicht transportabel, kaum 5 Kilo schwer, billig, vernebelt wäßrige und ölige Lösungen in vollkommener Weise. Es können täglich damit 10—12 Inhalationen von je 10 Minuten Dauer vorgenommen werden. Schließt sich wie in einem Inhalatorium eine Inhalation an die andere an, so ist der größere und stärkere Typ E A IV zu empfehlen. Ein Universalapparat ist der Elektro-Atmos E A II (Abb. 27a), er liefert regulierbare Druckluft bis 2,5 Atm. für Inhalation, Solezerstäubungen und einfachen, sowie medikamentösen Katheterismus, außerdem für Saugen ein regulierbares Vakuum bis ca. 650 mm Quecksilbersäule. Man kann damit also Schleim, Eiter und Blut aus den Luftwegen, den Nebenhöhlen, Bronchien, Oesophagus und Operationswunden absaugen[1]). Der Apparat dient ferner zur Pneumomassage des Trommelfells durch pulsierende Luftstöße von Druck und Saugluft. Inhalation und Katheterismus lassen sich durch elektrische Heizvorrichtung mit Heißlufttherapie verbinden. Endlich kann bei Ausrücken der Riemenscheibe des Motors eine biegsame Welle an den Motor angeschlossen werden zur Vibrationsmassage, zum Fräsen und Bohren.

Ähnliche Apparate baut die Pneumotechnik-A. G. Berlin NW 6.

Ein sehr brauchbarer hygienisch einwandfreier Zerstäubungsapparat wurde noch von *Ingenieur* WIRTH, Wien III/4, Hohlweggasse 5 ersonnen, er gestattet eine bis zum gas-

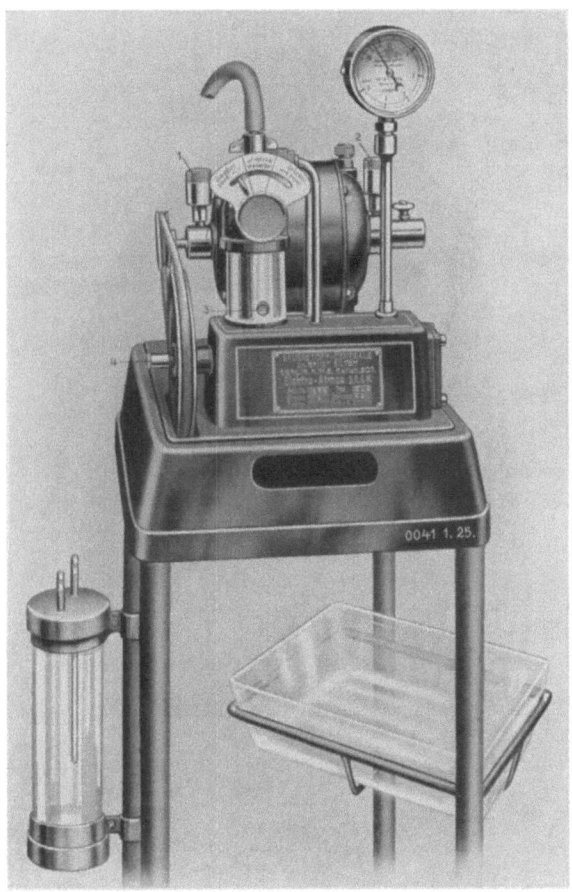

Abb. 27a. Elektroatmos.

oder rauchartigen Feinheitsgrade leicht regulierbare Zerstäubung von wäßrigen, öligen, alkoholischen, säurehaltigen Flüssigkeiten. Die Apparate können durch Druckluft, schon durch Handdruckball, wirksam betätigt werden. Eine mit Spiritus oder Gas oder elektrisch heizbare Vorrichtung gestattet auch Erwärmung der Inhalationsnebel auf eine Temperatur, die zwischen $25-85^0$ C eingestellt werden kann. Auch komprimierter Sauerstoff kann als Triebkraft verwendet werden.

Überall wo Preßluft verwendet wird, muß möglichst reine Luft verwendet werden und dann muß die Druckluft durch ein Luftfilter mit antiseptisch präparierter Wolle hindurchgeleitet und völlig gereinigt werden. Die Rohrleitung soll am besten aus Zinnrohren hergestellt werden, die nicht oxydieren. Ingenieur WIRTH hat für größere Druckluftanlagen eine voll-

---

[1]) *Anmerkung bei der Korrektur:* Empfehlenswert ist die Einschaltung von zwei Glaszylindern, davon einer wenigstens von einem Liter, damit beim Saugen mit Sicherheit keine Flüssigkeit in die Motorpumpe gelangen kann.

kommen automatisch arbeitende elektromotorisch betätigte Luftpumpe hergestellt, diese wird durch einen Regulator selbsttätig in Betrieb gesetzt, wenn die im Windkessel aufgespeicherte Luft verbraucht wird und ebenso automatisch abgestellt, wenn der Windkessel genügend mit Druckluft gefüllt ist. Außer der Ölung und Reinigung ist keine besondere Wartung der Pumpanlage erforderlich. Vorbildlich ist die hygienisch einwandfreie, leicht zu reinigende Wandverkleidung, das Speibecken mit dauernder Berieselung zur Fortschaffung des Speichels und Sputums.

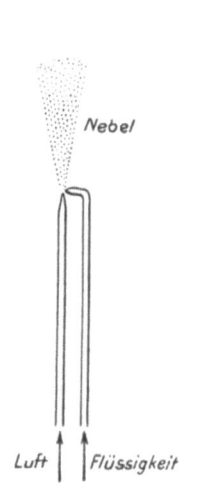

Abb. 28. Prinzip der BERGSONschen Zerstäubung.

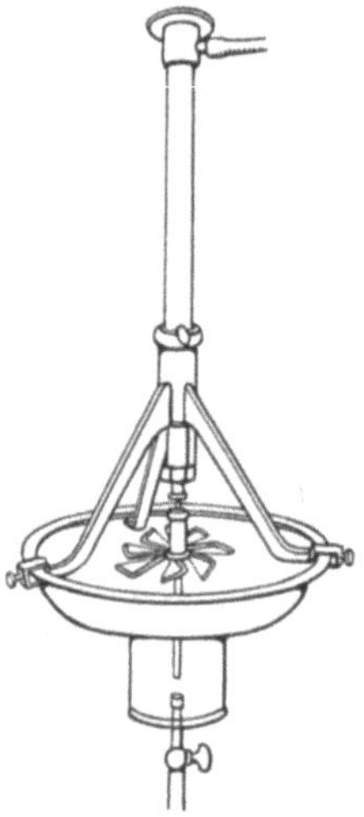

Abb. 29. Inhabaddeckenapparat für Rauminhalation.

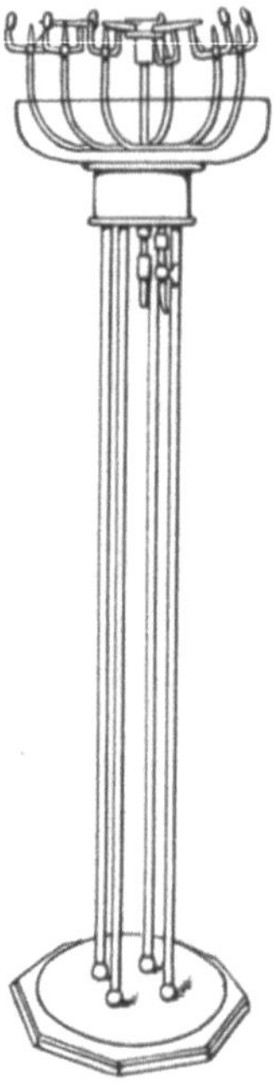

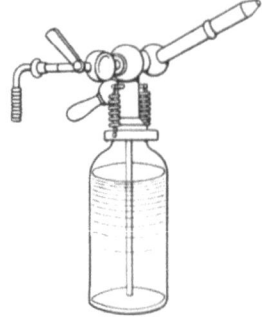

Abb. 30. Säulenraumvernebler der Drägerwerke.

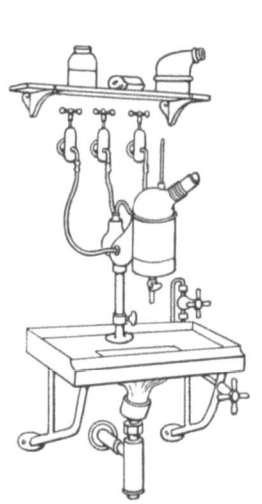

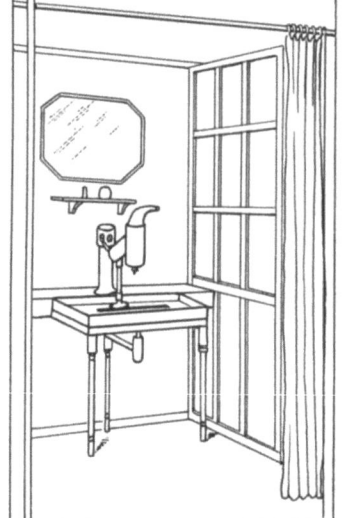

Abb.31. „Inhabad". Druckluftinhalationsapparat für normale feine Zerstäubung.

Abb. 32. Inhabad-Einzelkabine.

Abb. 33. SCHNITZLER-Apparat an Abb. 31 anzuschließen f. feuchten Spray mit kräftiger mechanischer Wirkung.

Bei den Apparaten nach dem *dritten*, BERGSON*schen System* (Abb. 28), bei dem zwei spitz ausgezogene Röhren rechtwinklig gegeneinander verlaufen, wird durch das eine Rohr die komprimierte Luft zugeführt, dadurch entsteht in der anderen Röhre ein luftverdünnter Raum, in der Capillarröhre wird hierdurch

Flüssigkeit aspiriert und beim Austritt aus der Öffnung durch die vorbeistreichende Preßluft zerstäubt.

Auf diesem einfachen Prinzip beruht eine große Anzahl von Zerstäubern wie Tancré, Tucker, Stäubli, Glaseptic, Spieß und viele andere. Diese alle enthalten die beiden Röhren in einem Glasballon, gegen dessen Wandungen die Tröpfchen anprallen und noch weiter verkleinert werden, die größeren Tröpfchen fallen zu Boden, die kleineren werden eingeatmet. Der Wiesbadener Doppelinhalator hat zwei Röhrenpaare, wodurch die Zerstäubung noch verstärkt wird. HEUBNER wies nach, daß der Tancréinhalator Nebel liefert, der zum mindesten bis in die Alveolen bei der Einatmung vordringt. Der Apparat von CLAR beherbergt in der Ampel drei vertikale BERGSONsche Röhren, durch die die Flüssigkeit aspiriert wird, gegenüber den horizontalen Röhrchen befindet sich eine Glas- oder Metallplatte, auf welcher die zerstäubten Flüssigkeitsnebel aufprallen. Der Apparat liefert eine sehr feuchte Inhalation, die viele Kranke nicht vertragen.

Hierher gehören noch GOEBELs *Imperator*, der *Inhabad-Raumvernebeler* (Abb. 29), bei dem die BERGSONschen Röhrchen durch die Preßluft in *rotierende* Bewegung versetzt werden, wodurch eine viel feinere Zerstäubung erzielt wird. Der Apparat arbeitet schon bei 1 Atm., so daß der Betrieb sich sehr billig gestaltet. Alle gröberen Nebeltropfen werden durch die Glaswände der Flüssigkeitsbehälter abgefangen.

Der *Raumvernebeler der Draegerwerke* (Abb. 30) trägt einen Vernebelerstern mit 6—12 Düsen. Zum Betrieb sind 3 Atm. Druck notwendig. Der Vernebeler kann als Decken- oder Säulenvernebeler von den Draegerwerken bezogen werden. Der durch Aspiration aus den Saugdüsen austretende Soleflüssigkeitsstrahl wird gegen eine in der Achse der Druckluftdüse liegende Prellscheibe geworfen, an der die Flüssigkeit zerstäubt.

In der letzten Zeit ist der Wunsch mehrfach geäußert worden nach einer *Trockenvorrichtung*. Die *Inhabad-Gesellschaft* hat diese mit ihrem Raumvernebeler verbunden, so daß derselbe feuchte oder trockene Inhalation liefert.

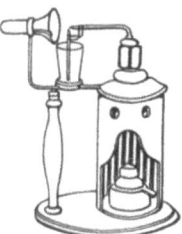

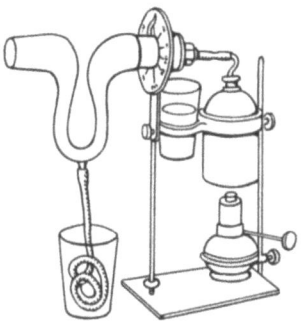

Abb. 34. Dampfinhalationsapparat.   Abb. 35. HERYNGS Thermoregulator.
(Nach SIEGLE.)

Schließlich wären noch anzuführen die *Solezerstäuber der Draegerwerke und der Inhabad-Gesellschaft* (Abb. 31) für Einzelinhalation; beide beruhen gleichfalls auf dem Prinzip der BERGSONschen Röhrchen. Bei beiden Apparaten kann die Sole regulierbar erwärmt werden, ebenso ist die Zerstäubung durch eingebauten Schnitzlerapparat (Abb. 32 u. 33) bzw. durch auswechselbare Düsen, je nachdem der Spray für die oberen oder tieferen Luftwege gebraucht wird, gröber oder feiner einzustellen.

Bei den Normalapparaten der Inhabad-Gesellschaft ist gleichzeitige Zerstäubung von Sole und Vergasung von Medikamenten wie Mentholöl, Eucalyptol u. dgl. möglich. Außer dem Normalapparat hat die Inhabad-Gesellschaft noch einen *schottischen Apparat* gebaut, wobei der Patient selbst einmal den erwärmten, das andere Mal den kalten Spray inhalieren kann.

Die durch *Dampf betriebenen Flüssigkeitszerstäuber* liefern nicht den feinen und dichten Nebel wie die mit Preßluft betriebenen Apparate. Dagegen ist die höhere Temperatur (20—60° C.) der dampfförmigen Inhalation geeignet, eine erhebliche aktive Hyperämie auf den Schleimhäuten hervorzurufen.

Die Hauptvertreter dieser Gattung sind der SIEGLEsche (Abb. 34) und der OERTELsche *Apparat*. Bei letzterem sind die BERGSONschen Röhrchen aus Glas gefertigt, um Zersetzung chemischdifferenter Flüssigkeiten zu verhüten. Nimmt man enge Röhrchen, so erzielt man feinere und kühlere Flüssigkeitsnebel, durch weite Röhren wird die Zerstäubung gröber, reichlicher und wärmer.

Der JAHRsche *Apparat* besteht aus einem doppelwandigen Kessel, in dem äußeren Mantel wird warmes Wasser auf bestimmtem Temperaturgrad gehalten. Die BERGSONschen

Röhrchen mit dem Medikamentenglas befinden sich im Innern des Kessels. Die Triebkraft bildet Dampf oder Preßluft. Zur dampfförmigen Inhalation wird das Mantelwasser auf 60° C erwärmt, um einfache Zerstäubung zu erzielen genügen 30—40°.

Heryngs *Thermoregulator* (Abb. 35) zeichnet sich dadurch aus, daß durch regulierbare größere oder geringere Luftzufuhr die Temperatur der zerstäubten Flüssigkeit zwischen 35—65°C einstellbar ist. Der Nebeldampf entweicht durch ein kurzes, lyraförmig gewundenes Glasrohr mit Abfluß für Kondenswasser. Die übrigen Teile sind Dampfkessel, Heizquelle, Medikamentenglas und Bergsonröhren.

Bullings *Thermovariator* (Abb. 36) ist auf ganz ähnlichem Prinzip gebaut. Während die Temperaturregulierung bei dem Heryngschen Apparat aber empirisch festgestellt ist, zeigt beim Bulling-Apparat das Thermometer den Wärmegrad der Inhalationsnebel an. Statt durch Bergsonröhrchen wird hier die Flüssigkeit aus dem Medikamentenglas durch einen schlitzförmigen Spalt aspiriert und durch den aus dem Dampfkessel gelieferten Dampf zerstäubt. Ein äußerer verschiebbarer Metallmantel gestattet die an der Porzellanröhre durch die die

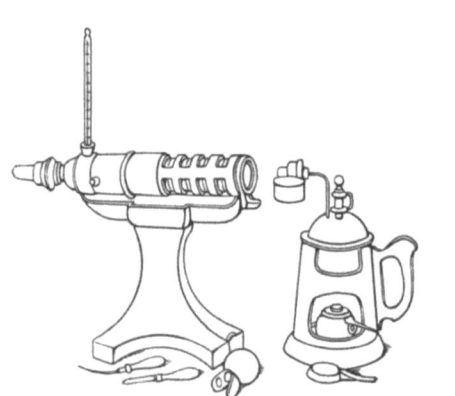 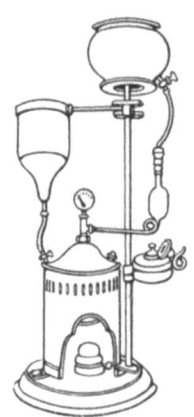

Abb. 36. Bullings Thermovariator.   Abb. 37. Wassmuths Idealdampfzerstäuber.

Flüssigkeitsnebel zum Mundstück getrieben werden, angebrachten trichterförmigen Öffnungen ganz oder teilweise abzudichten und so die Temperatur der Flüssigkeitsnebel zu regulieren.

Bei dem *Ideal-Dampfzerstäuber* Wassmuths bildet überhitzter Dampf die Triebkraft, wodurch reichlichere und feinere Zerstäubung erzielt wird. Der Dampfkessel wird durch Spiritus, Gas oder elektrisch geheizt. Der durch die Rohrschlange austretende Dampf wird nochmals erwärmt, getrocknet und überhitzt. Dieser Apparat liefert für kleinere Räume Inhalationsnebel von feinsten Tröpfchen (Abb. 37).

ε) Zusammenstellung der Inhalationsmittel und ihre Anwendung bei einzelnen Krankheiten.

Die Inhalation mit den modernen hygienisch einwandfrei arbeitenden und durch feinste Vernebelung wirksamen Apparaten ist so einfach und bequem und nicht anstrengend, daß ein weites Feld zu ihrer Anwendung vorliegt.

Nicht nur therapeutisch, sondern prophylaktisch muß die Inhalation in allen Betrieben empfohlen werden, in denen die Menschen gezwungen sind, stark verunreinigte staubige Luft einzuatmen. Aus dem Kapitel der Gewerbehygiene erfahren wir, welchen Schädigungen der Atemwege und des Gesamtorganismus die Arbeiter in chemischen Fabriken, in Kohlenbergwerken, in Eisen- und Stahlwerken, in Stein- und Glasschleifereien, in den Textilfabriken, Spinnereien, in Tabakfabriken, in Mühlen und vielen anderen industriellen Betrieben ausgesetzt sind. Es wurde deshalb schon mehrfach angeregt, daß außer der Möglichkeit der Reinigungsbäder für die Haut den Arbeitern auch Gelegenheit geboten werden sollte, ihre Luftwege durch zweckmäßige Inhalation zu reinigen und durch medikamentöse Zusätze etwaige Reizungen der Schleim-

häute aufzuheben oder zu mildern, bereits vorhandene Katarrhe aber günstig
zu beeinflussen und der Heilung zuzuführen und auf diese Weise alle einschlägigen
Berufserkrankungen, die wir unter der Bezeichnung Staubinhalationskrankheiten
zusammenfassen, zu verhüten. Die Inhalationsapparate gehören also auch in
Fabriken, nicht nur in Kurorte, Krankenhäuser oder Sanatorien.

Welche Mittel und welche Apparate zur Inhalation verwandt werden, hängt
davon ab, ob ein einfacher Erkältungskatarrh vorliegt, ob eine heftige Entzündung der Schleimhäute der Nase, des Rachens oder des Kehlkopfes, oder ob die
Entzündung mehr die Luftröhre oder die Bronchien betrifft, ob es sich um einen
Katarrh mit vermehrter Sekretion handelt, ob die Sputa dünnflüssig oder
zäh sind, oder ob ein ausgesprochener trockener Katarrh mit mehr oder weniger
Anhäufung von Sekretborken vorhanden ist. Ein weiteres Indikationsgebiet
liefern die Grippeerkrankungen der Luftwege, die Influenzalaryngitis, die
Bronchiektasien, ferner Keuchhusten, Diphtherie, Kehlkopf- und Lungentuberkulose, auch Lues. Bei allen Stenosen der Luftwege, bei Verringerung
der Atemoberfläche, z. B. durch Pneumonie, Bronchopneumonie sind Sauerstoffinhalationen zweckmäßig. Auch bei Herzerkrankungen, bei manchen Blutkrankheiten werden Sauerstoffinhalationen evtl. mit gleichzeitigen medikamentösen Zusätzen verordnet. Bei Ohrtrompetenkatarrh und Mittelohrkatarrhen
sind vielfach Inhalationen von Vorteil oder der oben beschriebene medikamentöse Katheterismus.

Die Anwendungsgebiete und die wichtigsten Arzneimittel, die sich zur
Inhalation eignen, seien hier kurz angeführt. Wichtig ist, keine falschen und
zu großen Anforderungen an die Inhalationstherapie zu stellen und die Mittel
sowohl wie die Apparate richtig auszuwählen.

Das Hauptinhalationsmittel für Einzelapparate und feuchte Rauminhalation
ist das *Kochsalz* in 0,2—4%iger Lösung, besonders in natürlichen Kochsalz-
wässern oder Soolen der Kurorte wie Ems, Soden, Wiesbaden, Nauheim, Münster
a. St., Kreuznach, Nenndorf, Harzburg, Salzungen, Salzuflen, Reichenhall u. a.
Die alkalischen Mineralwässer von Ems, Neuenahr, Salzbrunn u. a., welche
Calium und Natrium carbonicum und bicarbonicum enthalten oder künstliche
Mischungen von Natrium chloratum, Natrium bicarbonicum in 1—2%iger
Lösung, verdienen den Vorzug in den Fällen, bei welchem die einfachen Kochsalz-
wässer irritierend wirken. Die Kochsalzinhalation hat in allem eine schleimlösende, verflüssigende und beruhigende Wirkung; sie ist indiziert bei allen
chronischen Katarrhen der Nase, des Rachens und des Kehlkopfes und der
tieferen Luftwege. In neuerer Zeit ist die *Trockeninhalation* (s. S. 205) von
höherprozentigen Kochsalzlösungen durch die modernen Apparate der Draeger-
und Inhabad-Werke mehr und mehr in den Vordergrund getreten, hierbei wird
durch elektrische Heizvorrichtung oder durch Zuführung von heißer Luft dem
Solnebel das Wasser entzogen und die trockenen Salzstäubchen werden inhaliert.
In verfeinertem Maße liefert die WENZEL-REISMANNsche *Methode* (s. S. 206) aus
geschmolzenem Kochsalz rauchartige Nebel für die Inhalation bei akuter und
chronischer Bronchitis: Oft tritt erst Vermehrung der Geräusche ein mit Verflüssigung der Sekrete, dann Abklingen; bei Bronchiektasien: verflüssigend,
Expektoration anregend, Stauung verhindernd, bei Kehlkopftuberkulose:
kalmierend, durch leichteres Abhusten der Sekretmassen und Entfernung der
auf den Geschwüren oft zäh haftenden, zu Eintrocknung neigenden Schleim-
und Eitermassen. Der große Kochsalzgehalt in der Luft in der Nähe der Gradierwerke in den Solbädern wirkt gleichfalls günstig auf Katarrhe der Luftwege,
ähnlich die Seeluft. Die Atemzüge werden vertieft, der Gasaustausch in den
Lungen gesteigert, die Reizbarkeit der Schleimhäute vermindert und die Expektoration erleichtert. Tuberkulöse sollen natürlich nicht im Raume mit anderen

Kurgästen inhalieren, sondern nur in Einzelkabinen, sie sollen überhaupt nicht inhalieren bei fieberhaften, zum Fortschreiten neigenden Prozessen, bei Neigung zu Blutungen, bei frischen Pleuritiden.

Die *Chlorcalciuminhalation* in 80%iger Lösung wurde von Heubner während des Krieges bei Kampfgasvergiftungen erfolgreich angewandt. Die subcutane und intramuskuläre Anwendung des Chlorcalciums hat unangenehme Nebenwirkungen hervorgerufen, die intravenöse war bei ausreichender Dosierung gefährlich, die Resorption vom Darme aus ging zu langsam vor sich, auf dem Inhalationswege wurde dagegen fast ebenso rasch wie intravenös das Kalkdefizit im Blute ausgeglichen.

Bei den nicht lokal, sondern allgemein wirken sollenden Inhalationsmitteln müssen diese in genügender Konzentration gegeben werden. Heubner rechnete aus, daß bei einer Nebeldichte von 5—50 ccm pro Liter und bei ziemlich tiefer Atmung zu 2 Liter und 10 Atemzügen in der Minute pro Minute im besten Fall 1 ccm oder in $^1/_4$ Stunde 1 Eßlöffel inhaliert wird. In praxi aber wird nur $^1/_4$ dieses Maximalwertes erreicht, d. h. ein Kinderlöffel bei einer Inhalationssitzung von 30 Minuten Dauer. Eine längere Sitzung ist nicht gut möglich. Damit solch hohe Konzentrationen auf die Schleimhaut bei der Inhalation nicht schädlich einwirken, müssen nach Heubner die Einzeltröpfchen so klein sein, daß sie nur ganz wenige Zellelemente berühren und sich mit der aus der Nachbarschaft zuströmenden Gewebsflüssigkeit (Lymphe, Drüsensekret) rasch verdünnen.

Die antispasmodische und entzündungshemmende Wirkung von Calcium chloratum läßt einen Versuch der Inhalationsbehandlung aussichtsvoll erscheinen mit Spieß-Draegerschem Vernebler oder dem Elektro-Atmos von Dr. E. Silten.

Im allgemeinen herrscht die Meinung noch vor, daß bei akuten Entzündungen der Schleimhäute der oberen Luftwege warme Inhalationen günstiger einwirken, sie wirken schleimlösend, Sekret verflüssigend und mildernd, besonders bei Zusatz von Anaestheticis zu einfachen Mineralwässern oder Aufgüssen von Species pectorales oder Species emollientes; etwa 0,2% Zusatz von Menthol wirkt gleichfalls reizmildernd.

Tinct. opii simplex 5—20 Tropfen auf 100 Aqua oder Morphium 0,02—0,1% als narkotische Zusätze bei heftigen Reizzuständen. Die Narcotica werden jedoch besser dosiert per os oder subcutan verabreicht. Dagegen kann man wohl Natrium und Calium bromatum in 0,2—2%iger Lösung ihrer calmierenden Wirkung wegen bei Entzündungen der Luftwege inhalieren lassen.

Bei starker Absonderung wirkt Eucalyptusöl sekretvermindernd ein, ebenso Ol. terebinth.

Bei den Erkrankungen der tiefen Luftwege muß auf besonders feine Vernebelung oder Vergasung der Medikamente geachtet werden. Hier kommen deshalb die Apparate von Wassmuth & Reif in Betracht, bei Kindern der Bronchitiskessel, dann aber die Kaltvernebler von Spieß, Haenlein, Tancré usw. mit den mehrfach erwähnten Ol. pin. pumilion, Ol. eucalypti, Eucalyptol, Ol. cupressi, dann die Kochsalzrauchinhalation.

Bei *trockenen Katarrhen* werden Feuchtinhalationen bevorzugt, Kochsalz, alkalische Wässer, Salmiak, Aufenthalt an Gradierwerken an der See.

Bei *Bronchitis mit starkem Auswurf* mehr die bakterienhemmenden, sekretvermindernden öligen Lösungen, auch Lignosulfit [1]).

---

[1]) Lignosulfit gewonnen in Cellulosefabriken beim Kochen von Fichtenholzspänen mit schwefliger Säure, letztere ist an Terpene und ätherische Öle gebunden. Lignosulfit verdunstet in offenen Schalen oder auf Tüchern oder auf pyramidenartig aufgeschichteten Tannenzweigen und wird mit 2—5 Teilen Wasser gemischt, wirkt als Expektorans sekretverflüssigend und desinfizierend, wegen der häufig anfänglich zu Hustenreiz führenden Wirkung kontraindiziert bei Neigung zu Hämoptoe und bei Asthma, von manchen gelobt bei chronischer Bronchitis, insbesondere Bronchoblennorrhöe und fötider Bronchitis. 5—10%ige Lignosulfitlösung. Inhalationsdauer 5—10—45 Minuten.

Anwendungsgebiet	Arzneimittel	Apparate
Rhinitis acuta	Kopfdämpfe (Schwaden) 2—4%ige Borsäurelösung.	Siegle.
	2—4%ige Borsäurelösung + Cocain, Alypin, Novocain 1% + Suprarenin 1%.	Spray.
	0,2—2%ige Kochsalzlösung.	
	0,2%ige Salmiaklösungen (Ammonium chlorat.).	Salmiator.
	Adrenalininhalant P. D. & Co.	Kaltvernebler nach Spieß-Draeger.
	Glycirenan „Silbe"	Haenlein-Inhabad.
	Glycoranin H. A. F.	
	Glycoranin-Novocain H. A. F.	Tancré.
	Novocain-Paraffin-Menthol H.-A. F.	
	Chloreton Inhalant P. D. & Co.	
	Aphlogol „Silbe" (Campher mit 30%igem Carbol).	Kaltvernebler.
	Menthol 10%ige alkohol. Lösung 10 Tropfen einem 2—4%igem Mineralwasser zugesetzt.	Normalinhalationsapparat, Inhabad oder nach WIRTH (Wien).
Einfache hyperämische und Schwellungszustände der Schleimhäute bei Rhinitis chronica.	1—3%ige Mineralwasser, Kochsalz-Borsäurelösung mit Zusatz von Adstringentien wie Alsol, Alumnol, Tannin, Protargol, Mallebrein 0,1—2%ig.	Einzelapparat, Warminhalation von 30° allmählich abkühlen auf 20°.
	Weilbacher Wasser oder Nenndorfer-Aachener (Schwefelwasser).	Inhabad, Draeger, Jahr, Bulling, Heryng, Wirth.
	Turiopin R. u. O. Weil.	
	Menthol-Turiopin 1—2%ig.	
Ozaena.	1—3%ige Kochsalz-, Sole-, Borsäurelösung, abwechselnd mit Menthol.	Warminhalation zur Anregung der Hyperämie wie oben.
	Turiopin, Menthol-Turiop. 1—3%	Apparat von Heryng, Jahr, Bulling, Inhabad-Normal, Wirth
	Aphlogol, Eucamphol „Silbe".	
	Campher mit 30%igem Thymol).	Draeger-Solezerstäuber.
	Hydrog. peroxyd. 1 3%ig.	Schnitzlerspray.
	Dakinlösung (Natr. hypochlorit. „Silbe" Pantosept).	Schottischer Apparat von Inhabad für Kalt- u. Warminhalation.
	Saponin 1—2%ig.	
	Cal. permangan.-Lösung.	Elektro-Atmos.
Rhinitis nervosa, vasomotoria Heuschnupfen.	Novocain-Paraffin-Menthol H.-A. F.	Kaltvernebler.
	Glycoranin-Novocain H. A. F.	
	Borcocain-Suprareninspray H.-A. F.	Spray.
	Glycoranin mit Novocain und Zusatz von Chlorcalciumlösung. H. A. F.	Kaltvernebler.
Diphtherie.	Dakinlösung (Natr. hypochlorit.) „Silbe".	Schnitzler-Spray oder andere Sprays nach Bergsonprinzip.
	Eucupinlösung und Diphthosal.	
	Aqua dest. Aqua calcariae āā	
	Aphlogol „Silbe".	

Anwendungsgebiet	Arzneimittel	Apparate
Akute Pharyngitis und Laryngitis	Wie bei akuter Rhinitis, am besten unter Zusatz von anästhesierenden Mitteln. Eucalyptol 1%ig.	Warminhalation, allmählich abkühlend. Inhalationspfeife oder Sänger-apparat.
Chronische Pharyngitis u. Laryngitis.	Wenn Grundursache in Naseneiterung besteht, diese erst beseitigen. Mineralwasser, Kochsalz, Sole, Borwasser. Salmiak, Schwefelwasser. Kochsalzrauchinhalation. Menthol-Turiopin. Infus. salv. fol. 10/200. Infus. spez. pector. 2/100. Bei stärkerer Sekretion: Tannin $\frac{1}{2}$—1%ig oder andere Adstringentien wie Zinc. oder Natrium sozojodol.-Lösung. Ol. terebinth., Ol. pin. pumil. Eucalyptol 0,2—3%ig. Jod. pur. 0,5. Kal. jod. 2,5. Glycerin, Aqua dest. āā 50. Ol. terebinth. rect. 5,0. Ol. pin. pum. 5,0. Eucalyptol 2,0. Paraffin. liqu. ad 100. Glycoranin, Glycirenan, mit oder ohne Novocain, Chloreton-Inhalant und Adrenalin-Inhalant. Argent. nitr., Protargol 2—3%ig.	Warminhalation geg. Schluß abkühlend, auch schottische Wechselinhalation. Schnitzler-Spray. Respiratoren, Inhal.-Pfeife. Sängerverdampfungsapparat. Kaltvernebler, Spieß-Draeger. Haenlein-Inhabad, Tancré.
Tuberkulose der Luftwege.	Die Inhalation kann natürlich nur symptomatisch und unterstützend wirken. Menthol 20—30%ig 15 Tropfen in Kochsalzlösung. Menthol-Turiopin, Menthol-Guajacol-Turiopin 1—3%ig. Coryfin, Eucamphol, 1%₀₀—1%ig. Menthollösung. Kreosotlösg. 20%ig, 5—15 Tropf. Anaesthetica (Anästhesin, Cycloform, Novocain 3—10%ig). Mallebrein, (Alumin. chlor. 1%). Lignosulfit 10%ig (findet wenig Anwendung). Phenylpropiolsaures Natrium 0,5 bis 3%ig (Zimmtsäurederiv.). Aphlogol, Hydrog. peroxyd. $\frac{1}{2}$ bis 1%ig, Pfannenstill), gleichzeitig innerlich Jod. Ol. cupress., Ol. pin. pumil. 2 bis 3%ig. Sauerstoffinhalation bei Dyspnoe, Herzschwäche.	Sänger, Rosenberg, Siegle. Bulling oder Heryng. Kaltvernebler oder Warminhalation mit Heryng, Bulling u. dgl.

H. A. F. = Hirschapotheke Frankfurt a. M. Dr. Fresenius.
„Silbe" = Berlin N.W. 6, Karlstr. 20a, Dr. Silten.
P. D. & Co. = Parke Davis & Co.

Bei *Bronchiektasien* werden neben Terpentin oder anderen Ölen das Eulimen empfohlen (KOBERT), das Niaouliöl, ferner Carbolsäure 20—30%ig in spirituöser Lösung mittels CURSCHMANNscher Maske, Kreosot, Thymol 0,05—0,1%ig, Dampfinhalation oder Sängers Vergaser. Aqua picis 10—20%ig oder Thymol 1,0, Camphor 0,2—1,0, Ol. terebinth. 4,0%, Paraffin liquid. ad 100,0 mit Spiessvernebler.

Bei *Keuchhusten* sind die meisten genannten Öle empfohlen worden, besonders Menthol-Thymol āā von SAENGER, Aphlogol „Silbe" Bromoform oder Ol. cupressi mit Paraffin 3% mit Kaltvernebler (Spiess, Haenlein, Tancré), Chloroform als 0,5%ige wäßrige Lösung, Novocainparaffin enthol.

Narcotica und Anaesthetica werden bei Keuchhusten gleichfalls mit Erfolg angewandt, z. B. Anästhesin in 3—5%iger alkoholischer Lösung evtl. unter Zusatz von Suprarenin und Chloroform 2—3mal soviel Tropfen als das Kind Jahre zählt in den Dampfkessel, Bromoform 3—5%ig mit Öl oder Paraffin oder 5%iges Novocainparaffinmenthol H. A. F. mit Spiessvernebler. Eucamphol (Thymol-Campher) „Silbe" verringert die Anfälle (HAAGEN: Therapie d. Gegenw. Mai 1911).

Bei *Asthma* werden allgemein Inhalationen mit Gemisch von Nebennierenextrakten mit Glycerin und Wasser sehr empfohlen: SEGEL: Zentralbl. f. inn. Med. 1910. Nr. 20. ZUELZER: Berl. klin. Wochenschr. 1911. Nr. 7. SPIESS: Dtsch. med. Wochenschr. 1913. Nr. 51. PICK: Med. Klinik 1911. Nr. 5. PLESMANN: Berl. klin. Wochenschr. 1914. Nr. 16.

Das Glycirenan hat glänzende Erfolge mit Preßluft oder noch besser Sauerstoff durch den SPIESSschen Vernebler erzielt. Nach den Berichten der Autoren ist in jedem Fall von Asthma bronchiale ein Versuch mit der kombinierten Sauerstoff-Adrenalininhalation unter allen Umständen geboten. Der Spasmus der glatten Bronchialmuskulatur wird dadurch offenbar beseitigt.

Es ist nicht möglich, alle Asthmamittel anzuführen. Die wichtigsten sind die von

EINHORN: Cocain 0,9, Atropin 0,5 + x salpetrige Säure ad 100 Aqu. dest. Die salpetrige Säure wirkt gefäßerweiternd.

TUCKER, soll enthalten: Atropin 0,15, Natr. nitros. 0,6, Glycerin 2,0, Aqua dest. ad 15,0.

STÄUBLI: 18 Tropfen Adrenalin 1 : 1000, 2 Tropfen der Mischung Atropin 0,1, Cocain 0,25. Aqua dest. 10,0.

KADE: Asthmolysin enthält Hypophysen- und Nebennierenextrakt.

GOLDSCHMIDT-OESTREICHER: Aus Perubalsam hergestellte Flüssigkeit 73,59%, Alypin. nitric. 0,94%, Eumydrin 0,47%, Nebennierenextrakt (1 p. M.) 5%, Glycerin 20%.

RITSERT: Eupneumaspray, Ersatz für Tucker und Vixol, in 100 Teilen Liquor stramonii werden 1 Teil Anästhesin, 2 Teile Subcutin Ritsert und 0,3 Teile Brommethylatropin gelöst.

Astmosan H.A.F. enthält in 10 ccm Hypophysin 0,005, Suprarenin 0.01, Novocain 0,1, Atropin. methylobromat. 0,01 nach unseren Angaben.

Nach den früheren Ausführungen fügt man den Asthmainhalationsmitteln zweckmäßig noch eine Inhalation von Chlorcalcium mindestens 10% an. Der Gebrauch der Tascheninhalationsapparate (STÄUBLI u. a.) erfolgt etwa in der Weise: Die Olive des Ansatzstückes wird in ein Nasenloch gesteckt und während eines tiefen Atemzuges durch das andere Nasenloch der Gummiball 5—6mal rasch hintereinander zusammengedrückt. Dies wird 3—4mal auf jeder Seite wiederholt.

Über die Räucherungen bei Asthma ist a. a. O. bereits gesprochen worden. Man benutzt hierzu Salpeterpapier (mit Salpeterlösung getränktes und danach getrocknetes Fließpapier) oder irgendeines der zahlreichen Räucherpulver (Zematone, Neumeier, Reichenhaller, Holländer), welche zusammengesetzt sind aus: Fol. Stramonii, Lobeliae, Grindeliae robust., Eucalypt., Belladonnae, Hyoscyami, Calium nitricum, Benzoe, Opium.

Neben der medikamentösen Inhalation kommt bei Asthma besonders viel die Aerotherapie zur Anwendung.

Eine genau dosierbare und rein örtliche Wirkung erzielte Ephraim durch seinen biegsamen endobronchialen Spray. Auf dieselbe Weise könnte man in den Fällen, welche eine reine örtliche Wirkung wünschenswert erscheinen lassen, durch biegsamen Katheter oder einfachen Gummischlauch *intratracheal* oder *endobronchial vernebeln*. Die Technik ist dieselbe wie bei der Einführung des biegsamen Ephraimsprays, eine Anästhesierung des Rachens und Kehlkopfes sowie der Luftröhre muß vorausgehen.

Zuelzer hat den günstigen Einfluß der Glycirenaninhalation gleichzeitig mit Sauerstoffinhalation mehrfach hervorgehoben bei *Pneumonien* und postoperativ zur Verhütung von Lungenhypostasen. Auch Nagelschmidt empfiehlt sie kombiniert mit dem durch Campher entgifteten Carbolpräparat Aphlogol „Silbe", wobei die desinfizierende Wirkung (Campher) sowie die belebende Sauerstoffwirkung die Indikation zur Anwendung bei Pneumonie abgeben.

Wolf-Eisner empfiehlt die O-Inhalation bei Grippe zur Verhütung der Pneumonie. Es wird dadurch die Kohlensäureüberladung des Blutes verhindert. Natürlich kann bei der Pneumonie die O-Inhalation nur dann Erfolg versprechen, wenn noch genügend Atemoberfläche vorhanden ist.

Die trockene O-Inhalation wirkt lästig. Man kann nun die Inhalationsluft durch Hindurchleiten des O durch Wasserbehälter anfeuchten oder durch Anwendung eines neuen Verfahrens von J. Obermiller (Patog). Für gewerbliche Zwecke ist es oft wünschenswert, einen bestimmten Feuchtigkeitsgrad der Luft zu haben. Das kann leicht hergestellt werden durch Aufstellen eines Apparates, in den man angefeuchtete Salzkrystalle, z. B. Glaubersalz bringt; leitet man die Luft durch diesen Apparat, so wird dieselbe stets mit einem ganz bestimmten für das betreffende Salz eigenen Feuchtigkeitsgrad sich sättigen. Ich trage mich mit dem Gedanken, diese Erfindung auch für unsere Inhalationszwecke anzuwenden, z. B. für Kanülenträger, frisch Tracheotomierte, nach Kehlkopfresektionen, überhaupt bei allen Erkrankungen, bei denen es für den Patienten eine große Erleichterung bedeutet, wenn die Einatmungsluft einen bestimmten Feuchtigkeitsgrad besitzt [1]).

Ähnlich wie bei Bronchiektasien kann man auch bei Lungenabsceß und Lungengangrän inhalieren lassen mit desinfizierenden und sekretionsbeschränkenden Mitteln. Es kämen hier in erster Linie in Frage Ol. terebinth., Ol. pin. pumilion, Ol. eucalypti, Niaouliöl, Thymol, Aphlogol und Kreosot.

Medikamente für den Spieß-Draeger-Vernebler.

Akute Katarrhe der Luftwege.

Menthol.			Natrium bicarb.	5,0	Acid. tannic.	10,0
Campher.	āā 1,0		Natrium chlorat.	10,0	Jod	1,0
Balsam per.			Ammonium chlorat.	15,0	Glycerin	25,0
Balsam tol.	āā 1,5		Aqua dest.	ad 100.	Aqua dest.	ad 100.
Dig. c. alc. abs.						
Paraffin. liqu.	ad 100					

Codein phosphor. 10
Glycerin, Aqua dest. āā ad 100.

Chronische Katarrhe der Luftwege.

Jod. pur.	0,5	Ol. terebinth. rect.	5—10,0	Acid carbol. liquef.	
Kal. jodat.	2,5	Ol. pini pumilion.	5,0	Jod. pur.	āā 0,5
Glycerin		Eucalyptol	2,0	Kal. jod.	2,5
Aqua dest. āā	50,0	Paraffin. liqu.	ad 100.	Aqua dest.	
				Glycerin āā	ad 50,0.

---

[1]) Siehe Pfeiffer: Ein neues Inhalationsverfahren. Verh. d. südwestdeutschen Hals-Nasen-Ohrenärzte Frankfurt a. M. Okt. 1924. (Verlag Kabitzsch.)

Asthma und Pneumonie.

Glycirenan mit und ohne ½%igen Zusatz von Novocainsolution.

Glycirenan   50,0
Chlorcalcium   5,0.

Bronchiektasien:

Thymol   1,0
Campher.   0,2—1,0
Ol. terebinth. 4,0
Paraffin. liquid. ad 100.

Keuchhusten.

Ol. cupress. 3,0	Bromoform 5,0	Novocain 5,0
Paraffin. liquid. ad 100.	Paraffin. liquid. ad 100.	Paraffin. liquid. 100.

Thymol 1,0	Acisd. salicyl. 0,2
Campher 3,0	Acid. carbol. 1,0
Paraffin. liquid. ad 100.	Glycerin 20,0
	Aqua dest. ad 100.

Über die Inhalationstherapie bei *Lungentuberkulose* hat BLUMENFELD 1922 berichtet: Bei erschwerter Expektoration, bei begleitenden Katarrhen, bei leichten Bronchiektasien und Emphysem wird durch Inhalation medikamentöser Lösungen günstige Wirkung erwartet werden dürfen, aber nur symptomatisch, von einer Heilwirkung kann keine Rede sein. Lediglich von historischem Interesse ist es, daß irrespirable Gase wie Stickstoff, Kohlensäure, Schwefelwasserstoff gegen Tuberkulose empfohlen worden sind. Dagegen schafft die Sauerstoffinhalation bei Dyspnœ, besonders bei Herzschwäche, Bronchitis, Pneumothorax oft auffallende Linderung. Lignosulfit kann BLUMENFELD nach seinen Erfahrungen nicht empfehlen. Fieber, exsudative käsige Prozesse, Pleuritis, Neigung zu Hämoptöe scheiden von vorneherein aus. Alle desinfizierenden Stoffe, welche die Schleimhäute schädigen können, scheiden aus, andere können die eigentlichen Krankheitsherde in den Lungen gar nicht erreichen; wir können deshalb nur eine indirekte Wirkung erwarten. An der Grenze von gesunden und kranken Lungenbezirken kann jedoch die Inhalation förderlich sein zur Verflüssigung und leichteren Expektoration von Schleim, zur Abschwellung der Schleimhaut. Die ätherischen Öle und Kochsalznebel, Kreosot-Guajakol 20 bis 50 Tropfen auf einen Liter Wasser, auch das phenylpropiolsaure Natrium soll günstig wirken (expektorierend und appetitanregend). Dr. RITSERTS *Fumiform* enthält Asphalt, Myrrhe und Benzoe in Tabletten. Die Dämpfe, welche beim Erhitzen in einer Schale entstehen, sollen auf begleitende Bronchitis günstig einwirken. FLOER, PICK und WEBER schreiben den Fumiformdämpfen weiter noch Hebung des Allgemeinbefindens zu sowie Besserung des Appetits, Gewichtszunahme, Erleichterung der Expektoration, Verringerung des Auswurfs, Verminderung und Schwinden des Nachtschweißes und Fieberabfall. (Asphalt besteht im wesentlichen aus Kohlenstoff und enthält kleine Mengen von Verbindungen von Sauerstoff, Schwefel und Stickstoff).

Syphilis der Luftwege. Trotzdem die Salvarsan- und Wismutbehandlung zusammen mit der Hg-Injektionskur die glänzendsten Triumphe gefeiert hat, werden auch heute noch die einfachen Hg-Schmierkuren oder Hg-Injektionskuren notwendig sein, insbesondere wenn die anderen Mittel aus irgendwelchen Gründen nicht anwendbar sind oder abgelehnt werden. Man hat seit langen Jahren nun angenommen, daß die Hg-Schmierkuren der Aufnahme der Hg-Dämpfe bei der Atmung[1]) ihre Wirkung verdanken und so ist der Gedanke entstanden, durch Inhalation von Quecksilberdämpfen die Injektionen zu ersetzen.

---

[1]) Siehe KROMAYER: Münch. med. Wochenschr. 1908, Nr. 35.

Nach der Meinung von Frankenstein, der die Inhalationsmethode ausgebaut hat, sollen zwei Hg-Inhalationen einer Hg-Injektion gleichwertig sein. Die Hg-Inhalation ist schmerzlos und bequem.

Die Inhabad-Gesellschaft hat zu diesem Zweck einen besonderen Hg-Inhalationsapparat gebaut, wobei die Inhalation durch Inhalationstabletten, 0,05 für Kinder, 0,1 Hg für Erwachsene, dosierbar ist. Frankenstein rechnete aus, daß 30tägige Hg-Inhalationskur von je 15 Minuten Dauer einer Schmierkur entspricht. Schnellere Wirkung tritt ein bei zweimaliger täglicher Inhalation. Das Hg wird bei dem Inhabad-Apparat verdampft (elektrisch geheizt) (s. Dtsch. med. Wochenschr. 1915). Früher wurden vielfach Inhalationen von Hydrarg. bichlorat. (Sublimat) $^1/_2$—1 pro Mille verordnet.

Im Anschluß an den Vortrag von Spiess über die Anwendung von Insulin bei nicht diabetischen Erkrankungen der Luftwege und der Ohren auf dem Kongreß der Gesellschaft deutscher Hals-Nasen-Ohrenärzte in München Pfingsten 1925 mit dem auffallend günstigen Einfluß der Insulintherapie bei trockenen Katarrhen der Luftwege sei hier noch auf die Arbeiten von Gaensslen, Heubner, de Jong und Laqueur hingewiesen. Diese Autoren haben durch intratracheale Zuführung von Insulin, durch Inhalation von Insulin[1]), eine deutliche Wirkung mit Senkung des Blutzuckerspiegels feststellen können, ohne unangenehme Begleiterscheinungen. Gaensslen gebrauchte dazu den Riviera-Mignoninhalator der Firma Kober ließ 30—50 Einheiten in $^1/_2$ stündigen Intervallen inhalieren und glaubt im Gegensatz zu der stoßweisen Wirkung der Injektionstherapie bei Verteilung der Inhalation über den ganzen Tag die Gefahr einer hypoglykämischen Reaktion ausschalten und vielmehr eine physiologische Wirkung erreichen zu können. Gaensslen verwandte nicht phenolisierte feste Insulinsubstanz, die jede beliebige Konzentration selbst herstellen läßt. Für solche medikamentöse Inhalationen eignen sich die großen Druckluftinhalationsapparate nur unter Anwendung eines Sparbeutels, oder einer Vorrichtung, die die Medikamentennebel nur während der Einatmung aus dem Apparat entweichen läßt.

b) Aerotherapie.

Während es sich bei der medikamentösen Inhalationstherapie um die Einatmung von mit Medikamenten geschwängerter Luft handelte — dazu gehören auch die natürlichen medikamentösen Atmosphären der Nadelwälder, der See, der Salinen (Gradierwerke) — umfaßt die Äerotherapie die Inhalation von heißer Luft, von wechselnd warmer und kalter Luft und das gesamte Druckdifferenzverfahren.

α) Inhalation von heißer Luft.

Inhalation von heißer Luft (160—240°) wurde in den 60er Jahren des vorigen Jahrhunderts als Heilmittel bei Lungentuberkulose empfohlen (Weigert und Halter). Es wurde darauf hingewiesen, daß Arbeiter, welche der heißen Luft an Kalköfen ausgesetzt sind, immun gegen Tuberkulose seien, daß manche Erkrankungen der Atemwege durch trockenes Klima, wie Ägypten, Algier und Riviera günstig beeinflußt werden. Es lag ja auch nahe, daß wie bei allerlei entzündlichen Affektionen anderer Organe auch bei den Erkrankungen der Atemwege die Wärmebehandlung einen günstigen Einfluß erzielt. Nun wissen wir aber aus Erfahrung, daß Menschen, welche am offenen Feuer arbeiten wie Schmiede, Köche usw. oft gerade an trockenen Katarrhen der Luftwege leiden. Wir nehmen an, daß durch die geringe Feuchtigkeit der heißen Luft bei der

---

[1]) Über Insulininhalation: Gaensslen: Klin. Wochenschr. 4. Jahrg. Nr. 2; Heubner, de Jongh u. Laqueur: Klin. Wochenschr. 3. Jahrg. Nr. 28 u. 51.

Einatmung eine starke Austrocknung der Schleimhäute erfolgt, indem die Luft die entsprechende Feuchtigkeit den Schleimhäuten entzieht. Auf dem Wege vom Mund bis zu den Bronchien kühlt sich natürlich die heiße Luft stetig ab. ELSÄSSER (Hannover, Verein dtsch. Laryngol. 1912) hat einen Apparat nach Art des Fön konstruiert, welcher gestattet, alkoholische oder ölige Lösungen von Menthol, Terpentin, Eucalyptus, Perubalsam mittels heißer Luft von 80—120° C zu vergasen. Die heiße Luft wird durch einen elektrischen Widerstand erzeugt. Die Inhalationssitzung soll höchstens 5 Minuten dauern. Bei Katarrhen mit übermäßiger Sekretion, bei Bronchiektasien dürfte diese Heißluftinhalation Vorteile bringen durch Erzeugung stärkerer Blutfülle in den Schleimhäuten und dadurch regeren Stoffwechsel und vermehrte Sauerstoffaufnahme. Man hat aber von dem Verfahren nichts weiter gehört, es hat offenbar keine weitere Verbreitung gefunden.

β) Wechselatmung.

Eine *Wechselatmung* von kalter trockener und feuchter-heißer Luft nach dem Verfahren von JOHANNES BRETSCHNEIDER[1]) in Wilsdruff in Sa. beschreibt NÜSMANN (Arch. f. Ohren-, Nasen- u. Kehlkopfheilk. Bd. 106. 1920): Ein kleiner elektrischer Zentrifugalventilator erzeugt Druckluft, welche abwechselnd zwei Klammern, die mit heißem Wasser bzw. mit Eis gefüllt sind, passieren muß. Die warme (45—50° C) und kalte (6° C) Luft wird abwechselnd eingeatmet, z. B. 20mal warm, 20mal kalt, im ganzen etwa $1/_2$ Stunde. Diese Wechselatmung soll wie eine ,,schonende physiologische Massage'' belebend auf sämtliche Gewebselemente einwirken. NÜSSMANN sah davon gute Erfolge bei chronischen trockenen Katarrhen der Luftwege; bei Ozaena erzielte er lediglich eine leichtere Lösung der Borken. NOAK (zit. nach NÜSSMANN) will günstige Wirkung von der Wechselatmung bei chronischer Bronchitis und Bronchiektasie gesehen haben.

γ) Das Druckdifferenzverfahren.

Die Erfahrungen der Einwirkung verdünnter Luft in den alpinen Kurorten, beim Ersteigen hoher Berge und bei Luftschiffern auf den menschlichen Organismus, sowie die Beobachtung des Einflusses verdichteter Luft auf die Arbeiter in den Taucherglocken und Caissons bei Brücken- und Hafenbauten gaben Veranlassung zum Studium und zum Ausbau der pneumatischen Inhalationstherapie.

Besondere technische Vorrichtungen und Apparate waren notwendig, um den Dichtigkeitszustand der Luft in der gewünschten Weise zu verändern und so die Luft als physikalisches Mittel Heilzwecken dienstbar zu machen. Entweder kann man verdichtete Luft allgemein auf den ganzen Körper einwirken lassen, dazu dienen die pneumatischen Kabinette oder Kammern oder man läßt verdichtete oder verdünnte Luft örtlich auf die Atmungsorgane wirken; hierzu sind die transportablen Apparate von GÖBEL, HEYER, von BRUNS, SPIESS und OTT-ZUELZER u. a. geeignet. Den ersten transportablen Apparat hatte WALDENBURG angegeben und 1875 in einer grundlegenden Monographie über die ,,Pneumatische Behandlung'' beschrieben. Das erste pneumatische Kabinett wurde von dem englischen Arzt HENSHAW bereits 1664 eingerichtet, 1840 baute TABARIÉ ein solches, 1867 entstand in Reichenhall nach den Angaben von LIEBIG eine pneumatische Kammer, 1868 folgte LANGE in Ems nach. Die pneumatische Kammermethode wird auch als passives pneumatisches Verfahren bezeichnet, weil der Patient dabei ruhig in der Kammer sitzt, während er bei

---

[1]) BRETSCHNEIDERS Wechselatmer sind hergestellt durch Küster, Berlin N. 39, Fennstraße 30/31.

den transportablen Apparaten Mundstück oder Gesichtsmasken luftdicht mit seinem Atemorgan in Verbindung bringen muß, weshalb diese Methode auch aktives Verfahren genannt wird.

Die pneumatischen Kabinette oder Kammern sind zylindrisch oder kubisch in Eisenblech oder Eisenbeton hergestellt und in der letzten Zeit sehr wohnlich und behaglich ausgestattet, sie sind durch Fenster erhellt, mit Spucknäpfen und fließendem Wasser versehen, teilweise auch mit Telephon. Die Luft in den Kammern wird in der ersten halben Stunde ganz allmählich auf einen Überdruck von etwa $^1/_2$ Atmosphäre gebracht, er bleibt dann $^3/_4$ Stunde auf dieser Höhe und wird nun wiederum langsam im Verlauf einer weiteren halben Stunde auf den äußeren Luftdruck eingestellt. Der Maschinist und der Wärter können den Luftdruck am Manometer jederzeit genau kontrollieren. Eine Vorkammer ermöglicht Einschleußen eines Arztes oder Wärters während der Sitzung, im Notfall können sich die Patienten auch selbst ausschleußen. Die Luft, die den Kammern zugeführt wird, ist filtriert, wird stetig erneuert und kann mit Fichtennadelöl oder dergleichen angereichert werden. Eine Kühl- und Wärmeregulierung der Kammerluft ist ebenfalls in den modernen pneumatischen Kammern (z. B. der Inhabad-Gesellschaft) vorhanden. Man kann auch in der pneumatischen Kammer Ausatmung in verdünnte Luft vornehmen lassen, indem der Kranke nach Öffnung eines Hahnens in ein Rohr ausatmet, das mit der Außenluft oder mit einem besonderen Ausatmungskessel in Verbindung steht. Dietz (Kissingen) hat eine Ausatmungsvorrichtung angegeben, bei welcher durch Hebelwirkung und Ventile die eingestellte Druckdifferenz zwischen Kammer und Ausatmungskessel konstant bleibt.

Unter dem Einfluß der komprimierten Luft spürt man zuweilen im Anfang einen unangenehmen Druck und auch Schmerzen in den Ohren durch Einwärtsdrängung des Trommelfells. Man kann dies durch Schluckbewegungen und Valsalva leicht ausgleichen. Die weitere Wirkung läßt die Einatmung anscheinend müheloser, rascher und intensiver erscheinen, die komprimierte Luft ist prozentual reicher an Sauerstoff, das Blut kann sich also rascher mit Sauerstoff sättigen. Durch den Widerstand der komprimierten Luft wird die Ausatmung länger und ausgiebiger, die Atemfrequenz sinkt, das Zwerchfell tritt tiefer; die Lungenkapazität wird größer, der negative Druck im Thoraxraum erleichtert den venösen Abfluß nach dem Herzen.

Die pneumatische Kammer wird angewandt bei chronischer Bronchitis, Emphysem, Asthma und erzielt bei Bronchitis Verminderung der Sekretion und Schwinden der Dyspnoe; bei Emphysem werden nach Lommel die verstopften Lungenpartien wieder wegsam gemacht, der Luftaustausch vermehrt und durch stärkere Retraktion der Lunge beim Absinken des Luftdruckes am Ende der Sitzung, die Lungenblähung beseitigt. Beim Bronchialasthma, insbesondere Jugendlicher, tritt Rückgang der katarrhalischen Erscheinungen, Schwinden der Krampfzustände und Verminderung der Anfälle ein. Ebenso werden günstige Erfolge bei Residuen pleuritischer Exsudate berichtet, Wiederentfaltung atelektatischer Lungenpartien, Verhinderung von Verwachsungen.

Eine weitere Indikation bilden leichte Spitzenaffektionen, Anämie und Chlorose und auch chronischer Mittelohrkatarrh und Adhäsivprozesse des Mittelohres.

Eine *Art pneumatischer Kammern für die Ohren* stellt der „Audiator" (Inhabad-Ges.) nach Müller-Waldeck dar. Durch konstanten Unterdruckstromkreis im Ohrgebiet wird vermehrte Blutzu- und abfuhr bewirkt und der resorbierenden und ernährenden Wirkung bei Vermeidung der Wärmestauung günstiger Einfluß im Sinne Bierscher Hyperämie bei allen Fällen von Schwerhörigkeit zugeschrieben, welche durch Versteifung der Gehörknöchelverbindungen, Schrumpfungsprozesse der Paukenhöhlenschleimhaut, Steigbügelankylose, Schwäche der Binnenmuskeln, Otosklerose, Ernährungsstörungen im Ohrnervengebiet bedingt sind. Kontraindikation bildet stärkere Arteriosklerose.

Dagegen bilden Kontraindikationen: organische Herzfehler, vorgeschrittene Arteriosklerose und Tuberkulose. Letztere muß schon wegen der Infektionsgefahr ausgeschlossen werden.

Langsames An- und Absteigen des Luftdruckes in der pneumatischen Kammer ist notwendig, sonst treten unangenehme Erscheinungen auf, wie: Kongestionen,

Blutungen, Schwindel, Erbrechen und Beklemmungen. Die Anzahl der Sitzungen beträgt zwischen 20—30 bei einer Kur, gewöhnlich täglich eine.

Die *transportablen pneumatischen Apparate* gestatten keine Überdruck-therapie in dem Sinne wie das pneumatische Kabinett, dagegen sind sie brauchbar für Lungengymnastik und für die kombinierte Therapie der Einatmung kom-primierter Luft oder von Sauerstoff, evtl. unter Zusatz von Medikamenten und Aus-atmung in verdünnte Luft (alternierende Methode) (Abb. 38). Bei dem *Wasser-strahl-* und dem *Elektrodoppelapparat* von GOEBEL wird ein Überdruck von $1/_{40}$ Atm. und Unterdruck von $1/_{30}$ Atm. angewandt. Die *Maske* muß luftdicht dem Gesicht anschließen, sonst ist die gewünschte Wirkung ausgeschlossen (Abb. 39).

Pneumatische Inhalationsapparate, ähnlich dem GOEBELschen für Anschluß an Wasserleitung oder für Druckluftbetrieb mit Vorrichtung für Erwärmung und Anreicherung der Luft liefert auch die Inhabad-Gesellschaft.

SPIESS hat in der richtigen Erkenntnis, daß die mechanische Atemgymnastik — durch Einatmung komprimierter Luft und Ausatmung in verdünnte Luft — das wirksamste Heilmittel bei Volumen pulmonum auctum ist, durch die Draegerwerke (General-vertreter Dr. SILTEN (Berlin) NW. 6 einen transportablen lungengym-nastischen Apparat bauen lassen,

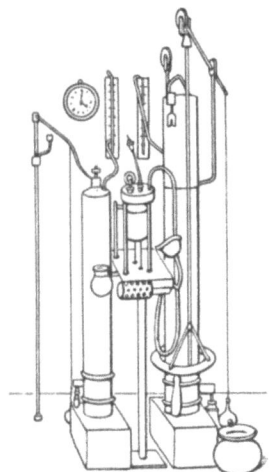

Abb. 38. Pneumatischer Doppelapparat
nach GOEBEL.

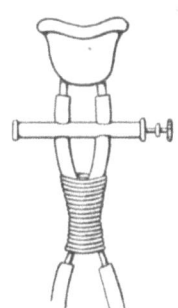

Abb. 39. Atmungsmaske
nach GOEBEL.

der nicht nur in Sanatorien, Kliniken, Kurorten und Inhalatorien, sondern auch in jedem Privathause anwendbar ist. Dadurch lassen sich mehrfache Kuren statt der einen Kur im Badeort im Laufe eines Jahres ermöglichen, was von nicht geringer Wichtigkeit ist (Abb. 40).

Die Bedienung des Apparates ist eine sehr einfache. Durch eine besondere Saug- und Druckdüse, ein Überdruck- und Unterdruckventil sowie einen einfachen Umsteuerungs-mechanismus für Fuß- und Handbetrieb, läßt sich die Atmungsmaschine spielend leicht betätigen. Der erforderliche Betriebsdruck beträgt 3 Atm. Durch Kombination mit dem Spieß-Draeger-Vernebler lassen sich beliebige Medikamente, wäßrige oder ölige Flüssigkeiten, gleichzeitig vernebeln; eine besondere elektrische Heizvorrichtung gestattet Vorerwärmung. Statt komprimierter Luft kann auch Sauerstoff (in Bomben), verwandt werden. Bei der Einatmung wird positiver Druck, bei der Ausatmung negativer Druck, regulierbar bis 60 cm Wassersäule, erzeugt.

OTT und ZUELZER haben zur automatischen Einstellung eines bestimmten Atemrhythmus, der dem Patienten aufgezwungen werden soll, gleichfalls durch die Draegerwerke eine Maschine herstellen lassen, bei der Dauer und Druck — bis 40 cm positiv und negativ — der Ein- und Ausatmung getrennt voneinander festgestellt werden können. Der Asthmatiker atmet bekanntlich im Anfall lang und tief ein und kurz und forciert aus. Schon lange versuchte man, den

Atemtypus der Asthmakranken durch besondere Übung und Appell an ihre Willensenergie zu ändern. Bei dem Apparat von Ott und Zuelzer erfolgt diese Änderung mechanisch und zwangsweise.

O. Bruns hat einen *Unterdruck-Atmungsapparat* (Abb. 41) *durch die Draeger-werke und durch die Inhabad-Gesellschaft* herstellen lassen, einstellbar von 0—30 cm Wassersäule. Die Differenz zwischen dem Atmosphärendruck (760 mm Hg) und dem Unterdruck (z. B. 750 mm Hg) muß beim luftdichten Aufsetzen der Maske vor das Gesicht bei der Ein- und Ausatmung verdünnter Luft zur Folge haben, daß die Strombahn des gesamten Lungenkreislaufes erweitert wird und das venöse Blut aus der Peripherie nach dem Lungeninnern bis zum Herzen rascher abfließt. Die dabei im Thoraxinnern konstante Luft-verdünnung führt zu einer Beschleunigung und Vermehrung des gesamten Blutumlaufes. Es ist daher die Unterdruckatmung indiziert bei Kreis-laufstörungen z. B. im Gefolge des chronischen Lungenemphysems, chro-nischer Bronchitis, Pleuritis mit

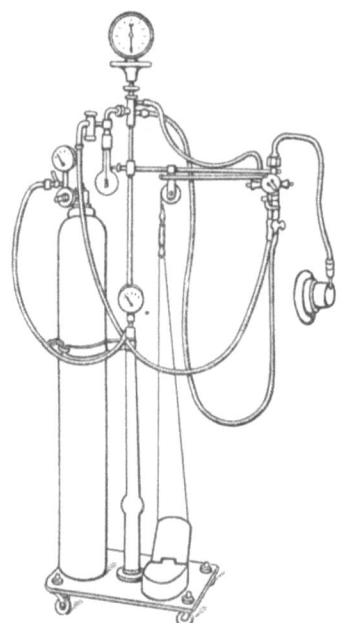

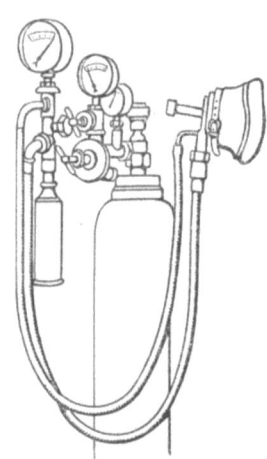

Abb. 40. Atemgymnastischer Apparat   Abb. 41. Unterdruck-Atmungsapparat
        nach Spiess-Draeger.   nach Bruns-Draeger.

Schwartenbildung, Kyphoskoliose und bei Atelektasen. Auch primäre Herz-krankheiten werden durch die bessere Durchblutung der Herzmuskeln gebessert. Stenokardische Beschwerden werden dadurch beseitigt. In letzter Zeit ist die Überlegenheit dieser Unterdruckatmung gegenüber der Überdrucktherapie mehrfach, so von Lommel, betont worden. Die Atemfrequenz wird bei der Unterdruckatmung vermehrt, die Atmung selber vertieft. Die Einatmung wird erschwert, die Ausatmung erleichtert. Beim Emphysem bildet die Einatmung verdünnter Luft eine wirksame Widerstandsgymnastik für die Atemmuskulatur und veranlaßt den Kranken zu ruhigem Atmen. Bei den Asthmatikern erfolgt dadurch eine Disziplinierung der Atmung (Übungstherapie). Die Verringerung des Luftdruckes soll langsam erfolgen. Man beginnt am besten mit 5 cm Wasser-säule während der Dauer von 5—10 Minuten, dann steigert man den Unter-druck bei der nächsten Sitzung vorsichtig und im Laufe von Tagen und Wochen allmählich bis 20 cm Wassersäule. Bruns gibt an, daß die Sitzungen später dreimal täglich eine halbe Stunde und länger dauern sollen. Die Patienten sollen liegend atmen. Am Schluß der Sitzung soll der Unterdruck langsam verringert werden. Die Unterdruckatmung wird auch empfohlen zur Behandlung von Anämien. Die Zahl der roten Blutkörperchen und der Blutfarbstoff nimmt bereits nach einer Woche der Behandlung deutlich zu; hierbei werden täglich vier Sitzungen von zusammen einer Stunde empfohlen bei 5—10 cm Wassersäule.

Im Gegensatz zu der Unterdruckatmung nach BRUNS liegt bei der KUHNschen *Lungensaugmaske* das wirksame Prinzip in der Verlängerung der Einatmungsphase. Die KUHNsche Maske bewirkt auch eine Luftverdünnung im Brustraum und eine gewisse Hyperämisierung der Lunge. Durch die Stauung (BIER) soll die Bindegewebsbildung und Abkapselung bei fieberloser Lungentuberkulose angeregt werden. Der Maske wird günstige Wirkung bei Asthma, bei Anämie und bei Schlaflosigkeit zugeschrieben.

KUHN läßt zweimal täglich $^1/_4$—$^1/_2$ Stunde durch die Saugmaske atmen und dabei den Schieber so einstellen, daß die Atmung nur leicht behindert wird. Von 2 zu 3 Tagen wird die Maske um je $^1/_4$ Stunde länger getragen bis zu viermal täglich eine Stunde bei allmählicher Verstärkung der Atembehinderung. An der Maske ist noch ein kleiner Behälter für Watte, welche mit Menthol, Terpentin u. dgl. getränkt werden kann.

Die *aktive Atemgymnastik* (HOFBAUER, KIRCHBERG, SAENGER) und die *passive Atemgymnastik* in den Atmungsstühlen nach ROSSBACH und BOGHEAN gehören nicht zur eigentlichen Inhalationstherapie, sie müssen in den einschlägigen Werken von HOFBAUER und KIRCHBERG nachgeschlagen werden.

Literatur.

Gurgeln.

BECK, CARL: Über das Gurgeln. Röntgendemonstration. Ges. dtsch. Hals-Nasen-Ohrenärzte Nürnberg 1921. — KASSNITZ: Systematik des Gurgelns. Ges. dtsch. Hals-Nasen-Ohrenärzte Nürnberg 1921. — v. MIKULICZ und KÜMMEL: Die Krankheiten des Mundes. Jena: Gust. Fischer. — SCHMIDT, MORITZ: Die Krankheiten der oberen Luftwege. 3. Aufl. Berlin: Julius Springer. 1903. — MOSLER: Über das Nasengurgeln. Dtsch. med. Wochenschr. 1881.

Perlinguale Applikation der Medikamente.

DREYER: Klinische Wochenschr. 1923. Nr. 37/38. — GROSSMANN und Sander: Klin. Wochenschr. 1923. Nr. 40. — MENDEL, F.: Münch. med. Wochenschr. 1922. Nr. 45, S. 1712 und 1923. Nr. 52, S. 1826. MENDEL, WITTGENSTEIN und WOLFFENSTEIN: Über die perlinguale Applikation des Insulins. Klin. Wochenschr. 1924, Nr. 12 u. 51.

Pinselungen.

MICHAELIS: Eucupin bei Angina Vincenti. Dtsch. med. Wochenschr. 1918. Nr. 35. — PFEIFFER, W. (1): Neosalvarsan bei Angina Vincenti. Arch. f. Laryngol. u. Rhinol. Bd. 27, H. 3. — DERSELBE (2): Eucupin bei Diphtherie. Berl. klin. Wochenschr. 1918. Nr. 40. — DERSELBE (3): Eucupin bei Diphtherie. Arch. f. Laryngol. u. Rhinol. Bd. 31, H. 1. 1917. Daselbst weitere Literatur. — ZEMANN: Neosalvarsan bei Angina Vincenti. Wien. klin. Wochenschr. 1919. Nr. 40.

Inhalation (Allgemeines).

LAZARUS: Inhalationstherapie in Handb. d. physikal. Therapie von GOLDSCHEIDER-JACOB. Bd. 1, S. 1. Leipzig: Thieme 1901. — LEWIN (1): Beiträge zur Inhalationstherapie in Krankheiten der Respirationsorgane. 1863. — LEWIN (2): Inhalations- und pneumatische Therapie in Spez. Pathol. u. Therapie inn. Krankh. von KRAUSS u. BRUGSCH. Berlin: Urban & Schwarzenberg 1922. — LOMMEL: Pneumatische und Inhalationsbehandlung. Handb. d. ges. Therapie von PENZOLDT-STINTZING. Bd. 3. 1914. — MÜLLER-WALDECK: Handb. d. Inhalationstherapie. Berlin: Thon & Co. — OERTEL: Respiratorische Therapie in Handb. d. allgem. Therapie v. ZIEMSSEN. Bd. I 4. Leipzig: F. C. W. Vogel 1882. — RIEDER: Inhalationstherapie und pneumatische Therapie in Lehrb. d. inn. Krankh. von KRAUSE und GARRÉ. Bd. 1. Jena: Gust. Fischer 1911. — WALDENBURG: Die Inhalationen der zerstäubten Flüssigkeiten in ihrer Wirkung auf die Krankheiten der Atmungsorgane. Berlin 1864. — ZUELZER: Inhalationstherapie. Handb. d. diät. u. physik. Therapie. Berlin 1909.

Aerotherapie.

Blumenfeld: Über Pneumatotherapie bei Lungentuberkulose. Beitr. z. Klin. d. Tuberkul. Bd. 52. H. 3/4. — Bruns: Über Unterdruckatmung. Münch. med. Wochenschr. 1910. Nr. 42 und 1911. Nr. 48 und Med. Klinik 1912. Nr. 20 und 1913. Nr. 42. — Elsaesser: Inhalation trockener heißer Luft bei Lungen- und Kehlkopfleiden. Verhandl. dtsch. Laryngol. 1912. S. 786. — Hess: Pneumatische Inhalationsbehandlung. Klin.-therapeut. Wochenschr. 1922. — Hirsch: Med. Klinik 1913. Nr. 25. — Koch: Über das Bretschneidersche Wechselatmungsverfahren. Beitr. z. Klin. d. Tuberkul. Bd. 52, H. 3/4. — Lommel: Inhalations- und pneumatische Behandlung der Erkrankung der Atmungsorgane. Handb. d. ges. Therapie von Penzoldt u. Stinting. Bd. 3. 1910 u. 1914. — Nüssmann: Über Wechselatmung. Arch. f. Ohren-, Nasen- u. Kehlkopfheilk. 1920. — Pick: Med. Klinik 1911. Nr. 41 u. Fortschr. d. Med. 1913. Nr. 21. — Seufferheld: Heilwirkung der pneumatischen Kammer. Reichenhall: Verl. Buchkunst. 1922. — Spiess: Neuer transportabler Apparat zur Einatmung komprimierter und Ausatmung in verdünnte Luft. Dtsch. med. Wochenschr. 1913. Nr. 51. — Waldenburg: Pneumatische Behandlung der Respirations- und Zirkulationskrankheiten. Berlin 1875 u. 1880. — Zoepffel: Pneumatische Therapie. Verhandl. dtch. Laryngol. 1902. S. 563. — Zuelzer: Ein neuer Apparat zur Asthmabehandlung. Therapie d. Gegenw. 1910.

Sauerstofftherapie.

Heubner: Zeitschr. f. d. ges. exp. Med. Bd. 10, H. 5/6. 1920. — Lewin, C.: Spezielle Pathologie und Therapie innerer Krankheiten von Krauss-Brugsch. Berlin: Urban & Schwarzenberg 1922. — Michaelis: Sauerstofftherapie. Berlin: Aug. Hirschwald 1906. — Pick: Allg. med. Zentral-Zeit. 1911. Nr. 27. — Weber: Ärztl. Vierteljahrsrundschau 1910.

Inhalation (Spezielles).

Über das *Tiefenvordringen inhalierter zerstäubter Medikamente und Farbstoffe und deren Resorption* siehe bei Lazarus, Lewin, Lommel, Oertel, Waldenburg und Heubner.

Arnold: Untersuchungen über Staubinhalation. Leipzig 1885. — Emmerich: Münch. med. Wochenschr. 1901. S. 1051 und 1902. S. 1910. — Haagen: Über die Resorption von Medikamenten durch die Lungen. Therapie d. Gegenwart. 1911. — Heubner: Inhalation zerstäubter Flüssigkeiten. Zeitschr. f. d. ges. exp. Med. Bd. 10, H. 5/6. 1920. — Kaestle: Zeitschr. f. physikal. u. diätet. Therapie. Bd. 11. 1908. — Kapralik und v. Schrötter: Wien. klin. Wochenschr. 1904. — Reitz: Verhandl. 21. Kongr. f. inn. Med. Leipzig 1904. — Saenger: Münch. med. Wochenschr. 1901. H. 21. Verhandl. d. 21. Kongr. f. inn. Med. Leipzig 1904. Therap. Monatsh. 1907 u. 1913. — Wasbutzky: Resorption durch die Lungen. Inaug.-Diss. Königsberg 1879. —Weitere Literatur s. bei Heubner.

Über Kochsalzrauchinhalation.

Bruns: Med. Klinik 1920. Nr. 24. — Heubner: loc. cit. — Löwenstein: Zeitschr. f. Tuberkulose. Bd. 20. 1913. — Mayerhofer: Dtsch. med. Wochenschr. 1912. Nr. 48. — Niemann: Zeitschr. f. physikal. u. diätet. Therapie 1920. — Steiner: Prag. med. Wochenschrift Bd. 40. Nr. 25. 1915. — Tobold: Inhalation von trockenen Salzstaub. Dtsch. med. Wochenschr. 1883. — Wenzel und Reissmann: Zit. bei Mayerhofer. — Außerdem vgl. Prospekt von Draegerwerke Lübeck und Inhabad-Gesellschaft Berlin-Charlottenburg über „Trockeninhalation".

Inhalation von *Nebennierenpräparaten* bei Asthma und Pneumonie.

Pick: Med. Klinik 1911. Nr. 5. — Plesmann: Berl. klin. Wochenschr. 1914. Nr. 16. — Segel: Zentralbl. f. inn. Med. 1910. — Spiess: Dtsch. med. Wochenschr. 1913. Nr. 51. — Wolff-Eissner: Münch. med. Wochenschr. 1919. Nr. 1. — Zuelzer: Berl. klin. Wochenschrift 1911. Nr. 7.

Über *Lignosulfitinhalation*.

Giesbert und Windraht: Med. Klinik 1922. Nr. 20.

Über *Chlorcalciuminhalation*.

Heubner: loc. cit. — Leicher: Chlorcalcium bei Otosklerose. Zeitschr. f. Hals-, Nasen- u. Ohrenheilk. Bd. 4, H. 1. 1922. — Rona: Siehe bei Heubner.

Weitere Literatur zu Inhalation.

Christen: Münch. med. Wochenschr. 1910. Nr. 50. — Deppler: Über den Wert postoperativer Kohlensäureinhalation. Med. Klinik Nr. 11. 1925. — Ephraim: Endobronchiale Behandlung. Arch. f. Laryngol. u. Rhinol. Bd. 24, H. 1. — Flechsig: Handb. d. Balneotherapie. Berlin 1888. S. 57 ff. — Floer: Behandlung der Lungentuberkulose durch Einatmen von Fumiformdämpfen. Therapie d. Gegenw. 1912. H. 12. — Frankenstein: Quecksilberinhalation. Dtsch. med. Wochenschr. Nr. 20. 1915. — Gudzent: Einführung in die Radiumtherapie. Berlin 1919. — Hartmann: „Salmiator“. Dtsch. med. Wochenschr. 1915. Nr. 30. — Hennig: Inhalationstherapie. Verhandl. dtsch. Laryngol. 1905. — Heryng: Inhalationstherapie. Verhandl. d. 1. internat. Laryngo-Rhinol.-Kongr. — Heubner (1): Experimentelles und Theoretisches zur Inhalationstherapie. Med. Ges. Göttingen 22. 5. u. 19. 6. 1919. — Derselbe (2): Dtsch. med. Wochenschr. 1919. Nr. 35. — Derselbe (3): Zeitschr. f. d. ges. exp. Med. Bd. 10. 1920. — Robinson: Moderne Inhalationstherapie. Verhandl. dtsch. Laryngol. 1901. — Sales-Girons (1): Traité théorétique et pratique des salles de respirations etc. Paris 1858. — Derselbe (2): Traitement de la phthisie pulmonaire par inhalation. de liquide pulvérisées. Paris 1860. — Stumpke: Erfahrungen mit dem Frankensteinschen Quecksilberinhalierverfahren. Hannoversche med. Wochenschr. Nr. 21. — Witthauer: Vergiftung mit Eucalyptusöl. Klin. Wochenschr. Bd. 1, Nr. 29.

II. Operationslehre.

Von

Karl Amersbach-Freiburg i. Br.

Mit 43 Abbildungen.

Spezielles zur Anästhesie des Rachens, des Kehlkopfs und der Trachea.

Bezüglich der Narkose kann auf das im allgemeinen Teil Gesagte verwiesen werden. Es spielt für Rachen und Larynx die Allgemeinnarkose in Deutschland eine durchaus untergeordnete Rolle. In England und Amerika ist das anders. Die schlimmen, dort gemachten Erfahrungen — die meisten sind sicher nicht veröffentlicht worden! — haben sehr deutlich die enormen Gefahren der Aspiration von Blut und Sekreten mit nachfolgender Pneumonie bei Eingriffen im Bereiche der oberen Luftwege in Allgemeinnarkose gezeigt. Daß die Lungenabscesse auf Embolie septischer Thromben beruhen sollen, ist wenig glaubhaft. Dann müßten bei Lokalanästhesie die Lungenabscesse ebenso häufig sein.

Es ist also dringend zu empfehlen, sich da, wo Narkose nicht zu umgehen ist, der im allgemeinen Teile geschilderten Intubationsnarkose zu bedienen. Unter Umständen kommt auch die Narkose durch eine Trachealkanüle nach Tracheotomie in Betracht. Die Indikation hierfür im einzelnen Falle wird sich bei der Darstellung der Operationen ergeben.

Fast alle Eingriffe im Rachen und Kehlkopf können in örtlicher Anästhesie durchgeführt werden, wobei Oberflächen-, Infiltrations- und Leitungsanästhesie abwechselnd, oft aber auch gemeinsam zur Anwendung gelangen. Auch hier wird für die Anwendungsweise der oder jener Form der örtlichen Anästhesie die Art des Eingriffes maßgebend sein. Die spezielle Darstellung der einzelnen Operationen wird dann auch die Indikationsstellung für die einzelnen Arten der Betäubung enthalten.

1. Epipharynx.

Der Nasenrachenraum kann durch Oberflächenanästhesie sowohl vom Mundrachen aus durch einen gekrümmten Watteträger, als auch von der Nase aus durch gerade, durch die Choanen hindurch geführte Watteträger anästhesiert werden. Man kann sich durch die Postrhinoskopie überzeugen, daß die Pinsel, auch wenn sie vorn entlang der unteren Muschel vorbeigeführt werden, im

Nasenrachenraum in Höhe des mittleren Nasenganges erscheinen, was ungefähr
dem Austritt der Nn. nasales posteriores aus der Gegend des Ganglion sphenopalatinum entspricht, wenn die Pinsel zum Teil innerhalb, zum Teil außerhalb
der Choane liegen. Meist wird zur Adenotomie lediglich die Oberflächenanästhesie,
wie sie von Ruprecht empfohlen wurde, verwendet, seltener die Infiltrationsanästhesie. Es ist richtig, daß bei Kindern die vorbereitende Anästhesie oft auf
starke Gegenwehr stößt und deshalb besser eine Rauschnarkose ausgeführt wird,
wenn man nicht überhaupt auf jede Anästhesie verzichten will, eine Frage, die
sehr verschieden aufgefaßt und beantwortet wird.

Bei älteren Kindern und Erwachsenen ist aber unbedingt die Lokalanästhesie
dem Rausche vorzuziehen. Die durch die Nase hindurch vorgenommene Anästhesie hat den Vorzug, daß auch der hintere Abschnitt der Nase einigermaßen
anästhetisch wird, so daß die erforderliche Einführung von Instrumenten
(Schlingen) zur Ausräumung der gegen die Rosenmüllersche Grube zu gelegenen
adenoiden Wucherungen schmerzlos ausgeführt werden kann. Die Schrumpfung
besonders kleinerer Adenoide, die etwa einer chronischen Entzündung wegen
entfernt werden müssen, kann unter Cocain-Adrenalinwirkung so stark sein,
daß das Adenotom nur noch schwer faßt. Man verwendet dann entweder die
Denkersche Zange oder aber ein nicht anämisierendes Oberflächenanaestheticum,
wie Alypin, Psicain oder Tutocain, ohne oder mit nur wenig Adrenalinzusatz.
Man kann indessen auch entsprechend den Angaben von Heymann und Hutter
durch die Mitte des weichen Gaumens hindurch oder nach Hutter durch
die Nase hindurch die Basis der Rachenmandel mit einer Novocain-Suprareninlösung infiltrieren. Man erzielt dabei eine recht gute Anästhesie mit wenigen
Kubikzentimetern einer $1/2$—$1^0/_0$igen Novocain- bzw. $1/8$—$1/4^0/_0$igen Tutocainlösung. Heymann hat übrigens dieses Verfahren zugunsten der Oberflächenanästhesie wieder aufgegeben. Suchanek empfiehlt zur Adenotomie Injektionen in den N. sphenopalatinus durch die Nase hindurch. Er verwendet
neuerdings zu diesen Injektionen Tutocainlösungen.

2. Mesopharynx.

Die sensible Versorgung des Mundrachens erfolgt zum Teil noch von den
Ästen der Nn. palatini also dem 2. Trigeminusast, in der Hauptsache aber
durch den Plexus pharyngeus, der Äste des Vagus und Glossopharyngeus
enthält. Leitungsunterbrechungen kommen hierfür, wenn sie auch technisch
möglich sind, nur selten und nur zum Zwecke großer Eingriffe in Betracht.
Von Hirschel ist zur Ausführung von Operationen im Pharynx und Oesophagus der N. vagus und N. glossopharyngeus durch das Foramen jugulare
hindurch an der Hirnbasis durch Leitungsanästhesie unterbrochen worden.
Es liegt auf der Hand, daß dieses Verfahren an sich nicht einfach ist und bezüglich
der Unterbrechung des Vagus auch nicht als gleichgültig angesehen werden kann.
Es rechtfertigt sich höchstens bei großen Eingriffen am Rachen oder der Speiseröhre, da kleinere Eingriffe mit lokaler Infiltration oder mit Oberflächenanästhesie sehr wohl durchgeführt werden können.

Nach dem Vorgang von Wagener, der zur Rachenanästhesie die seitliche
Pharynxhinterwand beiderseits mit enganeinandergereihten Quaddeln infil-
trierte, hat Tonndorf zur Anästhesierung des Epi- und Mesopharynx ein
Verfahren empfohlen, bei dem beiderseits zunächst an den Austrittsstellen
der Nn. palatini aus den Foramina palatina am hinteren Rande des harten
Gaumens, sodann aber an der hinteren Pharynxwand seitlich in Höhe der Basis
der Uvula, hinter den hinteren Gaumenbögen injiziert wird. Der Einstich soll
hier sagittal erfolgen, um Verletzung von Gefäßen usw. mit Sicherheit zu ver-

meiden. An letztgenannter Stelle wird der Plexus pharyngeus getroffen, in dem sich Fasern des N. glossopharyngeus, N. vagus und N. sympathicus vereinen. Vom Plexus aus wird nicht nur der Mesopharynx, sondern auch der Epipharynx teilweise versorgt.

Über die Bekämpfung der Nachschmerzen, die bei der Tonsillektomie wie bei keiner anderen Operation unseres Gebietes uns zu schaffen machen, durch die intravenöse Applikation von Atophan und Atophanyl habe ich schon oben nähere Angaben gemacht, auf die ich verweise. Es liegen zur Zeit noch keine ausreichenden Nachprüfungen vor, doch hat wohl das Verfahren Aussichten, eine recht empfindliche Lücke in unserem therapeutischen Können auszufüllen. Auch die Eignung der intravenösen Herdanästhesie für Eingriffe an retro-tonsillären Abscessen habe ich oben schon erwähnt und brauche an dieser Stelle nur kurz daran zu erinnern.

3. Hypopharynx und Larynx.

Die allerersten Versuche, die Schmerzempfindlichkeit und Reflexerregbarkeit der Kehlkopf-Schleimhaut herabzusetzen, wurden mit adstringierenden oder ätzenden Mitteln wie Tannin, Alaun, Alkohol, Carbolsäure usw. vorgenommen. Sie hatten naturgemäß nur ein recht mäßiges Ergebnis. Die erste methodisch durchgeführte Oberflächenanästhesie am Larynx stammt von TÜRK und SCHRÖTTER. TÜRK bepinselte die Larynxschleimhaut mit einer Mischung von Morphium und Chloroform. SCHRÖTTER änderte das Verfahren dahin, daß am Abend vor der Operation die Schleimhaut zunächst 12mal mit Chloroform allein bepinselt wurde bis eine starke Hyperämie, gegebenenfalls leichte Erosionsbildung erzielt war. Auf die so vorbereitete Schleimhaut wurde dann eine Lösung von Morphium muriaticum 0,5 in 5 ccm Wasser wiederholt, ebenfalls etwa 12mal aufgetragen und damit eine gute Anästhesie herbeigeführt, die am nächsten Morgen stundenlang andauernd die Operation ermöglichte. Der Überschuß an Morphium wurde durch Ausspucken und Gurgeln mit 1%iger Tanninlösung beseitigt. Die Nachteile des Verfahrens bestanden darin, daß die Pinselung mit Chloroform sehr unangenehm war, die hohen Morphiumdosen die Gefahr der Vergiftung mit sich brachten. Immerhin stellte vor Einführung des Cocains diese Methode die beste, ja die einzig brauchbare dar. Vermutlich hätte sie sich auch ausbauen und verbessern lassen. Die Anwendung des Cocain zur Oberflächenanästhesie machte sie überflüssig, sie hat heute nur noch historisches Interesse. Über einen in der Zeit vor Einführung des Cocains gemachten Versuch, Anästhesie des Larynx durch Anwendung des konstanten Stromes zu erzielen, berichtet HEYMANN. Die Anästhesie wurde auch erreicht, es entstand aber ein starkes Ödem. Vielleicht hätte die Anwendung unpolarisierbarer Elektroden das Ödem vermeiden lassen, wie HEYMANN meint; die Entdeckung des Cocain machte aber auch hier weitere Versuche unnötig.

Das Cocain, das, wie schon die Versuche von JELINEK an der Klinik SCHRÖTTERS ergaben, in 20%iger wäßriger Lösung eine vollständige Anästhesie und Analgesie des Larynx und Pharynx herbeizuführen vermag, wird heute fast ausschließlich als salzsaures Salz in wäßrigen Lösungen von 4—25% verwendet. Höhere Konzentrationen sind nur in alkoholischer Lösung zu erzielen, finden auch nur in Ausnahmefällen Anwendung.

Die Innervationsverhältnisse sowohl, wie die Untersuchungs- und Behandlungsmethoden sind für Kehlkopf und Hypopharynx so ähnlich, daß eine gemeinsame Besprechung wohl angezeigt erscheint. Unterschieden werden muß zwischen der Anästhesie für endolaryngeale bzw. endopharyngeale Eingriffe und der für Operationen von außen her.

Für kleinere endolaryngeale Eingriffe kommt in erster Linie die Oberflächen-anästhesie in Betracht, die fraglos für weitaus die meisten Eingriffe vollkommen ausreichend ist. Ähnlich wie bei der Nase das Einreiben mit Wattepinseln und das Einlegen von Bäuschen sich konkurrierend gegenüberstehen, ist das für Larynx und Hypopharynx im gewissen Sinne für Einpinselung und Einsprayung der Fall. Das Einsprayen hat den Vorzug, daß es zweifellos sehr schonend ist. Der bekannte Nachteil aber, daß dabei unnötig viel Anaestheticum zur Anwendung kommt, und besonders dem Anfänger dabei leicht eine Überdosierung passiert, läßt das Verfahren nicht empfehlenswert erscheinen. Höchstens zur ersten Abstumpfung übermäßiger Reflexe oder bei psychogener Übererregbarkeit kann der Spray mit niedrig konzentrierter Lösung zur Einleitung der Oberflächenanästhesie Verwendung finden.

Das Verfahren der Einträuflung ist zur Einleitung der Oberflächenanäthesie an Stelle der sofortigen Einpinselung des Larynx entschieden vorzuziehen. Daß man nicht erst den Pharynx cocainisieren soll, um dann langsam und schrittweise zum Kehlkopf vorzudringen, ist allgemein bekannt und in dem durch dieses Verfahren bedingten starken Verbrauch von Anaestheticum ausreichend begründet.

Die Einträuflung nimmt man so vor, daß man unter Kontrolle des Spiegels aus der Larynxspritze einen Tropfen einer hochkonzentrierten Lösung direkt

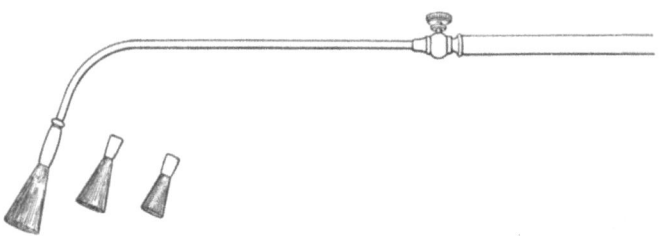

Abb. 1.   Haarpinsel für Pharynx und Larynx.

auf die Stimmbänder fallen läßt. Der Patient muß dabei phonieren, damit einerseits die Epiglottis den Larynxeingang freigibt, andererseits aber vor allem der Tropfen nicht etwa direkt in die Trachea hineinfällt, wo er vollkommen zwecklos und schnell resorbiert würde. Wartet man nach dieser Einträuflung einige Minuten, so kann man nunmehr anstandslos pinseln, ohne einen Glottiskrampf befürchten zu müssen, der sonst doch bisweilen, wenn man mit dem ersten Pinsel sofort in die Glottis eindringt, beobachtet wird. Man kann auch an Stelle der sofortigen Pinselung zunächst eine geringe Menge Orthoformpulver einblasen, doch reizt das immerhin mehr als der eingeträufelte Tropfen Cocainlösung.

Daß die zur Larynxpinselung verwendeten Pinsel nicht triefen dürfen, damit keine Lösung in die Trachea fließt, ist bekannt und selbstverständlich. Bei der Verwendung von Haarpinseln ist die Ausnützung des Cocains viel besser als mittels Wattepinsel. Wer mit der Dosierung ganz besonders vorsichtig sein will, benutzt die Brüningssche Pinselspritze (Abb. 7, S. 197), mit der man sehr genau dosieren kann oder eine gewöhnliche graduierte Larynxspritze, die ebenfalls eine sehr exakte Dosierung ermöglicht, wie ich gezeigt habe.

Hutter hat zur Vermeidung der starken Reizungen, die ein sofortiges Eindringen des Pinsels in den bis dahin noch voll empfindlichen Larynx herbeizuführen pflegt, empfohlen, die Nn. laryngei superiores, die bekanntlich im Recessus piriformis dicht unter der Schleimhaut verlaufen, hier mittels Oberflächenanästhesie durch einfaches Bepinseln der Recessus zu unterbrechen. Es soll das nach HUTTERS Angabe sehr gut möglich sein.

Ganz außerordentlich erleichtert wird die Oberflächenanästhesie des Larynx und ihre Einleitung durch Verabreichung von 1—2 cg Morphium oder Pantopon. Intensiver noch wirkt die Kombination von Scopolamin und Morphium, doch bedarf es dieser bei der direkten oder indirekten Laryngoskopie in der Regel nicht. Sie würde auch die erwünschte und oft unentbehrliche Mitwirkung des Patienten ausschalten. Die Empfindlichkeit des Kehlkopfes ist nicht in allen Teilen die gleiche. Die größte Reflexerregbarkeit besitzt die hintere Commissur.

Infiltration der Schleimhaut im Kehlkopf selbst zum Zwecke der Anästhesierung ist nicht nur durchaus entbehrlich und unter allen Umständen durch Oberflächen-, nötigenfalls Leitungsanästhesie zu ersetzen, sondern wegen der Gefahr eines Glottisödems unbedingt zu verwerfen. Man hat danach langdauernde Verdickungen und Verhärtungen beobachtet, die auch bei Ausbleiben einer stärkeren akuten Reaktion dieses Verfahren als durchaus unzweckmäßig erscheinen lassen.

Die Leitungsunterbrechung des N. laryngeus superior kann einerseits von außen an der Durchtrittsstelle des Nerven durch die Membrana thyreohycidea erfolgen. Das Verfahren ist sehr alt und schon vor Einführung des Cocains durch Injektion mit Morphium von EULENBURG versucht worden. Besondere Verbreitung hat es aber dann erst durch die von HOFFMANN inaugurierte Alkoholinjektion in den Laryngeus superior an dieser Stelle erfahren. Heute wird von verschiedenen Autoren das Aufsuchen des Nerven nach etwas verschiedenen Verfahren geübt, die aber im wesentlichen doch mit dem ursprünglichen Verfahren von BRAUN übereinstimmen; ich nenne neben BRAUN HINSBERG und LEICHSENRING.

HUTTER empfiehlt neben der Leitungsunterbrechung des Laryngeus superior durch einfaches Pinseln des Recessus piriformis auch die Injektion in den Nerven im Bereich eben dieses Recessus. Ein Vorschlag, der übrigens von A. RETHI bereits 1914 in Kiel gemacht wurde. Nach HUTTER ist die Injektion in manchen Fällen mit einer geeigneten Nadel ohne jede vorherige Cocainisierung des Rec. piriformis ausführbar. In anderen Fällen, und das ist doch zweifellos die überwiegende Mehrzahl, muß der Recessus zuvor cocainisiert werden. Mir scheint, daß in den letzteren Fällen, die doch die erheblichere Mehrheit darstellen, das Verfahren etwas kompliziert ist. Und ich kann nicht anerkennen, daß im allgemeinen die einfache Oberflächenanästhesie mit 20%iger Cocainlösung oder gegebenenfalls einem entsprechenden Ersatz nicht ausreichend wäre für die meisten Eingriffe, so vor allem für den galvanokaustischen Tiefenstich. Auszunehmen wären höchstens die stark entzündeten Fälle mit erheblicher aktiver Hyperämie, bei denen ja bekanntermaßen infolge des schnellen Abtransportes der Anästhesierungslösung die erforderliche Analgesie und Areflexie nur sehr schwer erreicht und lange genug unterhalten wird.

Säuglinge und Kleinkinder müssen ohne lokale Anästhesie mittels direkter Laryngoskopie bzw. Tracheoskopie untersucht und behandelt werden, da sich bei ihnen eine Narkose im allgemeinen nicht rechtfertigen wird und die Anwendung der Lokalanästhesie auch zu gefährlich erscheint. Ob hierin die Verwendung niedrig konzentrierter Lösungen von Psicain oder Tutocain, gegebenenfalls kombiniert mit Phenol, geeignet sein wird, einen Wandel zu schaffen, muß noch genauer geprüft werden. Technisch ist der Eingriff leicht und bei der fraglos geringen Entwicklung der Schmerzempfindlichkeit von Säuglingen und Kleinkindern, die ja bekanntermaßen unter Umständen bei der Operation einer Hasenscharte sogar einschlafen, auch ohne Anästhesie nicht roh und inhuman.

Für die Tracheo-Bronchoskopie sei daran erinnert, daß eine besondere
Anästhesierung der Trachea zwischen der Subglottis und der Bifurkation im
allgemeinen entbehrlich ist (s. auch S. 275). Empfindlich ist eigentlich nur die
Trachealhinterwand, die gelegentlich eine leichte Anästhesierung erfordert.
Die dringend notwendige Anästhesierung der Bifurkation der Trachea dagegen,
sowie gegebenenfalls der weiteren Teilungsstellen der Bronchien kann zwar
natürlich mit Cocain durchgeführt werden, doch ist hier die Gefahr einer
raschen Resorption, zumal wenn von der Anästhesierungsflüssigkeit bei
sitzender Stellung des Patienten ein Teil in die Broncheolen und Alveolen
hinabfließt, sehr erheblich. Wir bevorzugen daher bei der Ausdehnung der
resorbierenden Fläche das Ephraimsche Chininum bimuriaticum carbamidatum
in 1%iger Lösung, das mit Adrenalin gemischt entweder aufgesprayt oder
mittels Wattepinsel aufgetragen wird.

Der *Dauerunterbrechung* des N. laryngeus superior dient die oben bereits
erwähnte Alkoholinjektion, wie sie R. Hoffmann angegeben hat. Bezüglich
der zu verwendenden Mischung verweise ich auf das auf Seite 243 angeführte
Rezept. Die Alkoholanästhesie des Laryngeus superior bewährt sich vor allem
bei den tuberkulösen Dysphagien, ist aber von Spiess auch zur Bekämpfung
des Keuchhustens empfohlen worden. Sie wird in der Regel von außen an
der Durchtrittstelle des Nerven durch die Membrana thyreohyoidea ausgeführt,
und zwar nach den für die Anästhesierung des Nerven überhaupt gültigen
Gesichtspunkten.

Hofer sowohl als Hutter haben die Injektion auch vom Recessus piriformis
aus versucht. Wir halten, und mit uns wohl sehr viele Fachgenossen, auch die
doppelseitige Unterbrechung des N. laryngeus superior durch Alkohol nicht für
bedenklich und haben sie wiederholt vorgenommen, ohne danach eine Aspiration
zu sehen. Nach einseitiger Unterbrechung besteht ohnehin in allen Fällen nur eine
Hypästhesie, keine Anästhesie der Schleimhaut, aber auch bei doppelseitiger
Injektion in den Nerven pflegt die Reflexerregbarkeit der Schleimhaut nicht
vollkommen zu erlöschen. Die Praxis hat, wie so oft, auch hier die theoretischen
Bedenken widerlegt. Collet hat gezeigt, daß schon im Vestibulum der
Trachea noch andere sensible Fasern neben denen des N. lar. sup. in Betracht
kommen. Auf der anderen Seite erwähne ich, daß Heymann ausdrücklich
vor der doppelseitigen Alkoholinjektion wegen der Gefahr des Eindringens
von Speisen in die Trachea warnt.

4. Äußere Eingriffe am Hals.

Bei Operationen am Larynx, Hypopharynx und der Trachea, also bei
Laryngofissuren, Halbseiten- und Totalexstirpation mit oder ohne quere
Pharynxresektion, bei Pharyngotomie, Tracheotomie usw., kommt neben der
Infiltration im Bereiche der Hautschnitte die Leitungsunterbrechung der
Nn. laryngei superiores und der Umspritzung des Operationsfeldes, vor allem
auch die *paravertebrale Leitungsanästhesie* nach Braun und Kulenkampff in
Betracht.

Eine einzige Injektion auf den Querfortsatz des 3. Halswirbels beiderseits
ruft nach H. Braun eine vollkommene Anästhesie des ganzen vorderen Hals-
dreieckes mit allen Organen hervor.

Zur paravertebralen Anästhesierung am Halse wählte man die Umgebung
der Querfortsätze des 3. bis 5. Halswirbels. Eingestochen wird nach Anlegung
der Hautquaddeln, die am besten mit den kurz abgeschliffenen Braunschen
Nadeln erzeugt werden, in einer Linie, die man sich vom Querfortsatz des

6. Halswirbels zur Hinterfläche des Warzenfortsatzes zieht. In dieser Linie wird in Höhe des Kieferwinkels und des oberen Schildknorpelrandes mit langen Nadeln eingegangen und fortwährend infiltrierend in die Tiefe vorgedrungen. Die Nadel wird dann wiederholt zurückgezogen und in etwas abweichender Richtung wieder vorgeschoben. Im ganzen werden 30—40 ccm einer $^1/_2\%$igen Novocain-Suprareninlösung injiziert. Die Leitungsunterbrechung des Plexus cervicalis hat SUCHANEK mit 80 ccm einer $^1/_5\%$igen Tutocainlösung erfolgreich durchgeführt.

Abgesehen von dem oben bereits im allgemeinen Teil erwähnten Umstande, daß Novocaininjektionen am Kopf und Hals überhaupt weniger gut vertragen werden als an anderen Körperabschnitten, hat die paravertebrale Leitungs-anästhesie noch besondere, nicht unwesentliche Gefahren. Vagus und Sympathicus können, wie F. KÖNIG, SCHAPS und URBAN gezeigt haben, getroffen und gelähmt werden. Zumal bei bestehender Vago- und Sympathicotonie können dadurch bedenkliche Folgen hervorgerufen werden. F. KÖNIG stellt die Gefahren der paravertebralen Anästhesie denen der Allgemeinnarkose gleich.

An der MAYOSCHEN Klinik wird bei Halsoperationen Plexusanästhesie in der Weise vorgenommen, daß die Nadel beim Einstich um 45° gegen die Sagittal-ebene geneigt wird, wodurch Anstechen der Arteria vertebralis und des Wirbel-kanales vermieden wird. Die erste Einstichstelle liegt direkt unter dem Warzenfortsatz, von hier wird zum Tuberculum caroticum eine Linie ge-zogen, in der die übrigen Einstich-punkte liegen.

KULENKAMPFF hat in einer Publi-kation aus der BRAUNSCHEN Klinik empfohlen, bei Halsoperationen die paravertebrale Anästhesie ganz auf-zugeben und sie durch folgendes Ver-fahren zu ersetzen (cf. Abb. 2).

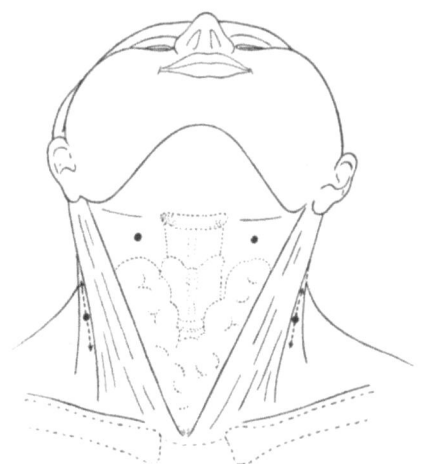

Abb. 2. Schema zur Injektion bei Eingriffen am Halse nach KULENKAMPFF.

Zunächst werden vier Quaddeln gesetzt. Quaddel 1 und 2 an die Mitte des Hinterrandes des Kopfnickers, etwa in Höhe der Kreuzungsstelle dieses mit der Vena jugularis externa. Quaddel 3 und 4 liegen reichlich 1 cm seitlich und 1 cm unterhalb des seitlichen Randes des Zungenbeinkörpers. Bei großen Strumen rücken diese Punkte etwas nach oben und außen. Durch Quaddel 1 und 2 hindurch wird senkrecht in die Tiefe ein subfasciales und ein subcutanes Depot angelegt. Senkrecht von den Quaddeln nach oben und unten werden auf jeder Seite 30 ccm einer $^1/_2\%$igen Novocain-Suprareninlösung, je 2 cm nach oben und nach unten, eingespritzt. Nun wird durch Quaddel 3 und 4 durch Haut und Fascie stechend, der die Arteria thyreoidea superior umgebende lockere Bindegewebsraum aufgesucht und hier auf jeder Seite 10 ccm der gleichen Lösung injiziert. Sind die großen Gefäße stark gegen den hinteren Rand des Kopfnickers verschoben, so muß man sich hüten, sie anzustechen. Vagus-reizungen treten auch bei diesem Vorgehen nicht auf. Sie sind nach KULEN-KAMPFFS Auffassung überhaupt nicht Ursache der Störungen bei Injektionen hinter die Querfortsätze.

5. Leitungsunterbrechung des Nervus laryngeus superior und des Nervus laryngeus inferior sive recurrens.

a) Nervus laryngeus superior.

Neben der Tracheotomie stellt die Leitungsunterbrechung des N. laryngeus superior, Ramus internus einen der wichtigsten Eingriffe an Kehlkopf-Luftröhre dar. Es ist schon bei der Besprechung der Lokalanästhesierungsmethoden der sog. Daueranästhesie durch Leitungsunterbrechung des Laryngeus superior mittels differenter Mittel Erwähnung getan und betont, daß die von Hoffmann empfohlene Alkoholinjektion im allgemeinen nach den gleichen Gesichtspunkten vorgenommen wird, wie die zur kurzdauernden Anästhesie dienende Novocain-Suprareninspritzung. Nur wird man bei der Alkoholinjektion auf jeden Fall außerhalb der Membrana thyreoidea bleiben und den Nerven vor seinem Eintritt in diese zu unterbrechen suchen.

Die Wirkung der Alkoholinjektion ist zweifellos eine bessere, je direkter der Nerv getroffen ist. Auch Injektionen in die Umgebung sind nicht wirkungslos, wenn auch die Dauer der Anästhesie naturgemäß dann in der Regel eine geringere sein wird. Die Beurteilung, die die Alkoholinjektion in den Laryngeus superior erfährt, ist im ganzen eine günstige, doch fehlt es auch nicht an solchen, die sie als unzulänglich bezeichnen.

Über die histologische Untersuchung eines Falles, bei dem der therapeutische Effekt gut gewesen war, berichten Lannois und Bénel. Sie meinen, daß es schwer sei, auf Grund des histologischen Bildes von einer Leitungsunterbrechung des Nerven zu sprechen, da die Achsencylinder nicht zerstört gewesen seien. Ich möchte aber doch meinen, daß diese Frage sich rein histologisch nicht so einfach beurteilen läßt.

Die abweichenden Angaben über die Dauerwirkung des Verfahrens, ebenso wie die verschiedenen Ergebnisse ein und desselben Arztes, basieren zweifelsohne einerseits auf der verschiedenen Technik, andererseits auf einer gewissen Schwierigkeit, den an sich ja kleinen Nerven selbst zu treffen. Das direkte Eindringen in die Scheide des Nerven wird sogar tatsächlich wohl nur verhältnismäßig selten möglich sein. Trotzdem wird bei größerer Erfahrung der Prozentsatz der Daueranästhesien in der Regel ein hoher, die Zahl der Versager gering sein.

Wenn von mancher Seite auf die Gefahr einer reaktiven Schwellung hingewiesen wird, so glaube ich, daß eine solche nur bei nicht einwandfreier Technik, nämlich beim Eindringen in die Membrana thyreohyoidea selbst, wenn mit anderen Worten zu tief eingestochen wird, besteht. In diesem Sinne ist auch die Warnung vor gleichzeitiger, doppelseitiger Alkoholeinspritzung in den N. laryngeus superior zu beurteilen. Ich habe die Injektion sehr häufig gemacht, ohne jemals eine üble Nachwirkung zu sehen, habe vor allem keine nennenswerten reaktiven Schwellungen am Aryknorpel oder subglottisch beobachtet. Geht man freilich durch das Ligament hindurch, so kann es, zumal bei doppelseitiger Injektion selbstverständlich zu gefährlicher Schwellung kommen.

Von Heymann sind Schluckstörungen im Sinne des Verschluckens beobachtet. Es ist nun aber ebenso beachtenswert als sicher, daß, zumal die einseitige Alkoholinjektion in den Laryngeus superior wohl zumeist eine Aufhebung der Schmerzen, keineswegs aber eine vollständige Anästhesie bewirkt. Es entsteht nur eine Hypästhesie. Worauf das beruht, woher der Larynx weitere sensible Fasern erhält (Recurrens, Sympathicus, ausgedehnte Anastomosen??) ist nicht sicher bekannt. Spiess, der die Alkoholinjektion bei Keuchhusten, also vor allem auch bei Kindern empfiehlt, kombiniert den Alkohol mit Novocain. Da bei Kindern, die einseitige Einspritzung besonders wenig wirkt, wirft SPIESS die Frage auf, ob bei Kindern besonders reichliche Anastomosen beständen. COLLET verneint allerdings diese Möglichkeit.

Die zur Verwendung gelangende Lösung enthält auf 50 ccm 80—85%igen Alkohol 0,2 Cocainum muriaticum, 0,05 Morphium muriaticum, 0,5 Chininum bisulf. und 5,0 Antipirin. GREIF setzt 0,15 Eucain-Beta 30 ccm 80%igen Alkohol zu. Er rät bei der Injektion nicht nur in der Richtung nach hinten, sondern auch nach unten und vorne zu injizieren. Man muß Bedacht nehmen, weder die Arteria thyreoidea superior, noch den Ramus externus des N. laryngeus superior zu treffen.

Ein Teil der Autoren ist mit den Ergebnissen der Alkoholinjektion nicht zufrieden, eine Auffassung, die ich mit vielen anderen jedenfalls nicht teile.

Immerhin bleibt in diesem Falle nur die Leitungsunterbrechung des Nerven durch Quetschen, wie sie von A. RÉTHI empfohlen wurde, oder aber die Durchschneidung bzw. teilweise Resektion des Nerven übrig.

A. RÉTHI (das von RÉTHI zuerst empfohlene Verfahren, durch Druck mittels Peloten eine Schmerzstillung zu erzielen, hat nach seinen eigenen Angaben einen nur sehr vorübergehenden Erfolg) verwendet den oben bereits angeführten „Distraktor" zur Entfaltung des Recessus piriformis und faßt dann den Nerven, dessen Verlauf sich durch eine Schleimhautfalte kennzeichnet, mit einer kräftigen Zange und quetscht ihn durch. G. HOFER und HUTTER haben die Alkoholinjektion des sensiblen Laryngeusastes vom Recessus piriformis aus mit allerdings nicht ganz eindeutigem Erfolg gemacht. HUTTER sah in einem Falle eine nur $1/2$ Tag dauernde Schmerzaufhebung, der eine sehr schmerzhafte, mehrere Tage anhaltende Reaktion folgte.

Zum Aufsuchen des Nerven zwecks Durchschneidung sind verschiedene Methoden angegeben worden, die sehr verschieden beurteilt werden.

CHIARI empfiehlt das Vorgehen nach AVELLIS, wenn er auch die Durchschneidung des Laryngeus superior für nur selten erforderlich hält. Das Verfahren von MOURE und CELLES sucht zunächst die Arteria thyreoidea superior auf und orientiert sich nach ihr. Die Methode von CHALIER und BONNET nimmt das große Zungenbeinhorn zum Orientierungspunkt; zwischen diesem und dem Musculus thyreohyoideus liegt der Nerv. BRUNETTI hält das Verfahren von MOURE und CELLES für das bessere, H. CARRIGUES das von CHALLIER und BONNET.

AVELLIS, dessen Methode wohl am meisten Anwendung findet, legt den Weichteilschnitt parallel zum Verlauf des Nerven. Nach LEICHSENRING kann es dann allerdings häufig geschehen, daß der Nerv unter den Haken gerät und nicht gefunden wird. LEICHSENRING schlägt deshalb vor, den Schnitt annähernd parallel zum Verlauf der großen Gefäße zu legen, 4 cm seitlich von der Mittellinie, von der Höhe des Zungenbeins bis zur Mitte des Thyreoidknorpels. Die Weichteile werden bis auf den Knorpel durchtrennt, dann sucht man sich den hinteren Rand des M. thyreohyoideus auf. Beim Anziehen des lockeren Gewebes, oberhalb des Knorpelrandes spannen sich zunächst die Gefäße und etwas tiefer der Nerv an. Dieser liegt etwa 3 mm vom Schildknorpelrand entfernt. LEICHSENRING hat im Gegensatz zu HOFFMANN und in Übereinstimmung mit HEYMANN sowohl nach gut gelungener Alkoholinjektion, als auch nach Durchschneidung des Nerven Schluckstörungen beobachtet. Trotzdem empfiehlt er jeweils die doppelseitige Durchschneidung. Der gleichen Ansicht ist WACHMANN, während ENGELHARDT davor warnt. Mit der Durchschneidung des Nerven wird fast immer ein voller Erfolg erzielt. Indessen berichtet O. MAYER-Wien, daß unter 10 nach der

Methode von Celles operierten Fällen zwei auch nach der Operation noch Schmerzen hatten.

b) Nervus laryngeus inferior sive recurrens.

Um die Stimmbandbewegungen über das durch willkürliche oder mechanisch bedingte Stimmlosigkeit hinausgehende Maß ruhig zu stellen, hat Leichsenring gemeinsam mit Hegener die Ausschaltung des Nervus laryngeus inferior empfohlen. Es sollte durch die Unterbrechung dieses Nerven auch die respiratorische Bewegung der Stimmlippen aufgehoben werden. Verwendung fand das Verfahren nur bei Larynxtuberkulose. Es wurde zunächst die Freilegung und Durchschneidung, später die Alkoholinjektion in den Nervus recurrens empfohlen. V. d. Hütten hat anschließend an die Mitteilung von Leichsenring die Freilegung und *Vereisung* des Nervus recurrens ausgeführt. Es handelt sich bei diesen Verfahren bis heute aber noch nicht um Eingriffe, die bei Erkrankungen des Larynx allgemein in Betracht kommen, sondern um ein spezielles Heilverfahren bei der Tuberkulose des Larynx, weshalb auch die Darstellung der Schilderung der Therapie der Tuberkulose des Kehlkopfs zufällt.

Operationstechnik und Instrumentenlehre.

Die zur Verwendung gelangenden Spezialinstrumente finden ihre Besprechung am zweckmäßigsten gemeinsam mit den für die Operationen in Frage kommenden allgemeinen technischen Gesichtspunkten.

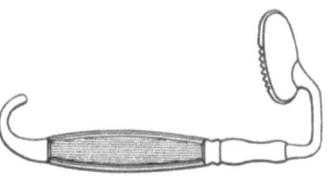

Abb. 3. Spatel nach Türck.

Die Eingriffe im Mund, soweit es sich nicht um die Zähne oder besondere, typische Operationen, wie etwa Tonsillektomie usw. handelt, werden nach allgemein chirurgischen Gesichtspunkten vorgenommen. Es finden dazu auch die üblichen chirurgischen Instrumente, Skalpelle, Pinzetten, Scheren, Nadelhalter usw. Verwendung. Allenfalls sind sie, besonders bei Eingriffen im oberen Teil des Mesopharynx mit besonders langen Stielen versehen. Ein wichtiges Moment bildet bei fast allen Eingriffen im Mund das Niederhalten und Fixieren der Zunge, wie es ja auch zu diagnostischen Zwecken, so zur Rhinoscopia posterior unerläßlich ist. Die Zahl der teils selbsthaltenden, teils durch den Untersuchten, teils durch den Arzt bedienten Spatel ist sehr groß. Die selbsthaltenden Zungenspatel finden vor allem in der zahnärztlichen Praxis Verwendung. Unter den bei Laryngologen üblichen Modellen seien erwähnt: der Türcksche Spatel (Abb. 3), der gegebenenfalls vom Patienten selbst gehalten wird, der Spatel nach Czermak-Moritz Schmidt, der Spatel nach Brünings (Abb. 4).

Besondere Schwierigkeiten macht bisweilen das Nähen in der Tiefe. Man verwendet dazu entweder bajonettförmig abgebogene Nadelhalter, so etwa den Nadelhalter nach Küster, oder aber stark gekrümmte Nadeln, die mit dem Griff fest verbunden sind und das Fadenöhr hinter der Spitze tragen, Instrumente, wie sie von Czerny oder von Durham angegeben sind (Abb. 5).

Insbesondere bei Kindern, aber auch bei Narkotisierten oder unvernünftigen Erwachsenen muß unter Umständen der Mund gewaltsam geöffnet und offengehalten werden. Das forcierte Öffnen der krampfhaft zusammengepreßten Kiefer kann erhebliche Schwierigkeiten machen. Es gelingt aber fast stets nach Auseinanderdrängen der Lippen durch irgendeine Lücke zwischen den Zähnen mit einer feinen Knopfsonde in den Mund und Pharynx einzudringen. Besteht normaler Würgreflex, so genügt die Berührung der Pharynxhinterwand, um durch Auslösen des Reflexes ein unwillkürliches, meist unbewußtes Öffnen des Mundes herbeizuführen. Fehlt der Reflex allerdings, so versagt das Vorgehen.

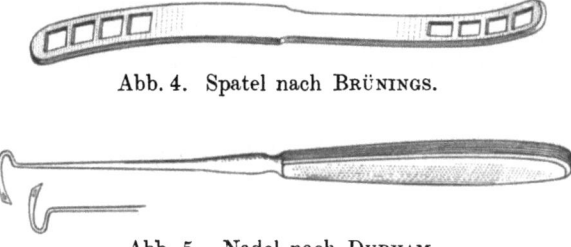

Abb. 4. Spatel nach BRÜNINGS.

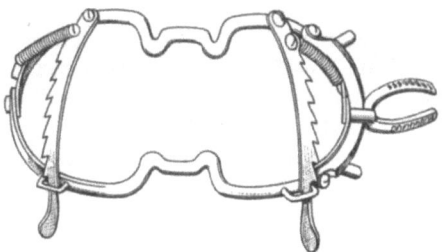

Abb. 5. Nadel nach DURHAM.

Man kann dann versuchen, das Ende eines SCHMIDTschen Zungenspatel hinten zwischen den hinteren Molaren durchzudrängen oder aber durch einen kräftigen schmerzhaften Druck gegen die Schleimhaut des aufsteigenden Kieferastes bei dem Patienten das Öffnen der Kiefer zu erzwingen.

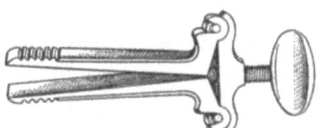

Abb. 6. Mundsperre nach WHITEHEAD.

Der einmal geöffnete Mund wird durch eine Mundsperre, wie die von HEISTER, WHITEHEAD u. a. angegebenen, offengehalten (Abb. 6 u. 7). Man muß die Sperre nur immer sofort zur Hand haben und im Augenblick, in dem der Mund geöffnet wird, sofort bereit sein, sie zwischen die Zähne zu schieben.

Abb. 7. Mundsperre nach HEISTER.

Die Zahl besonders auch der selbsthaltenden Mundsperren ist sehr groß. INO CUBO hat eine von der Muskelaktion der Kiefern unabhängige Muskelsperre angegeben. GRÜNWALD empfiehlt die Mundsperre des Zahnarztes KREIS. Uns hat sich vor allem die WHITEHEADsche Mundsperre, die eine praktische Arretierung aufweist, bewährt. Neuerdings ist das WHITEHEADsche Modell in dem Sinne modifiziert worden, daß es stark federt, so daß es in dem Augenblick, in dem der Patient den Mund weiter öffnet als im Augenblick des Einsetzens die Mundsperre die weitere Öffnung mitmacht und nicht, wie das alte Modell in diesem Falle herausfällt.

Bei Absceßincisionen, insbesondere an der Pharynxseitenwand, bedient man sich zweckmäßig solcher Messer, bei denen das tiefere Eindringen durch eine entsprechende Vorrichtung unmöglich gemacht ist. Der Griff solcher Messer wird auch zweckmäßig winkelig abgebogen, damit man während des Einschneidens oder Stechens das Vorgehen genau mit dem Auge kontrollieren kann.

Zur Abtragung der Seitenstränge hat Scheibe ein besonderes Messer angegeben.

Bei allen Eingriffen in den Nasenrachenraum steht das bewegliche Gaumensegel im Wege. Es behindert nicht nur den Einblick, sondern schließt durch seine

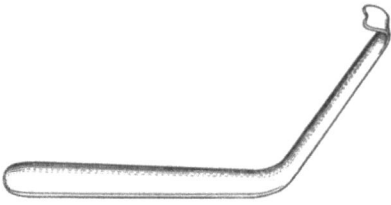

Abb. 8. Gaumenhaken nach Lindt.

Contraction unter Umständen auch den Nasenrachenraum vollkommen gegen den Mesopharynx ab. Zum Festhalten des Gaumensegels dienen verschiedene Modelle von Gaumensegelhaltern, wie sie von Hartmann, Czermak, Lindt (Abb. 8, 9, 10), Hopmann-Killian u. a. angegeben sind.

Einfacher und meist zuverlässiger gelingt das Hervorziehen des Gaumensegels mit Hilfe eines durch den unteren Nasengang verlaufenden Gummi-

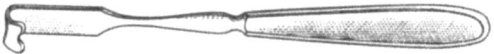

Abb. 9. Gaumenhaken nach Hartmann.

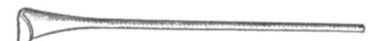

Abb. 10. Gaumenhaken nach Czermak.

schlauches, dessen Ende zum Munde herausgezogen wird. Anästhesie ist bei Anwendung der Gaumenhalter meist nicht zu umgehen.

Alle Instrumente für den Nasenrachenraum, soweit sie nicht von vorne durch die Nase eingeführt werden, müssen eine Krümmung haben, die es gestattet, um das Gaumensegel herum zu greifen. Tunlichst ist das Material für das Instrument so zu wählen, daß die Krümmung modifiziert werden kann, je nachdem an der Hinterwand, am Rachendach oder an der Choane operiert werden soll.

Die Eingriffe im Nasenrachenraum vollziehen sich, soweit nicht etwa eine Spaltung des Gaumensegels vorgenommen wurde, im Dunkeln, unter Umständen unter Kontrolle, bzw. Beihilfe des eingeführten, selbstredend sorgfältigst desinfizierten Fingers. Es empfiehlt sich in solchen Fällen sich stets durch eine Metallhülse vor den Zähnen des Patienten zu schützen, denn wenn auch

Erwachsene in der Regel nicht beißen werden, so kann man sich doch an scharfen kariösen Zähnen leicht verletzen (cave Syphilis!). Fingerschützer sind angegeben von v. LANGENBECK, FEDOR KRAUSE u. a. (Abb. 11 a—c).

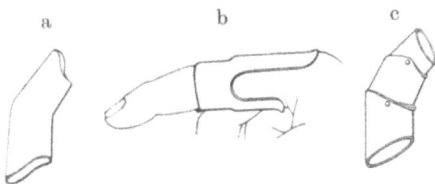

Abb. 11. Fingerschützer.
Fingerschützer a nach LANGENBECK, b u. c nach F. KRAUSE.

Zu Eingriffen am Tubenwulst kann das Verfahren nach GYERGYAY herangezogen werden.

Neubildungen, soweit sie vom Rachendach ausgehen, werden wie adenoide Wucherungen mit den Instrumenten von GOTTSTEIN, BECKMANN, SCHÜTZ, FEIN usw., der Nasenrachenschere nach DENKER usw., nach den für die Adenotomie gültigen Regeln entfernt. Daneben findet die kalte oder die galvanokaustische Schlinge in entsprechender Krümung Verwendung.

Die Eingriffe am Kehlkopf und an den umgebenden Teilen vollziehen sich nach gleichartigen Grundsätzen, so daß sie gemeinsam besprochen werden können. Man bedient sich dabei entweder des weniger eingreifenden indirekten oder aber auch eines der verschiedenen direkten Verfahren, beginnend mit der einfachen Autoskopie durch Herabdrücken der Zunge bis zur direkten Laryngo-Tracheoskopie und Schwebelaryngoskopie. Über die Technik dieser Verfahren siehe unter Diagnostik.

Alle operativen Maßnahmen im Kehlkopf und Laryngopharynx erfordern Anästhesie. Nur in besonderen Ausnahmefällen wird es der Geschicklichkeit des Operateurs möglich sein, einen kleineren Eingriff, etwa die Entfernung eines Fremdkörpers aus dem Zungengrund, der Valekula, dem Rec. piriformis, ohne örtliche Betäubung durchzuführen. Die Technik ist durch Einführung der Lokalanästhesie eine prinzipiell andere geworden und wenn das ursprüngliche Verfahren heute nur noch historische Bedeutung hat, so ist es doch so interessant und lehrreich, daß eine kurze Erwähnung wohl angemessen erscheint. Eine eingehendere Darstellung findet sich im HEYMANNschen Handbuch aus der berufenen Feder STOERKs, eines der Mitbegründer dieser Verfahren und ihrer Hilfsmittel.

Solange eine Anästhesierung des Larynx nicht oder nur unvollkommen möglich war, bedurfte es naturgemäß einer besonders großen Geschicklichkeit des Operateurs und einer langdauernden Einübung und Gewöhnung des Patienten. Den ersten Polypen aus dem Larynx hat bekanntlich von BRUNS entfernt. Er bedurfte dazu einer eineinhalbjährigen Vorbereitung, die im wesentlichen der Gewöhnung des Patienten an die Einführung von Instrumenten in den Larynx diente. Das Prinzip des Eingriffs basierte auf dem durch die Einführung des Instrumentes ausgelösten krampfhaften Glottisschluß. Durch ihn wurde der für die Wirkung des Instrumentes erforderliche Widerstand geschaffen, der zu entfernende Gewebsabschnitt für den Augenblick wenigstens fixiert und dem Zugriff zugänglich gemacht.

Die Anästhesierungsmöglichkeit und die damit verbundene Aufhebung der Reflexe brachte eine prinzipielle Änderung der Methodik. STOERK zieht den

Vergleich mit der Uvula, an der nur operiert werden kann, wenn man sie zuvor
gefaßt und festgehalten hat, oder aber mit einem auf einen Teller liegendem
Stück Fleisch, das auch durch das schärfste Messer nicht zu schneiden ist, solange
es nicht durch die Gabel fixiert ist.

Es darf dabei allerdings nicht übersehen werden, daß durch eine kräftige
Phonationsbewegung, zu der wir den Patienten, auch bei anästhesiertem Larynx,
jederzeit veranlassen können, ein ähnlicher Zustand, wie der Glottiskrampf
herbeigeführt werden kann.

Das durch die Anästhesie des Larynx erschlaffte nachgiebige Stimmband
erforderte aber doch andere Instrumente und andere Methoden. Konnte vorher
der durch die reflektorische Aktion fixierte Tumor, Polyp oder dgl. durch ein
einfaches gedecktes Messerchen — die erste Konstruktion eines solchen stammt
von Stoerk — abgeschnitten werden, so mußte jetzt die flottierende Neubildung erst mit dem Instrument gefaßt werden, dann erst konnte sie abgetragen werden.

Das Instrument, mit dem Bruns den ersten Polypen entfernt hatte, war
eine scharfe Pinzette gewesen, eine in einem Geleise befestigte doppelbranchige
Pinzette, deren Branchen sich auf und ab bewegten. Die nächsten Instrumente,
die Anwendung fanden, waren Schlingen, die Stoerk, um die Deformierung
zu verhindern, als gedeckte Schlingen konstruierte. Es traten dazu stanzenartige

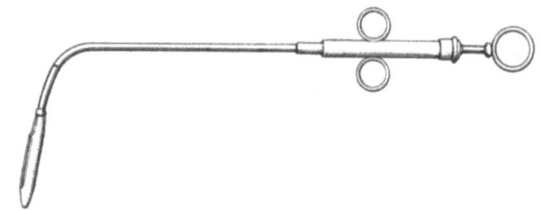

Abb. 12. Kehlkopfmesser nach Tobold (stellbar von allen Richtungen).

Doppelringpinzetten, die, genügende Schärfe vorausgesetzt, das Gewebe glatt
durchschnitten. Diese und zahlreiche andere von Türck, Stoerk, Schroetter,
Mackenzie, Wintrich, Gougenheim konstruierten Pinzetten, Zangen,
Schlingen, Guillotinen und Locheisen repräsentieren tatsächlich schon die
wesentlichen Grundformen, auf dem sich alle späteren Modelle, die zudem
keineswegs alle wirkliche Verbesserungen brachten, aufbauten. Viele der späteren
Konstruktionen dienten nur speziellen, ja individuellen Bedürfnissen, sie
leisteten in der Hand ihres Erfinders wohl Gutes, gewannen im allgemeinen
aber keine Bedeutung. Ihre Zahl ist heute schon fast unübersehbar. Die Darstellung im einzelnen würde das Kapitel zu einem Katalog werden lassen. Es
können nur die Grundtypen Erwähnung finden.

Zur Anwendung bei indirekter Laryngoskopie, die zwar höhere Anforderungen
an das technische Können des Operateurs stellt, der geringeren Belästigung
des Patienten wegen aber den Vorzug gegenüber der im allgemeinen leichter
zu handhabenden direkten Methode verdient, müssen alle Instrumente eine
entsprechende Krümmung besitzen, die in gewissen Grenzen variierbar sein
soll, um in den einzelnen Abschnitten des Larynx, vordere und hintere
Kommissur usw., verwendbar zu sein. Die Krümmung gleicht entweder der
eines Katheters, oder aber sie ist eine annähernd rechtwinkelige mit nur
leichter Rundung des Winkels. Bei ersterer Form kommt es leicht zu Berührungen der Epiglottis, sonst sind beide Modelle als ungefähr gleichwertig
anzusehen.

Verwendet man Messer, so bleibt immer das schon von STOERK angewendete Verfahren der gedeckten Einführung zweckmäßig. Die Formen der Klingen variieren je nach den besonderen Erfordernissen. Neben lanzettförmigen, spitzen, ein oder doppelseitig schneidenden gebraucht man geknöpfte, nur einseitig schneidende, halbmondförmige oder konkav gekrümmte Klingen. Selbstverständlich sollen auch diese Messer, wie alle Instrumente sterilisierbar sein.

Die Prüfung auf Intaktheit und Druck- und Zugfestigkeit ist im Hinblick auf die Wahrscheinlichkeit, daß abbrechende Teile aspiriert werden, besonders wichtig.

Eine sorgfältige Behandlung der Instrumente ist nicht nur im Interesse des glatten Verlaufes einer jeden Operation erforderlich, sie empfiehlt sich auch des hohen Anschaffungspreises und der großen Reparaturkosten wegen sehr dringend. Gut vernickelte Instrumente lassen sich auch wesentlich besser sterilisieren als stark abgenützte und vernachlässigte.

Mangelnde Kenntnis des Instrumentariums und seiner Handhabung, sowie Vernachlässigung der Instandhaltung, sind eine Quelle nie endenden Ärgers für den Operateur.

Alle Instrumente sollen auskochbar sein. Nur bei den Ansätzen zur Galvanokaustik verzichtet man notgedrungen darauf, wie ich an anderer Stelle ausgeführt habe. Aufbewahrt werden die recht empfindlichen Ansätze, z. B. der endolaryngeal zu verwendenden Instrumente nach dem Auskochen zweckmäßig

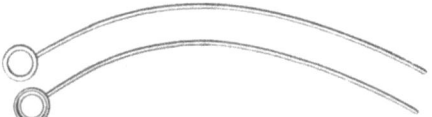

Abb. 13. Ringmesser für den Kehlkopf.

in Seifenspiritus. Abgesehen davon, daß Instrumente, die angerostet sind, meist nicht mehr ordentlich funktionieren, können sie im entscheidenden Moment leicht abbrechen. Die dann folgende Aspiration kann unter Umständen von den übelsten Folgen begleitet sein.

Alle endolaryngeal oder in den tieferen Abschnitten des Pharynx verwandten Instrumente sollen neben tunlichster Festigkeit und Leistungsfähigkeit möglichst geringes Volumen aufweisen. Je graziler das Instrument und vor allem der eigentliche Operationsansatz ist, desto weniger wird das Gesichtsfeld beeinträchtigt.

Die Konstruktion soll möglichst einfach sein. In dieser Hinsicht sind Instrumente mit fester Dauerverbindung von Griff und Operationsansatz am vorteilhaftesten. Sie haben nur den Nachteil, daß ihr Wirkungsgrad erheblich beschränkt ist und daß jedes Instrument dann seinen eigenen Handgriff erfordert. Es sind dann z. B. bei Zangen solche die von vorn nach hinten und solche, die seitlich wirken, notwendig.

Aus diesen Gründen finden heute vorwiegend Instrumente Verwendung, die das Ansetzen verschiedenartiger Ansätze an ein und denselben Handgriff gestatten.

Auch die Zahl solcher „Universalhandgriffe" (Abb. 14) ist heute schon eine recht beträchtliche, ohne daß man einen derselben als allen andern eindeutig überlegen bezeichnen könnte. Jeder hat seine Vorzüge und Nachteile. Wie bei fast allen Instrumenten ist auch hier die individuelle Geschicklichkeit und vor allem die Gewöhnung an ein bestimmtes Instrument von ausschlaggebender Bedeutung.

Der Schröttersche Handgriff (Abb. 15) zeigt im horizontalen Griff-
abschnitt eine seitliche Abbiegung, die in gewissen Grenzen variiert werden
kann, und dazu dient, die Hand tunlichst aus dem Gesichtsfeld zu bringen.

Dreiringhandgriffe sind von Stoerk und Moritz Schmidt angegeben.
Vielgebraucht ist auch der Handgriff von Kümmel-Pfau, modifiziert durch
Brünings. Das Öffnen und Schließen der Ansätze, und zwar sowohl der
seitlich, als der in vertikaler Richtung arbeitenden, erfolgt mit Hilfe eines in einer
Röhrenhülse laufenden Führungsdrahtes, der nicht nur den Zug beim Schließen
der Ansatzteile zu leisten hat, sondern auch genügende Festigkeit besitzen muß,

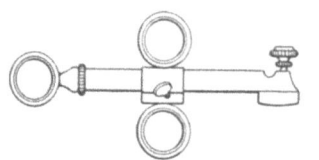

Abb. 14. Universalgriff für den Larynx nach Krause.

um durch Vorschieben ein Öffnen der
Ansätze zu ermöglichen. Letzteres wird
dadurch erleichtert, daß der Draht fest
in seinem Führungsrohr liegt.

Ein Teil der Handgriffe besitzt Sperr-
vorrichtungen, die automatisch den Grad
des Schlusses der Ansätze fixieren. In
analoger Weise sind Instrumente zu
direkten Eingriffen konstruiert. Hier
findet vor allem der Dreiringhandgriff

Verwendung. Das Öffnen der Ansätze kann auch automatisch durch in
den Handgriff eingefügte Federn erfolgen. Die Federn haben nur den Nachteil, daß sie, wenn sie hart arbeiten, das Tastgefühl unter Umständen stark
beeinträchtigen.

Außerordentlich wesentlich ist bei der Verwendung von auswechselbaren
Ansätzen die Drehbarkeit, die eine Einstellung nach verschiedenen Richtungen

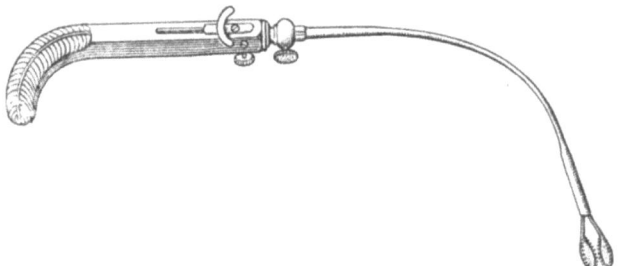

Abb. 15. Schrötterscher Handgriff.

und damit die Wirkung auf verschiedene Abschnitte, z. B. rechtes oder linkes
Stimmband, rechte oder linke Taschenfalte usw. gestattet.

Die Einstellung auf vordere und hintere Kommissur kann allerdings durch
Drehung des Ansatzes allein meist nicht erreicht werden, es bedarf dazu oft einer
Variation der Krümmung. Ein Teil der Ansätze, z. B. der Doppellöffel, weichen
beim Schließen etwas zurück, ein Umstand, der im Wesen des Mechanismus
begründet liegt. Daß dabei eine Erschwerung des sicheren Zufassens bedingt
ist, zumal bei monokulärer Besichtigung, liegt auf der Hand. Im allgemeinen
sind Instrumente, die beim Schließen nicht zurückweichen, leichter zu handhaben und deshalb vorzuziehen, sie erfordern aber eine komplizierte Konstruktion.

Zum Operieren im Larynx und Hypopharynx genügt die Beherrschung
der Spiegeltechnik und die Kenntnis, daß alle vorneliegenden Abschnitte im
Spiegel oben, die hinten gelegenen, unten sichtbar werden, rechts und links da-

gegen unverändert bleibt, nicht, es bedarf dazu vielmehr einer großen praktischen Übung. BRÜNINGS rät dem Anfänger mit der Sondierung gut cocainisierter, toleranter Patienten zu beginnen, und den dabei auszuführenden Bewegungen nicht das Spiegelbild, nicht den unmittelbaren optischen Eindruck, sondern vielmehr die Vorstellung der tatsächlichen anatomischen Verhältnisse zugrunde zu legen. Er betont aber selbst, daß es vieler Übung bedarf, bis diese Abstraktion vom Spiegelbild möglich wird.

Wem diese Abstraktion zu große Schwierigkeiten macht, der mag sich folgenden Hilfsmittels bedienen. Man schlägt den ersten, vierten und fünften Finger einer Hand ein, streckt den zweiten und dritten aus und spreizt sie. Hält man die Hand nun so, daß die Fingerspitzen gegen den gegenübersitzenden Patienten gerichtet sind, so entsprechen die ausgestreckten und gespreizten Finger den beiden Stimmbändern des Patienten in Respirationsstellung, bzw. die geschlossenen Finger den Stimmbändern in Phonationsstellung. Man kann dann an diesem „Phantom" die Einstellung der Pinzettenbranchen ziemlich exakt vornehmen.

Vielfach sind auch Phantome, zur Erlernung der endolaryngealen Technik angegeben worden, so von HERYNG u. a. Zu diesen Phantomen sind entweder konservierte natürliche Kehlköpfe, oder aber solche aus künstlichem Material verwendet worden.

Den indirekten endolaryngealen Eingriffen bereitet oft Form und Verhalten der Epiglottis erhebliche Schwierigkeiten. Persistenz einer stark ausgeprägten

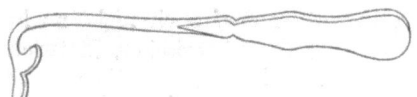

Abb. 16. Kehldeckelhalter nach REICHERT.

juvenilen Form der Epiglottis, Rigidität, Narbenfixation und dgl., die ein Aufrichten auch beim Phonieren und Tiefatmen nicht ermöglichen, erfordern besondere Maßnahmen.

Anschlingen des Kehldeckels mit einem Seidenfaden, wie von TÜRK empfohlen wurde, führt sehr leicht zum Ausreißen und mehr oder minder ausgedehnter Verletzung des Kehldeckels. Das gleiche gilt für das Verfahren von JURASZ, der das Ligamentum glosso-epiglotticum mit einem Faden faßte. Ebenso ist ein direktes Fassen der Epiglottis mit scharfen Zangen durchaus unzweckmäßig und verwerflich. Als geeignetes Instrument zur Hebung der Epiglottis ist der REICHERTsche Epiglottisheber (Abb. 16) zu bezeichnen, dessen fischschwanzähnliches Ende nach vorheriger Anästhesierung in die Valleculae eingesetzt wird. Durch Druck nach unten und Zug nach vorn läßt sich hierbei die Epiglottis fast stets in genügender Weise aufrichten. Das REICHERTsche Instrument ist modifiziert von MOUNT-BLEYER. Neuerdings hat REYNIER einen Epiglottisheber angegeben, der dem REICHERTschen Instrument ähnlich ist, aber auf die Innenfläche der Epiglottis gesetzt wird, was selbstredend eine gute Anästhesierung zur Voraussetzung hat.

Besondere Schwierigkeiten bereitet die Beeinträchtigung des stereoskopischen Sehens, die eine Vorstellung überhaupt nur auf Grund genauer anatomischer Kenntnisse ermöglicht. Diese Erschwerungen kommen bei den direkten Methoden in Wegfall, müssen aber in den meisten Fällen aus den oben erwähnten Gründen im Interesse des Patienten überwunden werden.

Peinlichste Aseptik der Instrumente ist für jeden Eingriff selbstverständlich.

Das Operationsgebiet ist, wie alle Schleimhautbezirke, nicht zu sterilisieren. Man beseitigt grobe Verunreinigungen, wie Borken, auf mechanischem Wege, feinere durch Gurgelungen, Spülungen, Spray usw., die gegebenenfalls mit schwach desinfizierenden Flüssigkeiten vorgenommen werden können. Im Mund und Rachen kommen auch Mittel wie Formamint zur vorbereitenden Behandlung der Schleimhaut in Frage. Man darf sich davon aber keinen übertriebenen Erfolg versprechen. Vielmehr muß man sich auf die natürlichen Schutzkräfte der Schleimhaut verlassen, die auch vollkommen ausreichen, sofern nur die Operation nicht neben dem Trauma eine exogene Infektion bringt. Operieren im infizierten Gebiet wird man nur in Notfällen (ulzerierte Tumoren usw.). Aseptik der Hände des Operateurs ist notwendig, wenn von ihm Teile der Instrumente berührt werden, die im engeren Operationsgebiet Verwendung finden. Die Aseptik des Eingriffs wird unterstützt durch Abdecken der Umgebung des Gesichtes, durch sterile Tücher. (Sterile Schürze und Mütze für den Patienten.) Gegen die Gefahr der Infektion bei der Operation infektiöser Prozesse kann der Operateur sich selbst, seine Hände durch sterile Handschuhe, Kopf und Gesicht durch sterilen Schleier und Haube (gegebenenfalls beides vereinigt) schützen.

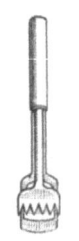

Abb. 17.
Kehlkopfguillotine
nach KATZENSTEIN.

Die Glasscheibe am KILLIANschen Untersuchungstisch ist bei Operationen sehr hinderlich.

Die Gefahr für den Operateur darf auch nicht zu hoch bewertet werden.

In der kurzen Erwähnung der historischen Entwicklung endolaryngealer Eingriffe habe ich schon hervorgehoben, daß die Grundformen unserer endolaryngealen Operationsinstrumente schon frühzeitig entstanden sind und daß später kaum prinzipiell Neues hinzu kam.

Die Einteilung der endolaryngealen Instrumente in scharfe und stumpfe, wie sie von HERYNG getroffen wurde, ist wenig befriedigend, zumal sie, wie jener selbst hervorhebt, auch gar nicht strikte durchführbar ist. Es soll auch an dieser Stelle davon abgesehen werden, für einzelne Eingriffe besondere Instrumente zu empfehlen. Das ist Sache der speziellen Darstellung der Technik

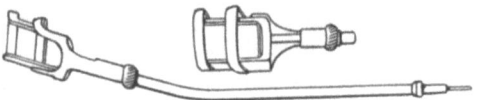

Abb. 18. Guillotine zum Abtragen der Epiglottis.

bei den einzelnen Operationsmethoden. Es wird ja auch ein und derselbe Eingriff von verschiedenen Operateuren, mit durchaus differenten Instrumenten ausgeführt.

Im allgemeinen können die meisten endolaryngealen Eingriffe mit relativ wenig Instrumenten durchgeführt werden. Ein sehr üppig ausgestattetes Instrumentarium ist nicht immer ein Zeichen besonderer operativer Leistungsfähigkeit.

Kehlkopfmesser finden in den verschiedensten Formen, nadel-, lanzettförmig-, ein- und zweischneidig, geknöpft, mit konkaver oder konvexer Schnittfläche, endlich auch Ringmesser, ähnlich den Curetten und als Sichelmesser Verwendung.

Offene Messer sind für Eingriffe im Pharynx im allgemeinen nicht zulässig. Im Larynx vollends sind nur gedeckte Messer, deren Stich- und Schnittfläche erst in unmittelbarer Umgebung des Operationsfeldes entblößt werden, unbedingt vorzuziehen. Die erste Konstruktion eines gedeckten Messers stammt, wie erwähnt, von STOERK.

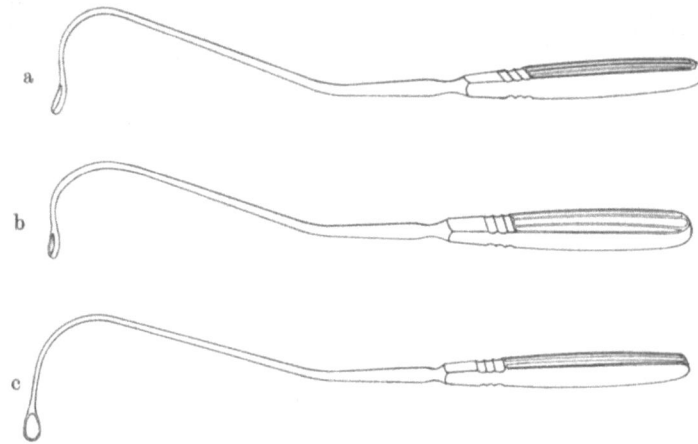

Abb. 19. Kehlkopfcuretten.
a für vordere Wand, b für hintere Wand, c für seitliche Einziehung.

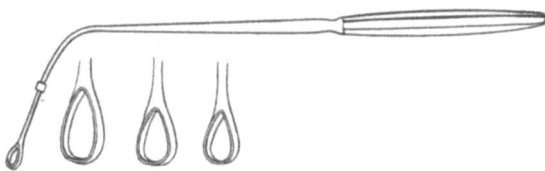

Abb. 20. Kehlkopfcuretten, drehbar in 3 Größen nach SCHECH.

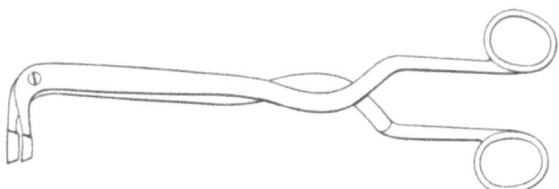

Abb. 21. Kehldeckelzange nach MORITZ SCHMIDT.

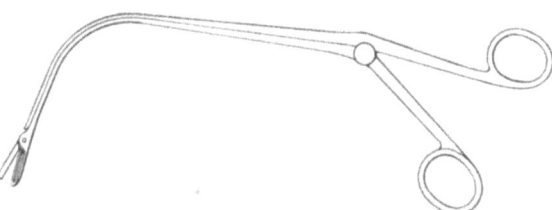

Abb. 22. Kehlkopfpolypenzange nach SCHWARZ (GOTTSTEINsche Biegung).

Eine besondere Art des Ringmessers stellt die Guillotine dar, die, wenn auch nicht eigentlich von STOERK erfunden, so doch jedenfalls von ihm in erster Linie in die endolaryngeale Operationstechnik eingeführt wurde. Die Guillotine war in erster Linie im Hinblick auf die oben erwähnten operativen Voraussetzungen der voranästhetischen Zeit konstruiert. Sie wies auch für die damaligen Verhältnisse erhebliche Nachteile auf. Heute findet das Instrument nur mehr wenig Verwendung.

Zu Auskratzungen des Kehlkopfes dienen vor allem Curetten, die drehbar am Griff zu befestigen sein müssen, um ihre Wirkung nach allen Seiten hin zu ermöglichen. Sie finden in verschiedenen, den jeweiligen Bedürfnissen angepaßten Größen, Verwendung.

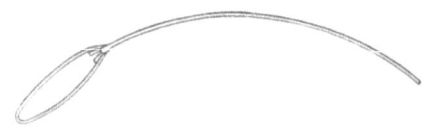

Abb. 23.   Schlingenführer für den Larynx.

Man hat die Curetten vielfach auch als scharfe Löffel bezeichnet, was sie eigentlich nicht sind, wenn auch ihre Wirkungsweise der des scharfen Löffels ähnlich ist.

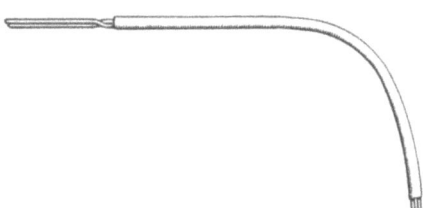

Abb. 24.   Leitungsröhre für schneidende Schlingen für den Larynx.

Die Kehlkopfzangen sind in der Regel Instrumente, bei denen Griff und Faßzange fest und dauernd verbunden sind. Sie sind mit den allerverschiedenartigsten Ansätzen angegeben worden, und haben vor allem in Frankreich und England in den Modellen von Fauvel, Gougenheim, Mackenzie u. a. Eingang gefunden. Da sich mit ihnen Eingriffe, bei denen sehr festsitzende Geschwülste herausgerissen werden müssen, verhältnismäßig leichter ausführen lassen, als mit den grazileren Instrumenten, deren hohle Führungsröhre leicht verbogen wird, so wird man sie wohl gelegentlich nicht entbehren können, im ganzen sind

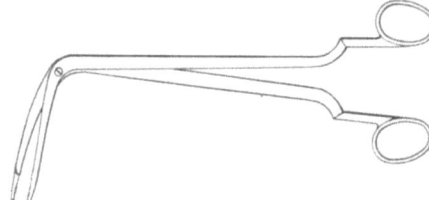

Abb. 25. Larynx-Polypenzange nach Fränkel.

sie aber aus den schon angedeuteten Gründen, die für jeden besonderen Eingriff ein besonderes Instrument fordern, nicht sehr zweckmäßig. Die

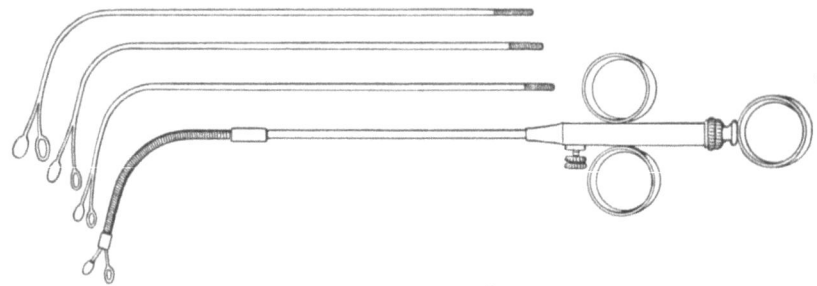

Abb. 26.   Kehlkopf-Polypenzange nach Moritz Schmidt mit löffelförmigen Ansätzen.

Bezeichnung „Kehlkopfzange" sollte in der Regel auf die eben geschilderten Modelle beschränkt bleiben. Die Ausdehnung auch auf die drehbaren Doppellöffelpinzetten und ähnliche Instrumente ist nicht zweckmäßig. Freilich ist es nicht einfach, den Begriff der „Zange" exakt gegen den der Pinzette abzugrenzen.

Die Pinzetten finden fast ausschließlich als stumpfe oder scharfe, gegebenenfalls gezähnte Doppellöffel von bald mehr kugeliger, bald mehr ovaler Form Verwendung. Die ersten Modelle stammen von Schrötter, Massei, Wintrich u. a. Sie dienen in erster Linie zur Entfernung von kleinen Fremdkörpern und kleinen gestielten Tumoren.

Mehr historisches Interesse beanspruchen heute die sog. Quetschpinzetten, wie sie seinerzeit von Türk und von v. Schrötter angegeben wurden.

Eine sehr wesentliche Rolle unter den Kehlkopfoperationsinstrumenten bilden die Stanzen, die fälschlicherweise bisweilen als Doppelcuretten bezeichnet

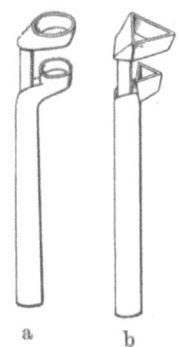 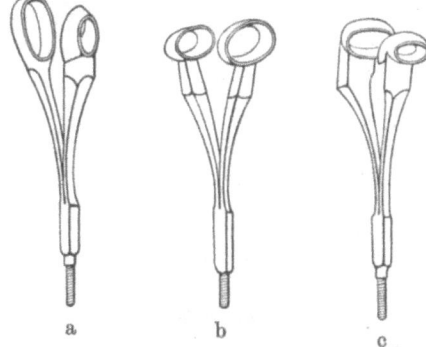

Abb. 27. Doppellocheisen für den Larynx, drehbar, a nach LANDGRAF, b nach MORITZ SCHMIDT.

Abb. 28. Larynx-Doppellocheisen. a nach KRAUSE, b nach KRAUSE-HERYNG, c nach HERYNG.

werden. Die schneidenden Branchen können übereinander oder nebeneinander gestellt sein und wirken dann entweder seitlich oder in vertikaler Richtung.

Die Stanzen finden in runden und eckigen, der Größe nach stark wechselnden Formen, Verwendung. Sie ermöglichen ausgedehnte Gewebsabtragung (Infiltrate, ungestielte Tumoren) und arbeiten, sofern nur das Instrument einwandfrei konstruiert ist, sehr präzis. Die Gewebsdurchtrennung erfolgt glatt, Quetschungen werden vermieden. Auch hier waren die ersten Modelle meist fest mit dem Griff verbunden und nicht drehbar, so daß ihr Aktionsradius, wenn man so sagen darf, beschränkt war. Die am meisten verwandten Doppellocheisen oder Stanzen sind die von Krause, Landgraf, Heryng und Schwarz.

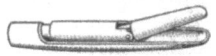

Abb. 29. Löffelförmiger Ansatz nach FRÄNKEL.

Soweit es sich bei den neuen Konstruktionen um auswechselbare Ansätze handelt, sind diese so eingerichtet, daß sie an die meisten Universalhandgriffe passen.

Neben Zange, Pinzette und Stanze spielt die kalte Schlinge, angegeben von Tobold u. a. jetzt eine untergeordnete Rolle. Auch die seinerzeit von Stoerk konstruierte gedeckte Schlinge, bei der eine Deformierung des Schlingendrahtes ausgeschlossen war, findet nur noch wenig Anwendung. Über die Glühschlinge vergleiche das im Abschnitt Galvanokaustik gesagte.

Unter den speziell für die Epiglottis, bzw. den Zungengrund bestimmten Instrumenten ist die Kehldeckelzange nach Moritz Schmidt hervorzuheben, die nach dem Prinzip der Stanzen konstruiert ist (Abb. 21). Ferner die guillotinenartige Epiglottiscurette nach Alexander, welch letztere auch zur Abtragung der Zungentonsille Verwendung finden kann.

Blutstillung.

Die Stillung spontaner, traumatischer oder nach Operationen einsetzender, Früh- oder Spätblutungen im Mund, Rachen und Kehlkopf ist oft nicht mit rein chirurgischem Vorgehen allein zu erzielen. Es bedarf daher einer besonderen Erörterung aller hierfür in Frage kommenden Maßnahmen. Die Gefahr der Blutaspiration erheischt hier ein besonders gründliches und schnelles Eingreifen.

Bisweilen wird nach Versagen aller geläufigen Methoden die Situation an die Geistesgegenwart und Erfindungsgabe des Arztes besonders hohe Anforderungen stellen. Es ist nicht Aufgabe der folgenden Darstellung alle, insbesondere alle chirurgischen Methoden eingehend zu erörtern, vielmehr soll hier nur auf die allgemeinen Gesichtspunkte abgehoben werden und das für den Laryngo-Rhinologen Wesentliche in den Vordergrund gestellt werden. Die allgemein chirurgischen Maßnahmen werden als bekannt und in ihrer Technik geläufig vorausgesetzt. Die Blutstillung nach speziellen, typischen Operationen soll der Darstellung der Operation selbst angegliedert werden.

Bei spontanen Blutungen ist jeweils neben der unmittelbaren Aufgabe der momentanen Sistierung der Blutung die Bekämpfung des zugrunde liegenden Leidens — es handelt sich zumeist um Erkrankungen des Zirkulationsapparates oder der Niere, hin und wieder wohl auch um Stoffwechselstörungen — ins Auge zu fassen. Traumatisch entstandene Blutungen zwingen neben der Blutstillung jeweils auch die Bedürfnisse der Wundversorgung, etwaiger Frakturen usw., zu berücksichtigen.

Die Blutung kann arteriell, venös oder kapillär, bzw. parenchymatös sein. Die zur Blutstillung zur Verfügung stehenden Methoden zerfallen in rein chirurgische (Ligatur, Umstechungen des Gefäßes, Unterbindung des Stammgefäßes, Tamponade, Galvanokaustik), Anwendung von lokal-chemisch wirkenden Agentien und interne Applikation von gerinnungssteigernden, blutdruckherabsetzenden usw. Präparaten. Dazu ist neuerdings noch eine Bestrahlungsmethode hinzugekommen.

Handelt es sich um eine arterielle Blutung, so wird in der Regel diese nur durch Ligatur des Gefäßes, oder wenn sich das als unmöglich erweisen sollte, durch Unterbindung des nächsten erreichbaren Stammgefäßes stillen lassen. Es muß dabei unter Umständen bis zur Unterbindung der Arteria carotis externa, deren Verzweigungsgebiet ja fast ausschließlich in Betracht kommt, gegangen werden. Nur in Notfällen darf bei arterieller Blutung zur Tamponade geschritten werden, da sie in der Regel, wenn überhaupt nur vorübergehend die Blutung zum Stehen bringt. Die Ligatur des Gefäßes erfolgt, nachdem dieses zuvor mit einer Arterienklemme irgendwelchen Systems gefaßt ist, oder aber vermittels einer Umstechung, die am sichersten das Abgleiten der Ligatur verhindert.

Die Tamponade tritt da in ihre Rechte, wo nicht ein einzelnes Gefäß blutet, dieses nicht auffindbar ist, oder aber der Ort der Blutung (Nasenrachenraum usw.) direktes Zugreifen mit Instrumenten erschwert. Kahler hat zur Tamponade Taninjodoformgaze empfohlen. Kofler rät seh · zur Verwendung von Noviformgaze. Überall da, wo direkter Zugang möglich ist, wird ein, den Raumverhältnissen entsprechender Tampon aus Taninjodoformgaze, gegebenenfalls beladen mit einem lokal blutstillend wirkenden Mittel aufgedrückt. Der Tampon wird nötigenfalls für längere Zeit an Ort und Stelle fixiert. Für kürzere Zeit geschieht das durch Anpressen auf manuellem Wege, bei längerer Dauer durch besondere Instrumente. Am bekanntesten und häufigsten angewendet sind die Kompressorien von Mikulizo und Marschik. Wesentlich ist bei ihrer Anwendung, deren Darstellung im einzelnen nicht hierher gehört, die reichliche Anwendung von Jodoformtanningaze zur Bedeckung der die blutende Stelle komprimierenden Pelotte. Wichtig ist auch bei längerer Anwendung der Schutz, der unter der Gegendruckpelotte liegenden äußeren Haut, da sonst leicht Hautnekrose mit häßlicher Narbenbildung zustande kommen kann. Es gilt das besonders für den Unterkieferwinkel. Diese Kompressorien dienen zwar in erster Linie der Blutstillung nach Tonsillektomie, doch können sie auch anderweitig Verwendung finden. Ich habe einmal mit dem MIKULICZschen Kompressorium eine sehr heftige Nachblutung nach Entfernung einer großen Atheromzyste des Mundbodens dadurch zum Stehen gebracht, daß ich die eine Pelotte auf den Mundboden, die andere unter das Kinn legte.

Blutungen des Nasenrachenraums werden in der bekannten Weise nach der BELLOCQschen Methode tamponiert. An Stelle des Bellocqröhrchens mit der Uhrfeder kann man auch einen Gummischlauch, einen Nelatonkatheter oder dgl. verwenden. Der Tampon, für eine Hälfte des Nasenrachenraums, soll die Größe des Endgliedes des Daumens des betreffenden Individuums haben. Die Fixierung des Tampons erfolgt durch Festbinden über einen vor den gleichseitigen Naseneingang gelegten Gazebausch. Vordere Nasentamponade ist als Ergänzung meist nicht zu vermeiden. Über ihre Technik vergleiche an anderer Stelle. Vielfach ist für den Nasenrachenraum, besonders für Blutung am Rachendach, die der Bellocqtampon nicht stillte, die Anwendung von Gummischwamm- und Gummiblasentamponade empfohlen worden, so von VOLTOHINI, A. MEYER, PÖLLHOFER, SAMENGO u. a. Die Gummiblasen werden in leerem Zustande eingeführt, dann aufgeblasen. SAMENGO bezeichnet seinen Apparat als „Naso-pharynxpneumokompressor". Die Einführung erfolgt vom Munde aus, ähnlich wie bei dem BELLOCQschen Verfahren. Dem Schutz des Gaumensegels, am besten durch Vorziehen desselben mittels der dahinter geschobenen Finger, ist besondere Beachtung zu schenken.

Bei Blutungen des *Larynx* und seiner unmittelbaren Umgebung kann oft auf die Einführung der Tamponkanüle, die eine Tracheotomie voraussetzt, nicht verzichtet werden. Die Tamponkanülen nach HAHN, TRENDELENBURG usw. dichten, sofern sie gut funktionieren, was allerdings bei längerer Zeit unbenützt gebliebenen Instrumenten oft nicht der Fall ist, die Trachea sofort gut ab, so daß die größte Gefahr, die der Aspiration, damit beseitigt ist. Man kann dann in Ruhe den Ort der Blutungen feststellen und entsprechend behandeln, was allerdings im Larynx und Kehlkopf-Rachen eine Anästhesierung in der Regel voraussetzt. Diese Anästhesierung wird zweckmäßigerweise von vornherein unter Zusatz anämisierender Mittel durchgeführt. Ist die Blutung nicht so heftig und die blutende Stelle sichtbar, so kann man sie mit einem mit Tanninjodoformgaze versehenen Stieltupfer komprimieren, natürlich unter Spiegelkontrolle. Ist die blutende Stelle nicht erkennbar, so kann man, bevor man sich zur Tracheotomie entschließt, oder aber, um diese in größerer Ruhe vornehmen zu können, ein SCHRÖTTERsches Hartgummibougie mit Gaze umwickeln und den Larynx intubierend eine Tamponade versuchen. Bei direkter Besichtigung und in Schwebelaryngoskopie verwendet man ein Tubus- oder Vorschieberohr. Zur Blutstillung während Eingriffen in Schwebelaryngoskopie hat KAHLER eine gerade, der TRENDELENBURGschen nachgeahmte Tamponkanüle angegeben, die in den Larynx direkt eingeführt wird, also keine Tracheo- bzw. Laryngotomie bedingt. Die Kanüle trägt eine wulstige Verdickung mittels deren sie auf den Stimmbändern ruht. Über der Kanüle, gegebenenfalls über dem Tubusrohr wird tamponiert. Liegt der Patient schon in Schwebe, so kann eine Umstechung oder die Anlegung der BLUMENFELDschen Klammern versucht werden. Vorläufig zum Stehen gebrachte oder anderweitig nicht zu beherrschende Blutungen versucht man mit dem Galvanokauter — Metall- oder Porzellanbrenner — zum

Versiegen zu bringen. Bei sehr heftiger Blutung ist das Vorgehen allerdings
nicht besonders aussichtsreich, dagegen eignet sich die Galvanokaustik (siehe
S. 261) sehr dazu, eine vorläufig gestillte Blutung endgültig zum Stehen zu
bringen. Es ist dabei darauf zu achten, daß der Brenner nicht zu stark
erhitzt wird und daß er andererseits in noch glühendem Zustande abgehoben
wird. Schaltet man den Strom aus, bevor der Brenner von dem Gewebe
entfernt ist, so haftet er, reißt Gewebe und Thrombus mit, die Blutung
beginnt von neuem, unter Umständen heftiger als zuvor, denn die Hitze hat
in der Umgebung eine Hyperämie hervorgerufen.

Besteht keine Aspirationsgefahr, oder ist sie durch die erwähnten Maßnahmen vorläufig gebannt, so sucht man durch lokalwirkende Mittel die Blutung
zu stillen. Verwendung finden anämisierende, oder koagulationsbefördernde
Medikamente. Ätzende Agentien, insbesondere das Eisenchlorid, sind zu vermeiden. Als anämisierendes Mittel verwendet man vor allem das Adrenalin,
das man auch hier mit dem Cocain kombiniert, da die dadurch entstehende
Anästhesie für weitere Maßnahmen (Galvanokaustik usw.) erwünscht, bzw.
geboten ist.

Man preßt einen kleinen, mit Cocain-Adrenalinlösung getränkten, aber nicht
triefenden Tupfer gegen die blutende Stelle. Sehr heftige Blutung schwemmt
allerdings das Mittel sofort weg, so daß es gar nicht zur Wirkung gelangen
kann.

Große Bedeutung für die Blutstillung hat in neuerer Zeit das von KOCHER
und FONIO angegebene Koagulen gewonnen. Es wird in $10^0/_0$iger steriler Lösung
aus einer Spritze in kräftigem Strahl gegen die blutende Stelle gerichtet und
führt meist zu einer, die Blutung bald unterbrechenden intensiven Thrombenbildung. Es sind über das Präparat fast nur günstige Ergebnisse bekannt geworden, so von HOTZ, P. TH. L. KAN, LASAGNA, H. RIEDL, BERGGREN, ST.
GLABITZ, E. BENTH, H. OBERMÜLLER, A. SAG und vielen anderen.

Über die prophylaktische und intravenöse Anwendung des Koagulen ist
später noch einiges zu sagen. Auch das Clauden, ein Lungenextrakt, wirkt
sowohl in Aufschwemmung, als in Pulverform lokal blutstillend. KAFEMANN
bezeichnet es sogar als ideales Hämostaticum, sofern keine arterielle Blutung
vorliegt.

Alle diese Präparate, Adrenalin, ebenso wie Koagulen und Clauden können
auch injiziert werden. Nach J. WEINSTEIN kürzt das Adrenalin in kleinen
Dosen, intravenös gegeben, die Gerinnungszeit des Blutes um die Hälfte bis ein
Drittel. Clauden in Aufschwemmung (ein Originalröhrchen in 10 ccm physiologischer Kochsalzlösung) intramuskulär wirkt ausgezeichnet blutstillend, wie
ich mich selbst wiederholt überzeugen konnte. Auch das Koagulen eignet sich
sowohl zur Applikation per os, als zur Injektion in 1- bis $10^0/_0$iger steriler Lösung.
Es kann steril in Ampullen längere Zeit aufbewahrt werden, oder aber man
stellt sich die Lösung durch wiederholtes kurz dauerndes Aufkochen selbst
frisch her.

Prophylaktisch vor Operationen, die erfahrungsgemäß mit starken Blutungen
einhergehen (Adenofibrome des Nasenrachenraums usw.) ist das Koagulen
besonders geeignet. Bei der intravenösen Anwendung ist allerdings gewisse
Vorsicht am Platze. Man injiziert eine $1^0/_0$ige Lösung (nach FONIO zunächst
20 ccm). Dabei ist es besonders wichtig, daß man sehr langsam, nicht mehr als
1 ccm pro Minute, injiziert. Der Patient muß dabei genauestens beobachtet
werden. Wird die intravenöse Injektion schlecht ertragen — wir selbst sahen
einmal eine schwere allerdings rasch vorübergehende Cyanose — so unterbricht
man sie und gibt den Rest des Koagulen in $5-10^0/_0$iger Lösung intramuskulär
oder subcutan.

Auch dem Emetin wird eine stark blutstillende Wirkung zugeschrieben, wobei freilich die Art der Wirkung noch strittig ist. WEINSTEIN stellt fest, daß eine Blutdruckherabsetzung nicht stattfindet, eine Auffassung, die auf Grund experimenteller Untersuchungen auch von PLUMIÉR-CLERMONT geteilt wird. Andererseits wird man sich unter der Angabe WEINSTEINS, daß das Emetin „die Capillaren verschließe" nur schwer etwas Positives vorstellen können. FLANDIN empfiehlt 4 cg salzsaures Emetin subcutan auch bei Larynxblutungen.

Von DENKER wird das durch CITELLI als blutstillendes Mittel empfohlene Pituitrin sehr befürwortet. CITELLI gibt innerhalb 24 Stunden bis zu 3 ccm subcutan oder intramuskulär. Auch 1 ccm kann schon genügen, wenn es $\frac{1}{4}$ Stunde vor der Operation injiziert wird. DENKER gibt eine halbe Stunde vor dem Eingriff 0,5—1,0 ccm subcutan. Die Untersuchungen von H. KAHN und L. E. GORDON ergaben, daß das Pituitrin die Gerinnungszeit des Blutes stark herabsetzt und dadurch Blutungen vermindert. Die Wirkung auf den Blutdruck bei Kindern ist eine schwankende. JAMES DONELAN ist dagegen nicht geneigt, das Pituitrin dem Adrenalin vorzuziehen, er hält es für weniger zuverlässig.

Von ALFRED F. HESS wird das Thromboplastin, ein aus Ochsenhirn hergestelltes Präparat als Hämostaticum empfohlen.

Die Anwendung von normalem Pferdeserum, bzw. von artfremden Serum überhaupt, wird zur Blutstillung vielfach (MAX GOLDSTEIN, ERWIN COLB, E. B. GLEASON u. a.) dringend angeraten, sie hat sich auch uns selbst bewährt und stellt nach KAHLER ein wichtiges Hämostaticum dar.

Auch größere Gaben von Calciumsalzen (Calzan usw.) scheinen eine günstige Wirkung auf Blutungen auszuüben. Von LAUFFS wird Uteramin-Zyma (Chloralhydratlösung des Paraoxypheniläthylamins) lokal oder subcutan empfohlen. Zur Stillung von in anderer Weise nicht zu beherrschenden Blutungen hat endlich ALEXANDER (Frankfurt) nach dem Vorgang von STEPHAN die Röntgentiefenbestrahlung der Milz angeraten. Eigene Erfahrungen über die Wirkungsweise und vor allem über mögliche Folgen stehen mir zur Zeit noch nicht zu Gebote. Das Verfahren ist von vielen Seiten anerkannt und auch als prophylaktische Maßnahme empfohlen worden. Eine eingehende Darstellung, die hier Raummangels wegen nicht gegeben werden kann, habe ich im Handbuch der Röntgentherapie, MANN-BORUTTAU-P. KRAUSE (Verlag Werner Klinkhardt, Leipzig), geboten.

Zur Bekämpfung der Folgeerscheinungen profuser Blutungen stehen die bekannten Mittel der Kochsalzinfusion (Normosal) und Bluttransfusion zur Verfügung.

Bei letzterer, die nur unter den nächsten Blutverwandten ratsam ist, ist eine genaue Prüfung des serologischen Verhaltens von Spender und Empfänger erforderlich, da sich Vater und Mutter, bzw. Kinder und Eltern oder Geschwister untereinander bezüglich der Hämolyse usw. sehr verschieden verhalten können. So konnte in einem von UCHERMANN mitgeteilten Falle auf serologischem Wege der Vater im Gegensatz zur Mutter als der geeignetere Blutspender ermittelt werden.

Anwendung verschiedener Formen von Elektrizität.

Die zu Heilzwecken verwendete Elektrizität mußte früher, wo nur wenige große Städte über Elektrizitätswerke und ein die Stadt umfassendes Netz verfügten, an Ort und Stelle erzeugt, oder doch mindestens in gespeicherter Form vorrätig gehalten werden. Zur Erzeugung des elektrischen Stromes bediente man sich verschiedener Formen von Elementen unter denen die Trockenelemente, der bequemen Handhabung wegen, vor allem viel gebraucht wurden. Die Trockenelemente konnten auch unter starker Reduktion von Gewicht und Umfang zum Transport und zur Verwendung außerhalb der Wohnung des Arztes bereit gestellt werden. Die Speicherung erfolgte in Akkumulatoren, deren Verwendung allerdings ein Elektrizitätswerk, in dem sie neugefüllt werden konnten, zur Voraussetzung hatte. Heute wird die elektrische Kraft wohl fast ausnahmslos den auch an kleinen Orten vorhandenen Lichtleitungen entnommen und in Transformatoren und Rheostaten in die jeweils erforderliche Form gebracht, bzw. auf die notwendige Spannung (etwa 30—40 Volt) und Stromstärke reduziert. Solche als Panto- oder Multostate bezeichnete Apparate besitzen in der Regel Vorrichtungen, sowohl zur Endoskopie als solche zur Galvanokaustik, Elektrolyse, Faradisation und Galvanisation. Die Umformung des Stromes wird bei einem Teil dieser Apparate durch einen eingebauten Elektromotor besorgt.

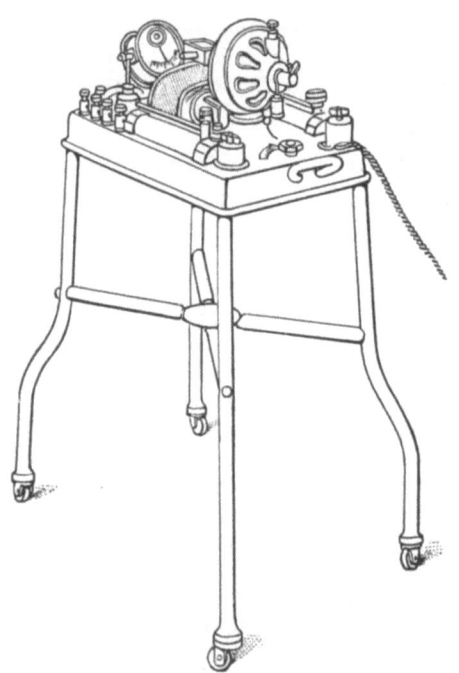

Abb. 30.   Multostat (Elektrotype Caustik).

Um Wechselstrom in Gleichstrom zu transformieren, bedient man sich eines durch den Wechselstrom betriebenen Gleichstromdynamos.

1. Faradisation und Galvanisation.

Die Anwendung des faradischen oder galvanischen Stromes dient in Mund, Rachen und Kehlkopf im wesentlichen der Beeinflussung kinetischer Störungen, in erster Linie organisch bedingter, aber auch solcher auf psychogen-funktioneller Basis, daneben auch der Behandlung von Sensibilitätstörungen. Der Strom kann von außen — percutan — oder von innen — endopharyngeal, bzw. endolaryngeal — zur Wirkung gebracht werden. Bei der percutanen Applikation, die fast ausschließlich für den hierfür ja besonders günstig gelegenen Kehlkopf in Frage kommt, werden die Elektroden meist auf die Schildknorpelplatte aufgesetzt. Zur percutanen Anwendung des galvanischen oder faradischen Stromes hat B. Fraenkel eine Doppelelektrode angegeben, deren Pole gegeneinander verstellbar sind, so daß sie verschieden großen Kehlköpfen und der Einstellung auf verschiedene Punkte angepaßt werden können. Zu beachten ist, daß die Haut und die ja bekanntlich entweder mit Leinwand oder Leder überzogenen Elektroden angefeuchtet werden müssen, da sonst der Widerstand der äußeren Haut zu groß ist. Andererseits bewirkt die Anfeuchtung der Haut und die Einwirkung des Stromes eine allmähliche Herabminderung des Hautwiderstandes, so daß der Strom, der die Haut durchdringt, an Stärke langsam zunimmt. Es muß deshalb durch Vorschaltung weiteren Widerstandes am Rheostaten die zugeführte Strommenge sukzessive herabgemindert werden.

Rein phonetischen Zwecken dienen die ebenfalls percutan wirkenden, bipolaren Kehlkopfelektroden von Katzenstein, Gutzmann und Flatau. Letztere haben ebenso wie Malgutin Apparate konstruiert, die neben der Anwendung des galvanischen und faradischen Stroms die Applikation von Vibrationen erlauben. Die nähere Beschreibung der Apparate und ihrer Anwendungsform ist bei den einschlägigen phonetischen Kapiteln nachzusehen. Die bei der percutanen Methode verwandten Stromstärken betragen etwa 2—5 Milliampere. Höhere Stromstärken sind nur in besonderen Fällen, etwa bei der Behandlung von hysterischen Stimmstörungen (15 und mehr Milliampere) angezeigt. Die Zahl der Unterbrechungen bei der Faradisation schwankt zwischen 100 und 3000. Zahlreiche Unterbrechungen eignen sich besonders zur Behandlung von Sensibilitätsstörungen, vor allem solchen bei der Hysterie, wenige Unterbrechungen mehr für die kinetischen Störungen.

Zur endo-pharyngealen oder endolaryngealen Anwendung des elektrischen Stromes bedient man sich gerader (direkte) oder entsprechend abgebogener (indirekte Laryngoskopie) unipolarer Elektroden. Die abgebogene Larynxelektrode gleicht einer Larynxsonde, sie trägt an dem meist aus Holz hergestellten Griff neben den Klemmschrauben für die Zuleitungsdrähte einen meist gefederten Kontakt und an der Spitze einen Metallknopf oder aber eine Drahtschlinge, die der Aufnahme eines auswechselbaren Wattebausches dient. Die Stromstärke ist wiederum, abgesehen von gewissen Ausnahmen, wie manchen Fällen funktioneller Aphonie der Empfindlichkeit des Patienten anzupassen, zum mindesten im Anfang sehr niedrig zu wählen. Die zweite Elektrode wird außen am Halse oder aber an einer entfernten Körperstelle angesetzt. Sie wird gegebenenfalls vom Patienten selbst gehalten. Der Einfachheit halber verwendet man die Larynxelektrode, die als solche unentbehrlich ist, auch für die Stromapplikation im Mund und Rachen. Es sind zwar besondere Elektroden für Gaumen, Zunge usw. angegeben

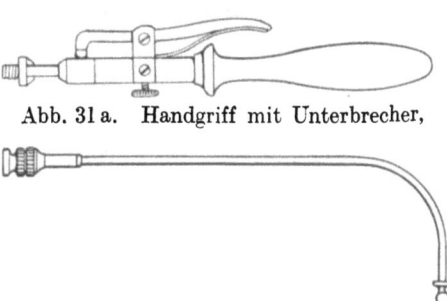

Abb. 31 a. Handgriff mit Unterbrecher,

Abb. 31 b. Kehlkopfelektrode (Knopf).

worden, doch sind sie durchaus entbehrlich. Neben zentral bedingten kommen im Mund und Rachen vor allem die postdiphtherischen Gaumensegel- und Schlundlähmungen in Betracht. Man wendet für sie vor allem den faradischen Strom an und nur, wenn die Erregbarkeit der Muskeln für diesen erloschen ist, den konstanten Strom, den man häufig unterbricht, um Schließungs- und Öffnungswirkungen zu erzielen.

Der elektrische Strom vermag indessen nicht nur bei Lähmungen die Neuromuskulärfunktion anzuregen, er ist auch imstande, die krankhaft gesteigerte Erregbarkeit von Muskeln und Nerv herabzusetzen und findet deshalb auch für gewisse Erkrankungen, wie Laryngospasmen (Laryngismus stridulus, funktioneller Stimmritzenkrampf usw.) therapeutische Verwendung.

Endlich lassen sich auch Sensibilitätsstörungen, und zwar sowohl Hypästhesien, als ganz besonders Hyperästhesien und Neuralgien durch den elektrischen Strom günstig beeinflussen.

2. Galvanokaustik.

Beim Durchfluß des elektrischen Stromes durch einen metallischen Leiter erwärmt sich dieser, und zwar um so intensiver, je größer der Widerstand ist, den er dem Strome bietet. Der Widerstand ist desto größer, je geringer die

Leitungsfähigkeit des betreffenden Metalles und je geringer ceteris paribus der Querschnitt des Leiters ist. Verwendet man also einen Draht aus einem Metall, das relativ schlecht leitet und wählt einen geringen Querschnitt, d. h. also einen sehr dünnen Draht, so gelingt es leicht, den Draht so zu erhitzen, daß er glüht. Platin und Neusilber sind Metalle von verhältnismäßig geringer Leitungsfähigkeit. Auch das Eisen steht dem Platin darin nicht wesentlich nach. Die Stromstärke, die zur Erzielung der nötigen Erhitzung eines Brenners dient, beträgt etwa 10—15 Ampère. Die Galvanokaustik findet Anwendung zu oberflächlichen oder tiefen Verschorfungen, bzw. Zerstörung von entzünd-lichen oder echten Neubildungen in Form verschiedenartiger Brenner und außer-dem als sog. galvanokaustische Schneideschlinge, die in analoger Weise, wie die kalte Schlinge gehandhabt wird und meist zur Abtragung von Tumoren dient, wobei die Erhitzung der Schlinge in erster Linie auf eine gleichzeitige Blutstillung abzielt. Zu Brennern verwendet man auch heute noch das Platin, während zur gal-vanokaustischen Schlinge in der Regel Eisendraht, und zwar nach dem Vorschlage von Voltolini gebraucht wird. Am besten eignen sich Klaviersaiten. Das Eisen hat, wie bereits erwähnt, eine nur wenig größere Leitungsfähigkeit für den Strom als das Platin. Weingärtner hat an Stelle der Platinbrenner während des Krieges solche aus Nickel empfohlen, die etwa nur den vierten Teil kosten. Die Brenner weisen, je nach der Art ihrer Verwendung und

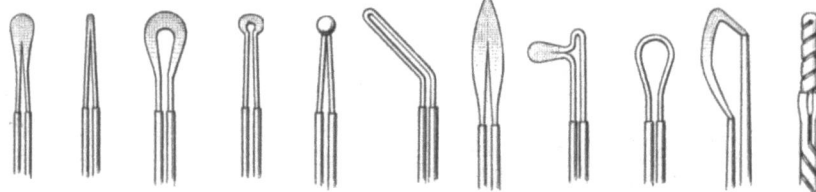

Abb. 32. Typen der galvanokaustischen Brenner.

dem damit angestrebten Zwecke verschiedene Formen auf. Die einfachste Form besteht in einer länglichen schmalen Schlinge. Der Spitzbrenner ist ähnlich, nur länger und am vorderen Ende spitzenartig verschmälert. Der Kugelbrenner trägt am Ende der Platinschlinge eine kleine kugelartige Ver-dickung. Daneben finden spatelartig verbreiterte und andere Formen Ver-wendung. Zum Teil sind die Brenner so eingerichtet, daß nur ein bestimmter Abschnitt glüht, der entweder der Spitze oder einem Seitenteile entspricht, gerade, konkav oder konvex gestaltet ist. Wichtig ist, daß die nahe bei-einander verlaufenden Drähte der Platinschlinge sich nirgends berühren. Will man dem Brenner eine größere Fläche geben, so läßt man den Platindraht spiralig um einen zylindrischen, oben abgerundeten Porzellankern verlaufen, der dann durch den glühenden Platindraht miterhitzt wird. Die Enden des Platinbrenners, der selbst in der Regel nur eine Länge von 1—2 cm aufweist, werden meist durch Silberverlötung mit den kupfernen, gut isolierten Zuleitungs-drähten verbunden. Die Isolierung der Zuleitungsdrähte erfolgt durch Um-spinnung mit Seide, durch Gutapercha, verschiedenartige Firnisse und dergl.

Die Isolierung stellt insofern ein schwieriges Problem dar, als die isolierenden Materialien meist eine ausreichende Sterilisation nicht ertragen. Die Sterilisie-rung der Brenner ist aber unerläßlich, da sie bei dem Larynxbrennen z. B. mit der Schleimhaut des Rachens und der Zunge in Berührung kommen und sich mit allen möglichen Sekreten beschmutzen können. Auskochbar sind nur die von Fränkel angegebenen Brenner. Die anderen müssen sorgfältig mechanisch gereinigt werden und je nach Art der isolierenden Medien mit heißem Wasser, Alkohol, Sublimat usw. abgewaschen werden. Das Ende der Zuleitungsdrähte bleibt frei von Isolierung und soll einen Abstand von $^1/_2$—1 cm haben, um das Einsetzen in entsprechende Vorrichtungen der Handgriffe zu ermöglichen. Das Einsetzen erfolgt in der Regel durch Klemmschrauben.

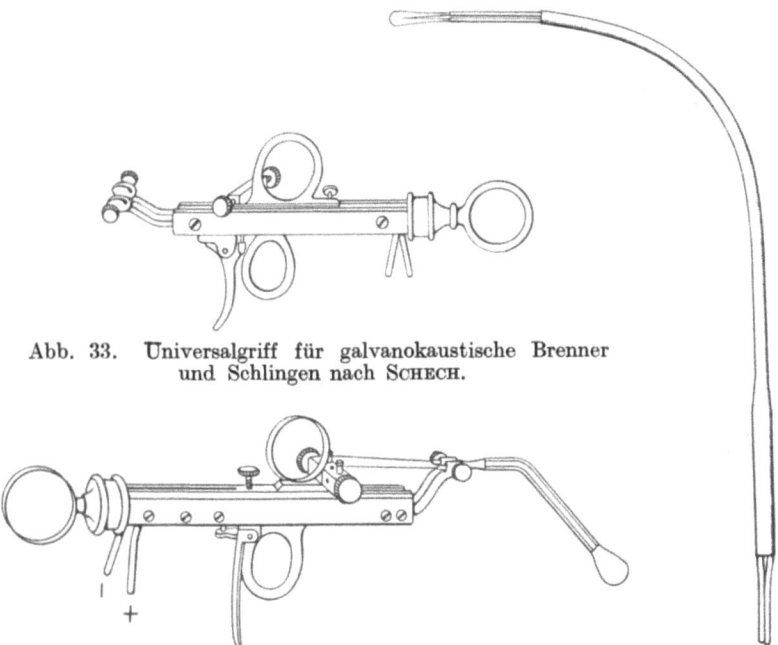

Abb. 33.   Universalgriff für galvanokaustische Brenner
und Schlingen nach Schech.

Abb. 34.   Universalhandgriff für Brenner und   Abb. 35. Galvanokaustischer
Schlingen zur Galvanokaustik nach Moritz Schmidt.   Brenner für den Larynx.

Der Handgriff enthält die gut isolierte elektrische Zuleitung mit einem Kontakt, der während des Eingriffs ein promptes Ein- und Ausschalten ermöglicht. Der Griff selbst muß leicht und handlich sein und soll die feineren Bewegungen der Hand nicht beeinträchtigen. Solcher Handgriffe sind eine größere

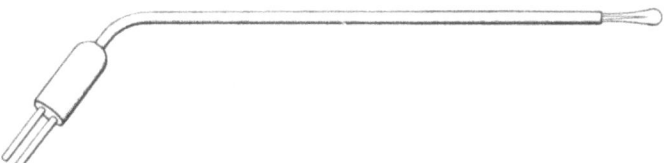

Abb. 36.   Aseptischer Brenner zur Galvanokaustik nach Fränkel.

Anzahl konstruiert worden, so von Voltonini, Schech, Moritz Schmidt, Gottstein, Kuttner, Killian u. a. Die neueren sog. Universalgriffe enthalten jeweils, neben der Vorrichtung zum Aufschrauben des Brenners noch eine solche zur Anbringung der galvanokaustischen Schlingen. Für die Schlingen verwendet man meist isolierte Doppelröhren, durch die der Draht gezogen wird. Zur Herstellung dieser Röhren ist gutes Material und sorgfältige Arbeit erforderlich, da sonst leicht durch Kurzschluß das Instrument unbrauchbar wird. Sie sollen aus

Kupferblech — nicht Neusilber, Messing oder dgl. — sein und durch Ziehen, nicht durch Löten hergestellt werden. Neusilberröhren erhitzen sich leicht. Das Lumen soll 1—2 mm betragen, jedenfalls das des Drahtes übertreffen, damit dieser anstandslos passieren kann, leicht einzuziehen ist, und vor allem beim Operieren spielend in der Röhre gleitet, da sonst jedes feinere Gefühl verloren geht. Der Isolierung der distalen Enden der Röhren ist besondere Aufmerksamkeit zu schenken, vor allem ist auch darauf zu achten, daß die Schlingen vollkommen schließen, da sie sonst im Gewebe hängen bleiben können.

Das Zusammenziehen der Schlinge erfolgt dadurch, daß die Handgriffe Schlitten tragen, die auf dem Griff gleitend, zurück gegen das hintere Ende, dessen Ring mit dem Daumen gefaßt ist, gezogen werden können. Eine solche Schlittenvorrichtung tragen auch die Universalgriffe. Werden diese nicht für Schlingen, sondern für die Brenner verwandt, so wird der Schlitten durch eine Schraube festgestellt. Der Kontakt hat in den neueren Griffen die Form des Auslösers an Pistolen und ist in der Regel durch den vierten Finger bedient, während der Daumen den Ring am Ende des Griffes, der zweite und dritte Finger die an dem Schlitten befestigten Ringe faßt.

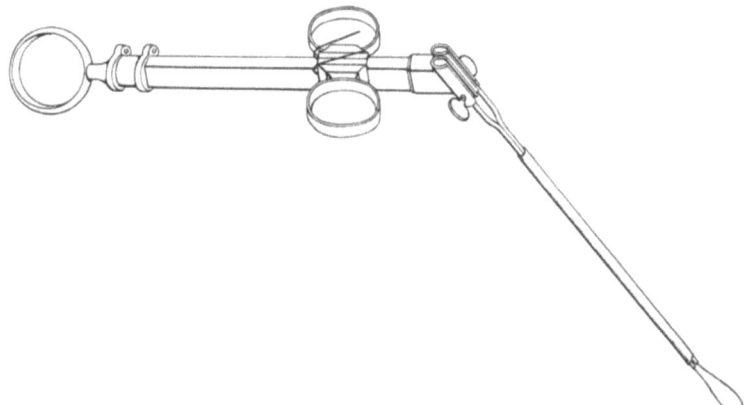

Abb. 37.   Universalgriff für Brenner und Schlingen zur Galvanokaustik nach Killian.

Die Brenner müssen zur Anwendung im Kehlkopf entweder für die indirekte Laryngoskopie eine entsprechende Krümmung, und zwar eine variable besitzen, oder aber für direkte und Schwebelaryngoskopie etwa 20 cm lang sein. Einen kleinen Brenner hat neuerdings Genzzi empfohlen.

Die Indikation zur Anwendung der Galvanokaustik hat sich nach anfänglichen gewaltigen Übertreibungen heute wieder erheblich eingeschränkt. Immerhin ist auch heute noch die Bewertung der Methode eine durchaus verschiedene. Besonders wird die galvanokaustische Schlinge vielfach für entbehrlich gehalten und ist es wohl in den meisten Fällen tatsächlich auch. Nach eigener Auffassung stellt die Galvanokaustik, sofern die Indikation präzis gestellt wird, eine ausgezeichnete lokaltherapeutische Maßnahme dar. Die galvanokaustische Glühschlinge findet zur Abtragung, vor allem größerer Tumoren und besonders dann, wenn stärkere Blutungen bei der Entfernung des Tumors zu erwarten sind, Anwendung. Zur Blutstillung ist der Kauter, wie schon anderenorts erwähnt, in rotglühendem Zustande sehr gut verwendbar, aber nur eben im Zustande der Rot- nicht der Weißglut, was ausdrücklich betont sei.

Von gelegentlichen anderweitigen Anwendungen, wie etwa der Behandlung der Posticusstenose nach Kofler, abgesehen, findet die Galvanokaustik heute vorwiegend zur Behandlung der Tuberkulose im Rachen und besonders im Larynx Verwendung. Hier sind die Erfolge, zumal bei Anwendung des sog. Tiefenstiches, der zuerst durch L. v. SCHRÖTTER angewandt und dann besonders von GRÜN-WALD empfohlen wurde, sehr gute. Zum Tiefenstich, der bei tunlichster Schonung der Oberfläche und Vermeidung der Ulceration das kranke Gewebe in der Tiefe treffen soll, wird der Spitzbrenner kalt eingestoßen, und dann erst, wenn er, je nach dem Umfange des Infiltrates oberflächlicher oder tiefer im Gewebe steckt, zum Glühen gebracht. Im Interesse einer möglichst geringfügigen reaktiven Schwellung wird bei dieser Anwendung der Brenner stets zur Weißglut erhitzt. Dabei ist zu bedenken, daß durch die Gewebssäfte und deren Verdampfung dem Brenner sehr viel Wärme entzogen wird und er infolgedessen im Gewebe selbst niemals so intensiv glüht, wie außerhalb. Bei der Entfernung des Brenners darf nicht gewartet werden, bis er vollkommen erkaltet ist, da er sonst am Gewebe festhaftet und einen Teil mitreißen würde, wobei gerade das entstünde, was man durch den Tiefenstich vermeiden will, nämlich ein großer Substanzverlust, ein Defekt, eine Ulzeration. Man verfährt am besten so, daß man nach Beendigung der Kaustik, deren Dauer etwa 2—8 Sekunden beträgt, den Brenner ausschaltet und dann für einen kurzen Augenblick ihn wieder zum Glühen bringt. Dann löst er sich und läßt sich leicht entfernen. Die Entfernung geschieht am besten in noch glühendem Zustande.

Zur Bekämpfung der reaktiven Schwellung, die auch bei größter Vorsicht nicht immer sicher vermieden werden kann, betupft man die gebrannte Stelle mit Trichloressigsäure. Man kann auch Orthoform anwenden, das adstringierend, gegebenenfalls im Sinne von SPIESS entzündungshemmend wirkt.

Histologische Untersuchungen über die Wirkung der Kaustik, speziell des Tiefenstiches, hat ALBRECHT angestellt und gefunden, daß sich die Wirkung nicht auf die unmittelbar durch die Hitze bedingte Koagulationsnekrose und deren Reichweite, d. h. also nicht auf die unmittelbare Umgebung des Stichkanals beschränkt, daß die zellenschädigende Wirkung nicht nur eine in gewissem Sinne elektive ist, sondern daß die Kaustik vor allem auch einen weit in die Umgebung reichenden Anreiz zur Bildung von hyalinem Bindegewebe darstellt.

Neben dem Tiefenstich findet vor allem zur Verschorfung von oberflächlichen Ulzerationen auch die Oberflächenkaustik Anwendung. Ein besonders radikales Verfahren in dieser Richtung ist von SIEBENMANN empfohlen worden, der durch Preßluft die Rauchentwicklung bekämpft und tunlichst in einer Sitzung alle krankhaften Gewebe zerstört. SIEBENMANN hat auch zum Schutze des gesunden Gewebes bei der Kaustik ein besonderes Instrument angegeben, das vor allem die gesunde Stimmlippe beiseite drängt.

3. Elektrolyse.

In physikalisch-chemischer Hinsicht¹ versteht man unter Elektrolyse die Tatsache, daß Flüssigkeiten beim Durchgange des elektrischen Stromes zersetzt werden. Ein ähnlicher Vorgang findet auch statt, wenn ein konstanter Strom lebendes Gewebe durchdringt. Es kommt dabei zu Gewebsschädigungen verschiedenen Grades. Der Grad der Einwirkung auf das Gewebe ist abhängig von der Spannung des elektrischen Stromes. Wesentlich für den Effekt der Elektrolyse ist der Umfang der Elektrode. Bei breiter Elektrode ist die elektrolytische Wirkung nur ganz minimal, praktisch bedeutungslos. Es werden daher da, wo eine elektrolytische Wirkung erstrebt wird, Nadelelektroden, und zwar entweder nur für einen, oder aber für beide Pole verwendet. Der positive Pol wird als Anode, der negative als Kathode bezeichnet. An der Anode kommt es zu einer Koagulation, an der Kathode zur Verflüssigung des Gewebes. An beiden Elektroden bilden sich Gasbläschen, und zwar an der Anode Sauerstoff, an der Kathode Wasserstoff. Die Reaktion an der Anode ist sauer, an der Kathode alkalisch. Die für die Elektrolyse in Frage kommende Stromintensität beträgt durchschnittlich 50 Milliampère. Verwendet man nur eine Elektrode zur Elektrolyse, so spricht man von unipolarer, werden beide Pole gebraucht, von bipolarer Anwendung. Zu unipolarer Verwendung bedient man sich als zweiter Elektrode einer sog. passiven Elektrode, die etwa in Form einer Manschette an den Oberarm oder als breite Flächenelektrode auf Brust oder Rücken aufgesetzt wird, jedenfalls in ziemlicher Entfernung zur Anwendung gelangt. Bei bipolarer Anwendung bestehen beide Elektroden aus Nadeln, die aber zumeist in einem Griff vereinigt, gut isoliert, dicht nebeneinander liegen. Die Nadeln

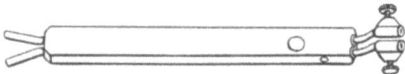

Abb. 38.　Handgriff für Doppelnadeln mit Unterbrecher zur Elektrolyse.

selbst müssen aus Edelmetall, Gold oder Platin, besser aus dem härteren Platiniridium hergestellt sein. Die elektrolytischen Doppelnadeln, wie sie von Voltonini, Heryng u. a. angegeben sind, gleichen sehr in der Art der Herstellung und Isolierung den galvanokaustischen Brennern. Zur unipolaren Elektrolyse kann man auch einen galvanokaustischen Spitzbrenner verwenden. Für die Elektroden wird, wie gesagt in der Regel die einfache Nadelform verwandt, doch sind die Nadeln bisweilen bajonettförmig abgebogen. Zu mehr oberflächlicher Einwirkung verwendet man die sog. Steigbügelelektroden nach Kafemann. Zur unipolaren Verwendung bedient man sich vor allem der wirksameren Kathode.

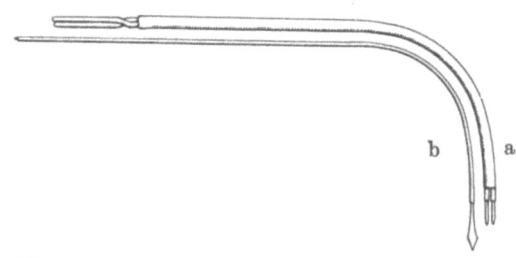

Abb. 39.　a Doppelpunktiernadel zur Elektrolyse im Kehlkopf. b Nadel mit lanzettförmiger Spitze zur Elektrolyse im Kehlkopf.

Man sticht die Nadel, bzw. die Nadeln in das Gewebe ein, und schaltet den Strom erst wenn die Nadel fest im Gewebe sitzt, ein, und läßt ihn langsam anschwellen, d. h. man schleicht sich ein, während die Stromintensität am Galvanometer dauernd kontrolliert wird. Das gleiche Verfahren wird auch bei der Entnahme der Nadeln beobachtet, die erst dann entfernt werden, wenn der Strom ausgesetzt hat.

Trotz lokaler Anästhesie bleibt die Elektrolyse immer schmerzhaft. Zudem stellt sie an die Geduld des Arztes und des Patienten außerordentlich hohe Anforderungen, da stets viele und langdauernde Sitzungen, die für den Patienten sehr quälend sein können, erforderlich sind.

Praktisch findet die Elektrolyse zur Zerstörung inoperabler, besonders maligner Tumoren, oder aber solcher, die bei scharfer Entfernung zu profusen Blutungen erfahrungsgemäß Anlaß geben, teleangiektatischer Geschwülste, wie sie im Gaumen, und so weiter vorkommen, Angiome usw. Anwendung. Früher wurde auch die Larynxtuberkulose mit Elektrolyse behandelt, doch ist dies Verfahren heute durch andere verdrängt.

Die Anode wirkt blutstillend, da unter ihrem Einfluß das Blut gerinnt.

Endlich dient die Elektrolyse der Epilation, da wo die behaarten Hautpartien, Bart, Kopfhaut usw. zu plastischen Zwecken Verwendung finden sollen, an

Stellen, an denen die Haare lästig fallen, etwa bei Ersatz eines Teils der Mundschleimhaut durch äußere Haut, oder bei Oesophagusplastik nach Larynxtotalexstirpation. Die Epilation erfolgt mit unipolarer Elektrolyse. Einen Handgriff mit Unterbrecher hat BEHREND angegeben. Die elektrolytische Epilation
wirkt durch Zerstörung der Haarzwiebel als Dauerepilation.

4. Röntgenbestrahlung.

Die Röntgentherapie wie die Strahlentherapie überhaupt der oberen Luftwege findet ihre Besprechung an anderer Stelle.

5. Fulguration.

Zur Erzeugung der sog. Fulguration dienen hochgespannte Hochfrequenzströme. Die Fulguration ist in gewissem Sinne eine Abart der Diathermie,
bei der die Elektroden nicht fest auf die Haut aufgesetzt werden, sondern
bei der der elektrische Funke, bzw. das Funkenbüschel als wirksames Agens
benützt wird.

STREBEL hat 1904 über die Anwendung hochgespannter Hochfrequenzströme bei Krebs, Lupus usw. Versuche angestellt. Im gleichen Jahr hat
B. FRÄNKEL im Charitéverein über experimentelle Untersuchungen über die
Einwirkung des elektrischen Funkens auf Bakterien, sowohl als auch auf tuberkulöse Krankheitsherde berichtet. Durch v. KEATING-HART wurde 1906 die
Anwendung hochfrequenter Ströme unter der Bezeichnung „Sideration" emp-
fohlen. Der Name Fulguration stammt von FOCCI. Zur Erzeugung hoch-
frequenter Ströme bedient man sich eines Funkeninduktors, wie er sonst für
Röntgenapparate Verwendung findet. Vom Induktor wird der Strom einem
Kondensor mit Solenoid und regulierbarer Funkenstrecke zugeleitet, von da
gelangt er in einen Oudinschen Resonator, d. h. eine Spirale aus Kupferdraht.
Ein Schleifkontakt gestattet hier wie bei den D'Arsonval-Apparaten eine
Regulierung der Funkenstrecke. Vom oberen Pol der Spirale geht der Strom
zur Elektrode. Diese besteht aus einem in einen Hartgummigriff eingelassenen
Metalldraht. Über den vorderen, freien Teil des Drahtes steckt man eine Hart-
gummihülse, um die Funken in die gewünschte Richtung zu bringen und eine
entsprechende Funkenlänge zu erzielen.

Es kommt leicht zum Überspringen des Funkens auf den die Elektrode
Haltenden, weshalb ein tunlichster Schutz durch gute Abdeckung erstrebt
werden muß. Zur Anwendung gelangen bei der praktischen Fulguration Funkenbüschel von mehreren Zentimetern Länge. Die Wirkung der Fulguration besteht zunächst rein äußerlich in Ef ekten, die durchaus denen der Verbrennung
gleichen. Es kommt zur Blasenbildung und bei intensiverer Anwendung zur
Bildung von Brandschorfen. Werden größere Hautbezirke der Fulguration
nur so kurz ausgesetzt, daß Blasenbildung nicht auftritt, so beobachtet man
zunächst kurz dauernde Anämie, der dann eine lange anhaltende Hyperämie
folgt. Um die Verbrennungserscheinung am Gewebe zu vermindern, kann
man während der Fulguration komprimierte Luft- oder Kohlensäure über das
befunkte Gebiet schicken, und zwar am einfachsten durch die Hartgummi-
hülse selbst hindurch.

Neben den Erscheinungen der Verbrennung bewirkt aber die Fulguration,
wie schon STREBEL und B. FRÄNKEL erwähnen, eine molekuläre Zertrümmerung
der Zellen, sowie eine durch den hohen Gehalt an ultravioletten Strahlen bedingte
Lichtwirkung (EICHBORN, FRAENKEL).

Histologische Untersuchungen haben gezeigt, daß die Schädigungen vor
allem die erkrankten Zellen, insbesondere Tumorzellen treffen, während das

bindegewebige Stroma kaum beeinträchtigt wird. Hierfür spricht vor allem das schnelle Granulieren und Heilen der Wundflächen. Die Tiefenwirkung der Fulguration ist nicht groß, sie überschreitet nach v. Eichborn 1 cm nicht. Bei großen Tumoren muß deshalb der Tumor erst nach Möglichkeit abgetragen werden und der Fulguration dann die Zerstörung der Reste überlassen werden. Die Fulguration ist sehr schmerzhaft und kann deshalb nur in Narkose vorgenommen werden, bei der Äther, der Entzündungsgefahr durch die Funken wegen vermieden werden muß.

6. Diathermie.

Man versteht unter Diathermie die Erzeugung von Wärme innerhalb des Organismus auf dem Wege der Durchleitung von Hochfrequenzströmen mit sehr hoher Schwingungszahl. Die Wärme wird demnach also nicht von außen zugeführt, sondern im Organ selbst erzeugt, das dem durchlaufenden Strome Widerstand bietet und dadurch erhitzt wird. Dabei kann die Wärme an jeder gewünschten Stelle in beliebiger Tiefe und in dosierbarer Menge hervorgerufen werden. Die Tatsache der Wärmeerzeugung im Körper durch Hochfrequenz hat schon der Ingenieur Tesla erkannt und zu Heilzwecken empfohlen. Möglicherweise hat er auch schon die Tiefenwirkung vermutet. Der Physiologe D'Arsonval hat die wärmeerzeugende Wirkung hochfrequenter Ströme systematisch auf das medizinische Gebiet übertragen. Die Tatsache der Wärmetiefenwirkung der Hochfrequenzströme ist zum ersten Male von v. Zeyneck eindeutig hervorgehoben worden. In klinischer Hinsicht haben, unabhängig voneinander v. Berndt im Zusammenhang mit v. Zeyneck und Nagelschmidt ohne Kenntnis der Veröffentlichung des letzteren die Thermopenetration methodisch ausgebildet.

Die rein technische Seite der Erzeugung von Hochfrequenzströmen baut sich auf dem Prinzip der oszilatorischen Entladung der Hertzschen Funkenstrecke, die ja auch die Basis für die drahtlose Telegraphie usw. bildet, auf.

Der gewöhnliche Wechselstrom der Licht- und Kraftleitung, der zwischen 40 und 100 Perioden hat, wird unter Heranziehung von Induktoren, Kondensatoren und Resonatoren in den Diathermieapparaten in hochfrequente Wechselströme umgewandelt, wobei es wesentlich erscheint, die erforderliche Hochspannung so relativ niedrig als möglich zu halten. Hat die Lichtleitung Gleichstrom, so muß dieser erst in Wechselstrom verwandelt werden (1-Ankerumformer). Nach diesem Prinzip konstruiert ist sowohl der Siemenssche Diathermieapparat, als auch die Kombination des Diathermieapparates mit einem Röntgenapparat nach den Angaben von Nagelschmidt.

Andere Apparate, wie der der Firma *Lorenz* bedienen sich zur Erzeugung der Hochfrequenzschwingungen nicht der oszillierenden Funkenstrecken, sondern der Poulsenschen Lampe (Lichtbogen).

Der Diathermieapparat von Reinigger, Gebbert und Schall weist ein besonderes Verfahren zur Kühlung eben dieses Lichtbogens auf. Durch Zusatz einiger Tropfen Spiritus, der im Lichtbogen verbrannt wird, wird eine kühlende Wasserstoffatmosphäre erzeugt.

Die Anwendung der Diathermie zu therapeutischen Zwecken erfolgt entweder unter Anwendung des *Solenoids*, eines, den Patienten ganz oder teilweise umgebenden Drahtgitters, oder aber sog. Kondensatorbetten, wie solche u. a. von Schittenhelm und Nagelschmidt angegeben sind. Endlich durch Kondensatorelektroden, die aus evakuiertem, mit Graphit gefüllten Glasröhren oder aus Hartgummischalen, die im inneren einen metallischen Belag haben, bestehen. Man unterscheidet zwei Hauptformen der Anwendung der Diathermie, einmal die der leichten Durchwärmung der Gewebe, bis zur sog. Toleranzgrenze, andererseits die der chirurgischen Anwendung mit Steigerung der Temperatur bis zur Zerstörung des Gewebes durch Koagulation. Für die Schleimhaut sind Temperaturen bis 45° als eben noch erträglich anzusehen. Zur chirurgischen Zwecken sind Apparate erforderlich, die bei einer Spannung von 200 Volt an den Klemmen 3—4 Ampère liefern. Wieviel davon zur Anwendung gebracht wird, hängt wesentlich vom Umfange des zu zerstörenden Krankheitsherdes ab. Durch die Verwendung einer differenten und einer indifferenten Elektrode kann man die koagulierende Wirkung auf die unmittelbare Umgebung der Elektrode beschränken. Als indifferente Elektrode dient ein Metalltisch oder wenigstens ein Stuhl mit Metallsitz, auf dem der Patient entblößt liegt oder sitzt. Als wesentlich ist dabei die tunlichste Flächenausdehnung und breite Berührung des Körpers mit dieser indifferenten Elektrode anzusehen. Als differente dient eine kleine stempelförmige Elektrode. Die Tiefenwirkung ist abhängig vom ausgeübten Druck, der Größe der Elektrode und der Dauer der Einwirkung.

Die Diathermie ist vielfach zum Ersatz der chirurgischen und galvanokaustischen Behandlung des Lupus und der Tuberkulose der oberen Luft- und Speisewege herangezogen worden. Es wurden ihr Vorteile, wie geringe Schwellung, besonders günstige Gewebsreaktion usw. nachgerühmt. Wir haben selbst vor dem Kriege gemeinsam mit der Hautklinik eine zeitlang die Behandlung speziell des Schleimhautlupus zur Durchführung gebracht, irgendwelche nennenswerten Vorteile aber nicht feststellen können. Die Verwendung der Diathermie zum Tiefenstich scheiterte lange am Mangel geeigneter Elektroden. Diese sind nun neuerdings von A. HOFVENDAHL konstruiert worden. Es wird über günstige Ergebnisse berichtet. Bisher ist das Verfahren von anderer Seite anscheinend noch nicht nachgeprüft, jedenfalls ist nichts darüber bekannt geworden. Es ist, ebenso wie bei der Elektrolyse sehr schwer für die Diathermie eine ausreichende Anästhesie zu erzielen. Auch ist Funkenbildung nicht immer mit Sicherheit zu vermeiden.

Im übrigen findet die Diathermie vor allem in England, Schweden und Amerika zur Behandlung maligner Tumoren Verwendung, worüber zahlreiche Mitteilungen vorliegen (cf. Arbeit von G. HOLMGREN).

CALDERIN empfiehlt die Diathermiekoagulation bei postoperativen Synechien der Nase, wobei sie als Methode der Wahl zu gelten habe; ferner bei blutenden Geschwülsten des Naseseptum und bei Tumoren des Nasenrachenraumes. Für Carcinom und Tuberkulose des Larynx, ebenso wie für Hypertrophie der Tonsillen, bei gleichzeitigem Bestehen allgemeiner, toxischer bzw. infektiöser Erscheinungen ist nach CALDERIN die Diathermiekoagulation nicht geeignet, es sei denn, daß jedes chirurgische Vorgehen unmöglich wäre.

In ähnlichem Sinne äußert sich LARRU. SAMENGO stellt die Indikation für die Anwendung der Diathermie noch weiter. Die Elektroden weisen bei seinem Vorgehen je nach Bedarf Nadel, Messer, Schlingen- usw. Formen auf. Im Gegensatz zu CALDERIN empfiehlt HOFVENDAHL neuerdings die Diathermie zur Behandlung chronischer Tonsillitis. Und zwar wendet sie eine durch sie modifizierte chirurgische Diathermiemethode an mit abgekürztem, auf eine Sitzung beschränktem Verfahren.

7. Massage.

In zwei Formen findet die Massage Anwendung. Einmal mit Hilfe von wattearmierten Sonden, gegebenenfalls unter Zusatz von Medikamenten direkt auf die erkrankte Schleimhaut, oder aber von außen mit Hilfe eines früher zum Teil mit der Hand oder dem Fuß, heute wohl ausschließlich elektrisch betriebenen Massage- bzw. Vibrationsapparates. Es darf indessen heute wohl

behauptet werden, daß insbesondere die manuell ausgeübte Massage, zumal da
wo noch Medikamente verwandt werden, nichts anderes ist und nichts anderes
erreicht als besonders ausgiebige Pinselungen mit eben diesen Medikamenten.

Aber auch der äußeren, speziell auch durch Elektromotoren betriebenen
Erschütterungsmassage kommt außer einer suggestiven kaum eine über die
Zirkulationsanregung (Blut und Lymphe) hinausgehende Bedeutung zu. Nur
die bei Besprechung der Faradisation und Galvanisation bereits erwähnten
kombinierten Apparate, die neben dem konstanten und faradischen Strom
Vibrationen erzeugen und zur Anwendung bringen, bedeuten für die Behandlung
der Stimmstörungen ein wichtiges Hilfsmittel.

8. Stauungsbehandlung.

Nach Bier bedeutet die durch Stauung hervorgerufene Verlangsamung
des Blutstromes eine Verbesserung der Wirksamkeit der im Blute kreisenden
Heilfaktoren (Leucozyten, Serum usw.). Nach seiner Auffassung kommen diese
bei passiver Hyperämie mehr zur Geltung als bei der mit starker Strom-
beschleunigung einhergehenden arteriellen Blutfülle.

An Kopf und Hals, also auch im Rachen, Mund und Larynx wird die Stauung
in der Regel durch eine elastische Binde herbeigeführt, die möglichst tief unter
dem Kehlkopf angelegt wird. Nach Henle besteht sie aus einem hohlen Gummischlauch, der aufgeblasen werden kann. Auf diese Weise ist es möglich, den Grad
der Stauung zu variieren und den angewendeten Druck gegebenenfalls mano-
metrisch zu messen.

Die Stauung wird soweit getrieben, daß das Gesicht ein leicht cyanotisches
Aussehen gewinnt. Anfangs staut man weniger stark und kürzer, um dem
Patienten zu ermöglichen, sich erst an die subjektiv unangenehmen Erscheinungen
zu gewöhnen. Dann aber wird die Stauung über den größeren Teil des Tages
und der Nacht ausgedehnt und nur allmählich mit zunehmender Heilung zeitlich vermindert.

Die Haut leidet besonders bei stärkerer Schweißabsonderung bisweilen erheblich unter dem langdauernden Bindendruck und ist deshalb sorgfältig zu beobachten und zu pflegen, da Druckerscheinungen an ihr zum Aussetzen der Behandlung zwingen. Um ein Abgleiten der Binde nach oben zu vermeiden, ist sie von
Grabower mit Achselbändern versehen worden. Neben der Bindenstauung
findet auch die Stauung durch Saugapparate Verwendung. Solche sind von
Prym, Pollyak u. a. in der Form von schröpfkopfähnlichen Saugbläsern,
in denen die Luft durch angesetzte, dickwandige Gummiballons verdünnt
wird, angegeben worden. Beim Aufsetzen auf die äußere Haut wird der Rand
des Glases gut eingefettet. Neben der günstigen Wirkung auf die entzündlichen
Vorgänge im Sinne von Bier, bewirkt die Stauung nach beiden Verfahren
(Binde- und Saugapparat) eine erhebliche Schmerzstillung). Diese ist besonders
zur Behandlung der Dysphagie bei Larynxtuberkulose herangezogen worden.
Sie bewährt sich z. B. auch bei peritonsillären Abscessen, die noch nicht zur
Incision reif sind, wenn man die Saugglocke außen, etwas unterhalb des Kiefer-
winkels ansetzt und etwa $^3/_4$ Stunden liegen läßt.

Unter der Bezeichnung „Thermo-Bier" wendet Siems die Stauung kombiniert mit Wärme an, indem er als Staubinde eine Kautschukröhre verwendet
und in dieser Luft von 50^0 C zirkulieren läßt.

9. Paraffininjektion.

Die von Corning, Gersuny und Delangre inaugurierten Paraffininjektionen
haben für die Rhino-Laryngologie eine erhebliche Bedeutung erlangt. Im Bereich des Mundes, Rachens und Kehlkopfes sind es vorwiegend zwei Erkrankungs-

gruppen, zu deren Ausgleich die Paraffinplastik praktische Verwendung findet, einerseits die Defektbildung und Insuffizienz, bzw. Lähmung des Gaumensegels, andererseits die Folgezustände der Rekurrenslähmung bei Kadaverstellung und Stimmbandatrophie.

Obwohl sich bei der Verwendung von Vaseline und Weichparaffin (Schmelzpunkt 42 bis 43° C) sehr bald eine Reihe bedenklicher Folgeerscheinungen, Embolie, Amaurose, Phlebitis usw. zeigten, die sehr zur Vorsicht mahnten, scheiterte die Verwendung von Paraffin mit höherem Schmelzpunkt zunächst an der technischen Schwierigkeit, hartes Paraffin zu injizieren. STEIN gebührt das Verdienst, als erster eine Spritze konstruiert zu haben, mit der es möglich war, durch ein Schraubengewinde den Spritzenstempel durch Drehbewegung mit so großer Kraft zu bewegen, daß das Paraffin auch in hartem und kalten Zustande durch die Injektionskanüle hindurch-

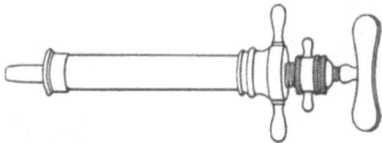

Abb. 40.   Paraffinspritze nach STEIN.

gepreßt werden konnte. Das neueste Modell der STEINschen Spritze zeigt den Kolben sogar in einer doppelten Schraubenführung. Das Paraffin wird flüssig in den Spritzenbehälter eingefüllt, die Injektion dann aber erst nach Erkalten vorgenommen. Für die in Pharynx und Larynx in Betracht kommenden Injektionen wird allerdings zumeist nicht die STEINsche, sondern eine später von BRÜNINGS konstruierte, der MAHUschen Pistolenspritze nachgeahmte Paraffininjektionsspritze, und zwar sowohl bei direkter, als bei indirekter Laryngo- bzw. Pharyngoskopie angewandt.

Die früher drohenden Gefahren, Embolie, Phlebitis usw. sind heute durch die Verwendung von Hartparaffin so gut wie sicher beseitigt. Eine Intoxikationsmög-

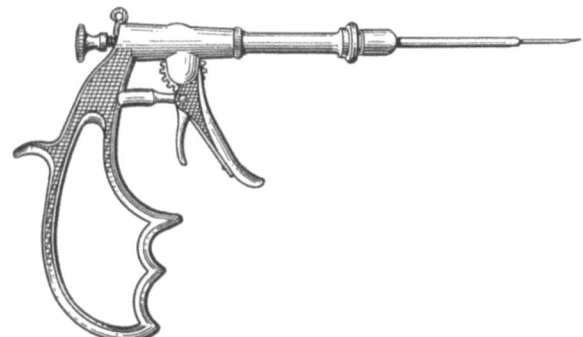

Abb. 41.   Paraffinspritze nach MAHU.

lichkeit kann bei der Verwendung chemisch absolut reinen Materials als ausgeschlossen betrachtet werden. Auch eine Verbrennung kommt bei der Verwendung kalten Paraffins (die ECKSTEINsche Methode hat wenig Anhänger gefunden) nicht mehr in Frage. Paraffinome, id est tumorartige Bildungen, wie sie bei Injektionen unter die Haut gesehen wurden, sind, soweit ich feststellen konnte, im Pharynx und Larynx nicht beobachtet.

Bleibt die Gefahr der Gewebszertrümmerung durch Platzen der Schleimhaut bei zu reichlicher Injektion. Nach STEIN ist die Injektion von mehr als 2 ccm an eine Stelle in einer Sitzung als Kunstfehler anzusehen. In Larynx und Pharynx wird man in der Regel noch erheblich unter dieser Menge bleiben müssen. Bei angemessener Vorsicht läßt sich die Sprengung der Schleimhaut immer vermeiden.

Selbstverständlich darf nur sorgfältig sterilisiertes Paraffin Verwendung finden, da sonst die Injektionsgefahr sehr groß ist. Es läßt sich diese bei dünner Schleimhaut ohnehin nicht immer mit Sicherheit vermeiden, da ein Einwandern der Bakterien durch die durch die Injektion stets vorübergehend in ihrer Ernährung geschädigte Schleimhaut immerhin im Bereich der Möglichkeit liegt.

Über Art und Grad der Resorption des Paraffins sind die Ansichten geteilt. Im allgemeinen gilt Paraffin vom Schmelzpunkt 41° C und mehr als nicht mehr resorbierbar, doch nimmt Kirchner darin einen anderen Standpunkt ein. Nach seiner Auffassung kann jedes Paraffin resorbiert werden.

Paraffininjektionen in den Pharynx kommen da in Frage, wo ein ungenügender Schluß des Gaumensegels bei der Phonation zu nasaler Sprache Anlaß gibt. Neumann hat dafür die Injektion von Paraffin in die Pharynxhinterwand empfohlen. Stein hält diese Form der Injektion nicht für zweckmäßig. Einmal besteht nach seiner Ansicht die Gefahr der Infektion, dann aber auch die des ungewollten Verschlusses des Osteum pharyngeum tubae auditivae. Stein zieht es vor, in das Gaumensegel zu injizieren. Um das unfreiwillige Durchstechen des Gaumensegels zu vermeiden, versieht er seine Kanülen mit einer kleinen, in bestimmten Abstand von der Spitze festsitzenden Platte, die ein tieferes Einstechen unmöglich macht. Er empfiehlt für diese Injektionen Paraffin von mäßiger Härte, etwa 45—48° Schmelzpunkt. Fröschels hat nach dem Vorgang Neumanns die Injektion zum Teil auch in die Pharynxhinterwand gemacht.

Bei geringfügigen Defektbildungen des harten Gaumens, wie sie vor allem nach unvollkommen gelungener plastischer Korrektur der Gaumenspalten bisweilen verbleiben, kann man die Öffnung durch Paraffininjektion in die Schleimhaut des Defektrandes verkleinern, bzw. auch ganz verschließen (Stein). Es empfiehlt sich hierzu besonders hartes Paraffin zu verwenden.

Paraffininjektion bei Rekurrenslähmungen.

Der Gedanke, die durch Entspannung und Atrophie bedingte Exkavation des Stimmbandes bei der kompletten Rekurrenslähmung durch Paraffininjektion auszugleichen, stammt von Brünings. Für diesen Zweck hat Brünings die oben bereits erwähnte Spritze konstruiert. Eine Modifikation dieser Spritze, die das Injektionsparaffin mit einem Mantel flüssigen Paraffins umgibt, wodurch die Temperatur längere Zeit konstant erhalten werden kann, stammt von Benjamins. Die Injektion erfolgt nach Brünings, meist in direkter, seltener in indirekter Laryngoskopie, am besten vom gegenüberliegenden Mundwinkel aus, derart, daß vom Stimmbandrand leicht nach außen gestochen wird, wodurch ein Durchstechen des Stimmbandes vermeidbar ist. In der ersten Sitzung werden an drei Stellen, vornen, in der Mitte und hinten am Stimmband kleine Depots angelegt, deren Zwischenräume dann in einer zweiten Sitzung, nach etwa 8 Tagen, ausgefüllt werden. Die Menge des angewandten Paraffin beträgt $^1/_3$—$^3/_4$ ccm.

Eine besondere Nachbehandlung ist nicht erforderlich. In der ersten Zeit ist Stimmschonung empfehlenswert. Später werden systematische Übungen vorgenommen.

Über günstige Ergebnisse mit der Methode haben außer Brünings berichtet Neumann, Wagener, Hofer, Otto Mayer (Wien) u. a. Eigene Erfahrungen waren ebenfalls sehr zufriedenstellend. Schädigungen irgendwelcher Art sind nicht bekannt geworden.

Bedenken äußerte unter Zitierung der Befunde von Kirschner, der noch nach Jahren üble Folgen der Paraffininjektion sah, Hölscher. Auch Katzen-

STEIN spricht sich in diesem Sinne aus. Indessen sind solche bis heute nicht von anderen Laryngologen beobachtet worden.

Leichte reaktive Schwellungen, die bisweilen beobachtet werden, gehen immer rasch zurück, durch allmählichen, spontanen Ausgleich kleiner Unebenheiten und die Konsolidierung der Paraffindepots verbessern sich unter der Übungstherapie die phonetischen Ergebnisse noch erheblich.

Von SEIFFERT ist die *percutane* Paraffininjektion in das gelähmte und deformierte Stimmband vorgeschlagen worden. Die Injektion erfolgt durch die Membrana cricothyreoidea hindurch nach vorheriger Infiltrationsanästhesie mit Novocain. Eingestochen wird einige Millimeter neben der Medianlinie am unteren Rand des Schildknorpels, dann geht man durch das Ligamentum conicum hindurch, wobei die Spitze der Kanüle schräg nach außen, oben und hinten vorgeschoben wird. Die Kontrolle erfolgt auf dem Wege der indirekten Laryngoskopie. Für Defektausfüllung in der vorderen Kommissur empfiehlt SEIFFERT eine gekrümmte Kanüle.

Die Einführung der Nadel von außen ist, wie ich mich überzeugte, nicht so ganz einfach, denn die Ausführung ist unsicherer als beim Einstich von oben ins Stimmband. Gelingt es aber, die Nadelspitze sicher in das Stimmband zu bringen, so hat man den Vorteil, daß das Gesichtsfeld bei der kontrollierenden indirekten Laryngoskopie vollkommen frei ist. Die Nachprüfung des noch wenig verbreiteten Verfahrens ist empfehlenswert. Ob es imstande sein wird, die BRÜNINGsche Methode zu ersetzen, steht dahin.

10. Intubation des Kehlkopfes.

Man versteht darunter die Einführung von Hohlröhren in den Kehlkopf zur Bekämpfung von Stenosen. In der Regel handelt es sich um akut auftretende Stenosen durch erhebliche Schwellungen, Membran- und Borkenbildung u. dgl. Das Verfahren der Intubation geht in der Hauptsache auf den amerikanischen Arzt O'DWYER zurück, dem es gelang, die ursprünglich von BOUDUT angegebene Methode zur Anerkennung zu bringen. Sie wird auch vor allem in Amerika geübt. Zur Verwendung kommen nach O'DWYER Metallröhren von $4\frac{1}{2}$—$6\frac{1}{2}$ cm Länge und 0,3—0,6 cm Durchmesser. Der Querschnitt ist elliptisch, der Längsdurchmesser beträgt das doppelte des Querdurchmessers. Der obere Abschnitt der Röhre zeigt eine Erweiterung, die dem Kehlkopfeingang entspricht und das Hineingleiten des Tubus in die Luftröhre verhindert. Unterhalb der Erweiterung findet sich eine enge Partie, die für die Stimmritze bestimmt ist. Die Rohre sind aus Metall, Hartgummi oder Celluloid und tragen eine Öse, in die ein Seidenfaden angeknüpft werden kann. Zur Einführung muß das untere offene Ende einen gut passenden Obturator haben, der Schleimhautverletzungen verhindert. Ein besonderes Instrument, der Intubator, dient der Einführung des Tubus. Der Intubator trägt eine Vorrichtung, die den eingeführten Tubus abstößt.

Die Einführung wird — es handelt sich zumeist um Kinder — ohne Narkose und Anästhesie in der Weise vorgenommen, daß dem durch eine Hilfsperson gut festgehaltenen Kinde zunächst eine Mundsperre angelegt wird. Dann geht man mit dem Zeigefinger der linken Hand über Zungengrund und Epiglottis und führt nun mit der anderen Hand den durch den Intubator gefaßten Tubus unter Kontrolle des Zeigefingers der linken Hand in die Glottis ein. Das Gelingen zeigt sich durch Husten und Freiwerden der Atmung. Das obere Ende ruht dann auf den Taschenfalten, während das untere bis in die Nähe der Bifurkation in die Trachea hineinragt. Das ursprüngliche O'DWYERsche Instrumentarium ist sehr vielfach modifiziert worden, besonders auch im Hinblick auf die großen

Schluckbeschwerden, die der obere Tubusansatz, der „Kopf", bedingt, und der häufig künstliche Ernährung notwendig macht. So hat sich u. a. A. Hoadley bemüht, den Tubus tiefer zu setzen, so daß die Schluckbehinderung geringer wurde.

Der Seidenfaden kann liegen bleiben oder abgeschnitten werden. Wird er beibehalten, so zieht man ihm am besten zwischen zwei Zähnen des Oberkiefers hindurch, um das Durchbeißen zu verhindern. Fixiert wird er auf der Wange mit Heftpflaster. Gegebenenfalls kann er auch mit Hilfe eines Bellocq-Röhrchens zur Nase herausgeleitet werden. Der Tubus soll das erste Mal nicht länger als 24—30 Stunden liegen bleiben. Die Anschauungen gehen darüber allerdings erheblich auseinander. O'Dwyer und viele andere haben den Tubus länger liegen lassen. Im allgemeinen herrscht aber doch die Meinung vor, daß ein längeres Liegenbleiben als höchstens 30—32 Stunden gefährlich sei. Nach Entfernung des ersten Tubus soll man die weiteren Intubationen, die sich oft nicht vermeiden lassen, so lange als möglich hinausschieben.

Zur Extubation dient entweder der Seidenfaden oder ein besonderes Instrument — der Extubator — das den Tubus vom Lumen aus faßt. Die Extubation kann schwierig sein, oft muß man sich dabei doch der Anästhesierung bedienen. Gelegentlich gelingt die Entfernung des Tubus auch, wenn man den Kopf des Kindes nach unten hängen läßt und nun die Röhre durch streichende Bewegung aus der Trachea herausdrängt.

Neben dieser O'Dwyerschen Intubation existiert das Verfahren von Schroetter, der den sog. Katheterismus zur Methode erhob. Der Kehlkopfkatheterismus erfolgt in der Regel unter Spiegelkontrolle, seltener unter Leitung des Fingers mit entsprechend abgebogenen Hartgummiröhren von verschiedener Dicke (Schroettersche Larynxbougie). Die Bougie sind, entsprechend der verschiedenen Größe der Kehlköpfe und der verschieden engen in Frage kommenden Stenosen in einem Satze von wachsendem Umfange notwendig. Die Bougie ist am Griffende rund, im laryngealen Teil, entsprechend der Glottis, dreieckig. Das Kehlkopfende hat zwei seitliche und eine gegen die Trachea zugekehrte Öffnung. Das Verfahren ist im Gegensatz zu dem O'Dwyerschen das vorzüglich der Bekämpfung akuter Stenosen dient, vor allem zur Behandlung chronischer Stenosenbildung geeignet. Die Behandlung mit den Schroetterschen Bougies muß, auch dann, wenn die gewünschte Weite erzielt ist, lange fortgesetzt werden, da alle Stenosen eine außerordentliche Neigung zu Schrumpfung bekunden. Die Einführung erfolgt zum ersten Male zweckmäßig nach vorheriger leichter Cocainisierung des Larynx, später ohne Anästhesie. Manche Patienten, keineswegs aber alle, lernen es mit der Zeit, sich die Schroettersche Bougie selbst einzuführen.

Die O'Dwyersche Intubation steht in Konkurrenz mit der Tracheotomie; der Katheterismus des Larynx mit der von der Trachealfistel aus durchgeführten Dilatationsbehandlung mit Bolzenkanüle oder dgl. Einzelheiten siehe bei der Stenosenbehandlung.

Unzweifelhaft hat die Intubation für akute Stenosen, bei denen angenommen werden kann, daß sie in wenigen Tagen zurückgehen werden, wie das bei den croupösen Erkrankungen in der Regel der Fall ist, ihre großen Vorzüge vor der Tracheotomie, die eine blutige, wesentlich eingreifendere Operation darstellt und ihrerseits, zumal, wenn sie in der Eile nicht einwandfrei technisch durchgeführt wird, oft recht böse Folgen (Chondromalacie, Knorpelnekrose, Verletzungen des Ringknorpels usw.) hat.

Die Intubation hat aber auch ihre Nachteile. Der Tubus kann verstopft werden und muß dann schleunigst entfernt werden, was nicht so einfach ist, wie das Wechseln des Einsatzes der Trachealkanüle. Der Tubus kann ausgehustet

werden und muß dann von neuem eingeführt werden, wodurch leicht Reizerscheinungen an Kehlkopf und Trachea bedingt werden. Der größte Nachteil
liegt aber in der Gefahr des Decubitalgeschwüres und seiner üblen Folgeerscheinungen (Narbenbildung an den Stimmbändern, Stenose usw.). Das Decubitalgeschwür liegt entweder in der Subglottis oder in der Trachea, 3 cm unterhalb
der Stimmbänder.

Zur Unterstützung und Vereinfachung dringlicher Tracheotomie kann die
Intubation und speziell der Katheterismus des Larynx mit Vorteil herangezogen
werden.

Die schon oben erwähnten Schluckbeschwerden führen bei intubierten
Kindern leicht zum Verschlucken und zur Entstehung von Schluckpneumonien.
Die Möglichkeit der Verstopfung und des Aushustens des Tubus bedingt Aufnahme in die Klinik, oder aber dauernde ärztliche Überwachung.

Zur Vermeidung von Decubitus hat O'DWYER selbst die Tuben aus Ebonit
hergestellt.

J. v. BOKAY empfiehlt Bronzetuben mit blankem Hals und stärkerer subglottischer Wölbung. Den Halsteil überzieht er mit einer Schicht Gelatine,
in die pulverisiertes Alaun eingepreßt wird. Diesem Vorschlag schließt sich
MALET an, der ebenfalls den Tubus mit Alaun-Gelatine bestreicht und die
Gelatine überdies mit Stärke trocknet und imprägniert. Auch damit wird man
freilich den Decubitus nicht immer vermeiden können.

Es werden also der Intubation im allgemeinen die leichteren Fälle, die voraussichtlich in wenigen Tagen zur Ausheilung und Extubation kommen, vorbehalten bleiben, während bei den schwereren Fällen die untere Tracheotomie,
gegebenenfalls über dem eingeführten Tubus indiziert ist. Auch die Fälle,
die nach anfänglich leichtem Verlauf nicht nach wenigen Tagen extubiert werden,
sollten so bald als möglich tracheotomiert werden.

Prinzipielle Kontraindikationen gegen die Intubation sind Verlegung des
Nasenrachenraumes bei Kindern, Schwellung des Larynxeinganges, die das
Tubusende nicht freilassen würden.

11. Eingriffe an Luftröhre und Bronchien.

Für die Trachea, wenigstens für ihren oberen Abschnitt, sind Eingriffe
auch auf indirektem Wege möglich. Vorgehen und Instrumente entsprechen
den für den Larynx beschriebenen. Es bedarf lediglich einer Verlängerung
des den Ansatz (Pinzette, Messer usw.) tragenden Instrumententeiles. Mittlere
und tiefere Regionen der Luftröhre sowie die Bronchien sind in der Regel nur
mit Hilfe direkter Methoden erreichbar. Das Verfahren entspricht dabei den
diagnostischen Methoden.

Die örtliche Anästhesie und Areflexie des Kehlkopfes genügt in der Hauptsache auch für Eingriffe in der Trachea. Allerdings muß der subglottische
Raum gut anästhesiert sein. Das ist sowohl auf dem Wege der Oberflächenanästhesie als mit Hilfe einer Leitungsanästhesie der Nn. laryngei superiores
zu erreichen. Nach COLLET wird die Trachea in ihrem obersten Abschnitte,
etwa 2—4 cm unterhalb des unteren Stimmlippenrandes, vom N. laryngeus
superior innerviert. Empfindlichkeit und Reflexerregbarkeit der übrigen Luftröhre sind relativ gering, so daß besonders ein gleichmäßiger Druck hier ohne
besondere Anästhesie ertragen wird. Leichte Berührungen durch Pinsel usw.
lösen schon eher Reflexe aus. Erst in der Nähe der Bifurkation stoßen wir
wieder auf erhöhte Erregbarkeit, die eine besondere Betäubung erfordert.
Hierfür kommt lediglich Oberflächenanästhesie in Betracht. Am besten eignet
sich wegen der geringen Giftigkeit die 1%ige Lösung des Chinin-Harnstoffes

nach EPHRAIM. Ähnlich ist die Sensibilität im Bereiche der Bronchien lokalisiert. Auch hier stellen die Teilungsstellen zweiter und weiterer Ordnung Brennpunkte der Reflexauslösung dar, während die dazwischen liegenden Abschnitte relativ unempfindlich sind. Im allgemeinen nimmt die Relfexerregbarkeit von der Trachealbifurkation nach den Teilungsstellen niederer Ordnung zu allmählich ab. Zur Entfernung von Fremdkörpern aus dem Tracheobronchialbaum existiert eine außerordentlich große Anzahl von Spezialinstrumenten, deren Beschreibung im Zusammenhange mit dem der Fremdkörperbehandlung erfolgt. Alle Instrumente zur Vornahme direkter Eingriffe im Tracheobronchialsystem entsprechen, was Griff und Ansätze anbelangen, durchaus den für den Kehlkopf oben bereits beschriebenen, nur das Führungsrohr ist gerade und muß in verschiedener Länge gewählt werden, je nach der Tiefe, in der gearbeitet werden muß. BRÜNINGS hat auch verlängerbare Führungsrohre angegeben. Deren Mechanismus ist aber einigermaßen kompliziert und versagt bisweilen, so daß man mit Führungsrohren von gegebener Länge jedenfalls sicherer arbeitet. Man tut gut,

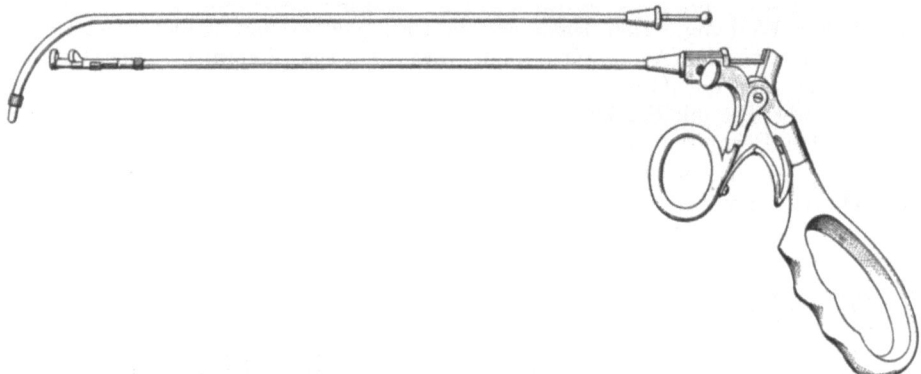

Abb. 42. Kehlkopfzange für direkte Eingriffe mit entsprechender Verlängerung des Leitungsrohres und für Trachea usw. geeignet.

bei Eingriffen in Luftröhre und Bronchien zuerst den Abstand der zu behandelnden Stelle von der Zahnreihe ab genau zu bestimmen und danach dann die Länge des Instrumentes zu wählen, bzw. einzustellen.

Neben den Fremdkörperinstrumenten spielen Dilatationsinstrumente zur Stenosenbehandlung eine hervorragende Rolle. Auch ihre genauere Beschreibung erfolgt im Zusammenhange mit der der Stenosenbehandlung. Diese erfordert in der Regel lange Zeiträume, so daß schon zur Vermeidung der dauernd zu wiederholenden Larynxanästhesierung und der damit verbundenen Gefahr der Gewöhnung an das Lokalanaestheticum, besser von einer Trachealfistel aus vorgegangen wird. Dementsprechend können die Instrumente kürzer und einfacher gewählt werden.

Die galvanokaustischen Brenner müssen zur Vermeidung von Stromverlusten und starker Erhitzung aus Kupferdraht von mindestens 1,5 mm Dicke hergestellt werden. Überhaupt ist bei allen galvanokaustischen Eingriffen am Tracheobronchialsystem größte Vorsicht erforderlich, um Überhitzungen und Schädigungen der Wand zu vermeiden. Es ist außerordentlich schwierig, die Tiefe des Einstichs jeweils richtig zu bewerten. Gegen Feuchtigkeit müssen die Brenner geschützt sein, da sonst leicht Kurzschluß zustande kommt.

Im übrigen gelten die gleichen Gesichtspunkte bezüglich der Instrumente und des Verfahrens, wie sie für die Galvanokaustik des Kehlkopfes auseinandergesetzt sind.

Bei Ätzungen sind die Ätzmittelträger so zu gestalten, daß unter keinen Umständen von dem Mittel etwas in die Bronchien gelangen kann, da dort auch geringkonzentrierte Lösungen bereits schwere Störungen verursachen können. Im übrigen gelten die gleichen Gesichtspunkte wie sie für die Anwendung von Ätzmitteln im Kehlkopf an anderer Stelle auseinandergesetzt sind.

Die Anwendung aller Verfahren, die den Gebrauch von Starkstromapparaten erfordern, sind wegen der großen Gefahr von Kurzschlüssen im Tracheobronchial-bereich besser zu vermeiden.

Zur Elektrokoagulation (Diathermie) in Trachea und Bronchien sind nach den Angaben von BRÜNINGS besondere Elektroden durch die Firma Reiniger, Gebbert & Schall hergestellt worden.

Zur Herabsetzung der Aspirationsgefahr bei blutenden Eingriffen lagert man den Patienten vorteilhaft horizontal, bzw. mit dem Oberkörper möglichst tief. Es eignet sich hierzu vor allem die Schwebe-laryngoskopie. BRÜNINGS hat zur Blutstillung besondere Tamponkatheter (Abb. 43) angegeben, die mit Preß-schwamm umgeben sind. Der Preßschwamm wird durch ein Bändchen fest an den Katheter angepreßt. Vor dem Gebrauch wird das Bändchen entfernt und der Schwamm rasch für einige Sekunden in Wasser ge-taucht. Die Einführung muß in der Regel blind und palpatorisch vorgenommen werden, da der Auswurf schaumigen Blutes jede optische Orientierung un-möglich macht. Liegt der Schwamm oberhalb der blutenden Stelle, was gelegentlich bei nicht genauer Lokalisationsmöglichkeit vorkommt, so schützt er wenigstens die andere Lunge vor Aspiration.

Zur Fixation von Radium- oder Mesotoriumkapseln in Trachea oder Bronchien empfiehlt BRÜNINGS die Ein-hüllung der Kapseln in Gummischwamm, um eine exakte Fixierung an bestimmter Stelle zu ermög-lichen. Der Schwamm wird mit einer durch Zusatz von Gummiarabicum verdickten Lösung von Cocain-

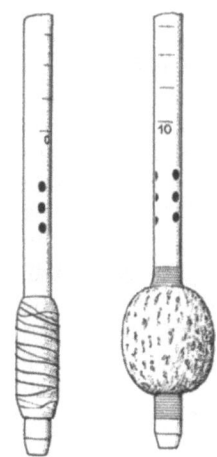

Abb. 43. Tamponkanüle nach BRÜNINGS.

Adrenalin getränkt, um eine möglichst langdauernde Areflexie der betreffenden Stelle zu erzielen.

12. Nachbehandlung nach Operationen.

Die Nachbehandlung nach Operationen im Rachen und Kehlkopf wird sich im allgemeinen nach der Art des Eingriffes richten und unter dieser Betrach-tungsweise Gegenstand der Erörterung bei der Darstellung der speziellen Eingriffe sein.

Einige grundsätzliche Gesichtspunkte sind aber doch schon hier anzuführen. Erschwerend fällt ins Gewicht, daß wir zwei in der Chirurgie sonst grundlegende Momente der Wundbehandlung nur unzulänglich oder gar nicht zu berücksich-tigen vermögen. Wir können weder die gesetzte Wunde — wenigstens im Rachen nicht — vor Infektion schützen, noch können wir das operierte Organ ruhigstellen. Immerhin muß man versuchen, diesen beiden prinzipiellen Forderungen soweit gerecht zu werden, als das überhaupt möglich ist. Man wird in der Regel im Nasenrachenraum und Larynx, sofern nur die Operation aseptisch durchgeführt wurde — soweit hier von Aseptik gesprochen werden kann — gefährlichere Sekundärinfektionen nicht zu fürchten haben. Der Nasenrachenraum ist in seinem oberen Abschnitte von knöchernen Wandungen umgeben, Bewegungen kommen also nur, soweit die Gaumensegelaktion in Betracht zu ziehen ist, in Frage.

Nasenrachenraum und Larynx werden vom Schluckakt nur indirekt berührt. Dagegen spielen im Larynx die Bewegungen der Stimmbänder eine große Rolle. Die Stimmbandaktion, soweit sie der Stimmbildung dient, kann man durch ein striktes Schweigegebot, das nach jedem endolaryngealen Eingriff in seine Rechte zu treten hat und rigoros durchgeführt werden soll, ausschalten. Was wir aber nicht beseitigen können, das ist die respiratorische Bewegung der Stimmlippen sowie beim Husten etc., denn zu einer Rekurrenslähmung etwa mit Alkohol wird man sich doch nur in ganz besonderen Fällen, wie etwa nach Leichsen-ring bei Tuberkulose, nie aber nach einfachen operativen Eingriffen ent-schließen. Hier kann nur die Vermeidung jeder seelischen und körperlichen Erregung und Bewegung die unvermeidlichen respiratorischen Bewegungen auf ein Minimum beschränken.

Am ungünstigsten liegen die Verhältnisse am Meso- und Hypopharynx. Wenn wir hier auch durch Anordnung an den Patienten die Bewegungen (Schlucken, Räuspern, Husten usw.) einigermaßen beschränken können, die Nahrungsaufnahme kann man höchstens für die kurze erste Zeit nach dem Ein-griff ausschalten. Später muß sie in Kauf genommen werden. Die Einführung eines Schlauches etwa durch die Nase direkt in den Oesophagus nützt wenig, sie wirkt ebenfalls als Trauma.

Man wird durch reichliche Spülungen, Gurgelungen, Inhalationen, Instilla-tionen usw. für tunlichste mechanische Reinigung sorgen.

Die Schmerzlinderung durch allgemein- oder lokalwirkende Anaesthetica wird besonders auch im Sinne der Spiessschen Entzündungshemmung ein wert-volles, nie zu vernachlässigendes Hilfsmittel sein.

Die vollkommene Ausschaltung des Pharynx aus der Nahrungsaufnahme durch Anlegen einer Magenfistel kommt nur in extremen Ausnahmefällen in Frage. Um so mehr als der Schluckakt ja auch damit niemals ganz beseitigt werden kann, denn die Ansammlung von Speichel, Wundsekret usw. wird immer zum Schlucken Anlaß geben.

Literatur.

Die Literatur zum Abschnitt „Spezielles zur Anästhesie des Rachens und Kehlkopfs" siehe im allgemeinen Teil.

Albanus (1): 20. Tagung des Vereins deutscher Laryngologen. S. 110. Stuttgart 1913. — Derselbe (2): Berl. klin. Wochenschr. 1913. Nr. 39. — Alberti: Berl. klin. Wochenschr. 1914. Nr. 15. — Albrecht, W.: Zeitschr. f. Ohrenheilk. u. f. Krankh. d. Luft-wege. Bd. 61. — Alden: Laryngoscope. Vol. 33, Nr. 11. — Alexander, A.: Handbuch der gesamten medizinischen Anwendungen der Elektrizität. Leipzig: Wern. Klinkhardt 1911. — Alexander: 1. Tagung d. Ges. dtsch. Hals-Nasen-Ohren-Ärzte. Nürnberg 1921. — Amersbach: Handb. d. Röntgentherapie. Herausge. v. Paul Krause, Bd. 3, Liefe-rung 7. Leipzig: Werner Klinkhardt 1925. — Amiot et Hermet: Bull. méd. Jg. 38. Nr. 36. — Arnoldsen: Acta oto-laryngol. Bd. 3, 1 u. 2. 1920. — Arthus: Arch. inter-nat. de physiol. Tome 22, H. 3. — Axmann: Med. Klinik. Jg. 18, Nr. 2. 1922. — Bar, L.: Arch. internat. de laryngol., otol.-rhinol. et broncho-oesophagoscopie. Tome 36. 1913. — Beausoleil: Rev. de laryngol., d'otol. et de rhinol. 1919. Nr. 3. — Behrendt und Maier: Münch. med. Wochenschr. 1925. Nr. 17 u. 18. — Benjamins: Acta oto-laryngol. Bd. 1, H. 4. 1919. — Beni, W.: Zeitschr. f. Ohrenheilk. u. f. Krankh. d. Luft-wege. Bd. 61. — Berger: Zentralbl. f. Chirurg. Jg. 51, Nr. 45. — Berggren (1): Oto-laryngol. Ges. Stockholm, März 1915. — Derselbe (2): Oto-laryngol. Ges. Malmö, Sep-tember 1917. — Bier: Hyperämie als Heilmittel. Leipzig: F. C. W. Vogel 1907. — Blumenthal: Berl. laryngol. Ges. Januar 1914. Nr. 3. — Bokay, J. von (1): Orvosi Hetilap. Nr. 41. 1913. — Derselbe (2): Dtsch. med. Wochenschr. Bd. 40. 1913. — Bonczkiewicz: Gaz. lek. 45. 1913. — Boenninghaus: Zeitschr. f. Hals-, Nasen- u. Ohrenheilk. Bd. IX, 1924. H. 1. — Botay, Ricardo: Rev. espanola de laringol., otol. y rinol. 1921. Nr. 2. — Bourgeois und Poyet: Annal. des malad. de l'oreilles etc. Tome 42, Nr. 4. 1923. —

BRACHT und SEGURA: Rev. rio platense de oto-rhino-laryngol. Anno I, Nr. 2. 1920/21. — Brit. med. Accoc. Sekt. für Oto-Rhino-Laryngologie. 89. Jahresversammlung, Juli 1921. Diskussion über Fragen der Blutstillung bei Mandeloperationen. — BROECKART: 23. Jahreskongreß der belg. Ges. f. Otologie usw. Brüssel 1923. — BRUNETTI: 16. Kongr. d. Soz. ital. di oto-rino-laringol. November 1913. — BRUTZONE: Arch. ital. di otol., rinol. e laringol. 1915. — BRÜNINGS (1): Verhandl. d. Vereins dtsch. Laryngol. 1911. — DERSELBE (2): Verhandl. d. Ver. dtsch. Laryngol. 1912. — DERSELBE (3): Dtsch. med. Wochenschrift. Bd. 4. 1917. — DERSELBE (4): Med. Klinik. 1918. Nr. 5. — BUCHER und CHAMBERLIN: Interstate med. Journ. 4. 1914. — CARMODY: The Laryngoskope. November 1915. — CARRIGUES: Inaug.-Diss. Monpellier 1914. — CHEVALIER, JACKSON: Ann. of surg. Vol. 75, Nr. 1. 1922. — CHIARI, O.: Neue deutsche Chirurgie. Bd. 19. Stuttgart: Enke 1917. — CITELLI: 17. intern. Kongr. f. Medizin. London, August 1913. 15. Sektion. — Coagulen: E. MERCKS Jahresberichte 1913 u. 1917. — COLB, ERWIN: The Laryngoskope. Februar 1914. — COPELAND: Brit. med. journ. Nr. 3315, p. 41. — COY, J. MEC.: New York stade journ. of med. Dezember 1913. — CUBLEY: Journ. of laryngol. a. otol. Vol. 37, Nr. 3. 1922. — CUNINGHAM: Americ. laryngol., rhinol. a. otol. soc. Mai und Juni 1917. — CZERMAK (1): Beitr. z. Anat., Physiol., Pathol. u. Therapie d. Ohres, d. Nase u. d. Halses. Bd. 21, H. 1—6. — DERSELBE (2): Ebenda. — DENKER: 21. Tagung des Vereins deutscher Laryngol. Kiel 1914. — DENKER und BRÜNINGS: Lehrbuch. Jena: Gustav Fischer 1923. — DÖLGER, R.: Münch. med. Wochenschr. Bd. 25. 1920. — DOLSHANSKY: Dtsch. med. Wochenschr. Jg. 50, Nr. 14. 1924. — DONELAN, J.: Journ. of laryngol. a. otol. Juni 1913. — DREESMANN: Zentralbl. f. Chirurg. Jg. 51, Nr. 29. — DÜTTMANN: Klin. Wochenschr. Jg. 3, Nr. 31. — EICHBORN, v.: 15. Tagung des Vereins deutscher Laryngologen. Heidelberg 1908. — ECKSTEIN: Laryngol.-Ges. Berlin, 20. I. 1922. — ELSÄSSER: Dtsch. med. Wochenschr. Nr. 2. 1913. — ENGELHARDT: Württemberg. Korrespondenzblatt Nr. 14. 1914. — FAIRLIE: Brit. med. journ. 1924. Nr. 3312. — FESSLER: Münch. med. Wochenschr. Jg. 71, Nr. 43. 1924. — FINK: Med. Klinik. Bd. 47. 1918. — FLANDIN: Press. med. Bd. 78. 1913. — FRIEDLÄNDER und HÜBLER: Wien. klin. Wochenschr. Jg. 37, Nr. 21. — FRIEDRICH: SCHWALBES Handbuch der therapeutischen Technik. Leipzig: Georg Thieme 1914. — FRAENKEL: 15. Verhandlungen des Vereins deutscher Laryngologen. Heidelberg 1906. — FRÖSCHELS (1): Berl. klin. Wochenschr. Bd. 5. 1916. — DERSELBE (2): Monatsschr. f. Ohrenheilk. u. Laryngo-Rhinol. Bd. 50. — GAREL: Ann. des malad. oreilles. Tome 37, Nr. 7. 1911. — GENTZSCH: Klin. Wochenschrift. Jg. 3, Nr. 34. — GERBER: 21. Tagung des Vereins deutscher Laryngologen. Kiel 1914. — GIBBS: Glasgow med. journ. Vol. 192, Nr. 1 and Edinbourgh med. journ. Vol. 31, Nr. 8. — GLABISZ, ST.: Inaug.-Diss. Breslau 1908. — GLAS: Wien. laryngol.-rhinol. Ges. 5. November 1919. — GLEASON, E. B.: The Laryngoskope 1914. — GOLDSCHMIDT: Therapie der Gegenwart. 1914. H. 50. — GOLDSTEIN (1): The Laryngoskope. Oktober 1913. — DERSELBE (2): The Laryngoskope 1914. — GRABOWER: Zeitschr. f. Ohrenheilk. u. f. Krankh. d. Luftwege. Bd. 60. 1910. — GREEN: Americ. Journ. of the med. assoc. Vol. 82, Nr. 19. 1924. — GRÜNWALD: Münch. med. Wochenschr. Bd. 51. 1914. — GUTMANN: Berliner Verlagsanstalt G. m. b. H. 1922. — GUTZMANN (1): Verhandlungen des Vereins deutscher Laryngologen. 1909. — DERSELBE (2): 26. Kongreß für innere Medizin. Wiesbaden 1909. — GYERGYAY: 1. Tagung des Vereins deutscher Hals-Nasen-Ohren-Ärzte. Nürnberg 1922. — HALPHEN, E.: Paris. méd. Tome 41. 1919. — HALSEY, CHAPMAN REYNOLDS and COOK: New Orleans med. a. surg. journ. Vol. 77, Nr. 1. 1924. — HARMER: Journ. of laryngol. a. otol. Vol. 29, Nr. 10. 1914. — HAYS, HAROLD: New York med. journ. 1913. — HAJEK: Wien. med. Wochenschr. Jg. 72, Nr. 1. 1922. — HELIÉS: Inaug.-Diss. Toulouse 1914. — HERFARTH: BRUNS Beitr. z. klin. Chirurg. Bd. 132, H. 1. — HERYNG, PH.: Berlin: Julius Springer 1905. — HESS, ALFRED F.: Americ. journ. med. assoc. 1916. — HIRSCH, CAESAR: Dtsch. med. Wochenschr. Jg. 50, Nr. 45. — HÖLSCHER (1): Württembergisches Korrespondenzblatt Bd. 30. 1914. — DERSELBE (2): 20. Tagung des Vereins deutscher Laryngologen. Stuttgart 1913. — HOFER: Laryngo-rhinol. Ges. Wien, 3. Dezember 1919. — HOFFMANN, R.: Laryngo-otol. Ges. München. Dezember 1910. — HOFVENDAHL (1): Dtsch. med. Wochenschr. 1922. H. 2, S. 67. — DERSELBE (2): Svenska läkartidningen. Jg. 19, Nr. 2, S. 23/24. — HORAD: Lyon. med. Jg. 1917. — HOTZ: Dtsch. med. Wochenschr. Nr. 29. 1914. — HÜTTEN, v. d.: 4. Tagung der Gesellschaft deutscher Hals-Nasen-Ohren-Ärzte. Breslau 1924. — JGLAUER (1): The Laryngoskope. August 1916. — DERSELBE (2): The Laryngoskope. Oktober 1916. — JOEL: Internat. Zentralbl. f. Ohrenheilk. Bd. 22, H. 10—12. — ISEMER: Handbuch KATZ-BLUMENFELD. — JANKAUER: Sidney. The Laryngoskop. Dezember 1914. — JOHNSTON: The Laryngoskope. Dezember 1912. — KAFEMANN: Med. Klinik. Bd. 31. 1917. — KAHLER (1): Monatsschr. f. Ohrenheilk. u. Laryngo-Rhinol. Bd. 57. 1913. — DERSELBE (2): Dtsch. med. Wochenschr. Bd. 29. 1918. — DERSELBE (3): Arch. f. Laryngol. u. Rhinol. Bd. 33. — KAHN, H. und GORDON: Journ. of the Americ. med. assoc. Januar 1915. — KAN, P. TH. L.: Niederländische Gesellschaft für Hals-Nasen-Ohrenheilkunde. 24. Versammlung, Utrecht, November 1914. — KATZEN-

Stein (1): 21. Tagung des Vereins deutscher Laryngologen. Kiel 1914. — Derselbe (2): 21. Tagung des Vereins deutscher Laryngologen. Stuttgart 1913. — Derselbe (3): Monatsschrift f. Ohrenheilk. u. Laryngo-Rhinol. Supl.-Bd. 1921. — Derselbe (4): 2. Tagung der Gesellschaft deutscher Hals-Nasen-Ohren-Ärzte. Wiesbaden 1923. — Keating-Hart, de: Akademische Verlagsgesellschaft. Leipzig 1908. — Killian: Versammlung deutscher Naturforscher und Ärzte. Wien 1913. Diskussion. — Kofler, H. (1): Monatsschr. f. Ohrenheilk. u. Laryngo-Rhinol. 1914. — Derselbe (2): Monatsschr. f. Ohrenheilk. u. Laryngo-Rhinol. Bd. 49. 1915. — Derselbe (3): Wien. laryngo-rhinol. Ges. April 1915. — Derselbe (4): Wien. laryngo-rhinol. Ges. 3. Dezember 1919. — Kubo, Ino: Arch. f. Laryngol. u. Rhinol. Bd. 33, H. 3. — Kurtzahn: 48. Vers. d. dtsch. Ges. f. Chirurg. Berlin 1924. — Lamois und Bériel: Franz. Kongr. f. Oto-rhino-laryngol. Paris, Mai 1913. — Laqueur: Berlin: Julius Springer 1922. — Lasagna: Arch. ital. di otol., rinol. e laringol. Vol. 2. 1915. — Lauffs: Dtsch. med. Wochenschr. Bd. 46, S. 13. — Lavielle: Rev. hebdom. de laryngol., d'otol. et de rhinol. Nr. 48. 1913. — Leichsenring (1): Zeitschr. f. Hals-, Nasen- u. Ohrenheilk. Bd. 2, H. 2, S. 3. — Derselbe (2): Zeitschr. f. Hals-, Nasen- u. Ohrenheilk. Bd. 5, H. 1, S. 68. — Levi, Robert: The Laryngoskope 1914. — Levinson: Münch. med. Wochenschr. Bd. 26. 1914. — Lynch: The Laryngoskope 1914. — Maccaferri: Rif. med. Jg. 40, Nr. 11. — Maljutin: Arch. f. Laryngol. u. Rhinol. Bd. 6. — Mallet: Rev. méd. de la Suisse romande. Nr. 8. 1915. — Mandel, R.: Wien. med. Wochenschr. Bd. 42. 1913. — Massey: Arch. ital. di otol., rinol. e laringol. Januar 1914. — Mayer: Schweiz. med. Wochenschr. Jg. 52, Nr. 21. — Mayer, O. (1): Monatsschr. f. Ohrenheilk. u. Laryngo-Rhinol. Jg. 56, 4. — Derselbe (2): Wien. klin. Wochenschr. Bd. 1. 1921. — Meijjes: Nederlandsch tijdschr. v. geneesk. Jg. 66, 2. Hälfte, Nr. 2. — Mermod: Arch. intern. de laryngol. Tome 35, Nr. 20. 1913. — Meyer: Berl. klin. Wochenschrift. Bd. 51. 1913. — Mikulicz und Kümmel: 4. Aufl. Jena: Gustav Fischer — Millingan: Journ. of laryngol. a. otol. August 1921. — Moore: Journ. of laryngol. a. otol. November 1920. — Muck (1): Zeitschr. f. Ohrenheilk. u. f. Krankh. d. Luftwege. Bd. 82. — Derselbe (2): Münch. med. Wochenschr. Jg. 69. — Müller: Zeitschr. f. Ohrenheilk. u. f. Krankh. d. Luftwege. Bd. 82. — Myles, R. C.: New York med. journ. 6. 10. 1917. — Nagelschmidt, Franz: Lehrbuch der Diathermie. Berlin: Julius Springer 1921. — Neumann (1): Monatsschr. f. Ohrenheilk. u. Laryngo-Rhinol. 1913. H. 2. — Derselbe (2): Wien. med. Wochenschr. Bd. 20. 1914. — Derselbe (3): Wien. laryngo-rhinol. Ges. Mai 1914. — Novak: Annal. of otol., rhinol. a. laryngol. Vol. 31. — Paterson, N.: Royel. soc. of med. Mai 1917. Laryngol. Sekt. — Paulet: Französische Gesellschaft für Oto-rhino-laryngologie. Paris, Mai 1914. — Payr: Dtsch. med. Wochenschr. Bd. 22. 1916. — Phillipp: Münch. med. Wochenschr. Jg. 71, Nr. 20, S. 639. 1924. — Polyak: Arch. f. Laryngol. u. Rhinol. Bd. 18. 1906. — Prym: Münch. med. Wochenschrift 1905. Nr. 48. — Pugnat: l'oto-rhinol.-laryngol. intern. Jg. 10, Nr. 4. 1922. — Ramadier: Bull. d'oto-rhino-laryngol. Tome 17. 1914. — Renouy: Inaug.-Diss. Lyon 1912. — Réthi, A. (1): Orvosi hetilap. Tome 39. 1913. — Derselbe (2): Arch. f. Ohren-, Nasen- u. Kehlkopfheilk. Bd. 98, H. 2 u. 3. — Derselbe (3): 21. Tagung des Vereins deutsch. Laryngologen. Kiel 1914. — Derselbe (4): Arch. f. Laryngol. u. Rhinol. Bd. 30. — Derselbe (5): Verhandlungen des Vereins der Ärzte Budapests. Nr. 3. 1915. — Derselbe (6): Orvosi hetilap. Tome 27. 1917. — Reynier, de: Schweiz. med. Wochenschr. Bd. 49. 1921. — Riedl: Wien. klin. Wochenschr. Bd. 1. 1915. — Röhr: Arch. f. Laryngol. u. Rhinol. Bd. 29. H. 2. — Röpke: Dtsch. med. Wochenschr. Bd. 4. 1913. — Rüedi: Brit. med. journ. Juni 1919. — Salomon: Med. Klinik. Bd. 4. 1914. — Samengo, L.: Semana med. Jg. 29. 1922. — Sari: Rev. hedbom. de laryngol., d'otol. et de rhinol. Nr. 2. 1917. — Schroeder: Med. Klinik. Jg. 19, Nr. 28. — Schwarz: Dtsch. med. Wochenschr. Jg. 50, Nr. 50. 1924 — Seiffert: Zeitschr. f. Laryngol., Rhinol. u. ihre Grenzgeb. Bd. 8. — Seum: Monatsschrift f. Ohrenheilk. u. Laryngo-Rhinol. Bd. 48. 1914. — Shukoff: Zeitschr. f. Hals-, Nasen- u. Ohrenheilk. Bd. 4, H. 1, S. 3. — Siebenmann: 21. Tagung des Vereins deutscher Laryngologen. Kiel 1914. — Siems: 32. Kongreß d. soc. franç. d'otol. etc. Paris, Mai 1920. — Smith: Journ. of the Americ. med. assoc. 1914. — Sobotky: Boston, med. and surc. journ. Januar 1915. — Sokolow: Arch. f. Kinderheilk. Bd. 67. 1918. — Spiess (1): 20. Tagung des Vereins deutscher Laryngologen. Stuttgart 1913. S. 114. — Derselbe (2): Arch. f. Laryngol. u. Rhinol. Bd. 33, H. 1 u. 2. — Stegemann: Arch. f. klin. Chirurg. Bd. 122. — Stein, E. (1): Handbuch Katz-Blumenfeld. Bd. I/II. — Derselbe (2): Dtsch. med. Wochenschr. 1910. Nr. 9. — Strandberg, O.: Hospitalstidende. Nr. 50. 1913. — Struyken: Niederländische Gesellschaft f. Hals-, Nasen- u. Ohrenheilkunde. 24. Versammlung, Utrecht, November 1914. — Stuart, Low.: Royel. soc of med., Sec. of laryngol. November 1916. — Suchanek: Wien. klin. Wochenschr. Jg. 37, Nr. 17. 1924. — Sybrecht: Zeitschr. f. Hals-, Nasen- u. Ohrenheilk. Bd. 9, H. 1. — Teichert: Münch. med. Wochenschr. Jg. 71, Nr. 32. — Theissen und Fromm: New Yoek. med. journ. Oktober 1914. — Tompkins: New York med. journ. a. med. record. Vol 20. Nr. 5. — Tövölgyi: Arch. f. Laryngol. u. Rhinol. Bd. 28, H. 2. 1914. — Trümmer: Inaug.-Diss.

Würzburg 1914. — Turner, L. (1): Scottish Otol. a. Laryngol. Soc. Juni 1914. — Derselbe (2): Journ. of laryngol. a. otol. Vol. 38, Nr. 10, p. 542. 1923. — Uchermann: Oto-laryngol. Verein Christiana 1914. — Uffenorde: Dtsch. med. Wochenschr. Bd. 17. 1919. — Uhlig: Dtsch. med. Wochenschr. Bd. 5. 1917. — Vibede: Acta oto-laryngol. Vol. 5, H. 1. 1923. — Voltolini: Krankheiten der Nase. 1888. — Wachmann: Arch. f. Laryngol. u. Rhinol. Bd. 30. 1915. — Wagener: Münch. med. Wochenschr. Bd. 41. 1918. — Watson-Williams: Brit. med. journ. 1924. Nr. 3340, p. 11. — Weingärtner: Laryngol. Ges. zu Berlin, 9. 7. 1920. — Weinstein (1): The Laryngoscope. März 1917. — Derselbe (2): Medical Record. Januar 1915. — Wild, Oskar: Korrespondenzbl. Schweiz. Ärzte. Nr. 41. 1919. — Willems: Scalpel. Jg. 76, Nr. 40. 1923. — Wolf: Zeitschr. f. Stomatol. Jg. 22, H. 7. — Zenker: Münch. med. Wochenschr. Bd. 41. 1919. — Ziegler: Münch. med. Wochenschr. Bd. 37. 1914.

Literatur.

Abraham: Dtsch. med. Wochenschr. Bd. 49, Nr. 35. 1923. — Adrion: Zahnärztl. Rundschau. 1923. Nr. 11. — Alexander, Br.: Dtsch. med. Wochenschr. Bd. 20, Nr. 10. — Alexander, G.: Monatsschr. f. Ohrenheilk. u. Laryngo-Rhinol. Bd. 54, S. 839. 1920. — Amerikan. Laryngol., Rhinol. u. Otol. Soc. New Orleans, 27. April 1920. Ref. Internat. Zentralbl. f. Ohrenheilk. 1920. — Amersbach, K. (1): IV. Tagung d. Ver. dtsch. Hals-, Nasen- u. Ohrenärzte. Breslau 1924. Referat. — Derselbe (2): Zeitschr. f. Hals-, Nasen- u. Ohrenheilk. Bd. 9. — Derselbe (3): Verhandl. d. südwestdtsch. Hals-Nasen-Ohrenärzte Frankfurt, 26. Oktober 1924. Leipzig: Curt Kabitzsh. — Derselbe (4): Zeitschr. f. Hals-, Nasen- und Ohrenheilk., Kongreßbericht, Bd. 12, S. 511, München 1925. — Behringer und Willmanns: Münch. med. Wochenschr. Jg. 71, Nr. 26, S. 852. 1924. — Bilancioni, G.: Atto della clinica Oto.-Rino.-Laryng. di Roma 1915/1916. — Blegvad, N. R. (1): II. nordisch. Oto-Laryngol.-Kongreß. Stockholm, Juni 1914. — Derselbe (2): Verhandl. d. dän. Oto-Laryngol. Ges., 135. Sitzung. Dezember 1920. — Bonain (1): Rev. hebdom. de laryngol., d'otol. et de rhinol. 1914. Nr. 22. — Derselbe (2): Bull. d'oto-rhinolaryngol. Tome 21, Nr. 4. 1923. — Botey: Ges. f. Oto-Rhino-Laryngol. Barcelona, 4. Juni 1922. Ref. Internat. Zentralbl. f. Ohrenheilk. 1912. — Botey: Rev. espanola de laringol., otol. y rinol. Juli bis Oktober 1921. — Braun, H. (1): Arch. f. klin. Chirurg. Bd. 61. 1903. — Derselbe (2): Arch. f. klin. Chirurg. Bd. 116. 1921. — Derselbe (3): Die örtliche Betäubung. 6. ergänzte Aufl. 1921. Leipzig: Joh. Ambr. Barth. — Derselbe (4): Klin. Wochenschr. Jg. 3, Nr. 17. 1924. — Bulson: Ann. of otol., rhinol. a. laryngol. Vol. 31, Nr. 1, p. 131. — Buys: Journ. méd. de Bruxelles. Tome 40. 1911. — Calderin: Med. Ibera. Bd. 18, Nr. 336. — Camus: Paris méd. Tome 12, Nr. 10. 1922. — Claus: Beitr. z. Anat., Physiol., Pathol. u. Therap. d. Ohres, d. Nase u. d. Halses. Bd. 4. 1911. — Clemens: Internat. Zentralbl. f. Chirurg. Jg. 50, Nr. 24. — Collet: Bull. de l'acad. de méd. Bd. 92, Nr. 27. — Corning: New York med. journ. 1885. — Danelius: Tidskrift f. den norske Laege forening. Bd. 5/6. 1923. — Denk, W.: Wien klin. Wochenschr. 1920. — Dessecker: Mitt. a. d. Grenzgeb. d. Med. u. Chirurg. Bd. 37, H. 1, S. 41. — Drevermann: Münch. med. Wochenschr. Jg. 70, Nr. 36. — Dufourmentel: Presse méd. 1919. Nr. 9. — Eckstein und Rominger: Arch. f. Kinderheilk. Bd. 70. — Eidens, R.: Arch. f. klin. Chirurg. Bd. 122. — Ephraim: Monatsschr. f. Ohrenheilk. u. Laryngo-Rhinol. 1914. Nr. 11. — Ersner, S. M.: New York med. journ. Januar 1917. — Eulenburg: Die hyperdermatische Injektion der Arzneimittel. 3. Aufl. Berlin 1875. — Eves: Ann. of otol., rhinol. a. laryngol. Vol. 32, Nr. 3. 1922. — Fein, J.: 1. Versammlg. d. Ges. dtsch. Hals-, Nasen- u. Ohrenärzte, Nürnberg 1921. — Finsterer: Wien. med. Wochenschr. 1924. Nr. 18, S. 895. — Fischer: Münch. med. Wochenschr. 1920. Nr. 30, S. 872. — Flines: Niederl. Vereinigg. f. Hals-, Nasen- u. Ohrenheilk. Amsterdam, 25./26. November 1923. — Freer: Arch. f. Laryngol. u. Rhinol. Bd. 22. — Freudenthal: Internat. Zentralblatt f. Ohrenheilk. Bd. 5, 28, S. 241. 1912. — Fromherz: Arch. f. exper. Pathol. u. Pharmakol. Bd. 93, H. 1/3. — Fröhlich und Löwi: Arch. f. exper. Pathol. u. Pharmakol. Bd. 30, S. 62. 1910. — Gauss und Wieland: Klin. Wochenschr. Jg. 2, Nr. 3 u. 4. — v. Gaza: Dtsch. med. Wochenschr. 1913. Nr. 16. — Gehse: Dtsch. med. Wochenschr. 1924. Nr. 7. — Gerster: Zeitschr. f. Hals-, Nasen- u. Ohrenheilk. Bd. 8. — Gottlieb (1): Arch. f. exp. Pathol. u. Pharmakol. Bd. 97, S. 111. 1923. — Derselbe (2): Münch. med. Wochenschr. Jg. 71, Nr. 26, S. 850. 1924. — Grazzi: Boll. d. malatt. dell' orecchio, della gola e del naso. Jg. 41, Nr. 10. — Gros (1): Münch. med. Wochenschr. 1910. S. 2044. — Derselbe (2): Arch. f. exp. Pathol. u. Pharmakol. Bd. 62, S. 380. 1910. — Derselbe (3): Arch. f. exp. Pathol. u. Pharmakol. Bd. 63, S. 80. 1910. — Guisez (1): Bull. d'oto-rhinolaryngol. Mai 1921. — Derselbe (2): Bull. d'oto-rhino-laryngol. Vol. 21, S. 20. 1923. — Gwathmey: I. T. the Laryngoskope. 15. — Halle (1): Berlin. oto-laryngol. Ges., Sitzg. v. 29. Juni 1923. Ref. Zentralbl. f. Hals-, Nasen- u. Ohrenheilk. Bd. 4, S. 223 u. Bd. 5, S. 79. — Derselbe (2): Versamml. d. Vereins dtsch. Laryngol., Kiel 1914. — Derselbe (3):

Arch. f. Laryngol. u. Rhinol. Bd. 29. — Derselbe (4): Berl. oto-laryngol. Sitzg. 29. Juni
1923. — Hatsledt: The Laryngoskope. 1915. — Härtel, F.: Die Lokalanästhesie. 2. Aufl.
Neue Deutsche Chirurgie. Bd. 21. Stuttgart: F. Enke 1920. — Herzig, S. Arthur:
New York med. journ. März 1914. — Heymann, Paul: Handb. d. spez. Chirurg. d.
Ohres usw. Katz-Blumenfeld. — Hill: Brit. med. journ. Nr. 3280. — Hinsberg:
I. Tagg. d. Ges. dtsch. Hals-Nasen-Ohren-Ärzte. Nürnberg 1921. — Hirsch: Münch. med.
Wochenschr. Bd. 8. 1917. — Hirsch, Cäsar (1): Monatsschr. f. Ohrenheilk. u. Laryngo-
Rhinol. 1920. — Derselbe (2): Dtsch. med. Wochenschr. Bd. 9. 1921. — Hirsch, O. (1):
Wien. klin. Wochenschr. 1910. Nr. 15 u. 44; 1911. Nr. 3 u. 25. — Derselbe (2): Wien.
med. Wochenschr. 1909. S. 473; 1916. Nr. 13. — Hirschel, G. (1): Münch. med. Wochen-
schrift 1912. Nr. 44. — Derselbe (2): Lehrbuch der Lokalanästhesie. 3. Aufl. München:
J. F. Bergmann. 1923. — Hoffmann: Dtsch. med. Wochenschr. Bd. 39. 1914. — Hoffmann
und Kochmann: Dtsch. med. Wochenschr. 1912. Nr. 9. — Hoffmann, R.: Zeitschrift f. Hals-,
Nasen- u. Ohrenheilk. Nr. 59. — Hofvendahl, A. (1): 86. Versamml. d. Naturforsch. u. Ärzte.
Nauheim 1920. — Dieselbe (2): Biochem. Zeitschr. Bd. 117, H. 1 u. 2. — Dieselbe (3): Zeit-
schr. f. Hals-, Nasen- u. Ohrenheilk. Bd. 9, H. 3. — Holmgren, G.: Acta oto-laryngol. Bd. 7,
F. 4, S. 511. — Hórak: Caposis lékaruv českych. Bd. 31, 62, S. 831. — Hurd (1): Laryngoscope
Nov. 1914. — Derselbe (2): Ann. of otol., rhinol.a. laryngol. Vol. 31, Nr. 1. — Hutter (1):
Wien. med. Wochenschr. 1908. Nr. 41. — Derselbe (2): Zeitschr. f. Hals-, Nasen- u. Ohren-
heilk. Bd. 5, H. 2, S. 209. — Derselbe (3): Zeitschr. f. Hals-, Nasen- u. Ohrenheilk. Bd. 2,
H. 2. u. 4. — Jacod: Rev. de laryngol., d'otol. et de rhinol. Jg. 44, Nr. 12, S. 483. 1923.
— Jelinek: Wien. med. Wochenschr. 1884. Nr. 38. — Kahler (1): 85. Vers. dtsch. Natur-
forsch u. Ärzte. Wien 1914. Leipzig: Vogel. — Derselbe (2): 1. Tagg. d. Vereins dtsch.
Hals-Nasen-Ohrenärzte. Nürnberg 1921. — Kavanagh: California state journ. of med.
Vol. 20, Nr. 12, S. 425. — Kochmann, M.: Zeitschr. f. Hals-, Nasen- u. Ohrenheilk. Bd. 8,
H. 3. 1924. Kongreßbericht. Referat. — Kochmann und Zorn: Dtsch. med. Wochenschr.
1912. S. 1589. — Kochs, K.: Inaug.-Diss. Bonn 1918. — König, F. (1): Zeitschr. d. Chirurg.
Bd. 172, H. 5/6. — Derselbe (2): Med. Klinik. Bd. 19, Nr. 7, S. 195. 1913. — Kronacher:
Zentralbl. f. Chirurg. Jg. 50. Nr. 24. — Kuhn: Verhandl. d. dtsch. Naturforsch. u. Ärzte.
1902. — Kulenkampff: Zentralbl. f. Chirurg. Jg. 48, Nr. 35. 1921. — Kümmell: Arch.
f. klin. Chirurg. Bd. 95. — Kurtzahn und Teichert: Zentralbl. f. Chirurg. Jg. 50, Nr. 37.
1923. — Lamb: Brit. med. journ. 1922. Nr. 3228. — Lamois und Molimé: Soc. méd.
chir. milit. 20. Oktober 1917. — Lange, W.: Beitr. z. Anat., Physiol., Pathol. u. Therapie
d. Ohres, d. Nase u. d. Halses. Bd. 5. 1912. — Laru: Med. ibera. Bd. 18, Nr. 343. 1924.
— Leichsenring: Zeitschr. f. Hals-, Nasen-u. Ohrenheilk. Kongreßber., Bd. 12. S. 225 München
1925. — Lotheisen: Wien. med. Wochenschr. Bd. 18, S. 89. 1924. — Marcuse: Dtsch. med.
Wochenschr. 1924. Nr. 17. — Mayer, Emil, Ross. Hall. Skillern und Robert Sonnenschein: Laryngoscope. Juli 1920. — Machmann und Nastei: Rev. de chir. April 1913.
— Marschik: Monatsschr. f. Ohrenheilk. u. Laryngo-Rhinol. Bd. 38. S. 428. — Maxeiner, St.: Americ. journ. of surg. Vol. 36, Nr. 2. 1922. — Mayer, K. (1): Schweiz.
med. Wochenschr. Bd. 33. 1921. — Derselbe (2): Zeitschr. f. Hals-, Nasen- u. Ohrenheilk. Bd. 82. 1922. — Mée (Le Mée), J.: Annal. des malad. de l'oreille etc. Tome 38.
1912. — Meeker und Hundling: Surg. gynecol. a. obstetr. Vol. 38, Nr. 6. — Mercks (1):
Index. 3. Aufl. Mai 1910. — Derselbe (2): Jahresberichte 1913—1921. — Metzen-
baum, W.: Laryngoskope. Februar 1915. — Mikulicz, v.: Deutsche Klinik. Bd. 8. 1901.
— Morgenroth und Ginsberg: Berl. klin. Wochenschr. 1912 u. 1913. — Müller, J. M.:
Ergebn. d. ges. Zahnheilk. Bd. 6. H. 3/4. — Neumann: Acta oto-laryngol. Vol. 3, H. 3.
1922. — Neumann, H.: 3. Vers. d. Ges. dtsch. Hals-Nasen-Ohren-Ärzte. Kissingen 1923.
Kongreßbericht, S. 46. — Orr, F. G.: Journ. of the Americ. med. assoc. 1916. — Périer:
Ann. des maladies del' oreille etc. Tome 43, Nr. 6. — Picard: Münch. med. Wochenschrift Bd. 28. 1920. — Proskauer: Therapie der Gegenwart. 1913. — Protz, G.: Arch.
f. exp. Pathol. u. Pharmakol. Bd. 86, H. 3 u. 4. 1920. — Richardsohn: Intern. Journ.
of med. a surg. Vol. 36, Nr. 12, p. 510. 1923. — Ritter: Med. Klinik 1912. — Rominger:
Klin. Wochenschr. 1922. — Rood, F. (1): Sect. of Anaesthetics of the royal. Soc. of med.
6. Februar 1920. — Derselbe (2): Sect. of Anaesthetics of the royal, Soc of med. Ma.
1919. — Rossbach: Wien. med. Presse. Bd. 40. 1880. — Rowbothan, St.: Brit. med. journ.
Okt. 1920. — Ruprecht (1): Monatsschr. f. Ohrenheilk. u. Laryngo-Rhinol. 1906 u. 1909.
S. 1920. — Derselbe (2): Wochenschr. f. Ohrenheilk. 1906. Nr. 6, J. C. 1907. S. 7. —
Derselbe (3): Zeitschr. f. Laryngol., Rhinol. u. ihre Grenzgeb. Bd. 7. 1914. — Samengo:
Semana med. Jg. 31. Nr. 1. — Schaps, Th.: Dtsch. Zeitschr. f. Chirurg. Bd. 158. 1920.
— Schlemmer, F. (1): Wien. klin. Wochenschr. Bd. 45. 1913. — Derselbe (2): Arch.
f. Laryngol. u. Rhinol. Bd. 32, H. 2. — Schneider, O.: Münch. med. Wochenschr. 1924.
Nr. 18, S. 585. — Schroeder: Dtsch. med. Wochenschr. 1913. — Schulemann: Klin.
Wochenschr. 1924. Nr. 16. — Seiffert: Arch. f. Ohrenheilk. Bd. 108. — Seiffert und
Anthon: Dtsch. med. Wochenschr. 1924. Nr. 17, S. 586. — Shipway: Lancet. Bd. 222,
Nr. 10. — Sington: Lancet. Bd. 205, Nr. 11. 1923. — Spiess: III. Vers. d. Vereins

dtsch. Hals-Nasen-Ohren-Ärzte. Kissingen 1923. Kongreßber. Zeitschr. f. Hals-, Nasen- u. Ohrenheilk. Bd. 3. — v. STEIN, ST.: Dtsch. med. Wochenschr. 1885. Nr. 9. — STERNBERG: 3. Vers. d. Ges. dtsch. Hals-Nasen-Ohren-Ärzte. Kissingen 1923. — SUCHANEK: Wien. klin. Wochenschr. 1924. Nr. 17, S. 415. — TAPIA: Ann. de malad. de l'oreille etc. 1914. Nr. 2. — THIEL, GRETE: Inaug.-Diss. Würzburg 1918. — TILLEY: Sect. of Anaesthetics of the Roy. Soz. of med. 6. Februar 1920. — TOBIAS und KRONER: Berl. klin. Wochenschr. Bd. 7. 1918. — TOMPKINS: New York med. journ. Vol. 115, Nr. 5. — TONNDORF (1): Zeitschr. f. Hals-, Nasen- u. Ohrenheilk. Bd. 5, H. 2, S. 201. 1923. — DERSELBE (2): Zeitschr. f. Hals-, Nasen- u. Ohrenheilk. Bd. 11, H. 1. — UFFENORDE (1): Zeitschr. f. Hals-, Nasen- u. Ohrenheilk. 1913. Nr. 4. — DERSELBE (2): Zeitschr. f. Hals-, Nasen- u. Ohrenheilk. Bd. 68. — URBAN, K.: Wien. med. Wochenschr. Bd. 72, Nr. 10. — VALLON: Berl. klin. Wochenschr. 1914. Nr. 21. — VOGEL: Med. Klinik 1914. Nr. 2. — VÖLKER: Münch. med. Wochenschr. Jg. 71, Nr. 26, S. 851. 1924. — WAGENER, O.: Beitr. z. Anat., Physiol., Pathol. u. Therapie d. Ohres, d. Nase u. d. Halses. Bd. 21, H. 1—6. — WATSON-WILLIAMS: Lanzet Nr. 5305, 2. Mai 1925. — WEISS: Dtsch. med. Wochenschr. Jg. 49, Nr. 26, S. 850. 1923. — WIELAND: Arch. f. exp. Pathol. u. Pharmakol. Bd. 92, S. 96. 1922. — WILLSTÄTTER: Münch. med. Wochenschr. Jg. 71, Nr. 26, S. 849. 1924.

Anhang.

Tracheotomie.

Von

L. Harmer - Wien.

Mit 10 Abbildungen.

Geschichte. Die Eröffnung der Luftwege bei Erstickungsgefahr, die Bronchotomie, ist sehr wahrscheinlich einer der ältesten Eingriffe überhaupt, denn es gibt kaum einen zweiten, der so unmittelbar lebensrettend wirkt. Nachweisbar läßt sich die Geschichte der Bronchotomie nur bis ins erste Jahrhundert v. Chr. verfolgen. Die genaueren historischen Daten sind ausführlich schon von älteren Autoren wie SABATIER, SPRENGEL, PUSCHMANN, SCHÜLLER, in neuerer Zeit von CHAUVEAU, THOST, CHIARI (1) u. a. zusammengestellt worden, so daß es genügen wird, nur die wichtigsten Momente aus der Geschichte hervorzuheben.

Zum ersten Male soll die Eröffnung der Luftwege von ASKLEPIADES zu Ciceros Zeiten mehrmals mit Erfolg ausgeführt worden sein; eine Beschreibung der Methode fehlt jedoch. Die Operation wurde bald nachdem sie bekannt geworden von ARETAEUS verworfen, weil durch sie die Entzündung, die Krämpfe und der Husten verstärkt und Knorpel durchschnitten werden, die nicht wieder zusammenwachsen (SPRENGEL). Erst zu Hadrians Zeiten hat ANTYLLUS das Verfahren wieder aufgenommen und die Luftröhre zwischen 3. und 4. Ring *quer* eröffnet, wie PAUL VON AEGINA überliefert hat (CHAUVEAU).

Die Araber haben die Methode des ANTYLLUS wieder beschrieben, doch scheint es, daß sie im allgemenen zu ängstlich waren, sie auch auszuführen. Erst in der ersten Hälfte des 16. Jahrhunderts finden sich wieder Angaben, daß die Luftröhre eröffnet wurde, und zwar in Florenz von BONVIENI (oder BENEVIENI wie SPRENGEL schreibt). Eine genauere Beschreibung lieferte FABRICIUS VON AQUAPEDENTE, der die Operation für gefahrlos erklärt, den *queren* Hautschnitt des ANTYLLUS wegen der Durchtrennung der Muskeln und der möglichen Verletzung der Blutgefäße verwirft und den *senkrechten* Hautschnitt vorzieht; doch eröffnet auch er die Trachea quer und führt ein nicht sehr weites, gerades, mit Handhaben versehenes Rohr in die Trachea ein. CASSERIUS, ein Schüler des FABRICIUS, hielt sich an die Methode seines Lehrers, die er noch genauer beschreibt, doch bevorzugt er eine gekrümmte Kanüle.

Man sieht, daß seit ANTYLLUS so ziemlich alle Operateure die Trachea quer eröffneten und dieser Gebrauch erhielt sich bis in die Mitte des 18. Jahrhunderts. Eine Erklärung hierfür bildet offenbar die Bemerkung G. PURMANNs, man solle nur ja nicht die Knorpelringe durchschneiden, weil sie nicht leicht wieder zusammenwachsen. L. HEISTER scheint als erster die Knorpelringe senkrecht durchschnitten zu haben. Daß die Tracheotomie mit der Zeit immer mehr und mehr in Übung kam und manche Modifikationen und Verbesserungen erfuhr ist begreiflich. Genauere Angaben hierüber findet man insbesondere bei SCHÜLLER. Von wichtigeren Ereignissen wären nur noch hervorzuheben, daß DEKKERS in Amsterdam als erster die Luftröhre mit einem in der Kanüle steckenden Troikart eröffnete (1675), daß MARTYN, um eine Verstopfung durch Blut oder Sekret zu verhindern, zum ersten Male eine doppelte Kanüle anwendete. Von Interesse ist die Feststellung PASSAVANTS, wonach in Deutschland bis gegen die Mitte des vorigen Jahrhunderts die Tracheotomie als sehr gefährliche Operation galt und nur selten ausgeführt wurde, während sie in Frankreich längst geübt wurde (namentlich bei TROUSSEAU); das lag darin begründet, daß es in Frankreich Diphtherieepidemien schon zu einer Zeit gab, als in Deutschland die Krankheit kaum dem Namen nach bekannt war.

Indikationen. Ganz allgemein gesprochen gibt es hauptsächlich *zwei* Anlässe, welche die Tracheotomie erfordern; der erste ist dann gegeben, wenn die Atmung in höherem Grade gefährdet ist, also Erstickungsgefahr besteht, der zweite Anlaß dann, wenn es sich darum handelt, einen Zugang zum Luftrohr zu schaffen, entweder um gewissen Ereignissen und Zufälligkeiten vorzubeugen (präliminare Tracheotomie) oder, falls solche bereits eingetreten sind (Fremdkörper usw.) sie unwirksam zu machen. Es ist einleuchtend, daß im zweiten Falle (Herstellung eines Zuganges zur Luftröhre) auch die Atmungsbehinderung eine Rolle spielen *kann*, aber nicht *muß*.

Die wichtigsten Indikationen sind:

1. Verletzungen des Kehlkopfes und der Luftröhre.

2. Fremdkörper.

3. Entzündliche Prozesse wie Schleimhautschwellungen, entzündliches Ödem, Perichondritis, Abscesse, Phlegmonen, diphtheritische Entzündung u. a.

4. Stenosen infolge schwerer Infektionskrankheiten (Typhus, Erysipel, Variola usw.)

5. Nicht entzündliches Ödem.

6. Infiltrations- und Geschwürsprozesse spezifischer Natur wie Tuberkulose, Lupus, Syphilis, Rhinosklerom, Lepra usw.

7. Neurosen des Kehlkopfes (Spasmen und Lähmungen).

8. Dauerstrikturen (Deformitäts-, Fixations-, Granulations- und Narbenstenosen).

9. Neubildungen jeder Art.

10. Kompressionsstenosen durch Entzündungen, Fremdkörper oder Geschwülste der Umgebung (Abscesse, Phlegmonen, Aneurysma, Struma, Thymushypertrophie, Drüsen usw.)

Diesen 10 Gruppen von Tracheotomien wären noch

11. jene anzureihen, welche ausgeführt werden

a) bei plötzlichem Tod oder Scheintod (Asphyxie während der Narkose, Ertrinken, Vergiftung durch Einatmung giftiger Gase),

b) um während einer Operation eingedrungene Fremdkörper, Schleim, Blut oder Membranen zu entfernen,

c) um eine schwere Blutung zu stillen,

d) als Vorakt (präliminare Tracheotomie) vor anderen Operationen wie Laryngotomie, Laryngektomie, Pharyngotomie,

e) um den Larynx von der Atmung auszuschalten und ruhig zu stellen (kurative Tracheotomie bei Tuberkulose des Kehlkopfes usw.).

Das Indikationsschema, welches SCHÜLLER (1880) aufgestellt hat, wurde noch von CHIARI (1) (1916) beibehalten; im großen und ganzen hat es auch heute noch Geltung. Doch haben sich in den letzten Jahrzehnten so manche Wandlungen vollzogen und werden sich vermutlich auch weiterhin einstellen. Hat man ehedem die Stenosen fast ausnahmslos mittels der Tracheotomie behoben, so haben sich im Laufe der Zeit durch die Entdeckung und Vervollkommnung der Untersuchungs- und Behandlungsmethoden erhebliche Einschränkungen des Indikationsgebietes ergeben; durch die Erfindung des Kehlkopfspiegels und später der direkten Methoden (Autoskopie, Bronchoskopie), durch die Ausbildung der endolaryngealen Operationen, mittels der Einführung von Röhren, Kathetern und Tuben hat man gelernt, in manchen Fällen die Tracheotomie zu umgehen. Trotzdem hat sie als Operation nichts von ihrer Wichtigkeit eingebüßt und wie früher gilt auch heute noch der Grundsatz, daß die Technik des Luftröhrenschnittes Gemeingut *aller* Ärzte sein soll.

Der alte Streit, ob bei Croup der Kinder die Tracheotomie oder die Intubation zu bevorzugen sei, ist auch heute noch nicht endgültig entschieden. Es gibt noch immer Anhänger (HOHLFELD, CUNO, SIEWCZYNSKI, DUNKEL) und Gegner (STERCKEN, SCHELBLE) der Tracheotomie, während viele andere mit dem Abwägen der Vor- und Nachteile sich begnügen und bezüglich ihres Vorgehens sich von den jeweiligen besonderen Verhältnissen leiten lassen. Ob heute die allgemeine Stimmung der Intubation oder der Tracheotomie günstiger ist, läßt sich schwer entscheiden. Die Intubation hat sich nach ihrem Bekanntwerden in einer ansteigenden Kurve bewegt, bis man in größerem Umfange auf ihre Nachteile (Decubitus) aufmerksam wurde; seither war die Kurve schwankend; es scheint, daß die Tracheotomie einen Teil des verlorenen Terrains wieder zurückgewonnen hat und so wenig es möglich wäre, die Intubation dauernd zu verdrängen, ebensowenig hat sie vermocht, die Tracheotomie abzubringen. Die Intubation setzt eine gewisse technische Schulung und auch Übung voraus; unter dieser Voraussetzung wird sie immer eine gewisse Berechtigung behalten, wo diese aber fehlt, tritt von selbst die Tracheotomie in ihr Recht. Von dem idealen Zustand, daß alle Ärzte nicht nur die Technik der Tracheotomie, sondern auch die der Intubation gleich vollkommen beherrschen, sind wir leider auch heute noch weit entfernt.

Durch die immer weitere Kreise umfassende Ausbildung der Auto- und Bronchoskopie ist es heute so weit gekommen, daß bei der überwiegenden Mehrzahl der Fälle von Fremdkörpern in den Luftwegen die Tracheotomie entbehrlich geworden ist. Fremdkörper von außergewöhnlicher Beschaffenheit erfordern trotzdem zuweilen die Tracheotomie, welche auch dann notwendig ist, wenn nicht sogleich ein Fachmann und das erforderliche Instrumentarium zur Hand sind und keine Zeit zu verlieren ist. Auch bei ganz kleinen Kindern, etwa unter 2 Jahren, ist die Tracheotomie zumeist vorzuziehen (STÖSSEL, IMPERATORI), weil in so zartem Alter die Technik der bronchoskopischen Extraktion auf manche Schwierigkeiten stößt, unzuverlässig und nicht ganz gefahrlos ist, obwohl es auch hier Ausnahmen gibt (TAPIA u. a.).

Die vielen *Halsverletzungen* des letzten Krieges mit ihren mannigfaltigen Folgen haben die Frage angeregt, ob die *prophylaktische Frühtracheotomie* bei solchen Verletzungen zu empfehlen sei; HOHLFELDER befürwortet die Operation unmittelbar hinter der Front, während andere (Imhofer, Feuchtinger) die prinzipielle Frühtracheotomie ablehnen und einen mehr konservativen Stand- punkt empfehlen.

Über den Heilwert des Luftröhrenschnittes bei *Larynxtuberkulose* liegen aus den letzten Jahren Äußerungen vor, welche vorwiegend günstig lauten (Safranek, Hajek, Landwehrmann, Preysing). In neuester Zeit hebt insbeson- dere Stamberger (1, 2) den guten Einfluß der Tracheotomie auf die Tuberkulose hervor; der Auswurf werde erleichtert, die Durchlüftung der Lunge gebessert, das Herz entlastet und der Prozeß im Kehlkopfe zeige oft überraschende Rück- bildung. Freilich ist auch der Einwurf beachtenswert, daß sich die Kranken mit Larynxtuberkulose meist nur dann zum Luftröhrenschnitt entschließen, wenn schon stärkere Atemnot besteht. Es fehlt aber auch nicht an gegnerischen Stimmen, welche jedoch entschieden in der Minderzahl sind (Tovölgi und besonders Leichsenring). Sehr oft wird eine nennenswerte Heilwirkung gewiß nicht zu erzielen, bei progredientem Verlauf wohl auch gar nicht zu erwarten sein, in manchen Fällen aber ist ein günstiger Einfluß der Tracheotomie nicht ganz von der Hand zu weisen.

Vor größeren Operationen an den Luftwegen hat man oft die *präliminare* Tracheotomie gemacht, vor der Laryngektomie sogar fast regelmäßig, bis Gluck und Soerensen gezeigt haben, daß man auch einzeitig die größten Eingriffe ausführen kann. Verschiedene Umstände haben jedoch bisher eine Verall- gemeinerung der Gluckschen einzeitigen Methode verhindert [worauf besonders Marschik (1) hingewiesen hat] und aus diesem Grunde halten auch heute noch manche Operateure an der zweizeitigen Operation fest.

In vereinzelten Fällen wurden oft ganz außergewöhnliche Indikationen für die Eröff- nung der Luftröhre gestellt, die sich nur schwer vollständig aufzählen lassen. Es handelte sich dabei entweder um diagnostische Irrtümer oder um Tracheotomien zu ganz besonderen Zwecken. So möchte ich zunächst darauf verweisen, daß schon wiederholt hysterische oder neuropathische Personen tracheotomiert wurden, bei welchen die genaue Untersuchung das Fehlen jeglicher Stenose ergeben hat. Ferner kann eine Trachealfistel zwecks Ein- bringung gewisser Medikamente in die Bronchien oder in die Lungen angelegt werden (Caussade). Auch die Instillation von Lipiodol zu diagnostischen Zwecken wurde bei Kindern durch eine Fistel im Luftrohr bewerkstelligt (Armand-Delille).

Der Zeitpunkt, wann bei Stenosen die Tracheotomie ausgeführt werden muß, ist bei verschiedenen Fällen, aber auch unter verschiedenen Verhältnissen nicht immer gleich und oft schwer zu bestimmen. Bei höchster Atemnot gibt es gewöhnlich keine Zeit zu verlieren, im Falle geringerer Atemnot kann man entweder sofort tracheotomieren, was den Vorteil des ruhigeren Operierens mit sich bringt, oder noch zuwarten, wodurch man die Möglichkeit des Nachlassens der Stenose und einer Umgebung der Tracheotomie in der Hand behält. Die Indikationsstellung hängt also sicherlich vielfach von individueller Auffassung des Operateurs ab. Auch ist zu berücksichtigen, daß bei Anstaltsbehandlung und bei ständiger ärztlicher Bereitschaft ein Hinausschieben der Operation eher statthaft ist als unter gewöhnlichen Verhältnissen,

Anatomische Vorbemerkungen und Wahl des Ortes. Das wichtigste Hindernis auf dem Wege zur Luftröhre bildet die Schilddrüse, und zwar meist deren Isth- mus, zuweilen auch ein größerer Lappen derselben. Der für die Tracheotomie verfügbare Luftröhrenabschnitt ist nicht sehr groß, übrigens in seiner Größe variabel je nach dem Alter, nach der Stellung des Kopfes und nach anderen Umständen.

Beim Kinde ist das Halssegment der Trachea relativ länger, mit Beginn der Pubertät und dem Wachstum des Kehlkopfes rückt der Isthmus nach abwärts, wodurch das Halssegment kürzer wird (Luschka). Bei Personen mit kurzem, dickem Halse, mit Emphysem oder mit Kyphose steht der untere Rand des

Ringknorpels nahe der *Incisura jugularis sterni*, ja manchmal sogar unterhalb derselben [CHIARI (1)].

Die kindliche Trachea entfernt sich im Absteigen gegen den Brustraum nur wenig von der Oberfläche, während beim Erwachsenen nur die ersten Trachealringe noch nahe der Oberfläche liegen, die folgenden Ringe aber immer weiter von derselben abrücken; daraus ergibt sich die Tatsache, daß beim Kinde die *untere* Tracheotomie relativ leicht ausführbar ist, weil auch der *unterhalb* des Isthmus befindliche Luftröhrenabschnitt noch dicht unter der Haut liegt.

Bei stark vorgeneigtem Kopfe rückt die ganze Luftröhre, ja manchmal sogar der Ringknorpel in den Brustraum hinab, bei Überstreckung des Kopfes nach hinten dagegen steigt ein größeres Segment der Luftröhre herauf.

Aus dem Gesagten ergibt sich, daß man den Kopf nach hinten überstrecken muß, um bequem zur Luftröhre zu gelangen, um so weiter, je älter das Individuum und je kürzer und gedrungener der Hals ist. Bei Erwachsenen ist die *obere* Tracheotomie ziemlich ausnahmslos leichter und daher vorzuziehen, bei Kindern dagegen, bei denen ja der Isthmus noch hoch steht, gewöhnlich die *untere*.

Der Unterschied zwischen oberer und unterer Tracheotomie liegt in der Hauptsache darin, ob man die Luftröhre *oberhalb* oder *unterhalb* des Isthmus eröffnet, bzw. ob man, um die Trachea freizulegen, den Isthmus nach *oben* oder nach *unten* verlagert. Es gibt noch eine dritte Möglichkeit an die Trachea heranzukommen, indem man den Isthmus durchtrennt, doch wird diese Operation, welche man als *Tracheotomia media* bezeichnet, nur ganz ausnahmsweise ausgeführt.

Unter besonders schwierigen Verhältnissen und bei hochgradiger Erstickungsgefahr oder wenn gar die Atmung schon ausgesetzt hat und nicht mehr soviel Zeit ist um ein hinreichend großes Stück der Luftröhre freizulegen, könnte sich die Notwendigkeit ergeben, auch den Ringknorpel mit zu durchtrennen (Krikotracheotomie) oder noch höher oben durch das Ligamentum conicum einzugehen. Die letztgenannte Operation, unter der Bezeichnung *Laryngotomia intercricothyreoidea*, Syndesmotomie [CHIARI (1)], Koniotomie (TANDLER) bekannt, wurde in neuerer Zeit von SEBILEAU, der sie für eine speziell französische Operation hält, wieder empfohlen, auch von TANDLER befürwortet. Solche Operationen wie die Krikotracheotomie und die Koniotomie kann man aber nur als Notbehelfe gelten lassen, denn die Läsion des Kehlkopfes ist an und für sich nicht gleichgültig wegen der Folgen, besonders bei Kindern und wenn die Kanüle voraussichtlich länger belassen werden muß, ganz abgesehen davon, daß man ja mit dieser Operation oft direkt an die stenotische Stelle oder doch in bedenkliche Nähe derselben kommt. Man hat daher wiederholt und nicht ganz mit Unrecht den Vorschlag gemacht, einer solchen Notoperation möglichst bald eine reguläre Tracheotomie folgen zu lassen.

Durch die Krikotomie und durch das Auseinanderdrängen seiner Ränder wird der Ringknorpel schwer geschädigt und es kann Perichondritis und Dauerstenose daraus hervorgehen (CHIARI); durch die Syndesmotomie wieder kann der *Musculus crico-thyreoideus* leiden (BRUNS). Wenn man nicht nur selbst viele Tracheotomien gemacht, sondern überhaupt viele Kanülenträger gesehen hat, so kann man den Erfahrungen THOSTS, der sich mit den Stenosen nach der Tracheotomie ganz besonders befaßt hat, nur beipflichten, nämlich daß der Ringknorpel grundsätzlich geschont werden soll.

Daß wie schon erwähnt, bei Kindern die *Tracheotomia inferior* leichter ausführbar ist, weniger Komplikationen und Gefahren mit sich bringt und daher den Vorzug verdient, ist schon seit langer Zeit ziemlich allgemein anerkannt (HABS,

Dobbertin). Noch in der neueren Zeit haben sich Hansen, Max Fischer, Hinterstoisser, Fritz Schmidt, Crowe, E. Seifert, Pogačnik u. a. in diesem Sinne ausgesprochen. Beim Kinde steht unterhalb des Isthmus ein relativ langes Stück
der Trachea zur Verfügung, auch liegt die Luftröhre hier ziemlich oberflächlich,
andererseits ist das *Ligamentum thyreolaryngeum* beim Kinde so fest und straff
(Hueter), daß es der Ablösung des Isthmus erhebliche Schwierigkeiten bereitet.
Ein weiteres gewichtiges Moment spricht zugunsten der Tracheotomia inf. bei
Kindern, nämlich die Gefahr von Verbiegungs- und Narbenstenosen, welche
bei der unteren Tracheotomie viel geringer ist als bei der oberen, worauf
speziell Schmieden hinweist. Tatsächlich sprechen also alle Umstände für
die *Tracheotomia inferior*, einen einzigen vielleicht ausgenommen, d. i. die
Nähe der *Arteria anonyma*.

Weniger häufig begegnet man der Forderung, bei Erwachsenen die *Tracheotomia superior* zu bevorzugen (die Forderung Hörnickes, der nicht geschulte
Arzt solle ausschließlich die *obere* Tracheotomie anwenden, dürfte sich wohl
nur auf Erwachsene beziehen, Bose dagegen will die obere Tracheotomie bei
Erwachsenen *und* bei Kindern angewendet wissen) und doch ergibt sich aus
den zuvor erwähnten anatomischen Verhältnissen (Kürze des Halssegmentes,
ungleich größere Schwierigkeit der *Tracheotomia inferior*), daß bei Erwachsenen in der Regel die obere Tracheotomie den Vorzug verdient, wenn nicht
besondere Umstände obwalten, die ich sogleich besprechen will.

Es ist eine ziemlich leicht verständliche Forderung, daß man bei bestehendem
Atmungshindernis die Tracheotomie nach Möglichkeit *unterhalb* des Hindernisse
anlegt, und zwar nicht *zu nahe* an demselben; wenn aber das Hindernis so tief
sitzt, daß man unter allen Umständen oberhalb bleiben muß, so erscheint es
wieder zweckmäßiger, dem Hindernis so nahe als möglich zu rücken. Es besteht
also auch bei Erwachsenen zuweilen die Notwendigkeit, trotz der technischen
Schwierigkeiten die Tracheotomia inferior zu machen. Bei Stenosen im oberen
und mittleren Kehlkopfraum ist also die *Tracheotomia superior* angezeigt,
sitzt aber die Stenose im unteren Kehlkopfraum oder im Anfangsteil der Trachea,
dann ist die *untere* Tracheotomie gewöhnlich zweckmäßiger, um so mehr bei
noch tieferem Sitz. Natürlich gibt es auch noch andere Umstände, welche
zuweilen die untere Tracheotomie vorteilhafter erscheinen lassen.

Nach den 5 verschiedenen Regionen, in welchen die Eröffnung des Luftrohres erfolgen
kann, müßte man also 5 Operationen unterscheiden und auseinanderhalten, und zwar die
Koniotomie, die Krikotomie (oder Krikotracheotomie), die *Tracheotomia superior, media*
und *inferior*. Es wäre aber meines Erachtens nicht gerechtfertigt, alle diese Operationen
als gleichwertig zu betrachten und zu glauben, daß man bei der Festsetzung des Ortes,
wo die Luftröhre am vorteilhaftesten zu eröffnen sei, immer unter allen 5 wählen müsse.
Leider läßt sich weder in der älteren, noch in der neueren Literatur eine auch nur halbwegs
einheitliche Auffassung über die Wertigkeit und Wichtigkeit der einzelnen Operationen
feststellen. Die Frage, wann oben und wann unten Tracheotomie vorteilhafter sei, wurde
lange Zeit ganz verschieden beantwortet. Auch bezüglich der Koniotomie und der Krikotomie schwanken die Ansichten und während z. B. Bose die Koniotomie kaum der Erwähnung wert findet, sieht Hueter in der Cartilago cricoidea den günstigsten Punkt für die
Eröffnung der Luftwege und noch König (2) befürwortet bei Kinder in gewissen Fällen
die Durchschneidung des Ringknorpels. Betrachtet man demgegenüber die Ansichten
Thosts u. a. über die Gefahren der Ringknorpelverletzung, so erkennt man, welche Wandlung in den Anschauungen sich vollzogen hat.

Vielleicht lassen sich die Verhältnisse klarer überblicken, wenn man von den 5 aufgezählten Operationen 3, und zwar die Koniotomie, die Krikotomie und die *Tracheotomia
media*, als nur ausnahmsweise berechtigte Eingriffe von der Diskussion ganz ausschaltet
und die engere Wahl auf die *Tracheotomia superior* und *inferior* beschränkt.

Rekapituliert man die verschiedenen, nicht immer übereinstimmenden Äußerungen
der Autoren über die Frage, wann die obere und wann die untere Tracheotomie am Platze
ist, so läßt sich naturgemäß ein einheitliches Schema keineswegs aufstellen; auf Grund
der Majorität der Literaturangaben und der praktischen Erfahrungen kann man immerhin
folgende Direktiven geben: Bei Erwachsenen ist in der Regel die obere, bei Kindern die

untere Tracheotomie zweifellos leichter und günstiger, wenn also nicht Verhältnisse vorliegen, welche ein Abgehen von dieser Regel erheischen, so kann man sich immerhin an dieselbe halten.

Der Verlauf der Blutgefäße im Tracheotomiebezirk zeigt nicht selten Abweichungen von der Norm und es erscheint nicht unwichtig, sowohl die normalen Verhältnisse als auch die etwas häufigeren Anomalien zu kennen.

Im Bereiche der oberen Tracheotomie verläuft die *Arteria thyreoidea* zuweilen derart, daß eine Verletzung leicht möglich ist; seltener geschieht dies bei der *Arteria crico-thyreoidea*. Bei der *Tracheotomia inferior* der Kinder hat man insbesondere auf die *Arteria anonyma* zu achten, welche ziemlich regelmäßig *suprasternal* schräg über die Trachea zieht; eine Verletzung dieser Arterie wäre verhängnisvoll, läßt sich aber bei einiger Vorsicht vermeiden. Welche Rolle die Anonyma, auch wenn sie unverletzt bleibt, im späteren Verlaufe nach der Tracheotomie spielen kann, davon soll bei den Komplikationen gesprochen werden.

Eine Anomalie, welche bei der unteren Tracheotomie zur Geltung kommt, ist das Vorkommen einer *Arteria thyreoidea ima* (NEUBAUER, zit. nach CHIARI), welche am Aortenbogen entspringt und der Länge nach über die Trachea nach oben zum Isthmus zieht, und zwar ungefähr in $10^0/_0$ der Fälle [CHIARI (1)]. Bezüglich anderer seltener Anomalien wie z. B. des abnormen Verlaufes der Carotis verweise ich auf die schon mehrfach zitierten Angaben HUETERS, CHIARIS u. a.

Von venösen Gefäßen wären die *Venae subcutaneae colli*, die *Vena mediana colli* und der *Plexus thyreoideus impar* zu nennen, meist längsverlaufende Stränge, welche vielfach Queranastomosen eingehen; ihre Verletzung ist weniger gefährlich, doch ist es besser, wenigstens die größeren zu umgehen oder sorgfältig zu ligieren.

Technik. Längere *Vorbereitungen* für die Tracheotomie sind nur dann möglich, wenn die Operation nicht allzu dringlich ist. CHIARI (1) empfiehlt als derartige vorbereitende Maßnahmen die Sorge für Darmentleerung, sorgfältige Mundtoilette (Entfernung schadhafter Zahnreste, Abschaben des Zahnsteines, Mundwässer usw.) und mehrtägigen Gebrauch von Formaminttabletten zur Desinfektion des Rachens. Andere Vorbereitungen dagegen sind mit wenigen Ausnahmen fast immer noch möglich, wie das Abnehmen eines längeren Bartes, das Rasieren des Operationsfeldes, die Reinigung und Desinfektion desselben in üblicher Weise.

Von großer Wichtigkeit ist die richtige *Lagerung* des Kranken. Legt man dem horizontal gelagerten Patienten ein schmales hohes Kissen unter den Nacken, so tritt der Hals mehr hervor, von der Trachea steigt ein größeres Segment aus dem Brustraum herauf und die Trachea ist meist schon durch die Haut tastbar. Schiebt man gar noch das Kissen unter die Schulter, so wird die Situation womöglich noch günstiger, freilich auch oft die Atemnot verschärft; in solchem Falle beginnt man die Operation bei weniger überstrecktem Kopfe und erst zur Freilegung und Eröffnung der Luftröhre läßt man den Kopf wieder mehr überstrecken. Bei Kindern und jugendlichen Personen kann man ganz gut den Kopf über den Rand des Operationstisches herabhängen lassen, ältere Patienten vertragen jedoch diese Lage gewöhnlich nicht, sie werden ängstlich, Atemnot und Cyanose steigern sich. Bei manchen Kranken muß man sogar, weil sie die Horizontallagerung nicht vertragen, in Hochlagerung operieren und das Hervortreten des Halses lediglich durch Unterschieben eines Kissens bewirken.

Damit der Hautschnitt möglichst in der Medianlinie geführt werde und nicht durch Bewegungen des Kopfes sich verschiebe, ist es notwendig von einem Gehilfen den Kopf derart fixieren zu lassen, daß er weder gedreht noch zur

Seite geneigt werden kann. Durch Anlegen von Handfesseln und Niederbinden der Beine wird eine Störung durch den Kranken, die besonders beim Einführen der Kanüle recht unangenehm sein kann, vermieden.

Ob man *Allgemeinnarkose* oder *Lokalanästhesie* anwenden soll, richtet sich nach den jeweiligen Verhältnissen. Früher hat man in der Regel narkotisiert; bei Kindern ist man wohl auch heute meist genötigt es zu tun und selbst Erwachsene werden, wenn zufolge großer Unruhe und Aufregung die Atemnot sich steigert, zuweilen durch die Narkose zu ruhigerer Atmung gebracht. Seitdem aber die Technik der Lokalanästhesie so vervollkommnet ist, sollte man an dem Grundsatze festhalten, in jedem Falle wo es nur angeht, die Gefahren der Allgemeinnarkose zu vermeiden [Chiari (1), Hovell, Krecke u. a.]; ich glaube, daß an diesem Grundsatze heute schon die Mehrzahl der Operateure festhält und daß nur wenige (Baggerd) entgegengesetzter Anschauung sind. In Ausnahmefällen, wenn zufolge hochgradiger Atemnot und Kohlensäureüberladung des Blutes die Sensibilität herabgesetzt oder ganz aufgehoben ist [Chiari (1)] kann sogar jede Anästhesie entbehrlich sein.

Für lokale Anästhesierung kommen heute nur Injektionen in Betracht, Morphin allein und lokal eingespritzt, wie es Eulenburg schon 1875 geübt hat, reicht wohl nicht aus. Dagegen ist eine gewöhnliche Morphininjektion — 0,001—0,002 eine halbe Stunde vor der Operation — als unterstützendes Mittel recht wirksam, jedoch nur bei Erwachsenen statthaft. Lokal weitaus am besten wirkt Cocain, es ist aber in größeren Dosen giftig und gefährlich. Schleich stellte daher Lösungen zusammen, welche Cocain und Morphin (nebst Natr. chlorat.) in ganz kleinen Mengen enthalten. Um dem Cocain ganz auszuweichen, hat man Ersatzpräparate hergestellt wie Eucain, Stovain, Alypin, Novocain; das letztgenannte hat sich bestens bewährt und wird relativ am häufigsten gebraucht, und zwar in $^1/_2$—$1^0/_0$igen Lösungen. Durch Zusatz von Suprarenin werden die Gewebe anämisiert und es wird dadurch auch die Resorption vermindert. In jüngster Zeit wird an Stelle des Novocains das Tutocain sehr empfohlen, und zwar zur Infiltrationsanästhesie gewöhnlich in $^1/_5{}^0/_0$iger Lösung (Seiffert, Friedländer, Wiedhoff, Marcuse u. a.)

Die lineare Infiltration des subcutanen Gewebes in der Schnittlinie macht wohl die oberflächlichen, nicht aber die tieferen Schichten verläßlich unempfindlich, Orientierung und Präparieren sind im durchtränkten Gewebe behindert. Daher ist die Umspritzung des Operationsfeldes, wie sie Most (zit. nach Chiari) vorgeschlagen hat, schon vorteilhafter. Nach Fritz Härtel wird die Anästhesierung am besten derart ausgeführt, daß man von zwei seitlichen Einstichöffnungen beiderseits der Trachea fächerförmig unter die ein wenig zur Seite gedrängte Luftröhre injiziert und sodann die subcutane Schichte in Form eines Rhombus umspritzt. Vor Eröffnung der Trachea kann man auch noch einige Tropfen einer $10^0/_0$igen Cocainlösung zwischen zwei Knorpelringen durch in die Luftröhre einspritzen [Chiari (1), Thomson], wodurch die beim Einführen der Kanüle sehr störenden Reflexe wesentlich herabgesetzt werden.

Chiari (1) empfiehlt bei Erwachsenen auch den Dämmerschlaf; man macht ungefähr eine Stunde vor der Operation eine subcutane Injektion von Morphin-Skopolamin, läßt den Kranken dann ganz ruhig liegen und bewahrt auch während der Operation größte Ruhe. Die Dosierung beträgt im Durchschnitt 0,01 bis 0,02 Morphin und 0,0001—0,0002 Skopolamin, sie richtet sich nach dem Alter und dem Zustand des Herzens und der Gefäße.

Der *Hautschnitt* soll derart situiert sein, daß die zu eröffnende Luftröhrenpartie annähernd die Mitte hält, der Schnitt also von der Stelle, wo man die Trachea spalten will, gleichweit nach oben und unten reicht. Über die *Länge* des Hautschnittes lassen sich nicht leicht allgemeine Angaben machen; sie richtet sich nicht bloß nach den jeweiligen Verhältnissen, sondern häufig auch nach der persönlichen Auffassung des Operateurs. Bei schlankem Halse und oberflächlicher Lage der Luftröhre genügt natürlich ein kürzerer Schnitt, bei kurzem Halse mit starkem Fettpolster, bei Struma, wenn die Trachea tief liegt (also auch bei der unteren Tracheotomie) wird der Hautschnitt länger sein müssen. HABS empfiehlt einen 5—8 cm langen, DOBBERTIN einen $1^1/_2$ cm langen Hautschnitt bei Kindern; ich stelle diese beiden Angaben als Grenzwerte einander gegenüber, unter $1^1/_2$ cm wird man wohl nicht heruntergehen können, wohl aber kann es vorkommen, daß man einmal über 8 cm hinausgehen muß. Im allgemeinen läßt sich sagen, daß der Hautschnitt lange genug sein soll, um ein übersichtliches Präparieren zu gewährleisten, aber auch nicht länger; ein zu kurz angelegter Schnitt kann im Bedarfsfalle verlängert werden.

Für die *Tracheotomia superior* wird der Hautschnitt ungefähr von der Mitte des Schildknorpels bis unter den Isthmus herab geführt. Die oberflächliche Fascie samt dem daraufliegenden subcutanen Zellgewebe faßt man zwischen zwei Pinzetten und schlitzt sie der Länge nach im ganzen Bereich der Hautwunde auf. Jede durchtrennte Gewebsschichte wird unter zwei stumpfen Haken gefaßt und zur Seite gezogen. Die längsverlaufenden Venen soll man nach Möglichkeit schonen, Queranastomosen müssen aber häufig geopfert, doppelt unterbunden und durchschnitten werden. Sobald die langen Halsmuskeln freiliegen, werden sie, wenn irgend möglich in der Linea alba, stumpf durchtrennt, und zwar wiederum in der ganzen Länge des Hautschnittes und dann gleichfalls unter die Haken genommen.

Mit der Durchtrennung der Muskeln ist man in die tiefe Schichte gelangt, in welcher sich außer lockerem Gewebe, zuweilen auch kleineren Venen, die Schilddrüse, resp. deren Isthmus oder ein *Lobus pyramidalis* präsentiert. Der Isthmus ist mit einer derben Bindegewebsplatte am Ringknorpel befestigt; diese Platte wird an der leicht tastbaren Vorderfläche des Ringknorpels, jedenfalls an einer Stelle wo kein Schilddrüsengewebe darunterliegt, eingeschnitten und von dem derart gebildeten Schlitze aus präpariert man stumpf nach abwärts, bis etwa 2—3 Trachealringe bloßliegen.

Eine Verletzung des Isthmus und der Schilddrüse überhaupt ist, wenn irgendwie möglich, zu vermeiden. Liegt Schilddrüsengewebe über dem Ringknorpel, so trachtet man von einer Seite her an den Knorpel zu kommen, irgendwo findet man doch zumeist eine Stelle, wo derselbe nur von Fascie bedeckt ist, hier schneidet man ein, unterminiert und drängt, wenn nötig, den störenden Schilddrüsenlappen zur Seite. Nur bei großem Pyramidallappen oder bei größerer Struma wird man zuweilen genötigt sein, die Resektion des vorgelagerten Lappens zu machen, wenn man nicht vorzieht, lieber die untere Tracheotomie auszuführen.

Die obenerwähnte derbe Bindegewebsplatte spannt sich zuweilen so straff an, daß sie ein bedeutendes Hindernis beim Präparieren bildet; in diesem Falle empfiehlt es sich, sie seitlich, wo sie sich am stärksten anspannt, einzuschneiden, kommt man aber damit zu nahe an das Schilddrüsengewebe heran, so erscheint es ratsam, die zu durchtrennende Partie vorher mit zwei Klemmen zu packen und erst zwischen den Klemmen zu durchschneiden.

Hat man die obersten Trachealringe bloßgelegt und von allen etwa noch anhaftenden Gewebsresten entblößt, dann beginnt der letzte Akt der Tracheotomie. Man setzt einen spitzen einzinkigen Haken am unteren Ringknorpelrande ein, führt einen Spatelhaken hinter den mobilisierten Isthmus und zieht nun mit ersterem nach oben, mit dem zweiten nach unten, wodurch das freigelegte Luftröhrensegment in größter Ausdehnung sichtbar und zugänglich gemacht wird. Nun eröffnet man mit einem spitzen Messer die Trachea von unten nach oben; die Länge dieses Schnittes soll ungefähr der Stärke der einzuführenden Kanüle entsprechen. An dem Zischen der aus- und einstreichenden Luft erkennt man, daß die Luftröhre tatsächlich eröffnet ist, man läßt nun mit spitzen Häkchen die Schnittränder auseinanderziehen und führt mit der rechten Hand die Kanüle ein. An Stelle der Häkchen kann man auch mit einem Dilatatorium (nach LANGENBECK oder TROUSSEAU [Abb. 1 u. 2]) die Ränder zum Klaffen bringen, und zwar mit der linken Hand, wodurch man von der Assistenz weniger abhängig ist.

Die starre Luftröhrenwand setzt dem Auseinanderbiegen der Schnittränder einen nicht unerheblichen Widerstand entgegen; daß durch das gewaltsame Auseinanderdrängen der durchschnittenen Knorpelringe Wandverbiegung, Spornbildung und schließlich Dauerstenosen entstehen können, ist hinlänglich bekannt und wurde besonders ausführlich und überzeugend von THOST beschrieben. Wenn die Kanüle nur kurze Zeit liegen bleibt, dann besteht diese Gefahr wohl kaum, ist aber vorauszusehen, daß sie längere Zeit getragen werden muß, dann ist wohl zu erwägen, ob der einfache Längsschnitt durch die Trachea unter allen Umständen von Vorteil ist. Man hat schon wiederholt empfohlen, statt des Längsschnittes einen kreuzförmigen anzulegen; derselbe erleichtert zwar das Einführen der Kanüle, kann aber die Entstehung von Wandverbiegungen auch nicht mit Sicherheit verhindern. Um diesem Übelstande zu begegnen, hat man in neuerer Zeit vorgeschlagen [THOST, CHIARI (1), MARSCHIK (2)], aus der Trachealwand ein rundes oder ovales Stück auszuschneiden, nur so groß, daß die Kanüle ohne Widerstand einzuführen ist. Ob diese Methode, die schon in älterer Zeit von DIEFFENBACH und MARSHALL HALL geübt wurde, sich schon in größerem Maße eingebürgert hat, ist mir nicht bekannt; sie hat aber sicherlich, wenigstens bei Erwachsenen, gewisse Vorteile, denen gegenüber etwaige kleinere Nachteile weniger ins Gewicht fallen.

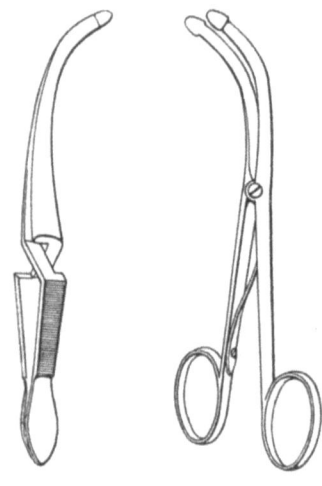

Abb. 1.
Dilatator. (Nach LANGENBECK.)

Abb. 2.
Dilatator. (Nach TROUSSEAU.)

Die Einführung der Kanüle erzeugt auf der nicht anästhesierten Luftröhrenschleimhaut starke Reflexe, welche sich in krampfhaften Hustenstößen äußern und selbst durch die Narkose nicht ganz unterdrückt werden. Der Reflexhusten setzt im Moment des Einführens der Kanüle so plötzlich und so explosionsartig ein, daß die Kranken gewöhnlich spontan von der liegenden in die sitzende Stellung emporschnellen und jetzt oft ganz bedeutende Mengen von Sekret herausbefördern, Mengen, die nur aus der infolge der Stenose erschwert gewesenen Expektoration zu erklären sind. Weil aber infolge der Eröffnung der Luftröhre der für die Expektoration so wichtige Widerstand der Glottis entfällt, so ist eine ziemlich bedeutende Kraftanstrengung des Thorax notwendig, um so große Sekretmengen zutage zu fördern; meines Erachtens würde ein durch den vorangegangenen Lufthunger oder sonstwie geschwächtes Individuum diese Kraftanstrengung spontan und ohne den reflexerzeugenden Reiz der Kanüle nicht immer aufbringen, daher möchte ich bezweifeln, ob das früher erwähnte Einträufeln von Cocain, welches ja den Reflex ziemlich sicher herabsetzt, wenn nicht ganz aufhebt, auch immer zu empfehlen ist.

Nach einiger Zeit gewöhnt sich die Luftröhre an den Reiz der Kanüle, der Husten hört auf und sehr häufig tritt jetzt ein Atemstillstand ein, ein kurzes Stadium der sog. Apnöe, welches bei Patienten mit hochgradiger Stenose sich aus der plötzlichen Sauerstoffzufuhr unschwer erklärt. Erst nach diesem Stadium tritt normale, rhythmische und ruhige Atmung ein, natürlich jetzt durch die Kanüle.

Die Blutung ist bei der oberen Tracheotomie gewöhnlich nicht von Bedeutung, wenn man sich möglichst an die Mittellinie hält, die längsverlaufenden

Venen zur Seite schiebt, die querverlaufenden unterbindet und die Kapsel der Schilddrüse schont. Manche venöse Blutung hört von selbst auf, wenn nach dem Einführen der Kanüle die Atemnot beseitigt ist.

Mit dem Einführen der Kanüle ist die eigentliche Tracheotomie beendet, es bleibt dann nur mehr die Versorgung der Wunde. Zunächst revidiert man noch genau ob es nirgends blutet, um nötigenfalls noch nachträglich zu unterbinden. Da wegen des unvermeidlichen Trachealsekretes eine ganz aseptische Wundheilung nicht zu erwarten ist, empfiehlt es sich, schmale Gazestreifen in die Tiefe bis zur Trachea zu führen, und zwar dicht oberhalb und unterhalb der Kanüle; der erstere Streifen ist zur Not entbehrlich, der letztere sollte aber in keinem Falle weggelassen werden und wenn möglich bis hinter den abgelösten Isthmus geführt werden. Die Hautwunde wird von manchen Operateuren offen gelassen, doch erscheint mir im Interesse rascherer Wundheilung und aus kosmetischen Gründen das Anlegen von Nähten oberhalb und unterhalb der Kanüle vorteilhafter. Die Kanüle muß mit einer dicken Lage Gaze unterpolstert und über der Gaze mit Bändern nach hinten herum festgebunden werden. Um die Wunde für die ersten Tage besser abzuschließen, kann man überdies einen Bindenverband anlegen, der nur die Kanüle freiläßt. An der Kanüle befestigt man ein Stück von Billroth- oder Mosetigbattist, welches über dem Verband herabhängt.

Bei der *Tracheotomia inferior* wird die Luftröhre in dem Raume zwischen Isthmus der Schilddrüse und oberem Sternalrande eröffnet; der Hautschnitt für Erwachsene soll länger sein als bei der *superior*, weil man ja erheblich tiefer präparieren muß, um zur Luftröhre zu gelangen. Der Schnitt beginnt mindestens am Isthmus, womöglich schon am unteren Rande des Ringknorpels und reicht nach abwärts bis auf die Vorderfläche des *Manubrium sterni*.

Das der *Tracheotomia inferior* zur Verfügung stehende Stück der Luftröhre ist im allgemeinen nicht sehr groß, doch variiert die Größe sehr. Schon durch Überstreckung des Kopfes nach hinten, kann man die verfügbare Strecke verlängern, durch einen vergrößerten Isthmus wiederum wird sie verkürzt. Eine wichtige Rolle spielt die Konfiguration des Halses und des Thorax. Bei kurzem gedrungenem Halse ist die untere Tracheotomie recht schwierig, denn das Trachealsegment ist nicht nur sehr kurz, es liegt auch ziemlich tief. TANDLER weist darauf hin, daß auch bei Leuten mit Inspirationsstellung des Thorax (z. B. beim *Thorax emphysematicus*) der Operationsraum kurz ist und größere Tiefe zeigt, dagegen bei Personen mit sog. *Thorax paralyticus (Thorax exspiratorius* im pathologischen Sinne) an Längsausdehnung gewinnt, an Tiefe verliert. Nach TANDLER bewirkt auch der Hochstand des Sternums (als Ausdruck der Horizontalstellung der Thoraxapertur, einer dem *Thorax inspiratorius* des Kindes entsprechenden Erscheinung) eine Verengung des Operationsraumes. Der Schlußfolgerung TANDLERS, daß bei Kindern aus dem obengenannten Grunde die untere Tracheotomie schwieriger auszuführen sei, widerspricht allerdings die praktische Erfahrung.

Nach Durchschneidung der Haut trifft man auf die *Fascia superficialis*, auch sind jetzt schon längsverlaufende, oft durch Queranastomosen verbundene Venen *(Venae jugulares anteriores)* sichtbar. Schneidet man die oberflächliche Fascie durch, so werden die langen Halsmuskeln erkennbar und deren Zusammenstoß, an welchem sich die Muskelscheiden median zu einem weißen Streifen vereinigen, hebt sich als *Linea alba* deutlich ab. Weiter abwärts im Jugulum, wo die beiderseitigen Muskelgruppen immer weiter auseinandertreten, findet man ein mehr oder minder entwickeltes Fettpolster *(Corpus adiposum in jugulo, TANDLER)*. Indem man den Fascienstreifen der *Linea alba* der Länge nach scharf oder besser stumpf durchsetzt und die jetzt von ihrer medianen Verbindung gelösten langen Halsmuskeln mit Haken nach beiden Seiten abzieht, erscheint ein Raum, der hauptsächlich von Fettgewebe ausgefüllt ist und die direkte Fortsetzung des *Cavum mediastinale anterius* darstellt (TANDLER). Präpariert man in dem Fett vorsichtig weiter, so stößt man auf kleine Lymphdrüsen, zuweilen auf Thymusreste und auf ein Geflecht von größeren, bei bestehender Atemnot stark gefüllten Venen, den sog. *Plexus thyreoideus impar*, dessen Äste von der Schilddrüse zur *Vena anonyma sinistra* oder zur *Anonyma dextra*, seltener zu den inneren Jugularvenen ziehen. Wegen der Gefahr einer gewöhnlich ziemlich erheblichen Blutung und einer Luftembolie soll man eine Verletzung dieser Venen nach Möglichkeit vermeiden; soweit sie beim Präparieren hinderlich sind, werden sie nach doppelter Unterbindung durchgeschnitten, sonst aber zur Seite gedrängt und in die Haken genommen. Eine Anomalie, auf die man immer gefaßt sein muß, weil sie relativ häufig vorkommt, ist das Bestehen einer *Arteria thyreoidea ima*, welche direkt aus der Aorta, selten aus der Anonyma stammt und zwischen den Venen des *Plexus thyreoideus impar* zum Isthmus zieht; auf sie hat man besonders zu achten.

Präpariert man in dem eben beschriebenen Raume weiter nach abwärts gegen das Jugulum zu, was bei beschränkten räumlichen Verhältnissen manchmal notwendig ist, so trifft man gar nicht selten auf die *Arteria anonyma*. Sie liegt in dem Fettgewebe eingebettet und zieht schief von links unten nach rechts oben über die Trachea; manchmal ist sie im Brustraum versenkt und nur mit dem Finger als stark pulsierendes Gefäß tastbar, in anderen Fällen ragt sie mit einem schmalen Saum über den oberen Sternalrand empor, zuweilen aber, und zwar besonders bei Kindern, liegt sie ganz oder doch größtenteils extrathorakal. Auch die *Carotis communis sinistra* und die *Vena anonyma sinistra* können links zu Gesicht kommen.

Aus den geschilderten topographischen Verhältnissen ist leicht zu ersehen, daß bei Erwachsenen die untere Tracheotomie wegen der größeren Tiefe der Trachea, besonders aber wegen der Gefäße technisch schwieriger und gefährlicher ist als die obere. Welche Gefahren und weittragenden Folgen aus der Verletzung eines der genannten Gefäße entstehen können, bedarf wohl kaum eines Hinweises; hat eine Verletzung stattgefunden, dann ist die Blutung gewöhnlich eine abundante und kann, wenn überhaupt, wohl nur mit der regulären doppelten Unterbindung des Gefäßes verläßlich gestillt werden. Aber selbst ein zu nahes Herankommen an die großen Gefäße ist schon bedenklich, weil durch den Druck einer länger liegenden Kanüle Arrosion des Gefäßes mit nachfolgender, wohl zumeist letaler Blutung erzeugt werden kann.

Es empfiehlt sich, im unteren Wundwinkel nicht scharf, sondern nur stumpf vorzugehen und nicht zu nahe an die großen Gefäße heranzukommen; ist der Raum sehr beengt, die Distanz zwischen Isthmus und Sternum sehr klein, dann soll man trachten durch Hinaufschieben des Isthmus eher nach oben hin Raum zu gewinnen. Bei Kindern sind die räumlichen Verhältnisse zweifellos viel günstiger, der Raum zwischen Isthmus und Sternum ist hinreichend groß und die Luftröhre oberflächlicher gelegen; die Gefahr einer Verletzung oder Arrosion der Anonyma ist aber im kindlichen Alter eine besonders große.

Hat man sich durch die Fettschichte und durch den darin verlaufenden *Plexus thyreoideus impar* durchgearbeitet, dann erscheint die Luftröhre, welche aber noch von einer dünnen Lage prätrachealen Bindegewebes überdeckt ist; dieses Bindegewebe wird gespalten und von der Trachea abgezogen, bis die letztere frei vorliegt. Jetzt setzt man einen einzinkigen Haken am höchsten Punkte der freigelegten Trachea, also knapp unter dem Isthmus ein, zieht sie nach vorne und eröffnet, während der untere Wundwinkel mit breitem Spatelhaken geschützt wird, mit einem spitzen Messer von unten nach oben ein entsprechend großes Stück der Luftröhre, so zwar, daß das obere Ende des Schlitzes dem Punkte entspricht, wo der einzinkige Haken eingesetzt ist.

Das weitere Vorgehen, Einführen der Kanüle, Blutstillung, Wundversorgung, Naht und Verband erfolgt ziemlich in der gleichen Weise wie bei der oberen

Tracheotomie; wegen der Nähe der großen Gefäße und des Mediastinums soll die Wundversorgung ganz besonders genau vorgenommen werden.

Modifikationen und Abarten der Tracheotomie und ihrer Technik. *Tracheotomia superior* und *inferior* sind die wichtigsten, typischesten Repräsentanten der Bronchotomie, mit welchen man weitaus in den meisten Fällen das Auslangen findet. In besonderen Ausnahmefällen kann man gezwungen sein, ein anderes Vorgehen einzuschlagen, deswegen erscheint es notwendig, davon Notiz zu nehmen.

Die Eröffnung des Luftrohres im *Ligamentum conicum*, auch *Interkrikothyreotomie* (BOTEY, DENKER), von manchen (TANDLER) kurz *Koniotomie* genannt, sowie die Krikotracheotomie wurden schon erwähnt. In Fällen größter Atemnot und drohender Erstickungsgefahr, oder wenn schon Asphyxie eingetreten ist, wenn keine rechten Behelfe, keine Assistenz zur Hand sind, kann es gerechtfertigt sein, an Stelle einer regulären Tracheotomie die Koniotome auszuführen; ein längeres Offenbleiben an dieser Stelle ist nicht ratsam, wenn also die Stenose nicht in kürzester Zeit zu beheben ist, empfiehlt es sich, nachträglich noch eine reguläre Tracheotomie anzuschließen (WILDENBERG u. a.). Bezüglich der Krikotracheotomie ist zu sagen, daß vom Standpunkte des Laryngologen aus eine Verletzung des Ringknorpels immer bedenklich und daher lieber zu vermeiden ist. Mit Recht hebt übrigens CHIARI (1) hervor, daß in solchen verzweifelten Fällen, wo Koniotomie oder Krikotracheotomie in Frage kommen können, Intubation oder Tubage die gleichen Dienste leisten.

Der Hauptvorzug der Koniotomie ist ihre rasche und leichte Ausführbarkeit. Die Gegend des Ligamentum conicum ist fast immer deutlich tastbar, das Ligament ist meist nur von der Haut, der Fascie und von lockerem Bindegewebe und nur selten von meist unbedeutenden Resten eines Lobus pyramidalis bedeckt, von Gefäßen kommt außer kleinen Venen nur die *Arteria cricothyreoidea*, deren etwaige Verletzung keine so erhebliche Blutung verursacht, in Betracht. Man kann demnach in Fällen höchster Atemnot mit einem Messer (nötigenfalls sogar mit einem Federmesser) sämtliche Schichten in einem Tempo durchschneiden und so die Luftwege eröffnen.

TANDLER befürwortet eine quere Durchtrennung der Schichten, weil dadurch die längsverlaufenden elastischen Fasern des Ligamentes transversal durchschnitten werden und sich sofort retrahieren, wodurch eine ovale oder kreisrunde Öffnung entsteht, welche die Anwendung von Kanülen entbehrlich macht. Dagegen wäre nur einzuwenden, daß eine solche Öffnung, wenn sie wirklich spontan zum Klaffen kommt, doch gewöhnlich zu klein ist, um der Luft genügend Zutritt zu schaffen und daß sie auch in der Folge eher die Tendenz haben wird, sich von den Seiten her zu verkleinern, so daß man also kaum jemals ganz ohne Kanüle wird auskommen können, wenn aber schon der Vorteil, keine Kanüle verwenden zu müssen, entfällt, so dürfte es sich doch vielleicht im Interesse der möglichst günstigen Wiederverwachsung des Ligaments eher empfehlen, in der Längsrichtung zu spalten.

Die Technik der Krikotracheotomie, von deren Anwendung aus den schon erwähnten Gründen abzuraten ist, unterscheidet sich von jener der oberen Tracheotomie nur darin, daß der Hautschnitt ein wenig höher angelegt und außer den ersten Trachealringen auch der Ringknorpel ganz oder teilweise gespalten wird.

Als *Tracheotomia media* bezeichnet man ein Verfahren, welches darin besteht, daß man den Isthmus der Schilddrüse durchtrennt um zur Trachea zu gelangen.

HUETER hat von der Operation abgeraten, nicht nur wegen der Blutung, sondern auch wegen der Gangrän der ligierten Schilddrüsenpartien. Nach CHIARI (1) wäre die Operation nur dann angezeigt, wenn der Abstand zwischen Schilddrüse und Sternum zu klein ist. Ich möchte die Indikationsstellung ungefähr folgendermaßen präzisieren: Bei kurzem Halse, wenn auch bei stark nach hinten überstrecktem Kopfe nur ein kleiner Abschnitt der Luftröhre extrathorakal liegt, oder wenn überdies noch der Isthmus mit der Trachea

besonders fest verwachsen ist, kann die Freilegung der Luftröhre nach gewöhnlicher Art solche Schwierigkeiten bereiten, daß es tatsächlich einfacher ist,
den Isthmus zu durchtrennen statt ihn von der Trachea loszulösen. Wenn es
sich aber um Struma handelt, wenn eine Verschiebung der vergrößerten Schilddrüsenpartien nicht durchführbar ist, dann wird man, um zur Trachea zu
kommen, eher eine Resektion oder Enukleation der Struma vornehmen. Die
Tracheotomia media kommt also nur äußerst selten in Betracht.

Was die Ausführung der *Tracheotomia media* betrifft, hat man die Forderung aufgestellt, daß der Isthmus in seiner ganzen Höhe von der Trachea losgelöst, etwa 1 cm von der Mittellinie beiderseits umstochen und dann median
durchschnitten werden soll. Wenn aber eine so feste Verwachsung besteht,
daß die Loslösung nicht oder nur mit den größten Schwierigkeiten möglich ist,
dann ist die Sachlage eine andere. Chiari (1) meint, daß man den Isthmus
manchmal zuerst durchschneiden und dann die Schnittflächen mit Catgut
vernähen könne. Man kann ihn auch mit dem Thermokauter durchbrennen
oder durchschneiden und die Stümpfe verschorfen, doch wird damit eine Blutung
nicht sicher vermieden.

Das Wesen der *Tracheotomia transversa* besteht darin, daß die Luftröhre
zwischen zwei Knorpelringen *quer* gespalten wird. In der Regel wird auch schon
der Hautschnitt in querer Richtung angelegt, einzelne Autoren jedoch bevorzugen die Kombination des queren Trachealschnittes mit einem longitudinalen
Hautschnitt. Die langen Halsmuskeln werden dagegen ziemlich allgemein der
Länge nach auseinandergeschoben.

Bekanntlich haben die ältesten Operateure (Antyllus, Paulus, Fabricius)
die quere Eröffnung empfohlen und dieser Gebrauch hat sich bis ins 18. Jahrhundert erhalten; Heister scheint der erste gewesen zu sein, der die Luftröhre
longitudinal eröffnet hat und dieses Verfahren hat sich seither ziemlich allgemein
eingebürgert.

Erst in neuerer Zeit wurde von Einzelnen das quere Verfahren wieder aufgenommen; besonders O. Franck (1, 2) hat es sehr befürwortet (1910) und
nach ihm haben Leede, Hans, Bohmer, Keiner (1, 2), Navratil (1, 2),
Uthy, Chiari (1), Orth, Hinterstoisser, Jacod, Schelble und Bingel
die *Tracheotomia transversa* versucht, doch nicht alle haben sich gleich
günstig ausgesprochen.

Es ist nicht zu leugnen, daß einzelne Vorteile der Methode zu eigen sind,
doch auch die Nachteile sind vielleicht gewichtiger, so daß das Verfahren sich
derzeit kaum allgemein einbürgern dürfte (Leusden). Bei den ältesten Operateuren, welche noch eine besondere Scheu vor der Durchschneidung von Knorpel
hatten, war es begreiflich, daß sie die quere Eröffnung bevorzugten; heute
jedoch ist diese Scheu um so weniger berechtigt, als Knorpelnekrosen auch
beim queren Schnitt vorkommen können. Als Vorteil wird speziell gerühmt,
daß die Trachealwunde spontan klafft, daß die Orientierung leicht ist und die
Heilung nach dem Dekanülement rasch und mit nur wenig sichtbarer Narbe
erfolgt. Doch ist es schon recht bedenklich, wenn man den Querschnitt durch die
Luftröhre allzuweit seitlich führen muß, was oft notwendig ist; die Gefahr besteht
darin, daß bei allen Insulten, denen die Trachealwunde ausgesetzt ist, namentlich
von Seite der Kanüle, der quere Schnitt immer weiter einreißt und schließlich bis
in die Pars membranacea reicht (Leede). Auch ist die Achsenknickung der
Luftröhre oft recht bedeutend und wird durch längeres Liegen der Kanüle
eher vermehrt (Chiari). Auch Knorpelnekrosen kommen vor und Chiari (1)
erwähnt einen Fall von letaler Blutung. Am meisten wird der quere Hautschnitt
wegen der raschen und kosmetisch günstigen Heilung gerühmt, und zwar mit

Recht und CHIARI (1) erklärt, er würde am liebsten für einen queren Hautschnitt und einen senkrechten Trachealschnitt stimmen.

Die Technik der *Tracheotomia transversa* ist nicht komplizierter als die der anderen Methoden. Der quere Hautschnitt muß natürlich möglichst in der gleichen Höhe geführt werden wo man die Trachea spalten will, wobei jedoch zu bedenken ist, daß bei der geringsten Veränderung in der Kopfstellung schon Verschiebungen stattfinden. Gewöhnlich eröffnet man die Luftröhre oberhalb des Isthmus, wenn aber untere Tracheotomie indiziert ist, kann der quere Schnitt durch die Luftröhre ebensogut auch unterhalb des Isthmus, also entsprechend tiefer, angelegt werden.

Der *Tracheotomie ohne Kanüle* hat CHIARI (1) in seiner Chirurgie des Kehlkopfes und der Luftröhre ein eigenes Kapitel gewidmet. Dort findet sich außer der Besprechung der Methode auch eine Zusammenstellung der Literatur; ich kann mich daher kurz fassen. Die mannigfachen Übelstände, welche dem Gebrauch der Kanüle anhaften, erzeugten schon frühzeitig den Wunsch, ein Verfahren zu finden, welches die Kanüle ganz entbehrlich machen könnte. Die frühesten Versuche dieser Art rühren von DIEFFENBACH und MARSHALL HALL her. Das Offenbleiben der Trachea hat man teils durch Ausschneiden eines runden oder ovalen Stückes der Trachealwand, teils durch Vernähen der Trachealwundränder mit der Hautwunde (sog. Tracheostoma) angestrebt. CHIARI, der die Operation wiederholt ausgeführt hat, meint, sie sei bei tiefliegender Trachea schwer, sonst aber leicht zu machen; er fügt jedoch hinzu (und das scheint mir den Kernpunkt der Frage zu berühren), daß man niemals die Kanüle oder geeignete Retraktoren entbehren könne, weil sonst die Öffnung für die Atmung zu klein sei. In neuerer Zeit hat MARSCHIK (2) die Technik der Operation modifiziert und verbessert. Er hat durch subperichondrale Auslösung der Trachealknorpel, Resektion des Isthmus, seitliche Verlagerung der langen Halsmuskeln, durch Fixations- und Situationsnähte und durch andere technische Details die Hauptziele der Operation, nämlich möglichst rasche, vollkommene und reaktionslose Verwachsung der Haut mit der Trachealwunde und Ausführbarkeit des Verfahrens auch bei tiefliegender Trachea, zu erreichen gesucht und auch erreicht. Aber auch er empfiehlt die Operation nur für geeignete Fälle. Wie die Verhältnisse heute liegen, dürfte die Tracheotomie ohne Kanüle dermalen noch schwerlich allgemeine Verbreitung finden.

Die Verwendung eigener Instrumente zur Tracheotomie, sog. *Tracheotome*, war schon in alter Zeit gebräuchlich, das Verfahren wurde auch in neuerer Zeit wieder hervorgeholt, konnte sich jedoch niemals allgemein und dauernd einbürgern. Im Prinzip haben diese Instrumente eine troikartförmige Spitze zum Einstechen in das Luftrohr, worauf dann entweder durch Ausspreizen zangenartiger Branchen die Öffnung erweitert und die Einführung der Kanüle erleichtert oder sogleich eine über den Troikart gestülpte Kanüle eingeführt werden soll. Der Zweck dieser Instrumente ist also eine Vereinfachung und Beschleunigung der Operation. SCHÜLLER schreibt die Erfindung des ersten derartigen Instrumentes dem Amsterdamer DEKKERS zu. Bald nach DEKKERS hat HEISTER eine Troikartkanüle beschrieben und abgebildet (MENIER). Von CHIARI werden noch die Tracheotome nach PITHA, LANGENBECK und ANGER erwähnt, letzteres mit 3, die beiden anderen mit 2 Branchen versehen. In jüngster Zeit endlich hat BOTEY wieder eine Troikartkanüle empfohlen. Die Gründe, welche gegen die Anwendung der Tracheotome sprechen (Abgleiten von der Trachea, ungewollte Verletzungen speziell der seitlichen oder der hinteren Wand, Entbehrlichkeit der Verfahrens durch die üblichen Instrumente und Methoden) sind schon von BARDELEBEN und neuestens hauptsächlich von CHIARI(1) gebührend gewürdigt worden.

Auch die Verwendung des *Thermo-* und des *Galvanokauters* zur Durchtrennung der Weichteile, von BRUNS 1867 eingeführt, hat sich nicht dauernd bewährt. Bald nach BRUNS haben VOLTOLINI, AMUSAT und VERNEUIL und später französische Operateure das Verfahren geübt (SCHÜLLER), aber seit 1887 finden sich keine Literaturangaben mehr darüber, es muß also wieder aufgegeben worden sein, und zwar, wie CHIARI (1) hervorhebt, mit Recht, weil ja der Hauptzweck, nämlich die Vermeidung von Blutungen, nicht nur nicht sicher zu erreichen ist, sondern sogar schwerere Nachblutungen sich ereignet haben, und weil durch die Verschorfung der Gewebe die Wundheilung ungünstig beeinflußt wird.

Kanülen. Ungemein wichtig ist die Wahl einer allen Anforderungen entsprechenden Kanüle; sie muß bezüglich Weite, Länge, Krümmung und auch ihrer sonstigen Form den jeweiligen Verhältnissen angepaßt sein.

Die *Weite* der Kanüle, also der quere Durchmesser derselben, soll so gewählt werden, daß sie dem Kranken eine möglichst reichliche Luftzufuhr gewährt, ohne beim Einführen übermäßige Schwierigkeiten zu bereiten oder die Trachealwände zu scheuern oder zu dehnen. Baggerd bevorzugt eine festsitzende Kanüle; man kann aber diesbezüglich nicht zu weit gehen, weil eine große Kanüle auch einen entsprechend großen Trachealschlitz erfordert. Es gibt eine Anzahl von Kanülengrößen, welche den verschiedenen Lebensaltern entsprechend verwendet werden; unter besonderen Verhältnissen wird man natürlich von dem Schema auch abweichen müssen und kann eine besonders große Kanüle oder ein andermal wieder eine kleinere als dem Alter entspricht zu wählen gezwungen sein.

Auch die *Länge* der Kanülen ist nicht gleich; wohl gibt es für die Mehrzahl der Fälle ein ziemlich konstantes Längenmaß, welches man als das normale bezeichnen könnte, doch gilt dies nur für eine bestimmte Kalibergröße, denn

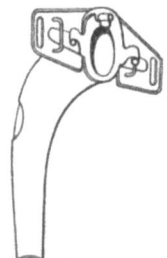
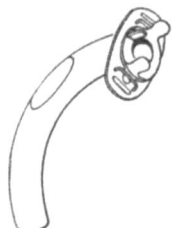
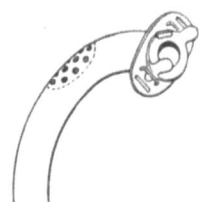

Abb. 3. Trichterkanüle.   Abb. 4. Luersche Kanüle.   Abb. 5. Stoerksche Kanüle.
(Nach Gersuny.)

bei verschiedenen Kalibern ist natürlich auch die Länge verschieden, sie wächst mit dem Durchmesser. Nicht so selten kommt man jedoch in die Lage, längere Kanülen zu verwenden, also über das Normalmaß hinauszugehen. Bestimmend für die Länge der Kanüle ist hauptsächlich die Länge des Wundkanals, also die Entfernung von der Hautwunde bis zum Trachealschlitz. Die Kanüle soll gerade nur so lang sein, daß sie auch bei forcierten Bewegungen des Halses nicht aus der Trachea herausgleitet; eine übermäßige Länge kann Übelstände hervorrufen, von welchen noch zu sprechen ist.

Die *Krümmung* der Kanüle ist gewöhnlich eine kreisförmige, genauer ausgedrückt bildet ihre Längsachse ein Kreissegment. Nur manche für spezielle Zwecke konstruierte Kanülen weichen von der Kreisform ab. Auch der Querschnitt, die Lichtung der Kanüle ist durchwegs kreisrund, nur selten wird man in die Notwendigkeit versetzt sein, der Kanüle, oder wenigstens ihrer inneren Mündung einen anderen (etwa ovalen) Querschnitt zu geben. Die Rohrweite, das Kaliber der Kanülen, ist in der Regel durchwegs die gleiche, nur bei einzelnen Formen (wie bei der Gersunyschen Kanüle [Abb. 3]) verjüngt sich das Rohr gegen die innere Mündung zu.

Mit ganz wenigen Ausnahmen bestehen die Kanülen aus zwei ineinandergeschobenen Rohren, von welchen das innere der Reinigung dient. Beide Rohre können (ausgenommen die Anfangs- und Endmündung) vollkommen geschlossen sein, oder es trägt die äußere Kanüle ein ovales Fenster oder ein Sieb an der konvexen Seite, und nur selten ist auch die innere mit einem Ausschnitt versehen.

Früher hat man als Material für Kanülen vielfach Hartgummi verwendet, heute werden sie wohl fast nur mehr aus Metall hergestellt (aus Legierungen) und vernickelt oder versilbert, zuweilen auch ganz aus Silber gefertigt. Glas, welches sich wegen der Reinhaltung besonders eignen würde, ist leider infolge seiner Gebrechlichkeit für Kanülen unverwendbar.

Von den gebräuchlichsten Kanülentypen wären zu nennen: Die TROUSSEAU-sche, eine der ältesten, die LUERsche (Abb. 4), die STOERksche (Abb. 5) Kanüle; diese drei können als Normaltypen für einfache unkomplizierte Fälle gelten, sie werden in verschiedenen Kalibern und in normaler Länge, im Bedarfsfalle auch länger hergestellt. Die LUERsche Kanüle unterscheidet sich von der TROUSSEAUschen nur durch den beweglichen Schild; bei der STOERkschen Kanüle hat das innere Rohr einen ovalen Ausschnitt, das äußere ist an der korrespondierenden Stelle siebartig durchlöchert, in der Form aber gleicht sie vollkommen den beiden anderen.

Ein Hauptvorteil der kreisförmig ge-krümmten Kanülen besteht darin, daß sie leicht aus- und einzuführen sind; auch das innere Rohr läßt sich leicht herausnehmen und wieder einführen. Es ist aber nicht zu leugnen, daß auch die

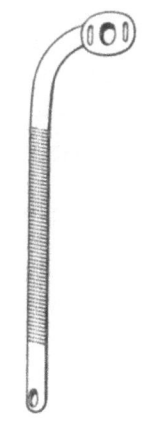
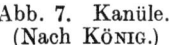
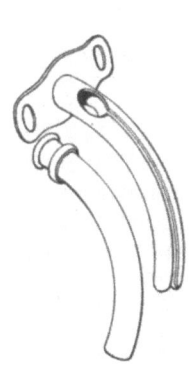

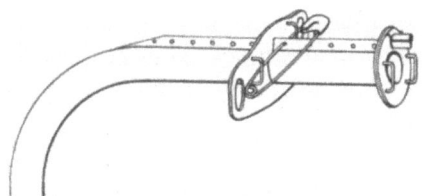

| Abb. 6. Verbandskanüle. | Abb. 7. Kanüle. | Abb. 8. Kanüle. |
| (Nach SALZER.) | (Nach KÖNIG.) | (Nach PIENAZEK.) |

kreisförmig gekrümmten Kanülen nicht das Ideal darstellen, daß sie manchmal an verschiedenen Stellen, besonders an der vorderen Trachealwand reiben und drücken, wodurch Hustenreiz, Blutungen, Schmerzen, Decubitus, Granulations-wucherungen usw. hervorgerufen werden können, was schon THOST und später CHIARI (1) hervorgehoben haben, indem sie speziell darauf hinweisen, daß das Trachealrohr mit dem zuführenden Weichteilkanal einen annähernd rechten Winkel bildet, zu welchem die kreisförmig gekrümmte Kanüle nicht gut paßt. Man hat nun versucht, die Krümmung derart zu gestalten, daß sie sich dem rechten Winkel nähert. Solche Kanülen sind die von DURHAM und PARKER, welche in England viel im Gebrauch stehen; ihre Einführung ist freilich komplizierter, auch muß das innere Rohr gegliedert sein. Die kreisförmig gekrümmten Kanülen sind demnach trotz ihrer Mängel noch immer die am häufigsten gebrauchten.

Decubitus kann auch erzeugt werden von dem Rande der inneren Kanülen-mündung, besonders wenn dieser Rand scharf ist. Wenn der Rand gut abge-rundet oder gar ein wenig nach innen eingerollt ist, dann kommt es nicht leicht zu Decubitus. Ist aber bereits Decubitus eingetreten, so kann man die Kanüle, wenn sie nicht ohnedies sehr knapp ist, um ein kleines Stück kürzen, so daß die wunde Stelle mit der Kanüle nicht mehr in Berührung kommt. Die

Berührung läßt sich auch manchmal vermeiden durch Anwendung einer nach innen konisch zulaufenden Kanüle (Gersunys Trichterkanüle [Abb. 3]).

Von Kanülen, welche ganz bestimmten Zwecken dienen, wären noch die Salzersche Verbandkanüle (mit verstellbarem Schild [Abb. 6]) und die Königsche Kanüle (Abb. 7) und die Spaltkanüle nach Pieniazek (Abb. 8) zu nennen.

Die hier angeführten Kanülen stellen die wichtigsten und am häufigsten gebrauchten Typen dar; es gibt noch andere Kanülenformen, jedoch unterscheiden sich dieselben nur ganz unwesentlich von den hier beschriebenen Typen.

Komplikationen. Im weitesten Sinne kann man alle irgendwie unliebsamen und bedeutungsvollen Zwischenfälle und alle auftauchenden Schwierigkeiten während und nach der Tracheotomie als Komplikationen bezeichnen; manche von ihnen sind zuweilen von recht schwerwiegender Bedeutung und von schlimmen Folgen begleitet.

Bei großer Erstickungsnot kann es sich ereignen, daß selbst der geübte Operateur nicht rasch genug zur Trachea gelangt, daß früher Atemstillstand eintritt. Für solche Fälle eignet sich die Koniotomie, welche selbst dann noch am Platze ist, wenn während der Tracheotomie unvermutet die Atmung aufhört. Selbstverständlich muß in derartigen Fällen die Operation so rasch wie möglich bis zum Einführen der Kanüle oder wenigstens eines Dilatators durchgeführt werden, damit unverzüglich künstliche Atmung eingeleitet werden kann. Eine besondere Vorsicht, welche ein ruhiges Operieren ermöglicht, besteht darin, daß man unmittelbar vor der Tracheotomie ein Kehlkopfrohr oder einen Tubus einführt, wie es von Chiari (2), Catti, Carsten, Cuno, Bokay, Wildenberg, Halphen u. a. empfohlen wurde.

Sehr verhängnisvoll kann eine Verletzung der *Speiseröhre* werden, welche auf zweierlei Art zustande kommt: Entweder dadurch, daß man die Trachea verfehlt, an ihr vorbeikommt und schließlich beim Weiterpräparieren in die Tiefe den Oesophagus eröffnet oder indem man bei der Spaltung der Luftröhre nicht bloß deren vordere, sondern auch die hintere Wand einschneidet, wobei es natürlich leicht geschehen kann, daß der Oesophagus miteröffnet wird. Beides ist wohl als Kunstfehler zu betrachten und läßt sich bei einiger Erfahrung und bei genügender Vorsicht vermeiden. Ein genaues und wiederholtes Abtasten ist das beste Mittel die Trachea immer, auch wenn sie seitlich verlagert ist, zu finden; andererseits muß man die Luftröhre vor der Eröffnung mit dem Haken gut fixieren und darf mit dem spitzen Messer nur soweit in die Tiefe gehen, bis das Zischen der einströmenden Luft hörbar ist. Als unliebsamer Zufall, wenn auch nicht gerade als Kunstfehler, ist es zu bezeichnen, wenn man den Eröffnungsschnitt der Luftröhre zu weit seitlich anlegt, was zu einer ungünstgen Lage der Kanüle, zu Läsionen der Trachea Anlaß gibt und bei einiger Vorsicht zu vermeiden, oder wenn es schon geschehen, wenigstens durch einen neuen Schnitt zu korrigieren ist; ferner wenn das Messer wohl die Trachealknorpel, nicht aber die Schleimhaut durchschneidet (ein Zufall, der wohl nur schwer und unter ganz besonderen Verhältnissen denkbar ist), so daß dann durch das Einschieben der Kanüle eine Ablösung der Schleimhaut (Dekollement nach Pitha) bewirkt werden könnte.

Blutungen sind eine immer recht unerwünschte, zuweilen sehr gefährliche Komplikation. Ich möchte sie einteilen 1. in solche, die während der Operation eintreten, 2. in Nachblutungen und 3. in Spätblutungen; als Nachblutungen wären jene zu verstehen, welche zwar durch den Operationsakt bedingt sind, jedoch erst nach beendeter Tracheotomie auftreten (Abgang einer Ligatur usw.), als Spätblutungen dagegen jene, welche nicht direkt durch den Operationsakt, sondern durch andere Ereignisse (Arrosion) hervorgerufen werden.

Von der Blutstillung während der Operation, der Topographie der in Betracht kommenden Gefäße und von Anomalien derselben war schon die Rede. Es sei nur hervorgehoben, daß eine exakte Blutstillung sehr zweckmäßig und das Einfließen von Blut in die Trachea möglichst zu vermeiden ist und daß, wenn bereits größere Mengen aspiriert wurden, dieselben ehestens abgesaugt werden sollen.

Schon SCHÜLLER hat sich eingehend mit der Frage befaßt, ob das Einfließen von Blut in die Luftröhre gleichgültig ist oder nicht; er spricht sich ganz entschieden dagegen aus die Sache leicht zu nehmen und bedauert, daß andere gegenteiliger Anschauung sind und auf den Spontanstillstand der venösen Blutungen nach Eröffnung der Trachea vertrauen. Ohne in diese Kontroverse einzugehen wäre doch zu sagen, daß SCHÜLLERS Vorgehen schon darum den Vorzug verdient, weil es das exaktere ist. ROSER, HUETER, KÖNIG, PASSAVANT u. a. teilen vollkommen die Ansicht SCHÜLLERS.

Nachblutungen treten gewöhnlich bald nach der Operation, spätestens nach wenigen Tagen ein. Sie entstehen dadurch, daß entweder die Blutstillung während der Operation mangelhaft war und daß ein venöses oder ein kleineres arterielles Gefäß, welches vorübergehend zu bluten aufgehört hat, wieder blutet, oder daß von einem bereits ligierten Gefäße die Ligatur frühzeitig abgeht; derartige Ereignisse treten leichter ein bei Gefäßen, welche nicht quer, sondern schräg durchtrennt oder gar der Länge nach geschlitzt wurden. Die Nachblutung manifestiert sich in verschiedener Art, je nach der Tiefe und Lage des blutenden Gefäßes; manchmal fließt das Blut direkt aus der Wunde heraus (zumeist unten) oder es durchfeuchtet den Verband, häufiger jedoch — und das ist gerade das Unangenehmere — fließt es in die Trachea und wird von da durch die Kanüle ausgehustet. Geringe Blutmengen oder Beimengungen zum Sputum erscheinen wohl fast nach jeder Tracheotomie und sind nicht als wirkliche Nachblutungen aufzufassen, wenn sie langsam und stetig abnehmen und längstens nach mehreren Stunden aufhören. Hört der Abgang von Blut durch die Kanüle nicht auf oder vermehrt er sich sogar, dann ist ziemlich sicher eine frisch blutende Stelle da.

Die einfachste Behandlung solcher Nachblutungen besteht im Aufsuchen des blutenden Gefäßes und in Versorgung durch Ligatur oder wenigstens durch Kompression. Manchmal wird man, ehe man an die Blutstillung geht, das Einfließen des Blutes in die Trachea abstellen müssen, was entweder durch Tieflagerung des Kopfes und Halses oder durch das Einführen von Tamponkanülen (welche an anderer Stelle besprochen werden) geschieht. Daß durch alle derartigen Eingriffe die Wundheilung eine Verschlechterung erfahren kann ist begreiflich.

Über das Zustandekommen der Spätblutungen sind unsere Kenntnisse noch lückenhaft. Sie treten frühestens nach mehreren Tagen, manchmal nach Wochen ein (im Falle SCHLÄPFER nach 17 Tagen). Bezüglich der Häufigkeit steht die *Arteria anonyma* weitaus an erster Stelle, wozu sie freilich durch ihre ungünstige Lage (namentlich bei Kindern) besonders prädestiniert erscheint. Als Ursache derartiger Blutungen nimmt man gewöhnlich Arrosion durch Drucknekrose von seiten der Kanüle, oder eine Verletzung der Arterie mit konsekutiver Phlegmone (SCHLÄPFER) an. POLLAK fand einmal prätracheale Eiterung infolge von Infektion von der Tracheotomiewunde aus als Ursache der Arrosion. Die zuerst genannte Ursache dürfte wohl die häufigere sein. Ob mit dem Kanülendruck allein diese Arrosionsblutungen vollständig erklärt sind, ist freilich noch fraglich; es ist nicht unmöglich, daß noch andere Umstände hinzukommen müssen, sonst wären vermutlich diese Blutungen viel häufiger als sie es in Wirklichkeit sind.

Arrosionsblutungen aus der Anonyma treten meist ganz unvermutet auf und verlaufen gewöhnlich tödlich durch Verblutung oder durch Erstickung infolge Aspiration großer Blutmengen. Blutungen aus kleineren Gefäßen können unter Umständen noch zum Stillstand gebracht werden. Um solchen Zufällen vorzubeugen, steht uns kein absolut sicheres Mittel zu Gebote, man kann einzig und allein der Anonyma sowie allen größeren Gefäßen aus dem Wege gehen, deren Verletzung vermeiden und bei der Auswahl der Kanüle große Vorsicht üben.

Eine scharfrandige, schlecht sitzende oder sonstwie ungeeignete Kanüle kann an und für sich an der Trachealwand Verletzungen, Decubitus und damit Blutungen erzeugen, solche Blutungen haben aber nicht annähernd die Bedeutung der Arrosionsblutungen und können, wenn rechtzeitig erkannt durch Austauschen der Kanüle leicht behoben werden.

Über das Auftreten von *Zellgewebsemphysem* des Halses nach der Tracheotomie spricht schon Schüller ziemlich ausführlich. Im allgemeinen entsteht ein Emphysem dann, wenn durch eine penetrierende Läsion der Luftröhrenwand Luft mit stärkerem Druck durchgepreßt wird, nicht frei abströmen kann und so förmlich in das lockere Zellgewebe hineingepumpt wird. Ob die Läsion durch eine Verletzung im eigentlichen Sinne (mit oder ohne Knorpelfraktur), durch Operation, durch einen Fremdkörper oder durch ein perforierendes Geschwür erfolgt ist, kommt auf eins heraus; maßgebend ist, daß die durchgepreßte Luft einen gewissen Widerstand findet. Schüller erwähnt besonders die Verletzungen, die Frakturen und die Fremdkörper; kommt es in solchen Fällen zur Tracheotomie, so muß nicht notwendig diese die Ursache des Emphysems sein, es kann auch schon vor der Tracheotomie vorhanden sein. Anders verhält sich die Sache, wenn kein derartiges Ereignis vorhergegangen ist, das Emphysem also zweifellos der Tracheotomie zur Last fällt.

Schüller spricht von mangelhafter Technik bei der Tracheotomie, von einem zu frühen Anstechen der Luftröhre, von der Eröffnung an einer Stelle, welche nachher mit Weichteilen bedeckt wurde; er meint überdies, daß manchmal beim Zerreißen des Zellgewebes Luft in dasselbe aufgesaugt wird und führt einige Beispiele dafür aus der Literatur an. Der letztgenannte Modus ist wohl nicht gut verständlich, aber auch die anderen von Schüller genannten Entstehungsursachen kommen gewiß nur seltener in Betracht. Am häufigsten dürfte wohl folgende Erklärung zutreffen: Es kommt nicht so selten vor, daß bald nach vollführter Tracheotomie die Kanüle aus der Luftröhre herausgleitet (weil sie von Haus aus zu kurz war oder der Kranke starke seitliche Bewegungen ausführt, zumeist wahrscheinlich aus beiden Gründen) und nicht mehr zurückgeht, weil sich ja der Trachealschlitz sofort verschließt; ein geübtes Ohr erkennt den Eintritt dieses Ereignisses sofort an dem veränderten Atmungsgeräusch, ist also zufällig ein Arzt oder eine Warteperson in der Nähe, dann kann die Kanüle leicht wieder reponiert werden. Geschieht dies aber nicht, so wird durch den immer vorhandenen, durch den Druck der Kanüle auf die Außenwand der Trachea noch verstärkten Hustenreiz unfehlbar Luft in die Gewebe hineingepreßt und es entsteht die bekannte, bei Berührung knisternde Anschwellung am Halse, welche sich rasch nach allen Richtungen ausbreitet, sowohl nach oben gegen Gesicht und Kopf, als auch vornehmlich nach unten auf den Stamm, manchmal auch in das Mediastinum. Ein Kranker mit so ausgebreitetem Emphysem sieht oft sehr verändert und cyanotisch aus, er macht einen leidenden, hilflosen Eindruck, empfindet großes Unbehagen oder gar Schmerzen und auch der Lufthunger stellt sich wieder ein. Wenn die Ursache des Emphysems aufgehört hat, saugt sich dasselbe meist langsam wieder auf, gelegentlich kann es aber zu phlegmonösen Entzündungen kommen.

Nach Passavant kann Emphysem während oder nach der Operation dadurch entstehen, daß der Luftröhrenschnitt sich verlegt oder, wenn bereits die Kanüle eingeführt ist, daß diese der Luft keinen freien Austritt gewährt, oder daß die Kanüle aus der Luftröhre heraus und vor dieselbe zu liegen kommt. Durch Eintreten von äußerer Luft ins Zellgewebe hat Passavant niemals Emphysem entstehen gesehen.

Daß die *Schilddrüse* schon an und für sich, noch mehr aber wenn sie vergrößert ist, Schwierigkeiten und Komplikationen schaffen kann ist bekannt; insbesondere hat König (1) darauf hingewiesen, daß in Kropfgegenden die Tracheotomie zu den schwierigen chirurgischen Operationen zählt. Es wurde schon erwähnt, daß ein breiter oder sehr festhaftender Isthmus oder ein Lobus pyramidalis ein recht unangenehmes Hindernis für die Tracheotomie bilden kann; ist die Schilddrüse vergrößert, dann erhöhen sich die Schwierigkeiten noch beträchtlich und es ist zuweilen notwendig, einen vergrößerten Lappen, wenn er den Zugang zur Luftröhre behindert, zu mobilisieren oder zu resezieren. Ist die Schilddrüse mit der Trachea besonders fest verwachsen (Paltauf, Wölfler) und gelingt es nicht, sie loszuschälen, dann bleibt nichts übrig als entweder eine Stelle zu suchen wo die Verwachsung weniger fest ist (hoch oben) oder durch die Schilddrüse durchzugehen. Der erheblichen Blutung, die man dabei immer zu gewärtigen hat, läßt sich nur durch sorgfältige Umstechungen und Ligaturen, evtl. durch Verschorfung der Ränder mit dem Thermokauter (wie es P. Bruns für die malignen Strumen empfohlen hat) begegnen.

Eine andere durch Vergrößerung der Schilddrüse hervorgerufene Komplikation ist die *Trachealkompression* und die *seitliche Verschiebung* der Trachea; natürlich können auch andere Geschwülste des Halses und des Mediastinums, Aneurysmen, eine vergrößerte Thymus usw. die gleichen Zustände bewirken. Bei Trachealkompressionen, welche meist tief unten sitzen, muß man entsprechend längere Kanülen verwenden, die bis unter die verengte Stelle hinabreichen (Königsche Kanüle); solche Kanülen können aber leicht Druckgeschwüre mit den unliebsamen Folgen derselben erzeugen. Ist die Trachea seitlich verschoben, so ist oft das Auffinden derselben schwierig.

Schwellungen der *Weichteile* des Halses (Phlegmone, Perichondritis) können die Tracheotomie komplizieren, indem das Aufsuchen der Trachea erschwert, der Zugang zu derselben behindert ist; Chiari (1) weist auch auf den Umstand hin, daß im infiltrierten Gewebe durchschnittene Gefäßlumina zuweilen klaffend bleiben, wodurch leichter als sonst eine Luftembolie zustande kommt.

Von den Komplikationen, welche durch die *Kanüle* hervorgerufen werden, sind als die wichtigsten der Decubitus und die Granulationswucherung zu nennen. Beide findet man am häufigsten bei Kindern, welche wegen Diphtherie tracheotomiert wurden, was wohl darin begründet ist, daß die Tracheotomien wegen Diphtherie in der Häufigkeitsskala obenan stehen und daß die kindliche Trachea empfindlicher ist; doch kommen auch bei Erwachsenen zuweilen diese Zwischenfälle zur Beobachtung.

Decubitus wird wohl meist von einer schlecht sitzenden oder schlecht konstruierten Kanüle erzeugt, und zwar am häufigsten von der inneren Mündung, wenn dieselbe scharfrandig ist, seltener von anderen Partien der Kanüle. Nach Chiari (1) ist die vordere Trachealwand am häufigsten befallen.

Schmerzen, manchmal auch Fieber und vermehrter Hustenreiz kündigen den Decubitus an; die wichtigsten Symptome jedoch sind der blutig tingierte Auswurf und die Schwarzfärbung des unteren Kanülenendes. Durch direkte Besichtigung mittels Röhren kann man zuweilen den Sitz und die Ausdehnung des Decubitus feststellen, doch ist gerade die vordere Wand, an welcher Decubitusgeschwüre am häufigsten entstehen, sehr schwer zur Ansicht zu bringen.

Wenn keine Gegenmaßregeln ergriffen werden, so kann das Druckgeschwür immer tiefer greifen, zu stärkeren Blutungen, Granulationswucherung, Knorpelnekrose, Mediastinitis, Pneumonie, ja zur Arrosion größerer Gefäße führen.

Die Wichtigkeit und Gefahr der Decubitusgeschwüre wurde schon frühzeitig erkannt. Es scheint, daß in früherer Zeit eine besonders schwere Komplikation, welche heute sehr selten beobachtet wird, nämlich das Übergreifen
des Diphtherieprozesses auf das Decubitusgeschwür, häufiger vorgekommen ist.
So hat Körte 3 Kinder an den Folgen des Geschwürs verloren, die Geschwüre
hatten sich mit Diphtherie infiziert, griffen rasch in die Tiefe und durchbohrten
schließlich die Trachealwand; 2 von den Kindern starben an Lungenentzündung und Erschöpfung infolge der Eiterung, das 3. erlag einer Blutung aus der
arrodierten Anonyma. Körte rät, bei beginnendem Decubitus die Kanüle
mit Gummidrain zu überziehen oder ganz auszuwechseln und durch eine anders
gekrümmte zu ersetzen. Hasse hat speziell Kanülen empfohlen, bei welchen
nur die oberen zwei Drittel kreisförmig gekrümmt sind, das untere Drittel aber
geradeaus läuft, weil, wie er sagt, im unteren Halsteil die Luftröhre und die
Hautoberfläche nicht mehr einander parallel verlaufen, weshalb die Kanüle
mit ihrem unteren Ende leicht gegen die vordere Trachealwand sich anstemmt.

Als wichtigste, ja zumeist einzige Vorbedingung für die Ausheilung eines
Decubitusgeschwüres möchte ich die Befreiung des Geschwüres vom Kanülendruck bezeichnen; das kann man auf verschiedene Art erreichen oder anstreben. Am einfachsten ist es die Kanüle um ein entsprechendes Stück zu
kürzen, wodurch sofort die Berührung mit der wunden Stelle aufhört; dieses
Vorgehen ist jedoch untunlich, wenn die Kanüle ohnedies schon so kurz ist,
daß durch weitere Kürzung ihr dauerndes Verweilen in der Trachea in Frage
gestellt wäre. Auch eine Verlängerung der Kanüle ist ein verwendbares, jedoch
weniger sicher wirkendes Mittel; das Geschwür bleibt weiter in Berührung
mit der Kanüle, nur der Kanülenrand hört auf zu reiben. Sehr gut wirkt auch
die Gersunysche, nach unten zu konisch werdende Kanüle. Chiari (1) empfiehlt auch die Durhamsche Kanüle.

Über das Auftreten von *Granulationswucherungen* namentlich bei tracheotomierten Diphtheriekindern findet man genaue und ausführliche Angaben bei
Passavant, Fleiner, Köhl, Thost, Chiari (1) und vielen anderen. Granulationen können nicht nur im Anschluß an Decubitusgeschwüre, sondern auch
an Stellen sich entwickeln, wo erfahrungsgemäß fast niemals Decubitus vorkommt. Als weitaus häufigster Fundort ist der obere innere Rand des
Tracheotomiekanals bekannt. Warum diese Stelle so bevorzugt ist, wurde
verschieden erklärt; während Pauly u. a. behaupten, daß dieser Ort am
wenigsten vom Kanülendruck zu leiden habe, nimmt in neuerer Zeit Thost
gerade das Gegenteil an, nämlich daß diese Stelle dem Kanülendruck ständig
ausgesetzt sei. Warum gerade eine druckfreie Stelle zu Granulationsbildung
inklinieren soll, ist schwerer verständlich als das Gegenteil, auch kann man
tatsächlich beobachten, daß die Kanüle ständig die Tendenz hat, nach oben
auszuweichen und demnach mehr gegen die obere Wand drückt, was auch
Chiari (1) bestätigt. Granulationen können auch an anderen Stellen auftreten und es muß nicht immer der Druck der Kanüle schuldtragend sein.

Bezüglich der Symptome, des Verlaufes, der Folgen und der Behandlung
der Granulationswucherungen verweise ich auf andere Kapitel dieses Handbuches
(Stenosen, Diphtherie).

Verlauf und Prognose. Der Krankheitsverlauf nach der Tracheotomie ist,
wenn nicht die Grundkrankheit als solche ihn ungünstig beeinflußt, in der
Mehrzahl der Fälle ein günstiger. Die Wunde heilt in der Regel ziemlich gut,
trotzdem sie ständig mit Trachealsekret in Berührung kommt. Die ursprünglich
längselliptische Tracheotomiewunde wandelt sich mit der Zeit in einen Kanal
von kreisförmigem Querschnitt um, der sich genau der Kanüle anpaßt; nach
Fleiner erfolgt diese Umwandlung dadurch, daß sich der obere und der untere

Wundwinkel mit Granulationen ausfüllen. Entzündungen der Wundränder, Nahteiterungen kommen zuweilen vor und können die Wundheilung ein wenig verzögern; durchschnittlich ist letztere nach 1—2 Wochen beendet.

Vermehrte Sekretion, Bronchitis ist eine sehr häufige, ja fast regelmäßige Begleiterscheinung der Tracheotomie; sie tritt sehr bald nach der Operation auf, steigert sich noch in der nächsten Zeit, klingt jedoch später wieder ab, ohne ganz zu verschwinden, solange der Kranke die Kanüle trägt. Eine besondere Bedeutung kommt dieser Bronchitis in der Regel nicht zu; die plötzlich geänderten Verhältnisse, das Einatmen trockener, nicht vorgewärmter Luft und der ständige Reiz der Kanüle müssen als hauptsächlichste Ursache derselben angesehen werden. Zuweilen trocknet das Sekret so stark und rasch ein, daß es ganze Abgüsse des Luftrohres bildet und Erstickungsanfälle auslöst; ein derartiger, zum Glück seltener Zustand kann auch längere Zeit andauern und verliert sich nur allmählich.

Geringe Temperatursteigerungen bis 37,6⁰ können auch bei normalem Verlauf sich einstellen und durch mehrere Tage anhalten. Höhere Temperaturen (bis 38⁰ und darüber) und längere Dauer derselben kündigen gewöhnlich eine regionäre Infektion (oberflächlichen oder tiefen Abszeß oder Phlegmone) oder eine Gewebsnekrose an, sind aber ein relativ seltenes Vorkommnis. Bei schweren Phthisikern kann es geschehen, daß die Wunde tuberkulös infiziert wird und sich mit charakteristischen Granulationen und Geschwüren bedeckt.

Ernstere Erkrankungen wie Mediastinitis, Pneumonie, Sepsis treten nach einfacher Tracheotomie, welche nicht durch eine besonders schwere Grundkrankheit kompliziert ist, recht selten auf. Der Fall SCHLEMMERS, welcher eine tödlich verlaufene gangräneszierende Thrombophlebitis einer Vena jugularis interna nach Tracheotomie beschrieben hat, ist ein ziemlich vereinzeltes Ereignis.

Wie schon eingangs erwähnt, gilt das eben Gesagte nur von jenen Tracheotomien, welche nicht wegen einer besonders schweren Krankheit gemacht wurden. Ist das Grundleiden, welches die Tracheotomie veranlaßt hat, ein solches, daß es an und für sich eine ernste Gefahr oder den Tod des Kranken herbeiführt, dann spielt die Tracheotomie, was den Verlauf anbelangt, gar keine Rolle oder nur eine untergeordnete, indem sie an dem üblen Ereignis entweder überhaupt keine Schuld trägt oder höchstens (was natürlich schwer feststellbar ist) im Sinne einer Begünstigung oder Beschleunigung der Gefahr. Das gilt besonders von jenen Krankheiten, welche mit hohem Fieber, schwerer Allgemeininfektion und hochgradiger Schwäche einhergehen, wie beispielsweise die Diphtherie. Die Tracheotomien bei Croupkindern weisen leider noch immer die höchste Mortalitätsziffer auf, es wäre jedoch schwer nachzuweisen, wie viele Todesfälle zu Lasten der Operation gehen, ja ob überhaupt ein nennenswerter Prozentsatz hierfür in Frage kommt. Bei ganz kleinen Kindern (unter 2 Jahren) ist die Prognose besonders ungünstig; PASSAVANT führt dies auf verschiedene Ursachen zurück, und zwar 1. auf die Enge der Luftwege, 2. auf die geringere Kraft und Ausdauer der ganz kleinen Kinder, Schleim und Membranen auszuhusten, endlich 3. scheinen diese Kinder leichter der Allgemeinkrankheit zu erliegen.

Um über die Prognose der Tracheotomie ein richtiges Bild zu bekommen wäre vor allem notwendig, verläßliche und brauchbare Statistiken zur Hand zu haben. Der Umstand jedoch, daß man ja nicht Gesunde tracheotomiert, sondern Kranke in den verschiedensten Stadien und Graden der Erkrankung, macht es begreiflich, daß man den Statistiken keinen allzugroßen Wert hinsichtlich der Prognose beimessen kann. Um nur ein Beispiel, und zwar wieder die Diphtherie, herauszugreifen, genügt es darauf hinzuweisen (was schon SCHÜLLER getan hat), daß man bezüglich der Indikationsstellung zur Tracheotomie die unterschiedlichsten Auffassungen vertreten findet, daß manche

überhaupt niemals tracheotomieren, sondern nur intubieren, andere wieder
ohne Auswahl, also auch im letzten Stadium zum Messer greifen; wie soll
man da prozentuell feststellen, welchen Einfluß die Tracheotomie auf die Mortalität hat?

Die Statistiken, welche SCHÜLLER namentlich von französischen Operateuren
heranzieht, bewegen sich in ziemlich weiten Grenzen (21 bis 45,5% Heilungen).
KÜHN konnte nach Ausscheidung der Crouptracheotomien 29,5% Todesfälle
konstatieren; mit Hinzurechnung der Croupfälle steigt der Prozentsatz ganz
erheblich.

In den Statistiken aus der Zeit, da es weder eine Asepsis noch das BEHRINGsche
Serum gab, spielen gewiß Umstände mit, welche heute nicht mehr im gleichen
Maße zur Auswirkung kommen und daher diese Tabellen für uns weniger aktuell
erscheinen lassen. Trotzdem entbehren sie nicht eines gewissen Interesses. So hat
z. B. KRÖNLEIN (nach SCHÜLLER) aus den Jahren 1870—1876 eine durchschnittliche Mortalität der Crouptracheotomien von 70,8%, denen eine Gesamtmortalität
aller Diphtheriefälle von 66,4% gegenübersteht, errechnet. Der Unterschied
von 4,4% könnte darauf hindeuten, daß durch die Tracheotomie die Mortalität
erhöht wurde. Doch hebt SCHÜLLER aus der gleichen Statistik hervor, daß in
den 6 Jahren die Mortalitätsziffer der Tracheotomierten viel schneller und ausgiebiger gesunken ist (von 83,7 auf 61,8%) als diejenige aller Diphtheriefälle
(von 76,1 auf 60,3%); ferner daß in der letzteren Kategorie eben *alle* Krankheitsfälle, also auch die leichten, in der ersteren aber hauptsächlich die schweren
enthalten seien, so daß es also zweifelhaft bleibt, ob sogar vor 50 Jahren die
Tracheotomie an und für sich einen nennenswerten Einfluß auf die Mortalität
gehabt hat.

Weil nun so ziemlich alle statistischen Tabellen die Tracheotomien aller
Kategorien enthalten, so läßt sich nicht leicht auch nur annähernd feststellen,
wie viele Todesfälle ausschließlich oder doch hauptsächlich der Operation zur
Last fallen. Eine solche Feststellung wäre am ehesten dann möglich, wenn es
gelänge, nur die Tracheotomierten mit leichten, ganz ungefährlichen Erkrankungen, so etwa auch die Fälle von präliminarer Tracheotomie bei leichter
Erkrankung, tabellarisch zusammenzufassen. Da jedoch schwer eine Grenze
zu ziehen und der individuellen Auffassung breitester Spielraum gelassen wäre,
so erscheint auch dieses Beginnen ziemlich aussichtslos.

Als eine der genauesten und einwandfreiesten Statistiken der neueren Zeit
möchte ich die von CHIARI (1) bezeichnen und anführen. CHIARI (1) verzeichnet
unter 411 Tracheotomien eigener Beobachtung 65 Todesfälle (15,8%); bei 39 der
Gestorbenen war eine schwere Grundkrankheit (inoperables Carcinom, schwere
Tuberkulose, septische Phlegmone des Kehlkopfes oder des Rachens), bei
13 Fällen Verblutung, bei 9 Fällen Pneumonie und bei 4 Fällen Sepsis die Todesursache. Die Diphtherie ist in diese Statistik nicht einbezogen. Die CHIARIsche
Zusammenstellung mit den 15,8% aller Todesfälle beweist, daß die Mortalität
seit SCHÜLLER (1880) nicht unerheblich gesunken ist; zieht man nun jene
39 Todesfälle infolge schwerer Grundkrankheit ab, so verbleiben noch 26 Todesfälle (etwas über 6%), für welche die Tracheotomie allein oder hauptsächlich
verantwortlich zu machen ist, eine Zahl, welche mir durchaus nicht als zu nieder
gegriffen erscheint und welche wenigstens annähernd den Gefahrenkoeffizienten
der Tracheotomie aufzeigt.

Nachbehandlung und Dekanülement. Über die Nachbehandlung, soweit sie
die Wundheilung betrifft, ist wenig zu sagen. Verbandwechsel, Auswechseln
und gänzliche Entfernung der Tamponstreifen, Entfernung der Nähte erfolgen
nach allgemeinen chirurgischen Grundsätzen, ebenso richtet sich die Behandlung
von Nachblutungen, von Wundinfektionen und von schweren Komplikationen

wie Pneumonie, Sepsis u. dgl. nach allgemeingültigen Regeln. Spezielle Vorkehrungen sind hauptsächlich in zweifacher Hinsicht notwendig, nämlich bezüglich der Atmungsluft des Krankenzimmers und bezüglich der Kanüle.

Weil bei Tracheotomierten die Vorwärmung, Befeuchtung und Reinigung der Atmungsluft durch die Schleimhaut der oberen Luftwege entfällt, so hat man darauf Bedacht zu nehmen, diesen Ausfall einigermaßen wett zu machen, indem man für reine, warme und künstlich befeuchtete Luft sorgt. Durch entsprechende Temperierung, gute Lüftung und ausgiebige Befeuchtung mit Inhalationen, feuchten Tüchern, Sprays usw. wird man diesen Zweck zumeist erreichen. Bilden sich trotz allem größere Ansammlungen trockenen Sekretes in den tieferen Luftwegen mit Atemnot, so muß man durch besonderes fleißiges Inhalieren, durch Einträufeln von Öl, durch Einführung eines Katheters oder eines Federbartes den Abgang der Borken erleichtern, manchmal ist man sogar gezwungen, solche Borken direkt mit Pinzetten zu extrahieren. Durch Expektorantien und andere Medikamente (Jod) wird zuweilen das Aushusten und die Verflüssigung des Sekretes begünstigt.

Wichtig ist in der Nachbehandlung das regelmäßige Reinigen und Wechseln der Kanüle. Die innere Kanüle muß in der ersten Zeit mehrmals des Tages entfernt und gereinigt werden, die ganze Kanüle soll wenigstens alle paar Tage gewechselt werden. Sobald die Haut-
wunde bis auf die Öffnung für die Kanüle fest verschlossen ist, keine Reaktion mehr zeigt und der zur Trachea führende Kanal mit Granulationen ausgekleidet ist, erscheint die Wundheilung als beendet; nun kann man das Reinigen und Wechseln der Kanüle in größeren Intervallen vornehmen, ja man kann es unter Umständen dem Kranken oder seiner Umgebung überlassen. Eine vollstän-

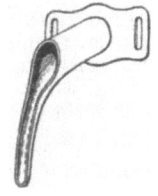

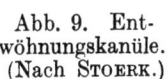

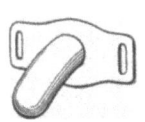

Abb. 9. Entwöhnungskanüle. (Nach Stoerk.)

Abb. 10. Zapfenkanüle zum Offenhalten des Wundkanals.

dige Entlassung aus der Behandlung ist jedoch solange unmöglich, als der Kranke die Kanüle trägt. Der letzte und wichtigste Akt der Nachbehandlung ist also das Dekanülement und es entsteht die Frage: Wann soll man dekanülieren?

Sobald kein Anlaß mehr besteht den Patienten weiter durch die Kanüle atmen zu lassen, erscheint der Zeitpunkt gekommen, an die Entfernung derselben zu denken. Nur bei akuten Erkrankungen, bei kurzdauernden Stenosen, bei Fremdkörpern kommt es vor, daß das Dekanülement schon nach wenigen Tagen möglich ist. Wurde die Tracheotomie als Vorakt einer anderen Operation ausgeführt, so ist in der Regel erst dann, wenn die Wundheilung beendet und die Integrität des Luftrohres wieder hergestellt ist, die Möglichkeit und Zweckmäßigkeit des Dekanülements gegeben. Es muß als Grundsatz gelten, daß jeder Tracheotomierte ständig beobachtet und kontrolliert werden soll, anfangs öfter, später in größeren Zwischenräumen, damit der richtige Zeitpunkt für die Entfernung der Kanüle nicht versäumt werde; denn je frühzeitiger das Dekanülement erfolgt, desto größer ist die Wahrscheinlichkeit, daß üble Folgen vermieden und wieder halbwegs normale Verhältnisse hergestellt werden.

Die Feststellung des richtigen Zeitpunktes für die Entfernung der Kanüle ist nicht immer leicht und einfach. Die Untersuchung mit dem Kehlkopfspiegel oder mit Autoskopieröhren gibt zwar in vielen, aber doch nicht in allen Fällen genügenden Aufschluß, ob die Atmung per vias naturales wirklich in ausreichendem Maße möglich ist. Das Laryngoskopieren ist bei tracheotomierten Kranken (besonders bei Kindern) oft schwieriger als bei Nichttracheotomierten, selbst das Cocainisieren hilft nicht immer. Zuverlässiger erscheint es, den Kranken probeweise mit zugestopfter Kanüle atmen zu lassen. Geschlossene Kanülen eignen sich für diesen Zweck natürlich nicht, man verwendet solche mit einem Ausschnitt an der konvexen Seite oder mit einem Sieb oder sog. Entwöhnungskanülen (Bruns, Stoerk [Abb. 9], Marschik), auch kurze, solide Zapfen (Abb. 10), welche an einem Schild befestigt sind und den Zweck haben, nur den Tracheotomiekanal offen zu halten, daher nur um ein geringes länger zu sein brauchen als dieser.

Als Hindernisse des Dekanülements kommen außer den bekannten Narbenstenosen (welche an anderer Stelle besprochen werden), noch andere in Betracht, wie Angstzustände, Spasmen u. dgl. Welchen mannigfachen Schwierigkeiten nicht nur das Dekanülement selbst, sondern schon die Feststellung des richtigen Zeitpunktes begegnen kann, möge folgender Fall eigener Beobachtung illustrieren: Ein 5jähriges Kind mit Narbenstenose wird 6 Monate hindurch mit Bolzen (fortlaufend von Nummer 2—7) behandelt; wiederholt vorgenommene Proben, ob schon Luft durch den Kehlkopf streicht, verlaufen jedesmal (auch nach Bolzen Nummer 7) vollkommen negativ, was den Gedanken nahelegte, es müsse ein anderes Hindernis noch bestehen. Tatsächlich ergab die Autoskopie einen vollständigen spastischen Verschluß des Larynx, der sich erst in tiefer Narkose löste, worauf sich die fast normale Weite und Durchgängigkeit des Kehlkopfes zeigte. Man muß also auch solchen Eventualitäten Rechnung tragen und danach sein Vorgehen einrichten. Im vorliegenden Falle wurde das Kind durch Einführung eines *perforierten* Bolzens und durch Zustöpseln der Kanüle gezwungen per vias naturales zu atmen, und schon nach kurzer Zeit konnte es auch ohne den Bolzen durch den Kehlkopf atmen. Lieck berichtet über 4 wegen Croup tracheotomierte Kinder (alle 4 mit Tracheotomia superior), bei welchen das Dekanülement erschwert war (und zwar wie er vermutet, „wegen gestörter Stimmbandinnervation"); durch Ausführung der *unteren* Tracheotomie kam es bei allein 4 Kindern zum sofortigen Dekanülement. Thorp fand bei einem 9 Monate alten Kinde eine „nervöse" Ursache als Hindernis für das Dekanülement.

Bei der Durchführung des Dekanülements läßt sich nicht nach der Schablone verfahren. Bei Tracheotomierten, welche die Kanüle erst kurze Zeit getragen haben, kann man gewöhnlich sofort und ohne allzuviele Umstände, sobald man sich nur von der guten Luftdurchgängigkeit überzeugt hat, die Kanüle wegnehmen, worauf der Tracheotomiekanal sich spontan ziemlich rasch, oft schon nach wenigen Stunden verschließt oder doch bis auf eine kleine Fistel zusammenzieht. Bei Kranken jedoch, welche die Kanüle lange Zeit, Monate oder Jahre getragen haben, ist größere Vorsicht, sind eingehendere Untersuchungen und längere Proben erforderlich, ehe man die Kanüle dauernd entfernt, sonst kann es vorkommen, daß man den Tracheotomiekanal wieder künstlich erweitern oder gar frisch tracheotomieren muß.

Nach dem Herausnehmen der Kanüle gibt man einen Binden- oder Heftpflasterverband und wartet ab, ob und wieweit sich der Tracheotomiekanal verengt oder verschließt; war der Kanal bereits epithelisiert, dann ist eine Anfrischung der Ränder evtl. eine Mobilisierung derselben, oder die Bildung von Brückenlappen oder von gestielten Lappen notwendig. Besteht ein größerer Defekt der knorpligen Luftröhrenwand, so reicht man mit einfacher Hautplastik nicht aus, denn es besteht sonst die Gefahr, daß der von Knorpel entblößte Teil der Wand inspiratorisch eingezogen wird und Stenose erzeugt; in solchem Falle kommen Plastiken mit Hautknorpel- oder Hautknochenlappen in Betracht, welche an anderer Stelle besprochen werden.

Literatur.

Armand-Delille, P., G. Duhamel et P. Marty: Le diagnostic de la dilatation bronchique chez l'enfant au moyen du lipiodol. Presse méd. Jg. 32, Nr. 39. 1924. — Baggerd: Über den Luftröhrenschnitt. Med. Klinik 1914. Nr. 3. — Bardeleben, A.: Lehrb. d. Chirurg. u. Operationslehre. Berlin 1875. — Bingel, A.: Tracheotomia transversa. Med. Klinik 1922. Nr. 11. — Bohmer: Zur Frage der Tracheotomia transversa. Dtsch. med. Wochenschr. 1912. Nr. 40. — Bokay: Die Intubation als ein die Tracheotomie unterstützendes Verfahren. Arch. f. Kinderheilk. Bd. 23, S. 305. 1897. — BOSE, H.: Zur Technik der Tracheotomie. LANGENBECKS Arch. Bd. 14, S. 137. 1872. — BOTEY: La ponction cricothyreoidienne como operacion preliminar en las traqueotomias de urgencia. Revista barcelonesa de laringologia. Nr. 1, 48. Zit. nach Zentralbl. f. Laryngol. 1909. S. 78. — BRUNS: Die Tracheotomie mittels der Galvanokaustik. Berl. klin. Wochenschr. 1872. Nr. 53. — CARSTEN: Über das Verfahren der Intubation bei der diphtherischen Kehlkopfstenose. Jahrb. f. Kinderheilk. N. F. Bd. 38, S. 259. — CATTI: Zur Technik des Luftröhrenschnittes. Wien. med. Presse 1884. Nr. 47. — CAUSSADE, G., GEORGES ROSENTHAL et J. SURMONT: Un cas de gangrène pulmonaire traité par la trachéo-fistulisation. Bull. et mém. de la soc. méd. des hôp. de Paris. Jg. 40, Nr. 12. 1924. — CHAUVEAU: Histoire des maladies du phyarnx. Paris 1901, 1902, 1905. — CHIARI, O. (1): Chirurgie des Kehlkopfes und der Luftröhre. Neue dtsch. Chirurg. Bd. 19. Stuttgart 1916. — DERSELBE(2): Über Kehlkopfstenosen und ihre Therapie. Monatsschr. f. Ohrenheilk. u. Laryngo-Rhinol. 1881. Nr. 6. — CROWE, S. J. and M. L. BREITSTEIN: Papilloma of the larynx in children. A report of eleven cases. Arch. of surg. Vol. 4. 1922. — CUNO: Kehlkopfdiphtherie und ihre Behandlung. Fortschr. d. Med. Jg. 33, Nr. 3. 1915. — DEKKERS: Zit. nach SCHÜLLER. — DENKER: Verhandl. d. Vereins dtsch. Laryngol. 1913. S. 108. — DIEFFENBACH: Zit. nach BARDELEBEN. — DOBBERTIN: Die stumpfe untere Tracheotomie mittels Schielhäkchen. Dtsch. med. Wochenschr. 1912. S. 2076. — DUNKEL, WILH.: Die Diphtherie vom chirurgischen Standpunkt. Ergebn. d. Chirurg. u. Orthop. Bd. 16. 1923. — DURHAM: Practitioner. 1869. Zit. nach CHIARI. — EULENBURG: Die hypodermatische Injektion der Arzneimittel. Berlin 1875. — FEUCHTINGER, R.: Die Tracheotomie bei frischen Kehlkopfverletzungen. Wien. klin. Wochenschr. 1916. Nr. 27. — FISCHER, MAX: Vorzüge der Tracheotomie inferior. Berl. klin. Wochenschr. 1917. S. 775. — FLEINER, W.: Über Stenosen der Trachea nach Tracheotomie bei Croup und Diphtheritis. Dtsch. med. Wochenschr. 1885. Nr. 42—50. — FRANCK, O. (1): Tracheotomia transversa. Münch. med. Wochenschr. 1910. Nr. 6. — DERSELBE (2): Erfahrungen mit dem queren Luftröhrenschnitte. Münch. med. Wochenschr. 1914. Nr. 17. — FRIEDLÄNDER und OSKAR HÜBLER: Über Lokalanästhesie mit Tutocain. Wien. klin. Wochenschr. 1924. Nr. 21. — GERSUNG: Über eine erprobte Tachealkanüle. Wiener klin. Wochenschr. 1900. Nr. 26. — GLUCK, TH. und J. SOERENSEN: Die Exstirpation und Resektion des Kehlkopfes. Handb. d. spez. Chirurg. d. Ohres u. d. ob. Luftwege von KATZ u. BLUMENFELD. Leipzig 1922. — HABS, R.: 572 Tracheotomien bei Diphtherie. Dtsch. Zeitschr. f. Chirurg. Bd. 33, S. 521. 1892. — HÄRTEL, FRITZ: Die Lokalanästhesie. Neue dtsch. Chirurg. 1916. — HAJEK, M.: Vers. dtsch. Naturforsch. u. Ärzte. Wien. 1913. 26. Abt. — HALPHEN, E. et A. AUBIN: Trachéotomie sur mandrin. Arch. internat. de laryngol., otol.-rhinol. et broncho-oesophagoscopie. Tome 2, No. 5. 1923. — HANS, H.: Dringliche Indikation zur Oesophagotomia mediana, gleichzeitig als Beitrag zur Frage: Tracheotomia transversalis oder Tracheotomia longitudinalis mit transversalem Hautschnitt. Münch. med. Wochenschr. 1912. Nr. 23. — HANSEN: Oberer oder unterer Luftröhrenschnitt? Münch. med. Wochenschr. 1917. S. 351. — HASSE: 26 Tracheotomien. Berl. klin. Wochenschr. 1868. Nr. 1 ff. — HEISTER: Institutiones chirurgiae. Zit. nach SCHÜLLER. — HINTERSTOISSER: Der quere Luftröhrenschnitt. Wien. klin. Wochenschr. 1917. Nr. 50. — HÖRNICKE, C. B.: Tracheotomia superior oder inferior? Med. Klinik 1924. Nr. 22. — HOHLFELD, M.: Erfahrungen mit der Intubation. Jahrb. f. Kinderheilk. Bd. 100. 1922. — HOHLFELDER, HANS: Die Frühtracheotomie im Rahmen truppenärztlicher Tätigkeit an Großkampftagen. Dtsch. med. Wochenschr. 1918. Nr. 21. — HOVELL, MARK: Laryngological section royal academy of medicine. Nov. 1916. — HUETER, C.: Handb. d. Chirurg. v. PITHA u. BILLROTH. Bd. 3, 1. Abt., 5. Liefg. — IMPERATORI, C. J.: Impacted foreign body in the trachea. Laryngoscope. Sept. 1916. — JACOD, M.: Deux modifications de technique operatoire dans la laryngectomie totale pour cancer. Trachéotomie transversale préalable; ablation du larynx sous lambeaux musculo-cutanés adhérents. Ann. des maladies de l'oreille, du lar., du nez et du phar. Tome 41. 1922. — KEINER (1): Über die Vorteile des queren Luftröhrenschnittes bei Kindern und das Tracheotomieren auf liegender Intubationskanüle. Monatsschr. f. Kinderheilk. Orig. 1912. Nr. 12. — DERSELBE (2): Tracheotomia transversa bei Kindern. Dtsch. med. Wochenschr. 1912. Nr. 38. — KÖHL, E.: Über die Ursachen der Erschwerung des Dekanülements nach Tracheotomie im Kindesalter wegen Diphtherie. LANGENBECKS Arch. Bd. 35, S. 75. 1887. — KÖNIG (1): Über die Behandlung der Asphyxie durch Kropf. ROSER u. WUNDERLICHS Arch. d. Heilk. Bd. 4, S. 245. Zit. nach HUETER. — DERSELBE (2): Lehrb. d. spez. Chirurg. 1902. — KÖRTE, W.: Über einige seltenere Nachkrankheiten nach der Tracheotomie wegen Diphtheritis. LANGENBECKS Arch. f. klin. Chirurg. Bd. 24, S. 238. — KÜHN: In GÜNTHERS Lehre von den blutigen Operationen. Bd. 5. 1864. — KRECKE, A.: Über den Luftröhrenschnitt. Münch. med. Wochenschr. 1923. Nr. 50. — LANDWEHRMANN: Altes und Neues über den Heilwert der Tracheotomie bei Kehlkopftuberkulose. Zeitschr. f. Ohrenheilk. u. f. Krankh. d. Luftwege. Bd. 58, S. 301. — LEEDE, W.: Die Tracheotomia inferior mit kleinem querem Hautschnitt bei Diphtherie und ihre Nachbehandlung. Münch. med. Wochenschr. 1912.

Nr. 23. — Leichsenring: Behandlung der Larynxphthise. Ref.: im Zentralbl. f. Hals-, Nasen- u. Ohrenheilk. Bd. 3, S. 375. — Leusden, Fr. P.: Die Tracheotomie. Med. Klinik 1921. Nr. 47. — Lieck, E.: Über die Behandlung des erschwerten Dekanülements. Zentralblatt f. Chirurg. 1919. Nr. 16. — Luschka: Die Anatomie des menschlichen Halses. Tübingen 1862. — Marcuse, E.: Erfahrungen mit dem neuen Lokalanaestheticum Tutocain. Dtsch. med. Wochenschr. 1924. Nr. 17. — Marschik (1): Tracheotomie oder Tracheostomie bei der Totalexstirpation des Kehlkopfes. Wien. laryngol. Ges. 11. Januar 1922. — Derselbe (2): Beiträge zur Chirurgie der oberen Luftwege. Monatsschr. f. Ohrenheilk. u. Laryngo-Rhinol. Jg. 56. 1922. — Derselbe (3): Neue Kanülen. Monatsschr. f. Ohrenheilk. u. Laryngo-Rhinol. Jg. 56. 1922. — Marshall, Hall: Lancet. Juli 1849. Zit. nach Bardeleben. — Menier, M.: Beitrag zur Geschichte der Tracheotomie. Zeitschr. f. Laryngol., Rhinol. u. ihre Grenzgeb. Bd. 7. 1914. — Most: Med. Klinik 1909. Beiheft 11. Zit. nach Chiari. — Navratil, D.: Erfahrungen über die Tracheotomie im Anschluß an 50 Fälle. Orvosi Hetilap 1912. Nr. 50. — Derselbe (2): Mon experiance de la trachéotomie basée sur 50 cas. Arch. internat. de laryngol., otol.-rhinol. et broncho-oesophagoscopie. Tome 35. Nr. 1. — Orth, O.: Der quere Luftröhrenschnitt. Wien. klin. Wochenschrift 1918. Nr. 35. — Paltauf: Schilddrüsentumoren im Innern des Kehlkopfes und der Luftröhre. Beitr. z. pathol. Anat. u. z. allg. Pathol. Bd. 11, S. 42. 1892. — Parker: Lancet 1886. Zit. nach Chiari. — Passavant, G.: Der Luftröhrenschnitt bei diphtherischem Croup. Dtsch. Zeitschr. f. Chirurg. Bd. 19—21. — Pauly (1): Die Lehre von der Granulationsstenose nach Tracheotomie. Zentralbl. f. Chirurg. 1877. Nr. 45. — Derselbe (2): Die Ursachen der Granulationsstenose nach Tracheotomie. Dtsch. med. Wochenschrift 1886. Nr. 44. — Pogačnik, J.: Diphtherie und die Tracheotomia inferior. Wien. med. Wochenschr. 1924. Nr. 2. — Pollak, E.: Über luetische Stenose der Trachea und der Bronchien. Monatsschr. f. Ohrenheilk. u. Laryngo-Rhinol. Bd. 50. 1916. — Preysing: Vers. westdtsch. Hals- u. Ohrenärzte zu Köln 1913. — Puschmann: Geschichte des medizinischen Unterrichts. Leipzig 1889. — Roser, W.: Handb. d. anat. Chirurg. Tübingen 1859. — Sabatier: De la medécine operatoire etc. Paris 1796. — Safranek: Vers. dtsch. Naturforsch. u. Ärzte. Wien 1913. 26. Abtlg. — Schelble, H.: Ist bedeutende Verringerung der Todesfälle an Diphtherie im Kindesalter möglich? Monatsschr. f. Kinderheilkunde, Orig. Bd. 25. 1923. — Schläpfer, K.: Über tödliche Nachblutungen nach Tracheotomie bei Larynxdiphtherie. Bruns Beitr. z. klin. Chirurg. Bd. 122. 1921. — Schmidt, Fritz: Beitrag zu den Gefahren der Tracheotomia inferior. Arch. f. Nasen-, Ohren- u. Kehlkopfheilk. Bd. 110. 1923. — Schmieden, V.: Über das erschwerte Dekanülement. Münch. med. Wochenschr. 1906. Nr. 2. — Schüller, Max: Die Tracheotomie, Laryngotomie und Exstirpation des Kehlkopfes. Stuttgart 1880. Dtsch. Chirurg. Bd. 37. — Sebileau, P.: Conseils pratiques-pour la trachéotomie. Paris méd. Jg. 13. 1923. — Seifert, E.: Erfahrungen mit der Tracheotomia inferior bei kindlicher Larynxdiphtherie. Zentralbl. f. Chirurg. Jg. 49. 1922. — Seiffert, A. und W. Anthon: Tutocain, ein neues Lokalanaestheticum. Dtsch. med. Wochenschr. 1924. Nr. 17. — Siewczynski, G.: Zur Therapie der Larynxstenosen im Kindesalter. Monatsschr. f. Kinderheilk., 1914. Nr. 4. — Sprengel, K.: Geschichte der Chirurgie. 1805. — Stamberger, J. (1): Über die Heilwirkung der Tracheotomie bei Larynxtuberkulose. Orvosi Hetilap. Jg. 68. 1924. Ref. im Zentralbl. f. Hals-, Nasen- u. Ohrenheilk. Bd. 5, S. 380. — Derselbe (2): Über die kurative Wirkung der Tracheotomie bei Kehlkopftuberkulose. Monatsschr. f. Ohrenheilk. u. Laryngo-Rhinol. Jg. 58. 1924. — Stercken, J.: Über die Todesursachen bei 89 mit Tracheotomia inferior behandelten Croupfällen. Inaug.-Diss. Bonn 1919. — Stössel, H.: Fremdkörper im linken Hauptbronchus bei einem 15 Monate alten Knaben. Schweizer med. Wochenschr. 1922. Nr. 16. — Tandler: Topographische Anatomie dringlicher Operationen. Berlin 1923. — Tapia, G.: Über einen Fall von Fremdkörper im rechten Bronchus bei einem 2$^1/_2$ Monate alten Mädchen, welcher durch stomatoidale Bronchoskopie entfernt wurde. Arch. f. Laryngol. u. Rhinol. Bd. 33, H. 3. Ref. im Internat. Zentralbl. f. Laryngol. 1921. S. 131. — Thomson, St. Clair: Tranquil tracheotomy by injecting cocaine within the windpipe. Brit. med. journ. 1919. 11. Okt. — Thorp, Eustace: Tracheotomy in an infant. Lancet. Vol. 204, Nr. 12. 1923. — Thost: Die Verengerungen der oberen Luftwege nach dem Luftröhrenschnitt. Wiesbaden 1911. — Tövölgi, E.: Tracheotomie und Kehlkopftuberkulose. Verhandl. d. Ärztevereins zu Budapest 1919. Nr. 2. — Uthy, L.: Über die transversale Tracheotomie. Rhino-laryngol. Sekt. d. kgl. ung. Ärztevereins. Sitzg. am 25. Nov. 1913. — Verneuil: De la trachéotomie par le galvanocautère. Bull. de l'acad. de méd. 1872. Nr. 10. — Voltolini: Die erste Tracheotomie mittels der Galvanokaustik in Deutschland. Berl. klin. Wochenschr. 1872. Nr. 41. — Wiedhopf, Oskar: Erfahrungen mit dem neuen Lokalanaestheticum Tutocain (Bayer) bei chirurgischen Operationen. Münch. med. Wochenschr. 1924. Nr. 19. — Wildenberg: Traitement chirurgical du croup. Bull. de la soc. belge d'otol., de rhinol. et de laryngol. 1920. Nr. 5. — Wölfler: Chirurgie und Pathologie des Kropfes. 1890.

3. Strahlentherapie der oberen Luftwege.

Von

A. Thost-Hamburg.

Einleitung. Während über den Wert der *Röntgendiagnostik* heute kein Zweifel mehr geäußert wird, im Gegenteil jeder Fortschritt neue interessante, aber auch wertvolle Erkenntnisse bringt, sind die Ansichten über den Wert der *Röntgenbehandlung* noch sehr schwankend und zweifelnd. Durch gute Erfolge in einzelnen Fällen haben einige Beobachter sich zu enthusiastischen Empfehlungen der Behandlung mit Röntgenstrahlen begeistern lassen, während andere Ärzte bei den gleichen Erkrankungsformen diese schönen Erfolge nicht erlebten, ja selbst Schädigungen sahen, die sie zu Gegnern dieser Behandlungsmethode machten.

Auf eine übermäßige Begeisterung und Empfehlung folgte namentlich in der letzten Zeit eine mehr nüchterne Beurteilung. Auf die gründliche Zerstörung bösartiger Neubildungen, auch in unseren Gebieten hatte man besondere Hoffnungen gesetzt. Wenn vor einigen Jahren behauptet werden konnte, zur Heilung des Krebses brauche man kein Messer mehr, das könnten die Röntgenstrahlen allein, äußert sich heute ein erfahrener Beobachter (Oberregierungsmedizinalrat Strauss-Berlin): Unsere ganze Krebstherapie ist ein zusammenhängender großer Mißerfolg. Beide Urteile schießen über das Ziel hinaus. Der gute Einfluß aller Lichtstrahlen und der Röntgenstrahlen auf Wachstums- und Heilungsvorgänge ist unbestreitbar, aber man darf auch nicht mehr verlangen, wie einen günstigen Einfluß. Wer sich dadurch zu einer überenergischen Behandlung verleiten läßt, sieht Schädigungen und Mißerfolge, die die an sich wertvolle Hilfe in Mißkredit bringen. Vorsichtig ausgedrückt möchte ich sagen, wir kennen die Bedingungen, unter denen die Röntgenstrahlen heilend wirken, noch nicht genügend, geben in dem einen Fall eine zu geringe Dosis, im anderen Fall war die angewandte Dosis zu stark, so daß die Schädigungen überwogen.

Es fehlt uns bis jetzt die Möglichkeit, die biologische Dosis im einzelnen Falle zu bestimmen. Es verhalten sich darin die Röntgenstrahlen ähnlich, wie das Tuberkulin, dessen heilende Wirkung unbestritten ist, aber im einzelnen Falle fehlt uns der Maßstab für die richtige Menge und durch anfangs gute Erfolge verführt, geht man meist zu rasch und zu energisch vor.

Durch große Geduld und weise Beschränkung, unterstützt durch neue und verbesserte Apparate wird es uns aber, so ist bestimmt zu hoffen, gelingen, die in den Röntgenstrahlen und in diesen verwandten Strahlenarten enthaltenen heilenden Kräfte so zu verwenden, daß sie, ohne zu schädigen, die Heilbestrebungen des kranken Körpers in voraus zu bestimmender Weise fördern.

Was ist Strahlentherapie?

Neben der medikamentösen, neben der chirurgischen Behandlung der erkrankten Gewebe kennen wir heute eine physikalische Therapie, bei der die Energieformen der Natur zu Heilzwecken benutzt werden.

Diese Energieformen: Bewegung, Wärme, Licht, Luft und Wasser und ihre Wirkungen auf den menschlichen Körper sind seit Urzeiten durch Erfahrung bekannt.

Aber neue Erfahrungen lehrten uns die Art der Einwirkung richtig beurteilen. Physik und Chemie, die in den letzten Jahrzehnten durch emsige Forschung namentlich deutscher großer Gelehrter sich so mächtig entwickelt haben, zeigten uns neue Wege und lehrten uns neue Waffen im Kampfe gegen die Krankheiten schmieden. Das gilt besonders von den Strahlenerscheinungen, von der Strahlenenergie.

Ärzte waren es, welche die Entdeckungen der Physiker und Chemiker auch für den kranken Menschen nutzbar machten.

Neben den elektrischen Strahlen, den Wärmestrahlen, den Lichtstrahlen fassen wir heute auch die von Röntgen 1895 entdeckten Röntgenstrahlen als Wellenbewegungen auf, deren Schwingungen sich durch Höhe, Intensität und Schnelligkeit unterscheiden. Physikalisch lassen sich die Strahlen in einem fortlaufenden Spektrum darstellen, wie sich die Sonnenstrahlen in kurzwellige Strahlen (blau, violett, ultraviolett) und langwellige (rot, gelb, grün) einteilen lassen, die in ihren Wirkungen auf die Gewebe des Körpers verschieden sind.

Die kurzwelligen Strahlen sind nach unseren heutigen Erfahrungen in ihrer biologisch-chemischen Wirkung den langwelligen überlegen. Die Temperatur spielt dabei eine Rolle.

Alle organischen Substanzen unterliegen durch Lichtstrahlen gewissen Veränderungen, besonders sind es die ultravioletten Strahlen, die chemische Wirkungen entfalten und Wasserstoff, Kohlenoxyd und Kohlendioxyd abspalten, auch Formaldehyd tritt dabei auf.

Die *kurzwelligen* (ultravioletten) *Strahlen* wirken kräftiger, wie die langwelligen auf die Gewebe ein. Eine besonders intensive Wirkung aber entfalten die Röntgen- und Radiumstrahlen, welche die Eigenschaft haben, die Gewebe zu durchdringen und in eine Tiefe zu wirken, wo die ultravioletten Strahlen nicht mehr wirksam sind, denn die violetten und ultravioletten Strahlen werden schon in einer Tiefe von 1 mm fast ganz resorbiert.

Die *langwelligen* (roten) *Strahlen* dringen ebenso wie die Wärmestrahlen viel tiefer ins Gewebe ein. Diese Tiefenwirkung der Wärmestrahlen war schon den alten Ärzten, die das Glüheisen zur Zerstörung kranken Gewebes verwandten, bekannt.

Röntgenstrahlen.

Bei den *Röntgenstrahlen* entstehen in einer Glasröhre, in der durch außerordentliche Luftverdünnung Verhältnisse geschaffen werden, die denen in den höchsten Atmosphären ähnlich sind, durch die Entladung hochgespannter Elektrizität die Phänomene der Kathoden- und Röntgenstrahlung. Die verschiedenen Gewebe: Knochen, Muskeln, Fett, Haut resorbieren die Röntgenstrahlen in verschiedener Weise. Ein Teil wird aufgenommen und entfaltet dann eine chemische Wirkung, ein anderer Teil geht durch den Körper hindurch. Durch diese verschiedene Aufnahmefähigkeit, andererseits durch die verschiedene Durchdringbarkeit der einzelnen Gewebe entsteht eben auf der Platte das Röntgenbild.

Wir können diese Energieformen der Natur durch oft verblüffend einfache, aber oft auch durch sehr komplizierte Apparate überall dahin bringen, wo wir sie nötig haben, in die Körperhöhlen, in das Innere der Geschwülste, selbst dahin, wo sie von selbst nicht vorhanden sind, wir können sie durch diese Apparate auch beliebig stark anwenden, wenn nötig abschwächen, wir können sie zerlegen (Filter), die schädlichen Komponenten ausschalten, die fördernden isoliert für unsere Zwecke benutzen. Wir können die Energie durch sinnreiche Apparate messen und auf Grund unseres durch Studien im Laboratorium und am Tier gewonnenen Erfahrungen für den Menschen nützlich verwenden.

Ein Gefühl von berechtigtem Stolz erfaßt uns, wenn wir sehen, wie der Menschengeist die Naturkräfte bezwungen und eine großartige Perspektive tut sich vor uns auf, wenn wir als Ärzte in weiser Beschränkung diese Kräfte unserem Rüstzeug zufügen.

Wenn wir uns über das, was wir erreichen wollen, völlig klar sein wollen, soweit das heute möglich ist, müssen wir versuchen, die Qualität und die Quantität der Strahlen durch Messung zu bestimmen. Durch eine Reihe von Meßinstrumenten, die im Laufe der Jahre und jetzt noch ständig verbessert und verfeinert werden, kann man die Härte, die Intensität, die Strahlenzusammensetzung messen, man erreicht dadurch wie GLOCKER sagt: die willkürliche Herstellung einer Strahlung von beliebig gewünschter Zusammensetzung innerhalb gewisser durch den Röhrentyp gesteckter Grenzen. Zu diesen Instrumenten gehören das Qualimeter von HEINZ BAUER, die rotierende Glimmlichtröhre von JAMES und VOLTZ, das Elektrometer und das Radiosklerometer von VILLARD, das Intensimeter von FÜRSTENAU, der WINAWERsche Elektroskop. Auch die Dosis, die wir verabreichen, muß gemessen werden, und zwar die Flächenenergie, die Durchdringungsfähigkeit der Strahlung, der Absorptionskoeffizient des bestrahlten Körpers. Dabei bedient man sich der dosimetrischen Methoden, KIENBÖCKS Quantimeter, der Methoden von SABOUROD und NOIRÉ, das Milliamperemeter. Dasselbe wird in den sekundären Stromkreis eingeschaltet und zeigt die Stromstärke an, die durch die Röhre fließt. Sehr exakt läßt sich die Intensität der Röntgenstrahlen durch die Luftionisierung durch das Iontometer (FRIEDRICH) messen.

Eine genaue Beschreibung aller dieser fast ausschließlich von deutschen Gelehrten und Physikern erdachten Apparate läßt sich hier des Raumes wegen nicht geben, ich verweise auf die Lehrbücher von WETTERER, ALBERS-SCHÖNBERG und von JÜNGLING.

Man muß aber immer daran denken, daß jede Röhre ein Individuum ist, das seine Launen hat, man muß seine Röhren so genau kennen, wie der Jäger sein Gewehr.

Das Strahlengemisch, das der Röhre entströmt, läßt sich aber auch noch durch Filter weiter zerlegen. Über die Filterwirkung sagt WETTERER kurz folgendes:

Das Filter resorbiert die Komponenten des Strahlengemisches verschieden stark, die weichen stärker als die harten, es filtriert sie, doch ist ein Unterschied zwischen dem chemischen Filter und dem Strahlenfilter. Beim chemischen Filter wird je nach Art und Enge des Filtergewebes eine bestimmte Größe von Stoffpartikeln durchgelassen oder nicht mehr durchgelassen. Beim Strahlenfilter gilt das Absorptionsgesetz, auch von der weichsten Strahlung wird immer noch eine Spur durchgelassen. Das chemische Filter wirkt qualitativ, das Strahlenfilter quantitativ. Als Filter kommen in Betracht die Luft (kaum nennenswerte Filtration), das Wasser (ebenfalls geringe Filterwirkung), Aluminium (stärkere Absorption der weichen Strahlen schon bei 12—15 mm Dicke).

Noch besser sind schwere Metalle wie das Blei und das Kupfer. Kupfer absorbiert die weichen Strahlen etwa 25mal, Blei etwa 100mal stärker als die harten Strahlen. Am stärksten absorbiert das Gold die weichen Strahlen. Bei den schweren Metallen kommt aber die schädigende Wirkung der Eigenstrahlen (Verbrennungen) hinzu, wenn sie der Haut direkt aufliegen, deshalb legt man direkt auf die Haut ein dünnes Aluminiumfilter und darüber das eigentliche Strahlenfilter aus Schwermetall.

Die Röntgenstrahlen sind durch Prismen nicht brechbar, sind auch nicht reflektierbar, der Strahl wirkt nur direkt in seiner Richtung und durchdringt in derselben alle Körper je nach ihrer Dichte. Da dieselben auf lebende Zellen wachstumsfördernd oder hemmend wirken, ergibt sich für die Röntgenstrahlen eine therapeutische Wirkung. Wie alle Strahlenenergien wirken die Röntgenstrahlen in kleinen Dosen anregend, in größeren schädigend, in großen zerstörend auf lebende Gewebe. Je nach der Höhe des Vakuum der X-Röhre unterscheidet man weiche, mittelweiche und harte Strahlen, dementsprechend wechselt die Fluorescenz und das Farbenspiel im Innern der Röhre. Je kräftiger die Röhre fluoresciert, desto intensiver ist im allgemeinen die Röntgenstrahlung. Bei der *weichen* Röhre ist das Vakuum nicht sehr hoch, die Strahlen, die sie aussendet, sind nicht sehr penetrationsfähig. Ihre Strahlung ist die chemisch wirksamste, wird jedoch ihrer geringen Durchdringungsfähigkeit wegen von der Haut ganz absorbiert.

Bei der *mittelweichen* Röhre ist das Vakuum höher wie bei der weichen, die Durchdringungsfähigkeit hat bedeutend zugenommen, die größte Elektrizitätsmenge geht durch die Röhre, nicht um die Röhre herum, wie bei den harten Röhren.

Die *harte* Röhre hat das höchste Vakuum. Die Strahlung wird durch die Röhre nur mäßig absorbiert. Das Gasgemisch in der Röhre (das Elektrolyt) ist in äußerster Verdünnung, der Widerstand dadurch bedeutend. Wir brauchen daher je nachdem wir Oberflächen- und Tiefenbestrahlungen anwenden wollen, verschiedene, harte, mittelweiche oder weiche Röhren.

Wer von unseren Fachgenossen mit Erfolg Röntgentherapie treiben will, muß auch über die Röntgenempfindlichkeit der normalen Gewebe gut unterrichtet sein. Durch Tierexperimente und klinische Beobachtung hat man die folgende Skala aufgestellt:

Größte Empfindlichkeit:

1. Lymphatisches Gewebe, Leukocyten.
2. Hoden, Ovarium, Thymus.
3. Stratum germinat. der Epidermis.
4. Kindliche Gesichtshaut.
5. Schleimhaut. Kindlicher Knorpel.
6. Gefäßintima.
7. Kindliche Rumpfhaut.
8. Haarpapille.
9. Gesichtshaut des Erwachsenen.
10. Schweiß- und Talgdrüsen.
11. Kopfhaut und Rumpfhaut des Erwachsenen.
12. Leber und Nierenparenchym, Gefäße.
13. Bindegewebe.
14. Muskel.
15. Knorpel.
16. Knochen.

Man kann sich nach dieser Skala bei der Dosierung und der Beurteilung der Strahlenwirkung sehr gut richten. Da wir es aber meist mit erkrankten oder neugebildeten Geweben zu tun haben, muß man auch über die Wirkung auf pathologisches Gewebe, wie sie sich aus der Praxis ergeben hat, etwas wissen.

Die von Wetterer darüber aufgestellte Tabelle verzeichnet etwas abgekürzt nach der Empfindlichkeit folgende Gewebe: 1. Lymphatisches und leukämisches Gewebe, Lymphosarkom. 2. Akute Exantheme. Prurigo. 3. Chronische Ekzeme, Lichen. 4. Entzündliche Gelenkprozesse. 5. Trichophytie. Favus. 6. Kleinzellige Riundzellensarkome. 7. Lupus. 8. Tuberkulöses Granulationsgewebe. 9. Carcinome. 10. Struma parenchymatosa. 11. Warzen, Keloide, Skirrhus. 12. Fibrome, Myome, Lipome. 13. Angiome, Nävi. 14. Chondro- und Osteosarkome. Daraus ergibt sich, daß die weichen, zellenreichen Geschwülste am sensibelsten sind, daß Lupus leichter beeinflußt wird, wie tuberkulöse Gewebe. Je mehr Bindegewebe eine Geschwulst enthält, desto mehr Strahlenenergie verlangt sie, am meisten Knochen und Knorpelgeschwülste.

Während die weißen Blutzellen, insbesondere die Leukocyten, die samenbildenden Zellen des Hodens, die reifenden Follikel des Ovariums, das Follikulärgewebe der Milz schon durch minimale Dosen Röntgenstrahlen zerstört werden, bedarf es etwa der 100fachen Menge und mehr, um z. B. den Knorpel der ausgewachsenen Menschen merklich zu alterieren.

Die Zellen werden durch die Röntgenstrahlen um so leichter zerstört, sind um so empfindlicher, je rascher sich der Kernteilungsprozeß der Zelle vollzieht. Daher werden die jungen Zellen eines Gewebes leichter beeinflußt, in der **Haut** das Stratum germinativum und die jüngeren Lagen der Stachelzellenschicht.

Die Erfahrung hat gezeigt, daß alle Strahlenenergien, nicht nur die Röntgenstrahlen auf die tierischen und auch die Pflanzenzellen in kleinen Dosen anregend, in größeren schädigend, in großen lähmend und zerstörend wirken.

Man unterscheidet ferner eine Oberflächen- und Tiefendosis. Unter ersterer versteht man die den obersten Gewebsschichten (1 mm Dicke) verabreichte Röntgenstrahlenmenge, unter Tiefendosis die den tieferen Schichten verabreichte Menge.

Eine Dosis, die ein Erythem hervorruft, nennt man Erythemdosis. Eine Dosis, die dicht an die Erythemdosis heranreicht, heißt Grenzdosis. Eine Dosis, die Haarausfall erzeugt, heißt Epilationsdosis.

Härte und Homogenität beeinflussen aber wieder die Wirkung der Strahlenmenge, denn die Art der Strahlung, das Strahlengemisch bestimmen die Höhe der Dosis.

Die Erythemdosis in der Tiefentherapie bezeichnet man als Hauteinheitsdosis = H.E.D.

Als H.E.D. gilt nach Seitz und Wintz eine Dosis, die 8 Tage nach der Anwendung leichte Rötung der Haut und nach 4 Wochen Bräunung derselben erzeugt.

Nach Wetterer sind 3 Punkte bei der Wahl der therapeutischen Dosis zu beachten:

1. Die spezifische Radiosensibilität des Gewebes, 2, die Örtlichkeit der Affektion, 3. das Alter der Patienten, Kind oder Erwachsener. Die oben angeführten Skalen enthalten die entsprechenden Richtungspunkte.

Seitz und Wintz haben ein biologisches Maßsystem ausgearbeitet, dessen Grundlage eben die H.E.D. ist. Dieselbe wird mit 100% angenommen. Danach beträgt also die H.E.D. $= 100\%$, die zur Funktionszerstörung der Ovarien nötige sog. Ovarialdosis 34% der H.E.D., Sarkomdosis $60-70\%$, Carcinomdosis $90-100\%$, Carcinomreizdosis $30-40\%$, Tuberkulosedosis $50-60\%$. Hautnekrose tritt bei der tödlichen Dosis für die Haut, 200% der H.E.D., ein.

Jüngling gibt in seiner ,,Röntgenbehandlung'' chirurg. Krankheiten, Leipzig: Hirzel 1924, sehr klar und verständlich über die Röntgentherapie auf seinem, den unseren nahestehendem Gebiete folgende Erklärungen, die ich etwas modifiziert im Auszug hier folgen lasse:

Treffen schnellbewegte Elektronen, die sog. Kathodenstrahlen auf Materie, so entstehen Röntgenstrahlen. Diese werden als Ätherwellen aufgefaßt, die sich in das elektromagnetische Spektrum einreihen.

Jede Röntgenröhre sendet ein Gemisch der verschiedensten Wellenlängen aus, vergleichbar dem weißen Licht. — Verdanken die Röntgenstrahlen ihre Entstehung einer niederen, sekundären Spannung, also Kathodenstrahlen mit nur mäßiger Geschwindigkeit, so überwiegen die langwelligen Anteile. Mit zunehmender Spannung steigt die Geschwindigkeit der Kathodenstrahlen, wobei die langwelligen nicht vermindert zu sein brauchen. Die Röntgenstrahlen haben die Fähigkeit, Körper zu durchdringen. Sie erfahren dabei eine Schwächung, die auf *Absorption* und *Zerstreuung* beruht. Langwellige Strahlen werden stark absorbiert, sie haben nur eine geringe Durchdringungsfähigkeit — weiche Strahlen —; mit abnehmender Wellenlänge nimmt die Absorption ab, die Durchdringungsfähigkeit wird größer — harte Strahlen. Nun zeigt die Absorption aber keinen gleichmäßigen Gang, sondern bestimmte Wellenlängen werden von verschiedenen Materialien stärker absorbiert. Diesen Vorgang bezeichnet man als selektive Absorption. Für die Röntgentherapie kommt praktisch nur die selektive Resorption der Schwermetalle in Betracht, während die selektive Absorption der Körper von niederem Atomgewicht für die Therapie ohne Bedeutung ist. Beim Hindurchtritt durch ein absorbierendes Medium wird ein Strahlengemisch qualitativ verändert, indem die weichen Strahlen stärker zurückgehalten werden wie die harten.

Ich kann daher durch bewußte Vorschaltung absorbierender Medien die weichen Strahlen abschwächen oder filtrieren.

Mit zunehmender Filterung wird der Spektralbereich der Strahlung immer mehr nach dem kurzwelligen Anteil hin eingeengt.

Dünne Aluminium-, Zink- oder Kupferschichten allein oder kombiniert (Zink + Aluminium) dienen als die gebräuchlichsten Filter. Außer durch die Resorption geht aber auch durch Streuung ein Teil der Strahlung verloren. Ein Teil der Strahlen wird aus der geradlinigen Bahn abgelenkt, zerstreut.

Die Intensität der Röntgenstrahlen nimmt mit dem Quadrat der Entfernung ab. Aus den von Röntgenstrahlen getroffenen Stoffteilchen werden Elektronen ausgesandt, die sog. sekundären Kathodenstrahlen. Diese sekundär erzeugten Elektronen sind auch die Ursache für die Ionisation der Gase. Infolge der selektiven Absorption zeigen zahlreiche Elemente eine charakteristische Eigenstrahlung, die Fluorescenz. Diese Eigenstrahlung der als Filter benutzten Schwermetalle wird durch Aluminiumfilter unschädlich gemacht.

Man filtert daher durch Zinkaluminiumfilter (z. B. 0,5 Zn. + 1 Al. oder 0,8 Zn. + 1 Al.).

Schon bei den ersten therapeutischen Versuchen erkannte man die zellvernichtende Wirkung der Röntgenstrahlen auf der Haut. Je stärker die Strahlung, je länger die Einwirkung, um so stärker diese Wirkung auf die Zellen. Man bedurfte daher sehr bald eines Mittels, die auf die Haut auftreffende Strahlendosis zu messen und fand dasselbe im Chromoradiometer von Holz-knecht, in der Sabourand-Noiréschen Tablette, im Kienböckstreifen. Damit konnte man aber nur die Oberflächendosis messen, nicht die in der Tiefe am Krankheitsherd wirksame Dosis, die Herddosis. Ein absolut physikalisches Maß für die Dosierung fehlt noch, vielleicht gelingt das mit Hilfe der Druckluftionisationskammer von Behnken. So lange müssen wir uns noch mit der Dosierung auf biologischer Grundlage behelfen. Der biologische Effekt ist für uns die maßgebende Bezugsgröße. Die Kenntnis dieses biologischen Effektes der verwendeten Strahlung sowohl an der Oberfläche als an den verschiedensten Stellen des in den Körper eingedrungenen Strahlenkegels ermöglicht uns die Dosierung. Außer dieser lokalen Wirkung der Strahlen am Krankheitsherd kommt aber bei intensiverer Bestrahlung noch die Allgemeinwirkung in Betracht. Diese Allgemeinwirkung hängt auch von der Größe und Ausdehnung des durchstrahlten Bezirkes ab. Je größer der durchstrahlte Raum, desto größer die im Körper zurückgehaltene Röntgenenergiemenge.

Bis jetzt haben wir als Maß für die biologische Dosis nur die Erythemreaktion der Haut, die als Hauteinheitsdosis (H.E.D.) von Seitz und Wintz in die Praxis eingeführt wurde. Die Bestimmung der H.E.D. ist aber trotz der besten bisher bekannten Meßinstrumente immer nur auf experimentellem biologischem Wege möglich.

Wir können die Apparate messen, die die Röntgenstrahlen erzeugen oder die zur Behandlung kommende Strahlung selbst.

Durch Einführung der gasfreien Röhre wurde ein konstanter Betrieb ermöglicht und die Messung viel exakter wie früher bei den gashaltigen Röhren. Bei der gasfreien Röhre hängen Qualität und Quantität der Strahlung von der Stärke des die Heizspirale durchlaufenden Stromes ab und von der sekundären Spannung.

Diese Messung geschieht durch das Milliamperemeter, welches den durch die Röhre gehenden Strom mißt. Bei den Unterbrecherapparaten hängt die sekundäre Spannung von der Umdrehungszahl des Unterbrechers ab, die Umdrehungszahl muß aber konstant sein, wenn sie verläßlich sein soll.

Bei der Messung der Röntgenstrahlung selbst liegt die Schwierigkeit darin, daß Qualität und Quantität sich gegenseitig stark beeinflussen. Steigt die Spannung, so überwiegt der härtere, sinkt die Spannung, so überwiegt der weichere Anteil des Strahlengemisches, das von der Röhre ausströmt. Die Qualität ist wieder verschieden, je nachdem man filtrierte oder unfiltrierte Strahlen mißt. Bei der unfiltrierten Strahlung schwankt die Qualität und die Quantität sehr stark mit der steigenden oder verminderten Spannung. Bei der filtrierten Strahlung, wo die weichen Anteile in dem dicken Filter resorbiert werden, kommt es in der Hauptsache nur zu Quantitätsschwankungen. Wird daher eine Strahlung weicher, so macht das bei filtrierten Strahlen keinen merklichen Unterschied.

Bei steigender Spannung und filtrierten Strahlen erhält man daher in derselben Zeiteinheit mehr harte Strahlen.

Durch die neuerdings verwendeten großen Apparate ist man imstande in viel kürzerer Zeit eine große Dosis zu verabreichen, ohne daß die Qualität (weiche Strahlen) sich ändert, die Schwermetallfilter machen die weichen Strahlen unschädlich.

Die zur Messung der Qualität angegebenen Instrumente, die schon oben erwähnt sind, haben vielfache Veränderungen erfahren. Als vollkommenste Methode gelten heute die Messungen mit den Ionisationsinstrumenten. Das Elektroskop der Veifawerke, das Iontoquantimeter von Reiniger, Gebbert & Schall, das Ionometer von Koch & Sterzel, das Ionometer von Siemens & Halske.

In einer strahlensicheren Bleikammer, in die die Röntgenstrahlen eintreten, ionisieren sie zwischen 2 Kohlenplatten die Luft. Ein vorher elektrisch geladenes isoliertes Plättchen verliert dabei seine Elektrizität und geht zurück. Die Schnelligkeit dieses Vorganges läßt sich an seiner Skala auf einer Mattscheibe ablesen.

Da alle diese Instrumente aber doch Fehler haben und einen absoluten Wert nicht darstellen, suchte JÜNGLING die Hautreaktion durch eine andere gleichwertige biologische Methode zu ersetzen. JÜNGLING ließ Bohnen der Vicia faba equina keimen und bestrahlte die in einer Petrischale in gleicher Ebene liegenden Wurzeln der Keime, die in feuchtes Sägemehl eingebettet waren. Die Wurzelspitze wird nun bestrahlt, dann läßt man die Keimlinge in einem mit feuchtem Sägemehl gefüllten Glas weiter keimen. Je nach der verabreichten Dosis wird der Keimling in verschiedener Weise geschädigt. Das Wachstum wird vom 2. Tage ab verlangsamt, die Seitenwurzelbildung tritt später ein, die Wurzelspitze verfärbt sich, bei genügend starker Bestrahlung tritt völliger Stillstand des Wachstums ein, diese Dosis bezeichnet JÜNGLING als Bohnenvolldosis (B.V.D.). Eine hundertfältige Beobachtung hat nun gezeigt, daß

zur Erreichung der H.E.D. durchschnittlich die $2^1/_2$fache Expositionszeit nötig
ist, wie zur Erreichung der B.V.D. Jedenfalls steht sicher fest: Wenn man bei
einer Apparatur die Strahlenqualitäten mit der B.V.D. ausdosiert, so wird keine
Schädigung entstehen können, wenn man das $2^1/_2$fache auf die Haut verabreicht.
Bei der Behandlung kranker Gewebe oder Geschwülste sollen die Röntgenstrahlen
aber auch auf in der Tiefe gelegene Herde wirken. Hierbei sind die Verhältnisse
der Qualität und Quantität natürlich andere wie an der Oberfläche, man muß
daher auch diese messen können.

Die Bestimmung der *Herd- oder Tiefendosis* wird mit denselben Apparaten
im Wasserphantom vorgenommen, weil festgestellt wurde, daß die Absorption
im Wasser der Absorption im Gewebe gleichgesetzt werden kann.

Jede Strahlung nimmt beim Eindringen in einen Körper ab, die Intensität
wird von Schicht zu Schicht geringer, deren Abnahme hängt von mehreren
Bedingungen ab. Jüngling sagt: Die Höhe der Tiefendosis ist bedingt durch
den Röhrenabstand, die Härte der Strahlung und die Größe der Einfallspforte.

Bei jeder Tiefendosis müssen diese drei Faktoren berücksichtigt werden.

Auch die Raumdosis muß berücksichtigt werden. Jüngling hat zur Kontrolle auch seine Bohnenmethode verwendet, indem er in Pappkästchen ver-
packte Keimlinge im Wasserphantom bestrahlte.

Diese von Jüngling angegebene biologische Meßmethode wurde von allen
Untersuchern bestätigt.

Es wird heute von allen Therapeuten mit wenig Ausnahmen eine Beeinflussung der Lebenstätigkeit der Zellen, eine Reizwirkung angenommen und
diejenige Dosis, die eine solche Wirkung auf die Zelle hat, wird als *Reizdosis*
bezeichnet, während stärkere Dosen, die das Wachstum der Zelle vernichten,
als *schädigende Dosis* angesprochen wird.

Man überträgt also das Arndt-Schulzsche Gesetz auch auf die Röntgenstrahlen und stellt den Satz auf: *Alle Strahlenenergien beeinflussen die Zellen
in kleinen Dosen anregend,* in größeren schädigend, in großen lähmend und
zerstörend.

Dieses Gesetz wurde nun nicht nur an Bohnenkeimlingen geprüft, sondern
noch an anderen Pflanzensämlingen. Weizen, Linsen, Erbsen, Klee und Hafer,
auch an tierischen Zellen, an Kaulquappen und Spulwurmeiern, man erhielt
stets einen gewissen Einfluß, namentlich bei größeren Dosen einen hemmenden
Einfluß, aber nach der Kritik dieser Versuche durch Jüngling hat dieser Einfluß keine Gesetzmäßigkeit, er ist bei jeder Art verschieden. Vor allem lehnt
es Jüngling auf Grund seiner kritischen Beobachtungen auf der Tübinger
chirurgischen Klinik ab, daß man die an Pflanzen und einzelnen Tierzellen
gefundenen Tatsachen als sichere Leitsätze auf das pathologische Gewebe überträgt. Wenn einige Therapeuten als sicher annehmen wollen, daß durch Reizdosen die Bildung von Bindegewebe gefördert werde, welches z. B. Carcinom-
zellen oder tuberkulöses Gewebe ersticke und vernichte, so warnte Jüngling
vor der Verallgemeinerung dieser Auffassung.

Neben dem Bindegewebe wird auch das Parenchym zur Vermehrung angeregt, bei der Tuberkulose wird bei stärkeren Dosen gerade das Bindegewebe
gleichfalls zerstört, worauf von unseren Fachkollegen besonders Beck auf
merksam gemacht hat. Eine bestimmte, für alle Fälle gültige Dosis konnte
keiner angeben. So sind unsere Kenntnisse über die positiven biologischen
Wirkungen der Röntgenstrahlen noch keineswegs sichere, erst eine weitere,
jeder Kritik standhaltende biologische Forschung wird Klarheit bringen.

Jüngling schließt seine Kritik mit den Worten: Unter Röntgenstrahlen-
reizdosis kann nur diejenige Dosis verstanden werden, die eine lebensfördernde
Einwirkung auf die getroffenen Zellen auslöst.

Dadurch werden auch die eingangs erwähnten fast unvereinbaren Ansichten über die Wirkungen der Strahlen auf Tumoren erklärlich die von einigen Autoren direkt in Abrede gestellt werden.

Die Empfindlichkeit der einzelnen Zellen ist offenbar sehr verschieden, selbst bei demselben Individuum, Pflanze und Tier. Innere und äußere Bedingungen können diese Empfindlichkeit ändern. Die verschiedenen Gewebe haben eine ganz verschiedene Empfindlichkeit. Zellen, die in lebhafter Teilung begriffen sind, werden am stärksten geschädigt, die im Ruhestadium befindlichen Zellen dagegen sind weniger empfindlich. Von diesen ruhenden Zellen geht die Regeneration aus. Diese Regeneration ruhender Zellen ermöglicht daher den Ausgleich einer Röntgenschädigung.

Diese Verschiedenheit der Empfindlichkeit ist bei der Behandlung von malignen Geschwülsten oft von verhängnisvollem Einfluß, mangelhafte Heilungen, Rezidive, Unempfindlichkeit von Carcinomresten werden damit erklärt. HOLTHUSEN und PETRY haben darüber sehr eingehende und klärende Untersuchungen veröffentlicht.

So entstand der Wunsch, die Empfindlichkeit der Gewebe möglichst beliebig zu steigern oder zu vermindern. Man machte durch Druck die Haut blutleer und konnte dann die Oberflächendosis vermehren; auch durch Adrenalin wurde die Haut anämisiert. Desensibilisierung. Andererseits suchte man die Sensibilität zu steigern, Sensibilisierung.

Hochatomige Stoffe, wie Jod, Kupfer, Silber, Gold suchte man durch Einspritzen in den Zellen aufzuspeichern, diese Metallteilchen sollten durch Sekundärstrahlen ganz unmittelbar auf die damit geladenen Zellen wirken.

Aus unserem Gebiet sind ja die Versuche namentlich durch SPIESS und andere durch Krysolgan und Kupferpräparate bei gleichzeitiger Bestrahlung bekannt.

Die Erfolge aller dieser Bestrebungen waren aber meist so gering, daß eine allgemeine Aufnahme dieser kombinierten Therapie ausblieb.

Radium- und Mesothoriumstrahlen.

Unter den Strahlenenergien sind nächst den Röntgenstrahlen die *Radium-* und *Mesothorium*strahlen von größter Bedeutung gerade für unsere Fächer. Das Radium findet sich am reinsten in der Pechblende. Das Mesothorium ist das erste Zerfallsprodukt des Thorium, eines Radioelementes, das als Ersatzprodukt des Radiums gilt. Es ist wesentlich billiger, aber nicht so haltbar. Die Wirkung der beiden Präparate ist ziemlich gleich, doch soll nach WICHMANN das Mesothorium mehr weiche Strahlen enthalten und dadurch stärker auf die oberen Schichten wirken. WICHMANN hat das Mesothorium zuerst für die Haut, ALBANUS zuerst für die Schleimhäute verwendet.

Da man wirklich sichtbare Erfolge nur mit hochwertigen Präparaten erzielen kann, die bei der Seltenheit des Vorkommens natürlich sehr kostspielig sind, ist die Verbreitung dieser Methode wesentlich beschränkt. Auf lupöses Gewebe haben die Radiumstrahlen eine elektive Wirkung, wie WICHMANN feststellte, so daß Radium für die Lupusbehandlung (siehe das.) besonders in Betracht kommt.

Die zierlichen Kapseln, die das Radium enthalten, ermöglichen gerade für unser Gebiet die leichte Einführung in die Körperhöhlen, Mund und Nasenhöhlen, selbst in die Luft- und Speiseröhre. ALBANUS hat diese Technik in sehr sinnreicher Weise ausgebildet.

Schädigungen durch Radium sind selten, kommen aber vor. Man muß auch hier das Präparat ausprobieren und genau kennen, auch die individuelle

Empfindlichkeit der Patienten durch Vorbestrahlungen prüfen. Wenn im Darm nach Bestrahlungen mit Radium schwere Stenosen beobachtet wurden, so käme das für uns nur für den Oesophagus in Betracht, während die starren Wandungen der Nasenhöhlen und des Mundes das verhindern.

Die *künstliche Höhensonne* ist reich an kurzwelligen biologisch wirksamen Strahlen, ist, weil sie durch zur Weißglut gebrachte Quecksilberdämpfe erzeugt wird, einfach herzustellen und sehr verbreitet. Über die Anwendungsweise in unseren Gebieten findet sich bei den einzelnen Erkrankungsformen das Nähere.

Der künstlichen Höhensonne, deren Prinzip beruht auf zur Weißglut gebrachte Quecksilberdämpfe in einem luftverdünnten Quarzrohr, steht nahe die Kromayersche *Quarzlampe.* Das Licht wird hier durch blaues Quarzglas filtriert, die kleine Lampe fest auf Haut und Schleimhaut gedrückt. So eignet sie sich besonders für örtliche Bestrahlung.

Die Quarzansätze der Kromeyerschen Lampe hat man auch in Stabform gebracht, so daß sie für unsere Gebiete auch in Höhlen eingeführt werden können. Ein gewisses Aufsehen erregten die Mitteilungen von Cemach (Monatsschrift f. Ohrenheilk. u. Laryngo-Rhinol. 1919), der solche Stäbe ins Ohr einführte und bei Ekzemen, Otitis externa, auch bei Myringitis und akuten Mittelohrentzündungen gute Erfolge sah. Er brachte das Quarzlicht auch in die Operationshöhlen und hatte selbst bei chronischen Adhäsivprozessen Gehörverbesserungen. 1919 berichtete er über 100 Fälle. Die Quarzstäbe wurden in gebogener Form auch in die Mundhöhle und an den Larynx herangeführt und bei Tuberkulose und Tumoren einzelne gute Erfolge gesehen. Bei allen diesen schwachen Strahlenenergien wurden die sonst üblichen inneren und chirurgischen, allgemeinen und örtlichen Behandlungsmethoden gleichzeitig angewendet und wenn man das Wort Heilung im weiteren Sinne gebraucht, auch Heilungen erzielt. Man kann sich freuen, diese völlig unschädlichen, den Patienten nicht belästigenden Strahlenformen als willkommene Helfer im Kampfe gegen die heimtückischen Feinde zur Hand zu haben, wenn sie auch die Erreger der Krankheit im lebenden Gewebe bisher nicht zu vernichten imstande sind.

Das *elektrische Kohlenbogenlicht* wird neuerdings wieder sehr viel angewendet und als physikalische Heilmethode bei einer großen Anzahl verschiedenster Erkrankungsformen empfohlen. Es enthält fast alle Strahlen, auch Wärmestrahlen, erfordert aber sehr hohe Stromstärken.

In den physikalischen Abteilungen großer Krankenhäuser, auch in Eppendorf fehlt es nicht.

Da es bei seiner Einwirkung besonders der ultravioletten Strahlen auf organische Stoffe Kohlendioxyd, Kohlenoxyd und Wasserstoff abspaltet, Gase, die bei der Behandlung auch eingeatmet werden, kommt diese Wirkung zur Lichtwirkung hinzu und setzt den Blutdruck herab.

Das Kohlenbogenlicht beeinflußt auch den rhino-laryngologischen Lupus (Albanus), doch meint letzterer eine Heilung sei nur bei gleichzeitiger lokaler Behandlung mit Kohlenbogenlicht zu erreichen. Mit lokaler Behandlung des Kohlenbogenlichts identisch ist aber das *Finsenlicht,* dessen besondere Heilwirkung bei Haut- und Schleimhautlupus unbestritten ist.

In Band 10 der Strahlentherapie spricht sich der Otolaryngologe des Finseninstituts Ove Strandberg dahin aus, daß das Kohlenlichtbad allein ohne klimatische Faktoren und ohne Lokalbehandlung Lupus in unseren Gebieten „anscheinend" zu heilen imstande sei.

Ein 5 cm breites Ulcus tuberc. der Gingiva heilte nach 12 Bädern. Das Kohlenbogenlichtbad sei allen anderen Lichtbädern überlegen und könne das Hochlandssonnenbad ersetzen, auch Ostitis, speziell am Warzenfortsatz heilen.

Schädigung der oberen Luftwege durch Röntgenstrahlen.

Für eine Schädigung durch Röntgenstrahlen wird mit Recht der Arzt verantwortlich gemacht, daher ist auch die genaue Kenntnis dieser Schattenseite des Röntgenlichts von größter Wichtigkeit. Die heilende und die schädigende Dosis liegen so nahe zusammen, daß nur ganz erfahrene Röntgenologen ein Zuviel sicher vermeiden, außerdem aber scheint eine besondere Überempfindlichkeit einzelnen Individuen eigen zu sein. Der Hals gehört mit zu den empfindlichsten Teilen in der Skala, die aufgestellt wurde. Von MARSCHIK, der über Röntgenschädigung des Kehlkopfs 1921 in der HAJEKschen Festschrift mitteilt, wird eine besondere Empfindlichkeit der Kehlkopfknorpel angenommen, so daß er für *alle* Schädigungen den Ausgang vom Perichondrium aus annimmt.

In allen von ihm mitgeteilten Fällen wurde der Larynx perkutan mit Röntgenstrahlen behandelt, so daß man eine Hautschädigung und eine Tiefenschädigung unterscheiden kann. Die meisten Fälle stammen wohl aus der Zeit, wo man den Gynäkologen folgend, immer intensiver bestrahlte, mit Kreuzfeuer vorging, um namentlich Tumoren gründlich zu zerstören. In einigen Fällen ist sicher und nachgewiesen eine übermäßige Dosis, einmal durch einen Irrtum beim Einschalten, gegeben worden.

Es sind aber auch Schädigungen eingetreten, bei Anwendung einer Dosis, die Hunderte am gleichen Orte in gleicher Weise ohne Schaden ertragen hatten. In solchen Fällen macht man — MARSCHIK tut das — besonders den Umstand für den Schaden verantwortlich, daß man selbst kleine Dosen wieder gab. ehe sich die Haut von der ersten Bestrahlung erholt hatte, man hatte also die Pause zu kurz bemessen. In der Tat scheint darin ein Hauptfaktor zu liegen. Man kann es der Haut nicht immer ansehen, ob sie sich erholt hat; MARSCHIK empfiehlt übrigens ein einfaches Mittel die Hautschädigung deutlich zu machen; im warmen Bad, wo die Hautgefäße sich erweitern, soll sich die geschädigte Haut durch stärkere Rötung kundgeben. Das Fettgewebe der Haut verwandelt sich unter Bestrahlung in Schwielengewebe, auch die Muskeln schwinden und gehen in die Schwiele über, wie MARSCHIK bei der Tracheotomie und bei einer Totalexstirpation röntgengeschädigter Kehlköpfe feststellte. In einem geschädigten Hautstück, das in Eppendorf untersucht wurde, fand sich atrophisches Epithel, zellige Infiltration von Cutis und Subcutis, Verklumpung der elastischen Fasern, hyaline Umwandlung des Bindegewebes. Also völliger Untergang des normalen Gewebes. Die Gefäße in diesem Gewebe klaffen und bilden bei und nach der Operation schwere Blutungsgefahr.

Aus den 4 Krankengeschichten, die MARSCHIK aus eigener Erfahrung mitteilt, geht das alles in deutlicher Weise hervor.

Es handelte sich bei MARSCHIKs Fällen, die in der Arbeit nachgelesen werden mögen, um 2 Männer und 2 Frauen von 30 und 56 resp. 26 und 52 Jahren, die wegen Lymphomen, maligner Struma, Keloiden am Hals und Larynxcarcinom bestrahlt wurden. In allen 4 Fällen kam es zu Perichondritis der Knorpel. Meist war auch der Hypopharynx geschädigt und machte starke Schluckbeschwerden. Die 30jährige Frau mit Lymphomen wurde mit Kanüle in leidlichem Wohlbefinden entlassen. Bei der 56jährigen Frau mit Struma maligna ging die Kehlkopfschwellung als Symptom der Perichondritis zurück, aber bei dem 26jährigen Mann mit Keloiden kam es zu einer Perichondritis mit Knorpelnekrose, Fisteln, schließlich zu Pneumonie und Exitus. Die Obduktion ergab Lungengangrän, Mediastinitis, Endokarditis, Milztumor, parenchymatöse Degeneration von Leber und Niere.

Bei dem 52jährigen Manne, der wegen Larynxcarcinom bestrahlt wurde und bei dem durch die Bestrahlung (im ganzen 4mal) eine schwere Knorpelnekrose entstand, versuchte MARSCHIK das Leben noch durch eine Totalexstirpation zu retten, aber die Nähte hielten in dem stark veränderten Gewebe nicht, es kam schließlich zu einer Arrosion der Thyreoidea, Patient starb. Im Präparat fand sich von dem früher festgestellten Plattenepithelkrebs nichts mehr. MARSCHIK erwähnt noch den Fall von HOLFELDER, wo ein Patient mit doppelseitiger Halsdrüsentuberkulose einer Spätnekrose des Kehlkopfes durch Bestrahlung erlag.

Ebenso zitiert MARSCHIK die beiden folgenden Fälle, die ich, weil sie zeigen, wie sorgfältige Weiterbeobachtung von seiten des Facharztes unbedingt erforderlich ist und Schäden hätten vermeiden können, ausführlicher bringe:

I. SCHMITZ-Bonn berichtet im Bd. 16, H. 1 der Strahlentherapie: Ein Patient, 56 Jahre alt, mit Lupus des Gesichts und großem Drüsenpaket am Halse wird bestrahlt. 2 Tage nach der zweiten Bestrahlung weckt der Patient nachts den Wärter, weil er hochgradig Atemnot bekommt. Der herbeieilende Arzt macht sofort Tracheotomie, aber der Patient stirbt. Bei der Sektion findet sich ein Ödem der Epiglottis und im Sinus pyriformis der bestrahlten Seite ein markstückgroßes flaches Geschwür und Schwellung bis zur Epiglottis und zum Larynxeingang heraufreichend. Die anatomische Diagnose ergibt ein Carcinom mit Metastasen am Hals. SCHMITZ faßt das Ödem als Frühreaktion der Bestrahlung auf, sagt, daß solche Frühreaktionen bei Lymphombestrahlungen häufig seien, die sich als Heiserkeit bekunden, bedrohliche Erscheinungen seien aber selten. Meiner Ansicht nach hätte ein großes Drüsenpaket am Halse zu einer sorgfältigen Spiegeluntersuchung veranlassen müssen, die das gleichzeitige Sinus pyriformis-carcincm wahrscheinlich gezeigt hätte. Immerhin hat hier eine Bestrahlung durch reaktives Ödem den Tod verursacht.

II. Einen zweiten sehr instruktiven Fall von Röntgenschädigung des Kehlkopfes berichtet WETZEL (Strahlentherapie Bd. 12, S. 585). Bei einem Fall von Lymphom des Halses mit Drüsenabsceß und Fistel schließt sich nach der ersten Bestrahlung Absceß und Fistel. Aus Versehen wird dann zweimal statt der halben eine Volldosis gegeben, es entwickelt sich eine zunehmende Heiserkeit, Patient geht trotz Operation zugrunde und bei der Sektion findet sich unterhalb der Epiglottis ein markstückgroßes Geschwür mit weitgehender Zerstörung der Taschen- und Stimmbänder. Die Angabe: Wiederholte Untersuchungen des Kehlkopfes, auch mikroskopische, ergaben nichts Abnormes, sind für geübte Untersucher nicht recht verständlich. Jedenfalls hat hier eine übertrieben starke Bestrahlung im Kehlkopfinnern eine weitgehende Zerstörung erzeugt.

Zwei noch nicht veröffentlichte Fälle von Röntgenschädigung des Kehlkopfes, die ich selbst beobachtete, möchte ich noch kurz mitteilen, von denen der erste zeigt, wie die Unkenntnis der Gefahren der Bestrahlung und eine ungenügende stetige Kontrolle einem kräftigen Patienten verhängnisvoll werden kann, während es beim zweiten zur dauernden Schädigung des Kehlkopfes glücklicherweise ohne Exitus kam.

Fall 1. Ein besonders kräftiger Mann zeigt nach Grippe eine Schwellung am Zungengrund und Halsdrüsenschwellung. Es wird Carcinom diagnostiziert, ohne mikroskopische Diagnose und stark bestrahlt, ein Jahr lang in größeren Abständen. Genauere Angaben über die Dosis fehlen. Nach einer Pause erneute intensive Bestrahlung. 4 Wochen später Heiserkeit, starke Anschwellung des Larynx, Schluckbeschwerden. Nach 6 Wochen Aufnahme in Eppendorf. Larynx stark geschwollen, besonders die Epiglottis, harte Infiltration aller Larynxabschnitte, keine Ulcera. Stimmbänder fixiert, schließen nicht.

Probeexcision einer Halsdrüse und aus der Epiglottis ergeben kein Carcinom, auch Wassermann negativ. Atemnot steigert sich, Tracheotomie. Fieber 39,2. Unter Erscheinungen einer linksseitigen Apoplexie und einer Pneumonie geht Patient rasch zugrunde. Es wurde nur der Larynxsektion gestattet, die weitgehende Perichondritis mit Nekrose und Durchbruch in den linken Sinus pyriformis erzielt.

Die Apoplexie erklärte sich durch einen frischen Thrombus in die Carotis externa.

Patient war also das Opfer einer falschen Diagnose und einer falschen Behandlung.

Fall 2. Ein 47jähriger Arbeiter wird wegen Bartflechte 2 Monate lang mit Röntgen bestrahlt. Auch hier konnte die Dosis nicht genau festgestellt werden. Er kam zu uns mit starker Verbrennung der äußeren Haut am Halse, die bretthart infiltriert war und klagte über Trockenheit im Halse und leichte Ermüdung und Veränderung der Stimme.

Mitten in der infiltrierten Haut unterhalb des Kinns ein haselnußgroßer oberflächlicher Absceß, der entleert wird, Streptokokken enthält und rasch heilt. Im Larynx sind die Hinterwand und die Taschenbänder mit einem diphtherischen festhaftenden Belag bedeckt. Im Blute positiver Wassermann. Antiluetische Kur: Hg und Jod. Die Beläge trocknen ein.

es bilden sich immer wieder Borken und eine chronische Entzündung der Schleimhaut besteht jetzt seit Monaten. Die Beschwerden, besonders Trockenheit im Halse bestehen weiter. Patient ist noch in Beobachtung.

In diesem Fall trat also nur eine dauernde Schädigung der äußeren Haut und der Larynxschleimhaut ein und der Fall zeigt, daß die Annahme von MARSCHIK, es handelte sich bei Röntgenschädigung des Larynx immer um Knorpelprozesse, zu weitgehend ist. KILLIAN hat 1919 in der Berliner laryngologischen Gesellschaft ein Kind vorgestellt, daß nach Bestrahlung ebenfalls eine chronische diphtherieähnliche Entzündung im Kehlkopf aufwies.

Schließlich sei noch ein Fall erwähnt, den H. SCHMIDT aus dem pathologischen Institut Erlangen veröffentlicht, wo ein Patient wegen einer Sykosis nur einmal bestrahlt wurde mit einer Volldosis (0,5 Zinkfilter, 30 cm Abstand. Harte Strahlung). Unmittelbar nach der Bestrahlung Trockenheit, Schluckschmerz, Heiserkeit. Erst Besserung. Nach 6 Monaten generalisierte Perichondritis lar. Schleimhautnekrose. Tracheotomie. Exitus.

Sektion: Weitgehende Gangrän des Larynx und Hypopharynx. Alles war eine grünliche Fäulnismasse.

Das sind in kurzer Zeit nur aus Deutschland 10 schwere Fälle, 8 aus der Literatur, 2 noch nicht veröffentlichte Fälle. Wie viele Fälle mögen nicht oder noch nicht veröffentlicht sein! Wie viele leichtere Fälle nicht richtig erkannt sein!!

Wir sehen also daraus, daß sehr häufig zu stark bestrahlt oder die Dosis überhaupt nicht gemessen wurde.

Wir sehen aus meinem ersten Fall, wie eine nicht genügend festgestellte Diagnose und eine viel zu starke Behandlung den traurigen Ausgang verschuldete und können daher nicht genug warnen vor einer Unterschätzung der schädigenden Wirkung der Röntgenstrahlen gerade beim Kehlkopf. Daher größte Vorsicht! In dem einen Fall von MARSCHIK wurde äußerlich bei Hals und Achselhöhlenlymphomen auch die Quarzlampe verwendet und MARSCHIK ist geneigt, auch dieser Strahlenart mit die Schuld zu geben. Als leichtere Schädigung durch Röntgenstrahlen muß noch die Trockenheit im Munde Erwähnung finden, die durch Störung der Speicheldrüsenfunktion meist dauernd entsteht und oft als sehr lästig empfunden wird. Namentlich bei der starken Bestrahlung der Kehlkopftuberkulose klagten unsere Patienten über diese Beschwerde.

Auch der Röntgenkater, der den Patienten veranlaßt, weitere Bestrahlungen abzulehnen, stellt eine Schädigung dar. Namentlich bei engen Räumen spielt die schon durch den Geruch wahrnehmbare Bildung von salpetriger Säure und Ozon dabei eine Rolle. Bei Intensivbestrahlungen aber auch Schädigungen des Blutes und Zerfall der Tumormassen.

Die Erfolge der Strahlenbehandlung bei den für unser Gebiet in Betracht kommenden Krankheiten[1]).

Acne. Quarzlicht, Höhensonne, auch vorsichtige Röntgenbestrahlung beeinflussen die Acne ebenso wie Ekzeme günstig.

Aktinomykose. JÜNGLING-Tübingen sagt über die Aktinomykose: Das erfreulichste Bild gibt die Röntgenbehandlung der Aktinomykose, soweit sie in der Gegend des Kopfes und des Halses auftritt. Für diesen Typus hält JÜNGLING chirurgische Maßnahmen, Auskratzung der Fisteln für überflüssig, nur Abscesse sollen eröffnet werden. Er hat 30 Fälle dieser Art mit einer Röntgenbestrahlung zur Ausheilung gebracht.

Der Strahlenpilz selbst wird nicht beeinflußt, aber das Gewebe wird umgestimmt. Der Bestrahlungsplan wird so gewählt, daß die Dosis nirgends unter

---

[1]) Dieselben sind der Übersichtlichkeit wegen alphabetisch geordnet.

50% sinkt. Nach einer mündlichen Mitteilung von Professor Lorey hält er die Röntgenbestrahlung bei Aktinomykose für besonders wirksam. Die Infiltrate sah er erweichen, teilweise schwinden, kleine chirurgische Eingriffe wurden dabei nötig. Ich selbst sah in einem Fall von Aktinomykose mit sehr ausgebreiteter Drüseninfiltration am Halse gar keinen Erfolg und möchte vor großen Dosen warnen.

Amyloidtumoren. Einige Fälle von Amyloidtumoren sollen durch X-Strahlen günstig beeinflußt worden sein. Von 2 Fällen von Amyloidtumoren des Zungengrundes resp. des Kehlkopfes, die Evers aus meiner Klinik im Arch. f. Ohren-, Nasen- u. Kehlkopfkrankh. Bd. 108 veröffentlichte, wurde einer bestrahlt, aber ohne jeden Erfolg.

Asthma. Nach einem Aufsatz von Drey und Lossen, Strahlentherapie Bd. 10, hat Schilling 1906 auf dem Kongreß für innere Medizin zuerst über Asthmabehandlung mit Röntgenstrahlen vorgetragen. Ein Asthmapatient hatte nach einer einfachen Durchleuchtung eine so auffallende Besserung, daß man ihn bestrahlte. Die Anfälle blieben aus, die Menge des Sputums nahm ab und die vorher darin gefundenen Curschmannschen Spiralen verschwanden.

Bei einem zweiten Patienten mit Leukämie und Asthma wurde nach Bestrahlung der leukämischen Infiltrate eine Abnahme der Anfälle beobachtet. Man nahm an, daß leukämische Drüsenpakete auf den Vagus eingewirkt, durch die Strahlen aber zum Verschwinden gebracht wurden.

Dieselbe Erklärung nahm man auch für das gewöhnliche Asthma an. Bronchialdrüsen, die Thymus bei Kindern, sollte die Vagusenden reizen und einen Krampf der Bronchialmuskeln erzeugen. Es handle sich um ein mechanisch ausgelöstes Asthma. Warum diese geschwollenen Tracheobronchialdrüsen aber nur bei Anfällen reizen, in den anfallsfreien Zeiten nicht, blieb unerklärt.

Steffen, der eine Anzahl Patienten mit gutem Erfolg bestrahlt hatte, berichtete, daß bei den günstigen Fällen die anfangs recht ausgesprochene Eosinophilie schwand, ebenso die Spiralen und Krystalle. Günstige Erfolge berichteten weiter Immelmann, Gottschalk-Stuttgart (10 Fälle), Menzer, Schilling, v. Jacksch hatte keinen Erfolg gesehen. Menzer sagt: In schweren, veralteten Fällen sind rasche Erfolge nicht zu erzielen. Klewitz-Königsberg (Klin. Wochenschr. 1924. Nr. 6) hat 85 Fälle von Asthma bestrahlt. In 26 Fällen traten Anfälle nicht mehr auf, in 27 Fällen kamen nach einigen Monaten Pause mildere Anfälle wieder, in 12 Fällen blieben die Anfälle nur einige Wochen aus, in 20 Fällen kein Erfolg. Beobachtungsdauer? Die guten Erfahrungen mit Röntgenbehandlung sind also weder regelmäßig, noch dauernd. Vorübergehende Erfolge erzielte man bei Asthma mit den allerverschiedensten Methoden. Seit Hack seine zauberhaften Erfolge mit dem Kauterisieren der Nasenschleimhaut veröffentlichte, seit Brüggelmann die asthmogenen Punkte in der Nase entdeckte, war das Asthma jahrzehntelang eine Domäne der Rhinologie und die älteren Kollegen haben eine reiche Erfahrung darin und viele glänzende Erfolge zu verzeichnen. Aber schon Hajek hatte darauf hingewiesen, daß es ganz gleichgültig sei, wo man kauterisiere, es sei nur ein suggestiver Erfolg. Heute hört man nur noch selten von diesen verblüffenden Erfolgen, wenn man auch bei Polypen der Nase, namentlich bei den kleinen beweglichen und bei Muschelschwellung dem Asthmatiker Erleichterung bringen kann. Die nervöse Komponente spielt eine so große Rolle, daß in einer Nummer der Münchener med. Wochenschr. im letzten Jahre von 3 ganz verschiedenen Methoden sichere Heilungen berichtet werden, von Impfungen mit Bakterienaufschwemmung, von Sympathicusektomie (wovor wir nach unseren Beobachtungen warnen möchten) und von Psychotherapie. Man kann einen Asthmatiker durch jede neue Methode beeinflussen, auch durch Röntgenbestrahlungen. Levy Dorn

konnte Asthmatiker auch durch nur scheinbare Bestrahlungen günstig beeinflussen und nimmt Suggestionswirkungen an, während IMMELMANN und SCHIL-
LING an der spezifischen Wirkung festhalten. Da milde Bestrahlungen kaum
schaden können, wird man in hartnäckigen Fällen gegebenenfalles auch damit
Linderung zu erzielen suchen, namentlich wenn im Röntgenbild die Bronchialdrüsen vergrößert erscheinen.

Blutkrankheiten. KURT IMMELMANN (Referat Röntgenhilfe 10. April 1923)
sagt: *Leukämie* und *Pseudoleukämie*. Bei diesen Erkrankungen wird das Blutbild sehr schnell nach den ersten Bestrahlungen wieder normal, nach 4—6 Monaten
treten meist Rezidive auf, die wieder gut reagieren. Später nach einigen Jahren
reagieren sie aber nicht mehr.

Technik: Ganz kleine Dosen ($^1/_5$—$^1/_6$ H.E.D. auf die Milz, nach einigen Tagen
die gleiche Dosis, dann langsam steigen. — *Lymphogranulome*, Polycytaemia
rubra. Bestrahlung der Röhrenknochen und des Sternum.

Bei *perniciöser Anämie* Reizbestrahlung des Knochenmarks.

Ich selbst habe 6 Fälle von starken Blutungen aus Nase und Mund bestrahlt.
5 Fälle von hämorrhagischer Diathese, 1 Fall von Sepsis unter dem Bild der
Purpura. In einigen Fällen besserte sich das Blutbild, die Erythrocyten vermehrten sich, aber einen beachtenswerten Erfolg sahen wir nicht. Auch ein
Fall von heftigem Nasenbluten bei Arteriosklerose, den wir versuchsweise
bestrahlten, versagte, die Blutung stand auf lokale Kaustik.

Es wurde immer die Milz und Leber bestrahlt. Auch die Chirurgen (Vers.
d. nordwestdtsch. Chirurg. Hamburg 1923) faßten ihre Erfahrungen dahin
zusammen, daß durch Bestrahlungen und Exstirpation der Milz bei hämorrhagischen Diathesen so gut wie keine Erfolge zu erreichen seien.

Bronchialkatarrh. Gegen Bronchialkatarrh hat man Radiogen, die Emanation von Radium als Inhalation, verwendet. BULLING-Reichenhall hat damit
eine Reihe von Bronchialkatarrhen günstig beeinflussen können. Die Bestrahlung der Lungen mit Röntgenstrahlen wird bei der Behandlung des Asthma und
der Larynxtuberkulose besprochen.

Erysipel. KARL BECK berichtet aus der KÜMMELschen Klinik über die
Einwirkung der *Höhensonne* bei Erysipel:

Wir haben den Eindruck gewonnen, daß dieselbe in sehr günstiger Weise
auf den Verlauf des Erysipels einwirkt und dasselbe in fast allen Fällen zu
raschem Stillstand bringt. Es wurde zuerst 5 Minuten, dann immer 1—5 Min.
länger bestrahlt, bei einer Lampendistanz von ca. 1 m auch nach dem Abklingen noch 1—2 Tage. Oft trat schon nach einer Bestrahlung Stillstand ein.

W. KARL (Dtsch. med. Wochenschr. 1916. Nr. 20) bestätigt die Wirkung.
Auf meiner Klinik in Eppendorf konnten wir wiederholt gute Wirkungen der
Höhensonne feststellen.

Geschwülste, bösartige [1]. Auf allen Gebieten der Medizin ging man selbst-
verständlich dem Krebsknoten zuerst mit den neuen Strahlen zu Leibe. Und
gleich anfangs glaubte man endlich in den Röntgenstrahlen das Mittel gegen den
Krebs gefunden zu haben, das man seit langem suchte. Ohne Zweifel wird der
Krebs günstig durch die Röntgenstrahlen beeinflußt, auch in unseren Gebieten.
Ohne Zweifel verändern die Röntgenstrahlen in der Mehrzahl der bösartigen

---

[1] Über die **Diathermie** wird in diesem Handbuch in der Operationslehre ausführlich
berichtet. Ich verwende die chirurgische Diathermie immer häufiger zur Zerstörung
maligner Geschwülste und größerer tuberkulöser Infiltrate. Über unsere Erfahrungen
mit dieser unblutigen Operationsmethode hat KRAINZ in Bd. 111 des Arch. f. Ohren-,
Nasen- u. Kehlkopfheilk. berichtet.

Geschwülste die Wachstumsverhältnisse. Die Spannung läßt nach und damit die Schmerzen. Das kollaterale Ödem nimmt ab und bei einer großen Anzahl verkleinern sich die Krebsknoten, der Tumor verkleinert sich namentlich im Anfang oft erstaunlich. Wer eine größere Anzahl solcher Fälle mit diesem guten Resultat behandelt hatte, war von der neuen Methode begeistert. Namentlich die Frauenärzte sahen ihre Erfolge und steigerten die verabreichte Dosis und so kam es bald zu Rückschlägen. Auch in unseren Gebieten bestrahlte man bösartige Geschwülste der äußeren Haut, aber auch der Schleimhäute und der Körperhöhlen. Von den beiden Hauptformen Sarkom und Carcinom soll das Sarkom auf Bestrahlung mit der Röntgenröhre noch günstiger reagieren wie das Carcinom. Nach Immelmann ist daher die Sarkomdosis 60—70% H.E.D., während für Carcinom 90—120% erforderlich sind. Die besten Erfolge, wirkliche Heilungen im weitesten Sinne werden von Sarkomen berichtet, auch ich verfüge über 2 sicher geheilte Tonsillensarkome. Diejenigen, die die Einwirkung der Röntgenstrahlen leugnen, werden allerdings sagen, der mikroskopische Nachweis eines Sarkoms namentlich an der Tonsille kann immer bestritten werden, außerdem wurde in meinen Fällen gleichzeitig operiert. Dagegen kann ich natürlich nichts einwenden.

Auffallend ist die Angabe Immelmanns, daß 26% aller Sarkomfälle refraktär bleiben. Die pathologische Anatomie ist eben auch noch nicht am Ende ihrer Kunst und gerade von den Tumoren der Nasenhöhle wissen wir, daß oft mikroskopisch sichere Carcinome und Sarkome klinisch gutartig verfaufen. Weingärtner sagt daher: Die sichere Heilung eines einwandfrei festgestellten Kehlkopfkrebses durch Röntgenstrahlen ist bisher noch nicht beobachtet worden. Auch Amersbach aus der *Freiburger* Klinik sagt, daß dort ein Kehlkopf oder Rachenkrebs allein durch Bestrahlung noch nicht geheilt werden konnte. Ich habe 1913 in Wien unsere Erfahrungen über etwa 100 Fälle mitgeteilt, Krainz hat vor kurzem über weitere 63 Fälle von Carcinom von meiner Klinik im Arch. f. Ohren, Nasen- u. Kehlkopfheilk. Bd. 111 berichtet, die sämtlich bestrahlt, hauptsächlich aber durch chirurgische Diathermie günstig beeinflußt wurden. Geheilt wurde leider nicht ein einziger, sie gingen alle zugrunde, aber die Röntgenbehandlung trug sicher dazu bei, die Beschwerden zu mildern. Fast unbeeinflußbar durch Röntgenstrahlen sind die Oesophaguscarcinome, hier gilt der eingangs zitierte Ausspruch von Strauss: Unsere ganze Krebstherapie ist ein zusammenhängender großer Mißerfolg. Wittmaack publizierte aber einen Fall von Speiseröhrenkrebs, der $1\frac{1}{4}$ Jahre rezidivfrei blieb (Münch. med. Wochenschr. 1919). Die Chirurgen operieren heute zwar verzweifelte Fälle nicht mehr, da wie ich und andere wiederholt betonen, daß man auch durch konservative Methoden die Qualen der Patienten beseitigen kann. Aber von den Chirurgen werden die frisch operierten Fälle zur Bestrahlung geschickt und auch die Chirurgen haben den Eindruck, daß postoperative Bestrahlungen das Wiederwachstum hemmen. Strauss geht daher sicher zu weit, von einem absoluten Mißerfolg zu sprechen, man darf nur nicht verlangen, daß man das Leben der Patienten sicher rettet. Keine volle Heilung. Gluck und Sörrensen und auch Killian und Chiari und Marschik bestrahlten die Patienten nach Totalexstirpation des Larynx. Das geschieht auch in Eppendorf und wir glauben Gutes davon gesehen zu haben. Es ist heute absolut unmöglich, alle publizierten Fälle aus der Weltliteratur zusammenzubringen und etwa eine Statistik aufzustellen, selbst aus unseren Gebieten ist das nicht mehr möglich. Es kann sich nur um die Wiedergabe eines Gesamteindrucks handeln; ich möchte denselben so fassen:

„Die Resultate der Bestrahlung, speziell der Bestrahlung mit Röntgenstrahlen der Tumoren im Gebiete der oberen Luftwege hat nicht alle Hoffnungen erfüllt, die begeisterte Anhänger, namentlich im Beginn der Röntgenbehandlungsära in diese Methode setzten.

Längere Beobachtung der günstig beeinflußten Fälle, eine sachlichere, nüchterne Kritik, haben gezeigt, daß man die Resultate zu günstig beurteilt hatte, es kam zu Rezidiven und in vielen Fällen versagten die Strahlen ganz.

So mußte man zu der Annahme seine Zuflucht nehmen, daß es strahlenempfindliche und strahlenrefraktäre Tumoren gibt, daß man nur in ganz seltenen Fällen durch die Strahlen allein einen Tumor restlos ausrotten kann und daß man die Bestrahlung mit anderen Methoden, namentlich den chirurgischen, kombinieren muß.

Dann leistet die Bestrahlung recht Bedeutendes, hemmt das Wachstum. lindert die Schmerzen, macht die Beschwerden erträglich, verlängert das Leben.

In den inoperablen Fällen tritt diese Wirkung ganz besonders hervor.

Wir werden daher bei der Behandlung maligner Tumoren auch in unseren Gebieten die Bestrahlung mit Röntgenstrahlen und mit Radium nicht entbehren können."

Bei der Behandlung der Tumoren der Nase und ihrer Nebenhöhlen ist es möglich, das besonders wirksame Radium und ein Ersatzpräparat, das Mesothorium, direkt an die Geschwulst heranzubringen oder in den Tumor einzuführen. Bei der Bestrahlung der Schleimhaut wird die Wirkung durch Anämisierung und Anästhesierung erhöht.

Sehr wirksam sind bei Tumoren der Nase auch die chemisch weniger wirksamen langwelligen roten Strahlen, wie sie das Glüheisen, auch der Galvanokauter enthält; sie dringen, wie die Wärmestrahlen tiefer in das Gewebe. In der MAYOschen Klinik rezidivierten von 33 malignen Geschwülsten, die mit Glüheisen zerstört wurden, nur 2, allerdings wurde dabei auch Radium mitverwendet.

Ältere Gynäkologen behandelten und zerstörten mit Glüheisen schon vor der Röntgenzeit Uteruscarcinome. Ich habe mit Diathermie und dem Galvanokauter mir blutlos einen Weg in die Nase gebahnt und dann Radium eingelegt mit gutem Erfolg — In Eppendorf wurde die Röntgenbestrahlung eine Zeit lang mit Injektion von Arsen, Salvarsan oder Autolysat gleichzeitig verbunden, auch mit Cuprase, man glaubte, daß dadurch die Röntgenwirkung unterstützt werde; darunter waren auch ein Sarkom des Halses, das vollkommen schwand, ein Oberkiefercarcinom Lippen- und Zungencarcinome (KOTZENBERG: Demonstration im ärztl. Verein Hamburg, 1. Juli 1923). Kankroide der äußeren Haut, Hyperkeratosen und präkanzeröse Veränderungen, auch Ulcus rodens und die sog. Hornkrebse (Wucherung der Stachelzellen mit Hornperlen) die so gut wie niemals Drüsenmetastasen machen, sind durch Bestrahlung heilbar, doch ist die Prognose schlechter, wenn Nasen- oder Ohrknorpel beteiligt sind.

Gicht. Für die Behandlung der Gicht, der Allgemeinerkrankung, aber auch der lokalen Erscheinungen in unseren Gebieten kommt von den Strahlensorten vor allem das *Radium* in Betracht. Und zwar nicht nur das Radium selbst, sondern auch sein erstes Zerfallsprodukt, die gasförmige Emanation.

In den Berliner Kliniken wurde von Geheimrat KRAUS und Geheimrat HIS an längeren Behandlungsreihen die Wirkung von Radium und Emanation verfolgt. KRAUS stellte bei Rheumatismus eine sehr ausgesprochene Wirkung auf bestimmte Zellen, vor allem auf das lymphadenoide Gewebe fest. HIS faßt seine Meinung über diese Mittel in einem Vortrag vor der deutschen balneologischen Gesellschaft dahin zusammen, daß diese Mittel bei Gicht und verschiedenen Erkrankungen Heilungsvorgänge herbeizuführen vermögen. Von 100 Rheumatikern wurde die Hälfte gebessert, von 28 Patienten, die an Harnsäuregicht litten, traten bei 24 beträchtliche Erleichterungen ein. Ganz schwere Fälle mit destruktiven Prozessen schloß man aus, einige Fälle blieben refraktär.

Es ließ sich nachweisen, daß unter dem Einfluß der Radiumemanationen das Blut seine Harnsäure verliert. Beim Bade kommt die Wirkung so zustande, daß das Gas eingeatmet wird, oder durch die Schleimhäute resorbiert wird, letzteres natürlich auch durch die gleichzeitige Trinkkur. Es wurden aber auch besondere Räume mit Emanation gefüllt, pro Liter Luft 2—4 Macheeinheiten, die ähnliche Erfolge zeigten. Zu der Wirkung der gasförmigen Emanation kommt aber nach His auch die Strahlenwirkung, die vom in den Körper aufgenommenen Radium ausgehen. Lokal wurden Umschläge mit Radium angewendet, Radiumschlamm.

Unter dieser Medikation sah His zweimal Ohrtophi schwinden. Wenn auch die schwankenden Symptome bei Gicht und Rheuma und die Suggestion der neuen Strahlen mitwirken, ist doch das Verschwinden der Harnsäure aus dem Blute ein untrüglicher Beweis für die Wirkung derselben.

Heufieber. Auch gegen Heufieber hat man Röntgenstrahlen und Radium versucht, und zwar hat man die Nasenflügel und die Augen als „die Hauptpunkte, die von das Fieber hervorrufenden Pollen angegriffen werden" bestrahlt, so heißt es im Bericht 25 des Heufieberbundes.

Ein Pariser Hautarzt, Dr. Bareat, fand, daß die Nerven seiner Patienten durch Röntgenstrahlen beruhigt wurden. Sowohl Radium wie Röntgenstrahlen, die durch einen Aluminiumschirm gingen, wurden in Zwischenräumen von einer Woche 4—5mal im ganzen 4 Minuten angewendet; sie wurden wenigstens für einen Sommer geheilt.

Da das Heufieber nach 4—6 Wochen meist von selbst abklingt, ist dieser Erfolg verständlich. Was ist nicht schon gegen Heufieber mit Erfolg angewendet worden?

Ein an Heufieber leidender Arzt Dr. K. Schmidt, berichtet in der Münch. med. Wochenschr. 1915. Nr. 23 von Bestrahlungen, die er bei sich und einer Patientin gegen Heuschnupfen machte. Er ließ die Strahlen durch enge Bleiglastuben in die Nase selbst wirken. Er selbst hatte nach der ersten Bestrahlung einen guten Erfolg, der Juckreiz schwand. Als derselbe wieder auftrat, eine zweite Bestrahlung, die aber nur geringen Erfolg hatte. Bei der Patientin soll nach 2 Bestrahlungen in derselben Weise der Heuschnupfen nicht wieder aufgetreten sein.

Er empfiehlt bei Ausbruch des Heufiebers mindestens 2 Bestrahlungen alle 14 Tage $^1/_3$ H.E.D. in die Nase.

Hypophysentumor. Schäfer und Cholzen berichten aus Breslau (Strahlentherapie 1920) über 8 Fälle, von denen einer fast geheilt, 4 in hohem Grade gebessert wurden. Es wurde Stirn und Schläfengegend bestrahlt mit Röntgenstrahlen, aber auch Radium mittels durch die Nase geführter Fäden an das Rachendach gebracht. Bei der Bestrahlung von außen muß die Nachbarschaft gut abgedeckt werden. Jüngere Personen reagieren besser wie ältere.

Es scheint geboten, auch nach Operation der Hypophysentumoren, speziell nach der Chiari-Kahlerschen orbitalen Siebbeinmethode direkt nach der Operation in die Wunde zu bestrahlen.

In 2 eigenen, nicht operierten Fällen sah ich von Röntgenstrahlen guten Erfolg, die Sehstörungen schwanden, die Patienten waren so gut wie beschwerdefrei, so daß von der Operation abgesehen werden konnte. Welche Formen der Hypophysentumoren besonders gut reagieren, läßt sich nach dem bisherigen Material noch nicht entscheiden. Immelmann sagt in einem Referat: Relativ günstig sind die Erfolge bei Hypophysentumoren.

JÜNGLING demonstrierte 1918 im Mediz. naturw. Verein Tübingen einen
Patienten mit Akromegalie, bitemporaler Hemianopsie, bei dem erhebliche
Besserung des Augenbefundes und Nachlassen des Kopfschmerzes nach einer
zweimaligen Bestrahlung erreicht wurde (Siederöhre, Funkenstrecke 37,5,
2 Milliamp., 0,5 mm Zink, Fokusabstand 23 cm).

STRAUSS-Berlin schreibt, daß er erst negative, später aber ähnliche Erfolge
wie JÜNGLING und andere gehabt habe. JÜNGLING faßt seine Erfahrungen
dahin zusammen, daß auf die Röntgenbehandlung der Hypophysengeschwülste
große Hoffnungen gesetzt werden können.

Lupus. Bei der Behandlung des Lupus ist zu unterscheiden die Behandlung
der äußeren Haut und die der Schleimhaut. Das Röntgenlicht wird bei beiden
Methoden nur selten verwendet, weil man die wirksameren Strahlen des Radium
und des Mesothorium viel näher an den Herd heranbringen kann, so daß, wie
ALBANUS sagt, die Röntgenröhre mehr die allgemeine Anregung und Umstimmung der lupösen Schleimhaut als Aufgabe und Wirkung hat.

Jahrzehntelang wurde der Lupus fast ausschließlich mit Finsenlicht behandelt
und wie man glaubte in einem hohen Prozentsatz geheilt; namentlich der
Lupus der äußeren Haut. In der Nasenhöhle läßt sich das Finsenlicht ihres
Baues wegen schlecht anwenden. Mesothorium und Radium in Kapseln läßt
sich aber sehr bequem applizieren und so ist jetzt im Hamburger Lupusheim
Radium und Mesothorium die Methode der Wahl. Aber nach einem einseitigen
Schema darf nicht gearbeitet werden, jeder einzelne Fall wird auf Grund der
Erfahrung des behandelnden Arztes gelegentlich auch mit anderen Methoden
behandelt, mit der Quarzlampe, mit Bogenlicht. Wir sehen ja aus den verschiedenen Veröffentlichungen, daß sich mit den verschiedensten Strahlenformen
gute Resultate erzielen lassen, wenn man das Wort Heilung nur etwas vorsichtiger gebrauchen wollte.

In den Prospekten der Fabrikanten, die uns fast jeden Tag zugesandt werden,
liest man das Wort Heilung fett gedruckt immer wieder, mit den besten Namen
belegt, meist in einem aus dem Zusammenhang herausgerissenen kurzen Satz.
Man liest von der „stets sicheren Heilung" der Hauttuberkulose durch die
KROMEYER-Quarzlampe (PEYRI-Barcelona). NEISSER sagt, dieselbe habe dieselbe Wirkung wie die Finsenlampe, auch aus der Kieler und Wiener Klinik
berichten STÜMPKE und JUNGMANN gute Wirkung der Quarzlampe speziell bei
Lupus der äußeren Haut. Da Lupus im Kehlkopf und auf der äußeren Haut
auch bei gleichzeitiger sicherer Lungentuberkulose vorkommt, und man sogar
von einer lupösen Form der Kehlkopftuberkulose sprechen kann, gilt hier
manches was ich unter Strahlenbehandlung der Kehlkopftuberkulose gesagt
habe. Ich bitte das dort nachzulesen.

Die dann folgenden einschränkenden Sätze dieser Autoren sind in den Prospekten natürlich weggelassen. Meine eigenen Erfahrungen über diese Licht-
behandlung sind gering, wir verweisen diese Fälle der Lupusheilstätte in Hamburg, die jetzt dem Eppendorfer Krankenhaus angegliedert und dadurch auch
Universitätsinstitut geworden ist. Ich verweise daher auf die reichen Erfahrungen, die ALBANUS und WICHMANN aus dieser Anstalt so häufig veröffentlicht
haben, besonders auf die Arbeit von ALBANUS im KATZ-BLUMENFELDschen
Handbuch 1921.

Diejenigen Fälle, die meiner Klinik überwiesen werden, Fälle von Schleimhautlupus der oberen Luftwege, behandele ich lokal seit Jahren mit Galvanokaustik, vor allem mit dem Tiefenstich. Das ist schließlich auch eine Art Strahlentherapie, von der ich die besten Erfolge gesehen habe. Ich habe auch einige
Fälle, die ich als geheilt bezeichnen könnte; der Vorsicht wegen kontrolliere ich
dieselben aber alle paar Monate und behandle evtl. verdächtige Stellen weiter.

Wie bei der Tuberkulose der oberen Luftwege wird auch der Lupus nicht allein mit Strahlentherapie behandelt und so lesen wir über die verschiedensten Kombinationen bei den einzelnen Autoren. Operation, chemische (wir bevorzugen die Unnasche Lupussalbe), spezifische, Tuberkulin, Partialantigene, Goldpräparate, Hetol, Krysolgan, Innerlich wird Arsen gegeben. Alle diese Mittel werden selbstverständlich auch in der Lupusheilstätte gegeben. Die Strahlentherapie hat ohne Zweifel bei Lupus Erfolge erzielt, die früher nicht beobachtet wurden, von jeder Form derselben wird Gutes berichtet und Schädigungen sind kaum beobachtet. Wo daher Gelegenheit ist, mit Strahlen zu behandeln, selbst mit einfachem Sonnenlicht, soll man dieselbe für seine Lupuskranken ausnützen. Röntgenstrahlen eignen sich gerade beim Lupus weniger, dem Radium und Mesothorium kommt der Vorteil zu, daß sie in geeigneter Form an die kranke Stelle am besten herangebracht werden können.

Lymphome des Halses. Bei der Behandlung der Lymphome des Halses, des einfachen und des tuberkulösen hat man in den meisten Fällen gute Erfolge und vielfach Heilungen gesehen. Die Röntgenbestrahlung der Lymphome ist daher zu einer der häufigsten Behandlungsmethoden in dem Rüstzeug des praktischen Arztes geworden. Es liegen über ganze Reihen von bestrahlten Lymphomen Berichte vor. So faßt Disson aus dem großen Material des Samariterhauses Heidelberg seine Erfahrungen dahin zusammen: Röntgenbestrahlung der tuberkulösen Halslymphome ist immer von Nutzen; führt, wenn die Behandlung genügend lange fortgesetzt wird, zur Heilung. So wurden 20 Soldaten während des Krieges, die zur Verfügung standen, sämtlich geheilt. Viele ambulante Patienten bleiben aus der Behandlung weg, wenn die Lymphome kleiner geworden sind. Namentlich verschwanden die 1918 infolge schlechter Ernährungsverhältnisse massenhaft auftretenden Lymphome, ebenso die nach Grippe auftretenden Halsdrüsenschwellungen sehr rasch auf Röntgenbestrahlung.

Es wurde mit sekundärer Belastung von $2^1/_2$—3 Milliamp. paralleler Funkenstrecke von 35—40 cm und 25 cm Abstand bestrahlt.

Als Filter kam Aluminium (3 mm) und Zink ($^1/_2$ mm) in Anwendung mit dem Unterschied, daß bei Zink oft Fälle auf eine einzige Bestrahlung wesentlich zurückgingen, die mit Aluminiumfilter unbeeinflußt geblieben waren. Es ist daher ökonomischer gleich mit Zink und zwar kräftig (Volldosis) zu bestrahlen. Man nimmt dieselbe Strahlenqualität und Intensität wie bei malignen Tumoren. Selbst Kinder im ersten Lebensjahr vertragen dieselbe ohne Schaden. van Ree (Nederlandsch tijdschr. v. geneesk. 1920) sah bei 470 Fällen von Drüsenschwellungen am Hals in 85% Heilung. Alte verkäste Drüsen reagieren aber nicht, deshalb warnt der Vertrauensarzt der Hamburger Kassen die Kassenärzte, solche Fälle zu schicken um der Kasse dadurch unnötige Kosten zu ersparen. Hier ist Punktion, Saugen und Stauung am Platze. Auf Rezidive muß man gefaßt sein, oft nach einigen Wochen, aber auch nach 1—2 Jahren. Ist der Verdacht auf maligne Tumoren vorhanden, so entfernt man in Lokalanästhesie eine kleine Drüse zur mikroskopischen Diagnose.

Dieselbe oder ähnliche gute Wirkung wie Röntgenstrahlen sollen auch alle anderen Strahlenformen auf die Lymphome haben. Den Prospekten nach reagieren dieselben günstig auf Höhensonne, Ultrasonne, Sollux und ähnliche Strahlenquellen.

Nebenhöhlen der Nase. Über die Behandlung der Tumoren in der Nase und deren Nebenhöhlen siehe Geschwülste. Nasenrachenfibrome bei jüngeren Leuten, besonders die leicht blutenden, gefäßreichen, sind für Bestrahlung besonders günstig.

Was die Behandlung der Katarrhe anlangt, so sind von Inhalationen mit Radiogen gute Erfolge gesehen worden, auch von Ausspülungen mit Radiogenschlamm. In Berlin und anderen Großstädten und fast allen Kurorten haben sich Radiogengesellschaften gebildet, die von der Tatsache, daß die meisten Mineralwasser Radiogen enthalten, ausgehend, Radiogenwasser und Schlamm künstlich herstellten und in allen Formen, als Bäder, Inhalationen, Spülungen verabreichten. Namentlich gegen die Gicht wurden solche Emanationen mit Erfolg verwendet, auch gegen Katarrhe, die ja oft mit Gicht zusammenhängen. Hypertrophische Formen mit starker Sekretion werden durch solche Spülungen selbstverständlich gebessert, atrophische Formen sind schwerer zu beeinflussen, ebensowenig die Ozaena   Auch von der Behandlung der Katarrhalischen Nebenhöhlenerkrankungen mit Röntgenstrahlen ist nicht viel zu erwarten, soweit nicht, wie bei der Höhensonne, Wärmestrahlung hinzukommt, die Wirkung ist dann der des Kopflichtbades ähnlich.

Und doch habe ich schon in Wien 1913 über gute Wirkung der Röntgenstrahlen berichten können, wenn ich mit entsprechend dünnen Bleiglaszylindern Strahlen direkt in die Nase leitete, und zwar in die Gegend des Siebbeins. Linderung des Schmerzes war hierbei die erwartete und erreichte Wirkung der Strahlen. Ich habe danach in Wien 15 Krankengeschichten mitgeteilt, wo bei akuten, aber auch chronischen mit quälenden Kopfschmerzen einhergehende Stirnhöhlen- und Siebbeineiterungen der Schmerz durch Bestrahlungen rasch verschwand. In einigen Fällen war der Erfolg, nachdem alle anderen Mittel versagt hatten, außerordentlich befriedigend. Ich glaube, daß da mechanische Momente mitwirken. Alle Lichtstrahlen in der Natur üben einen gewissen Druck aus. Sie können also bewegliche Elemente, Zellen, Exsudate, Flüssigkeiten aus dem Knochen entfernen und sie der Resorption zuführen. Besonders empfindliche Stellen, wie die Gegend des Nervus supraorbitalis und die mehr temporal gelegenen Partien werden aber auch von außen bestrahlt mit gutem Erfolg. Ich bemerke, daß dabei immer nur schwächere Dosen verwendet wurden, nie Zerstörungsdosen. In einem sehr hartnäckigen Fall von Pansinusitis der linken Seite, wo sämtliche Nebenhöhlen wiederholt operiert waren und trotzdem eine reichliche schleimig-eitrige Sekretion aus allen Höhlen floß, habe ich, nachdem alle Behandlungsmethoden, lokale und interne, versucht waren, Radium (43 mg) in die kranke Nasenseite eingelegt, und zwar wöchentlich 1mal fast ein Jahr lang 30 Minuten bis zu 2 Stunden. Die Sekretion nahm etwas ab, die Keilbeinhöhle, die sich immer wieder mit Granulationen füllte, heilte aus, vor allem aber schwanden die Schmerzen. Also ein ähnlicher Erfolg, wie oben mit den durch Bleiglastuben eingeleiteten Röntgenstrahlen. Eine Schädigung sah ich dabei nicht.

Ozaena. Eigene Erfahrungen besitze ich nicht. Ich kann mir nicht denken, daß ein Prozeß, der so exquisit atrophischen Charakter hat, daß selbst das Knochengewebe schwindet, durch Strahlen, die ja Bindegewebsbildung fördern, günstig beeinflußt werden kann. Dennoch glauben ALBANUS, DIONISIO, POSTHUMUS MEYER, GRADENIGO, BROEKART durch Radiumbestrahlungen Besserungen erzielt zu haben, letzterer allerdings insbesondere in Verbindung mit Paraffininjektionen. Eher könnte ich mir noch eine Wirkung durch strahlende Wärme denken. Ich habe seit Jahren Ozaenafälle mit der Atmokausis, also mit heißem Dampf behandelt und gute Erfolge damit gesehen und veröffentlicht.

Papillome. Schon in den ersten Mitteilungen über Röntgenbehandlung in unserem Gebiete auf dem 1. internat. Rhino Laryngol. Kongreß Wien 1905 wurde über Papillombehandlung berichtet und zwar im günstigen Sinne. Auf dem 2. internat. Kongreß in Berlin 1911 hielt POLYAK-Pest einen Vortrag über Behandlung multipler Kehlkopfpapillome mit Radium. Er berichtete über

3 Fälle, von denen 2 rezidivierten. Das beste Resultat gab ein Fall, wo tracheotomiert war und die Radiumkapsel meist 1 Stunde lang direkt in den Larynx eingelegt wurde. Die in der Diskussion erwähnten Fälle von FERRARI und MAZZOCCHI wurden gleichfalls mit Radium behandelt.

In der Diskussion berichtete KILLIAN über ein Kind von 11 Jahren, bei dem er vom Mund aus einen mit Radium versehenen Tubus einführte, der aber nur 3 Minuten gehalten werden konnte; KILLIAN will davon einen gewissen Erfolg gesehen haben. Dann hat KILLIAN von außen mit der Röntgenbirne bestrahlt, davon sah er noch stärkere Einwirkung, aber der Fall rezidivierte und wurde nicht geheilt. Ich konnte auf demselben Kongreß über ähnliche Erfahrungen bei einem tracheotomierten Papillomstenosenfall berichten, verzichtete aber auf die Röntgenbehandlung, weil ich in 5 solchen Stenosenfällen durch konstanten Druck mit meinem Bolzen die Papillome zum Schwinden brachte und die Stenose gleichzeitig beseitigte.

Auch die sonst in der Literatur mitgeteilten Fälle wurden meist mit Radium behandelt, von glänzenden Erfolgen liest man aber nirgends. 1923 teilt CANNYT in der Presse méd. einen Fall mit, bei dem nach Tracheotomie durch Tiefenbestrahlung mit Radium die Papillome endgültig verschwanden.

Über die weiteren Erfahrungen, die KILLIAN mit percutaner Röntgenbestrahlung machte, berichtet WEINGÄRTNER 1914. Die Behandlung wurde bei 3 Fällen versucht. Es wurde der Kehlkopf in 40—50 cm Entfernung und 2 Mill. Aluminium alle 4 Wochen mit eines Volldosis bestrahlt.

Der Erfolg war in allen Fällen negativ.

Auch ULLMANN erwähnt in seiner Papillomarbeit einen Fall, wo zweimal 9 Stunden lang Radium in die eröffnete Höhle gelegt wurde ohne Erfolg. Dagegen empfiehlt MEUNIER (Arch internat. de laryngol., otol.-rhinol. et broncho-oesophagoscopie Tome 2) die Bestrahlung auf Grund eines geheilten Falles. 24jähr. Patient, 8 Bestrahlungen alle 4 Wochen.

Die Hoffnung, daß die Röntgenstrahlen das gerade beim Papillom so lebhafte Wachstum junger Zellen hemmen sollte, scheint sich bei den bisherigen Methoden nicht erfüllt zu haben.

Ich habe bei 4 oder 5 Fällen, wo ich bestrahlen ließ, auch keinen besonderen Erfolg gesehen. Noch in jüngster Zeit sah ich bei einem 5jährigen Knaben mit Papillomstenose, der mit Bolzen behandelt und bestrahlt wurde, trotz der vom Bolzen ausgehenden sekundären Strahlen nur geringen Erfolg, den ich aber auf Druckwirkung durch den Bolzen auffaßte. Ein bei dem gleichen Fall außen auf der Haut an der Kanülenöffnung entstandenes trockenes kleines Papillom (Infektion?) vertrocknete allerdings sehr rasch. Wir haben in diesem Fall dreimal $1/2$ Dosis in 10wöchentlichen Pausen gegeben.

Da aber Hautwarzen und spitze Condylome durch Röntgenstrahlen in der Hälfte der Fälle heilen (WINTER: Röntgentherapie Bd. 10 u. a.) würde ich die Bestrahlung auch bei Papillomen jedenfalls versuchen! JÜNGLING bestrahlt Hautwarzen mit $120^0/_0$ durch H.E.D. nur einmal mit sicherem Erfolg. Die Umgebung muß gut abgedeckt werden.

Pertussis. Aus New York berichtet WITTERBEE (Journ. of radiol. Jan. 1924) über guten Einfluß der Röntgenstrahlen (3—4 Bestrahlungen alle 2—3 Tage) bei Pertussis.

Pharyngitis chronica. MADER berichtet zuerst über einen Fall von chronischer Pharyngitis, der auf Bestrahlung mit seiner Röhre beschwerdefrei geworden sein soll.

Er bemerkt dazu, daß das adenoide Gewebe des Rachens eine große Empfindlichkeit gegen Strahlen habe. Darin liegt aber auch die Gefahr der Schädigung dieses Gewebes, so daß Trockenheit der Schleimhäute entstehen kann.

Auf die Beeinflussung der Speichelsekretion sei noch hingewiesen. Ich würde mich jedenfalls bedenken, die Rachenschleimhaut direkt zu bestrahlen und würde mir höchstens bei den die chronische Pharyngitis begleitenden Parästhesien eine (suggestive?) Wirkung denken können. Von milderen Bestrahlungsarten, wie die Ultrasonne, bezeugt Prof. ALLARD-Hamburg in einem Prospekt: Entzündliche und katarrhalische Rachenaffektionen wurden günstig beeinflußt.

Sklerom. Sklerom kommt ja in Deutschland in letzter Zeit gelegentlich vor, meist eingeschleppte Fälle. Aber gerade diese Erkrankungsform der Schleimhaut der oberen Luftwege scheint sowohl durch Röntgenstrahlen, wie durch die Strahlen eingelegter Radiumpräparate fast immer günstig beeinflußt zu werden.

Gute Wirkungen, einige sprechen sogar von Heilung, werden aus den Wiener und Pester Kliniken berichtet von H. v. SCHRÖTTER, KAHLER, MARSCHIK, RÜDIGER, ZWILLINGER, auch aus Breslau (HINSBERG), Berlin (MEYER) und aus Amerika. Zusammenstellung der Fälle bei ALBANUS. 1924 veröffentlicht BEHM aus der KÖRNERschen Klinik 2 Fälle von Rhinosklerom, von denen einer ebenfalls durch Röntgenstrahlen günstig beeinflußt wurde (Zeitschr. f. Hals-, Nasen- u. Ohrenheilk. Bd. 8, H. 1).

Struma. Morbus Basedowii. Sowohl bei Morbus Basedowii, wie bei den malignen Geschwülsten der Schilddrüse haben die Röntgenstrahlen nach den Berichten unserer besten Kenner dieser Erkrankungen, einige refraktäre Fälle ausgenommen, recht günstige Erfolge gebracht, so daß selbst von den kritischsten Beobachtern zweifellose Heilungen mitgeteilt wurden.

SUDECK, unser Eppendorfer Chirurg, der über Schilddrüsenerkrankungen und Operationen eine besonders große Erfahrung hat (Dtsch. med. Wochenschr. 1910. Nr. 40) sagt: Das in abnorm lebhafter Funktion befindliche Drüsengewebe bei Morbus Basedowii wird durch Röntgenstrahlen günstig beeinflußt. (Stark gewucherte Cylinderepithelien.) Zu intensive Bestrahlungen würden das gesamte Schilddrüsenepithel mitsamt der Gland. parathyreoidea zerstören. Die dieserhalb erforderliche Beschränkung der Intensität unterdrückt nur vorübergehend die Tätigkeit der Zellen, muß also wiederholt werden. Dagegen kann die Thymus durch die Strahlen ohne Schaden völlig zerstört werden. Beim Basedow handelt es sich um einen Dysthyreoidismus, das flüssige Sekret, das sich dabei statt des kolloiden Inhalts findet, hat offenbar giftige Eigenschaften. Bei der oberflächlichen Lage läßt sich dieser Zustand günstig beeinflussen. Die Chirurgen wenden gegen die Bestrahlung ein, daß bindegewebige Verwachsungen entstehen, die eine spätere Operation erschweren. SUDECK sagt die Bestrahlung sei ein weniger sicheres und ein weniger wirksames Heilmittel wie die Operation, gibt aber zu, daß sie sich als Vorbereitung auf die Operation häufig bewährt habe. Auch die Chirurgen resezieren nur einen Teil der Schilddrüse bei Morbus Basedowii und da selbst kleinere Teile der endokrinen Drüsen die Arbeit der ganzen Drüse leisten, müssen, wie das auch KOCHER übte, wiederholte Operationen gemacht werden. BROCK faßt die Erfahrungen der Moabiter Röntgenabteilung (Therapie der Gegenwart 1923. H. 2) dahin zusammen: Röntgenbestrahlung bei Morbus Basedowii beeinflußt die wesentlichen Krankheitssymptome günstig, hat keine oder nur geringe Gefahren für den Patienten, während die Operation nach der Statistik von GLASERFELD noch $5,4\%$ Todesfälle aufweist; sie leistet noch Gutes, wo interne und chirurgische Therapie versagt.

Da auch der vergrößerten *Thymus* beim Morbus Basedowii ein wichtiger Anteil zukommt, so daß man einen thymogenen und einen thyreogenen Basedow unterscheidet, soweit eine Unterscheidung möglich ist, wurde auch die Thymus bei Morbus Basedowii mit gutem Erfolg bestrahlt. Wie oben gesagt, kann die Thymus ohne Schaden völlig zerstört werden (Haberer).

Die *Struma maligna*, Carcinome, Sarkome und Mischgeschwülste, Sarko-Carcinome sind der Bestrahlung besonders zugänglich und geben gute Erfolge, selbst Heilungen. Sudeck berichtet von Heilungen und einigen Fällen von lokaler Heilung mit Metastasen, die wahrscheinlich geheilt wären, wenn sie frühzeitiger bestrahlt wären.

Die Struma maligna ist nach Sudeck für die Chirurgie ein unerfreuliches Kapitel, die Patienten kommen meist, wenn die Kapsel schon durchbrochen ist.

Wenn Patienten, meist sind es Patientinnen, mit Morbus Basedowii zu uns kommen, wird man interne Therapie versuchen, aber auch bestrahlen lassen, in kleinen Dosen ($^1/_2$—$^1/_3$ Hauteinheitsdosis, Aluminiumfilter, ein Feld alle 8 bis 14 Tage). Bei maligner Struma gibt man massivere Dosen. Versagen die Röntgenstrahlen bei Morbus Basedowii, so wird man operieren. Weingärtner sagt, daß bei Morbus Basedowi die Röntgentherapie die schönsten Erfolge erziele, nach der Statistik von Rave nur 14% Versager, nach der von Schwarz gar nur 10%. In 6 eigenen Fällen sah Weingärtner guten Erfolg.

Nach dessen Grundsätzen wird auf meiner Klinik verfahren und dabei das erreicht, was nach dem heutigen Stand der Therapie bei Morbus Basedowii überhaupt zu erreichen ist.

Tonsillen. Über die Behandlung von Tumoren der Tonsillen siehe Geschwülste.

Die akute Mandelschwellung, die ich in einer Reihe von Fällen versuchsweise von außen bestrahlte, heilte viel langsamer ab, wie bei lokaler Behandlung, selbst die Schluckbeschwerden schwanden nicht. Wir behandeln die frische Angina mit Pyoktaninpinselungen und sehen immer sofortigen Erfolg, so daß wir bei akuter Angina nicht bestrahlen. Über Bestrahlung chronischer Tonsilitis habe ich wenig Erfahrung, heute wird ja fast immer die Tonsillektomie gemacht. Trotzdem berichtet Witterbee-New York aus Amerika, wo fast jeder Patient tonsillektomiert wird, von 80% Schwund der Tonsillen nach 6—8 Bestrahlungen alle 2 Wochen, so daß er diese Methode der oft ja sehr blutigen, nicht ungefährlichen Operation vorzieht. Auch von deutschen Röntgentherapeuten werden bei chronischer Tonsillitis neuerdings gute Erfahrungen mit Bestrahlung berichtet.

Trigeminusneuralgie. Bei Trigeminusneuralgic hat Immelmann ähnlich wie bei Ischias durch Röntgenstrahlen wesentliche Besserungen gesehen.

Tuberkulose des Kehlkopfs.

1. Bestrahlung mit Röntgenstrahlen.

Unser leider zu früh verstorbener Kollege Winkler in Bremen war in Deutschland der erste, der über Behandlung der Tuberkulose des Larynx mit Röntgenstrahlen Mitteilungen machte (1904). Er sah bei sehr milder Anwendung percutan Besserung der Prozesse, Linderung und Aufhören der Schmerzen, der Schluckschmerzen, so daß er die Methode empfehlen zu sollen glaubte, ähnlich berichtete Siebenmann.

In Eppendorf wurden um dieselbe Zeit mit Röntgenstrahlen therapeutische Versuche gemacht. Assistent auf der chirurgischen Abteilung von Kümmell war damals Gocht, der wie seine Mitassistenten sagten, den „Röntgenfimmel" hatte und die Röntgenstrahlen für ein Allheilmittel erklärte. Zunächst wurden Hautaffektionen, dann Tumoren, schließlich auch Tuberkulose bestrahlt.

Angeregt durch die Mitteilungen MADERS, der mit direkt in die Mundrachen-höhle eingeführten Röhren, der MADER-ROSENTHALschen Röhre, Erfolge bei verschiedenen Erkrankungen der Mundhöhle, des Rachens und des Larynx erzielt hatte (1905—1908), bestrahlte ich nun vor allem Fälle von Kehlkopf-tuberkulose mit der MADERschen Röhre. Die Anwendung dieser Röhre hat aber ihre Grenzen. Die Einführung der Röhre ist für den Patienten unbequem, bei einzelnen empfindlichen Patienten, wie MADER selbst zugibt, überhaupt nicht anzuwenden, bei stärkerer Belastung besteht die Gefahr des Platzens der Röhre im Munde. Selbst Schädigungen (Zungenverbrennung) hatte MADER erlebt. So konnte ich, als ich 1913 in Wien über meine Erfahrungen an 14 leichten und mittelschweren Tuberkulosefällen berichtete nur sagen: Sub-jektive Erleichterung, Besserung der Schluckschmerzen, freiere Atmung ist das einzige erzielte Resultat, ein bemerkenswerter Einfluß auf den Verlauf des Prozesses wurde nicht beobachtet; ebensowenig unangenehme Nebenwirkungen oder Schädigungen. Die Patienten hatten die Behandlung gern, psychisches Wohlbefinden, neue Hoffnung belebte sie. Aber ein Fall (Nr. 10) mit Peri-chondritis tuberculosa externa lar. mit Fistel, der mit der Maderröhre von innen, mit Bleiglastubus von außen 18mal 10 Minuten bestrahlt wurde, heilte völlig aus. Der Fall ist auch in meinem Atlas (Patient 4, Fall 2) abgebildet und beschrieben. Ich schlug, da die Wirkung der Röhre von innen zu schwach war, die Larynxfissur und direkte Bestrahlung, wie sie bei malignen Tumoren von MARSCHIK, GLUCK und anderen mit gutem Erfolge gemacht war, auch für die Tuberkulose vor, konnte mich aber zu diesem schweren Eingriff noch nicht entschließen. BLUMENFELD versuchte diese Methode, sah aber keinen Erfolg. Mittlerweile hatte BRÜNINGS und ALBRECHT durch Tierexperimente die Frage der Behandlung der Larynxtuberkulose in Angriff genommen. BRÜNINGS spritzte mit dem ihm eigenen technischen Geschick Kaninchen durch ein Rohr tuberkelhaltiges Sputum (vorher mit Kalilauge geschüttelt) in beide Seiten in die Stimmbänder oder in die Seitenflächen des subglottischen Raumes. Nach 2—3 Wochen wurden die auf diese Weise erzeugten tuberkulösen Prozesse (epitheliale Knötchen, Infiltrate, Geschwüre, Perichondritis) nach gemachter Larynxfissur direkt mit verschiedenen Strahlen behandelt und bei der Bestrah-lung mit Röntgenstrahlen zur bindegewebigen Umwandlung gebracht.

Wenn RICKMANN in seiner eben (Mai 1924) erschienenen Arbeit diese Ver-suche als absolut sicheren Beweis dafür auffaßt, daß Kehlkopftuberkulose durch Röntgenstrahlen zu heilen ist, so kann ich dem nicht ganz zustimmen. Mag der Kehlkopf des Kaninchens dem des menschlichen Säuglings noch so ähnlich sein, mag der experimentell erzeugte tuberkulöse Prozeß beim Kanin-chen unter dem Mikroskop den bei Menschen gefundenen Bildern sehr ähnlich sein, so haben wir es bei unseren Patienten doch meist mit älteren Leuten zu tun, die im 2. und 3. Dezennium stehen (Kehlkopftuberkulose bei Kindern unter 10 Jahren sind große Seltenheiten). Die Kehlkopfknorpel sind dann verkalkt, Knochenmark hat sich gebildet, die Prozesse entstehen nicht in 14 Tagen oder 3 Wochen, sondern mindestens in ebensoviel Monaten. Ob die Infektion so grob mechanisch stattfindet, ist auch die Frage. Vielleicht ist auch die Kalkablagerung und Verteilung, die für die Einwirkung der Röntgenstrahlen von großer Bedeutung ist, beim jungen Kaninchen — Genaueres darüber weiß ich nicht — eine andere. Bei meinen Röntgenuntersuchungen des tuberkulösen Kehlkopfes hat sich ja gezeigt, daß die Verknöcherung und Verkalkung bei der Larynxtuberkulose völlig gestört und verändert ist. Ich komme auf diesen Punkt weiter unten noch einmal zu sprechen.

BRÜNINGS hat aber auch beim kranken Menschen mit vielem Scharfsinn die Möglichkeit, Röntgenstrahlen direkt an die kranke Stelle zu bringen, praktisch versucht und, nachdem er die Madersche Röhre aus den oben erwähnten Gründen für nicht ausreichend befunden, eine unipolare Röntgenröhre mit 6 mm großer Antikathode konstruiert und in den Larynx eingeführt, auch diese Röhre war aus denselben Gründen, wie bei der Maderröhre nicht zu verwenden. Nun versuchte Brünings mit einer Gundelachröhre, die auf einen Röntgenspatel montiert war, Strahlen direkt durch das Rohr auf die erkrankte Kehlkopfstelle wirken zu lassen. Die Röhre war mit Gummi überzogen bis auf ein kleines Loch, durch das ein Strahlenbündel fiel. So war eine Schädigung anderer Teile ausgeschlossen. Aber da zum Erreichen einer wirksamen Dosis (Erythemdosis) damals eine Belichtungszeit von fast $^1/_2$ Stunde nötig war und wenig Menschen, am wenigsten ein schwerer Phthisiker, eine Bronchoskopie so lange verträgt, mußte Brünlings diese Behandlungsmethode verlassen. Er konstatierte aber schon nach kurzen Sitzungen 10—15 Minuten, eine prompte Wirkung auf die Schmerzen, die Ulcerationen reinigten sich.

So mußte man zur percutanen Methode zurückkehren, zur Tiefenbestrahlung. Auch damit hat sich Brünings eingehend beschäftigt und durch exakte Dosismessungen festgestellt, daß eine genügende Dosis die Haut so schädigen würde, daß der Schaden größer wie der Nutzen wäre.

Man verwendete nun härtere Röhren, filtrierte die weichen schädigenden Strahlen durch Metallfilter, vor allem Aluminium ab, suchte nicht immer von derselben Hautstelle, sondern von verschiedenen Stellen aus an die kranke Stelle zu kommen (Kreuzfeuer). Außerdem suchte man durch Adrenalin und Druck die Empfindlichkeit der Haut herabzusetzen (Desensibilisierung, Druckanämie).

Mit dieser modifizierten äußeren Methode arbeiteten jetzt eine große Anzahl Laryngologen, es wurden nicht nur einzelne besonders günstige Fälle, sondern von größeren Kliniken ganze Reihen von Beobachtungen veröffentlicht, die zum Teil von schönen bemerkenswerten Erfolgen und Heilungen berichten.

Auf der Heidelberger Klinik beschäftigte sich Beck eingehend mit praktischen Versuchen und veröffentlichte seine Erfahrungen gemeinsam mit Randohr und Rapp. Von der Spiessschen Klinik teilten Spiess selbst und Pfeifer ihre Resultate mit. Aber alle diese Autoren verwandten die Röntgenstrahlen bei der Behandlung von Larynxtuberkulose nicht ausschließlich, sondern immer in Kombination mit anderen Behandlungsmethoden.

Zange ist mit der Höhe der Dosis beträchtlich weitergegangen, einige Male bis 140% der H.E.D. und hat, wie er auf der Versammlung in Nürnberg 1921 vortrug, damit Erfolge erzielt.

Während die meisten vor Dosen, die stärker reizen und Schluckbeschwerden machen, warnen, meint Zange ohne einen Reizzustand, der vorübergehend sei, könne man eine Heilung überhaupt nicht erwarten. Er hat in sehr eingehender Weise die Mängel unserer bisherigen Technik untersucht, festgestellt, daß zunächst jeder Teil des Larynxinnern richtig eingestellt werden müsse, Epiglottis und vordere Commissur 1 cm tief, Mitte der Taschen- und Stimmbänder 2 cm, Interarygegend 3 cm; gleichviel ob man von vorn oder von der Seite bestrahlt. Das Stellknorpelgebiet ist nach seiner Ansicht besonders stark strahlenempfindlich, schon bei Gesunden, in erhöhtem Maße bei Larynxtuberkulose.

Die Richtigkeit dieser Beobachtung wird von Beck bezweifelt, auch mir ist eine besondere Empfindlichkeit dieser Gegend gegen Strahlen nicht aufgefallen, wenn auch der hintere Larynxabschnitt in der Mehrzahl der Fälle, wenigstens bei uns, von Tuberkulose befallen war und hier hauptsächlich tuberkulöse Prozesse beginnen (Infektion durch Sputum).

Die wirksame Gabe für die Hinterwand stellte Zange auf 50—70% der H.E.D. fest, dann entfallen 60—85% auf die Taschen- und Stimmbänder, 80—100% auf Kehldeckel und vordere Commissur. Als besonders wirksame

Gaben erwiesen sich ihm in einzelnen Fällen sogar rund 100% auf die Hinterwand, das bedeutet 110% auf die Mitte, 140% auf die vorderen Teile des Kehlkopfs.

Die Hauptschwierigkeit liegt nach ZANGE in der Feststellung der biologischen
Dosis.

ZANGE meint eine Heilwirkung könne meist erst durch eine fühlbare und
sichtbare Reizung erzielt werden. Diese wirksamste Reizdosis liege nahe bei der
schädlichen Dosis. Sie müsse in jedem Fall besonders ausprobiert und festgestellt werden, denn sie sei in je em Fall eine andere, selbst bei scheinbar
gleichen Fällen. ZANGE nimmt auch eine Reizhäufung an, die bei den folgenden
Bestrahlungen berücksichtigt werden muß und die weder der Kranke fühlt,
noch der Arzt sieht, die in jedem Falle verschieden ist.

So stellen sich bei Anwendung der Röntgenstrahlen namentlich stärkerer
Dosen eine solche Fülle von Schwierigkeiten entgegen, so ist die Unsicherheit
in der Beurteilung der Wirksamkeit im voraus so groß, daß nur ganz erfahrene
und persönlich befähigte Ärzte dieselbe ausführen können. Es muß also auf
diesem Gebiet noch viel gearbeitet werden, vielleicht bringen uns neue Apparate
und Instrumente einmal rascher vorwärts.

Auch ZANGE legt besonderen Wert auf gleichzeitige, vollwertige, sich aller
erprobten, neuzeitlichen Einrichtungen und Hilfsmittel bedienenden Allgemeinbehandlung, fordert Anstaltsbehandlung. Man muß, wie es ZANGE in seiner
Versorgungsanstalt in Jena an Soldaten konnte, den Patienten fest in der Hand
haben. Es stand ihm der Rat eines erfahrenen inneren Oberarztes, der die
Röntgenbestrahlungen ausführte und in geeigneten Fällen künstlichen Pneumothorax anlegte, zur Verfügung.

Wenn fast alle Autoren betonen, daß der gleichzeitige Stand des Lungen-
prozesses berücksichtigt werden müsse und schwere Lungentuberkulose als
Gegenanzeige betrachten, bestrahlte ZANGE selbst Fälle mit Galopplungen-
schwindsucht und sah in 11 solchen Fällen während des tödlichen Verlaufes
bei nicht weniger als 8 Besserung, bei 3 Fällen erhebliche Besserungen.

Sowohl bei geschlossener, als auch bei offener Kehlkopftuberkulose gelang
es ihm 16 Fälle sämtlich zu bessern, 6 davon sind bereits so gut wie geheilt.
Die Erfolge bestanden darin, daß Geschwüre sich schlossen und vernarbten,
ausgedehnte und tiefe Infiltrate sich zurückbildeten, selbst einige sog. peri-
chondritische Infiltrate der Epiglottis und der Stellknorpelgegend nach an-
fänglicher Verschlimmerung zurückgingen und schmerzlos wurden. Diese
ermutigenden Erfolge bei so schweren Fällen mit so großen Dosen konnten
leider die Mehrzahl der Autoren, darunter auch ich nicht erzielen. Man konnte,
wie schon WINKLER berichtete, später LIEBERMANN, dann ich selbst (1913)
auch mit kleinen Dosen durch Röntgenbestrahlung oberflächliche Geschwüre
zum Überhäuten bringen, Ödeme verkleinern, vor allem die Schmerzen in den
meisten Fällen oft schon nach einer Bestrahlung verschwinden sehen. An der
dünnen Epiglottis heilten Geschwüre ab mit guter Narbenbildung. Aber peri-
chondritische Prozesse an den Aryknorpeln, die ZANGE in einigen Fällen heilen
oder zurückgehen sah, konnten wir nicht heilen.

An der KÜMMELschen Klinik haben BECK und seine Mitarbeiter über 200
Fälle von Kehlkopftuberkulose mit Röntgenstrahlen behandelt. Die Mehrzahl
der Fälle wurde gleichzeitig mit anderen Mitteln behandelt; bei 13 Fällen, die
ausschließlich bestrahlt wurden, sah er in 7 Fällen eine vorläufige Heilung,
bei 3 geringe Besserung, 3 verschlechterten sich. BECK hebt ganz richtig hervor,
daß die Röntgenstrahlen bei der Tuberkulose eine elektive Wirkung nicht haben,
daß Zerstörungsdosen daher auch das Bindegewebe, das als Heilungsmaterial
sich bildet und wie in der Lunge defensiv-reparativen Charakter hat, mitzerstört.

Es ist doch auch auffallend, daß alle Beobachter, auch Zange, einen nicht unbeträchtlichen Prozentsatz von Verschlechterungen durch Röntgenstrahlen sahen, von den direkten schweren Schädigungen abgesehen.

Beck sagt dann auf Grund seiner großen Anzahl von Fällen, die alle unterstützenden Momente, die Zange fordert, in der Klinik bei sorgfältigster Kritik und ständiger Beobachtung hatten: Wir wenden nur noch kleine sog. Reizdosen an, die wir durch vorsichtiges Tasten als optimal für unsere Zwecke empirisch feststellten. Zweifelderbestrahlung, 3 mm Aluminiumfilter, auf je ein Feld $1/3$ H.E.D. im ganzen $2/3$ H.E.D. Es erhält schließlich der vordere Kehlkopfschnitt etwa $60^0/_0$, der mittlere $50^0/_0$, die Hinterwand $40^0/_0$ H.E.D. Bei einigen Fällen brachte er auf die Hinterwand $50—60^0/_0$. Er bestrahlte meist 5—6mal in Abständen von 4—6 Wochen.

Ich selbst habe vor 2 Jahren, als Zange seine Erfolge mit größeren Dosen mitteilte, an einer kleinen Zahl von Patienten gleichfalls stärkere Dosen beginnend mit $1/3$—$1/2$ H.E.D. versucht. Ich sah sehr starke Reaktion, heftige Schmerzen, Trockenheit und Brennen im Halse. Der Allgemeinzustand der Patienten verschlechterte sich, das Gewicht nahm ab. Stärkerer Husten störte den Schlaf, in einzelnen Fällen vermehrte sich die Menge des Auswurfs. Ein Teil der Patienten weigerte sich daher, sich weiter bestrahlen zu lassen. Ein Patient bekam Lungenödem und starb, vier Patienten bekamen Hämoptoe, zwei davon gingen rasch zugrunde. Es waren offene Tuberkulosen, mittelschwere Fälle, sie waren in ständiger sorgfältiger klinischer Beobachtung. Ich gab daraufhin die Behandlung mit stärkeren Dosen auf.

Ich habe außerdem aber 28 Fälle mit kleinen Dosen behandelt. Die Bestrahlungen wurden gemeinsam mit Prof. Lorey im Eppendorfer Krankenhaus vorgenommen. Lorey lehnte starke Dosen für den Kehlkopf auf Grund seiner großen Erfahrungen auf anderen Gebieten ab, wir einigten uns dann auf folgenden Behandlungsmodus: Dreifelderbestrahlung, ein schmales vorderes und zwei seitliche 5 mm Aluminiumfilter, 23 cm Fokusabstand. Für die Hinterwand $1/2$ mm Zink- und 3 mm Aluminiumfilter, beginnend mit $1/10$—$1/8$ H.E.D., langsam steigend, nicht über $1/4$ H.E.D.

Es wurde immer nur ein Feld bestrahlt, in einer Woche alle 3 Felder einmal. Es folgt eine Pause von 10 Tagen, dann erneute Bestrahlung und so weiter, bis jedes Feld eine H.E.D. erhalten hat. Nach 6—8 Wochen Wiederholung mit $1/8$—$1/6$ beginnend. Nach $1/4$ Jahr evtl. Wiederholung. Bei dieser einschleichenden Behandlung wurde eine Schädigung, eine Reizanhäufung oder zu frühe Wiederbestrahlung vermieden.

Von den 28 Fällen wurden auf diese Weise 4 Fälle klinisch geheilt (einer rezidivierte), 4 wesentlich gebessert, der Rest wurde nicht beeinflußt. Unter den 4 geheilten war einer mit oberflächlichen Ulcerationen, die übrigen 3 Fälle von Perichondritis externa mit Fisteln. Allerdings wurden dieselben gleichzeitig chirurgisch behandelt, aber die Sekretion aus der Fistel hörte nach einmaliger Bestrahlung so prompt auf, daß der Einfluß der Strahlenbehandlung unbestritten ist. Es ist diese Form der Perichondritis mit Fistelbildung vielleicht die für Röntgenstrahlenbehandlung geeignetste. Oktober 1923 wurde auf der Versammlung südwestdeutscher Otolaryngologen unsere Frage ausführlich diskutiert. Beck teilte seine oben ausführlich besprochenen Ansichten mit. Werner Heidelberg trug über die biologischen Grundlagen der Strahlentherapie vor. Nach ihm wird durch die Strahlen vor allem der Kern und in ihm die Erbsubstanz der Zelle geschädigt, aber auch die Gefäße. Es kommt zu Hyperämie, Freiwerden von Fermenten durch Zellzerfall. Kander, der schon in Nürnberg gleichzeitig mit Zange vorgetragen hatte, konnte von 17 Heilungen unter 46 Fällen berichten. Weiss-Karlsruhe bestrahlt nur von vorn mit Glastubus,.

lehnt wegen Gefahr der Strahlenüberschneidung die seitlichen Felder ab. Er nimmt möglichst harte Strahlung, 180—200 Volt, $2^1/_2$—3 Milliamp. Zink-Aluminiumfilter, 23 cm Abstand. Bestrahlt 5—8—10 Minuten alle 2—3 Wochen. Also dieselben schwachen Dosen, wie ich sie mit LOREY anwandte. Bei indurativen und langsam progredienten Formen wird gleichzeitig die Lunge bestrahlt. Diese Forderung wird neuerdings öfter gestellt. Eigene Erfahrung darüber besitze ich nicht. G. SCHRÖDER-Schömberg bemerkte, daß er neuerdings von den kleinen mit Kompressionstuben lokal auf das kranke Organ applizierten Bestrahlungsfeldern zur Fernfeldbestrahlung übergegangen sei, d. h. im Fernfeld werden Hals und die oberen Brustpartien bestrahlt. Auch Ganzbestrahlungen werden angewendet, Sonnenbad, an sonnenlosen Tagen kombinierte Quarz- und Solluxlampenbestrahlungen. SCHRÖDER fügt hinzu, daß er von lokaler, nur auf oder durch Spiegel in den Kehlkopf konzentrierte natürliche Sonnenstrahlen, oder vom lokal angewandten ultravioletten Licht nichts wesentlich Nützliches gesehen habe.

In allerletzter Zeit, 1924, veröffentlichten RICKMANN, St. Blasien und BACMEISTER ihre Erfahrungen mit Röntgenbestrahlungen der Kehlkopftuberkulose. Von 745 Larynxtuberkulosen wurden 56 (7,5%) mit Röntgen- und Kaustik behandelt. Von diesen wurden 33 (58,9%) geheilt. 32 Fälle wurden mit Röntgen und Krysolgan behandelt und davon 18 (56,2%) geheilt. Die besseren Erfolge der letzten 4 Jahre, wo bestrahlt wurde, gegen die früheren Jahre, wo noch nicht bestrahlt wurde, glaubt RICKMANN wesentlich den Röntgenstrahlen zuschreiben zu müssen. RICKMANN bemerkt dazu noch: Es war von vornherein unser Bestreben mit möglichst kleinen Dosen auszukommen unter strengster Vermeidung jeder stärkeren Reaktion.

20—30% H.E.D. sollen insgesamt auf den Kehlkopf von 3 Feldern an wirken. Nach 3 Bestrahlungen, die innerhalb einer Woche jeden 2. Tag stattfinden, läßt man eine Pause von 3 Wochen eintreten, um dieselbe Bestrahlungsserie evtl. mit etwas kleineren Dosen zu wiederholen. Also auch eine milde Behandlung mit kleinen Dosen. Der zartere, etwa $^1/_3$ kleinere weibliche Kehlkopf wurde besonders vorsichtig bestrahlt, während der Menses überhaupt nicht.

Zusammenfassung.

Trotzdem ich persönlich keine besonders günstigen Erfahrungen gemacht habe oder die Veränderungen, die die Röntgenstrahlen im Kehlkopf machen, anders deute, lehne ich angesichts der vielen guten Erfolge, die sorgfältige erfahrene Beobachter berichten, die Röntgenbehandlung der Kehlkopftuberkulose nicht ab. Habe ich doch selbst in einzelnen Fällen, namentlich bei Perichondritis externa zweifellose rasche Erfolge gehabt. Ich halte die Röntgenstrahlen aber nicht für ein neues Heilmittel, das wesentlich mehr leistet als die bisherigen, namentlich die Milchsäure und die Galvanokaustik.

Die meisten guten Erfolge — um das Wort Heilungen zu vermeiden — wurden erreicht durch Kombination von Röntgenstrahlen mit anderen Mitteln. So sahen SPIESS und RICKMANN von der gleichzeitigen Anwendung von Krysolgan und Röntgen besonders gute Erfolge. Ebenso von Kaustik und Röntgenstrahlen. Die meisten Autoren bemerken, daß sie neben den Strahlen andere Mittel, Milchsäure, Dianol, Menthol verwenden. Ob auch Tuberkulin gleichzeitig mit Strahlen bei Larynxtuberkulose angewandt wurde, ist mir nicht bekannt. So gebrauche ich auch jetzt noch in Fällen, wo der Kräftezustand ein guter ist, der Prozeß im Larynx ein leichter oder mittelschwerer, vor allem aber bei Perichondritis mit Fisteln die Röntgenstrahlen.

22*

Bei unseren Bestrahlungen ganz leichter Formen wurde wieder die alte Frage diskutiert, gibt es katarrhalische Geschwüre, gibt es einen tuberkulösen Katarrh? Ich möchte beides bejahen. Ohne Zweifel wird der Kehlkopf für die Infektion von außen durch Katarrhe vorbereitet, durch kleine Schleimhautrisse in der Interarytänoidpartie dringt der Bacillus in das Gewebe ein. Man findet aber auch umgekehrt bei Lungenphthise im Kehlkopf eine Form des Katarrhs, der nicht von oben, von der Nase her unterhalten wird, der sehr hartnäckig ist, durch die Behandlung nicht zu beeinflussen. Wir haben auch solche ganz leichte Fälle bestrahlt und sahen den Katarrh verschwinden. Mein Assistent Dr. Hage-mann hat sich eingehend mit dieser Form beschäftigt, er glaubt toxische Einflüsse annehmen zu müssen. Solche Katarrhe fanden sich in 2—3% unserer Lungenkranken. Ein Fall kam zur Autopsie, im Präparat fand sich kein tuberkulöses Gewebe, nur aufgelockertes Epithel, kleinzellige Infiltration und Gefäßproliferation. Mit milden Bestrahlungen erreicht man auch bei hartnäckigen einfachen Katarrhen oft zweifellos Besserung und Linderung, eine Beobachtung, die schon Mader machte und Weingärtner bestätigt.

Bei kleinen Dosen sah ich in Fällen von ausgeprägter Tuberkulose mit Geschwüren, Infiltraten, auch Perichondritis, wie fast alle Beobachter, subjektive Besserung, Abnahme des Schluckschmerzes und leichtere Atmung, gelegentlich Überhäutung ulcerierter Partien, geringe Abnahme der Ödeme.

Bei stärkeren Dosen sah ich Zunahme der Beschwerden, Verschlechterungen, lokale und allgemeine, selbst Exitus durch Lungenödem und Hämoptoe.

Da fast alle Autoren vor der Bestrahlung bei schweren, exsudativen Prozessen, bei tiefen Ulcerationen und ulceröser Perichondritis warnen, solche Prozesse aber in der Mehrzahl der Fälle von Kehlkopftuberkulose sich finden, bleibt nur eine kleine Zahl von Fällen zur Behandlung übrig.

Das sind die sog. produktiven Formen, wo Vernarbungstendenz und Neigung zur Bindegewebsbildung schon vorhanden sind, die Fälle von Infiltration, namentlich der Hinterwand. Das sind ferner die leichten, seichten oberflächlichen Ulcerationen an Stimm- und Taschenbändern und Epiglottis.

Die Epiglottis mit dem dünnen Faserknorpel, der von einer ebenso dünnen Schleimhaut überzogen ist, hat besonders gute Tendenz zu heilen, wenn es sich um abgegrenzte Herde handelt. Diese stoßen sich ab und heilen spontan, der Prozeß wird durch Röntgenbestrahlung beschleunigt (siehe Rickmann, Tafel. 17).

Eine genaue Kenntnis der pathologischen Vorgänge, des pathologischanatomischen Befundes im einzelnen Fall erleichtert die Beurteilung des zu erwartenden Erfolges. Daher empfiehlt es sich, vor der *Röntgenbehandlung* eine *Röntgenaufnahme* zu machen.

Man kann bei größerer Übung aus dem Röntgenbild des tuberkulösen Kehlkopfes recht viel herauslesen. Die Beteiligung des Knorpelskeletts am Prozesse, die Verhältnisse und Schwellungen der tieferen Partien, die oft durch Ödeme des Kehlkopfeinganges verdeckt sind, der Grad der Verknöcherung und Verkalkung kann im Röntgenbilde mit Sicherheit erkannt werden.

Da ich solche Aufnahmen sehr häufig mache und das, was ich in meinem Röntgenatlas darüber veröffentlichte, in den letzten Jahren weiter ausgebaut habe, kann ich nur empfehlen, vor der Bestrahlung ein solches Kehlkopfröntgenbild zu studieren. Die bei Tuberkulose, auch ehe Schleimhautprozesse im Spiegel erkennbar sind, veränderte Kalkverteilung in den Knorpeln, kann bei der Bestrahlung nicht gleichgültig sein. Wenn bei älteren Patienten eine normale Verknöcherung schon vorhanden ist und die Strahlen festes Knochengewebe durchdringen müssen, wird, vielleicht auch durch Sekundärstrahlen eine andere

Wirkung erzielt werden, als wenn die für Tuberkulose charakteristische Umwandlung des Knochen- und Knorpelmarks und die veränderte Verteilung des Kalkes sich findet, die sich im Röntgenbild als der von mir sog. matte Ton darstellt. Ich hoffe, daß weitere Studien über die Veränderungen der Gewebe bei Kehlkopftuberkulose an der Hand von guten Röntgenbildern uns Fingerzeige geben werden, in welcher Form, Richtung und Intensität wir die Röntgenstrahlen verwenden können und daß wir dann vielleicht auch die Wirkung der Strahlen im Röntgenbild beurteilen lernen. (Siehe auch den Abschnitt „Röntgenuntersuchung" in diesem Handbuch.)

Man muß bei der Beurteilung der Heilerfolge, die wir den Röntgenstrahlen zuschreiben, aber stets daran denken, daß tuberkulöse Prozesse auch ohne jede Behandlung heilen können. Es gehen doch nicht alle Patienten mit Kehlkopftuberkulose zum Spezialarzt und doch sehen wir bei noch nicht behandelten Patienten gleich beim erstenmal in Heilung begriffene oder abgeheilte Prozesse. Patienten geben uns an, daß sie früher ganz heiser waren, daß sich dann nach einer Luftkur die Heiserkeit verlor.

Die tuberkulösen Infiltrate, kleine miliare Knötchen aber auch große Tuberkelkonglomerate, selbst ganze Sequester zerfallen käsig und werden abgestoßen. Liegen sie unter der Schleimhaut, so brechen sie durch dieselbe. Nachdem sich der Käse, der Sequester entleerte, fällt die Schleimhaut zusammen, das Geschwür heilt. Bindegewebe bildet sich, das den Defekt ausfüllt, das Bindegewebe verwandelt sich in Narbengewebe. Das ist der Verlauf in günstigen Fällen. In ungünstigen, wo der Widerstand der Gewebe nicht zur Heilung ausreicht, schreitet der Tuberkuloseprozeß in die Tiefe vorwärts, es zerfallen immer größere Teile käsig, die Geschwüre werden größer, die Ödeme nehmen zu. Die Mischinfektion spielt dabei eine Rolle, das infektiöse Sputum entfaltet seine schädliche Wirkung.

Die Tuberkulose — auch die des Kehlkopfs — schreitet aber nicht in gleichem Tempo vorwärts, sie macht oft plötzlich, oft langsam halt, wird latent oder besser gesagt, sie ruht.

Meist steht der Kehlkopfprozeß in geradem Verhältnis zum Lungenprozeß, schreitet mit diesem fort und ruht mit diesem. Wenn ZANGE Kehlkopfprozesse heilen sah bei galoppierender Lungenschwindsucht, ist das nur so erklärlich, daß sich, wie oben geschildert, ein käsiger Herd oder Sequester abstößt und dadurch eine gewisse scheinbar günstige Veränderung gesehen wurde.

Wenn die Tuberkulose im Kehlkopf ruht, geht die Schwellung zurück, die über den Infiltraten liegende Schleimhaut wird blasser, erholt sich, so kann man Infiltrate oft jahrelang unverändert beobachten. Die Stimme kann sich, wenn die Prozesse am Stimmband selbst oder in der Nähe waren, wesentlich bessern.

Namentlich bei Frauen habe ich solche Infiltrate der Pars interarytaenoidea 20 Jahre lang unverändert beobachtet.

Alle diese Prozesse spielen sich also im Kehlkopf ab ohne die geringsten therapeutischen Maßnahmen. Daß diese Prozesse spontan heilen, sogar fast regelmäßig heilen können, zeigt RICKMANN durch seine Statistik. Nach derselben wurden in St. Blasien Fälle, bei denen die tuberkulösen Prozesse nur geringfügig waren, lokal überhaupt nicht behandelt, sondern nur symptomatisch, und zwar von 745 Larynxkranken 408. Von diesen heilten ohne lokale Behandlung, nur durch die Allgemeinkur (Liegekur, Schweigkur) genau die Hälfte; weitere $8,3\%$ besserten sich, $5,7\%$ ruhten, änderten sich nicht, 36% verschlechterten sich. Wenn man nun die Röntgenbehandlung beginnt bei solchen Patienten mit Fällen mit ruhender Tuberkulose oder mit Fällen, wo

Infiltrate sich abstoßen und Bindegewebe zur Narbenbildung produziert wird, wird man gute Erfolge haben. Daher der Rat, vorwiegend produktive Formen zu bestrahlen. Bekomme ich aber zerfallende, fortschreitende Prozesse mit blasser Schleimhaut und Ödemen in Behandlung, so erreiche ich nichts oder schädige, weil ich das wenige junge Bindegewebe, das der kranke Körper noch aufbringen kann, evtl. auch noch zerstöre.

Auch wenn jemand als Beweis für die Wirkung eines Mittels, seien es Röntgenstrahlen oder Zimtsäure oder Krysolgan oder sonst eines lokalen Mittels, ein mikroskopisches Präparat, das Bindegewebe oder Granulationsgewebe enthält, vorlegt, so muß man immer bedenken, daß solche Bilder auch in nichtbehandelten Kehlköpfen sich finden (RICKMANN, Taf. 17).

Selbstverständlich spielt die Art des Materials, das der einzelne Autor behandelt, eine große Rolle. Ins Eppendorfer Krankenhaus kommen nur schwere Tuberkulöse. So sind meine Erfolge nicht günstig. Seit einigen Jahren behandeln wir auch die Kehlkopfkranken der Lungenabteilung in Langenhorn (Oberarzt Dr. MÜLLER) und sehen dort eine viel größere Zahl spontaner Heilungen und leichter Fälle, die durch Allgemeinbehandlung sich bessern und heilen. Einrichtungen zur Therapie mit Röntgenstrahlen fehlen da noch. In den Lungenheilstätten (SCHÖMBERG, St. Blasien) überwiegen natürlich die leichteren, günstigen Fälle.

2. Die Behandlung der Kehlkopftuberkulose mit Radium und Mesothorium.

Während für die Behandlung der Kehlkopftuberkulose mit Röntgenstrahlen die percutane Methode, die praktisch am leichtesten ausführbare und für den Patienten erträglichste ist, muß das Radium und Mesothorium direkt auf die erkrankte Schleimhautpartie, also in den Kehlkopf selbst oder wenigstens an den Kehlkopfeingang gebracht werden. Das bedingt schon eine größere Fertigkeit in intralaryngealen Eingriffen, eine größere Toleranz von seiten des Patienten, die gleichzeitige Anwendung anästhesierender und anämisierender Mittel und ein sehr fein konstruiertes zusammengesetztes Instrumentarium. Vor allem muß man Radiumpräparate zur Verfügung haben, die des hohen Preises wegen nur in reich dotierten Anstalten zur Verfügung stehen.

So kommt es wohl, daß diese Methode nur von wenigen Ärzten angewendet und daß über die Behandlung von Larynxtuberkulose mit Radium und Mesothorium nur wenig veröffentlicht ist.

ALBANUS war in der glücklichen Lage in der Lupusheilstätte zu Hamburg alle die Bedingungen vorzufinden, die nötig sind, und an dem Leiter der Heilstätte, Prof. WICHMANN einen erfahrenen Berater. ALBANUS, der das Radium in unseren Gebieten zuerst in ausgiebiger Weise angewandt hat, hat die Technik namentlich für die Behandlung des Kehlkopfes mit großer Feinheit in glücklichster Weise entwickelt und vervollkommnet. Ich folge, da ich eigene Erfahrung nur in geringem Maße besitze, seinen Ausführungen und verweise auf die Zusammenfassung seiner Erfahrungen in der 3. Auflage von KATZ-BLUMENFELDS Handbuch 1921.

ALBANUS war auch der Erste, der das Mesothorium, ein Zerfallsprodukt des Radiums, das zwar nicht so konstant wie dieses, aber dafür billiger ist, auf Schleimhäuten verwandte. Auf der Haut wurde das Mittel zuerst von WICHMANN angewendet, der feststellte, daß die biologische Wirkung von Radium und Mesothorium fast gleich ist. Mesothorium enthält etwas mehr weiche Strahlen und infolgedessen etwas stärkere Wirkung auf die oberen Schichten.

Da beide Präparate, wenn sie wirksam sein sollen, genau auf der kranken Stelle angelegt werden müssen, und dort möglichst ruhig, evtl. stundenlang liegen müssen, gab ALBANUS den Radiumträgern eine ovale Medaillonform von 12 mm Längs- und 7 mm Querdurchmesser, $1^1/_2$ mm Höhe.

Um die schädigende Wirkung auszuschließen, muß die Kapsel mit Filtern aus Silber montiert werden. Verschiebt sich der Radiumträger, so kann evtl. an einer gesunden Stelle eine Verbrennung stattfinden. Eine exakte Fixierung ist daher von größter Wichtigkeit. Während in der Nase, im Mund eine sichere Fixierung keine Schwierigkeit macht, ist das im tieferen Rachen und im Kehlkopf oft ein kleines Kunststück. Die Kapsel mit dem Radium wird in einen Gummi-finger gesteckt, an dem eine MICHELsche Klammer festgenäht ist. Mit einer gebogenen Klammerpinzette wird dann die Klammer mit daranhängender Kapsel an der betreffenden Schleimhautstelle so angekniffen, daß die Kapsel genau auf die zu behandelnde Stelle zu liegen kommt. Kapsel und Klammern haben zur Sicherung Seidenfäden, die zum Mund heraushängend mit Heft-pflaster fixiert werden.

Er hat auch Bügel mit scharfen Häkchen, die sich durch Zug öffnen und schließen lassen und in die die Kapsel paßt, zur Fixierung benutzt.

Zur Behandlung des Kehlkopfinneren und der subjektiven Partien benutzte ALBANUS auch die SCHRÖTTERschen Hartgummirohre mit einem in verschiedener Stellung fixierbaren Ring zur Aufnahme der Kapsel.

Die besten Erfolge sah ALBANUS wohl beim Kehlkopflupus, über Erfolge bei Tuberkulose gibt er keine bestimmten Angaben. Die ziemlich komplizierten Methoden, die nicht nur an den Arzt große Anforderungen stellen, sondern auch für den Patienten anstrengend sein müssen, erklären es wohl, wenn über Erfolge mit diesen Methoden keine größeren Erfahrungen vorliegen. Ein Patient mit ausgesprochener Larynxtuberkulose und gleichzeitiger Lungentuberkulose wird eine Schwebelaryngoskopie in den meisten Fällen wohl überhaupt nicht vertragen oder von derselben so angegriffen sein, daß ein Wiederholen abgelehnt wird.

Eigene Erfahrungen darüber habe ich nicht. Von der Stenosenbehandlung her weiß ich nur, daß tuberkulöses Gewebe Druck sehr schlecht verträgt, ebenso wie carcinomatöses, so daß ich bei jeder Gelegenheit vor Dilatation von Tuberku-lose und Carcinomstenosen warnte.

Nach Einführung eines Schrötterröhres bei Tuberkulose des Kehlkopfes ist mir einmal ein Patient durch reaktive Schwellung erstickt. Wir sind ja auch mit der percutanen Methode imstande, Röntgenstrahlenenergie in genügender Dosis an den Krankheitsherd heranzubringen.

3. Sonnenlicht bei Kehlkopftuberkulose.

An der von L. v. SCHRÖTTER vor mehr als 40 Jahren begründeten Lungen-heilanstalt *Alland* wurden schon Versuche gemacht, Sonnenlicht mit dem Spiegel in den Kehlkopf zu werfen. Die Patienten wurden dazu angelernt, sich selbst den Kehlkopfspiegel einzuführen und in einem zweiten Spiegel ihren Kehlkopf zu beobachten. SORGO, Assistent in *Alland* berichtet darüber Gutes. JESSEN-Davos hatte mit derselben Methode ähnliche Erfolge, ebenso KRAMER und KUNWALD.

PACHNER teilt ebenfalls aus Alland mit, daß er mit der Besonnung von tuberkulösen Kehlköpfen öfters sehr gute Erfolge gehabt habe. SÖNIES-Davos bestätigt diese Beobachtung im selben Jahre (1919) und gibt einen einfachen Apparat an. An einem Gestell vor dem Patienten im Liegestuhl ist ein einfaches, schräg gestelltes Holzbrett aufgestellt. Ein kleiner Schlitz läßt einen Sonnenlichtkegel in den Spiegel fallen, den der Patient mit der rechten Hand einführt. Er lernt die Zunge so zu halten, daß eine Fixation mit der anderen Hand nicht nötig ist, kann also die Hände wechseln. Zwei kleine Spiegel sind an der Rückseite des Holzschlitzes drehbar so angebracht, daß sie das Spiegelbild des Larynx wiedergeben. Das Brett schützt vor den Sonnenstrahlen, nur der Mund ist hell beleuchtet (Münch. med. Wochenschr. 18. April 1919).

Andere Beobachter — Pfeiffer, Spiess, Schröder, Blumenfeld — stellen jede günstige Einwirkung in Abrede und Brünings sagt, gestützt auf seine Tierexperimente am Kaninchenkehlkopf, daß selbst konzentriertes Sonnenlicht die künstlich erzeugte Larynxtuberkulose nach Larynxfissur nicht beeinflußt habe, wohl aber die Röntgenstrahlen. Man darf eben von solchen Behandlungsmethoden nicht zuviel verlangen; ich kann mir aber denken, daß allgemeine Besonnung, die Liege- und Schweigekur, das Interesse, das der Patient durch Beobachtung seines Larynx erhält, die dadurch belebte Hoffnung auf Genesung, nicht zuletzt eine verbesserte Ventilation der Lungen durch verbesserte Atemtechnik, den Allgemeinzustand und den Zustand des Larynx bessern. Ein altes italienisches Sprichwort sagt: Wo die Sonne hinkommt, kommt der Arzt nicht hin. In St. Blasien scheint die Methode nicht geübt zu werden, wenigstens sagt Rickmann: Die gleichzeitige lokale Sonnen- und Ultraviolettbestrahlung neben der Röntgenbestrahlung erscheint uns zwecklos. Eine gleichzeitige allgemeine Sonnen- und Quarzlichtbestrahlung wird aber von Bacmeister und Rickmann empfohlen.

Als Ersatz für die Sonnenstrahlen gibt es für die sonnenlosen Stunden und Tage eine große Anzahl von Surrogaten. Am verbreitetsten und bekanntesten ist die *künstliche Höhensonne* in ihren verschiedenen Formen. In den Großstädten gibt es kaum einen Arzt, der nicht seine Höhensonne besäße und damit behandelte. Das Publikum verlangt es heute. Durch eine großartige Reklame haben die Fabriken ihre Lampen überall eingeführt. Das Verlangen nach Licht und Sonne liegt in jedem Menschen, an trüben Tagen sich entkleidet unter ein so helles Licht, dessen Glühlampenkranz auch Wärme verbreitet, zu legen, bereitet jedem Menschen ein großes Wohlgefühl. Und so war man geneigt, jede geringste Besserung im Befinden auf Konto der Höhensonne zu setzen. Ich will damit nicht die biologische Wirkung der Licht- und Wärmestrahlen verneinen, die natürlich bei Heilung von Wunden und Geschwüren, beim Aufsaugen von Infiltraten und Exsudaten mitwirkt. Schon die Rötung, Bräunung und Abschilferung der Haut beweist das.

Literatur.

Die Literatur ist fast vollständig zu finden bei Albanus und Weingärtner.

Albanus: Strahlentherapie. Handb. d. spez. Chirurg. d. Ohres u. d. oberen Luftwege. Bd. 1. Würzburg: C. Kabitzsch 1921. — Jüngling: Röntgenbehandlung chirurgischer Krankheiten. Leipzig: Hirzel 1924. — Sudeck: Über die Behandlung des Morbus Basedowi und der Struma maligna mit Röntgenstrahlen. Dtsch. med. Wochenschr. 1918. Nr. 40. — Thost: Behandlung inoperabler Kehlkopfcarcinome. Verhandl. d. Vereins dtsch. Laryngologen Kiel 1914. — Derselbe (2): Behandlung von Erkrankungen der oberen Luftwege und der Ohren mit Röntgenstrahlen. Monatsschr. f. Ohrenheilk. u. Laryngo-Rhinol. Jg. 40, H. 1. 1914. — Weingärtner: Das Röntgenverfahren in der Laryngologie. Berlin: Meusser 1914. — Wetterer: Handb. d. Röntgen- und Radiumtherapie. Leipzig-München: Keim & Nemrich 1922.

4. Immunotherapie.

Von

H. Koenigsfeld - Freiburg i. B.

A. Spezifische Therapie.

Die spezifische Immunotherapie erstrebt, den Kampf des Organismus gegen eingedrungene krankmachende Infektionserreger durch Zuführung von Antikörpern, die spezifisch auf die Krankheitserreger gerichtet sind, zu unterstützen. Dabei haben wir zwei prinzipiell verschiedene Möglichkeiten zu unterscheiden.:

1. *Die aktive Immunisierung* oder *Vaccination*, bei der die Krankheitserreger oder Produkte dieser — das sog. Antigen — in den Körper eingebracht werden und der Organismus zur aktiven Bildung von Antikörpern angeregt wird, und

2. *die passive Immunisierung* oder *Serumtherapie*, bei der dem Körper die Antistoffe in fertiger Form in Gestalt eines Serums zugeführt werden.

Schließlich kann noch als dritte Möglichkeit eine Kombination der aktiven und passiven Immunisierung, die sog. Simultanimmunisierung, vorgenommen werden.

Der Hauptunterschied zwischen den beiden Immunisierungsmethoden ist der, daß bei der passiven Immunisierung der Schutz sofort nach der Seruminjektion eintritt, da dem Körper die Antistoffe sofort zur Verfügung stehen, daß dieser Schutz aber nicht lange anhält, da ja nur eine begrenzte Menge Antistoffe zugeführt werden kann, nach deren Verbrauch der Schutz aufhört. Im Gegensatz dazu vergeht bei der aktiven Immunisierung einige Zeit, bis der Körper die Antistoffe gebildet hat und der Schutz gegen die Krankheitserreger eintritt. Dafür bleiben aber bei der aktiven Immunisierung die Schutzstoffe länger im Organismus, da dieser lange Zeit hindurch immer wieder durch das zugeführte Antigen zur Neubildung von Antikörpern angeregt wird.

Wir können im allgemeinen zwei Arten von bakteriellen Erkrankungen unterscheiden:

1. *Die Infektionskrankheiten*, bei denen sich die lebenden Infektionserreger im Organismus verbreiten (z. B. Typhus, Sepsis usw.) und

2. *die Intoxikationskrankheiten*, bei denen die Krankheitskeime hauptsächlich an der Eintrittspforte bleiben und nur die von ihnen gebildeten Gifte in den Körper abgegeben werden (z. B. Diphtherie, Tetanus usw.).

Bei den Infektionskrankheiten kommt hauptsächlich eine aktive, bei den Intoxikationskrankheiten hauptsächlich eine passive Immunisierung in Frage.

1. Aktive Immunisierung.

Als Antigen der aktiven Immunisierung können zur Impfung benutzt werden:

1. Lebende vollvirulente Krankheitserreger,
2. lebende künstlich abgeschwächte Krankheitserreger,
3. abgetötete Krankheitserreger,
4. Extrakte der Krankheitserreger,
5. Stoffwechselprodukte aus Kulturen der Krankheitserreger.

Ad 1. Zur Injektion können naturgemäß nur solche vollvirulente Bakterien benutzt werden, die nicht vom Orte der Einspritzung aus, also z. B. dem Unterhautzellgewebe, eine Allgemeininfektion erzeugen können. Diese Methode kann daher in der Anwendung beim Menschen nur eine beschränkte Rolle spielen. Sie wurde z. B. bei Cholera angewandt, da die Choleravibrionen nur vom Magen-Darmkanal aus eine Infektion erzeugen.

Ad 2. Die künstliche Abschwächung der Erreger kann auf verschiedene Weise vorgenommen werden:

a) Durch physikalische Einwirkungen, z. B. höhere Temperaturen (Typhus), Trocknung (Lyssa) usw.;

b) durch chemische Einwirkungen, z. B. Zusatz von Alkohol (Milzbrand, Pest), Glycerin (Pocken), Carbolsäure (Lyssa, Coli), Sauerstoff (Cholera) usw.;

c) durch biologische Einwirkungen, d. h. durch Tierpassage, wobei die Virulenz für den Menschen abnimmt (Lyssa, Friedmannsche Tuberkuloseimpfung).

Die Methode der künstlichen Abschwächung lebender Bakterien hat gewisse Nachteile, da einmal auch von abgeschwächten Infektionserregern aus eine neue Vermehrung und Ausbreitung der Bakterien stattfinden kann, andererseits die Abschwächung nicht exakt genug dosiert werden kann.

Ad 3. Daher wird viel häufiger die Methode der Immunisierung mit abgetöteten Krankheitserregern angewandt. Die Abtötung der vorher gewöhnlich in Flüssigkeiten (Kochsalzlösung, Bouillon, Wasser usw.) suspendierten Bakterien erfolgt durch Erwärmen oder Zusatz chemischer Mittel (Äther, Carbol usw.), unter Umständen finden beide Methoden kombiniert Anwendung. Die Abtötung muß möglichst schonend vorgenommen werden, um nicht gleichzeitig die zur Antikörperbildung anregenden Stoffe der Bakterien zu zerstören. Solche Impfstoffe enthalten die in ihrer Form unveränderten Bakterienleiber. Ähnlich, aber meistens mit Aufschließung der Bacillenleiber, werden die sog. „Neutuberkuline" hergestellt, z. B. die Kochsche Bacillenemulsion.

Ad 4. Die Bakterienextrakte können hergestellt werden durch Autolyse der Bakterienleiber, durch Zusatz von chemischen Extraktmitteln (Glycerin, Kochsalzlösung, Alkohol, Kalilauge usw.) oder durch stundenlanges Schütteln der Bakterienaufschwemmungen, wobei eine Extraktion in die zur Aufschwemmung benutzte Flüssigkeit stattfindet. Der Extrakt wird von den Bacillenleibern durch scharfes Zentrifugieren oder durch Filtrieren durch Berkefeldfilter getrennt. Die Bakterienextrakte haben im allgemeinen geringere Antikörper bildende Eigenschaften als die Bacillenemulsionen.

Ad 5. Zur Züchtung der Bakterien benutzt man als Kulturmedium flüssige Nährböden, in die leicht die Sekretionsprodukte der Bakterien übergehen. Die von den Bakterien befreite Kulturflüssigkeit wird dann zur Impfung benutzt. Beim Menschen hat diese Methode bei der Immunisierung gegen Diphtherie eine gewisse Bedeutung. Nach ähnlichen Prinzipien sind die sog. „Alttuberkuline" hergestellt.

Die Voraussetzung für eine spezifische Vaccinebehandlung ist eine richtige *bakteriologische* Diagnose. Nur dann dürfen wir Erfolge unserer Therapie erwarten. Es können ja die *gleichen klinischen* Erkrankungen durch *verschiedene Erreger* hervorgerufen werden, etwa eine Pneumonie durch Pneumokokken oder Pneumobacillen, ein Typhus durch Typhus- oder Paratyphus-B-Bacillen usw. Die Vaccine muß gegen die erregenden Bakterien gerichtet sein. Wir können nun zwei Arten der Impfbehandlung anwenden: 1. Die *Autovaccination*, oder 2. die *Heterovaccination*, d. h. wir züchten entweder die Erreger aus den Se- oder Exkreten der Erkrankten und stellen aus den so gewonnenen Reinkulturen den Impfstoff her, oder wir benutzen zur Impfherstellung irgendwelche andere Erreger derselben Art, wie es bei den im Handel fertig erhältlichen Präparaten der Fall ist.

Die Verwendung einer Autovaccine bietet manche Vorteile. Wir müssen ja annehmen, daß Bakterien derselben Art, die uns mikroskopisch völlig gleich erscheinen, sich in ihrem feinsten chemischen Aufbau doch unterscheiden. Dementsprechend müssen wir auch annehmen, daß sich die durch sie gebildeten Antikörper ebenfalls chemisch-biologisch unterscheiden. Es werden also die Antikörper etwa von einem Staphylokokkenstamm A nicht völlig identisch mit denen von einem Staphylokokkenstamm B sein. So gibt es wahrscheinlich bei allen krankmachenden Bakterien kleinste Modifikationen und Unterschiede. Wenn wir also, wie es bei der Herstellung einer Autovaccine geschieht, den Impfstoff aus dem grade in dem vorliegenden Fall infizierenden Erregerstamm gewinnen, dann rufen wir durch die Impfung mit dieser Vaccine im Organismus die Bildung von Antikörpern hervor, die genau auf die grade infizierenden Erreger gerichtet sind. Wir dürfen deshalb erwarten, daß wir auf diese Weise bessere Resultate erzielen, als wenn der Impfstoff aus irgendeinem fremden Bakterienstamm hergestellt wurde. Das bestätigt auch die klinische Erfahrung. Andererseits hat die Autovaccination auch manche Nachteile, und das ist vor allen Dingen die Schwierigkeit der Herstellung des Impfstoffes. Dazu kommt, daß immer eine gewisse Zeit bis zur Fertigstellung des Impfstoffes vergehen wird.

In den meisten Fällen werden wir uns daher mit einer Heterovaccination begnügen müssen. Um nun mit dieser möglichst gute Resultate zu erzielen, stellt man eine sog. *polyvalente Vaccine* her, d. h. eine Vaccine, die nicht nur aus einem einzigen Stamm der erregenden Bakterien, sondern aus 10, 20, 50 Stämmen der gleichen Bakterienart zusammengesetzt ist. Je mehr Stämme benutzt werden, um so größer ist die Wahrscheinlichkeit, daß die gebildeten Antikörper auf die gerade erregenden Bakterien passen.

Die nach der Impfung eintretende aktive Immunität beruht auf der Produktion einer Reihe von spezifischen Schutzstoffen, von denen im Blutserum nachzuweisen sind die Antitoxine, die Antiendotoxine, die Bakterio- und Cytolysine, die Agglutinine, die Opsonine, die Bakteriotropine und die Präcipitine. Neben dieser rein *humoralen Immunität* tritt aber auch noch eine Umstimmung der *Körperzellen* auf, die als *Gewebsimmunität* bezeichnet werden und die länger anhalten kann, als sich die spezifischen Blutveränderungen nachweisen lassen. Besonders bei Tuberkulose ist eine Gewebsimmunität von Wichtigkeit.

Technik der Impfung.

Die hauptsächlichste Verabreichungsart der Vaccine ist die subcutane Injektion. Man wählt Stellen mit reichlich subcutanem Gewebe, an denen keine starken Muskelbewegungen vorkommen. Am geeignetsten ist demnach die obere Brustgegend, etwa 3—4 cm unterhalb der Mitte des Schlüsselbeins, die seitliche Bauchgegend und der Rücken zwischen Wirbelsäule und Schulterblatt. Bei der subcutanen Impfung tritt eine langsame Resorption ein. Der Reiz, der auf die Antikörper bildenden Organe ausgeübt wird, ist milde, aber anhaltend.

Etwas schneller als die subcutane Impfung führt die intramuskuläre zur Resorption. Hier wird ein stärkerer, aber nicht so anhaltender Reiz gesetzt. Am zweckmäßigsten wird die intramuskuläre Injektion im oberen äußeren Viertel der Glutäalmuskulatur oder in die Streckmuskulatur des Oberschenkels ausgeführt.

Auch die intravenöse Injektion wurde gelegentlich angewandt. Da sie aber zu unangenehmen Zwischenfällen führen kann, ist sie jetzt wohl wieder größtenteils verlassen.

Versuche, die Vaccine per os oder per rectum darzureichen, haben keine praktische Bedeutung gewonnen, da die Antigene schon vor der Resorption im Magendarmkanal stark abgebaut werden.

Dagegen ist noch die cutane, resp. intracutane Impfung zu nennen, die gerade in neuerer Zeit wieder im Vordergrund des Interesses steht. Die intracutane Impfung ist von der Pockenvaccination her bekannt, die ja der ganzen Methode den Namen geliefert hat. In Analogie zur Pockenimpfung hat PONNDORF vorgeschlagen, Vaccinen in Hautschnitte einzureiben, in der Annahme, daß von der Haut aus besonders gut die Bildung von Immunkörpern zustande kommt. Besonders bei Tuberkulose wird die Ponndorfimpfung vielfach angewandt. Eine cutane Impfung, eine Einreibung der Vaccine in die *intakte* Haut, wurde von PETRUSCHKY für Tuberkulose vorgeschlagen. Ähnlich ist die Ektebinimpfung von MORO. Auch bei Diphtherie wurden Cutanimpfungen vorgenommen.

Impfreaktionen.

Es können im Anschluß an die Impfung drei Arten der Reaktion auftreten:
1. Die *Lokalreaktion* am Orte der Impfung,
2. die *Allgemeinreaktion* und
3. die *Herdreaktion* am Orte der Erkrankung.

Am harmlosesten ist die Lokalreaktion: Es kommt dabei an der Impfstelle zu einer mehr oder weniger großen Rötung und evtl. auch Schwellung und zum Gefühl von Spannung und ziehenden Schmerzen. Solche unangenehmen Lokal-erscheinungen werden leicht durch feuchte Umschläge behoben.

Die Allgemeinreaktion, die auch nach kleinen Dosen auftreten kann, äußert sich in leichten Fällen in einem Gefühl von allgemeinem Unwohlsein und Ab-geschlagenheit, Kopfschmerzen, Appetitlosigkeit, schlechtem Schlaf, Puls-beschleunigung und geringer Temperatursteigerung. Bei starker Allgemein-reaktion, wie sie nach zu großen Dosen oder bei zu kurzem Intervall zwischen den einzelnen Impfungen beobachtet wird, sind alle eben geschilderten Sym-ptome in stärkerem Grade ausgeprägt, es kann zu beträchtlichem, unter Um-ständen mehrere Tage anhaltendem Fieber mit sehr starkem subjektivem Krank-heitsgefühl kommen, Erbrechen tritt auf, auch Hautausschläge kommen zur Beobachtung. Durch kleine Mengen Antipyretica, Aspirin, Pyramidon usw. geht man gegen stärkere Reaktionen vor.

Unter Herdreaktion versteht man Veränderungen am Krankheitsherde, den man behandelt. Histologisch tritt dort vor allen Dingen eine Hyperämie und erhöhte Durchtränkung des Gewebes auf, die je nach dem Orte entsprechende klinische Erscheinungen macht, also z. B. an einem Karbunkel vermehrte Rötung und Schwellung, in der Lunge Rasseln, stärkere Dämpfung, vermehrten Aus-wurf usw.

Praktisch müssen die verschiedenen Reaktionen so bewertet werden, daß das Auftreten einer Lokalreaktion vernachlässigt werden kann, daß man eine Allge-meinreaktion nach Möglichkeit vermeiden soll und daß eine *geringe* Herdreaktion erwünscht ist, da die Hyperämie am Herde für den Heilungsvorgang wesentlich ist.

Eine Sonderstellung nehmen die Cutan- und Intracutanimpfungen gegen Tuberkulose, besonders die Ponndorfsche Impfung, ein, bei denen eine Lokal-reaktion erwünscht ist und ihr Fehlen als „*Anergie*" aufgefaßt wird, d. h. als fehlende Bildung von Antikörpern, weil entweder keine oder nur eine kurz-zeitige Tuberkuloseinfektion vorliegt *(positive Anergie)* oder weil die Erkrankung so weit vorgeschritten ist, daß der Organismus keine Abwehrkräfte mehr auf-bringt *(negative Anergie)*.

Für das Auftreten von Reaktionen ist ausschlaggebend neben der Art der Erkrankung und des Antigens besonders die *Dosierung* der angewandten Vaccine. Dieser müssen wir also die größte Aufmerksamkeit schenken. Man muß mit sehr kleinen Dosen beginnen, bei jeder weiteren Injektion wird dann die Dosis langsam tastend gesteigert, vorausgesetzt, daß der Patient die vorhergehende Einspritzung in gewünschter Weise vertragen hatte. Ist eine zu starke Reaktion aufgetreten, so muß man bei der gleichen Dosis stehen bleiben oder sogar mit der Dosis herabgehen.

Ganz allgemein empfiehlt es sich, die Impfungen abends vorzunehmen, besonders bei empfindlichen Patienten, von denen man weiß, daß sie stark reagieren und bei Impfstoffen, die erfahrungsgemäß leicht stärkere Reaktionen hervorrufen. Die Patienten sollen dann nach der Impfung zeitig zu Bett gehen und eine evtl. auftretende Reaktion wird so im Schlafe kaum gespürt. Nach der Impfung soll möglichst der Genuß von Alkohol vermieden werden. Es ist auch zweckmäßig, schon prophylaktisch unmittelbar nach der Impfung 0,5—1,0 g Aspirin oder 0,2—0,3 g Pyramidon zu verabreichen. Stärkere Allgemeinerschei-nungen pflegen dann auszubleiben.

Eine weitere wichtige Frage ist, in welchen *Intervallen* die Impfungen vor-genommen werden sollen. Es wird vielfach angenommen, daß unmittelbar nach einer Impfung der Körper für eine Infektion mit dem betreffenden Erreger besonders empfänglich ist *(„negative Phase")*. Die Antikörperkurve soll in dieser Zeit unter die Norm sinken und würde bei Impfungen, die sofort wieder vorgenommen werden, noch weiter erniedrigt werden. Einige klinische Beobachtungen sprechen vielleicht für die Richtigkeit dieser Anschauung, wenn auch freilich ein einwandfreier experimenteller Nachweis einer negativen Phase bisher nicht erbracht werden konnte. Wir wissen aber aus Tierversuchen, daß der Höhepunkt der Antikörperbildung nach 8—10—14 Tagen eintritt. Daraus folgt, daß es zweckmäßig ist, um die volle Wirkung einer Vaccine auszunutzen, eine neue Impfung auf dem Höhepunkt der Antikörperkurve vorzunehmen, also bei den Anfangsdosen etwa in einem Intervall von 8—10 Tagen, bei höheren Dosen von 10—12 Tagen. Manche Mißerfolge einer Vaccination sind darauf zurückzuführen, daß zu oft, etwa alle 2—3 Tage, geimpft wurde.

Allgemeine Regeln, wie lange die Impfung fortgesetzt werden soll, lassen sich kaum aufstellen. Man muß sich dabei nach dem klinischen Krankheitsbild richten und wird die Behandlung abbrechen, wenn man nach längerer Zeit keinen Erfolg sieht, resp. bei zunehmender Besserung so lange fortsetzen, bis alle Krankheitszeichen verschwunden sind.

In der Hals-, Nasen- und Ohrenheilkunde wird die Vaccination besonders bei Ozaena angewandt. Von der Auffassung ausgehend, daß der PEREZsche Bacillus der Erreger der Ozaena sei, haben HOFER und KOFLER eine Vaccine aus diesem Bacillus hergestellt und zur Behandlung der Ozaena verwandt. Auch von HORN und PARKE-DAVIS sind ähnliche Vaccinen hergestellt worden. Die von verschiedenen Seiten mit diesen Vaccinen unternommenen Versuche haben teilweise Erfolge, teilweise völliges Versagen ergeben. Es ist bemerkenswert, daß ähnliche Resultate wie mit der PEREZ-Vaccine auch erzielt wurden, wenn Vaccinen aus dem FRIEDLÄNDER-Bacillus oder dem ABEL-Bacillus benutzt wurden, ja auch Tuberkulinbehandlung der Ozaena hatte gelegentlich das gleiche Ergebnis. Das spricht wohl dafür, daß es sich hier in keinem Falle um eine spezifische Immunisierung mit einem Antigen aus den infizierenden Erregern handelt, sondern um eine unspezifische Resistenzsteigerung (siehe weiter unten), wie man sie wohl mit jedem Bakterienprotein erzielen kann.

Weiterhin ist hier zu erwähnen die Behandlung von Angina follicularis, von Gehörgangs- und Nasenfurunkeln, von Ekzemen der äußeren Ohröffnung, von Nebenhöhlenempyemen und daraus entstehenden Komplikationen, z. B. Gehirnabsceß, Meningitis, Septikämie usw., mit einer Staphylokokkenvaccine, wenn die Erreger Staphylokokken sind, resp. mit einer Streptokokkenvaccine, wenn die Erreger Streptokokken sind, wie es besonders häufig bei Mittelohrerkrankungen der Fall ist. Auch bei Gesichtserysipel wurde Streptokokkenvaccine mit Erfolg angewandt.

Hier sind ferner die gelegentlich beobachteten Pneumokokkeninfektionen des Rachens und der Nasennebenhöhlen zu nennen, bei denen die Anwendung einer Pneumokokkenvaccine in Betracht kommt.

Auch bei den laryngologischen Komplikationen der Influenza, wie Laryngitis, Erkrankungen der Rachenmandel und der Nebenhöhlen, kann eine aus Influenzabacillen hergestellte Vaccine Erfolg bringen. Auch der Bac. pyocyaneus, der Mikrococcus catarrhalis und der Meningokokkus können, wenn sie zu entzündlichen Erkrankungen an Rachen, Nase oder Ohr Veranlassung geben, zur Herstellung einer Vaccine benutzt werden. Eine gewisse aktive Immunisierung stellt auch die Tuberkulinbehandlung von tuberkulösen Erkrankungen des Larynx, des Mittelohres, der Schleimhaut von Mund und Nase dar.

2. Passive Immunisierung.

Bei der passiven Immunisierung, der Serumtherapie, tritt keine Neubildung von Antistoffen in dem geimpften Körper auf. Es treten nur die mit dem Serum einverleibten Antikörper in Wirkung.

Wir können zwei Arten von Seren unterscheiden:

1. *Antitoxische Sera*, die sich gegen die von den Krankheitserregern produzierten Toxine richten und

2. *antiinfektiöse* oder auch *antibakterielle* genannte Sera, die sich gegen die Erreger selber richten und diese vernichten sollen.

Die antitoxischen Sera werden durch Vorbehandlung von Tieren mit Bakterientoxinen gewonnen, die antiinfektiösen Sera durch Vorbehandlung mit den Bakterien selber.

Antitoxische Sera sind: Diphtherie-, Tetanus und- Botulismusserum; antiinfektiöse Sera sind: Pneumokokken-, Streptokokken-, Meningokokken-, Dysenterie-, Grippeserum usw.

Antitoxische Sera.

Die bei einer bakteriellen Infektion gebildeten Toxine können auf dem Blut-, Lymph- oder Nervenwege zu bestimmten Körperzellen gelangen, verankern sich dort und üben so ihre verderblichen Wirkungen aus.

Die Behandlung mit einem antitoxischen Serum hat demnach zwei Aufgaben zu erfüllen: Sie soll einmal verhindern, daß das Toxin als solches in die Körperzellen gelangt; das Toxin muß also vorher entgiftet werden; ferner muß versucht werden, eine bereits stattgefundene Bindung zwischen Toxin und Zelle zu sprengen. Das erste Ziel deckt sich mit der Forderung, so früh wie möglich die Serumtherapie anzuwenden. Sowohl Tierversuche wie klinische Erfahrung haben bestätigt, daß die Erfolge einer Serumtherapie um so größer sind, je früher sie einsetzt.

Da die Toxine auf verschiedenen Wegen zum Ort ihrer Bindung gelangen, wird auch der Weg, auf dem man das Serum dem Körper zuführt, entsprechend variiert werden müssen. Bevorzugt ein Toxin, wie z. B. bei der Diphtherie, den Blutweg, so wird man das Serum subcutan, intramuskulär oder in dringenden Fällen direkt intravenös verabreichen. Erfolgt die Verbreitung auf dem Nervenwege, wie z. B. beim Tetanus, so injiziert man das Serum am besten in die großen Nervenstämme, die vom Ort der Infektion zum Zentralnervensystem führen, oder man bringt das Serum direkt in den Lumbalkanal.

Die zweite Aufgabe, eine schon stattgefundene Bindung des Giftes an lebenswichtige Zellen noch zu sprengen, wird im günstigsten Fall nur im Anfang mit großen Dosen zu erfüllen sein. Nach einer gewissen Zeit ist es ganz unmöglich, wie aus Tierversuchen und klinischen Erfahrungen hervorgeht. An dieser Stelle sei besonders das Diphtherieserum genannt, das bei allen diphtherischen Erkrankungen des Rachens, des Kehlkopfes, der Nase und des Ohres mit bestem Erfolg angewandt wird.

Antiinfektiöse Sera.

Die antiinfektiösen Sera richten sich gegen die Krankheitserreger direkt und bringen diese zum Absterben und zur Auflösung, weshalb sie auch als *bakteriolytische* Sera bezeichnet werden. Bei Auflösung der Bakterien werden aus ihrem Leibesinnern Gifte frei, die sog. „*Endotoxine*", die Vergiftungserscheinungen im Organismus hervorrufen. Da in den antiinfektiösen Seren auch Antikörper gegen diese freiwerdenden Gifte enthalten sein können, bezeichnet man die Sera wohl auch als *antiendotoxische* Sera.

Es ist bemerkenswert, daß man bei der therapeutischen Verwendung der antiinfektiösen Seren ziemlich beträchtliche Mengen braucht. Im allgemeinen sind aber mit diesen Seren die Erfolge nicht sehr groß, abgesehen von der intralumbalen Injektion des Meningokokkenserums, das meist die Heilung herbeiführt.

Bei der Anwendung der Serumtherapie kommen zwei Formen von unerwünschten *Nebenerscheinungen* zur Beobachtung:

1. Die *Serumkrankheit*,
2. die *Anaphylaxie*.

Beide gehen vielfach ineinander über. Charakteristisch ist, daß die Serumkrankheit auch bei einer einmaligen Seruminjektion, die Anaphylaxie nur bei wiederholten Einspritzungen auftreten kann. Die Ursache für beide Erscheinungen ist eine *Überempfindlichkeit* gegen das mit dem Serum einverleibte artfremde Eiweiß. Der Antikörpergehalt des Serums ist dabei ganz gleichgültig. Mit Normalserum einer fremden Tierart ohne Antikörpergehalt, einem sog. „Leerserum", würde man die gleichen Erscheinungen hervorrufen.

Die *Serumkrankheit* tritt gewöhnlich erst 8—12 Tage nach der Injektion auf. Es kommt zu einem urticariaähnlichen Ausschlag, der meistens in der Umgebung der Impfstelle beginnt und sich oft von da schnell über den ganzen Körper ausbreitet. In der Regel handelt es sich um blasse, von einem roten Hof umgebene Quaddeln, die stark jucken und brennen und dadurch oft allgemeine Unruhe und Schlaflosigkeit verursachen. Manchmal konfluieren die Quaddeln, die Haut erscheint dann an solchen Stellen stark ödematös. Charakteristisch ist die außerordentliche Flüchtigkeit des Exanthems, das innerhalb weniger Stunden entstehen und wieder verschwinden kann. Gelegentlich werden auch Ausschläge beobachtet, die einem Scharlach- oder Masernexanthem ähnlich sind. In schwereren Fällen kommt es zu Anschwellungen der Lymphdrüsen, auch kann Fieber bis 39° und mehr auftreten. Ferner wird Albuminurie und Cylindrurie beobachtet, auch Gelenkschmerzen und Gelenkschwellungen kommen vor, Erbrechen, Durchfall, Larynxstenose infolge ödematöser Anschwellung der Kehlkopfschleimhaut. Alle diese Symptome können mehr oder weniger stark ausgebildet sein oder auch nur ganz abortiv auftreten.

Bei Personen, die schon früher Seruminjektionen bekommen haben, kann die gewöhnliche Inkubationszeit von 8—12 Tagen bis zum Auftreten der Serumkrankheit erheblich verkürzt sein. Es kann sofort nach der Einspritzung zu einem Ödem an der Injektionsstelle kommen, und innerhalb 24 Stunden hat sich dann gewöhnlich das volle Bild der Serumkrankheit ausgebildet. Eine solche „*sofortige Reaktion*" tritt fast regelmäßig bei einer zweiten Injektion dann auf, wenn bei der ersten Injektion große Serummengen angewandt wurden und zwischen der ersten und zweiten Einspritzung ein Zeitintervall von 12—40 Tagen liegt.

Die sofortige Reaktion bildet den Übergang von der Serumkrankheit zur *Anaphylaxie*. Aus Tierversuchen ist bekannt, daß Tiere, denen artfremdes Eiweiß parenteral beigebracht wurde, „sensibilisiert" sind und gegen eine erneute Injektion derselben Eiweißart absolut spezifisch mit schweren chokartigen Erscheinungen reagieren, die in vielen Fällen unter allgemeinem Kollaps, Cyanose, maximaler Lungenblähung zum Tode führen.

Prinzipiell ist das Auftreten einer Anaphylaxie auch beim Menschen möglich. Doch sind so schwere Erscheinungen, wie man sie im Tierversuch hervorbringen kann, bis jetzt beim Menschen recht selten beobachtet worden. Das hängt wahrscheinlich hauptsächlich damit zusammen, daß die beim Menschen verwandten Serummengen, auf das Körpergewicht berechnet, relativ sehr viel kleiner als in den Tierversuchen bei Anaphylaxie sind. Todesfälle beim Menschen, die unzweifelhaft auf Anaphylaxie zurückzuführen sind, sind bisher trotz der ungeheuer großen Zahl von Serumeinspritzungen nur zwei bekannt geworden. Die Gefahr des Eintretens einer Anaphylaxie beim Menschen wird also sicher vielfach erheblich überschätzt.

Um Serumkrankheit und Anaphylaxie zu vermeiden, soll man möglichst geringe Serummengen anwenden, also hochwertige Sera verwenden, die in wenig Volumen viel Antistoffe enthalten. Bei Personen, denen schon früher einmal Serum injiziert wurde, soll man bei einer erneuten Serumanwendung möglichst die intravenöse Applikation vermeiden, da bei dieser besonders leicht Überempfindlichkeitserscheinungen ausgelöst werden. Einige Sera, wie z. B. das Diphtherieserum, werden von verschiedenen Tierarten gewonnen, etwa vom Pferd, Rind und Hammel. Man kann dann bei der Notwendigkeit wiederholter Injektionen mit den verschiedenen Serumarten abwechseln und vermeidet so mit Sicherheit Überempfindlichkeitserscheinungen. Auch die Darreichung von Chlorcalcium (3 Tage hintereinander 0,75—1,0 g subcutan oder per os) ist zur Prophylaxe empfohlen worden.

Nach dem Vorschlage von FRIEDBERGER vermeidet man Überempfindlichkeitsreaktionen mit großer Wahrscheinlichkeit, wenn man bei Reinjektionen von dem anzuwendenden Serum zunächst nur eine geringe Menge, etwa 0,5—1,0 ccm subcutan verabreicht und nach einigen Stunden die Hauptmenge des Serums folgen läßt. Nach den Erfahrungen des Verf. verhindert die FRIEDBERGERsche Methode aber nicht das Auftreten der Serumkrankheit.

Die Behandlung einer ausgebrochenen Serumkrankheit oder Anaphylaxie ist rein symptomatisch: Der Ausschlag wird mit kühlender Salbe, lauwarmen Waschungen oder Bädern, Einpudern behandelt, Gelenkschmerzen mit Salicylpräparaten, bei schweren Kollapserscheinungen wendet man Herzkräftigungsmittel, Campher, Coffein, Digitalis usw. an.

In der Hals-, Nasen- und Ohrenheilkunde ist als antiinfektiöses Serum besonders das Meningokokkenserum zur intralumbalen Behandlung der Meningitis epidemica zu nennen, weiterhin, entsprechend den Erregern, Staphylokokken-, Streptokokken- und Pneumokokkenserum bei den Meningitiden und den Allgemeininfektionen, die von lokalen Erkrankungen an Hals, Nase oder Ohr ihren Ausgang nehmen. Influenzabacillenserum wurde bei Grippeerkrankungen gegen die verschiedenen lokalen Komplikationen an Nasennebenhöhlen oder Ohr angewandt, Streptokokkenserum bei Erysipel und bei Peritonsillitis, die durch Streptokokken hervorgerufen war.

3. Simultanimpfung.

Man versuchte die Vorteile der beiden Immunisierungsmethoden, der aktiven und passiven, durch geeignete Kombination zu verbinden. Es wird durch Seruminjektion eine passive Immunisierung gesetzt und durch gleichzeitige Vaccinierung eine aktive Immunkörperbildung eingeleitet, die nach Abklingen der passiven Immunität ihren Höhepunkt erreicht. In der Praxis hat die Simultanimpfung bei Tierkrankheiten (Schweinerotlauf, Milzbrand, Rinderpest) Erfolge aufzuweisen. In der Therapie menschlicher Erkrankungen ist sie besonders als die BEHRINGsche Simultanimpfung gegen Diphtherie zu nennen.

B. Unspezifische Therapie.

Neuere Versuche haben ergeben, daß sich alle Eiweißkörper tierischer, pflanzlicher oder bakterieller Herkunft auf chemischem Wege in zwei Fraktionen spalten lassen, eine ungiftige spezifische, mit der sich eine echte Immunität gegen das betreffende Eiweiß erzeugen läßt, die durch das Blutserum des behandelten Tieres passiv übertragbar ist, und eine giftige unspezifische, die bei allen Eiweißkörpern identisch sein soll und die in relativ kleinen Dosen eine unspezifische Resistenzsteigerung gegenüber Infektionen erzeugt. Dieses Verhalten stellt das immer gleichartig wirksame Prinzip der Proteinkörpertherapie dar. Alle beobachteten Unterschiede in der Wirkung der verschiedenen Eiweißkörper sind wahrscheinlich nur quantitativer, nicht qualitativer Art.

Den Ausgangspunkt für eine systematische Erforschung der Proteinkörperwirkungen bildete die Beobachtung, daß bei Infektionskrankheiten nicht nur die Anwendung einer Vaccine aus den *erregenden* Bakterien, sondern mehr oder weniger aus *allen* Bakterien therapeutische Wirkungen hervorrief. Man erkannte, daß nicht die Mikroorganismen als solche, sondern das durch sie einverleibte artfremde Eiweiß das Wirksame war.

In der Folgezeit wurde eine große Zahl der verschiedensten Eiweißstoffe zur Proteinkörpertherapie verwandt: Bakterienvaccinen der verschiedensten Art, Normalserum von Mensch und Tier, Milch, aus Milch hergestellte Produkte wie Aolan, Caseosan usw., Pflanzeneiweiß wie Novoprotin usw.

Eine besondere Stellung will das Omnadin einnehmen, das auch gerade zur Behandlung von Hals-, Nasen- und Ohrenaffektionen sehr empfohlen wurde. Es ist auf die Muchschen Theorien über Partialantigene gegründet und stellt ein Gemisch reaktiver Eiweißkörper dar, bestehend aus den Stoffwechselprodukten verschiedener apathogener Bakterien, ferner aus einem Lipoidstoffgemisch aus Galle und einem animalischen Fettstoffgemisch.

Es sei hier kurz darauf hingewiesen, daß analoge Erscheinungen wie bei der Proteinkörperwirkung auch zu erzielen sind durch Anregung der normalen Lebensvorgänge durch physikalisch-therapeutische Maßnahmen, etwa Bäder verschiedener Art, Bestrahlungen mit Höhensonne oder Röntgen usw., ferner auch durch Injektion von chemisch gut definierten Stoffen wie Methylenblau, Atophan, Arsenpräparaten, Terpentin, ja unter Umständen auch mit physiologischer Kochsalzlösung und einfachem destilliertem Wasser.

Wirkungen parenteraler Proteininjektionen.

Wir können ähnlich wie bei spezifischen Immunisierungen auch bei der unspezifischen Therapie die drei Formen der Reaktion: Lokal-, Allgemein- und Herdreaktion unterscheiden. Die Lokalreaktion ist gewöhnlich nur mäßig ausgesprochen. Dagegen ist eine der konstantesten Erscheinungen eine Allgemeinreaktion in Form von Temperatursteigerungen, die wahrscheinlich mit allgemeinen Stoffwechseländerungen in Zusammenhang stehen. Die Höhe des Fiebers ist abhängig von der Art des injizierten Präparats und von der Dosierung. Bei zu großen Dosen können auch subnormale, Kollapstemperaturen, auftreten, die wahrscheinlich durch eine Lähmung des Wärmezentrums bedingt sind. Das Fieber kann mit allen anderen Erscheinungen einer Allgemeinreaktion, wie Abgeschlagenheit, Appetitlosigkeit, Schlaflosigkeit usw. einhergehen. Das Auftreten von Fieber ist nicht eine notwendige Voraussetzung für die therapeutische Wirkung der Proteininjektionen. Man kann gleiche Wirkungen erzielen, wenn das Fieber ausbleibt.

Als ein Teil einer Allgemeinreaktion sind auch die im Blute beobachteten Veränderungen aufzufassen. Hier ist im ganzen eine unter Umständen hochgradige Vermehrung der Leukocyten zu finden, und zwar erfolgt gewöhnlich zunächst ein Abfall in der Zahl der polymorphkernigen Leukocyten und großen Mononukleären, dem dann erst die Vermehrung folgt. Auch die Lymphocyten nehmen gewöhnlich im Anfang langsam ab, bis eine allmähliche Vermehrung einsetzt. Meistens kommt es auch zu einer ausgesprochenen Eosinophilie.

Die Herdreaktion ist der Ausdruck einer unspezifischen Steigerung der Lebensvorgänge und vielleicht auch eine Steigerung der spezifischen Abwehrvorgänge am Orte der Erkrankung. Eine gewisse Herdreaktion ist daher auch bei der unspezifischen Behandlung erwünscht und muß als das Zeichen der Wirksamkeit aufgefaßt werden.

Die Wirkung der Proteinkörpertherapie ist zurückzuführen auf eine unspezifische Resistenzsteigerung und allgemeine Erhöhung sämtlicher Leistungen des Organismus, wie es R. Pfeiffer schon vor sehr langer Zeit (1894) beobachtete, wenn er Tiere durch die verschiedensten unspezifischen Einspritzungen (Bouillon, Harn, Kochsalzlösung usw.) gegen eine nachfolgende Infektion resistenter machen konnte. Hier liegt auch der Unterschied zur spezifischen Immunotherapie. Während diese nur die Produktionsstätten der Antikörper in Tätigkeit setzt und mit dieser Bildung von spezifischen Antistoffen vielleicht etwas qualitativ Neues im Körper schafft, kann die unspezifische Therapie, die die gesamten Lebensvorgänge des Organismus anregt, nur quantitative Steigerungen schaffen. Hier sind dann aber auch wieder Beziehungen zwischen der spezifischen und unspezifischen Behandlung zu finden. Da die spezifische Antikörperproduktion ja nur einen Teil der gesamten stofflichen Umsetzungen des Organismus darstellt und da durch die unspezifische Proteinkörpertherapie sämtliche Lebensvorgänge gesteigert werden, muß es auch zu einer Steigerung der spezifischen Antikörperbildung kommen, vorausgesetzt, daß diese überhaupt schon im Gange ist. Denn die erste Anregung zur Antikörperbildung kann durch die unspezifische Therapie wahrscheinlich nicht gesetzt werden. Andererseits darf man auch nicht vergessen, daß bei jeder spezifischen Immunisierung umgekehrt auch immer gleichzeitig eine unspezifische Therapie durch das zugeführte artfremde Eiweiß getrieben wird.

Es läßt sich nachweisen, daß nach Proteininjektionen der Gehalt des Serums an Immunstoffen zunimmt. So ist es möglich, daß auch die bei der unspezifischen Therapie auftretenden Lokal-, Allgemein- und Herdreaktionen letzten Endes aufzufassen sind als die sekundären Folgen einer gesteigerten unspezifischen Anregung der spezifischen Antikörperbildung.

Auf welche Weise die Proteine in die Körperumsetzungen eingreifen, konnte bisher trotz mancher Hypothese noch nicht mit Sicherheit klargestellt werden.

Auch in der Hals-, Nasen- und Ohrenheilkunde ist die unspezifische Proteinkörpertherapie wiederholt bei den verschiedensten infektiösen Erkrankungen angewandt worden, bei Eiterungen in den Nebenhöhlen, Mittelohrentzündungen, bei Ozaena (hier z. B. auch in Form von normalem Pferdeserum), bei Erkrankungen von Rachen und Kehlkopf, des äußeren und inneren Ohres usw. Zur Verwendung gelangten die verschiedensten Präparate. Wiederholt wird auf die sehr bald nach den Injektionen auftretende Schmerzfreiheit hingewiesen, was gerade bei den ja häufig recht schmerzhaften Affektionen von Hals, Nase und Ohr als besonderer Vorzug angesehen werden muß.

B. Spezieller Teil.

I. Mißbildungen.

1. Die angeborenen Mißbildungen und Formfehler der Nase.

Von

Fritz Zausch-Halle a. S.

Mit 22 Abbildungen.

A. Monstren mit Mißbildung der Nase.

I. Die Zyklopie.

Die als *Zyklopen* bezeichneten Monstren, in deren Namen ihr hervorragendstes Charakteristikum, das einfache oder scheinbar einfache Auge, zum Ausdruck gelangt, weisen außer der Mißbildung der Augen noch solche des Gehirnes, der Nase und des Schädels auf. Nach E. Schwalbe und Josephy kann man sich die Entstehung der Mißbildung so vorstellen, daß aus dem Kopf ein median gelegener Keil, dessen Spitze nach hinten sieht, und der nach oben, nach dem Gehirn zu, breiter als unten in der Gegend des Mundes ist, herausgeschnitten ist und die Schnittflächen aufeinander gelegt sind. Die Augen rücken dadurch bis in die Medianebene an die Stelle der Nasenwurzel zusammen, und die zur Nase gelangt, wenn sie überhaupt vorhanden ist, als *Rüssel, Proboscis* der Zyklopen zur Ausbildung. Kundrat bezeichnet als Zyklopen alle diejenigen Monstren, bei denen die Augen einander soweit genähert sind, daß nur eine einfache Orbita vorhanden ist. Je nach dem Zustande der in der gemeinsamen Orbita gelegenen Augen, vom dicht Nebeneinanderliegen zweier ausgebildeter Bulbi bis zum vollständigen Verschmelzen derselben ohne nachweisbare Verdoppelung eines Teils, lassen sich noch verschiedene hier nicht näher zu beschreibende Unterabteilungen der *Cyclopie* abgrenzen (Abb. 1 u. 2).

Die Zyklopen sind nicht lebensfähig, sie werden zuweilen lebend geboren, sterben aber dann nach kurzer Zeit.

1. Mißbildungen des Gehirnes.

Die Mißbildungen des Gehirnes sind bei reiner Cyclopie nur am Vorder- und Zwischenhirn zu konstatieren. Die übrigen Hirnteile, Mittel-, Hinter- und Nachhirn, sind in der Regel normal. Eine Einteilung des Vorderhirns der Zyklopen in Hemisphären finden wir nicht; dasselbe stellt eine einheitliche Masse in Form eines nach hinten offenen Hufeisens

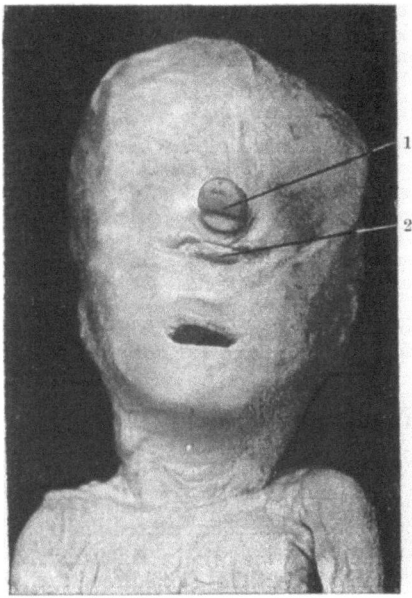

dar. Von den an diesem vorhandenen Mißbildungen interessiert hier als fast konstant zu erhebender Befund nur das Fehlen des Riechnerven oder des Rhinencephalon. In seltenen Fällen ist ein einfacher median gelegener Olfactorius, der meist deutlich rudimentär war und gleich dem zyklopischen Augapfel Teile des rechten und linken Riechlappens enthielt, beobachtet worden.

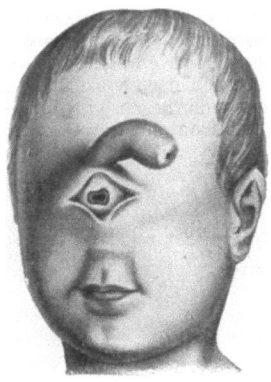

Abb. 1. Menschlicher Zyklop. 1 Rüssel; 2 Auge.
(Nach SCHWALBE und JOSEPHY.)

Abb. 2. Zyklop. (Nach VROLIK.)

2. Mißbildungen des Auges.

Von einer näheren Beschreibung derselben kann hier abgesehen werden.

3. Die Nasenmißbildung.

Ebenso wie das Auge der Zyklopen, so ist auch die Nase oder besser gesagt der Rüssel ein Doppelorgan. Der Rüssel imponiert nur als Anhängsel und sitzt in der Größe eines Daumens bis zu der einer Erbse in der Medianlinie. Bald ist er nach aufwärts, bald — dies bei den Zyklopen geringeren Grades — nach abwärts gerichtet. Im allgemeinen steht nach FÖRSTER die Ausbildung des Rüssels derart im Verhältnis zur Ausbildung der Cyclopie, daß die Proboscis um so besser entwickelt ist, je geringer der Grad letzterer ist. Der Rüssel entspricht in seinem Aufbau einer rudimentär entwickelten Nase. E. SCHWALBE und JOSEPHY (Abb. 3) beschreiben den Rüssel eines Schweinecyklopen folgendermaßen: ,,Die Proboscis ist an der Basis daumendick und verjüngt sich nach der Spitze zu etwas. Hier endet sie mit einer papillenbesetzten Platte, die einen kleinen blind endenden Spalt erkennen läßt. Die genauere Präparation zeigt, daß der Rüssel an der Basis von einem Knochenhalbring umgeben ist, der nach unten nach dem Stirnbein zu liegt. Er entspricht dem Nasenbein resp. dem Proc. nasalis der Stirnbeine.

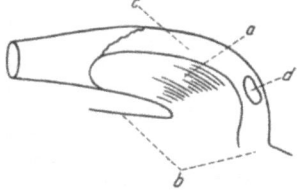

Abb. 3. Schweinezyklop, Rüssel a Nasenbein bzw. Proc. nasalis. b Os frontale. c Knorpliger Teil der Rüsselbedeckung mit einem Knochenkern bei d. (Nach SCHWALBE u. JOSEPHY.)

Der übrige Teil des Rüssels ist von Knorpel eingescheidet.
Im Inneren findet sich eine vorn und hinten blind endende Höhle. Sie enthält im proximalen Abschnitt ein Septum, das aus einem oberen und unteren Teil besteht, sowie ein kompliziertes System schleimhautüberzogener Knorpelplatten. Sie gehen von den Seitenteilen

des Rüssels aus. Nach der Spitze zu vereinfacht sich der Bau derart, daß ein von oben
herabhängendes Septum vorhanden ist, an dessen tiefstem Punkt links und rechts eine
spiralig aufgewundene Knorpellamelle entspringt. Die ganze Höhlung ist mit einer Schleimhaut ausgekleidet, die aus geschichtetem Plattenepithel besteht und zahlreiche Drüsen
erkennen läßt. Die Knorpelplatten in der Rüsselhöhlung müssen als Homologa der Nasenmuscheln angesehen werden." Die Proboscis kann noch einfacher als eben beschrieben
gestaltet sein, und zwar so, daß im Innern nur ein kleiner rundlicher Kanal vorhanden ist.
Selbst dieser kann fehlen, und der Rüssel ist dann nur noch ein kleines solides Gebilde.
Choanalöffnungen finden sich im Pharynx der Zyklopen nicht. Oberhalb des Gaumens
ist ein kleiner Blindsack, in den rechts und links die Tuben münden.

4. Schädelmißbildungen.

Entsprechend dem Fehlen median gelegener Gesichtsteile, des Nasenskelettes, des
Siebbeines und des Zwischenkiefers, werden wir hochgradige Abnormitäten am Schädel-
aufbau antreffen. Die einfache Orbita ist begrenzt von den Oberkiefern, den Jochbeinen,
vom Orbitalfortsatz des Os frontale und von den Keilbeinflügeln. Zwischen den Oberkiefern, in denen kein Sinus maxillaris vorhanden ist, fehlt das Os intermaxillare, so daß die
Ossa maxillaria dicht aneinander liegen. Der schmale Gaumen ist meist nach unten konvex
gewölbt. Das Keilbein ist in seinem vorderen Abschnitt schlecht entwickelt. Die kleinen
Flügel laufen nach vorn und haben an ihrer Basis, wenn sie, was oft der Fall ist, direkt
nebeneinander liegen, ein einfaches Foramen opticum. Durch die sich aneinanderlegenden
Processus frontales der Ossa frontalia wird die Stelle der Lamina cibrosa geschlossen.

II. Die Arrhinencephalie.

Unmittelbar an die Cyclopie schließen sich diejenigen Mißbildungen an, die seit Kundrat als *Arrhinencephale* bezeichnet werden. Man kann diese als eine geringere Form jener
bezeichnen, insofern als sie getrennte Augen haben
und die durch das Zusammentreten der Augen bedingten Veränderungen am Gesichtsschädel nicht
so hochgradig sind wie bei den Zyklopen, während
der konstante Defekt des Riechhirnes, nach dem
die Mißbildung den Namen trägt, neben weiteren
Mißbildungen des Gehirnes dem der Zyklopen
im Prinzip identisch ist. Bei den meisten Arrhinencephalen ist die Nase mißbildet. Infolge des
geringeren Grades der Mißbildung ist die Lebens-
fähigkeit der Arrhinencephalen größer als die der
Zyklopen, so daß Fälle von langer Lebensdauer
bekannt sind.

Von Kundrat wurde die Arrhinencephalie in
verschiedene Klassen eingeteilt.

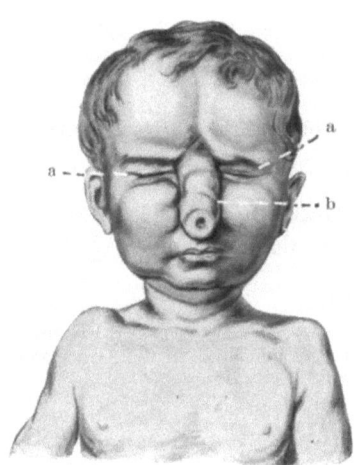

1. Ethmocephalie.

Die erste Klasse der Arrhinencephalie ist die
Ethmocephalie. Der Unterschied von der Cyclopie
ist der, daß neben getrennten Bulbi gesonderte Lid-
spalten und Orbitae vorhanden sind. Zwischen
den Augen ist es zur Ausbildung eines Rüssels
gekommen. Die hier interessierenden Mißbildungen
eines von Renner beschriebenen Ethmocephalen
(Abb. 4) sind nach Schwalbe und Josephy im
einzelnen folgende: Zwischen zwei an Stelle der
Augen befindlichen schlitzförmigen Spalten sitzt
die Wurzel eines rüsselförmigen Nasenrudimentes.
Das Vorderhirn, dem die Olfactorii fehlen, ist einfach. Lamina cribrosa und Crista galli fehlen.
Die kleinen Keilbeinflügel stellen zwei schaufel-
förmige Fortsätze dar, die jederseits vom oberen
Rande des Keilbeinkörpers nach vorn hinziehen.
Zwischen ihnen bleibt eine ziemlich breite Spalte
frei. Die beiden partes perpendiculares der Gaumen-

Abb. 4. Ethmocephalie mit Anophthalmie. a a Rudimentär ausgebildete Sehspalten, von denen aus
man einer Sonde in die leeren
Orbitalhöhlen gelangt. b Rüsselförmiges Nasenrudiment, an dessen
Spitze sich eine dreieckige Grube (c)
befindet, von deren Grunde man
mit einer nadeldicken Sonde in
einen etwa 1 cm tiefen feinen Kanal
gelangen kann. (Nach Renner.)

beine sind in der Mittellinie miteinander verschmolzen. Die horizontale Gaumenplatte
fehlt. Das Siebbein ist ein erbsengroßes, aus zarten Knochenlamellen zusammengesetztes

Gebilde. Den Oberkiefern fehlen die Nasenfortsätze, „statt ihrer geht von der Mitte des Kieferkörpers eine fächerförmig ausgebreitete Fortsetzung nach oben, die einen konvex begrenzten Rand zeigt." Die beiden Jochbeine treten medianwärts so nahe aneinander, daß sie fast die ganze seitliche und untere Umrandung der Orbitalhöhle bilden. Nasenbeine, Tränenbeine, Nasenmuscheln und Vomer fehlen.

2. Cebocephalie.

Die nächste Klasse der Arrhinencephalie wurde von KUNDRAT als *Cebocephalie* (Abb. 5), eine beim Menschen recht seltene Mißbildung, bezeichnet. Die Cebocephalen haben keinen Rüssel mehr, sondern zwischen den näher als normal zusammenliegenden Augen eine kleine, an der Spitze ein, selten auch zwei kleine Löcher tragende Nase, die eine blindendigende Nasenhöhle ohne Septum aufweist. Mißbildungen des Gehirnes können geringere oder größere sein. Bald ist das Großhirn nicht in Hemisphären geteilt, bald sind nur die vorderen Stirnlappen miteinander verschmolzen. Die Olfactorii werden stets vermißt. Bei cebocephalen Tieren läßt sich zuweilen eine Annäherung an die Cyclopie dadurch konstatieren, daß ein Opticus oder zwei in einer Scheide vorhanden sind, oder daß die Bulbi in ihren hinteren Abschnitten miteinander verschmolzen sind. Die Schädelmißbildungen sind folgende: Die kleinen Keilbeinflügel, deren Basis ein durch ein bindegewebiges Septum in zwei Abteilungen getrenntes Foramen opticum einschließt, sind wie bei der Cyclopie nach vorn gerichtet.

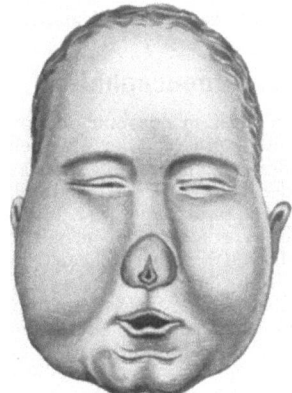 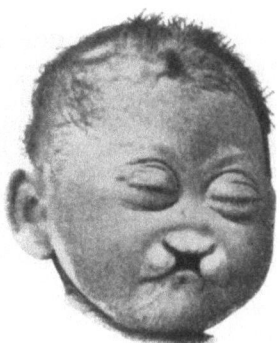

Abb. 5. Cebocephalus.   Abb. 6. Falsche Medianspalte der Oberlippe.
(Nach KUNDRAT.)   (Nach MONNIER.)

Zwischen beiden Augenhöhlen ist ein rudimentäres Siebbein gelegen. Die horizontale Siebbeinplatte fehlt. Die Ossa maxillaria stehen direkt miteinander in Verbindung. Zwischenkiefer und Nasenseptum sind nicht vorhanden. Nasenbeine und Muscheln sind rudimentär entwickelt. Die Nasenhöhle wird nach KUNDRAT hinten „durch eine von den Gaumenbeinen gebildete knöcherne Scheidewand abgeschlossen, die, zwischen den Keilbeinflügeln eingeschoben, mit ihrer Spitze bis an die Basis des Keilbeinkörpers reicht."

3. Arrhinencephalie mit Fehlen des Zwischenkiefers und des Septum narium.

Zur dritten Klasse der Arrhinencephalie rechnet KUNDRAT *die falsche Medianspalte des Oberkiefers (Arrhinencephalie mit Fehlen des Zwischenkiefers und des Septum narium)* Abb. 6. Es handelt sich nach v. BRUNS um eine beiderseitige laterale Spaltbildung, die durch Fehlen des Mittelstückes eine Spaltung der Lippe in der Medianlinie vortäuscht. Bei der kleinen Anzahl derartiger beobachteter Fälle ist die Oberlippe vollständig durch einen in der Mittellinie liegenden, von Lippenrot umsäumten Spalt geteilt, dem ein im Alveolarfortsatz des Oberkiefers gelegener, sich durch harten und weichen Gaumen fortsetzender Spalt entspricht. Infolge Fehlens auch des Septum narium stehen einfache Nasenöffnung und Lippenkieferspalte miteinander in Verbindung derart, daß die Ränder dieser in die jener übergehen. Da das knorpelige und knöcherne Gerüst der Nase gar nicht oder nur äußerst rudimentär ausgebildet ist, berühren die Processus nasales der Oberkiefer in der Mittellinie einander, die äußere Nase erscheint dadurch derartig flach, daß die beiden Wangen mit dem Nasenrücken in einer Ebene liegen. Die Schmalheit der Nasenwurzel bedingt ein nahes Aneinanderrücken der Augenhöhlen. Wenn, ein seltenes Vorkommnis, die Gaumenplatten, die in der Regel nur rudimentär entwickelt sind, in der Mittellinie vereinigt sind, so ist an der einfachen Nasenhöhle eine einfache vordere und hintere Öffnung vorhanden. Die hintere Öffnung kann nach Luschka dadurch knöchern verschlossen sein, daß die vertikalen Teile der Gaumenbeine kulissenartig nach der Mittellinie wachsen und eine knöcherne Scheidewand entstehen lassen. An den Nasenmuscheln findet sich selten eine Abnormität. Von Defektbildungen der Schädelbasis ist zu erwähnen, daß sich an Stelle der horizontalen Siebbeinplatte und der fehlenden Crista galli eine von den beiden in der Mittellinie zusammenstoßenden Stirnbeinhälften gebildete Grube befindet, in deren Bereich die Dura keine Öffnungen besitzt. Zu den konstanten Veränderungen am Gehirn gehört das Fehlen des Rhinencephalon, der Tractus olfactorii und des Riechnerven. Von anderweitigen Formfehlern des Gehirnes sei die nicht immer vorhandene Verwachsung der Stirnlappen untereinander erwähnt.

4. Arrhinencephalie bei doppelseitiger Kiefer- und Gaumenspalte.

Die vierte Klasse der Arrhinencephalie ist *die zuweilen bei doppelseitiger Kiefer- und Gaumenspalte beobachtete*. Diese Mißbildungen sind gegenüber denen mit normalem Gehirn durch eine Synostose beider Stirnbeinhälften gekennzeichnet. Die kielförmig vorspringende Stirn veranlaßt die Bezeichnung Trigonocephalie oder Oocephalie. Am Gehirn fehlt das Rhinencephalon; die Hemisphären können geteilt oder verwachsen sein.

Vergegenwärtigen wir uns rückwärtsblickend die beschriebenen Mißbildungen, so kommen wir der äußeren Gestaltung nach in einer fortlaufenden, kaum trennbaren Reihe von leichter mißbildeten Formen zu denen schwerster fehlerhafter Entwicklung.

III. Genese der Cyklopie und Arrhinencephalie.

Die Genese der beschriebenen Mißbildungen steht in engstem Zusammenhange mit der der bei ihnen gefundenen Hirnanomalien. Schon die geringeren Grade der Arrhinencephalie und noch mehr die Cyclopie weisen darauf hin, daß der Hirnmißbildung eine ausschlaggebende Bedeutung beizumessen ist, d. h. Klärung der Genese der Hirnmißbildung ist gleichbedeutend mit der der erwähnten Mißbildungen. Die teratogenetische Terminationsperiode schließt bei allen Mißbildungen, die ein einfaches Vorderhirn haben, mit dem Zeitpunkt der Bildung der Großhirnhemisphären ab. In eine noch frühere Zeit ist die Terminationsperiode der Cyclopie zu verlegen. Ihre Grenze ist in der Zeit der Ausstülpung der Augenblasen zu suchen, die früher stattfindet als die Entwicklung des sekundären Vorderhirnes. Die Genese läßt den Schluß zu, daß die Arrhinencephalie auf Grund der bei ihr nicht gestörten Entwicklung der Augen als später entstehende Mißbildung in geringerer Grad von Cyclopie ist. Die typische Gehirnanomalie, die bei der Cyclopie mit Verschmelzung der Augen kombiniert ist, ist als primär anzusehen. In Abhängigkeit davon entstehen die Rüsselbildung, das Fehlen der Intermaxillaria und die Schädelmißbildungen. Bei der formalen Genese des Rüssels ist folgendes hervorzuheben: Bei den Zyklopen kommt nur ein Riechgrübchen, das eine Zusammensetzung aus zwei Teilen mehr oder weniger deutlich erkennen läßt, zur Anlage. Die Entwicklung des median gelegenen Auges übt auf die weitere Entwicklung des Riechgrübchens einen erheblich störenden Einfluß aus. Nach Kundrat „wird durch die verschmolzenen Augenanlagen das Nasenfeld völlig herausgeschoben und nach oben gedrängt, so daß nun die Anlage des Nasenapparates über dem Auge an das Stirnende des Hirnes emporgehoben ist." Das Riechgrübchen geht damit seiner Beziehungen zum Munde verlustig und durch das Fehlen des Rhinencephalon kann auch von diesem kein Einfluß auf das Riechgrübchen ausgeübt werden. Bei den Arrhinencephalen, die meistens eine Mißbildung der Nase aufweisen, ist dieses Zusammentreffen nach Kundrat „begründet in dem räumlichen Verhältnis, in welchem das Rhinencephalon mit dem Nasenapparat bei seiner ersten Entwicklung steht". Schädigung des einen bedingt leicht Störungen der Entwicklung des anderen. Eine amniogene Entstehung ist bei der formalen Genese der Mißbildungen auszuschließen. Wahrscheinlich ist die Auffassung, daß die Cyclopie eine Defektbildung ist, insofern als primär nicht angelegte oder zerstörte Teile fehlen. Die kausale Genese der Mißbildungen weist große Lücken auf. Möglich ist die Entstehung durch Einwirkung noch unbekannter äußerer Einflüsse auf das Ei, möglich ist auch, daß innere im Ei gelegene Gründe den Anstoß zur fehlerhaften Entwicklung geben.

B. Kongenitale Spalten im Bereiche der Nase.

Die große Gruppe der Gesichtsspalten, zu der die Spaltbildungen im Bereiche der Nase zu rechnen sind, lassen sich in zwei Hauptgruppen einteilen: In die primären und in die sekundären Spaltbildungen. Zu den primären sind diejenigen zu rechnen, bei denen aus irgendeinem Grunde die spaltbildende Ursache vor der Vereinigung der Gesichtsfortsätze einwirkt oder der Verwachsung von Furchen entgegenwirkt, zu den sekundären diejenigen, bei denen irgendwelche Störungen vereinigte Teile wieder voneinander trennen. Während die Lage der ersteren, die eine wahre Bildungshemmung darstellen, an die fötalen Spalten oder Furchen gebunden ist, braucht dies bei letzteren nicht der Fall zu sein.

Im Bereiche der Nase unterscheiden wir ebenfalls primäre und sekundäre Spalten.

I. Primäre Nasenspalten.

1. Mediane Nasenspalte.

a) *Anatomie.* Zu den primären Nasenspalten ist die *mediane Nasenspalte*, die TRENDELENBURG als „Doggennase" bezeichnete, zu rechnen. Das Charakteristikum dieser Mißbildung besteht darin, daß durch Auseinanderweichen des vorderen Septumteiles in zwei Lamellen auf dem Nasenrücken eine mediane Rinne entsteht.

In leichten Fällen ist die Furchenbildung auf den unteren Teil der Nase im Bereich des knorpeligen Septums beschränkt. Die äußere Nase erscheint noch

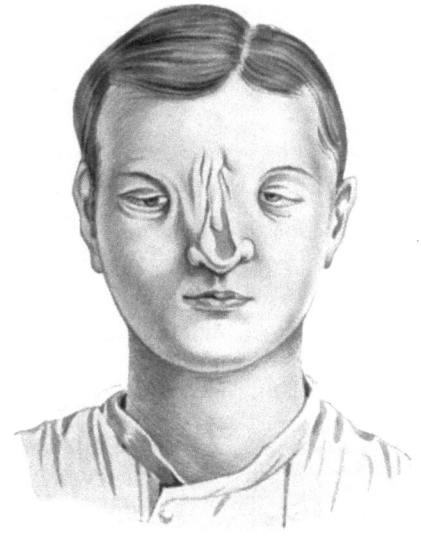

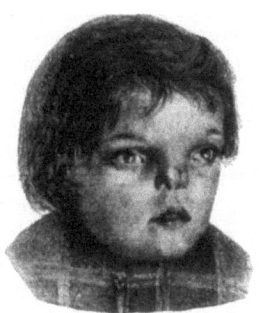

Abb. 7. Mediane Nasenspalte. Leichter Grad. (Nach WARYNSKI.)

Abb. 8. Mediane Nasenspalte. (Nach NASSE.)

als einheitliches Organ, an dem die Nasenspitze in der Mittellinie eingezogen ist (Abb. 7). SCHMIDT bezeichnete solche Nasen als „gefurchte Doggennase". Ist die Furchenbildung nicht nur auf der Nasenspitze vorhanden, sondern reicht sie bis an die Stirnbeine hinauf, so haben wir den schweren Grad der Mißbildung, „die geteilte Doggennase" vor uns (Abb. 8). Es kann eine vollständige Halbierung der äußeren Nase vorhanden sein. Der Spalt reicht bis zum Niveau des Oberkiefers, so daß jede der beiden geschaffenen Septumlamellen die mediale Wand einer Nasenhälfte darstellt. Die beiden Nasenhälften erscheinen als knorpelige Röhren, deren mediale Wandungen sich gar nicht oder nur wenig berühren. Es können so Furchen von mehreren Zentimetern Breite, mitunter eine erhebliche Verbreiterung des oberen Gesichtsschädels, vorhanden sein, die die Augen, die Stirnfortsätze des Oberkiefers und die Nasenflügel weit auseinanderstehen lassen. In der Tiefe der Spalte liegt bei den schweren Fällen der stark verbreiterte vordere Rand des Vomer. Durch Fehlen der Nasenbeine wird der obere Teil der Spalte seitlich von den Processus nasales der Stirnbeine und den Proc. frontales der Oberkiefer begrenzt, so daß die Apertura pyriformis zu einem sich bis zu den Stirnbeinen fortsetzenden breiten Spalt wird (Abb. 9). Die beiden geschaffenen selbständigen Nasenhälften können eine normale und gleiche Ausbildung aufweisen, mitunter sind sie asymmetrisch, wobei eine Seite rudimentär entwickelt ist. Kredel berichtet über einen Fall, in dem die rechte Nasenhöhle blind am Vomer endigte, während die linke frei durchgängig war. Als komplizierende Mißbildungen sind vor allem Medianspalten der Oberlippe, quere und schräge Gesichtsspalten zu nennen. Ein Fall von Maas stellte eine Kombination von medianer Nasenspalte und medianer Oberlippenspalte und seitlicher Nasenspalte dar.

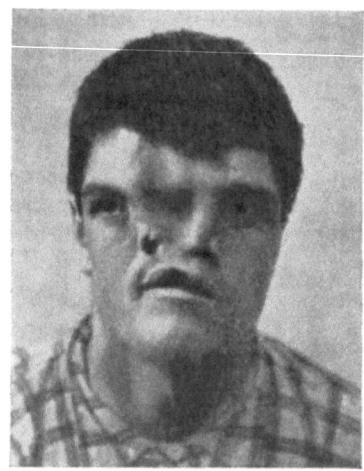

Abb. 9. Mediane Nasenspalte. Schwerer Grad. (Nach Lehmann-Nitsche.)

b) *Genese: Die mediane Nasenspalte* nimmt vor den übrigen Gesichtsspalten dadurch eine besondere Stellung ein, daß ihre Erklärung in formaler Beziehung nicht durch Persistenz einer embryonalen *Spalte* möglich ist. Der der Entwicklung der Nase zugrunde liegende Stirnfortsatz, der als medianer Fortsatz die Mundbucht von oben her begrenzt, wird unpaar angelegt. His hat nun nachgewiesen, daß die Vorderfläche dieses Fortsatzes sich nicht zum Nasenrücken ausbildet, sondern daß die Umgebung der beiden Nasenlöcher sich über die Ebene des Gesichtes emporhebt. Zwischen diesen beiden Prominenzen verläuft eine Furche, die später durch Verschmelzung der medialen Flächen untereinander verschwindet. Ebenso entsteht nach His das Septum aus zwei voneinander getrennten Anlagen, den Laminae nasales. Zwischen den beiden Laminae nasales verläuft eine mit äußerer Haut ausgekleidete Rinne, deren Grund dem hinteren ungespaltenen Teil des Nasenseptum aufliegt und die die in sich abgeschlossenen Nasenkapseln voneinander trennt. Bleibt dieser embryonale Zustand, wie er in Abb. 10 dargestellt ist, erhalten, so entsteht die in jeder Hinsicht als Hemmungsbildung zu bezeichnende Mißbildung.

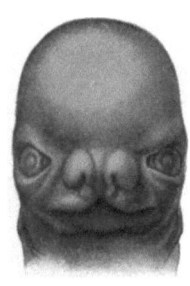

Abb. 10. Kopf eines 15 mm langen Embryo, den embryonalen Zustand der Zweiteilung der Nase zeigend. (Nach Retzius.)

Witzel läßt die mediane Nasenspalte in kausaler Hinsicht auf zwei Arten entstehen. Erstens macht er darauf aufmerksam, daß bei allen hochgradig mißbildeten Fällen in der Gegend der Glabella Defekte am Schädel evtl. mit Hirnbruch kombiniert vorhanden gewesen seien; er hält es darum für naheliegend, an der Glabella die Kraft angreifen zu lassen, die die Diastase des Gesichtsschädels bewirkt. „Wie für die Spaltbildungen im Bereiche des ·Schädels überhaupt, so hier für das seitliche Auseinanderweichen des Schädelendes sei der vermehrte intrakranielle Druck als Ursache anzusehen. Daß gerade an der Nasenwurzel der vermehrte innere Schädeldruck eine Vorwölbung der Dura leicht verursache, finde seine Erklärung darin, daß hier gerade sich eine sehr dünne Stelle der Schädelkapsel befinde, zu einer Zeit, in welcher der Stirnfortsatz sich zu bilden beginne." Zweitens nimmt WITZEL eine Persistenz des die Schädelbasis verbreiternden Gaumenfortsatzes des Schlundes an, der „wie ein hinten eingeschobener Keil ein Auseinanderweichen der vorderen Hälfte der Sella turcica, die sich hier nur als Verbreiterung manifestiert, bewirkt, weiter nach vorn aber, im Bereiche des Chondrocranium anterius, eine Diastase hervorruft, die natürlich mit der Entfernung von dem im hinteren Keilbeinkörper gelegenen Hypomochlion, also bis zur Nasenspitze, an Breite zunehmen mußte".

Die WITZELschen Ansichten sind nicht unwidersprochen geblieben. Die von LEXER und NASSE gemachten Beobachtungen, bei denen in der medianen Nasenfurche Reste amniotischer Verwachsungen gefunden wurden, lassen die amniogene Entstehung der medianen Nasenspalte, d. h. durch Einwirkung von Amnionsträngen oder Amnionverwachsungen, als durchaus möglich erscheinen. Nicht Druck von innen, sondern Druck von außen, hervorgerufen durch amniotische Einflüsse, kann nach KREDELs Ansicht, der in keinem der lebenden Fälle einen sicheren Hirnbruch nachgewiesen sah, als Ursache für solche Spaltbildungen in Betracht gezogen werden. LEXER macht dieselbe äußere Störung, die Teile des mittleren Stirnfortsatzes sich nur in ihrer breiten embryonalen Form entwickeln läßt, auch für die Verbreiterung der Glabella und das Klaffen der Stirnnaht verantwortlich. NASSE bestreitet deshalb die Wirkung einer von hinten treibenden Kraft, die zum Auseinanderweichen von Teilen des Gesichtsschädels führt, weil, wie in seinen so auch in anderen Fällen die Fortsetzung der Spaltbildung auf Oberlippe, Kiefer und Gaumen, die notwendigerweise zu erwarten sei, nicht vorhanden ist. Bei von TRENDELENBURG, STEWART und KREDEL beschriebenen Fällen von medianer Nasenspalte kombiniert mit Teratombildung könnte das im Bereiche der Spalte sitzende Teratom als die mißbildende Ursache be-

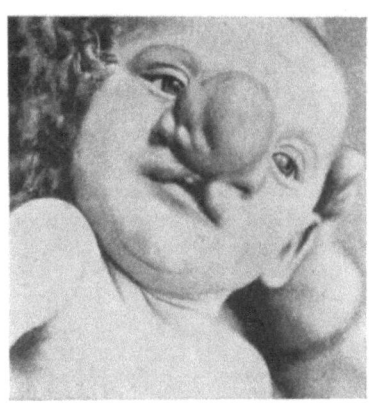

Abb. 11. Angeborene breite Nasenspalte mit der Spalte aufsitzendem Teratom. (Nach KREDEL.)

zeichnet werden. Es wäre somit das Teratom die primäre und die Nasenspalte die sekundäre Bildung (Abb. 11). Es ist aber auch möglich, beide Bildungen auf die gleiche in amniotischen Störungen liegende Ursache zurückzuführen. Nach SALZER kann von dem sich bildenden Amnion das Epiblast allein oder mit dem unter dasselbe wachsenden Mesoderm in Form einer Falte in die zu gleicher Zeit entstehenden Vertiefungen der embryonalen Oberfläche geraten, festhaften und zur Ursache für die persistierende Gesichtsspalte werden. Findet weiterhin eine Abschnürung der in die Tiefe geratenen Falte von dem übrigen Amnion statt, so kann der abgeschnürte Teil zur Grundlage einer Geschwulst des Foetus werden.

2. Doppelbildungen.

Im Anschluß hieran seien kurz zwei Fälle von Doppelbildung der Nase beschrieben: Lwow beobachtete ein Kind mit zwei Nasen und zwei Mündern. Jede der beiden Nasen hatte einen selbständigen Vomer. Es waren zwei Mundöffnungen entsprechend den beiden Winkeln des normalen Mundes, zwei Mundhöhlen und zwei Zungen vorhanden. Letztere vereinigten sich im gemeinsamen Pharynx. Die beiden Unterkiefer waren in der Mittellinie verschmolzen und bildeten am Kinn einen Vorsprung.

Ein Fall Lasagnas wies folgende Mißbildung auf: Bei einem zweimonatlichen Säugling fand sich in der Infraorbitalgegend der Regio nasalis genau in der Mittellinie eine stecknadelkopfgroße Öffnung, durch die man mit einer Sonde in die rechte Nasenhöhle gelangte. Rechts von der Mittellinie war eine Hälfte einer normalen Nase mit einem Nasenloch vorhanden. Die Nasenhöhle kommunizierte mit dem Pharynx. Links von der Mittellinie befand sich eine Nase mit zwei Nasenlöchern, die durch ein Septum getrennt waren. Beide Nasenhöhlen dieser Seite kommunizierten ebenfalls mit dem Pharynx. Alle übrigen Teile des Gesichts und Kopfes waren normal. Mißbildungen solcher und ähnlicher Art teilt Lasagna wie folgt ein: 1. Doppelnase mit überzähligem Schädelknochen und Hirnhemisphären. 2. Doppelnase ohne andere Anomalien. 3. Angeborene mediane Spaltung der Nase. Der beschriebene Fall und der Fall von Lwow gehören zur 2. Klasse.

Infolge der Seltenheit solcher Mißbildungen kann über die Genese nichts bestimmtes ausgesagt werden. Vielleicht liegt hier ein ähnlicher Bildungsvorgang wie bei den mittleren Nasenspalten vor, mit der Modifikation, daß jede der beiden Nasenhälften sich je zu einem selbständigen Organ entwickeln kann.

II. Sekundäre Nasenspalten (seitliche Nasenspalte).

a) *Anatomie.* Die seitlichen Nasenspalten lassen eine Erklärung durch Bestehenbleiben einer embryonalen Nasenspalte nicht zu, sind also zu den sekundären Spaltbildungen zu rechnen.

Die seitlichen Nasenspalten, die recht variable Bilder bieten können, haben als gemeinsames

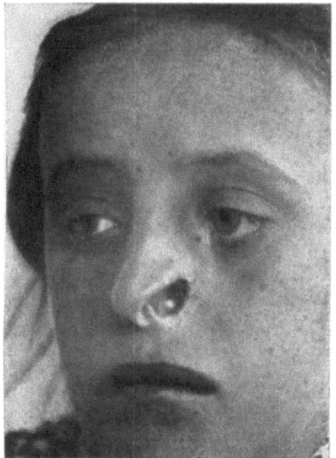

Abb. 12. Angeborene seitliche Nasenspalte.
(Nach Stütz.)

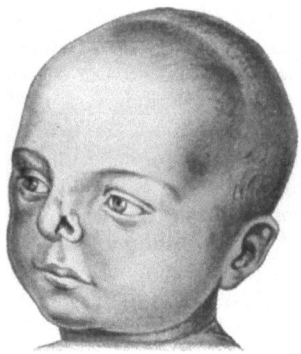

Abb. 13.   Seitliche Nasenspalte.
(Nach Lexer.)

typisches Merkmal die Lage im lateralen Abschnitt der äußeren Nase. Die Spalt- resp. Defektbildung kann die verschiedensten Dimensionen aufweisen. Neben geringen Graden, die nur in einem annähernd dreieckigen Defekt des Nasenknorpels bestehen, sind schwerere und schwerste Formen beschrieben worden. In den schwereren Formen ist die Spaltung auf die ganze Dicke des Nasenflügels ausgedehnt in der Art, daß die Basis des dreieckigen Spaltes dem fehlenden freien Rande des Nasenflügels entspricht und die Spitze sich mehr oder weniger bis in die Weichteile der Nase hinein ausdehnt (Abb. 12 und 13). Solche Mißbildungsformen sind ein- und doppelseitig beobachtet worden. Zu den schweren und schwersten sind Fälle zu rechnen, wie sie von

KINDLER und LEUCKART beschrieben sind. Die KINDLERsche Mißbildung zeigte folgende Formen: Auf der linken Seite fand sich eine linsenförmige, mit der Nasenhöhle in Verbindung stehende, schräg nach oben außen verlaufende Spalte, die unten am Nasenloch begann und oben 5 mm über der linken Augenspalte 2 cm einwärts vom inneren Augenwinkel, von diesem getrennt durch eine schmale Hautbrücke endete. Lippen und Gaumen war normal, das Os frontale wies einen erheblichen Defekt auf, das linke Nasenbein wurde völlig vermißt.

Die hochgradigste hierher gehörige Mißbildung, die mit einer medianen Nasenspalte kombiniert ist, ist von LEUCKART (Abb. 14) beobachtet worden: Die linke Nasenhöhle ist vollständig gespalten. Das mißbildete linke Auge liegt in der nach links und außen gerückten, gegen die Nasenhöhle geschlossenen Augenhöhle. Die unter der Nasenscheidewand getrennte Oberlippe besteht linkerseits aus

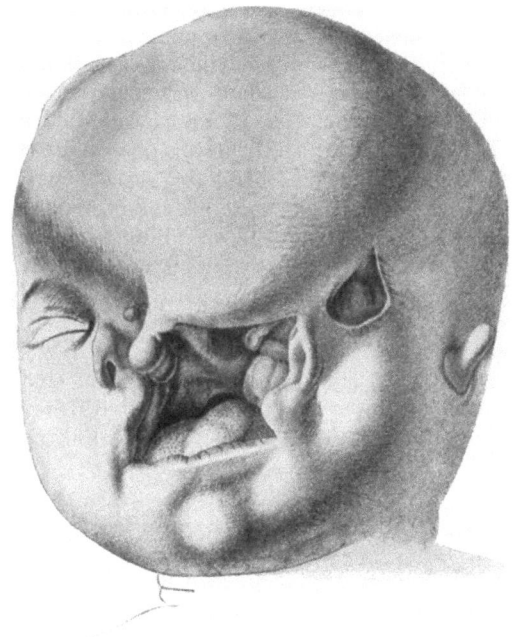

Abb. 14. Seitliche Nasenspalte und Medianspalte der Nase. (Nach LEUCKART.)

einer inneren und äußeren Hälfte, von denen die erstere sich nach unten und links vom rechten Nasenloche befindet. die letztere in rudimentärer Ausbildung unter dem getrennten Nasenflügel liegt. Infolge breiter Spaltung der Pars alveolaris des linken Oberkiefers liegt das Intermaxillare neben dem rechten Oberkiefer, von dem es gleichfalls durch einen Spalt getrennt ist. Der linke Teil der Pars alveolaris des linken Oberkiefers ist weit nach links verlagert. Dadurch, daß das Nasenseptum, das schief von oben links nach unten rechts verläuft, und nach links von der Mittellinie gelegen ist, von dem rudimentär ausgebildeten Proc. palatinus des linken Oberkiefers durch einen Spalt geschieden ist und rechts auch nur im vorderen Teile mit dem des rechten Oberkiefers eine Verbindung eingeht, kommuniziert die linke Nasenhöhle völlig, die rechte nur in der hinteren Abteilung mit der Mundhöhle. Der weiche Gaumen ist völlig in der Mittellinie gespalten; die Muscheln der linken Nasenhöhle sind ausgebildet. Das linke Stirnbein scheint nicht angelegt zu sein.

Als intrauterin erfolgte Ausheilungsvorgänge seitlicher Nasenspalten sind weißer als die Umgebung erscheinende auf den Nasenseiten von oben nach unten gehende Streifen zu deuten.

b) *Genese.* Bezüglich der Genese der seitlichen Nasenspalte sind die Ansichten noch geteilt. Trendelenburg, v. Langenbeck u. a. sind der Ansicht, daß es sich um das Ausbleiben der Vereinigung der embryonalen Nasenfortsätze, und zwar des seitlichen (äußeren) und des mittleren (inneren) Nasenfortsatzes handle, wobei es, wie v. Langenbeck sagt, zu dem nicht geschlossenen Nasenloch kommt, oder wobei nach Trendelenburg eine ,,Spaltbildung im Bereiche der embryonalen Nasenfurche'' persistiere. Frangenheim, von dem eine zusammenfassende Arbeit über diese Art von Mißbildungen existiert, betont, ,,daß bei Vereinigung fast sämtlicher überhaupt möglicher Spaltbildungen des Gesichtes bei dem Leuckartschen Falle, vor allem bei der Regelmäßigkeit der Lokalisation der seitlichen Nasenspalte, die Vermutung nahe liegt, daß auch für Entstehung der seitlichen Nasenspalte embryonal vorgebildete Spalten, Furchen oder Faltungen, die uns noch nicht bekannt sind, angeschuldigt werden müssen''. Hiernach müßten die seitlichen Nasenspalten unter die primären Spaltenbildungen eingereiht werden; sie könnten, wie Merkel mit Trendelenburg glaubt, als Fortsetzung der seitlichen Lippenspalte betrachtet werden. Landow und Kredel haben nach Grünbergs Ansicht den berechtigten Einwurf gemacht, daß die seitliche Nasenspalte als embryonale Spalte in der oberen oder seitlichen Peripherie der Nasengrubenwandung zu suchen sei. Eine solche Spalte sei aber zu keiner Zeit des embryonalen Lebens zu finden. Grünberg sieht in Form, Verlauf und Ausdehnung der seitlichen Nasenspalten soviel Abweichungen von der Regelmäßigkeit und dem Typischen, die den primären Spaltbildungen eigen sind, daß sie nicht einfach als verschiedene Grade der selben Deformität zu erklären sind. Solche Variationen sind nur durch sekundäre Spaltung möglich. Landow und Kredel halten deswegen mit Recht an der Entstehung durch mechanische Momente, Abschnürung durch Amnionfäden, fest.

C. Genetisch zu den Gesichtsspalten gehörige Mißbildungen.

I. Die Aprosopie.

a) *Anatomie*: Die Mißbildung ist äußerst selten. Der Bau eines im Dresdener Anatomischen Institut befindlichen Präparates ist folgender: Neben doppelseitiger Anophthalmie ist ein Mangel der Stirnfortsätze des Oberkiefers, der Gaumenknochen und der Ossa intermaxillaria vorhanden. Der Orbitalfortsatz des Stirnbeines ist nur rudimentär entwickelt, deutlich sind die Siebbeinplatten nnd die verwachsenen Nasenbeine sichtbar. Schwache seitliche Leisten erscheinen als Rudimente des Oberkiefers. Da die Oberlippe fehlt, ist auch eine Bildung des Mundes nicht vorhanden (Abb. 15).

b) *Genese*: Bei der Aprosopie haben wir es mit einer Bildungshemmung zu tun. Infolge Stillstandes in der Entwicklung aller embryonaler Gesichtsfortsätze ist die Urform des Mundes erhalten geblieben. Die kausale Genese der Mißbildung ist ungeklärt.

II. Proboscis lateralis.

a) *Anatomie*. Diese Mißbildung ist durch ein eigenartiges rüsselförmiges, konisch geformtes Anhängsel charakterisiert, das von der Gegend des inneren, manchmal auch des äußeren Augenwinkels herabhängt und dem Rüssel der Zyklopen in vieler Beziehung ähnlich ist. In einem Falle Kirchmeyers bestand die äußere Bedeckung des trichterförmigen Gebildes aus normaler Haut; am unteren Ende desselben befand sich eine grubige Eindellung, von deren Grund aus ein feiner Kanal durch die ganze Länge des Gebildes zog. Der blindendende Kanal reichte bis zu einer aus einem knorpeligen Zapfen bestehenden Basis und entleerte beim Weinen salzige Flüssigkeit, während LONGO einen Fall beschrieb, bei dem aus dem Kanal bei der Respiration Luft heraustrat. In KIRCHMAYERS Fall ergab die mikroskopische Untersuchung des Rüssels im Zentrum einen hyalinen Knorpelzapfen, der in ein von Fettschicht umgebenes Bindegewebe überging. In der Haut und in der Fettschicht lagen Bündel quergestreifter Muskulatur. Im Ansatzteil verliefen innerhalb des dichten Bindegewebes starke Nervenstämme. Die peripheren Teile des Zentralkanals waren mit einem mehrschichtigen hohen Cylinderepithel überzogen, unter dem sich reichliche Schleimdrüsen befanden. Nach dem freien Rande zu fand sich geschichtetes Plattenepithel. Der Rüssel ist also mit Bestandteilen der Weichteilnase mit atypischer Ausbildung und Anordnung ausgestattet (Abb. 16).

Die begleitenden Mißbildungen am Gesichtsschädel sind mannigfacher Natur und fallen bei den einzelnen Fällen verschieden aus. Auf der Seite der Rüsselbildung fehlt fast immer die eine Nasenseite, wenigstens ist sie rudimentär entwickelt. Bei einem Falle SELENKOFFS fehlten an der Schädelbasis auf der mißbildeten rechten Seite das Os ethmoidale, die Lamina cribrosa und das Nasen-

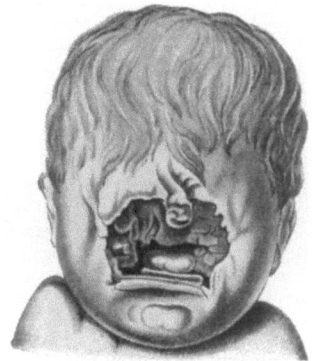

Abb. 15. Aprosopie.
(Nach v. AMMOM.)

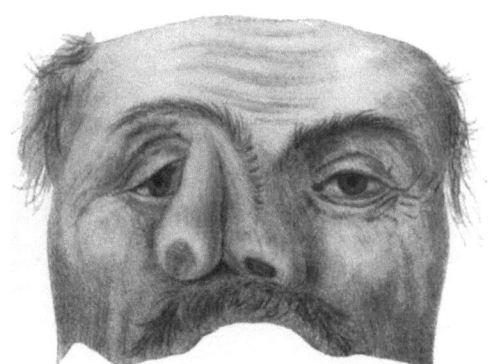

Abb. 16. Proboscis lateralis. (Nach SELENKOFF.)

bein, an dessen Stelle der Proc. nasalis des Oberkiefers stark entwickelt war. Unter dem linken Nasenbein, das übernormal ausgebildet war, und eine Richtung von oben rechts nach unten links aufwies, befand sich eine einzige linke Nasenöffnung. Die rechte Choane fehlte. An ihrer Stelle lag eine flache, von Knochen und Schleimhaut bedeckte Mulde. Die rechte Stirn- und Kieferhöhle wurde vermißt. Am Hirn war der Olfaktorius rudimentär entwickelt. Tränenpunkt und Canalis naso-lacrimalis fehlten. Als Rudiment des Tränensackes fand sich ein kleiner Blindsack. Nach LANDOW sind in geringerem Grade der Mißbildung das Nasenbein und Teile der am Septum angrenzenden Hautbedeckung der fehlenden Nasenhälfte vorhanden. Die Tränenwege können in solchen Fällen intakt sein. Bei höheren Graden ist der Defekt auch am Oberkiefer bemerkbar, indem auf der gleichen Seite ein Schneidezahn mit der zugehörigen Alveole fehlen kann. Fast regelmäßig auf der Seite der Rüsselbildung zu findende Veränderungen sind: Kolobom des unteren oder oberen Lides mit oder ohne Kolobom der Iris und auch der Chorioidea, selten rudimentäre Entwicklung des Augapfels oder Anophthalmus.

Ein in genetischer Hinsicht zur Proboscis lateralis gehöriger Fall von totaler Aplasie der einen Nasenhälfte ohne Rüsselbildung beschreibt TIEFENTHAL (Abb. 17 u. 18). Der Befund dieses Falles ist folgender: Der knöcherne Teil des Nasenrückens weicht stark nach links ab, der knorpelig-häutige Teil ist nach rechts abgebogen, so daß beide miteinander einen Winkel bilden. Das linke Nasenloch ist normal ausgebildet. An Stelle des fehlenden rechten findet sich ein winziges seichtes Grübchen. Durch Betastung ist festzustellen, daß das linke Os nasale in normaler Größe entwickelt ist, während das rechte fast völlig fehlt. Durch Ansaugen des linken Nasenflügels beim Atmen ist die Luftpassage durch die linke Nasenseite minimal. Auf der rechten Seite besteht Epiphora. Der rechte Tränennasengang scheint zu fehlen. Der Gaumen zeigt ein hohes und schmales Gewölbe. Im postrhinoskopischen Bilde weicht die hintere Vomerkante etwas nach rechts ab. Die linke Choane erscheint normal. Der rechte Choanalbezirk ist verengt und durch eine knochenähnliche Platte verschlossen, die einen marginalen Sitz hat. Das Röntgenbild läßt folgendes erkennen: Der Vomer ist nur im unteren Drittel als Knochen erkennbar. Die Nasenscheidewand ist nach rechts deviiert

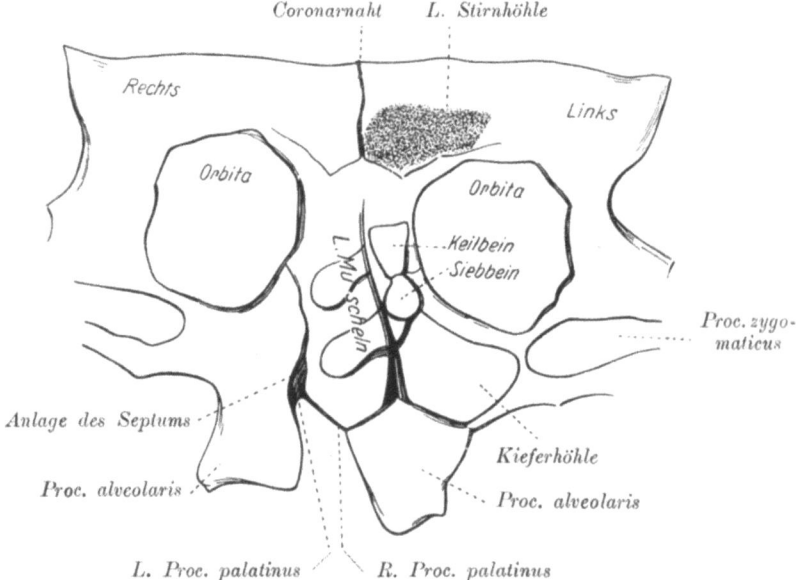

Abb. 17. Schematische Darstellung des Gesichtsschädels der Mißbildung.
(Nach Tiefenthal.)

und kann von der lateralen Nasenwand nicht getrennt werden. Die Nebenhöhlen der rechten Seite sind nicht erkennbar. Die rechte Nasenhälfte scheint lediglich aus einer spongiös knöchernen Masse zu bestehen. Die Nasenmuscheln rechts fehlen.

b) *Genese.* Bei der Proboscis lateralis geschieht die Rüsselbildung in verschiedenem Umfang aus dem Anteil der gleichseitigen Nasenhälfte, der eigentlich zum Aufbau der nur rudimentär entwickelten Nasenhälfte hätte Verwendung finden sollen. Die Rüsselbildung ist in genetischer Beziehung nahe mit den Bildungsanomalien im Bereiche mancher fötalen Gesichtsspalten verwandt. Bischoff betrachtet die Proboscis lateralis als typische Abart der medialen Nasenspalte insofern, als eine Medianspaltung des Obergesichtes mit Defektbildung im Bereiche einer Hälfte des Stirnfortsatzes und lateraler Verlagerung bei rudimentärer Entwicklung der defekten Hälfte zum Rüssel vorläge. Ziehen wir Fälle von Doggennase mit einer rudimentär entwickelten Nasenhälfte zum Vergleich heran, so könnten wir in diesen ein Vorstadium der Proboscis erblicken.

Die eben aufgeführte Erklärung genügt für Fälle, bei denen gleichzeitig ein Defekt des aus dem inneren Nasenfortsatz entstehenden Zwischenkiefers vorliegt. Ist aber der Zwischenkiefer erhalten, so kann nur das den lateralen Nasenfortsatz bildende Material an der Rüsselbildung beteiligt sein. Durch ausbleibende Vereinigung des lateralen Nasenfortsatzes mit dem Oberkieferfortsatz im Bereich der Augen-Nasenrinne kann der aus irgendwelchen Gründen in seiner Entwicklung gehemmte Nasenfortsatz an dem weiteren Aufbau der Nase unbeteiligt bleiben und sich in atypischer Weise zu einem rüsselförmigen Anhang ausgestalten. Häufig gefundene Kolobombildungen am Auge erscheinen als Reste einer durch Fehlen des seitlichen Nasenfortsatzes zu erwartenden zum Teil wieder geschlossenen Defektbildung zwischen Oberkiefer- und mittlerem Nasenfortsatz. Fälle, wie der KIRCHMAYERsche, in dem auch die Nasenhälfte auf der Seite der Rüsselbildung normal entwickelt war, lassen eine Erklärung als Hemmungsbildung nicht zu. Nach GRÜNBERG hat

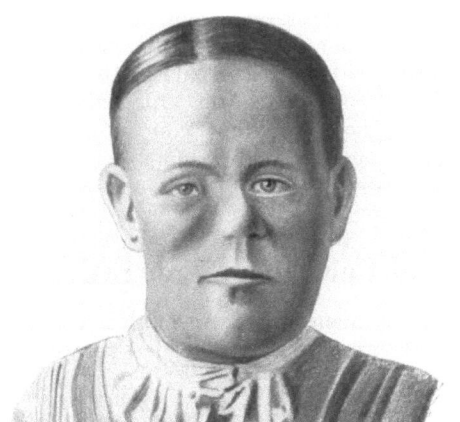

Abb. 18. Totale Aplasie der rechten Nasenhälfte. (Nach TIEFENTHAL.)

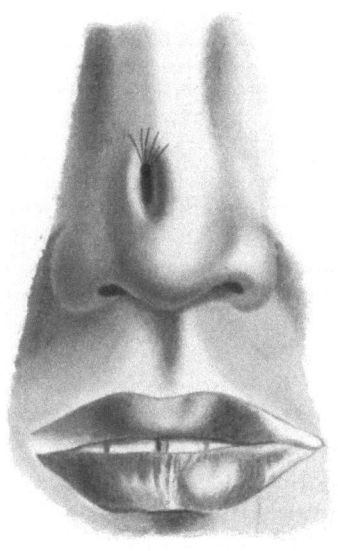

Abb. 19. Kongenitale mediane Nasenfistel. (Nach STREIT.)

es den Anschein, als ob eine Monstrosität, die für gewöhnlich als Ausdruck einer Defektbildung aufzufassen ist, gelegentlich auch als Exceßbildung auftreten kann.

Die Proboscis lateralis muß durch Schädigung eines Nasenfeldes in frühen Stadien der Entwicklung entstehen, so daß als teratogenetische Terminationsperiode nur die ersten Wochen des Embryonallebens in Betracht kommen.

Als Ursache für die Entwicklungsstörung sind amniotische Einflüsse und Keimesanomalien angenommen worden. Beide Auffassungen besitzen aber infolge mangelnder Beweise nur hypothetischen Wert.

III. Kongenitale Nasenfisteln.

a) *Anatomie.* Kongenitale Fisteln des Gesichtes sind als seltene Mißbildungen zu bezeichnen. Fistelbildungen sind auf dem Nasenrücken in der Mittellinie der Nase beobachtet worden. Die Fistelgänge führen nach oben und können bis an das untere Ende der Nasenbeine oder auch unter diese eine Strecke weit verfolgt werden und endigen stets blind, ohne daß sie mit dem Naseninneren oder mit der Stirnhöhle in Verbindung stehen. Streit beschreibt einen Fall, bei dem bei der Geburt eine kleine Erhebung auf dem Nasenrücken vorhanden war, die innerhalb von 5 Monaten zu Kirschgröße anwuchs. Die Exstirpation der Geschwulst wurde vom Chirurgen ausgeführt, es entstand aber dann eine Nasenfistel, die am Grunde einer Delle begann. Aus der Delle wuchsen üppig Haare. Bei der mikroskopischen Untersuchung des exstirpierten Fistelschlauches fand Streit ihn mit typischer Epidermis ausgekleidet. Innerhalb der Cutis verliefen parallel zum Fistelgang und bis $1^1/_2$ cm vom Fistelkanale entfernt, viele quergetroffene Haare (Abb. 19).

b) *Genese.* Man kann sich die Fisteln primär und sekundär, in letzterem Falle nach Bersten eines Dermoides, entstanden denken. Die primären Fisteln sind als der leichteste Grad der unvollkommenen Verschmelzung einer fötalen Spalte aufzufassen. Streit hält bei seinem Falle, einer sekundären Fistel, hinsichtlich der Genese die Entscheidung zwischen den beiden Fragen: ,,Ist der Fistelgang aus versehentlich zurückgelassenen Resten des bei der ersten Operation entfernten kongenitalen Tumors (Dermoid) entstanden, oder war er als Epithelfortsatz schon vor der Operation angelegt?" für notwendig. Als den wahrscheinlicheren bezeichnet er den zweiten Modus. Es sei wohl eher erklärlich, daß sich aus den Resten eines Dermoidbalges bei Verschluß der Oberhaut ein neues Dermoidrecidiv als ein so langer schmaler Epithelschlauch entwickelt. Die Ursachen, die zur Bildung der primären Fistel führen, sind ungewiß. Als wahrscheinlich kann wie bei den medianen Nasenspalten die Einwirkung von Amnionsträngen angesehen werden. Die kausale Genese der sekundären Fistel deckt sich mit der der Dermoide.

D. Angeborene Verschlüsse und Verwachsungen in der Nase.

Unter Berücksichtigung ihrer Lage können die kongenitalen Verschlüsse und Verwachsungen der Nase eingeteilt werden in solche der vorderen, der mittleren und der hinteren Nase.

I. Angeborene Verschlüsse der vorderen Nasenöffnungen.

a) *Vorkommen.* Angeborene Verschlüsse der vorderen Nasenöffnungen gehören zu den großen Seltenheiten. Es sind nur wenig derartige Fälle in der Literatur beschrieben worden. Die Verschlüsse kommen einseitig und doppelseitig vor.

b) *Anatomie.* Die größere Anzahl der bis jetzt beobachteten Fälle sind bindegewebiger Natur. Vereinzelt wurden knorpelige oder knöcherne Einlagerungen im verschließenden Diaphragma festgestellt. Es gibt vollständige und unvollständige Verschlüsse, von denen die letzteren kleine, für feine Sonden durchgängige zentrale Öffnungen aufweisen. Die Verschlußmembranen sind im Vestibulum nasi oder am Übergange desselben zum eigentlichen Cavum nasi vom Nasenflügel zum Septum ausgespannt. Nicht immer sind die Diaphragmen an ihrer Peripherie gleichweit von der äußeren Umrandung des Nasenloches entfernt. Baurowicz beschreibt einen Fall doppelseitiger häutiger Atresie, in dem der Verschluß außen etwa 2 mm, innen 1 mm vom Rande der Haut entfernt war, also in einer schiefen Ebene lag. Die Verschlußmembranen haben die Gestalt eines nach innen gerichteten Trichters, an dessen Spitze sich beim unvollständigen Verschluß die oben erwähnten Öffnungen befinden; sie sind auf der Außenseite mit normaler Haut, die zuweilen von feinen Härchen besetzt ist, überzogen und sind frei von narbigen Veränderungen.

c) *Ätiologie.* Hinsichtlich der Ätiologie der Mißbildung ist noch mancher
Zweifel aufzuklären. Nach der Ansicht von BAUROWICZ gehört die Bildungs-
anomalie der ersten Hälfte des zweiten Monats der Entwicklung des Embryo
an, da zu dieser Zeit die vorderen Nasenlöcher zur Ausbildung gelangen. Er
hält es mit BOCHONEK für wahrscheinlich, daß die Epithelschicht, die den Boden
des Nasentäschchens, also der Riechgrube, bildet, und diese von der primären
Mundhöhle trennt, nicht einreißt, sondern gänzlich erhalten bleibt. Aus dieser
persistierenden Membran, in die dann auch mesodermales Gewebe einwachsen
kann, entstünde die die Nasenöffnungen verschließende Wand. Aus der
gegebenen Beschreibung ist zu entnehmen, daß BAUROWICZ eine Persistenz
der Membrana bucconasalis für die Atresie verantwortlich macht. Wie im
Kapitel über die angeborene Choanalatresie auseinandergesetzt werden wird,
müßte ein solcher Verschluß in der Ebene der primitiven Choane liegen. Da
die letztere in ganz anderer Richtung verläuft als die die Nasenöffnungen verschließenden Membranen, kann der von BAUROWICZ angenommene Entstehungsmodus kaum das Richtige treffen.

Von anderer Seite, von v. HOVORKA und ROTH, ist die Vermutung ausgesprochen worden, daß die Ausbildung der vorderen Atresie in die Zeit des 2.—5.
oder 6. Embryonalmonates zu verlegen sei, in ein Entwicklungsstadium, in dem
die vorderen Nasenöffnungen durch Wucherung des Epithels der medialen Wand
verschlossen sind. Im 5. oder 6. Monat wird der Vorhof infolge Degeneration
der zentralen Zellen wieder durchgängig. Persistenz dieses Epithelpfropfes
und Durchwucherung desselben durch Mesoderm führe zur angeborenen Atresie.

Aus den gleichen Erwägungen, wie oben ausgeführt, lehnt neuerdings
PHLEPS den von BAUROWICZ vermuteten Entstehungsmodus ab und läßt
die Verschlüsse, wie v. HOVORKA und ROTH aus dem persistierenden Epithel-
propf entstehen, und faßt damit die Mißbildung auf Grund der Entwicklungsgeschichte der Nase als Hemmungsbildung auf. PHLEPS hält PETERS Ansicht,
daß die Persistenz des Propfes als Grundlage für den Verschluß deshalb nicht
in Frage komme, weil dieser aus Epithel bestehe und daher keine bindegewebige
Atresie bewirken könne, nicht für berechtigt, sondern sieht in dem Propf als
Restzellbestand einer früheren Entwicklungsphase einen auf die schon in
reiferer Entwicklung befindliche Umgebung einwirkenden Reiz, der gleich
einem Thrombus in einem Gefäß die ihn umschließende Wandung, das junge
Nasenvorhofgewebe, zu produktiver Reaktion anrege und damit seine Durchwucherung mit mesodermalem Gewebe herbeiführe.

ROTH vermutet in einem Falle MENZELS, bei dem der doppelseitige Verschluß
in der Ebene des vorderen Endes der unteren Muschel lag, die Ursache in einer
pathologischen, vielleicht luetischen Grundlage, die in einem späteren Stadium
der Entwicklung zu einer Verwachsung geführt habe, da die Atresie sich nicht
am Eingang des Introitus nasi, an dem man konstant im frühzeitigen embryonalen Leben die bereits erwähnte epitheliale, aber später sich öffnende Verklebung der Nasenlöcher sieht, sondern weiter nach hinten gefunden habe,
mithin ein Verbleiben des embryonalen Zustandes kaum anzunehmen sei.

Die von v. HOVORKA, ROTH und PHLEPS vertretene Entstehungsweise muß
als die wahrscheinlichste gelten. Was die Veranlassung zur Persistenz des
embryonalen Epithelpfropfes und zu dessen mesodermaler Durchwucherung
sein könnte, ist zur Zeit noch ungewiß.

II. Angeborene Synechien im Bereiche der mittleren Nase.

Synechien der mittleren Nase bei Neugeborenen, die mit Bestimmtheit als
solche bezeichnet werden könnten, sind nicht beobachtet worden. Der kongenitale

Ursprung von derartigen Synechieen, die nur als zufälliger Nebenbefund wegen ihrer im allgemeinen vollständigen Symptomlosigkeit erhoben werden können, muß per exclusionem erschlossen werden. Sind die Schleimhäute normal und keinerlei Narben vorhanden, die ätiologisch auf entzündliche Erkrankungen oder Residuen instrumenteller Eingriffe schließen lassen, so ist man berechtigt, derartige Bildungen als kongenital zu bezeichnen. Hinsichtlich der Ätiologie kongenitaler Synechieen ist mangels Materials nichts bekannt.

III. Die angeborenen Verschlüsse der hinteren Nasenöffnungen.

1. Die angeborene Choanalatresie.

a) *Vorkommen.* Die angeborene Choanalatresie gehört zu den seltenen Bildungsfehlern. Walliczek stellte unter 45000 untersuchten Patienten nur dreimal die in Rede stehende Mißbildung fest. Umfassende Statistiken haben ergeben, daß doppelseitige wie einseitige Atresieen beobachtet worden sind, daß die einseitige Atresie die doppelseitige an Häufigkeit übertrifft und in der Mehrzahl auf der rechten Seite vorkommt, daß ferner beide Geschlechter ungefähr die gleiche Erkrankungsziffer liefern. In der Mehrzahl aller Fälle ist ein kompletter Verschluß der Choanen beobachtet worden, mag es sich nun um einseitige oder doppelseitige Atresieen gehandelt haben. In seltenen Fällen ist auch ein unvollständiger Verschluß bewirkt worden.

b) *Einteilung.* Kayser unterscheidet nach dem Sitz drei Klassen von Choanalatresieen.

α) Intranasale Atresieen dadurch charakterisiert, daß die Verschlußplatten einige Millimeter nach vorn vom Choanalrande liegen. Im postrhinoskopischen Bilde ist bei diesen Atresieen der ganze Choanalrahmen sichtbar. Alle Gebilde des Nasenrachenraumes und namentlich der hintere Vomerrand können deutlich abgegrenzt werden.

β) Marginale Atresieen, bei denen gegenüber den vorhergehenden die Verschlußmembranen um wenige Millimeter nach hinten bis in die Choanalebene gerückt sind und eine Verwachsung zwischen den knöchernen Choanalrändern, und zwar der Pars verticalis des Gaumenbeines der einen Seite mit dem Vomerrand oder mit der Pars verticalis des Gaumenbeines der anderen Seite, darstellen.

γ) Extranasale oder *retronasale* Atresieen, die außerhalb der Nasenhöhle im Nasenrachenraum liegen. Die Verschlußmembran zieht hier von der Oberfläche des weichen Gaumens von der Gegend der Ansatzstelle des letzteren am harten Gaumen nach hinten oben zum Rachendach.

Eine andere Einteilung gibt Baumgarten. Als echte Choanalverschlüsse beschreibt er solche, die in der Ebene der Choanen liegen. Als unechte diejenigen, deren Diaphragma sich mehr oder weniger im Nasenrachenraum ausspannt und letzteren in zwei Abteilungen trennt.

Beide geschilderten Einteilungsprinzipien lassen sich miteinander vereinigen, und zwar so, daß die marginalen und auch die intranasalen Verschlüsse Kaysers zu den echten Baumgartens zu zählen sind, während die extranasalen Kaysers mit den unechten Baumgartens identisch sind. Als weitere Klassifikation ist die in *typische* und *atypische* (Schwendt) zu nennen. Es entsprechen die typischen den echten, die atypischen den unechten Verschlüssen. Die retronasalen, atypischen und unechten Verschlüsse gehören, wie bereits Suchanek hervorgehoben hat, nach ihrer anatomischen Lage im Nasenrachenraum nicht zum Gebiete des Choanalverschlusses. Den folgenden Betrachtungen liegen nur die intranasalen und marginalen bzw. typischen und echten Verschlüsse zugrunde, während die retronasalen im Anschluß daran abgehandelt werden.

c) *Anatomie.* Die Verschlußplatten, die als ovale Gebilde in die normal konfigurierten Choanen eingefügt sind, haben zum Teil eine knöcherne Grundlage, die einen beiderseitigen Schleimhautüberzug aufweist, zum Teil ist die knöcherne Basis unvollständig, so daß wir von einer gemischten Atresie sprechen können. Mitunter ist das Diaphragma rein membranös. Endlich sind ganz seltene Fälle beobachtet worden, in denen zwischen die Schleimhautblätter Knorpel eingelagert war. Falls eine knorpelige oder knöcherne Grundlage vorhanden ist, weist letztere nicht an allen Stellen eine gleiche Dicke auf. In der Regel nimmt die Stärke des eingelagerten Knochens oder Knorpels von der Peripherie zum Zentrum ab, und zwar so, daß die dünnste Stelle nicht im Mittelpunkt der Membran zu suchen ist, sondern daß diese etwas excentrisch nach oben innen gelegen ist. In seiner Stellung weicht das Diaphragma derart von der Frontalebene ab, daß der obere Teil weiter nach hinten als der untere und der laterale weiter nach hinten als der mediale inseriert. Die Verlaufsrichtung der Membran ist also in einer nach hinten oben außen geneigten Ebene orientiert. Die Schleimhaut des Nasenbodens setzt sich allmählich unter leichten Ansteigen auf die des Diaphragmas fort, ohne daß ein scharfer Winkel zwischen beiden sichtbar ist. Die Platten sind in ihrem Rahmen nicht plan ausgespannt, sondern sind konvex nasal oder nasenrachenwärts gewölbt, so daß, da die Höhe der Konvexität mehr septalwärts gelegen ist, auf der konkaven Seite Mulden entstehen, in die die Membran median steiler als lateral abfällt. Zuweilen befindet sich auf der Nasenrachenseite ein Grübchen, von dem aus ein Kanal in das Diaphragma führt, das entweder blind endigt oder die Membran vollständig perforiert. Narben, die auf spätembryonale Verwachsungsvorgänge hindeuten könnten, sind nicht beobachtet worden. Die hintere Septumkante ist in der Regel genau in der Mittellinie zu erblicken (Abb. 20). Nach BERBLINGER gleicht auf der nasalen Seite des Diaphragmas das Schleimhautblatt mikroskopisch in seinem Aufbau vollkommen der Mucosa der Pars respiratoria des Cavum nasale, auf der pharyngealen in allen Teilen der Pars nasalis der Schlundhöhle. Bei knöchernen Diaphragmen ist zwischen beide Schleimhautblätter markhaltiger wie markloser bindegewebig entstandener Knochen, von dem zuweilen manche Stellen des Diaphragmas frei sein können, eingelagert.

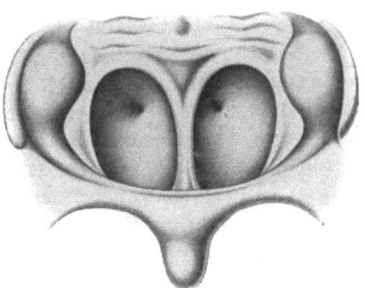

Abb. 20. Kongenitale beiderseitige Choanalatresie.

d) *Ätiologie.* Die Frage der formalen Genese der Mißbildung kann noch keineswegs als geklärt gelten. Viele verschiedene Meinungen sind vertreten worden und keine kann als die allgemein gültige anerkannt werden. Der Grund ist darin zu suchen, daß autoptische Befunde, soweit es sich nicht um nichtlebensfähige noch mit anderen Mißbildungen ausgestattete Monstren gehandelt hat, in sehr geringer Anzahl vorhanden sind. Erst weitere am Leichenmaterial makroskopisch und mikroskopisch genau untersuchte Fälle können Licht in das vorhandene Dunkel werfen.

Als erster hat SCHWENDT in seiner grundlegenden Monographie „die angeborenen Verschlüsse der hinteren Nasenöffnungen und ihre operative Behandlung" alle bis dahin veröffentlichten Fälle von Choanalatresie gesammelt und einer eingehenden Kritik gewürdigt. An die Spitze seiner Abhandlung stellt er die Besprechung von Monstren, die neben anderen Mißbildungen auch einen Choanalverschluß aufwiesen und alle einer genauen makroskopischen Betrachtung

unterworfen werden konnten, da keines derselben lebensfähig war. In allen
Fällen fehlt die mikroskopische Untersuchung, und die erhobenen Befunde
können deshalb nur in beschränktem Maße zur Lösung der strittigen Frage
herangezogen werden. Diesen Monstren, die anatomisch zu den Arrhinencephalen Kundrats zu zählen sind, fehlt stets der Tractus und Bulbus olfactorius.
Das Gehirn und der Gesichtsschädel weisen Mißbildungen auf, die stets den
Defekt des Riechhirnes zu begleiten pflegen.

Bei der *Ethmocephalie*, der schwersten Form der Arrhinencephalie, der
das Fehlen der ganzen äußeren Nase eigentümlich ist, und bei der sich ein
an der Nasenwurzel angehefteter häutiger Rüssel findet, kommt durch stark
medianwärts gerichtetes Wachstum der lateralen Nasenwände ein vollständiger
Verschluß der Nasenhöhlen zustande. Derartige Atresieen dienen der von
Kundrat geäußerten Ansicht, daß nach der Mittellinie kulissenartig gerichtetes Wachstum der Processus verticales der Gaumenbeine den Verschluß
bewirke, zur Stütze. Luschka beschrieb ein Monstrum ,einen Cebocephalus,
bei dem die Verschlußplatten der Choanen an dem äußeren, der inneren Lamelle
des Processus pterygoideus zugekehrten Rand zugeschärft waren. Dem Keilbeinkörper lagen diese Plättchen, durch eine Sutur von demselben getrennt, mit
einem gezahnten Rand an. Ein rudimentärer Vomer schied sie voneinander.
Mit den Gaumenplatten standen sie, allmählich in diese übergehend, ohne
jegliche Naht in Verbindung, so daß die Plättchen und die horizontalen Gaumenbeine einen Knochen bildeten. Luschka hält diesem Befunde zufolge den
Choanalverschluß durch ein excessives nach hinten oben erfolgtes Wachstum
der horizontalen Gaumenplatten entstanden. Nach in der Teratologie gemachten
Erfahrungen, daß excessives Wachstum nach hinten nicht beobachtet, daß aber
Verschmelzung lateraler Teile durch medianwärts gerichtetes Wachstum derselben eine häufige Erscheinung sei, schloß sich von Schrötter entgegen der
Luschkaschen der Kundratschen Ansicht an. Einen Beweis seiner Auffassung
erblickt er noch darin, daß der laterale Teil der Verschlußplatten als Ent-
stehungsstelle dicke:en Knochen als der mediane Teil führt. Beim Bitotschen
Schädel, den Kundrat wegen Fehlens von Zwischenkiefer und Vomer für einen
arrhinencephalen Schädel hielt, war die einfache Choane durch zwei vollständig
selbständige Knochenplättchen abgeschlossen, die Bitot wegen ihrer Gestalt
als Ossa triangularia bezeichnete. Aus der Zeichnung Bitots geht hervor,
daß sie nach allen Seiten von ihrer Umgebung getrennt waren. Schwendt
glaubt, daß die beschriebenen Ossa triangularia ebenso wie die knöcherne Umrandung der Choanen, von der nur das Keilbein, das ein Teil des Primordial-
kraniums ist, eine gesonderte Stellung einnimmt, als Belegknochen aufzufassen
sind.

Schwendt ist der Ansicht, daß ein Zusammenhang zwischen den arrhinencephalen Monstren Kundrats und den durch Choanalatresie mißbildeten
lebensfähigen Individuen besteht, da die bei der Choanalatresie vorhandene
Anosmie, die nach seinen Beobachtungen auch nach der Operation bestehen
bleibt, auf einen Defekt des Riechhirnes schließen ließe.

Es liegt somit der Gedanke nahe, den Choanalverschluß auf ähnliche Weise
wie bei diesen Monstren, d. h. einmal wie bei Kundrat durch kulissenartiges
Entgegenwachsen der vertikalen Gaumenbeinteile, ein andermal wie bei Luschka
durch nach hinten oben gerichtetes Wachstum der horizontalen Gaumenplatten entstehen zu lassen. Bald dieser, bald jener Entstehungsmodus ist von
den Beobachtern bevorzugt worden. Die Zugehörigkeit der Choanalatresieen
zu den Arrhinencephalen wird von Hems und Suchanek bestritten, da bei
ihren Beobachtungen — und ihre Ansicht findet durch von anderer Seite er-
hobene Befunde Bestätigung — weder die für Arrhinencephale charakteristische

Gesichtsschädelmißbildungen zu finden waren, noch die vorhandene Anosmie nach der Operation bestehen blieb. HOPMANN betrachtet die Choanalatresie als den höchsten Grad der beim Lebenden oft beobachteten Choanalenge und Choanalstenose, entstanden durch ungleichmäßiges und schiefes Wachstum der an der Bildung des Choanalrahmens beteiligten Knochen. Für die typischen Atresieen, bei denen die geschilderte unregelmäßige Konfiguration der Choanen nicht zu beobachten ist, kann eine solche Entstehungsweise als nicht zutreffend bezeichnet werden.

SANTESSON sah bei einem Patienten seiner Beobachtung die Ursache des Leidens in einer medianwärts erfolgten Entwicklung der Processus pterygoidei des Keilbeines. Demgegenüber macht SCHWENDT geltend, daß bei an typischer Stelle gelegenem Choanalverschluß der äußere Choanalrand an normaler Stelle zu sehen sei und infolgedessen dieser Entstehungsmodus keine Wahrscheinlich-

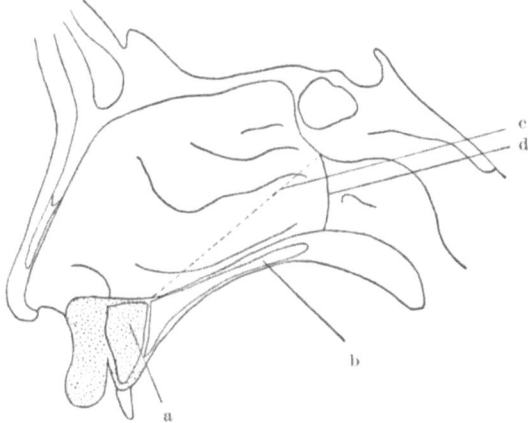

Abb. 21. Schemat. Darstellung der Lage der primitiven u. sekundären Choane. (Nach PETERS.) a Oberkieferfortsatz. b sekundärer Gaumen. c Lage der primitiven Choane. d Lage der sekundären Choane.

keit besäße. Immerhin könnte für marginale Atresien diese Erklärung SANTESSONS das Richtige treffen.

Beobachtungen, die HOCHSTETTER über die Entwicklung der Nasenhöhlen an Frontalschnitten durch den Kopf von Säugetier- und Menschenembryonen machte, bestimmten ihn dazu, der Ansicht HAAGS und KAHLERS, den Choanalverschluß aus einer Persistenz der Membrana bucconasalis mit mesodermaler Durchwucherung derselben entstehen zu lassen, beizupflichten. Vergegenwärtigt man sich aber mit LANG, PETER, GRÜNWALD und BERBLINGER die Entstehung der primären Nasenhöhle, der primären und sekundären Choane, so fällt die Lage der primitiven Choane in eine Ebene, die durch die hintere Begrenzung des primitiven Gaumens zur unteren Keilbeinfläche führt (Abb. 21). Die sekundäre Choane, in deren Ebene die kongenitalen Verschlüsse zu suchen sind, hat eine untere Insertionslinie, die fast um die ganze frontooccipitale Ausdehnung des sekundären Gaumens weiter nach hinten liegt als die der primitiven Choane. Die Erklärung der Choanalatresie als persistierende Membran bucconasalis wäre also nur zulässig, wenn die nichteinreißende Membrana auf dem von der lateralen Seite sich entwickelnden Gaumen nach hinten fortschreitet, bis sie endlich in die Gegend der definitiven Choane kommt, ein entwicklungsgeschichtlicher Vorgang, der trotz verschieden schnellen Wachstums einzelner

Teile der Nasenhöhle (Disse) bisher nicht bekannt ist (Lang) und nur eine unbewiesene Annahme ist (Berblinger). Wegen der verschiedenen Lage der Bucconasalmembran und der definitiven Verschlußplatte lehnen Grünwald und Peter die Entstehung letzterer aus ersterer ab. Wenn Peter im Verein mit Kallius den Choanalverschluß durch intrauterin entzündliche Vorgänge entstanden sieht, so glaubt Berblinger deshalb widersprechen zu müssen, weil „die symmetrische Gestaltung der Diaphragmen, ihre bis zu einem gewissen Grade gesetzmäßige Lage, wie ihr geweblicher Aufbau es durchaus unwahrscheinlich machen, daß stets an derselben Stelle durch eine Entzündung eine Verwachsung zustande kommen sollte". Die Grübchen, die in der Regel auf der pharyngealen Fläche der Membran gefunden werden, sollen nach Hopmann der Verwachsungsstelle des hochgradig verengten Choanalostiums entsprechen. Wenn die von Hopmann angenommene sekundäre Verwachsung nicht in frühzeitiger Embryonalzeit erfolgt, müßten, ein nie beobachtetes Verhalten, nach Berblinger Narben oder Unregelmäßigkeiten im Aufbau der Schleimhaut als Residuen dieses Vorganges zu finden sein.

Es ist angezeigt, an dieser Stelle auf einen von Berblinger veröffentlichten Fall näher einzugehen, der sich besonders dadurch hervorhebt, daß er außer der makroskopischen Beschreibung als erster in der Literatur bekannter Fall eine Zerlegung des Choanalverschlusses in mikroskopische Schnittserien aufweist und dadurch besonders geeignet ist, uns im Verständnis der formalen Genese des Choanalverschlusses einen erheblichen Schritt vorwärts zu bringen. Bei einem 5 Monate alten Mädchen, das klinisch die Zeichen einer beiderseitigen Rhinitis bot, war die Diagnose „doppelseitige Atresie der Choanen" intra vitam gestellt worden. Eine ausgedehnte Bronchopneumonie wurde als Todesursache festgestellt. Bei der Sektion wurde gefunden, daß das die Atresie bildende Diaphragma einen flachen, nasalwärts gerichteten Blindsack darstellte, dessen Anheftungsstelle etwas vor dem Choanalrahmen selbst gelegen war. Weitere Mißbildungen waren in der Nasenhöhle nicht vorhanden. Zur histologischen Untersuchung wurden sagittale, der Ebene des Septums parallele Schnittserien angelegt. Jeder Schnitt enthielt außer dem eigentlichen Diaphragma dessen Übergang zum Gaumen wie zum Dache von Pharynx und Nasenhöhle. Die Untersuchung der Schnittserien ergab, „daß die knöcherne Grundlage der die Choanalostien verschließenden Anteile nasaler wie pharyngealer Schleimhaut einerseits mit dem unteren Teil des Vomer, andererseits mit einem frontal gestellten Fortsatz der Pars verticalis des Os palatinum in kontinuierlicher Verbindung stand." Aus dem oben geschilderten Verhalten des Schleimhautüberzuges zu beiden Seiten des Diaphragmas, das der Norm entspricht, geht hervor, daß die Bildung der Verschlußplatte innerhalb des Meatus nasopharyngeus vor sich gehen muß, daß, wollte man die Verschlußplatte als persistierende Bucconasalmembran auffassen, eher eine Differenzierung der Mucosa auf der aboralen Fläche nach der Richtung der Mundschleimhaut zu erwarten wäre. Entwickeln sich in einer frühen embryonalen Entwicklungsperiode die die Choanen begrenzenden Knochen, insbesondere die Gaumenbeine, septalwärts excessiv und in abnormer Richtung, so ist es möglich, daß beim Begegnen der einander entgegenwachsenden Partieen die einander innig berührenden Epithelien zugrunde gehen, mesodermal durchsetzt werden, und so eine durch abnorm gerichtetes Wachstum entstandene Platte bilden, ein pathologischer Entwicklungsvorgang, der in der Vereinigung der Gaumenplatten ein physiologisches Analogon hat. Findet dieser Prozeß vor dem 3.—4. Embryonalmonat statt, so kann der geschilderte, der Norm entsprechende Aufbau der die Verschlußplatten bedeckenden Schleimhaut nicht wundernehmen, da die vollständige Differenzierung der Mucosa nach Peter im 3.—4. Embryonalmonat erfolgt. Die erste Anlage des Os palatinum ist schon am Ende der 6. Fötalwoche vorhanden, die des Vomer etwas später. Die teratogenetische Terminationsperiode umfaßt also die Zeitstrecke zwischen der 6. und 12. Fötalwoche, ein Abschnitt des Embryonallebens, in dem die meisten Mißbildungen speziell die Spaltbildungen am sekundären Gaumen zur Entwicklung gelangen. Es gewinnt somit die bereits von KUNDRAT geäußerte Ansicht des Entstehens des Choanalverschlusses durch kulissenartiges, medianwärts gerichtetes Wachstum der vertikalen Gaumenbeinteile an Wahrscheinlichkeit. Weitere in gleicher Weise auszuführende Untersuchungen sind aber noch notwendig, um dem BERBLINGERschen Resultat allgemeine Gültigkeit zu verschaffen.

Wenn nach den vorausgegangenen Darstellungen das Problem der formalen Genese des Choanalverschlusses bereits im gewissen Sinne als gelöst betrachtet werden kann, so sind wir bei dem der kausalen Genese noch vollständig auf hypothetische Vorstellungen angewiesen. Weder die formale Genese des Choanalverschlusses, noch der sich uns darbietende anatomische Aufbau der fertigen Atresie lassen den Einfluß einer äußeren Ursache, die das Ei während der Befruchtung oder während der Entwicklung im Uterus treffend die Mißbildung hervorrufen könnte, erkennen, seien es nun mechanische, physikalische oder chemische Einflüsse, seien es fötale Krankheiten, z. B. intrauterine Entzündungen oder Anomalien des Amnion, z. B. Verwachsungen und Strangbildungen. Per exclusionem kommen wir dazu, die Entstehung der Choanalatresie durch den Einfluß einer inneren Ursache anzunehmen: Die abnorme Entwicklungsrichtung, die zur Ausbildung der Mißbildung führt, ist schon in dem befruchteten Ei vorhanden und wahrscheinlich durch abnorme Beschaffenheit der Geschlechtszellen bedingt.

Ist nun die Anlage zur Mißbildung bereits in einer der Geschlechtszellen, die beim Befruchtungsvorgang zusammentreten, enthalten, so ist damit gleichzeitig die Möglichkeit einer Vererbung gegeben (E. SCHWALBE). Eine Beobachtung von LANG, der in drei aufeinanderfolgenden Generationen untereinander ganz gleiche Choanalatresien festgestellt hat, spricht dafür, daß wir die Choanalatresie zu den vererbbaren Mißbildungen rechnen können.

e) *Veränderungen am Gesichtsschädel.* Eine die Choanalatresie fast mit Regelmäßigkeit begleitende Veränderung am Gesichtsschädel ist der abnorme Hochstand des harten Gaumens. Die Frage der Entstehung der anormalen Konfiguration des Gaumens hat in ganz besonderem Maße das Interesse der Untersucher in Anspruch genommen und zu lebhaften Auseinandersetzungen Veranlassung gegeben gerade deshalb, weil man in der Choanalatresie das klassische Beispiel der verlegten Nasenatmung sah und durch Deutung solcher Fälle das Problem des Zusammenhanges zwischen Nasenobstruktion und Gaumendeformität einer Lösung näher zu bringen glaubte.

Auf der Annahme, daß der hohe Gaumen von jeder Art der verlegten Nasenatmung abhängig, also durch habituelle Mundatmung bedingt sei, baut sich die von KÖRNER und WALDOW vertretene Theorie auf. KÖRNER und WALDOW stellen damit die Choanalatresie in Parallele zur Nasenverlegung durch adenoide Vegetationen.

Dieser Theorie steht die von SIEBENMANN inaugurierte und von seinen Schülern vertretene Ansicht, daß der Gaumenhochstand unabhängig von der Nasenobstruktion ein Symptom der Leptoprosopie sei, gegenüber. Hypsiestaphylie beruhe in der Regel auf einer angeborenen Rasseeigentümlichkeit des Schädels und nicht auf extrauteriner späterer Beeinflussung durch Nasenstenose.

Einer Gesichtshypoplasie auf der Seite des Verschlusses bei einseitiger Atresie und Exophthalmus begegnen wir nicht so häufig, daß diese Veränderungen zu den gesetzmäßigen Folgeerscheinungen gerechnet werden können.

2. Angeborene Membranbildung im Nasenrachen.

Von den eben beschriebenen kongenitalen Choanalatresieen sind die extranasalen oder retronasalen Verschlüsse der hinteren Nasenöffnung zu trennen.
Sichere derartige Fälle sind nur wenig bekannt. Da sie außerhalb der Nasenhöhle bereits im Nasenrachenraum liegen, stehen sie mit dem Choanalrahmen
in keinerlei Verbindung und stellen nur eine Membranbildung dar, die den
Nasenrachenraum in zwei Abteilungen, in eine vordere und eine hintere trennt.
(Abb. 22.) Weder anatomisch noch ätiologisch können sie zu den Choanalver-
schlüssen gerechnet werden. Die stets membranösen Verschlußplatten spannen
sich zwischen der Oberfläche des weichen Gaumens, seitlicher Pharynxwand

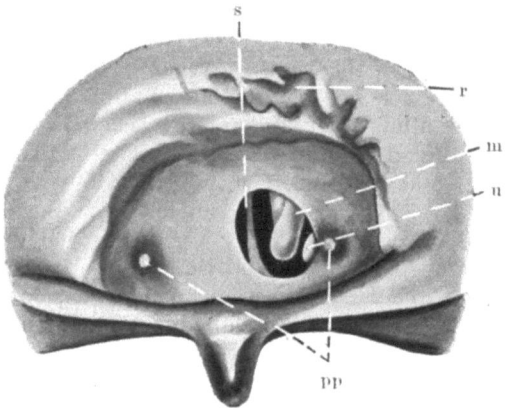

Abb. 22. Membran hinter der rechten Choane und den Tubenwülsten. (Nach Grünwald.)
pp vorspringende Processus pterygoidei; u untere; m mittlere Muschel; s Septum;
r Recessus an der Rachenmandel.

hinter den Tubenöffnungen und Rachendach aus und dokumentieren nach
Schwendt ihren kongenitalen Ursprung dadurch, daß sie neben Bindegewebe
auch Muskelfasern enthalten können. Sie stellen also eine Duplikatur des
weichen Gaumens dar. Die Membranen sind zuweilen perforiert.

Über die Ätiologie der Mißbildungen ist nichts bekannt.

Literatur.

Aboulker: Beitrag zum Studium des angeborenen Verschlusses der Choanen. Arch.
internat. de laryngol., otol.-rhinol. et broncho-oesophagoscopie. Nov.-Dez. 1910. Ref.:
Zeitschr. f. Laryngol., Rhinol. u. ihre Grenzgeb. Bd. 3, S. 735. — Anton: Über einen Fall
angeborener Atresie des äußeren Gehörganges mit mißbildeter Muschel und totaler Lippen-
Kiefer-Gaumenspalte. Prag. med. Wochenschr. Nr. 20. — Balla: Über kongenitale Choanalatresie. Arch. ital. di laringol. Juli 1907. Ref.: Internat. Zentralbl. f. Laryngol. Bd. 24,
S. 433. — Barrand (1): Angeborener Verschluß der Choanen. Rev. méd. de la Suisse romande
1919. Nr. 6. — Derselbe (2): Ein Fall von doppelseitiger und totaler knöcherner Choanalatresie. Internat. Zentralbl. f. Laryngol. Bd. 34, S. 178. — Baurovicz: Angeborener doppelseitiger Verschluß der vorderen Nasenöffnungen. Arch. f. Laryngol. u. Rhinol. Bd. 15,
(enthält weitere Literatur). — Behr: Ein Beitrag zur Klinik und Behandlung der knöchernen
und häutigen Atresie der Nase. Zeitschr. f. Laryngol., Rhinol. u. ihre Grenzgeb. Bd. 8.
— Bentzen: Ein Fall von kongenitaler Atresie der Choanen. Ugeskrift f. lager. Nr. 20.
Ref.: Internat. Zentralbl. f. Ohrenheilk. Bd. 2. — Berblinger: Der angeborene Verschluß
der Choanen. Beitrag zur formalen Genese dieser Mißbildung. Arch. f. Laryngol. u. Rhinol.
Bd. 31. — Binnerts: Einseitige Choanalatresie bei einem Säugling von 3 Monaten. Arch.
f. Laryngol. u. Rhinol. Bd. 34. — Binswanger (1): Referat über einen Fall von angeborener
einseitiger Choanalatresie. Wien. klin. Wochenschr. 1910. Nr. 5. — Derselbe (2): Kongenitale Atresie der rechten Choane. Münch. med. Wochenschr. 1910. Nr. 51. — Birkelt,

H. S.: Zwei Fälle von knöchernen Verschluß der rechten Choane. New York med. record. 22. Juli 1905. Ref.: Internat. Zentralbl. f. Laryngol. Bd. 22. — BIRMINGHAM: Fast vollständiges Fehlen der Nasenmuscheln. Doublin. journ. of med. sc. Sept. 1890. Ref.: Internat. Zentralbl. f. Laryngol. Bd. 7, S. 603. — BRÜHL: Die Zweiteilung der Neben-höhlen der Nase. Zeitschr. f. Ohrenheilk. u. f. Krankh. d. Luftwege. Bd. 40. — BURGER: Ein Fall höchstgradiger Aplasie der Innenorgane der Nase. Arch. f. Laryngol. u. Rhinol. Bd. 33. — CAPART: Angeborene Nasenfistel. Internat. Zentralbl. f. Laryngol. Bd. 30. S. 127. — CHARAUSEK: Zur kongenitalen Choanalatresie. Vers. d. Vereins dtsch. Hals-Nasen-Ohrenärzte d. Tschecho-Slowak.-Republik Prag. Sitzung v. 2. April 1922. — CONVOLLY: Diaphragma des Nasenrachens. Ref.: Internat. Zentralbl. f. Laryngol. Bd. 30. S. 494. — DIONISIO: Über angeborene Atresien und Stenosen der Choanen. Gazz. med. di Torino. 1895. Ref.: Internat. Zentralbl. f. Laryngol. Bd. 11, S. 894. — DOWNIE, WALKER: Ein Fall von angeborener membran. Verschluß der linken Nasenhälfte bei einem Kinde. Glasgow. med. journ. Okt. 1896. Ref.: Internat. Zentralbl. f. Laryngol. Bd. 13, S. 406. — FLOCK: Eine Familie mit angeborener Deformität der Nase und die Resultate subcutaner Injektion von Paraffin. Bristol. med.-chirurg. journ. Juni 1909. Ref.: Internat. Zentralbl. f. Laryngol. Bd. 2, S. 385. — FRASER: Kongenitale Atresie der Choanen. Brit. med. Journ. 26. Nov. 1910. Ref.: Internat. Zentralbl. f. Laryngol. Bd. 4, S. 65. — FRITTS, J. RULE: Verschluß der hinteren Nase mit Bericht über 2 Fälle. Med. times. Februar 1899. Ref.: Internat. Zentralbl. f. Laryngol. Bd. 16, S. 378. — GÖZ: Ein Fall beiderseitiger Choanalatresie beim Neugeborenen. Zeitschr. f. Ohrenheilk. u. f. Krankh. d. Luftwege. Bd. 68, S. 43. — GRÜN-BERG: Die Mißbildungen des Kopfes. Die Gesichtsspalten usw. SCHWALBES Morphologie d. Mißbildungen. Bd. 3, Liefg. 9. 1913 (enthält weitere Literatur). — GRÜNWALD: Krank-heiten der Mundhöhle, des Rachens und der Nase. München 1912. — HAAG: Über Gesichts-schädelform, Ätiologie und Therapie der angeborenen Choanalatresie. Arch. f. Laryngol. u. Rhinol. Bd. 9 (enthält weitere Literatur). — HAENISCH: Angeborene wulstige Anhänge an der Nasenscheidewand. Med. Ges. zu Kiel Febr. 1916. — HANAUSEK: Ein Fall von kongenitaler Atresie der Choane. Časopis lékařův českých 1910. Nr. 43. Ref.: Internat. Zentralbl. f. Ohrenheilk. Bd. 9, S. 165. — HANSEMANN: Die angeborenen Mißbildungen der Nase. HEYMANNS Handbuch f. Laryngol. u. Rhinol. Bd. 2/3 (enthält weitere Literatur). — HANSZEL: Mißbildungen der Nase. Internat. Zentralbl. f. Ohrenheilk. Bd. 3, S. 161. — HEINDL: Demonstration eines Falles von kongenitaler Choanalatresie. Wien. laryngol. Ges. Wien. med. Wochenschr. 1908. Nr. 3. — HEYSE: Anomalien der Choanen und des Cavum pharyngonasale. Inaug.-Diss. Leipzig 1900. — HOCHHEIM: Zur Kasuistik der doppel-seitigen kongenitalen Choanalatresie. Inaug.-Diss. Greifswald 1903. — HOCHSTETTER (1): Über Bildung der primitiven Choane bei Säugetieren. Würzburg 1896. — DERSELBE (2): Über Bildung der Choanen. 5. Vers. d. anatom. Ges. München. 1891. — DERSELBE (3): Über die Bildung der primitiven Choanen beim Menschen. Verhandl. d. anat. Ges. Wien 1892. — JOHNSTON: Kongenitale Membranbildung am Nasenrachen. Journ. of the Americ. med. assoc. 1. 9. 1906. Ref.: Internat. Zentralbl. f. Laryngol. Bd. 23, S. 160. — JURASZ: Ein Fall von angeborener Nasendeformität. Internat. Zentralbl. f. Laryngol. Bd. 28, S. 172. — KAHLER: Über kongenitale knöcherne Choanalatresie. Monatsschr. f. Ohrenheilk. u. Laryngo-Rhinol. 1909, S. 41 (enthält weitere Literatur). — KAMM: Ein Fall von Verschluß der hinteren Nasenöffnung. S.-A. aus d. allgem. med. Zentralzeitg. 1902. Nr. 52. Ref.: Internat. Zentralbl. f. Laryngol. Bd. 20, S. 438. — KASPER: Verwachsungen der Nase. HEYMANNS Handbuch Bd. 3/1 (enthält weitere Literatur). — KILLIAN, J.: Sagittale Spalten der hinteren Enden beider Siebbeinmuscheln. Monatsschr. f. Ohrenheilk. u. Laryngo-Rhinol. 1890. — KIRMISSON: Kongenitale Teilung des Nasenloches. — KÖNIGSTEIN: Knöcherne Atresie der Choane. Medycyna 1907. Nr. 52. — DE KLEYN: Über einen Fall von einseitiger Choanalatresie kombiniert mit Ethmoiditis purulenta bei einem Säugling. Acta oto-laryngol. Vol. 1, H. 1. Ref.: Internat. Zentralbl. f. Laryngol. Bd. 16, S. 13. — KOCH: Ein Fall von angeborener Atresie der Choanen. Med. tijdskrift v. Geneesk. 3. Juni 1911. Ref.: Zeitschr. f. Laryngol., Rhinol. u. ihre Grenzgeb. Bd. 5, S. 331. — KÜHN: Miß-bildungen der Nase, Nasenpolypen, Nasenrachenpolypen. DRASCHES Bibliogr. d. med. Wissenschaft 1898. Ref.: Internat. Zentralbl. f. Laryngol. Bd. 15, S. 59. — KÜMMEL: Chirurgie der Nase und der Nebenhöhlen. Handbuch d. Chirurg. v. BRUNS, GARRÉ und KÜTTNER. Bd. 1. — LANG: Über Choanalatresie (Heredität derselben). Monatsschr. f. Ohrenheilk. u. Laryngo-Rhinol. 1912 (enthält weitere Literatur). — LASAGNA: Ein seltener Fall von angeborener Doppelbildung der Nase. Arch. ital. di otol., rinol e laringol. 1917. Fasc. 6. Ref.: Internat. Zentralbl. f. Laryngol. Bd. 34, S. 188. — LEXER: Chirurgie des Gesichtes im Handbuch d. prakt. Chirurg. v. BRUNS, GARRÉ und KUTTNER. Bd. 1 (enthält weitere Literatur). — LONGO, N.: Ein sehr seltener Fall von kongenitaler Deformität der Nase. Giorn. internat. delle scienze med. Vol. 24. 1902. Ref.: Internat. Zentralbl. f. Laryngol. Bd. 20, S. 438. — MENZEL: Angeborene Membranbildung im Nasenrachen. Vortrag i. d. Wien. laryngol. Ges. Internat. Zentralbl. f. Laryngol. Bd. 30, S. 225. — PETER: Atlas der Entwicklung der Nase und des Gaumens beim Menschen mit Einschluß der Entwicklungsstörungen. Jena 1913. — Piffl: Kongenitale Atresie der Choanen. Münch. med. Wochenschr. 1910. Nr. 9. — Porter: Bemerkungen über einen Fall von kongenitalem Choanenverschluß. Edinbourgh med. journ. Febr. 1906. Ref.: Internat. Zentralbl. f. Laryngol. Bd. 22, S. 326. — Ranzi: Rüsselbildung an der Nase. K. K. Ges. d. Ärzte in Wien. Sitzung v. 19. 1. 1917. Berlin. klin. Wochenschr. Nr. 16, S. 338. — Schmidt, M.: Die Krankheiten der oberen Luftwege. 1909. — Schmidt, M. B.: Über seltene Spaltbildungen im Bereich des mittleren Stirnfortsatzes. Virchows Arch. f. pathol. Anat. u. Physiol. Bd. 162, S. 340. — Schönemann: Beitrag zur Kenntnis der Muscheln und des Muschelwachstums. Anatom. Hefte Nr. 58. — Schwalbe, E.: Die Morphologie der Mißbildungen des Menschen und der Tiere (enthält weitere Literatur). — Schwalbe, E. und H. Josephy: Die Cyclopie. Schwalbes Morphologie der Mißbildungen. Teil 3, Liefg. 11. — Schwendt: Die angeborenen Verschlüsse der hinteren Nasenöffnungen und ihre Behandlung. Habilitationsschr. Basel 1889 (enthält weitere Literatur). — Semon: Die Krankheiten des Halses und der Nase von Dr. Morell-Mackenzie. Bd. 2, S. 674. Dtsch. Ausgabe. — Sieur und Jakob: Zwei Fälle von Deformation der Nasenscheidewand beim Neugeborenen und beim Foetus. Bull. et mém. de la soc. anat. de Paris. Dez. 1899. Ref.: Internat. Zentralbl. f. Laryngol. Bd. 18, S. 120. — Srebrny: Ein Fall von knöchernem Verschluß der Choanen bei einem einmonatigen Kinde. Zamkrugcie kostne otrorow nosa. Medycyna 1911. Nr. 17. Ref.: Internat. Zentralbl. f. Laryngol. Bd. 28, S. 361. — Stern: Ein Fall von diaphragmaartiger Membranbildung im Nasenrachen. Wien. klin. Rundschau 1905. Nr. 42. — Stütz: Angeborene seitliche Nasenspalte verbunden mit gleichseitiger Choanalatresie. Zeitschr. f. Ohrenheilk. u. f. Krankh. d. Luftwege. Bd. 65, S. 202. — Tiefenthal: Totale Aplesie einer Nasenhälfte. Monatsschr. f. Ohrenheilk. u. Laryngo-Rhinol. 1910. — Tissier: Angeborener Mangel der Nase. Soc. obstétrique de Paris 17. 2. 1910. Ref.: Internat. Zentralbl. f. Laryngol. Bd. 26, S. 400. — Tittel: Absprengungsmißbildung der Nase. Berlin. klin. Wochenschr. Nr. 28, S. 1340. — Törne: Hochgradige Stenose in der Nase beim Übergang zwischen Vestibulum und der eigentlichen Nasenkavität. Arch. f. Laryngol. u. Rhinol. Bd. 18, H. 3. — Tsakyreglous: Ein Fall von Lagorrhinos. Monatsschr. f. Ohrenheilk. u. Laryngo-Rhinol. 1905. Nr. 3. — Walliczek: Angeborener knöcherner Choanalverschluß. Berlin. klin. Wochenschr. 1913. Nr. 50. — Wilkinson: Seltene angeborene Deformation der Nase bei einem Kinde. Brit. journ. of children diseases. Aug. 1910. p. 363. Ref.: Internat. Zentralbl. f. Laryngol. Bd. 27, S. 54. — Zarniko: Die Krankheiten der oberen Luftwege. 4. Aufl. (enthält weitere Literatur).

2. Die Mißbildungen des Mundes und Rachens.

Von

Alexander Stieda-Halle.

Mit 35 Abbildungen.

I. Entwicklungsgeschichtliche Vorbemerkungen.

Die *Entstehung der Mißbildungen des Mundes und Rachens* fällt bereits in die ersten Wochen des Fötallebens, an das Ende des zweiten Monats, und beruht auf Störungen in der normalen Entwicklung des Gesichts. Es sind in diesem frühesten Stadium des Embryo Spaltbildungen vorhanden, die auch später bestehen bleiben können.

Wie wir den grundlegenden Arbeiten von Dursy, His, Kölliker (1), Kollmann, Merkel, Rabl u. a. verdanken, vollzieht sich die Bildung des Gesichts so, daß sich am Kopfende des Embryo zunächst ein querer Spalt, dann eine Einsenkung, die Anlage der Mundbucht, bildet. Diese, zwischen Schädelbasis und dem ersten Schlundbogen (Mandibularbogen) gelegen, vertieft sich und wird zur primitiven Mundhöhle. Am oberen Rande (kranialwärts) des ersten Schlundbogens, und zwar seitlich im Dorsalabschnitt jeder Hälfte, entsteht ein Fortsatz: der Oberkieferfortsatz; er wächst ventralwärts und trifft mit dem von oben herabkommenden Stirnfortsatz zusammen. Dadurch erhält die

Mundöffnung eine deutlich fünfeckige Gestalt. Man kann an ihr einen unpaaren medianen, den Sulcus medianus labii inferioris, und zwei paarige seitliche symmetrische Einschnitte erkennen (Abb. 1). Die unteren seitlichen Einschnitte sind zweifelsohne die Vorläufer der späteren Mundwinkel, die dort, wo die Oberkieferfortsätze und der Mandibularbogen zusammen hängen, entstehen (Anguli oris.). Die oberen seitlichen Einschnitte zwischen dem Stirnfortsatz und den Oberkieferfortsätzen verschwinden schließlich bei der Bildung von Nase, Oberkiefer und Oberlippe.

Der von oben herabwachsende Stirnfortsatz, später als Nasenfortsatz bezeichnet, gliedert sich durch zwei Furchen in zwei seitliche und ein mittleres Stück, die beiden seitlichen und den mittleren Nasenfortsatz, der seinerseits wieder durch eine mediane Incisur in zwei sogenannte Processus globulares (HIS) sich teilt (vgl. Abb. 2).

Das Verhalten der beiden äußeren (seitlichen) und des mittleren Nasenfortsatzes zueinander und zu den Oberkieferfortsätzen ist nun der strittige Punkt beim Versuch einer Erklärung der hier hauptsächlich in Frage kommenden Mißbildungen: der *Hasenscharten* und *Gaumenspalten.*

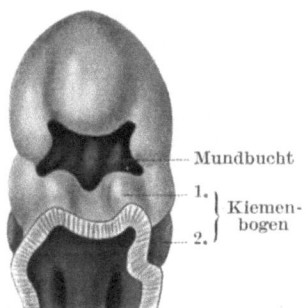

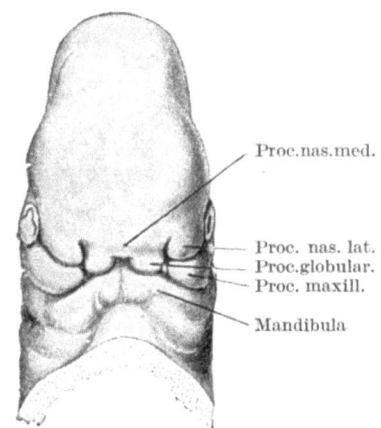

Abb. 1. Menschlicher Embryo von 2,4 mm Länge.

Abb. 2. Gesicht eines Embryos im Alter von 30—34 Tagen. (Nach HIS.)

Nach der älteren Theorie von DURSY, KÖLLIKER und HIS, wie sie schon GOETHE 1819 erörterte, wächst nur der mittlere Nasenfortsatz, der die Anlage des Siebbeins, der Nasenscheidewand, des Vomer, der Ossa intermaxillaria und des Philtrums der Oberlippe enthält, bis an die Mundöffnung heran, schiebt sich mit seinen beiden Seitenflächen zwischen die Medianränder der Oberkieferfortsätze und vereinigt sich direkt mit diesen. Er trägt die vier Schneidezähne in zwei sogenannten Zwischenkiefern. Den beiden äußeren Nasenfortsätzen aber wird bei ihrem Herabwachsen zur Mundbucht durch das Entstehen der Oberkieferfortsätze von der Seite her der Weg verlegt, sie erreichen die Mundöffnung nicht.

Demgegenüber vertritt ALBRECHT (1), dem sich auch spätere Forscher v. MEYER, BIONDI (1) u. a. anschließen, die Anschauung, daß auch die beiden äußeren Nasenfortsätze bis zur Mundöffnung herabreichen und an der Bildung sowohl der Oberlippe, als auch des Alveolarbogens teilnehmen; jeder produziert einen besonderen (lateralen) Zwischenkiefer, der einen Schneidezahn (den äußeren) trägt. Es bestehen also dann nicht zwei Zwischenkiefer mit je einem medialen und lateralen Schneidezahn, sondern vier Zwischenkiefer, von denen jeder einen Schneidezahn beherbergt.

Nach der sogenannten älteren Theorie verläuft der bleibende Spalt also zwischen medialem Nasenfortsatz und Oberkieferfortsatz, d. h. zwischen lateralem Schneidezahn und dem im Oberkieferfortsatz sitzenden Eckzahn, nach der Theorie Albrechts dagegen zwischen dem mittleren und lateralen Zwischenkiefer, also zwischen medialem und lateralem Schneidezahn (vgl. die schematische Abb. 3).

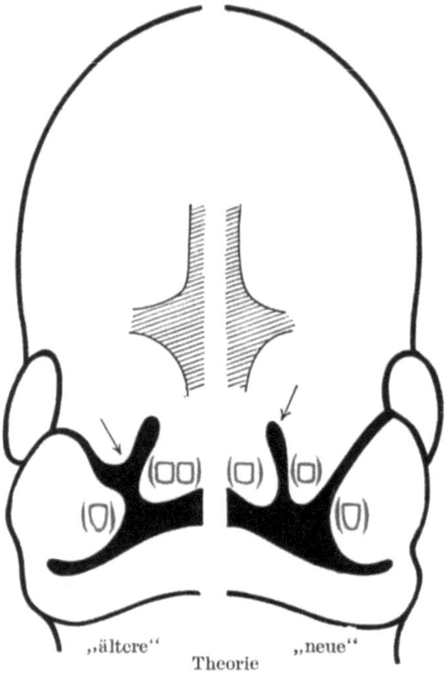

II. Ätiologie.

Welches sind nun die *Gründe*, die zu *einer derartigen Entwicklungsstörung* führen? Da Verhältnisse, die in den ersten Wochen des intrauterinen Lebens bestanden haben, zum Dauerzustand geworden sind, kann also auch die Veranlassung nur zu einer ganz frühen Zeit gewirkt haben.

Daß Hasenscharten und Gaumenspalten *erblich* vorkommen können, war schon in der Mitte des 18. Jahrhunderts bekannt. Die Untersuchungen Haymanns und eine kürzliche Veröffentlichung von Tichy beweisen, daß in einzelnen Familien drei, ja vier Generationen hindurch die Neigung zu Lippen-Kiefer-Gaumenspalten besteht. Sie zeigen ferner, daß diese Vererbung fast immer nur einen Teil der direkten Nachkommen betrifft. Trotzdem erlischt die Tendenz zur Mißbildung aber nicht, denn noch nach zwei wohlgebildeten Generationen

Abb. 3. Gesicht eines menschlichen Embryos.
(Nach His.)
Rot eingezeichnet sind die Zahnkeime.
Die Pfeile zeigen die Stelle der Spaltbildung an.

kann Spaltbildung bei den Urenkeln wieder auftreten. Nach Haymann bleiben für die größte Mehrzahl der Fälle Ei und Spermatozoon die Vermittlung eines fehlerhaften Wachstumstriebes, der sich häufig auch in Mißbildungen ganz anderer Art zeigen kann. Die Vererbung soll von der mütterlichen Seite häufiger sein als vom Vater her.

Fritzsche schätzte nach seinen Untersuchungen die Erblichkeit bei der Hasenschartenbildung auf 20—26%.

Biondi neigt der Auffassung zu, daß *durch fötale Entzündungen* eine primäre Wachstumsschwäche und Atrophie der sich entgegenwachsenden Ränder der Spalten vorliegt und dadurch der Grund für das Ausbleiben der Verwachsung abgegeben wird.

Es fehlt aber auch nicht an Erklärungen, die *mechanische Momente* für die Entstehung der fraglichen Mißbildung verantwortlich machen.

Da sind es zunächst amniotische Adhäsionen (Panum, Fronhöfer, Fritz König), die entweder direkt an der Stelle, wo die Spalte geblieben ist, zwischen Embryo und Eihaut bestehen, oder die Verwachsung sitzt, von der Spalte selbst entfernt, auf der Wange, mehr dem Ohr genähert und wirkt durch Zug dem Vorrücken des Oberkieferfortsatzes nach der Mittellinie entgegen, so daß derselbe infolge einer ihm zuteil gewordenen anderen Wachstumsrichtung nicht in normaler Weise vordringen und sich nicht mit dem Zwischenkiefer vereinigen kann. Oder aber amniotische Stränge legen sich, zwischen entfernten Stellen ausgespannt, komprimierend über die eine Gesichtshälfte in einen bestehenden Spalt hinein.

Demgegenüber wird von anderen Forschern das Vorhandensein eines vermehrten intrakraniellen Druckes als ursächliches Moment angegeben. Es sind Fälle bekannt, wo gleichzeitig Hirnbrüche, Tumoren der Schädelbasis, ausnehmend starke Verbreiterung derselben und dergl. m. festgestellt werden konnten.

BENEKE (1) ist es gelungen, ein reiches Beweismaterial für die Genese der Lippen-Gaumenspalte *aus mechanischen Ursachen* zusammen zu bringen. Dieser Autor nimmt an, daß die Verwachsung der Gaumenfortsätze der beiderseitigen Oberkieferanlagen ausbleibt, weil die *Zungenanlage* von unten her zwischen dieselben gepreßt wird. Die Möglichkeit einer solchen mechanischen Beeinträchtigung wird in den ersten Wochen des fötalen Lebens durch das *Herz* gegeben, welches in dieser frühen Periode weit aus dem Embryonalkörper hervorragt und mit seiner oberen Fläche unmittelbar der Gegend des obersten Kiemenbogens anliegt. Dieses wird besonders bei einer Raumbeengung im Amnionsack der Fall sein. Die Kopfanlage des Embryo wird durch die Nackenkrümmung länger als normal rechtwinklig nach vorn gebeugt gehalten, das Längenwachstum des Embryonalkörpers, das freie ungehinderte Auswachsen der Kopfanlage ist gestört, die Aufrichtung der normalen Krümmung des Körpers ist gehemmt oder mit anderen Worten die Herzanlage und die Kopfanlage sind zu fest oder zu lange gegeneinander gepreßt worden.

III. Mißbildungen der Lippen.

1. Eigentümlichkeiten der Lippen des Neugeborenen.

Die *Lippen des Neugeborenen* weisen einige *Eigentümlichkeiten* auf, die für gewöhnlich bald nach der Geburt verschwinden, bisweilen aber doch persistieren. Sie sollen deshalb hier Erwähnung finden.

Betrachtet man den roten Lippensaum von Neugeborenen, so kann man an der Oberlippe und Unterlippe deutlich zwei Zonen unterscheiden. Die äußere Zone — der Übergangsteil der Lippe (Pars glabra) — ist von der inneren (Pars villosa, LUSCHKA) durch eine scharfe Linie abgegrenzt. Während erstere schmal, nur 2—3 mm breit ist, tritt die Pars villosa in einer Breite von 4—5 mm zutage (Abb. 4).

In der Mitte der Oberlippe befindet sich ein 5—6 mm breites, ungefähr 4 mm hohes Knötchen, *Tuberculum labii superioris*. Dasselbe hat an der Oberfläche das Aussehen von kurz-

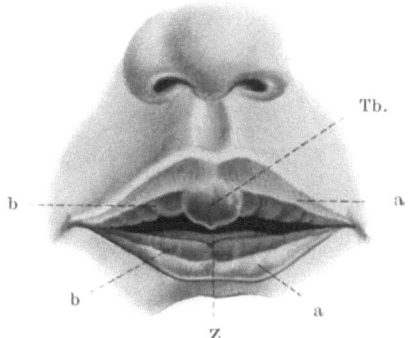

Abb. 4. Ober- und Unterlippe eines Neugeborenen.
a Pars glabra. b Pars villosa. Tb. Tuberculum lab. sup. Z Zunge.

geschorenem Samt und trägt in der Mitte eine etwas vorspringende, meist weißlich erscheinende Raphe, welch letztere sich nach hinten zur Mundhöhle hin allmählich etwas verbreitert und in das Frenulum labii superius übergeht. Das Knötchen springt soweit gegen den unteren Teil des Philtrum vor, daß an dieser Stelle die Pars glabra wesentlich verschmälert, ungefähr nur 1 mm breit, erscheint.

An der Unterlippe bemerkt man eine in der Mitte gelegene dem Tuberculum labii superioris entsprechende leichte Einsenkung.

Die Oberfläche der verschiedenen Zonen der Lippe ist sehr charakteristisch. Während die Pars glabra (Übergangsteil der Lippe) vollständig glatt und glänzend ist, hat die innere Zone kein glänzendes Aussehen; man erblickt an ihr vielmehr eine Anzahl kleiner punktförmiger, bis 1 mm langer, runder Erhebungen, die sich mikroskopisch als über das Niveau der Schleimhaut hervorragende, aus Bindegewebe und Epithel bestehende Erhebungen der Cutis erweisen und als „Zotten" — villi — zu bezeichnen sind.

Diese Villositäten treten, wie ich (1) 1899 an dem Material des anatomischen Instituts in Königsberg nachweisen konnte, zuerst im 4. Monat ausnahmsweise, im 5. Monat bei 50% und im 6. Monat bei fast 75% der Fälle auf. Vom 7. Monat des intrauterinen Lebens an sind sie stets vorhanden.

Das *Tuberculum labii superioris* ist bei vielen Kindern noch längere Zeit nach der Geburt vorhanden, ja sogar *bei Erwachsenen* findet man noch Andeutungen desselben in Gestalt einer kleinen, nicht scharf begrenzten Hervorragung des Lippenrots nach unten und ihr gegenüber entsprechend am oberen Rande der Unterlippe einer leichten Einziehung.

Die Villositäten verschwinden für gewöhnlich sehr bald nach der Geburt, wohl schon in der ersten Lebenswoche.

2. Doppellippe.

Eine angeborene übermäßige Ausbildung des hinter dem Übergangsteil liegenden Schleimhautteils der Lippe führt zum Bilde der sogenannten *Doppellippe*. Ein querverlaufender mächtiger Schleimhautwulst liegt unter der Oberlippe und stellt eine scheinbare Verdoppelung der Lippe dar, gewissermaßen eine zweite hinter dem eigentlichen Lippenrot hervorragende Lippe (Abb. 5). Diese hypertrophische Partie besteht meist aus gewucherten Lippendrüsen [Lexer (1)] oder aus Lymphgefäßen und tritt manchmal erst im späteren Leben deutlicher in die Erscheinung.

Die Wulstung zeigt sich namentlich an dem beim Lachen geöffneten Munde.

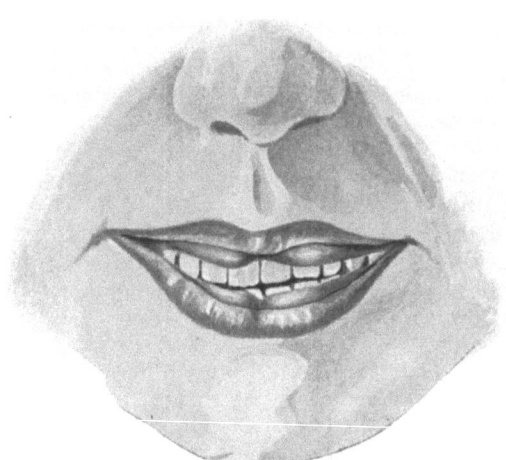

Abb. 5. Doppellippe.

Von zahnärztlicher Seite (Schönewald) ist als Ursache ein zu weit nach vorn und unten reichendes Frenulum labii superioris angegeben worden, nach dessen Durchschneidung Besserung in dem Zustande erzielt worden ist. Sonst muß man das störende Gebilde durch einen parallel zur Lippe verlaufenden Ovalärschnitt entfernen.

3. Talgdrüsen im Lippenrot.

Zu erwähnen wäre noch das Auftreten von *Talgdrüsen im Lippenrot*. Bei Neugeborenen fehlen dieselben; bei Erwachsenen finden sie sich, jedoch nicht bei jedem Individuum, sondern nur bei einzelnen, bei ca. $40—50\%$, in verschiedener Menge und Größe, gewöhnlich am Mundwinkel, und zwar mehr in der Oberlippe als in der Unterlippe. In einzelnen seltenen Fällen ist die ganze Oberlippe mit Talgdrüsen besetzt. Die Entwicklung der Talgdrüsen im Lippenrot findet wahrscheinlich während der Pubertät oder später statt. Es verdient diese späte Entwicklung der Talgdrüsen besondere Berücksichtigung, weil das plötzliche Entstehen der Talgdrüsen oft von krankhaften Erscheinungen an der Lippe begleitet ist.

4. Die verschiedenen Spaltbildungen.

Die wichtigsten vorkommenden *Spaltbildungen* gibt ein Schema wieder, welches in der nebenstehenden Abbildung (Abb. 6) in Anlehnung an die Abb. 188 der topographischen Anatomie von MERKEL gezeichnet ist.

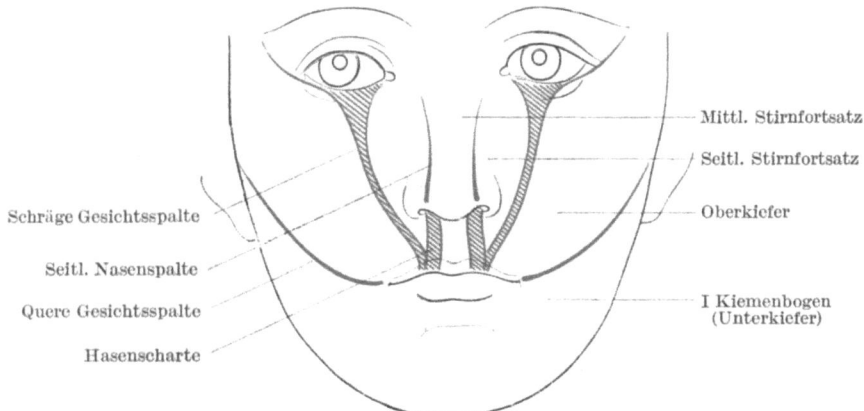

Abb. 6. Gesicht mit dem eingezeichneten System der Embryonalspalten. (Nach MERKEL, Handbuch der topographischen Anatomie.)

a) Die quere und schräge Gesichtsspalte.

Zu den größten Seltenheiten gehören die quere Gesichtsspalte *(Makrostoma)* und die schräge Gesichtsspalte *(Fissura faciei obliqua)*. Beide gehen mit starken Entstellungen des Gesichts einher. Die schräge Gesichtsspalte erfuhr ihre erste Beschreibung schon im Jahre 1732 durch KULMUS. MORIAN beschreibt drei Formen dieser Mißbildung: Der Spalt beginnt seitlich vom Philtrum am Oberlippensaum als typische Hasenscharte, verläuft zunächst in die Nase und dann auswärts um den Nasenflügel herum zwischen Nase und Wange in die Höhe durch den inneren Augenwinkel zur Lidspalte und durch den äußeren Augenwinkel schräg aufwärts zur Stirn oder der Spalt, der in der Oberlippe ungefähr an dem Ort einer gewöhnlichen Hasenscharte beginnt, verläuft nicht in das Nasenloch, sondern auswärts vom Nasenflügel in der Wange hinauf in die Lidspalte, oder — als seltenste Form — der Spalt beginnt in den Weichteilen am Mundwinkel und verläuft in einem aus- oder einwärtskonvexen Bogen durch die Wange und das Unterlid oder einen Lidwinkel zur Lidspalte und nähert sich sehr dem, was man unter der queren Wangenspalte versteht.

b) Die Spalten in der Oberlippe.

In sehr seltenen Fällen wird eine Spaltbildung *in der Mitte der Oberlippe* beobachtet. Sie verdankt ihre Entstehung der Persistenz jener Furche, die sich im mittleren Nasenfortsatz zwischen dessen beiden Processus globulares (His) findet. Sie entspricht dann dem bei den Nagetieren dauernd vorhandenen Einschnitt in der Oberlippe und ihr gebührt eigentlich nur die Bezeichnung „Hasenscharte", ein Ausdruck, der aber für alle im Bereiche der Oberlippe vorkommenden Spaltbildungen Verwendung gefunden hat (Labium fissum, Labium leporinum, Cheiloschisis).

Ungleich häufiger findet sich die Oberlippenspalte *seitlich von der Mittellinie* neben dem Philtrum. Sie kann sehr verschiedene Form und Grade haben: von der seitlichen Einkerbung, dem „Einkniff" im Lippenrot, bis zur durchgehenden breiten Spalte, die ins Nasenloch hineinzieht.

Gelegentlich beobachtet man außer einer kleinen Einziehung im Lippenrot eine narbige Linie, die das Philtrum auf der einen Seite begrenzt und nach dem Nasenloch zu verläuft (Abb. 7). Sie wurde früher als eine intrauterin verheilte Spaltbildung angesprochen, doch haben mikroskopische Untersuchungen von Trendelenburg (1) u. a. ergeben, daß es sich hier nicht um Narbengewebe handelt. Es liegt also wohl nur eine unvollständige Verschmelzung der embryonalen Einschnitte vor.

Die Abb. 7 zeigt einen 28jährigen Mann, der außerdem noch eine fehlerhafte Stellung der Schneidezähne aufwies. Durch einen Absturz als Flieger im Kriege zog er sich eine Quetschung des Gesichts zu und verlor so zwei abnorm vorstehende Schneidezähne.

Je nach der Größe der Spalte unterscheidet man die *unvollständige* oder *vollständige Hasenscharte*. Dieselbe kann *einseitig* oder auch *doppelseitig* auftreten.

Erfahrungsgemäß, aber nicht zu erklären, tritt die einseitige Hasenscharte links häufiger auf als rechts. Bleibt die Hasen-

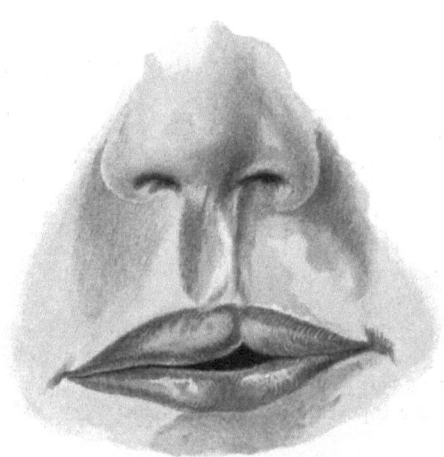

Abb. 7. „Intrauterin geheilte" Hasenscharte.

scharte unoperiert bestehen, so wird die Lippe besonders dick und der Schleimhautteil derselben wulstet sich besonders stark hervor (Abb. 8).

Die Ränder der Lippenspalte sind von Schleimhaut umsäumt, die seitlich ins normale Lippenrot übergeht, der mediale Spaltrand ist zumeist steiler als der laterale, der mehr bogenförmig abfällt. Wird das Nasenloch erreicht, so findet eine bei breiter Spalte sehr erhebliche Abplattung der Nase auf dieser Seite statt. Der Nasenflügel ist stark abgeflacht, das Nasenloch auf das Doppelte bis Dreifache verbreitert.

Ist gleichzeitig auch eine Spaltbildung im Oberkiefer vorhanden, so spricht man von einer *komplizierten Hasenscharte* (Cheilopalatoschisis); auch diese kann doppelseitig vorkommen. Die Spaltbildung im Oberkiefer kann entweder nur den Processus alveolaris betreffen oder bis in den harten und weichen Gaumen hineingehen (Uranoschisma, Palatum fissum) und diesen bis durchs Zäpfchen hindurch durchsetzen. Es besteht dann eine breite Verbindung zwischen Nasen- und Mundhöhle, die als *Wolfsrachen* bezeichnet wird. Der Zwischenkiefer ragt bei der komplizierten Hasenscharte nach der nicht gespaltenen Seite mehr hervor, hat sich auch schräg gestellt, so daß der Alveolarrand des ganzen Oberkiefers keinen einheitlichen Bogen mehr bildet (Trendelenburg).

Die *doppelseitige komplizierte Hasenscharte* gibt zu einer unter Umständen sehr starken Verunstaltung des Gesichts Veranlassung. Durch das beiderseitige Ausbleiben einer Verbindung des Zwischenkiefers und des Vomer mit den benachbarten Teilen ist der Vomer hemmungslos nach vorn gewachsen und der Zwischenkiefer überragt als ein Bürzel das Niveau der Umgebung beträchtlich. Letzterer kann sogar weiter als die Nasenspitze nach vorn hinausragen. Ihm sitzt meist nur ein kleines von Schleimhaut umsäumtes Hautstückchen auf,

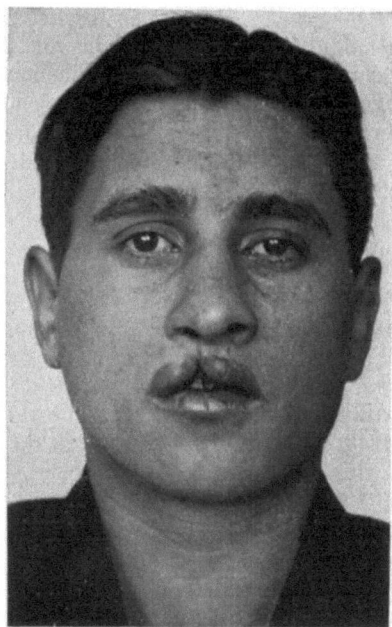 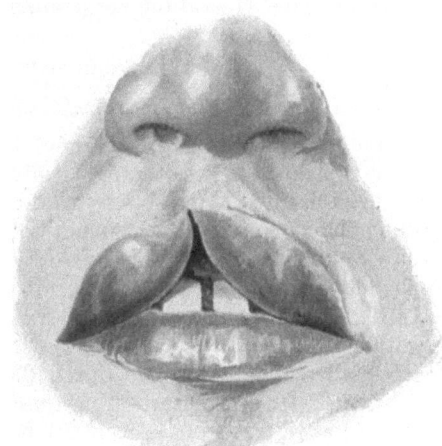

a b

Abb. 8a u. b. Hasenscharte eines Erwachsenen.

das dem rudimentären Philtrum entspricht. Die beiden Nasenflügel sind breit über die Spalte hinweggespannt, der Lippendefekt ist besonders breit, der Mund macht den Eindruck wie bei einer Bulldogge (Abb. 9 u. 10).

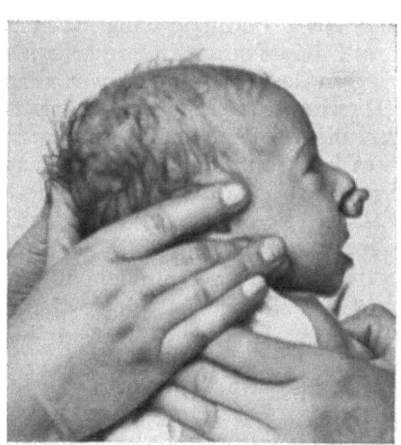 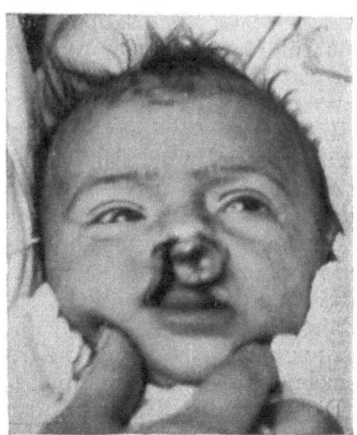

Abb. 9 u. 10. Doppelseitige komplizierte Hasenscharte.

Kinder, die mit Hasenscharten geboren werden, sind fast immer starken *Schädigungen* ausgesetzt, besonders wenn gleichzeitig noch eine Spaltbildung im Gaumen besteht. Das dauernde Offenstehen des Mundes, die Kommunikation von Mund- und Nasenhöhle läßt sehr bald Katarrhe der Schleimhäute sowohl des Rachens, wie der Bronchien zur Entwicklung kommen, die die kleinen Patienten erheblich herunter bringen. Gleichzeitig besteht bei breiteren Spaltbildungen eine sehr erschwerte Nahrungsaufnahme, weil die Kinder nicht die Mutterbrust nehmen können. Bei der Ernährung mit dem Löffel verschlucken sich solche Kinder sehr leicht. So treten Magen-Darmstörungen und Lungenentzündungen auf, denen die Kleinen rasch erliegen. Abele behauptet sogar, daß der größte Teil der Hasenschartenkinder schon im ersten Monat zugrunde geht, wenn keine Operation vorgenommen wird.

Therapie der Hasenscharte.

Historische Vorbemerkungen.

Schon im Altertum kannte man die Hasenscharte und beschäftigte sich mit ihrer operativen Beseitigung. Celsus (um Christi Geburt) erwähnt sie als erster; er schreibt: „Wenn etwas an den Lippen fehlt, so muß man das Übrige zusammennähen und wenn es nicht folgen will, halbmondförmige Einschnitte in die Haut machen". Arabische Ärzte (Rhazes, Abu'l Kasem) brannten die Ränder der „geschlitzten Lippen" mit einem glühenden Eisen.

In der Folgezeit erwähnte erst Ambroise Paré († 1590) wieder derartige Operationen: Er bediente sich ebenso wie Fabricius ab Aqua pendente († 1619) langer stählerner Nadeln, die durch die Lippen gestochen und entweder mit gewichsten Fäden in Achtertouren umschlungen oder an den Enden umgebogen wurden. Peter Franco (um 1550) beschrieb zum ersten Male eine doppelseitige Hasenscharte, zwischen der ein Stück vom Gaumenbein saß; dies nahm er weg und nähte die Lefzen zusammen. Im 17. Jahrhundert beschrieb Hendrik van Roonhuysen (geb. 1625) genau eine Hasenschartenoperation mittels der umschlungenen Naht. Lorenz Heister tritt schon energisch für eine Frühoperation ein. Im 19. Jahrhundert als die plastische Chirurgie ihre großen Erfolge zeitigte, wurden dann die Operationsmethoden der Hasenscharte weiter ausgebaut (Graefe, Dieffenbach, Malgaigne, Nélaton, Mirault, v. Bruns, v. Langenbeck) und bis auf die heutige Zeit stets noch verbessert.

a) *Vorbereitungen zur Operation.* Was den *Zeitpunkt der Operation der Hasenscharte* anbelangt, so ist man sich wohl unter den Chirurgen einig, daß schon recht frühzeitig operiert werden kann und soll. Es ist eine Erfahrungstatsache, daß gerade Neugeborene im Alter von wenigen Tagen den operativen Eingriff gut vertragen. Ich habe, wenn möglich, bereits in der zweiten Lebenswoche die Hasenscharte operiert, namentlich wenn dieselbe mit einem Gaumenspalt vergesellschaftet war. Natürlich kommt es dabei auf den Allgemeinzustand des Kindes sehr an; bei sehr atrophischen Kindern wird man die Operation ablehnen müssen. Das gleiche wird der Fall sein, wenn irgendeine Erkrankung der Mundschleimhaut oder des Rachens (Soor od. dgl.) vorliegt. Die frühzeitige Operation hat zudem den Vorteil, daß man die Familie bald von dem durch die Mißbildung des Kindes am meisten wohl auf der Mutter lastenden Druck des Anblicks befreit. Melden sich die Eltern mit dem Kinde erst spät, so wähle man nur nicht gerade einen Zeitpunkt, in dem die Zähne durchbrechen. Die vermehrte Speichelabsonderung stört die Prima intentio (Busch).

Die kleinen Patienten werden mit den dem Körper angelegten Ärmchen auf ein flaches Kissen gebunden (Abb. 11), wie eine Mumie, der Kopf wird mit einer Sublimatbinde eingewickelt und von einem Assistenten oder einer Schwester ohne zu starken seitlichen Druck gehalten. Das Gesicht wird mit einem Alkohol-tupfer abgewaschen, Jodtinktur wird nicht angewandt. Mit scharfem, spitzem Messer, nicht mit der Schere, werden die mit einer Pinzette straff gespannten Ränder des Lippenspaltes eingeschnitten und von vornehrein *breit* angefrischt, während ein Assistent durch Fingerkompression der Lippen Blutleere herstellt. Man nimmt am besten etwas mehr von der äußeren Haut fort, sonst könnten sich die Wundränder bei der Naht leicht einschlagen. Klammern, zur Blutleere der Lippen angelegt, sind nicht nötig. Unterbindungsmaterial braucht man gewöhnlich gar nicht zu verwenden. Die spritzende durchschnittene Arteria orbicularis oris faßt man zunächst mit Schieberpinzetten, die aber beim Zu-sammenziehen der Fäden bei der Naht wieder entfernt werden. Unterbindungs-fäden könnten die Heilung stören.

Die Blutung steht durch die Naht. Man durchsticht die Spaltränder etwa 3—4 mm vom Wundrande entfernt so, daß die Naht fast durch die ganze Breite der Lippe hindurchgeht, ohne aber die Schleimhaut an der Innenseite mit zu durchstechen. Als erste Naht legt man, wie auch sonst bei Lippen-nähten nach Verletzungen, eine am Übergang vom häutigen Teil der Lippe zum Lippenrot (Abb. 18). Genäht wird mit feiner Seide, nicht mit Cat-gut, dem SCHMIEDEN die Neigung zur Keloidbildung zuschreibt. Man soll beim Knoten die Fäden nicht zu fest anziehen, da sonst leicht zu starke Anämie und Gangrän der Wundränder eintreten kann. Man darf aus dem-selben Grunde auch die Nähte nicht zu dicht legen.

Ist die Spannung der Wundränder nicht leicht zu überwinden, so muß man den Oberlippenteil von dem Ober-kiefer weit hinauf ablösen. Die dadurch entstehende Blutung läßt sich durch vorübergehende Tamponade, die auch das Herabfließen von Blut in die

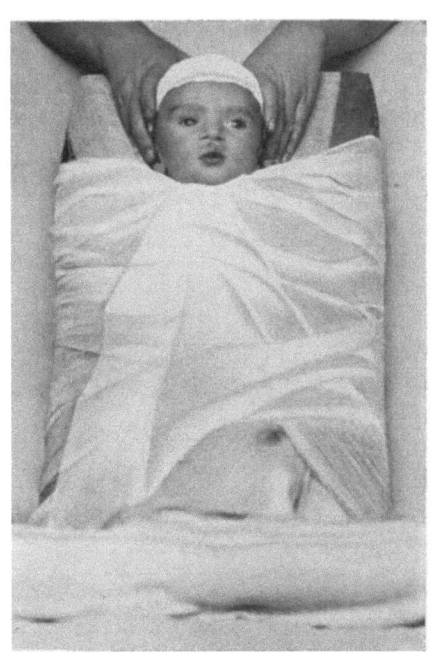

Abb. 11. Lagerung zur Operation der Hasenscharte

Mundhöhle verhindert, leicht stillen; später sorgt die durch die Naht zu-stande kommende Kompression der Weichteile für die Blutstillung.

Das Hauptaugenmerk bei der Operation ist darauf zu richten, daß kein Blut aspiriert wird, denn eine daraus resultierende Pneumonie würde natürlich den Erfolg sehr in Frage stellen. Das Hineinfließen von Blut in die Rachenhöhle kann gut vermieden werden; es ist keinesfalls nötig, eine Hasenscharte am hängenden Kopf zu operieren.

Die Frage, ob man die kleinen Patienten bei der Operation narkotisieren oder besser einer Lokalanästhesie unterwerfen soll, ist noch offen. Die Narkose hat viele Gegner. So hält SCHMIEDEN es direkt für einen Fehler. Neugeborene für eine Hasenscharteoperation mit Chloroform zu betäuben. Wenn man die Aspiration von Blut während der Operation sicher verhindern kann, und dazu ist man meines Erachtens imstande, so habe ich von einer *leichten Narkose* Nachteile nicht sehen können. Der *Lokalanästhesie* wird von den Anhängern

25*

derselben der geringe Blutverlust durch die Adrenalinwirkung, die Vermehrung der Dicke der Lippe durch die injizierte Flüssigkeit und die dadurch entstehende bessere Möglichkeit der Adaptation nachgerühmt.

Operationsmethoden. Für die Operation der Hasenscharte stehen *zahlreiche Methoden* zur Verfügung. Nicht ein Operationsverfahren allein ist für alle Arten der Hasenscharte geeignet, es muß auch hier individualisiert werden. Aber alle Operationsmethoden sind von *bestimmten Regeln* beherrscht, die zu befolgen sind, um einen Erfolg zu erzielen.

Das anzuwendende Verfahren wird sich deshalb nach der Lage des Falles richten müssen, je nachdem es sich um eine einfache, unvollständige oder vollständige oder ebensolche doppelseitige Hasenscharte handelt.

Alten bewährten Methoden, die in der Hand eines geübten Operateurs stets zum Ziele führen, stehen zahlreiche neue gegenüber, die oft nur eine kleine, nicht einmal immer zweckmäßige Modifikation bedeuten.

Da nur in den seltensten Fällen einer unvollständigen Hasenscharte die Spaltränder verhältnismäßig nahe aneinander liegen, ist eine einfache grad-

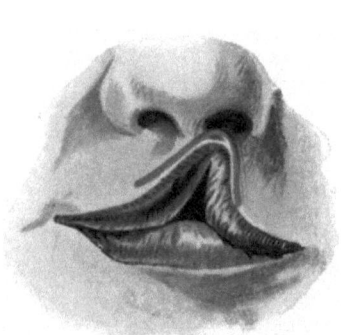 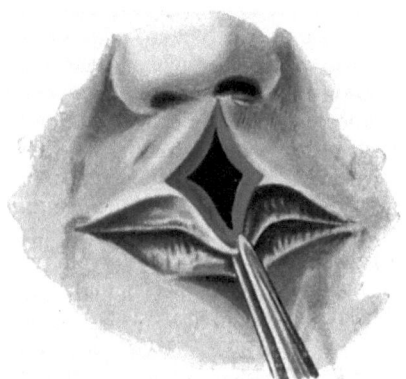

Abb. 12 u. 13.   Operationsverfahren nach Malgaigne.

linige Anfrischung durch Abtragung der Ränder mit nachfolgender Naht für gewöhnlich nicht genügend: es bleibt dann doch immer ein Einkniff im Lippenrot übrig, also noch eine kleine Hasenscharte.

Es wurden deshalb Operationsverfahren ersonnen, bei denen durch bogenförmige, mit der Konkavität nach der Spalte zu gerichtete Schnitte das Lippenrot vom Spaltrand abgetrennt, aber nicht völlig geopfert wird, wie es Gräfe 1825 noch bei seiner bogenförmigen Anfrischung beider Spaltränder tat.

Malgaigne erhielt als erster den gesamten roten Lippensaum auf beiden Seiten des Spaltes und verzog das abgelöste Lippenrot in toto nach unten zu (Abb. 12 u. 13).

Das Verfahren von Nélaton (Abb. 14 u. 15) ist eine Abänderung der Methode von Malgaigne; es ist für unvollständige Hasenscharten geeignet und leistet auch bei kosmetischen Verbesserungen nach nicht zufriedenstellenden Operationen gute Dienste. Während bei Malgaigne der Schnitt entlang dem Übergang vom Lippenrot zum häutigen Teil der Lippe in ziemlich weiter Ausdehnung geführt wird. ist bei Nélaton der entsprechende Schnitt, welcher das Verziehen des Spaltrandes nach unten zu gestatten soll, kürzer und liegt etwas weiter oberhalb.

MIRAULT modifizierte das MALGAIGNESche Verfahren in der Weise, daß er nur auf einer Seite einen Lappen bildete und ihn nach Vernähung der eigentlichen Spalte in den angefrischten Lippenrand der gegenüberliegenden Seite verzog und dort vernähte (Abb. 16, 17 u. 18).

Für die allermeisten Fälle von einseitiger Lippenspalte auch in breitester Form ist diese Art der Operation, wie sie zuerst von v. BRUNS (schon vor 1844)

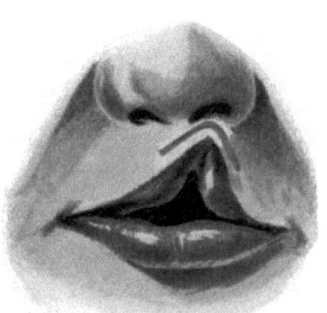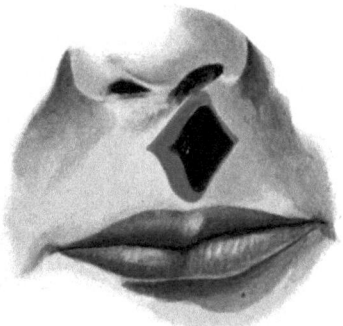

Abb. 14 u. 15.   Operationsverfahren nach NÉLATON.

angegeben wurde, die sicherste Methode. Es ist empfehlenswert, das dabei zu bildende Läppchen aus dem Lippenrot, worauf besonders LEXER in seiner vortrefflichen Bearbeitung der plastischen Operationen des Gesichts in dem Handbuch der Chirurgie von BRUNS-GARRÈ-KÜTTNER, sowie in der chirurgischen Operationslehre von BIER-BRAUN-KÜMMELL hingewiesen hat, aus dem

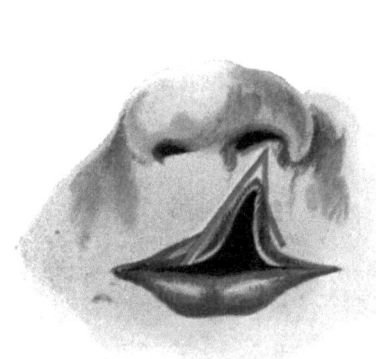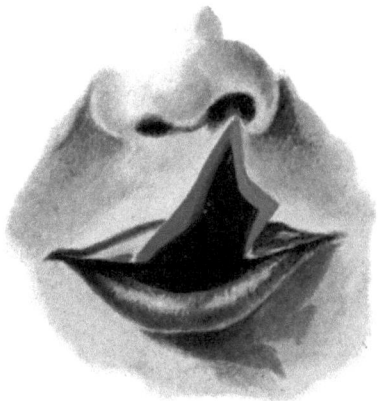

Abb. 16 u. 17.   Operationsverfahren nach MIRAULT I und II.

lateralen Lippenteile zu nehmen, damit auf diese Art durch das Herüberziehen des Läppchens eine leichte Hervorragung möglichst in der Mitte der Lippe — an der Stelle des fehlenden Tuberculum labii superioris — zustande kommt. Dadurch erhält die Oberlippe ein bei weitem besseres Aussehen, auch wirkt der spätere Narbenzug dann nicht ausschließlich in senkrechter Richtung. Ich habe mich fast stets der v. BRUNS-MIRAULTschen Methode bei einseitiger Lippenspalte bedient und die denkbar besten Erfolge damit erzielen können.

Bei ganz breiten Hasenscharten, besonders bei gleichzeitigem Gaumenspalt oder wenigstens einer Spaltbildung im Alveolarfortsatz, genügt manchmal die Ablösung der Lippe vom Oberkiefer (S. 387) nicht. Man muß sich dann eines Hilfsschnittes um den Nasenflügel herum (v. Bruns) und evtl. bis in die Wange hinein (Roser) bedienen. Dieffenbachs sogenannter *Wellenschnitt* (Abb. 19)

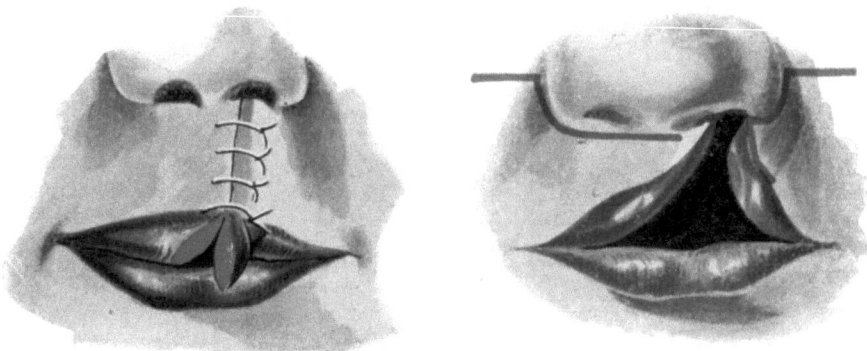

Abb. 18. Operationsverfahren nach Mirault III.   Abb. 19. Wellenschnitt nach Dieffenbach.

stellt eine Kombination der Schnittführung nach v. Bruns und Roser dar und gibt, trotzdem ein querer Schnitt in die Wange hinein geführt wird, doch auch kosmetisch gute Resultate.

Die Operation der *doppelten unkomplizierten Hasenscharte* gestaltet sich für gewöhnlich etwas schwieriger als die der einfachen. Es handelt sich im wesentlichen darum, in welcher Weise das Mittelstück (Philtrum) verwertet werden

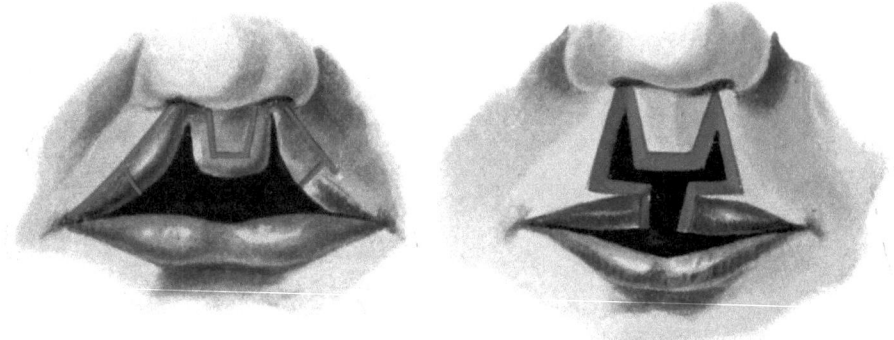

Abb. 20 u. 21.   Operationsverfahren nach König.

kann. Ganz selten liegt dieses mit seinem roten Lippensaum im Niveau der übrigen Lippe, für gewöhnlich ist es kürzer. Die Anfrischung geschieht dann in V- oder bogenförmiger Weise oder durch rechtwinklige Schnittführung (König, Abb. 20 u. 21).

Bei der doppelten Hasenscharte ist auch empfohlen worden, sich zunächst auf die Vereinigung der oberen Hälfte der Lippenspalte zu beschränken und das Lippenrot erst später zu ersetzen evtl. durch Überpflanzung von Lippenschleimhaut aus der Unterlippe nach Lexer.

MERTENS berichtet 1921 über einen bemerkenswerten Fall, bei dem nach operativer Vereinigung der oberen Hälfte der Lippenspalte ein anatomischer Verschluß auch der unteren Spalthälfte ohne zweite Operation sich bildete. Es scheint, als ob unter dem Einfluß des operativen Reizes in dem kleinen Philtrum sich eine starke Wachstumsenergie nach unten und in die Dicke betätigt hat, ähnlich wie bei einer Osteomyelitis in der Nähe der Epiphyse ein vermehrtes Wachstum der Extremitätenknochen einsetzt.

Bei *starker Prominenz des Zwischenkiefers bei der doppelseitigen komplizierten Hasenscharte* hat man früher auf die Erhaltung des Mittelstücks einfach verzichtet und dasselbe reseziert. Diese Methode des Vorgehens wurde schon von FRANCO (geb. um 1500) geübt. Das einfache Wegschneiden des Zwischenkiefers erleichtert natürlich die nachfolgende Vereinigung der gespaltenen Lippenteile am meisten, aber es beraubt das Kind für immer mindestens zweier Schneidezähne und verkleinert außerdem den Oberkiefer so stark, daß später die Zahnreihen beider Kiefer nicht aufeinander passen (BUSCH).

BLANDIN versuchte deshalb die Erhaltung und operative Rücklagerung des Mittelstücks durch Herausschneiden eines Keiles hinter dem Zwischen-

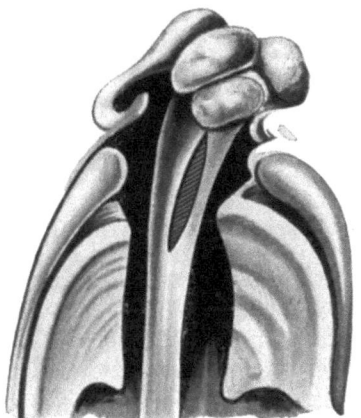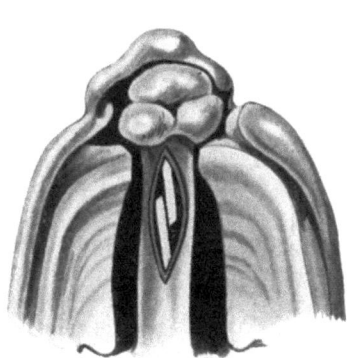

Abb. 22 u. 23.   Operationsverfahren nach v. BARDELEBEN.

kiefer mit der Basis an dem freien Rand des Vomer und mit der Spitze möglichst weit oben am Septum, dicht am Rücken der Nase. Bei diesem Verfahren bedeutet die Durchschneidung der Arteriae nasopalatinae eine erhebliche Schädigung nicht nur wegen des momentanen Blutverlustes, sondern auch wegen der Gefahr einer schlechten Ernährung des vorderen Knochenabschnittes, der zudem die Zahnkeime für die Schneidezähne beherbergt.

Von nicht zu unterschätzender Bedeutung war deshalb die von v. BARDELEBEN angegebene Modifikation der BLANDINschen Methode derart, daß eine subperiostale Freilegung des unteren Vomerrandes und des Septums von einem Schnitt einige Millimeter hinter dem Zwischenkiefer vorgenommen und nach seitlicher Abhebelung des Periostes nur ein Längsschnitt in den Vomer und das Septum hinein ausgeführt wird, der etwas länger als der Abstand des Zwischenkiefers von dem Alveolarbogen ist. Dabei werden die wichtigen Arteriae nasopalatinae geschont. Die beiden Vomerteile werden nun gegeneinander verschoben und das vorspringende Mittelstück in den Spalt des Processus alveolaris des Oberkiefers hineingedrückt (Abb. 22 u. 23). Alsdann folgt die Vereinigung der Spaltränder der Lippe nach einer der zur Verfügung stehenden Methoden. Dadurch wird am besten auch der zurückgedrückte Knochen in seiner neuen Umgebung festgehalten. Zweckmäßig erscheint es mir, dabei die

Knochenränder des Mittelstücks beiderseits vorsichtig anzufrischen und eine
Vernähung mit den benachbarten Teilen des Alveolarrandes auszuführen (Broca,
le Dentu). Natürlich hat man bei dieser Naht peinlichst die Zahnkeime zu
schonen.

Die Erfahrung hat aber gelehrt, daß das Mittelstück sich nur ganz selten
knöchern mit den Spalträndern des Kiefers vereinigt, und daß bei späteren

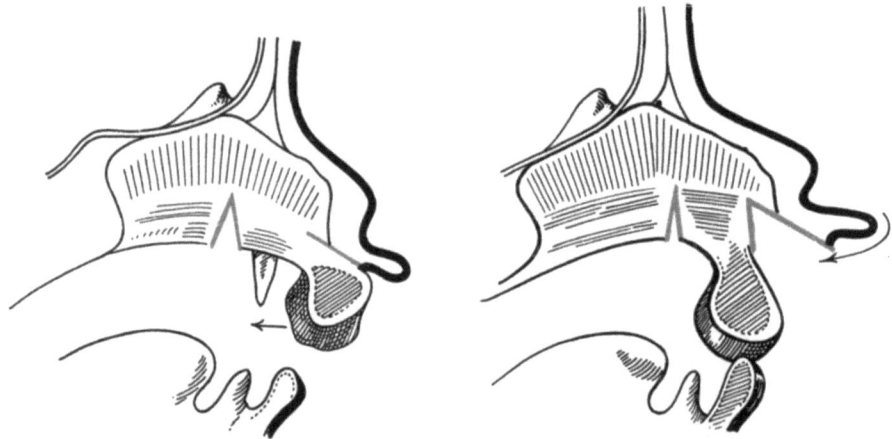

Abb. 24 u. 25. Operationsverfahren nach Trendelenburg I und II.

Nachuntersuchungen oft eine fehlerhafte Stellung und ein schiefes Herauswachsen der Schneidezähne eintritt. Es gibt deshalb auch jetzt noch Chirurgen,

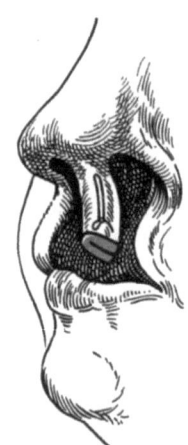

die auf das Erhalten des prominenten Zwischenkiefers
verzichten zu können meinen. Trendelenburg, dem wir
einen ganz kürzlich erschienenen, äußerst lesenswerten
Beitrag zur Geschichte der Chirurgie in seinem Buch: „Die
ersten 25 Jahre der deutschen Gesellschaft für Chirurgie"
verdanken, weist auch ausdrücklich darauf hin, daß sich
die Erkenntnis Bahn gebrochen habe, hier nicht unbedingt
der konservativen Chirurgie zu huldigen.

Gleichwohl ist man aber immer wieder bestrebt gewesen
durch verbessernde Operationsmethoden die Erhaltung
des Zwischenkiefers zu erzielen. Rammstedt hat auf der
Weichheit bzw. Formbarkeit der Gesichtsknochen des Neugeborenen fußend, vorgeschlagen, vor der Operation durch
manuellen Druck in 4—6 kurzdauernden (1—2 Min.)
Sitzungen den vorspringenden Zwischenkiefer zurück-
zudrängen, sowohl bei der komplizierten einseitigen wie
doppelseitigen Hasenscharte. Es gelingt dann nach einigen

Abb. 26. Operations-
verfahren nach
Trendelenburg
III.

Tagen, die Lippenoperation leicht ohne allzu große Spannung der Naht auszuführen; man kann dann auch eine
weitgehende Ablösung der Lippenteile vom Alveolarfortsatz
und Kiefer und den damit einhergehenden Blutverlust dem
Neugeborenen ersparen. Schon Tiersch hatte früher die außerordentliche
Weichheit des Knochens beim Säugling auszunutzen versucht und vorgeschlagen,
das Hervorstehen des Bürzels bei der doppelten Hasenscharte allmählich mittels
elastischen Drucks zu beseitigen.

Die Unterbringung des oft sehr stark hervorragenden Zwischenkiefers macht bisweilen aber auch in kosmetischer Beziehung Schwierigkeiten, weil durch die einfache Rücklagerung die Nase ihre normale Profillinie verliert und eine sehr häßliche Abplattung erfährt: es entsteht eine Stumpf- oder Bulldoggennase. REICH und nach ihm MATTI suchten diesem Übelstand dadurch abzuhelfen, daß außer der gewöhnlichen Vomerosteotomie der Zwischenkiefer noch von dem Nasenseptum abgetrennt wird, so daß beim Zurückdrücken die Nasenspitze nicht mitgeht. Dieses hat den Vorteil, daß dann das Philtrum anstatt zur Oberlippenplastik mit zur Bildung des fehlenden häutigen Nasenseptums verwendet werden kann, eine Art des Vorgehens, wie sie 1886 bereits von TRENDELENBURG in seiner Monographie über die Erkrankungen des Gesichts empfohlen wurde. Die Oberlippe entsteht dann nur aus den beiden seitlichen Oberlippenteilen. Das operative Vorgehen erhellt aus den Abb. 24—26.

FRÜND (1) empfiehlt, wie das schon andere vor ihm getan haben, bei der Operation der doppelseitigen komplizierten Hasenscharte mit stark prominentem Zwischenkiefer zweizeitig zu verfahren, zuerst die Rücklagerung des Mittelstückes vorzunehmen und in einem zweiten Akte die Hasenscharte zu operieren.

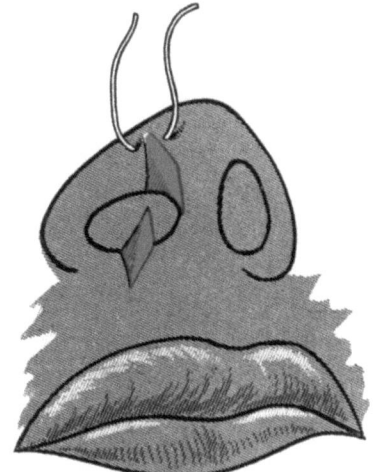

Ist nach erfolgter Operation doch eine unschöne Breitnase zustande gekommen, so sind zur Korrektur derselben verschiedene Methoden angegeben worden. HERMANN MEYER geht so vor, daß er ähnlich wie LEXER im oberen Nasenlochwinkel einen dreieckigen Ausschnitt anlegt und diesen mindestens $1/_2$ cm weit in den Nasenflügel hineinführt. Gleichzeitig macht er noch eine rhombische Excision am Grund der Nasenöffnung. Aus der nebenstehenden Abb. 27 ist die Schnittführung leicht ersichtlich.

Nachbehandlung. Nach der Operation ist es wichtig, daß die Kinder möglichst ruhig sind, was am besten und leichtesten dadurch erreicht wird, daß die bisherige

Abb. 27. Operationsverfahren nach HERMANN MEYER.

Wärterin bei dem Kinde verbleibt. Auch die Nahrung soll nicht geändert werden. In den ersten Tagen wird die Milch am besten nur mit dem Löffel gereicht. Haben die Kinder vor der Operation die Mutterbrust nehmen können, so muß für die ersten Tage nach der Operation, während derer das Kind am besten nicht angelegt wird, die Muttermilch abgesaugt und mit dem Löffel an das Kind abgegeben werden. Man erreicht damit auch, daß die Milch in der Mutterbrust nicht versiecht und die wünschenswerte Ernährung an der Mutterbrust nach erfolgter Heilung ihren Fortgang nehmen kann.

Da die Kinder mit stark klaffender Spalte vor der Operation sehr bequem geatmet haben, so bekommen sie nach der Operation zunächst weniger Luft, weil mit den Seitenteilen der Lippe auch der damit zusammenhängende Nasenflügel nach der Mittellinie gezogen wird. Es kann dadurch die Nasenöffnung sehr verengt werden, und Erstickungsanfälle sind die Folge. Es muß dann von der Wärterin der Mund durch Abziehen der Unterlippe vorsichtig geöffnet werden.

Bei der *Nachbehandlung* wird von dem größten Teil der Chirurgen das Weglassen einer jeden Art von Verband befürwortet. Die schmale Nahtlinie soll von dem entstehenden Wundschorf nicht befreit werden, nur die sich in den Nasenlöchern bildenden Borken werden zweckmäßigerweise vorsichtig losgelöst, weil sonst die Atmung leicht ungünstig beeinflußt wird. Ich habe von einem Heftpflasterverband, wie ihn die Abb. 28 wiedergibt und wie er an der v. BRAMANNschen Klinik vor Jahrzehnten schon üblich war, keinen Nachteil gesehen.

Die beiden schrägen Streifen werden vom Unterkieferrande aus angelegt und heben die Weichteile der Wange in die Höhe, dadurch die Oberlippennaht ganz gut entspannend; der quer verlaufende Streifen darf natürlich die Nasenlöcher nicht verschließen und ist *ganz locker* aufgelegt; er wird täglich gewechselt, um Zersetzungsvorgänge zu verhindern.

Es fehlt auch nicht an mehr weniger komplizierten Apparaten, welche die Naht bei der operierten Hasenscharte entlasten sollen. So hat MILNER kürzlich einen solchen angegeben, der aus zwei den Wangen aufliegenden Metallplatten besteht, die durch eine Gummischnur zusammengehalten werden. Um unter allen Umständen jede Spannung von der Nahtlinie fernzuhalten, befestigt

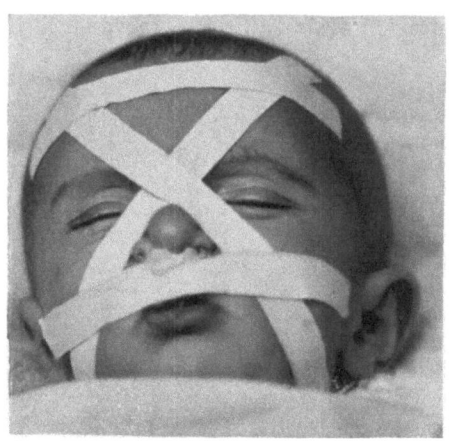

FRÜND (2) die entsprechenden Zügel nicht am Gesicht selbst, sondern an zwei am Kopfe mit Gipsbinden adaptierten Kramerschienen. Dadurch, daß die Zügel an festen Punkten *außerhalb* des Kopfes befestigt sind, wird die Gewähr gegeben, daß die Entspannung der Lippe nicht nachläßt, wenn das Kind auch noch so sehr schreit. Einen ähnlichen Verband veröffentlichte ganz kürzlich RANFT.

Man kann solcher Verbände meines Erachtens entraten. Sollten *diese* erst die Heilung verbürgen, so kann man wohl sagen, daß die Naht nicht richtig angelegt ist. Wichtig ist es auch, daß es den kleinen Patienten unmöglich gemacht wird, mit den Händen an

Abb. 28.   Heftpflasterverband nach Hasenschartenoperation.

die Operationsstelle zu gelangen. Es läßt sich dieses am leichtesten dadurch erzielen, daß den Kindern stulpenartige, lange Hülsen um die Arme gelegt werden, die eine Beugung der Ellenbogengelenke unmöglich machen.

Die Nähte werden etwa am 7. Tage entfernt. Dabei muß man sehr vorsichtig vorgehen und den Kopf des Kindes sich fest fixieren lassen. Die Schere zum Durchschneiden der Fäden muß spitz und scharf sein, sonst kann beim Zerren und Schreien des Kindes die zarte Narbe leicht wieder gesprengt werden. Es empfiehlt sich deshalb, beim Herausnehmen der Nähte durch Auflegen von vier Fingern auf einer Seite und des Daumens auf der anderen Seite der Wange die Oberlippe sich entspannen zu lassen.

Hat die Operation doch nicht den erwünschten Erfolg gehabt und ist die Naht aufgegangen, so ist man genötigt, nochmals zu operieren. Man soll dieses aber nicht zu früh tun und erst die völlige Ausheilung der Spaltränder abwarten (etwa 3 Monate). Auch hat es zumeist keinen Zweck, durch eine Sekundärnaht die eben aufgegangene Wunde sofort wieder zusammenzuziehen; man opfert dadurch leider für gewöhnlich noch gutes, zur Nachoperation so nötiges Material der Lippe.

c) Unterlippenfisteln.

Der großen Häufigkeit der Mißbildungen der Oberlippe steht eine auffallende Seltenheit von *Mißbildungen an der Unterlippe* des Menschen gegenüber.

Bisweilen finden sich in der Unterlippe Fisteln (GOLDFLAM, STIEDA u. a.). von vorne nach hinten mehr weniger weit durch die Lippe hindurchgehende, blind endigende Kanäle, die mit Schleimhaut ausgekleidet sind (Abb. 29). Sie werden als „*Unterlippenfisteln*" bezeichnet und wurden ebenfalls — analog den Mißbildungen an der Oberlippe — als Hemmungsbildungen angesehen. Man stellte sich vor, daß der Unterkiefer und die Unterlippe aus zwei Seitenteilen und einem Mittelstück (DURSYS „Kinnstück", REICHERTS „unterem Zwischenkiefer") sich bilde. Wachsen nun die beiden seitlichen Teile und das Mittelstück an ihren Berührungsflächen nicht zusammen, so sollen hier die Unterlippenfisteln entstehen. Gelegentlich eines früher (1905) von *mir* beobachteten und näher beschriebenen Falles von angeborenen Unterlippenfisteln konnte ich an der Hand der grundlegenden Arbeiten von HIS, RABL u. a. Forschern nachweisen, daß die Unterlippenfisteln keine Hemmungsbildungen, sondern durch ein exzessives Wachstum zustande gekommen sind, durch Schließung zweier bereits bei Embryonen vorhandener symmetrischer Lippenfurchen zu beiden Seiten der Mittellinie, d. h. durch Umbildung von Rinnen zu Kanälen. Die Forschungen der genannten Autoren haben nämlich ergeben. daß die Schlundbögen nicht paarige, sondern unpaarige Gebilde sind. Infolgedessen bildet sich auch die Unterlippe (und der Unterkiefer) auf der Grundlage eines einheitlichen (unpaaren) Gebildes, des ersten Schlundbogens oder Mandibularbogens. Am oberen Rande desselben befindet sich — wie bereits S. 379 erwähnt — ein Sulcus medianus labii inferiores, der nicht als Rest der angeblich verwachsenen Hälften des Mandibularbogens anzusehen ist, sondern offenbar der Ausdruck für ein verstärktes Wachstum der seitlichen Teile ist. Nun treten aus gleicher

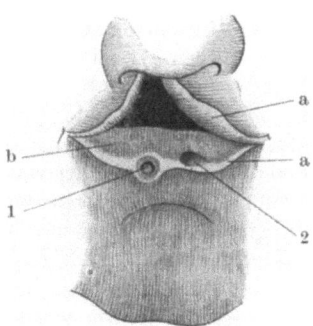

Abb. 29. Ober- und Unterlippe eines 8 Tage alten Kindes mit angeborenen Fisteln der Unterlippe. $^4/_5$ nat. Größe. a Pars glabra. b Schleimhautteil der Lippe. 1 u. 2 Fistelöffnungen. (Eigene Beobachtung.)

Ursache zwei Furchen auf, die symmetrisch zu beiden Seiten der Medianfurche liegen (RABL). Wenn man sich nun vorstellt, daß die genannten Furchen oder Rinnen sich zu einem Kanal schließen, so ist damit eine einfache Erklärung für die Entstehung der Fisteln gegeben.

Gelegentlich finden sich an der Unterlippe auch bei Erwachsenen noch Überreste dieser embryonalen Furchen. Als Therapie kommt bei den Fisteln der Unterlippe nur die keilförmige Excision mit Naht der Lippe in Frage.

IV. Mißbildungen des Gaumens.

Die Gaumenspalte. (Uranoschisma. Palatum fissum.)

Die angeborene Spaltbildung kann sich nicht nur auf die Weichteile, die Lippen, beschränken, sondern sich auch auf das knöcherne Gerüst des Oberkiefers und auf den weichen Gaumen fortsetzen. Dann haben wir eine *Gaumenspalte* vor uns.

Ebenso wie bei der Lippenspalte können verschiedene Grade vorliegen. Von der Einkerbung des Processus alveolaris bis zur völlig durchlaufenden

Spalte durch den harten und weichen Gaumen, womit dann eine breite Kommunikation der Mund- und Nasenhöhle hergestellt ist. Ebenso gibt es Spaltbildungen, die lediglich den weichen Gaumen oder den weichen *und* harten Gaumen betreffen und den Alveolarfortsatz verschonen.

Die Gaumenspalte kann *einseitig* oder *doppelseitig* vorkommen. Der Spalt ist wie bei der Hasenscharte *nicht median gelegen*, sondern im Bereiche des Alveolarrandes und der knöchernen Gaumenplatte seitlich von der Mittellinie; dahinter aber, im Gebiet des Gaumensegels, liegt der Spalt immer median, so daß das Zäpfchen in der Mitte geteilt ist. Bei einseitiger Spalte ist das Gaumengewölbe auf der gesunden Seite intakt, während man auf der kranken Seite zwischen dem Vomer und dem freien Rande der Spalte in die Nase sehen kann.

Bei der doppelten Spaltbildung des Gaumens zieht ein breiter, median gelegener Defekt von vorn nach hinten hindurch. In der Mittellinie läßt sich das Doppelsein der Spaltung nur noch daran erkennen, daß der freie Rand des Vomer die Spalte in zwei Teile teilt, so daß zwischen diesem und dem freien Rand des Gaumens jeder Seite die Hälfte der Spalte liegt.

Die durch einen Gaumenspalt hervorgerufenen *Störungen* sind zumeist hochgradiger als bei der Hasenscharte. Durch den fehlenden Abschluß zwischen Mund- und Nasenhöhle ist der Saug- und Schluckakt beeinträchtigt. Die Ernährung macht oft große Schwierigkeiten; die Kinder können, zumal bei gleichzeitig bestehender Hasenscharte die Mutterbrust nicht nehmen und müssen mit dem Löffel ernährt werden. Die Luft kommt nicht wie bei normaler Nasenatmung vorgewärmt in die Lunge und ruft deshalb leicht Schleimhautentzündungen hervor, die sich vom Rachen aus auch auf das Mittelohr fortsetzen und später zur Schwerhörigkeit führen können. Natürlich wird auch die Lautbildung stark ungünstig beeinflußt und die Träger von derartigen Mißbildungen leiden später oft am meisten unter der behinderten Sprache, die nicht nur den bekannten nasalen Beiklang hat, sondern bei der die Aussprache bestimmter Laute überhaupt nicht möglich ist. Der beim Sprechen normalerweise zustande kommende Abschluß der Nasenhöhle gegen das Cavum pharyngoorale durch Heben des Gaumensegels und Anlegen an die hintere Pharynxwand, von der durch Kontraktion der Muskulatur (Constrictor pharyngis) der sogenannte PASSAVANTsche Wulst entgegenkommt, tritt nicht ein, und die Luft geht beim Sprechen durch die Nase hinaus, die Sprache wird „näselnd".

Für die *Behandlung* kommt der operative Verschluß der Spalte oder das Tragen einer Prothese in Frage. Ein *Obturator* findet natürlich erst dann Verwendung, wenn er an den bleibenden Backzähnen befestigt werden kann, also erst etwa vom neunten Lebensjahre ab. Bis dahin behalten die Kinder ihre schlechte Sprache und kommen sich begreiflicherweise, wenn sie verständiger geworden sind, selbst nicht als vollwertige Individuen vor.

Ist deshalb der Gaumenspalt nicht zu breit und hat die Operation Aussicht auf Erfolg, so muß dieselbe dringend angeraten werden.

Wie bei der Hasenscharteoperation wird man auch bei der Gaumenspalte nur dann operieren dürfen, wenn kein Katarrh der Nasenschleimhaut oder des Pharynx besteht, insbesondere wenn keine Entzündung auch der Mundschleimhaut (Soor u. dgl.) vorhanden ist. Hypertrophische Tonsillen oder Rachenmandeln müssen vorher entfernt werden, denn diese sind gerade oft die Träger von Infektionserregern. Der Erfolg der Operation kann sonst sehr wesentlich in Frage gestellt werden. Auch können größere Mandeln nach dem Gaumenverschluß direkt ein Hindernis für eine freie Atmung abgeben. Etwa vorhandene cariöse Zähne werden vorher beseitigt. Auch die Jahreszeit soll für die Operation nicht gleichgültig sein. HELBING schlägt das Spätfrühjahr oder den Sommer als günstigsten Zeitpunkt für die Operation vor, da dann die seiner Ansicht nach ungünstige austrocknende Wirkung der geheizten Zimmerluft der Wintermonate fortfällt.

Die *Operation* selbst, die Uranoplastik und Staphylorrhapie, erfolgt nach ROSE zur Beseitigung der Aspirationsgefahr am hängenden Kopf, bei Kindern in Narkose; bei Erwachsenen ist Lokalanästhesie möglich und ratsam; sie hat auch hierbei ihre bekannten Vorzüge. Eine Tracheotomie vor der Operation, wie sie 1919 neuerdings von MÜLLER (Stuttgart) wieder verlangt wird, ist vollständig unnötig. Der Mund wird durch das Speculum von WHITEHEAD, welches bei richtiger Lagerung einen ausgezeichneten Überblick über das Operationsfeld gestattet, offen gehalten. Der hängende Kopf wird von einem Wärter

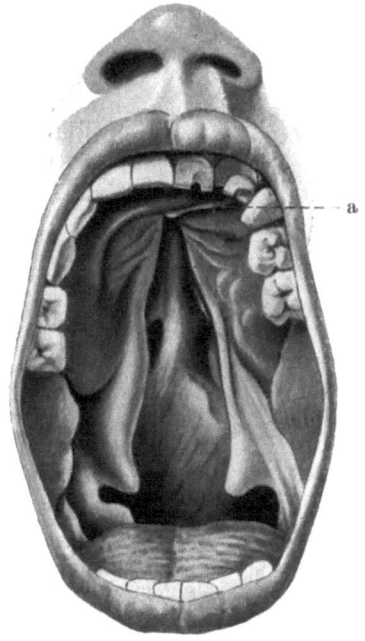
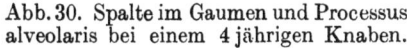

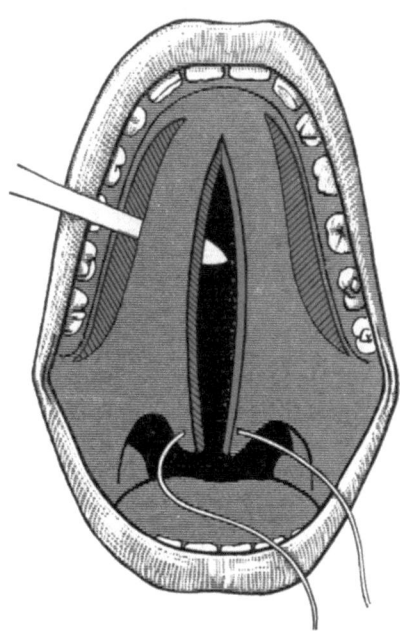

Abb. 30. Spalte im Gaumen und Processus alveolaris bei einem 4 jährigen Knaben.

Abb. 31. LANGENBECKsche Operation bei Spaltbildung des Gaumens.

gehalten, der zu den Füßen des Operateurs kniet. Strengste Asepsis ist eine selbstverständliche Forderung.

Die Frage, welche Methode man bei der Operation eines Gaumenspaltes anwenden soll, fällt zusammen mit der Erwägung, welches als das günstigste Alter zur Vornahme der Operation angesehen werden muß. Es sei hier nochmals darauf hingewiesen, daß bei einer gleichzeitig bestehenden Hasenscharte, diese möglichst frühzeitig beseitigt werden muß. Die Erfahrung hat gezeigt, daß bei einem solchen Vorgehen mit der größten Wahrscheinlichkeit damit gerechnet werden kann, daß die Spalte im Alveolarfortsatz sich bald von selbst schließt oder doch wenigstens sehr verengt. Der sanfte, aber stetige Druck der Oberlippe genügt, um den vorspringenden Knochenteil langsam aber sicher zurückzudrücken und die Ränder der Spalte einander zu nähern. Die beigegebene Abb. 30 stammt von einem jetzt vierjährigen Knaben, dem ich am fünften Tage nach der Geburt die Lippenspalte beseitigte. Der damals sehr breite Spalt im Gaumen und Processus alveolaris hat sich im letzteren (a) fast geschlossen.

Die Annahme, daß eine sehr frühzeitig erzielte Heilung des Gaumenspaltes ein besseres Mitwachsen der knöchernen Teile und des Gaumensegels herbeiführen würde, hat sich nicht bestätigt.

Schon früh nach dem Bekanntwerden der klassischen v. Langenbeckschen Gaumenspaltoperation machte man nämlich die unangenehme Erfahrung, daß die Patienten trotz Gelingens der Operation doch gewöhnlich von ihrer näselnden Sprache nicht befreit wurden. Man erkannte, daß die Funktion des Gaumensegels eine ungenügende war, daß das Velum keinen genügenden Abschluß des Schlundes zu sichern vermochte, worauf schon Passavant hingewiesen hatte.

Nach den Untersuchungen von Drachter (1) kann man drei Stadien der Spaltbreite am Gaumen unterscheiden, von denen ihm das zweite Stadium, vom Momente der Hasenschartenoperation bis zum Schluß der Alveolarspalte, als das Stadium der optimalen Spaltbreite den günstigsten Zeitpunkt für die Operation bietet. Es besteht dann eine Dreiecksform der Spalte des *harten* Gaumens; im Bereiche des *weichen* Gaumens verlaufen die Spaltränder noch parallel. Die Spalte im Alveolarfortsatz hat sich unter der Einwirkung der vereinigten Oberlippe geschlossen. Wartet man zu lange nach Eintritt dieses Zustandes mit der Operation, so nimmt die Breite der Spalte im hinteren Teil immer mehr zu und der *Gesamtspalt* bekommt eine Dreiecksform, weil der Oberkiefer weiter auswächst. Operiert man erst in diesem Spätstadium, so wird der weiche Gaumen nach der Naht zu kurz, ein Abschluß des Nasenrachenraums beim Sprechen kann nicht mehr zustande kommen, die Sprache bleibt daher dauernd mangelhaft.

Mit einer großen Anzahl von Chirurgen, und ich möchte da besonders das Urteil Lexers anführen, bin ich der Ansicht, daß es „nicht zweckmäßig ist, vor dem dritten Jahre zu operieren, höchstens bei sehr großen und kräftigen Kindern ein halbes Jahr früher".

Sultan und Ranzi sind nach statistischen Erhebungen am Material der v. Eiselsbergschen Klinik zu dem Resultat gelangt, daß bei der Frühoperation — nach ihrer Meinung vor Ablauf des zweiten Lebensjahres — die Mortalität eine höhere und die Aussicht auf gute Heilresultate eine geringere ist.

Die *Operationen* bei Spaltbildungen des Gaumens sind deutschen Ursprungs. 1816 hat Gräfe die erste Naht des weichen und 1827 Krimer in Aachen den ersten Verschluß des harten Gaumens ausgeführt. Nach verschiedenen in der Folgezeit, namentlich auch von französischen Autoren bekanntgegebenen Methoden war es besonders die von v. Langenbeck erfundene Operation, welche auch heute noch geradezu als Normalverfahren bezeichnet werden kann. v. Langenbeck (1) operierte zuerst nicht vor Ablauf des achten Lebensjahres, später setzte er die Grenze bis zum fünften Jahre herab.

Die Langenbecksche *Operation* besteht aus drei Akten: Anfrischung der Spaltränder, Loslösung des mukös-periostalen Überzugs vom harten Gaumen nach seitlichen Einschnitten nahe dem Alveolarfortsatz, Naht der Spalte.

Unter Zugrundelegung des v. Langenbeckschen Verfahrens gestaltet sich der Gang der Operation also folgendermaßen (Abb. 31): Zunächst wird die Anfrischung der Spaltränder vorgenommen. Man beginnt mit der Schnittführung an der einen Seite der Uvula, deren Spitze mit einer feinen Pinzette gefaßt und angezogen wird; in 2 mm Breite wird der Saum des Spaltes auf beiden Seiten von hinten nach vorne zu abgetragen. Es empfiehlt sich eine recht breite Anfrischung, die dadurch erzielt wird, daß man möglichst schräg anfrischt und von der Schleimhaut der Mundseite etwas mehr fortnimmt. Alsdann werden mit einem kräftigen Skalpell auf beiden Seiten dicht neben der Zahnreihe durch Schleimhaut und Periost hindurch Einschnitte vorgenommen, die am Hamulus pterygoideus beginnen und möglichst weit nach vorn verlaufen, aber die vordere ernährende Brücke natürlich nicht zu schmal werden lassen dürfen. Die Arteria palatina wird geschont und garantiert die Ernährung des zweibasigen Lappens, der nun mit Hilfe eines Elevatoriums vom harten Gaumen abgelöst wird, und zwar vom Seitenschnitte aus, nicht vom Spalt her. Auch vom hinteren Rande des Gaumenbeins wird die Trennung vorgenommen, indem man die Nasenschleimhaut an ihrem Übergang in die hintere Platte des Gaumensegels bzw. am hinteren Rande des knöchernen Gaumens am besten mit einem geknöpften doppelschneidigen Messer durchschneidet. So wird eine möglichst ausgiebige Verschiebung der mukös-periostalen Lappen möglich. Nach hinten und seitlich setzt man die Ablösung nicht bis in die Gaumenmuskulatur fort. Entweder meißelt man im hinteren Wundwinkel durch einen kurzen Stoß schräg nach hinten und oben den Hamulus ab, wie es BILLROTH empfohlen hat, oder es gelingt auch oft durch stumpfe Ablösung das Gaumensegel genügend zu entspannen. In jedem Falle muß die für die Bewegung des weichen Gaumens und damit für die Sprache so wichtige Muskulatur des Gaumens möglichst geschont werden. Die operativ gesetzten seitlichen Einschnitte werden sofort provisorisch tamponiert und Tupfer gegen den harten Gaumen fest angedrückt, um die entstehende Blutung zu stillen. Schließlich erfolgt die Naht der Spalte. Zuerst werden sämtliche Nähte eingelegt, wobei besonders darauf zu achten ist, daß die Durchstechung der Lappen mit der Nadel senkrecht erfolgt. Man beginnt mit dem Einlegen der Fäden an dem Zipfel der Uvula. Die Fäden werden lang gelassen und als Zügel benutzt, um die Lappen zu spannen und die Durchführung der Nähte zu erleichtern. Als Nahtmaterial dient Seide, doch wird von manchen Chirurgen (HELBING, HESSE) auch Draht empfohlen. BUNGE bedient sich der HALSTEDschen Naht aus feinem Silberdraht, von der auch RANZI gute Resultate vermeldet.

Die besonders für die Gaumennaht angegebenen Nadelhalter oder gestielte Nadeln sind entbehrlich; auch mit gewöhnlichen Nadeln läßt sich die Naht gut ausführen. „Nicht das Instrument soll operieren, sondern die Hand des Chirurgen" (BUSCH). v. LOBMAYER empfiehlt gefärbte Fäden alternierend mit ungefärbten bei der Naht zu gebrauchen, um nach Anlegung sämtlicher Nähte ohne Schwierigkeit die zusammengehörenden Fäden herauszufinden. Die seitlich entstehenden Lücken im harten Gaumen werden mit Gaze tamponiert, wodurch auch die nach der Mittellinie verlagerten mukös-periostalen Lappen noch weiter aneinander gedrückt werden. Man muß nur darauf achten, daß die Wundränder des Lappens durch den Tampon nicht nach der Nase zu eingerollt werden.

JULIUS WOLFF (2) empfiehlt die v. LANGENBECKsche Operation *zweizeitig* auszuführen, was in all den Fällen von großem Nutzen ist, wo bei sehr breiter Spalte die Lappen sehr schmal ausgefallen sind, und deshalb die Ernährung gefährdet erscheint. WOLFF macht zunächst nach Anlegung von Entspannungsschnitten an der Innenseite des Processus alveolaris ganz nahe der Zahnreihe nur die Loslösung der mukös-periostalen Lappen und tamponiert danach die seitlichen Wunden. Erst nach 5—8 Tagen wird in einer zweiten Sitzung nach Anfrischung der Spaltränder die mediane Naht ausgeführt.

Die *Nachbehandlung* gestaltet sich einfach. In den ersten 4—6 Tagen wird nur flüssige Nahrung verabfolgt. Sind die Kinder soweit erzogen, daß sie den Mund selbständig spülen können (Wasserstoffsuperoxyd), so ist dieses von großem Vorteil. Sonst wird möglichst wenig an der Gaumennaht vorgenommen. Ein Hungernlassen auch nur für kurze Zeit ist völlig unnötig, da das Leerschlucken doch nicht zu verhindern und eine Ruhigstellung der Nahtlinie überhaupt nicht möglich ist.

Die Tampons werden nach einer Woche aus den seitlichen Lücken entfernt und, falls eine Tendenz zum Auseinandergehen der Naht noch bestehen sollte, für einige Tage wieder erneuert, sonst fortgelassen.

Die Fäden nimmt man etwa am 10.—12. Tage wieder heraus. Eventuell muß dieses in leichter Narkose geschehen, um bei unruhigen Kindern die Naht nicht zu gefährden. Jede Gewaltsamkeit muß natürlich vermieden werden.

Die seitlich am harten Gaumen zuerst vorhandenen Lücken schließen sich rasch, indem der abgelöste mukös-periostale Lappen sich wieder — jetzt mehr medial — an den Knochen anlegt und der entblößte Knochen sich mit einer Narbe überzieht. Nur wenn die Gaumenplatte des Oberkiefers nicht eine mehr horizontale, sondern eine fast senkrechte Lage hat, kann ein Defekt zurückbleiben, der eine Nachoperation nötig macht, weil sonst ja eine neue Kommunikation der Mund- und Nasenhöhle vorhanden ist. Es genügt dann zumeist ein kleiner bogenförmiger Brückenlappen, der aus der halben Dicke des verlagerten mukös-periostalen Überzugs besteht, um das Loch zu verschließen (vgl. Abb. 32 u. 33).

Bisweilen bleiben auch kleine Lücken innerhalb der Nahtlinie zurück, besonders leicht an der Grenze zwischen hartem und weichem Gaumen. Diese

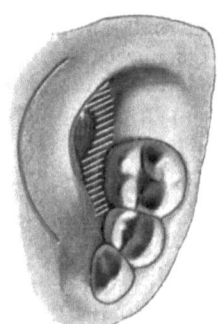 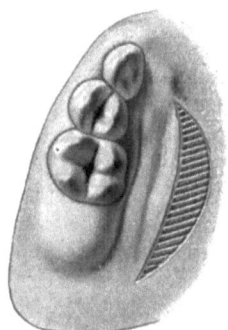

Abb. 32 u. 33. Nachoperation bei Gaumenspalte.

heilen, auch selbst bei Erbsengröße und darüber, anstandslos schon nach kurzer Zeit nach einigen leichten Ätzungen mit dem Höllensteinstift von selbst zu.

Der *Sprachunterricht* muß bald nach der Operation beginnen.

Man muß sich darüber klar sein, daß durch die Operation nur die Befähigung geschaffen wird, später durch Übungen eine normale Sprache zu erlernen; man darf sich nicht der Hoffnung hingeben, daß die operierten Kinder von selbst durch die bessere Entwicklung der Gaumenmuskulatur eine Wiederherstellung der Funktion und damit eine normale Sprache erlangen. Rationelle Sprachübungen sind deshalb auch nach der bestgelungenen Operation ein unabweisbares Erfordernis. Die Methode des Taubstummenlehrers GUTZMANN hat die denkbar besten Resultate ergeben. Ich verweise auf die sich mit dieser physiologisch ausgearbeiteten Lehrmethode befassenden Schriften.

Es fehlt nicht an Chirurgen, die die Operation des Gaumenspaltes schon auf die ersten Lebensmonate oder gar -tage verlegen.

So ist JULIUS WOLFF für eine Frühoperation im ersten Lebensjahre bis zum Alter von zwei Monaten herab eingetreten. Er ist der Ansicht, daß die Operation bei ganz kleinen Kindern die besten funktionellen Resultate ergebe und daß sich durch Herstellung normaler Bedingungen für Atmung und Nahrungsaufnahme auch der Gesundheitszustand selbst sehr schwächlicher Kinder bald bessere.

LANE (1) hält sogar die ersten Tage nach der Geburt für den günstigsten Zeitpunkt der Operation. Die von ihm angegebene Methode besteht in einer Lappenbildung von einer Seite her mit Umklappung des Lappens. Dieser wird so angelegt, daß seine breite Basis am Spaltrande liegt, dann wird er um 180⁰ gedreht, so daß seine wunde Fläche nach der Mundhöhle zu liegen kommt. Schließlich erfolgt die Vereinigung des freien Lippenrandes mit der angefrischten Schleimhaut des gegenüberliegenden Spaltrandes. MOSKOWICZ kombinierte das LANEsche Verfahren mit dem von v. LANGENBECK. Der von der einen Seite des Spaltrandes herumgeklappte breit-einbasige Lappen wird mit dem zweibasigen, nach der Mitte zu verzogenen LANGENBECKschen Lappen der anderen Seite vernäht.

Während sich die bisher erwähnten Methoden mit der operativen Anfrischung der Weichteile befassen, gibt es eine Reihe von Autoren, die *mit ihrer Operation den Knochen selbst angreifen*. Auch diese Chirurgen halten ein frühzeitiges Vorgehen für das Richtigste, da dann am leichtesten die auseinanderstehenden Kieferteile beweglich gemacht werden können.

Diese Methoden haben in Deutschland wenig Anklang gefunden und LEXER hat mit Recht darauf hingewiesen, daß das frühzeitige Operieren am Kiefer schwere Veränderungen am Alveolarbogen und Verunstaltungen des Oberkiefers hervorrufen kann.

Wir wissen auch durch EHRMANNs Untersuchungen, daß als konstante Folge jeder nicht einmal frühzeitig ausgeführten Uranoplastik eine Querverengerung des Oberkiefers mit Annäherung der Zahnarkaden durch die Narbenretraktion an den Weichteilen und durch Wachstumshemmungen resultiert. Je früher die Operation gemacht wird, um so ausgesprochener sind dann diese Veränderungen.

BROPHY (1) hat die Verschmälerungen großer Spalten dadurch erzielt, daß ebenfalls schon bei Säuglingen eine gewaltsame Annäherung der Kieferteile durch eine Plattendrahtnaht quer durch den Oberkiefer vorgenommen wird. Die Kieferhälften werden so stark zusammengedrückt, daß die Spaltränder sich berühren. Daß dabei Zahnkeime zerstört werden, liegt auf der Hand und die Deformierung des Kiefers im Sinne LEXERs ist die Folge.

Um auch bei sehr breiten Spaltbildungen des Gaumens den Defekt doch nach der LANGENBECKschen Methode überbrücken zu können, haben HELBING und SCHRÖDER eine temporäre Verschmälerung des Oberkiefers als vorbereitende Maßnahme dadurch angestrebt, daß sie rings um die Zahnreihen einen Stahlbügel legen, der an Metallkappen auf den Backzähnen befestigt ist und täglich durch ein gegenständiges Schraubengewinde mehr angezogen werden kann.

Für ganz besonders hochgradige Fälle hat HELBING die Trennung des Oberkieferkörpers vom Jochbogen angegeben, die er von einem auf der bukkalen Seite angelegten kleinen Schnitt durch einen Meißelschlag vornimmt. Es gelingt ihm alsdann durch starken Druck die beiden Oberkieferhälften nicht nur einander zu nähern, sondern an den Spalträndern zur Vereinigung zu bringen. In dieser Stellung werden sie durch Bleistreifen fixiert, die mit quer durch den Oberkieferkörper hindurchgelegten Drähten außen am Processus alveolaris befestigt sind.

Die Methode SCHOEMAKERS ist in der Hauptsache eine submuköse Durchmeißelung des Oberkieferknochens oberhalb des Processus palatinus und alveolaris. Das Verfahren schließt sich an die Methoden von BROPHY und HELBING an.

KÄRGER hat an der BIERschen Klinik das BROPHYsche Verfahren mit Erfolg angewendet und tritt für diese Operationsmethode ein.

Von ausländischer Seite (Nicoll) ist empfohlen worden, die Operation der Gaumenspalte ganz frühzeitig und *vor* der der Hasenscharte vorzunehmen. Auch diese Art des Vorgehens hat in Deutschland keinen Anklang gefunden.

Für die Fälle, wo die operativen oder auch die funktionellen Erfolge nicht immer befriedigen, oder für nicht operativ angreifbare Fälle kommt die *Prothese* als zweckmäßiger *Ersatz* in Betracht. Auf dem Prinzip des schon 1864 von Suersen angegebenen Obturators beruhen alle späteren Prothesen, von denen die von Schiltsky und Warnekros hier als die besten genannt seien. Sie verschließen nicht nur die noch vorhandene Lücke im Gaumen, sondern stellen auch einen Abschluß des Nasenrachenraumes beim Sprechen durch einen elastischen Ballon her, der durch eine Spiralfeder an der Gaumenplatte der Prothese befestigt ist und in den Rachenraum eingeführt wird.

Auch *im Bereiche der* vom weichen Gaumen ausgehenden *Gaumenbögen* kommen angeborene Spaltbildungen vor. Trendelenburg (Dtsch. Chirurg.

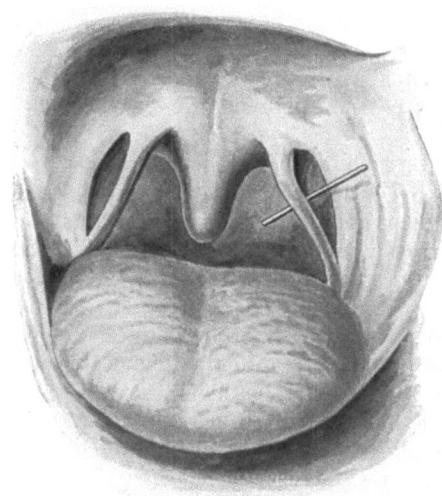

Abb. 34. Spaltbildung in beiden Gaumenbögen. (Nach Burger.)

Liefg. 33, Nr. 1, S. 12) erwähnt zwei derartige angeborene seitliche Defekte, die von Wolters und Cohen beobachtet wurden. Burger (Amsterdam) bildet ebenfalls in seinem „Leerboek d. Ziekten van Ooren, Neus, Mond, Keel en Slokdarm" eine derartige Spalte ohne weiteren Kommentar ab (Abb. 34). (Die Abbildung wurde mir vom Autor zwecks Wiedergabe in freundlichster Weise zugesandt). Dabei werden durch die länglichovale, schräg von oben innen nach unten außen sich erstreckende, schlitzförmige Öffnung die Tonsillen sichtbar. Eine derartige Mißbildung läßt sich nicht ohne weiteres in das unseren bisherigen Kenntnissen entsprechende embryologische Schema einreihen. Trendelenburg erinnert aber daran, daß nicht weit entfernt von dieser Stelle, jedoch *hinter* der Tonsille die angeborene Halsfistel aus-zumünden pflegt.

Einer Mißbildung am Gaumen sei noch Erwähnung getan, des sogenannten „*hohen Gaumens*". Diese Gaumenform ist durch relativ zu große Höhe und Länge im Verhältnis zur Breite gekennzeichnet. Der vordere Teil des Alveolarrandes ist nicht rund, sondern mehr elliptisch, er ist nach vorne zu ausgewachsen und zeigt mitunter eine Knickung in der Medianlinie. Im frontalen Durchschnitt zeigt das Gewölbe nicht eine flache, sondern eine hohe enge Kuppelform, in extremen Fällen die gotische Spitzbogenform (Burger). Zu diesem Gaumentypus gehören bestimmte Anomalien der bleibenden Zähne. Die mittleren Schneidezähne sind oft um ihre Achse gedreht, so daß sie nicht nebeneinander stehen, sondern im spitzen Winkel. Auch die übrigen Zähne zeigen in ihrer Stellung Unregelmäßigkeiten.

Auffallend ist, daß dabei der Unterkiefer beinahe immer normal geformt ist und daß auch die Zähne desselben keine Anomalien aufweisen. Hieraus folgt, daß der hohe Gaumen nicht einfach als Folge der englischen Krankheit anzusehen ist, denn bei dieser sind die Abweichungen gerade am Unterkiefer vorherrschend. Während sich ferner die Rachitis besonders in den allerersten Kinderjahren einstellt, bildet sich der hohe Gaumen in seiner typischsten Form erst nach dem ersten Zahnwechsel.

Als *Ursache* des hohen Gaumens ist eine gestörte Nasenatmung verantwortlich zu machen, wie wir sie bei den Patienten mit adenoiden Vegetationen finden. Man hat den hohen Gaumen direkt als eine Teilerscheinung des adenoiden Habitus anzusehen und deshalb hat sich auch die Therapie gegen die dauernde Mundatmung zu richten (vgl. das Kapitel über adenoide Vegetationen).

Im Gegensatz zur Spaltbildung im harten Gaumen wird bisweilen unter der Schleimhaut desselben zentral gelegen ein knöcherner Längswulst, *Torus palatinus*, beobachtet. Man hat früher angenommen, in dieser Anomalie eine Rasseneigentümlichkeit sehen zu müssen. So hielten den Torus palatinus KUPFFER und BESSEL-HAGEN für ein Merkmal ostpreußischer Schädel, WALDEYER beobachtete ihn häufig bei Lappen, WEINBERG bei Finnländern, GODLEE besonders stark bei den Eingeborenen auf Tasmanien und in Polynesien; auch beim Neandertalschädel sind an verschiedenen Knochennähten Wulstbildungen zu sehen, die einem Torus entsprechen (KEITH). TRAUTMANN nimmt mit KÖRNER an, daß es sich dabei nicht um ein Merkmal bestimmter Rassen handelt, sondern daß diese Anomalie bei fast allen Völkern vorkommt und ihre Entstehung in der Mehrzahl der Fälle einem postembryonalen abnormen Wachstumsvorgange verdankt. KÖRNER beobachtete den Torus palatinus bei verheirateten Frauen, die geboren hatten, beinahe doppelt so oft wie bei gleichaltrigen Ledigen und nimmt als Ursache Einflüsse auf den Knochen in der Gravidität an.

Die Kenntnis von dem Vorkommen eines Torus palatinus ist wichtig, weil gelegentlich die Diagnose auf Lues oder Tumor gestellt werden kann.

Erwähnen möchte ich noch das Vorkandensein von zwei kleinen Gruben seitlich der Mittellinie, dicht neben der Raphe, im hinteren Abschnitt des harten Gaumens an der Übergangsstelle in den weichen, der *Foveae palatinae*. Sie sind wohl zu unterscheiden von den zahlreichen Mündungen von Schleimdrüsen, die sonst an der Grenze des harten und am weichen Gaumen sich finden. Nach Untersuchungen von FISCHER kommen die beiden Gaumengrübchen bei mehr als 50% Kindern und noch häufiger, etwa bei 70% Erwachsenen vor. In jedem Gaumengrübchen münden die Gänge mehrerer Schleimdrüsen aus. Gelegentlich können diese Grübchen, die schon MORGAGNI (Epistulae anatomicae 1764. p. 73) bekannt waren, auffallend tief sein und den Eindruck eines pathologischen Prozesses machen.

V. Mißbildungen der Zunge.

Von der Schleimhaut des Alveolarfortsatzes am Unterkiefer spannt sich innen über den Mundboden hinweg zur Unterfläche der Zunge ein Band, das Frenulum linguae. In ganz seltenen Fällen kann bei Neugeborenen dieses „Zungenbändchen" zu kurz sein *(Ankyloglosson)*, so daß eine Behinderung beim Saugen eintritt. Es wird deshalb gern das Zungenbändchen mit einem Scherenschlag durchschnitten. KÜMMEL weist auf Grund seiner Erfahrungen mit Recht darauf hin, daß in keiner Weise festgestellt ist, daß ein zu kurzes oder ebenso ein zu langes Zungenbändchen ein Hindernis beim Saugen oder Sprechen abgeben kann. Er bezeichnet die Durchschneidung des Frenulum als eine „durchaus überflüssige und verwerfliche Operation" und rät deshalb von der „Unsitte des Lösens der Zunge" ab, weil bereits eine genügende Anzahl von Fällen bekannt ist, in denen es nach dem kleinen Eingriff zu ernsten Blutungen und hartnäckigen Geschwürsbildungen kam. Schon FABRICIUS AB AQUA PENDENTE (geb. 1537) wandte sich gegen die zu damaliger Zeit herrschende Sitte der

Hebammen, Neugeborenen das Zungenbändchen „mit dem langen Fingernagel zu zerreißen".

Das vollständige *Fehlen der Zunge* bei sonst lebensfähigen Individuen ist bisher nur dreimal beobachtet worden.

Zu den sehr seltenen Mißbildungen der Zunge gehört ferner die *gespaltene* Zunge (Lingua bifida) und die *gelappte* Zunge (Lingua plicata). Bei letzterer ist die Zunge zum Unterschied von der sklerosierenden Glossitis von zahlreichen mehr oder weniger symmetrisch verlaufenden Furchen durchsetzt ähnlich einer Scrotalhaut. Die Engländer nennen sie deshalb „scrotaltongue".

Zu erwähnen ist hier noch die abnorm dicke und abnorm lange Zunge. Bei ersterer Anomalie handelt es sich entweder um ein angeborenes kavernöses Lymphangiom oder um eine *Makroglossie* mit einer Zunahme des Volumens auf das Zwei- bis Dreifache durch eine reine Hypertrophie der Muskulatur, ein Analogon zu der aus derselben Ursache heraus entstehenden Verdickung der Lippe, der sogenannten Makrocheilie. Eine Formveränderung des Unterkiefers kann die Folge sein, indem der Processus alveolaris sich nach vorn umlegt und die Schneidezähne mehr horizontal gestellt sind. Die Nahrungsaufnahme und das Kauen können behindert sein und deshalb kann die Verkleinerung der Zunge durch Keilexcisionen (Lengemann) notwendig werden; versucht ist auch durch Unterbindung der Arteriae linguales (Welzel) eine Rückbildung zu erzielen.

Petit hat 1742 über drei Fälle von allzulanger Zunge berichtet und die Möglichkeit erwogen, daß solche *zu lange Zungen* von dem Träger verschluckt und so zu Erstickungsanfällen Veranlassung geben können.

VI. Die Dermoide des Mundbodens.

Die angeborenen cystischen Geschwulstbildungen des Mundbodens, die von den Speicheldrüsen ausgehen, finden in dem Kapitel von Eden über die Erkrankungen der Speicheldrüsen (im 5. Band) ihre Besprechung.

Erwähnt werden soll hier aber jene seltene Mißbildung, die als *Dermoid des Mundbodens* bezeichnet wird.

Unter *Dermoiden* versteht man entweder vollkommen neugebildete oder in präexistierenden Hohlräumen sich entwickelnde Gebilde, die auf der Innenseite eines Balges Neubildungen zeigen, deren Identität mit den Gebilden der Haut unleugbar ist, und neben denen auch noch unter Umständen Knochen, Knorpel und Zähne vorkommen.

Das Dermoid des Mundbodens kann sich sowohl *sublingual* nach der Mundhöhle zu, als auch *nach der Submentalgegend* entwickeln. Nimmt es beträchtliche Größe an, so verdrängt es die Zunge und ist auch in der Unterkinngegend sichtbar. Die Dermoide liegen fast immer in der Mittellinie. Eine Verwechslung mit einer Ranula, einer Retentionscyste der Glandula sublingualis, ist kaum möglich, da diese fast stets seitlich von der Mittellinie liegt und fast nie eine starke Verdrängung der Weichteile am Mundboden nach unten zu bewirkt.

Die Abb. 35 zeigt die Moulage eines 26jährigen Patienten, dessen untere Kinngegend durch eine fast faustgroße Geschwulst eingenommen wird. Nach unten setzt sich der Tumor fast bis zum Zungenbein fort. Dieses ist mitsamt dem Kehlkopf so weit nach unten zu verschoben, daß man den Ringknorpel nur gerade noch tief im Jugulum fühlen kann. Beim Öffnen des Mundes erscheint gleich hinter der Zahnreihe des Unterkiefers eine kinderfaustgroße Geschwulst, die auf der Oberfläche von Schleimhaut überzogen ist und die ganze Mundhöhle einnimmt. Sie ist dort gelegen, wo gewöhnlich die Zunge ihren Platz hat, ist aber nicht die geschwulstartig veränderte Zunge. Diese sieht und fühlt man erst, wenn man mit dem Finger von obenher einen Druck auf die Geschwulst ausübt. Dabei kann man auch konstatieren, daß die in der Mundhöhle gelegene Geschwulst hinter dem Unterkiefer in den oben beschriebenen Tumor in der Submentalgegend übergeht. Vorn auf der Geschwulst sind dicht neben der Mittellinie die Öffnungen der Ausführungsgänge der Glandula submaxillaris und sublingualis auf der Caruncula sublingualis sichtbar und zu sondieren. Die Zähne des Unterkiefers sind durch die Geschwulst schräg nach vorn gedrängt worden. Die ganze Geschwulst ist weich, elastisch, eindrückbar und zeigt

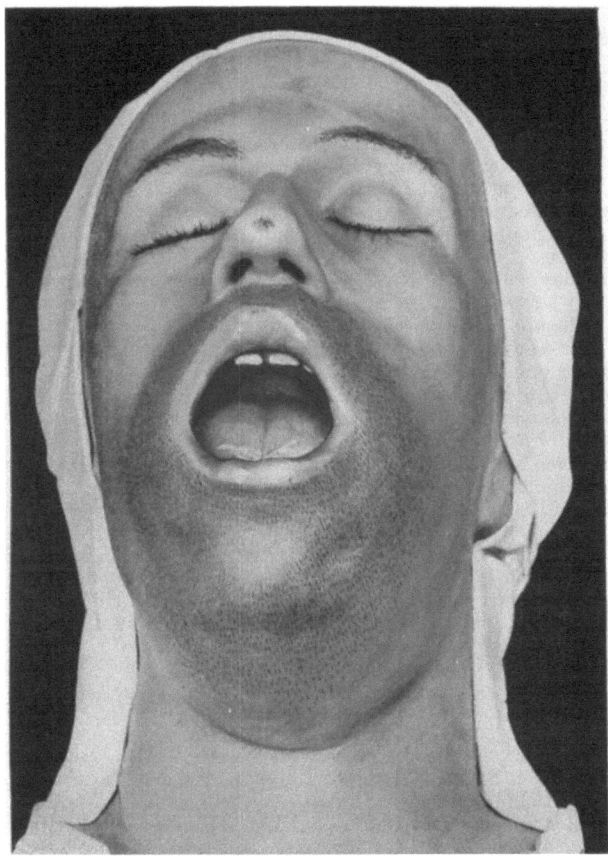

Abb. 35. Dermoid des Mundbodens.

Fluktuation. Mit dem Kehlkopfspiegel kann man sich die Zunge in etwas größerem Umfange hinten oben auf dem Tumor sichtbar machen, den Kehldeckel aber und den Kehlkopfeingang kann man sich nicht zu Gesichte bringen. Der Zungengrund liegt offenbar über dem nach unten zu verschobenen Aditus laryngis, wodurch auch die bei dem Patienten vorhandene Atemnot erklärt wird.

Als *Therapie* kommt nur die Exstirpation des ganzen cystischen Sackes in Frage. Sie macht zumeist keine Schwierigkeiten. Die Herausschälung des Tumors wird mühsamer, wenn sich vorher entzündliche Prozesse in der Umgebung abgespielt haben. Man operiert am besten von der Unterkinngegend aus.

Die Dermoide des Mundbodens entstehen durch eine Keimretention. Es handelt sich um kongenitale Gebilde, die sich aus versprengten oder während des Fötallebens abgeschnürten Epithelkeimen entwickeln, aber oft erst später im Leben zu Geschwulstbildungen Veranlassung geben. Bei der Bildung des Halses bietet sich beim Embryo genügend Gelegenheit zu einer solchen Keimretention, wenn die vom Ektoderm ausgekleideten Spalten, Vertiefungen und Höhlen dieser Gegend sich schließen oder durch Rückbildung verschwinden. Bei dem Dermoid am Mundboden ist wohl die Entstehung aus Resten der zweiten Kiemenspalte am wahrscheinlichsten, während der Ductus thyreoglossus nicht in Frage kommt.

Literatur.

ABELE: Die Mortalität der operierten Hasenscharten. Arch. f. klin. Chirurg. Bd. 33. — ALBRECHT (1): Über die morphologische Bedeutung der Kiefer-, Lippen- und Gesichtsspalten. Arch. f. klin. Chirurg. Bd. 31, H. 2. — DERSELBE (2): Über die Zahl der Zähne bei den Hasenschartenkieferspalten. Zentralbl. f. Chirurg. 1884. Nr. 23. — BENEKE (1): Über die Ursachen der Entstehung der Gaumenspalten. Sitzungsber. d. Ges. z. Beförd. d. gesamt. Naturwissensch. zu Marburg 1909. Nr. 6. — DERSELBE (2): Gaumenspaltbildung. Münch. med. Wochenschr. 1909. Nr. 23. — BIONDI (1): Lippenspalte und deren Komplikationen. Virchows Arch. f. pathol. Anat. u. Physiol. Bd. 111. — DERSELBE (2): Zur Hasenschartenfrage. Verhandl. d. dtsch. Ges. f. Chirurg. 1886. — BROPHY (1): The radicale cure of cleft palate. The dental cosmos. Vol. 41, p. 882. — DERSELBE (2): Surgery of the palate. Southern californier practioner. 1911. Nr. 7. Ref. Zentralbl. f. Chirurg. Bd. 88, S. 14. 1911. — BUNGE: Zur Technik der Uranoplastik. Zentralbl. f. Chirurg. Bd. 33. 1906. — BURGER: Leerboek der Ziekten van Ooren, Neus, Mond, Keel en Slokdarm. Harlem 1918. — BUSCH: Lehrb. d. topogr. Chirurg. Berlin 1860. — DENKER und BRÜNINGS: Lehrb. d. Krankh. d. Ohres u. d. Luftwege. 4. u. 5. Aufl. Jena 1920. — DRACHTER (1): Die Gaumenspalte und deren operative Behandlung. Dtsch. Zeitschr. f. Chirurg. 1914. Nr. 131, H. 1 und Münch. med. Wochenschr. 1914. Nr. 29, S. 16, 24. — DERSELBE (2): Voraussetzungen für eine durch Operation zu erzielende physiologische Aussprache bei angeborener Gaumenspalte. Münch. med. Wochenschr. 1920. Nr. 30, S. 865. — DURSY: Entwicklungsgeschichte des Kopfes des Menschen. Tübingen 1869. — EHRMANN: Recherches sur la staphylorrhaphie chez les enfants de l'âge tendre. Soc. de chirurg. Paris 1875. — FISCHER: Über die Gaumengrübchen. Inaug.-Diss. Königsberg 1902. — FRITZSCHE: Beitrag zur Statistik und Behandlung der angeborenen Mißbildungen des Gesichts. Inaug.-Diss. Zürich 1878. — FRONHÖFER: Die Entstehung der Lippen-, Kiefer-Gaumenspalten infolge amniotischer Adhäsionen. Arch. f. klin. Chirurg. Bd. 52. 1896. — FRÜND (1): Erfahrungen mit der REICH-MATTISchen Operation der doppelseitigen Hasenscharte. Zentralbl. f. Chirurg. 1922. Nr. 25. — DERSELBE (2): Ein Ersatz für den Heftpflasterverband bei Hasenschartenoperationen. Zentralbl. f. Chirurg. Nr. 39. 1921. — GOLDFLAMM: Angeborene Fisteln der Unterlippe. Münch. med. Wochenschr. 1907. S. 74. — GRÜNDER: Geschichte der Chirurgie von den Urzeiten bis zu Anfang des 18. Jahrhunderts. Breslau 1865. — GUTZMANN, A. u. H.: Zur Prognose und Behandlung der angeborenen Gaumendefekte. Med.-pädagog. Monatsschr. f. d. ges. Sprachheilk. 1893. März bis April. — GUTZMANN, H. (1): Vorlesungen über die Störungen der Sprache und ihre Heilung. Berlin 1893. — DERSELBE (2): Über Veränderung der Sprache bei angeborenen Gaumendefekten und ihre Heilung. Berl. klin. Wochenschr. 1895. — HAYMANN: Amniogene und erbliche Hasenscharten. Arch. f. klin. Chirurg. Bd. 70. 1903. — HELBING: Die Technik der Uranostaphyloplastik. Ergebn. d. Chirurg. u. Orthop. Bd. 5. 1913 (mit ausführlichem Literaturverzeichnis). — HELBING und SCHRÖDER: Die temporäre Verschmälerung des Oberkiefers als vorbereitende Maßnahme bei Gaumenspaltenoperationen. Verhandl. d. dtsch. Ges. f. Chirurg. 1909. S. 258. — HESSE: Beitrag zur Naht der Gaumenspalte. Zentralbl. f. Chirurg. 1919. Nr. 15. — HIS, WILH.: 1. Unsere Körperform und das physiologische Problem ihrer Entstehung. Leipzig 1824. 2. Anatomie menschlicher Embryonen. Leipzig 1880—1882. 3. Atlas zur Anatomie menschlicher Embryonen. Leipzig 1880—1885. — KAERGER: Über die Behandlung der angeborenen Kiefer- und Gaumenspalten. Arch. f. klin. Chirurg. 1914. H. 2. — KIRMISSON: Lehrb. d. chirurg. Erkrankungen angebor. Ursprungs. Übers. v. C. DEUTSCHLÄNDER 1899. Stuttgart. — KOLLMANN: Lehrb. d. Entwicklungsgesch. d. Menschen. Jena 1898. — KÖLLIKER (1): Über das Os intermaxillare des Menschen und die Anatomie der Hasenscharte und des Wolfsrachens. Halle 1882. — DERSELBE (2): Zur Anatomie der Kieferspalten. Arch. f. klin. Chirurg. Bd. 23. — KÖNIG, FRITZ: Hasenscharten in Verbindung mit Resten amniotischer Verwachsungen. Berl. klin. Wochenschr. 1895. Nr. 34. — KÖRNER: Zeitschr. f. Ohrenheilk. u. f. Krankh.

d. Luftwege. Bd. 61, S. 24. 1910. — Kümmel: Die Krankheiten des Mundes. Jena 1912.
— Lane (1): Cleft palate and harlip. London 1905. — Derselbe (2): The modern treatment
of palate. Lancet 1908. — Derselbe (3): On the treatment of cleft palate. Edinburgh med.
journ. 1904. März. Ref. Zentralbl. f. Chirurg. 1905. S. 758. — v. Langenbeck (1): Über Uranoplastik mittels Ablösung des mukös-periostalen Gaumenüberzuges. Arch. f. klin. Chirurg.
Bd. 2. 1862. — Derselbe (2): Weitere Erfahrungen im Gebiete der Uranoplastik. Ebenda
Bd. 5. — Lexer (1): Chirurgie des Gesichts. Im Handb. d. prakt. Chirurg. Bd. 1. 1913
(mit ausführlicher Literaturangabe). — Derselbe (2): Die Operationen am Gesichtsteil
des Kopfes. In der chirurg. Operationslehre von Bier-Braun-Kümmel. Bd. 1. Leipzig
1920. — v. Lobmayer, Geza: Vereinfachung der Naht des Wolfsrachens. Zentralbl. f.
Chirurg. 1910. Nr. 48. — Luschka: Über Leichenveränderungen an den Mundlippen Neugeborener. Zeitschr. f. ration. Med. 3. Reihe. Bd. 18. 1863. — Matti: Zur Technik der
Hasenschartenoperation. Eine neue Methode zur operativen Behandlung der doppelseitigen Hasenscharte mit prominentem Zwischenkiefer. Korrespondenzbl. f. Schweizer Ärzte
1917. Nr. 52 u. Zentralbl. f. Chirurg. 1917. Nr. 38. — Merkel: Handb. d. topograph. Anat.
Bd. 1, S. 339. 1885—1890. — Mertens: Über einen Fall von doppelter Hasenscharte.
Zentralbl. f. Chirurg. 1921. Nr. 49. — Meyer, Hermann: Nasenkorrektur bei Hasenschartenoperation. Zentralbl. f. Chirurg. 1922. Nr. 7. — v. Meyer: Der Zwischenkieferknochen.
Dtsch. Zeitschr. f. Chirurg. 1884. H. 3—4. — Milner: Zur Operation von Hasenscharte
und Kieferspalte. Zentralbl. f. Chirurg. 1922. Nr. 3. — Monnier: Über Gaumenspalt-
operationen. Schweiz. med. Wochenschr. 1921. Nr. 42. — Morian: Über die schräge Gesichtsspalte. Arch. f. klin. Chirurg. Bd. 35. 1887. — Moskowicz: Zur Technik der Uranoplastik. Arch. f. klin. Chirurg. Bd. 83. H. 2. — Müller, E.: Tracheotomie vor der Uranoplastik. Zentralbl. f. Chirurg. 1919. Nr. 15. — Nicoll: Operative treatment of harelip
and cleft palate. Ann. of surg. 1919. Nr. 1. — Panum: Entwicklung der Mißbildungen.
Berlin 1860. — Rabl: Die Entwicklung des Gesichts. 1. Heft: Das Gesicht der Säugetiere.
Leipzig 1908. — Rammstedt: Zur Operation der komplizierten Hasenscharte. Zentralbl.
f. Chirurg. 1922. Nr. 42. — Ranft: Verbandstechnik nach Hasenschartenoperationen.
Zentralbl. f. Chirurg. 1923. Nr. 15. — Ranzi: Verhandl. d. 35. Kongr. d. dtsch. Ges. f.
Chirurg. 1906. — Reich: Rückverlagerung des prominenten Zwischenkiefers bei kompli-
zierten Hasenscharten ohne Einziehung der Nasenspitze. Zentralbl. f. Chirurg. 1911. Nr. 25.
— Schiltsky: Über neue weiche Obturatoren und ihre Beziehung zur Chirurgie und Physiologie. Berlin 1881. — Schmieden: Operationen im Gesicht. In „Fehler und Gefahren bei
chirurgischen Operationen". v. Stich und Makkas. Jena 1923. — Schömaker: Über
Uranoplastik. Zentralbl. f. Chirurg. 1911. Nr. 29 u. Verhandl. d. dtsch. Ges. f. Chirurg. 1911.
— Schönewald: Der tiefe Ansatz des oberen Lippenbändchens. Dtsch. Monatsschr. f. Zahnheilkunde 1907. — Sprengel, K.: Geschichte der Chirurgie: 1. Teil: Geschichte der wichtigsten chirurgischen Operationen. Halle 1805. — Sprengel, W.: Geschichte der chirurgischen Operationen. Halle 1819. — Stich: Angeborene Mißbildungen, Verletzungen und
Erkrankungen des Gesichts. Im Lehrb. d. Chirurg. v. Wullstein-Wilms-Küttner. Jena
1923. — Stieda, Alex. (1): Über das Tuberculum labii superioris und die Zotten der
Lippenschleimhaut des Neugeborenen. Anat. Hefte 1899. H. 41. — Derselbe (2): Die
angeborenen Fisteln der Unterlippe und ihre Entstehung. Arch. f. klin. Chirurg. Bd. 79.
H. 2. — Derselbe (3): Über Dermoide des Mundbodens. Münch. med. Wochenschr. 1907.
Nr. 14. — Suersen: Über die Herstellung einer guten Aussprache bei angeborenen und
erworbenen Gaumendefekten durch ein neues System künstlicher Gaumen. Dtsch. Viertel-
jahrsschrift f. Zahnheilk. Wien Bd. 7, H. 4. 1867 und Bd. 8, H. 1. 1868. — Sultan und
Ranzi: Zur Frage der Enderfolge der Uranoplastik. Arch. f. klin. Chirurg. Bd. 72. 1904.
— Tichy: Beitrag zur Vererbung der Hasenscharte. Münch. med. Wochenschr. 1920. Nr. 47.
— Trautmann: Zwei Fälle von Torus palatinus. Monatsschr. f. Ohrenheilk. u. Laryngo-
Rhinol. 1914. Nr. 9. — Trendelenburg (1): Verletzungen und chirurgische Krankheiten
des Gesichts. Dtsch. Chirurg. Liefg. 33, 1. Hälfte. 1886. — Derselbe (2): Die ersten 25 Jahre
der dtsch. Ges. f. Chirurg. Berlin: Julius Springer 1923. — Warnekros: Obturatoren.
Handb. d. Zahnheilk. Bd. 3. Wien u. Leipzig 1910. — Wolff, Jul. (1): Über die früh-
zeitige Operation der angeborenen Gaumenspalten. Volkmanns klin. Vortr. Neue Folge.
Nr. 301. — Derselbe (2): Uranostaphyloplastik. Realenzyklopädie der ges. Heilk. 3. Aufl.
— Derselbe (3): Über Uranoplastik und Staphylorrhie im frühen Kindesalter. Arch. f.
klin. Chirurg. Bd. 37. 1888.

3. Mißbildungen und Anomalien des Kehlkopfes, der Luftröhre und der großen Bronchien.

Von

Karl Beck-Heidelberg und Paul Schneider-Darmstadt.

Mit 39 Abbildungen.

Mißbildungen der unteren Luftwege vom Kehlkopf bis in den Bronchialbaum hinein sind im ganzen *seltene* Vorkommnisse im Vergleich zu den Erkrankungen dieser Örtlichkeiten oder gemessen an der Häufigkeit der Fehlbildungen anderenorts. Sie fesseln aber durch ihre große *Mannigfaltigkeit* und zeigen dabei doch auch eine Anzahl typisch wiederkehrender Formen. Ihre *praktische Bedeutung* gestaltet sich recht wechselvoll: Die schwersten, glücklicherweise auch seltensten Verbildungen, so die Defekte, Atresien, Kommunikationen verbieten entsprechend der physiologischen Hochwertigkeit der betroffenen Teile das selbständige extrauterine Weiterleben, so bleibt für sie nur ein anatomisch-wissenschaftliches Interesse. Geringere Mißbildungsgrade, nennen wir Stenosen und gewisse Cysten, lassen trotz der Schwere der klinischen Erscheinungen gleich nach der Geburt bei rechtzeitiger Erkenntnis noch die Möglichkeit, durch operative Eingriffe das Leben zu erhalten. Wieder andere Formen verursachen geringere Beschwerden; ihre Weiterentwicklung, ihre Begünstigung oder das zufällige Hinzutreten pathologischer Komplikationen führt hier erst den Patienten zum Arzt. Die geringsten Grade der Bildungsstörungen bleiben erscheinungslos, zufällig werden sie bei der ärztlichen Untersuchung oder erst am anatomischen Präparat festgestellt und ihre Bedeutung liegt höchstens darin, daß sie diagnostische Irrtümer durch fälschliche Deutung als pathologische Zustände hervorrufen können.

Die alte *Gliederung der Mißbildungen* der Schwere nach in monströse oder geringgradigere Dysplasien, in Anomalien und Variationen ist bei der Verwaschenheit der Grenzen dieser Begriffe theoretisch und praktisch wertlos. Neuere Einteilungsversuche von Culp, Joest, Gruber, Przibram u. a., die weniger morphologische als biologische Maßstäbe anlegen, sind zwar von großem theoretischem Interesse, praktisch einstweilen aber nicht durchführbar. Im wesentlichen ergeben sich danach zwei grundsätzlich verschiedene Arten von Entwicklungsstörungen: Die einen sind keimplasmatisch verankert, ausgelöst durch Mutationsvorgänge, d. h. Veränderungen am Idioplasma und kehren dann im Erbzwang wieder, die anderen werden durch äußere, das Entwicklungsgeschehen modifizierende Eingriffe hervorgerufen und vererben sich dann nicht weiter — also mutative Entwicklungsstörungen (G. B. Gruber) oder Anomala hereditaria (Joest) einerseits und modifikative Entwicklungsstörungen oder Euterata andererseits. Beispiele für beide Typen gibt es auch auf dem vorliegenden Gebiete. Als Einteilungsprinzip aber läßt sich, solange wir über die Vererbung der einzelnen Formen nicht besser unterrichtet sind, die biologische Betrachtungsweise einstweilen nicht brauchen. So bleibt vorläufig für die Darstellung nur die formal-genetische Einteilung der Mißbildungen nach ihrer zeitlichen Entwicklung, d. h. die Anordnung nach ihrer teratogenetischen Termination, der spätmöglichsten Entstehungszeit (E. Schwalbe). Daher ist die Kenntnis des normalen Entwicklungsgeschehens der Luftwege für das

Verständnis ihrer einzelnen Mißbildungsformen unerläßlich, und ich verweise hier auf das Kapitel in diesem Handbuch. Wir kommen so zu folgender Gruppierung:

I. Bildungsstörungen, die bereits bei der ersten Anlage des Atemapparates oder bei der Trennung desselben vom Speiserohr wirksam sind:

Störungen der Anlage und der Sonderung.

II. Bildungsstörungen, die erst nach diesem Geschehen während der weiteren Ausbildung und Gliederung des Atemapparates in Stimmorgan, Luftröhre und Bronchialbaum in Erscheinung treten:

Störungen der Ausgestaltung

A. des Kehlkopfes, B. der Luftröhre, C. der großen Bronchien.

I. Mißbildungen auf Grund von Störungen der Anlage und Sonderung.

1. Totaldefekte.

Ein völliger oder teilweiser *Mangel des ganzen Atmungsapparates* als selbständige Mißbildung bei einem sonst wohlausgebildeten Einzelindividuum ist nur ganz vereinzelt beobachtet. Als einziger Rest der Atmungsorgane sah dabei H. Schmit in der Vorderwand des Schlundes und der oberen Speiseröhre eine offene, abwärts flach auslaufende Rinne mit Andeutung einer trachealen Ausreifung, während das obere Ende zu einem breit gespalteten Kehlkopf weitergebildet war, ohne jede Spur von Bronchien und Lungen. Hier lag offenbar eine Bildungshemmung im Stadium der Lungenrinne vor. Bei Saito war bei Lungen- und Trachealdefekt ein normal gestalteter Kehlkopf mit blindem Abschluß und knorpeligem Anhängsel vorhanden, also das oberste Ende der Lungenrinne noch zu weiterer Ausreifung gelangt. Alle sonstigen Mitteilungen der älteren Literatur über derartige schwere Defekte betreffen Beobachtungen an parasitären Doppelbildungen, wozu ja auch die Acardii, die nur die Placenta mit ihrem Ernährer gemeinsam haben, gehören. Daß bei solchen schwer defektiven Individuen auch die Atmungsorgane mitbetroffen werden, ist nicht weiter verwunderlich. Auch an Einzelindividuen mit stärkeren Defektbildungen im Hals- und Kopfbereich (Cyklope und Synote) ist die Einbeziehung des Kehlkopfes und der Luftröhre in den Bereich des Defektes verständlich als eine syngenetische Mißbildung (Collomb, Arnold).

2. Partielle Defekte.

Ebenso ist ein *isolierter Defekt* der Trachea bisher nur vereinzelt beobachtet. Dabei fand Beneke den kleinen Kehlkopf caudal verschlossen, an der Speiseröhre wurzelte kurz oberhalb der Cardia die Bifurkation mit den hypoplastischen Lungen, während das tracheale

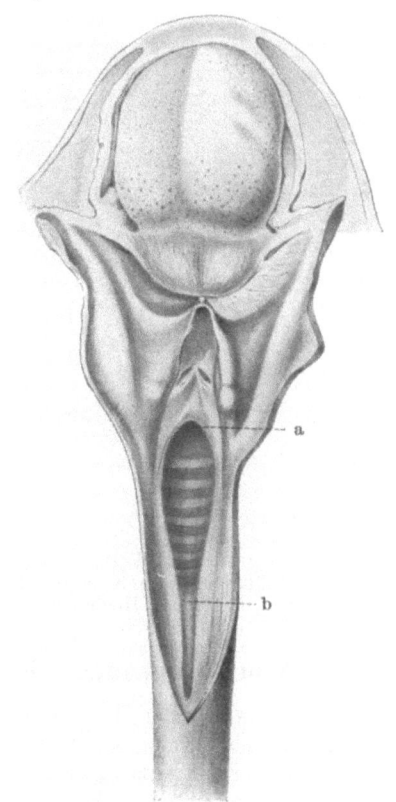

Abb. 1. Weit offen gebliebene *Laryngotrachealrinne* in der vorderen Schlundspeiseröhrenwand. (Diese von hinten geöffnet; a breit gespaltener Kehlkopf, b flach auslaufende Luftröhrenrinne.) (Nach Schmit.)

Zwischenstück vollkommen fehlte. Offenbar war hier der mittlere Teil der Lungenrinne nicht zur Anlage gekommen. Auch Colby erwähnt Trachealdefekt als Ursache des asphyktischen Todes eines Neugeborenen, wobei der Kehlkopf subglottisch als Blindsack endet.

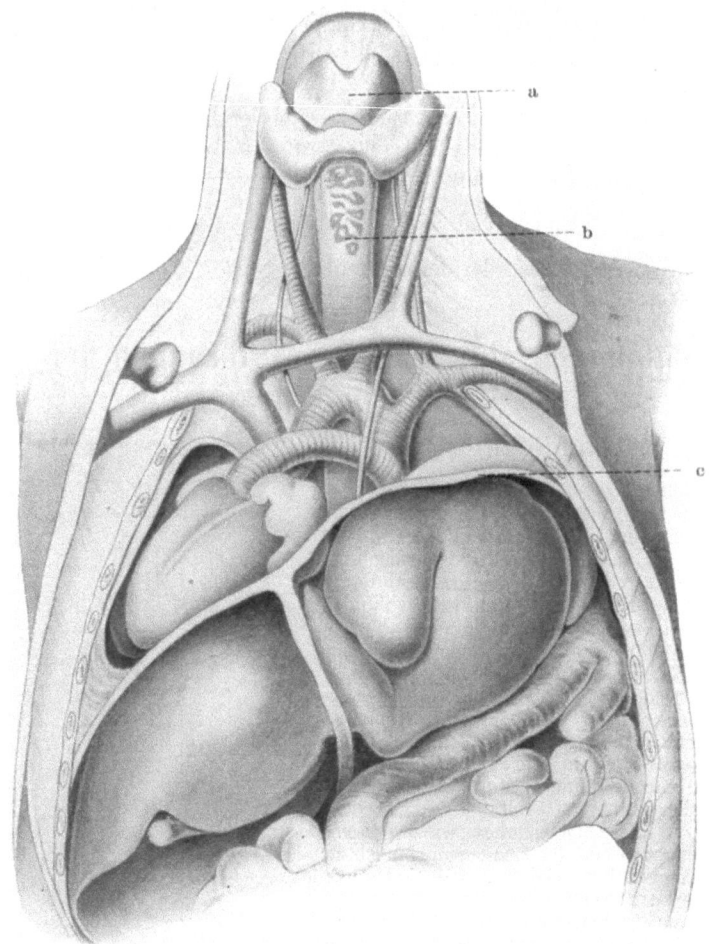

Abb. 2. Völlige *Lungenaplasie*. (Derselbe Fall wie Abb. 1.)
a Schildknorpel. b Knorpel der Luftröhre in der vorderen Speiseröhrenwand.
c Hochstehendes Zwerchfell. (Nach Schmit.)

3. Tracheo-ösophageale Kommunikation mit Oesophagusatresie.

Der Benekesche Trachealdefekt mit ösophagealer Kommunikation des Tracheobronchialbaumes ist ein morphologisches, wenn auch wohl nicht genetisches Gegenstück zu einer viel häufigeren, immerhin noch seltenen, aber im ganzen recht typischen Mißbildung, von der jetzt weit über 100 Fälle in der Literatur niedergelegt sind [Happich, Kreuter, Giffhorn, Kern, E. Hoffmann (2)], der *angeborenen Oesophagusatresie mit trachealer Kommunikation*. Diese auffällige, von Schöller 1838 zuerst erwähnte Kombinationsmißbildung darf als eine typische Sonderungsstörung des ursprünglichen Vorderarmes hier nicht übergangen werden, obschon dabei die Speiseröhre stärker in Mitleidenschaft gezogen wird als der Atmungsweg.

Morphologie. In der überwiegenden Mehrzahl der Fälle endet der obere Teil der Speiseröhre als kurzer, meist weiter Blindsack. Nach unmerklichem bis längerem Defekt entspringt das längere und enge untere Stück des Oesophagus aus der Trachea meist wenig oberhalb ihrer Teilung, seltener dort als Trifurkation oder gar aus einem Stammbronchus. Ein kurzer fibröser oder fibromuskulärer Strang, der innig der hinteren Trachealwand angeschlossen ist, verbindet in der Regel die beiden Speiseröhrenabschnitte; Ringmuskulatur oder Epithelreste wurden darin nie gefunden. Die Art der tracheoösophagealen Kommunikation wechselt, meist stellt sie einen schmalen, caudal lippenförmig begrenzten, kranial rinnenförmig auslaufenden Längsschlitz in der membranösen Luftröhrenwand dar, seltener ist sie eine weite, abgerundete Öffnung, so daß sich die Trachea evtl. bei tiefem Abgang in drei gleich starke Äste zu teilen scheint.

Bemerkenswert ist auch das feinere Verhalten: Im Bereich des Kommunikationsspaltes, oft seines ganzen rinnenförmigen Ausläufers und gelegentlich noch darüber hinaus hat das Epithel der Luftröhre ösophagealen Plattenzellcharakter und auch sonst zeigt die hintere Luftröhrenwand dort um so deutlicher, je stärker der Defekt der Speiseröhre ist, hinsichtlich der Muskulatur und der Drüsen den Bau der Speiseröhre (KONOPAKI, LADWIG, E. HOFFMANN, SCHULZE). Das fehlende Speiseröhrenstück vervollständigt hier also die hintere Luftröhrenwand. Die Trachea entspricht im Bereich des Speiseröhrendefektes dem gesamten Lumen des primären Vorderdarmes [E. HOFFMANN (2)]. Bei den weit selteneren atypischen Varianten des Speiseröhrenverschlusses besteht noch eine zweite, schlitzförmige Verbindung mit der Luftröhre, die vom ösophagealen Blindsack herabzieht (PAGENSTECHER, FISCHER, STERNBERG, KERN, E. HOFFMANN, WILLARD). Daran schließen sich Stenosen der Speiseröhre mit Fistel in die Luftröhre oberhalb der Stenose an (VROLIK, VAN DER WATER).

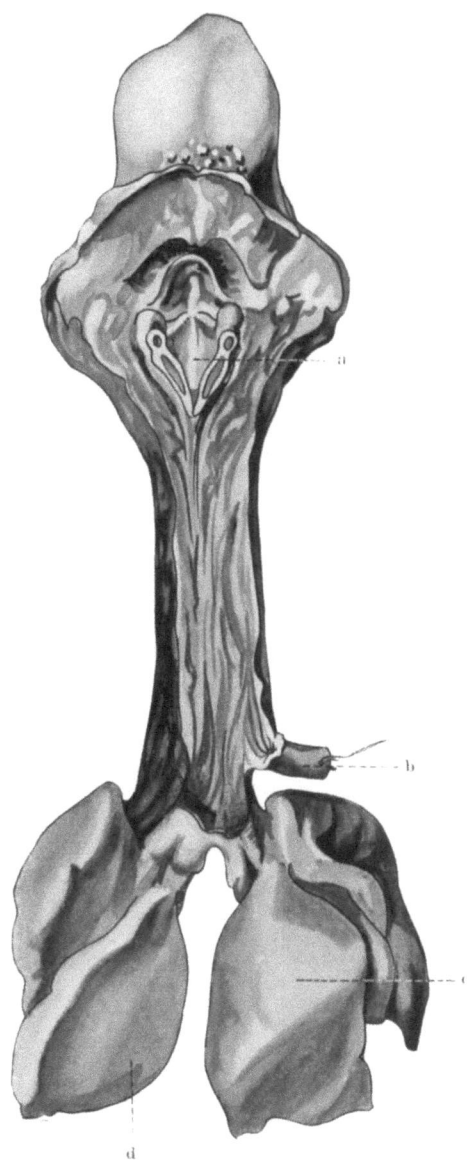

Abb. 3. Völliger *Trachealdefekt* mit ösophagealer Kommunikation der Bifurkation. a blind endigender Kehlkopf. b beiseitegezogenes unteres Speiseröhrenende. c rechte, d linke Lunge. (Nach dem BENECKEschen Präparat.)

Genese. Trotz vieler Versuche ist eine völlig befriedigende Erklärung der formalen Genese bis heute noch nicht gefunden. Die älteren Theorien, die von einer fötalen Entzündung ausgingen (LUSCHKA), sind schon längst zugunsten entwicklungsgeschichtlicher Deutungen aufgegeben. Der Versuch KREUTERS, die Entstehung des Speiseröhrenverschlusses

ebenso wie die der Darmatresien durch das Fortbestehen einer fötalen Epithelverstopfung
der Lichtung zu erklären, scheiterte an dem Nachweis eines dauernd im Oesophagus sich
erhaltenden Lumens (Schridde, Forssner) und an den zeitlichen Verhältnissen. Denn
wir müssen annehmen, daß die Mißbildung vor der völligen Verwachsung der Speise- und
Luftröhre trennenden Lungenleisten, also etwa beim Embryo von 4 mm Länge (etwa

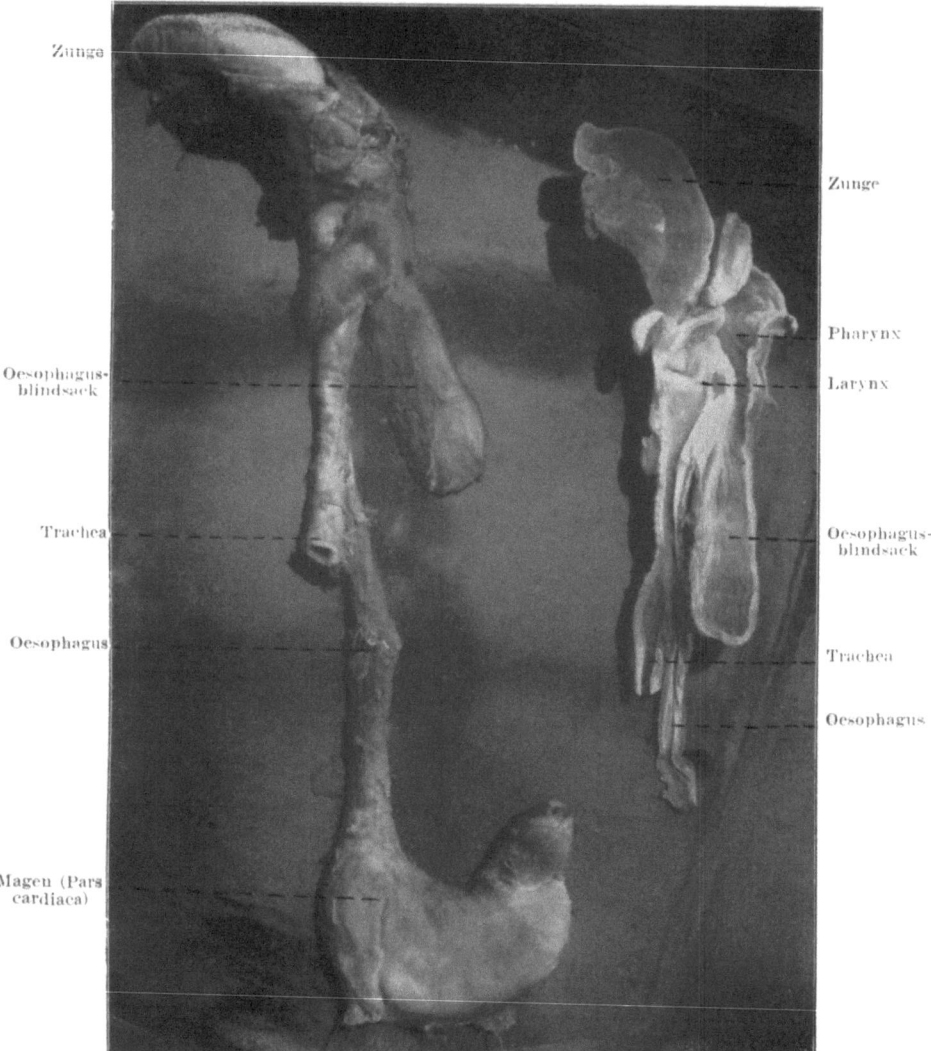

Abb. 4. Ösophagotracheale Kommunikation mit Oesophagusatresie. Links in Seitenansicht,
rechts sagittal halbiert. (Nach Broman.)

28. bis 29. Tag) zustande kommt, und in der Tat wurde sie bei einem 18 mm langen Embryo
bereits vollkommen ausgebildet angetroffen (Lewis). Andere Erklärungsversuche sind
einseitig von der Atresie ausgegangen, so Eppinger, Kraus, die eine Zerschnürung des
Oesophagus durch eine zwischen beiden Teilen der Speiseröhre verlaufende abnorme Arteria
subclavia zugrunde legten, ein Vorgang, der allerdings weder örtlich noch zeitlich zutrifft.
Umgekehrt gehen andere Theorien von der Kommunikation aus und halten die Atresie
für eine sekundäre Epithelokklusion (Forssner, Lateiner). Statt dessen müssen wir verlangen, daß alle formal-genetischen Erklärungsversuche die regelmäßige Kombination der

Atresie und unteren Kommunikationen sowie die Lokalisation in der Bifurkationsgegend gemeinsam erfassen. Es muß also gleichzeitig die Bildung des vom Ansatz der Lungenknospe aus sich entwickelnden unteren Teiles des tracheo-ösophagealen Septums entweder ganz ausbleiben, so daß eine breite Kommunikation zwischen unterem Oesophagus und Trachea bestehen bleibt, oder dessen Entwicklung ist nur angedeutet und die Einfaltung verstreicht dorsalwärts, so daß ein Verbindungsschlitz entsteht, wobei die den Spalt begrenzenden Leisten die nicht vereinigten Anlagen des Septums darstellen. Andererseits muß der obere Teil der Einfaltung dorsalwärts so verschoben sein (HOFFMANN, GIFFHORN), daß die wieder einsetzende Faltung caudal und dorsal am ösophagealen Abschnitt beginnt und von da nach kranial emporsteigt und damit die Atresie hervorruft. LEWIS denkt dabei an die Ausbildung einer besonderen, schon normal angedeuteten, schräg abwärts verlaufenden Epitheleinfaltung im Oesophagus. Für das Zustandekommen dieser Kombination, des Ausbleibens oder Verstreichens der Einfaltung in ihrem unteren Abschnitt und der Deviation in ihrem oberen Anschnitt wird man weniger eine primäre Entwicklungsstörung des Epithel-

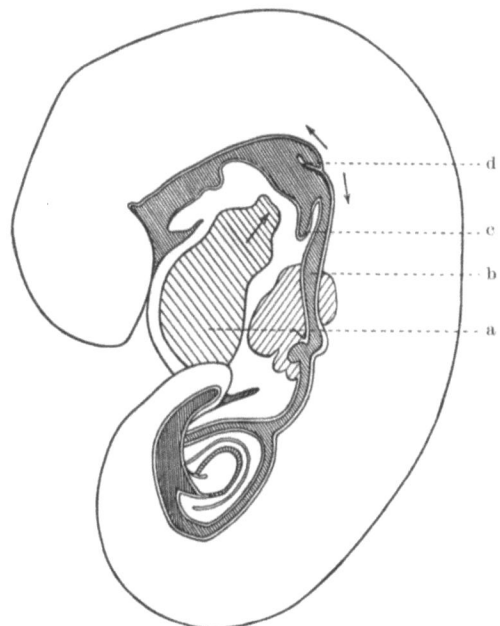

Abb. 5. Schematischer Längsschnitt durch einen Embryo zum Verständnis der Entstehung des Speiseröhrenverschlusses mit Luftröhrenverbindung.
Eng gestrichelt: Endodermrohr. a Herz. b Magen. c Lungenknospe. d dorsal abgelenkte ösophagotracheale Abfaltung mit Bildung des oberen Speiseröhrenblindsackes.

rohres oder Mesenchyms des primären Vorderdarmes [E. HOFFMANN (2)], als vielmehr örtliche mechanische Momente annehmen müssen, die gerade die Lokalisation oberhalb der trachealen Bifurkation bewirken. Als solche sind von ZAUSCH, SCHMITZ herangezogen worden der stärkere Druck des ventral und kranial gelegenen Herzens, eine stärkere Nackenbeuge des Embryo, die durch Dehnung den dorsalen Anschnitt des Vorderdarmes stärker beanspruchen muß. Allerdings dürfte es dabei nicht, wie SCHMITZ meint, zu einem Einriß des ösophagealen Epithelrohres kommen, da sonst viel unregelmäßigere und schwerere Folgen zu erwarten wären, sondern es dürfte durch diese mechanischen Momente eine Ablenkung der zur Trennung führenden Einstülpungsfalten des Epithelrohres nach dorsal begünstigt werden. Andererseits könnte das Auswachsen des Lungensäckchens nach abwärts die Einfaltung des Epithelrohres in der späteren Bifurkationsgegend zur Bildung des die Speiseröhre abtrennenden Septums hemmen oder verhindern, wenn das Epithelrohr, durch den Druck des Herzens oberhalb fixiert, dadurch eine stärkere Auszerrung nach abwärts erführe. Auf diese Weise wären unter den besonderen örtlichen mechanischen Bedingungen das gleichzeitige Zustandekommen beider Vorgänge in der Störung der Septumbildung dem Verständnis näher gerückt. Zugleich wäre auch das häufige gleichzeitige Vorkommen von Herz- und Gefäßmißbildungen eher erklärt. Die sackige Erweiterung des oberen Speiseröhrenabschnittes kommt wahrscheinlich erst sekundär durch Schluckbewegungen und Retention im späteren fötalen Leben zustande (A. MÜLLER). Der Verbindungsstrang zwischen beiden Oesophagusabschnitten wird durch das von der Mißbildung nicht berührte dorsale Mesenchym des Vorderdarmes dargestellt, das sich zur Längsmuskulatur der Speiseröhre entwickelt.

Die klinischen Folgeerscheinungen liegen auf der Hand. Die Neugeborenen würgen, ohne schlucken zu können, das Schluckgeräusch fehlt, die aufgenommene Nahrung fließt dabei zurück, es kommt zu Erstickungsanfällen durch den Druck des mit Schleim gefüllten Blindsackes, besonders bei Versuchen der Nahrungsaufnahme. Durch Sondierung, evtl. unter Röntgenkontrolle, auch ösophagoskopisch (MUCK) wird ein absolutes Hindernis mit Verschlußmembran etwa 10 cm hinter der Zahnreihe festgestellt. Wiederholt ist es bei Sondierungsversuchen zur Sprengung des Blindsackes mit tödlicher Mediastinitis gekommen. Selten gelangt ein Teil der Nahrung durch Kehlkopf, Trachealfistel und unteren Speiseröhrenabschnitt in den Magen (WILLARD), in der Regel kommt es zu der tödlichen Schluckpneumonie schon wenige Tage nach der Geburt, längstens in der zweiten Woche, wenn nicht der Inanitionstod eintritt. Nur ausnahmsweise ist es gelungen, durch Gastrostomie und duodenale Fütterung das Leben auf etwa einen Monat zu verlängern (SCHMIDGALL).

4. Ösophago-tracheale Kommunikationen und Fisteln ohne Atresie.

Die formal-genetische Deutung dieser weit selteneren Mißbildungen ist einer Deutung viel leichter zugänglich, insofern eine Hemmung der Vereinigung der Lungenleisten zur Erklärung ausreicht. Je nach der Größe der Unterbrechung dieser Epithelverwachsung

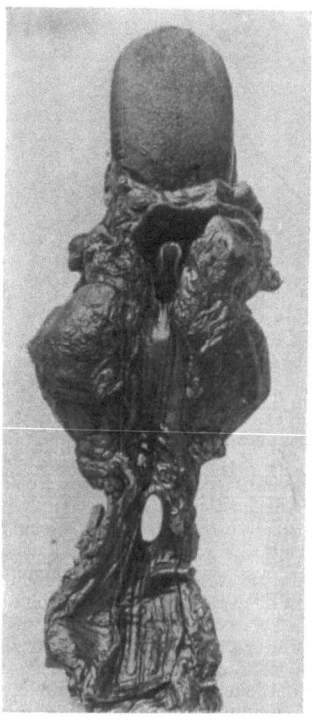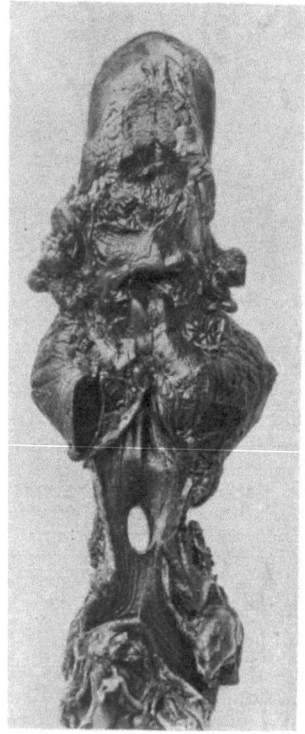

Abb. 6. Ösophageotracheale Kommunikation bei durchgängigem Oesophagus. Links von hinten, rechts von vorne. (Nach STÜBLERS Präparat.)

bilden sich weite Kommunikationen zwischen der Speiseröhre und der Luftröhre, die mit einem längerem Weiterleben unverträglich sind und daher nur bei Neugeborenen angetroffen wurden (PINARD, TARNIER, STÜBLER) oder mehr Spalten von schräg abwärts gerichtetem Verlauf, die ein etwas längeres Leben zulassen (LAMB, 8 Wochen, bei SCHRÖTTER? zufälliger Sektionsbefund). Werden solche epitheliale Verbindungskanäle bei der Trennung und dem späteren Wachstum von Oesophagus und Trachea länger ausgezogen, so entstehen enge Fistelgänge, die schräg nach abwärts von der Trachea in den Oesophagus führen, wobei spornartige Bildungen oder faltige Schleimhautüberdachungen den Eintritt von Speisen erschweren, so daß sie als zufällige Sektionsbefunde von EPPINGER, WIDMANN angetroffen wurden, von SCHAEFER bei einer komplizierteren Mißbildung. Nach ASCHOFF (1) sollen kongenitale Fisteln in Bifurkationshöhe Veranlassung zur Lungengangrän geben können. Vielleicht entwickeln sich diese feinen Fistelgänge weniger aus dem Verschluß der Lungenleiste, als aus einer Persistenz epithelialer Verbindungsbrücken zwischen Oesophagus und Trachea, wie sie PHILIP bei der normalen Embryogenese noch nach der Trennung der beiden Epithelröhren beschrieben hat. Eine analoge, angeborene, *ösophagobronchiale* Fistel hat HEIDERICH zum rechten Stammbronchus hin beobachtet. Eine spaltförmige *laryngo-tracheo-ösophageale* Kommunikation beschreibt MEILI (Frankfurt. Zeitschr. f. Pathol. Bd. 31. 1925), sie führt nach 5 Tagen bereits zur tödlichen Schluckpneumonie und ist als Folge einer unvollständigen Abfaltung des kranialsten Abschnittes der tracheoösophagealen Rinne aufzufassen.

5. Geringere Überreste von Sonderungsstörungen.

a) Divertikel.

Außerordentlich selten sind unvollkommene Fisteln in Form feiner *Trachealdivertikel* an der Hinterwand (SCHAEFER, oberhalb einer Trachealfistel), hier wird man genetisch ein einseitiges Durchreißen eines epithelialen Verbindungsfadens aus der Zeit der Sonderung annehmen müssen. Häufiger sind wahrscheinlich in gleicher Weise entstandene *angeborene Oesophagusdivertikel*. Die RIBBERTsche Theorie, daß die ·Mehrzahl der Traktionsdivertikel des Oesophagus durch Zugwirkung eines kongenitalen tracheoösophagealen Verbindungsganges entsteht, wird zwar von den meisten Bearbeitern dieses Gebietes (RIEBOLD, BROSCH) abgelehnt unter Beibehaltung der älteren ZENKERschen Theorie, wonach die Divertikel Folgen entzündlicher Schrumpfungsvorgänge sind. Immerhin wird auch von diesen ein seltenes Vorkommen kongenitaler Divertikel zugegeben und besonders die schräg zur Bifurkation hingerichteten Divertikel wären auf eine angeborene Störung hin zu prüfen. Ein zystisches Divertikel mit Platten- und Cylinderepithel, das sich zwischen Oesophagus und Trachea lang hinstreckte und mit der Speiseröhre in Verbindung stand, deutet ZIERL als eine Differenzierungsstörung beider Organe.

b) Cysten.

Durch beidseitige, vollkommene Abschnürung epithelialer Brücken können Cysten zustande kommen und mit dem stärkeren Auswachsen der Speiseröhre verlagert in mannigfacher Höhe längs des ganzen Verlaufes der Speiseröhre von Schilddrüse bis zu der Cardia hin angetroffen werden. Meist sind diese „Oesophaguscysten" Zufallsbefunde beim Neugeborenen wie bei dem Erwachsenen, sie können Hühnereigröße erreichen, sie tragen Flimmer- nur selten Plattenepithel und Magenschleimhautinseln (STOEBER). Auch Knorpel, glatte Muskulatur und Schleimdrüsen werden in ihrer Wand gefunden (ZAHN, MOHR, KERN, STERNBERG u. a.). BERT und FISCHER haben eine andere genetische Deutung versucht, indem sie in den Cysten überzählige, abortive Lungenanlagen aus dem Vorderdarm erblicken, die sie in Beziehung zu den sogenannten Nebenlungen setzen. Jedoch erscheint uns diese Deutung aus embryologischen oder vergleichend-anatomischen Gründen nicht gerechtfertigt.

Gewisse Cysten im hinteren Mediastinum und in Beziehung zu der Bifurkation und dem rechten Stammbronchus fand GOLD bei jungen Kindern mit zum Teil erheblichen Atemstörungen. Er leitet diese von Abschnürungen exzessiver, rudimentärer Nebenbronchien ab, bezeichnet die Cysten daher genetisch als *Bronchuscysten*.

c) Geschwülste.

Epithelreste zwischen Trachea und Oesophagus von Störungen der Absonderung her können möglicherweise die Grundlage für Geschwülste abgeben, eine derartige Deutung liegt bei einem von ERNST-GRABOWSKI beschriebenen Carcinom mit Übergriff auf die Speise- und Luftröhre nahe.

II. Störungen der Ausbildung.

A. Die Einzelmißbildungen des Kehlkopfes.

Ein **völliger Defekt** der ganzen Kehlkopfanlage ist, wie hier nochmals erwähnt sei, bei einem sonst gut gebildeten Einzelindividuum bisher nie beobachtet worden.

Die auf den Kehlkopf beschränkten Verbildungen aus Störungen seiner Ausbildung lassen sich einteilen in:

1. *kongenitale* Mißbildungen.
   a) Störungen in der Bildung des Lumens (Verengerungen oder Erweiterungen),
   b) des Schleimhautreliefs,
      α) am Eingang,
      β) im Inneren,
   c) rein mesenchymale Bildungsstörungen
      α) der Epiglottis,
      β) des übrigen Kehlkopfskeletts,
   d) angeborene Cysten und Geschwülste.
2. *postnatale* Entwicklungsstörungen.

1. Angeborene Mißbildungen des Kehlkopfes.

a) Bildungs- und Entwicklungsstörungen der Kehlkopflichtung.

α) Verschlüsse und Verengerungen.

aa) Die schwersten hierher gehörigen Mißbildungen, die völligen Verschlüsse des Kehlkopflumens, haben wieder fast nur anatomisches Interesse und sind zudem sehr selten (Rossi, Rose, Chiari, Gigli, Frankenberger, Krosz, Settelen, Cousin?). Naturgemäß ist *die kongenitale Larynxatresie* als absolutes Lebenshindernis nur an kurz nach der Geburt asphyktisch zugrundegegangenen Neugeborenen oder an Totgeburten beobachtet worden. Nur bei Gigli ist verspätet versucht worden durch Tracheotomie das Leben zu erhalten; häufig werden übrigens daneben noch akzidentelle Mißbildungen angetroffen. Stets ist das Lumen durch einen 1 bis mehrere Zentimeter langen Verschlußpfropf ausgefüllt, der aus der Vereinigung der beiderseitigen bindegewebigen, muskulösen und meist auch knorpeligen Wandteile gebildet wird. Letztere sind dabei häufig stark verbildet; die Aryknorpel sind vielfach ventral verschmolzen, der Ringknorpel zu einer queren Verschlußplatte umgestaltet. Der Grad der Atresie ist nicht immer der gleiche; beginnt der Verschluß schon vestibular, so ist auch der Kehlkopfeingang mißgestaltet (Rose), mindestens setzt der Abschluß in Stimmbandhöhe ein und reicht stets bis zu dem Beginn der Luftröhre herab. Das plane, kraniale, wie das kuppelförmige, tracheale Verschlußende sind von Schleimhaut überkleidet. Interessanterweise durchbohrt so gut wie regelmäßig ein oft mikroskopisch feiner Epithelgang dorsal partiell oder vollständig den Verschlußpfropf, er entspricht einem auch embryonal dauernd erhalten bleibenden Lumenrest, dem Pharyngotrachealkanal.

bb) Klinisch bedeutungsvoller, wenn auch ebenfalls sehr selten, sind *die ringförmigen, membranösen Stenosen*, bald in Glottishöhe [Weingaertner (2)], bald bereits subglottisch gelegen (Kiaer-Schmiegelow). Die enge, exzentrisch gelegene Öffnung kommt dabei als Weiterbildung des embryonalen Pharyngotrachealkanales dorsal zu liegen. Anatomisch fand Weingaertner (2), daß die Membran ventralwärts an Dicke zunahm und dort Muskulatur und Drüsen enthielt. Die Enge des verbleibenden Lumens riefen im Leben starke dyspnoische Erscheinungen hervor, die zur Tracheotomie nötigten.

cc) Sehr viel häufiger ist das verengernde Gewebe nur nach vorne zu entwickelt und bildet, laryngoskopisch betrachtet, eine schwimmhautähnliche Membran, die die Stimmlippen miteinander verbindet, ohne ihre Bewegung zu hindern. Bei der Phonation faltet sie sich zusammen und kann dabei im laryngoskopischen Bild, das ZURHELLE zuerst feststellte, verschwinden. Meist wird die Stenose als *kongenitales Diaphragma* bezeichnet [FEIN, WEINGAERTNER (2)

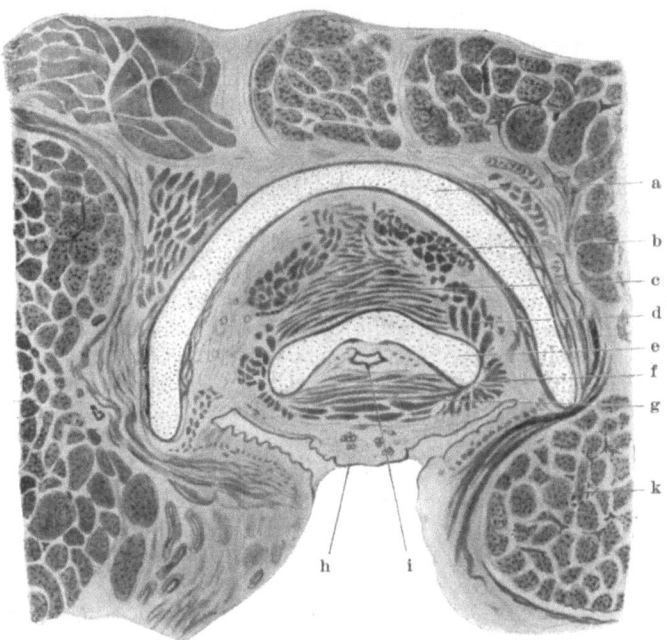

Abb. 7. Kongenitale Larynxatresie. Horizontalschnitt in Höhe der Stellknorpel.
(Nach SETTELEN.)
a Schildknorpel. b M. thyreo-arytaenoideus ext. c Mm. vocales. d M. crico-arytaenoid. lat. e verschmolzene Stellknorpel. f M. crico-arytaenoid. post. g M. arytaenoid. trans. h Hohes geschichtetes Epithel im Pharynx. i Ductus pharyngo-trachealis. k Schilddrüse.

1918 bereits 40 Fälle]. Von praktisch-operativem Interesse ist es, daß das Diaphragma keine einfache schleimhäutige Membran darstellt, sondern nach vorne keilförmig sich verdickend, in den subglottischen Raum hinabreicht,

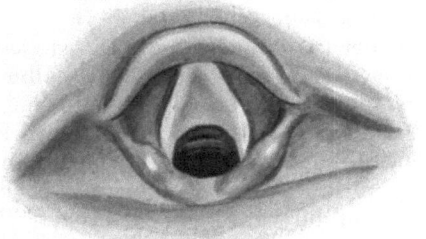 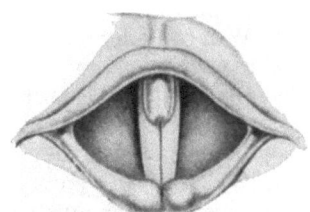

Abb. 8 und 9. Angeborenes Kehlkopfdiaphragma.
Abb. 8. Bei geöffneter Glottis.   Abb. 9. Bei Glottisschluß vorgestülpt.
(Nach WEINGAERTNER.)   (Nach FEIN.)

daher nur von oben betrachtet eben erscheint. Die Gewebsmasse ist selten weich, dünnhäutig (MEYER), meist sehnenartig derb und setzt sich laryngoskopisch in der Regel durch seine grauweiße bis graurötliche Farbe von den Stimmlippen ab. Nur Himmelreicher fand einen unmerklichen Übergang. Nach hinten begrenzt sie konkav die Stimmritze, die Ausdehnung variiert, sie kann $^1/_4$—$^3/_4$ des Glottisspaltes einnehmen, am häufigsten nach Weingaertner etwa $^2/_3$. Schrötter beschreibt als eine nicht seltene Anomalie ein feines Querfältchen, das unter dem vorderen Stimmbandwinkel in die Kehlkopflichtung einspringt, was als das geringste Ausmaß dieser Mißbildung betrachtet werden kann. Nur ausnahmsweise liegt die brückenartige Verwachsung etwas tiefer subglottisch oder beginnt bereits supraglottisch (Thorsteinsson, Fränkel), sie kann sogar bis zu dem Taschenband heraufreichen (Hansberg). Nur einige Male wurde eine zweite Membran im Niveau der Taschenbänder angetroffen, die das untere Diaphragma teilweise bedeckte, sich aber davon abheben ließ (Zurhelle, Rosenberg).

Klinik. Diese Diaphragmen werden ohne Unterschied des Geschlechtes in allen Lebensaltern angetroffen. Die erste Beobachtung stammt von Fleisch-mann 1820 an einem auch sonst mißbildeten Säugling. Von Seifert, Fränkel, Meyer wurde eine Erblichkeit der Diaphragmen festgestellt. Die Stärke der verursachten Beschwerden hängt ganz von der Ausdehnung des Diaphragmas und dem dadurch bedingten Grad der Glottisverengerung ab. Die geringen vorderen Fältchen sind bedeutungslos. Bei etwas größerer Ausdehnung treten leichte Phonationsstörungen, Heiserkeit auf, die gelegentlich erst im Pubertäts-wachstum oder bei dem Hinzutreten katarrhali-scher Erscheinungen sich bemerkbar machten. Kinder vermögen evtl. nicht laut zu schreien. Bei noch größerer Ausbildung besteht völlige Aphonie und Atemnot, besonders bei An-strengungen, Erstickungsanfälle können hinzu-treten. So ist es kein Zufall, daß diese schwersten Fälle stets im frühen Kindesalter angetroffen wurden.

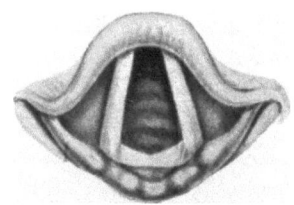

Abb. 10. Angeborene hintere Kehlkopffalte. (Nach Fein.)

Therapie. Nur die seltenen, schweren Fälle machen eine operative Behandlung aus vitaler Indikation nötig. Sonst ist nur der Grad der Atemstörung, aber nicht die Heiserkeit für die Operationsanzeige maßgebend, da die Heiserkeit infolge der Tiefenausdehnung des Diaphragmas und des Wiedereintrittes von Ver-wachsungen nicht sicher vollkommen zu beseitigen ist. Die Behandlung besteht in blutiger, scharfer Spaltung oder Keilexcision auf endolaryngealem Weg und folgender oder alleiniger Bougierung [v. Bruns, Fein, Meyer, Himmel-reicher, von Eicken (2)]. Auch Kauterisation ist versucht worden. Die Schwebe-laryngoskopie dürfte bei der Behandlung der Diaphragmen gute Dienste leisten.

dd) Weit seltener als die Diaphragmen sind die angeborenen halbmond-förmigen *Querfalten an der Hinterwand* des Kehlkopfes in Glottishöhe oder wenig oberhalb, gelegentlich sogar verdoppelt [O. Chiari (1), Harmer, Fein, Nakayama]. Sie erreichen nie die Ausdehnung der vorderen Membran, im höchsten Ausmaß springen sie etwa $^1/_2$ cm in das Lumen vor, wahrscheinlich weil das Bestehen des embryonalen, dauernd durchgängigen Pharyngotracheal-kanales eine stärkere Ausbildung nicht gestattet hat. Klinisch sind es meist Zufallsbefunde, nur O. Chiari (1) wurde durch das Bestehen einer Stimmstörung durch Eindrängen der Falte in die Stimmritze beim Anlauten zu einer operativen Entfernung veranlaßt.

Entstehung. Die formale Genese muß unseres Erachtens für die angeborenen Atresien, Ringstenosen und Membranen des Kehlkopfes einheitlich durchgeführt werden, da es sich hierbei um eine morphologische Reihe handelt, die mit den schwersten Atresien beginnt und über die Ringstenosen und Diaphragmen mit den hinteren und vorderen Querfältchen endet. Die ursprünglich für atretische Mißbildungen anderorts herrschende Theorie einer fötalen Entzündung, auf deren Boden CHIARIS Erklärung der Atresien und die HANSEMANNsche Diaphragmentheorie steht, ist auch hier aufzugeben, allein schon, weil die Fähigkeit des frühembryonalen Gewebes zur entzündlichen Reaktion überhaupt sehr fraglich ist. Die ganze Formenreihe, ihre Typie, ihr Standort allein im Kehlkopf, Erblichkeit und der häufige Befund akzidenteller Mißbildungen drängen zu einer entwicklungsgeschichtlichen Auffassung. SCHEFF und v. BRUNS haben zuerst eine solche begründet, indem sie eine Persistenz der fötalen Epithelverklebung im Kehlkopf annahmen, die von der 10. Woche ab sich zu lösen beginnt. Mit Recht hat jedoch FEIN beanstandet, daß damit das Zustandekommen der bindegewebigen Grundmasse des Diaphragmas kein Verständnis findet, und er legt daher unter Angabe der Verklebungstheorie eine allzu üppige Mesodermwucherung der Bildung des Diaphragmas zugrunde, eine Auffassung, die von FRANCKENBERGER und KROSZ für die Atresien durch eine Verwachsung der beiden Arywülste, der sog. seitlichen Kehlkopfzapfen, weiter ausgebaut wurde. Unseres Erachtens kämen wir dem Verständnis der ganzen Formenreihe näher, wenn wir die entwicklungsgeschichtlichen Vorgänge, die zu der Lösung der embryonalen Verklebungen führen, besser kennen würden. WISKOVSKY schiebt dem Druck des Epithelsekretes eine maßgebende Rolle bei der Lumenbildung zu, beim Ausbleiben käme es zu einem Eindringen des Mesoderms und so zur Atresie bzw. bei späterem Eintritt zum Diaphragma. So scheint uns, daß man mit GLAS (1) das Wesen dieser Mißbildung in einer primären Entwicklungshemmung oder Defektbildung des Epithelrohres zu suchen hat, die sich sekundär mit einem übermäßigen Wachstum und Vereinigung des Mesenchyms verbindet, daß also ein Mißverhältnis zwischen der Bildung des epithelialen und mesenchymalen Anteiles, des Larynxrohres zugrunde liegt. Je frühzeitiger dieses auftritt, um so ausgedehnter und inniger tritt das beiderseitige Mesenchym in Verbindung und bildet einen Verschlußpfropf, der aus der Vereinigung der beiderseitigen bindegewebigen, muskulösen und knorpeligen Anlagen entsteht. Entwickelt sich das Mißverhältnis später, so ist die Verbindung beschränkter, sie betrifft dann nur das Bindegewebe und die tieferen Larynxteile, da ja die Lumenbildung von kranial nach caudal fortschreitet (KALLIUS). So hätten wir die spätmöglichste Werdezeit für die Atresie in den Beginn der Lösung. d. h. in die 10. Woche, für die Diaphragmen und Faltenbildungen auf den Schluß der Epithellösung, d. h. also etwa in die 12. Woche zu verlegen.

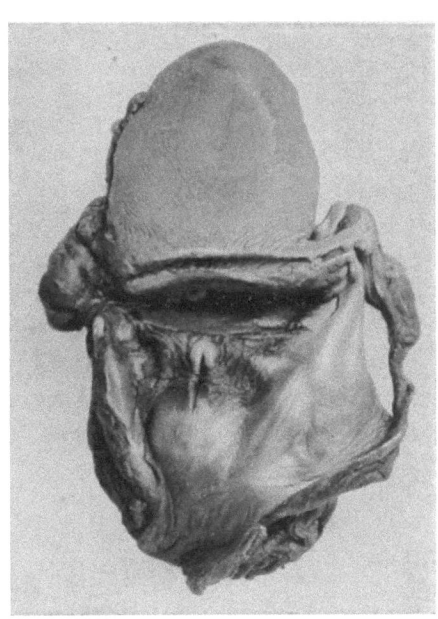

Abb. 11. Angeborene Kehlkopfenge. (Hypoplasie der Epiglottis, spaltförmiger Eingang.)

ee) *Gleichmäßige Verengerungen des Kehlkopflumens.* Auch nach vollendeter Lumenbildung können noch abnorm enge Kehlkopflichtungen dadurch zustande kommen, daß das embryonale Weiterwachstum des Kehlkopfes sich verzögert. Solche *hypoplastischen Stenosen* sind sowohl mit Störungen in der Ausbildung des inneren Schleimhautreliefs (SCHAEFER), wie bei sonst gut entwickeltem Kehlkopfinneren mehrfach gesehen worden (RAHN-ESCHER, PUTZIG). Auch P. SCHNEIDER sah an einer Totgeburt eine solche allgemeine Kehlkopfenge, verbunden mit abnormer Kleinheit der Epiglottis und frühembryonaler Gestaltung des Kehlkopfeinganges (Abb. 11).

Andererseits gibt es allgemeine Kehlkopfengen mit Ventrikelkleinheit verknüpft mit einer ungewöhnlich kräftigen Ausbildung der bindegewebigen und knorpeligen Anteile der Kehlkopfwand. BUDAY nennt dieses eine *hyperplastische Kehlkopfstenose*, indem dabei das embryonale Mißverhältnis zwischen Wanddicke und Lumenenge erhalten geblieben sei.

β) Mißbildungen der Kehlkopfventrikel.

aa) *Defekte.* Die Kehlkopfventrikel, die sich schon frühembryonal durch eine laterale, anfänglich solide Epithelsprossung anlegen, später erst sich aushöhlen und dann durch frontale Ausdehnung die Taschenfalten bilden und abgrenzen, können in seltenen Fällen fehlen oder rudimentär bleiben, wie dieses Schaefer am Neugeborenen, Eppinger am Erwachsenen sah.

bb) *Die Kehlsäcke.* Die blinden Ausbildungen der Ventrikeldächer, ihre Appendices — die Tonsilla laryngis Levinsteins — neigen schon in der Norm, wie alle Rudimentärorgane, zu starker Variabilität: Sie können bis zum Valleculaboden emporreichen, zahlreiche Buchten und Falten können ihre Gestalt modifizieren, es wechselt die Weite ihrer Ventrikelverbindung, die bilaterale Symmetrie kann fehlen.

Nicht allzuselten gewinnen diese ventrikulären Anhänge eine abnorme Ausdehnung und bilden hernienartige Vorwölbungen, die sog. *Kehlsäcke (Sacci*

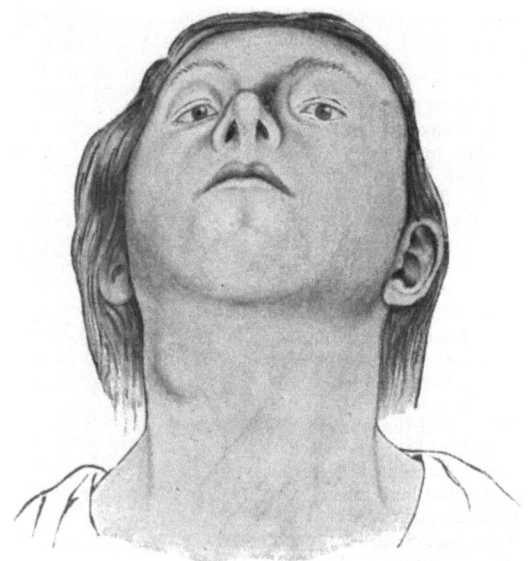

Abb. 12. Rechtsseitiger äußerer Kehlsack. (Nach Reich.)

ventriculares, Laryngocele Virchows). Nach v. Hippel muß man die rein pathologischen, symptomatischen, sekundären Formen, die durch Exspirationshindernisse wie Tumoren, Narbenverzerrungen, Störungen der Stimmbandbeweglichkeit, welche den Atemstrom in die Ventrikelhöhle ablenken, unterscheiden von dem kongenital angelegten, sich meist langsam entwickelnden „echten Kehlsäcken". Diese letzteren können in zweifacher Richtung auswachsen: sie dehnen sich entweder nach außen, unter Vorbuchtung der Membrana thyreohyoidea oberhalb der Gefäß- und Nervendurchtritte, so daß sie dann im vorderen Halsdreieck, nur von der Halsaponeurose bedeckt, äußerlich als Luftsäcke hervortreten oder, was klinisch bedeutungsvoller ist, sie entwickeln sich nach innen und oben in das Taschenband oder die Aryfalte hinein und rufen so beträchtliche Vorbuchtungen in das Lumen des Kehlkopfeinganges und gegen den Sinus piriformis hervor. Die *äußeren* Ventrikelsäcke, die bis zur Kinderfaustgröße beobachtet worden sind, entsprechen durchaus den noch viel umfänglicheren Kehlsäcken der Anthropoiden. Sie sind auch viel häufiger als die *inneren*. Nach WEINGAERTNER kamen auf 14 laterale, 5 mediale und 9 kombinierte Fälle. Wenn auch das mittlere Lebensalter und das männliche Geschlecht bevorzugt ist, so sind doch jetzt auch echte Ventrikelsäcke bereits in dem

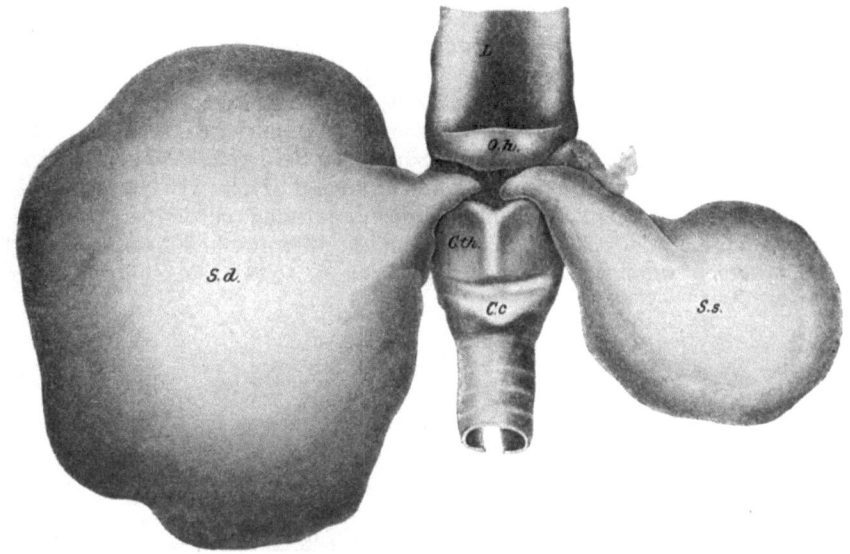

Abb. 13. Kehlsäcke eines Orang-Utan. (Nach E. MEYER.)
C. c. Cartilago cricoidea. C. th. Cartilago thyreoidea. L. Larynx. O. h. Os hyoideum. S. d. Saccus dexter. S. s. Saccus sinister.

frühesten Kindesalter gesehen worden (SCLAVUNOS, AVELLIS, PEARSALL, IGLAUER, von KAN sogar mit einem Diaphragma kombiniert).

Genetisch sind die Ventrikelsäcke nach HANSEMANN insofern den angeborenen Hernien gleichzustellen, als auch hier eine angeborene Grundlage zweifellos vorhanden ist. Dafür spricht ihr gelegentliches Vorkommen schon beim Neugeborenen, die Homologie mit den Kehlsäcken der Anthropoiden und die schon normale Variabilität der Ventrikelanhänge überhaupt. Diese angeborenen Bruchanlagen werden durch Gelegenheitsursachen, die den intralaryngealen Druck erhöhen, wie Pressen, Schreien, Husten, schweres Heben, Instrumentenblasen plötzlich oder häufiger ganz allmählich gedehnt. Oder sie entwickeln sich ohne solche Anlässe langsam, bis klinisch der Tumor manifest wird. Dabei können die Enge der Ventrikelverbindung, ventilartige Schleimhautfalten, die der einmal eingetretenen Luft den Rückweg versperren, mit zur Erweiterung beitragen.

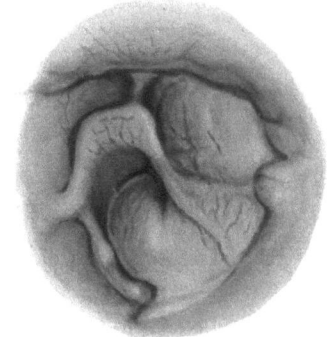

Abb. 14. Innerer Kehlsack. (Laryngoskopisches Bild nach WEINGAERTNER.)

Klinik. Die äußeren Kehlsäcke sind ohne erhebliche Bedeutung; sie machen nur lokale Druckbeschwerden. Die inneren und kombinierten Formen führen zu Heiserkeit, zunehmender Atemnot, ausnahmsweise wurden sie zur unmittelbaren Todesursache (BORCHART, KAN). In einzelnen Fällen sind durch hinzutretende Infektionen und Vereiterungen

Komplikationen hervorgerufen worden (Ledderhose, v. Hippel). Die klinische Diagnose gründet sich bei den äußeren Säcken auf die Lage, Weichheit, Tympanie des Tumors, auf seine Vergrößerung bei Steigerung des Exspirationsdruckes, auf die meist vorhandene Ausdrückbarkeit, wobei ein gleichzeitig vorhandener innerer Sack sich stärker füllt. Die Punktion und nachfolgende allmähliche spontane Wiederanfüllung, das Röntgenbild wurden zuerst von Reich zur Förderung der Diagnose herangezogen. Die inneren Ventrikelsäcke sind durch das laryngoskopische Bild, evtl. mit Punktion sicherzustellen.

Therapie. Die Anzeige zur operativen Beseitigung wird durch die Atemstörung, durch das Hinzutreten entzündlicher Komplikationen, besonders bei den inneren gegeben. Die rein äußeren können durch ihre Größe, aus sozialer Indikation Veranlassung zur Kompressionsbehandlung oder Operation geben, vielfach sind sie nicht behandlungsbedürftig. Spontanheilungen von Kehlsäcken kommen wohl sicher vor. So wurden bei zwei Neugeborenen in der

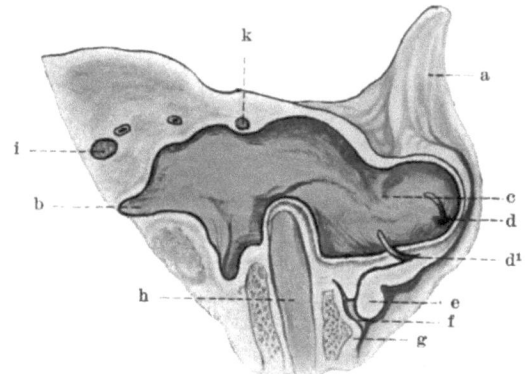

Abb. 15. Frontalschnitt durch *kombinierten Kehlsack.*
a Epiglottis. b äußerer, c innerer Anteil des Ventrikelsackes. d—d¹ Borste durch die enge Ventrikelverbindung des Sackes. e Taschenfalte. f Morgagnischer Ventrikel. g Stimmband. h Schildknorpel. i Nervus laryngeus superior. k Cartilago triticea. (Nach Benda-Borchart.)

Heidelberger Klinik Kehlsäcke beobachtet, die sich im Verlauf mehrerer Monate ohne jede Therapie restlos zurückbildeten. Das operative Verfahren, insbesondere für die äußeren und kombinierten Kehlsäcke ist v. Hippel, Reich näher ausgebildet; die endolaryngeale Abtragung ist nur bei kleinen inneren Säcken am Platze [Weingaertner (2)]. Einfache Punktion ist ungenügend und birgt nur die Gefahr der Infektion.

Anhang. Abnorme, sog. *dritte Ventrikel,* sind in Form medianer Schleimhautausstülpungen nach vorne von Hutter, Broesicke, Coupard beschrieben worden. Wahrscheinlich hat es sich hier um pathologische Bildungen gehandelt, echte, angeborene Mißbildungen dieser Art sind bisher noch nicht mitgeteilt worden (vgl. v. Hippel, Meyer).

b) Anomalien des Schleimhautreliefs.

a) Am Kehlkopfeingang.

Ohne wesentliche praktische Bedeutung sind eine Reihe von Variationen normaler und das Auftreten *abnormer Falten* um den Kehlkopfeingang. So hängt die Tiefe der Valleculae ganz von der Ausbildung der recht variabeln, lateralen glosso-epiglottischen Falten ab. Fehlen diese, so sind auch keine Valleculae abzugrenzen, erheben sie sich zu hohen, klappenartigen Schleimhautduplikaturen, so werden die Vallekeln auf der einen Seite oder symmetrisch in nischenartige Blindsäcke umgewandelt (Zuckerkandl, Schmidt, Schrötter,

Rosenberg). Durch kleine Venenstämmchen können Schleimhautfältchen emporgehoben werden (Schrötter), welche die Vallekule durchqueren oder bei ihrer Annäherung an das mittlere glosso-epiglottische Band dieses verdoppelt erscheinen lassen [Zuckerkandl (1), Jurasz (2), Lublinski, Heymann].

Rosenberg beschreibt Variationen im Verlauf und Ansatz der pharyngo-epiglottischen Falten, sowie Verdoppelungen, die er auf ein Emporheben der Schleimhaut durch abirrende Bündel des Musculus stylopharyngeus bezieht, auch Anthon sah eine partielle, einseitige Verdoppelung.

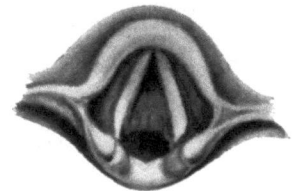

Endlich sind wiederholt Parallelfalten zu den Aryfalten ein- oder beiderseitig gesehen worden, die von der Spitze der Stellknorpel durch den Sinus piriformis ziehen, dann in den pharyngo-epiglottischen Falten verschwinden [Anthon, Jurasz (1, 2), Schrötter, Rosenberg, Anton]. Möglicherweise handelt es sich hierbei um Homo-loga zu den lateralen Plicae epiglotticae vieler Säuger, die dort als zweites Faltenpaar den

Abb. 16. Gegabelte aryepiglottische Falte auf einer Seite. (Nach Anthon.)

Kehlkopfeingang umrahmen. Imhofer, der eine ähnliche Doppelfalte zusammen mit den Plicae nervi laryngei Hyrtls einen tiefen Recessus piriformis umranden sah, findet vergleichend-anatomische Analogien mit gewissen Pharynxtaschen mancher Nagetiere und vermutet genetische Beziehungen zur Entstehung der seitlichen Pharynxdivertikel; er glaubt, daß solche taschenförmigen Nischen als Schlupfwinkel für Fremdkörper praktische Bedeutung gewinnen können.

β) *Im Kehlkopfinneren.*

Defekte. Die *Taschenbänder*, deren Größe mit der Ausbildung der Morgagnischen Ventrikel variiert, fehlen nur selten (Schaefer), dabei bestand auch eine Aplasie der *Stimmbänder*, die Kehlkopfinnenfläche war völlig glatt, da ein Ventrikel nicht angelegt war.

Verdoppelung. Salvi fand am menschlichen Kehlkopf nicht selten eine Längsfurche auf den Stimmlippen und deutete diesen Sulcus vocalis als Degenera-

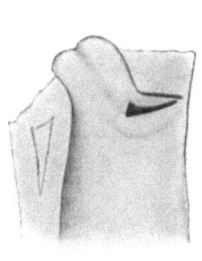
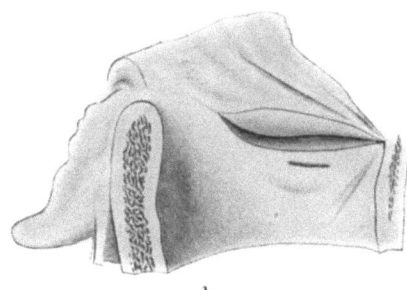

a   b

Abb. 17. Sulcus glottideus in verschiedener Ausbildung. (Nach Citelli.)
a) Bei 1jähr. Kind; b) bei 53jähr. Mann.

tionszeichen. Citelli (1) konnte einen solchen *Sulcus glottideus* in mehr oder minder starker Ausprägung nach Größe und Tiefe in 55% beim Menschen, besonders im Kindesalter, nachweisen und hält ihn vergleichend-anatomisch für eine regressive Bildung. In seltenen Fällen ist die Furche besonders stark ausgeprägt und dann als angeborene *Spaltbildung oder Verdoppelung der Stimmbänder* auf einer oder beiden Seiten beschrieben worden; funktionelle Störungen wurden dadurch nicht veranlaßt (Oertel, Alézais, Lauten-schläger).

c) Die Mißbildungen des Kehlkopfskelettes.

a) *Epiglottis.*

Die wichtigsten und häufigsten Bildungsstörungen am Kehlkopfgerüst betreffen den Kehldeckel, dessen Gestaltung und Lage die Form des Kehlkopfeinganges, besonders im laryngoskopischen Bilde, beherrscht. Die leichteren Anomalien sind besonders häufig, zumal die Epiglottis erst spät nach der Geburt ihre endgültige Gestalt gewinnt.

aa) *Defekte.* Gegenüber den pathologischen Zerstörungen sind die angeborenen Defekte des Kehldeckels sehr selten. Im Gegensatz zu früheren An-

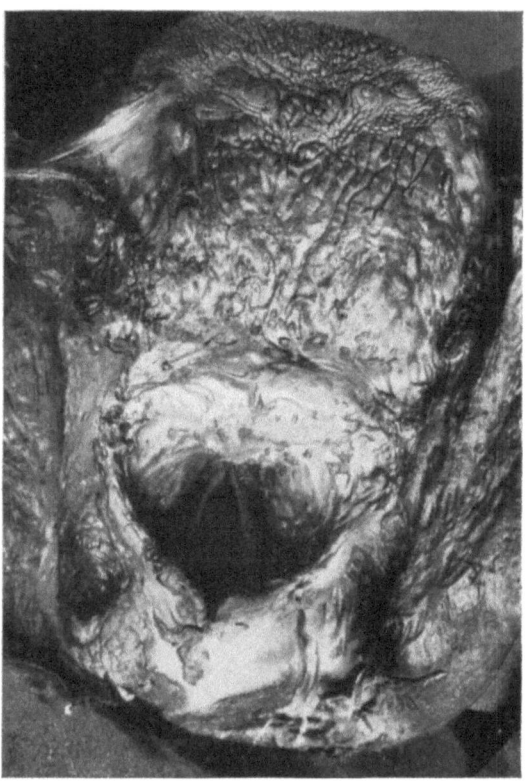

Abb. 18. Aplasie der Epiglottis. (Nach Beck.)

schauungen erblicken wir jetzt die Hauptsicherungen gegen das Verschlucken im „Ducken" des Kehlkopfes unter die Zunge und der Zusammenziehung des Kehlkopfeinganges, daher stört der Mangel dieser Nebensicherung den Schluckakt nicht, und wir treffen also den angeborenen Epiglottisdefekt auch am Erwachsenen. Daß die Epiglottis in der Phylogenese nicht die Aufgabe hat, das Atemrohr zu schließen, sondern vielmehr mit dazu dient, den Luftgang während des Schluckens offen zu halten, ist an anderer Stelle dieses Handbuches (s. Bd. I) näher ausgeführt.

Die *totale Aplasie* der Epiglottis sah nur K. Beck, dabei verlieren sich dann die Aryfalten nach vorne in der Schleimhaut des Zungengrundes. In den übrigen Fällen fehlte eigentlich nur die frei in den Schlund einspringende Pars pharyngea der Epiglottis, während ihr Petiolus gut ausgeprägt vorhanden war (so an Ebert-

LUSCHKAS anatomischem Präparat und bei einer laryngoskopischen Beobachtung DONALDSONS). KALLIUS, der eine ausgeprägte Hypoplasie des Kehldeckels am Neugeborenen abbildet, ähnlich wie in dem von mir oben erwähnten hypoplastischen Larynx, erklärt die Mißbildung formal genetisch dahin, daß der mittlere Teil des embryonalen Epiglottiswulstes, in dem sich erst etwa im 5. Monat der Knorpel entwickelt, in seiner Weiterbildung zurückgeblieben sei. Bei CALMANS Mißbildung war die Kehldeckelhypoplasie mit lappigen Schleimhauthyperplasien gegen die pharyngoepiglottischen Falten zu verknüpft.

bb) *Spaltungen.* Auf eine frühe embryonale Störung müssen auch die Spaltbildungen der Epiglottis zurückgeführt werden. Sie finden sich von vollkommener Zweilappigkeit [MANIFOLD, HENKE, CULP (2)] mit Übergängen zu tiefen lanzettförmigen Spalten [WEINGAERTNER (2)] bis zu kleinen, medianen Einkerbungen (HENKE). Eine Furchung kann laryngeal bis in den Petiolus einschneiden und auf der lingualen Seite als Crista hervortreten. Ist in die Verbindungsbrücke der beiden Epiglottislappen, an der das mittlere Zungenband ansetzt, kein Knorpel vorhanden, so muß nach CULP (2) die Hemmungsbildung aus der Zeit der ursprünglich paarigen Anlage des Epiglottiswulstes (3. Woche)

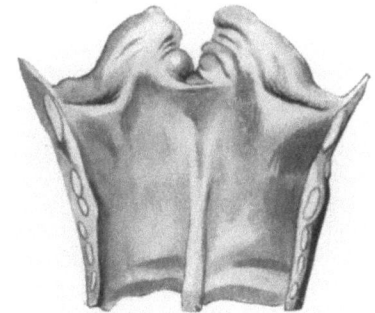 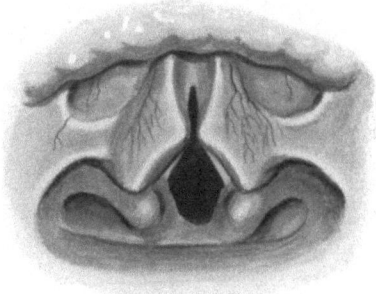

Abb. 19. Völlige Kehldeckelspaltung. Kehlkopf dorsal eröffnet und aufgeklappt. (Nach CULP.)

Abb. 20. Tiefe Epiglottisspaltung. (Laryngoskopisches Bild.) (Nach WEINGAERTNER.)

stammen. Bei knorpelhaltigem Brückenstück kann die Mißbildung als später entstandene Hemmungsumbildung durch das Fortbestehen einer Einfurchung des Knorpels an der Insertion der Plica glossoepiglottica media aufgefaßt werden (SCHNEIDER). Eine klinische Bedeutung kommt dieser Mißbildung entgegen MANIFOLD nicht zu.

cc) *Spätfötale Bildungsstörungen.* Nicht selten trifft man am Säugling eine Einrollung der noch nicht knorpelig gestützten Seitenteile des Kehldeckels, die *Tütenform,* gelegentlich noch beim Erwachsenen (LUSCHKA). Bei starker Ausprägung dieser Anomalie berühren sich die Seitenteile fast in der Mittellinie und begrenzen mit den Aryfalten zusammen den engen, längsgestellten Eingangsspalt in das Kehlkopfinnere. SETTELEN fand sogar eine Verwachsung der Seitenteile zu einer feinen Röhre, so daß eine nach oben offene, kleine Tasche entstand. Diese *rinnenförmige Epiglottis* wird häufig (LEES, REFSLUND, HEUBNER u. a.) bei dem angeborenen, inspiratorischen Stridor der Säuglinge angetroffen. Dabei begleitet ein hochklingendes musikalisches Geräusch besonders beim Schreien, Trinken, Schlafen jede Inspiration, die Stimme ist frei, jede Dyspnoe fehlt. Der Stridor schwindet meist nach dem ersten Lebensjahr. Die Epiglottismißbildung scheint dabei nicht die Urasche des Stridors zu sein, sondern nur die Teilerscheinung einer allgemeinen infantilistischen Wachstums- und

Funktionsstörung des Kehlkopfes (vgl. Trumpp, Shukowski), so daß auch nach Aufhören des Stridors die rinnenförmige Epiglottisform gelegentlich erhalten blieb (Sutherland).

Nebenbei sei erwähnt, daß der angeborene Stridor häufig wohl überhaupt nicht im Larynxeingang erzeugt wird. So stellte K. Beck in 3 Fällen von Stridor congenitus endoskopisch fest, daß hier weder eine Anomalie im Larynx vorlag, noch ein Ansaugen der Kehlkopfwände erfolgte; der Stridor hielt während der Lage des Endoskopierrohres im Larynx unverändert an.

dd) *Postnatale Varianten der Kehlkopfgestaltung.* Die Zahl der postfötalen *Ausreifungsvarianten,* die bei der späten, endgültigen Kehldeckelgestaltung meist beim Erwachsenen zu beobachten sind [Jurasz (2)], ist sehr groß. Funktionelle Störungen werden durch sie nicht hervorgerufen. Wir verdanken Henke eine systematische Zusammenstellung: Danach gibt es allerlei Varianten der

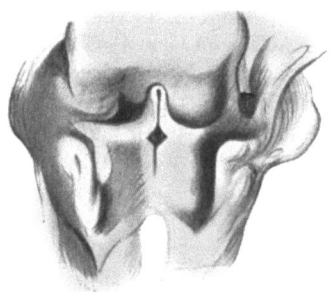

Abb. 21. Rinnenförmige Epiglottis beim Säugling. (Nach Refslund.)

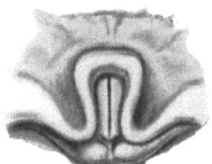

Abb. 22. Hufeisenförmige infantile Epiglottis.

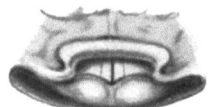

Abb. 23. Omegaförmige Epiglottis. (Nach Brünings.)

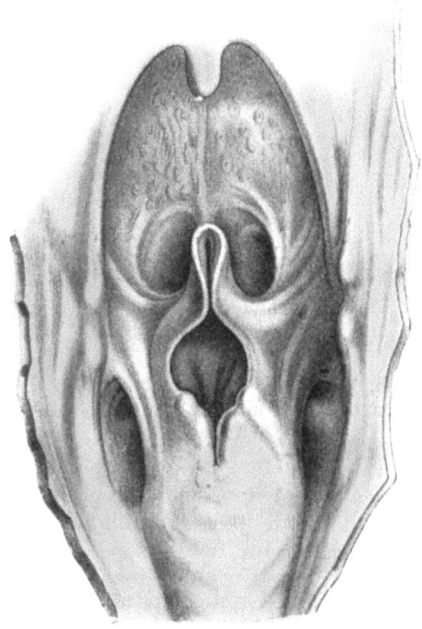

Abb. 24. Tütenförmiger Kehldeckel beim Erwachsenen. (Nach Luschka.)

Gesamtwölbung: Bei gleichmäßiger Rundung zeigt die Epiglottis Glocken-, Ellipsoid- oder Tonnengestalt, auch Manns Haubenform gehört hierher. Bei mangelnder Rundung entsteht die Hausdach-, Dachgiebel- oder Schnabelform, oder bei zungenwärts gerichteter Konkavität die muldenförmige Epiglottis. Damit kann sich ein zweiter Typus von Variationen kombinieren, die die Linienführung der Seitenränder betrifft. So entstehen die verschiedenen *Krümmungsformen,* welche der Larynxöffnung ihre charakteristische Gestalt geben. Hierher gehören spitzbogen-, hufeisen- und omegaförmige Formen, welche letzteren Jurasz als infantil betrachtet, woran sich die oben erwähnte Tütenform, die Vogelschnabelgestaltung anschließen würde.

Weiterhin kommen stark zungenförmig in die Länge gestreckte und auffallend kleine Kehldeckel vor, die angeblich bei Kastraten und Infantilismus häufiger sein sollen.

Einen dritten Typus bilden die bilateral *asymmetrischen*, die schiefgestellten und verbogenen Formen, wovon M. Schmidt eine charakteristische Abbildung einer schiefen Tütenform gibt.

Eine weitere Gruppe von Variationen entsteht durch symmetrische oder asymmetrische *Knickungen*, die in Einzahl oder mehrfach von verschiedener Tiefe auftreten können. Die *Ränder* können mancherlei Kerbungen, Lappungen bis zu Kleeblattformen, linguale Umrollungen mit wechselnder Stärke und Regelmäßigkeit des Umschlages aufweisen, so daß wellige, sägeartige, hahnenkammförmige, wulstige und stachelige Typen sich gestalten. Mackenzie fand eine Dreilappigkeit der Epiglottis durch symmetrische, knorpelhaltige Nebenläppchen in den pharyngoepiglottischen Falten. Auf der *lingualen Fläche* zeigt sich häufig eine einfache oder gegabelte Längsleiste als Fortsetzung des mittleren

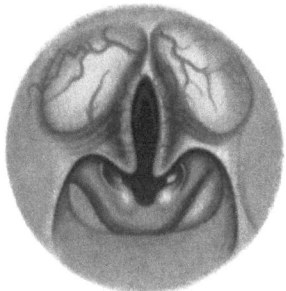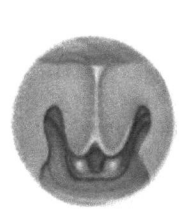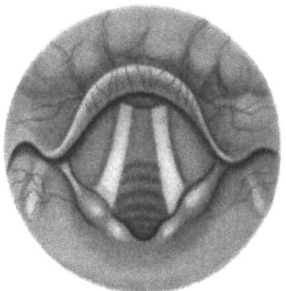

Abb. 25. Von beiden Seiten eingeknickter Kehldeckel. (Nach Kriegs Atlas der Kehlkopfkrankheiten.)

Abb. 26. Kindlicher Kehlkopf mit niedergedrücktem Kehldeckel im Zustand ruhiger Atmung. Dorsale Längsleiste.

Abb. 27. In die Recessus piriformis beiderseits sich vorwölbende Schildknorpelhörner.

Zungenbandes, auch linguale Furchen und Gruben können diese Oberfläche mannigfach zergliedern. Dazu kommt endlich noch eine starke Verlängerung und ein tumorähnliches Hervorspringen des *Epiglottiswulstes*; vor der Verwechslung mit einer echten Geschwulstbildung im laryngoskopischen Bild schützt jedoch der rein mediane Sitz und die zunehmende Verjüngung des Wulstes nach abwärts. Durch mannigfache Kombinationen aller dieser Kehldeckeltypen kommen so eine Unzahl teils mehr oder minder charakteristischer, teils schwer einzureihender Varianten der Kehldeckelformation zustande.

β) Schildknorpel.

Auch das Thyreoid zeigt außer häufigen Variationen nur selten schwerere defektive Mißbildungen selbständiger Art. Dahin gehört die nur vereinzelt gesehene *ventrale Spaltung* durch Fehlen eines knorpeligen Mittelstückes (Semon, Huter), wodurch laryngoskopisch die Stimmlippen in verschiedener Höhe stehen können. Häufig *fehlen* die oberen *Schildknorpelhörner*, meist einseitig, oder sie sind abnorm lang und stehen dann mit den großen Zungenbeinhörnern in syndesmotischer oder gelenkiger Verbindung, was an die fötalen Zusammenhänge anknüpft. Auch an *abnormer* Stelle kann sich ein *Gelenk* ein- oder beidseitig zwischen der Seitenplatte des Schildknorpels und dem großen

Zungenbeinhorn ausbilden, wodurch die Thyreoidmembran verkürzt, die Enden des Zungenbein- und Schildknorpelhornes aus ihrer normalen Wachstumsrichtung kranialwärts abgelenkt werden [Luschka, Gruber, Jurasz (3), Batujew]. Auch zwischen Zungenbeinkörper und mittlerem Schildkörpervorsprung kann ein Gelenk entstehen, wenn die embryonale, ventrale Umfassung des Tyreoids durch das Hyoid bestehen bleibt (Dittrich). Sehr selten sind auch ein oberes Schildknorpelhorn und ein großes Zungenbeinhorn mit dem Schädel verbunden als Ausdruck ihrer ehemaligen Kiemenskelettnatur (vgl. Elze in diesem Handbuch).

Postnatal treten Störungen besonders im Verlauf des stärkeren Pubertätswachstums ein und daher mit Vorliebe beim männlichen Geschlecht. Selten sind dies abnorme Verbreiterung des mittleren Verbindungsstückes (Henle), häufiger Asymmetrien der Seitenplatten, wodurch auch im Kehlkopfinneren an Stimm- und Taschenfalten Ventrikel, wie am Sinus piriformis sich Ungleichheiten geltend machen [Zuckerkandl (2), Rosenberg (2)].

γ) Ringknorpel.

Selbständige defektive Mißbildungen sind auch am Krikoid Seltenheiten; so war bei einer Beobachtung Trumpps nur der Teil der hinteren Mittelplatte zur Ausbildung gekommen, an dem die Aryknorpelgelenken. Abnorme Fortsätze finden sich selten aufwärts median ventral gegen den Schildknorpel, häufiger nach abwärts zum ersten Trachealring, und zwar hier stets seitlich an den Marginalfortsätzen. Eine Knorpelzacke am oberen dorsalen Plattenrand leitet Gruber (4) aus einer Verbindung des Krikoids mit den sog. Interarythänoidknorpelchen (Sesamoidknorpel) ab.

Ob Bumbas subglottische, ringförmige Prominenz des Krikoids in die Kehlkopflichtung wirklich eine exzessive Mißbildung und nicht vielmehr eine hyperplastische Wucherung darstellt, erscheint uns zweifelhaft.

δ) Gießbecken- und Wrisbergsche Knorpel.

Die Arythänoidknorpel sind hinsichtlich ihrer Größe, Symmetrie sehr variabel (v. Luschka u. a.). Nicht selten sind auch Knorpelabspaltungen. Die kongenitale Natur von Luxationen der Aryknorpel, wie sie Tetens Hald beschreibt, ist nicht sichergestellt, ebensowenig das Vorkommen einer angeborenen kriko-arythänoider Synchondrose (Portmann).

Auch die Wrisbergschen und Santorinischen Knorpel variieren als rudimentäre Bildungen stark nach Größe und Form. Mc. Kenzie erblickte in einer hornförmigen Verlängerung der Cornicularknorpel die Ursache eines Stridors. Chiari erwähnt symmetrische Schleimhautlappen über den Wrisbergschen Knorpeln, die er als kongenital betrachtet.

d) Dysontogenetische Larynxcysten und Geschwülste.

α) Unter den häufigen Kehlkopfcysten hat Louys 1899 nach der Entstehung eine Gruppe abgesondert, die embryonalen oder *kongenitalen* Cysten, die weit seltener sind als die Retentions-, Lymph- und traumatischen Cystenbildungen im Kehlkopf. Zwanglos kann man hierbei zwei Typen unterscheiden: Bei dem einen Typus müssen die Cysten bereits im Fötalleben gebildet werden, da sie entweder infolge ihrer Größe bereits kurz nach der Geburt den Tod des Neugeborenen herbeiführen (Edis, Porak und Theuveny), oder durch ihr fortschreitendes Wachstum erst einige Wochen oder mehrere Monate danach zur Todesursache werden (Beck, Rothschild, Salomon-Schneider, Stoerk, Pünder, Abercrombie). Bei dem anderen Typus kongenitaler Cysten handelt es sich um funktionsstörende oder zufällig gefundene Epithelcysten bei Erwachsenen, bei denen nach der Struktur und dem Sitze eine embryonale Gewebsmißbildung als Grundlage anzunehmen ist, während die Cystenbildung selbst erst langsam postnatal zustande gekommen ist [LOUYS, KAHLER, GLAS (2), MISCHKIN u. a.].

Klinik. Der Typus der fötalen Kehlkopfcysten stellt eine für Geburtshelfer, Kinderärzte und Laryngologen bemerkenswerte Form von *kongenitaler Larynxstenose* dar, wie sie übrigens auch durch ösophageale, gegen den Kehlkopfeingang sich vordrängende Cysten zustande kommen kann [LUND (1)]. Diese Larynxcysten sind bisher im Leben noch stets verkannt als innerer Kehlsack, kongenitaler Stridor aufgefaßt worden, verständlich zwar bei der Schwierigkeit der Laryngoskopie am Neugeborenen, obwohl eine Erkennung digital möglich gewesen wäre und die Eröffnung dann hätte lebensrettend wirken können. Bei den nicht sofort bei der Geburt absolut stenosierenden Cysten waren die Erscheinungen Dyspnoe verschiedenen Grades mit Thoraxeinziehungen, inspiratorischer Stridor, Erstickungsanfälle beim Trinken, Zwangslage im Schlaf auf der Cystenseite (PÜNDER).

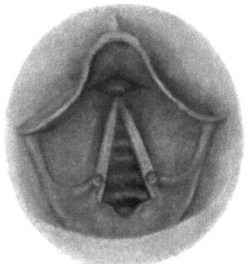

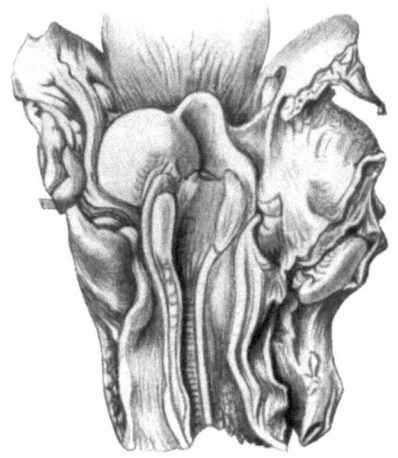

Abb. 28. Hörnerartige Tubercula cuneiformia[1]). (Nach BLUMENFELD.)

Abb. 29. Angeborene Kehlkopfcyste appendiculären Ursprungs. (Nach SALOMON.)

Genese. Für die Gruppe der Cysten der seitlichen Kehlkopfwand, die Kirschgröße erreichen und unter Verstreichung der Stimmlippen bis zu der Trachea herabreichen können, hat SCHNEIDER es wahrscheinlich gemacht, daß sie aus einer appendikulären Abschnürung eines Kehlkopfventrikels hervorgehen. Für Cysten vor dem Kehldeckel kommt eine Entstehung aus dem Ductus thyreoglossus in Betracht (J. BECK), wenn sie auch bisher noch nicht erwiesen ist. Jedenfalls ist eine branchiogene Natur (LOUYS) nach der Lage der Schlundtaschen zum Kehlkopf abzulehnen. Für andere Formen der kongenitalen Cysten, die sonst noch an der Epiglottis, Aryfalten und zwischen Thyreoid und Krikoid beobachtet sind, kämen auch noch andere Möglichkeiten in Betracht; während des komplizierten Geschehens bei der Gestaltung des Kehlkopfeinganges und durch die embryonale Epithelverklebung ist ja Gelegenheit genug zur embryonalen Abschnürung gegeben (KAHLER). Die *Erkennung der dysontogenetischen* Natur einer Larynxcyste ist am Excisionsmaterial nicht immer sicher möglich. Als Kriterien wurden bisher aufgestellt ortsfremdes Epithel, kontinuierliche Auskleidung mit Flimmer- oder geschichtetem Plattenepithel oder beides nebeneinander, Schleimdrüsen in der Wand, eine eigene elastische Faserschichte und abgesprengte Knorpelteile in der Wand.

---

[1]) Wir verdanken diese Originalabbildung dem freundlichen Entgegenkommen von Herrn Professor BLUMENFELD-Wiesbaden.

β) Ob auch *Stimmbandpolypen* auf eine embryonale Anlage zurückgehen können, ist recht zweifelhaft. Der Befund von Hussl, eines darin versprengten Muskelkeimes läßt auch andere Deutungen zu.

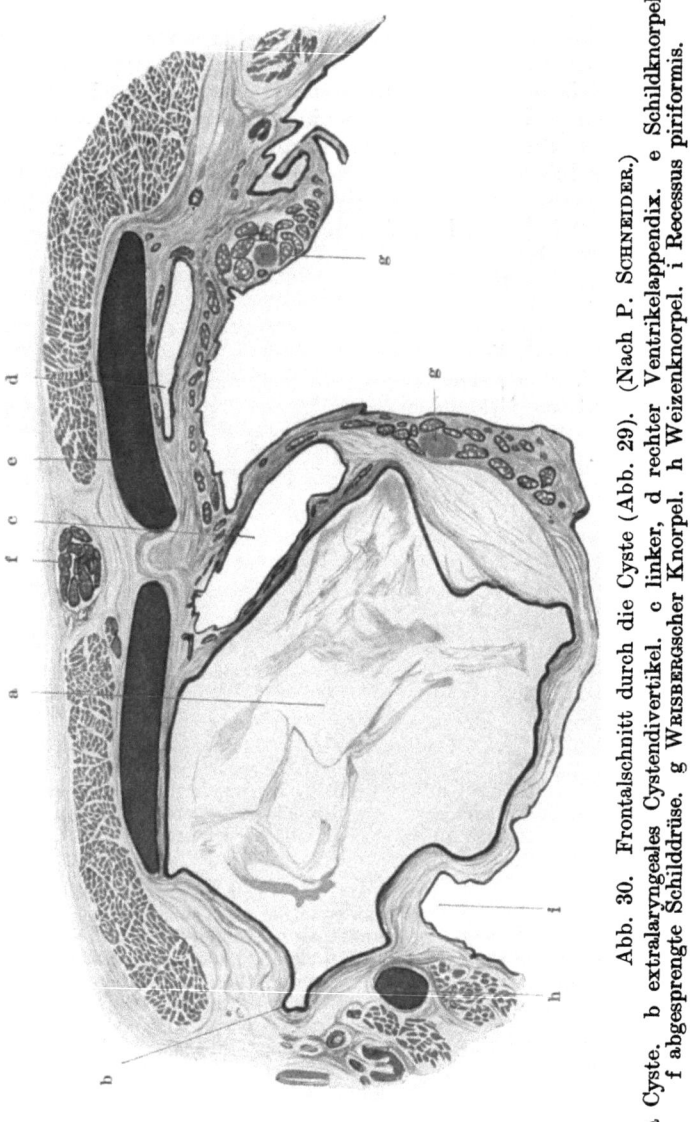

Abb. 30. Frontalschnitt durch die Cyste (Abb. 29). (Nach P. Schneider.)
a Cyste. b extralaryngeales Cystendivertikel. c linker, d rechter Ventrikelappendix. e Schildknorpel. f abgesprengte Schilddrüse. g Weisbergscher Knorpel. h Weizenknorpel. i Recessus piriformis.

γ) Dagegen sind die laryngotrachealen *Schleimhautpapillome* so häufig und so ausgedehnt schon bei jüngeren Kindern, selbst bei Neugeborenen, sogar mit nachgewiesener Erblichkeit (Hansemann) angetroffen worden, daß eine angeborene Grundlage schon anzuerkennen ist, deren Natur jedoch ebenso rätselhaft ist wie ihre hartnäckigen Neigungen zur Wiederkehr und ihr plötzliches Verschwinden (bezüglich Klinik und Therapie sei auf das entsprechende Kapitel dieses Handbuches verwiesen).

δ) Die angeborene Grundlage der *laryngealen Strumen* soll bei den trachealen Strumen besprochen werden.

2. Die Störungen der postnatalen Entwicklungen des Kehlkopfes.

Einzelne Anomalien der postuterinen Entwicklung wurden bereits bei Besprechung der Mißbildungen des Kehlkopfskelettes berücksichtigt. Die Ausbildung des Kehlkopfes im ganzen steht bei dem männlichen Geschlecht während der Pubertät in innersekretorischer Abhängigkeit von den Keimdrüsen. Angeborene Aplasie und Hypoplasie beider, nach ALBERS selbst das Fehlen *eines* Hodens, sowie frühzeitige Kastration führen zur Verkümmerung dieses Pubertätswachstums, so daß der Kehlkopf der *Kastraten* und *Eunuchoiden* in seinen Ausmaßen, seinem Verknöcherungstypus sich dem weiblichen Stimmorgan nähert oder noch hinter diesem zurückbleibt (GRUBER, TANDLER und GROSZ). Die Eunuchenstimme hat schon im Altertum und in der frühchristlichen Zeit künstlerische Verwendung gefunden (HABOECK).

Beim *Pseudohermaphroditismus* finden sich, ebenso wie an den anderen sekundären Geschlechtsmerkmalen, auch am Kehlkopf öfters Vermischungen von männlichen und weiblichen Eigenschaften (MOLLER, MITTASCH, RUTTIN). Im *Klimakterium* des Weibes kann gelegentlich ein Virilismus auch hinsichtlich des Kehlkopfwachstums und der Stimme auftreten (HANSEMANN).

B. Die Einzelmißbildungen der Luftröhre.

1. Störungen der Lumenbildung.
   a) Angeborene primäre und sekundäre Stenosen.
   b) Angeborene Divertikel, Trachealbronchien, Tracheocelen.
2. Mesenchymale Bildungsstörungen der Trachea.
   a) Mißbildungen des Trachealskelettes.
   b) Die Tracheopathia chondroosteoplastica.
3. Trachealgeschwülste auf angeborener Grundlage.

1. Störungen der Lumenbildung der Luftröhre.
a) Kongenitale Trachealstenosen.

Der *Trachealmangel* bei unvollständigen Doppelbildungen und Synotien, der mit Kehlkopfatresie und ösophagealer Kommunikation der Bifurkation verknüpfte Trachealdefekt wurden schon bei den Anlage- und Sonderungsstörungen besprochen.

Angeborene Atresien der Trachea sind als selbständige Mißbildungen nicht bekannt. So bleiben hier zu betrachten einige seltene Fälle von *angeborener Enge der Trachea und der Stammbronchien* (FLEISCHMANN, GREGOR, SANKOTT, MOUSSON, M. SCHMIDT). Nach ihrer morphologischen Beschaffenheit liegen bei diesen Verengerungen keine einheitlichen Veränderungen vor. Meist handelt es sich um Säuglinge, die seit der Geburt an Atemstörungen litten; bei FLEISCHMANNS Fall bestanden zudem mehrfache sonstige Mißbildungen, auch am Atemapparat. Nur das SANKOTTsche Präparat stammt von einem Erwachsenen. Anatomisch handelte es sich entweder um einen Defekt der Pars membranacea mit Bildung geschlossener, vielfach unregelmäßiger Knorpelringe, bald beschränkt auf die Trachealmitte (GREGOR), bald in der ganzen Ausdehnung der Luftröhre (SANKOTT), während bei FLEISCHMANN eine ungeteilte Knorpelröhre mit nur angedeuteter Gliederung als schwere Hemmungsmißbildung der mesenchymalen Tracheawand die Verengerung hervorrief. Bei MOUSSONS und SCHMIDT lag eine seitliche Knickung oder eine muldenförmige Impression vor, ohne daß die primäre Ursache hätte nachgewiesen werden können. (Weitere ältere Literaturangaben sind zweifelhaft.)

Sekundär können *angeborene Trachealstenosen* durch den Druck einer abnorm verlaufenden Pulmonalis [LUND (2)] oder Aorta (H. SCHULZE) hervorgerufen werden. In dem letzteren

Fall handelte es sich um einen doppelten Aortenbogen, der ringförmig Trachea und Oesophagus umgreift, ohne daß durch diese Anomalie stets Trachealverengerung hervorgerufen
werden müßte.   Die Stenose äußerte sich in- und exspiratorischen stridorösen Erscheinungen bei klarer Stimme. Schulze meint, daß
die Auslösbarkeit asphyktischer Anfälle durch eine
Oesophagussondierung auf ein Trachea und Oesophagus
gemeinsam verengerndes Hindernis hinwiese.

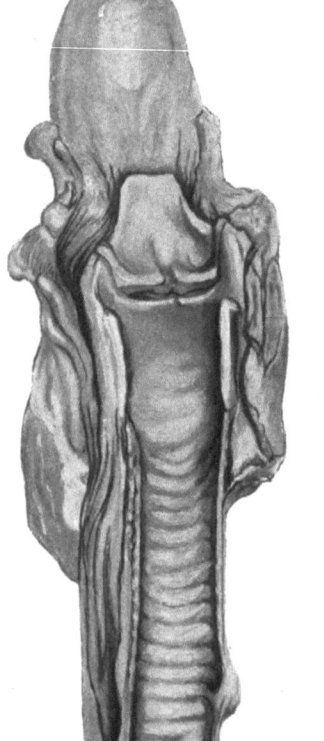

Abb. 31. Präparat eines ungewöhnlich langen, angeborenen
Trachealdivertikels. (Nach Mann.)

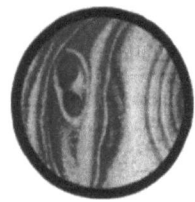

Abb. 32. Angeborenes
Trachealdivertikel.
(Endoskopisches Bild.)
(Nach Kahler.)

b) Erweiterungen des Tracheallumens.

α) Nicht allzu selten sind *angeborene Divertikel* der Trachea [Mackenzie, H. Chiari (3),
Smidt, Kahler, Sankott] sowie der großen
Bronchien [H. Chiari (3), Kahler, Schneider].
Sie unterscheiden sich nach ihrem Bau und
ihrer Entstehung von ähnlich gelegenen erworbenen Divertikeln, die durch Pulsion der
Wand oder cystische Drüsenektasie zustande
kommen.   Die angeborenen Trachealdivertikel
sind nach Chiari abortive Bronchien, die auf
dem Stadium der Bronchialknospen stehen geblieben sind.   Sie sitzen an dem unteren Teil
der Trachea fast stets rechts dorsal, am Übergang zu der Pars membranacea und stellen
abwärts gerichtete, kurz zylindrische, knorpel-
gestützte Wandausbuchtungen von vollkom-
menem Trachealbau dar; auch das elastische
Längsband setzt sich in sie hinein fort. Bisher
sind sie in allen Lebensaltern fast immer bei
dem männlichen Geschlecht, von Kahler zuerst auch endoskopisch gefunden worden.

β) Weit seltener ist die sog. *Dreiteilung
der Luftröhre*, die zuerst Sandifort 1785 beschrieben, von H. Chiari (1) und dalla Rosa
näher studiert ist. Es handelt sich dabei nicht
um drei gleichwertige Gabeläste der Trachea,
sondern auf der einen Seite, und zwar in der
Regel rechts, bei Situs inversus (Leboucq)
sowie ausnahmsweise (Chiari und Hansemann)
auch links, entspringt etwas dorsal an der
Trachea, meist etwas über dem Hauptbronchus
ein kleinerer Bronchialast, der schräg abwärts
in den Oberlappen der Lunge zieht. Bigler
hat einen solchen *Trachealbronchus* endoskopisch festgestellt und mittels Kontrastsonden röntgenologisch
die Differentialdiagnose gegen ein Divertikel gesichert.
Morphologisch und genetisch kann man zwei Typen
unterscheiden: Einmal ist der recht variable Abgang
des rechten Apikalbronchus (Aebys eparterieller Bronchus), der rechts den Oberlappen versorgt, auf die
Trachea verlagert (Aeby, Chiari). Diese Transposition
kommt ontogenetisch wahrscheinlich durch eine ver-
frühte Entstehung der ersten Bronchialknospe und Wachs-
tumsverschiebung zustande. In anderen häufigeren Typus

besteht neben dem Trachealbronchus ein Apikalbronchus mit normalem Abgang aus dem rechten Stammbronchus. In diesem Fall liegt nach CHIARI (1) ein überzähliger Bronchus, eine echte Exzeßbildung vor, während DALLA ROSA wohl richtiger auch hierbei eine Transposition annimmt, die aber dann nur ein Teilgebiet des Apikalbronchus betrifft; diese Auffassung wird durch das gelegentliche Nebeneinandervorkommen von zwei apikalen Bronchien am rechten Stammbronchus weiter erhärtet. Beide Typen von Trachealbronchien kommen als Normalbefunde bei bestimmten Säugetieren vor (NARATH).

γ) Äußerst selten ist bisher ein feiner Trachealbronchus gesehen worden, der nicht zu der Lunge, sondern in ein kleines, plattes Körperchen zur Seite der Trachea führte, das sich mikroskopisch als atelektatisches Lungengewebe erwies (HERXHEIMER, MÜLLER).

BERT-FISCHER und MÜLLER wollen in dieser *trachealen Nebenlunge* eine exzessive Mißbildung, eine dritte Lungenanlage erblicken, deren zugehöriger Trachealbronchus den beiden anderen als dritter Stammbronchus gleichwertig sei. Den Hauptbeweis für ihre Auffassung finden sie in der Abgrenzung eines selbständigen Lungenterritoriums. Wir

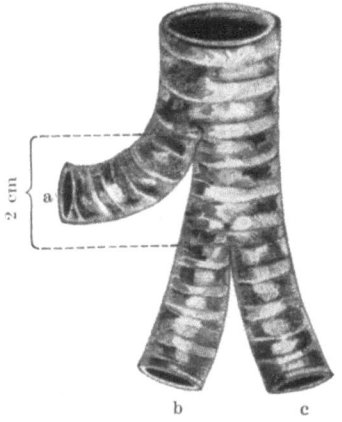

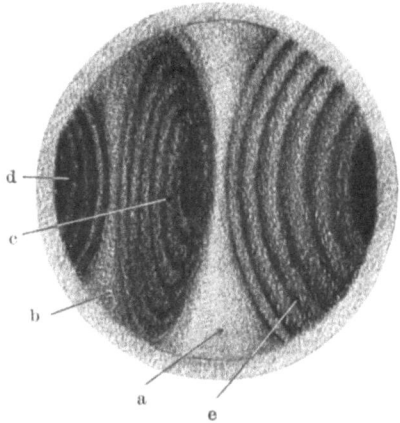

Abb. 33. Sog. Dreiteilung der Luftröhre. Trachealer Abgang des Obergeschoß-bronchus der rechten Lunge. (Schema zu Abb. 34 nach BIGLER.)

Abb. 34. Endoskopisches Bild des trachealen Abgangs des rechten Ober-lappenbronchus. (Nach BIGLER.)
a Carina tracheae. b Carina bronch. sup. dextr. e trach. c Bronchus dextr. inf. d Bronchus dextr. sup. e Bronch. sinistra.

können uns dieser Anschauung nicht anschließen, schon weil vergleichend-anatomisch etwas Analoges nicht bekannt ist, sondern glauben, daß das Wesentliche in einer zeitlich früheren Entstehung der Bronchialknospung an der Trachea zu suchen ist, wodurch ein entsprechender Mesenchymbezirk abgesondert wird und geben zu, daß die Höhe des Ortes der Knospungsstelle und damit die Wurzelung an der Trachea selbst von minderem Belang ist, da diese erst durch das sekundäre Auswachsen der Luftröhre bestimmt wird. Mit der Art der Gefäßversorgung läßt sich unseres Erachtens hinsichtlich der Genese nichts anfangen, da die Gefäße später entstehen und analog wie bei der tief gelagerten Niere dort herbeigezogen werden, wo das bereits entstandene Gebilde zur weiteren Entwicklung kommt.

So scheint uns, daß die rudimentären, trachealen Bronchialknospen, die angeborenen Divertikel, mit dem Trachealbronchus, der den Anschluß an das gemeinsame Lungenterritorium gefunden hat, sowie der trachealen Nebenlunge, die durch ihre frühere Entstehung einen eigenen Mesenchymbezirk abgespalten hat und dadurch selbständig geworden ist, zusammen eine kontinuierliche, morphologische Mißbildungsreihe darstellen.

δ) In Analogie mit den Laryngocelen hat man als *Tracheocelen* lufthaltige, meist median, teils in der vorderen, teils in der hinteren Trachealwand gelegene, divertikulöse Ausbuchtungen bezeichnet (VON BARACZ). Wahrscheinlich handelt es sich dabei stets um extrauterin, unter dem Einfluß von Entzündungen und durch tracheale Drucksteigerung

beim Husten entstandene Schleimhauthernien, Drüsenektasien oder nachträglich überhäutete, durchgebrochene Abscesse. Ebensowenig hat sich die Lehre von dem Bestehen
angeborener, nach außen sich öffnender *Trachealfisteln* (DZONDI) als eine Form der Kiemen-
fisteln halten lassen (vgl. v. HIPPEL). Die *Ösophagotrachealfisteln* wurden bereits bei den
Ablösungsstörungen behandelt.

2. Die Bildungsstörungen der mesenchymalen Trachealwand.

a) Die Anomalien des Trachealskelettes.

Die Gliederung des ursprünglich einheitlich röhrenförmigen Vorknorpels der Luftröhre
beginnt durch einwachsende Mesenchymzellen an der Hinterwand und schreitet von hier
unter Absetzung von Knorpelhalbringen ventralwärts fort. Durch Hemmung dieses Ent-
wicklungsganges können eine fast ungegliederte, einheitliche Knorpelröhre (FLEISCHMANN)
oder Ganzringe unter Defekt der Pars membranacea [GRUBER (5, 6), GREGOR, SANKOTT]
entstehen. Bei geringerem Verbildungsgrad bleiben Zusammenhänge mehrerer Trachealringe untereinander oder mit dem Krikoid bestehen (ZUCKERKANDL), ferner erhalten sich
isolierte, irreguläre Knorpelstücke in der membranösen Hinterwand (die Interkallarknorpel
LUSCHKAS).

Als Folgen ungleicher Zergliederung findet man Defekte, Einschnitte und Einbuch-
tungen der Knorpelringe, besonders in ihren ventralen Teilen (FLEISCHMANN, TRUMPP).
Auch unregelmäßige Verbindungen einzelner Knorpelringe mit Gabelungen, Trifurkationen,
Spornbildungen, sind nicht selten.

Nur die stärkeren Anomalien des Trachealskelettes, die mit einer angeborenen Stenose
einhergehen, haben klinisches Interesse.

b) Die Tracheopathia chondro-osteoplastica.

Das Auftreten zahlreicher Knorpel- und Knochenstückchen in der Schleimhaut und Submucosa der Luftröhre ist je nach der Auffassung ihrer Entstehung

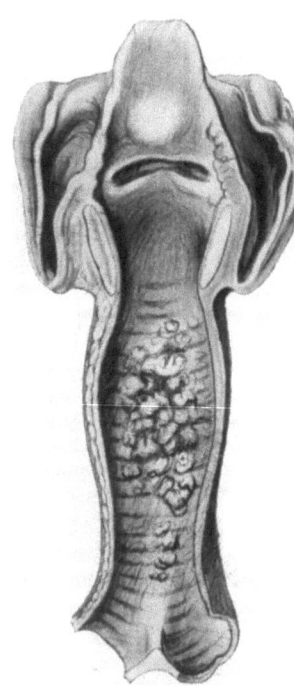

recht verschieden benannt worden: Man sprach
von *ossifizierenden Ekchondrosen* der Trachealknorpel (VIRCHOW), *multiplen* Enchondromen
bzw. *Osteomen* der Mucosa (STEUDENER), von
einer *Tracheiitis* chronica *ossificans* (ORTH), am
gebräuchlichsten ist neuerdings die weniger vor-
wegnehmende Bezeichnung ASCHOFFS „*Tracheopathia osteoplastica*" geworden, in die LANDS-
BERG noch den Begriff der Knorpelbildung
eingefügt hat.

Die von WILKS 1857 zuerst beschriebene
Veränderung ist sicher häufiger als man nach
der Literatur, aus der SCHNITZER 1920 bereits
68 Fälle zusammengestellt hat, annehmen sollte,
jeder erfahrene Pathologe verfügt über eigene
Beobachtungen, auch intra vitam wurde diese
Tracheopathie endoskopisch von SCHRÖTTER,
KILLIAN, MANN (2), LEVINGER u. a. gesehen,
sicher werden Anfangsstadien auch anatomisch
leicht übersehen.

Die Erkrankung bevorzugt den mittleren
Teil der Luftröhre, häufig dehnt sie sich über
die ganze Trachea aus und ergreift gelegentlich
noch den unteren Kehlkopf und die großen,
selbst mittleren Bronchien, wo evtl. Stenosen
dadurch entstehen (SCHMORL). Der Sitz des
Prozesses ist vorne und seitlich, nur ganz aus-

Abb. 35. Tracheopathia osteoplastica. (Nach BRÜCKMANN.)

nahmsweise (BIRCH-HIRSCHFELD) ist auch die Pars membranacea beteiligt. Nach FREUND lassen sich zwei *makroskopische* Typen unterscheiden: Bei dem selteneren findet sich eine netz- oder strickleiterförmige Zeichnung in der Schleimhaut, dann überwiegt die Knorpelbildung (v. RECKLINGHAUSEN, MOLTRECHT, FREUND), häufiger ist die Schleimhaut durch zahlreiche knötchenförmige, warzige, kamm- oder leistenartige Wucherungen vorgewölbt, die von knöchernen Einlagerungen gebildet werden. Bei den stärkeren Graden zeigt dann die Schleimhaut ein reibeisenartiges Aussehen (HEYMANN), unter Umständen kann die Trachea sogar zu einer starren Röhre umgewandelt werden. Die Knorpel- und Knocheninselchen liegen von mikroskopischer Größe bis zur Trachealknorpelstärke in unregelmäßigen Platten und Ketten, die von den Drüsengängen siebartig durchbohrt sein können (CHIARI) in der Schleimhaut und Submucosa vor den trachealen Knorpeln und besonders auch zwischen den Knorpelringen; die Außenwand der Luftröhre bleibt frei.

Mikroskopisch erweist sich der Knorpel auch in seinen jüngsten Stadien von elastischer Natur, im Gegensatz zu dem hyalinen Trachealknorpel (RECKLINGHAUSEN), die Knocheninseln bestehen bei längerem Bestand aus echtem, lamellösem Knochengewebe mit zentralen Markräumen. Eine gesetzmäßige, topographische Verteilung zwischen Knorpel und Knochen ist, entgegen BRÜCKMANN, nicht zu erweisen, wenn auch häufiger gegen die Schleimhaut-

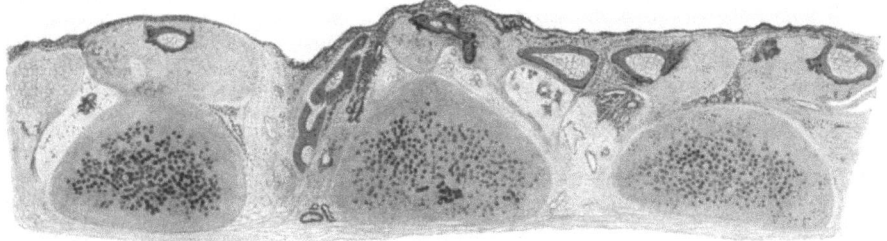

Abb. 36. Tracheopathia chondro-osteoplastica. Längsschnitt durch die Luftröhre.
(Nach SCHNITZER.)

oberfläche die Knochen-, knorpelwärts die Knorpelneubildung überwiegt. Sehr umstritten waren wegen der genetischen Auffassung die Beziehungen der Neubildungen zu den Trachealknorpeln. Sicher können auch bei Serienuntersuchungen kleine Knorpel- und Knocheninseln völlig isoliert in der Schleimhaut angetroffen werden, bei größerem Ausmaß der Inseln lassen sich aber so gut wie immer Verbindungen mit den Trachealknorpeln nachweisen, entweder durch perichondrale, rein bindegewebige oder knorpelhaltige Züge oder durch direkte knorpelige Zusammenhänge; doch besteht dann stets eine trennende Kittlinie (SCHMORL) und die Verbindungen sind schmal, fußtischartig [ASCHOFF (2)] und mehr in der Längsachse der Trachea als nach der Querachse hin entfaltet (HASLINGER), sie verraten dadurch ihren sekundären Charakter. Wahrscheinlich entstehen sie durch den Reiz respiratorischer Schleimhautverschiebungen in der Trachealachse und dafür spricht auch, daß Auswüchse der Trachealknorpelkuppen den Knorpelknochenneubildungen entgegenkommen können (HASLINGER).

Das Studium der feineren Vorgänge bei der *Histogenese* (FREUND, LANDSBERG, SCHNITZER) hat ergeben, daß im hyalin verquollenen, elastischen Bindegewebe zunächst chondroide Inselchen auftreten, die sich entweder in echten elastischen Knorpel umbilden, oder unter Kalkaufnahme und Beteiligung der benachbarten Bindegewebszellen in geflechtartigen, marklosen Knochen umwandeln. Der wachsende Knorpel verkalkt weiterhin peripher und wird, ähnlich wie bei der endochondralen Ossifikation, durch Knochen ersetzt. Auch der Geflechtsknochen bleibt nicht dauernd erhalten, sondern wird zu lamellösen Knochen umgebaut, wobei sich Osteoblasten beteiligen und durch Osteoklasten ein Abbau auftritt. Dabei kommt es zu zunehmender Markraumbildung, so daß schließlich dünne Schalenknochen zustande kommen. An den Wachstumsecken und Kanten erhält sich öfters noch osteoider und Geflechtsknochen, während der Lamellenknochen von trägerem Wechsel und größerem Bestand ist, so daß die älteren Fälle vorwiegend solchen enthalten. Die Neubildung vollzieht sich entgegen BRÜCKMANN innerhalb und außerhalb des elastischen Bandapparates, eine genetische Beziehung zu diesem besteht nicht.

Die Submucosa atrophiert mit der Neubildung, die Drüsen werden komprimiert oder ektatisch, es kommt zu einer Fettwucherung ex vacuo. Die Schleimhaut legt sich in Falten oder wird über stärkeren Knochenvorsprüngen verdünnt, so daß auch leicht Ulcerationen entstehen können. Die Trachealknorpel erscheinen keilförmig deformiert. Bemerkenswert ist, daß die Tracheopathia chondroosteoplastica in 6 Fällen sich mit örtlichem Amyloid kombinierte (Steiner), was bei der Seltenheit dieser Erkrankung kein Zufall sein dürfte, sondern vielleicht auf besondere örtliche Stoffwechselvorgänge, vielleicht Beziehungen zum Untergang des amyloidverwandten Elastins schließen läßt.

Mehrfach wurden bei örtlichen, entzündlichen Erkrankungen der Trachea, bei Syphilis, Tuberkulose, Trachom (Gerber) ganz analoge Knorpel- und Knochenneubildungen gefunden. Es besteht daher kein genügender Grund, diese Fälle als eine entzündliche Knochenneubildung von der nicht entzündlichen idiopathischen Tracheopathie osteoplastica abzutrennen; möglicherweise spielt die Entzündung dort nur eine auslösende Rolle, wie sie sonst vielleicht der normalen funktionellen Beanspruchung zukommt.

Die Anschauung über *das Wesen* des Prozesses haben starke Wandlungen erfahren. Ursprünglich war die *Tumortheorie* herrschend. Man hielt die Neubildungen entweder für selbständige heteroplastische Schleimhautosteome oder für sich abschnürende, ossifizierende Ekchondrosen aus dem Perichondrium. Die Würdigung der elastischen Beschaffenheit des neugebildeten Knorpels, die schärfere Präzisierung des Geschwulstbegriffes führte dann bei dem Werdegang der Neubildung auf andere Wege. Die Auffassung des ganzen Vorganges als einen chronisch *entzündlichen Prozesses* hat keine allgemeine Verbreitung finden können, da entzündliche Veränderungen im allgemeinen dabei fehlen und diese Auffassung blieb daher für die mit entzündlichen Trachealveränderungen kombinierten oben erwähnten Fälle vorbehalten. Der Gedanke an eine *Gewebsmißbildung* wurde zuerst von Ribbert-Mischaikoff zur Erörterung gestellt. Sie nahmen eine embryonale Versprengung des allein knorpelbildenden Perichondriums in die Schleimhaut an. Dagegen spricht aber die Regelmäßigkeit des sonstigen Schleimhautaufbaues, die diffuse Ausbreitung der Erkrankung, auch das Freibleiben der Hinterwand. Aschoff-Brückmann dachten an eine Systemerkrankung, eine Art Mißbildung des elastischen Bandapparates, in dessen topographischem Bereich allein die Neubildungen entstünden. Dagegen betonen alle neueren Untersucher (Freund, Landsberg u. a.), daß das gesamte Bindegewebe der Trachealschleimhaut als Ausgang der Neubildung zu betrachten ist, nach Freund bestünde eine vollkommene Analogie zu der diffusen sog. Myositis ossificans. Chiari hat dann versucht, alle Theorien vereint zu erhalten durch die Annahme einer pathogenetischen Dreiteilung, indem er eine chronisch-entzündliche, eine tumorös-chondrogene und eine idiopathisch-muköse Form, die eigentliche Tracheopathia osteoplastica unterscheiden wollte. Demgegenüber stellen alle neueren Bearbeiter die Einheitlichkeit aller multiplen Knorpel- und Knochenneubildungen in der Luftröhre auf; es sind in der jüngeren Literatur auch keine neuen Fälle von multiplen Ekchondrosen dieser Art mehr beschrieben worden. Der Prozeß ist insofern als Gewebsmißbildung zu betrachten, als eine besondere Bereitschaft des trachealen Bindegewebes zur Bildung einer chondroiden, in Knorpel und Knochen übergehenden Substanz als Grundlage anzunehmen ist, deren Auslösungsursache zur Zeit noch nicht bekannt ist und wohl in funktionellen Reizen gesucht werden muß. Wenn in etwas mehr als der Hälfte der Fälle Tuberkulose sonst im Körper gefunden wird, so ist dies bei der Häufigkeit dieser Erkrankung wohl nur eine zufällige Kombination.

Klinik. Die Tracheopathia chondro-osteoplastica, über deren Grad und Ausbreitung das Röntgenbild am Präparat und im Leben besser unterrichtet als das bloße Auge (Moltrecht), wird ohne Unterschied des Geschlechtes meist in dem mittleren und höchsten Lebensalter angetroffen. Der Prozeß schreitet aber so langsam fort, daß der Beginn sicher viel früher anzusetzen ist und eine früheste Beobachtung ist auch bereits an einem 12jährigen Kinde gemacht worden (Rode). Schrötter konnte einen Fall fast ein Vierteljahrhundert ohne stärkeren Fortschritt verfolgen. Die Erkrankung bleibt in der Regel erscheinungslos, nur von Eicken führte rauhe Stimme, Hustenanfälle und Fremdkörpergefühl auf den Prozeß zurück, sie wird daher im Leben nur zufällig entdeckt. Von Schrötter, Berg haben operative Abtragung einzelner stärkerer Knochenvorsprünge vorgenommen. Im allgemeinen bleibt aber die Tracheopathia osteoplastica nur ein Zufallsbefund am Sektionstisch, die Kranken sind „mit der Tracheopathia aber nicht an ihr gestorben".

(Neuere Literatur: Haga, Haslinger, Dreyfus, Freund, Landsberg, Mailer, Schnitzer.)

3. Luftröhrengeschwülste auf angeborener Grundlage.

a) Die Struma intralaryngotrachealis.

Das Auftreten von Schilddrüsengewebe hat zweifellos angeborene Bildungsstörungen zur Voraussetzung. Selbstverständlich darf man dabei nicht an den verhältnismäßig häufigen Einbruch maligner Strumen durch die Trachealwand denken, sondern es handelt sich dabei um durchaus gutartige, rein hyperplastische Schilddrüsenwucherungen, die auch seit ihrer ersten Mitteilung von ZIEMSSEN 1876 recht selten geblieben sind. SCHACHENMANN hat zuletzt 1924 nur 35 Beobachtungen von *intralaryngotrachealen Strumen* in der Literatur vorgefunden, eine Zahl, die durch einige seitdem hinzugekommene oder übersehene Fälle sich höchstens auf 40 erhöhen dürfte.

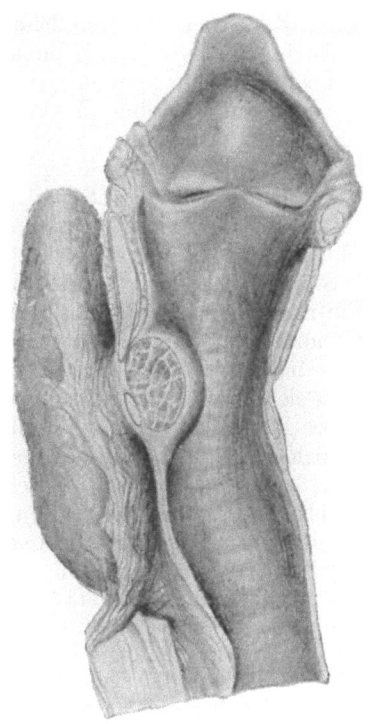

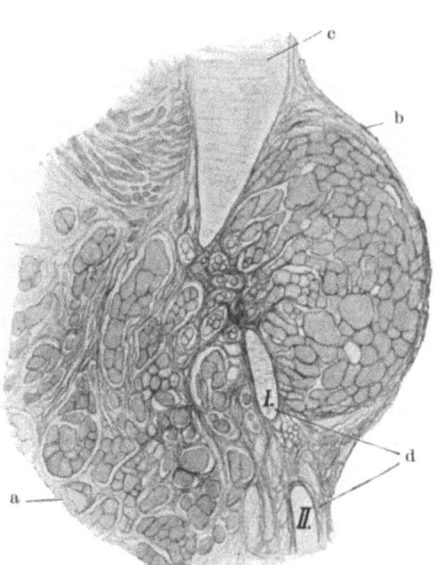

Abb. 37. Struma intralaryngotrachealis. (Nach GÖDEL.)

Abb. 38. Mikroskopischer Längsschnitt durch intralaryngotracheale Struma. (Nach GÖDEL.) a Äußere, b intralaryngeale Struma, c Krikoid-, d Trachealknorpel.

Anatomie. Diese Tumoren finden sich, dem Sitz der äußeren Schilddrüse entsprechend, im oberen Ende der Luftröhre vom 1. bis höchstens 4. Knorpelring herab, etwas seltener im unteren Kehlkopfraum oder beiderorts zugleich. Sie sitzen breitbasig, von glatter Schleimhaut bedeckt, der Wand auf, erstrecken sich meist bohnenförmig in der Längsachse der Luftröhre und bilden flache bis halbkugelige Vorsprünge von Erbsen-, Kirsch- bis Walnußgröße mit entsprechender Einengung der Lichtung. Differentialdiagnostisch kommen nach diesem Aussehen nur tuberkulöse Granulome, Gummen, Adenome oder langsam wachsende Sarkome noch in Betracht. In der Regel wurzeln sie einseitig an der hinteren und Seitenwand zugleich, etwas seltener an der Hinterwand allein beobachtet, noch seltener gehen sie von der Seitenwand und nur ausnahmsweise von vorne aus, wobei, bisher unerklärt, die linke Seite bevorzugt ist. Eine besondere Gruppe bilden die tiefsitzenden Trachealstrumen an oder unter der

Bifurkation (Radestock, Hansemann), Befunde, die seitdem ohne Nachfolge geblieben sind.

Nach dem histologischen Charakter handelt es sich fast immer um typische Kolloidstrumen, manchmal auch um mehr parenchymatöse Formen. Mehrfach wird das Gewebe als normale Schilddrüse bezeichnet (z. B. R. Hoffmann). Bei O. Maier wurde der Tumor als Adenopapillom angesprochen; Bircher, Preisel fanden nur die intratracheale Struma carcinomatös. Meerwein und Wegelin sahen submuköse Schleimdrüsen in das intratracheale Schilddrüsengewebe eingeschlossen. In der Regel wird gleichzeitig auch die äußere Schilddrüse strumös vergrößert gefunden.

Klinik. Wie die Strumen überhaupt, werden auch die intralaryngotrachealen beim weiblichen Geschlecht nahezu dreimal so häufig angetroffen, und zwar fast immer im 2.—5. Dezennium, unter deutlicher Beziehung zur weiblichen Geschlechtsfunktion. Beobachtungen von Trachealstrumen jenseits des Klimakteriums [von Eicken (1), Kaufmann, Odermatt bis in das 7. Dezennium), wie vor der Pubertät an Neugeborenen (Wegelin), oder am Säugling (Meyer-Cappon) stellen Ausnahmen dar. Das familiäre Auftreten dieser seltenen Geschwulstbildung (Neumayer u. a.) unterstützt die Annahme ihrer kongenitalen Veranlagung. Nur ausnahmsweise sind die intralaryngealen Strumen Zufallsbefunde (Kaufmann, Wegelin). In der Regel machen sie die Erscheinungen einer sich langsam entwickelnden Trachealstenose. Vom Beginn der ersten Symptome bis zum Eintritt bedrohlicher Störungen können 1 Jahr bis über $1^1/_2$ Jahrzehnte verstreichen. Mit dem Eintritt in die Pubertät setzen häufig die ersten Beschwerden ein, Praemenstruum, Schwangerschaft und Stilltätigkeit wirken oft deutlich verschlimmernd, noch mehr der Hinzutritt an und für sich leichter Katarrhe. Anfänglich macht sich nur bei Anstrengungen etwas Atemnot bemerkbar, allmählich tritt Dyspnoe immer häufiger und auch in der Ruhe ein und besonders nachts gesellen sich gefährliche Erstickungsanfälle hinzu. Häufig ist die Dyspnoe, wie bei anderen Trachealtumoren (O. Maier), vorwiegend exspiratorisch, mit Lungenblähung, Bronchitis, Stauung auch im großen Kreislauf. Bei längerem Bestand läßt sich Polycythämie und Eosinophilie des Blutes nachweisen. Entsprechend der Dyspnoe tritt ein in- und exspiratorischer Stridor auf, während die Stimme in der Regel unverändert bleibt. Gelegentlich kommen Schluckbeschwerden bei festeren Bissen mit Erstickungsanfällen vor, die einen Ernährungsrückgang im Gefolge haben.

Für die *Diagnose* des intratrachealen Sitzes der Stenose ist die Endoskopie erforderlich. Gelegentlich hat erst der Mißerfolg der vorangegangenen äußeren Strumektomie auf diesen Weg verwiesen. Die Röntgenoskopie hat neuerdings mehrfach die Erkenntnis des Grades und der Ausdehnung der Lichtungsverengerung gefördert (Odermatt). Von Probeexcisionen zur Feststellung der Art des Tumors wird wegen des Gefäßreichtums der Strumen abgeraten (Schachenmann). Die vorausgegangene Cocainisierung zur trachealen Besichtigung hat gelegentlich durch nachfolgende Schleimhautschwellung zur sofortigen Tracheotomie genötigt (Dorn). Die strumöse Natur eines Trachealtumors läßt sich also nur vermutungsweise aus Form, Sitz, Alter, Entwicklungszeit und Begleitstruma erkennen.

Entstehung. Früher standen sich zwei Theorien über die Genese der intralaryngealen Strumen schroff gegenüber. v. Bruns (2) nahm ursprünglich eine *embryonale Verlagerung* einer abgesprengten, also *akzessorischen* Schilddrüse in die Luftwege an. Dagegen wies Paltauf anatomisch einen direkten Zusammenhang der intratrachealen Struma mit der äußeren nach und glaubte, daß das Einwachsen der Struma durch die Cricotracheal- bzw. Interannularmembran erst lange nach der Geburt während des stärkeren Pubertätswachstums der Schilddrüse erfolge, in der Zeit, in der die ersten Symptome auftreten. Die Voraussetzung für dieses Eindringen erblickte Paltauf in einer von ihm nachgewiesenen, abnorm festen Verbindung zwischen der äußeren Schilddrüse und dem Perichondrium und der Interstitialmembran der Luftwege und hielt diese für eine fötale Bildungsstörung. Nach Paltauf ist die *Struma* also eine *erworbene Bildung*, die *Gelegenheit* dazu gibt eine *Miß-*

bildung, der fötale Kapselmangel der Schilddrüse. In allen später genauer anatomisch untersuchten Fällen (ODERMATT, GÖDEL, PUHR) konnte tatsächlich der unmittelbare Zusammenhang zwischen äußerer und innerer Struma bestätigt werden, wenn auch manchmal nur in der Form einer mikroskopisch kleinen halsartigen Einschnürung. Ferner konnte sowohl PALTAUF wie GÖDEL auch auf der anderen, nicht tumorösen Seite dieses Durchwachsens durch die Cricotrachealmembran feststellen. In einigen nur operativ untersuchten Fällen (v. BRUNS, BAUROWICZ, DORN) konnte der direkte Zusammenhang der inneren Struma oder wenigstens die Wandverlötung nachgewiesen werden. In den meisten anderen Fällen war dieses allerdings nicht der Fall, was allerdings bei einem schmalen Hals einer solchen Verbindung nichts besagt. So wurde die PALTAUFsche Theorie zur herrschenden; aber immerhin stößt sie auf einige Schwierigkeiten: Die schilddrüsenfernen, tiefen Trachealstrumen, deren strumösen Charakter PALTAUF folgerichtig bezweifelte, bedürfen dann einer besonderen Erklärung. Bei deren Anerkennung bleibt nur die Annahme einer embryonalen Versprengung, die von einer tief gelegenen, akzessorischen Schilddrüse ausgegangen sein könnte, wie sie nach WÖLFLER bis herunter zu dem Aortenbogen vorkommen. Schwer zu erklären ist nach der PALTAUFschen Theorie der Sitz einer Trachealstruma allein an der Hinterwand. Ferner ist die Einsprengung von trachealen Schleimdrüsen in die Trachealstruma nur bei einem infiltrativen Wachstum verständlich, wie es wohl während des embryonalen Aussprossens der Schilddrüse der Fall ist, aber nicht mehr bei der expansiv sich dehnenden, späteren strumösen Hyperplasie. Ein selbständiges, krebsiges Erkranken einer intertrachealen Struma spräche meines Erachtens nicht gegen die PALTAUFsche Theorie, da ja dieser Teil besonderen Reizen ausgesetzt ist. Vor allem widersprach den PALTAUFschen Anschauungen das Vorkommen intralaryngealer Strumen in frühem Kindesalter, und so machte sich in letzter Zeit ein Meinungsumschwung geltend, indem für die Mehrzahl der Fälle auf die BRUNSsche Entstehungstheorie zurückgegriffen wurde. WEGELIN hat nun in jüngster Zeit durch neuere Untersuchungen die Kluft zwischen beiden Theorien überbrückt. Er wies tatsächlich nach, was der eine von uns (SCHNEIDER) früher als Vermutung aufgestellt hatte, daß das Einwachsen der Schilddrüse schon in fötaler Zeit erfolgt; denn es werden schon bei Neugeborenen kongenitale Stenosen durch intralaryngotracheale Strumen hervorgerufen. WEGELIN konnte auch eingedrungenes Schilddrüsengewebe in mikroskopischem Ausmaße als ein latentes Vorstadium einer intralaryngotrachealen Struma sowohl bei Neugeborenen mit einer angeborenen Struma wie zufällig bei einem 5jährigen Kinde nachweisen. Notwendig für das Einwachsen der Schilddrüse hält WEGELIN die besondere Wachtumsenergie an, die in der bereits einige Zeit intrauterin einsetzenden kongenitalen Strumabildung liegt. Bildet sich diese späterhin zurück, so kann der Verbindungsstiel auf eine kleine Stelle in der Trachealwand beschränkt bleiben und dann operativ leicht übersehen werden. Durch eine derartige Rückbildung finden die intratrachealen Strumen ohne äußere Struma sowie intratracheale Knoten aus nicht strumösem Schilddrüsengewebe ihre Erklärung. Für andere Fälle hält WEGELIN auch an einem extrauterinen Einwachsen selbst noch nach der Pubertät unter der Voraussetzung eines Kapselmangels der Schilddrüse fest, wobei allerdings ein Einschluß von Schleimdrüsen nicht mehr erfolgen könne.

Die breite Verbindungsbrücke zwischen äußerer und innerer Struma, die er bei seinen Neugeborenen fand, setzt nach WEGELIN voraus, daß das Eindringen vor Ausbildung der allseitigen Schilddrüsenkapsel erfolgt. Dies erfolgt nach ihm bei einer Länge von 15—17 cm, also zu einer Zeit, in der die trachealen Schleimdrüsen bereits angelegt sind (im 4. Monat), und zwar bildet sich die Kapsel zuletzt an der Hinterkante der Seitenlappen, was für die Erklärung der Lokalisation der intratrachealen Strumen besonders wichtig ist.

Ob zum Zustandekommen des fötalen Einwachsens stets eine kongenitale Struma nötig ist, erscheint uns zwar noch nicht bewiesen. Wir kennen auch an anderen topographisch zusammenliegenden, aber genetisch nicht verwandten Organen ein Eindringen bei Kapselmangel, wir erinnern an die partielle, subkapsuläre Lage der Nebennieren mit Anheftung auf der Nierenoberfläche, bei solchen Vorgängen können auch abnorme Druckverhältnisse eine Rolle spielen. Vielleicht wäre im Hinblick darauf zu erwähnen, daß WEGELIN in einem Fall neben der intratrachealen Struma auch Bildungsstörungen am 1. Tracheal- und Ringknorpel feststellte. Zusammenfassend dürfen wir also sagen, daß die Erweiterung der PALTAUFschen Theorie im Sinne einer bereits fötal entstehenden Einwanderung des Schilddrüsengewebes heute die beste Erklärung für das Entstehen der intralaryngotrachealen Strumen darstellt.

Therapie. Da innere Mittel sich in der Behandlung der intratrachealen Strumen als ungenügend erwiesen haben, bleibt nur der chirurgische Eingriff übrig, der bei der Breitbasigkeit und bei dem Blutreichtum dieser Geschwülste auf den äußeren pertrachealen Weg angewiesen ist. Nach dem Ausschälen des Tumors hat man neuerdings mehrfach mit Erfolg auf die provisorische

Offenhaltung der Tracheotomieöffnung verzichtet und primär die Trachea verschlossen. Die Aussichten auf eine dauernde Beseitigung haben sich als günstig erwiesen, nur einmal ist bei nicht genügender Entfernung ein intratracheales Rezidiv eingetreten (Dorn). Die Voraussetzung für die günstige Prognose ist, daß der Tumor nicht zu spät, d. h. vor Ausbildung stärkerer Trachealstenose und herzschädigender Kreislaufstörungen angegriffen wird (näheres bei Schachenmann, Sauerbruch). Bei der Gefährlichkeit der Operation ist auch eine röntgenologische Behandlung zu erwägen (K. Beck).

b) Papillome, Carcinome.

Auf die angeborene Natur der *Papillome* in den Luftwegen wurde schon früher hingewiesen; bemerkenswert wäre noch, daß Meyer-Cappon solche kombiniert mit einer angeborenen intratrachealen Struma fanden.

Die Cohnheimsche Theorie, die die Geschwülste aus embryonalen Keimen, also Gewebsmißbildungen ableitet, ist auch für die Entstehung der häufigsten Trachealgeschwülste, der *Carcinome* herangezogen worden. Dafür wurde die Häufigkeit ihres Sitzes an der Hinterwand und namentlich an der Bifurkation, an Stellen also, wo ein besonders kompliziertes Entwicklungsgeschehen die Keimversprengung begünstigt, dafür wurde weiter die Zusammensetzung des Krebses aus ortsfremden Epithelien, wie Plattenzellen oder Basalzellen ins Feld geführt. Alle diese Gründe sind aber nicht ausschlaggebend, zumal die Trachealcarcinome mit Vorliebe im höheren Alter und bei Männern vorkommen. Nur für einzelne besondere Fälle mag die Annahme einer zugrundeliegenden Entwicklungsstörung als möglich zugegeben werden, etwa für das Heinzmannsche Bifurkationscarcinom, neben dem sich gleichzeitig ein Oesophagusdivertikel fand, oder für das Grabowskische ösophagotracheale Carcinom, das durch seine Hauptentwicklung zwischen beiden Organen auf eine dort gelegene Keimanlage hinwies.

C. Die Mißbildungen der großen Bronchien.

Die Mißbildungen der Stammbronchien sind so eng mit denen der Luftröhre verwandt, daß sie bereits dort gemeinsame Besprechung fanden. Es sei deshalb hier nur eine kurze Zusammenstellung gegeben:

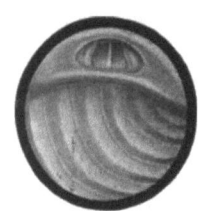

Abb. 39. Angeborenes Bronchialdivertikel im r. Stammbronchus. (Endoskopisches Bild.) (Nach Kahler.)

Ein völliger *Defekt* eines Stammbronchus findet sich nur bei einseitiger Lungenagenesie; dabei kann sich der Defekt noch durch eine Verengerung an der unteren Trachea bemerkbar machen. In anderen Fällen von Lungenmangel findet sich noch ein blindendigender Bronchialstummel *(Atresie)*. Aus Sonderungsstörungen geht die *broncho-ösophageale Kommunikation* mit Oesophagusatresie hervor, oder es entwickelt sich ein angeborener bronchoösophagealer *Fistelgang*. Während der Ausbildung können angeborene *Stenosen* bronchiale *Divertikel und überzählige Bronchien* zustande kommen. Aus einer Abschnürung solcher Bronchien leitet Gold in der Bifurkationsgegend gelegene *Cysten* ab, die Tracheopathia osteoplastica kann sich auf die Bronchien fortsetzen und mit den gleichen Knorpel- und Knochenbildungen in der Schleimhaut einhergehen. Noch häufiger als in der Luftröhre wurden gewisse Geschwülste der Bronchien, wie polypöse Adenome, Carcinome und Mischgeschwülste auf gewebliche Mißbildungen mit Keimversprengungen zurückgeführt (Malkwitz, Knoflach und Marchesani). Die erst die tieferen Bronchien betreffende *kongenitale Bronchiektasie* fällt aus dem Bereich dieser Darstellung.

Literatur.

Die ältere Literatur und **Kasuistik bis 1911** bei P. SCHNEIDER in SCHWALBES *Miß-bildungen Bd.* 3, Lief. 8, *Atmungsorgane*. Jena: Gust. Fischer 1912. Neuere Kasuistik, soweit nicht erwähnt, in zit. zusammenfassenden Arbeiten. Ältere zusammenfassende Darstellungen bei RIEGEL, FÜRST, EPPINGER, HANSEMANN, HOFFMANN, MARCHAND, OERTEL.

ANTHON, W.: Anomalien im Kehlkopfeingang. Beitr. z. Anat., Physiol., Pathol. u. Therapie d. Ohres, d. Nase u. d. Halses. Bd. 19, S. 313. 1923. — ASCHOFF (1): Lehrb. d. spez. pathol. Anat. Oesophagusmißbildungen. — DERSELBE (2): Tracheopathia-osteoplastica. Verhandl. d. pathol. Ges. Bd. 14, S. 125. 1910. — AEBY, CH.: Der Bronchialbaum des Menschen und der Säugetiere. Leipzig 1880. — AVELLIS, G.: Kehlkopfluftsäcke. Arch. f. Laryngol. u. Rhinol. Bd. 19, S. 464. 1907. — v. BARACZ, R.: Tracheocele mediana. Arch. f. klin. Chirurg. Bd. 42, S. 523. 1891. — BAUMGARTEN, GG.: Genese der Epiglottiscysten. Arch. f. Laryngol. u. Rhinol. Bd. 17, S. 8. 1905. — BAUROWICZ: Schilddrüsengeschwülste im Innern des Kehlkopfes. Arch. f. Laryngol. u. Rhinol. Bd. 8, S. 362. 1898. — BECK, K.: Epiglottisdefekt. Monatsschr. f. Ohrenheilk. u. Laryngo-Rhinol. Bd. 65. 1912. — BENDA und RORCHERT: Laryngoc. als Todesursache. Berl. klin. Wochenschr. 1897. S. 687. — BENEKE, R.: Über Rauchlunge usw. Verhandl. d. dtsch. pathol. Ges. Bd. 9, S. 202. 1905. — BERT und FISCHER: Nebenlungen. Frankfurt. Zeitschr. f. Pathol. Bd. 6, S. 27. 1910. — BIGLER: Mißbildungen des Tracheobronchialbaumes. Zeitschr. f. Hals-, Nasen- u. Ohrenheilkunde. Bd. 8, S. 142. 1924. — BIRCHER, E.: Carcinom einer intratrachealen Struma. Arch. f. Laryngol. u. Rhinol. Bd. 20, S. 443. 1908. — BROSCH: Oesophagusdivertikel. VIRCHOWS Arch. f. pathol. Anat. u. Physiol. Bd. 166. — BRÜCKMANN: Tracheop. osteopl. VIRCHOWS Arch. f. pathol. Anat. u. Physiol. Bd. 200, S. 433. 1910. — BRUNS, P. (1): Angeborenes Diaphragma des Kehlkopfes. BRUNS Beitr. z. klin. Chirurg. Bd. 10, S. 509. 1893. — DERSELBE (2): Kropfgeschwulst im Innern des Kehlkopfes. BRUNS Beitr. z. klin. Chirurg. Bd. 41, S. 1. 1904. — BUDAY, K.: Laryngealstenosen usw. VIRCHOWS Arch. f. pathol. Anat. u. Physiol. Bd. 213, S. 253. 1913. — BUMBA: Abnorme Cart. cric. Zeitschr. f. Hals-, Nasen- u. Ohrenheilk. Bd. 1, S. 243. 1922. — CALMANN: Mißbildungen des Kehlkopfes. VIRCHOWS Arch. f. pathol. Anat. u. Physiol. Bd. 134, S. 337. 1893. — CAPPON: Versprengte Schilddrüsen in obere Luftwege. Inaug.-Diss. Berlin 1911. — CHIARI, O. (1): Angeborene hintere Falten. Wien. klin. Wochenschr. 1897. S. 607. — DERSELBE (2): Lappen des WRISBERGschen Knorpels. Wien. med. Wochenschr. 1911. S. 22. — CHIARI, H. (1): Dreiteilung der Trachea. Prag. med. Wochenschr. 1891. S. 89. — DERSELBE (2): Mißbildung der Trachea (Divertikel). Beitr. z. pathol. Anat. u. z. allg. Pathol. Bd. 5, S. 329. 1889. — CITELLI (1): Solco glottideo. Internat. Monatsschr. f. Anat. u. Physiol. Bd. 23, S. 421. 1906. — DERSELBE (2): Sog. Doppelbildung d. Stimmbänder. Arch. f. Laryngol. u. Rhinol. Bd. 27, S. 620. 1913. — CULP (1): Vererbung und Mißbildung. VIRCHOWS Arch. f. pathol. Anat. u. Physiol. Bd. 229, S. 345. 1921. — DERSELBE (2): Epiglottisspalt. Frankfurt. Zeitschr. f. Pathol. Bd. 24, S. 178. 1920. — DITTRICH: Entwicklungsanomalien im Bereiche des Zungenbandes. Zeitschr. f. Heilk. Bd. 5, S. 71. 1884. — DREYFUSS: Tracheop. osteopl. Beitr. z. Anat., Physiol., Pathol. u. Therapie d. Ohres, d. Nase u. d. Halses. Bd. 8. 1916. — DORN, O.: Rezid. intralaryng. Struma. BRUNS Beitr. z. klin. Chirurg. Bd. 115, S. 101. 1919. — v. EICKEN, C. (1): Struma. Arch. f. Laryngol. u. Rhinol. Bd. 15. 1904. — DERSELBE (2): Angeborenes Diaphragma. Arch. f. Ohren-, Nasen- u. Kehlkopfheilk. Bd. 101, S. 233. 1918. — EPPINGER, H.: Larynx und Trachea. KLEBS Handb. d. pathol. Anat. Bd. 2, S. 1. 1880. — FEIN, J.: Das angeborene Kehlkopfdiaphragma. Berlin. Koblenz 1904. — FLEISCHMANN: De chondrog. asp. art. Erlangen 1820. — FORSSNER: Genes. d. Atresie. usw. Anat. Hefte Bd. 35. 1907. — FRANKENBERGER, O.: Angeborene Atresie des Kehlkopfes. VIRCHOWS Arch. f. pathol. Anat. u. Physiol. Bd. 182, S. 64. 1905. — FREUND: Tracheop. osteoplastica. Inaug.-Diss. Breslau 1915. — FÜRST, L.: Mißbildungen der Lunge. GERHARDTS Handb. d. Kinderkrankh. Bd. 3, S. 2. 1878. — GERBER: Tracheop. osteoplastica bei Sklerom. Arch. f. Laryngol. u. Rhinol. Bd. 32, S. 193. 1920. — GREGOR, K.: Fehlen der Pars membranacea. Jahrb. f. Kinderheilk. Bd. 49, S. 123. 1899. — GIFFHORN, H.: Kongenitale Atresie des Oesophagus. VIRCHOWS Arch. f. pathol. Anat. u. Physiol. Bd. 192, S. 112. 1908. — GLAS, E. (1): Kongenitales Kehlkopfdiaphragma. Wien. klin. Wochenschr. 1908. S. 605. — DERSELBE (2): Larynxcysten. Arch. f. Laryngol. u. Rhinol. Bd. 19, S. 285. 1907. — GOLD, E.: Bronchuscysten. Beitr. z. pathol. Anat. u. z. allg. Pathol. Bd. 68, S. 278. 1921. — GOEDEL, A.: Intralaryngeale Struma. Zeitschr. f. Hals-, Nasen- u. Ohrenheilk. Bd. 1, S. 21. 1922. — v. GRABOWSKI, P.: Dysontogen. Oesophaguscarcinom. Beitr. z. pathol. Anat. u. z. allg. Pathol. Bd. 56, S. 266. 1913. — GRUBER, G. B.: Einteilung der Mißgeburten. Frankfurt. Zeitschr. f. Pathol. Bd. 29, S. 201. 1923. — GRUBER, W.: Ventrikelsäcke. Arch. f. Anat. u. Physiol. u. inn. Med. 1874. S. 606. — DERSELBE (2): Ventrikelsäcke. VIRCHOWS Arch. f. pathol. Anat. u. Physiol. Bd. 67, S. 361. 1876 und Bd. 78, S. 106. 1879. — DERSELBE (3): Beobachtungen a. d. menschlichen und vergleichenden Anatomie. Berlin 1879. — DERSELBE (4): Kehlkopf mit Supernum. proc. med. Arch. f. Anat. u. Physiol. 1874. S. 463. —

Derselbe (5): Mangel der Lunge. Österr. Zeitschr. f. prakt. Heilk. Bd. 16, S. 7. 1870. — Derselbe (6): Mangel der Lunge. Virchows Arch. f. pathol. Anat. u. Physiol. Bd. 102, S. 11. 1885. — Haböck: Eunuchenstimmen. Wien. med. Wochenschr. 1918. S. 78. — Hald, Tetens: Cong. luxat. arythaen. Med. record. Vol. 2, S. 6. 1906. — Hansberg: Angeborene Kehlkopfmembran. Zeitschr. f. Laryngol., Rhinol. u. ihre Grenzgeb. Bd. 61. 1908. — Hansemann: Mißbildungen des Kehlkopfes und der Luftröhre. Heymanns Handb. d. Laryngol. Bd. 1, S. 2. 1898. — Happich: Oesophagusmißbildungen. Inaug.-Diss. Marburg 1905. — Hagar: Tracheop. osteoplast. Berl. klin. Wochenschr. 1911. S. 1384 u. 1912, S. 600. — Haslinger: Tracheopath. osteoplast. Frankfurt. Zeitschr. f. Pathol. Bd. 10, S. 284. 1910. — Heiderich: Ösophagobronchialfistel. Dtsch. med. Wochenschr. 1916. S. 340. — Heinzmann: In Bifurkationshöhe lokalisierte Trachealgeschwülste. Inaug.-Diss. München 1904. — Henke, R.: Epiglottis. Monatsschr. f. Ohrenheilk. u. Laryngo-Rhinol. Bd. 33, S. 279. 1899. — Herxheimer: Nebenlunge. Zentralbl. f. allg. Pathol. u. pathol. Anat. Bd. 12, S. 329. 1901. — Himmelreicher, G.: Kongenitale Stimmbänderverwachsung. Arch. f. Ohren-, Nasen- u. Kehlkopfheilk. Bd. 101, S. 169. 1917. — v. Hippel, R.: Kehlsackbildung. Dtsch. Zeitschr. f. Chirurg. Bd. 107, S. 477. 1910. — Hoffmann, E. (1): Kongenitale Oesophagusatresie. Inaug.-Diss. Greifswald 1899. — Derselbe (2): Kongenitale Atresie des Oesophagus usw. Zeitschr. f. Laryngol., Rhinol. u. ihre Grenzgeb. Bd. 10, S. 101. 1922. — Hoffmann, F. A.: Mißbildung der Bronchien. Nothnagels Spez. Pathol. u. Therap. Bd. 13, S. 3, 1. 1896. — Hoffmann, R.: Thyr. acc. intratr. Zeitschr. f. Ohrenheilkunde u. f. Krankh. d. Luftwege. Bd. 49, S. 373. 1909. — Hussl: Stimmbandpolyp. Beitr. z. Anat., Physiol., Pathol. u. Therapie d. Ohres, d. Nase u. d. Halses. Bd. 15, S. 113. 1920. — Hutter: Beitr. zur Mißbildung des Kehlkopfes. Wien. klin. Wochenschr. 1908. S. 589. — Imhofer: Angeborene Falten im Sinus piriformis. Zeitschr. f. Laryngol., Rhinol. u. ihre Grenzgeb. Bd. 5, S. 259. 1913. — Iglauer: Laryngocele. New York med. journ. a. med. record. Bd. 3, S. 16. 1921. — Joest: Biologische Einteilung der Mißbildungen. Virchows Arch. f. pathol. Anat. u. Physiol. Bd. 234, S. 503. 1921. — Jurasz (1): Angeborene Falten. Zeitschr. f. Laryngol., Rhinol. u. ihre Grenzgeb. Bd. 5, S. 553. 1912. — Derselbe (2): Lehrb. d. Laryngol. — Derselbe (3): Anomalien d. Schildknorpel. Arch. f. Anat. u. Physiol. 1877. S. 399. — Kahler (1): Genese der Epiglottiscysten. Arch. f. Laryngol. u. Rhinol. Bd. 17, S. 8. 1905. — Derselbe (2): Divertikel des Tracheobronchialbaumes. Monatsschr. f. Ohrenheilk. u. Laryngo-Rhinol. Bd. 45, S. 86. 1915. — Kallius: Entwicklung des Kehlkopfes. Anat. Hefte Bd. 9, S. 332. 1897. — Kan: Larynxlufts. beim Kind. Zeitschr. f. Laryngol., Rhinol. u. ihre Grenzgeb. Bd. 1, S. 51. 1908. — Kaufmann, J.: Korresp.-Bl. f. Schweiz. Ärzte. Bd. 36, S. 531. 1906. — Kern, W.: Beiträge zur Kasuistik des Oesophagus. Virchows Arch. f. pathol. Anat. u. Physiol. Bd. 201, S. 135. 1910. — Kenzie, Mc.: Arythaenoidstridor. Journ. of laryngol. a. otol. Vol. 11. 1919. Ref.: Zentralbl. f. Laryngol. Bd. 36, S. 102. 1920. — Kirch: Stenosierendes Bronchialgeschwür. Zentralbl. f. allg. Pathol. u. pathol. Anat. Bd. 28, S. 545. 1917. — Knopflach und Marchesani: Netzknorp. papill. Bronchialaden. Frankfurt. Zeitschr. f. Pathol. Bd. 28, S. 551. 1922. — Konopaki: Angeborener Speiseröhrendefekt. Zentralbl. f. allg. Pathol. u. pathol. Anat. Bd. 23, S. 366. 1912. — Kraus: Erkrankungen der Speiseröhre. Nothnagels Handb. d. spez. Pathol. Bd. 16, S. 2. — Kreuter: Die angeborene Verengung des Darmkanals. Habilitationsschr. Erlangen 1905. — Krosz: Angeborene Atresie des Kehlkopfs. Frankfurt. Zeitschr. f. Pathol. Bd. 16, S. 143. 1915. — Ladwig: Mißbildung des Ösophagotrachealrohres. Zentralbl. f. allg. Pathol. u. pathol. Anat. Bd. 31, S. 613. 1921. — Landsberg: Tracheopath. chondroosteoplast. Inaug.-Diss. Berlin 1914. — Lateiner: Oesophagusatresie. Wien. klin. Wochenschr. 1909. S. 53. — Lautenschläger: Doppelb. der Stimmbänder. Arch. f. Laryngol. u. Rhinol. Bd. 26, S. 706. 1912. — Levinger: Tracheoskopie der multiplen Osteome. Münch. med. Wochenschr. 1910. Nr. 46. — Levinstein: Tons. laryngis. Arch. f. Laryngol. u. Rhinol. Bd. 22, S. 447. 1909. — Lewis: Entwicklung des Oesophagus. Keibel u. Malls Handb. d. Entwickl. d. Mensch. Bd. 2, S. 303 u. 355. 1911. — Louys, E.: Cystes intral. Rev. de chirurg. Tome 2, p. 653. 1899. — Lund (1): Oesophaguscyste. Zeitschr. f. Hals-, Nasen- u. Ohrenheilk. Bd. 1, S. 236. 1922. — Derselbe (2): Sten. trach. Dän. otol. Ges. 10. 1921. Ref.: Zentralbl. f. Hals-, Nasen- u. Ohrenheilk. Bd. 1, S. 164. 1921. — Malkwitz: Polypöses Bronchialcarcinom. Frankfurt. Zeitschr. f. Pathol. Bd. 26, S. 189. 1922. — Maier, O.: Intratrach. Struma. Arch. f. klin. Chirurg. Bd. 122, S. 825. 1923. — Derselbe (2): Intratracheale Tumoren. Bruns Beitr. z. klin. Chirurg. Bd. 120, S. 450. 1920. — Mailer: Knochen in Trachealschleimhaut. Inaug.-Diss. Basel 1917. — Mann (1): Kehlkopfmißbild., Diaphragma, Epiglottis. Münch. med. Wochenschr. 1921. S. 315. — Derselbe (2): Tracheopathia osteoplast. Münch. med. Wochenschr. 1907. S. 1120. — Marchand, F.: Mißbildung. Eulenburgs Realencyklop. d. Heilk. 4. Aufl. 1907. — Meerwein, H.: Intratracheale Struma. Dtsch. Zeitschr. f. Chirurg. Bd. 91, S. 384. 1908. — Meyer, E.: Luftsäcke des Affen und Menschen. Arch. f. Laryngol. u. Rhinol. Bd. 12. 1902. — Michaikoff, G.: Knochenbildung in Trachealschleimhaut. Inaug.-Diss. Zürich 1894. — Mischkin, I.: Epiglottiscysten. Inaug.-Diss. Königsberg 1912. — Mittasch:

Hermaphroditismus. Beitr. z. pathol. Anat. u. z. allg. Pathol. Bd. 67, S. 142. 1920. — MOHR: Oesophaguscysten. Beitr. z. pathol. Anat. u. z. allg. Pathol. Bd. 45, S. 333. 1909. — MOLLER, P.: Pseudohermaphrotidismus. VIRCHOWS Arch. f. pathol. Anat. u. Physiol. Bd. 223, S. 363. 1917. — MOLTRECHT: Tracheopathia osteoplastica. Fortschr. a. d. Geb. d. Röntgenstr. Bd. 6. 1902/03. — MUCH, O.: Zur klinischen Diagnose des angeborenen Verschlusses der Speiseröhre. Zeitschr. f. Hals-, Nasen- u. Ohrenheilk. Bd. 4, S. 167. 1920. — MÜLLER, A.: Oesophagusatresie. Zentralbl. f. Gynäkol. 1912. S. 767. — MÜLLER, H.: Tracheale Nebenlunge. VIRCHOWS Arch. f. pathol. Anat. u. Physiol. Bd. 205, S. 284. 1918. — NARATH, A.: Bronchialbaum. Bibl. med. Arch. Bd. 3. 1901. — NEUMAYER: Intratracheale Strumen. Monatsschr. f. Ohrenheilk. u. Laryngo-Rhinol. Bd. 38, S. 389. 1904. — ODER-MATT, W.: Intratracheale Strumen. Dtsch. Zeitschr. f. Chirurg. Bd. 147, S. 279. 1920. — OERTEL: Mißbildungen des Larynx und der Trachea. Zeitschr. f. Laryngol., Rhinol. u. ihre Grenzgeb. Bd. 4, S. 125. 1911. — PALTAUF: Schilddrüse im Innern des Kehlkopfes. Beitr. z. pathol. Anat. u. z. allg. Pathol. Bd. 11, S. 71. 1892. — PETIT: Tum. gaz. du cou. Rev. de chirurg. Tome 9, p. 97. 1889. — PORAK et THEUVENY: Larynxcyste. Soc. obstetr. Paris. Ref.: Zentralbl. f. Gynäkol. Bd. 26. 1882. — PORTMANN, G.: Malf. laryngol. chez 2 jumeaux. Rev. de laryngol., d'otol. et de rhinol. Tome 44, p. 68. 1923. — PREISEL: Carcinom eines intratrachealen Strumas. Monatsschr. f. Ohrenheilk. u. Laryngo-Rhinol. Bd. 55, S. 593. 1922. — PRZIBRAM: Teratologie und Teratogen. Vorträge über Entwicklungsmechanik. Roux. 1920. H. 25. — PÜNDER, A.: Kehlkopfcyste. Jahrb. f. Kinderheilk. Bd. 87, S. 68. 1918. — PUTZIG, H.: Differentialdiagnose, Thymushypertrophie und kongenitaler Stridor. Zeitschr. f. Kinderheilk. Bd. 35, S. 322. 1923. — PUHR: Struma intratrach. Beitr. z. pathol. Anat. u. z. allg. Pathol. Bd. 70, S. 474. 1922. — RADESTOCK: Struma intratrachealis. Beitr. z. pathol. Anat. u. z. allg. Pathol. Bd. 3, S. 289. 1888. — v. RECKLING-HAUSEN: Multiple Ekchondrosen der Luftwege. Verhandl. d. dtsch. pathol. Ges. Bd. 1, S. 109. 1899. — REFSLUND: Mißbildungen der Epiglottis mit Respirationsstörungen. Inaug.-Diss. Kiel 1896. — REICH, A.: Echter Kehlsack. BRUNS Beitr. z. klin. Chirurg. Bd. 90, S. 619. 1914. — RIEBOLD: Oesophagusdivertikel. VIRCHOWS Arch. f. pathol. Anat. u. Physiol. Bd. 192, S. 126. 1908. — RIEGEL: Mißbildungen der Trachea und Bronchien. ZIEMSSENS Handb. d. Pathol. Bd. 4. 1877. — RODE: Tracheopathia osteoplastica. Dtsch. med. Wochenschr. Vereinsbeil. 1895. Nr. 14. — DALLA ROSA: Bronchialbaumvar. Wien. klin. Wochenschr. 1889. — ROSENBERG, A. (1): Verwachsungen und Stenosen des Larynx. HEYMANNS Handb. d. Laryngol. Bd. 1, 1, S. 523. 1898. — DERSELBE (2): Variat. d. Vallec. und Sinus piriformis. Arch. f. Laryngol. u. Rhinol. Bd. 10, S. 419. 1900. — RUTTIN: Pseudohermaphroditismus. Wien. laryngol. Ges. 2. 4. 1919. Ref.: Zentralbl. f. Laryngol. Bd. 36. 1921. — SANKOT, A.: Angeborene Enge der Trachea, Divertikel. Wien. klin. Wochenschr. 1922. S. 391. — SALOMON, W.: Larynxcyste. Zeitschr. f. Ohrenheilk. u. f. Krankh. d. Luftwege. Bd. 62, S. 49. 1910. — SALVI, G.: Anom. lar. hum. Arch. di psichiatr. Vol. 22, S. 369. 1901. — SAUERBRUCH: Struma intratrach. Operationslehre v. BIER-BRUNS-KÜMMEL. Bd. 2. — SCHACHENMANN, H.: Intratracheales Struma. Dtsch. Zeitschr. f. Chirurg. Bd. 185. S. 248. 1924. — SCHAEFER, H.: Kongenitale Fistel zwischen Oesophagus und Larynx. Inaug.-Diss. Bonn 1919. — SCLAVUNOS: Ventrikelsäcke bei Mensch, Affen. Anat. Anz. Bd. 24, S. 511. 1904. — SETTELEN, M.: Kongenitale Larynxatrophie. Arch. f. Laryngol. u. Rhinol. Bd. 34, S. 309. 1921. — SEMON, F.: Malform. lar. Transact. clin. soc. London. Vol. 25, p. 298. 1892. — SCHMIDT, M.: Epiglottisverbiegung. Arch. f. klin. Chirurg. Bd. 44, S. 806. 1902. — DERSELBE (2): Kongenitale Trachealstenosen. Dtsch. med. Wochenschr. 1880. S. 698. — SCHMIDGALL: Oesophagusatresiie. Arch. f. Kinderheilk. Bd. 64, S. 79. 1915. — SCHMIT, H.: Agnesie beider Lungen. VIRCHOWS Arch. f. pathol. Anat. u. Physiol. Bd. 134, S. 25. 1893. — SCHMITZ, J. A.: Form. Genese von Oesophagusmißbildung. VIRCHOWS Arch. f. pathol. Anat. u. Physiol. Bd. 247, S. 278. 1928. — SCHNEIDER, P.: Genese der Larynxcysten. Zeitschr. f. Ohrenheilk. u. f. Krankh. d. Luftwege. Bd. 44, S. 358. 1912. — SCHNITZER, R.: Tracheopathia osteoplastica. Arch. f. Laryngol. u. Rhinol. Bd. 32, S. 236. 1920. — v. SCHRÖTTER: Vorlesungen über die Krankheiten des Kehlkopfes. — SHUKOWSKI: Stridor insp. congen. Jahrb. f. Kinderheilk. Bd. 73, S. 459. 1911. — SCHULZE, H.: Trachealstenosen der abnorm verlängerten Aorta. Monatsschr. f. Kinderheilk., Orig. Bd. 23, S. 404. 1922. — SCHULZE, B.: Epithelverhältnisse bei Oesophagusatrophie. Zentralbl. f. Pathol. allg. u. pathol. Anat. Bd. 34, S. 529. 1924. — STEINER, R.: Tracheobronchopathia osteoplastica und Amyloid. Zeitschr. f. Laryngol., Rhinol. u. ihre Grenzgeb. Bd. 6, S. 593. 1914. — STOEBER: Oesophaguscyste. Beitr. z. pathol. Anat. u. z. allg. Pathol. Bd. 52, S. 512. 1912. — STOERK, O.: Kongenitale Larynxstenosen. Frankfurt. Zeitschr. f. Pathol. Bd. 19, S. 149. 1916. — STÜBLER, E.: Angeborene Kommunik. zwischen Oesophagus und Trachea. VIRCHOWS Arch. f. pathol. Anat. u. Physiol. Bd. 223, S. 382. 1921. — SCHWALBE, E.: Morphologie der Mißbild. Bd. 1. Jena 1906. — TANDLER und GROSZ: Einfluß der Kastration usw. Arch. f. Entwicklungsmechanik d. Organismen. Bd. 27, S. 35. 1909. — TRUMPP, L.: Anomalien des Laryngotrachealrohrs und Akt. des Stridor laryng. cong. Arch. f. Kinderheilk. Bd. 50, S. 242. 1909. — WEINGAERTNER, M. (1): Laryngocele. Arch. f. Laryngol. u. Rhinol.

Bd. 30, S. 293. 1912. — Derselbe (2): Angeborene Mißbildung des Kehlkopfes. Arch. f. Laryngol. u. Rhinol. Bd. 33, S. 718. 1920. — Wegelin: Genese der intralaryngealen Strumen. Zentralbl. f. Pathol. Sonderbd. zu Bd. 33, S. 73. 1923. — Widmann: Angeborene Speise-Luftröhrenfisteln. Virchows Arch. f. pathol. Anat. u. Physiol. Bd. 233, S. 186. 1921. — Willard: Oesophagusatresie. Journ. of the Americ. med. assoc. Vol. 78, p. 649. 1922. — Wiskowsky, B.: Normale und pathologische Lumenbildung im Kehlkopf. Sbornik lekarsky. Bd. 23, S. 28. 1922. Ref.: Zentralbl. f. Hals-, Nasen- u. Ohrenheilk. Bd. 2, S. 74. 1922. — Wurster: Struma intratrachealis. Münch. med. Wochenschr. 1922. S. 1382. — Zahn: Oesophaguscysten. Virchows Arch. f. pathol. Anat. u. Physiol. Bd. 143, S. 171. 1896. — Zausch: Oesophagusatresie. Virchows Arch. f. pathol. Anat. u. Physiol. Bd. 234, S. 94. 1921. — Zierl: Cyst. Divertikel des Oesophagus. Inaug.-Diss. Leipzig 1911. — Zuckerkandl, E. (1): Variat. der Regio glossoepigl. Monatsschr. f. Ohrenheilk. u. Laryngo-Rhinol. Bd. 15, S. 149. 1880. — Derselbe (2): Asymmetrie des Kehlkopfgerüstes. Monatsschrift f. Ohrenheilk. u. Laryngo-Rhinol. Bd. 21, S. 347. 1887.

II. Die Erkrankungen der Nasenscheidewand.

Von

Adolf Passow-Berlin.

Mit 41 Abbildungen.

Die Erkrankungen der Nasenscheidewand und der übrigen Teile des Naseninneren, sowie der oberen Luftwege insgesamt stehen untereinander in enger Wechselbeziehung. Scharfe Trennung ist unmöglich. Die Nasenscheidewand nimmt aber anatomisch betrachtet, eine Sonderstellung ein. Daraus erklärt es sich, daß manche pathologischen Vorgänge an ihr eigenartig verlaufen und sich vornehmlich oder lediglich an ihr abspielen. — Diese Erkrankungen des Septums sollen hier eingehend besprochen werden. Die übrigen, die als Folge von Allgemeinleiden entstehen oder im Anschluß an Affektionen des Naseninneren, werden insofern berücksichtigt, als sie *besonders* charakteristische Symptome zeigen und daher *besonders* behandelt werden müssen.

Anatomie und Physiologie.

Die Anatomie, Physiologie und Entwicklungsgeschichte des Septums wird an anderer Stelle beschrieben. Einige anatomische und physiologische Vorbemerkungen sind aber doch erforderlich, soweit sie zum Verständnis der Entstehung und des Verlaufes der krankhaften Veränderungen notwendig sind.

Die Einteilung des Septums in einen membranösen oder beweglichen, einen knorpeligen und einen knöchernen Teil, ist, wie Kretschmann hervorhebt, nicht ganz richtig, da an der Bildung des membranösen, auch der mediale Schenkel des Flügelknorpels beteiligt ist und der knorpelige vorn auch beweglich ist. Kretschmanns Vorschlag, statt dessen Septum anticum s. triangulare, Septum medium s. quadrangulare und Septum posticum s. osseum zu setzen, ist sachlicher. Nur muß man dabei berücksichtigen, daß das Septum posticum unten mit der Spina nasalis anterior bis an das Septum anticum heranreicht. Dieser Umstand hat wohl Zarniko veranlaßt, einfach zwischen festem knöchernen Teile, Septum osseum und beweglichem Septum mobile zu unterscheiden. Letzteres, das dem Septum membranaceum *und* cartilagineum entspricht, besteht demnach vorn aus Bindegewebe und dem darin eingelagerten Crus mediale des Nasenflügelknorpels und dem Septumknorpel (Cartilago quadrangularis). Das Septum osseum besteht aus der Lamina perpendicularis des Siebbeines, dem Pflugscharbein und den Cristae nasales des Oberkiefers und des Gaumenbeines (Abb. 1). Die wichtige Beteiligung der Cristae an der Bildung der Nasenscheidewand wird merkwürdigerweise vielfach unberücksichtigt gelassen.

Zwischen Vomer und Lamina perpendicularis schiebt sich mehr oder weniger weit nach hinten oben der Processus sphenoidalis des Septumknorpels (Abb. 1). In seinem Verlauf entwickeln sich häufig Leisten, Dornen und Fortsätze, auf die wir unten näher eingehen müssen.

Die äußere Haut schlägt sich am Naseneingang nach innen um und überzieht, zum Teil noch mit Haaren bewachsen, das Septum in einer schmalen

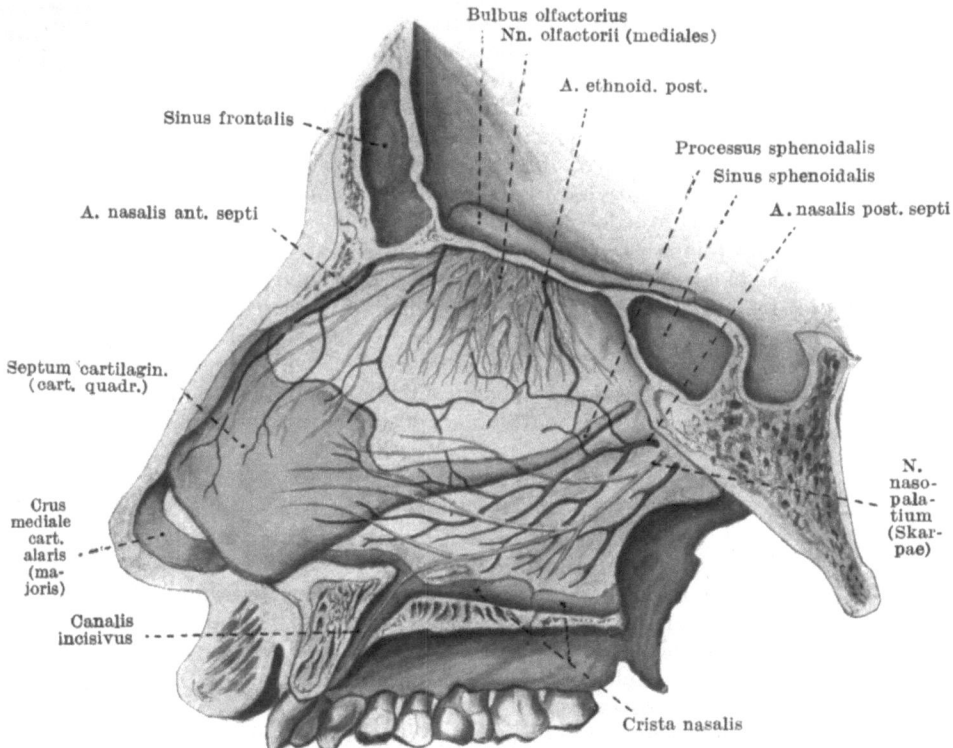

Abb. 1. Topographie der Nasenscheidewand.

Zone, die aber nicht bis zum Septumknorpel zu reichen pflegt. Es folgt nach innen zu eine ebenfalls schmale Übergangszone, die noch kernloses Pflasterepithel hat, und dann die respiratorische Schleimhaut mit Cylinderepithel (SCHIEFFERDECKER) und Schleimdrüsen. — Die Grenzen zwischen den einzelnen Zonen sind nicht scharf: es finden sich auch innerhalb der respiratorischen noch Inseln mit Pflasterepithel.

Die blaßrote respiratorische Schleimhaut geht nach oben in die mehr grünbraune oder gelblich aussehende Riechschleimhaut über, deren Ausdehnung sehr verschieden ist (nach v. BRUNN etwa 100 qmm auf jeder Seite). Zu ihr verlaufen die Nervi olfactorii mediales.

Die Schleimhaut des Septums ist mit der Knochen- und Knorpelhaut fest verwachsen.

Gegenüber dem vorderen Ende der mittleren Muschel befindet sich beiderseits das Tuberculum septi, das durch Schleimdrüsenanhäufung an dieser Stelle, aber manchmal auch durch Verdickung des Knorpels gebildet wird.

Hier ist noch die Faltenbildung der Schleimhaut im hinteren Teile des Septums zu erwähnen, die von Killian (1) ausführlich beschrieben ist. Es handelt sich um Falten und Furchen, die von hinten unten schräg nach vorn oben verlaufen. Sie sind besonders gut ausgebildet bei Embryonen im 4. und 5. Monat. Schon vor der Geburt beginnt die Rückbildung; im frühesten Kindesalter verschwinden sie nach und nach, bleiben aber auch später oft noch bis ins Alter bestehen. Da Riechepithel fehlt, in der Submucosa aber reichlich Schleimdrüsenpakete eingelagert sind, so ist Killian (1) der Ansicht, daß es sich ursprünglich um Gebilde handelt, die früher respiratorischen Wert hatten, wie Entstäubung, Durchwärmung und Durchfeuchtung der Atemluft, aber überflüssig wurden bei der jetzigen Gestalt des Naseninnern.

Der knorpelige Torus Jacobsonii über dem Canalis nasopalatinus hat für die Erkrankungen des Septums keine Bedeutung.

Die Arteria ophthalmica, von der Carotis interna stammend, versorgt durch die Arteria ethmoidalis anterior und posterior den oberen Teil des Septums (Abb. 1). Die Arteria nasalis posterior septi aus der Arteria sphenopalatina (Carotis ext.) anastomosiert mit ihrem unteren Ast durch den Canalis incisivus mit der Arteria palatina major. Die äußerst engmaschigen Venen der Nasenscheidewand stehen mit denen der Schädelhöhle und namentlich mit dem Sinus sagittalis superior in Verbindung.

Die Gegend am vorderen Teil des Septumknorpels wird *Locus Kiesselbachii* genannt. Kiesselbach (2), der besonders auf die Häufigkeit von Blutungen aus dieser Stelle aufmerksam machte, fand dort in der Schleimhaut Capillarektasien wie im Schwellgewebe der unteren Muschel. Donogany hat die Gefäßanordnung am Septum cartilagineum genauer untersucht. Nach ihm liegen die größten Gefäße in der Tiefe, also im Perichondrium. Bei Stauungen erweitern sich die Venen und ihre Wandungen werden dünner. — Zahlreicher aber kleiner sind die Gefäße zwischen den Drüsen; sie liegen in reichlichem Bindegewebe, das zur Adventitia zu rechnen ist und erweitern sich daher bei Stauungen wenig. Hier finden sich ferner noch dünnwandige Gefäße mit irregulärem Lumen. Donogany hält es auch für möglich, daß es sich dabei um ein dem Corpus cavernosum ähnliches Gebilde handelt, das als ein Überbleibsel des embryonalen Jacobsonschen Organs anzusehen sei (Michalkowits). Drittens sind in der subepithelialen Schicht ganz kleine vereinzelte Blutgefäße. Sie erweitern sich nur bei starker Stauung, während dies bei den Gefäßen am Perichondrium und bei den dünnwandigen der mittleren Schicht oft der Fall ist.

Von den Nerven ist der wichtigste der N. nasopalatinus (Scarpae), der vom Ganglion sphenopalatinum aus, der sensiblen Wurzel des N. trigeminus II, zum unteren Teil des Septums zieht. Der vordere obere Abschnitt wird von den Rami nasales mediales des N. ethmoidalis anterior aus dem ersten Ast des Trigeminus versorgt (Abb. 1).

Die Nasenscheidewand dient als Stütze des Nasendaches und ist in ihrem oberen Bezirk ein Teil des Geruchsorganes. Sie trennt die Nasenhöhle in zwei annähernd gleiche Räume, was für die Luftströmung in der Nase wichtig ist. Bei Erwärmung und Reinigung der Atemluft spielt die Schleimhaut des Septums gegenüber der lateralen Wand der Nasenhöhle mit ihrer großen Oberfläche keine Rolle.

Die Nasenscheidewand gehört zu jenen Körperteilen, die wir nicht beachten, ja kaum kennen, die aber äußerst lästig werden können, wenn sie nicht normal sind oder erkranken.

In erster Linie werden wir uns mit den Stellungs- und Formveränderungen beschäftigen und dann kurz auf die Hämatome traumatischen Ursprungs eingehen. Von den Krankheiten, bei denen es sich dem anatomischen Bau des Septums entsprechend, um solche der Haut, der Schleimhaut, der Knorpel- und Knochenhaut, des Knorpels und des Knochens handelt, sind die akuten und chronischen Entzündungsprozesse mit ihren Folgezuständen zu beschreiben, ferner die Geschwülste, soweit dies nicht schon an anderer Stelle geschehen ist.

Lokale und allgemeine Einwirkungen der Septumerkrankungen.

Wird der Nasenrücken in den vorderen Teilen durch Zerstörungen am Septum seiner Stütze beraubt, so wird die Form der äußeren Nase verändert, es entstehen Schönheitsfehler, die mit Nasenenge verbunden sein können.

Erkrankungen der Nasenscheidewand allein beeinträchtigen mechanisch die Geruchsempfindung, namentlich, wenn sie doppelseitig dem Luftstrom den Zugang zur Riechzone verlegen. Völliger dauernder Verlust des Geruchssinnes bei Krankheiten des Naseninnern entsteht nur, wenn die Nervenendigungen in der Schleimhaut der ganzen Riechzone, also der lateralen *und* medialen Wand zerstört sind, wie bei Eiterprozessen in dem oberen Teil der Nase, bei Ozaena, Lues und Tuberkulose.

Schwere und wiederholte leichte Blutungen aus den Gefäßen der Nasenscheidewand infolge verschiedenartiger Affektionen beeinträchtigen bisweilen den ganzen Körperzustand.

Die meisten Anomalien und Erkrankungen des Septums wirken raumbeengend und erschweren, je hochgradiger sie sind, um so mehr die überaus wichtige Nasenatmung. Daher verursachen sie nicht nur örtliche Beschwerden, sondern schädigen auch in vieler Hinsicht das Allgemeinbefinden, namentlich wenn sich gleichzeitig sonstige pathologische Vorgänge in den Atmungsorganen abspielen. Dabei ist zu bemerken, daß außer Enge des Naseneingangs und der Choanen, entsprechend dem Weg, den die Inspirationsluft nimmt (s. S. 451), namentlich Verlegung des mittleren Nasenganges belästigt, und zwar weit mehr als die des unteren.

Die Erschwerung und Behinderung der Atmung ist das wichtigste Symptom, das den Kranken am häufigsten veranlaßt, ärztliche Hilfe zu suchen.

Nicht unerwähnt darf bleiben, daß durch Veränderungen am Septum auch Sprach- und Stimmstörungen entstehen können.

Durch Sitz und Ausdehnung der vorübergehenden oder dauernden Formveränderung am Septum wird keineswegs *allein* der Grad der Schädigung bedingt. Er ist ebenso abhängig von dem Bau der Nase und der Gestalt der Nasenhöhle wie vom Zustand ihrer lateralen Wand, also der Muscheln. So können geringe Verbiegungen bei enger Nase stärkere Beschwerden hervorrufen als hochgradige bei weiter Nase. Treten Atembeschwerden nur zeitweilig auf, so sind daran meistens Erkrankungen der lateralen Wand schuld, die zu vorübergehender Schwellung der Muscheln führen.

Aber wenn man dies alles berücksichtigt, so bleibt es nach Ansicht fast sämtlicher Autoren doch auffallend und unerklärlich, wie verschieden der Einfluß der Raumbeengung sich äußert. Verursachen hochgradige Verengerungen auf beiden Seiten manchmal keine Beschwerden, so wird in anderen Fällen, in denen die Nasengänge scheinbar weit besser durchgängig sind, über erhebliche Behinderung der Atmung geklagt. Macht sich in dem einen Falle einseitige Verlegung der Nase auch dann höchst unangenehm bemerkbar, wenn die andere

Seite frei durchgängig ist, so wird sie im anderen Falle unter den gleichen Bedingungen überhaupt nicht störend empfunden.

Meiner Überzeugung nach lassen sich derartige scheinbare Widersprüche bei sorgfältiger Untersuchung fast ausnahmslos aufklären.

Die Gewöhnung spielt selbstverständlich eine erhebliche Rolle. Wer sein verbogenes Septum von Kindesbeinen an über Jahrzehnte hinaus ohne wesentliche Belästigung mit sich herumgetragen hat, läßt sich kaum davon überzeugen, daß es gerade gestellt werden muß, um ihn von rezidivierenden oder chronischen Kehlkopf- und Rachenkatarrhen zu befreien, die durch dauernde überwiegende Mundatmung hervorgerufen und unterhalten werden. Diese indirekten Schädigungen durch Enge der Nasenwege sind jedoch sehr zu beachten.

Die Reflexneurosen der Nase werden in einem besonderen Abschnitt des Handbuches beschrieben. Es muß aber hier darauf hingewiesen werden, daß Kopfschmerzen, Tränenträufeln, Heuschnupfen, Asthma, Epilepsie (?) durch Septumerkrankungen verursacht oder doch verschlimmert werden können.

Nach den obigen Ausführungen ist es oft recht schwer zu beurteilen, welchen Einfluß die Deformitäten des Septums im einzelnen Falle ausüben. Sehr genaue wiederholte Untersuchung der Nase und ihrer Nebenhöhlen, des Nasenrachenraumes und des Rachens unter Berücksichtigung der äußeren Nasenform und nicht zuletzt des Allgemeinbefindens schützt uns vor Fehldiagnosen und weist uns den richtigen Weg für die einzuschlagende Behandlung.

Gang der Untersuchung.

Die Untersuchung des Septums nimmt folgenden Gang. Nachdem wir uns schon bei Aufnahme der Anamnese ein Gesamtbild von dem Zustand des Kranken gebildet, die Atmung, Sprache und das Äußere der Nase beobachtet haben, betrachten wir bei der Untersuchung zunächst genau den Naseneingang, etwa vorhandene Narben, Ekzeme, Weite der Nasenöffnung und Bewegung der Nasenflügel. Erst dann wird das Speculum eingesetzt. Wenn ich selbst das Beckmannsche gern anwende, so geschieht es, weil seine Blätter, die Nasenöffnung von unten nach oben erweiternd, den vordersten Teil des Septums nicht verdecken, wie die seitlich gespreizten Specula, mit denen der Ungeübte auch leicht Verletzungen an der Kiesselbachschen Stelle setzen kann. Zunächst verschafft man sich einen Überblick über die Raumverhältnisse in der Nase und überzeugt sich, ob Sekret an irgendeiner Stelle vorhanden ist. An der Nasenscheidewand selbst achten wir auf den Zustand der Schleimhaut, auf Blutungen, Blutkoagula, Borken, Epithelverluste, Geschwüre, Befeuchtung und auf ihre Stellung, auf Verbiegungen, Leisten, Dornen, Verdickungen (Polster), Defekte. Weiter ist zu untersuchen, ob am Nasenboden Veränderungen vorhanden sind; wie sich die Muscheln verhalten und ob sie an irgend einer Stelle dem Septum anliegen. Darauf wird die Nase, wenn nötig, von Sekret gereinigt; dies gleich zu Anfang zu tun, ist nicht zweckmäßig, weil sich danach der Schwellungszustand der Nase verändert. Sehen wir doch oft schon, daß nach Anlegung des Speculums unter unseren Augen die Schleimhaut abschwillt. Stets soll man sich dann auch, wenigstens bei der ersten Untersuchung, wenn die Nase nicht sehr weit ist, durch Cocain oder Novocain mit Suprarenin möglichst freien Überblick bis weit nach hinten zu verschaffen suchen. Danach kann man bis zu einem gewissen Grade beurteilen, ob Verengerungen und Anlagerungen durch Schleimhautveränderungen oder durch knorpelige oder knöcherne Veränderungen bedingt sind. Auch die Untersuchung gleich nach dem Aufwachen des Kranken aus dem Schlaf ist in vielen Fällen wichtig. Dann ist häufig die Verengerung der Nase besonders hochgradig. Daß man die Sonde zu Hilfe nimmt, um die Beweglichkeit und den Ursprung von Geschwülsten sowie den Reizzustand der Schleimhaut festzustellen, sei erwähnt.

Stellungs- und dauernde Formveränderungen der Nasenscheidewand.

Kaum ein Septum ist gerade [SCHECH (1)] und ebenmäßig gebaut.

Die Angaben über die Häufigkeit der Verbiegungen gehen weit auseinander. Die Verschiedenheit der statistischen Zahlen erklärt sich daraus, daß von dem

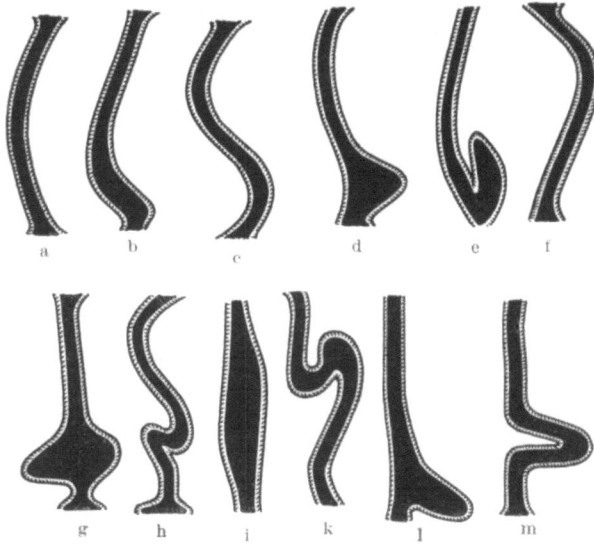

Abb. 2 a—m. Verschiedene Verbiegungsformen der Nasenscheidewand (schematisch).

einen Autor sehr geringfügige Abweichungen berücksichtigt werden, die vom anderen außeracht gelassen sind. Ferner liefern Untersuchungen an Kranken

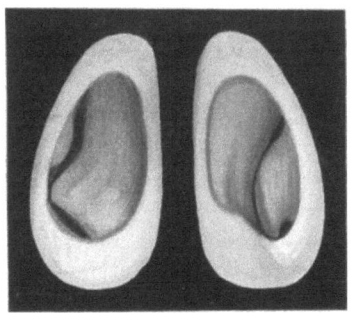

Abb. 3. Eine Septumleiste nach rechts unten.

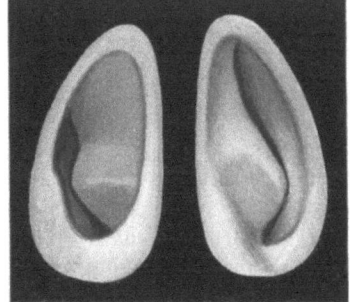

Abb. 4. Deviation, vorn nach links, weiter hinten nach rechts (im Horizontalschnitt S-förmig).

in den Fachkliniken ungünstigere Resultate als an Gesunden. Ein zutreffendes Urteil kann man sich nur durch zahlreiche Untersuchungen am Lebenden und an frischen Präparaten bilden; am macerierten Schädel fehlt der Knorpel, der gerade am häufigsten verändert ist (Franke). Es ist bezeichnend, daß nach monatelangem Suchen in meiner Poliklinik schließlich ein ganz gerades Septum gefunden wurde. — Es stellte sich aber heraus, daß bei dem Manne vor Jahren die submuköse Resektion gemacht war.

Wir unterscheiden Verbiegungen und Knickungen, Verdickungen, Leisten, Dornen und Fortsätze, und zwar an allen Teilen des Septums. Daß die Veränderungen am knorpeligen Teil besonders ausgeprägt zu sein pflegen,

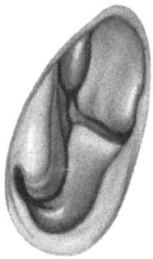 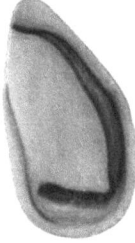

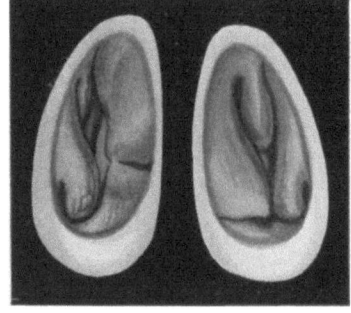

Abb. 5. Sehr starke Deviation des Septums nach links, rechts dementsprechend eine Rinne.

Abb. 6.   Links starke Deviation; Rinnenbildung rechts.

ist erklärlich. Das knöcherne Septum ist aber, wie sich auch bei den Operationen herausgestellt hat, viel häufiger mitbeteiligt als früher angenommen wurde.

Verbiegungen ohne jede Bildung von Auswüchsen sind selten, sie kommen nur vor bei leichten Abweichungen und wenn das knorpelige Septum allein betroffen

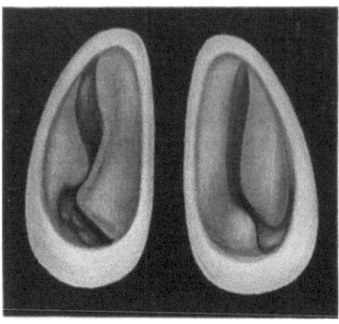   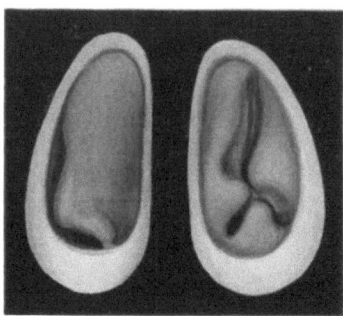

Abb. 7. Verbiegung nach rechts unten, hypertrophische untere Muschel links.

Abb. 8.   Starke Verbiegung nach rechts; Dornenbildung unten und am Nasenboden.

ist. Umgekehrt sind häufiger erhebliche Leisten, Dornen und Fortsätze bei mäßigen Stellungsveränderungen. Die Befunde, die wir bei den Untersuchungen erheben, sind außerordentlich mannigfaltig. Leider ist es nicht möglich, sie im Bilde einigermaßen treffend darzustellen. Es lassen sich immer nur beschränkte Teile des Septums bei der jeweiligen Einstellung des Speculums wiedergeben. Nahezu regelmäßig sieht man eine Leiste von unten vorn nach hinten oben ziehen im Verlauf des oberen Vomerrandes, und zwar bei einigermaßen geradem Septum oft beiderseits, wenn auch nur angedeutet, bei verbogenem auf der konvexen Seite [Zuckerkandl (2)]. Auswüchse dicht über dem

Nasenboden gehören zum Teil der Spina nasalis anterior und der Crista nasalis des Oberkiefers und des Gaumenbeins an.

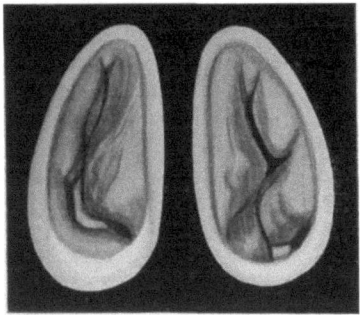

Abb. 9. Deviation nach rechts unten, entsprechend Ausbuchtung links unten, oben aber Verdickung der Schleimhaut.

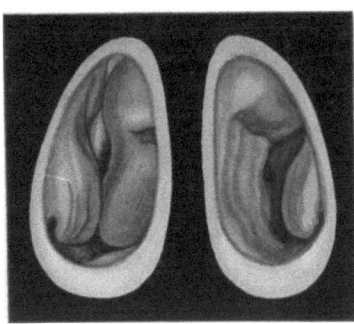

Abb. 10. Deviation hoch oben links, ein Dach bildend, unten nach rechts; weiter hinten auch rechts oben Deviation.

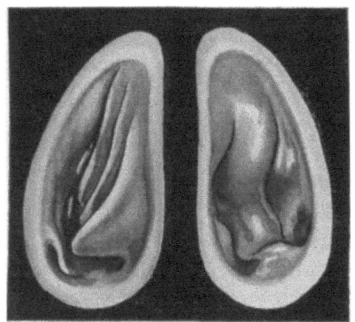

Abb. 11. Deviation nach rechts mit drei Dornen.

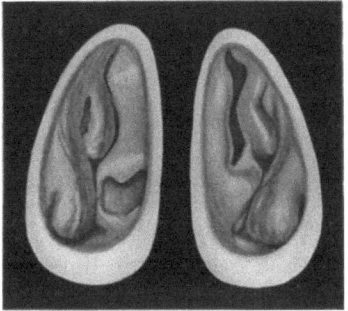

Abb. 12. Kadaverbefund: Hornartig verlaufende Verbiegung des Septumknorpels.

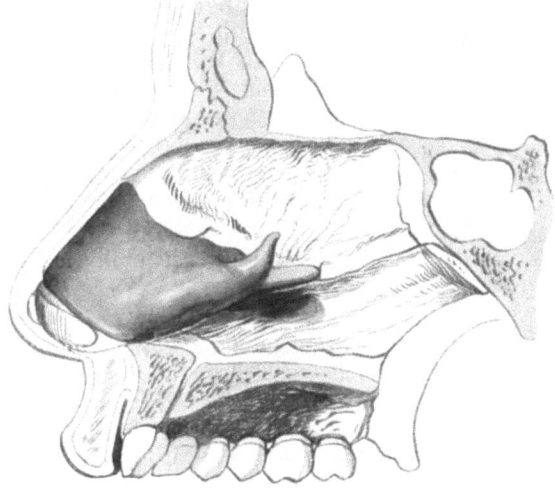

Abb. 13. Kadaverbefund: Hornartig verbogener Septumknorpel.

29*

Abb. 2 zeigt schematisch eine Reihe von frontalen Schnitten durch das Septum etwa 1—2 cm hinter dem Naseneingang. Sie stellen die häufigsten von den verschiedenartigen Formveränderungen dar, die vorkommen. Die Abb. 3—11 geben Bilder von Septumdeformitäten wieder, wie wir sie beim Spiegeln beobachten.

Welch eigenartige Gestaltungen gelegentlich auftreten, geht aus den Abb. 11 bis 14 hervor. In dem einen Falle befinden sich auf der konvexen Seite einer

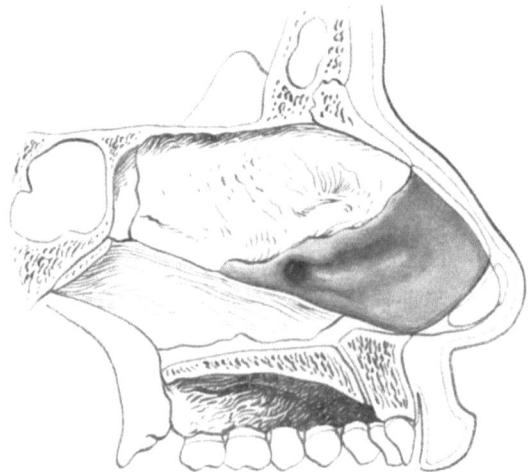

Abb. 14.   Kadaverbefund: Das Negativum des Horns.

Deviation dicht hintereinander drei Dornen; im zweiten ragt ein spitzer hohler Dorn nach oben in den linken mittleren Nasengang hinein (Abb. 12—14). Die Art der Entstehung dieser Mißbildungen ist kaum zu ergründen.

Entstehungsursachen der dauernden Formveränderungen.

Eine sehr große Zahl von Arbeiten beschäftigt sich mit Entstehungsursachen der Stellungs- und Formveränderungen des Septums. In diesem Handbuch hat Blumenfeld (Allg. Pathol. III) hierüber ausführlich berichtet. Grundlegend für alle späteren Forschungen ist das Werk Zuckerkandls (2): Normale und pathologische Anatomie der Nasenhöhle und ihrer pneumatischen Anhänge (1882 und 1892). Die gesamte Literatur hat Franke in seiner Arbeit berücksichtigt und sämtliche Theorien eingehender Kritik unterworfen auf Grund außerordentlich fleißiger, Jahre lang fortgesetzter eigener Untersuchungen und Forschungen. Seine Ausführungen sind leider unglücklich disponiert. Quellenangaben fehlen gänzlich.

Nach Zuckerkandl unterscheiden wir zwischen physiologischen, traumatischen und kompensatorischen Deviationen.

Als physiologisch bezeichnet er diejenigen, die während des Wachstums entstehen, ohne daß eigentliche pathologische Vorgänge mitspielen, indem sich bei dem Aufbau der Nasenscheidewand ihre verschiedenartigen Teile nicht so aneinander fügen, daß sie völlig gerade steht. Dabei wirkt natürlich auch die Entwicklung der knöchernen Umgebung wesentlich mit. Kommt es zu einem Mißverhältnis zwischen dem Wachstum des Nasendaches und Oberkiefers einerseits und des Septums andererseits, so wird letzteres als der schwächere Teil ausweichen müssen. Ob die Nasenscheidewand selbst einen merklichen

Einfluß auf die Gestaltung des Oberkiefers ausüben kann, ist eine strittige Frage.

Nach ZUCKERKANDL entstehen die meisten Deviationen während des Zahnwechsels infolge vermehrten Wachstums des Oberkiefers. Seine ursprüngliche Annahme, daß in früherem als etwa im 7. Lebensjahre Septumdeviationen zu den Ausnahmen gehören, läßt sich nicht aufrecht erhalten, wie schon ANTON nachwies. Die Erfahrungen vieler Operateure und meine eigenen stimmen damit überein. MICHALKOVICS sah Verbiegungen schon bei Embryonen. Auch FRANKE fand Formveränderungen der Nasenscheidewand in einem hohen Prozentsatz bei Föten und Neugeborenen.

Der eigentliche Grund, warum die Wachstumsanomalien auftreten, ist, wie LANGE im Jahre 1900 betont, unbekannt. Und diese Behauptung besteht meines Erachtens auch heute noch zu Recht. Auf die vielfach umstrittene Frage, ob die vergrößerte Rachenmandel Einfluß auf die Entwicklung des hohen Gaumens hat [KÖRNER (2) oder nicht (SIEBENMANN-FRÄNKEL)], gehe ich hier nicht ein (s. dies. Handb. III. A. BLUMENFELD).

FRANKE weist darauf hin, daß FICK, LANDSBERGER, ZIEM u. a. Beziehungen ursächlicher Art zwischen Gaumendeformitäten und Septumdeviationen annehmen. Das Breitenwachstum der Gaumenplatten wird nach LANDSBERGER (1—3) durch das „zentrifugale Wachstum" der Zahnkeime hervorgerufen. Aus seinen Tierversuchen geht hervor, daß Störungen in der Wachstumsrichtung der Zähne ungleiche Bildung der beiden Gaumenfortsätze der Oberkiefer zur Folge haben. Daraus resultieren dann wieder Schiefstellungen des Vomer. Diese Ergebnisse stützen sich auch auf Untersuchungen von SÖMMERING, HENLE und ZUCKERKANDL. Das Septum wirkt nach letzteren Autoren wie die Stange eines Zeltes für die mechanische Verspannung der Nasenhöhle. Wachsen die Gaumenfortsätze zu sehr nach oben, hebt sich also gewissermaßen der Boden des Zeltes, so wird die Zeltstange (= Vomer) geknickt oder verbogen. Nach den Untersuchungen FRANKES wachsen aber die Gaumenfortsätze niemals nach oben, sondern immer nach abwärts. Außerdem hat der knöcherne Gaumen keine Gewölbeform, sondern die Gaumenplatten sind rechtwinklig vom Zahnfortsatz nach innen gerichtet. Durch einen Druck vom Septum her könnte wohl eine Vorwölbung des mittleren Gaumenteils nach unten, niemals aber eine Verbreiterung des Gaumens in horizontaler Richtung zustande kommen. Nach FRANKES Ansicht hat das Septum höchstens die Aufgabe, die seitlichen Gaumenfortsätze des Oberkiefers, die den Gaumen bilden, horizontal zu fixieren. Aus der außerordentlichen Dünnheit des Vomer scheint hervorzugehen, daß auch diese Aufgabe nur sehr geringfügig sein kann. FRANKE fand bei seinen zahlreichen vergleichenden Messungen nie einen Unterschied zwischen der Breite des Gaumens bei geradem und gekrümmtem Septum. Er faßt seine Einwände gegen die Annahme eines Zusammenhangs zwischen Scheidewandverbiegung und Druckeinwirkung von seiten des wachsenden Oberkiefers in fünf Punkten zusammen:

„1. Finden sich schon bei jungen Föten die Anfangsstadien der Verbiegungen und Leistenbildung; 2. die Verbiegungen und Leisten treten am stärksten auf in der Richtung vom Nasenstachel zum Keilbeinwinkel, aber nicht parallel der ganzen Gaumenfläche; 3. der hintere Vomerrand bleibt trotz seiner enormen Dünnheit stets gerade; 4. der übrige Teil des Septums ist an den verschiedenen Punkten ganz ungleichmäßig verbogen und 5. finden sich die Septumsanomalien sowohl bei normalen als bei deformen Kiefern und Gaumen."

Die Ursache der Nasenscheidewandverbiegung sieht FRANKE in einer Differenz der Wachstumsenergie der knorpeligen und knöchernen Nasenscheidewand. Schon frühere Autoren [CLOQUET, ZUCKERKANDL (2), RETHI (1), SCHECH (1) u. a.]

hatten ein stärkeres Knorpelwachstum angenommen, waren aber den sicheren Beweis dafür schuldig geblieben. Franke weist erstmalig in exakter Weise durch ausgedehnte Messungen diese Tatsache nach. Hierbei stellte sich auch heraus, daß im Gegensatz zum hyperplastischen Knorpelwachstum der Vomer ausgesprochene Neigung zu hypoplastischem Wachstum hat.

Der Grund dafür ist nach Franke in der verschiedenen embryonalen Anlage der das Septum bildenden Knorpel- und Knochenteile zu suchen. Die Nasenscheidewand geht nämlich aus knorpeliger, der Vomer als sogenannter Deckknochen aus häutiger Anlage hervor. Die Nasenscheidewand verknöchert dann vom ersten Lebensjahre ab langsam in der Richtung von oben nach unten. Der vordere Teil der knorpeligen Anlage bleibt jedoch stets knorpelig (= Lamina quadrangularis). Ebenso erhält sich der *ganze* untere Rand bis zum Rostrum sphenoidale oft bis ins höchste Alter als Knorpel (Kölliker). Dieser untere Knorpelrand des Septums behält also seine embryonale anatomische Beschaffenheit bei. Bei einer großen Anzahl der Menschen bleibt ihm aber auch der embryonale Wachstumstypus erhalten, mit anderen Worten der Knorpel zeigt über das embryonale Stadium hinaus Neigung zur Verknöcherung. Das Produkt dieser Wachstumsart des Knorpels sind die Leisten und Verbiegungen. Sie stellen nichts anderes dar, als Exostosen mit kartilaginösem Kern. Franke glaubt deshalb, die Septumleisten und -verbiegungen in Analogie zu den Geschwülsten setzen zu können. Nach der Cohnheimschen Theorie sind nämlich alle durch unbegrenztes Wachstum charakterisierte Geschwülste als Reste embryonalen Gewebes zu betrachten. Da die Septumleisten nun aus Resten embryonalen Gewebes hervorgehen, kann man sie dort einreihen. Franke übersieht jedoch anscheinend die wichtigste Voraussetzung der Cohnheimschen Definition: Von einem „unbegrenzten Wachstum" kann bei den Septumleisten und Verbiegungen nicht die Rede sein.

Die Frankesche Anschauung über die Ursache der Septumverbiegung vermag also gleichfalls nicht zu befriedigen. Es bleibt die Frage offen, warum die embryonale Wachstumstendenz des Knorpels nicht bei allen Menschen erhalten bleibt. Völlig ungeklärt bleibt auch die Tatsache, daß andere knorpelig vorgebildete Knorpelteile niemals solche Wachstumsanomalien aufweisen.

Mag nun das Septum selbst zu viel wachsen oder der Rahmen, in dem es eingespannt ist, zu wenig Raum geben, oder ist beides der Fall, das Resultat ist immer Verbiegung oder Knickung des Septums. Zarniko stellt den treffenden Vergleich mit einem elastischen Stabe an, der beim Zusammendrücken von beiden Enden her sich biegt, wenn man ihn aber vorher einkerbt, knickt. Die Cartilago quadrangularis biegt sich; an den Verbindungsstellen mit den Knochen entstehen Knickungen.

Loewenberg hat zuerst darauf hingewiesen, daß man zwischen Verbiegungen im vertikalen und horizontalen Sinne unterscheiden muß [s. auch Katz (1)]. Letztere entstehen, wenn das Septum von oben nach unten zusammengedrückt wird, während die Verbiegungen im vertikalen Sinne durch Druck von hinten nach vorn hervorgerufen werden, vielleicht durch starken Hochstand des harten Gaumens im hinteren Teil oder durch zu geringes Wachstum des Oberkiefers in sagittaler Richtung. Dann bildet sich eine Deviation, die auf dem Horizontalschnitt C-förmig, umgekehrt C-förmig, S-förmig oder umgekehrt S-förmig ist, während die Verbiegungen im horizontalen Sinne die C- und S-Form bei frontalem Schnitt zeigen.

Wächst das knorpelige Septum sehr stark nach vorn unten, so ragt seine vordere Kante schließlich nach der einen oder anderen Seite in die äußere Nasenöffnung hinein (Abb. 15), wobei sich meist eine Deviation nach der anderen Seite entwickelt. Dieser nicht ganz mit Recht als Luxation bezeichnete Zustand ist meines Erachtens wohl zu unterscheiden von den Luxationen nach Verletzungen (s. u.).

Die oben erwähnte Crista septi (Crista lateralis vomeris, WELKER) ist so häufig, daß sie nur als anormal zu bezeichnen ist, wenn sie stark raumbeengend wirkt. Sie hat oft einen starken Fortsatz, der von ZUCKERKANDL als Hakenfortsatz bezeichnet ist.

Seltener und weniger ausgeprägt kommt eine Leiste an der Verbindungslinie von Lamina perpendicularis und Cartilago quadrangularis vor.

Bei den Auswüchsen am knöchernen Septum spielt der knorpelige Processus sphenoidalis eine Rolle. Er verknöchert oft im Gegensatz zum Septumknorpel selbst noch im späteren Alter.

Für die Leisten- und Dornenbildung gibt ZARNIKO folgende Erklärung: Tritt keine Verbiegung der Nasenscheidewand ein, so muß das für ihr Höhenwachstum zuströmende Bildungsmaterial anders verwandt werden als für die Vergrößerung in der Fläche. Anstatt höher zu werden, treibt die Wand Auswüchse, und zwar wieder vorzugsweise am oberen Vomerrand.

Leisten kommen aber auch dadurch zustande, daß Knochen und Knorpel sich nicht in einer Ebene verbinden, sondern aneinander vorbeiwachsen.

Sicher wirkt auf die Stellung des Septums ferner asymmetrisches Wachstum des Schädels ein (LANDSBERGER). Daß Rachitis zu Septumdeformitäten führt, wird von ZUCKERKANDL (2) verneint.

DOUMENGE meint, daß zwischen der Gestalt der Gaumenbögen und der Septumdeviation Wechselbeziehungen vorhanden sind. Er sah die größere Verbiegung und stärkere Dorn- und Leistenbildung fast stets auf der Seite, auf der die größere Asymmetrie vorhanden war.

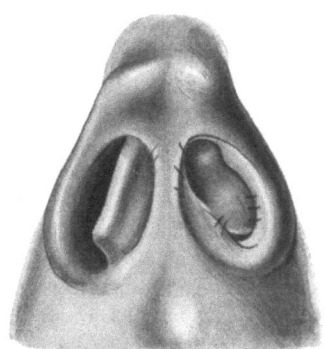

Abb. 15.
Luxation des Septumknorpels.

Sehr auffallend ist, daß Deformitäten bei Europäern weit häufiger vorkommen als bei Völkern anderer Erdteile (ZUCKERKANDL u. a.).

KATZ (1) kommt zu dem Schluß, daß die Deformitäten abhängig sind von Gestaltungskräften, die in der Nasenscheidewand selbst ruhen (embryonale Anlage, Wachstumsbindung, Zusammensetzung aus heterogenen Elementen, ererbte Anlage) und solche, die von außen auf sie einwirken (Nasendach und knöcherner Gaumen).

Umstritten ist die sogenannte kompensatorische Verbiegung der Nasenscheidewand. Es ist recht fraglich, ob durch verstärktes Wachstum der Muscheln Verbiegungen hervorgerufen werden können. Wahrscheinlicher scheint mir, daß die Verbiegung primär ist und die Muscheln nachwachsen; auch ZARNIKO scheint zu dieser Ansicht zu neigen. Während der Entwicklung, also in der Jugend, ist es vielleicht denkbar, daß die Nasenscheidewand den Muscheln, namentlich der mittleren, ausweicht. Wie das beim Erwachsenen möglich sein soll, kann ich mir nicht vorstellen. Auch durch Geschwülste wird dies kaum geschehen. Die bösartigen Geschwülste der lateralen Wand führen zu Verwachsungen mit der medialen; derbe Fibrome können vielleicht das knorplige Septum verdrängen, das knöcherne aber nur durch Druckusur zerstören. Große Fibrome im vorderen Teil der Nase finde ich aber in der Literatur nicht erwähnt.

KATZ (1) schreibt, daß durch einen von der mittleren Muschel ausgehenden Polypen eine S-förmige Deviation hervorgerufen sei. Das kann meines Erachtens durch einen weichen Polypen nicht geschehen, der ja auf das Septum kaum einen Druck ausübt, da er beim Wachsen nach vorn und hinten nirgends auf Widerstand trifft. Wir sehen ja auch nach Herausnahme sehr großer Polypen keine Erweiterung der Nasenhöhle, wenn nicht cariöse Prozesse vorausgegangen sind.

So operierte ich einen fast 70jährigen Mann, bei dem vor mehr als 20 Jahren schon Polypen aus der Nase entfernt waren. Seit Jahren konnte er links wieder nicht durch die Nase atmen; er hatte aber keine wesentlichen Beschwerden, weil die andere Seite ganz frei war. Erst in letzter Zeit stellten sich Kopfschmerzen ein. Die linke Seite war völlig durch glasige Polypen verlegt, einer war schon im Naseneingang sichtbar, er hatte den Nasenflügel weit zur Seite gedrängt, ein anderer ragte nach hinten durch die Choane in den Nasenrachenraum hinein. Nach Herausnahme eines sehr großen und mehrerer kleinerer Polypen zeigte sich, daß die Nasenscheidewand auffallend gerade stand und auch an den unteren Muscheln keine Veränderungen eingetreten waren.

Endlich sei noch erwähnt, daß Minck, der die Entstehung der Cristen (Hyperplasien) auf Entzündung und dyskrasische Vorgänge zurückführt, die Erklärung für die Deviationen in mechanischen Einflüssen sucht. Da er annimmt, daß vertikal wirkende Kräfte keine erhebliche Rolle spielen, forschte er nach solchen, die an der Septumfläche horizontal angreifen. Diese Kräfte, so meint er, würden, auch wenn sie nur schwach seien, das Septum aus seiner Lage bringen, vorausgesetzt, daß sie Dauerwirkung ausüben.

Minck weist nach, daß die Druckverhältnisse bei Inspiration und Exspiration in der Nase sich sehr verschieden gestalten, wenn eine Seite weiter vorn, in der Mitte oder hinten verstopft ist. Im Laufe der Zeit müßten infolgedessen nach physikalischen Gesetzen ganz bestimmte Deviationen entstehen. Das mag richtig sein, nur ist Vorbedingung, daß vor Entwicklung der Verbiegung auch eine Nasenseite wirklich verstopft ist, was durchaus nicht erwiesen ist. Und wenn dies zuträfe, so muß doch auch diese Verstopfung einen Entstehungsgrund haben, der wiederum zu erforschen wäre. Ziem hat übrigens schon ähnliche Ideen verfolgt. Er verschloß wachsenden Tieren eine Nasenseite nach Anfrischung durch Naht, bei anderen verstopfte er eine Nasenseite wochenlang mit Wattetampons. Er fand, daß asymmetrische Veränderungen der Gesichtsschädels auftraten und Septumverbiegungen nach der verstopften Seite.

Traumatische Verbiegungen und Formveränderungen.

Stellungs- und Formveränderungen der Nasenscheidewand durch äußere Gewalt sind außerordentlich häufig (v. Bergmann, Röpke, Katz usw.). Mit Sicherheit am Lebenden festzustellen, daß keine traumatische Einwirkung stattgefunden hat, ist schwer. Der Befund bei der Operation zeigt aber oft die Spuren alter Verletzungen auch dann, wenn weder die Anamnese, die uns gerade hier allzu oft im Stich läßt, noch die Untersuchung Anhaltspunkte (scharfe Knickungen) dafür gegeben haben. In vielen Fällen traumatischer Deviationen ist vorher schon eine physiologische vorhanden.

Der knorplige Teil ist viel weniger geschützt als der knöcherne und daher auch weit häufiger betroffen. Brüche der Lamina perpendicularis sind nur möglich bei schweren Verletzungen des Nasendaches, Brüche des Vomer, die Zuckerkandl (2) nie fand, nur bei ausgedehnten Zertrümmerungen des Nasengerüstes. Nach derartig schweren Verletzungen, bei denen stets auch die Schleimhaut einreißt, kommt es fast immer zu ausgedehnten Zerstörungen des Septums, nicht nur zu Formveränderungen.

Die Brüche des Knorpels, die durch Sturz, Stoß oder Schlag auf die Nase hervorgerufen werden, sind Längs- oder Querbrüche. Auch mehrfache Brüche kommen vor, manchmal entstehen dadurch einzelne Stücke, die sich hin und herschieben lassen. ZUCKERKANDL (2) behauptet, daß Brüche des Septumknorpels nur gleichzeitig mit Brüchen der distalen Nasenbeinenden vorkommen. RÖPKE und KATZ (1) haben jedoch schon auf Grund sicherer Beobachtungen nachgewiesen, daß auch isolierte Knorpelfrakturen vorkommen. Ich selbst habe sie mehrfach gesehen, namentlich, wenn der Stoß von unten oder vorn unten auf die Nase erfolgte.

Bei Kindern werden viele Knorpelbrüche der Nase unbeachtet gelassen, sonst wäre es nicht möglich, daß Erwachsene, die sich keines Traumas erinnern, Knickungen des Septums haben, die nur durch Fraktur zustande gekommen sein können. Bei der Operation finden wir dann, daß die Bruchlinien durch Bindegewebe vereinigt sind. Solche im frühen Leben erworbene Knorpelverbiegungen wirken auch auf den wachsenden Knochen und dessen Stellung. Ich habe, im Gegensatz zu GOUGENHEIM, durch sorgfältige Untersuchungen den Eindruck gewonnen, daß Knorpelfrakturen in den ersten Lebensjahren im Vergleich zur Häufigkeit von Gewalteinwirkungen auf die Nase nicht so häufig sind, wie man annehmen sollte. Die Weichheit und Biegsamkeit des Knorpels gibt hierfür die Erklärung.

Nach Knorpelbrüchen entstehen bleibende Ausbuchtungen nach der Seite, später Dornen und Leisten an der konvexen Seite, Verdickungen aber an der konkaven Seite. ZUCKERKANDL (2) weist darauf hin, daß letztere sich entwickeln, weil die Schleimhaut infolge Verkürzung der Wand entspannt wird und sich wulstet, während die vermehrte Spannung an der konvexen Seite zur Atrophie und Verdünnung führt.

Bei der Bildung der traumatischen Formveränderungen spielt meines Erachtens noch ein anderer Umstand mit. Würde es sich lediglich um Frakturen des Knorpels handeln, so würden die Ausbuchtungen nur dann sehr erheblich sein, wofern die gebrochenen Nasenbeinenden in Winkelstellung einheilen und einen dauernden Druck nach unten ausüben. Die Bruchenden würden nicht allzuweit voneinander weichen, der bindegewebige Callus würde keine Raumbeengung bedingen. Nun entsteht aber bei der Fraktur fast ausnahmslos eine starke Blutung unter Periost und Perichondrium und damit ein Hämatom, selbst dann, wenn ein Teil des ergossenen Blutes nach außen abfließt. Dadurch werden die Bruchenden auseinander geschoben. Erfolgt ausnahmsweise keine Infektion, so wird der Bluterguß keineswegs völlig resorbiert, sondern z. T. organisiert ähnlich wie beim Othämatom. Bei gleichzeitiger Schiefstellung der Scheidewand entwickeln sich auf diese Weise dauernde Verdickungen. Vereitert aber der Bluterguß, wie das weit häufiger der Fall ist, so wird der Knorpel durch Einschmelzung in größerer oder geringerer Ausdehnung zerstört. Die Folge sind sowohl Einsenkung des Nasenrückens als auch Perforation des Septums (s. u.).

Deviationen des Knorpels durch Trauma ohne Fraktur entstehen meines Erachtens ebenfalls nur, wenn das knöcherne Nasendach dauernd eingedrückt bleibt. Sonst gleicht sich eine etwa entstandene Verbiegung bei der Elastizität des Knorpels schnell wieder aus.

MENZEL (2) meint, daß auch Schwund des Knorpels und Perforation im Septum Deviation zur Folge haben könne, wie dies bei Stockdrechslern (Chrom- und Staubwirkung) häufig der Fall sei. Der Prozentsatz der Deviationen, den er mit 30—90% angibt (in Wirklichkeit sind es nach der Gesamtzahl der Untersuchten berechnet 67%), scheint mir aber nicht den gewöhnlichen zu übersteigen. Wir fanden, daß bei einer Versuchsreihe 74%, bei einer anderen 75% der Untersuchten Deviationen hatten. Wie „die Rahmenteile der durch Septumdefekt entstandenen Fenster ihrem elastischen Zuge folgend, nach bestimmten Richtungen abweichen" sollen, ist nicht recht verständlich, es sei denn, daß auch das Knochengerüst der Nase sich verändert.

Luxation des Septumknorpels durch Trauma kann entweder an der Verbindung mit dem Vomerrand oder nach vorn stattfinden. Bei ersterer verschiebt sich der Knorpel nach unten seitlich und legt sich neben den Vomer oder die Crista nasalis. Durch den Zug auf den Nasenrücken entsteht dann eine charakteristische Einsenkung des Nasenrückens, wie das von Mollière (v. Bergmann, S. 547) experimentell an der Leiche festgestellt ist.

Bei dieser Luxation wird natürlich auch ein Bruch des Knorpels entstehen oder Trennung der Verbindung zwischen Lamina perpendicularis und Cartilago quadrangularis.

Die vordere Luxation beschreibt Zarniko sehr charakteristisch. Er sagt: „Zuweilen kommt es zu einer eigentümlichen Luxation des Septumknorpels, wobei dieser nach Art eines Drehfensters um eine schräg aufsteigende Achse gedreht wird, so daß seine vordere Kante in das eine Nasenloch, die hintere obere Partie in das entgegengesetzte Nasenlumen hineinsteht." Diese Luxation ist, wie ich meine, nicht zu verwechseln mit demjenigen Zustand, bei dem der Knorpel durch vermehrtes Wachstum in eine Nasenöffnung hervorragt (s. oben S. 455), ohne daß eine Fraktur vorausgegangen ist.

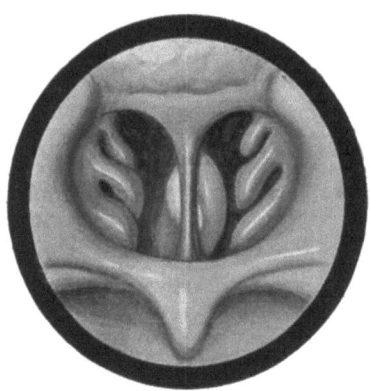

Abb. 16.   Verdickungen am hinteren Vomerende.

Am hinteren Teile der Nasenscheidewand sind nicht selten polsterartige Verdickungen meist auf beiden Seiten vorhanden (Abb. 16), sie gehören lediglich dem Schleimhautperiost an. Bei der postrhinoskopischen Untersuchung sieht man eine spindelförmige Verdickung, die so stark sein kann, daß sie den Zugang zu den Choanen für den Lufteintritt erschwert. Es handelt sich wohl um besonders stark entwickelte, persistente Falten, die [s. S. 446, Killian (1)] sich durch Entzündungsvorgänge im Naseninnern besonders stark entwickelt haben, wobei die Furchen verschwunden sind.

Die Art und Ursachen aller oben erwähnten Septumdeformitäten zu ergründen ist zweifellos wissenschaftlich äußerst wertvoll. Ist aber einmal der abnorme Zustand eingetreten, sind Verbiegungen, Leisten, Dornen, Verdickungen vorhanden, so ist ihre Entstehungsursache praktisch ohne Bedeutung. Symptome und Behandlung sind die gleichen, sofern Tumoren, Lues, Tuberkulose usw. ausgeschlossen sind.

Behandlung der Formveränderungen des Septums.

Die Behandlung der Septumdeformitäten ist im Laufe der letzten beiden Jahrzehnte fast rein chirurgisch geworden. Sie ist so vervollkommnet und so einheitlich ausgebaut, daß man bei richtiger Indikationsstellung schnell und sicher das gewünschte Ziel zu erreichen pflegt, während die unblutigen Methoden (Ätzung, Galvanokaustik, Elektrolyse usw.) vielfach versagen, fast stets aber längere Zeit beanspruchen.

Ein kurzer historischer Rückblick auf die verschiedenen Verfahren, die zur Beseitigung der Septumdeformitäten angewandt wurden, ist immerhin lehrreich und interessant. Ich verweise auf eine übersichtliche Schilderung von VIKTOR LANGE in HEYMANNS Handbuch (1900) und auf eine Arbeit von SUCKSTORFF zur Geschichte der Fensterresektion.

Der Vorschlag WEIDLERS mit einer federnden Pelotte Deviationen zu beseitigen, scheint ebensowenig Anklang gefunden zu haben, wie die Versuche mit Tampons, Laminariaröhrchen, Elfenbein-, Blei- oder Gummiplatten, die, wie wir sehen werden, bei frischen Frakturen Erfolg versprechen. Zangenförmige Instrumente verschiedener Art mit Elfenbein- oder Metallplatten, die in die Nase geführt, von beiden Seiten gegen den verbogenen Knorpel gepreßt werden, haben zeitweilig eine Rolle gespielt. Die Zange von JURASZ scheint tatsächlich in einigen Fällen mit Erfolg angewandt zu sein. Es erhoben sich aber Bedenken gegen sie, weil bei der Anwendung Nekrose des Knorpels (M. SCHMIDT) und Decubitusgeschwüre (JURASZ selbst) beobachtet wurden. Da die Methode unzuverlässig und mit recht erheblichen Beschwerden verbunden war, ist sie bald wieder verlassen.

Die früher viel gerühmte Galvanokaustik hat bei der Behandlung der Septumerkrankungen allzulange ihr Unwesen getrieben und wohl mehr Schaden als Nutzen gestiftet. Sie hatte nur einige Berechtigung, solange den chirurgischen Eingriffen noch die Blutung hinderlich entgegenstand, die sicheres Operieren unmöglich machte. Daß auch jetzt noch Dornen und Leisten, Muschelvergrößerungen, ja Deviationen mit Galvanokaustik bearbeitet werden, ist mir unverständlich. Ihre Anwendung bei Behandlung der Reflexneurosen mag noch mit großer Einschränkung gelten.

Die Elektrolyse ist harmloser, aber noch umständlicher und unsicherer. V. LANGE sagt 1901: ,,Nach allem steht fest, daß die Methode wegen ihrer nicht zu unterschätzenden Vorteile auf dem Wege ist, sich einzubürgern." Jetzt wird wohl niemand mehr am Septum damit arbeiten. Knorplige Vorsprünge, ja geringe Verbiegung des Knorpels kann man, wenn der Patient hinreichende Geduld, Zeit und Geld hat, damit beseitigen; große, namentlich knöcherne Veränderungen nicht.

Als Übergang von den unblutigen Methoden zu den blutigen bezeichnet LANGE die Anwendung der elektrisch getriebenen Trephine, die aber durchaus nicht immer unblutig ist und die Kompression mit Zangen, nachdem der verbogene Knorpel vorher beweglich gemacht ist, sei es durch Incisionen (submukös) oder durch verschiedene Schnitte durch Schleimhaut und Septum. Es ist charakteristisch für die damalige Anschauung, daß LANGE auch diesen Methoden weitere Entwicklung und Bedeutung zum mindesten nicht abspricht.

Die blutigen Methoden haben sich um so mehr eingebürgert, je unblutiger sie wurden, je besser es gelang, die Blutung zu beherrschen und gleichzeitig gründliche Lokalbetäubung durchzuführen.

Wo es nur darauf ankam, umschriebene Dornen und Leisten zu beseitigen, hat man vorübergehend mit der SANDMANNschen Feile gearbeitet. RETHI (1), BOSWORTH, CURTIS, FICANO, M. SCHMIDT, SCHAEFFER, BRESGEN, HEYMANN, FLATAU, JURASZ u. a. haben mit Erfolg Säge und Meißel angewandt und verschiedene Operationsverfahren beschrieben, wobei sie teils ohne Schonung der Schleimhaut, teils submukös (eigentlich unter dem Perichondrium) vorgingen. MOURE hat ein Instrument angegeben, vermittels dessen man Dornen und kleinere Leisten mit einem Zuge von hinten her abtrennen kann. Bei allen diesen Methoden muß man sorgfältig darauf achten, daß die Schleimhaut der anderen Seite geschont wird, sonst entstehen unerwünschte Perforationen. Diese Verfahren sind in manchen Fällen von geringer Ausdehnung des Hindernisses auch jetzt noch zu empfehlen.

Um die behinderte Atmung bei hochgradigen Verkrümmungen mit oder ohne Auswüchse der verschiedensten Art zu beseitigen, haben schon früher TRENDELENBURG, HOFFA und RUPPRECHT empfohlen, vorher durch Spaltung des Nasenrückens, MOLDENHAUER durch Spaltung in der Nasolabialfalte, weiten Einblick in das Naseninnere zu gewinnen. Viel Nachahmer fanden sie nicht. Es muß aber hervorgehoben werden, daß hier schon der Gedanke verwirklicht wurde, subperichondral vorzugehen. TRENDELENBURG war wohl der erste, der nach Spaltung des Nasenrückens Knorpel und Knochen zwischen beiden Schleimhautblättern herausnahm.

Dann hat man auch absichtlich Dauerperforationen im Septum angelegt (ROSER, SURMAY, SARREMONE). Abgesehen davon, daß derartige Löcher keineswegs gleichgültig für den Kranken sind, sondern stets eine Verstümmelung bedeuten, wird der eigentliche Zweck nicht immer erreicht. Die Atmung wird damit nicht in normaler Weise durch beide Choanen geleitet, wenn sich das Hindernis weiter hinten befindet, sondern nur durch beide Nasenlöcher, während der Luftstrom nach hinten durch die schon vorher freie Seite zieht. Man müßte dann sehr große, weit nach hinten reichende Löcher anlegen. FEIN (1) hat 1909 noch einmal eine Lanze für die Dauerperforation eingesetzt, meines Erachtens nicht mit Glück. Daß sie vielleicht in vereinzelten Fällen auch heute noch zu empfehlen ist, hat WAGENER gezeigt (s. u.).

Alle weiteren Methoden, wie die von HEYMANN, RETHI usw., auf blutigem Wege ohne Perforation das Septum gerade zu stellen und damit beide Nasenhöhlen gleich weit zu machen, sind verlassen, seitdem die subperichondrale Fensterresektion ihren Siegeszug angetreten hat.

Als Vorläufer des jetzigen Verfahrens sind die Operationen von HARTMANN, von PETERSEN und von KRIEG anzusehen. Die ersten beiden haben tatsächlich subperichondral operiert, aber noch nicht ausgiebig genug. KRIEG, der die Schleimhaut der konvexen Seite nicht zu erhalten versucht, ja absichtlich fortnimmt, hat das zweifellose Verdienst, daß er außerordentlich ausgiebiges Vorgehen verlangt. Alle Teile der Nasenscheidewand, die raumbeengend wirken, müssen entfernt werden. Naturgemäß sind bei seinem Verfahren Perforationen häufiger als bei den jetzigen Methoden. BOENNINGHAUS empfahl KRIEGS Methode, in einigen Punkten abgeändert.

KILLIAN (3, 4) (1899) hat uns gezeigt, wie man vom Naseneingang aus unter Erhaltung beider Schleimhautblätter, zwischen ihnen einen weiten Raum schaffen und freie Übersicht über das ganze knorpelige und knöcherne Septum gewinnen kann, um in allen Fällen ausgiebig, nicht nur den verbogenen Knorpel, sondern auch den Knochen, soweit er irgend hinderlich ist, zu beseitigen.

Indikation zur subperichondralen Septumoperation und Kontraindikation.

Es ist zweifellos, daß die Indikation für die Septumresektion eine zeitlang zu weit gestellt wurde. Anfangs ist zu oft operiert worden. Aber diese Erscheinung, die sich stets wiederholt, wenn ein neues Operationsverfahren hervorragende Erfolge verspricht, ist auch stets vorübergehend. Sehr bald führt die Erfahrung dazu, richtige Kritik zu üben und nur dann den Eingriff vorzunehmen, wenn er wirklich notwendig ist.

Meines Erachtens ist die Operation angezeigt, wenn Formveränderungen der Scheidewand

1. die freie Nasenatmung behindern;
2. Erkrankungen der Nase und des Nasenrachenraumes, weiterhin des Kehlkopfes und des Mittelohres hervorrufen oder unterhalten;

3. bei gleichzeitigen Allgemeinerkrankungen wie solchen der Lunge und der Zirkulationsorgane.

4. bei Reflexneurosen;

5. bei Blutungen aus der KIESSELBACHschen Stelle und wenn Perforation des Septums bei Ulcus droht;

6. wenn Formveränderungen den Sekretabfluß bei Siebbein- oder Stirn-höhlenerkrankungen erschweren und wenn sie der etwa notwendig werdenden endonasalen Ausräumung wie bei der HALLEschen Operation hinderlich sind;

7. als Voroperation bei Eröffnung der Keilbeinhöhle und des Tränensackes und bei Eingriffen an der Hypophyse;

8. bei Choanalatresien und Synechien;

9. bei Schiefstand der Nase.

Im allgemeinen schließe ich mich demnach DENKER (Lehrbuch) an, gehe aber bei der Indikationsstellung etwas weiter. Ich mache auch keinen Unterschied zwischen totalen und partiellen Resektionen, denn es scheint mir wichtig, in *allen* Fällen nur gerade soviel vom Knorpel und Knochen fortzunehmen als zum Erfolg notwendig ist.

Zu 1. ist zu bemerken, daß man nur operieren soll, wenn man sich vergewissert hat, daß die Atembeengung wirklich durch die Septumdeformität bedingt ist. Die Fortnahme großer hinterer Enden der unteren Muscheln behebt z. B. oft ohne Resektion alle Beschwerden, die fortbestehen, wenn diese nur allein vorgenommen wird. Läßt sich die Nase auch wegsam machen durch Muschelkappung, also durch Opferung von physiologischer Schleimhautoberfläche, so ist die Septumresektion unbedingt vorzuziehen [KILLIAN (1), HALLE]. Genügt letztere nicht allein, so muß natürlich auch die laterale Wand der Nasenhöhlen entsprechend behandelt werden, wenn möglich lediglich durch Knickung der Muscheln [KILLIAN (4)].

Auch Sprachstörungen, wie die vordere Rhinolalie (GUTZMANN) sind manchmal Folge von Veränderungen der Nasenscheidewand. Die Beseitigung des Hindernisses beeinflußt sie günstig, wenn nicht noch andere Gründe mitsprechen. Bei Sängern bessert die Operation vielfach die Resonanz wesentlich.

Zu 2.: Bei Katarrhen der oberen Luftwege im einzelnen Falle zu entscheiden, ob die Beseitigung von Septumdeformitäten wesentliche Erfolge verspricht, ist oft recht schwer. Es ist ratsam, durch sorgfältige Untersuchung auszuschließen, daß die Katarrhe nicht auf andere Ursachen, wie allgemeine Erkrankungen, Erkrankungen der Tonsillen, der Nebenhöhlen usw. zurückzuführen sind. GOLDMANN macht darauf aufmerksam, daß Septumdeviationen auch Pharynxhusten, Vomitus matutinus, Magendarmstörungen hervorrufen können infolge Verschlucken von Sekret, das in den Nasenrachenraum abfließt.

Zu 3.: Formveränderungen der Nasenscheidewand sind für den Allgemeinzustand oft sehr nachteilig, auch wenn der Kranke durch sie wenig belästigt wird. Wir sehen Folgezustände, die durch schlechte Nasenatmung entstehen, wie Entwicklungsstörungen und Atelektasen der Lungenspitzen nach der Resektion schwinden. Sie kann auch bei Tuberkulose, Emphysem und Bronchialasthma große Vorteile bieten. Ausschlaggebend für die Indikation ist besonders bei Tuberkulose der Lungenbefund und der Allgemeinzustand. Störungen der Blutzirkulation, wenn sie nicht hervorgerufen sind durch schwere Veränderungen des Herzens, bessern sich manchmal, wenn die Arbeitsleistung des Herzens durch Erleichterung der Atmung entlastet wird. Auch bei charakteristischen Basedowerscheinungen kann die Operation günstig, ja heilend wirken. Man soll aber, wie KUTTNER sagt, nie mehr oder weniger tun als durch den Nasenbefund gerechtfertigt und geboten ist.

Zu 4.: Nicht minder vorsichtig soll man die Indikation bei Reflexneurosen stellen, bei denen die Operation oft äußerst günstig wirkt (s. Abschnitt B). Es ist mißlich, wenn die alten Beschwerden nach der Operation weiter bestehen (Kopfschmerzen, Asthma, Heuschnupfen oder gar Epilepsie usw.). Daß Dysmenorrhöen durch Septumverbiegung verursacht werden können, muß zugegeben werden (Koblank).

Zu 5.: Bei Blutungen aus der Kiesselbachschen Stelle (s. u.) operiert man nur, wenn man nicht auf konservativem Wege zum Ziele kommt.

Zu 6.: Bei Siebbein- und Stirnhöhleneiterungen führt die Resektion hin und wieder schon allein Heilung herbei, wenn es sich nicht um cariöse Prozesse handelt. Auch ist sie notwendig, wenn das Septum nach der Ausräumung der Stirnhöhle von außen den Sekretabfluß nach der Nase verhindern würde.

Zu 7.: Die hohe Tränensackoperation wird sehr durch die Resektion erleichtert, manchmal erst dadurch möglich. Die Keilbeinhöhlen gründlich zu übersehen, ist weit leichter (Spiess), wenn man die Schleimhautblätter der Nasenscheidewand einfach auseinander schieben kann (s. auch unten, perseptale Operationen).

Zu 8.: Bei Choanalatresien und Synechien reseziert man das Septum, wenn es sich nicht etwa nur um leicht zu beseitigende Schleimhauthindernisse handelt.

Zu 9.: Bei Schiefstand der Nase kann man den Erfolg nicht immer sicher voraussehen, man wird daher den Rat, zu operieren, davon abhängig machen, ob der Kranke auch sonst Beschwerden hat [siehe auch unten Boenninghaus (1)].

Sehr viel erörtert ist die Frage, ob man bei Kindern die Septumoperation vornehmen soll. Unbedingt ist Halle recht zu geben, wenn er sagt, daß für Kinder völlig freie Nasenatmung ganz besonders wichtig, ja eine Lebensfrage ist. Angeborene Septumveränderungen und in frühester Jugend erworbene sind, wie wir gesehen haben, weit häufiger als man früher annahm. Sind Verbiegungen und Verdickungen bei Kindern tatsächlich ein Atemhindernis, so soll man operieren. Vielfach [Killian (3), Katz (1)] ist die Befürchtung ausgesprochen, dadurch würden die Wachstumsbedingungen so gestört, daß die äußere Nasenform leidet. Diese Gefahr ist nicht abzuleugnen, aber sie ist, wie die Erfahrung lehrt, geringer als erwartet wurde. Deshalb hat auch Killian (4) seine Ansicht geändert und sich später für die Operation bei Kindern unter 10 Jahren, ja bei solchen bis zu 4 Jahren herab ausgesprochen; ihm schließt sich Freer (4) an. Man wird aber bei der Atembeengung im jugendlichen Alter, ehe man zur Operation rät, ganz besonders genau prüfen, ob dem Übel nicht durch Fortnahme der Rachenmandel abzuhelfen ist. Oft erreicht man auch bei chronischer Schwellung der Muschelschleimhaut durch Ätzung mit Trichloressigsäure, daß die Atmung frei wird. Dagegen soll die Fortnahme von Muschelschleimhaut durch Kappung, wie schon erwähnt, möglichst vermieden werden. Selbstverständlich ist, daß man eben in Rücksicht auf die Wachstumsverhältnisse bei Kindern *besonders* vorsichtig sein soll. Man nimmt bei der Resektion nur soviel von Knorpel und Knochen fort, wie unbedingt notwendig ist.

Bei alten Leuten geht man ungern an die Septumoperation heran. Hier eine absolute Grenze zu ziehen, ist nicht angängig, man muß eben abschätzen, wie der Allgemeinzustand ist. Jedenfalls ist es falsch zu sagen, daß es unrichtig sei, jemand, der sich bis zum 60. Jahre und darüber hinaus mit einer engen Nase abgefunden habe, zu operieren. Die Beengung der Nasenatmung, wenn sie nicht allzu hochgradig ist, mag in jüngeren Jahren noch keine erheblichen Beschwerden verursachen, die erst hervortreten, wenn die Elastizität des Brustkorbes nachläßt. Auch werden manchmal die durch Nasenenge unterhaltenen

Bronchitiden und Rachenkatarrhe mit zunehmendem Alter besonders lästig empfunden.

Ein 64jähriger Mann mit hochgradiger Deviation, der an häufigen Bronchialkatarrhen litt, lehnte die Septumoperation, die ich ihm anriet, ab, verlangte sie aber mehrere Jahre später, da sich auch noch Ohrensausen und Schwerhörigkeit eingestellt hatte und die Bronchialkatarrhe ihn immer mehr quälten. Nun lehnte *ich* ab, denn es hatten sich inzwischen arteriosklerotische Veränderungen entwickelt. Die Schwerhörigkeit war allerdings zum Teil durch Tubenkatarrh bedingt, mehr aber durch Acusticusschädigung. Unter allem Vorbehalt gab ich schließlich nach. Der Erfolg war über Erwarten gut. Das Ohrensausen verlor sich gänzlich, die Hörfähigkeit ist so geblieben wie vor der Operation nach Katheterismus, die Katarrhe blieben aus. Noch im Sommer 1922, fast 10 Jahre nach der Operation begrüßte mich der alte Patient verschmitzt lächelnd mit den Worten: ,,Meine Prognose war richtig, Ihre falsch.''

Es braucht nicht hervorgehoben zu werden, daß der Arzt bei Diabetes, Nephritis, Arteriosklerose, Blutkrankheit, ebenso wie bei Tuberkulose, kurz bei allen Allgemeinleiden, reiflich überlegen muß, ob er sich zur Operation entschließen darf.

FEIN tritt im Jahre 1909 der Ansicht entgegen, daß die submuköse Fensterresektion allein bei den raumbeengenden Veränderungen der Nasenscheidewand am Platze ist. So sehr er ihre Vorzüge anerkennt, will er doch auch die älteren Methoden noch gelten lassen, bei denen auf die Erhaltung der Schleimhaut verzichtet wird. Die *einfache* ,,Fensterresektion'', bei der absichtlich ein großer Defekt angelegt wird, empfiehlt er:

1. ,,In allen Fällen, in welchen mit Rücksicht auf die Schwierigkeit der Ablösung der Schleimhaut (Knickungen, scharfe Leisten, Dorne, Narben usw.) ein unbeabsichtigtes Zustandekommen von Perforationen zu erwarten oder bereits eingetreten ist.

2. In allen Fällen, in welchen entweder von vornherein anzunehmen ist oder es sich während der submukösen Resektion herausstellt, daß infolge weit nach hinten reichender Abweichung des Septums ein gutes Resultat ohne ausgiebige Abtragung der vorspringenden Teile nicht zu erwarten ist.

3. In allen Fällen, in denen mit Rücksicht auf den Kranken (zarter geschwächter Gesundheitszustand, große Ängstlichkeit und Unruhe, gehäufte Ohnmachtsanfälle infolge der Cocainintoxication usw.) eine bedeutende Abkürzung der Operationszeit erwünscht ist.

4. Endlich in allen Fällen, in welchen der Operateur aus irgendwelchen Gründen (Mangel an Übung, mangelhafte Assistenz, mangelhaftes Instrumentarium u. dgl.) fürchten muß, die submuköse Resektion nicht vollkommen kunstgerecht und mit vorzüglichem Resultate ausführen zu können.''

Die beiden ersten Indikationen kann ich nicht anerkennen. Es gelingt bei einiger Übung auch bei den weit nach hinten liegenden Abweichungen und bei schwer lösbaren Dornen usw., immer ein gutes Resultat subperichondral zu erzielen und oft auch in diesen anscheinend schwierigen Fällen ohne Perforation zum Ziele zu kommen. Eher lasse ich Punkt 3 gelten, wenn auch diesen nur mit Einschränkung, wie schon oben betont. Ohnmachtsanfällen kann man vorbeugen, wenn man den Kranken im Liegen operiert. Ängstlichkeit und Unruhe zu überwinden, gelingt freilich dem einen Operateur besser als dem anderen. Daß ungeübte Ärzte selbständig Septumveränderungen operieren, ist nicht empfehlenswert.

Dagegen scheint mir eine Kontraindikation, die WAGENER gegen die submuköse Operation aufstellt, beachtenswert. Wenn durch Fraktur die Verbindung des Knorpels mit den Nasenbeinen gelöst ist und der Nasenrücken vorn nur durch den Knorpel gestützt wird, so würde die Fortnahme unbedingt eine Einsenkung, also Entstellung zur Folge haben. In solchen Fällen rät Wagener wie Fein (1) durch Anlegung einer Perforation die Nase wegsam zu machen.

Operationsverfahren.

Die submuköse Septumresektion ist meistens eine technisch techt schwierige Operation, die gelernt sein will. Die Vielgestaltigkeit der Nasenscheidewand-veränderungen bringt es mit sich, daß wir nicht nach einem einzigen Schema vorgehen können. Wir müssen unser Operationsverfahren nach der Eigenartig-keit des Falles einrichten, wenn wir uns auch im allgemeinen an die Grundsätze halten, die seiner Zeit von Killian (4) angegeben sind.

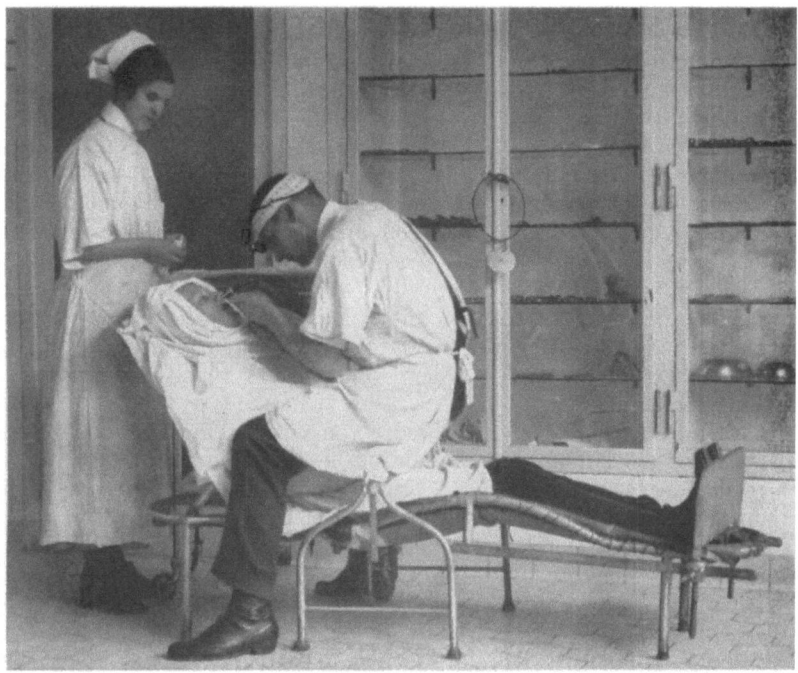

Abb. 17. Liegestuhl für Nasen- und Halsoperationen.

In allen Fällen, in denen wir fürchten, daß Neigung zu Blutungen vorhanden ist, oder in denen es uns ganz besonders darauf ankommt, den Blutverlust auf das geringste Maß herabzusetzen, läßt man einige Tage vor dem Eingriff ein Calciumpräparat einnehmen, wie Calcium lacticum oder Kakaone.

Kurz vor der Operation ist es zweckmäßig, ein Beruhigungsmittel wie Veronal, Medinal zu geben. Von Morphiuminjektionen sehen wir ab, namentlich bei Frauen, da sie danach leicht Brechreiz bekommen.

Die allgemeine Narkose habe ich nur bei Kindern angewandt und auch nur sehr vereinzelt. Versteht man es, mit Kindern umzugehen, so lassen sie sich oft überraschend gut in Lokalanästhesie operieren. Noch kürzlich habe ich so ein fünfjähriges Kind, dessen Nase völlig verlegt war, von seinen Beschwerden befreit. Killian (4), Halle (1, 2) u. a. haben ähnliche Erfahrungen gemacht. Bei unruhigen und ängstlichen Kranken kann man anfangs Chloräthylrausch anwenden. Merken sie beim Aufwachen, daß sie keine Schmerzen haben, so läßt sich unter der inzwischen eingeleiteten Lokalanästhesie weiter operieren. Muß man narkotisieren, so sind natürlich alle Vorsichtsmaßregeln zu treffen, um Herablaufen des Blutes nach dem Nasenrachenraum zu verhindern.

Für den Kranken ist es angenehmer, wenn er während der Operation liegt, aber für den Arzt ist es bequemer, wenn der Kranke gerade vor ihm sitzt. Das Operieren von der Seite her am schräg liegenden Kopf will geübt sein. Ich pflege Patienten, die unruhig und nervös sind, von vornherein hinzulegen. Sonst sitzt der Kranke auf einem Stuhl, der durch einfaches Hinunterklappen schnell in einen Liegestuhl verwandelt werden kann für den Fall, daß Blässe, Ohnmachtsgefühl oder Herzklopfen eintritt. In der Klinik habe ich mir einen ganz niedrigen Liegestuhl bauen lassen (Abb. 17), auf dem der Kranke liegt, während ich mit gespreizten Beinen auf einem Bock ungefähr über dem Bauch des Kranken sitze. So habe ich den Vorteil, daß die Nase des Kranken mir gerade zugewandt ist. Ich brauche die Arme nicht zu heben, die ich auch nach beiden Seiten frei habe. Ferner können 8—10 Zuschauer die Operation sehr gut beobachten.

Die Desinfektion der äußeren Nase und ihrer Umgebung wird nach gründlichem Abseifen mit Alkohol vorgenommen. Man kann natürlich auch Jodtinktur nehmen und zu besonderer Vorsicht das Gesicht mit sterilen Tüchern abdecken. Die Haare am Naseneingang, die bei der Operation hinderlich sind, schneidet man schon der Aseptik wegen fort.

Um in voller Ruhe zu arbeiten, muß man dafür sorgen, daß die Blutung auf ein Geringes herabgesetzt ist und völlige Unempfindlichkeit erzielt ist.

Zunächst wird die Schleimhaut des Septums sowohl wie die der unteren und mittleren Muscheln beiderseits mit $10^0/_0$iger Cocain- und Suprareninlösung vorsichtig eingerieben. Erzeugt dies Hustenreiz, so bläst man zunächst mit einem Spray $2^0/_0$ige Cocainlösung ein. Die dadurch bewirkte Abschwellung erleichtert nachher die Injektion, zu der man eine $^1/_2$—$2^0/_0$ige Novocainlösung mit einem Zusatz von 1 Tropfen Suprareninlösung (1,0 : 1000,0) auf 1 ccm benutzt. Man spritzt etwa $^1/_2$ ccm unter das Periost des Septums in Höhe des oberen Choanalrandes, um den N. nasopalatinus zu treffen. Oft allerdings hindern starke Verbiegungen, so weit nach hinten mit der Spritze zu gelangen. Den N. ethmoidalis anterior macht man von vorn oben unter dem Nasenrücken unempfindlich. Um das Perichondrium abzuheben und die Ablösung zu erleichtern, spritzt man noch etwa 1 ccm Lösung, aber ohne Zusatz von Suprarenin ein, da größere Dosis leicht Herzklopfen verursacht, dicht hinter dem vorderen Rande des Knorpels, immer auf beiden Seiten. KILLIAN (3) empfiehlt möglichst wenig Flüssigkeit einzuspritzen. Bei Benutzung der schwachen reinen Novocainlösung sind aber keine unangenehmen Zufälle zu befürchten. Man kann unbesorgt auch noch Injektionen unter die Schleimhaut des unteren Teiles des Septums und der unteren Nasengänge machen, und zwar bis weit nach hinten zu, ferner auch in das Septum anterius. Dies mindert die Blutung bei der Operation sehr erheblich. Außerdem kann man dadurch in vielen Fällen, in denen es nicht möglich ist, bei starker Verbiegung oder bei starker Leisten- und Dornbildung an den Verlauf des N. nasopalatinus zu kommen, doch einen großen Teil der hinteren Septumpartien anästhesieren. Genügt das nicht, äußert der Kranke Schmerz, wenn man bis zum Knochen vordringt, so injiziert man nach Fortnahme des vorderen raumbeengenden Knorpels noch nachträglich.

FREER (3) hat eine große Zahl von Instrumenten für die Septumresektion angewandt. Ich habe mich stets bemüht, mit wenigen auszukommen, was besonders jetzt schon in Rücksicht auf die Teuerung aller Instrumente vorteilhaft ist.

Den von Killian (3) angegebenen Schnitt (Abb. 18) mache ich nicht mehr, auch nicht den von Freer (Abb. 19), sondern verfahre, wie Claus und ich beschrieben haben und wie Rosenberg es gelegentlich tat. Ich setze auf der Seite der Konvexität ein schmales Messer unter dem vorderen Ende der unteren

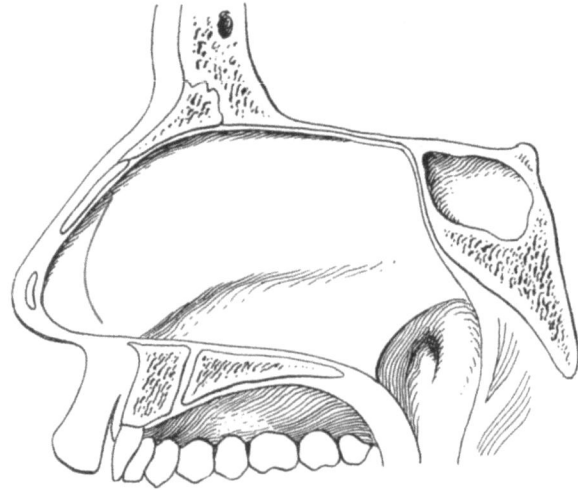

Abb. 18. Subperichondrale Septumresektion: Schnittführung nach Killian.

Muschel am Nasenboden gegen das Septum und führe den Schnitt auf den Knochen bis fast zur Spina nasalis anterior; ein zweiter Schnitt dicht hinter dem vorderen Rande des Knorpels geht von oben bis zum Ende des ersten Schnittes

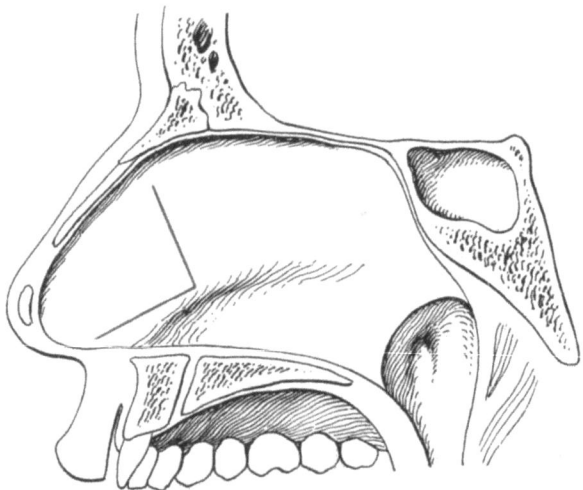

Abb. 19. Submuköse Septumresektion: Schnittführung nach Freer.

herunter. Der Schnitt (Abb. 20) ist also ähnlich wie der von Halle (Abb. 21), nur geht er nicht bis an den Nasenboden, sondern weit auf ihm entlang. Wichtig ist, daß Periost und Perichondrium überall glatt bis auf Knorpel und Knochen durchtrennt werden, was der Anfänger häufig nicht tut. Der gebildete Schleimhautlappen wird mit Periost und Perichondrium losgelöst. Dazu benutzt man zunächst das kleine scharfe Raspatorium von JANSEN, dann ein stumpfes, mit dem man in der Regel an den oberen Teil des Septums weit nach hinten vordringen kann. Ich selbst verwende oft statt dessen die geschlossene COOPER-sche Schere. Beim Abhebeln muß der Druck gegen den Knorpel, nicht gegen

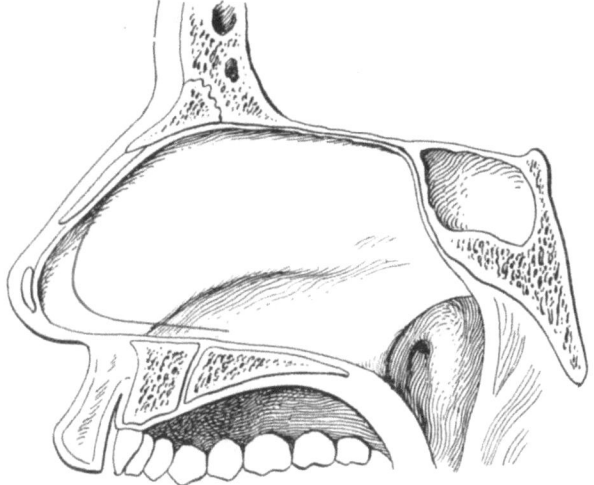

Abb. 20. Submuköse Septumresektion: Schnittführung nach PASSOW.

das Perichondrium gerichtet werden. Auch durch Einführen und Eindrücken von sehr kleinen Tupfern zwischen Knorpel und Schleimhaut kann man letztere loslösen. Sobald man bei der Ablösung merkt, daß man auf Widerstand trifft,

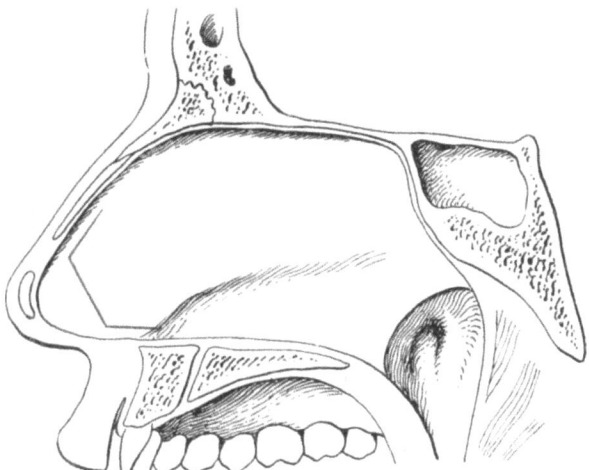

Abb. 21. Submuköse Septumresektion: Schnittführung nach HALLE.

daß also Schleimhaut und Perichondrium oder Periost mit der Unterlage fest verwachsen sind, soll man nicht mehr stumpf weiter arbeiten. Es ist dann zweckmäßig, vom Nasenboden her mit dem scharfen Raspatorium abzuhebeln. Wenn man von oben her über die Verbiegung, die Leiste oder den Dorn hinweg zu kommen sucht, reißt die Schleimhaut leichter ein. Sind die Hindernisse nach hinten zu hochgradig, so soll man die Ablösung der Schleimhaut mit ihren Unterlagen zunächst nicht erzwingen.

Um auf die andere Seite zu gelangen, schneidet man den Knorpel etwas hinter dem Schleimhautschnitt ein und durch, und zwar unten dicht über der Spina nasalis. Hier pflegt die Bedeckung des Knorpels mit Weichteilen so erheblich zu sein, daß man nicht leicht Gefahr läuft, die Haut der anderen Seite zu verletzen. Hat man sie an einer kleinen Stelle abgehebelt, so gelingt es leicht, von unten her mit dem scharfen Raspatorium den Knorpelschnitt senkrecht nach oben zu führen und gleichzeitig die Schleimhaut vorn abzuhebeln. Stumpf geht man dann zwischen ihr und dem Knorpel und Knochen in die Tiefe. Wichtig ist meines Erachtens auch hier, daß man bis unten zum Nasenboden das Periost von der Crista nasalis abhebelt. Der Einblick in das Operationsgebiet wird dadurch wesentlich erleichtert. Immerfort soll man darauf bedacht sein, Einrisse der Schleimhaut zu vermeiden, besonders an derselben Stelle auf beiden Seiten.

Bis dahin benutze ich stets das Beckmannsche Nasenspeculum, das mir zweckmäßiger zu sein scheint als alle anderen. Dann wird zunächst ein kurzes Killiansches Speculum unter guter Beleuchtung so eingeführt, daß man beide Flächen des freigelegten Septumknorpels übersehen kann (Abb. 22 u. 23), indem man ihn zwischen die Blätter nimmt und die abgehebelte Schleimhaut seitwärts schiebt. Zwischen den Blättern des Speculums kann man erkennen, wo die Schleimhaut noch anhaftet und versuchen, sie scharf abzulösen. Gelingt das nicht leicht, befürchtet man, sie zu verletzen, so entfernt man zunächst den Knorpel soweit er freigelegt ist. Mit dem Speculum selbst beim Einführen die Schleimhaut vom Knorpel zu lösen, ist unzweckmäßig. Das gibt fast immer Einrisse. Haftet sie nirgends an, so führt man ein längeres Speculum ein und nimmt zunächst den Knorpel fort. Dazu ist das bewegliche Ballenger-Messer sehr zweckmäßig, mit dem man das knorplige Septum, soweit

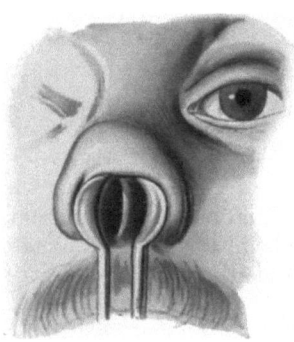

Abb. 22. Submuköse Septumresektion nach Killian. Der von der Schleimhaut entblößte verbogene Scheidewandknorpel zwischen den Branchen des Speculums.

nötig, in einem Zuge beseitigen kann. Man braucht dabei keineswegs, wie Freer (3) meint, im Dunkeln zu arbeiten. Das Ballenger-Messer ist natürlich zu entbehren; man kann auch mit der Cooperschen Schere an der Crista septi entlang und parallel dem Nasenrücken, den Knorpel abschneiden oder soviel notwendig mit dem scharfen Konchotom abtragen. Es ist namentlich dem Ungeübten abzuraten, hier zu brechen, weil man dabei leicht mehr loslöst als beabsichtigt ist. Wichtig ist, daß man oben eine etwa 1 cm breite Leiste stehen läßt (Abb. 24), damit Einsenkung des Nasenrückens verhindert wird; zweckmäßig, wenn auch nicht unbedingt notwendig, vorn ein Stück des Knorpels als Stütze zu erhalten [Killian (3)].

Man hat nun freien Einblick und kann übersehen, was noch vom Knochen fortgenommen werden muß. Bevor man weitergeht, vergewissert man sich, daß da, wo man arbeiten will, die Schleimhaut mit dem Periost vollkommen losgelöst ist. Wo das nicht der Fall ist, muß es nunmehr geschehen. Dann meißelt man von vorn nach hinten gehend von der Crista nasalis ab, was den Raum nach der einen oder anderen Seite beengt. Auch weiter in der Tiefe kann man den Meißel benutzen, zweckmäßig ist der von Hajek angegebene V-förmige.

Weiter arbeitet man mit der Zange von BRÜNINGS, mit der es bei einiger Übung meist gelingt, Knochen und Knorpel, soweit notwendig, zu beseitigen. Beim Herausnehmen abgebrochener Knochenstücke muß man sicher sein, daß sie nicht irgendwo noch haften. Man darf nicht zerren und ziehen, sonst

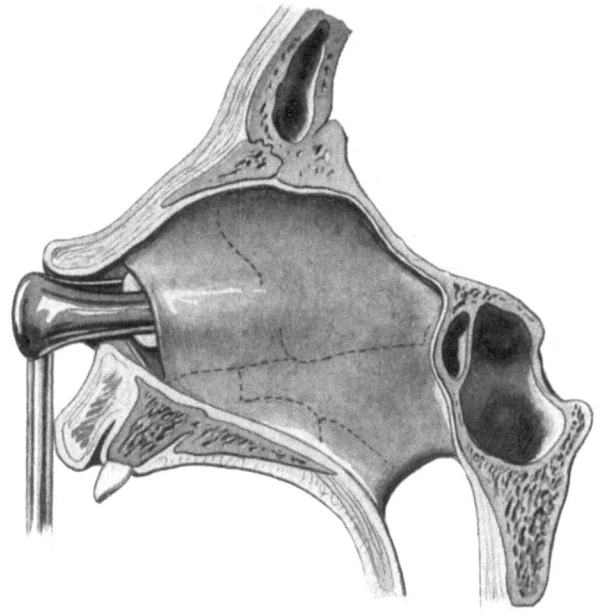

Abb. 23. Submuköse Septumresektion nach KILLIAN.
Die Schleimhautblätter sind abgehebelt, zwischen den Branchen des langen KILLIANschen Nasenspeculums liegt der Septumknorpel.

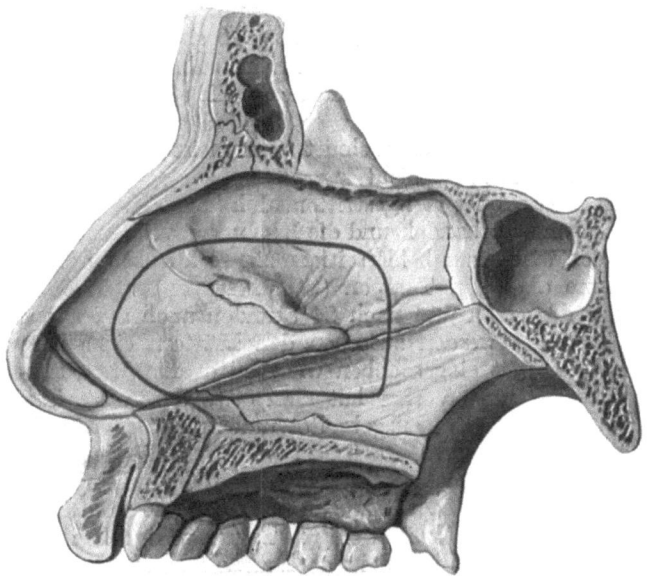

Abb. 24. Die Teile, die vom Knorpel und Knochen zu entfernen sind.

entstehen leicht große Einrisse. Wenn man den geringsten Widerstand fühlt, sucht man die betreffende Stelle auf und durchtrennt scharf mit Schere oder schmalem sehr scharfem Konchotom die anhaftenden Weichteile dicht am Knochen oder Knorpel.

Abb. 24 zeigt, wieviel man in der Regel vom Knorpel und Knochen fortnimmt. Weiter nach oben herauf zu gehen, ist wegen der Gefährdung der Lamina cribrosa nicht ratsam; sehr oft aber muß man nach unten und hinten weiter gehen.

Der Gang der Operation ist aus der schematischen Darstellung in Abb. 25 ersichtlich.

Den ganzen Vomer zu entfernen, ist nur notwendig, bei den sehr seltenen Verbiegungen und Verdickungen im hinteren Teil und bei den hinteren Synechien. Ich habe den hinteren Teil des Vomer und die Alae vomeris zweimal entfernen müssen, weil sonst die ganze Operation zwecklos gewesen wäre. Es traten keine üblen Nachwirkungen auf. v. Eicken warnt vor der Fortnahme, weil dadurch lästiges Flattern der nur aus Schleimhaut bestehenden Nasenscheidewand begünstigt werden soll.

Nach gründlicher Revision auf etwa zurückgebliebene Knochen- und Knorpelstücke und nachdem man sich nochmals überzeugt hat, daß alle raumbeengenden Vorsprünge beseitigt sind, werden die Schleimhautblätter aneinander gelegt.

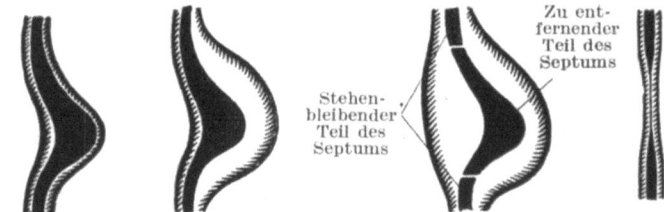

Abb. 25. Schematische Darstellung der submukösen Septumresektion.

Steht die Scheidewand völlig gerade, so muß noch genau geprüft werden, ob untere und mittlere Muscheln nicht zu groß sind oder irgendwo anliegen, sonst knickt man sie ein, kappt sie oder nimmt submukös soviel fort, wie notwendig erscheint. Zu große hintere Enden, auf die stets zu achten ist, sind mit der Schlinge zu beseitigen.

Ich vereinige den Schleimhautschnitt vorn meist durch zwei Catgutnähte; unbedingt nötig ist die Naht nicht.

Über die Tamponade ist viel gestritten. Ich habe einseitig und doppelseitig tamponiert, tamponlos behandelt und die Klammern von Brünings angewandt. Ich bin aber doch wieder zur beiderseitigen ziemlich lockeren Tamponade übergegangen, nehme aber den Tampon (Salbentampon) spätestens nach etwa 12 Stunden auf der einen und nach 24 Stunden auch auf der anderen Seite heraus. Die Tampons werden zwischen den Blättern eines langen Killianschen Speculums soweit eingeschoben wie man operiert hat, niemals aber bis in den Nasenrachenraum. Vorher hat man etwa durch Einrisse entstandene Schleimhautlappen sorgfältig ausgebreitet und in ihre richtige Lage gebracht und wenn nötig durch Catgutnähte fixiert (s. u.). Statt der Tampons können mit Gaze gefüllte oder mit Luft aufgeblasene Gummifingerlinge, Gummischwämme oder Klemmen nach Brünings (1) benutzt werden.

Bei günstigem Verlauf ist in wenigen Tagen völlige Heilung eingetreten, die sich verzögert, wenn auf einer Seite doch mehr oder weniger von der Schleimhaut verloren gegangen ist.

Das geschilderte Verfahren muß selbstverständlich in vielen Fällen abgeändert werden. Es ist nicht immer nötig, die Resektion in solcher Ausdehnung vorzunehmen wie oben geschildert ist. Man muß von Fall zu Fall darüber entscheiden, wie viel man fortnimmt. Daß man bei Kindern möglichst wenig vom Knorpel und Knochengerüst opfern soll, ist schon erwähnt. Bei sonst gerader Scheidewand genügt es, um den Sekretabfluß aus Siebbein und Stirnhöhlen frei zu machen, nur die oberen knöchernen Partien zu beseitigen. Dementsprechend legt man den Schleimhautschnitt weiter hinten an. Bei Blutungen aus der KIESSELBACHschen Stelle und bei drohendem Ulcus perforans dagegen reicht oft die Fortnahme des Knorpels aus.

Um die Schwierigkeiten bei der Operation zu überwinden, sind zahlreiche, zum Teil recht zweckmäßige Vorschläge gemacht worden.

Modifikationen der Septumresektion.

Bei Luxation des Knorpels am Naseneingang würde der Naseneingang verengt bleiben, wenn man die hervorragende Knorpelplatte stehen ließe. Manche Autoren [HAJEK (1), MENZEL (1)] nehmen den vorderen Teil des Knorpels stets fort, auch wenn er nicht verlagert ist. Ich selbst habe danach auch keine Einsenkung der Nasenspitze gesehen, halte es aber doch wie KILLIAN (4) für besser, dem Septum vorne die Stütze zu erhalten, um so mehr als es die Operation kaum je erschwert. Wenn man den Hautschnitt auf der Kante des vorstehenden luxierten Knorpels anlegt, den Knorpel beiderseits lospräpariert und 1 cm weiter nach hinten wie gewöhnlich durchschneidet, so kann man die stehengebliebene Leiste leicht gerade stellen und durch eine Naht, die man nach der anderen Seite durch die Haut führt, dauernd fixieren. HALLE (1, 4) nimmt bei Luxationen die vordere hervorstehende Partie des Knorpels fort, läßt aber weiter hinten einen Knorpelpfeiler stehen.

Um das Ablösen des Knorpels zu erleichtern, macht FEIN (3) mehrere Schnitte durch den Knorpel und löst die dadurch gebildeten Stücke von der Schleimhaut der anderen Seite ab.

FREER meint, daß der KILLIANsche Knopflochschnitt in der Schleimhaut nicht hinreichend übersichtliches Arbeiten zulasse. Er legt bei den Verbiegungen mit gleichzeitig vertikaler und horizontaler Kante einen Schleimhautlappen mit der Basis nach vorn an, so daß der senkrechte Schnitt auf der Höhe der Deviation geführt wird, der horizontale am Nasenboden entlang nach vorn. Ebenso verfährt er bei S-förmigen Deviationen. Bei den selteneren leistenartigen Verbiegungen, unter denen er auch wohl die Crista lateralis versteht, legte er früher einen senkrechten Schnitt dicht vor ihrem Beginn an, bei ebensolchen, die weit nach vorn liegen, machte er einen kurzen senkrechten und einen Schnitt, auf der Höhe der Konvexität.

Bei sehr starker, senkrecht verlaufender Crista im knorpeligen Teil empfiehlt es sich allerdings, ähnlich wie FREER (3) (Abb. 19) es macht, den Einschnitt in Mucosa und Perichondrium auf den Kamm der Crista anzulegen und dann die Schleimhaut nach der Nasenspitze zu, also von hinten nach vorn her abzulösen.

SERBNY und KÖNIGSTEIN machen auf beiden Seiten in gleicher Höhe Schleimhaut-Perichondriumschnitte, um sich das Abhebeln der Schleimhaut zu erleichtern. KLEMPTNER verfährt zu dem gleichen Zwecke ähnlich, nur legt er um Dauerperforationen ganz sicher zu vermeiden, den Schnitt auf der konkaven Seite weiter nach vorn an als auf der konvexen, so daß beim Zusammenlegen der Schleimhautblätter die Schnittränder nicht aufeinander liegen. v. EICKEN, der KILLIANS Schnittführung bevorzugt, durchtrennt Schleimhaut und Knorpel gleichzeitig. Zemann und Halle (4) raten für die Fälle, in denen die Loslösung der Schleimhaut auf Knickungen, Leisten und Dornen schwierig ist, zunächst nur oberhalb und unterhalb abzulösen und Knorpel und Knochen einzumeißeln. Die entspannte Schleimhaut läßt sich dann auch da, wo sie sehr fest haftet, leicht ablösen.

Im Anschluß besonders an sehr ausgedehnte Resektionen tritt manchmal bei den Atembewegungen ein Flattern der mukösen Scheidewand ein, das den Kranken sehr belästigt, nach Güttichs Erfahrungen an sich selbst aber in einiger Zeit von selbst verschwindet. Um das Flattern zu verhüten, läßt Halle (4), sofern sehr viel Knorpel und Knochen entfernt werden muß, Knorpel- und Knochenplatten zur Stützung des Septums einheilen. Er sucht mit dem Ballenger-Messer möglichst große Knorpelstücke zu gewinnen, die er in physiologischer Kochsalzlösung von 37° einlegt. Nach beendeter Operation werden sie möglichst flach gemacht, wenn starke Buckel oder Knickungen vorhanden sind, wird einfach ein Fenster herausgeschnitten. So präpariert, werden sie zwischen die Schleimhautblätter geschoben und durch Tamponade fixiert. Ähnlich wird mit Knochenstückchen verfahren. Sie heilen regelmäßig ein, wenn sie nur beiderseits mit Schleimhaut bedeckt sind.

Boenninghaus (2) macht auf folgendes aufmerksam. Ein übermäßig wachsendes oder knorpliges Septum kann beim Kinde einen derartig starken seitlichen Druck oder Zug auf die Nasenbeine ausüben, daß nach und nach der knöcherne Nasenrücken umgeformt wird, und zwar derart, daß eine seitliche Drehung etwa von der Verbindung der Nasenbeine mit dem Stirnbein stattfindet (Bergeat). Dies geschieht besonders dann bei zarten Knochen, wenn das knorplige Septum weit herauf hinter die Nasenbeine reicht [Zuckerkandl (2)] und eine Fraktur hoch hinauf geht bei starker Knickung. Boenninghaus (2) rät in Fällen, in denen ein derartiges Schiefwerden droht oder in der Entstehung begriffen ist, zu einer Streifenresektion des Knorpels. Wenn nötig, schließt er daran orthopädische Behandlung nach dem Vorgehen von Joseph.

Oft genügt schon die Septumresektion allein, leichtere Grade von Schiefstand der Nase auch bei Erwachsenen zu beheben. Oft ist es aber zweckmäßig, namentlich bei Erwachsenen, wenn es sich nur um seitliches Abweichen des Nasenrückens unterhalb der Nasenbeine handelt, folgendermaßen zu verfahren. Nach beendeter Resektion schneidet man den oben am Nasenrücken stehengelassenen Knorpelstreifen mit einem Scherenschnitt unter der Stelle der Knickung *fast*, aber nicht ganz durch, so daß er nach dem Geraderichten nicht mehr zurückfedert. Während der Nachbehandlung legt man einen schmalen Heftpflasterstreifen über die Nasenspitze zur Wangenhaut der anderen Seite in der Weise, daß der Nasenrücken gerade steht. Zweckmäßig ist sogar Überkorrektur und Anlegung des Heftpflasters auch nach der Heilung für einige Zeit während der Nacht.

Sehr verdicktes Bindegewebe im vorderen häutigen Teil des Septums und stark ausgebildete Crura medialia des Flügelknorpels können Atembehinderung bedingen. Halle (3) durchtrennt dann das Septum zwischen den beiden Knorpeln parallel dem äußeren Septumrande (Abb. 26) und präpariert unter der Haut den Knorpel und das Bindegewebe heraus soweit notwendig (Abb. 28 und 29).

Ich habe in ähnlichen Fällen namentlich bei flacher äußerer Nase von außen operiert, indem ich ein viereckiges Hautstück (s. Abb. 27) aus dem äußeren Septumrand schnitt und von da aus Knorpel und Bindegewebe, wenn nötig auch Knochen entfernte, um den Naseneingang weit zu machen. Mehrfach nahm ich nur Bindegewebe fort und ließ den Knorpel als Stütze stehen. Er läßt sich leicht gerade richten und fixieren, wenn man dicht hinter dem Naseneingang 1 oder 2 Catgut-Matratzennähte anlegt, und zwar so, daß man die Nadel nach Durchstechen des Septums etwa $^{1}/_{2}$ cm von der Ausstichstelle zurückführt und nun auf der Seite des ersten Einstiches den Faden knotet. Dadurch werden

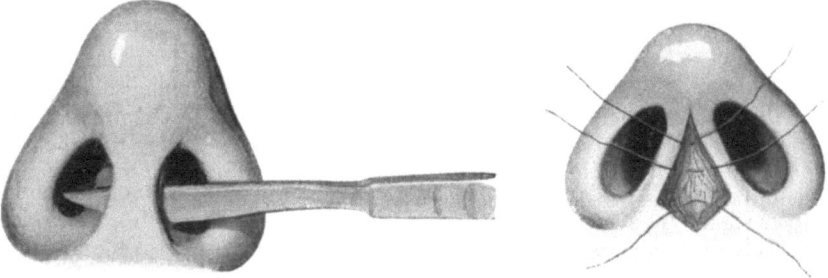

Abb. 26. Schnittführung zur Verschmälerung der Nasenscheidewand am Naseneingang.

Abb. 27. Verschmälerung der Nasenscheidewand am Naseneingang mit Hebung der Nasenspitze.

die beiden Hautblätter des Septums aneinandergepreßt, Tamponade ist unnötig. Subcutane Catgutnaht schließt die äußere Wunde. Die äußere Narbe ist nach

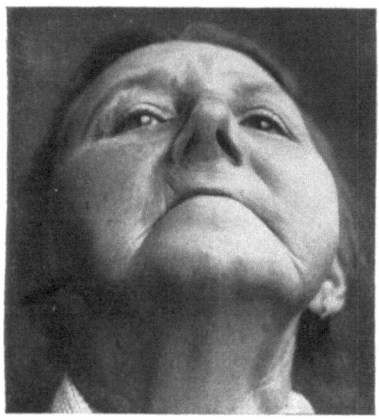

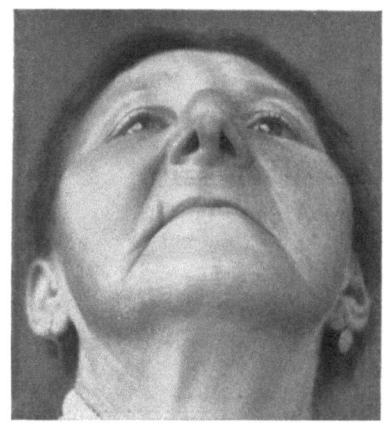

Abb. 28. Verengerung des Naseneingangs durch zu breites Septum.

Abb. 29. Das Septum ist nach HALLES Methode verschmälert. (Dieselbe Kranke wie in Abb. 28.)

kurzer Zeit selbst bei genauer Untersuchung kaum zu sehen. Es gelang so, nicht nur die Nase vorn weit zu machen, sondern auch die Nasenspitze, falls sie herabgesunken war, dauernd zu heben.

Operation von Dornen und Leisten.

Dornen auf dem Septum und ganz schmale Leisten ohne erhebliche Verbiegung, wenn sie Beschwerden machen (Reflexneurose), kann man mit dem Meißel, der Säge oder mit dem von hinten schneidenden MOUREschen Messer fortnehmen. Man soll aber die Schleimhaut ringsherum lieber vorher einschneiden, damit sich nicht Fetzen bilden. Bei Leisten ist es in Rücksicht auf die schnellere Heilung stets ratsam, die Schleimhaut darüber loszulösen, also einseitig subperichondral zu operieren, wie das auch FREER angegeben hat.

Orale Methode der subperichondralen Septumresektion.

Chireszou, Rouge, Lossen haben zuerst versucht, vom Munde aus Schief-nasen und Septumdeformitäten zu operieren, später hat Loewe diese Ideen aufgegriffen. Sein äußerst eingreifendes Verfahren hat keine Anhänger gefunden; auch eine Methode von Winckler (1) hat sich nicht eingebürgert. Dagegen ist Kretschmanns sublabiale Septumoperation für einige Fälle zu empfehlen (Abb. 30). Er macht unter Anwendung von Lokalanästhesie einen Schnitt vom Eckzahn der einen zu dem der anderen Seite bis auf den Knochen und hebelt Schleimhaut und Periost nach oben ab, bis er zum Nasenboden kommt. Nachdem die Spina nasalis freigelegt ist, werden Knorpel und Knochen, wie bei der intranasalen Operation, soweit erforderlich, fortgenommen. Ist das Periost sehr fest mit der Spina verwachsen, so wird sie in der Sagittalebene gespalten und an der Basis abgetragen. Dann lassen sich die entstandenen Knochen-

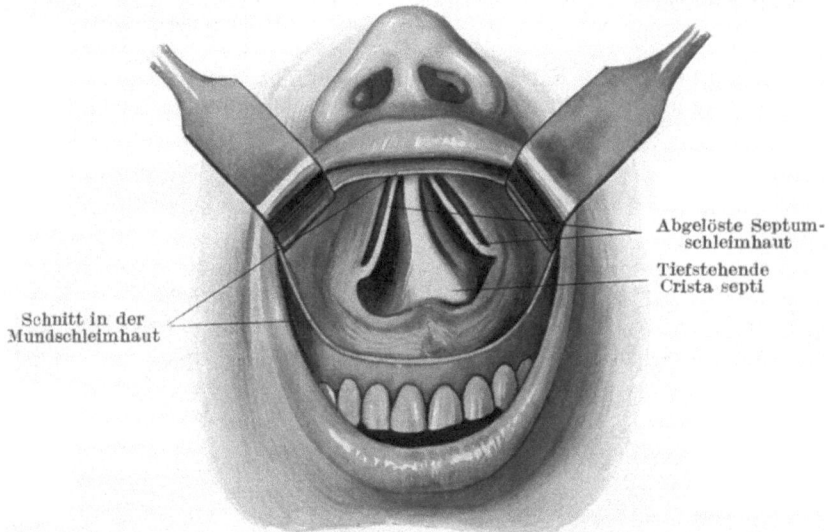

Abb. 30. Septumresektion nach Kretschmann.

splitter leicht entfernen. Weiterhin wird die Operation wie bei der endonasalen durchgeführt. Kretschmann tamponiert die Nase 24 Stunden auf der einen, 48 Stunden auf der anderen Seite. Die Wunde im Munde wird vernäht.

Er zieht seine Operation der intranasalen vor bei Fällen, in denen Exo-stosen der Spina nasalis anterior und Hindernisse im Bereich der Crista incisiva, Crista maxillaris und unteren Vomerkante beseitigt werden sollen, kurz bei Verbildungen im unteren Abschnitt der Scheidewand. Wir haben sie bei frischem Trauma mit starker Splitterung mit gutem Erfolg angewandt.

Brünings (1), Boenninghaus (1), Katz (1), Halle (3) u. a. verhalten sich der Methode gegenüber mehr oder weniger ablehnend. Meiner Ansicht nach sollte man sie auf Fälle von sehr großer Nasenenge am Boden beschränken. Halle (3) will sie nur gelten lassen, wenn die Nasenscheidewandoperation bei Kindern unter 7 Jahren notwendig wird und bei großen plastischen Operationen, ferner bei Entfernung maligner Tumoren aus der Nase. Daß es sich bei der oralen im Vergleich zur intranasalen Operation um einen sehr viel bedeutenderen Eingriff handelt, liegt auf der Hand.

Perseptales Verfahren.

In manchen Fällen ist die Nasenscheidewand, auch wenn sie sonst keinerlei Beschwerden verursacht, bei der Untersuchung der oberen Teile der Nasenhöhle und der lateralen Wand sowie bei Operationen im Naseninneren äußerst hinderlich. Es ist schon erwähnt, daß man dann als vorbereitende Operation die submuköse Operation vornehmen soll, um freien Überblick zu gewinnen. Letzteres gelingt noch besser, wenn man wie KOFLER vorgeschlagen hat, perseptal operiert. Auf diese Weise kann man in der Tat von der anderen Nasenseite einen außerordentlich freien Überblick gewinnen.

Um sich eine seitliche Nasenwand zugänglich zu machen, legt KOFLER am Septum der anderen Seite einen großen trapezförmigen Schleimhautlappen an, reseziert den Knorpel ausgiebig und bildet dann einen kleinen Schleimhautlappen, und zwar unten oder weiter oben, je nachdem er die laterale Wand oder die Gegend der mittleren Muschel und das Siebbein zu übersehen wünscht. Dann kann er von der Seite des trapezförmigen Lappens ein Nasenspeculum unter steilem Winkel einführen. Auf diese Weise ist sehr gute Übersicht zu gewinnen, und es läßt sich dabei sehr bequem operieren. Nachdem die Operation, sei es in der Kieferhöhle, am Tränennasenkanal oder am Siebbein und der Stirnhöhle vorgenommen ist, wird der trapezförmige Lappen wieder an seine Stelle gebracht und vernäht, der kleinere durch Tamponade angelegt.

Für die oberen Teile des Naseninnern ist die Methode in einzelnen Fällen zweckmäßig. Für die Kieferhöhle scheint mir der Weg von der Fossa canina aus geeigneter.

Ähnlich wie KOFLER verfährt AFFOLTER, während PATTERSON zuerst die Septumresektion vornimmt und nach erfolgter Verheilung durch die miteinander verwachsenen Schleimhautblätter einen temporären Schnitt legt, durch den er das Speculum von einer Seite zur anderen hindurchführt. Die zweimalige Operation ist, wie KOFLER betont, für die Kranken nicht angenehm. Zudem vergeht immerhin einige Zeit bis zur Heilung nach der Resektion. — Die zweite — eigentliche — Operation, derentwegen der Kranke kommt, kann aber oft ohne Schaden nicht aufgeschoben werden.

HOFER macht sehr einfach einen temporären Schlitz im Septum, indem er den KILLIANschen Schnitt in einem Zuge durch alle Schichten hindurchführt. Dabei werden aber etwaige Verbiegungen des Septums, die auch bei der Nachbehandlung störend sein können, nicht beseitigt.

Synechien (operativ).

Die Verwachsungen in der Nase werden im Kapitel B 7 geschildert. Es würden unnütze Wiederholungen entstehen, wenn ich hier darauf näher eingehen wollte. Es muß aber betont werden, daß bei der Entstehung sowohl der erworbenen wie der angeborenen Synechien die Veränderungen der Nasenscheidewand eine wichtige Rolle spielen. Die erworbenen sind oft Folgen schwerer Verletzungen der Nase, bei denen das Septum in Mitleidenschaft gezogen wird. Ferner sind namentlich früher sehr oft durch Galvanokaustik Verwachsungen zwischen Nasenscheidewand und Muscheln entstanden. Nach Gewehrschüssen und Stichwunden durch die Nase sind im Kriege vielfach Synechien beobachtet.

Die Behandlung ist chirurgisch. Schmale Schleimhautverwachsungen kann man einfach durchtrennen, doch wird man meist Rezidive sehen, wenn man nur mit Schere und Messer arbeitet; besser ist es, ein breites Konchotom zu benutzen und dann die Wundfläche mit Trichloressigsäure zu ätzen. Sind beide

Wundflächen etwa $^1/_2$ cm voneinander entfernt und ist nicht anzunehmen, daß sie in den nächsten Tagen durch nachfolgende Schwellung miteinander in Berührung kommen, braucht man nicht zu tamponieren. Sonst legt man besser für einige Zeit einen kleinen Salbentampon ein, den man täglich wechselt.

Bei breiteren Verwachsungen schicken wir stets die subperichondrale Resektion voraus und durchtrennen erst nachher die Schleimhautbrücke. Die hinteren Synechien erfordern ganz besonders Sorgfalt bei der Operation, die Choane muß sehr weit gemacht werden. Dabei ist der Vomer zum größten Teil oder ganz mitzuentfernen.

Komplikationen und Mißerfolge bei und nach der subperichondralen Septumresektion.

Bei glattem Verlauf der subperichondralen Septumoperation und bei ungestörter Heilung kann der Kranke schnell von den Beschwerden befreit sein, die ihn zum Arzt führten; immer vorausgesetzt, daß die Indikation richtig gestellt war. Es müssen aber auch die Mißerfolge und Komplikationen erwähnt werden, die bei der Operation und nachher vorkommen können.

Blutungen während der Operation haben mich in den letzten Jahren nicht gestört, seitdem ich wie oben beschrieben, sehr ausgiebig Novocainlösung einspritzte. Ob die Vorsichtsmaßnahme, Patienten über 40 Jahren und solchen, die angeblich zu Blutungen neigen, einige Tage vor der Operation Calcium zu geben, dabei mitgewirkt hat, lasse ich dahingestellt. FREER (4) schreibt noch 1906, daß mindestens 60 Wattebäuschchen auf Halter gedreht, bereit zu halten seien. Mehr als 5 oder 6 brauche ich nicht. Auch den KILLIANschen (4) Rat, in den Canalis incisivus zu injizieren, hatte ich nicht nötig, zu befolgen.

Hämatome und Abscesse zwischen den Schleimhautblättern kommen hin und wieder vor. KILLIAN (4) empfahl deshalb eine große Incision im hinteren Abschnitt des Septums anzulegen. Das ist bei unserer Schnittführung (Abb. 20) unnötig, da jede erhebliche Blutung nach dem unteren Nasengang Abfluß hat. Aus demselben Grunde kann ich auch ohne Bedenken den vorderen senkrechten Schnitt zunähen. Die Tamponade in den ersten 24 Stunden erscheint mir im Hinblick auf die Verhinderung von Blutungen zweckmäßig. Hämatome, die ich aber seit Jahren nach der Resektion nicht mehr beobachte, müssen schleunigst entfernt werden, da sie sonst in Eiterung übergehen.

POE sah nach der Operation ein Hämatom des harten Gaumens, vermutlich infolge von direkter Schädigung des harten Gaumens beim Meißeln.

Recht lästig sind Perichondritiden, die infolge irgendeiner Infektion auftreten und Verdickungen hinterlassen. Die Schwellung bleibt manchmal lange bestehen und stört die freie Atmung. Ich habe in solchen Fällen von Lichtbestrahlung (Sollux, Luxor usw.) namentlich im Anfang recht gute Erfolge gesehen.

Die Nasenscheidewand soll als solche völlig erhalten bleiben; dauernde Perforationen sind immer als Mißerfolg anzusehen, der allerdings auch dem geübtesten Operateur kaum erspart bleibt. Im allgemeinen werden sie, wie oben erwähnt, nur entstehen, wenn beide Schleimhautblätter an der gleichen Stelle durchlöchert sind. Ist aber der Defekt auf einer Seite groß und will es das Unglück, daß die Schleimhaut der anderen Seite atrophisch ist, kommt dazu noch eine Infektion mit nachfolgender Entzündung, so kann sich auch nachträglich noch eine Perforation entwickeln.

Am leichtesten entstehen Perforationen, wenn starke Deviationen und Knickungen mit Leisten und Dornen vorhanden sind. Häufig ist die Schleimhaut auf der scharfen Kante sehr fest mit dem Knochen verwachsen und reißt ein; ist sie auf der konkaven Seite sehr dünn, so gelingt es auch hier manchmal nicht, sie unverletzt loszulösen. Dies ist vornehmlich der Fall, wenn die Deformitäten traumatischen Ursprungs sind. Besonders ungünstig ist es, wenn durch frühere Behandlung (Kaustik) oder durch unzulängliche operative Eingriffe der Hautüberzug des Septums bereits narbig verändert ist. In solchen Fällen kann man der Perforation vorbeugen, wenn man nach dem Einreißen der Schleimhaut auf einer Seite das Loslösen auf der anderen in gleicher Höhe unterläßt, oberhalb und unterhalb den Knorpel reseziert und das auf einer Seite in der Schleimhaut haftende Knorpel- oder Knochenstück einheilen läßt.

Ist die Schleimhaut beiderseits an der gleichen Stelle eingerissen, so soll man versuchen, sofort zu nähen. Leider gelingt dies jedoch vielfach nicht, weil die Schleimhaut wieder einreißt, wenn sie verändert und schlecht ernährt ist. Selbst wenn die Naht gut liegt, kann die Verheilung der Wundränder aus denselben Gründen ausbleiben. Das gleichzeitige Einlegen von Knorpelplatten [HALLE (3)] scheint hier auch nicht stets den gewünschten Erfolg zu haben, weil sie nicht einheilen, wenn sie nicht völlig mit Schleimhaut bedeckt sind.

Zum Nähen der Schleimhautrisse werden in der Regel gestielte Nadeln benutzt, von denen die von HALLE (3) angegebenen besonders zweckmäßig sind. Ich selbst bevorzuge außer bei sehr hochsitzenden Rissen ganz feine, nicht zu stark gekrümmte gewöhnliche Nadeln und einen sehr leichten Nadelhalter. Bei einiger Übung kann man damit bis weit hinauf nähen, wenn man Matratzennaht anlegt. Der Catgutfaden muß ebenfalls fein und äußerst weich sein. Dann ist es möglich, mit Hilfe von zwei dünnen Pinzetten den Faden zu knoten, ein einfacher Knoten genügt. Mit gestielten Nadeln und Instrumenten, die zum Zuknoten der Fäden angegeben sind, mißglückt die Naht nach meinen Erfahrungen öfter. Viel benutzt wird der YANKAUERsche Knotenschließer.

Über die Behandlung der Defekte s. S. 501.

Schlimmer als die Perforation des Septum ist für den Kranken Entstellung der Nase durch Einsinken des Nasenrückens. Sie kann nur entstehen, wenn die Vorschrift außer acht gelassen wird, eine hinreichende Leiste vom Septumknorpel als Stütze unter dem Nasenrücken stehen zu lassen, oder wenn diese Leiste nachträglich durch Entzündungsprozesse zerstört wird. Die Beseitigung des Schönheitsfehlers kann durch Paraffineinspritzungen geschehen, wenn die Einsenkung nur gering ist. Sonst muß man schon Elfenbein- oder Knochenstäbchen einpflanzen (s. Abschnitt B, 19, 1a).

Die häufigste Komplikation unmittelbar nach der Septumoperation ist die Halsentzündung, die meist leichter Art ist, aber auch recht schwere Formen annehmen kann. Daran anschließend sind auch, wie das erklärlich ist, Nachkrankheiten wie Otitis mit allen ihren Folgen, Myocarditis (HORN) und Nephritis beobachtet. Ich glaube nach meinen Erfahrungen, daß bei kurzfristiger Tamponade Anginen sehr selten sind. Auch v. EICKEN hat recht, wenn er meint, daß zu weites Einschieben der Tampons in den Nasenrachenraum nachteilig wirkt.

Die vereinzelten Todesfälle so an Meningitis, Erysipel (MIODOWSKI), Sepsis (HAYS) dürfen uns, wie v. EICKEN sagt, nicht veranlassen, die Septumoperation als einen gefährlichen Eingriff hinzustellen.

Der erstrebte Erfolg der Operation bleibt manchmal aus. Ich erwähnte schon, daß fehlerhafte Indikationsstellung daran Schuld haben kann. Die Beschwerden bestehen aber auch weiter, wenn das Septum nicht hinreichend gerade gestellt ist oder Vorsprünge nach der einen oder anderen Seite und Polster oder Verdickungen zurückbleiben. So wird namentlich vom Anfänger aus Besorgnis vor Einsinken des Nasenrückens nach oben zu wenig vom Knorpel fortgenommen. Die Folge ist, daß das Septum sich nicht senkrecht in die Mittellinie, sondern schräg stellt und daß eine Verengerung bleibt, die den freien

Luftstrom nach oben zu behindert (Abb. 31). Das wirkt, wie schon bemerkt, besonders störend.

Knorpel- und Knochenleisten können auch dann sehr hinderlich sein, wenn die Raumverhältnisse im übrigen hinreichend weit sind. So klagte mir erst jüngst ein Kranker, daß er immer das Gefühl habe, die rechte Seite seiner Nase sei verstopft. Die Nase war sehr weit; nach einer vor Jahren vorgenommenen Operation war ein besonders großer Defekt im Septum entstanden, nach rechts weit hinten war aber ein Stück von einer Crista nasalis zurückgeblieben. Nachdem ich den Vorsprung einfach mit dem Konchotom beseitigt hatte, haben sich die Beschwerden sofort verloren.

Nach der Operation bleibt manchmal noch eine Schwellung der Schleimhaut zurück, die aber meist bald verschwindet.

Stellt sich heraus, daß die Atmung nicht ganz frei ist, obwohl das Septum gerade steht, so liegt das bisweilen daran, daß die Muscheln noch stören, wenn man sie aus besonderer Vorsicht nicht genügend verkleinert hat. Aus demselben Grunde können Kopfschmerzen, asthmatische Zustände usw. weiterbestehen (s. auch Didier usw.). — Oft genügte schon Ätzung mit Trichloressigsäure, um Abhilfe zu schaffen, sonst muß man noch mit Konchotom oder Schere nachhelfen oder die Muschel einknicken [Killian (4)]. Endlich können auch, wenn Knorpel und Knochen völlig hinreichend entfernt sind, Wülste und Polster, die durch Verdickungen der Schleimhaut und der Knorpel- oder Knochenhaut gebildet sind, so erheblich sein, daß die Nase nicht frei ist. — Halle (3) empfiehlt je nach der Ausdehnung der Verdickung mit einem schlanken Messer keilförmige Stücke herauszuschneiden. Mir ist die Abtragung vielfach mit Hilfe der von hinten nach vorn schneidenden Stanze nach Cordes geglückt.

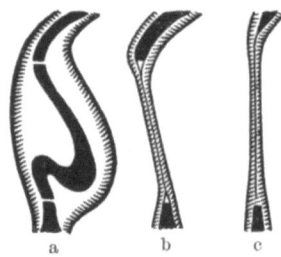

Abb. 31. Septumoperation. a und b fehlerhaftes Verfahren bei starker Deviation im oberen Teil des Septum; c richtiges Verfahren.

Hämatom.

Othämatome entstehen nur durch äußere Gewalteinwirkung. Diese Ansicht, die ich schon in meinem Buch über die Verletzungen des Gehörorgans 1905 aussprach und ausführlich begründete, fand ich inzwischen immer wieder in sämtlichen zahlreichen Fällen bestätigt, die ich seither beobachtete. Das gleiche gilt auch von den reinen Hämatomen der Nasenscheidewand, auch sie sind traumatischen Ursprungs, denn die entzündlichen Ergüsse mit starker blutiger Beimischung, die nach Infektionskrankheiten, namentlich nach Influenza, entstehen, sind meines Erachtens nicht als reine Hämatome aufzufassen. Ich schließe mich demnach rückhaltlos Ruault, Danziger und Hecht an, die spontane Hämatome nicht anerkennen und wie ich schon hier betone, ebensowenig die sogenannte idiopathische Perichondritis des Septums. Auch Jurasz (1891) hat die Septumabscesse nach Blutergüssen auf Verletzungen zurückgeführt.

Die in der Literatur veröffentlichten spontanen Hämatome halten der Kritik nicht stand. Bei den Hämatomen, die kurz nach ihrer Entstehung in Behandlung kommen, gelang es mir immer, manchmal nicht ganz leicht, festzustellen, daß eine Verletzung vorausgegangen war. Sie bilden sich in der Regel schnell im Anschluß an den Insult (Sturz, Stoß, Schlag auf die Nase), manchmal erst einige Stunden, ja Tage nachher. Blutungen aus der Nase erfolgen dabei, wenn die Schleimhaut an irgendeiner Stelle des Naseninnern verletzt ist. Hat das Blut freien Abfluß, so kann die Stauung zunächst ausbleiben. Ist aber dann der Einriß außen durch Tamponieren oder spontan verstopft, sickert aus der abgelösten Schleimhaut-Perichondriumschicht weiter Blut nach, so bildet sich sekundär noch ein Hämatom. Schließlich kann auch die Verletzung eine Perichondritis zur Folge haben unter Bildung eines Ergusses mit stark blutiger Beimischung. Häufiger wird sich dann aber gleich ein Absceß bilden.

Wie bei dem Othämatom, so ist auch bei Haematoma septi die Behauptung aufgestellt, daß es nur zustande kommt, wenn schon Degenerationsprozesse am Knorpel vorangegangen sind (POLLAK). Warum gerade die kräftigsten und gesundesten Menschen wie Boxer, Ringer usw., bei denen die Ohrblutgeschwulst am häufigsten ist, kranke Knorpel haben sollen, ist mir nicht recht erfindlich. Ebenso konnte ich nicht feststellen, daß Septumhämatome bei kränklichen oder schwächlichen Leuten vorwiegen. Bei kleinen Kindern sind sie ebenso wie die Frakturen nicht häufig. Das erklärt sich, wie oben gesagt, aus der Elastizität des Knorpels. Schon bei Kindern von 5 Jahren ab habe ich sie jedoch vielfach gesehen.

Die Hauptbeschwerden werden durch die Verstopfung der Nase bedingt, namentlich wenn sie, wie meist, doppelseitig undurchgängig ist. Sind aber gleichzeitig auch äußerliche Verletzungen hervorgerufen, wie Suggilationen, Schwellung der Nase und ihrer Umgebung, so tröstet man sich oft zunächst damit, daß die Verstopfung wohl wieder verschwinden werde, wenn die übrigen Erscheinungen zurückgehen. So kommt es, daß der Arzt die Hämatome nicht in frischem Zustand zu sehen bekommt, sondern später, vielfach erst, wenn schon Abscedierung eingetreten ist.

In der weitaus größten Mehrzahl der Fälle vereitert der Bluterguß; Resorption soll beobachtet sein (KIESER). FISCHENICH, der in der Literatur nur einen von BALL beschriebenen Fall fand, in dem ein doppelseitiges Hämatom nach und nach zurückging, meint, daß eine schnell sich bildende Faserstoffablagerung an der Innenwand der Geschwulst die Aufsaugung erschwere. Die Verhältnisse liegen auch hier meines Erachtens wie beim Othämatom für die Resorption sehr ungünstig. Die vom Perichondrium und Periost entblößte Knorpel- und Knochenfläche ist sicher nicht imstande, die große Blutmenge aufzusaugen; die abgehebelte Schleimhaut, deren Gefäße zum Teil durchrissen sind, ist ebenfalls kaum dafür geeignet. Beim Othämatom sieht man Organisation des Ergusses; das ist am Septum nur bei geringfügigen Flüssigkeitsansammlungen möglich und nur, wenn ausnahmsweise keine Infektion erfolgt. Unter dieser Bedingung kann auch das Blut längere Zeit flüssig bleiben und seröse Beschaffenheit mit mehr oder weniger blutiger Beimengung annehmen. Von eigentlicher Cystenbildung kann jedoch nicht gesprochen werden, denn die Cyste muß eine eigene Wandung haben.

Während Infektion des Ergusses beim Othämatom infolge der schützenden Hautdecke spontan fast nie eintritt, ist es sehr erklärlich, daß sie beim Septumhämatom beinahe die Regel ist, schon deshalb, weil die zarte Schleimhaut meist einreißt oder oberflächliche Verletzungen erfährt und das Naseninnere häufig reich an pathogenen Keimen ist. Auch wird die Oberfläche des Hämatoms nur wenig von desinfizierendem Nasenschleim bedeckt.

So vereitert dann das Septumhämatom fast immer früher oder später meist unter Fieberbewegungen, Kopfschmerzen und Allgemeinerscheinungen. Die weitere Folge ist dann Zerstörung des Knorpels, Septumperforation und sehr oft Entstellung der äußeren Nase.

JURASZ sagt, daß er Knorpelnekrose schon sehr früh nach Entstehung des Hämatome gesehen habe. Die poliklinischen Fälle, die er beschreibt, kamen aber erst in Behandlung, als schon Abscedierung eingetreten war. Er spricht weiter von einigen Privatpatienten, über deren Krankengeschichten er nichts berichtet. Dann fügt er hinzu: „Merkwürdig ist aber die Tatsache, daß die Nekrose des Knorpels sehr früh auftritt und daß man sie in frischen Fällen selbst in einigen Stunden nach dem Trauma und nach dem Erscheinen der Hämatome nachweisen kann." Wie er die Nekrose festgestellt hat, wird nicht angegeben, sehr ausgedehnt kann sie nicht gewesen sein, da er hinzufügt: „Die Prognose ist immer günstig, da sich nach Entleerung des Blutes oder Eiters, regelmäßige desinfizierende Ausspritzung und Tamponade der Nasenhöhle die losgelösten Schleimhautabschnitte in kurzer Zeit anlegen und das Septum seine unverletzte frühere Form wieder gewinnt."

Fischenich meint, offenbar weil er mit Recht nicht an eine so schnelle Nekrose durch Bluterguß glauben kann, daß durch die Beobachtung von Jurasz vielleicht die Ansicht Pollaks gestützt wird, die Knorpelveränderung sei die Voraussetzung für das Zustandekommen des Hämatoms.

Ich habe in frischen Fällen vom Hämatom niemals Nekrose des Knorpels gesehen, sie wird bei Splitterung aber vorgetäuscht, weil man mit der Sonde nach Incision auf einer Seite oft nicht nur auf bloßliegenden Knorpel, sondern auch unter die Schleimhaut der anderen Nasenseite gelangt.

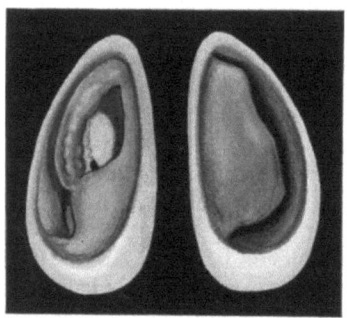

Abb. 32. Eröffneter Septumabsceß rechts (Knorpel perforiert).

Dies beweist ein Fall, den ich kürzlich beobachtete. Bei einem 58 jährigen Mann war nach einem Sturz ein Hämatom aufgetreten, das auf beiden Seiten die Schleimhaut weit vorwölbte. Er kam 5 Tage nach dem Unfall in meine Behandlung. Bei der Incision auf der rechten Seite entleerte sich reichlich blutig gefärbter Eiter. Beim Sondieren schien es, als sei der Knorpel rauh. Nach Ausdrücken des Absceßinhaltes auch von links her, sah man aber im Knorpel deutlich einen Bruch, dessen unregelmäßig verlaufende Ränder noch etwas klafften (Abb. 32). Es trat schnelle Heilung ohne Perforation ein.

Die Diagnose des Hämatoms ist einfach. Beide Nasenöffnungen, selten nur eine, sind durch schwappende, pralle Geschwülste ausgefüllt, die dem Septum breit aufsitzen.

Die Behandlung ergibt sich nach dem, was ich über den Verlauf sagte, von selbst, sie besteht in schleuniger Entleerung des blutigen Inhaltes durch ausgiebigen Einschnitt. Auf Spontanheilung kann man nicht rechnen und je länger der Erguß besteht, um so mehr ist zu befürchten, daß der die Nase stützende Knorpel zerstört wird oder dauernde Perforation eintritt. Je früher man eingreift, desto mehr Aussicht ist vorhanden, daß der gebrochene Knorpel wieder in seine normale Lage gebracht, einheilt, auch wenn er gesplittert ist. Nach der Incision sucht man das Septum gerade zu richten, drückt dabei mit Wattestäbchen alle Blutgerinnsel aus und tamponiert von beiden Seiten so, daß der Nasenrücken gestützt ist. Nach spätestens 24 Stunden wechselt man die Tampons und vergewissert sich, daß die Schleimhaut überall gut anliegt. Meist erfolgt in wirklich frischen Fällen schnelle völlige Heilung ohne Perforation und Entstellung. Wesentlich ungünstiger ist die Prognose, wenn erst ein Absceß entstanden ist, dessen Behandlung weiter unten besprochen wird.

Entzündungen der Nasenscheidewand.

Oben habe ich die Gründe erörtert, auf die es zurückzuführen ist, daß gerade das knorpelige Septum besonders häufig Formveränderungen, wie Verletzungen und Knickungen aufweist und besonders häufig Verletzungen ausgesetzt ist. Die Erfahrung lehrt, daß sich auch die Entzündungen vorwiegend im vorderen Teil des Septums abspielen, und zwar in der Gegend etwa $1^{1}/_{2}$—2 cm hinter dem Naseneingang bis zum Knochenrand der Lamina perpendicularis.

Über die Ursachen hierfür ist viel gestritten und geschrieben worden. Eine Ursache ist schon darin zu suchen, daß die oft vorkommenden Verletzungen an dieser Stelle nicht spurlos abheilen. Es bleibt ein Locus minoris resistentiae zurück. Eine zweite darin, daß die Nasenscheidewand bei allen Erkrankungen des Naseninnern in Mitleidenschaft gezogen wird.

Es liegt auf der Hand, daß die vorderste Partie der Nasenscheidewand, soweit sie durch Hautüberzug geschützt ist, weniger leicht erkrankt als die zarte Schleimhaut, deren Flimmerepithel namentlich bei wiederholten Erkrankungen Veränderungen erfährt und der Zerstörung ausgesetzt ist. Die Schleimhaut ist mit dem Perichondrium verwachsen, das deshalb nur bei ganz oberflächlichen und leichten Entzündungen unbeteiligt bleibt. Bei allen tieferen und länger dauernden wird auch die Struktur der Knorpelhaut pathologisch verändert, namentlich durch Gefäßerkrankungen. Ist dies aber der Fall, so wird die Ernährung des Knorpels gefährdet, der selbst der Gefäße entbehrt und deshalb weit weniger widerstandsfähig ist als der Knochen.

Die Untersuchungen KAYSERS über den Weg der Atmungsluft durch die Nase zeigen, übereinstimmend mit den Versuchen von PAULSEN (1, 2), daß sich eingeatmeter Magnesiumstaub vornehmlich am Septum etwa $1^{1}/_{2}$ cm von der Spitze der Nase in der Höhe der mittleren oder des oberen Randes der unteren Muschel ansammelt. Wie der Magnesiumstaub, so lagert sich eingeatmeter Staub, ätzende Dämpfe, Bakterien an dieser Stelle ab, an der sich oft Entzündungen, Geschwüre und Perforationen entwickeln.

Es kommt hinzu, daß hier auch der Nasenschleim nicht so wirksam ist wie an der lateralen Nasenwand. Die Behauptung BURGHARTS, daß die Septumschleimhaut drüsenarm ist, wird von RUDLOFF ergänzt. Auf Grund von Untersuchungen DISSES (Marburg) gibt er an, daß in der Schleimhaut zwar zahlreiche Drüsenschläuche sind, diese aber kein Mucin enthalten. Es handelt sich vielmehr um seröse Drüsen. Daraus folgert er, daß chromsaure Salze, die eingeatmet werden, nicht fortgeschwemmt, sondern von dem serösen Sekret gelöst werden und dadurch ihre ätzende Wirkung auf die Schleimhaut um so stärker ausüben können. Ist das richtig, so wirkt auch das seröse Sekret nicht so desinfizierend auf Bakterien, die sich am knorpligen Septum ansammeln, wie der Nasenschleim, der von der lateralen Nasenwand abgesondert wird. Ferner wird die dauernde Befeuchtung vom knorpligen Septum noch dadurch beeinträchtigt, daß die Inspirationsluft austrocknend wirkt, und zwar ganz besonders an der konvexen Fläche von Verbiegungen.

Daß durch den bohrenden Fingernagel oft Verletzungen und Blutungen der Nasenscheidewand veranlaßt werden und daß dadurch Gelegenheit für Infektionen der verschiedensten Art gegeben ist, ja daß dabei pathogene Keime eingeimpft werden können, ist nicht zu bestreiten. Aber ZUCKERKANDL (2) geht, wie ZARNIKO mit Recht sagt, zu weit, wenn er nur traumatische Ursachen für die Entzündungen am Septum gelten lassen will und der anatomischen Besonderheit des knorpligen Septums jede Bedeutung abspricht. — HAJEK (4) meint, das Kratzen in der Nase sei nicht der erste Anlaß, es müsse schon ein Anreiz dazu vorhanden sein, also ein Krankheitszustand wie Ekzeme am Naseneingang, Entzündungen, Borkenbildungen usw. — Juckreiz kann aber auch reflektorisch erzeugt werden bei gesunder Schleimhaut wie bei Vorhandensein von Darmwürmern. Ob er bei Rachenmandelerkrankungen ebenso zu erklären ist, oder durch gleichzeitig bestehenden chronischen Schnupfen hervorgerufen wird, mag dahingestellt sein. Mir scheint letzteres wahrscheinlicher.

Es sind demnach eine ganze Reihe von Ursachen vorhanden, aus denen sich die Erkrankungen gerade des knorpligen Septums erklären. Eine schließt die andere nicht aus; welche die primäre ist, läßt sich im einzelnen Fall oft nicht entscheiden.

Akute und chronische entzündliche Prozesse können an der Nasenscheidewand selbst entstehen und auf sie beschränkt bleiben. Weit häufiger sind sie Teilerscheinungen von Affektionen des Naseninnern oder Folgeerscheinungen von Erkrankungen der Nachbarorgane und von Allgemeinerkrankungen. Je nachdem welche Teile, aus denen das Septum zusammengesetzt ist, also Haut, Schleimhaut, Bindegewebe, Knochen- und Knorpelhaut, Knorpel oder Knochen zuerst und vornehmlich erkranken, treten mehr ulcerative Veränderungen hervor oder Schwellungszustände mit Neigung zu Absceßbildung und Zerstörung des Septumgerüstes.

Akute Entzündungen und ihre Folgen.

Die am Septum beginnenden akuten Entzündungen sind außerordentlich oft traumatischen Ursprungs. Wie oben ausgeführt wurde, vereitern Hämatome nach einiger Zeit fast stets. Keineswegs bei allen stumpfen Verletzungen des Septums erfolgt aber ein erheblicher Bluterguß; es kann auch infolge der Kontusion zu seröser Exsudation kommen, an die sich, wofern sie nicht von selbst zurückgeht, durch Infektion Entzündung des Perichondriums und des Periostes, gleichzeitig auch eine solche der Schleimhaut anschließt. Verletzungen der Schleimhaut von außen bilden ebenfalls häufig die Eingangspforte für pathogene Keime. Dadurch entsteht zunächst eine oberflächliche Entzündung, die je nach der Infektionsart mit oder ohne Geschwürsbildung verläuft.

Primäre Entzündung der unverletzten Schleimhaut läßt sich dadurch erklären, daß Bakterien, die sich bei der Atmung ansammeln, wirksam werden. Dies ist besonders dann möglich, wenn die Befeuchtung des vorderen Teiles der Nasenscheidewand mit dem desinfizierenden Nasenschleim infolge von Verbiegungen mangelhaft, oder wenn die Struktur des Septumüberzuges bereits pathologisch verändert ist.

Bei Arbeitern in manchen Betrieben, namentlich bei Chromarbeitern, beobachtet man manchmal akut auftretende Entzündungen und Perforationen der Nasenscheidewand (s. S. 491).

Die Septumerkrankungen, die im Anschluß an Erkrankungen der Nachbarorgane auftreten, nennt Trautmann in seiner lesenswerten Arbeit über Nasendestruktionen zweckmäßig „propagierte Prozesse". Er führt solche nach Entzündung im Nasenrachenraum, nach Nebenhöhlenerkrankungen, Koryza und nach Zahnerkrankungen auf.

Sehr häufig führen die letztgenannten zu Entzündungen an der Nasenscheidewand. In der Literatur finden sich eine ganze Reihe solcher Fälle [Fischenich, Killian (2), Lubinski, Ricci, Parker]. Meist sind erklärlicherweise nur die Abscesse beschrieben. Weit häufiger sind Entzündungen ohne Vereiterung; sie werden aber vom Patienten wie vom Arzt meist nicht beachtet, weil sie gegenüber dem ursächlichen Leiden in den Hintergrund treten und nach Beseitigung der Zahnerkrankung von selbst zurückgehen. Die Entstehung ist die gleiche wie bei den Erkrankungen der Kieferhöhlen von den Alveolen her. Von der Periostitis an den Wurzeln der Schneidezähne ausgehend, greift der Prozeß auf das Periost und das Perichondrium des Septums über, entweder unmittelbar oder nach Erkrankung der Knochenhaut des Nasenbodens, oft gleichzeitig mit Caries, wie ich das erst jüngst bei einem 7jährigen Mädchen sah (Abb. 33). Am Röntgenfilm konnte man deutlich den Krankheitsweg erkennen. Manchmal ist jedoch dieser Propagationsmodus nicht nachweisbar. In solchen Fällen ist nach BAUER anzunehmen, daß die Keime von den erkrankten benachbarten Zahnwurzeln durch den Canalis incisivus zum Septum gelangen. Meist gehen dabei Gaumenabscesse voraus. Allerdings kann die Infektion nur in seltenen Fällen auf diese Weise fortschreiten, da ein durchgängiger Ductus incisivus beim erwachsenen Menschen zu den Ausnahmen zählt (RAWENGEL).

Da die Patienten keineswegs immer Zahnschmerzen haben, die auf die Diagnose hindeuten,. so müssen wir bei Septumentzündungen und -abscessen stets auch unser Augenmerk auf die Untersuchung der Zähne und Zahnwurzeln richten, sonst kann es sein, daß die Perichondritis des Septums vergeblich behandelt wird oder die Entleerung eines Abscesses keine endgültige Heilung herbeiführt. Der Inhalt der Abscesse, die sehr große Ausdehnung annehmen können, pflegen übrigens äußerst übelriechend zu sein, ebenso wie bei den Empyemen der Kieferhöhle, die von den Zähnen ausgehen.

Daß von Keilbeineiterungen her Perichondritis des Septums entstehen kann, ist erklärlich.

In AUTRÉS Fall von Septumsabsceß stellte sich heraus, daß eine Fistel bis zur cariösen Keilbeinwand führte. Hier war also der gerade Weg der Fortleitung gefunden.

Nicht immer wird es sich feststellen lassen, ob die Perichondritis des Septums bei Erkrankungen im

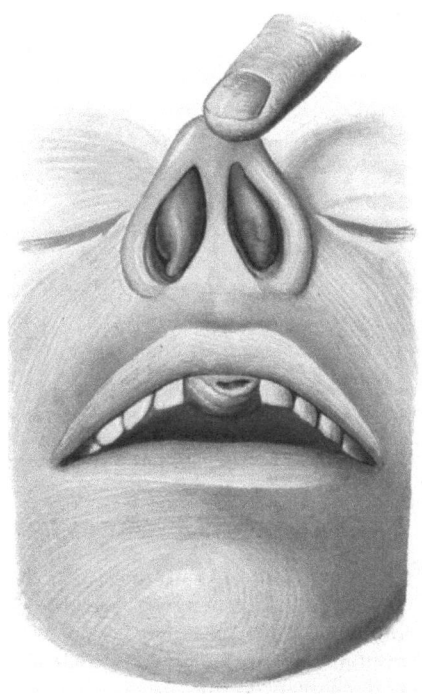

Abb. 33. Doppelseitiger Septumabsceß und Absceß am Gaumen nach Zahncaries.

Nasenrachenraum durch Fortleitung des Prozesses entstand, oder ob sie die Folge einer Influenza, Streptokokken-Angina oder einer anderen Infektionskrankheit ist.

Vor kurzem erkrankte ein 15jähriger Junge wenige Stunden nach der Herausnahme der Rachenmandel und Fortnahme der hinteren Enden der unteren Muscheln unter hohem Fieber an schwerer Angina. Schon am dritten Tage hatte sich ein Septumabsceß gebildet, der sofort incidiert wurde. Trotzdem ging der Knorpel schnell zugrunde und nach 5—6 Tagen ist eine dauernde Einsenkung des Nasenrückens vorhanden.

Oft ist die Nasenscheidewand bei Erysipel mitergriffen [s. auch HERZFELD (2) 1893]. Dies ist erklärlich, da ja die Krankheit vielfach vom Naseneingang und dem Septum ausgeht, infolge von Kratzen und Jucken in der Nase. In anderen Fällen geht die Rose von der Gesichtshaut in das Naseninnere über.

Auch im Anschluß an Furunkel im Naseneingang und im vorderen Teil des Septums beobachtete ich gerade in letzterer Zeit mehrfach ausgedehnte Knorpel- und Knochenhautentzündung mit und ohne Abscedierung (Abb. 34).

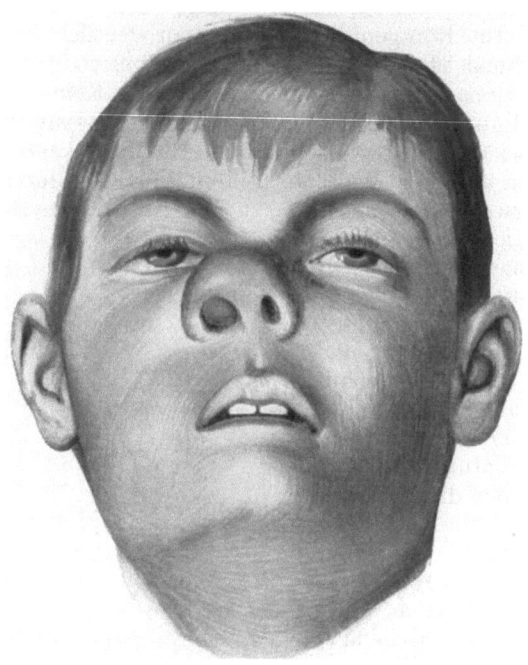

Abb. 34. Septumabsceß nach Furunkel der Nase.

Akute Entzündungen bei Infektionskrankheiten.

Bei allen akuten Entzündungen des Naseninnern ist die Nasenscheidewand mehr oder weniger beteiligt. Es ist klar, daß bei einem Schnupfen, mag er als Krankheit für sich bestehen, oder als Begleiterscheinung von Influenza, Masern, Pneumonie, Scharlach usw. anzusehen sein, die Septumschleimhaut nicht gesund bleiben kann. Dies wird aber sehr oft übersehen, weil die Hauptbeschwerden durch die Entzündung und Schwellung der seitlichen Nasenwand und durch die Miterkrankung der Nebenhöhlen verursacht werden. Gibt man bei der Untersuchung auf das Septum acht, so findet man stets dort Veränderungen, Gefäßinjektion, diffuse Rötung, Schwellung und oft auch Erosionen. In der Regel schwinden diese Erscheinungen mit der Heilung des Schnupfens gleichzeitig. Dies ist aber keineswegs immer der Fall. Kommt es schon vor, daß, noch während die Rhinitis besteht, Schleimhaut-Perichondriumentzündung zu erheblicher Schwellung führt, oder daß ein Absceß entsteht, so kann dies auch noch später geschehen, ja lange nachdem der Schnupfen geheilt ist, der vielleicht den Kranken wenig belästigt hat. Hierher gehören sicher eine ganze Reihe von den fälschlich als idiopathisch beschriebenen Abscessen, die mit Schnupfen begannen. Jede ernste und länger dauernde Entzündung der Nasenscheidewand, auch wenn keine Geschwürsbildung eintritt, hinterläßt dauernde Veränderungen, gleichsam Narben: Epithelumwandlungen, Drüsenschwund, Gefäßstörungen usw. Wiederholt sich die Schädigung bei häufig auftretendem Schnupfen, so nehmen jene Veränderungen in der Struktur der Schleimhaut — Knorpelhaut zu, greifen vielleicht auch auf den Knorpel selbst über.

Geschwürsbildung am Septum ist bei Variola und bei Varicellen beobachtet; sie entstehen nach Zerfall von Pusteln am Naseneingang. Bei der Diphtherie kann es sich um primäre Rhinitis oder um sekundäre, vom Rachen fortgeleitete Prozesse handeln. Im Anfangsstadium tritt die Bildung von Pseudomembranen in den Vordergrund, später können auch, wenn diese sich nicht mehr bilden, Ulcera zurückbleiben. BAUMGARTEN sah danach Knorpel- und Knochennekrose. Bei den Masern sind Entzündungen des Septums häufig, Geschwüre selten (CATTI), sehr viel häufiger bei Scharlach, bei dem durch schwere Gangrän große Zerstörungen, auch des Knochens vorkommen.

Abscesse sind im Verlauf dieser Entzündungen offenbar selten. In der Literatur finde ich je einen Fall nach Variola und Scharlach. Diphtherie ist nirgends als Ursache angegeben, auch Masern nicht, bei denen ich selbst zweimal ausgedehnte Vereiterung beobachtete.

Septische Allgemeinerkrankungen rufen gelegentlich Prozesse in der Nase und damit auch am Septum hervor.

Bei Influenza ist Nasenblutung aus der Scheidewand ein oft beobachtetes Symptom. Im Anschluß daran kommen Geschwüre vor, wenn auch selten. Bei Rotz, bei dem sich vielfach in den Anfangsstadien Knötchen an den Nasenflügel, aber auch am Septum bilden, ist in bösartigen Fällen Gangrän und Perforation des Septums beschrieben. (HEYMANNs Handbuch III, Bd. 2, S. 745.)

Häufiger sind *Abscesse* nach Influenza, und zwar meist mit stark blutiger Beimischung wie bei Otitis und Mastoiditis (DANZIGER). Dies ist erklärlich, da die Grippe fast stets mit mehr oder minder schweren Entzündungen der Nasenschleimhaut einhergeht. Der sichere Beweis, daß es sich tatsächlich um Influenzaabsceß handelt, würde durch den Nachweis der PFEIFFERschen Bacillen geliefert sein. Das Fehlen der Bacillen ist aber noch kein Gegenbeweis.

Mehrfach sind Septumabscesse nach Typhus beschrieben, die wohl stets auf metastatischem Wege entstehen. Sie kommen während des Verlaufes der Krankheit (LANNOIS) vor oder auch während der Rekonvaleszenz und vielleicht Jahre nachher. Denn Typhusbacillen können sich lange Zeit im Körper lebend erhalten und Abscedierungen am Knorpel und Knochen hervorrufen (FR. NEUFELD). Ob freilich dann die Typhusbacillen oder Eiterbakterien, die gleichzeitig mit ihnen gefunden werden, Ursache des Krankheitsprozesses sind, wird sich schwer entscheiden lassen.

Idiopathische Erkrankungen des Septums.

Wie wir gesehen haben, gibt es zahlreiche Entstehungsursachen für Perichondritis, Periostitis und Absceß der Nasenscheidewand, aber immer sind sie auf irgendeine Infektion zurückzuführen. Es bleiben eine Reihe von Fällen, in denen die Ätiologie nicht zu ermitteln ist, die scheinbar, ohne daß eine Allgemeinerkrankung, eine Erkrankung in der Umgebung oder eine Verletzung vorausging, am Septum primär entstehen und darauf beschränkt bleiben, selbstverständlich nicht ohne Rückwirkung auf die Nachbarorgane und das Allgemeinbefinden. Diese Prozesse werden immer noch als „idiopathische" Erkrankungen der Nasenscheidewand bezeichnet oder gar als „spontane". — TRAUTMANN sagt, daß die Identifizierung der beiden Ausdrücke nicht richtig ist, man müsse aber mit der im Sprachgebrauch eingewurzelten Bezeichnung rechnen. Warum nicht einen Ausdruck mit aller Schärfe bekämpfen, wenn es sich herausstellt, daß er falsch ist, zumal dann, wenn er auch noch falsche Vorstellungen erweckt?

Eine spontane Perichondritis bedeutet, daß gesunde Knorpelhaut aus sich
selbst heraus ohne Infektionskeime in Entzündung gerät. Das ist nach unseren
heutigen Anschauungen sicher unmöglich. — Nicht minder unglücklich ist aber
auch die Bezeichnung idiopathisch. A. Kuttner (1) hat schon 1895 sehr treffend
darauf hingewiesen, daß niemand mehr von idiopathischem Typhus oder idiopathischem Panaritium spricht. Idiopathisch ist eine Perichondritis, wenn
sich die Entzündung, ohne daß eine Erkrankung an einer anderen Stelle des
Körpers die Ursache ist, selbständig an der Nasenscheidewand entwickelt,
es ist also eine Infektionskrankheit lokaler Natur, wie Kuttner (1) sagt. —
Sie kann aber den verschiedenartigsten Erregern ihre Entstehung verdanken,
es handelt sich daher gar nicht um eine einheitliche Erkrankung. — Schon
deshalb ist die Beibehaltung der Bezeichnung „idiopathisch" unzweckmäßig. —
Es kommt dazu, daß bei vielen „idiopathischen" Fällen die beschrieben sind,
die Entstehungsursache aus der Anamnese hervorgeht. Trautmann hat 30 Fälle
gesammelt, in denen es sich um Absceß handelt. Da heißt es bei einer Patientin:
„Vor 4 Wochen Kopfschmerzen, Fieber, Eiterausfluß aus der Nase", ferner
„Beginn mit Schnupfen, Kopfschmerz", „häufig an Nasenkatarrh leidend".
„Jetzige Erkrankung plötzlich vor 17 Tagen mit Schüttelfrost und Fieber,
Schwellung und Rötung der Nase" usw. Spricht nicht alles dafür, daß in solchen
Fällen eine Influenza, eine Rhinitis oder eine Angina als Ursache anzusehen ist?
Trautmann meint, daß viele sogenannte idiopathische Abscesse auf Infektions-
keime zurückzuführen sind, die sich von abgelaufenen Krankheitsprozessen
(Typhus) im Körper lebensfähig erhalten haben. Er kommt zu dem Schluß,
daß man die Erkrankung nicht mit Haematoma septi abscedens, Perichondritis septi narium, Dyspathia acuta, Phlegmone acuta usw. benennen, sondern
daß man einfach Abscessus septiacutus sagen soll. Dem stimme ich zu. Nur
hätte Trautmann dementsprechend auch in seiner Abhandlung mit der alten
Nomenklatur brechen und in seiner Disposition die Überschriften „spontan"
und „idiopathisch" vermeiden sollen. Besser scheint mir noch von Perichondritis und Periostitis acuta septi zu sprechen und das Endstadium Abscessus
septi acutus zu nennen. — Kuttners (1) Bedenken gegen den Namen Perichondritis kann ich nicht teilen. Wenn auch stets die Schleimhaut miterkrankt und
später auch Knorpel und Knochen beteiligt sind, so ist das Wesentliche
doch die Affektion der Knorpelhaut und der Knochenhaut, die zur Abscedierung
führt, nicht etwa Entzündung der Schleimhautoberfläche. Auch Katz (1)
ist ähnlicher Ansicht.

Die akuten Erkrankungen des Septums bieten demnach kein einheitliches
Krankheitsbild dar. Handelt es sich in vielen Fällen nur um leichte und schnell
vorübergehende Reizzustände, die vom Kranken kaum beachtet werden, so
kommt es in anderen infolge von Erosionen und Geschwürsbildung zu mehr
oder minder starken Blutungen, zu Substanzverlusten und Defekten in der
Wand; wieder in anderen zu serösen Ergüssen und Abscessen, die mit oder
ohne Temperatursteigerung auftretend, die Atmung stören.

Die unangenehmste Folge der Septumperichondritis und des Abscesses
ist die Perforation und die Entstellung durch Einsinken des Nasenrückens oder
beides gleichzeitig. Ob sich eine Sattelnase bildet und in welchem Grade oder
nicht, hängt von der Ausdehnung, noch mehr von dem Sitz der Zerstörung des
Knorpels ab. Wenn oben noch etwa soviel am Nasenrücken vorhanden ist wie
wir bei der Septumoperation stehen lassen, bleibt die Entstellung aus, selbst
bei großen Defekten des knorpligen und knöchernen Teils und bei großen
Perforationen.

Die leichten Formen heilen von selbst ab, wenn auch nicht immer ohne
dauernde Strukturveränderungen zu hinterlassen.

Im übrigen ist bei der Behandlung selbstverständlich in erster Linie die ursächliche Erkrankung zu berücksichtigen. Dies gilt namentlich für die propagierten Prozesse nach Nebenhöhleneiterungen und Zahnaffektionen, ferner bei Erysipel und Furunkel.

Oberflächliche Erosionen gehen nach Bestreichen mit Höllensteinsalbe zurück; bei Geschwürsbildung ist Ätzung mit Trichloressigsäure oder Höllensteinlösung angebracht. Bei der phlegmonösen, diphtherischen Form empfiehlt CATTI das Betupfen mit Sublimatlösung (1,0 : 5000,0). Bei starker Granulationsbildung muß man mit dem scharfen Löffel auskratzen, wodurch allerdings bei dem schnell verlaufenden ulcerösen Zerfall nach Scharlach die Bildung von dauernden Perforationen im Septum kaum zu verhindern ist. Häufiges Einfetten der erkrankten Schleimhaut mit Borsalbe ist bei allen geschwürigen Prozessen schon deshalb ratsam, weil dadurch lästige Borkenbildung vermindert wird. Noch besser hat sich mir Kupferdermasan bewährt, besonders bei gleichzeitig vorhandenen Ekzemen am Naseneingang.

Blutungen sind bei den akuten Entzündungen des Septums selten bedrohlich. Leichte stehen in der Regel nach Ätzungen oder Auskratzen der Granulationen. Nur wenn sie sehr profus und flächenhaft auftreten wie bei Sepsis und gelegentlich auch bei Influenza-Typhus, erfordern sie Tamponade, falls nicht Adrenalin oder Clauden hilft.

Hat sich ein Erguß unter dem Perichondrium gebildet, mag er serös oder serösblutig sein, so ist nicht sicher mit der Resorption zu rechnen, noch weniger wenn er eitrig ist. Wir wissen vielmehr, daß der Knorpel, ja auch der Knochen frühzeitig der Zerstörung anheimfällt und damit die Gefahr von dauernden Perforationen oder gar von Entstellungen der Nase vorhanden ist, wenn wir nicht schnell handeln.

Ausgiebige Incision und Entleerung des Ergusses ist die einzig richtige Therapie. Ich führe den Schnitt ebenso wie bei der submukösen Septumoperation weit von hinten her dicht über dem Nasenboden durch die Schleimhaut und das Perichondrium, so daß ein großer Lappen entsteht; dann ist die ganze Abszeßhöhle zu übersehen. Punktion und Aspiration, auch wenn sie 'mal Heilung herbeiführen, sind unzulängliche Maßnahmen. Stücke der Schleimhaut zu excidieren (SCHÄFFER, TRAUTMANN) ist nicht notwendig. Doppelseitige Spaltung der Schleimhaut hat nur Zweck, wenn der Abszeß nach einseitigem Einschnitt sich auf der anderen Seite nicht mitentleert, wenn also noch keine Perforation des Knorpels eingetreten ist. Fällt die Geschwulst nach der Entleerung zusammen und legt sich die Schleimhaut glatt an, so halte ich es nicht für zweckmäßig, viel zu sondieren und auszukratzen oder gar nach nekrotischen Knorpel- und Knochensplittern zu suchen. Beim Auskratzen nach dem Nasenrücken zu läuft man Gefahr stützenden Knorpel zu entfernen, der vielleicht noch lebensfähig ist. Man tamponiert von beiden Seiten. Ich lasse aber die Tampons schon nach 6—12 Stunden wechseln und erneuere sie nicht mehr, wenn sich kein Sekret wieder angesammelt hat. Einführen von Gaze durch den Schnitt *unter* die Schleimhaut zur Drainage ist nach großen Incisionen nicht erforderlich. Die Heilung erfolgt oft überraschend schnell schon in wenigen Tagen, selbst wenn das Sekret, das sich entleerte, mißfarben und übelriechend war. Auch die dicken Granulationspolster, die ich früher auskratzte, pflegen von selbst zurückzugehen, wofern es sich tatsächlich um akute Prozesse handelt.

Chronische Entzündungen.

Bei chronischem Schnupfen, auf welcher Grundlage er beruhen mag, sehen wir stets auch chronische Veränderungen am Septum, Auflockerung der Schleim-

haut und Schwellung durch Knorpelverdickung, manchmal Perichondritis mit
serösem Erguß. Daraus kann sich natürlich durch akute Infektion ein Absceß
entwickeln. Heilt der Schnupfen ab, sei es, daß die ihn unterhaltenden Ursachen
wie Nasenrachenraumerkrankung, Nebenhöhleneiterungen, Verengerungen im
Naseninnern beseitigt werden, so schwindet auch die Entzündung am Septum,
aber meist nur langsam und oft, wie schon oben erwähnt, unter Zurücklassung
von Schwellungszuständen des Perichondriums und des Periostes. In anderen
Fällen sehen wir atrophische Zustände der Schleimhautknorpel- und Knochenhaut auftreten, die dadurch in ihrer Widerstandsfähigkeit beeinträchtigt wird. Je
mehr man darauf achtet, je häufiger findet man derartige Veränderungen bei den
Nasenuntersuchungen als Nebenbefund. Dies gilt namentlich für Phthisiker,
auch wenn keine eigentlichen tuberkulösen localen Prozesse zu finden sind.
Die oberen Luftwege des Phthisikers sind eben fast dauernd in einem Zustand
katarrhalischer Entzündungen. Dies habe ich neuerdings bei einer großen Zahl
von Leuten mit offener Tuberkulose der Lunge festgestellt und dabei überraschend oft pathologische Veränderungen am Septum beobachtet.

Im Verlauf der Rhinitis atrophicans und bei Ozaena ist die Nasenscheidewand in ihrer ganzen Struktur verändert, manchmal derart, daß es unmöglich
ist, die zu therapeutischen Zwecken empfohlenen Paraffin-Einspritzungen oder
gar Einpflanzungen von Fettgewebe vorzunehmen. Lange beobachtete unter
41 Fällen von Septumperforationen 4 infolge von Rhinitis atrophicans. Im
allgemeinen scheint es aber bei der Stinknase nicht allzuhäufig zu Defektbildung
zu kommen, wenn nicht Lues mit im Spiele ist.

Lupus und Tuberkulose.

Lupus und Tuberkulose, die in besonderen Abschnitten dieses Handbuches
beschrieben sind (Edmund Meyer, B, 8, f), kann ich nicht ganz übergehen.
Sie müssen hier, selbst auf die Gefahr von Wiederholungen hin, wenigstens
insoweit besprochen werden, daß das Gesamtbild der Septumerkrankungen
einigermaßen vollständig ist.

Es würde zu weit führen, die Frage nochmals aufzuwerfen, ob Trennung von
Tuberkulose und Lupus, sofern die Schleimhaut in Betracht kommt, wichtig
und überhaupt möglich ist. Soweit der Hautüberzug reicht, kann die Nasenscheidewand lupös, und zwar sowohl primär wie sekundär erkranken; daß sie
dann auch darüber hinaus von dem Prozeß in Mitleidenschaft gezogen wird,
ist die Regel.

Auch die Tuberkulose befällt überwiegend häufig die Gegend am vorderen
unteren Teil des Scheidewandknorpels, also die Stelle, die Läsionen besonders
ausgesetzt ist, und zwar finden wir hier Primäraffekte, die dadurch entstehen
können, daß der verletzende Fingernagel, wenn an ihm Sekret haftet, die
Tuberkulose einimpft. Dies wird aber sicher nur selten der Fall sein. Häufiger
ist die Infektion dadurch, daß mit der Atemluft eingeführte Tuberkelbacillen
auf der Wunde oder auf der entzündeten Schleimhaut haften bleiben. Sekundäre
Tuberkulose kann bei allgemeiner Erkrankung sowohl durch die Blut- und
Lymphbahnen, wie durch das Sekret der oberen Luftwege am Septum auftreten.
Wir sehen sie dann auch weiter hinten.

Die Anfangsstadien bekommt der Arzt meist nicht zu sehen, weil der Kranke
erst Beschwerden zu haben pflegt, wenn Schwellungszustände die Atmung
beengen oder wenn Blutungen eintreten und sich größere Geschwüre gebildet
haben. So kommt es, daß wir Knötchenbildung meist erst beobachten, wenn
schon ein Teil geschwürig zerfallen ist, und das tuberkulöse Infiltrat und den

tuberkulösen Tumor mit seiner charakteristischen granulierenden Oberfläche erst, wenn sie eine beträchtliche Ausdehnung angenommen haben.

Die Diagnose ist in den vorgeschrittenen Fällen von Allgemeintuberkulose nicht schwer und ebensowenig bei Vorhandensein von miliaren Knötchen und bei längere Zeit bestehenden Schwellungen. Zu bemerken ist, daß Tuberkelbacillen nicht in jedem Präparat gefunden werden; oft ist mehrmalige Untersuchung nötig. Wichtig ist der histologische Befund. Endlich darf nicht vergessen werden, daß Tuberkulose das gleichzeitige Bestehen von Lues nicht ausschließt.

Der Verlauf der tuberkulösen Septumaffektionen ist außerordentlich verschieden. Während die sekundäre Tuberkulose bei hochgradiger Lungenerkrankung, namentlich bei hinfälligen Kranken schnell große Zerstörungen hervorruft und auch am Knochen nicht Halt zu machen pflegt, kann das tuberkulöse Infiltrat lange bestehen, ehe es zu geschwürigem Zerfall und zur Perforation des Septums führt (s. oben).

Die Prognose hängt in erster Linie von dem Allgemeinzustand und dem Allgemeinbefinden ab. Sie ist bei der primären Tuberkulose des Septums keine schlechte und um so besser, je früher und energischer die Behandlung eingeleitet werden kann. Daß bei dieser stets die Nachbarorgane und vornehmlich das Grundleiden zu berücksichtigen ist, braucht nicht besonders betont zu werden.

Tuberkulöse Septumerkrankungen können ohne lokale Behandlung mit oder ohne Hinterlassung von Defekten ausheilen, wenn das Allgemeinleiden sich unter geeigneter Pflege bessert. Damit dürfen wir aber selbstverständlich nicht rechnen. Mehr und mehr hat sich die Überzeugung Bahn gebrochen, daß möglichst ausgiebiges chirurgisches Vorgehen das zweckmäßigste ist, wofern der Zustand des Kranken es noch aussichtsreich erscheinen läßt. Ist dies nicht der Fall, so mag man mit Ätzungen, Kauterisieren, auch mit Heißluftbestrahlungen oder Röntgenbehandlung wenigstens allzuschnelles Fortschreiten des Prozesses zu verhüten suchen und Schmerzen durch Anaesthetica lindern.

Sonst, also bei gutem Allgemeinbefinden und namentlich dann, wenn andere tuberkulöse Erkrankungen nicht oder nur in geringerem Grade nachweisbar sind, soll man den tuberkulösen Herd möglichst gründlich entfernen. Dazu scheint mir das Verfahren KÖRNERS am geeignetsten (BEESE). Er nimmt den Krankheitsherd im ganzen heraus. Nach Durchstechung des knorpligen Septums vorn umschneidet er Ulcus oder Tuberculom im Gesunden mit einem kurzen, geknöpften Messer. Die Heilung geht schneller vor sich, wenn die Schnittfläche schief ist, ,,weil an der Seite, wo die Schnittfläche einen stumpfen Winkel mit dem Septum bildet, die Weichteile leicht und schnell über die Wundfläche hinwachsen", während die Übernarbung langsamer erfolgt, wenn der Schnitt senkrecht zum Septum geführt wird. Dann müßte sich die Schleimhaut rechtwinklig um die Knorpelkante legen, was sie nicht tut. Vielmehr bildet sich über dem Knorpel brüchiges Narbengewebe. Erosionen und Borkenbildung sind an solchen Stellen häufig. Deshalb ist es zweckmäßig, das kurze Messer, wenn man das Septum nach oben genügend gespalten hat, mit einem langschneidigen, sichelförmigen, ebenfalls geknöpften zu vertauschen, dessen Schneide man nahezu senkrecht nach unten richtet. Beim Umschneiden des tuberkulösen Herdes wird dabei das Septum überall schräg getroffen. Ganz sicher ist man natürlich nicht, daß man stets im Gesunden operiert. Die Wahrscheinlichkeit ist aber größer als beim Auskratzen mit dem scharfen Löffel oder bei Anwendung der Galvanokaustik. Wenn letztere Methoden bevorzugt werden, weil dabei vielleicht die Perforation des Septums vermieden wird, so halte ich das gerade für einen Fehler, denn es ist höchst unwahrscheinlich, daß die Schleimhaut der anderen Seite des Septums im Bereich des tuberkulösen Herdes gesund ist. Die mikroskopische Untersuchung hat vielmehr erwiesen, daß sie krank ist, auch wenn sie makroskopisch keine Veränderungen zeigt.

Wendet man den scharfen Löffel an, so muß dies jedenfalls möglichst ausgiebig geschehen.

Genaue Beobachtung des Kranken ist nach der Umschneidung oder Ausräumung notwendig. Zeigen sich irgendwo wieder verdächtige Stellen, so müssen sie entfernt werden. Bei circumscript aufsitzenden einseitigen Tuberkulomen, mag man die kalte oder galvanokaustische Schlinge anwenden, muß aber die Excision sofort anschließen, wenn sich der darunterliegende Knorpel krank erweist. Bei sehr großen Tuberkulomen, die schon auf den Knochen übergegangen sind, ist es zweckmäßig, wie bei der oralen Septumoperation nach Kretschmann vorzugehen, wofern überhaupt noch der chirurgische Eingriff angezeigt ist. Man bekommt dabei reichlich freien Überblick und braucht nicht, wie Onodi das getan hat, die Nase zu spalten.

Der Vollständigkeit halber seien noch einige konservativere Behandlungsmethoden erwähnt, die für die Fälle angezeigt sind, in denen man aus irgendeinem Grunde von der radikalen Beseitigung des Krankheitsherdes absieht oder absehen muß. Viel angewandt ist die Milchsäure, die auch bei Granulationsbildung und kleinen Geschwüren zweifellos wirksam ist. Siebenmann (Sporleder) wendet Salicyl (5%ig)-Kreosot (5%ig)-Paste an, und zwar nach Auskratzen oder Fortnahme des erkrankten Knorpels. Die Tampons müssen zweimal täglich gewechselt werden. Die Behandlung dauert lange, sie muß oft monatelang fortgeführt werden, bis sich gesundes Narbengewebe gebildet hat. Weiter ist Pyrogallussäure (Wittmaack) empfohlen. Holländer, der auch der Heißlufttherapie das Wort redet, hat nach Eingeben von Jodkali und gleich nachher erfolgendem Aufstäuben von Kalomel auf die Schleimhaut Erfolge gesehen. Daß die Darreichung von Jodkali [Körner (3), Grünberg] die Schleimhauttuberkulose der Nase ebenso wie die des Kehlkopfes günstig beeinflußt, ist sicher. Gerst sagt, daß die Wirkung bei Tuberkulose nie so schnell und gründlich und mit dem dauernden Erfolge verknüpft ist, wie bei Lues. Das ist richtig; aber Grünberg drückt sich in seinem Schlußsatze sehr vorsichtig aus, wenn er schreibt: ,,Jedenfalls darf in differentialdiagnostisch zweifelhaften Fällen aus der günstigen Wirkung des Jodkaliums auf den Krankheitsprozeß nicht mehr ohne *weiteres* die Diagnose auf Lues gestellt werden.''

Heißluftbehandlung (Holländer) und Röntgenbestrahlung sind meines Erachtens der chirurgischen Behandlung am Septum nicht gleichwertig. Die Ponndorfschen Impfungen haben sich uns in einzelnen Fällen bewährt (Lieschke) nur soll man sie nicht allein anwenden, sondern *mit* der lokalen chirurgischen Behandlung.

Syphilis.

Die Syphilis tritt an der Nasenscheidewand nicht selten als Primäraffekt auf, wieder meist an der typischen Stelle über dem Knorpel, doch auch weiter vorn am Hautüberzug. Es ist nicht nötig, auf alle vielfach beschriebenen Infektionsmöglichkeiten, unter denen das Kratzen in der Nase wieder eine große Rolle spielt [Hajek (3)], einzugehen. Daß in früherer Zeit die Übertragung leider nicht selten durch ungenügend desinfizierte Instrumente geschah, ist eine bedauerliche Tatsache. Die Erkennung ist nicht immer leicht, weil das Ulcus keineswegs stets charakteristische Merkmale zeigt und Verhärtung in der Umgebung auch bei harmlosen Geschwüren vorkommt. Die Hauptsache ist, bei der Untersuchung und Beobachtung an Lues *zu denken*. Dann wird man bei sorgfältiger Untersuchung bald auch durch indolente Drüsen, Exantheme oder andere Erscheinungen, die richtige Diagnose stellen, zu deren Klärung alle uns zu Gebote stehenden Mittel herangezogen werden müssen: bakteriologische und histologische Untersuchung, Wassermann und probeweise Verabreichung von Jodkali. Am schwierigsten ist manchmal das richtige Beurteilen der Spätformen.

Die Beteiligung des Knochens und die Ausdehnung der syphilitischen Nasenzerstörungen bringt es mit sich, daß nicht nur große Septumdefekte entstehen, sondern auch oft erhebliche Deformitäten der äußeren Gestalt der Nase, wie es die charakteristische Sattelnase ist. Je früher die Therapie einsetzt, desto besser. Sie ist in erster Linie eine spezifische. Bei der tertiären Form leistet gerade für die Nasenaffektionen Jodkali am meisten, ohne daß deshalb Salvarsan- und Quecksilberkuren unterlassen werden dürfen.

Die lokale Behandlung beschränkt sich dabei auf Reinigung der Nase und Entfernung etwa vorhandener Sequester, die man hervorholt, wenn sie sich gelockert haben. Dies früher zu tun, ist nur bei drohenden Komplikationen wie Ausdehnung der Eiterung auf Siebbein und Orbita geboten.

Über die Behandlung der Nasenentstellungen s. LEXER III, B, 19.

Bei Lepra, Sklerom und bei den chronischen Formen von Rotz ist die Nasenscheidewand mehr oder minder miterkrankt (s. III, B, 8, h, i, k).

Gewerbliche Schädigungen.

Hierher gehören auch die Entzündungen, die bei Arbeitern in manchen Betrieben beobachtet werden (s. PEYSER B, 13). Es handelt sich dabei entweder um Prozesse, die nur oder hauptsächlich die Nasenscheidewand betreffen, oder um Katarrhe der oberen Luftwege, bei denen sie miterkrankt. Durch die Einatmung ätzender Dämpfe werden chemische Reize ausgeübt. Staub wirkt mechanisch durch krystallinische, metallische und Holzbeimengungen, die er mit sich führt, doch kann dabei gleichzeitig eine chemische Schädigung entstehen, wenn er lösliche Stoffe wie Chromatdämpfe, schweflige Säure, Ammoniak, Chlornatrium u. a. enthält. Infektion durch Bakterien spielt sicher ebenfalls eine Rolle. Aus folgender Tabelle geht hervor, welche Arbeiter vornehmlich *Betriebsschädigungen* ausgesetzt sind (s. auch RÖPKE).

Die Schädigung erstreckt sich am Septum fast regelmäßig nur auf den knorpligen Teil und beginnt an der schon mehrfach erwähnten Stelle (S. 481) etwa $1^1/_2$—2 cm hinter dem Naseneingang, an der die Luft bei der Inspiration entlang zieht.

Seltener als akute sind es chronische Entzündungen, die sich am Septum abspielen. Gefäßinjektion, Auflockerung der Schleimhaut, Erosionen oft mit Blutungen in schwereren Fällen zu Ulcerationen und Perforationen wurden beobachtet, je nach der Art der eingeatmeten Stoffe.

In manchen Fällen führt der chronische Reizzustand ohne Geschwürsbildung zu Atrophie der Schleimhaut und Metaplasie des Epithelüberzuges, vielfach unter gleichzeitiger Verdünnung, ja Schwund des Knorpels. Damit kann der Prozeß vorübergehend oder auch dauernd zum Stillstand kommen, selbst wenn das schädigende Agens weiter wirkt, der Arbeiter also im Betriebe bleibt. So sind Ulcerationen und Perforationen, namentlich bei denen ausschließlich mechanische Einwirkungen stattfinden, selten. Offenbar bietet das Plattenepithel, das an Stelle des Flimmerepithels getreten ist, mehr Schutz gegen den Staub. Im übrigen sind aber solche veränderten Septen wenig widerstandsfähig. Andere, namentlich die chemischen Schädigungen verursachen

Betriebsart	Art der Beschäftigung	Schädliches Agens	Schädigung der Nasenscheidewand mechanisch, chemisch	Art der Schädigung
Erzbergwerke	Bergleute	Scharfkantig. Steinstaub, insbesondere bei Vorkommen von Kupferkiesel, Zinkkiesel, Quarz und Schieferton	oberflächliche Verletzungen der Schleimhaut	Sehr häufige Erosionen
Kobaltgruben	Bergleute	Arsenhaltige Erze	Ätzwirkung des Arsens	Erosionen häufig, dabei Katarrhe der ganzen Nasenschleimhaut, auch Ulcerationen am Septumknorpel und -knochen kommen vor
Salpetersäurefabriken	Retortenentleerer	Gase der salpetrigen und untersalpetrigen Säure	Ätzwirkung	Allgemeine Katarrhe häufig, isolierte Septumschädigungen selten
Rohsodaherstellung	Arbeiter im Calcinierraum	Schwefelsäure- und Salzsäuredämpfe	Ätzwirkung	Heftige eitrige Katarrhe der ganzen Nasenschleimhaut; Ulcerationen nicht selten, auch Perforationen sind beobachtet
Schleifereibetriebe	Trockenschleifer, Polierer	Sand u. Eisenstaub vom rotierenden Stein, besonders gefährlich Wiener Kalk beim Polieren	Schleimhautverletzungen durch scharfen Staub	Bei jugendlichen Arbeitern sind Erosionen häufig, später treten Katarrhe und Atrophie der gesamten Nasenschleimhaut auf
Gewehrfabriken	Bräunen der Läufe mit Antimonchlorid	Chlordämpfe	Ätzwirkung	Oft Reizzustände der ganzen Nasenschleimhaut, weniger häufig Ulcerationen
Steinbearbeitung	Steinbrucharbeiter, Steinmetze, Bildhauer	Scharfkantig. Steinstaub	Schleimhautverletzung	Erosionen kommen sehr oft vor, auch solche an der unteren und mittleren Muschel sind nicht selten
Schmirgelmühlen. Schmirgelpapierfabriken	Müller, Sieber, Dreher	Schmirgelstaub	Austrocknende Wirkung des sehr feinen Staubs neben mechan. Reizung	Erosionen und Ulcerationen bei einer großen Anzahl Arbeiter; Perforationen weniger beobachtet

Traßmühlen	Traßmüller, die an offenen Kollergängen arbeiten: Traßverlader	Feinster Traßstaub	Austrocknende Wirkung des sehr feinen Staubes neben mechan. Reizung	Neben allgemeinen Katarrhen der Nasenschleimhaut sind oft Erosionen
Kalkbrennereien	Ringofenarbeiter	Kalkstaub	Mechanische Staubwirkung und Ätzwirkung des ungelöschten Kalks	Atrophie der Nasenschleimhaut und Ulcerationen am Septum sehr häufig, manchmal mit solchen der unteren Muscheln
Zementwerke	Rohmehlarbeiter, Ziegelpresser, Ringofenauspack.	Zementstaub	Staubverletzungen und Austrocknung	Erosionen bei fast allen Arbeitern, Ulcerationen insbesondere bei den Ringofenauspackern, auch Perforationen sind häufig
Baugewerbe	Maurer, Verputzer, Stukkateure	Stein- und Gipsstaub	Mechanische Staubverletzung	Septumschädigungen werden nicht oft gefunden
Drechslerei	Stockdrechsler beim Polieren der mit chromsauren Salzen gebeizt. Stöcke	Chromstaub u. Dämpfe (andere Beimengungen s. Text)	Mechanische und Ätzwirkung des Chromstaubs	Erosionen sehr häufig, bei vielen Arbeitern auch Ulcerationen und Perforationen
Steindruckerei	Bronzierer	Bronzepulver		Erosionen und Ulcerationen kommen vor mit eitrigen Katarrhen der ganzen Nasenschleimhaut
Galvanoplastische Anstalten	Verzinker			
Farbenindustrie	Chromatfarbenhersteller	Chromatdämpfe u. Staub	Chromätzwirkung	Erosionen und Ulcerationen schon nach Beschäftigung von wenigen Tagen bei allen Arbeitern. Perforationen findet man bei $3/4$ der Arbeiter nachdem sie länger als 1 Jahr dort tätig waren. Häufig dieselben Erscheinungen an den lateralen Nasenwänden, am Rachendach und Gaumen
„	Herstellung von Schweinfurter Grün	Arsenstaub	Arsenätzwirkung	Erosionen findet man bei allen Arbeitern. Ulcerationen und Perforationen bei $1/3$–$1/2$ der Arbeiter
„	Herstellung von Ultramarinblau	Schweflige Säure, die beim Rösten ausströmt	Ätzwirkung	Bei der Mehrzahl der Arbeiter sind Erosionen und Ulcerationen nachzuweisen

Betriebsart	Art der Beschäftigung	Schädliches Agens	Schädigung der Nasenscheidewand mechanisch, chemisch	Art der Schädigung
Farbenindustrie	Herstellung von Fuchsin	Arsenstaub	Wie bei Schweinf. Grün	Wie bei Schweinfurter Grün
,,	Herstellung von Alizarin	Chromatdämpfe	Wie bei Chromatfarben	Wie bei Chromatfarben
Explosivstoffindustrie	Arbeiten mit Ammoniaksalpeter und Kaliumbichromat	Ammoniak und Chromstaub	Ätzwirkung	Erosionen und Ulcerationen sind sehr häufig
Zündholzfabriken	Arbeiten an der flüssigen Zündmasse	Phosphordämpfe, Dämpfe der schwefligen Säure u. Kaliumbichrom.	Ätzwirkung	Erosionen und Ulcerationen werden neben chronischen Katarrhen der gesamten Nasenschleimhaut gefunden
Thomasschlackenmühlen	Schlackenmüller, Mehlverpacker	Scharfkantiger, kieselsäure- u. eisenkörnchenhaltiger Staub	Verletzungen und Ätzwirkungen	Erosionen und Ulcerationen sieht man bei *allen* Arbeitern
Baumwollspinnerei	Spinner, hauptsächlich Arbeiter in der Vorspinnerei und an den Kratzmaschinen	Erd- und Sandstaub in schlecht. Rohbaumwolle	Schleimhautverletzungen	Erosionen gibt es bei fast allen, Ulcerationen bei einem großen Teil der Arbeiter
Herstellung von Glasfädengewebe		Feinster Glasstaub	Schleimhautverletzungen	Erosionen häufig
Bäckerei		Mehlstaub	Austrocknung der Schleimhaut	Geringfügige Verletzungen, die bei jugendlichen Arbeitern ab und an zu Nasenbluten führen
Tabakfabriken		Tabakstaub	Austrocknung und chem. Reizwirkung	Bei jugendlichen Arbeitern findet man neben chronischen Katarrhen der ganzen Nasenschleimhaut vereinzelt Erosionen
Salzbergwerke	Salzmüller und Verlader	Chlornatrium, Chlorkalium	Ätzwirkung	Man sieht sehr häufig Ulcerationen

frühzeitig oberflächliche und tiefgehende Substanzverluste. Am meisten gefährdet sind alle Arbeiter, die der Einwirkung von Chrom ausgesetzt sind. Darüber sind eingehende Untersuchungen, namentlich von DELPECHE und HILLAIRET, BURGHART, SEIFFERT, BECOURT, CHEVALLIER, RUDOLFF, HERMANN (2), MENZEL (2) angestellt.

Die gesetzlich vorgeschriebenen Schutzmaßregeln (s. PEYSER) haben inzwischen hier wie in anderen Betrieben günstig gewirkt, wenn sie auch nicht jede Schädigung verhindern können. Früher blieb fast kein Chromarbeiter von mehr oder minder erheblichen ulcerösen Zerstörungen des Septums verschont. Bei mehr als $^2/_3$ der Arbeiter fand HERMANN (2) Perforationen, wenn sie über ein Jahr im Betriebe gewesen waren.

Chromatdämpfe und Chromstaub verursachen an der schon mehrfach erwähnten Stelle oft schon sehr schnell eintretende Entzündungen. Da diese namentlich bei engen Nasen vom Finger kaum erreicht wird, so spielt offenbar die Übertragung des Chroms durch Bohren in der Nase nur selten eine Rolle. Außerdem vermeiden es die Arbeiter, da sie die Gefahr kennen.

Wenn auch der Verlauf der Septumerkrankung meist chronisch ist, da eben das Chrom lange Zeit einwirkt, so tritt sie doch sehr oft akut auf. Ja manche Arbeiter haben nach RUDLOFF schon am ersten Tage des Eintritts in den Betrieb heftiges Nasenbluten. Geschwüre beobachtete er bereits nach acht Tagen mehrfach, Geschwüre und Perforation in einem Falle bereits am siebten Tage. Dabei handelte es sich um Leute, die vor ihrer Einstellung genau untersucht und gesund befunden waren.

Als erstes Anzeichen der Schädigung zeigt sich auf der Schleimhaut eine runde, etwa 1 cm im Durchmesser betragende Stelle, die grauweiß gefärbt ist, also wohl nichts weiter als eine oberflächliche Verschorfung, wie etwa bei Ätzungen. Dabei empfinden die Leute Prickeln und Brennen in der Nase. Der Schorf stößt sich ab, unter Mitwirkung von Bakterien der Atemluft bildet sich das Geschwür, das sich schmerzlos ausbreitet und den darunter liegenden Knorpel zerstört. Profuse Blutungen sind selten. Es entsteht mehr oder minder schnell eine rundliche Perforation, die sich mit der Ulceration nach hinten zu vergrößert bis an den Knochenrand. Geht der Prozeß ausnahmsweise darüber hinaus, so läßt sich nicht entscheiden, ob tatsächlich der Knochen beteiligt ist oder nur der knorplige Processus sphenoidalis, der sehr verschieden groß ist. Es wird aber auch vereinzelt berichtet [GAY, MENZEL (2)], daß zweifellos das knöcherne Nasengerüst Defekte aufwies. Oft bilden sich auch Geschwüre auf der lateralen Nasenwand, also an der unteren Muschel, gegenüber dem Septum aber ohne Zerstörung des Knochens (MACKENZIE, DELPECH-HILLAIRET, BURGHART, RUDLOFF). Der Knorpel pflegt in großer Ausdehnung zugrunde zu gehen; doch bleibt in der Regel am Nasenrücken soviel übrig, daß keine Entstellung der äußeren Nasenform erfolgt.

Ist eine Perforation da, so übernarben die Ränder zum Teil namentlich nach vorn, bleiben aber bei weiterer Einwirkung des Chroms nach hinten und oben zu oft noch lange geschwürig. Verlassen die Arbeiter den Betrieb, so pflegt der Prozeß zum Stillstand zu kommen; es ist jedoch auch beobachtet, daß er noch einige Zeit weiter fortgeschritten ist.

Die Angaben MENZELS (2) über die Septumerkrankungen bei Chromarbeitern weichen von denen anderer Autoren in manchen Punkten ab. So sah er niemals weiße Beläge und Geschwüre, wohl aber sehr oft Atrophie und Metaplasie der Schleimhaut, Verdünnung des Septums und Schwund des Knorpels, der durch straffes, zellarmes, gefäßreiches Bindegewebe ersetzt war. Fast die Hälfte der Untersuchten hatten Löcher in der Nasenscheidewand. — Wie die Löcher ohne jede Geschwürsbildung zustande kommen, beschreibt MENZEL (2) nicht.

Er machte seine Beobachtungen an Stockdrechslern. — Die Stöcke liegen vor der Bearbeitung mehrere Stunden in einer Beize, die Calium bichromatum und Cuprum sulfuricum enthält. Nach dem Trocknen werden sie mit Schmirgel und Glaspapier geschliffen. Der mehlartige Staub, der sich dabei entwickelt, bewirkt die Schädigung. Er enthält Quarzsand, Alaun, Ferrocyankalium und doppelchromsaures Kalium. Es scheint nach alledem das Chrom nur eine untergeordnete Rolle zu spielen, offenbar ist die mechanische Einwirkung des Holzstaubes und des Quarzes in erster Linie die Ursache für die Entstehung der chronischen Entzündung, die zu Ernährungsstörungen des Knorpels führt. Nach MENZELS (2) Schilderung ist der Verlauf der Septumerkrankung bei den Stockdrechslern ähnlich wie bei den Zementarbeitern nicht wie bei den sonstigen Chromarbeitern. Übrigens beobachtete MENZEL (2) auch nicht selten Verbreiterung der Nase, wenn die Zerstörung des Knorpels sehr groß war, während BURGHART, RUDLOFF usw. eine derartige Veränderung nie sahen.

Der Ansicht MENZELS (2), daß durch die Septumerkrankung bei den Stockdrechslern auch Septumdeviationen entstanden seien, kann ich mich nicht anschließen (s. S. 452 ff.).

Ähnlichen Septumschädigungen wie die Chromarbeiter sind die Arbeiter in den Betrieben der Explosivstoffindustrie und in den Zündholzfabriken ausgesetzt, wenn auch nicht in gleich erheblichem Maße. Namentlich sind Perforationen seltener.

Sehr verbreitet sind Septumerkrankungen sowie Katarrhe der oberen Luftwege, sogar vielfach mit Verlust des Geruchsvermögens unter den Zementarbeitern, vornehmlich bei denen, die das fertige Produkt transportieren. — Hier handelt es sich wohl besonders um mechanische Staubwirkung. Atrophie der Schleimhaut und Erosionen werden bei ihnen sehr oft gefunden. JURASZ beobachtete bei 10% Perforationen. SEIFERT stellte dagegen fest, daß in einer Zementfabrik in der die hygienischen Einrichtungen besonders gut durchgeführt und die Leute angewiesen waren, sich die Nase nach der Arbeit mit lauwarmem Wasser zu reinigen, wohl Katarrhe und leichte Schleimhauterosionen vorkamen, niemals aber Geschwüre oder gar Defekte.

Von STEIN (1904) und von KASPARGANZ (1908) sind Fälle von Septumperforationen nach Cocainmißbrauch beschrieben, ferner von LUBEL, BARBONS und LICHTENSTEIN.

Neuerdings haben L. NATANSON und LIPSKEROFF eingehende Untersuchungen über die Schädigung des Septums durch Cocain veröffentlicht. Von nicht weniger als 74 Fällen berichten die Verfasser. Da es sich mit wenigen Ausnahmen um Puellae publicae und um Korrektionshäusler handelte, so lag der Gedanke nahe, daß dabei die Lues eine Rolle spielte. Dies ließ sich nahezu mit Sicherheit ausschließen, wie die sorgfältigen Beobachtungen der Verfasser ergaben. Bei 40 von den 74 Fällen konnte keine Lues nachgewiesen werden. Ferner hatten von 200 untersuchten Syphilitikern aus einer Polizeiabteilung nur die Cocainisten Septumdefekte. Der Verlauf bei der Entstehung und das Aussehen der Defekte, die immer nur den knorpligen Teil betrafen, sprechen ebenso dagegen, daß Lues als Ursache anzusehen ist, wie der Umstand, daß sich auch bei den Syphilitikern der Defekt stets erst nach Beginn des Cocainmißbrauchs bildete.

Die Entwicklung der Perforationen ist ähnlich wie bei denen, die durch Zement, Chrom usw. herbeigeführten, ohne erhebliche Beschwerden für die Kranken, die nur in einzelnen Fällen durch Borkenbildung zu Kratzen in der Nase veranlaßt werden. Außer dem Reiz, den das Pulver ausübt, mag auch noch der durch Cocain bedingte Gefäßspasmus als schädigendes Moment hinzukommen. Die Perforationen der Nasenscheidewand entstanden manchmal schon wenige Wochen nach Beginn des Cocainmißbrauchs. In 8 Fällen war der

Knorpel in solcher Ausdehnung zerstört, daß Entstellung durch Einsinken des Nasenrückens eintrat. Die Menge des gebrauchten Cocains schwankte zwischen 1,0—5,0—10,0 täglich und darüber.

Mit Recht betonen NATANSON und LIPSKEROFF, daß bei der Beurteilung von Septumperforationen stets auch auf Cocainmißbrauch Bedacht zu nehmen ist.

JOEL, der sich im allgemeinen den Ansichten von NATANSON und LIPSKEROFF anschließt, meint, daß außer der Wirkung des Krystallreizes und der Anämie auch die dauernde Anästhesie zur Enwicklung der Geschwüre und Löcher beiträgt.

Ulcus septi perforans. Xanthose. Rhinitis sicca anterior.

Große Ähnlichkeit mit den durch gewerbliche Einflüsse hervorgerufenen pathologischen Vorgängen hat das Ulcus septi perforans, das als eine der Nasenscheidewand eigentümliche Krankheitsform angesehen wird.

Defekte im Septum entstehen, wie wir gesehen haben, im Anschluß an die verschiedenartigsten Prozesse. Zuerst sind sie von den Anatomen erwähnt. HILDEBRANDT, der selbst ein Loch in der Nasenscheidewand hatte und HYRTL halten sie für angeboren infolge von Hemmungsbildung. Daß dies manchmal zutrifft, bestätigt ANTON, der unter 130 Leichen von Kindern bei einem 18-, einem 20tägigen und einem 8wöchigen überhäutete Perforationen sah. ZUCKERKANDL (2) führte sie auf Entzündungen zurück. VOLTOLINI und ROSSBACH haben das sogenannte Ulcus septi perforans zuerst klinisch beschrieben, sie sind aber noch nicht näher auf die Entstehungsursache eingegangen. HAJEK (3, 4) verdanken wir besonders sorgfältige histologische Untersuchungen. Er hat auch auf die differentialdiagnostischen Merkmale hingewiesen. Es handelt sich bei dem Ulcus perforans, einem ausgesprochen chronischem Geschwür, das stets auf die Gegend des Knorpels beschränkt beibend, schließlich ein Loch im Septum hinterläßt, um den gleichen Prozeß, den SIEBENMANN als Rhinitis sicca anterior bezeichnet hat. — Dies ist am besten ersichtlich bei einem Vergleich der Entwicklungsstadien die von HAJEK und SIEBENMANN angenommen werden.

SIEBENMANN-RIBARY: Rhinitis sicca septi anterior.

1. Eczema vestibuli. Rhinitis sicca septi.
2. Epistaxis und Verlegen des Vestibulum durch eingetrocknetes Blut.
3. Traumatische Erosion.
4. Tieferes Schleimhautgeschwür.
5. Knorpelgeschwür.
6. Perforation.

HAJEK: Ulcus septi perforans.

1. Grauweiße Verfärbung der oberflächlichen Schleimhautschicht oder nach Abstoßung derselben, oberflächliche Ulceration.
2. Deutliches Geschwür in d. Schleimhaut, von einem scharfen Rand begrenzt mit Resten einer nekrotischen Schicht bedeckt.
3. Bloslegung des Knorpels.
4. Durchbruch des Knorpels.
5. Vollkommene Perforation d. Scheidewand.
6. Vollkommene Perforation mit übernarbten Geschwürsrändern.

Die Schwierigkeit, ein klares Gesamtbild der Erkrankung zu gewinnen, beruht darauf, daß bei dem äußerst chronischen, namentlich im Anfang fast symptomlosen Verlauf, die einzelnen Phasen bei demselben Patienten kaum beobachtet werden können und daß man dem Defekt, wenn er einmal überhäutet ist, nicht ansehen kann, wie er entstanden ist. Dem eigentlichen ulcerösen Prozeß gehen pathologische Veränderungen am Schleimhautperichondrium voraus, die Siebenmann unter dem Namen Rhinitis sicca zusammenfaßt. Auch Hajek nimmt dies nach den Ausführungen in seinen beiden eingehenden Veröffentlichungen an, wenn er es auch in obigem Schema nicht besonders betont. Erosions- und Geschwürsbildung kommen demnach zustande, wenn irgendein schädigendes Agens auf chronisch entzündete Schleimhaut wirkt, das gesunde Schleimhautoberfläche unbeeinflußt lassen würde. Im Verlauf der Rhinitis sicca würde demnach das Ulcus septi perforans nur als eine Phase anzusehen sein, die nicht unbedingt einzutreten braucht.

Wie mehrfach (S. 481 ff.) ausgeführt ist, sind Entzündungen und Verletzungen in der Gegend des Septumsknorpels besonders häufig und hinterlassen oft dauernde Veränderungen. Meist fanden sowohl Hajek wie Ribary in der erkrankten Schleimhaut körniges, gelbliches, manchmal rostbraunes Pigment, das nur von vorhergegangenen Hämorrhagien herrühren konnte. Dadurch entsteht an der Oberfläche gelbliche Färbung, die Zuckerkandl (2) veranlaßte, die Erkrankung als Xanthose zu bezeichnen. Die Blutungen sind ein Zeichen, daß die Gefäße verletzt oder erkrankt waren. Dadurch erklärt sich, daß dauernde Ernährungsstörungen des Perichondriums und der Schleimhaut eintreten. Dabei wird auch das Drüsengewebe in Mitleidenschaft gezogen.

Wichtig sind ferner die histologischen Befunde, die Ribary an der Schleimhautoberfläche feststellte. Während die normale Septumschleimhaut glatt ist und bis auf eine schmale Zone vorne am Hautüberzug Flimmerepithel hat, beobachtete er bei der Rhinitis sicca die Epithelschicht verdickt und in der Mucosa Faltenbildung. Das Epithel selbst war namentlich auf der Höhe der Falten ohne Flimmerhaare, in vorgeschrittenen Fällen in Pflasterepithel umgewandelt, ähnlich wie bei Rhinitis atrophica; Ribary hält daher die Rhinitis sicca anterior für eine auf die Nasenscheidewand beschränkte Rhinitis atrophica.

Jedenfalls sind Schleimhaut und Perichondrium demnach nicht mehr normal und haben an Widerstandsfähigkeit eingebüßt.

Die Rhinitis sicca kann ausheilen, selbstverständlich unter Bildung von Narbengewebe oder es entstehen beim Fortschreiten des Prozesses Erosionen und Geschwüre, in anderen Fällen blutende Septumpolypen.

Die Entwicklung des Defektes geht in der Regel folgendermaßen vor sich:

Vor Entstehung des Ulcus sieht man auf der Schleimhaut schmutziggelbe, grauweiße oder auch rostbraune Flecke auftreten als Zeichen von Epithelumwandlung. Dann bildet sich eine dem Spinngewebe ähnliche Pseudomembran oder wie Ribary sagt, ein firnisartiger Überzug. Sie macht den Eindruck einer Diphtheriemembran. Hajek (3, 4) konnte aber nie Diphtheriebacillen feststellen, wohl aber massenhafte Ansammlung von Kokken in den oberflächlichen Schichten. Auch ist es schon in Rücksicht auf den ausgesprochen chronischen Charakter des Prozesses nicht anzunehmen, daß die Erkrankung diphtherisch ist. Weiter entwickeln sich unter Epithelverlust Erosionen mit Krusten- und Borkenbildung. Dabei treten mehr oder weniger starke Blutungen auf. Die Membran stößt sich gleichzeitig mit schmierigen Gewebsfetzen ab. So bildet sich meist in der Mitte der befallenen Stellen ein Geschwür mit flachen Rändern, das sich vergrößert und in die Tiefe vordringt, während die Umgebung nur wenig infiltriert ist. Hajek (3, 4) fand, daß schon sehr frühzeitig die Knorpelhaut mitergriffen ist und sich infolge reaktiver Entzündung in ein dichtes, gallertiges Infiltrat verwandelt, vielfach in größerer Ausdehnung als die Erkrankung der darüber liegenden Schleimhaut. Dadurch wird der Knorpel seiner ernährenden Schicht beraubt und stirbt oft ab, bevor noch die Ulceration bis zu ihm vorgedrungen ist. Dies zeigt sich dadurch, daß seine Zellen die Färbbarkeit verlieren. Die Zerstörung des Knorpels geschieht aber erst, wenn die Nekrose bis zu ihm vorgedrungen ist. Perichondrium und Schleimhaut der anderen Seite erkranken ebenfalls und werden zerstört. Schließlich entsteht ein mehr oder weniger großes Loch in der Nasenscheidewand von kreisrunder, manchmal auch ovaler Form, *das sich nicht über den knorpligen Teil hinaus erstreckt.* Die Geschwürsränder reinigen sich und überziehen sich mit zartem Narbengewebe. Es bleibt eine scharfrandige Perforation zurück mit vollkommen normaler Umgebung, so daß außer dem Loch nichts auf einen stattgehabten ulcerativen Prozeß hindeutet.

Der Verlauf kann sich aber auch anders gestalten. Durch den scheinbar noch gesunden Knorpel hindurch entsteht ein Ulcus auf der anderen Seite. Seltener kommt es gleichzeitig auf beiden Seiten zur Bildung von Geschwüren der Schleimhaut. In manchen Fällen bleibt die Durchlöcherung aus; es kann auch Heilung eintreten, sei es spontan oder infolge von zweckmäßiger Behandlung. Dabei ist schon von ZUCKERKANDL (2) beobachtet, daß an der Stelle, wo sich der Prozeß abspielte, manchmal der Knorpel zerfällt, der längere Zeit der Ernährung durch das Perichondrium entbehrte. Man fühlt dann mit dem Finger oder der Sonde deutlich einen rundlichen Defekt im Knorpel durch die vernarbte Schleimhaut hindurch, wie das MENZEL (2) bei den Stockdrehern beschreibt (s. S. 495).

Wenn wir die hier besprochene Erkrankung als eine solche sui generis betrachten wollen, ob wir sie nun Ulcus septi perforans oder Rhinitis sicca anterior nennen, so müssen wir sie scharf von jenen Prozessen trennen, die infolge von akuten oder chronischen Infektionskrankheiten ebenfalls zu Ulcerationen und Perforationen des Septums führen. Die Defekte, die nach traumatischen Hämatomen und Abscessen entstehen, dürfen wir nicht hinzurechnen. Die Unterscheidung von letzteren und den unmittelbar nach Scharlach, Diphtherie, Influenza usw. entstehenden ist leicht, sofern wir den Vorgang beobachten können. Dabei erfolgt der Zerfall ebenso wie die Vernarbung schnell in wenigen Tagen oder Wochen. Bei Lues, bei der sehr häufig auch der Knochen in Mitleidenschaft gezogen wird, handelt es sich meist um die tertiäre Form, also um Gummibildung mit Ulcerationsprozessen. Aber die Tatsache allein, daß Syphilis bei dem Kranken nachgewiesen ist, berechtigt noch nicht zu der Annahme, daß auch ein etwa vorhandenes Loch in der Scheidewand spezifischen Ursprungs ist. Die Differentialdiagnose ist auch hier, wie HAJEK (4) hervorhebt, bei abgelaufenem Prozeß, d. h. nach Überhäutung der Ränder, namentlich dann schwierig, wenn es sich um kleine Defekte im Knorpel ohne Beteiligung des Knochens handelt und die für Lues charakteristischen Merkmale wie strahlige Narben in der Umgebung und sekundäre narbige Atrophie der Schleimhaut fehlen.

Über die Rolle, die der Tuberkulose bei dem Ulcus septi perforans beizumessen ist, hat HAJEK (4) sehr eingehende Untersuchungen angestellt. WEICHSELBAUM hatte bei $14^0/_0$ von 108 Leichen mit Tuberkulose Löcher im Septum gefunden.

HAJEK (4) verfügt über ein Material von 2136 Leichen, bei denen 33mal $(1,40^0/_0)$ perforierende Geschwüre in den verschiedensten Stadien vorhanden waren. Für die Tuberkulösen ergab die Berechnung $3,3^0/_0$. Es lag daher nahe, anzunehmen, daß das Ulcus tuberkulösen Charakter hat. HAJEK fand aber niemals knötchenförmige Herde und genau charakterisierte Tuberkel, ebensowenig Tuberkelbacillen, die in den zweifellos tuberkulösen Geschwüren an der Scheidewand bei sorgfältiger Untersuchung stets nachzuweisen sind.

Bei den Septumerkrankungen der Fabrikarbeiter gehen dem eigentlichen ulcerativen Prozeß — sehen wir von den schnell verlaufenden durch schwere Verätzung bedingten ab — Strukturveränderungen voran, die durch chemische oder mechanische Einflüsse an dem Schleimhautperichondrium verursacht werden. Ebenso ist es bei dem Ulcus septi perforans. Nur lassen sich die

Entstehungsursachen des pathologischen Zustandes hier nicht sicher feststellen, da sie oft sehr weit zurückliegen. Ribary schreibt, daß in den Jahren 1891 bis 1894 unter 621 Nasenkranken der Baseler Poliklinik $10^0/_0$ an Rhinitis sicca anterior litten. Wie viele davon Defekte hatten, erwähnt er nicht. Wenn man wahllos gesunde Leute untersucht, findet man aber auch bei mindestens $10^0/_0$ am Septum Epithelveränderungen, größere oder geringere Narben, Erosionen oder atrophische Stellen am Septum, also Anzeichen, daß dort vor längerer oder kürzerer Zeit Läsionen oder Entzündungen stattgefunden haben. Weit größer ist der Prozentsatz (s. S. 488) bei Lungenkranken, die eben besonders häufig an Nasenkatarrhen leiden, ohne daß die Katarrhe selbst tuberkulöser Natur zu sein brauchen.

Trifft ein derartig pathologisches Septum eine neue Schädigung irgendeiner Art, so ist die Infektionsmöglichkeit gegeben und die Bildung von Geschwüren und Perforationen erklärlich. — Es ist nur zu verwundern, daß das perforierende *Geschwür* nicht häufiger vorkommt. Denn tatsächlich wird es beim Lebenden nur recht selten beobachtet. Ich sah es in den langen Jahren meiner Praxis kaum ein Dutzendmal, gegenüber einer viel größeren Reihe von Geschwüren und Septumdefekten syphilitischen, tuberkulösen Ursprungs, nach akuten Infektionskrankheiten oder nach Verletzungen.

Die Zahl der Fälle, die man als Ulcus septi perforans bezeichnen kann, schrumpft zudem noch mehr zusammen, wenn man bei Aufnahme der Anamnese *sehr* sorgfältig ist. — Es stellt sich dann oft heraus, daß die Kranken, ohne es zu beachten und vielleicht nur vorübergehend, ähnlichen Schädigungen ausgesetzt waren, wie die Chrom- und Zementarbeiter usw.

So kam vor kurzem ein Phthisiker in meine Behandlung, der nichts davon wußte, daß er ein großes Loch im Septum habe. Es wurde angenommen, daß die Entstehung des Defektes auf die Lungentuberkulose zurückzuführen sei; nur war es auffallend, daß die Ränder ohne jede Behandlung glatt abgeheilt und überhäutet waren. Der Mann war Kaufmann. Es stellte sich aber dann heraus, daß er früher lange Zeit in einem Thomasschlackenwerk gearbeitet hatte. Nun erinnerte er sich auch, hin und wieder Nasenbeschwerden gehabt zu haben. Es ist sehr wahrscheinlich, daß die Perforation nicht durch Tuberkulose, sondern durch den Staub, also durch die gewerbliche Schädigung entstand.

Eine eigenartige Ursache hatte die Septumperforation bei einem Gelehrten. Schon früher hatte er beobachtet, daß sich bei ihm Nasenbeschwerden wie Juckreiz und Prickeln in der Nase einstellten, wenn er Untersuchungen an peruanischen Mumien anstellte. Als nun die Sammlung der Mumien in ein anderes Museum verlegt wurde, wobei sich viel Staub entwickelte, beschäftigte er sich stundenlang mit dem Umpacken. Nun traten die Beschwerden verstärkt auf, auch war die Nasenatmung erschwert. — Ich fand im knorpligen Teil der Nasenscheidewand einen großen Defekt, dessen Ränder so üppig mit schmierigem Belag und Schorf bedeckte Granulationen zeigte, daß die Nase undurchgängig war. Daß tatsächlich der Mumienstaub die Perforation erzeugte, ist auch deshalb wahrscheinlich, weil Geschwüre auf dem Kopf des Patienten entstanden, als er sich bei der Arbeit oberflächliche Hautabschürfungen zuzog.

Der äußerst feine Staub bestand zum großen Teil aus zerfallenem Kleiderstoff. Die chemische Untersuchung ergab in einzelnen Proben das Vorhandensein von Arsenik, jedoch in äußerst geringer Menge, sonst keine chemisch ätzend wirkenden Bestandteile. Sonstige Erscheinungen von Arsenvergiftung waren bei dem Kranken nicht nachzuweisen. So scheint nur die Staubwirkung zur Entstehung des Ulcus geführt zu haben. Die Ränder des Ulcus heilten ab, als die Nase hinreichend vor dem Staub geschützt wurde und die Ränder mehrfach mit Trichloressigsäure geätzt waren.

Zu erwähnen ist noch, darauf macht schon RIBARY aufmerksam, daß bei bestehender Rhinitis sicca die Möglichkeit einer Infektion (Tuberkulose, syphilitischer Primäraffekt, Erysipel usw.) größer ist als bei gesunder Septumschleimhaut.

Die Behandlung der eben besprochenen Septumerkrankungen hat vornehmlich auf die Ursache Rücksicht zu nehmen. Es ist schon hervorgehoben, daß durch geeignete hygienische Maßnahmen der Entstehung von Berufskrankheiten im allgemeinen wie an der Nasenscheidewand mit einigem Erfolg vorgebeugt werden kann. Das Tragen von geeigneten Respiratoren ist in manchen Betrieben Vorschrift (s. PEYSER, Gewerbekrankheiten).

Solange die Berufsschädigung andauert, ist natürlich jede Therapie nutzlos; Erkrankte müssen, wenigstens solange Ulcerationen vorhanden sind, den Betrieben fernbleiben, wenn möglich auch nach der Ausheilung.

Bei der Art der Entwicklung der Rhinitis sicca wie des Ulcus kann man prophylaktisch wenig tun, schon deshalb, weil die Kranken ja nur selten ärztliche Hilfe in Anspruch nehmen. Atrophische Zustände der Schleimhaut, die den günstigen Boden für den Prozeß abgeben, lassen sich nicht beseitigen. Sind Reizzustände vorhanden, die den Kranken zum Jucken veranlassen, so ist häufiges, vorsichtiges Einfetten mit Salben angezeigt, stark blutende Gefäße müssen verschorft werden. Sind erst Borken und Krusten vorhanden, so sind sie vorsichtig mit Borsäure oder H_2O_2 oder durch Einlegen von Salbentampons aufzuweichen und dann zu entfernen. Die nun sichtbaren Erosionen und Substanzverluste werden mit Argent. nitricum oder Trichloressigsäure betupft und dann eingefettet. RIBARY empfiehlt Zink- oder Hebrasalbe mit 10% Bismuthum subnitricum. Ich selbst habe dabei mit gutem Erfolg die Lenireninsalbe von Dr. REISS angewandt. Sind schon größere Ulcera vorhanden, so hilft manchmal nach Abkratzen der Granulationen die ebenfalls von REISS hergestellte Kupferdermasansalbe mit Oberflächenwirkung. HAJEK (4) empfiehlt gleichfalls, die Granulationen zu entfernen und dann mit Lapisstift zu ätzen. Die Behandlung muß lange fortgesetzt werden; nach der Heilung muß der Kranke beobachtet werden, um Rezidiven vorzubeugen. Liegt der Knorpel schon frei, so habe ich ihn letzthin in zwei Fällen, wie das auch HALLE (3) empfiehlt, submukös reseziert, wonach das Ulcus ohne Defektbildung glatt vernarbte.

Operativer Verschluß von Defekten im Septum.

Löcher im Septum, welchen Ursprungs sie auch sein mögen, verursachen an sich keine Beschwerden. Oft wissen die Patienten nichts von dem Vorhandensein des Defektes, der vielleicht Jahre besteht. In solchen Fällen ist kein Anlaß zum Verschluß vorhanden. Bei sehr kleinen Perforationen erzeugt der Durchtritt der Luft bei der Atmung manchmal ein zischendes oder pfeifendes Geräusch, das den Kranken besonders im Schlaf stört. Derartig kleine Öffnungen lassen sich nach Anfrischen der Ränder durch die Naht, am besten Matratzennaht, schließen. Man muß aber vorher die Schleimhaut zur Entspannung auf der einen Seite unterhalb, auf der anderen oberhalb des Loches einschneiden. Ist die Umgebung sehr atrophisch, kann es sein, daß die Heilung ausbleibt, weil die Fäden nach einigen Tagen durchschneiden. Der Defekt bildet sich wieder. Meist ist er dann aber größer geworden. Wenn dies auch nicht der erwünschte Erfolg ist, so pflegt doch der Kranke zufrieden zu sein, weil nunmehr das lästige Geräusch aufhört.

Recht unangenehm ist bei den Defekten oft, wie schon bemerkt, die Neigung zu Blutungen oder immer wiederkehrendes Auftreten von Erosionen und Geschwüren an den Rändern, ferner Bildung von Borken, die Juckreiz hervorrufen.

Ist die Ursache davon irgendein Allgemeinleiden, wie Tuberkulose oder Lues,
so müssen wir dementsprechend handeln. Ist der Prozeß abgelaufen wie bei
Perforationen, die nach Traumen, nach Operationen oder nach akuten Infektionskrankheiten entstanden sind, so kann man versuchen, durch Salbenbehandlung,
Abkratzen der Geschwürsflächen und Ätzungen Heilung zu erzielen. Die Erfah-

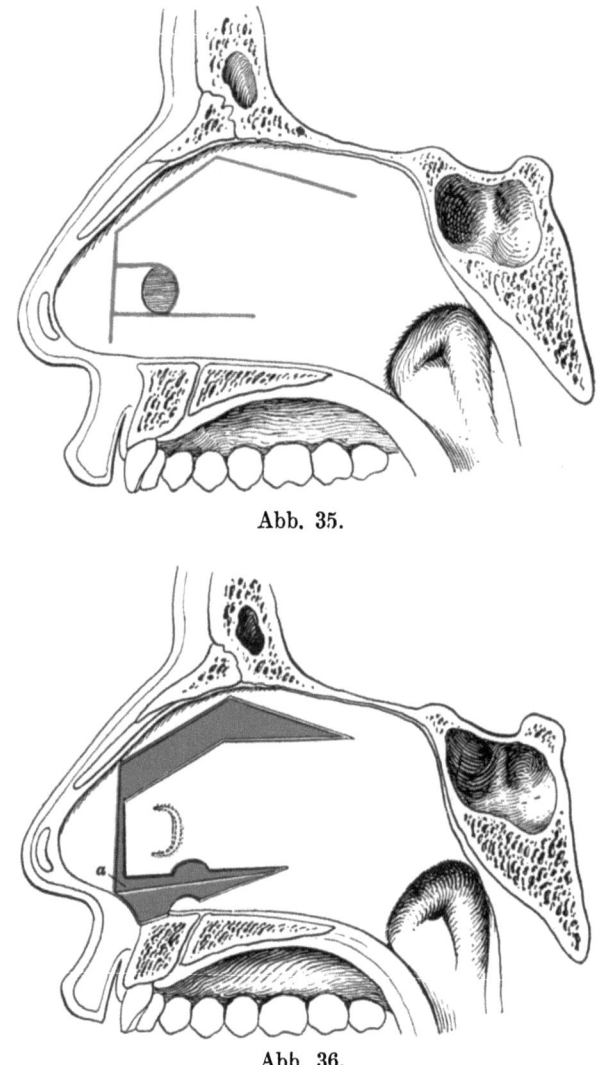

Abb. 35.

Abb. 36.

Abb. 35 u. 36. Verschluß einer Septumperforation nach Yankauer.

rung lehrt, daß am häufigsten die Stellen aufbrechen, an denen der Knorpel
oder Knochen, nur mit dünnem Narbengewebe überzogen, den Rand der
Perforationen bildet, dann genügt manchmal schon die submuköse Abtragung
des vorstehenden Knorpels auf $^1/_2$—1 cm. Damit ist aber der Defekt nicht
beseitigt. Um dies zu erreichen, bleibt nur der operative Verschluß übrig.
Ob man sich dazu entschließt, hängt von den Beschwerden der Patienten und
von seinem Allgemeinzustand ab. Ist nach der Septumresektion ein Defekt

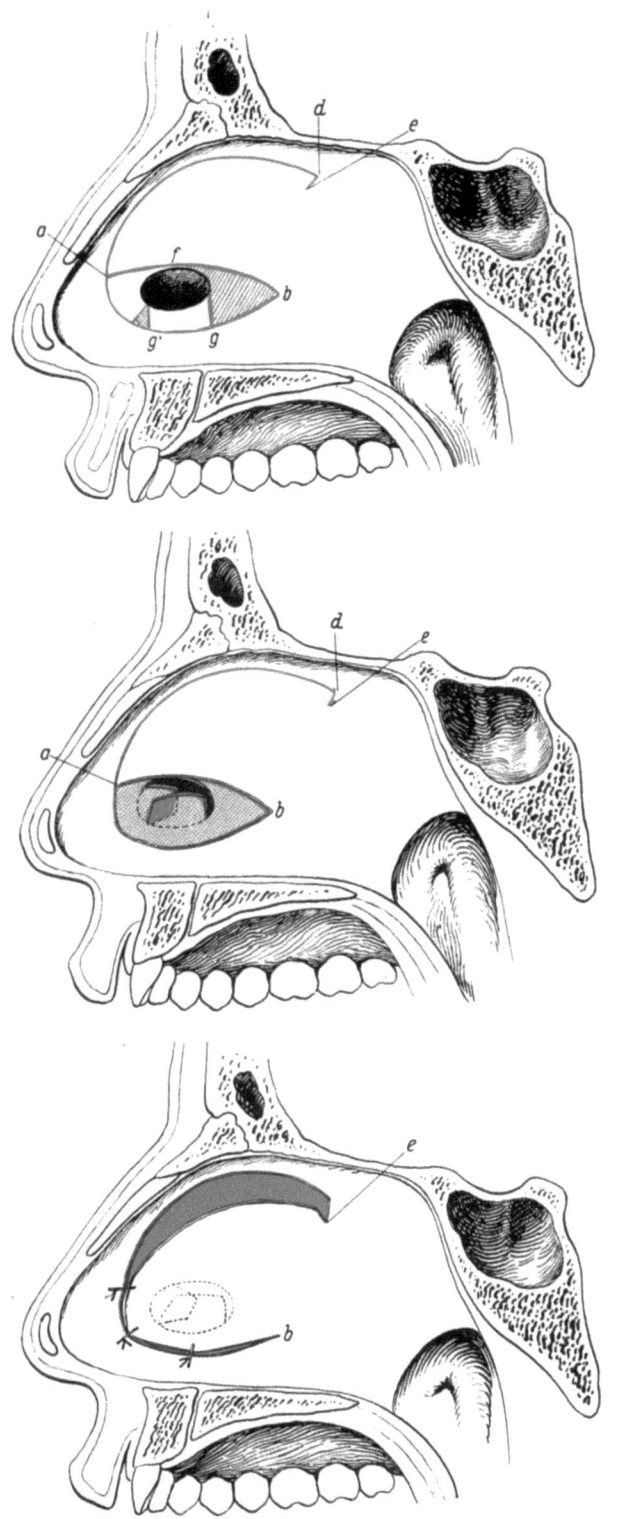

Abb. 37, 38 u. 39. Verschluß eines Septumdefektes nach HALLE.
(Erklärung im Text.)

entstanden, so sollte der Wunsch des Operateurs, das Zeichen des Mißerfolges zu beseitigen, nicht allein maßgebend sein.

Die Schnittführung Yankauers geht aus Abb. 35 und 36 hervor, der kleine Lappen a wird nach der Loslösung von seiner Unterlage umgeschlagen, so daß seine Epidermisfläche nach der anderen Seite der Nase, seine Wundfläche nach dem Defekt zu gerichtet ist. Der mobilisierte Lappen wird über den Defekt geschoben; Lappen seitlich umgeklappt. Yankauer legt dann je eine Naht an der vorderen oberen, der vorderen unteren und der hinteren unteren Ecke der Perforation an. Wie er dabei verfährt, muß in seiner Arbeit nachgelesen werden. Man kann dabei die von ihm angegebenen oder auch andere gestielte Nadeln wählen. Ich komme stets mit gewöhnlichen gekrümmten Nadeln aus, da ja die Perforationen im Knorpel also nicht sehr weit hinten sitzen. Dabei nehme ich einen Catgutfaden mit zwei Nadeln, die ich dicht

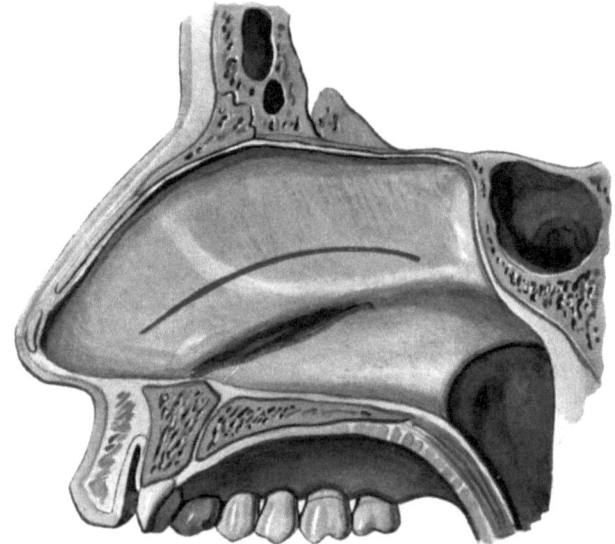

Abb. 40. Bildung eines Brückenlappens zum Perforationsverschluß nach Seiffert.

nebeneinander von derselben Seite durchführe. Die Fadenenden werden auf der anderen Seite geknüpft. Der untere Lappen wird wieder hochgeklappt und antamponiert. Daß er dabei zum Teil auf den Lappen liegt, schadet nach Yankauer nicht, da er auf der Epidermis nicht anwachsen kann. Die kleine Anschwellung, die an dieser Stelle entsteht, schwindet bald.

Nach Halle (4) wird die Perforation 3—5 mm von ihrem Rande umschnitten (s. Abb. 37) bis zur Höhe ihres oberen Randes. Von den Enden a und b dieses Bogenschnitts gehen kleine senkrechte Schnitte, g, g¹ bis in die Perforation hinein. Die so gebildeten Lappen werden umgeklappt, so daß die Wundfläche nach der Operationsseite gerichtet ist (Abb. 38). Durch den Schnitt a, d, e wird nun ein großer Lappen gebildet, der schürzenartig nach unten gezogen wird (Abb. 39), nachdem das Schleimhautdreieck g, b, f ausgeschnitten wurde. Damit wird vermieden, daß die Schleimhaut doppelt übereinander liegt.

Der durch Ablösen des großen Lappens entstandene sichelförmige Defekt bekleidet sich sehr bald mit Epithel.

Liegt die Perforation sehr hoch, so wird der große Lappen unten gebildet, die kleineren werden oben angelegt.

A. SEIFFERT bildet einen Brückenlappen, dessen Basis oben liegt, weil da der Lappen von oben nach unten hängend sich leicht antamponieren läßt und in den meisten Fällen nicht durch die umständliche Naht fixiert zu werden braucht (Abb. 40, 41). In anderen Fällen hat er große Lappen aus dem Nasenboden gewonnen. Auch Muschelschleimhaut hat er bei frischen Perforationen benutzt, indem er sehr einfach auf der einen Seite die korrespondierende Stelle der unteren Muschel mit dem scharfen Löffel anfrischte und von der anderen Seite des Septums durch Tamponade an die untere Muschel anlegte. In einer zweiten Sitzung trennte er die Synechie zwischen Muschel und Septum so, daß die ehemalige Perforation nun durch Muschelschleimhaut geschlossen war.

LEWIS bildet einen zungenförmigen Schleimhautlappen vor dem Defekt mit der Basis nach oben. Die Methode versagt bei großen Defekten und bei

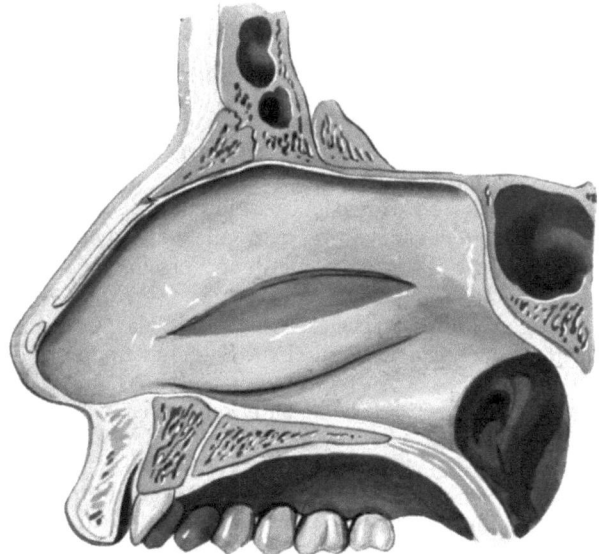

Abb. 41. Der SEIFFERTsche Brückenlappen verschließt die Perforation.

Perforationen nach Septumresektion. Bei kleineren Löchern mag sie in manchen Fällen nützlich sein.

Bei tiefliegenden Schleimhautnähten empfiehlt WILSON, ein steriles Roßhaar mit einer einfachen Injektionsnadel einzuführen, das Roßhaar dann vorzuschieben und mit der Pinzette zu fassen. Nach Entfernung der Injektionsnadel erfolgt das Knüpfen des Fadens wie gewöhnlich.

Nasenbluten.

Für das Nasenbluten ist ein besonderer Abschnitt im Handbuch vorgesehen. Trotzdem muß ich hier mit einigen Worten auf die Behandlung eingehen, und zwar in Rücksicht darauf, daß die Mehrzahl aller dieser Blutungen dem Locus Kiesselbachii am Septum entstammt. Ist der Grund hierfür zweifellos darin zu suchen, daß diese Stelle häufig Verletzungen ausgesetzt ist, so muß doch auch die anatomische Beschaffenheit des Schleimhautperichondriums eine Rolle spielen und der Umstand, daß die bereits geschilderten entzündlichen pathologischen Vorgänge Gefäßveränderungen herbeiführen.

Wir wissen, daß die Septumblutungen sehr häufig nicht aus örtlichen Ursachen entstehen, sondern bedingt sind durch akute und chronische Allgemeinerkrankungen, durch chronische Vergiftungen, reflektorische Vorgänge usw. Daher müssen wir bei der Behandlung in allen Fällen, namentlich bei schweren und rezidivierenden Blutungen, sorgfältig nach der eigentlichen Ursache fahnden. Kommt es doch nicht nur darauf an, im Augenblick zu helfen, sondern auch Wiederholungen vorzubeugen. Bei Tuberkulose und bei Tumoren mahnen Blutungen zu schleuniger und gründlicher Operation (s. dort).

Im Augenblick die Septumblutung zu stillen, gelingt fast immer leicht durch die Kompression (Hartmann), namentlich, wenn sie allein aus der Schleimhaut über dem Knorpel erfolgt. Es ist aber nicht ratsam, den Tampon, den man zweckmäßig mit Epirenan getränkt oder mit Clauden bestreut hat, lange liegen zu lassen, wofern nicht der Kranke bereits so erschöpft ist, daß er unbedingter Ruhe bedarf. Sobald man sieht, daß kein Blut mehr nachsickert, löst man den Gazestreifen unter guter Beleuchtung langsam ab und verschorft die blutende Stelle mit dem Galvanokauter, mit Chrom- oder Trichloressigsäure. Das glückt bei einzelnen spritzenden Gefäßen meist, bei flächenhaften Blutungen nicht immer. Oft führen Schnitte bis auf den Knorpel unter, hinter und über der blutenden Stelle zum Ziele. Sie darf man aber selbstverständlich nur machen, wenn die Blutungen von lokaler Natur sind. Bei Allgemeinerkrankungen, wie bei den akuten Infektionskrankheiten, bei Diabetes, Nephritis, Werlhofscher Krankheit usw. würde man nur neue Quellen für Blutungen damit anlegen. Steht die Blutung nach dem Verschorfen, ist es am besten, wenn kein neuer Tampon eingelegt wird, dies ist aber nur zulässig, wenn im Falle neuer Blutungen sofort ärztliche Hilfe bereit ist, wenn also der Kranke in der Klinik liegt. Sonst drückt man einen Salbentampon auf die betreffende Stelle.

Ist die Blutung so profus, daß nicht zu erkennen ist, wo ihr Ausgangspunkt liegt, so injiziert man Suprarenin-Novocain wie zur Septumresektion. Das läßt sich ganz gut bewerkstelligen während der Tampon liegt, wenn nötig, indem man von der anderen Seite der Nase einsticht. Bei wiederholten Blutungen ist schließlich auch die submuköse Resektion des Knorpels in geringem Umfange zu erwägen, die mehrfach empfohlen ist und die auch ich in einigen schweren Fällen mit schnellem Erfolg anwandte.

Kalte Umschläge auf die Nase (Moritz Schmidt) sind bei den Septumblutungen ziemlich unwirksam, dagegen haben oft Eiskühlungen im Nacken auffallend günstigen Einfluß.

Ist die Blutung gestillt und hat man sich überzeugt, daß die örtliche Veränderung, die dazu geführt hat, behoben ist, so ist der schon oben erwähnten Forderung zu entsprechen; es muß sorgsam festgestellt werden, ob die Blutung noch andere Ursachen hat, die soweit möglich, zu behandeln und zu beseitigen sind.

Gutartige Geschwülste der Nasenscheidewand.

Von den Geschwülsten gilt dasselbe wie von Tuberkulose und Syphilis. Indem ich auf die Kapitel III, B, 14, 2 und 3 verweise, gehe ich nur insoweit darauf ein, als es notwendig ist, das Gesamtbild der Septumerkrankungen zu vervollständigen.

Gutartige Geschwülste des Septums sind nicht allzu häufig.

Hasslauer stellte 1900 aus der Literatur von gutartigen Geschwülsten 20 harte und 15 weiche Papillome zusammen. 30 Fälle von Fibroma oedematosum (Schleimpolyp), 16 von polypöser Hyperplasie. Ferner fand er 9 Fibrome,

6 Myome und je 4 Adenome und Enchondrome, 3 Cysten und vereinzelte Fälle
von anderen Geschwulstformen beschrieben, am häufigsten aber, nämlich mit
57 Fällen, den blutenden Septumpolypen.

Wir müssen unterscheiden zwischen den echten Geschwülsten und den
tumorartigen Gebilden, die sich auf entzündlicher Basis entwickeln. Allerdings
läßt sich nicht immer entscheiden, ob nicht auch bei Entstehung der echten
Geschwülste entzündliche Vorgänge wie Rhinitis sicca usw. mitspielen.

Die Polypen sind, wie HEYMANN sagt, Produkte der Schleimhaut, deren
Gewebe sich in ihnen in wechselnder Anordnung wiederholt. Die Schleimpolypen der Nasenscheidewand unterscheiden sich von den weit häufigeren
der übrigen Nase nicht. Dagegen nehmen die sogenannten blutenden Septumpolypen, wenigstens klinisch eine Sonderstellung ein.

Der Name „blutender Polyp der Nasenscheidewand" ist von SCHADEWALDT
zuerst gebraucht. Er ist, wie KATZ sehr richtig betont, arg mißbraucht worden.
Tuberkulome und Syphilome sowie bösartige Geschwülste, wenn sie zu Hämorrhagien neigen, so zu bezeichnen, ist falsch. Der blutende Septumpolyp ist
eben nichts anderes als ein Polyp, ein Fibrom oder Fibroangiom mit besonders
starker Entwicklung und Neubildung von Blutgefäßen, Gefäßräumen und auch
von Lymphgefäßen. Im übrigen besteht er aus derbem oder lockerem Bindegewebe, in dem sich gelegentlich auch Drüsengewebe findet. Je nach dem
Gefäßreichtum und der Beschaffenheit des Bindegewebes wechselt seine Konsistenz und sein Aussehen. Sitzt der Polyp weit vorn, so besteht der Überzug
aus vielschichtigem Plattenepithel, dessen obere Schichten oft verhornt sind.
Der Epithelbelag weiter nach innen befindlicher Geschwülste ist dünner, an
der Oberfläche finden sich Cylinderzellen, manchmal noch mit Resten von
Flimmern (HEYMANN).

Es ist anzunehmen, daß der blutende Polyp durch entzündliche Vorgänge
am Septum entsteht [RETHI (2)] wie im Verlauf von Rhinitis sicca (SIEBENMANN.
RIBARY). Ferner kann man als prädisponierendes Moment häufig an der Nasenscheidewand zu findende Varicenbildung annehmen. Im einzelnen Fall dies
nachzuweisen, ist nicht möglich, weil wir die Entwicklung der Neubildung
nicht beobachten, sondern stets erst die fertigen Tumoren sehen. FREUDEN-
THAL, SUCHANNEK, ROSENTHAL sahen sie im Anschluß an Verletzungen durch
Stoß oder Fall auf die Nase. Es ist EDMUND MEYER recht zu geben, wenn
er der Ansicht MORITZ SCHMIDTS widerspricht, der meint, daß Septumpolypen
stets oder doch fast immer der Ausdruck eines cariösen Prozesses am Knochen
oder Knorpel seien. Beim blutenden Polypen ist meines Erachtens das Gegenteil
die Regel.

Die blutenden Septumpolypen sind stets einseitig. Sie sitzen breit oder
gestielt an der typischen Stelle auf, an denen sich die meisten Entzündungen
der Nasenscheidewand abspielen; sitzen sie an anderen Stellen weiter oben
und hinten über dem Knochen, so muß man mit der Diagnose vorsichtig sein.
Daß der blutende Polyp nur auf der linken Seite des Septums vorkommt, ist
bereits von HASSLAUER als irrig nachgewiesen. Daß Frauen häufiger daran
leiden als Männer, ist richtig, aber auch nicht in dem Maße wie man früher
annahm (TRAUTMANN). Auffallend ist die Beobachtung, daß die Entstehung
mehrfach in Beziehung zur Gravidität stand. Man könnte auf den Gedanken
kommen, daß dabei die Kapillarektasien (KIESSELBACH, DONOGANY, s. Anatomie)
eine Rolle spielen, ähnlich wie das Schwellgewebe der Muscheln.

Die Blutungen pflegen anfangs nicht sehr erheblich zu sein und treten nur
hin und wieder auf; mit dem Wachsen der Geschwulst werden sie häufiger und
stärker und können dann bedrohlich werden. Manchmal belästigt die Beengung
der Nasenatmung den Kranken mehr.

Vor kurzem kam ein 40jähriger Mann zu mir wegen häufig wiederkehrender Mandelentzündung. Bei der Untersuchung der Nase fand sich links ein etwa erbsengroßer, breit aufsitzender Polyp am Septum, der angeblich keine Beschwerden machte. Auf Befragen gab Patient an, daß er allerdings öfter Nasenbluten habe. Am Tage nach Abtragung der Geschwulst sagte er ganz von selbst: „So gut wie heute Nacht habe ich lange nicht geschlafen, ich kann viel freier Luft holen".

Benjamins berichtete auf der Versammlung der 33. Niederländischen Gesellschaft am 14. 5. 1922, daß er in den Tropen blutende Polypen beobachtet habe, die durch den tierischen Parasiten Rhinosporidium kinealyi entstehen.

Es läßt sich nicht leugnen, daß ein Fibroangiom, ebenso wie andere gutartige Geschwülste, einmal in einen bösartigen Tumor übergeht. Roés Fall, den Hasslauer als Beweis dafür anführt, daß dies auch bei blutenden Septumpolypen geschehen kann, gehört aber nicht hierher. Der Tumor, ein Angiom, erwies sich, als er nach zweimaliger Abtragung rezidivierte, als Angiosarkom. Es handelte sich aber von Anfang an gar nicht um einen blutenden Septumpolypen, denn die Geschwulst entsprang vom oberen Teil des Septums, der inneren Fläche des Nasenrückens und von der oberen und mittleren Muschel. In einem Fall, den Trautmann beobachtete, fand er bei einzelnen Stellen des Tumors (Angioma fibromatosum) deutlich proliferierendes Endothel als ein Anzeichen des Überganges in Endotheliom.

Die Symptome der gutartigen Geschwülste sind die gleichen wie die aller raumbeengenden Veränderungen der Nasenscheidewand. In langsamem Wachstum treten sie oft erst spät auf. Daß gelegentlich Reflexneurosen dabei beobachtet werden, sei erwähnt.

Constantinescu beobachtete ein Keratom am Septum, und zwar am Naseneingang.

Die Behandlung ist rein chirurgisch. Bei den gestielten Tumoren kommt man meist mit der kalten Schlinge, am sichersten mit der von Brünings angegebenen zum Ziele. Andere bevorzugen die galvanokaustische Schlinge. Bei den breit aufsitzenden muß man manchmal dicht davor die Schleimhaut einschneiden, den Tumor zum Teil mit dem Raspatorium von Knorpel oder Knochen abheblen und ihn schließlich mit der Schlinge abschnüren. Tritt danach Blutung ein, so ist galvanokaustische Verschorfung oder Ätzung mit Trichloressigsäure, Chrom und anderen Mitteln angezeigt. Ist Vorbedingung, daß man um Rezidive zu verhindern, alles Kranke gründlich entfernt, so soll man doch möglichst vermeiden, Defekte im Septum zu machen. Boenacker berichtet, daß er einen gestielten Septumpolypen mit der kalten Schlinge entfernte und mit Chromsäure ätzte. Später entstand eine Perforation trotz Kautelen. Welcher Art diese waren, ist nicht erwähnt. Nimmt man an, daß der blutende Septumpolyp dieselbe Ursache (Rhinitis sicca Xanthose) hat wie das Ulcus septi perforans, so wäre die Entstehung beider an der gleichen Scheidewand erklärlich.

Die histologische Untersuchung der entfernten Geschwülste darf selbstverständlich nicht unterlassen werden.

Bösartige Geschwülste.

Die bösartigen Geschwülste der Nase nehmen ihren Ursprung oft von der Nasenscheidewand aus, besonders die Sarkome in ihren verschiedenen Formen. Da der Ausgangspunkt dabei am häufigsten der knorplige Teil ist, so liegt es nahe, anzunehmen, daß die vielfachen Verletzungen und Entzündungen dieser Stelle auch hier die Entstehung begünstigen.

Es erübrigt sich, auf die histologischen Befunde der verschiedenen Geschwulst-
arten einzugehen. Es sei aber darauf hingewiesen, daß die Unterscheidung
oft auf Schwierigkeit stößt, namentlich insofern es darauf ankommt, die Grenze
zwischen bösartigen und gutartigen Tumoren zu ziehen (KÜMMEL). Auch die
Differentialdiagnose gegenüber den tuberkulösen und syphilitischen Prozessen
ist nicht immer leicht. Ärztliche Erfahrung und sehr kritische Abwägung der
Untersuchungsresultate, die durch alle diagnostischen Hilfsmittel gewonnen
sind, verringert die Gefahr von Irrtümern.

Beschwerden treten oft erst auf, wenn die Geschwulst so groß geworden ist,
daß sie die Atmung stört. Manchmal belästigen den Kranken frühzeitig Ulcerationen und Blutungen. Übler ist der Foetor, der bei Carcinomen, die zum Zerfall neigen, auch für die Umgebung des Patienten eine Qual bedeutet. Sitzen
die Geschwülste weit oben auf, so verursachen sie Benommenheit und Kopfschmerzen. Die Sarkome führen nicht selten zu Deformitäten der äußeren Nase.
Der Allgemeinzustand pflegt erst in vorgeschrittenen Fällen zu leiden, wenn
schon die Nachbarorgane ergriffen sind.

Die Carcinome der Nasenscheidewand wie der Nase überhaupt, haben wenig
Neigung zu Metastasenbildung. Im übrigen ist die Prognose der bösartigen
Geschwülste des Septums äußerst ungünstig, selbst dann, wenn sie frühzeitig
in Behandlung kommen. Es ist zwar berichtet, daß nach gründlicher Entfernung, namentlich gestielt aufsitzender Sarkome manchmal keine Rezidive
mehr aufgetreten sind. Ich muß aber gestehen, daß ich ein derartig günstiges
Resultat niemals erzielt habe, obgleich ich bei der Operation so radikal wie nur
möglich vorgehe. Ist die Diagnose auf Sarkom, Carcinom oder Endotheliom
gestellt, so begnüge ich mich nicht mit endonasalem Eingriff, sondern operiere
nach KRETSCHMANN, wenn einige Gewähr vorhanden ist, daß der Tumor noch
nicht über das Septum hinausgegangen ist. Sonst verfahre ich nach DENKER,
wenn nötig, schaffe ich mir durch Hautschnitte und Aufklappen der Nase noch
weiteren Einblick und nehme alles verdächtige Gewebe fort. Danach habe ich
wohl scheinbare Heilungen über Jahr und Tag gesehen. Dann traten aber doch
Rezidive auf. Meist kamen sie sehr bald. Ist erst die laterale Nasenwand oder
gar das Siebbein mitergriffen, so ist nach meinen Erfahrungen die Prognose
völlig hoffnungslos.

Leider hat auch Radium und Röntgenbehandlung, die ich mit Hilfe eines
Kollegen vom Krebsinstitut, also zweifellos unter sachverständiger Leitung
vornahm, bisher nicht die Hoffnungen erfüllt, die man auf sie gesetzt hat.

Literatur.

AFFOLTER: Korresp.-Blatt f. Schweizer Ärzte 1919. Nr. 4. — ANTON: Zur Kenntnis der
kongenitalen Deformitäten der Nase. Arch. f. Ohren-, Nasen- u. Kehlkopfheilk. Bd. 35.
1893. — ANTON, W.: Partielle angeborene Atrophie der Nasenschleimhaut. Prag. med.
Wochenschr. Bd. 32, Nr. 21. 1907. — ARSLAN: Abscesse del setto nasale. Boll. d. malatt.
dell' orecchio, della gola e del naso. 1896. No. 11. — AULL, W.: Über Septumabscesse.
Inaug.-Diss. Würzburg. 1908. — AUTRÉ: Les abscès du nez et des fosses nasales. Thèse de
Montpellier. 1907. — BAMBERGER: Über Septumperforation der Chromarbeiter. Münch. med.
Wochenschr. 1902. Nr. 51. — BAR: Erektile Geschwülste des Septums. Monatsschr. f.
Ohrenheilk. u. Laryngo-Rhinol. 1912. S. 1419. — BARGY: Abscès de la cloisien nasale.
Rev. de laryngol., d'otol. et de rhinol. 1906. No. 4 (4 Fälle). — BARTH: Demonstration,
Ges. sächs.-thüring. Kehlkopf- u. Ohrenärzte zu Leipzig. Sitzung 3. Nov. 1906. Bericht
in der Münch. med. Wochenschr. 1907. Nr. 1, S. 49. — BARTHÉLMY: Not. clin. s. l. grippe.
Arch. gén. de méd. 1890. — BAUER: Zeitschr. f. Mund- u. Kieferchirurg. Bd. 2, H. 3 u. 4.
— BAUMGARTEN (1): Cyste der Nasenscheidewand. Wien. med. Wochenschr. 1889. Nr. 52.
— DERSELBE (2): Perforation der Nasenscheidewand nach Diphtherie. Orvosi Hetilap 1889.
Nr. 32 u. Exzerpt. in Pest. chirurg. Presse 1889. Nr. 52. — DERSELBE (3): Die Hämatome
der Nasenscheidewand, deren Umwandlung und deren einfache Behandlungsart. Wien.

klin. Rundschau 1905. Nr. 13. — Bécourt, Chevalier: Ann. d'hyg. publ. et de méd. lég. 2. Serie 1863. — Beenacker: Blutender Septumpolyp am Kiesselbachschen Punkt. Monatsschr. f. Ohrenheilk. u. Laryngo-Rhinol. 1919. S. 199 u. Sitzungsber. d. niederländ. Vereins f. Hals-Nasen-Ohrenheilk. — Beese: Behandlung der tuberkulösen Geschwülste und Geschwüre der Nasenscheidewand. Zeitschr. f. Ohrenheilk. u. f. Krankh. d. Luftwege. Bd. 57, S. 381. — Benjamins: Der blutende Polyp der Nasenscheidewand in Europa und in den Tropen. 33. Vers. d. niederländ. Ges. f. Hals-, Nasen- u. Ohrenheilk. Mai 1922. Zentralbl. f. Hals-, Nasen- u. Ohrenheilk. Bd. 4, S. 221. — Bergeat: Monatsschr. f. Ohrenheilk. u. Laryngo-Rhinol. 1896. S. 489 und 4. Vers. süddtsch. Laryngol. 1897. — Bergmann, E. v.: Verletzungen der Nase, Frakturen und Dislokationen. Heymanns Handb. Bd. 3, S. 507. — Betz: Internat. Zentralbl. f. Laryngol. Bd. 10, S. 324. — Bevermann: Zur toxischen Beeinflussung des Geruchssinnes. Inaug.-Diss. Würzburg. 1895. — Blum: Wien. klin. Wochenschr. 1901. Nr. 6. — Boenninghaus (1): Über die Beseitigung schwerer Verbiegungen der knorpligen und knöchernen Nasenscheidewand durch die Resektion. Arch. f. Laryngol. u. Rhinol. Bd. 9, S. 269. — Derselbe (2): Über das Schiefwerden der Nase. Arch. f. Laryngol. u. Rhinol. Bd. 32, S. 400. — Bosworth (1): A treatise on diseases of the nose and throat. New York 1889. — Derselbe (2): Deformitäten der Nasenscheidewand. Eine neue Operation zu ihrer Hebung nebst einer Analyse der Resultate usw. New York med. journ. a. med. record. 15. Jan. 1887. — Breed: Zur Kenntnis der Bedeutung des Nasenblutens im späteren Kindesalter. Arch. f. Ohren-, Nasen- u. Kehlkopfheilk. 1915. S. 196. — Bresgen (1): Zur Ätiologie der Verbiegungen der Nasenscheidewand. Berl. klin. Wochenschr. Bd. 10. 1884. — Derselbe (2): Krankheits- und Behandlungslehre der Mund-, Nasen- und Rachenhöhle sowie des Kehlkopfes und der Luftröhre. 2. Aufl. Wien-Leipzig 1891. — Derselbe (3): Entstehung, Bedeutung und Behandlung der Verkrümmungen und callösen Verdickungen. — Brindel: Technisches zur submukösen Resektion des Nasenseptums. Rev. de laryngol., d'otol. et de rhinol. 1913. Nr. 25. — Brown, H.: Influenza und Epistaxis. Brit. med. journ. Febr. 1907. p. 314. — Brünings (1): Beiträge zur submukösen Septumresektion. Verein dtsch. Laryngol. 15. Tagung Juni 1908. — Derselbe (2): Orale oder nasale Resektion der Nasenscheidewand. Münch. med. Wochenschr. 1908. S. 2678. — Bruins, J. J.: Ein Fall von vermehrter einseitiger Schweißabsonderung im Gesicht, geheilt nach Resektion der Nasenscheidewand. Nederlandsch keel-neus-vorheelkundige vereeniging Amsterdam. Juni 1924. Zentralbl. f. Hals-, Nasen- u. Ohrenheilk. Bd. 7, S. 637. — v. Brunn: Beiträge zur mikroskopischen Anatomie der menschlichen Nasenhöhle. Arch. f. mikrosk. Anat. Bd. 39. — Bruzzone: Blutende Septumpolypen. Internat. Zentralbl. f. Ohrenheilk. 1910. S. 94. — Burger: Todesfälle aus dentaler Ursache. Zeitschr. f. Stomatol. Jg. 21. 1925. Zentralbl. f. Hals-, Nasen- u. Ohrenheilk. Bd. 4, S. 68. — Burghart: Über Chromerkrankungen. Charité-Ann. 23. Tag. 1898. — Byron: Deviationen und Deformitäten des Septums mit besonderer Berücksichtigung der möglichen Resultate der submukösen Resektionen. Internat. journ. of surg. cez. 1907. — Campbell: Perforations of the cartilaginous septum and their chief causes. Physican ans surgeon. Juni 1890. — Carter (1): Depressed nasal deformity due to the submucous operation. Laryngoscope. Vol. 33, Nr. 9. 1923. Zentralbl. f. Hals-, Nasen- u. Ohrenheilk. Bd. 4, S. 486. — Derselbe (2): Abscesses of the nasal septum their etiology and treatment with reference to resulting deformities. Med. journ. record. Vol. 119, Nr. 3. 1924. Zentralbl. f. Hals-, Nasen- u. Ohrenheilk. Bd. 5, S. 183. — Catti, G.: Nasenerkrankungen bei akuten Infektionskrankheiten. Heymanns Handb. d. Laryngol. usw. Bd. 3, S. 723 ff. — Cholewa: Über Resektion des Septum narium. Monatsschr. f. Ohrenheilk. u. Laryngo-Rhinol. 1891. Nr. 9. — Cicconardi: Su di un ascesso traumatico e di un'ematoma del sette del naso. Arch. ital. di laringol. Juglio 1884. — Claus: Diskussion zum Vortrag von Halle. Berl. laryngol. Ges. Dez. 1919. — Cloquet: Journ. hebdom. de méd. Tome 7, Nr. 91, p. 545. Zit. von Fischenich 1830. — Constantinescu: Kératome du septum. Rev. de laryngol., d'otol. et de rhinol. Jg. 45, Nr. 4. 1924. Zentralbl. f. Hals-, Nasen- u. Ohrenheilk. Bd. 5, S. 313. — Culbert: Report of a case of bilateral abscess of the septum with well marked symptoms of septicaemie. Ann. of otol., rhinol. a. laryngol. June 1903. — Curtis: Operationen am Nasenseptum. Journ. of the Americ. med. assoc. 1893. — Czermak: Die Rhinoskopie. 1862. — Danziger: Die sogenannte idiopathische Perichondritis der Nasenscheidewand (spontanes Hämatom). Monatsschr. f. Ohrenheilk. 1897. S. 16. — Delavan: Case of acute idiopathic perichondritis and abscess of the nasal septum. Arch. of laryngol. Vol. 4, Nr. 2, p. 133. April 1883. — Delpech et Hillairet (1): Ann. d'hyg. publ. et de méd. lég. 2. Serie 1869 u. 1876. — Derselbe (2): Mémoire sur les accidents aux quels sont soumis les ouvriers à la fabrication des chromates. Ann. d'hyg. publ. et de méd. lég. 1869 u. 1876. — Denker: Brünings Lehrb. d. Krankh. d. Ohres u. d. Luftwege. 8./9. Aufl. Jena: Gust. Fischer. — Dietrich: Das Ulcus septi nasi perforans. Monatsschr. f. Ohrenheilk. u. Laryngo-Rhinol. 1890. Nr. 11. — Didier, G.: La compression du cornet moyen par les malformations hautes de la cloison nasale. Arch. internat. de laryngol., otol.-rhinol. et broncho-oesophagoscopie. Tome 2. Nr. 5. p. 461. 1923. Zentralbl. f. Hals-, Nasen- u. Ohrenheilk. Bd. 4, S. 68. — DONOGANY: Beiträge zum histologischen Bau der knorpligen Nasenscheidewand mit besonderer Berücksichtigung der habituellen Nasenblutungen. Orvosi Hetilap 1903. Nr. 21 u. Arch. f. Laryngol. u. Rhinol. Bd. 9, S. 30. 1903. — DOUMENGE: Configuration de la voûte palatine dans ses rapports avec les deformations de la cloison nasale. Ann. des maladies de l'oreille etc. Tome 42, Nr. 11. 1923. Zentralbl. f. Hals-, Nasen- u. Ohrenheilk. Bd. 5, S. 124. — EDMONDSON, E.: Symptome and treatment of deviations of the nasal septum. Illinois med. journ. Vol. 43, Nr. 3. 1923. Zentralbl. f. Hals-, Nasen- u. Ohrenheilk. Bd. 4, S. 177. — v. EICKEN (1): Zur Technik der Septumoperation. Tagung d. Vereins dtsch. Laryngol. Kiel 1914. Zeitschr. f. Laryngol., Rhinol. u. ihre Grenzgeb. Bd. 7, S. 434. — DERSELBE (2): Die submuköse Septumresektion. Med. Klinik. 1912. Nr. 13. — ELJASSOHN: Das Hämatom der Nasenscheidewand. Jeshemes jatschnik unchnych, golowych i nosowych behesney. 1906. Nr. 4 u. Petersburg. Arch. f. Ohrenheilk. Bd. 71, S. 135. 1907. — FEIN (1): Die einfache Fensterresektion der Nasenscheidewandverbiegung. Internat. med. Kongreß in Budapest 1909. Zeitschr. f. Laryngol., Rhinol. u. ihre Grenzgeb. Bd. 2. S. 650. — DERSELBE (2): Die einfache Fensterresektion. Arch. f. Laryngol. u. Rhinol. Bd. 22, S. 415. — DERSELBE (3): Ein Beitrag zur Vereinfachung der submukösen Fensterresektion. Monatsschrift f. Ohrenheilk. u. Laryngo-Rhinol. Bd. 43, H. 8. — FEURLETON: A perforation of the septum nasi, occuring in cement workers. Lancet. 17. August 1889. — FICANO: Gazette delli hospitali. 1881, S. 87. — FISCHENICH: Über das Hämatom und die primäre Perichondritis der Nasenscheidewand. Arch. f. Laryngol. u. Rhinol. Bd. 2, H. 1, S. 32 ff. 1884. — FLATAU: Nasen-Rachen-Kehlkopfkrankheiten. Leipzig: A. Barth 1895. — FLEISCHER: Nécrose du palais et de la cloisen du nez cause cutivement à la fièvre thyphoide. Ann. d. maladies de l'oreille. 1892. Nr. 8. — FRANKE: Über Wachstum und Verbildungen des Kiefers und der Nasenscheidewand auf Grund vergleichender Kiefermessungen und experimenteller Untersuchungen über Knochenwachstum. Zeitschr. f. Laryngol., Rhinol. u. ihre Grenzgeb. Bd. 10, S. 187. — FRÄNKEL: Der abnorme Hochstand des Gaumens in seinen Beziehungen zur Septumdeviation und zur Hypertrophie der Rachentonsille. Inaug.-Diss. Basel. 1896. — FREER (1): Zum Aufsatz von M. WEIL: Über die submuköse Resektion an der Nasenscheidewand. Arch. f. Laryngol. u. Rhinol. Bd. 16, S. 186. — DERSELBE (2): Eine der Fensterresektion knöcherner Verbiegungen der Nasenscheidewand angepaßte modifizierte GRÜNWALDsche Zange. Arch. f. Laryngol. u. Rhinol. Bd. 17, S. 152. — DERSELBE (3): Die submuköse Resektion der Nasenscheidewand nach eigener Methode. Arch. f. Laryngol. u. Rhinol. Bd. 18, S. 152. — DERSELBE (4): Die submuköse Fensterresektion, ein ergänzender Beitrag. Arch. f. Laryngol. u. Rhinol. Bd. 20, S. 361. — FREUDENTHAL (1): Über das Ulcus septi nasi perforans. New York. med. Wochenschr. Mai 1891. — DERSELBE (2): Ann. of ophthalmol. a. otol. July 1895 u. Monatsschr. f. Ohrenheilk. u. Laryngo-Rhinol. 1896. S. 239. — FRIEDHEIM, E.: Über Hämatom und Perichondritis des Nasenseptums. Inaug.-Diss. Berlin. 1897. — FUCHSIG: Zur Ätiologie und Pathologie der Abscesse der Nasenscheidewand. Wien. klin. Wochenschr. 1903. Nr. 13. — FURET: Beitrag zur Behandlung der Deviationen des Septums. Rev. de laryngol., d'otol. et de rhinol. 1914. H. 3 u. Zeitschr. f. Laryngol., Rhinol. u. ihre Grenzgeb. Bd. 7, S. 114. — GALPENIN: Wratschebnaja Gaseta. 1905. Nr. 41. Ref.: Internat. Zentralbl. f. Laryngol. Bd. 22. — GAMAN: Septumluxationen mit Elektrolyse geheilt. Orvosi Hetilap Nr. 34 u. Zeitschr. f. Laryngol., Rhinol. u. ihre Grenzgeb. Bd. 2, S. 623. — GAULE: Physiologie der Nase und ihrer Nebenhöhlen. HEYMANNS Handb. Bd. 3, S. 152. — GAY: Petersburg. med. Wochenschr. 1869. Nr. 25. — GELLÉ: Perforation étendue du cartilage de la cloison du nez dans la fièvre typhoide. Bull. de la soc. de laryngol. etc. Paris. Juin 1891. — GENERSICH: Destruktionen der Nasenscheidewand infolge von Heredolues bei 20 Monate altem Kinde. Orvosi Hetilap. 1915. Nr. 15 u. Zeitschr. f. Laryngol., Rhinol. u. ihre Grenzgeb. Bd. 8, S. 240. — GERBER: Tuberkulose und Lupus der Nase. HEYMANNS Handb. Bd. 3, S. 901. — GERST: Erscheinungsformen der Nasentuberkulose. Arch. f. Laryngol. u. Rhinol. Bd. 21, S. 318. — GHON und TERPLAN: Zur Kenntnis der Nasentuberkulose. Zeitschr. f. Laryngol., Rhinol. u. ihre Grenzgeb. Bd. 10, S. 393. — GLAS: Zur Indikation und Operation der verbogenen Nasenscheidewand. Monatsschr. f. Ohrenheilk. u. Laryngo-Rhinol. Bd. 5, S. 124. 1910. — GLEITSMANN: Über Behandlung von Septumdeviationen mittels der Trephine und der Methode von ASCH. Arch. f. Laryngol. u. Rhinol. Bd. 4, S. 115. — GLOGAU: Neue Instrumente zur Entfernung des knöchernen Septums. Zeitschr. f. Laryngol., Rhinol. u. ihre Grenzgeb. Bd. 4, S. 569. — GOLDMANN: Die Indikationen für die submuköse Fensterresektion des Nasenseptums. Klin. therap. Wochenschr. 1913. — GOUGENHEIM: Über die entzündlichen Abscesse der Nasenscheidewand. Arch. f. Laryngol. u. Rhinol. Festschr. f. FRÄNKEL. 1896. S. 69. — GREECHE jr.: Korrektion von Nasenverunstaltungen verursacht durch Septumabsceß durch Knorpeltransplantation. New York. Zeitschr. f. Laryngol. Bd. 3, S. 154. — GRÜNBERG: Über den günstigen Einfluß des innerlichen Gebrauchs von Jodkali auf die Tuberkulose der oberen Luftwege. Zeitschr. f. Ohrenheilk. u. f. Krankh. d. Luftwege. Bd. 53, S. 346.

— Guisez, J.: Quelques remarques à propos des opérations sur la cloison. Il faut redresser les déviations avec le minimum de résections ostéo-cartilagineuse. Bull. d'oto-rhino-laryngol. Tome 21, Nr. 3. 1923. Zentralbl. f. Hals-, Nasen- u. Ohrenheilk. Bd. 4, S. 177. — Gutzmann: Über die verschiedenen Formen des Näselns. Halle 1901. — Haenisch (1): Über angeborene Septumanhänge. Zeitschr. f. Laryngol., Rhinol. u. ihre Grenzgeb. 1916. H. 7. — Derselbe (2): Technische Bemerkungen zu vorstehendem Aufsatz. Zeitschrift f. Laryngol., Rhinol. u. ihre Grenzgeb. Bd. 7, S. 345. — Hajek (1): Bemerkungen zur Kriegschen Fensterresektion. Arch. f. Laryngol. u. Rhinol. Bd. 15, S. 45. — Derselbe (2): Über Fensterresektion. Arch. f. Laryngol. u. Rhinol. Bd. 16, S. 183. — Derselbe (3): Das perforierende Geschwür der Nasenscheidewand. Arch. f. pathol. Anat. Bd. 120, H. 3. — Derselbe (4): Int. klin. Rundschau 1892. Nr. 31—35, 38, 40—45, 49—52. Laryngo-rhinol. Mitteilungen. — Halle (1): Die submuköse Septumresektion. Zeitschr. f. Laryngol., Rhinol. u. ihre Grenzgeb. Bd. 1, S. 315. — Derselbe (2): Deviation des Septums bei einem 4jährigen Kind, die das Leben gefährdete. Berl. laryngol. Ges. Nov. 1909. — Derselbe (3): Orale oder nasale Methode der Operationen an der Nasenscheidewand. Monatsschr. f. Ohrenheilk. u. Laryngo-Rhinol. Bd. 44, S. 826. 1910. — Derselbe (4): Orale und nasale Methode der Septumresektion. Zeitschr. f. Laryngol., Rhinol. u. ihre Grenzgeb. Bd. 3, S. 181. Berl. laryngol. Ges. März 1910. — Harbordt: Typhusreaktion im Abszeßinhalt und Blut nach 23 Jahren. Zentralbl. f. Chirurg. 1904. Nr. 44. — Hartmann (1): Über Nasenblutungen, Nasentamponade und deren Beziehungen zu den Erkrankungen des Gehörorgans. Zeitschr. f. Ohrenheilk. u. f. Krankh. d. Luftwege. Bd. 2. 1881. — Derselbe (2): Demonstration seiner Methode der partiellen Resektion der Nasenscheidewand. Bericht über die Verhandl. d. laryngo-rhinol. Abteilg. d. 65. Vers. dtsch. Naturforsch. u. Ärzte. — Hasslauer: Tumoren der Nasenscheidewand. Arch. f. Laryngol. u. Rhinol. Bd. 10, S. 60. 1900. — Hays (1): Septicemia following submucous resection of the nasal septum. Laryngoscope Vol. 19, Nr. 12. 1909 u. Zeitschr. f. Laryngol., Rhinol. u. ihre Grenzgeb. Bd. 2, S. 624. — Derselbe (2): Practical points in the submucous resection of the nasal septum. Americ. med. May 1909 u. Zeitschr. f. Laryngol., Rhinol. u. ihre Grenzgeb. Bd. 2, S. 284. — Hecht: Über Influenzaperichondritis der Nasenscheidewand. Monatsschr. f. Ohrenheilk. u. Laryngo-Rhinol. Bd. 34, S. 385. 1900. — Herrmann (1): Über Septumoperationen bei Kindern und über die Verhütung der Perforationen. Med. Klinik Nr. 15. 1913 u. Zeitschr. f. Laryngol., Rhinol. u. ihre Grenzgeb. Bd. 7. — Derselbe (2): Die Erkrankungen der in Chromfabriken beschäftigten Arbeiter. Münch. med. Wochenschr. 1901. Nr. 4. — Herzfeld (1): Instrumente zur Septumresektion. Berl. laryngol. Ges. April 1908. — Derselbe (2): Rhinologische Mitteilungen. II. Ein Fall von Erysipel der Septumschleimhaut mit Übergang in Abszeßbildung beiderseits. Monatsschr. f. Ohrenheilk. u. Laryngo-Rhinol. Jg. 27, S. 271. 1893. — Heymann: Handb. d. Laryngol. u. Rhinol. Wien: Alf. Hölder 1900. — Heymann, P.: Die gutartigen Geschwülste der Nase. Heymanns Handb. Bd. 3, S. 783. — Hicguet: Indikationen für Interventionen an der Nasenscheidewand. Belg. Ges. f. Otol. usw. Juni 1909 u. Zeitschr. f. Laryngol., Rhinol. u. ihre Grenzgeb. Bd. 2, S. 415. — Hildebrandt (1): Lehrb. d. Anatomie. 1802. Bd. 3. — Derselbe (2): Über das Verhalten des Epithels im respiratorischen Teil der Nasenschleimhaut. Mitt. a. d. Hamburger Staatskrankenanstalten. Bd. 6. 1897/98. — Hirsch: Über die Stillung schweren Nasenblutens mit chirurgischer Diathermie. Zeitschr. f. Hals-, Nasen- u. Ohrenheilkunde Bd. 7, S. 910. — Hirt: Staubinhalationskrankheiten. Breslau 1871. — van der Hoeven: Die Condomtamponade der Nase. Nederlandsch tijdschr. v. geneesk. Jg. 68. 1924. Zentralbl. f. Hals-, Nasen- u. Ohrenheilk. Bd. 4, S. 494; Bd. 6, S. 29. — Hoffa: Ein Beitrag zu den Operationen an der Nase. Arch. f. Laryngol. u. Rhinol. Bd. 10, S. 403. — Holländer (1): Über den Nasenlupus. Berl. klin. Wochenschr. 1899. Nr. 24. — Derselbe (2): Zur Behandlung der Schleimhauttuberkulose. Berl. klin. Wochenschr. 1906. Nr. 23. — Hopmann: Papillome der Nase. Arch. f. pathol. Anat. 1883. — Horn: Die Schwierigkeiten der Komplikationen der submukösen Operation bei Scheidewanddeformitäten. Zeitschr. f. Laryngol., Rhinol. u. ihre Grenzgeb. Bd. 2, S. 115. — Hosomi, K.: Mikroskopische Untersuchungen über die Tuberkulose der Nasenscheidewand. Beitr. z. Anat., Physiol., Pathol. u. Therapie d. Ohres, d. Nase u. d. Halses. Bd. 20. 1924. — Zentralbl. f. Hals-, Nasen- u. Ohrenheilk. Bd. 6, S. 76. — Hubbard, C.: Openings in the nasal septum as a result of typhoid fever. New York med. news 4. Juni 1899. — Hunter, Tod: Verhandl. d. London. otol. Ges. Sitzung v. 7. 11. 1902. Ref.: Internat. Zentralbl. f. Laryngol. Bd. 19. — Hyrtl: Lehrb. d. Anat. — Iglauer, S.: An electrically driven nasal saw and rasp. Laryngoscope. Vol. 35. 1925. Zentralbl. f. Hals-, Nasen- u. Ohrenheilk. Bd. 7, S. 572. — Iljin: Akute Abscesse des Septums. Mitt. d. Bazan-Klinik. Bd. 1 u. Zentralbl. f. Laryngol. Bd. 23, S. 321. 1907. — v. Jacksch: Über pseudoinfluenzaartige Erkrankungen. Berl. klin. Wochenschr. 1899. — Jankauer: Die Intranasalnaht. Arch. f. Laryngol. u. Rhinol. Bd. 20, S. 1. — Jessop: Simple perforating ulcus of septum nase. Lancet. 28. April 1888. — Joel, E.: Klinische Beobachtungen über Cocainmißbrauch. Internat. Zentralbl. f. Ohrenheilk. Bd. 22. 1924. Zentralbl. f. Hals-, Nasen- u. Ohrenheilk.

Bd. 6, S. 182. — Joseph: Handb. d. spez. Chirurg. d. Ohres u. d. ob. Luftwege. Bd. 2, Teil 2.
— Jurasz (1): Krankheiten der oberen Luftwege. 1891. — Derselbe (2): Seröse Perichondritis der Nasenscheidewand. Dtsch. med. Wochenschr. 1884. Nr. 50. — Kassel: Ein Fall von nervösem Herzklopfen geheilt durch Abtragung einer Spina septi narium. Arch. f. Laryngol. u. Rhinol. Bd. 13, S. 298. — Katz (1): Fibroangiom. S. 149. — Derselbe (2): Die Krankheiten der Nasenscheidewand. Würzburg: C. Kabitzsch 1908. — Derselbe (3): Über den Weg der Atmungsluft durch die Nase. Zeitschr. f. Ohrenheilk. u. f. Krankh. d. Luftwege. Bd. 20, S. 96. — Katz, Preysing, Blumenfeld: Handb. d. spez. Chirurg. d. Ohres u. d. ob. Luftwege. Würzburg: C. Kabitzsch 1913. — Mc Kencie: Submucous resection of the nasal septum in children. Editorial article journ. of laryngol. Vol. 23, No. 5. 1908 u. Zeitschr. f. Laryngol., Rhinol. u. ihre Grenzgeb. Bd. 1. — Mc Kenzie, Dan.: Nasal septum clamps. Royal soc. of med., section of laryngol. London. Dezember 1923. Zentralbl. f. Hals-, Nasen- u. Ohrenheilk. Bd. 6, S. 141. — Kerr: Some observations concerning the submucous resection of the nasal septum. Cleveland med. journ. Vol. 8, Nr. 5 u. Zeitschr. f. Laryngol., Rhinol. u. ihre Grenzgeb. Bd. 1. — Kiär, G. (1): Hämatom (traumatische Perichondritis) und akute primäre Perichondritis der Nasenscheidewand. Ugeskrift f. laeger. 1895. p. 313—326. Ref.: Zentralbl. f. Laryngol. 1895. S. 891. — Derselbe (2): Tumor tuberculos. sept. cartilag. nasi. Monatsschr. f. Ohrenheilk. u. Laryngo-Rhinol. 1900. S. 448. — Derselbe (3): Haematoma of the nose. Laryngoscope. Febr. 1897. — Kiesselbach (1): Ärztl. Intelligenzbl. 1880. Nr. 49. — Derselbe (2): Über spontane Nasenblutungen. Berl. klin. Wochenschr. 1884. Nr. 24, S. 325. — Kieser: Haematoma of the nose. Laryngoscope. 1897. — Killian (1): Anatomie der Nase menschlicher Embryonen. Arch. f. Laryngol. u. Rhinol. Bd. 2, S. 236. — Derselbe (2): Über einen Fall von akuter Perichondritis und Periostitis der Nasenscheidewand dentalen Ursprungs. 4. Vers. süddtsch. Laryngol. i. Heidelberg. April 1899. — Derselbe (3): Die submuköse Fensterresektion der Nasenscheidewand. Arch. f. Laryngol. u. Rhinol. Bd. 16, S. 362. — Derselbe (4): Beiträge zur submukösen Fensterresektion der Nasenscheidewand. Beitr. z. Anat., Physiol., Pathol. u. Therapie d. Ohres, d. Nase u. d. Halses. Bd. 1, H. 3. — Klemptner: Zur submukösen Resektion der Nasenscheidewand. Arch. f. Laryngol. u. Rhinol. Bd. 23, S. 412. — Koblank: Dtsch. med. Wochenschr. 1908. S. 1046. — Kofler: Perseptale Operationen an der lateralen Nasenwand. Wien. klin. Wochenschr. 1914. Nr. 34 u. Monatsschr. f. Ohrenheilk. 1914. Teil 1. — Kooppe: De haematomate cartilag. nase. Halis 1869. Zit. v. Bergmann. — Kölliker: Über die Jakobsohnschen Organe des Menschen. Gratulationsschr. f. Rinecker-Würzburg. 1877. — König: Neue Instrumente zur Septumresektion. Soc. belge de rhinol. etc. S. 525 u. Rev. de laryngol., d'otol. et de rhinol. 1910. Nr. 41. — Königstein: Zur Technik der submukösen Fensterresektion. Arch. f. Laryngol. u. Rhinol. Bd. 23, S. 38. — Körner (1): Ein neues operatives Verfahren zur Beseitigung von Synechien der Nase. Zeitschr. f. Ohrenheilkunde u. f. Krankh. d. Luftwege. Bd. 60 u. Münch. med. Wochenschr. 1903. Nr. 20. — Derselbe (2): Untersuchungen über die Wachstumsstörung und Mißgestaltung des Nasengerüstes infolge von Behinderung der Nasenatmung. Leipzig 1891. — Derselbe (3): Diagnose und Behandlung der Nasentuberkulose. Med. Klinik. 1912. Nr. 31. — Derselbe (4): Zur operativen Behandlung der Nasenscheidewanddeformitäten. Münch. med. Wochenschr. 1909. Nr. 41, S. 2131. — Derselbe (5): Anatomische und klinische Beiträge zu den Deviationen des vorderen Abschnittes der Nasenscheidewand. Arch. f. Laryngol. u. Rhinol. Bd. 14, S. 557. — Derselbe (6): Über die Behandlung der Nasenscheidewandverbiegungen mit der Trephine. Arch. f. Laryngol. u. Rhinol. Bd. 2, S. 361. — Krieg: Über die Fensterresektion des Septums narium zur Heilung. Scoliosis septi. Arch. f. Laryngol. u. Rhinol. Bd. 10, S. 477. — Kümmel: Die bösartigen Geschwülste der Nase. Heymanns Handb. Bd. 3, S. 874. — Kuttner (1): Die sogenannte idiopathische akute Perichondritis der Nasenscheidewand. Arch. f. Laryngol. u. Rhinol. Bd. 2, S. 72. 1895. — Derselbe (2): Die nasalen Reflexneurosen. Berlin: August Hirschwald 1904. — Landsberger, R.: Das Wachstum der Nase und die Deviation des Septums. Arch. f. Anat. u. Physiol. 1915. Anat. Abteilg. Suppl. S. 141. — Landsberger (1): Der Einfluß der Zähne auf die Entwicklung der Nase. Arch. f. Anat. u. Physiol. Anat. Abteilg. 1914. — Derselbe (2): Das Breitenwachstum des Oberkiefers, der Vomer und die Crista septi. Arch. f. Anat. u. Physiol. Anat. Abteilg. 1917. — Lange, Viktor: Die Erkrankungen der Nasenscheidewand. Handb. d. Laryngol. usw. von Heymann Bd. 3, I., S. 493. Hämatom und Absceß der Nasenscheidewand. — Lannois und Durand: Submuköse Septumresektion nach sublabialer Rhinotomie. Rev. de laryngol., d'otol. et de rhinol. 1919. Nr. 40. — Leitch, J. W.: Tuberculoma of the nasal septum on a previously existing angular deviation. Journ. of laryngol. a. otol. Vol. 39, Nr. 3. 1924. Zentralbl. f. Hals-, Nasen- u. Ohrenheilk. Bd. 5, S. 313. — Levie, D. J. de: Tamponade der Nase mittels Luft. Nederlandsch tijdschr. v. geneesk. Jg. 69. 1925. Zentralblatt f. Hals-, Nasen- u. Ohrenheilk. Bd. 7, S. 489. — Levinstein: Die „Entenschnabelnase" als Folge der submukösen Septumresektion. Zeitschr. f. Laryngol., Rhinol. u. ihre Grenzgeb. Bd. 7, S. 9. — Lewis: A new plastic procedure for the closure of perforations. Laryngoscope. Vol. 33, Nr. 9. 1923. Zentralbl. f. Hals-, Nasen- u. Ohrenheilk. Bd. 4,

S. 494. — Lieschke: Dtsch. med. Wochenschr. 1923. Nr. 19. — Lieur und Rouvillois: Submuköse Resektion der schiefstehenden Nasenscheidewand. Arch. internat. de laryngol., otol.-rhinol. et broncho-oesophagoscopie. Juli-August 1908. — Loos, A.: Nasenstenose aus dentaler Ursache. Zeitschr. f. Stomatol. Jg. 21. 1923. Zentralbl. f. Hals-, Nasen- u. Ohrenheilk. Bd. 4, S. 68. — Lossen: Submuköse Resektion der schiefstehenden Nasenscheidewand. Arch. internat. de laryngol., otol.-rhinol. et broncho-oesophagoscopie. Juli-August 1908. — Loewe: Zur Chirurgie der Nasenscheidewand und der oberen Nebenhöhlen der Nase. Monatsschr. f. Ohrenheilk. u. Laryngo-Rhinol. Bd. 34, S. 259. — Löwenberg: Anatomische Untersuchungen der Nasenscheidewand. Zeitschr. f. Ohrenheilkunde u. f. Krankh. d. Luftwege. Bd. 13. — Löwy: Epithelioma durum des Septums. Wien. laryngol. Ges. Nov. 1909 u. Zeitschr. f. Laryngol., Rhinol. u. ihre Grenzgeb. Bd. 3, S. 187. — Lubinski: Zur Lehre von der Perichondritis acuta purulenta septi narium. Dtsch. med. Wochenschr. 1901. Nr. 38. — Macentry: The submucous operation on the nasal septum with a plea für a more rapid technic. Americ. journ. of surg. Vol. 22, No. 5. — Mackenzie: Ann. des maladies de l'oreille et du larynx. Sept. 1884. — Maclay: Bemerkenswerte Fälle von Septumdeviationen und Winke für die Behandlung nasaler Adhäsionen. Ann. of otol., rhinol. a. laryngol. Vol. 22, Nr. 3. 1913 u. Zeitschr. f. Laryngol., Rhinol. u. ihre Grenzgeb. Bd. 7, S. 361. — Marek (1): Zur Technik der submukösen Fensterresektion. Arch. f. Laryngol. u. Rhinol. Bd. 23, S. 38. — Derselbe (2): Zur Technik der submukösen Fensterresektion. Arch. f. Laryngol. u. Rhinol. Bd. 10. — Massei: Ematoma del setto cartilagene del naso. Arch. di ital. di laringol. Vol. 2. 1905. — Meissner und Säger: Weils Handb. d. Hygiene. Bd. 8. — Menzel (1): Zur Fensterresektion der verkrümmten Nasenscheidewand. Arch. f. Laryngol. u. Rhinol. Bd. 15, S. 48. — Derselbe (2): Berufliche Erkrankungen der Stockdrechsler. Arch. f. Laryngol. u. Rhinol. Bd. 29, S. 129. — Mermond: Resection sousmuqueuse de la clieson et ezène. Internat. Laryngol.-Kongreß. 1909. — Merry: Idiopathic perforation of the bones of the nasal septum. Lancet Nr. 4, p. 1227. — Meyer: Die submuköse Septumresektion. Berl. laryngol. Ges. Mai 1908. — Meyer, E. (1): Angiofibroma cavernosum penetrans der Nasenscheidewand. Arch. f. Ohren-, Nasen- u. Kehlkopfheilk. Bd. 86, S. 137. — Derselbe (2): Handb. v. Moritz Schmidt, 4. Aufl. S. 522. — Michalcovics (1): Anatomie und Entwicklungsgeschichte der Nase und ihrer Nebenhöhlen. Heymanns Handb. d. Laryngol. usw. Bd. 3, Nr. 1. — Derselbe (2): Das Jakobsohnsche Organ. Mathem. u. naturwiss. Kundgeber. Bd. 16. 1898. — Mink: Zum Entstehungsmodus der Septumdeviationen. Arch. f. Laryngol. u. Rhinol. Bd. 20, S. 315. — Mitchell: Perforation of the septum. New York med. journ. a. med. record. Jan. 1890. — Moldenhauer: Die Krankheiten der Nase, ihrer Nebenhöhlen und des Nasenrachenraums mit Einschluß der Untersuchungstechnik. — Möller: Blutende Polypen der Nasenschleimhaut. Arch. f. Laryngol. u. Rhinol. Bd. 20, S. 26. — Moncergé: Un cas d'ulcère perforant de la cloison et de mal de brigt. Rev. internat. de laryngol. 10. März 1894. — Moure (1): Vergleich zwischen Elektrolyse und anderen chirurgischen Methoden bei der Behandlung der Verbiegungen und Auswüchse der Nasenscheidewand. Gaz. hebdom. des science. méd. de Bordeaux. 1894. Nr. 18. — Derselbe (2): Akuter Absceß der Nasenscheidewand. Soc. franc. de laryngol. April 1886 u. Rev. mensuelle de laryngol. 1888. Nr. 8. — Müller (1): Zur Technik der Kriegschen Fensterresektion. Arch. f. Laryngol. u. Rhinol. Bd. 15, S. 312. — Derselbe (2): Bemerkungen über die Operation von Septumdeformitäten, die submuköse Operation der Crista lateralis septi. Zeitschr. f. Laryngol., Rhinol. u. ihre Grenzgeb. Bd. 2, S. 1. — Derselbe (3): Vierteljahrsschr. f. gerichtl. Med. 3. Folge. Bd. 6, H. 2. Bd. 10. — Murray: The submucous resection of the nasal septum for the correction of nasal irregularities. Jowa med. journ. Vol. 14, Nr. 12. — Natanson und Lipskeroff: Über Perforationen der knorpligen Nasenscheidewand bei Cocainschnupfern. Zeitschr. f. Hals-, Nasen- u. Ohrenheilk. Bd. 7, S. 409. 1924. Zentralbl. f. Hals-, Nasen- u. Ohrenheilk. Bd. 6, S. 29. — Navratil: Neueres operatives Verfahren zur Behebung von Synechien in der Nasenhöhle. Arch. f. Laryngol. u. Rhinol. Bd. 14, S. 571. — Nelson, B. Black: The relation between deviation of the nasal septum and irregularities of the teeth and jaw. Journ. March Vol. 20. — Neufeld: Kolle-Wassermanns Handb. d. pathogen. Mikroorganismen. — Nikitin: Mitteilungen aus der Praxis. 3. Abscess der Nasenscheidewand. Monatsschr. f. Ohrenheilk. u. Laryngo-Rhinol. 1898. Nr. 12. — Noquet: Internat. Zentralbl. f. Laryngol. 1897. S. 145. — Olsho (Sidney): A new septal chisel. Laryngoscope. Vol. 33, Nr. 4, p. 308. Zentralbl. f. Hals-, Nasen u. Ohrenheilk. Bd. 4, S. 178. — Onodi (1): Über die chirurgische Behandlung der Tuberkulose der Nasenscheidewand. Orvosi Hetilap 1909. Nr. 35 u. Zeitschr. f. Laryngol., Rhinol. u. ihre Grenzgeb. Bd. 2, S. 624. — Derselbe (2): Resektion der Nasenscheidewand bei primärer Tuberkulose. Dtsch. med. Wochenschr. 1906. — Otto: Petersburg. med. Wochenschr. 1892. Nr. 46. — Parker: London. laryngol. Ges. Sitzung 7. Nov. 1902. Bericht im internat. Zentralbl. f. Laryngol. usw. Bd. 19, S. 598. — Passow, Claus: Operationen am Gehörorgan, an den Tonsillen und in der Nase. 2. Aufl. Leipzig: A. Barth 1923. — Patterson: Brit. med. journ. 1917. — Paulsen (1): Über die Richtung des Einatmungsstromes in der Nase. Mitt. f. d. Verein schleswig-holst. Ärzte 15. März 1885. —

Derselbe (2): Experimentelle Untersuchungen über die Strömung der Luft in der Nasenhöhle. Sitzungsber. d. K. Akad. Wien, Mathem.-naturw. Kl. Bd. 85. 1882. — Péan: Hématome de la cloison nasale etc. Rev. méd. franc. et étrang. 1886. Nr. 5. 30. Janvier. — Pegler: Londoner laryngol. Ges. Sitzung v. 11. April 1902. Bericht im internat. Zentralblatt f. Laryngol. usw. Bd. 19, S. 116. 1903. — Peters, E. A.: Ausgedehnte Knochengeschwulst der Nasenscheidewand bei einer 46jährigen Frau. Proc. of the roy. soc. of med. Vol. 17. 1924. Zentralbl. f. Hals-, Nasen- u. Ohrenheilk. Bd. 6, S. 142. — Petersen: Über subperichondrale Resektion der Nasenscheidewand. Berl. klin. Wochenschr. 1883. — Poe, David: Hämatom am harten Gaumen nach Septumoperation. Wien. laryngol.-rhinol. Ges. Januar 1924. Zentralbl. f. Hals-, Nasen- u. Ohrenheilk. Bd. 5, S. 472. — Poincaré, L. (Nancy): Traité d'hyg. industr. Paris 1886. — Pollak: Über Perichondritis septi narium serosa. Wien. med. Wochenschr. 1897. Nr. 27. — Pollyak: Berl. klin. Wochenschr. 1893. Nr. 1. — Ponndorf: Über Hauptimpfung. Selbstverlag. — Rawengel: Die Nasengaumengänge und andere epitheliale Gebilde im vorderen Teile des Gaumens bei Neugeborenen und Erwachsenen. Arch. f. mikroskop. Anat. — Rethi (1): Operationen an der Nasenscheidewand im jugendlichen Alter. Med. Klinik 1909. Nr. 31. — Derselbe (2): Wien. med. Presse. 1894. Nr. 46. — Derselbe (3): Nochmals zur Indikationsstellung der Nasenscheidewandoperationen. Zeitschr. f. Laryngol., Rhinol. u. ihre Grenzgeb. Bd. 1, S. 437. — Derselbe (4): Über Septumoperationen im jugendlichen Alter. Wien. med. Wochenschr. 17. Nov. 1910. — Ribary: Klinisch-anatomische Beiträge zur Rhinitis sicca anterior. Arch. f. Laryngol. u. Rhinol. Bd. 4. 1896. — Ricci: Ascesse acute del setto nasale di nature dentale. Boll. d. malatt. dell' orecchio, della gola e del naso. Marzo 1903. Ref.: von Finder im Internat. Zentralbl. f. Laryngol. 1904. S. 233. — Richard: Betrachtungen über die Deviationen der Nasenscheidewand. Arch. méd. belges. Nov. 1909. — Richardson (1): The operative treatment of deflection on the nasal septum. Americ. journ. of the med. sciences. Febr. 1909. — Derselbe (2): Perforation of the septum narium. Ann. of otol., rhinol. a. laryngol. Febr. 1902. — Ritter: Die Ablösung der Schleimhaut bei der submukösen Septumresektion. Zeitschr. f. Laryngol., Rhinol. u. ihre Grenzgeb. Bd. 4, S. 565. — Rode: Über einige Fälle von traumatischen Abscessen der Nasenscheidewand. Wien. klin. Wochenschr. 1902. Nr. 41. — Rockenbach: Über Nasentuberkulome. Arch. f. Laryngol. u. Rhinol. Bd. 24, S. 231. — Roé: Monatsschr. f. Ohrenheilk. u. Laryngo-Rhinol. Bd. 20, S. 96. 1886. — Rohrer: Die Intoxikation spez. Arzneitoxikation in ihren Beziehungen zu Nasen, Rachen und Ohr. Klin. Vortrag von Haug. Bd. 1, H. 3. — Röpke: Berufskrankheiten des Ohres und der oberen Luftwege. Wiesbaden 1902. — Rosa: Ascesse del setto nasale. Arch. di ital. otol., rinol. e laringol. 1902. Nr. 4. — Rosenberg (1): Über Operationen der Nase bei Blutern. 1. Sitzung d. Vereins süddtsch. Laryngol. 1894. — Derselbe (2): Das Nasenbluten. Heymanns Handb. Bd. 3, S. 699. — Derselbe (3): Zit. bei v. Eicken. Med. Klinik 1912. Nr. 13. — Rosenfeld: Über Perforation im Septum narium. Verhandl. d. Ges. dtsch. Naturforsch. u. Ärzte. Heidelberg 1889. — Rosenthal (1): Londoner laryngol. Ges. März 1906. — Derselbe (2): Über Epistaxis. Dtsch. med. Zeitg. 1891. Nr. 3. — Rosenthal: Hemiplegia following submucossus resection of the septum Laryngoscope. Vol. 35, Nr. 1. Zentralbl. f. Hals-, Nasen- u. Ohrenheilk. Bd. 7, S. 620. — Roser: Heymanns Handb. S. 471. — Rossbach: Über Ulcus rotundum septi nasi cartilaginosi. Korresp.-Blätter d. allg. ärztl. Vereins f. Thüringen 1889. H. 2. — Rouge: Chirurgische Technik. Esmarch-Kowalzig 1892. S. 114. — Rouviére et Olivier: Extrémité postérieure de la loge sousmaxillaire et cloison intermaxillo-parotidienne. Cpt. dren des séances de la soc. de biol. Tome 88. Zentralbl. f. Hals-, Nasen- u. Ohrenheilk. Bd. 4, S. 85. — Roy, J. N.: Perforations idiopathique de la cloison nasale. Autoplastic avec lambeau pédicule de la muqueuse. Guérison. Rev. de laryngol., d'otol. et de rhinol. Jg. 44, Nr. 13. 1923. Zentralbl. f. Hals-, Nasen- u. Ohrenheilk. Bd. 4, S. 311. — Ruault: Soc. de laryngol. etc. Paris 10. Avril 1896 u. Arch. internat. de laryngol., otol.-rhinol. et broncho-oesophagoscopie. Mars-Avril 1896. — Rudloff (1): Über die Perforation der Nasenscheidewand bei Chromarbeitern. Verhandl. d. dtsch. otol. Ges. 1900. — Derselbe (2): Bemerkungen zu der Arbeit über die Septumperforation der Chromarbeiter von Bamberger. Monatsschr. f. Ohrenheilkunde u. Laryngo-Rhinol. 1903. S. 241. — Rupp: Perforations of the nasal septum. New York med. journ. a. med. record. Dez. 1894. — Rupprecht: Alypin und Novocain. Ein Beitrag zur Technik der Anästhesie in der Praxis der Hals-Nasen-Ohrenheilk. (Katz). — Ruskin, B.: A guarded septum chisel. Laryngoscope Vol. 34. Nr. 4. Zentralbl. f. Hals-, Nasen- u. Ohrenheilk. Bd. 7, S. 620. — Sandmann: Eine neue Methode zur Korrektur der Verbiegungen der Nasenscheidewand. Berl. laryngol. Ges. Juni 1890. — Sarremone: Des malformations de la cloison du nez. Thèse doct. Paris 1894. — Schaefer: Chirurgische Erfahrungen in der Rhinologie und Laryngologie. Wiesbaden 1885. — Schäffer (1): Vers. dtsch. Naturforsch. u. Ärzte Bremen 15.—18. Sept. 1890. Internat. Zentralbl. f. Laryngol. 1891. S. 405. — Derselbe (2): Über Abscesse der Nasenscheidewand. Verhandl. d. Ges. dtsch. Naturforsch. u. Ärzte Bremen 1890. S. 391 u. Therap. Monatsh. 1890. S. 478. — Schech (1): Über Mund- und Nasenatmung. Münch. med. Wochen-

schrift 1895. Nr. 9. — Derselbe (2): Die Krankheiten der Mundhöhle usw. 1896. — Derselbe (3): Syphilis der Nase. Heymanns Handb. f. Laryngol. usw. Bd. 3, S. 931. — Schiefferdecker: Histologie der Schleimhaut der Nase und ihrer Nebenhöhlen. Heymanns
Handb. f. Laryngol. Bd. 3, S. 87. — Schiffer: Pathogenese des perforierenden Geschwürs
der Nasenscheidewand. 1. Jahresvers. belg. Laryngol. u. Otol. 17. Juni 1895. — Schmidt:
Weitere Erfahrungen über die Behandlung der Unregelmäßigkeiten der Nasenscheidewand
mittels der elektrisch getriebenen Säge. Arch. f. Laryngol. u. Rhinol. Bd. 5, S. 14. —
Schmidt, M.: Die Krankheiten der oberen Luftwege. 3. Aufl. — Schmidthusen: Bericht
über die Verhandl. des 10. internat. med. Kongresses Berlin 1890. Abteilg. f. Laryngol.
— Schmiegelow: Einige seltenere Fälle von Defekten der Nasenscheidewand. Hospitalstidende 3 Raekke. Vol. 4, Nr. 42 u. Internat. Zentralbl. f. Laryngol. Bd. 3, S. 430. 1886.
— Schröder: Ein Fall von sogenannter idiopathischer akuter Perichondritis der Nasenscheidewand. Berl. klin. Wochenschr. 1893. Nr. 46. — Schwartz, E.: Gumma of nasal
septum. New York med. journ. a. med. record. Vol. 118, Nr. 5. Zentralbl. f. Hals-, Nasen-
u. Ohrenheilk. Bd. 5, S. 20. — Seiffert: Die Gewerbekrankheiten der Nase und Mund-
rachenhöhle. Klin. Vortrag v. Haug. Bd. 1, H. 7. — Seigneurin: Du traitement
en un seul temps operatoire (Résection sous-muqueuse de la cloison et cornétomies
appropriées) de l'obstruction nasale bilatérale due aux altérations concomitantes et des
cornets. Ann. des maladies de l'oreille etc. Tome 42, Nr. 9. 1923. Zentralbl. f. Hals-,
Nasen- u. Ohrenheilk. Bd. 4, S. 494. — Sercer: Beitrag zur Pathogenese der Deviatio
septi nasi. Liječnički vjesnik. Jg. 45. Zentralbl. f. Hals-, Nasen- u. Ohrenheilk. Bd. 4,
S. 311. — Seyffahrt: Eine Stanze zur Septumresektion. Zeitschr. f. Laryngol., Rhinol.
u. ihre Grenzgeb. Bd. 2, S. 379. — Shekter, A. J.: A modification of the Ballenger swivel
knife and anterior mucous membrane separator. Laryngoscope. Vol. 34, Nr. 3. 1924.
Zentralbl. f. Hals-, Nasen- u. Ohrenheilk. Bd. 6, S. 450. — Siebenmann (1): Über
adenoiden Habitus und Leptoprosopie. 4. Vers. süddtsch. Laryngol. 1897. — Derselbe (2): Nasenhöhle und Gaumenbildung bei verschiedenen Gesichtsschädelformen.
70. Vers. dtsch. Naturforsch. u. Ärzte Düsseldorf 1899. — Siebenmann-Oppikofer:
Jahresber. d. oto.-laryngol. Klinik u. Poliklinik in Basel. Januar 1899 bis Dezember 1900.
Zeitschr. f. Ohrenheilk. u. f. Krankh. d. Luftwege Bd. 40, 2 u. 3. — Sieur und Rouvilleis:
Submuköse Behandlung der Mißbildungen der Nasenscheidewand. Rev. de laryngol.,
d'otol. et de rhinol. 1909. Nr. 30 u. Zeitschr. f. Laryngol., Rhinol. u. ihre Grenzgeb. Bd. 2,
S. 388. — Somers, L.: Chronic perichondritis of the nasal septum. New York med. journ.
a. med. record. January 14. 1899. — Sommerfeld (1): Hygiene der Steinmetzen und
Maurer. Weils Handb. d. Hygiene. Bd. 8. 1897. — Derselbe (2): Die Berufskrankheiten
der Porzellanarbeiter. Dtsch. Vierteljahrsschr. f. öffentl. Gesundheitspflege. Bd. 25. 1893 u.
Handb. d. Gewerbekrankh. Bd. 1. 1898. — Spencer: Progressives Einsinken des Nasen-
rückens nach bilateralem Hämatom des Septums. Londoner laryngol. Ges. Sitzung v.
2. November 1900. Internat. Zentralbl. f. Laryngol. 1901. S. 529. — Spiess: Zur Behandlung
der Verbiegungen der Nasenscheidewand. Arch. f. Laryngol. u. Rhinol. Bd. 5, S. 282.
— Sporleder: Jahresbericht über die Tätigkeit der Universitätspoliklinik für Ohren-
Halskrankheiten zu Basel. Zeitschr. f. Ohrenheilk. u. f. Krankh. d. Luftwege. Bd. 37,
S. 49/50. — Srebny: Beiderseitiger Schleimhautschnitt bei der submukösen Fenster-
resektion der Nasenscheidewand. Arch. f. Laryngol. u. Rhinol. Bd. 23, S. 35. — Sticker:
Über den Primäraffekt der Acne, des Gesichtslupus, der Lepra und anderer Krankheiten.
Wien. med. Presse 1898. Nr. 42. — Stolte: Bemerkungen zu vorstehendem Aufsatz. Arch.
f. Laryngol. u. Rhinol. Bd. 16. S. 187. — Stupka: Die Therapie der Nasentuberkulose.
Zeitschr. f. Laryngol., Rhinol. u. ihre Grenzgeb. Bd. 10, S. 553. — Suchannek (1): Über
Ulcus septi narium simplex perfor. und Perichondritis septi acuta serosa und suppurativa.
Korresp.-Bl. f. Schweiz. Ärzte. Jg. 23, Nr. 8, 15. April 1893. S. 301. — Derselbe (2): Inter-
nationales Zentralbl. f. Laryngol. 1893. S. 374. — Suckstorff: Zur Geschichte der submukösen Fensterresektion der Nasenscheidewand. Arch. f. Laryngol. u. Rhinol. Bd. 16, S. 355.
1904. — Surmay: Semons Zentralbl. Bd. 11. 1895. — Theissing: Perichondritis und seröse
Cysten der Nasenscheidewand. Inaug. Diss. Breslau 1897. — Thorner: Haematoma of
the septum narium. Philadelphia med. news. May 4. 1889. — Thrasher: Morbid perforation of the nasal septum. Cincinnati Lancet. 26. Okt. 1889. — Thudichum: On ulce-
rations and perforations of the nasal septum. Lancet. Okt. 1890. — Tillmanns, H.: Lehrb.
d. allg. Chirurg. Leipzig 1892. — Tissier: De l'état du nez dans la fièvre typh. Ann. des
maladies de l'oreille etc. Februar 1902. — Toeplitz (1): Nasenstörungen bei Typhus abdominalis und ihre Folgen. Bresgens Sammlg. zwangl. Abhandl. usw. Bd. 4, Nov. 1902. —
Derselbe (2): Internat. med. Kongreß. Berlin 1890. — Trautmann: Arch. f. Laryngol.
u. Rhinol. Bd. 20. — Trendelenburg: Dtsch. Chirurg. Bd. 33. — Velpeau: Tumeur
de la cloison nasale. Gaz. des hop. civ. et milit. 1860. Nr. 45, p. 178. — Virchow, H.: Verdickung der Schleimhaut am Nasenseptum. Oto-laryngol. Ges. zu Berlin. November 1923.
Zentralbl. f. Hals-, Nasen- u. Ohrenheilk. Bd. 5, S. 110. — Voltolini: Krankheiten der
Nase und des Nasenrachenraums. 1888. — Wagener: Beitr. z. Anat., Physiol., Pathol.

u. Therapie d. Ohres, d. Nase u. d. Halses. 1924. — WEICHSELBAUM: Das perforierende Geschwür der Nasenscheidewand. Allg. Wien. med. Zeitg. 1882. Nr. 34 u. folg. — WEIDLER: Ref. i. Zentralbl. f. techn. Heilk. Nov. 1894. — WEILL: Résections sous-muqueuses de la cloison. Oto-rhino-laryngol. internat. Tome 7, Nr. 11. 1923. Zentralbl. f. Hals-, Nasen- u. Ohrenheilk. Bd. 5, S. 200. — WEINBERGER: Submucous resection. Complications and after-results. Ann. of otol., rhinol. a. laryngol. Vol. 32, Nr. 2. Zentralbl. f. Hals-, Nasen- u. Ohrenheilk. Bd. 4, S. 177. — WERL: Arch. f. Laryngol. u. Rhinol. Bd. 15, S. 523. — WERNER: Tuberkulose der Nasenschleimhaut mit Perforation des Septums. Zeitschr. f. Wundärzte 1889. — WHITE, E.: Submucous resection of the nasal septum in children. Ann. of otol., rhinol. a. laryngol. Vol. 33. 1924. Zentralbl. f. Hals-, Nasen- u. Ohrenheilk. Bd. 6, S. 182. — WILSON, FRANK: Submucous resection of the nasal septum. A simple flap suture. Brit. med. journ. Nr. 3331. 1924. Zentralbl. f. Hals-, Nasen- u. Ohrenheilk. Bd. 7, S. 489. — WINCKLER (1): Über Korrektion schiefer Nasen. Vers. dtsch. Laryngol. 1903. S. 671 u. Monatsschr. f. Ohrenheilk. u. Laryngo-Rhinol. 1905. S. 337. — DERSELBE (2): Schnittführung zur submukösen Septumresektion. Vers. dtsch. Laryngol. 1910. — WITTMAACK: Münch. med. Wochenschr. 1903. Nr. 31. — WODTKE: Über Gesundheitsschädigungen in Fabriken von Sicherheitszündhölzern durch doppelchromsaures Kali. Vierteljahrsschr. f. gerichtl. Med. u. öffentl. Sanitätswesen 1899. 3. Folge. Bd. 18. H. 2. Oktober. — WOJATSCHEK, W. L.: Zwei Modifikationen der Resektion des Nasenseptums, die zirkuläre Resektion und die konservative Operation. Verhandl. d. Ges. d. Ohren-Hals-Nasenärzte in Petersburg 1923. Zentralbl. f. Hals-, Nasen- u. Ohrenheilk. Bd. 5, S. 140. — WROBLEWSKI: Über die sogenannten akuten Abscesse der Nasenscheidewand. Arch. f. Laryngol. u. Rhinol. Bd. 2, H. 3, S. 287. 1895. — WUTZDORFF: Die in Chromfabriken beobachteten Gesundheitsschädigungen und die zur Verhütung derselben erforderlichen Maßnahmen. Arbeit. a. d. Reichs-Gesundheitsamt 1897. Bd. 13. — YERGER: Traumatic abscess of the nasal septum in children with a report of five cases. Illinois med. journ. Vol. 45. Zentralbl. f. Hals-, Nasen- u. Ohrenheilk. Bd. 6, S. 76. — ZARNIKO: Die Krankheiten der Nase und des Nasenrachenraums. Berlin: S. Karger 1910. — ZEMANN: Operation der verbogenen Nasenscheidewand. Arch. f. Laryngol. u. Rhinol. Bd. 27, S. 331. — ZIEM (1): Über Asymmetrie des Schädels bei Nasenkrankheiten. Monatsschrift f. Ohrenheilk. u. Laryngo-Rhinol. 1883. S. 77. — DERSELBE (2): Zur Behandlung der Verbiegungen der Nasenscheidewand. Monatsschr. f. Ohrenheilk. u. Laryngo-Rhinol. 1894. Nr. 7. — ZIMMIK: Zur Kasuistik des Ulcus septi nasi perf. Inaug.-Diss. Greifswald. 1890. — ZUCKERKANDL (1): Über die Beziehungen der Arteria naso-palatina zur Septumoperation. Zeitschr. f. Laryngol., Rhinol. u. ihre Grenzgeb. Bd. 1, S. 613. 1909. — DERSELBE (2): Normale und pathologische Anatomie der Nasenhöhle und ihrer pneumatischen Anhänge. 1882. S. 92. — ZUMBROICH: Demonstration eines Falles von sogenannter idiopathischer Perichondritis der Nasenscheidewand. Med. Verein in Greifswald. Sitzung vom 4. Febr. 1899. Vereinsbeilage d. Dtsch. med. Wochenschr. 1899. Nr. 27.

Anhang.

Das Ansaugen der Nasenflügel.

Von

Alfred Brüggemann-Gießen.

Mit 6 Abbildungen.

Unter den Patienten, die wegen behinderter Nasenatmung den Arzt aufsuchen, finden sich einzelne, bei denen die Zuleitung der Luft durch die Nase erschwert ist, weil sich bei der Einatmung die Nasenflügel an das Septum anlegen und so den Naseneingang verengen oder gar verschließen. Dieses Ansaugen der Nasenflügel kommt dadurch zustande, daß bei der Inspiration infolge einer vorhandenen Stenose am Naseneingang oder unmittelbar dahinter die Luft nicht genügend rasch in die Nase eindringen kann, so daß der äußere Luftdruck ein Übergewicht über den Druck im Naseninnern bekommt. Meist legt sich dabei nicht der ganze Nasenflügel an das Septum an, sondern die Saugwirkung macht sich zunächst nur an der engsten Stelle im Vestibulum bemerkbar. Diese ist entweder vorne am Eingang, so daß dann die Nasenflügel sich mit ihrem Rand an den Nasensteg anlegen oder tiefer in der Gegend des Limen vestibuli, so daß sich hier bei jeder Einatmung das sogenannte innere Nasenloch verengt und dabei außen die Nasenflügelfalte tief eingezogen wird.

Normalerweise bewegen sich die Nasenflügel bei ruhiger Atmung nicht (BURCHARDT: Arch. f. Laryngol. u. Rhinol. Bd. 17, S. 128). Die den Nasenflügel stützenden Knorpel geben ihm genügende Festigkeit, um ein Anlegen an das Septum zu verhindern. Anders liegen die Verhältnisse bei angestrengter Atmung,

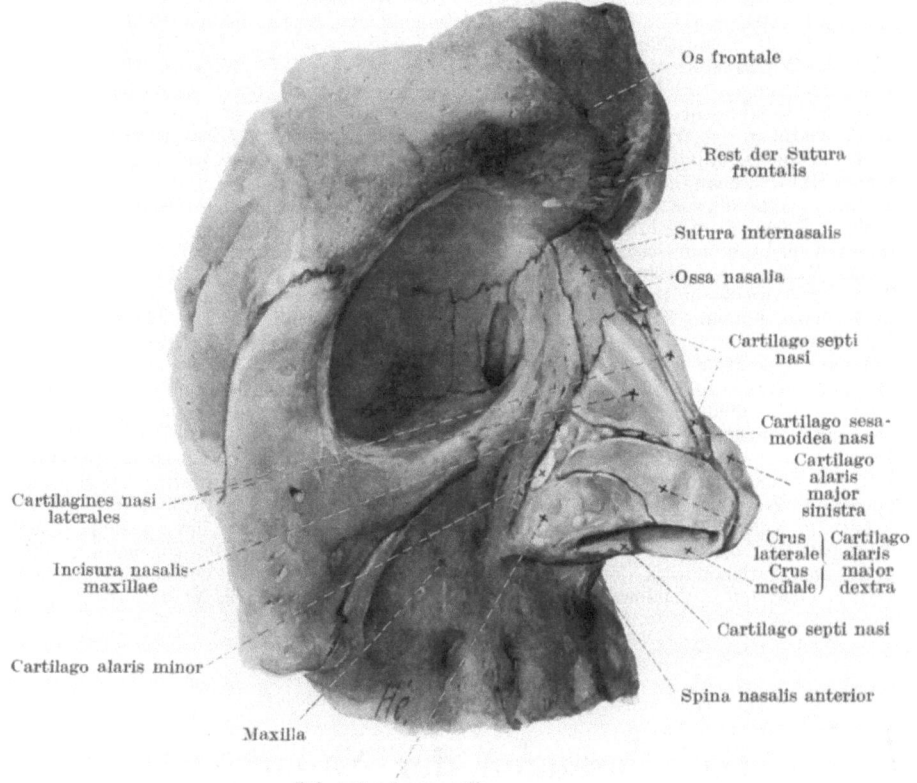

Abb. 1. Knorpel der äußeren Nase, frei präpariert von rechts und von vorn.
(Nach SPALTEHOLZ.)

gleichgültig welcher Ursache. Schon bei forcierter Inspiration durch die Nase glaubt MINK, daß einem Zusammenklappen der Nasenflügel durch eine reflektorische antagonistische Wirkung der Muskulatur entgegengearbeitet wird. Wenn dann Bedingungen hinzutreten, auf die wir gleich zu sprechen kommen, die ein Ansaugen begünstigen, kann bei Fortfall der entgegenwirkenden äußeren Nasenmuskulatur die Nasenöffnung während der Inspiration vorübergehend verlegt werden. So sind wohl die Fälle zu erklären, bei denen in der Narkose, bei Facialislähmungen oder in der Agone Ansaugen der Nasenflügel beobachtet wurde. Lähmungen der Gesichtsmuskulatur bzw. der Muskulatur der Nasenflügel sind jedoch bei ruhiger freier Nasenatmung allein kein auslösendes Moment für ein Ansaugen der Nasenflügel.

Bei tiefer Inspiration oder bei angestrengter Atmung sehen wir auch ohne Lähmung der Gesichtsmuskulatur ein Ansaugen der Nasenflügel auftreten, wenn neben einer gewissen Schlaffheit der Nasenflügel noch ein enger Naseneingang bzw. Nasenvorhof besteht. Beide Momente spielen in den meisten Fällen zweifellos eine Rolle, das eine Mal ist aber mehr das eine, das andere Mal mehr das andere im Vordergrunde.

Nach HALLE können alle Teile, welche den Naseneingang bilden (s. Abb. 1 und 2), also Nasenflügel, knorpeliges und häutiges Septum, Spina nasalis ant. das Ansaugen der Nasenflügel begünstigen. Oft ist das Crus laterale der Cartilago alaris maj. nach einwärts gebogen und verengt dadurch von außen her den Naseneingang in seiner vorderen Hälfte oder das Crus mediale des Knorpels springt an der medialen Wand stärker vor. Bei schmalen Nasen sehen wir die Cartilago triangularis s. lateralis mehr gekrümmt und mit der unteren Kante

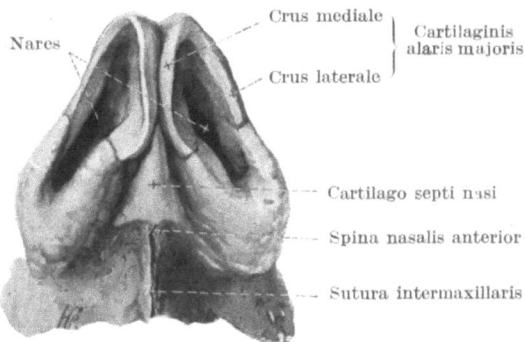

Abb. 2. Knorpel der äußeren Nase, frei präpariert von unten. (Nach SPALTEHOLZ.)

in den Naseneingang hineinragen. Am Septum bedingen bekanntlich die knorpeligen Verbiegungen und Subluxationen erhebliche Verengerungen. Auch Verbreiterungen des häutigen Septums sind nicht selten. Solche Verdickungen beginnen oft unmittelbar an der Nasenspitze, so daß dadurch die Nasenflügel dem Septum schon auf 1—2 mm genähert sind. Die Ursache ist verschieden. Nach HALLE handelt es sich nur in einzelnen wenigen Fällen um einfache Hyperplasie des subcutanen bzw. submukösen Gewebes; häufiger beruht die Verbreiterung auf einem stärkeren Vorspringen der angrenzenden Knorpel und Knochen des Crus mediale der Cartilago alaris, der Cartilago septi nasi oder der Spina nasalis anterior (Abb. 3).

KRETSCHMANN (Arch. f. Laryngol. u. Rhinol. Bd. 14, S. 557) machte darauf aufmerksam, daß man künstlich ein Ansaugen der Nasenflügel an sich selbst herstellen kann, wenn man mit dem Finger in ein Nasenloch eingeht und das knorpelige Septum vorne nach der entgegengesetzten Seite disloziert, während der Nasensteg möglichst in seiner ursprünglichen Stellung bleibt. Der inspiratorische Luftzug übt dann auf den Nasenflügel, aber auch auf das in das Nasenlumen ragende Septum eine Saugwirkung aus, die zu einem völligen Verschluß der betreffenden Nasenseite führen kann.

Bei nicht fixierten Septen, die in dieser Weise von Natur aus disloziert sind (Abb. 4), kann mit der Zeit durch die Saugwirkung die Dislokation weiter zunehmen und dadurch die Ansaugung noch mehr begünstigt werden. Häufig stellen sich als Folge des inspiratorischen negativen Luftdruckes Schleimhautschwellungen an den Muscheln ein, die dann selbst wieder die Nasenatmung behindern. In anderen Fällen beobachtet man neben der Schleimhautschwellung noch vermehrte Schleimabsonderung in der Nase und im Nasenrachen. Auch Asthmaanfälle, Migräne, Aprosexie und Ohrensausen sind als Folge des Ansaugens der Nasenflügel beobachtet worden (M. Schmidt).

Behandlung. Die therapeutischen Maßnahmen gegen das Ansaugen der Nasenflügel hatten zunächst nur das Ziel, die Nasenflügel vom Septum mechanisch abzudrängen und den Naseneingang durch eingelegte Instrumente offen zu halten. Traube (zit. bei Weihl) hat sich 1871 in zwei Fällen damit geholfen, daß er Haarnadeln mit dem umgebogenen stumpfen Ende so in die Nase einführte, daß die Nasenflügel dadurch vom Septum abgezogen wurden. Die Spitzen der Nadeln wurden außen mit Heftpflaster an der Stirn befestigt. Neuerdings hat Volland einen ganz ähnlichen aus einer Haarnadel gebogenen Sperrer wieder angegeben.

Viel gebraucht und auch heute noch in Verwendung ist der von M. Schmidt empfohlene Nasendilatator nach Feldbausch. Ursprünglich hatte Feldbausch Röhrchen verwandt, die aber auf die Nasenscheidewand drückten und

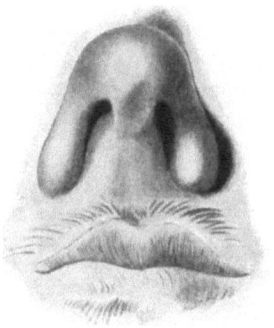

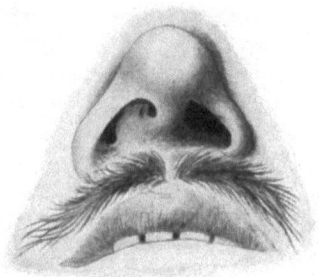

Abb. 3. Verbreiterung des häutigen Septums, dadurch Ansaugen beider Nasenflügel. (Nach Weihl.)

Abb. 4. Dislokation des Septums vorne rechts, dadurch Ansaugen des rechten Nasenflügels. (Nach Weihl.)

dadurch Schmerzen und Wundsein hervorriefen. Der später konstruierte Feldbauschsche Apparat (Abb. 5) stellt einen symmetrisch gebogenen Drahtbügel dar, welcher die Nasenflügel spreizt, ohne daß das Septum dabei berührt wird. Der Nasenöffner wirkt stets auf beide Nasenöffnungen; ein Nachteil ist, daß der verbindende Bügel unten am Nasensteg sichtbar ist. Viele Patienten tragen deshalb den Nasenöffner nur nachts; zumal sie auch beim Schlafen durch das Ansaugen besonders stark belästigt werden.

Schmidthuisen beschreibt einen aus Celluloid oder Hartgummi gefertigten Nasenflügelheber von der Form eines Ringes, der in das Vestibulum eingelegt wird. Das Instrument hat den Vorzug, daß es auf jeder Seite für sich angewendet werden kann, übt aber auch einen Druck auf das Septum aus. Ott demonstrierte 1892 einen Apparat, der ähnlich dem von Feldbausch gebaut ist. Jankaus (Arch. f. Laryngol. u. Rhinol. Bd. 6, S. 162) Nasenöffner besteht aus Hartgummi und ist von eiförmiger Gestalt mit zwei Öffnungen, von denen die eine seitliche dem äußeren Nasenloch entspricht, während die andere am hinteren Ende in den unteren Nasengang hineinragen soll. Das vordere Ende liegt im Recessus vestibuli. Die Prothese ist 1,25—1,5 cm lang, $^3/_4$—1 cm breit und wiegt nicht ganz 1 g (siehe Abb. 6). Kurz sei hier auch noch verwiesen auf die Nasenöffner von GUYE, FOY und COUTARDE (Internat. Zentralbl. f. Laryngol. Bd. 26, S. 249. 1910), die sich jedoch in der Praxis wenig eingebürgert haben.

Eine einfache Methode, die Nasenflügel abzuspreizen, hat G. HEERMANN angegeben. Er dreht eine mit Borsalbe bestrichene Wattepille, die genau in die vordere Ausbuchtung des Vestibulums hineinpaßt und legt sie in diese sog. Spitzentasche. Die Wattekugel schafft für den Nasenflügel ein gutes Widerlager und verhindert so das Ansaugen. Unangenehm ist dabei, daß die Watte, wenn die Spitzentasche nicht genügend tief ist, leicht aus der Nase herausfällt.

Beruht das Ansaugen in erster Linie auf Schlaffheit der Nasenflügel, so empfiehlt MENZEL die Nasenflügel durch Paraffininjektion steifer zu machen. Die Methode hat vieles für sich. Es ist aber zu bedenken, daß die Injektionen auch zu Entstellungen führen können, wenn bei der Einspritzung nicht sehr vorsichtig vorgegangen wird. Ferner tritt mit der Zeit eine Resorption des Paraffins ein. Um unerwünschte kosmetische Mißerfolge außen am Nasenflügel zu vermeiden, hat LEUVER vorgeschlagen, die Kanüle der mit Hartparaffin gefüllten Spritze dicht am Septum in den Nasenboden einzustechen und von da aus die Kanülenspitze bis in den Nasenflügel vorzuschieben.

In neuerer Zeit ist man mehr dazu übergegangen, das Leiden operativ zu beseitigen. Da in den meisten Fällen eine Stenose am Naseneingang oder weiter

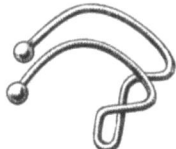 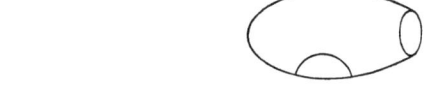

Abb. 5. Nasenöffner. (Nach FELDBAUSCH.)   Abb. 6. Nasenöffner. (Nach JANKAU.)

in der Tiefe der Nase vorliegt, handelt es sich zunächst darum, die Nasenatmung möglichst frei zu machen. Gelingt es uns, der Luft genügend freien Durchgang zu verschaffen, so daß eine stärkere Druckdifferenz zwischen dem Luftdruck außerhalb und innerhalb der Nase auch bei tiefer Inspiration nicht mehr zur Auswirkung kommen kann, dann müßte das Ansaugen der Nasenflügel von selbst aufhören. Deviationen und Subluxationen des Septums, Hypertrophien der Muscheln, welche die Nasenatmung behindern, sind deshalb nach den üblichen Methoden zu beseitigen. HALLE berichtet eingehend über die operative Behandlung der Verengerungen am Naseneingang. Eine stark vorspringende Spina nasalis anterior ist mit dem Meißel zu entfernen. Bei Verdickungen im vordersten Septumabschnitt sind die verdickten Teile vorsichtig zu excidieren. Dazu ist ein genügend großer Schnitt am besten, einige Millimeter nach innen von der äußeren Nasenöffnung oder auf der Höhe der Vorwölbung anzulegen. Handelt es sich um stärkere Krümmungen der Cartilago alaris, so sind die vorspringenden Knorpelteile mit dem Raspatorium freizulegen und abzutragen. Dabei ist zu beachten, daß man nicht auf den freien Rand des Knorpels einschneiden darf, sondern etwas von diesem entfernt, da der Rand gewöhnlich sehr fest mit der Mucosa verwachsen ist. Auch bei stärkerem Hervortreten des unteren Randes der Cartilago triangularis kann eine Resektion dieses Knorpels erforderlich werden. Damit die Wundränder sich glatt aneinander legen, ist überflüssige Haut oder Schleimhaut zu entfernen und die Wunde durch einige Knopfnähte oder auch nur durch vorsichtige Tamponade der Nasenöffnung zu schließen. Bei narbigen Verengerungen am Naseneingang sind die Narben möglichst

unter Schonung der Haut zu excidieren und hinterher die Nasenöffnung
z. B. durch Gummidrains weit zu erhalten (Blumenfeld, zit. bei A. Weihl).
Häufig ist es erforderlich an beiden Nasenlöchern eine operative Erweiterung
vorzunehmen.

Damm hat ein Operationsverfahren angegeben, um an Stelle des nach innen
konkaven Nasenflügels, der sich leicht ansaugen läßt, einen konvexen zu schaffen.
Die Methode, die angeblich von Spiess mehrfach mit Erfolg angewandt wurde,
ist nach der Beschreibung unklar. Ich will deshalb hier nicht näher darauf
eingehen; im übrigen erfüllen die angeführten Operationen zur Beseitigung
der Stenosen am Naseneingang und in der Tiefe der Nase in den meisten Fällen
vollkommen ihren Zweck.

Es sei noch erwähnt, daß Eckstein (zit. bei Halle) zur Beseitigung
von eingesunkenen Narben am Nasenflügel aus kosmetischen Gründen ein
eigenartiges Verfahren empfiehlt. Er führt durch den Nasenflügel einen feinen
silbernen Draht in der Weise, daß ein kleines Dreieck aus Silberdraht in den
Nasenflügel eingenäht wird, wodurch die eingesunkenen Narben gehoben werden
und der Nasenflügel größere Festigkeit bekommt. Halle hat eine ähnliche
Operation gegen das Ansaugen der Nasenflügel empfohlen. Er legt eine Feder
von der Gestalt einer Uhrfeder aus feinem Silberdraht in den Nasenflügel ein,
und zwar in der Weise, daß er von innen her, nahe am Rand des Nasenflügels
einen Einschnitt macht und mit einem feinen Messer lateral von der Cartilago
alaris eine Tasche bildet, in welche er die Feder einlegt. Die Schnittöffnung
wird darauf vernäht. Die Feder muß entsprechend der Form des Nasenflügels
eiförmig und leicht nach außen gewölbt sein. Am besten wird sie für jeden
Fall besonders zurecht gemacht. Halle konnte auf diese Weise in zwei Fällen
einen einwandfreien Erfolg erzielen. Wegen der umständlichen Technik und der
geringen Zahl der Fälle, die für die Operation geeignet sind, hat sich das Verfahren bisher nicht eingebürgert. Immerhin wäre bei sehr schlaffen Nasen-
flügeln daran zu denken.

Literatur.

Batroff, W. C.: Ansaugen der Nasenflügel, Ätiologie und Behandlung. Ref.: Internat.
Zentralbl. f. Otol.-, Rhinol.- u. Laryngol. Nr. 13, S. 116. — Damm, G.: Beitrag zur opera-
tiven Behandlung des Ansaugens der Nasenflügel. Arch. f. Laryngol. u. Rhinol. Bd. 27,
S. 345. 1913. — Dobisch: Ein kleiner Eingriff gegen behinderte Nasenatmung (Aspiration
der Nasenflügel). Prag. med. Wochenschr. Nr. 47. 1901. — Dupont: Über die submuköse
Resektion des Nasenflügelknorpels bei der Atresie des Vorhofs und Aspiration der Nasenflügel. Monatsschr. f. Ohrenheilk. u. Laryngo-Rhinol. Bd. 47, S. 1061. 1913. — Guye:
Über die Plica vestibuli und das Ansaugen der Nasenflügel. Ref.: Münch. med. Wochenschr.
1898. Nr. 26. — Halle: Das Ansaugen der Nasenflügel und seine operative Beseitigung.
Arch. f. Laryngol. u. Rhinol. Bd. 23, S. 445. 1910. — Heermann: Ein einfaches Verfahren,
die Ansaugung der Nasenflügel zu beseitigen. Zeitschr. f. Ohrenheilk. u. f. Krankh. d. Luftwege. Bd. 56, S. 165. 1908. — Leuwer: Ein Vorschlag zur Therapie der Nasenflügel-
insuffizienz. Monatsschr. f. Ohrenheilk. u. Laryngo-Rhinol. Bd. 42, S. 124. 1908. —
Lieven: Das Ansaugen der Nasenflügel in der Chloroformnarkose. Münch. med. Wochen-
schr. 1893. Nr. 22. — Menzel: Zur Behandlung der Nasenflügelansaugung. Münch. med.
Wochenschr. 1903. Nr. 18. — Mink: Das Spiel der Nasenflügel. Pflügers Arch. f. d. ges.
Physiol. Bd. 120. — Ott: Prag. med. Wochenschr. 1892. Nr. 11. — Pick: Ein kleines In-
strument zur Beseitigung behinderter Nasenatmung. Dtsch. med. Wochenschr. 1912. Nr. 4.
— Schmidt, M.: Über das Ansaugen der Nasenflügel. Dtsch. med. Wochenschr. 1892.
Nr. 4. — Volland: Noch etwas gegen behinderte Nasenatmung. Therap. Monatsschr. 1911.
S. 599. — Weihl: Das Ansaugen der Nasenflügel. Inaug.-Diss. Würzburg 1919. — Ziem:
Über inspiratorisches Zusammenklappen der Nasenflügel. Dtsch. med. Wochenschr. 1885.
Nr. 46.

III. Die akuten und chronischen Entzündungen.

1. Die akute Rhinitis.

Von

Walter Klestadt-Breslau.

I. Begriffsumgrenzung und Name.

Unter „akuter Rhinitis" schlechtweg verstehen wir den gemeinen Schnupfen. Dieser ist eine essentielle oder genuine Form der Rhinitis, eine akute diffuse Entzündung der Nasenschleimhaut, die als selbständiges, geschlossenes Krankheitsbild in die Erscheinung tritt und die Kennzeichen einer von Mikroorganismen erzeugten Erkrankung trägt. Wir meinen also nicht den Schnupfen als Teilerscheinung einer allgemeinen oder ätiologisch spezifischen Krankheit. beispielsweise der Influenza, wenn auch die Abgrenzung des Prozesses manchmal schwierig sein mag. Wir meinen auch nicht die ähnlichen Zustände der Nase, die auf besondere Empfindlichkeit gegenüber irgendwelchen organisierten oder unorganisierten Agentien zurückgeführt werden können, insbesondere nicht solche Reaktionen der Nasenschleimhaut, welche als direkte Reizung ihrer sensiblen und vasomotorischen Nerven aufgefaßt werden.

Mit den letztgenannten Gruppen, auch promiscue Katarrh genannt, gilt die Schnupfeninfektion als ein Prototyp der Erkältung. Die englische Bezeichnung cold, genauer cold in the head, bringt diese Gewohnheit ebenfalls zum Ausdruck. Den Katarrh trifft der englische Name „rumning of the nose", wie der geschichtliche Reminiszenzen tragende französische Name „rhume de cerveau". Alle Hauptsprachen bedienen sich ferner des eigentlich umfassenderen terminus technicus „coryza", der im Italienischen — corizza — der vorherrschende ist.

II. Geschichtliche Daten.

Der Schnupfen belästigt die Menschheit bereits seit erdenklichen Zeiten. In den ältesten medizinischen Dokumenten aus dem alten mesopotamischen und ägyptischen Reiche finden sich keine auf diese Erkrankung bezüglichen Einzelheiten (s. SUDHOFF-MEYER-STEINEGG).

Im Talmud ist wenigstens der sicher seit jeher offenkundig zum Schnupfen in Beziehung gebrachten „Erkältung" Erwähnung getan (EPSTEIN). Sie wird für den „Inbegriff aller Krankheiten" erklärt. Während „Alles" in Gottes Hand steht, müssen die Menschen sich vor den Einflüssen ungewohnter Wärme bzw. Kälte selbst schützen, eine Mahnung, in der sich die erste wirksame prophylaktische Bestrebung gegen diese Erkältungsinfektion erkennen läßt.

Immerhin steht im Papyrus EBERS (1550 a. Chr. n.), aber ältere Überlieferungen enthaltend (SUDHOFF-MEYER-STEINEGG), ein Wort Náa, das BRUGSCH mit „Verschnupftsein" übersetzt (KASSEL). Wir dürfen darunter aber nicht mehr als krankhafte Nasensekretion verstehen, welcher Affektion auch, etwa der Ozaena, sie auch zur Last zu legen sein mag. Interessant erscheint aber, daß unter den recht sonderbaren Heilmitteln (die nicht zum mindesten aus den für manche Periode der Medizin charakteristischen Beschwörungsformeln bestanden) das Nießkraut, die Pfefferminze, einen Bestandteil der primitiven Rhinotherapie ausmachte.

Auch Naturvölkern von heute ist eine besondere Rhinotherapie, für die der gewöhnliche Schnupfen das Hauptfeld ihrer Tätigkeit abgegeben haben wird,

nicht unbekannt. Nach BARTELS lassen die Harrari in Nordostafrika junge
Mädchen, die ein Schnupfen oder Husten betroffen hat, eine bestimmte Droge
aufschnäuzen. Auch das Riechen an Arzneipulvern kennen indianische und
afrikanische Volksstämme (e. l.).

Spätere indische Überlieferungen von SUSRUTA (550—500 a. Chr. n.) zeichnen
eine ganze Anzahl nasaler Symptome auf und sprechen von nicht weniger als
7 Arten des Nasenkatarrhs. Nach diesen Angaben etwa eine akute Form abgrenzen zu wollen, ist unmöglich. Aber es lohnt sich schon mal zu skizzieren,
was für ein brauchbares Bild einer Nasenentzündung aus den Beschreibungen
gewonnen werden kann: Niesen, Nasenverstopfung und Nasenausfluß folgen
einander, es pocht und kocht in der Nase (worunter wohl das Brodeln der Atemluft im Nasensekret gemeint ist), Austrocknung und damit der Verlust der
Wohlgerüche können sich einstellen. Beziehungen dieser Erkrankung zu Luft
und Feuchtigkeit, allerdings im Körper selbst, liegen vielleicht auch Vorstellungen von Erkältungserkrankungen zugrunde. Und allgemeine hygienische
Maßnahmen in der Therapie dieser Katarrhe entspringen wohlmöglich gleichartigen Überlegungen.

Diese, wie auch die weitere Darstellung der geschichtlichen Entwicklung entnehmen wir
hauptsächlich den umfangreichen, sorgsamen und wertvollen Zusammenstellungen, die KASSEL
in seiner „Geschichte der Nasenheilkunde" aus der medizinischen Literatur vom Altertum
bis in die Neuzeit gegeben hat. Denn in den großen allgemeingeschichtlichen Werken von
HAESER und besonders von PAGEL-NEUMANN kommt der Schnupfen relativ schlecht weg.

Der ersten Blütezeit der antiken Medizin, den dem Meister HIPPOKRATES
von Kos (um 400 v. Chr.) zugeschriebenen Werken, verdanken wir die erste
ausführliche Darstellung einer als Schnupfen identifizierbaren Erkrankung der
Nase. Zu ihrem Verständnis benötigen wir die Kenntnis der *anatomischen Vorstellungen* und der *Krankheitslehre* der hippokratischen Schule: Das Gehirn
ragt als feuchte Masse in die Nasenhöhle hinein, ist hier von einer besonderen
Substanz, schwammartiger (BALDEWEIN), etwa knorpeliger Natur, bedeckt.
Im Kontakt mit der Luft löst der *Antagonismus* beider Faktoren eine Anzahl
von Erscheinungen aus.

Überwiegt z. B. die Trockenheit der Luft, so entwickle sich Geruch, könne
aber Feuchtigkeit von der Gehirnmasse abtropfen, so entwickle sich ein Katarrh
(καταῤῥεῖν). Die *Krankheitsursachen* bestehen zumeist in „sinnlich wahrnehmbaren äußeren Einflüssen" (SUDHOFF-MEYER-STEINEGG). Sie haben natürlich
in der Nase bequem Zugang. Zu den Ursachen der Katarrhe wird ausdrücklich
die Erkältung gerechnet. Nun entwickle sich der „Kampf" (SUDHOFF-MEYER-
STEINEGG) mit dem Körper, seiner φύσις wobei eine individuelle, unter Umständen vererbte *Disposition* bestehen kann. Die richtige Mischung der bekannten
Kardinalsäfte des HIPPOKRATES (εὐκρασία) wird fehlerhaft verändert, sie wird
dyskrasisch. Eine „*Schärfe*" (ἀπεψία) wird erzeugt, am Nasensekret erkennbar.
Die verdorbenen Säfte geraten in „*Kochung*" (πέψις), die Körperwärme steigt,
aus Blut kann Eiter werden. Wird (der Körper) die Physis mit diesem Zustand
fertig, so kann er die umgewandelten Säfte *kritisch* oder *lytisch* ausscheiden.
Der Hirnfluß, der *Katarrh*, wird zu einer *Reinigung*. Die Absonderung erlaubt
also auch einen Schluß auf den Ausgang des Prozesses — eine *Prognose*. Zur
Behandlung gehört demnach außer einer Bekämpfung der Schädlichkeiten die
Erhaltung des prompten Abflusses. Ableitende Mittel, wie Schwitzen, dienen
dazu. Auch *Folgen* des Schnupfenkatarrhs sind bekannt: Ekzem der Nase, Mittelohrentzündungen, Erkrankungen der tieferen Luftwege, Durchfälle. Der Abfluß
nach vorn bedeutet gegenüber dem Absickern in den Rachen die Heilung.

Diese Schilderung des alten Humoralpathologen wirkt so zutreffend und
trägt so viele Anklänge an moderne Auffassungen und an das Wissen von heute,
daß wir einige Zeit länger bei HIPPOKRATES verweilen durften.

Nunmehr wechseln wohl die Ansichten über die Beziehungen des Gehirns zu den Säften im einzelnen, die Abflußidee bleibt bestehen. Nur ein innerer Faktor wird in die Lehre vom Katarrh eingeführt, sobald ARISTOTELES (384 bis 323 v. Chr.) das Ansteigen abnorm warmer Säfte in den Gefäßen zur Ursache des Niederschlages am kalten Hirn werden läßt oder auch, wenn die Erwärmung des Gehirns durch innere, hauptsächlich intestinale Ursachen, aber auch durch äußere Wärmezuführung zu einer Art Ausfällung des Schnupfensekretes führen soll (AETIUS 527—563 n. Chr.).

Bei den Athenern war schon der Name κορυζα aufgetaucht für den Katarrh, der durch die Nase nach vorne abfloß. PAULUS von AEGINA (1. Hälfte des 7. Jahrhunderts) unterscheidet lateinisch Gravedo von der Destillatio. Auch er bringt schon Husten und Schnupfen in Zusammenhang.

Die Therapie der Alten war recht mannigfaltig, wohl auch auf medikamentösem Gebiete — sie erinnert darin an die noch heute auf diesem Gebiete herrschende Polypragmasie und die Dubiosität der Mehrzahl aller Mittel. Sie verirrte sich auch manchesmal ins Bereich blöden Aberglaubens und der Mystik, wofür KASSEL an PLINIUS SEKUNDUS dem älteren ein schönes Beispiel gibt.

Interessant aber ist, daß bereits zur Zeit des CLAUDIUS (1. Jahrhundert n. Chr.) der Hinweis auf die eklatante Wirksamkeit der absoluten Ruhe sich findet (SCRIBONIUS LARGUS und AULUS CORNELIUS CELSUS), daß neben Bädern auch der Luftwechsel und Badeaufenthalt z. B. von CAELIUS AURELIANUS (3. Jahrhundert n. Chr.) gelobt werden. Schröpfungen werden von ALEXANDER VON TRALLES (525—605 n. Chr.) neben der hygienischen Kur verwandt und von ihm wird die — bis heute wohlangebrachte — Warnung vor starken örtlichen Mitteln berichtet. Wird demnach auch das gesamte therapeutische Arsenal mit der Zeit ausgeräumt, so fesselt an dieser Entwicklung doch das Erscheinen prägnanter Mittel aus der sog. allgemeinen Therapie, das vielmehr dem hervorstechenden empirischen Zuge ganzer Jahrhunderte zuzusprechen ist, der in höchster Vollendung in dem Bestehen einer Schule der Empiriker schon in der letzten Hälfte des klassischen Zeitalters zum Ausdruck kommt.

Das Mittelalter bringt nichts Wesentliches und nichts Originelles für die Lehre vom Schnupfen. Eine einschneidende Wendung bringen indessen die rhinologischen Werke des Wittenberger Professors KONRAD VIKTOR SCHNEIDER (1614—1680). SCHNEIDER sagte sich los vom „Hirnfluß". Das Schnupfensekret hat seine Quelle in der Schleimhaut, welche die Nase auskleidet. Dem großen Reformer zu Ehren nannte KÖLLIKER die Nasenschleimhaut die SCHNEIDERsche Membran. Im selben Zeitabschnitt hat der Däne NIKOLAUS STENO in den kürzeren und längeren schleimführenden Gefäßen der vorderen Nase die Nasendrüsen entdeckt. Das Sekret entstamme letzten Endes dem arteriellen Blut.

Einen Rückschlag stellte die Ansicht des Meisters der Lehre vom „ARCHAEUS", des JOH. BAPT. VAN HELMONT vor; sie gestaltete phantastisch die Abflußtheorie in seine Theorie vom „Custos errans" aus (interessanten Auszug dieses Werkes siehe bei KASSEL). Es spukt dann noch einmal ein astrologisches Moment in die Schnupfendoktrin hinein, ebenfalls von einem Flamen, THEODOR CRANEN, ausgehend.

Im 18. Jahrhundert liefert JOH. PETER FRANK eine vorzügliche Beschreibung der Coryza. Er erkennt richtig, daß das dickflüssige Gravedosekret und das dünnflüssige der Coryza nur graduelle und temporäre Differenzen vorstellen und setzt gewisse Tracheobronchialkatarrhe dem Nasenkatarrh äquivalent. Es färben nun natürlich große naturwissenschaftliche und medizinische Lehren auf unser Gebiet ab. In Anlehnung an LINNÉS System der Pflanzen und Tiere werden von BOISSIER DE SAUVRAGES in seiner Nosologia methodica in Klasse 9 „5 Koryzaarten" beschrieben, die, wenn ihre Abgrenzung auch der logischen Schärfe und heutigen Mittel entbehrt, im ganzen schon die verschiedenen uns bekannten Bilder umfaßt. Von medizinischen Lehren spiegelt sich am meisten die Entzündungstheorie Stahls (Lehre vom Animismus) in der Auffassung vom Schnupfen wieder. Besonders lebhafte Anhänger fand sie in den Pariser Ärzten. Diese haben sich auch im Beginn des vorigen Jahrhunderts zum ersten Male ausgiebig mit dem Schnupfen der Neugeborenen beschäftigt. Rayer und Billard sind da zu nennen. Die erste spezialisierte Darstellung fand der Schnupfen der Kinder übrigens schon bei dem Bagdader Krankenhausarzt Rhazes (um 900). In vorjüngster Zeit stehen deutsche Forscher, Kussmaul und Henoch als Förderer dieses Gebietes, in vorderster Linie. Die Schnupfenlehre in etwas modernerem Gewande vertieft hat ein ebenfalls deutscher Kliniker, Joh. Lukas Schönlein (1792—1864). Er unterscheidet drei Stadien: 1. Irritation [Hyperämie ohne entzündliche (Voltolini) Stase mit trockener Nase], 2. Krudität (Auflockerung der Schleimhaut mit kopiöser, dünner, scharfer Absonderung und Epithelabschuppung), 3. Coctio (eitrige Schleimabsonderung mit fetzigen Epithelverlusten).

Die chemisch-mikroskopischen Untersuchungen des Sekrets (Donders u. a.) beginnen; bald setzt die bakteriologische Ära ein, die noch manchen Gegner, wie Lebert, findet. Laubender versucht die Übertragung von Schnupfensekret auf die eigene Nasenschleimhaut und hat Erfolg damit (Aschenbrand).

Damit stehen wir vor der Schwelle unserer eigenen Berichtszeit; noch heute sind, wie wir sehen werden, viele Fragen ungeklärt geblieben. Aber der Sitz der Erkrankung ist die nach dem ersten großen Rhinologen, dem deutschen Professor Schneider, genannte Membran geblieben! Die verifizierte menschliche Anatomie, die pathologischen Vorstellungen morphologischer und biologischer Natur sind die Basis, auf der alle Autoren fußen.

Wie auch die Vorstellungen vom Wesen dieser Erkrankung sich von je gewandelt haben mögen, stets galt sie als Typ einer katarrhalischen Entzündung, gesehen im Lichte ihrer Zeit.

III. Ursachen und Entstehung des Schnupfens.

Die Ätiologie und Genese des gemeinen Schnupfens sind in ihren Einzelheiten noch heute nicht geklärt. Die nicht neue Auffassung der Ansteckungsfähigkeit schien eine reale Unterlage zu gewinnen mit der Entdeckung der mikrobiotischen Krankheitserreger. Doch noch heute steht diese Theorie der infektiösen Entstehung im Wettstreit mit der anderen Ansicht, die grobwahrnehmbare Veränderungen der Umwelt und deren Einwirkungen auf den Körper als Ursache anspricht. Als wesentlichste Noxe wurde die sogenannte ,,Erkältung" angesehen und sie hat bisher das Feld behauptet. Neben der *Infektionstheorie* und der *Erkältungstheorie* verzeichnen wir die *Kombinationstheorie* dieser beiden.

Die für den Nachweis einer infektiösen Spezifität grundlegenden Kochschen Forderungen konnten für den Schnupfen noch nicht erfüllt werden. Von den Methoden der modernen Immunitätslehre wurde bisher nur die Bestimmung des opsonischen Index zum Versuche der Beweisführung herangezogen (Allen, Tunnicliff). So sind wir auf eine Art Indizienbeweis angewiesen.

Zur Bewertung der mikrobiotischen Befunde ist die Kenntnis der Flora der gesunden Nase erforderlich. Wir müssen dabei zwei Gruppen der Untersuchung unterscheiden: 1. Solche unter einwandfreien Züchtungskautelen und 2. solche ohne oder mit ungenügenden Maßnahmen dieser Art (Näheres s. Abschnitt Blumenfeld). Es ergibt sich dann ein krasser Unterschied zugunsten der zweiten Gruppe, die die erste an Arten und Mengen der wachsenden Keime bei weitem übertrifft. Dabei handelt es sich in der Hauptsache um die Lebewelt der Haut des Nasenvorhofes und die Beute der Vibrissen, die

als Fanghaare funktionieren. Aber auch unter Berücksichtigung dieses Umstandes scheint innerhalb der Schleimhauthöhle ein gleichsinniges Verhalten
zwischen den vorderen und hinteren Abschnitten sich zu dokumentieren, d. h.
der Keimgehalt nimmt rachenwärts schnell ab (CALDERA und DESDERI, PIAGET).
THOMSON und HEWLETT konnten aus der durch die Nase in den Nasenrachen
geleiteten Luft ihres Laboratoriums nur wenige Keime züchten (in 2 Fällen nur
Schimmelpilze, in 1 auch Bakterien).

Das *erste* wichtige Ergebnis aller dieser Untersuchungen ist jedenfalls die
auffallende Tatsache, daß aus der Nase selbst höchst wenig, oft gar keine Bakterien züchtbar bzw. im Abstrich oder Tierversuch nachweisbar sind!

Einige Einwände gegen die absolute Richtigkeit dieser Feststellungen seien
jedoch nicht vergessen: Die Entnahme erfolgt natürlich nur von einem begrenzten Gebiet des Naseninnern. Dabei ist sogar der Boden wenig beachtet worden,
obwohl aus HESSES Versuchen hervorgeht, daß die Schwere einen wesentlichen
Einfluß auf die in der Luft schwebenden Teile ausübt. Wir wissen aus MARX
vergleichenden Untersuchungen, welche Differenzen in der Zahl der Kolonien
sich bei Entnahme des Materials mit einer Platinöse und bei Entnahme mittels
Wattekügelchen ergeben. Eine der sowieso nicht einwandfreien Ausspülungs-
oder Ausblasemethoden (FERMI und BRETTSCHNEIDER, NEUMANN) wird ebenfalls
nicht peinlich jeden Keim erfassen können. Gerade die winkligen, versteckten
Partien, gar nicht an Schleimhautfalten zu denken, müssen ungeprüft bleiben.

Zweitens übt die Wahl des Nährbodens einen eklatanten Einfluß auf besseres
oder schlechteres Aufgehen der Keime aus (STREIT, KÜSTER). Die Zahl der
angelegten Kulturen ist nicht minder von Einfluß auf das Ergebnis (DANIELSEN).

Der *zweite* Kernpunkt jener Untersuchungen: Die Flora der gesunden Nase
entspricht dem Artengemisch der umgebenden Luft, ein eigentlich ganz natür-
liches Ergebnis. Mit ihm ist ausgesprochen, daß die Keime vorwiegend *Saprophyten* oder doch nur *fakultative Krankheitserreger* sind. Virulente Keime beherbergt die Nase nur in epidemisch angereicherter Atmosphäre — so Meningokokken — oder in Umgebung Erkrankter — so Diphtheriebazillen — (NEU-
MANN). Unter den fakultativen Parasiten finden wir die vulgärsten Formen,
die uns als Erreger mehr oder weniger seröser und eitriger Exsudationen bekannt
sind: Staphylococcus pyogenes albus und aureus, Streptokokken, Pneumonie-
kokken und -bacillen. Über die Frage ihrer etwaigen Pathogenität in Schnupfennasen sei später gesprochen.

Der Keimgehalt der Nasenhöhle während eines akuten Schnupfens ist nach
allen Untersuchern (HASSLAUER, NEUMANN, PAULSEN, HAJEK u. a.) auch im
Naseninneren vermehrt. Dabei tritt die Zahl der fakultativen Krankheitserreger
zahlenmäßig stärker hervor. Nur nach PAULSEN bleibt das Verhältnis
zwischen Saprophyten und Parasiten dasselbe wie in der gesunden Nase.
Dabei spielen auch örtliche Verhältnisse eine Rolle (vgl. auch WALTER WILL);
sonst wären die z. T. weitgehend differierenden Ergebnisse der Autoren kaum
zu verstehen. Immerhin sollen nach DANIELSLENS eigenen und der Literatur
entnommenen Untersuchungen in Schnupfennasen Kokkenstämme gegenüber
Stäbchen prävalieren.

Diese Erscheinung im Verein mit der Artenarmut der Nase überhaupt
(KÜSTER), hat wohl zu mancher irrtümlichen Ansicht der ätiologischen Bedeutung der Pneumokokken (THOST), Streptokokken (MALATO), Friedländer-
stäbchen (ALLEN) des Diplococcus coryzae (KLEBS-HAJEK) für den gemeinen
Schnupfen geführt.

Es läßt sich sogar ein Unterschied zwischen dem serösen und dem eitrigen
Stadium des Schnupfens feststellen (FERMI und BRETSCHNEIDER), indem dieses
bakterienreicher sich erweist. Die beiden Autoren führen den Unterschied

auf das Nachlassen der Abspülung durch das reichliche Sekret und auf den zähen, festhaltenden und für das Wachstum günstigen Eiternährboden zurück. Wir müssen aber auch ein Nachlassen derjenigen Kräfte während des Schnupfens erwägen, die die weitgehende Keimarmut der gesunden Nase bedingen sollen:

Die *Vibrissen*: Sie sind ohne Bedeutung für die primäre Infektion. Denn trotz ihrer Wirksamkeit entsteht der Schnupfen; ihr Fehlen beim Säugling ist kaum die Ursache seiner höheren Disposition; im Schnupfen aber verbacken die Vibrissen und lassen die Keime eher hinaufwuchern.

Die *Cilien*. Ihr Flimmerschlag treibt leicht corpusculäre Elemente nach außen; da sie im Schnupfen bald leiden (s. Absatz über die mikroskopische Anatomie des Schnupfens), können wir wohl die Bakterienvermehrung dem Ausfall der Cilien mit zuschreiben.

Der *Nasenschleim*, und zwar ihm vindizierte bactericide Kräfte. Es müßte also eine biochemische Umstellung erfolgen. Nun ist die bactericide Fähigkeit des Nasenschleimes nicht einmal unter physiologischen Bedingungen, soweit man in den Versuchen überhaupt von solchen sprechen kann, hinreichend sichergestellt. Den Schleim der entzündeten Nase halten Fermi und Bretschneider ob seines erhöhten Eiweißgehaltes sogar für den besseren Bakteriennährboden. Malato lehnt eine keimtötende Wirkung auf Grund seiner Versuche am Menschen ab: Wurden Wattebäuschchen mit Nasen-bakterienkulturen[1] bestrichen in die Nase eingelegt, so sind die Bakterien an der Oberfläche der Schleimhaut bald nicht mehr nachweisbar, gedeihen aber noch manchmal im Innern des Tampons. Werden Bouillonreinkulturen in Säckchen aus gut dialysablen Meerschweinchendarm gefüllt und in der Nase deponiert, so werden die Bakterien im Innern des Beutels nicht im Wachstum beeinflußt. Diese Versuche sollen beweisen, daß nicht der Schleim, sondern die Epithelien die bakterienhemmenden Eigenschaften besitzen. Von der Schlüssigkeit dieser unzureichenden Versuche wird aber niemand ohne weiteres überzeugt sein.

Alle anderen Untersuchungen mit Nasensekret sind in vitro angestellt; sie fielen ganz divergent aus. Streng bejahen nur Wurtz und Lermoyez die Wachstumshemmung des Nasenschleims, allerdings auf Milzbrandbazillen, die die für unsere Erwägungen gänzlich ausfallen. Piaget hat nach verhältnis-mäßig wenigen Versuchen, die mit solchen Lermoyezs identisch zu sein scheinen und die auch nicht mannigfaltig angelegt sind, eine gewisse Beein-trächtigung von Staphylokokken, Streptokokken und einigen für uns nicht wichtigen Arten, insbesondere auch für Diphtheriebazillen behauptet. Klem-perers Versuche sprechen für keine, wenigstens anhaltende antibakterielle Wirkung und Marx peinliche und eingehende Prüfungen lassen jeden Einfluß in vitro, selbst die überragende Lermoyezsche Entdeckung als regelgültig ausschließen.

Also Zurückhaltung gegenüber allen Reagensglasversuchen dieser Art ist am Platze! Bezeichnend sei folgende Nebeneinanderstellung: Thomson und Hew-lett brachten Bac. prodigiosus — einen allerdings ungewöhnlichen Bewohner der Nase; ein „Stammgast" (Neumann) hätte sich wohl besser geeignet — auf die Nasenschleimhaut. Während nach 5 Minuten noch reichliche Kolonien, nach 30 Minuten ein um 75% vermindertes Wachstum zu erhalten war, waren nach 2 Stunden die Bacillen völlig verschwunden. 1 Öse flüssiger Prodigiosus-kultur mit Nasenschleim versetzt, wird in Abständen bis zur 36. Stunde in Gela-tineplatten gegossen. Das Wachstum auf allen Platten bleibt sich gleich.

---

[1] Von pathogenen Arten wurden dabei verwandt: Staphylococcus pyogenes albus und Pneumobacillus Friedländer.

Schlagen wir demnach die positiv ausgefallenen Versuche nicht hoch an, so verdienen doch die Versuchsreihen von SCHOUSBOE einige Beachtung: Er konnte auf einige der für uns wichtigen Keimarten eine Hemmung im Wachstum konstatieren: nämlich auf Streptococcus pyogenes albus, Staphylococcus pyogenes albus[1]) und Bacillus pneumoniae — Staphylococcus pyogenes aureus gedieh dagegen ausgezeichnet! Der Nasenschleim war vorher (bei 55° C) sterilisiert. Wurde die Erwärmung jedoch auf 70° getrieben, so fiel die bakterienschädigende Wirkung aus. Der einzig veränderte Faktor in den Parallelversuchen ist also in der Schleimprobe zu suchen und die Differenz in ihrer Wirkung entspricht, uns bekannten biologischen Eigenschaften von Körperflüssigkeiten. Die gerade gegen die beim akuten Schnupfen regsamsten Nasenbewohner ausgeübte Wirkung könnte also dem Organismus zugute kommen, aber nicht ohne weiteres die relative Keimvermehrung im akuten Schnupfen verstehen lassen. Die Wechselwirkung der Bakterienvermehrung und der gegen sie in Bewegung gesetzten Abwehr gilt es eben näher zu studieren.

Können wir den *Epithelien* auch nicht mit MALATO biochemische Kräfte zusprechen, so ist doch wohl denkbar, daß die Abschuppung und winzige Defekte in der Deckzellenhaut nicht den gewöhnlichen mechanischen Schutz der von zähem Schleim bedeckten kontinuierlichen Zellwände ausmachen und der Bakterienvermehrung Vorschub leisten.

Die zwischen den Zellreihen auswandernden *Leukocyten* sind ebenfalls als Keimvertilger anzusehen (VIOLLET); diese ihre Tätigkeit ist auch am Nasensekret beobachtet worden (THOMSON und HEWLETT, ALLEN). Die Zahl der Phagocyten und der Keime in der Nase steigen aber während des Überganges des serösen in das eitrige Stadium des Schnupfens gewissermaßen parallel an. Als wirksamstes Mittel der Bakterienbeseitigung ist die Phagocytose hier also nicht aufzufassen; von einem Nachlassen der phagocytären Schutzkräfte im akuten Schnupfen darf man hinwieder auch nicht reden.

Also bleibt außer den mechanischen Momenten und der albuminösen Beschaffenheit der gesteigerten Absonderung und ihrer, in gewissem Grade sicher vorhandenen Retention nichts von nachgewiesenen Ursachen für die gesteigerte Zahl der uns gewohnten Nasenbewohner übrig. So erhebt sich denn die Frage nach der *pathogenetischen* Bedeutung dieser Mikroorganismen. Mit dem rein rechnerischen Faktum der stärkeren Vermehrung pathogener Arten können wir uns nicht begnügen. Gedeihen doch auch Saprophyten, z. B. Sarcinen, vortrefflich in der Schnupfennase, jedenfalls sprechen die Vielfältigkeit der anzuschuldigenden Arten einerseits, ihre relative Inkonstanz in den einzelnen Fällen und wiederum im Ablauf eines Falles gegen die Spezifität *eines* der genannten bakteriellen Erreger. FERMI und BRETTSCHNEIDER meinen, daß ungefähr jeder Autor seinen eigenen Schnupfenerreger habe. Wir müssen uns darum umsehen nach Versuchen, die die *künstliche Infektion* mit diesen Keimen zum Ziel gehabt oder den Nachweis der *spezifischen Reaktion* des Körpers auf den jeweilig vorhandenen Keim geführt haben.

Aus Tierversuchen sind keine bemerkenswerten Resultate zu verzeichnen. SAMUEL COHEN gibt übrigens an, daß manche Tiere, einschließlich Affen, den gemeinen Schnupfen gleich den Menschen erwerben können. Bemerkenswert ist, daß FERMI und BRETTSCHNEIDER aus Schnupfennasen gezüchtete fakultativ pathogene Keime durch Kaninchen schicken, d. h. sie aus ihnen auch wieder züchten konnten, ohne daß die Tiere irgendwie erkrankt wären. Beide Autoren gaben sich auch große Mühe mit Reinkulturen der Arten, die sie aus Schnupfen-

---

[1]) Nach PARK und WRIGHT versagt allerdings die Wirksamkeit des Nasenschleims überhaupt gerade gegenüber den von ihnen (unter guten Kautelen) selten gefundenen Streptokokken und Staphylokokken.

sekret hatten gewinnen können, menschliche Nasen zu inifizieren. Unter ihnen
befanden sich auch der Staphylococcus pyogenes aureus und der vorübergehend
als Erreger angesehene Diplococcus coryzae (Klebs-Hajek). Die Versuche
versagten, selbst nachdem vorher kräftige Traumen der Nasenschleimhaut
gesetzt oder starke Ammoniakdämpfe eingeatmet waren. Waren die Kulturen
aus dem serösen Sekret gewonnen und Personen im Heilungsstadium des
Schnupfens eingeimpft, so blieb die Heilung völlig unbeeinflußt. Noch heroischere
Maßnahmen, z. B. 5—6 malige Beschickung der Nasenschleimhaut mit dem
Spülwasser ganz frischer oder seröser Schnupfennasen unter Schneuzverbot,
ergaben negativen Ausfall.

Allens Ansichten über die Pathogenität des Bacterium pneumoniae (die
ebenfalls vom zahlenmäßigen Vorherrschen dieser Art und ihrer Vermehrung
bei Nasenschleimhauterkrankungen ausgingen) sollten durch Infektionsergeb-
nisse gestützt werden: Nach kurzer Arbeitszeit im infizierten Raum seien
„Nasensterile“ an Pneumokokkenkatarrh erkrankt. Verspritzung von Fried-
länder-Bacillen-Emulsion verursachte die Erkrankung dreier im Raum arbeitender
Personen: in ihrer Nase wurden während der Infektion Pneumokokken nachgewiesen. Die Schwäche derartiger Argumentierung geht schon daraus hervor,
daß Allen angibt, einmal zu einer Zeit, in der er Pneumokokken in der Nase
getragen habe, am zugigen Fenster gestanden zu haben, ohne sich dadurch
einen Katarrh zuzuziehen — 14 Tage später habe er sich ohne jede Gelegen-
heitsursache einen Pneumokokkenkatarrh geholt. Immerhin ist zu beachten,
daß Allens rhinogene Pneumokokkenstämme tierpathogen (natürlich nicht
im Sinne des Schnupfens) gewesen sind. Aus Allens Ausführungen geht nicht
deutlich hervor, daß die akuten Katarrhe von ihm in größerer Zahl untersucht
worden sind, vielmehr scheinen chronische Nasenleiden die Fundstätte seiner
Pneumoniebacillen gewesen zu sein. Verwunderlich erscheint es, daß ihre
Existenz und Pathogenität mit den Choanen abschließen sollen: sind solche
Katarrhe auch im Rachen oder in der Luftröhre lokalisiert, wie wir es doch beim
Schnupfen oft genug erleben, so hause im Rachen gewöhnlich der Bacillus
septus, in der Luftröhre der Micrococcus catarrhalis! Unter solchen Angaben
können auch die mühsamen Bestimmungen des opsonischen Index die Frage
nach der Pathogenität nicht lösen. Allen stellte allerdings einen wesentlich
erhöhten opsonischen Index und auch die charakteristische negative Phase
fest. Doch fehlt es den Fällen, die von ihm nach den Wrightschen Prinzipien
behandelt sind und für Beweise seiner ätiologischen Behauptungen aufgeführt
werden, an zwingender Kraft, denn wie diese Fälle können sehr wohl unbehandelte Schnupfen verlaufen; allein die eventuale Verwendung gemischter
Vaccinen macht voreingenommen gegen die Idee spezifischer Pathogenität von
Pneumoniebacillen oder -kokken. Eine unter Umständen schadenbringende
Wirksamkeit im Verlaufe des akuten Schnupfens ist ihnen jedoch nach diesen
Versuchen nicht sicher abzusprechen.

Auch dem lebhaften Eintreten für die ätiologische Bedeutung des Micrococcus catarrhalis (s. bei Danielsen) liegen nur quantitative Züchtungsresultate
zugrunde. Danielsen fand diesen Keim bei eigens darauf gerichteten Untersuchungen nur in 2 unter 25 Fällen akuten Schnupfens. Ganz gewiß kein
Schnupfenerreger ist der Pseudodiphtheriebacillus, wie ein Selbstversuch Neumanns lehrte. Die Häufigkeit der Pseudodiphtheriebacillenbefunde Neumanns
im akuten Schnupfen liegt an örtlichen Besonderheiten (das mag auch für manch
anderes Bakterium gelten). Neumanns positive Befunde des Pseudodiphtheriebacillus in allerhand andersartig erkrankten Nasen bestärken diese Annahme.

Unter den anäroben Keimen — auf die, wie Küster zu Recht hervorhebt,
zu wenig geachtet worden ist — hat Ruth Tunnicliff einen gramnegativen

Organismus gefunden, genau bestimmt und schließlich im Selbstversuch geprüft. Nach 6 Stunden setzte eine 48 Stunden währende Rhinitis und Pharyngitis ein. Die Bakterien, zunächst sehr reichlich, wurden bis zum dritten Tage nachgewiesen. Der opsonische Index blieb nach der Infektion erhöht. Dieser Keim sei von der Autorin wohl auch bei Halsinfektionen gefunden, bei gesunden Menschen aber nur einmal in ganz geringer Menge. Dennoch muß man sich der reservierten Haltung der Autorin vorerst durchaus anschließen.

A priori könnte man daran denken, daß verschiedene Erreger, und zwar jeder für sich imstande seien, einen akuten Schnupfen zu erzeugen. Gibt es doch eine Anzahl charakteristischer Infektionskrankheiten, die meist im ersten Stadium einen typischen Katarrh der oberen Luftwege, insbesondere einen Schnupfen mit sich bringen (s. Abschnitt NEUMAYER). Werden doch manchmal akute Rhinitiden als streng lokale Erkrankungen durch spezifische Erreger hervorgerufen, die in der Regel andere Schleimhautbezirke befallen, wie Diphtheriebacillen oder Gonokokken [1]), s. Abschnitte GLAS und BECK. Andererseits ist es möglich, daß die vulgären Eitererreger, Pneumonieerreger und andere fakultativ pathogene Keime ebenso wie auf Wunden, so auf der veränderten Nasenschleimhaut des Schnupfens sekundär pathogen wirken können. Daß sich Keime auf der veränderten Nasenschleimhaut vermehren, wissen wir aus Untersuchungen nach Nasenoperationen.

Eine singuläre Ätiologie des gemeinen Schnupfens nimmt auch DOLD nicht an, der die ganz bedeutsamen Untersuchungen KRUSES über ein filtrierbares Virus des Schnupfens mit Erfolg nachgeprüft und erweitert hat.

Diese Forschungen hatte KRUSE 1914 veröffentlicht. Er hatte Schnupfensekret durch Berkefeldfilter filtriert; nachdem das Filtrat kulturell bakterienfrei befunden war, einige Tropfen desselben Versuchspersonen in die Nase geflößt. In einer Versuchsreihe von 12 Personen erkrankten 4, in einer zweiten Reihe von 36 Personen erkrankten 10 Leute nach 1—4 tägiger Inkubationszeit mit den Zeichen des akuten Katarrhs der Nase oder mit akutem Hustenkatarrh. Unter 36 Nichtgeimpften trat zu gleicher Zeit ein Krankheitsfall auf. KRUSE nannte die hypothetischen Erreger *Aphanozoa coryzae*.

DOLD hat die KRUSESCHE Methode an Hospitalkranken angewandt. Eine Serie von 17 Versuchspersonen zeitigte 4 gleichartige, volle Erfolge, 3 abortive Ausfälle, ohne daß von den nicht im Versuch stehenden Insassen des Raumes jemand erkrankt wäre. Das Versagen einer zweiten Reihe schob DOLD der vermutlich bakteriellen Natur des Erregers im Ausgangsmaterial zu. DOLD ging weiter; er suchte Kulturen zu erhalten. Er züchtete in Ascitesbouillon, mit Kaninchenniere beschickt, unter Paraffinabschluß. Nach 24—48 Stunden stellte sich eine ringförmige, grauweiße, opalescierende Trübung um das Organstück herum ein. Diese ließ sich viermal weiterzüchten. Mikroskopisch wurde im Dunkelfeld ein noch ziemlich dubiöser Befund erhoben. Hingegen erzielte ein Impfversuch mit der vierten Generation unter drei Personen an zweien nach 24 Stunden Nießen, vermehrte Nasensekretion, conjunctivale Reizung und leichten Husten. Die Symptome stiegen bis zum dritten Tage an und schwanden vom vierten auf den fünften Tag.

Diese Ergebnisse ernster Forscher bedürfen weiterer Pflege. Sie stärken jedenfalls die Infektionstheorie mehr als alle bisherigen Angaben über bakterielle Krankheitserreger spezifischer Art. Im übrigen findet diese Theorie ihre Stütze noch in zwei Momenten: Erstens der *Beobachtung von Schnupfen-Hausinfektionen.*

---

[1]) Den Diphtheriebacillus dürfen wir der etwaigen Kategorie der gemeinen Schnupfenerreger solange nicht zurechnen, als nicht eine Beobachtung einer typischen isolierten Schnupfenaffektion ohne Beläge mit echter Diphtheriebacillenflora vorliegt, der eine für Diphtherie charakteristische Nervenlähmung gefolgt wäre.

Von ihnen sind einwandfrei eigentlich nur diejenigen in Krankenhausräumen, insbesondere in Säuglingskrankenstationen. Denn an ihnen ist am besten eine Kontrolle über das Fernbleiben anderer ätiologischer, zur Diskussion stehender Momente auszuüben und die Ansteckung am leichtesten zu beobachten. Nach Erfahrungen der Kinderärzte ist nicht an ihnen zu zweifeln (z. B. PEIPER). Die vielfachen Beobachtungen über eine Infektion von Person zu Person in Familien, die vielgenannte Selbstreinfektion am gebrauchten Taschentuch gehören wohl zum Schatz unserer ärztlichen Erfahrung, können aber keine absolute Beweiskraft beanspruchen. Recht sprechend erscheint die Geschichte des Schnupfens auf der Insel St. Kilda. Diese östlichste der Hebrideninseln empfing in jedem Jahre nur einmal den Besuch weniger Menschen im Monat Juli. Jedes Mal wurden die Inselbewohner vom 3. Tage an von Schnupfen und Husten befallen, Erscheinungen, die unter Kopfweh und Fieber auftraten; die gesamte Bevölkerung wurde durchseucht. Die Affektion währte 10—14 Tage (STICKER). Man möchte gern aus dieser Darstellung sogar auf die kurzdauernde Immunität schließen, die der Schnupfen erzeuge. Doch erweckt dieses Beispiel ein Bedenken: Es ist nicht ausgeschlossen, daß es sich um eine, sich ja immunisatorisch gleichartig verhaltende, Influenzainfektion gehandelt habe, da manche der Patienten auch blutigen Auswurf bekamen.

Zweitens *der einer Infektionserkrankung analoge Verlauf.* Das typische Schnupfenbild ist eine unter Allgemeinerscheinungen verlaufende örtliche Erkrankung, die alle Stadien einer exsudativen Entzündung durchmacht. Solche Affektionen sind uns nur von Krankheiten her bekannt, die durch die Tätigkeit von Mikroorganismen entstehen und in der überwiegenden Mehrzahl ansteckend sind.

Der infektiöse Effekt hängt außer vom lebenden Virus bekanntlich auch vom betroffenen Individuum ab. Für eine Anzahl Infektionskrankheiten spielt außerdem die Umwelt des Erkrankten eine wesentliche, mehr oder weniger kennzeichnende Rolle. Das sind die sog. *„Erkältungskrankheiten".* Es handelt sich dabei also um die Wetterverhältnisse. Die Möglichkeit ihrer Einwirkung auf die Schnupfenerkrankung ist geradezu selbstverständlich, wenn man bedenkt, daß die dauernd vom Organismus eingeatmete atmosphärische Luft die Nase zu einem großen Teil, im Ruhezustand und bei wenig anstrengenden Bewegungen sogar in ihrer ganzen Menge passiert. Die Pars nasalis anterior hat zweifellos die höchste thermische Beanspruchung der Schleimhäute auszuhalten (SCHADE). Darüber hinaus gebührt den Wetterverhältnissen ein mittelbarer Einfluß, dessen Kenntnis wir weniger Versuchsergebnissen als der ärztlichen Empirie verdanken. Diese zwei Punkte lassen das uralte Wissen von diesen Beziehungen verstehen.

Sie werden des Näheren im allgemeinen Teil besprochen. Wer sich über alles unterrichten will, was Erfahrung und was Wissenschaft auf diesem Gebiete gebracht haben, sei auf das Sammelwerk von STICKER verwiesen. An dieser Stelle sollen diese Verhältnisse nur so weit eine Verwertung finden, als ihre Wirksamkeit auf die Nasenschleimhaut bekannt ist und sie uns eine Vorstellung vom Entstehen der akuten essentiellen Rhinitis als Erkältungskrankheit geben. Es wird dabei nicht an Berührungspunkten zu Kap. 4 b, 12 b, 13, 16 b fehlen, die also gegebenenfalls weiter eingesehen werden müssen.

Es können mancherlei Reize physikalischer und chemischer Natur, exogene und endogene, auf die Nasenschleimhaut einwirken und schnupfenähnliche Reizsymptome hervorrufen, aber es pflegt sich diesen Einwirkungen kein typischer gemeiner Schnupfen anzuschließen, wie es auf eine Erkältung hin der Fall sein kann. Selbst grobe Oberflächenläsionen führen wohl zu einer Umwandlung der Beschaffenheit des Sekretes; die Folgeerscheinungen gleichen aber mehr dem Bilde einer — gewöhnlich sehr leichten — Wundinfektion als einem vulgären Schnupfen.

Es muß nicht ein bestimmter, etwa extremer *Temperaturgrad* an sich zu einer Erkältung führen. Es sind vielmehr die mit ihm verbundenen Nebenumstände, die diesen Effekt hervorbringen: 1. Der *Wechsel der Außentemperatur*, 2. die *Bewegung der Luft*, 3. der Grad der *Wasserdampfsättigung der Luft*. Alle drei stellen Ansprüche an den Ausgleich des Wärmehaushalts des Körpers. Der zivilisierte, domestizierte Mensch hat (mehr oder minder durch Übergebrauch künstlicher Hilfsmittel) seine natürliche Wärmeregulation verkümmern lassen (STICKER), so daß alltägliche Veränderungen der meteorologischen Umwelt leicht die gehörigen Einwirkungen der genannten Faktoren auf den Organismus steigern können. Sie rufen dann eine Umlagerung der Blutverteilung, des Blutgehaltes in den Organen hervor, die in der Regel mittelbar oder unmittelbar auf dem Umweg über die vasomotorischen Nerven geschieht. Das bedeutet eine lebhafte Umwälzung, ein reges Spiel des sympathischen Nervensystems, das in seiner stetigen Korrelation zum parasympathischen System die Sekretion in der Nasenschleimhaut in anormaler Weise in Bewegung setzen kann (Erkältungsneurose SCHADES). Diese im Verein mit den so erzeugten örtlichen Hyperämien oder auch Anämien beeinflußt wiederum die Vorgänge, die sich am Gewebe der Nasenschleimhaut auf andere direkte Reize hin entwickeln. Das merkwürdige der Erkältungskrankheit der Nase besteht nun darin, daß die charakteristische Reaktion des „gemeinen Schnupfens" auf die Erkältungsschädigung hin nur dann eintritt, wenn, wie wir vorgreifend sagen dürfen, die andere örtliche Reizung von einer lebenden Virusform ausgeübt wird. Denn Chemikalien, Toxine, Gräserpollen u. ähnl. bewirken nie diese Art von Schleimhautreaktion, die alle Stadien der Entzündung zu durchlaufen pflegt. Von diesen Reizen kann höchstens dem *Staub* eine akzidentelle Hilfswirkung zugeschrieben werden. Diese Ansicht basiert auf der Erfahrung, daß bei uns in Schlesien die Schnupfenerkrankungen eine auffallende Steigerung erfahren, sobald mit größerer Kälte ein trockener Wind über das Land weht, der viele feinste Teilchen schwebend mit sich trägt. Der stationäre Gehalt der Großstadtluft an Ruß und ähnlichen Teilchen wird leicht zur Quelle von Schäden für die Nasenschleimhaut, um so eher, je mehr die übrigen Wetterverhältnisse diesen feinsten Körperchen den Zugang zum Naseninnern erleichtern. Untersuchungen von CALDERA und DESDERI haben gezeigt, daß mit abnehmendem Staubgehalt der Luft auf hohen Bergen oder auf freier See der Bakteriengehalt der Nase gegenüber tiefgelegenen, bewohnten Landstrichen bzw. der Küste abnimmt.

Der Erkältungskomplex kann der Nasenschleimhaut zweitens durch streng örtliche Schädigung nachteilig werden. Allerdings wird dieser Effekt in höherem Maße durch den Kältegrad an sich erzeugt. Es handelt sich um eine Störung der Organwärme, die sich im Substrat der Zellen und Gewebe kundgibt; sie ist Folge zu starker Wärmeabgabe bei nicht ausreichender Wärmezufuhr. Sie bedeutet demnach nur einen graduellen Unterschied von der Erfrierung. Während diese mit freiem Auge sichtbare Veränderungen schafft, müssen wir die Manifestation leichter Grade der Kälteeinwirkung, die aber über dem Schwellenwert der Abkühlungstoleranz liegen, in Veränderungen der chemisch-physikalischen Beschaffenheit der Zellen suchen. H. SCHADE gebührt das Verdienst, unseren Gedanken diesen Weg gewiesen zu haben. Die Lebensprozesse spielen sich im Zelleben hauptsächlich im kolloidchemischen Geschehen wieder. Eine ganze Anzahl Substanzen befinden sich hier im Zustande der dispersen Verteilung. Zu den Einflüssen, die die physikalisch-chemische Struktur ändern, die kolloidalen Stoffe zur Ausflockung bringen können, gehört die Kälte. Den dadurch hervorgerufenen Zustand, der die Stoffe in den Gelzustand überführt, nennt SCHADE „Gelose"; diese ist eine „Frigidose" leichtester Art. Demgemäß müssen auch Beziehungen zwischen den Erkältungskrankheiten und den Erfrierungen bestehen. SCHADE hat sie nachgewiesen an dem großen, geeigneten und vergleichbaren Material, das der Weltkrieg bot. Mit der Kurve der Erfrierungen steigt gleichzeitig, wenn auch flacher, die Kurve der Erkältungskrankheiten, zu denen der Schnupfen gehört. Stellte er eine „Wetterbeanspruchungskurve" auf, die alle maßgeblichen Wettereinzelwerte, also vor allem Temperatur,

Nässe und Wind, einbegrifft, so schwanden zunehmend alle scheinbaren Unstimmigkeiten zwischen Wetterbewegung und Erkältungskrankheiten.

Abgesehen von dieser statistischen Koinzidens mangelt es im Gegensatz zu den reflex-neurotischen und zirkulatorischen Erkältungseinflüssen auf das Naseninnere der physikalisch-chemischen Erkältungsphase an Beobachtungen, die ihren Zusammenhang mit dem Schnupfen bezeugten. Dasselbe ist von andersartigen direkten Schädigungen zu sagen und von der Beeinträchtigung der immunisatorischen Körperkräfte (über diese Punkte belehrt der Abschnitt Frese, Allgemeine Ätiologie [1])). Von welcher Art und Form der Kälteschaden die Nasenschleimhaut auch treffen mag, der typische gemeine Schnupfen entsteht nicht ohne Hinzutritt eines weiteren Faktors, den ich im — conditio sine qua non — lebenden Virus sehe.

Für den Angriff des Erkältungskomplexes ist die individuelle Eigenart von bestimmender Bedeutung. Wie zwischen dem Infektionsaffekt und der individuellen Widerstandsfähigkeit, so besteht zwischen ihr und dem Erkältungs-affekt eine Relation. Die Körperreaktion selbst aber wird determiniert 1. durch die dem Körper von Geburt an eigene, besondere Form der Reaktion auf Reize, d. h. durch seine *Konstitution* und 2. durch die dem Körper durch äußere und innere Einflüsse im gegebenen Augenblick verliehene Abstimmung, d. h. durch seine *Disposition*. Ererbte und erworbene Momente zeigen demnach ihre Aus-wirkung. Im besonderen Falle erklären die Konstitutionsanomalien, wie die exsudative Diathese die besondere Empfänglichkeit für den Schnupfen, seine Entstehung unter dem Einfluß einer Erkältung. Schon die konstitutionell differente Wärmeempfindlichkeit und Wärmeregulierungsfähigkeit stellen ätio-genetisch belangreiche Faktoren.

Das Wesen der Disposition ist so mannigfaltig, daß sie den Zweiflern an der Erkältungstheorie scheinbar unbegrenztes Material liefert. Dadurch daß sich ein Individuum bei feuchtkalter, ein anderes bei trockener, frostiger Luft, ein drittes bei nicht übermäßig kalter, aber bewegter Luft eher einen Schnupfen holt, erhält diese Erkrankung eine persönliche Note. Dasselbe Individuum wiederum reagiert gleicherweise auf veränderte klimatische Verhältnisse bald durch eine Schnupfenerkrankung bald auch nicht. Analysiert man die ein-zelnen Fälle, so ließe sich eine reichhaltige Liste von Gelegenheitsursachen aufstellen. An diesen persönlichen Erfahrungen in der Empfänglichkeit für den Schnupfen ist gewöhnlich „etwas daran", und die sorgfältige Prüfung der individuellen akzidentellen Ursachen erweist sich dankbar für die Heil-bestrebungen.

Der Erkältung können wir also zweifellos einen Schnupfen verdanken; daß aber die Erkältung für seine Entstehung allein genüge, dafür steht bislang der zwingende Beweis in noch höherem Maße aus als für die Theorie der solitären Schnupfeninfektion. Ein experimenteller aseptischer Erkältungsschnupfen ist noch nicht gezeigt worden. Um so dankbarer und glaubhafter gestaltet sich die *Kombination beider Theorien.* Jedes unter dem Gesichtswinkel einer der beiden Theorien besprochene Moment gilt also ebenfalls für die Kombinationstheorie. Mit ihr lassen sich auch gut die Erfahrungstatsachen vereinbaren, daß viele Leute nach dem Erkältungsaffekt den Ausbruch ihres Schnupfens geradezu prophezeien können, und daß der Schnupfen oft mit ganz kurzer Pause nach jenem Affekt einsetzt. Zwar sind diese beiden Momente gerade für die Erkältungsnatur des Schnupfens ins Feld geführt worden, doch läßt sich aus ihnen meiner Meinung nach nicht das Hinzutreten einer Infektion ausschließen. Den Zusammenhang muß die spätere Forschung aufklären. Nach dem Stande von heute läßt sich eher behaupten, daß ein Schnupfen ohne Erkältung auftrete als ein Erkältungs-schnupfen ohne Infektion.

---

[1]) An Hand von Schades Arbeiten (siehe Literaturverzeichnis) kann man sich in den Stand der modernen Fragen dieser Art noch weiter vertiefen.

IV. Das Krankheitsbild des Schnupfens.

1. Anatomisch-physiologisches Krankheitsbild.

Der genuine Schnupfen ist eine exsudative Entzündung der Nasenschleimhaut. Der eigentlichen *Exsudation* geht ein Zustand von Trockenheitsgefühl in der Nase voraus. Die alsdann einsetzende Absonderung ist zunächst wäßrig bis serös oder serös-schleimig, wird bald stärker schleimig, dann mehr eitrig, und besteht schließlich aus fast reinem, dickflüssigen, von Schleim mehr oder weniger durchzogenem und umsponnenem Eiter, um gewöhnlich in dieser Beschaffenheit wieder zu versiegen. Manchmal wird sie wieder dünnflüssiger oder wenigstens vorwiegend schleimig. In Anlehnung an das Vorwiegen des Sekretes hat sich die Einteilung des Schnupfenverlaufes in *ein trockenes, ein seröses, ein eitriges und ein Heilungsstadium* eingebürgert. Die Absonderung erfolgt diffus von der Oberfläche der Schleimhaut. Das Sekret fließt auf ihr herab und sammelt sich wesentlich im unteren Nasengang; sobald die Menge sich steigert, kommt es auch zum spontanen Abfluß aus den Nasenlöchern oder in den Nasenrachen.

Der Hauptbestandteil des Sekretes besteht aus Wasser, danach aus Schleim. Der Eiweißgehalt wird mit zunehmend eitriger Beschaffenheit reichlicher. Das Sekret ist stark kochsalzhaltig und hat deutlich salzigen Geschmack [1]). An korpuskulären Bestandteilen finden sich neben Bakterien polymorphkernige Leukocyten, meist hochgradig verfettet mit neutrophilen Granulis, daneben abgestoßene Cylinderzellen, manchmal in kleinen Zellverbänden. Sie tragen oft noch deutlich den Flimmersaum, der im frischen Präparat in Tätigkeit gesehen werden kann. Das entgegengesetzte Zellende ist oft verjüngt, erscheint hier und da geschwänzt. Im Zelleib sind auch Körnchen zu sehen, die meist weit weniger lichtbrechend sind als die Fetttröpfchen der Leukocyten. Schleimhaltige Becherzellen sind beobachtet worden (GERBER). Rote Blutzellen sind Bestandteile durch den Schneuzakt hervorgerufener Rhexisblutungen.

Um die *makroskopischen Veränderungen* der Schleimhaut zu beobachten, haben wir den Vorteil, das Naseninnere in vivo betrachten zu können, aber den Nachteil, daß uns ein großer Teil der Oberfläche verdeckt bleibt; um so größere Bezirke entgehen unserem Blick, je enger die Nase von Natur aus, je verschwollener sie ist. Die bei den meisten Menschen vorhandenen Asymmetrien und Formabweichungen an Septum und Muscheln können das Bild durch begrenzte Stauungshyperämien und Druckanämien variieren. Auf diese Akzidenzien gehen wir nicht ein. Im Beginn finden wir eine deutliche Fluxion. die Farbe der Schleimhaut ist diffus, hoch- bis dunkelrot. Der Schwellung der Schleimhaut entspricht eine Verengerung des Lumens, die in Höhe der Muscheln am auffallendsten sich zeigt. Die an Bluträumen besonders reiche Schleimhaut der unteren Muschel schwillt auch am stärksten an. Oft tritt auch die Gegend des Agger nasi und des Tuberculum septi besonders hervor. Eine — auch von den mechanischen Momenten abgesehen — inselförmig ungleichstarke Verteilung der Schleimhautveränderungen scheint nach SUCHANNEK charakteristisch für den Schnupfen zu sein.

In späteren Stadien schuppen manchmal die obersten Epithelschichten und erscheinen als kleine, wie mazeriert aussehende Fleckchen, die sich leicht abwischen lassen.

Vom Nasenrachenraum aus ist ein gleichartiges Bild wahrzunehmen; auch beteiligt sich dessen Schleimhaut häufig an diesen Vorgängen und wird dann

---

[1]) DONDERS und SCHÖNLEIN geben auch Ammoniakgehalt an (B. FRAENKEL).

in mäßigem Grade succulent, so daß man selbst an einem adenoidarmen Rachen-
dache einige stark durchfeuchtete, rote Schleimhautfalten sieht. Die Erscheinungen im Nasenrachen klingen bald ab, in der Nase halten die Schwellungs-
und Kongestionszustände bis zur Rückbildung an, ohne daß kennzeichnende
Veränderungen fürs freie Auge auftreten mit Ausnahme einer im ganzen dunkleren
bis leicht venösen Färbung der Schleimhaut in den späteren Stadien, die wesentlich vom Grade der Schwellung abhängig ist. Dabei handelt es sich um eine
relative Behinderung des Abflusses. Sie wird nicht nur durch die Stärke des
Zuflusses hervorgerufen, sondern sicherlich auch begünstigt, durch die Eigenart des Weges der abführenden V. sphenopalatina und Vv. ethmoidales, die
in ihren engen Knochenkanälen zwischen gefüllten Arterien und Knochenumrah-
mung nicht recht gedehnt werden können. Die ziemlich kräftige Muskulatur der
Venen reicht dann nicht zum Ausgleich aus. Gleichzeitig wird die direkte Transsudation aus den Gefäßen dadurch noch gesteigert (JON. WRIGHT).

Das dünnflüssige Sekret stammt wesentlich direkt aus den Gefäßen, wird
schnell durch das Gewebe filtriert, wobei das osmotische Druckgefälle im Gewebe
eine bedeutsame Rolle spielt (SCHADE). Ein Teil des Sekretes mag auch aus
den Drüsen abgeschieden werden, soweit diese serös produzieren. Nach Aussehen und Reaktion der Drüsenzellen und des Inhalts der Drüsenräume in
den Schnitten aus frühen Schnupfentagen halte ich diese Annahme für äußerst
wahrscheinlich. Die später mehr in den Vordergrund tretenden schleimigen
Bestandteile stammen aus 2 Quellen: erstens aus der enormen Schleimproduktion
dabei nicht zugrunde gehender Zellen, zweitens aus der bei der Entartung
schleimig sich verändernden Masse absterbender Zellen. Wir sehen, daß der
Unterschied mehr strukturell und graduell ist als prinzipiell. Das Plasma der
Nasenoberflächenzellen und Nasendrüsenzellen trägt, wenn auch zellulär verschieden, die Potenz und Tendenz zur Umsetzung in schleimige Stoffe in sich.
Inwieweit der Flüssigkeitsstrom diese schleimigen Produkte an die Oberflächen
befördert (B. FRAENKEL) wage ich nicht zu entscheiden. Wichtig erscheint
mir jedenfalls die den ASCHENBRANDTschen Reizungsversuchen des N. maxillaris
und des Ganglion sphenopalatinum (der Katze) vom Autor selbst gegebene
Auslegung, daß die Schleimmenge wesentlich durch den Grad der Blutfüllung
beeinflußt wird.

Diesem nicht gerade reichlichen, noch weniger spezifischen makroskopischen
Befund entsprechen *mikroskopisch Veränderungen*, die im wesentlichen allgemein
für Entzündungsprozesse gültige Vorgänge am besonderen Objekt wiederspiegeln.
Allerdings sind unsere Kenntnisse von der Histologie des Schnupfens noch recht
spärlich. Was die Literatur bringt, sind zumeist Schnupfeninfektionen spezifischer Natur. Welcher Schnupfen führt denn auch sonst zum Exitus? Gelang
es mir doch während der Vorbereitung dieses Abschnittes nicht einmal Sektions-
gelegenheit am Säuglingsmaterial zu erhalten!

Wenigstens drei Probeexzisionen von Erwachsenen konnte ich mir verschaffen;
je eine vom 1., 2. und 8. Schnupfentage. Außerdem besitzen wir noch eine vom
2. Tage stammende untersuchte Excision von SEIFERT und CAHN und zwei
Leichenpräparate ZUCKERKANDLS. SUCHANNEKS bekannte Präparate stammen
nicht von rein genuinen Schnupfenformen. Da dies Handbuch streng spezialisiert
ist, darf ich mich an dieser Stelle auf die Verwertung echter Schnupfenbefunde
beschränken. Seien wir uns einerseits bewußt, *nur eine Partialkasuistik* zu liefern,
denn erstens ist nicht die gesamte Schleimhautbekleidung im Einzelfalle untersucht worden — bei mir die Nasenscheidewand — und zweitens dürften doch
höchst individuelle Differenzen bestehen, wenn ein großes Material durchsichtet
würde. Andererseits aber greifen wir aber auch der legalen Ergänzung der histologischen Schnupfenstudien nicht vor.

In allen Schnitten fällt eine hochgradige Blutfüllung auf. Gefäße jeder Art sind betroffen. Recht kraß springen (am Septum) die kleinen subepithelialen Schlingen ins Auge. Dieses Symptom tritt noch unter Berücksichtigung der Lokalanästhesie deutlich in meinen Schnitten hervor.

Rote Blutzellen im Gewebe (ZUCKERKANDL) sind vielleicht Zeichen sehr schwerer (spezifischer?) Schnupfenformen. Bei Probeexcisionen ist kaum die artifizielle Natur auszuschließen. Sind blutentstammende Pigmente im Gewebe [die eine Gelbfärbung, Xanthosis (ZUCKERKANDL), veranlassen können], so können sie älteren Datums sein. Eisenfreie Pigmente, wie ich sie auch sah, sind in keine, auch nur leidlich gesicherte Beziehung zum Schnupfen zu bringen.

Das Oberflächenepithel zeigt schon zeitig Veränderungen: Verklumpungen und Verlust der Cilien, Ausfaserung und Ablösung von Zellen; am 1. Tage fehlten schon einzelne, z. T. benachbarte Zellen, am 2. Tage etwas mehr; die Membrana limitans ist ganz unversehrt. Die Zellen werden niedriger, nehmen mehr polygonale Gestalt an, können abgeplattet werden. Einschichtig scheinen die Lagen so leicht nicht zu werden. Trübung der Zellen ist deutlich; von Fett konnte ich am ersten Tage keine Spur im Scharlachrotpräparat finden. Glykogen habe ich an den drei Proben (im Alkohol-Celloidin-Paraffin-Umbettungsverfahren) ebenfalls nirgends gesehen. Das Achttage-Präparat zeigte ein geschlossenes, mehrschichtiges Epithel, nur teilweise mit ähnlichen Zellveränderungen. Die obersten Zellagen sind an vielen Stellen ziemlich platt. — Mitosen fand ich nicht.

Gleich SEIFERT-KAHN sah ich bis zum 2. Tage im Oberflächenepithel nichts von Verschleimung. Im Achttage-Präparat sah ich eine Schleimproduktion im Epithel, die weit hinter den Erwartungen zurückblieb. Ich möchte von jeder Verallgemeinerung mich aus diesen wenigen Proben zurückhalten.

Die Drüsen stellen das Hauptkontingent der Schleimlieferer. Man sieht Zellen, die in äußerst lebhafter Schleimerzeugung und -ausstoßung begriffen sind, man sieht prachtvolle Halbmonde bei gut erhaltenen Zellen und stärker körniges Plasma wahrscheinlich seröser Zellindividuen; man erkennt auch eine Anzahl schleimig zerfallender Drüsenzellen. In den Drüsenluminis sind Kerne mit und ohne Plasmareste vorhanden, in weiten Räumen auch angehäuft. Die Ausführungsvorgänge sind nur z. T., besonders nahe der Oberfläche, erweitert. In diesen Partien ist die zylindrische Gestalt der obersten Epithellage im Gegensatz zum Oberflächenepithel gewöhnlich gut erhalten, sofern keine hochgradige Veränderung gerade eingetreten ist.

Eine richtige Wellung des Epithels, sogar makroskopisch kenntlich, gibt ZUCKERKANDL an. In meinen exzidierten Stücken ist wohl ähnliches zu sehen; ich enthalte mich aber des Urteils, da die Stückchen mangels Igelborsten nicht aufgespannt waren.

Im Gewebe gibt die kleinzellige Infiltration sich in einer für alle bisherigen Beobachter ungefähr gleichen Verteilung zu erkennen. Der Grad ist in den Präparaten verschieden, bei den jüngsten Schnupfenschnitten in den tieferen Lagen der Submucosa schwächer als im Achttage-Präparat. Das subepitheliale Rundzellenlager ist angeschoppt — je dichter, um so eher treten follikelähnliche Anhäufungen [1]) in die Erscheinung. Diese ziehen sich manchmal auch in das tiefere Stratum proprium hinein. Hier gruppieren sich hier und da die Rundzelleninfiltrate um Gefäße jeder Größe, sie füllen den Bindegewebsstock der Drüsen an oder umgürten stellenweise deren Ausführungsgänge. Unter den Infiltratzellen befinden sich recht viele Plasmazellen.

Im Eintage-Schnitt lagen eine beträchtliche Anzahl eosinophiler Zellen. Das stimmt mit SEIFERT-KAHNS Befund am 2. Tag überein. In meinem Zweitage-Schnitt fand ich nur ganz vereinzelte, ebenso einige Fuchsinkörper, deren

---

[1]) Reguläre Keimfollikel (wie auch die „intraepithelialen Drüsenteile") begegneten mir nicht.

Seifert-Kahn eine ganze Anzahl in ihrem Präparat sahen (individuelle Differenz?) In meinem Fall lagen sie fast sämtlich in der Submucosa; bei Seifert und Kahn machen sie die das Epithel durchwandernden Leukocyten aus. Leukocyten zwischen den Epithelzellen sind in meinen 3 Proben überhaupt nicht übermäßig reich an Zahl, aber doch proportional der eitrigen Beschaffenheit des Sekrets vorhanden. Immer noch gibt es deren mehr im Epithel als in der Submucosa. In dem an eosinophilen Leukocyten reichen Stück sieht man einzelne derselben auch im Epithel und in Gefäßen.

Der massenhaft überwiegende Restbestand der Infiltratzellen sind Lymphocyten. Wir müssen bekennen, daß es uns noch an genügenden Untersuchungen mangelt, um diese Infiltrate mit Sicherheit als Überschreitungen der physiologische Breite des Rundzellvorkommens anzusprechen.

Über die Regenerationsfrage waren keine histologischen Studien möglich. Vielleicht bestehen Analogien zum Verhalten beim Versuchstier (Lévy-Branca). Jedenfalls muß die Ähnlichkeit mit den Epithelveränderungen, welche die pharmazeutischen Noxen (wie ich wohl sagen darf, s. S. 26), hervorbringen, diesen Gedanken nahe legen.

Diese knappen Befundsberichte[1]) genügen wohl doch, um sich eine für die Diagnostik und Therapie geeignete Vorstellung zu verschaffen. Im Notfall sei zur Hilfe ein Blick auf die Darstellung der pathologischen Histologie der spezifischen akuten Rhinitiden geraten. Das Rätsel der Pathologie des Schnupfens wird vermutlich durch die biologische Methodik gelöst werden.

2. Klinisches Krankheitsbild.

a) Krankheitszeichen und Verlauf.

Das Aufkommen des Schnupfens ist eigentlich so unbemerkt, daß aus länger als 12 Stunden dauernden *Inkubationserscheinungen* fast mit Sicherheit auf einen symptomatischen Schnupfen, meist einen Grippeschnupfen, geschlossen werden kann. Ist die Schnupfeninfektion kräftig genug, um Allgemeinerscheinungen hervorzubringen, so pflegt mit ihnen auch schon irgendein *initiales Lokalsymptom* aufzutreten, das je nach dem Typ des Schnupfens, bzw. genuinen Katarrhs der oberen Luftwege, als Kitzeln am weichen Gaumen, Nießen, Fremdkörper- und Engegefühl im Nasenrachen, Kratzen und Wundgefühl im Pharynx oder Heiserkeit sich kennzeichnet.

Unter den *Allgemeinerscheinungen* pflegt die Erhöhung der *Körperwärme* gering zu sein, oft im krassen Gegensatz zu dem subjektiven Hitzegefühl. An mir selbst war ich wiederholt erstaunt, bei Messungen eine Achseltemperatur von nicht über 38° zu finden. Im Einklang damit werden kaum je ein Schüttelfrost, häufiger dagegen sich ablösende Kälte- und Wärmeschauer empfunden. Die subfebrilen, maximal leicht fieberhaften Temperaturen lassen schon nach Stunden bis wenigen Tagen nach.

Um so kräftiger machen sich meist die *anderen zum Fieberkomplex gehörigen Erscheinungen* bemerkbar: Das Gefühl der Völle und Eingenommenheit, dumpfe, diffuse, zuweilen auch mehr im Vorderhaupt entwickelte Kopfschmerzen, mit ihnen eine Erschwerung der geistigen Sammlung, ein überwältigendes Nachlassen der Aufmerksamkeit, oft Unlustgefühle, die je nach der individuellen Empfindlichkeit und Stimmungslage mehr oder weniger hervortreten. Der Schnupfenträger fühlt sich im Anfang in der Regel wirklich krank, Mattigkeit befällt ihn, die Eßlust läßt zu wünschen übrig, Schlafbedürfnis ungewöhnlicher Art und Zeit stellt sich ein.

---

[1]) Die Untersuchungen quoad gemeinen Schnupfen beziehen sich nur auf Schleimhautproben der Regio respiratoria.

Der Erleichterung, die der Schlaf bringt, kann der Befallene sich um so weniger hingeben, als schon oft frühzeitig sich als *eigentliches Nasensymptom* eine Behinderung der Nasenatmung einstellt. Oft beherrscht aber noch das Bild jenes *initiale Lokalsymptom*, in der Nase selbst ein merkwürdiges Prickeln, manchmal auch als Gefühl der Kühle geschildert. Es meldet sich nicht dauernd, sondern in Abständen, oft in Schüben hintereinander. Es löst auf reflektorischem Weg einen eigenartigen Abwehrreflex aus, bekannt als *Niesen*. Nicht immer kommt es zur Entladung, d. h. es folgt der gespannten Inspiration nicht die geräuschvolle nasale explosive Exspiration, sondern der Patient bleibt im Akt stecken, ein höchst lästiges Gefühl. Auch die künstliche Vollendung des spontan unterbrochenen Reflexes bringt kein erlösendes Gefühl mit sich. Das Niesen staut momentan ein wenig den venösen Rückfluß. Im Verein mit dem mechanischen Moment werden dadurch Kopfschmerzen ausgelöst oder verstärkt; das Niesen kann zu einer recht unbehaglichen Beigabe werden. Wiederholte starke Effekte können, wesentlich allerdings sofern örtliche oder konstitutionelle Disposition dazu vorhanden ist, schon zu *Frühblutungen* führen.

Neben dem Niesen peinigt im Anfang der *akute rhinopharyngeale Reizkomplex.* Wer hätte ihn noch nicht empfunden? Ein höchst störendes Fremdkörpergefühl, kratzbürstig, juckend; es reizt dauernd, den vermeintlichen Schleim aus der Nase in den Rachen zu ziehen, zu einer schlechthin als „Rotzen" bezeichnenden Handlung. Charakteristisch ist, daß dies Bemühen erfolglos verläuft, dadurch nur um so mehr zur — natürlich ebenso vergeblichen — Wiederholung verführt und langsam durch seine Wirkung noch Schmerzen den Parästhesien zugesellt. Diese klinischen Erscheinungen auf die primäre Infektion der Rachenmandel zu beziehen (BECKMANN, SPIESS) ist nicht berechtigt, da sie auch bei Individuen ohne jeden Rachenmandelrest auftreten. Der Befund bei Kindern kann natürlich zu diesem Schluß verlocken.

Es gibt auch Individuen, deren *Conjunctiven* den Schnupfenbeginn anzeigen. Rötung, Kitzeln, Tränenfluß, behelligen dann diese Leute zuerst und der reichliche, stark salzige Tränenfluß, der seinen Abweg durch die Nase findet, scheint das seröse Stadium beschleunigt herbeizuführen.

Bis dahin war von dem *ersten Stadium des Schnupfens* als dem *trockenen Stadium* zu sprechen. Seine Dauer ist verschieden; gewöhnlich währt es nicht über 24 Stunden. Dann setzt die Sekretion ein. Ihr ist zunächst der eigentlich katarrhalische Charakter eigen. Die Absonderung ist schleimig, grau, stark mit Luft untermengt und fadenziehend. Sie ist bald etwas dickflüssiger, bald dünnflüssiger, kann zuweilen ganz dünn, serös werden. Je mehr das Sekret der serösen Beschaffenheit sich nähert, um so leichter tritt ein *Ekzem* im Vorhof, am Nasensteg und auf dem Filtrum sowie seiner Umgebung ein. Es trägt die Eigentümlichkeiten des intertriginösen Ekzems und kann bedeutsam schmerzen. Ein scheuerndes Wundgefühl, örtliches Hitzegefühl können dauernd stören; beim Schnupfen machen sich dazu noch unliebsam die kleinen Risse bemerkbar, die mit Vorliebe an der Schwelle des Nasenvorhofes sich ausbilden. Gleichartige Erscheinungen befallen zuweilen auch die Oberlippe und dokumentieren sich auch durch Trockenheit, Hitzegefühl, Schuppung und Rissigkeit der Schleimhaut.

Sonderbarer Weise bekommen in diesem Stadium manche Individuen — einzelne zeigen das Symptom auch schon im trockenen Stadium oder behalten es über den serösschleimigen Abschnitt hinaus! — eine glänzende *Rötung* und oft auch geringe *Schwellung der Nasenspitze*[1]).

---

[1]) Hereditäre Veranlagung gerade zu dieser merkwürdigen Krankheitsäußerung besteht.

Auch dieses, das *katarrhalische Stadium*, hat in seiner Reinheit keine lange
Dauer. Nach 24—48 Stunden wird die Sekretion in der Regel eiterhaltig. Bis dahin war das Gefühl des Verschlossenseins der Nase weiter gesteigert. Seinen Höhepunkt erreicht es jedoch erst mit dem Anfang oder der Höhe des *eitrigen Stadiums*.
Dies setzt bald mit voller Heftigkeit ein und gibt dem gemeinen Schnupfen
sein Gepräge. Es hält unter Umständen 1—2 Wochen lang an; das Sekret
wird gewöhnlich immer gelber und dicker, weniger wasserhaltig, so daß es mehr
zum Zusammenballen neigt; dann trocknen die Sekretmengen, besonders im
Nasenvorhof, zu kleinen *Krusten* an, die selbst zur Verstopfung beitragen und
manche Personen zu dem geschmacklosen und nicht ungefährlichen Entfernen
derselben mit dem Finger verführen. Mit dieser Entwicklung hatte schon die
dauernde Verschließung der Nase begonnen, doch zeitweilig pflegt, oft mit dem
Gefühl des Platzens einer Luftblase verbunden, ein erlösender Atemzug durch
eine oder gar durch beide Nasenhälften zu gelingen. Gleichzeitig kann man mit
dem Nasenspeculum (das während der Schnupfentage wenig abwechslungsvolle
Bilder bot, wie sie aus der oben gegebenen pathologisch-anatomischen Schilderung bekannt sind) die bekannten Schnupfenfäden sich durch das Nasenlumen
spannen sehen. Über die Menge der Absonderung gewinnt man aus dem Einblick mit dem Speculum viel weniger eine richtige Vorstellung als aus den im
Taschentuch aufgefangenen Massen. Im serösen Stadium bereits kommt es
zuweilen zu solch gewaltiger Steigerung des Schnupfenflusses, daß dauernd
die Oberlippe benetzt wird, und der — hauptsächlich durch die Beimischung
der Tränenflüssigkeit — salzige Geschmack sich infolge der unfreiwilligen
Weiterbeförderung im Munde bemerkbar macht. Das Durchziehen der Atemluft durch die verengte, sekreterfüllte Nase ruft manchmal laut vernehmliche,
dem Gurgeln oder groben Rasselgeräuschen ähnliche Geräusche hervor. Während
des Hochstandes der eitrigen Sekretion bemerken Patient und Arzt oft den
Abfluß des Sekretes über den weichen Gaumen. Zwar ist der Eiter in der Regel
nur von laschem Geschmack, und der ausgespuckte Batzen verursacht nur
ein glitschriges, qualsteriges Gefühl; doch ist dieses für manche Menschen
mit Ekel verbunden, der sich bis zum Brechreiz und Brechen steigern kann,
wenn freiwillig oder unfreiwillig ein Schleimeiterballen verschluckt wird. Die
Notwendigkeit, sich dieser durch den Nasenrachen passierenden Sekretanhäufungen zu entledigen, wird in Familie und Gesellschaft oft peinlicher als das
dauernde Ausschnauben.

Hält die *Nasenverstopfung* noch an oder ist die Nase zum großen Teil noch
verlegt, so kann im Gefolge der nun *notwendigen Mundatmung* der Teil des
Sekretes im Rachen auch antrocknen. Dazu kommt es fast nur im Schlaf,
denn während desselben erreicht die Austrocknung der Schleimhaut beim
Mundatmer ihren Höhepunkt. Das pappige Gefühl, das Bedürfnis zum Räuspern
belästigen den Patienten in diesen Stunden, und durch Speichelziehen und
wiederholtes Speichelschlucken nach dem Schlafe sucht er sich von diesen
Empfindungen zu befreien. Unterbrochener und unruhiger Schlaf ist dann
nicht selten. Gerber berichtet sogar von Alpdruck. Das im Schlaf nicht kontrahierte, bzw. um die Mundatmung frei zu machen reflektorisch, aber unvollständig
und nicht dauernd kontrahierte Gaumensegel wird in flatternde Schwingungen
versetzt, die das Geräusch des Schnarchens hervorrufen. Lagewechsel bringt
manchmal Änderung. Ebenso weiß fast jeder, daß im Wachzustande eine
Lageänderung die Schnupfennase teilweise und vorübergehend wegsam machen
kann. Andere Verteilung des Blutes und des Sekretes führen den Erfolg herbei.

Während der hochgradigen Verlegung der nasalen Atmung erreichen in der
Regel auch die *Kopfschmerzen* der Schnupfenkrankheit ihre größte Stärke.
Etwaige Erscheinungen seitens der Bindehäute haben längst nachgelassen,

öfter dafür sich Symptome eines Katarrhs des Rachens, des Kehlkopfes und auch einmal der Trachea (wie sie in den einschlägigen Kapiteln mit dargestellt werden) eingestellt. Diese Begleitkatarrhe (s. a. unten) bleiben zumeist von trockenem Charakter, können aber auch eine gleichartige Entwicklung durchmachen wie der Nasenkatarrh, werden jedoch nie solche Mengen eitrigen Sekretes produzieren wie es am eigentlichen Schnupfensitz, in der Nase, der Fall ist.

Je kohärenter die eitrige Absonderung wird, um so schwieriger gestaltet sich auch das Ausblasen der Nase. Die venöse Stauung kann bei solch beträchtlicher Exspirationsanstrengung einen schmerzhaften Grad erreichen. Der Patient glaubt, der Kopf solle dabei springen; die *nervöse Empfindlichkeit* ist aber durch die dauernden, oft vergeblichen Bemühungen, die Nase wegsam zu machen, durch die manchmal nicht unwesentlichen Beschwerden im Nasenvorhof und durch die Mundatmung sowieso gesteigert. Eine derartige Gemüter besonders beängstigende Zugabe ist das durch solch übertriebene Versuche der Sekretentleerung veranlaßte Zerreißen feiner Blutäderchen in der Nasenschleimhaut: *Nasenbluten*, gewöhnlich von kurzer Dauer, folgt. Unbeachtet wiederholt es sich leicht, da das Gefäßlumen nur durch kleine Krusten oder Borken geschlossen wird, die nicht viel Widerstand leisten und leicht abbröckeln, wenn sie austrocknen. Dazu wiederum kann es kommen, weil die blutenden Stellen meist an dem sog. Locus Kieselbachii, also dem Vorhof sehr nahe, liegen. Das verstärkte Ausschneuzen führt zeitweilig auch zum unfreiwilligen „Valsalva". Diese Tubenventilation ist an sich nicht allzu gefährlich, aber kann doch durch den den Schnupfen begleitenden Tubenkatarrh recht lästig werden, weil dann das Sekret in der Tube „springt" und zum Teil hochklingende, zum Teil rasselnde Geräusche verursacht.

Dem *Tubenkatarrh* fällt das Gefühl der Völle mit zur Last; er bringt auch die Schwerhörigkeit mit sich, die den Schnupfen oft begleitet. Das Niesen hatte sich im serösen Stadium noch hier und da, in dem eitrigen, so gut wie gar nicht mehr eingestellt. Dafür tritt zu gleicher Zeit eine Ausfallserscheinung kennzeichnender, unangenehmster Art ein, die *Geruchsstörung*, die gewöhnlich bis zum Geruchsverlust sich steigert. Es handelt sich zum Teil um eine Folge der Verschwellung, Anosmia inspiratoria ZWARDEMAAKER, zum Teil um eine Anosmia essentialis ONODI; sie wird durch die Eigenheiten der Infektion hervorgehoben (LEWINSTEIN [1])). Die Verminderung dieser Sinnesempfindung ist ungleichmäßig für verschiedene Geruchsqualitäten, z. B. blieb einmal primär nur die Empfindung für Moschus zurück und selbst die Geruchskomponente für die wesentlich gustative Ammoniakempfindung (HOFMANN). Die Unterbrechung der olfaktiven Teilempfindung macht sich in manchen vom Patienten gewöhnlich für reine *Geschmacksempfindungen* gehaltenen Komplexen auffallend bemerkbar. Dem Raucher schmeckt seine langgewohnte Marke ekelhaft, Lieblingsgerichte bringen unerwünschte Enttäuschungen beim Mahle. Diese Störungsgruppe kann plötzlich oder schrittweise einsetzen; sie geht nicht gleichen Zeitmaßes mit dem Schnupfen zurück (s. noch unten).

Der typische Schnupfen hat mit der rein eitrigen profusen Sekretion, der kompletten oder fast kompletten Nasenverschwellung seine Höhe erreicht, die sich für den Beobachter schon durch die ungewöhnlich stark nasale Resonanz der Sprache zu erkennen gibt. Die geschlossene Nasensprache (*Rhinolalia clausa*) wird während einer gründlichen Schnupfeninfektion mit der Zuverlässigkeit des Experimentes demonstriert. Mit der Umwandlung des Sekretes in einen mehr schleimigen Charakter, vor allem mit dem quantitativen Rückgang seiner Produktion verlieren sich die Erscheinungen der Obstructio nasalis,

---

[1]) Für das von diesem Autor angegebene histologische Äquivalent fand ich nicht das Original.

der Sekretreizung und der Toxizität. Die Symptomatologie dieses *Heilungs-stadiums* ergibt sich von selbst. Die Restitutio ad integrum ist die Regel. Das eitrige Stadium hat in der Mehrzahl der Fälle 4—14 Tage gewährt, das Heilungsstadium läuft gewöhnlich schon in 1—2 Tagen ab.

b) Die Formen des Schnupfens.

Das klinische Bild des gemeinen Schnupfens kann sich entweder selbständig oder *im Rahmen eines absteigenden, bzw. eines aufsteigenden akuten Katarrhs der oberen Luftwege* entwickeln. In seiner Monotonie kann es doch gewisse Nuancen tragen, vornehmlich durch den Grad der Entwicklung seiner einzelnen Symptome. Neben diesen Varianten in sich kommen Formen vor, bei denen sich überhaupt nur einige Symptome entwickeln, die sog. *Abortivformen*. Meist handelt es sich dabei um Initialerscheinungen. Wir können sie nur aus dem Schatz unserer Erfahrung heraus als Schnupfen ansprechen. Denn sie stellen eine Art Miniaturauflage bei Individuen, die oft von ausgesprochenen Attacken befallen werden, dar, oder sie sind auch mal ein Auftakt, der durch eine fast unerklärliche Pause vom Schnupfenausbruch für immer getrennt bleibt. Bezeichnend für diese Formen ist das fast völlige Fehlen eines Krankheitsgefühles.

Das Bild des Catarrhus descendens sive ascendens muß der Leser sich aus den Abschnitten der zugehörigen Kapitel zusammensetzen. Es kommt vor, daß dies Schnupfenbild in groben Zügen vollständig entwickelt ist, daß aber keine Allgemeinstörung, keine Spur einer Temperaturerhöhung und eine recht kurze Dauer mit ziemlich unvermitteltem Aussetzen der Erscheinungen in die Augen fallen. Das sind diejenigen Fälle, die SCHADE für einen *reinen Erkäl-tungskatarrh* hält; eine Beteiligung der mittleren Luftwege ist nach ihm dabei die Regel.

Ganz charakteristischen *akuten Schnupfeninsulten* unterliegen die Kinder *mit exsudativer Diathese*. Ob ihrer Anfälligkeit handelt es sich dabei oft um so häufige Rückfälle, daß beinahe von einem chronischen Schnupfen mit Exazerbationen gesprochen werden kann. Mit der Pathologie dieser Affektion wird sich der Abschnitt BECK eingehend befassen; ebenso bringt dieser Abschnitt die ausführliche Darstellung einer klinisch höchst wichtigen, in einer Anzahl Eigentümlichkeiten andersartigen Form der akuten, genuinen Schnupfeninfektion, nämlich des *Schnupfens der Säuglinge*.

c) Die Folgeerkrankungen des Schnupfens.

Von den Symptomen des Schnupfens können einige nach Abklingen des eigentlichen Insultes noch andauern, besonders wenn ihnen therapeutisch nicht vorgebeugt ist. Außerdem können in unmittelbarer Verbindung mit der Schnupfeninfektion einige zum Teil nicht unbedenkliche Komplikationen sich entwickeln.

Die *Blutungen* wollen manchmal auch nach Aussetzen des wiederholten Schneuzbedürfnisses nicht fortbleiben. Die gerissene und verklebte Gefäß-stelle stellt einen Locus minoris resistentiae vor. In einigen Fällen liegt dem auch eine der bekannten Ursachen, besonders Atherosklerose oder Nieren-erkrankung zugrunde. Der Schnupfen wurde zum Gelegenheitsanlaß der Blu-tungen. Von gefährlichem Umfang sind die Schnupfenblutungen doch kaum.

Das *Ekzem* entwickelt sich bei mangelhafter Pflege, mit Vorliebe bei lympha-tischer Konstitution, sehr intensiv. Es kann den Boden für eine *impetiginöse Infektion* bilden. *Furunkel* werden zuweilen eine schmerzhafte Beigabe, die ob der von hier aus entstehenden, sich zu den endokraniellen Blutadern fortpflan-zenden Thrombophlebitiden gefürchtet ist. Auch die *Wundrose* nimmt vom wunden, entzündeten Nasenvorhof wiederholt ihren Ausgang. In Fällen, in denen sich eine Hautentzündung entwickelt hat, dürfte es zu *Lymphknoten-schwellungen* kommen können. B. FRAENKEL berichtet sie auch vom gemeinen Schnupfen häufiger; infolge der Grunderkrankung beobachten wir sie bei exsudativen Kindern, jedoch in nicht auf die entzündliche Nasenerkrankung allein beziehbarer Lokalisation. Der Schnupfen gilt ferner als eine der Ursachen des *retropharyngealen Drüsenabscesses* bei kleinen Kindern. (Näheres s. Abschnitt BECK.)

Interessant gestaltet sich manchmal die *Geruchsschädigung.* Sie kann unter Umständen erst mit oder nach Heilung des eigentlichen Schnupfens ihren Höchstgrad erreichen. Die Wiederkehr des Geruches kann Jahre auf sich warten lassen. Die einzelnen Geruchsqualitäten — und es gibt deren nicht wenige! — verhalten sich dabei recht verschieden. Ganz neuartige Gerüche können wahrgenommen werden. Diese sonderbare Erscheinung erklärt sich zum Teil aus der Zerlegung der uns gewohnten Geruchskomplexe, deren eine oder andere Komponente ausfällt. Schwere Defekte sind noch nach 5 Jahren beobachtet worden (P. B. HOFMANN). Vollständige, *irreparable Anosmie* ist gewöhnlich auf wiederholte Schnupfenanfälle zurückzuführen; sie scheint wesentlich Individuen zu betreffen, die eine hereditäre Minderwertigkeit der Riechschleimhaut besitzen (Osw. LEWINSTEIN).

Das Zurückbleiben von Schwellungszuständen in der Nase und das Fortdauern schleimiger bis schleimig-eitriger Sekretion bilden die pathologisch-anatomische Grundlage eines *chronischen Schnupfens.* Für ihn prädisponieren Wegsamkeitsstörungen der Nase durch Scheidewandverbiegungen oder stark ausgebildete Muscheln sowie pathologische Zustände der Rachenmandel.

Das Sekret eines gewöhnlichen Schnupfens kann zu *Störungen in den mittleren und tieferen Atmungswegen* führen, bei Erwachsenen seltener als bei Kindern. Der Catarrhus descendens ist der Vermittler; es gibt aber auch nach B. FRAENKEL Fälle, in denen unter Übergehung der mittleren Abschnitte die Luftröhre und ihre Verzweigungen befallen werden, und die dieser Autor für Infektion durch Herunterfließen des Sekretes hält. Den häufigen Husten bei Schnupfeninfektionen möchte ich SONDERMANN gegenüber nicht auf diese Entstehungsart beziehen. Ich beobachtete ihn meist ehe Sekret herabfloß; ich möchte ihn der diffusen, bzw. wandernden Form der Infektion (s. oben) zuschreiben. Das Schnupfenvirus befällt unmittelbar auch die Rachen-, Kehlkopf- und evtl. die Luftröhrenschleimhaut und ruft gerade noch im trockenen Stadium die Hustenparoxysmen und -einzelstöße hervor. *Ernährungsstörungen* durch das Sekret, dyspeptische Zustände auf parenteraler Grundlage kommen nur im zarten Alter vor (s. Abschnitt BECK).

Dagegen können Verschwellung, Infektion und infektiöses Sekret dem *Ohr* gefährlich werden. Sausen und Brausen im Ohr bedeuten zum mindesten einen Tubenkatarrh. Leicht stechende Schmerzen gesellen sich dazu. Gradatim oder auch unvermittelt kann dann eine Mittelohrentzündung mit allen ihren Entwicklungsmöglichkeiten entstehen. Der *Otitis media* geht zu allermeist ein Schnupfen voraus, überwiegend ein solcher genuiner Art.

Dagegen fällt es dem Rhinochirurgen, der die Häufigkeit der Angina tonsillaris nach endonasalen Operationen kennt, auf, daß diese Erkrankung im Gefolge eines gemeinen Schnupfens kaum irgendwo erwähnt wird. Ein Hinaufwandern der Schnupfenentzündung durch den Tränennasenkanal auf die Bindehaut erwähnt B. FRAENKEL.

Kopfschmerzen, die nach Freiwerden des Nasenatmungsweges und den gewaltsamen Ausschneuzungen nicht weichen wollen oder eine höchste Intensität

erreichen, bedeuten irgendwelche Komplikation. *Neuralgien* des Nervus trigeminus, *versteckte Allgemeininfektion* irgendwelcher Art oder — in der Regel! —
das Befallensein der *Nebenhöhlen.* Eine profuse Sekretion, der Druckschmerz
der Nebenhöhlenwände sind ihr leichtester Grad, manchmal bereits ohne quälende
Kopfschmerzen beim Schnupfen vorhanden. Gewinnt im Krankheitsbild die
Nebenhöhleneiterung das Übergewicht, so fehlen heftige Kopfschmerzen nie.
Gerade zu den akuten rhinogenen Nebenhöhleneiterungen geben gerne ganz
leichte Schnupfeninsulte Anlaß; sie entstehen nie primär, stets nach Infektion
der Nasenhaupthöhle.

d). Die Differentialdiagnose des Schnupfens.

Die Abgrenzung des Schnupfens von einer *Nebenhöhlenaffektion* wird aus
der Diagnostik dieser Erkrankungen zur Genüge entnommen werden können.

Als schwierigste und wichtigste Unterscheidung hat die Trennung von
spezifischen Schnupfenaffektionen sui generis und *symptomatischen Schnupfenerkrankungen* zu gelten. Man hat an solche zu denken, wenn schwere und anhaltende Allgemeinerscheinungen den Schnupfen begleiten. Dann hat man auf die
üblichen Initialsymptome dieser Krankheiten zu achten. Bei akuten Ex-
anthemen dürfte diese Aufgabe leichter, bei der Polyomyelitis, Genickstarre und insbesondere bei der dem Schnupfen ähnlichsten Allgemeininfektion, der Grippe, weit schwieriger sein. Bei Kindern und Säuglingen
gebührt gerade dieser Infektion größte Aufmerksamkeit, daneben aber auch
anderen spezifischen Corycen, von denen ich nur die gonorrhoischen und
die diphtheritische nennen will. (S. Abschnitt BECK.) Auf die Diphtherie
lenkt blutig tingierte Absonderung und Ekzem stets den Verdacht. Entscheidend
für die spezifischen Schnupfenerkrankungen ist der bakteriologische Befund,
ein charakteristischer rhinoskopischer Befund kann recht oft fehlen. Hingegen
sind fibrinöse Beschläge und Pseudomembranen der Schleimhaut nicht Beweis
für eine diphtheritische Rhinitis. Es braucht nur eine nicht diphtheritische
Rhinitis fibrinosa vorzuliegen. Ganz selten kann auch eine Milzbrandinfektion
mit akuter, glasig sezernierender Rhinitis beginnen, doch zeigen hohes Fieber
und frühzeitige Lymphdrüsenerkrankung schon einen besonderen Charakter
an (BLOHMKE und MATHIAS). Ebenso muß bei hochfieberhaftem Schnupfen,
besonders wenn das Sekret seröshämorrhagisch ist, an Rotz gedacht werden.
Ein Blick in die Nase klärt die Frage gewöhnlich auf, doch sollen nach M. NEU-
MANN Geschwüre fehlen können.

Eine ganz besondere Rhinitis, anscheinend mehr akuter Art, soll die Rhinitis
rheumatica sein, für deren Existenz FREUDENTHAL und SENDZIAK eintreten.
Sie würde durch die begleitenden Gelenkaffektionen, ihnen entsprechendes
Auftreten oder Schwanken mit der Witterung und durch die Reaktion auf
Salicylpräparate erkenntlich sein. Die Gelenkerscheinungen sind nun nicht
stets dem ersten Anfall eigen gewesen! Heftige Spontanschmerzen und äußerst
schmerzhafte Schwellungen im Naseninnern sollen dann die Diagnose auf den
richtigen Weg lenken.

Gegenüber chronischen Rhinitisformen mag es Schwierigkeiten geben,
wenn Rezidive vorliegen oder wenn Torheit oder böser Wille die Anamnese irre führen. Denn sie ist neben der Untersuchung der Nase nach
Cocain-Adrenalinbehandlung und der Prüfung auf versteckte Nebenhöhlenaffektion oder Fremdkörper das Hauptmittel der Diagnose. Übler Geruch des
Sekrets spricht stets gegen die akute genuine Rhinitis.

Ebenso wichtig ist die Anamnese besonders hinsichtlich Lebensweise, Ernährung, Aufenthalt für die Abgrenzung idiosynkrasischer, anaphylaktischer und

reflektorischer Schnupfenformen. Wesentlich ist hierbei die genaue Beobachtung des am Schnupfen Leidenden während des Bestehens der Attacken. Fast nie wird ein eitriges Stadium, wenigstens nicht anhaltend erreicht. Im übrigen muß auf die betreffenden Abschnitte im Handbuch verwiesen werden.

e) Die Prognose des Schnupfens.

Der gemeine Schnupfen ist an sich eine gutartige Erkrankung. Die meisten Menschen lassen sich durch ihn nicht einmal aus dem Rahmen ihrer Tätigkeit bringen. Lebensgefährlich kann der Schnupfen für den Säugling werden (s. Abschnitt BECK), im übrigen sind nur seine Komplikationen bedenklich. Ein gewöhnlicher Schnupfen hat, soviel die Literatur besagt, noch nicht mit einer Meningitis geendet. Eine leidige Folge ist der Übergang ins chronische Stadium. Auch ihm liegt gewöhnlich das Zwischenglied einer Nebenhöhlen-, insbesondere Siebbeinzellenerkrankung zugrunde. Doch kann ein stationäres Stadium auch einsetzen, wenn starke Verbiegungen der Scheidewand und Verdickungen der seitlichen Wände, vor allem der Muscheln, die Zirkulation nicht wieder in den richtigen Gang kommen lassen, und wenn sich den Bakterien Schlupfwinkel in verhaltenen Sekretlaken bieten. Ebenso kann eine hyperplastische oder bisher physiologische Rachenmandel den einmal mit dem Schnupfen aufgenommenen Infektionsstoff weiterhin beherbergen, Quelle erneuter oder dauernder Infektion werden oder entzündliche Zustände in der Nase auch mechanisch unterhalten. Der durchschnittliche, regelrechte Schnupfen in einer innerhalb der Grenzen der Norm gestalteten und in gut funktionierenden Nase verläuft ohne jede Folge bis zur Restitutio ad integrum. Aber einen Schutz gegen Rückfälle hinterläßt er nicht, soweit meine Erfahrungen reichen. Gegenteilige mir gemachte Angaben beziehen sich auch nur auf eine kurz dauernde Immunität bis höchstens 6 Monate.

V. Die Behandlung des Schnupfens.

Eine Kausaltherapie des Schnupfens kennen wir nicht. Aus diesem Grunde und weil die Prognose dieser Erkrankung jederlei Geschäftigkeit von vornherein dankbar zu gestalten pflegt, ist die Schnupfentherapie eine Hochburg der nicht ärztlich geleiteten Therapie, der Kurpfuscherei. Ein Blick in eine Zeitung bringt fast stets solch unterhaltsamen, aber auf die Dauer durch seine Eintönigkeit langweiligen Lesestoff. Nicht zum mindesten beteiligen sich Apotheken an diesen unmittelbar an das Publikum gerichteten Anpreisungen, da das Publikum immerhin eher noch die Apotheke als die ärztliche oder gar fachärztliche Sprechstunde ob solch wenig gefürchteten Erkrankungszustandes aufsucht. Das alte Wort vom Schnupfen, der mit dem Arzt in 1—3 Wochen, und ohne ihn in 7—21 Tagen heile, trifft doch nur zu sehr zu.

Trotzdem sind die Heilbestrebungen in ärztlichen Kreisen nicht gering und finden noch manche Nachfrage seitens Erkrankter. Mittelchen und Methoden sind — ich möchte sagen, selbstverständlich — Legion. Eine Einzelaufzählung wäre eine Folter für den Leser und Unsinn. Wir erörtern darum nur die Prinzipien und geben Proben; selbst die Zusammensetzung der Rezepte muß in der Regel dem ordinationsgewandten Arzt überlassen bleiben.

Allgemeinbehandlung: Im ersten Stadium, aber auch später ist die Stärkung der Widerstandskräfte des Körpers eine wertvolle, aber wie schon gesagt, gewöhnlich mißachtete Hilfe. *Bettruhe* wirkt indes geradezu glänzend. Bereits die Zurückhaltung von der täglichen Arbeit außer dem Hause, Stubenarrest und eine gewisse *Schonung* in der häuslichen Beschäftigung erweisen sich nützlich. Das Zimmer wird am besten auf mittlere Temperatur gebracht und die Luft

einigermaßen mit Wasserdampf gesättigt. Sehr kalte und auch allzu trockene
Räume wirken jedenfalls nachträglich. Nähere Einzelheiten, unter denen die
Wahl zweckmäßiger Bekleidung sehr wichtig ist, mag und muß jeder Patient
auf sich einstellen; sie sind nicht mit allgemein gültigen Gründen anzugeben
und werden, außer von Neurasthenikern, wenig befolgt. Ähnliches gilt von
Diätvorschriften. Trotzdem kann eine Abführkur sich einmal als ganz angebracht
erweisen, vermutlich durch eine Entlastung des Blutzuflusses. STERNBERG
und EMIL MEIER halten sehr viel von Trockendiät, die wahrscheinlich den
Wassergehalt der Sekretion mindert. Die beste Allgemeinbehandlung, die unter
anderem auch die Exsudation indirekt (zum wenigsten vorübergehend) eindickt
und deshalb in der ersten Hälfte der Schnupfenkrankheit besonders brauchbar
ist, besteht im *Schwitzen.* Entweder nimmt man ganze Schwitzpackungen; wie
bekannt nimmt man 1 g Aspirin oder ein ähnliches Präparat, trinkt ein Glas
heißen Tee, läßt sich in vorgewärmte Laken wickeln und nimmt in 15 Minuten
Abständen so oft viertelstündlich einhalbgrammweise das Medikament und evtl.
auch das heiße Getränk nach, bis man in Schweiß gerät. Nach ½ Stunde Dauer
Trockenreibung, der Wäschewechsel und Nachruhe unter gutem Schutz gegen
Wärmeverlust folgen. Heiße Bäder statt Packung können gleiches leisten.
MAY steigert die Licht- und heißen Vollbäder, zwischen die er noch kalte Duschen
einschaltet, zu recht anstrengenden Prozeduren; sie sollen aber selbst in späteren
Schnupfentagen noch durchschlagenden Erfolg haben. Örtlich läßt sich ein
genügender Wärmegrad mittelst des BRÜNINGschen Kopfschwitzbades erreichen.
Auch der DÖLGERsche nach dem Prinzip eines Föhnapparates konstuierte
Universal-Elektro-Thermogen oder eine Drahtmaske mit einmontiertem Heiz-
körper, der wechselbare Stoffüberzüge aus hygienischen Gründen beigegeben
sind, sollen den Anforderungen der Wärmetherapie genügen.

Die diaphoretischen Maßnahmen werden unterstützt durch *Arzneimittel.*
Die Salicylate vor allem fördern die Schwitzkur, sind gegenüber der Infektion
günstig und bessern die Kopfschmerzen: Aspirin, Pyramidon, Migränin, Trigemin,
Diaspirin, Salypyrin werden in wiederholten Gaben, von 0,3—0,5 am häufigsten,
gebraucht. Von SICK werden kräftige Aspiringaben dem Chirurgen im Beruf als
bestes Schutz- und Heilmittel geraten. Das Helon, dessen Salicylaten noch Coffein
beigegeben ist, gibt man zweckmäßig zur Beseitigung heftiger Kopfschmerzen.

Eine besonnene Gabe *Morphins* oder seiner Alkaloide kann wohltuend
wirken, wenn der Schnupfen sehr quält. Codein in höheren Dosen (0,5:10,0
20—30 Tropfen) mildert den Niesreiz. Dionin 0,03 (LINDEMEYER) und besonders in Kombination mit dem gut bekömmlichen und nicht Schweiß treibenden
Salicylpräparat Diplosal, 6 mal täglich je eine Tablette (ROSENTHAL), wird
sehr empfohlen.

Von Medikamenten per os kommen noch die *Belladonnapräparate* in Betracht.
Sie setzen die Drüsensekretion herab, wirken daher örtlich, leider auch nur
zeitlich entlastend, können aber immerhin wie die andern Mittel auch Schleimhaut oder Organismus „umstimmen". In Amerika scheint Atropin sich sehr
lebhafter Verwendung beim gemeinen Schnupfen zu erfreuen [1]).

So nähern wir uns den örtlich applizierten Mitteln. Allseits beliebt sind
anämisierende und anästhesierende Mittel, unter ihnen am meisten das *Cocain
und die Nebennierenpräparate.* Sie werden durch Spray diffus auf der Schleim-

---

[1]) Behandlung mit autogener Vaccine nach WRIGTHschen Prinzipien ist scheinbar nur
in England und Amerika (ALLEN, PARKER, HITCHENS) publikationsreif geworden. Die
berichteten Erfolge halte ich noch nicht für kritikbeständig, wenn auch ein hoher opsoni-
scher Index erzielt wurde. Schon die Empfehlungen der gemischten Vaccinen spricht
wenig für die beabsichtigte spezifische Wirkung. Außerdem bedeutet die notwendige
Erzüchtung der Stämme vom Patienten eine nachteilige Verzögerung der Behandlung.

hautoberfläche verstreut, aufgepinselt oder in Form von Salben oder Pulvern in die Nase gebracht. Das Cocain reicht in 1—5%iger, höchstens 10%iger Lösung aus. Die Nebennierenpräparate werden tropfenweise in 1%oiger Verdünnung beigegeben; nach VOHSEN wirkt von ihnen allein nicht ätzend das Paranephrin. Die unmittelbare Erleichterung, durch Wegsamkeit der Nase ist nicht zu bestreiten, aber es folgt ihr gewöhnlich die noch lästigere Blutüberfüllung, die leicht Wiederholung notwendig macht oder doch zur gehäuften Anwendung reizt. Nicht immer nutzt das so erzeugte Wechselspiel der Zirkulation in der Nase; außerdem gibt diese Therapie leicht Anlaß zur Gewöhnung an das Cocain. Ein weiterer Übelstand kann im Nachlassen der kontraktilen Reaktion liegen; dann ist die Folge eine schlaffe, blutüberfüllte Schleimhaut. Die Nebennierenpräparate, die ja in ganz geringen Dosen wirken, führen zu keiner Gewöhnung.

Von anderen Anästheticis wird gern *Anästhesin* in 2—5%iger Salbe verordnet. SPIESS bläst mehrmals täglich *Orthoform*, rein oder im Verhältnis 1 : 5 mit Natrium sozojodicum, in Nase und Nasenrachen ein. Er hofft dadurch die Reflexerregbarkeit der Vasomotoren derart herabzusetzen, daß das Schnupfenagens, ebenso wie es im Schlafe der Fall sei, eine wesentlich geringere Reizung hervorrufe: die Schleimhaut schwelle ab, die Sekretion höre auf.

Hauptsächlich die anästhesierende Komponente hat den Pfefferminzkampfer, das *Menthol*, gut eingeführt. Dazu kommt seine bequeme Gebrauchsart, indem seine Dämpfe eingeatmet werden. Der Migränestift ist weit im Laienkreise bekannt. Gewöhnlich aber wird zum Einatmen das Pfefferminzöl verwendet, das gut und nicht zu schnell verdunstet. Zweckmäßig werden einige Tropfen vor dem Aufriechen in der Hand zerrieben. Eine zweite angenehme Form besitzen wir im Menthol(schnupf)pulver. Das Menthol ruft gleichzeitig ein Gefühl erfrischender Kühle und das Gefühl des Freiwerdens in der Nase hervor. In leidlich großen Dosen bringt es in reiner und in kombinierter Form manchen Leuten Kopfschmerzen. Kinder können Glottisspasmen bekommen und ihnen erliegen. Bei idiosynkrasischen Personen können das Mentholöl und auch Kiefernadelöl und Eucalyptusöl unerwünschterweise eine Nasenverschwellung erzeugen (ZIEM). RABOW und BISHOP haben das Mittel in die Rhinotherapie eingeführt. Von den zahlreichen Mischpräparaten enthält die Risinsalbe (JANKAU) gerade die erprobtesten Mittel: Eucalyptusöl 0,5, Menthol 0,125, Anästhesin 0,5 Adrenalin 1 : 1000 gutt. V, Lanol. anhydric. 0,5, Ung. acid. boric. 10% (Vaselin. alb. via humida parati) ad 15,0, M. f. ung. Kombination von Menthol und *Baldriansäure* ist das Validol, das mit Paraffin. liquid., kombiniert, das von SEIFERT und COMO eingeführte Rhinovalin darstellt und auch erneut von NEUBAUER zur Einträufelung in die Nase, mehrmals täglich, empfohlen wird. Menthol und Nebennierenpräparate sind die konstantesten Bestandteile der verschiedensten Schnupfenmittel.

Eine Anzahl antiseptischer, zugleich adstringierender Mittel werden von vielen Autoren gegen Schnupfen verwendet. Ebenfalls eingeatmet wird örtlich das *Formaldehyd*. Natürlich bedient man sich sehr geringer Mengen bzw. niedriger Konzentration. Wenige Tropfen 4%igen Formalins oder Lysoforms, zwischen den Handflächen zerrieben oder ins Taschentuch gegossen, werden unter gutem Schutz der Augen etwa zweistündlich eingeatmet. Zunächst setzt eine profuse Sekretion und heftiges Brennen an den Schleimhäuten ein. Die Besserung soll sich bald äußern (STIRNIMANN, BRESGEN). Eine besonders reizlose Formaldehydkombination ist nach CHR. SCHMIDT die Emulsion von Forman (Chlormethylmenthyläther) mit Eucalyptusöl; nach meinen eigenen Erfahrungen auch das gut wirksame Nasan.

Viel Anklang finden anscheinend auch Argentum nitricum 2%ig und andere *Silberpräparate*. 2—5%iges Collargol Heyden, 3 mal täglich 5 Tropfen, soll nach BÖTTNER vorzüglich wirken. Er tropft es auch in die Conjunctiven ein, so daß es in die Nase abfließt.

Vor Choleval gegen *akuten* Schnupfen sei der Schmerzhaftigkeit halber gewarnt (FRIEDBERG). *Protargol* wird in 10%iger Lösung von LOEWY und SICK mit großem Nutzen angewendet[1]).

Um der örtlichen Wirkung willen werden Jod und Calcium innerlich gereicht. Das *Jod* ist von FINCK (Charkow) wieder aufgenommen und mit Begeisterung angeraten[2]). Peinliche Dosierung sei unerläßlich, im Übermaß genommen, setze sonst der Jodschnupfen ein. Nicht die Sekretvermehrung soll also die Wirkung erzielen, sondern der Jodrückstrom, der das Wachstum hemme[3]). Die Rezeptur ist Jod 0,3, Jodkali 3,0, Aq. dest. 30,0; 5—10 g den Tag in Milch oder Wasser, bei *schwerer* Infektion doppelte Mengen; nach BIER beim Fühlen der ersten Anzeichen sogar nur 1 Tropfen pro die!

Nach *Calcium*aufnahme soll die entzündliche Exsudation abnehmen. CHIARI und JANUSCHKE haben den entzündungswidrigen Einfluß an der Kaninchen-bindehaut und Pleura, aber nicht an der Nasenschleimhaut experimentell konstatiert und empfehlen gleich WOTZILKA 3—10 g 3—4mal täglich gegen den Schnupfen zu verabreichen.

Ob und wie die chemisch wirksamen Mittel die Nasenschleimhaut beein-flussen, ist nur einmal an Meerschweinchen (von LÉVY-Nancy) untersucht worden. Die Schleimhaut dieser Tiere soll sich der menschlichen sehr ähnlich verhalten. Uns interessieren die Ergebnisse der Formalininhalation, des Bor-wassernasenbades und der Mentholapplikation sowie der subcutanen Jod-behandlung. Im allgemeinen war von einer réaction aigue et brutale zu reden, wenn sie auch stellenweise in sehr verschiedenem Maße ausgebildet war: Neben Hyperämie und zelligflüssiger Exsudation wird das Epithel ziemlich stark ge-schädigt, die Cilien gehen zu Verlust, Drüsenteile werden abgestoßen, Cylinder-zellen degenerieren körnig, verschleimen, das verdünnte Epithel zeigt mehr poly-morphe Zellgestalt, indifferente Formen treten auf, aber auch zeitig schon Mitosen; diese sind zum Teil sehr reichlich und besonders nach Aussetzen der Applikation treten reparative Prozesse lebhaft in die Erscheinung, wobei aller-hand Übergänge zwischen mehr schleim- oder mehr cilienbildenden Zellen zu beobachten sind; aus dem einfachen pflasterähnlichen Epithel wird ein geschichtetes Platten- und später wieder ein geschichtetes Cylinderepithel. Nach allen Mitteln konnte eine tadellose Restitutio beobachtet werden, jedoch waren Borwasser, Mentholpulver und innere Jodmedikation von den leichtesten Störungen gefolgt. Eine große Mahnung zur Bevorzugung der milden Mittel

---

[1]) Sehr hohe Konzentrationen werden von der Mehrzahl der genannten Mittel seitens der Autoren dann gewählt, wenn eine Abortivwirkung erstrebt wird, der Schnupfen kupiert werden soll. Vom Protargol nimmt z. B. persönlichen Mitteilungen zufolge Herr Dr. WERT-HEIM-Breslau eine 40%ige Lösung. Je früher die Mittel angewendet werden, um so offen-barer soll der Erfolg sein. Eine objektive Kritik ist fast ein Ding der Unmöglichkeit. Die Schnupfenerkrankung verläuft so verschieden und doch stets nur in Graden einer nicht sehr schweren Affektion, daß die Angaben von Patient und Arzt im Verlauf der sogenannten Abortivkuren mehr Eindrücke als Tatsachen wiedergeben. Ein Maßstab objektiver Beur-teilung fehlt uns. Jedenfalls habe ich von allen angegebenen Mitteln, soweit selbst geprüft, im ersten Beginn wie im Verlauf des Schnupfens schon Versager gesehen. Daß Heilwir-kungen besonders mit der Allgemeintherapie und auch mit der medikamentösen erzielt werden können, ist sicher — darum sind in diesem Abschnitt alle Möglichkeiten aufgezählt, zu denen man Vertrauen haben kann. Aber von der Darstellung einer selbständigen Abortivbehand-lung wurde abgesehen; könnte es sich bei der Anleitung zu derselben doch nur um quanti-tative Differenzen der Dosierung handeln!

[2]) Auch FINCK lobt die prophylaktische Wirkung über die Maßen, aber verlangt doch dringend Bettruhe und vorsichtiges Verhalten dabei!

[3]) Den angekündigten bakteriologischen Beweis dafür konnte ich nicht finden.

neben der Allgemeinbehandlung ist darum vielleicht auch gegenüber der menschlichen Nasenschleimhaut im akuten Schnupfen angezeigt!

Noch ein physikalisch wirksames Agens hat man zur örtlichen Behandlung herangezogen, die *Bolus alba*. Sie nimmt sehr viel Wasser auf, wirkt adsorbierend — sie soll aber auch Bakterien im Wachstum hemmen. Von Bakterien beeinträchtigender Wirkung habe ich mich in eigenen, nicht veröffentlichten Versuchen im Nürnberger Krankenhaus 1910 nicht im geringsten überzeugen können. Aber auch BECKERS und TRUMPPS lebhafte Empfehlungen ermuntern nicht zur Anwendung beim Schnupfen. Das Boluspulver muß etwa $\frac{1}{4}$ stündlich in reichlicher Menge eingeblasen werden. Es reizt natürlich zu andauerndem Husten, verklumpt in der Nase und muß die Schleimhaut mechanisch allzustark belasten, da die Bolus sich ja nicht löst. BECKER gesteht selbst, daß die Patienten beim Rezidiv kaum zum Wiedergebrauch zu gewinnen seien. Doch mußte der Bolus Erwähnung getan werden, ebenso wie der wohl gänzlich, vielleicht aber mit weniger Recht, vergessenen Bestrebungen, die Prinzipien der BIERschen Hyperämielehre für den akuten Schnupfen nutzbar zu machen.

Die *Stauungshyperämie* wurde von HENLE versucht. Der Halsbindeschlauch wurde anfangs eine Stunde lang, im Wiederholungsfall 2—3 Stunden liegen gelassen. Erfolge waren überraschend. SONDERMANN hat seine Saugung als *Saughyperämiemethode* zur Heilung auch des akuten Schnupfens einführen wollen. Viel Anhänger scheint sie dafür nicht gefunden zu haben. Die starke Füllung der Schleimhaut, besonders der heftige Schmerz wird dabei nicht angenehm empfunden. Die *Wechselatmung* mit dem Apparat von BRETSCHNEIDER beeinflußt kräftig den Blutumlauf und die Sekretion der Schleimhaut. Hyperämie, hervorgerufen durch warme, feuchte Luft und Hypämie, durch trockene, kalte Luft erzeugt, folgen einander. NÜSSMANN sagt der Wechselatmung auffallend günstigen Erfolg in der Schnupfenbehandlung nach.

Reinigungen der Nase durch Borwasser oder physiologische Kochsalzlösungen unterläßt man besser wegen der Gefahr der Ohrinfektion. Soll der Versuch gemacht werden, so bedient man sich dazu am besten des LISSAUERschen Apparates zum *Nasenbad*, das ein leichtes Eindringen und Auslaufen der Flüssigkeit ohne Druck gestattet.

VI. Prophylaxe des Schnupfens.

Gegen den Schnupfen kann man sich bis zu einem gewissen Grade dadurch schützen, daß man die Erkältungsgelegenheiten meidet, die dem einzelnen erfahrungsgemäß einen Schnupfenanfall bringen. Die sofortige Sorge für Erwärmung des *ganzen* Körpers hält nach geschehener Erkältung manchmal den Ausbruch hintan. Auch Einnahme von Salicylaten kann noch nutzen. Im übrigen muß auf die starken prophylaktischen Dosen der als Schnupfenmittel angegebenen Medikamente hingewiesen werden, die diesem und jenem Autor zufolge doch von Erfolg gewesen sind. Die sogenannte *Abhärtung* ist natürlich von größter Bedeutung für die Widerstandsfähigkeit gegenüber dem Schnupfen, und so können wir manch besonnen ausgeübten Sport, wie das Schwimmen oder Turnmärsche, auch gegen unseren Schnupfen, den Plagegeist der Menschheit, empfehlen. *Aufenthalts- oder Wohnortwechsel* kann für manche Leute notwendig werden. Nicht zu feuchte Wald- und Höhenluft mit reichlicher *Besonnungs*gelegenheit verbunden hilft fast allen oft Verschnupften gegen Rückfälle. Solche Orte können natürlich selten als Daueraufenthalt gewählt werden; auch heißt es individuell vorgehen. Nebelreiche Gegenden mit meist unbeständigem Wetter und unreiner Luft sind am wenigsten geeignet.

Die *Infektion* von Person zu Person läßt sich bei Erwachsenen schwer *vermeiden*. Gegen eine Ansteckung der Säuglinge lassen sich eher geeignete Vorsichtsmaßregeln geben, wie sie im entsprechenden Abschnitt (BECK) geschildert werden. Die Benutzung gemeinsamen Taschentuches mit einem Schnupfenkranken wird besser vermieden. Das eigene gegen Papierfetzen oder ähnliche Ersatzmittel umzutauschen, erübrigt sich, da die mit diesem Tuch übertragene Infektion bereits vorhanden ist.

Kann man auch nicht an jeden vom Schnupfen Betroffenen das Verlangen stellen, unbedingt einen Arzt aufzusuchen, so muß doch dringend dieser Rat gegeben werden, sobald eine Verschleppung eintritt oder sich irgendeine Komplikation ankündigt.

Literatur.

ASCHENBRANDT: Über den Einfluß der Nerven auf die Sekretion der Nasenschleimhaut. Monatsschr. f. Ohrenheilk. u. Laryngo-Rhinol. Bd. 19, S. 65. 1885. — ALLEN, R. W.: The common cold its pathology and treatment. Lancet 1908. p. 1589 u. 1659. — BALDEWEIN, RUD.: Die Rhinologie des HIPPOKRATES. Zentralbl. f. Ohrenheilk. Bd. 28, S. 101. 1896. — BARTELS, MAX: Die Medizin der Naturvölker. Leipzig: Grieben 1893. — BECKER, Dillenburg: Über neuere Schnupfentherapie. Der praktische Arzt. N. F. Bd. 4, Nr. 16, S. 17. — BECKMANN, H.: Die akuten Entzündungen der Rachenmandeln. Berl. klin. Wochenschrift 1902. S. 1165. — BIER: Münch. med. Wochenschr. 1925. S. 773. — BÖTTNER: Zur Prophylaxe und Therapie des infektiösen Schnupfens und ihm verwandter Krankheiten. Münch. med. Wochenschr. 1921. S. 1283. — BRESGEN: Die frischen Entzündungen der Nasenhöhlen. BRESGENS Samml. zwanglos. Abhandl. Bd. 6, S. 36. 1902. — CALDERA und DESDERI: Sulle modificacioni della flora batterica nasale in rapporto all' ambiente. Arch. ital. di otol., rinol. e laringol. Fasc. 30, p. 133. 1919. — CHIARI, RICH. und JANUSCHKE: Hemmung von Transsudat- und Exsudatbildung durch Calciumsalze. Arch. f. exp. Pathol. u. Pharmakol. Bd. 65, S. 120. 1911. — COHEN: The Tonsils. New York med. journ. Bd. 115, S. 608. 1922. — DANIELSON, E.: Untersuchungen über den Bakteriengehalt des Nasensekrets bei akutem Schnupfen. Inaug.-Diss. Berlin 1919. — DÖLGER, ROB.: Universal-Elektro-Thermogen. Münch. med. Wochenschr. 1920. S. 723. — DOLD, H.: Beiträge zur Ätiologie des Schnupfens. Münch. med. Wochenschr. 1917. S. 143. — EPSTEIN: Die Medizin im neuen Testament und im Talmud. Stuttgart: Enke 1903. — FERMI - BRETSCHNEIDER, A.: Studio sulla natura e sull' etiologia della rinite catarrhale semplice. Arch. ital. di otol., rinol. e laringol. Vol. 3, p. 438. 1895 e Vol. 4, p. 23. 1896. — FINCK, JUL. (Charkow): Eine neue spezifische Jodwirkung. Münch. med. Wochenschr. 1920. S. 426. — FRAENKEL, B.: Die Krankheiten der Nase. v. ZIEMSSENS Handb. d. spez. Pathol. u. Therap. Bd. 4, T. 1. Leipzig: Vogel 1876. — FREUDENTHAL, W.: Rhinitis rheumatica. BRESGENS Samml. zwanglos. Abhandl. aus d. Geb. d. Nasen-, Ohren-, Mund- u. Halskrankh. Bd. 6, S. 269. 1902. — FRIEDBERG, W.: Über Cholevalbehandlung in der Rhino-Oto-Laryngologie. Dtsch. med. Wochenschr. 1922. Nr. 40, S. 1345. — GERBER: Die Rhinitis acuta. HEYMANNS Handb. d. Laryngol. u. Rhinol. Bd. 3. Wien: Hölder 1900. (*Hier die ältere, besonders die pathologisch-anatomische Literatur zu finden.*) — HENLE, A.: Zur Behandlung des akuten Schnupfens. Münch. med. Wochenschr. 1905. S. 220. — HESSE: Über quantitative Bestimmung der in der Luft enthaltenen Mikroorganismen. Med.-statist. Mitt. a. d. Kais. Gesundheitsamt Bd. 2, S. 182. 1884. — HOFMANN, P. B.: Über Geruchsstörungen nach Katarrhen der Nasenhöhle. Münch. med. Wochenschr. 1918. S. 1369. — KASSEL: Die Nasenheilkunde des Altertums und Fortsetzungen. Zeitschr. f. Laryngol., Rhinol. u. ihre Grenzgeb. Bd. 3, S. 255. 1911; Bd. 4, S. 573. 1912; Bd. 5, S. 79. 1913; Bd. 6, S. 69. 629, 857. 1914; Bd. 7, S. 561, 695. 1915; Bd. 8, S. 47. 1919; Bd. 9, S. 285. 1920. — KRUSE: Die Erreger von Husten und Schnupfen. Münch. med. Wochenschr. 1914. S. 1547. — KÜSTER, E.: Die Bakterien in der gesunden Nase. Handb. d. pathog. Mikroorganism. v. KOLLE-WASSERMANN. 2. Aufl. Bd. 6, S. 450. 1913. (*Hier die bakteriologische Literatur zu finden.*) — LÉVY, SAMUEL: Des modifications de la muqueuse nasale a la suite d'irritations. Thèse de Nancy. 1906. — LEWINSTEIN: Über hereditäre Anosmie. FRÄNKELS Arch. Bd. 32, S. 172. 1920. — LISSAUER, A.: Nasenbad. Dtsch. med. Wochenschr. 1911. S. 2202. — LOEWY, HUGO: Zur Behandlung des akuten Schnupfens. Münch. med. Wochenschr. 1908. S. 1531. — MALATO: Sui microorganismi patogeni esistenti nelle cavità nasali fisiologiche e sul potere attenuante della mucosa nasale. Arch. ital. di otol., rinol. e laringol. Vol. 6, p. 345. 1897. — MALATO CALVINO: Sul potere attenuante e microbicida delle mucosa. Arch. ital. di otol., rinol. e laringol. Vol. 8, p. 169, 322. 1899. — MARX: Untersuchungen zur Bakteriologie der Nase. Zeitschr. f. Ohrenheilk. u. f. Krankh. d. Luftwege. Bd. 72, S. 37. 1915. (*Ebenfalls bakteriologische Literatur angegeben..*) — MATHIAS und BLOHMKE: Beiträge zur Pathologie und Klinik des menschlichen Milzbrandes. Dtsch.

med. Wochenschr. 1914. Nr. 12. — MAY, R.: Die Behandlung des Schnupfens und der Influenza mit elektrischen Lichtkastenbädern. Med. Klinik 1919. S. 1783. — NEUBAUER, M.: Rhinovalin, ein symptomatisches Mittel gegen Schnupfen. Dtsch. med. Wochenschr. 1917. S. 44. — NEUBURGER-PAGEL: Handb. d. Geschichte d. Med. Jena: Fischer 1902. — NÜSSMANN: Ein neues Verfahren zur Behandlung akuter und chronischer Schleimhauterkrankungen der oberen Luftwege. Arch. f. Ohren-, Nasen- u. Kehlkopfheilk. Bd. 106, S. 156. 1920. — ROSENTHAL, HANS: Zur Behandlung des Schnupfens. Dtsch. med. Wochenschrift 1915. S. 377. — SCHADE (1): Die Wirkung des PRIESSNITZschen Umschlages bei der Entzündung. Münch. med. Wochenschr. 1907. S. 865. — DERSELBE (2): Untersuchungen in der Erkältungsfrage. Münch. med. Wochenschr. 1919. S. 1021 (ausführlich Zeitschr. f. d. ges. exp. Med. 1919. Bd. 7, S. 275). — SCHMIDT, CHR.: Zur Therapie des akuten Katarrhs der Nase und des Rachens. Münch. med. Wochenschr. 1908. S. 2707. — SCHÜTTE: Die Behandlung des Schnupfens mit „Rhisinsalbe". Fortschr. d. Med. 1908. H. 5. — SICK, P.: Chirurgische Prophylaxe des akuten Schnupfens mit Salicyl. Münch. med. Wochenschr. 1912. S. 1605. — SONDERMANN: Eine neue Methode zur Diagnose und Therapie der Nasenerkrankungen. Münch. med. Wochenschr. 1905. S. 17. Naturforschervers. 1904. Breslau. Verhandl. d. süddtsch. Laryngol. 1904. — SPIESS: Ein neuer Gesichtspunkt in der Behandlung des frischen Schnupfens. FRÄNKELS Arch. Bd. 12, S. 84. 1902. — STICKER: Erkältungskrankheiten und Kälteschäden und ihre Verhütung und Heilung. (Teil der Enzyklopädie d. klin. Med.) Berlin: Julius Springer 1916. — STIRNIMANN, F.: Zur Behandlung des akuten Schnupfens. Münch. med. Wochenschr. 1908. S. 2708. — STREIT, H.: Beiträge zur Bakteriologie der oberen Luftwege. FRÄNKELS Arch. Bd. 27, S. 393. 1913. — SUDHOFF-MEYER-STEINEGG: Geschichte der Medizin usw. Jena: Fischer. 1921. — THOMSON und HEWLETT (1): The fate of microorganisme in inspired air. Lancet 11. Jan. 1896. p. 86. Brit. med. journ. 1896. — DIESELBEN (2): Micro-organisms in the healthy nose. Brit. med. journ. 1895. p. 1204. — TUNICLIFF, RUTH: An anaerotic organism associated with acute rhinitis. Journ. of the Americ. med. assoc. 1913. p. 2033. — VOHSEN, KARL: Die Behandlung des Schnupfens der Säuglinge und Kleinkinder. Berl. klin. Wochenschr. 1903. S. 1282. — WALTER, WILL: A study of the bacterial flora of the nasal mucosa in the presence of rhinitis. Journ. of the Americ. med. assoc. 1910. p. 1091. — WOTZILKA: Calciumtherapie in der Rhinologie. Med. Klinik 1922. S. 867. — WRIGHT, JON. (Brocklyn): A consideration of the vascularmechanism of the nasal mucous membrane and its relations to certain pathological processes. Americ. journ. of the med. sciences. Philadelphia 1895. p. 109, 516.

2. Rhinitis chronica simplex und hyperplastica.

Von

Klaus Vogel-Berlin.

Mit 8 Abbildungen.

Unter einer Rhinitis verstehen wir gewöhnlich eine entzündliche Schleimhauterkrankung der Nasenhaupthöhle, welche mit Schwellung und vermehrter Absonderung einhergeht. Dieselbe wird als chronisch angesprochen, wenn unter Fortbestehen der genannten entzündlichen Erscheinungen die Heilung monatelang ausbleibt, so daß infolgedessen eine völlige Restitutio ad integrum nicht mehr möglich ist. Das Beiwort simplex bezeichnet eine chronische Rhinitis, welche nicht durch spezifische Erreger verursacht, nicht durch Nebenhöhlenerkrankungen oder andere Herdeiterungen kompliziert und nicht von sichtbaren entzündlichen Gewebswucherungen begleitet ist. Sind auf der Basis einer chronischen Rhinitis simplex wahrnehmbare Vermehrungen des Schleimhautgewebes entstanden, so spreche nwir von einer Rhinitis chronica hyperplastica.

Andere für die Rhinitis gebrauchte Bezeichnungen, wie Pyorrhoea nasalis, Coryza chronica, Blennorrhöe, Rhinorrhöe oder Rhinitis suppurativa, sind ungenau, da sie sich nur auf ein Symptom beziehen, welches allen Erkrankungen der Nase und ihrer Nebenhöhlen eigentümlich sein kann. Der Ausdruck Rhinitis oedematosa ist für eine besondere und später zu beschreibende Form reserviert, welche zwischen der Rhinitis chronica simplex und der Rhinitis chronica

hyperplastica steht. Die Benennungen Rhinitis productiva und Rhinitis hypertrophica haben die gleiche Bedeutung wie Rhinitis hyperplastica.

Da nach dem heutigen pathologisch-anatomischen Sprachgebrauch die
Hypertrophie eine Vergrößerung der zelligen Elemente, die Hyperplasie eine
Vermehrung derselben bedeutet (Borst), so dürfte die Bezeichnung Rhinitis
hyperplastica besser zutreffen.

Die Nase steht erstens durch Vermittlung des Blutes, der Lymphe und 'des
Nervensystems unter der Einwirkung der Vorgänge im gesamten Körper,
zweitens als Eingangspforte des Respirationstraktus unter dem Einfluß der
Außenwelt und drittens sind anatomische Verhältnisse der Nase selbst und die
Zustände in ihrer unmittelbaren Umgebung maßgebend. Die Faktoren aller
drei Gruppen können eine chronische Rhinitis herbeiführen. Diejenigen der
ersten Gruppe lassen sich als allgemeine Ursachen, die der zweiten und dritten
Gruppe als lokale Ursachen bezeichnen. Die Ätiologie der chronischen Rhinitis
simplex und der Rhinitis hyperplastica ist größtenteils identisch. Die hyperplastische Form geht aus der einfachen Form hervor und ist als eine Steigerung
derselben anzusehen. Die Ursachen der chronischen Rhinitis decken sich auch
zum Teil mit denen der akuten Form. Ist durch die erste Affektion das Gewebe
derartig alteriert, daß nunmehr auch die normalen Reize pathologisch wirken,
oder kehren kleine Schädigungen immer wieder, so daß sich ihre Reize und
Wirkungen auf das Gewebe summieren, so sind die Bedingungen für das chronische Leiden gegeben.

Allgemeine Ursachen.

Unter den allgemeinen Ursachen ist eine der häufigsten die *Erkältung*. Die
Abkühlung des Körpers erhöht die Disposition für Infektionen (Beitzke) und
erzeugt außerdem auf reflektorischem Wege an den Schleimhäuten des Körpers
und so auch in der Nase eine aktive Hyperämie. Überschreitet dieselbe ein
gewisses Maß, so entsteht ein katarrhalischer Zustand mit Exsudation in das
Gewebe und an die Schleimhautoberfläche, der das Wachstum der später zu
erwähnenden Bakterien zu fördern imstande ist.

Eine Verminderung der Resistenz der Schleimhäute finden wir ebenfalls
bei *Anämischen*. Hier besteht das Gegenteil des hyperämisch katarrhalischen
Zustandes, eine Unterbilanz an Blut und Lymphe und an Reaktionsfähigkeit.
Der ganze Abwehrmechanismus der entzündlichen Reaktion funktioniert zu
schwach. Es entsteht keine akute, sondern eine schleichend einsetzende Entzündung, welche nicht richtig überwunden wird und sich zu einem Dauerzustand mit blasser Schwellung und vermehrter eitrig schleimiger Absonderung
entwickelt (Bennewitz, Armengaud).

In demselben Sinne wirken alle *konsumierenden Erkrankungen* des Körpers;
unter ihnen an erster Stelle die *Tuberkulose*.

Armengaud sah bei 80% seiner Fälle von Rhinitis hypertrophica eine aktive
oder Zeichen einer früheren Tuberkulose und sieht dieselbe als Ursache der
Nasenerkrankung an. Auch Maljutin stellte auf Grund einer größeren Statistik
an tuberkulösen Kindern eine besondere Neigung zu Erkrankungen der Nase
und des Rachens fest. In demselben Sinne äußern sich Bennewitz, Bresgen
und Behr.

In ähnlicher Weise disponieren durch Verminderung der allgemeinen Wider-
standskraft zu chronischer Rhinitis die *Lues* und *andere Infektionskrankheiten,
Vergiftungen, Unterernährung, Erschöpfung* und *Kachexie* jeder Provenienz.
Viele von diesen Faktoren wirken außer durch die Schädigung der allgemeinen
Widerstandskraft noch in besonderer Weise auf die Schleimhäute des Körpers.

und dabei auch auf die Nase. Alle mit *Blutstauung* einhergehenden Zustände im Körper sind imstande, eine passive Hyperämie in der Nase zu erzeugen, welche auf die Dauer eine vermehrte Exsudation fester und flüssiger Blutbestandteile in das Gewebe und auf die Schleimhautoberfläche — einen Stauungskatarrh — zur Folge hat. Dieser schafft seinerseits wieder eine lokale Disposition zu weitergehender Entzündung. Hierher gehört die *Insuffizienz des Herzens* durch Klappenfehler, Dilatation oder Myocarditis. Die Patienten neigen gelegentlich in auffallender Weise zu Katarrhen der oberen Luftwege. Die Nasenschleimhaut zeigt, besonders im Stadium noch leidlicher Kompensation, eine weiche, blaß-cyanotische Schwellung; dabei eine Neigung zu Blutungen (v. SOKOLOWSKI, MERELLI, SEDZIAK).

Eine ähnliche Wirkung hat die *Insuffizienz der Lunge* bei Asthma, Emphysem, Bronchiektasie und ausgedehnten chronischen entzündlichen oder narbigen Veränderungen, welche der Lunge die Erzeugung des zur Ansaugung des Blutes nötigen negativen Druckes unmöglich machen (MÜLLER-LEHE). Andere Widerstände im venösen Kreislauf wie *Lebercirrhose* (GROSSMANN), stärkere *Obstipation*, *Atonie der Därme* können dieselbe Rolle spielen (SEDZIAK, BRESGEN, BOTTERMUND, SHURLY, RICHARDSON, STEIN, MEYJES). Wo eine Beseitigung des ursächlichen Leidens möglich war, wurde in solchen Fällen auch eine Besserung des Nasenbefundes erzielt. Zu der Herabsetzung der allgemeinen Widerstandskraft und der passiven Hyperämie kommt vielleicht noch die lokale Ernährungsstörung, welche die venöse Stase mit sich bringt und welche wir anderen Ortes, z. B. deutlich beim Ulcus cruris, beobachten können.

In zweifacher Hinsicht wirkt die *Gravidität* auf die Nasenschleimhaut. Erstens schafft sie durch die zunehmende Raumbeengung im Abdomen ein Zirkulationshindernis, welches zwar hauptsächlich den Rückfluß aus der unteren Körperhälfte erschwert, aber in vermindertem Maße auch durch erhöhte Anforderungen an das Herz eine leichte Insuffizienz desselben mit geringen Stauungserscheinungen im übrigen Körper veranlassen kann; zweitens bestehen längst bekannte, vielleicht innersekretorische, wahrscheinlich aber besonders reflektorische Beziehungen zwischen der Nase und den Genitalorganen, welche oft schon in einem frühen Stadium der Gravidität eine hyperämische Anschoppung und eine wirkliche Hyperplasie der Nasenschleimhaut verursachen, die auch die Gravidität um mehrere Wochen zu überdauern pflegt. E. MEYER hat während der Gravidität in $87^0/_0$, während des Puerperiums in $51^0/_0$ seiner Fälle derartige hypertrophische Veränderungen beobachtet, und zwar besonders am vorderen Ende der unteren Muschel und am Tuberculum septi. Er erblickt in dieser von ihm gemachten Beobachtung einen Beweis für den reflektorischen Ursprung der Hyperplasie (vgl. auch ZACHARIAS, IMHOFER, FREUND). Bekannt sind die Anschwellungen der Nasenauskleidung während der *Menses* (TORRINI, SIMONS) und die Verstärkung des Foetors der Ozaena in dieser Zeit, um kurz die Fernwirkung des Genitalapparates auf die Nase zu illustrieren (OPPENHEIMER, E. SEIFERT, TRAUTMANN, SINEXON).

Als reflektorische Hyperämie ist wohl die fast immer beobachtete Kongestion von Nase und Pharynx bei *chronischen Magenkatarrhen*, Ernährungsexzessen, bei Atonie der Därme und übermäßigem *Alkoholgenuß* aufzufassen, soweit sie nicht, wie schon erwähnt, rein mechanisch auf Stauung beruht.

Auch bei *Nierenentzündung* sind Anschwellungen der Nasenschleimhaut als Frühsymptome vereinzelt beobachtet worden, welche bei geeigneter Behandlung der Nephritis zurückgingen. Es ist denkbar, daß bei der durch Nierenentzündung häufig verursachten Wasserretention in den Geweben eine solche auch in der Nasenschleimhaut stattfindet und daß dadurch Entzündungen begünstigt werden. Auch die nicht ausgeschiedenen Stoffwechselprodukte, welche die urämischen Erscheinungen bei größerer Anhäufung hervorrufen, können hier ursächlich mitwirken. Cornet prägte den Begriff des Brightschen Nasenkatarrhs, d. h. eine als Frühsymptom während der Nephritis auftretende chronische Rhinitis, welche durch Behandlung des Nierenleidens zu beseitigen ist. Von Nierenentzündungen abhängige chronische Rhinitiden erwähnen auch Sedziak und Thost.

Die *Stoffwechselkrankheiten* wirken außer durch Herabsetzung des allgemeinen Kräftezustandes in endotoxischer Weise auf den Gesamtkörper und so auch auf die Nasenschleimhaut.

Der *Diabetes* vermindert die Widerstandskraft der Gewebe und begünstigt Entzündungen und Eiterungen. Neben der sehr häufigen Pharyngitis sicca sind auch einfache und hypertrophische Rhinitiden gesehen worden, welche auf diätetische Maßregeln verschwanden (Thost). Auch die *Gicht* kann chronische Katarrhe der Nase verursachen, welche jedoch die Eigentümlichkeit haben, sich anfallsweise, meist in Parallele mit anderen Gichterscheinungen, zu verschlimmern. Möglicherweise spielt dabei eine Einlagerung harnsaurer Salze eine Rolle. Der meist akut entzündliche Charakter der Exacerbationen und die gute Wirkung der Gichttherapie im Gegensatz zu dem Versagen der lokalen Maßnahmen läßt an einen solchen Zusammenhang denken (Thost, Brühl, Sedziak, Williams). Außerdem hat die Gicht eine herabsetzende Wirkung auf die Heiltendenz der Gewebe, so daß ein akquirierter Schnupfen durch eine bestehende, unbehandelte Gicht, anstatt auszuheilen, in das chronische Stadium übergeführt werden kann (Bennewitz). Die bei der *Fettsucht* im Sinne einer chronischen Rhinitis mitunter wirksamen Ursachen dürften mit der sekundären Anämie und der häufig vorhandenen Herzmuskelschwäche in Zusammenhang stehen (Bennewitz, Thost). In den Körper eingeführte *Chemikalien, Gifte oder Medikamente* wirken fast alle entweder lokal (s. später) durch Beimengung zur Atemluft oder durch direkte Applikation in die Nase, oder *allgemein* auf dem Umwege einer Schwächung des Körpers und sind so imstande, die Entstehung einer chronischen Rhinitis zu fördern. Eine Ausnahme macht das Jod, das bei seiner Ausscheidung durch die Schleimhäute des Körpers und speziell der Nase einen lebhaften Katarrh erzeugt und bei langdauerndem Gebrauch eine chronische Rhinitis begünstigen kann. Die Eigenschaft des Jods, die Exsudation zu steigern, machen wir uns bei der Behandlung der trockenen Schleimhautkatarrhe zunutze.

Es gibt viele Menschen, die eine *Neigung zu Entzündungen* ihrer Schleimhäute mit auf die Welt bringen und leichter als andere mit Schnupfen, Bronchialkatarrhen, Durchfällen, Blasenkatarrhen, Gelenkergüssen usw. reagieren. Hierher gehört die exsudative und die arthritische Diathese (Aronade, Brühl, Rugani), die Gicht, das Asthma und eine Gruppe von Menschen, denen man außer einer solchen ererbten Vulnerabilität ihrer Schleimhäute nichts nachsagen kann (Bresgen, Zarniko).

Die lokalen Ursachen

spielen bei der Entstehung der chronischen Rhinitis eine weit größere Rolle als die allgemeinen, welche meist nur als begünstigende Momente beteiligt sind. Für die lokale Ätiologie kommen alle *Erreger* der akuten Rhinitis in Betracht, wenn durch sie das Schleimhautgewebe bei der ersten Attacke soweit geschädigt wurde, daß keine völlige Restitutio ad integrum eintritt — was man mitunter nach Nasendiphtherie, Scharlach und Masern beobachtet (Shurly) — oder wenn mehrere Infektionen hintereinander erfolgen und die Heilung der akuten Affektion stören, oder wenn noch andere allgemeine und lokale Momente hinzutreten. Die Ätiologie der chronischen Rhinitis ist nur selten einheitlich.

Meist gibt eine bacilläre Infektion den Anstoß, verursacht die akute Erkrankung, welche einen veränderten Zustand im Gewebe erzeugt. Dieser wird dann durch ungünstige allgemeine und lokale Verhältnisse unterhalten, so daß die primären Erreger schließlich mit der chronischen Erkrankung gar nichts mehr zu tun haben. Die chronische Rhinitis ist nicht infektiös und die sehr zahlreich vorgenommenen bakteriologischen Untersuchungen haben nichts anderes ergeben als die auch normalerweise in fast jeder Nase vorhandene Bakterienflora, nur zahlenmäßig vermehrt. Sie wirkt hier durch ihre Stoffwechselprodukte und durch Zersetzung der Sekrete (LUBARSCH, ZARNIKO, HASSLAUER, COBB, DE SIMONE).

Eine weitere wesentliche lokale Ursache für die Entstehung einer chronischen Rhinitis bilden die durch die Atemluft der Nasenschleimhaut zugefügten *mechanischen, chemischen und physikalischen Insulte.* Straßenstaub, Kohlenstaub, Holzstaub, Mehlstaub und andere Arten von Verunreinigungen der Atemluft, die sich an Arbeitsstätten, z. B. von Heizern, Hornschleifern, Steinhauern, Baumwollkämmern, Zementarbeitern (MONTESANO) u. a. entwickeln, wirken rein mechanisch. In geringeren Mengen wirken sie als entzündlicher Fremdkörperreiz und können chronische Rhinitis und Hypertrophien verursachen (SCHLENDER), in größeren Quantitäten schlagen sie sich als dichtes Sediment im Bereich der Einatmungsbahn — besonders unter dem Tuberculum septi und am vorderen Ende der mittleren Muschel — nieder und bewirken wahrscheinlich durch Austrocknung der Schleimhaut, durch Verstopfung der Drüsenausführungsgänge und der Lymphstomata primäre Atrophie (DIEBOLD), welche am Septum zur Perforation führen kann. Chemisch wirksam ist z. B. Thomasmehl und Tabakstaub (MANCHIOLI), welcher anfangs hypertrophische, später atrophische Katarrhe verursacht, doppelchromsaures Kali, welches zum Beizen verwendet wird und ähnlich wie chemisch indifferenter Staub wirkt, nur viel rascher zu Atrophie und Septumperforation führt. Weiterhin Phosphor-, Säure- und Ammoniakdämpfe (MENZEL, BLUM, BRESGEN, ZARNIKO).

O. SEIFERT hat an Hand von 29 Fällen eine besondere Form der Erkrankung der Nasenschleimhaut bei *Tabakschnupfern* beschrieben, welche er nach dem histologischen Bild und nach der blassen gelatinösen Beschaffenheit der Muscheln Rhinitis oedematosa nannte (s. a. SCHÖNFELD). Die Oberfläche der Schleimhaut ist glatt oder leicht gekörnt, die Konsistenz derb, das Sekret hell, durchscheinend ohne Eiterbeimengung. Cocain oder Adrenalin ist ohne Wirkung. Bei Operationen fiel die mangelhafte Kontraktilität der Blutgefäße auf, was in starken Blutungen zum Ausdruck kam. Bei Verzicht auf das Tabakschnupfen soll die Erkrankung spontan zur Heilung kommen. GRADLE und CURTIS berichten über ähnliche Krankheitsbilder, jedoch ohne dieselben mit Tabakgenuß in Verbindung zu bringen.

Die *alkoholhaltigen Getränke* entfalten neben ihrer schädlichen Wirkung auf den Gesamtorganismus noch eine lokale Wirkung auf die Nase, indem sie in Dampfform während des Trinkens durch die Choanen in die Nase steigen; im übrigen verursachen sie eine Hyperämie des Kopfes und bei häufigem Genuß eine dauernde Kongestion der Schleimhaut mit Erschlaffung der Gefäße (BRESGEN, CROTHERS). Der von ihnen durch Erzeugung eines Magenkatarrhs ausgeübte indirekte Einfluß auf Nase und Rachen wurde schon bei der Aufzählung der allgemeinen Ursachen erwähnt.

Das *Cocain* schädigt die Nasenschleimhaut direkt lokal, außerdem indirekt — wie auch das *Morphium* — durch Erzeugung eines marantischen Allgemeinzustandes (CROTHERS).

Die *Abkühlung* durch *kalte Atemluft* befördert insofern lokal eine Rhinitis, als sie die Sekretion der Nase steigert und dadurch einen Nährboden für

Bakterien schafft (Caldera); außerdem wird die Phagocytose durch Kälte vermindert (Askanazy). Ein anderes Abwehrmittel besitzt das Nasensekret nicht. Auf eine bereits entzündete Schleimhaut wirkt schon die Abkühlung allein als pathologischer Reiz, da die entzündete Schleimhaut vasomotorisch nicht richtig reagieren kann. Größere *Hitze* der Einatmungsluft, wie sie in überheizten, namentlich durch Zentralheizung erwärmten Räumen, an der Esse einer Schmiede, eines Hochofens oder im Maschinenraum eines Dampfers herrscht, erzeugt eine aktive Hyperämie der Nasenschleimhaut. Dieselbe ist in richtiger Dosierung zur Besserung und Heilung von Nasenkatarrhen sehr vorteilhaft. Im Übermaß ist sie geeignet, Hypertrophien zu erzeugen (Cholewa, Bresgen) und wenn noch eine stärker austrocknende Wirkung bei geringem Wassergehalt der Luft dazu kommt, so wird durch Störung der Epithelflimmerung, durch Krustenbildung mit Verlegung der Lymphstomata und der Drüsenausführungsgänge dem Bakterienwachstum Vorschub geleistet und die Schleimhaut Infektionen zugänglich gemacht, welche bei öfterer Wiederholung zu einer chronischen Rhinitis führen können (Shurly, Cocks). Auch eine größere *Feuchtigkeit der Luft* soll Schwellungen der Nasenschleimhaut begünstigen (Cocks).

Die lokale Wirkung der physikalischen Faktoren, Kälte, Hitze, Trockenheit und Feuchtigkeit, läßt sich meist schwer von ihrer Wirkung auf den gesamten Körper trennen, so daß man gewöhnlich nicht entscheiden kann, ob z. B. eine chronische Rhinitis nur von häufiger Einatmung zu kalter Luft oder von wiederholten allgemeinen Erkältungen herrührt. Besonders der plötzliche Wechsel zwischen Kälte und Wärme, Trockenheit und Feuchtigkeit, entfaltet die nachteiligsten Einflüsse (s. a. Donovan).

Eine oft zu eruierende Ursache der hyperplastischen Rhinitis sind *entzündliche Sekrete* (Hajek und Chiari), welche aus einer hypertrophischen Rachenmandel, aus erkrankten Nebenhöhlen, aus der Umgebung von Rhinolithen oder Nasenfremdkörpern oder in seltenen Fällen aus dem Bindehaut- und Tränensack, in die Nase entleert werden (Scheff). Wir sprechen in diesem Falle von einer symptomatischen Rhinitis. Teils wirken die Absonderungen durch ihren Gehalt an pathogenen oder saprophytischen Bakterien, teils durch die bei der bakteriellen Zersetzung freiwerdenden Eiweißkörper (Lubarsch) entzündungserregend.

So sieht man fast immer bei Stirnhöhleneiterungen eine polypöse Schwellung des vorderen Endes der mittleren Muschel, bei Siebbein- und Kieferhöhleneiterung oft eine Hypertrophie des hinteren Endes der unteren Muschel. Sind die Nebenhöhlenerkrankungen beseitigt, so vermindern sich auch in den meisten Fällen die entzündlichen Schwellungen von selbst. Das Sekret in der Nasenhaupthöhle kann zur Entwicklung einer chronischen, hyperplastischen Rhinitis Veranlassung geben, wenn es sich in der Nase staut. Die Tatsache, daß sich bei gewöhnlicher Rhinitis die häufigsten Hypertrophien am unteren Rande und am hinteren Ende der unteren Muschel vorfinden, wo sich die Sekrete am meisten ansammeln, scheint mir für die entzündungserregende Wirkung derselben zu sprechen. Die Ursache für die Sekretstauung ist gewöhnlich eine Nasenstenose, sei es durch angeborene Schmalheit, durch Verbiegung, Leisten oder Auswüchse der Nasenscheidewand, durch stark gewölbte oder bullöse Muscheln, durch narbige Synechien oder durch eine hypertrophische Rachenmandel. Letztere gibt bei Kindern den häufigsten Grund für eine chronische Rhinitis ab. Gewöhnlich beginnt der Circulus vitiosus mit einer akuten Rhinitis, welche in der verengten Nase unvollkommen ausheilt und eine Disposition für Rezidive zurückläßt. Mit den Sekreten werden auch Verunreinigungen der Atemluft in der stenosierten Nase zurückgehalten, welche die Schleimhaut iritieren. Ein

weiterer bei der Entstehung von Hypertrophien wirksamer Faktor ist sicherlich
der *negative Druck*, welcher bei stärkerer Stenose in der Nase durch die vermehrten inspiratorischen Anstrengungen entsteht. Man kann sich vorstellen,
daß durch die Ansaugung — wie unter einer Saugglocke — Blut, Lymphe und
Gewebsflüssigkeit im submukösen Gewebe bei jeder Inspiration festgehalten
werden und daß auf diese Weise hier, besonders an dem hinteren Teil der
Muscheln, welche dem Druckminimum am nächsten sind, ein submuköses
Ödem entsteht, was auch der makroskopischen Blässe und dem mikroskopischen
Bilde entspricht. In der Tat haben die oberflächlichen Schichten der hinteren
Enden mikroskopisch eine außerordentlich große Ähnlichkeit mit dem Gewebe
der ödematösen Fibrome oder Polypen. Ist der negative Druck bei der Inspiration sehr stark, so kann sich die Wirkung weiter in die Tiefe bis auf die Schwellgefäße erstrecken und auch in diesen Stauung und auf die Dauer Erweiterung
hervorrufen (SCHALK, MÜLLER-LEHE, MADER). Die mitunter überraschende
An- und Abschwellbarkeit hinterer Enden — ein Zeichen der Hypertrophie
des Schwellgewebes — ist allgemein bekannt. Wie der negative Druck auf der
engeren Nasenseite stärker ist, so finden wir auch auf der engeren Seite gewöhnlich die stärkeren Hypertrophien. Von einigen Autoren (u. a. KÖRNER)
ist ein öfteres Zusammentreffen von hinteren Hypertrophien und Ansaugung der Nasenflügel beobachtet worden. Wenn ich mich auch selbst
nicht an gleichartige Fälle erinnere, so halte ich doch einen solchen Zusammenhang für möglich.

Zweifellos spielt auch die *gegenseitige Berührung von gegenüberliegenden
Schleimhautflächen* eine zu chronischen Entzündungen disponierende Rolle.
An solchen Stellen ist die Flimmerbewegung des Epithels verhindert (BEITZKE),
eine Ansammlung von Sekreten und Bakterien begünstigt. ZUCKERKANDL
sah Hypertrophien der Nasenschleimhaut an Stellen, wo Nasenpolypen dieselben berührten.

Daß auch lediglich auf der Grundlage einer *nasalen Hyperästhesie* infolge
häufiger, schon auf geringe Reize hin auftretender Kongestionen der Nasenschleimhaut Hypertrophien derselben entstehen können, wird von LEVINSTEIN
behauptet und durch klinische Beobachtungen belegt.

Bei Männern finden sich die chronischen Rhinitiden häufiger als bei Frauen.
Die *Morbidität* verhält sich wie 2 : 1 (KLEMPERER). Die Tatsache, daß Männer
der schädlichen Einwirkungen von seiten der Außenwelt, einschließlich des
Alkohols und des Nikotins, mehr ausgesetzt sind als Frauen, dürfte wohl ein
wesentlicher Grund dafür sein.

Das *Lebensalter* ist offenbar von Einfluß auf die chronische und besonders
auf die hyperplastische Rhinitis. Die meisten Hyperplasien der Muscheln findet
man im Alter von 10—30 Jahren (CHOLEWA und L. RÉTHI), in höherem Alter
werden sie immer seltener.

Pathologische Anatomie.

Bei mikroskopischer Betrachtung läßt sich streng genommen zwischen der
Rhinitis chronica simplex und der hyperplastischen Form keine Trennung
vornehmen, da es eine Entzündung ohne Neubildungsvorgänge nicht gibt.
Die Verschiedenheit besteht nur dem Grade nach, und die makroskopisch und
klinisch berechtigte Grenze kann histologisch annäherungsweise nur dort gezogen
werden, wo die Neubildungen die anderen entzündlichen Vorgänge in auffallenderweise übertreffen.

Für die verschiedenen Formen der hyperplastischen Rhinitis, welche gelegentlich auch mit den Ausdrücken Rhinitis nodosa, polyposa oder adenomatosa

bezeichnet werden, hat Citelli folgende Einteilung angegeben, der ich mich anschließe:

1. diffuse Form, a) gemischte, b) vaskuläre,
2. papilläre, fibromatöse Form,
3. polypoide, cystenartige oder degenerative Form.

Übergänge in der Richtung von 1 nach 3 sind möglich; die polypoide Form hat gewöhnlich eine der beiden anderen als Vorstufe; die vasculäre Form nimmt eine Sonderstellung ein.

Ehe ich an eine Beschreibung des makroskopischen und histologischen Bildes der einzelnen Formen gehe, möchte ich, um der Wichtigkeit der Erscheinungen gerecht zu werden und um spätere Wiederholungen zu vermeiden, eine Besprechung der einzelnen *Zeichen der chronischen Entzündung* vorausschicken, welche uns in der Schleimhaut bei chronischer und chronisch-hyperplastischer Rhinitis entgegentreten.

Von den klassischen, durch Celsus festgelegten Symptomen der Entzündung, dem Rubor, Calor, Dolor und Tumor, finden wir am häufigsten den letzteren. Der Rubor ist nur bei der akuten Entzündung vorhanden, die chronisch entzündete Schleimhaut hat einen mehr grauroten Farbton; über den Calor ist nichts bekannt. Bezüglich des Dolor ist es unwahrscheinlich, daß die bei chronischer Rhinitis öfter bestehenden Kopfschmerzen auf die entzündliche Muschelschwellung zurückzuführen sind, wenngleich es von einigen Autoren in Betracht gezogen wird (s. bei L. Réthi). Die von den modernen Pathologen postulierten Erscheinungen der Entzündung, die Alteration, die Exsudation und die Proliferation sind in jedem Falle vorhanden, nur in verschiedenem Maße ausgeprägt.

Die Erscheinungen der *Alteration* zeigen sich bei der chronischen Rhinitis hauptsächlich klinisch in der vermehrten Vulnerabilität. Die pathologisch-anatomischen Zeichen sind ziemlich gering. Man sieht streckenweise *Defekte des Epithels, Zunahme der Becherzellen, Verschleimung der Epitheldecke* in größerer Ausdehnung (Hajek, Zuckerkandl). Außerdem werden *Degenerationsräume* im Epithel beobachtet, runde Hohlräume, welche von vollständig plattgedrückten Epithelzellen umgeben sind, einen größeren oder geringeren Teil der Epithelschicht einnehmen, abgestorbene Deckzellen, Leukocyten und Detritus enthalten und durch Zugrundegehen mehrerer nebeneinanderliegender Epithelzellen entstehen (Goerke, Oppikofer). Die intraepithelialen Drüsen oder Becherzellknospen finden sich nach den ausgedehnten Untersuchungen Oppikofers nicht öfter in chronisch entzündeter als in normaler Schleimhaut. Auch die bei chronischen Entzündungen häufige *Umwandlung des Flimmerepithels* in *Plattenepithel* ist auf die Rechnung einer Schädigung der Deckzellen zu setzen. Dieser Vorgang spielt sich wahrscheinlich in der Weise ab, daß infolge der besonderen schädlichen Einwirkung (Trauma, wiederholte Entzündung, Reibung, Austrocknung) die obersten Lagen abgestoßen werden und von den gewissermaßen polyvalenten Basalzellen nach Bedarf kubische, platte und sogar verhornende Zellen gebildet werden, welche gegen mechanische, chemische Beanspruchung und Austrocknung widerstandsfähiger sind. Es handelt sich also wohl um eine indirekte Epithelmetaplasie, eine Umwandlung durch Neubildung und Neudifferenzierung (Borst). Die Plattenepithelbildung beweist den chronischen Charakter der Entzündung, ist aber nicht immer bei chronischer Entzündung zu finden. Ein Zusammenhang zwischen der Hyperplasie und der Art der Absonderung (schleimig-eitrig oder fötid) besteht nach Oppikofer nicht. Sie ist häufiger beim männlichen Geschlecht. Der genannte Autor fand Plattenepithel bei $72^0/_0$ der von ihm untersuchten männlichen Leichen und nur bei $55^0/_0$ der Frauen; vorzugsweise fand er es am vorderen Ende der Muscheln und auf der septalen Seite. In der subepithelialen Schicht sieht man, namentlich in der Umgebung von Lymphfollikeln und in gewöhnlichen Rundzellinfiltraten RUSSELsche *Fuschinkörperchen*, welche hauptsächlich als Degenerationsformen der Plasmazellen angesehen werden (ALAGNA, LEWY, POLYAK), zum geringen Teil aber wohl auch aus Lymphocyten hervorgehen und infolgedessen häufig in chronisch entzündetem Gewebe anzutreffen sind. Mit Sicherheit ist ihre Herkunft noch nicht festgestellt. Es sind mit VAN GIESON-Färbung sich orangerot färbende runde glänzende, vollkommen homogene Kugeln, welche entweder solitär auftreten und dann häufig die doppelte Größe eines Leukocyten besitzen oder sich zu dreien und vieren in kleineren Exemplaren in einer durchsichtigen kugeligen Kapsel zu einer Morulaform zusammengedrängt finden. Mitunter ist an der Peripherie ein schwärzlicher Kernrest zu erkennen. Zu den alterativen Erscheinungen muß man auch das fast völlige *Verschwinden der elastischen Fasern* rechnen, das ich — im Gegensatz zu KOPETZKI — mit großer Regelmäßigkeit bei stärkeren fibromatösen Hypertrophien in der subepithelialen Schicht konstatiert habe.

Während das alterative Moment ziemlich in den Hintergrund tritt, ist das mikroskopische Bild der chronischen und der chronisch-hyperplastischen Rhinitis vollkommen beherrscht von den exsudativen und proliferativen Vorgängen.

Die *Exsudation* setzt sich aus flüssigen und aus zelligen Elementen zusammen. Das flüssige Exsudat erscheint an der Oberfläche in den Drüsenlumina und in den Geweben. Das an die Oberfläche tretende *Sekret* besteht aus Schleim, welcher von den Drüsen und Becherzellen infolge der Hyperämie in verstärktem Maße abgesondert wird, aus Gewebsflüssigkeit und weißen Blutkörperchen in wechselnder Anzahl, die durch die Lymphstomata in die Nasenhöhle gelangen. Die Sekretmenge steht in keinem Verhältnis zur Verdickung der Schleimhaut (OPPIKOFER). Je nach dem Gehalt an Serum, Schleim und weißen Blutkörperchen bezeichnet man das Sekret als serös, schleimig oder schleimig-eitrig; | ein rein eitriges Sekret gibt es bei der chronischen und chronisch-hyperplastischen Rhinitis fast nie; ein seröses findet sich selten; die gewöhnliche Beschaffenheit ist schleimig-eitrig. Mikroskopisch enthält das Sekret viele Schleimfäden, vereinzelte zylindrische oder auch platte Epithelien, vorwiegend Leukocyten und wenig *Bakterien*. Letztere sind als Saprophyten anzusehen, denn sie finden sich nie innerhalb des Gewebes (KLEMPERER), und unterscheiden sich in nichts von den Angehörigen der normalen Nasenflora; zudem ist erwiesenermaßen das Sekret der chronischen Rhinitis nicht infektiös. Der Nasenvorhof ist nie, die Gegend des mittleren Nasenganges ist auch in normalen Fällen nach STREIT nur zu 30% steril befunden worden. KLEMPERER hat bei seinen Untersuchungen in den höheren Partien der normalen Nasenhöhle sogar stets Keime nachgewiesen. Es wurden am häufigsten gefunden der Staphylococcus aureus, Streptokokken, FRÄNKELsche Pneumokokken, Pseudodiphtheriebazillen, das Bacterium coli commune und gelegentlich viele andere Arten. Bei chronischer Rhinitis findet nur eine Vermehrung dieser normalen Flora statt (HASSLAUER, HAJEK, COBB, DE SIMONE, BEITZKE). Das Nasensekret ist imstande, durch die Phagocytrose der ausgeschiedenen weißen Blutkörperchen Bakterien zu zerstören; jedoch kommt der filtrierten Absonderung keine bakterizide Eigenschaft zu (MARX, VIOLLET, SCHOUSBOE). Die Drüsen der Nasenschleimhaut sezernieren aller Wahrscheinlichkeit nach nur Schleim. Seröse Drüsen scheint es dort nicht zu geben und die dafür gehaltenen Gebilde sind als Ruhestadien der Schleimdrüsen anzusehen (HAJEK, OKADA).

Das *interstitielle Exsudat* ist eine Flüssigkeit, die beim Kochen wie Hühnereiweiß erstarrt und aus Serum, verflüssigten Intercellularsubstanzen und aus zerfallenen Zellen, freigewordenen flüssigen Stoffen besteht (LUBARSCH). Es

ist als entzündliches Exsudat und nicht als Stauungsprodukt anzusehen (ZUCKER-
KANDL). Es findet sich auch in den degenerativen Cysten, soweit deren Hohlräume aus Bindegewebslücken entstanden sind (CITELLI, ZUCKERKANDL, OKADA).
Die auch vorkommenden, von Drüsen abzuleitenden Retentionscysten enthalten
Schleim oder eine kolloidähnliche Masse, welche vielleicht als metamorpho-
sierter Schleim anzusprechen ist (ZUCKERKANDL, OKADA). Die zelligen Elemente
des interstitiellen Exsudates setzen sich zusammen aus Lymphocyten, Leukocyten, Plasmazellen, eosinophilen Zellen und Mastzellen. Sie sind teils durch
Auswanderung aus den Blut- und Lymphgefäßen in das Stroma gelangt, teils
an Ort und Stelle durch Zellteilung aus den eingewanderten Blutzellen entstanden. Sie sind meist in der Umgebung der Drüsen und Gefäße am dichtesten
angehäuft. Die normale Nasenschleimhaut enthält im sog. adenoiden Gewebe
der subepithelialen Schicht *Lymphocyten* in mäßiger Anzahl diffus verstreut.
Stärkere Ansammlung und reguläre *Follikelbildung* sind als Folgen überstandener
Katarrhe anzusehen (ZUCKERKANDL, KUBO, RUGANI). Die Follikelbildung
zeigt sich bei jugendlichen Schleimhäuten nicht vor dem dritten Jahr (KUBO).
Im Gewebe übertreffen die Lymphocyten die Leukocyten an Zahl erheblich;
jedoch schon in den Lymphkanälchen des Epithels und an der freien Oberfläche finden sich, wohl infolge der ihnen eigenen größeren Wanderungsfähigkeit
viel mehr *Leukocyten*. Die *Plasmazellen* gelten als Kriterium der chronischen
Entzündung (LUBARSCH). Je reicher eine Schleimhautwucherung an inter-
stitiellem flüssigen Exsudat ist, desto zahlreicher und schöner ausgeprägt
findet man dort auch die Plasmazellen. In manchen Schleimpolypen finden
sie sich fast in Reinkultur (s. auch ALAGNA). Sie sind kenntlich an ihrem relativ
großen polygonalen Protoplasmaleib, ihrem exzentrisch gelegenen Kern, dem
denselben umgebenden hellen Hof und der Radspeichenstruktur in seinem Inneren.
Sie färben sich spezifisch nach PAPPENHEIM mit Methylgrün-Pyronin; der
Kern wird blau, das Protoplasma rot-violett. Sie werden fast ausschließlich
als Abkömmlinge von Lymphocyten angesehen (LUBARSCH), sind sehr lange
nach Ablauf einer chronischen Entzündung noch zu finden und bilden mitunter die schon als Degenerationsformen erwähnten RUSSELschen Körperchen.
Sie wandern fast nie aus dem Gewebe an die Oberfläche (ALAGNA). Die *eosinophilen Leukocyten* finden sich auch mit Vorliebe im polypösen Gewebe der
oberflächlichen Schichten, stammen aus den Blutgefäßen, wandern durch das
Epithel und sind mitunter zahlreich im Nasensekret nachzuweisen (SEIFERT
und KAHN). Die *basophilen Leukocyten* sind ziemlich selten und gelten auch als
charakteristisch für die chronische Entzündung (LUBARSCH).

Proliferationsvorgänge an allen Elementen der Schleimhaut finden wir angedeutet bei der Rhinitis chronica simplex und in vorherrschender Weise ausgebildet bei der Rhinitis chronica hyperplastica, was schon makroskopisch
an der Größenzunahme der Muschel, an der Falten-, Papillen-, Zotten- und
Lappenbildung der Oberfläche zu erkennen ist. Die *Flimmer- und Becherzellen*
sind häufig verlängert (ZUCKERKANDL) und das Epithel zeigt streckenweise,
besonders in den Vertiefungen zwischen den Papillen, eine beträchtliche Vermehrung seiner Zellschichten. An Stelle der normalerweise vorhandenen 4
bis 6 Reihen finden sich mitunter 10 und mehr. An der Zunahme beteiligen
sich hauptsächlich die mehr kubischen basalen Schichten. Mitunter sind die
abgestoßenen Flimmerzellen von unten her nur durch rundliche ergänzt, so daß
die Epitheldecke ganz unregelmäßig wie eine Cyklopenmauer aussieht. Chronisch entzündete Nasenschleimhäute zeigen fast immer eine erheblich verdickte
Basalmembran. Beim Neugeborenen noch unvollständig (KUBO), später normalerweise als dünner Saum im Schnittpräparat das Epithel von dem subepithelialen Bindegewebe abgrenzend, erreicht sie in manchen Fällen die Stärke

einer normalen Epithellage. Sie ist anscheinend ein unter der Einwirkung des entzündlichen Reizes entstehendes Produkt des Bindegewebes, ähnlich wie die in diesem nach langdauernden Entzündungen entstehenden hyalinen Balken und wird bei VAN GIESON-Färbung rosarot. Die normalerweise aus dem Stroma durch Basalmembran und Epithel zur Oberfläche führenden Lymphspalten sieht man als meist senkrecht aufsteigende, mitunter auch in Querverbindung stehende Kanälchen in der hyalinen Masse ausgespart. Sie enthalten gewöhnlich einzelne auf der Auswanderung befindliche Leuko- und Lymphocyten. Die Verstärkung der Membran bietet wahrscheinlich dem Epithel einen besseren Halt und dem darunter liegenden Bindegewebe einen vermehrten Schutz auch bei einer Abstoßung der Deckzellen. Daß die Basalmembran, welche normalerweise nur dem Cylinderepithel zukommt, auch unter Plattenepithel tragenden Abschnitten der Nasenschleimhaut anzutreffen ist, wird u. a. als ein Beweis für dessen Entstehung aus Cylinderepithel angesehen (OPPIKOFER). Ein Zeichen für Wucherungsvorgänge im Bindegewebe ist das Auftreten von *Fibroblasten* (oder Epitheloidzellen). Sie haben sehr blasse, chromatinarme, ovale Kerne von der doppelten Länge eines Lymphocyten. Der Protoplasmaleib ist zu dünnen Fortsätzen — den jungen Bindegewebsfasern — ausgezogen und kaum sichtbar. Die Zellen liegen viel näher beisammen als die alten Bindegewebskerne. Mit zunehmendem Alter werden sie immer kleiner, zwei- oder dreizipfelig, und immer dichter, was in ihrer dunkleren Färbung zum Ausdruck kommt; ihre Anzahl nimmt immer mehr ab, während die ursprünglich zarten Fibrillen nach Fortfall der entzündlichen Reize immer derber werden, so daß schließlich an Stelle des ursprünglich lockeren Bindegewebsnetzes wie in einer Narbe breite wellige korn- und strukturlose hyaline Massen treten, ein Zustand, wie man ihn meist in den tieferen Schichten der Schleimhaut vorfindet, wo das Gewebe älter ist. Die chronische Entzündung zeitigt auch verschiedene Veränderungen an den *Blutgefäßen*. Die Zahl derselben wird durch Neubildung vermehrt und die Vermehrung bleibt bestehen solange der entzündliche Reiz anhält. Die Lumina werden entsprechend der auch makroskopisch sichtbaren Hyperämie häufig erweitert gefunden. Hypertrophien der Muskularis und Verdickungen der Intima sind von einigen Autoren (CITELLI) gesehen worden und sind wohl auf die dauernd infolge der vermehrten Blutansammlung erhöhten Leistungen zurückzuführen. An der Adventitia zeigt sich mitunter Verdickung und hyaline Umwandlung, vermutlich eine Folge der immer besonders starken perivaskulären Entzündungserscheinungen, welche in der die Gefäße umgebenden Rundzelleninfiltration zum Ausdruck kommen. Die Veränderungen an den Schwellkörpern sind ebenfalls mit der infolge entzündlicher Hyperämie erhöhten Funktion in Zusammenhang zu bringen und bestehen in Verdickung der Muskularis, welche an Stärke normalerweise zwischen der der Arterien und der Venen steht, und in Ausweitung der Lumina die bei vollständiger Füllung längliche und ovale Gestalt, in kontrahiertem Zustande ein schlitzförmiges und vielbuchtiges Aussehen haben. CITELLI sah in Fällen von vaskulärer Hypertrophie myofibromartige Wucherungen der Schwellkörperwand. Die Zahl der Schwellkörper kann bedeutend vermehrt sein. Sie können dann der Schnittfläche einer Muschel ein siebartiges Aussehen verleihen. Von einer Hypertrophie kann man sprechen, wenn sie in der Drüsenschicht, wo sie gewöhnlich kleiner und dünnwandiger sind, noch einen bedeutenden Raum einnehmen und so dicke Wandungen zeigen, wie sonst nur in der eigentlichen Schwellkörperschicht in der Tiefe der Schleimhaut. In Anbetracht der bei chronischer Rhinitis gewöhnlich stark gesteigerten Sekretion sind am *Drüsenapparat* Veränderungen zu erwarten. Eine Vermehrung der Becherzellen in der Epithellage ist bereits erwähnt. Sie findet sich hauptsächlich bei akuter, jedoch auch bei

chronischer Rhinitis (Oppikofer). Die subepithelialen Drüsen erleiden deutliche
Veränderungen. Die oft zu beobachtende trichterförmige Ausweitung der
Mündungen ist in solchen Fällen schon makroskopisch zu erkennen. Sie haben
das Aussehen kleiner Poren in der Schleimhaut (Zuckerkandl). Cystische
Ausdehnung der Ausführungsgänge und der Acini, auch mit Abflachung und
Degeneration des Epithels müssen wahrscheinlich auf Sekretstauungen zurückgeführt werden. Möglicherweise werden sie nach Cordes durch den Druck des
subepithelialen Infiltrates verursacht. In der Umgebung sind Rundzellen angehäuft, die wohl aus dem die Drüsen umgebenden Kapillarnetz stammen.
In älteren Fällen sind die Drüsen von dichterem Bindegewebe umgeben. Bezüglich der zahlenmäßigen Vermehrung fehlt noch ein sicherer Maßstab. Zwar
sind Fälle von makroskopischer Schleimhautverdickung, u. a. von Clerc,
beschrieben worden, welche im wesentlichen durch die Masse der Drüsen bedingt
war; doch gibt es hier sicher große individuelle Verschiedenheiten. Auch das
Lebensalter ist für den Gehalt an Drüsen maßgebend; nach Ino Kubo ist die
Nasenschleimhaut von Neugeborenen drüsenreicher als beim Erwachsenen,
was klinisch seinen Ausdruck in der starken Absonderung der akut oder chronisch erkrankten Säuglingsnase findet.

Daß mitunter bei chronisch-hyperplastischer Rhinitis *Periost*, Knochen
und Knochenmark von der Entzündung ergriffen werden und Reaktionserscheinungen zeigen, hat schon Zuckerkandl festgestellt. Er sah bei gewöhnlicher
Hypertrophie der Nasenschleimhaut ohne Beteiligung der Nebenhöhlen makroskopische Veränderungen am Knochen. Die normalerweise dünne, zwischen der
elastischen Faserschicht und den Knochen gelegene fibröse Bindegewebslage
des Periostes — die Keimschicht — zeigt sich in solchem Falle verdickt, die
sonst schmalen Kerne werden oval, die Zellen saftreicher und an der Oberfläche
des Knochens lagern streckenweise in Reihen epitheloide Zellen, Osteoblasten;
diese bilden aus ihrem Protoplasma die Grundlage neu zu bildenden Knochens,
das Osteoid, welches sich mit deutlicher Kittlinie gegen den alten Knochen
absetzt und später nach Kalkeinlagerung in wirkliche Knochensubstanz umgewandelt wird. Je nachdem aus noch ungeklärten Gründen die produktiven
oder regressiven Prozesse überwiegen, haben wir am *Knochen* Apposition oder
Resorption zu verzeichnen; im letzteren Falle sieht man an Stelle der Osteoblasten die vielkernigen Osteoklasten und an Stelle der Osteoidsubstanz How-
shippsche Lacunen, welche die Osteoklasten aus dem alten Knochen ausgenagt
haben. Meist findet man An- und Abbauvorgänge nebeneinander, jedoch fast
immer ein Überwiegen des einen Prozesses. Ganz fehlen beide Vorgänge auch
am normalen Knochen nicht. Solange die Entzündung besteht, ist auch eine
kleinzellige Infiltration des Periostes vorhanden. Die Residuen der Entzündung
bestehen in fibröser Verdickung und teilweiser hyaliner Umwandlung desselben.
Bei den vielfachen Verbindungen, die zwischen *Mark* und Periost bestehen,
ist ein gelegentliches Übergreifen der Entzündung in die Markräume nicht
überraschend. Am Endost zeigen sich dann die gleichen Veränderungen wie am
Periost. Das spärliche areoläre, normalerweise Fettzellen und einzelne lymphoide
Markzellen enthaltende Stroma ist mit Rundzellen durchsetzt und nimmt bei
längerem Bestande der Entzündung einen fibrösen Charakter an. Da die Entzündung einer Muschel bei chronischer Rhinitis immer von der Oberfläche
ausgeht, so ist die sog. tiefe Entzündung immer als ein Ausläufer der oberflächlichen anzusehen und verhältnismäßig selten. Es ist viel darüber debattiert
worden, ob diese auf den Knochen übergreifende Entzündung mit der polypösen
Degeneration der Nasenschleimhaut, insbesondere der mittleren Muschel,
in ursächlichem Zusammenhang steht. Da aber von mehreren Autoren (Hajek,
Cordes, Citelli) der Beweis erbracht worden ist, daß sowohl Nasenpolypen

ohne tiefe Entzündung, als auch diese ohne Bildung von Nasenpolypen vorkommen, so scheidet die tiefe Entzündung als maßgebende Ursache aus der Frage der Ätiologie der Polypen aus.

Bei pathologisch-anatomischer Betrachtung präsentieren sich die *einzelnen Formen der chronischen Rhinitis* etwa folgendermaßen:

Das sich im Leben darbietende Bild der *Rhinitis chronica simplex* wird im Abschnitt „Diagnose" beschrieben. An der Leiche ist in solchen Fällen, abgesehen von etwa vorhandener pathologischer Sekretion oder Borkenbildung, keine Abweichung von der Norm festzustellen, da die intra vitam vorhandene Schwellung auf Hyperämie beruhte.

Histologisch sind für die Rhinitis chronica simplex bezeichnend Vermehrung, stellenweise auch Verminderung der Epithelschichten mit Fehlen der obersten

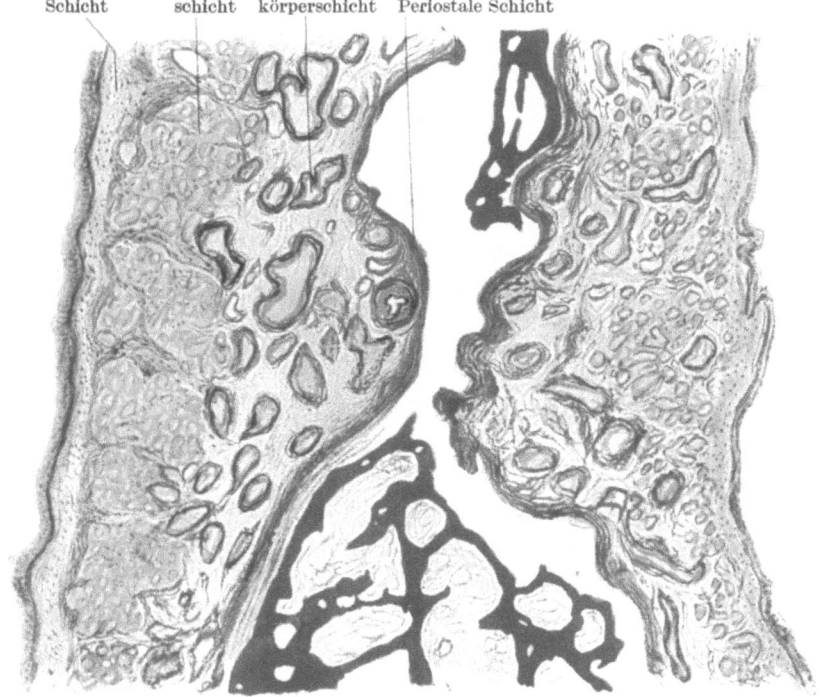

Subepitheliale Schicht   Drüsenschicht   Schwellkörperschicht   Periostale Schicht

Abb. 1. Diffuse gemischte Hyperplasie der Nasenschleimhaut (untere Muschel).

Lage, teilweise auch Strecken, die mit Pflasterepithel bekleidet sind. Weiterhin zeigt sich Zunahme der Becherzellen, leuko- und lymphocytäre Infiltration des Epithels, seröse Durchtränkung der subepithelialen Schicht und Ansammlung von Lymphocyten, Plasmazellen, Leukocyten, Eosinophilen und vereinzelten hyalinen Kugeln. Die Rundzellenanhäufungen finden sich besonders in der Umgebung der Gefäße und Drüsen, außerdem im Stroma, stellenweise in follikelartiger Anordnung. Die Eosinophilen sind am zahlreichsten dicht unter dem Epithel zu finden. Die Drüsenacini und -ausführungsgänge sind nicht selten erweitert, die Arterien, Venen und Schwellkörper sind hyperämisch.

Bei der *diffusen gemischten Hyperplasie* hat die Schwellung der Schleimhaut einen konsistenten Charakter, die Unebenheiten der Umrisse und der knöchernen Unterlage sind ausgeglichen, die Oberfläche der unteren Muschel, besonders

am hinteren Ende, ist häufig gefeldert. Dazwischen sind schon makroskopisch
die erweiterten Drüsenausführungsgänge oft als trichterförmige Poren zu
erkennen. Der Gesamtumfang der Muschel ist durch die Weichteilzunahme
gegen das normale Maß vergrößert. Wroblewski fand anstatt der gewöhnlichen Ausdehnungsbreite von 2,5—4,9 cm Vergrößerungen bis 5,5 cm. Von der
gleichen diffusen Verdickung kann die Schleimhaut der mittleren Muschel,
des Tuberculum septi, des Agger nasi, wie auch die des mittleren und unteren
Nasenganges betroffen werden (Zuckerkandl), wenn auch das hintere und
vordere Ende und der untere Rand der unteren Muschel sowie der Kopf der
mittleren Muschel die Prädilektionsstellen darstellen. Zu den diffusen Hypertrophien scheinen auch diejenigen zu gehören, welche man bei manchen Leuten

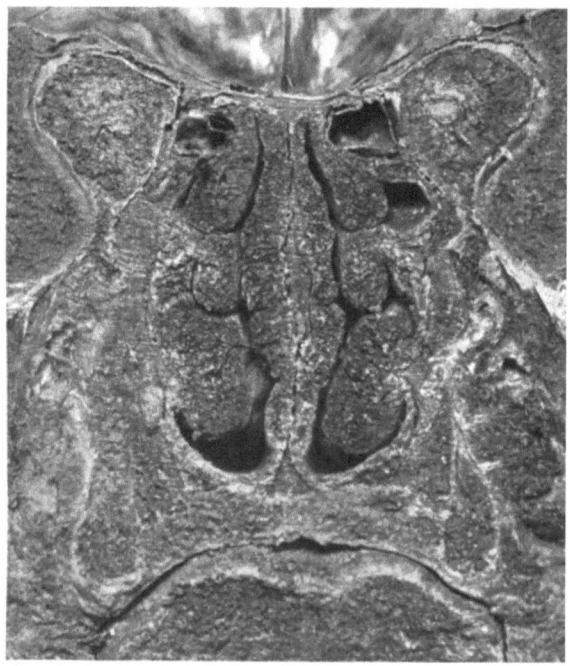

Abb. 2. Schwellkörperhypertrophie der gesamten Nasenschleimhaut.

zu beiden Seiten der hinteren Septumkante antrifft. Sie haben ihre größte
Dicke in der Ausdehnung von oben nach unten in der Choanenöffnung und
flachen sich nach vorn zu ab. Im *mikroskopischen Bilde* (Abb. 1) findet man
außer dem für die einfache chronische Rhinitis charakteristischen Befund eine
deutlich verstärkte Basalmembran, welche mitunter hyaline Stränge in das
Bindegewebe aussendet. Die subepitheliale Bindegewebsschicht ist erheblich
verbreitert und aufgelockert und enthält u. a. viele Plasmazellen und außerdem
Lymphfollikelbildungen namentlich an den Muschelenden. In den tieferen
Schichten scheinen die Drüsenpakete massiger, die Blutgefäße und besonders
die kavernösen Räume vermehrt, erweitert und reichen näher an die Oberfläche
heran als sonst. Hier und da besteht Verdickung und hyaline Umwandlung
der Adventitia. Das Bindegewebe ist hyperplastisch und zahlreiche Fibroblasten zeugen von Neubildungsvorgängen in demselben. Meist macht die
Infiltration in der Drüsen- oder in der Schwellkörperschicht halt. Mitunter

aber reicht Infiltration und Fibrose bis zum Periost und auch bis in das Knochenmark. Es handelt sich dann um die tiefe Entzündung, die bei der chronischen Rhinitis gewöhnlich mit Osteoblastenbildung und Anbauvorgängen am Knochen einhergeht (ZUCKERKANDL, HAJEK).

Die *vaskuläre Form* sieht an der Leiche genau so aus wie eine Rhinitis chronica simplex am Lebenden. Die ganze Nasenschleimhaut zeigt eine diffuse rötlich weiche Schwellung, welche allerdings in diesem Fall nicht durch Hyperämie, sondern durch Vermehrung und Vergrößerung der Lumina des Schwellgewebes hervorgerufen ist. Die beigefügte Abb. 2 zeigt einen mir von Geheimrat VIRCHOW

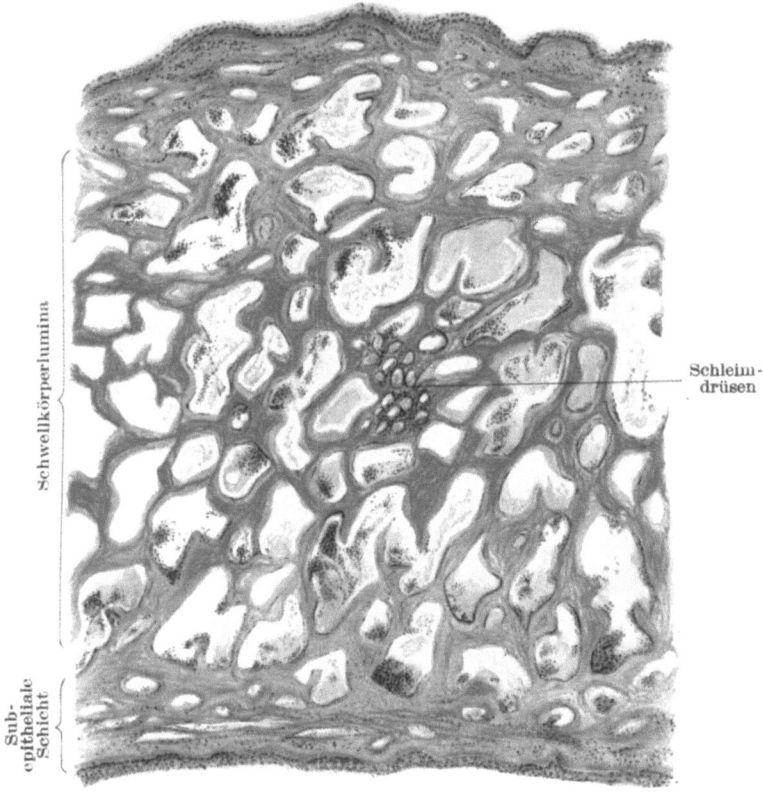

Abb. 3. Vaskuläre Hypertrophie der unteren Muschel.

freundlichst zur Verfügung gestellten Frontalschnitt durch die Nase einer Patientin, welche unter schweren, auf ein großes Aortenaneurysma zurückzuführenden Zirkulationsstörungen zugrunde gegangen war. Wir sehen eine enorme, auf dem Querschnitt schwammartige Verdickung der gesamten Nasenschleimhaut, welche im wesentlichen durch die Vermehrung und Erweiterung der Bluträume verursacht ist. Der *mikroskopische Befund* (Abb. 3) wird beherrscht. von der enormen Menge der Schwellkörperlumina, die dem Gewebe im Schnittpräparat ganz das Aussehen eines Kavernoms geben. Die Bluträume erfüllen den Muschelüberzug vom Knochen bis dicht unter die subepitheliale Zone. Die oberflächlichen Schwellgefäße sind etwas kleiner und dünnwandiger, die tiefen größer. Die Muskularis und Adventitia ist überall verdickt, auch die der

Arterien. Citelli hat in solchen Fällen auch Endarteritis gesehen. Aus allem spricht die funktionelle Überlastung der Schleimhautgefäße. Die anderen histologischen Erscheinungen der Rhinitis chronica sind nur angedeutet. Die Drüsen sind zahlreich; die Rundzellinfiltration ist unbedeutend; dafür zeigt sich mehr derbes Bindegewebe in der Drüsen- und Schwellkörperschicht.

Bei dem *papillären Typus* der Schleimhauthyperplasie (auch als himbeer- oder maulbeerartige Hypertrophie oder zu unrecht als Drüsenpolyp oder weiches Papillom bezeichnet) sehen wir an Stelle der bei der diffusen Form öfters angedeuteten Felderung die Oberfläche dicht mit kleinen halbkugeligen Erhebungen besetzt. Die ganze Schleimhaut ist derb, überkleidet das Knochengerüst der

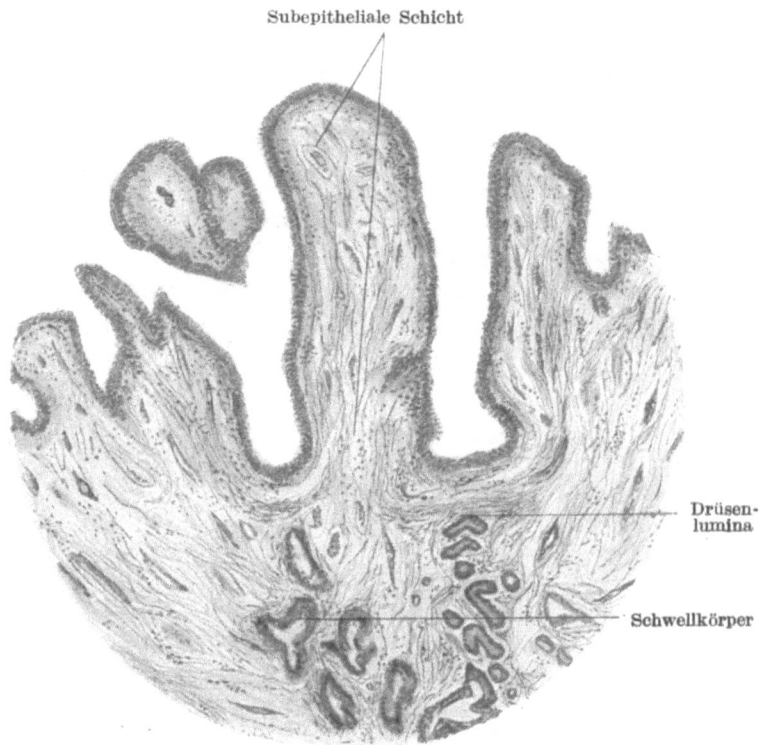

Abb. 4. Papilläre Hypertrophie der unteren Muschel.

Muschel fast wie eine Rinde, so daß man mit Recht von einer Dekortikation sprechen kann, wenn man die Schleimhaut der Muschel reseziert. Die geschilderte Entartung kann sich auf die Prädilektionsstelle am hinteren Ende der unteren Muschel beschränken, wo sie sehr häufig anzutreffen ist, kann sich aber über die ganze untere Muschel ausdehnen und von dort auf dem Agger nasi übergreifen (Zuckerkandl), ist mitunter an der mittleren Muschel, selten an der Schleimhaut des mittleren (L. Réthi) und des ganzen unteren Nasenganges (Bilancioni) zu finden und von Zuckerkandl auch am Septum gesehen worden. Am *mikroskopischen Präparat* (Abb. 4) sind schon mit bloßem Auge die lappigen, zottigen Umrisse des Muschelquerschnittes zu erkennen. Am besten sieht man bei Betrachtung mit einer stärkeren Lupe, daß die Papillen nur Auswüchse der subepithelialen Schicht sind und im wesentlichen aus sehr lockerem,

vielfach sogar ödematösem Bindegewebe bestehen. Drüsen und Schwellkörper
sind dort nicht anzutreffen. In den Einsenkungen münden die Drüsenausführungsgänge und diese scheinen die Schleimhautoberfläche an ihrer Unterlage
zu fixieren, während die dazwischen gelegenen Teile des losen subepithelialen
Stromas ungehindert emporwuchern können (s. auch Ino Kubo). Im Niveau
der Einsenkungen sind zahlreiche Lymphfollikel sichtbar, Schwellkörper und
Drüsen sind nicht vermehrt. Bei starker Vergrößerung fällt unter den Rundzellen der papillären Zone die besonders große Zahl von Plasmazellen auf.
Außerdem finden sich stellenweise hyaline Kugeln und zahlreiche eosinophile
Zellen in der Nähe der Oberfläche. Blutgefäße sind hier spärlich vertreten.
Mehr in der Nähe der Drüsenschicht sieht man zahlreiche Fibroblasten als
Zeichen produktiver Vorgänge im Bindegewebe. Das subepitheliale Netz von
elastischen Fasern ist reduziert oder es fehlt ganz. Die gewöhnlich zu beobachtende Blässe der hinteren Hypertrophien dürfte auf dem geschilderten sub-
epithelialen Ödem und der Armut an oberflächlichen Kapillaren beruhen.

An Stelle des dichten Besatzes mit kleinen warzigen Wucherungen kann die
hypertrophische untere Muschel auch mit großen vereinzelten wulstigen, halbkugeligen oder lappigen Auswüchsen versehen sein. Wir bezeichnen diese Form
als *fibromatöse Hypertrophie*. Ihre Konsistenz ist ziemlich fest. Die Wucherungen bilden meist den unteren
Rand der Muschel und lassen sich pendelnd hin- und
herbewegen. Sie lokalisieren sich auch an den hinteren
Enden der unteren oder der mittleren Muschel; gelegentlich auch am Kopf der letzteren. *Mikroskopisch*
zeigt sich bei der lappigen fibromatösen Hypertrophie
dasselbe Bild wie im vorigen Falle, nur ohne die papilläre Gliederung. Der hypertrophierte Teil entspricht
der subepithelialen und adenoiden Schicht der normalen
Muschel; unterhalb der Wucherungen befindet sich
die Zone der Drüsen und Schwellkörper, welche sich
nicht wesentlich an der Proliferation beteiligen, sondern

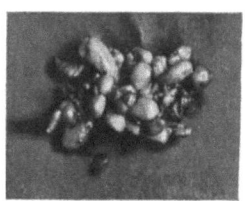

Abb. 5.
Polypös degenerierte
papilläre Hypertrophien
der unteren Muschel.

sogar manchmal etwas reduziert erscheinen. Die geringe Retraktion auf
Cocainapplikationen beruht auf der verhältnismäßig geringen Durchblutung.

Als Steigerung der fibromatösen und papillären Hypertrophie ist die *polypöse
und cystische Degeneration* anzusehen. Die untere Muschel kann in ganzer Ausdehnung oder stellenweise mit lappigen oder kugeligen, breitbasig aufsitzenden
ödematösen Fibromen besetzt sein, die ganz das Aussehen der gewöhnlichen
Schleimpolypen zeigen können (s. auch Balla). Daneben finden sich derbere
Hypertrophien und Übergangsformen. Ebenso kann die mittlere Muschel
im ganzen befallen sein. Der Lieblingssitz der polypösen Degeneration ist der
Kopf der mittleren Muschel, dessen Schleimhaut dadurch ein grauweißes,
glasiges Aussehen bekommt. Zuckerkandl erwähnt auch einen großen, vom
Agger nasi und einen von der oberen Muschel mit breiter Basis ausgehenden
Polypen. Ob die gewöhnlichen, im mittleren und oberen Nasengang sitzenden
Schleimpolypen die Folge einer bloßen chronischen Rhinitis sein können, ist
eine noch nicht restlos geklärte Frage. Alexander fand unter 104 Fällen von
Nasenpolypen in 66,3% derselben keine nachweisbare Nebenhöhlenerkrankung;
in demselben Sinne äußern sich viele andere Autoren (s. auch Lack und Clark).
Auch Zuckerkandl erkennt eine primäre Rhinitis als Ursache für Polypenbildung an. Ich selbst habe Fälle gesehen mit normalem Röntgenbefund und
mit bei der endonasalen Operation festgestelltem makroskopisch normalem
Zustand der Siebbeinzellen und der Keilbeinhöhlen. Nur durch jedesmalige
mikroskopische Untersuchung der in Frage kommenden Nebenhöhlenschleim-

häute ist es möglich festzustellen, ob die Polypen nicht als Residuen einer Sinusitis anzusehen sind. Die polypöse Degeneration ist auch *histologisch* nur eine Steigerung der Verhältnisse bei der papillären und lappigen Hypertrophie.

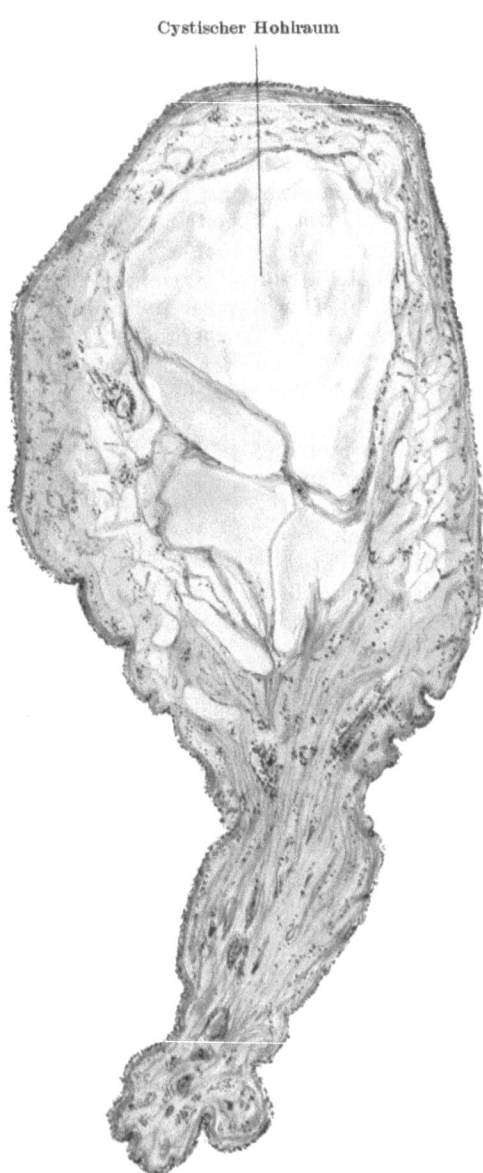

Cystischer Hohlraum

Abb. 6. Keulenförmiger Fortsatz der zottig degenerierten unteren Muschel.

Die subepitheliale Zone macht fast die ganze Masse des Polypen aus. Drüsen und Schwellkörper enthält er nur ausnahmsweise. Den Überzug bildet ein Epithel von wechselnder Beschaffenheit. Es kann aus normalen Flimmerzellen mit vermehrter oder verminderter Schichtenzahl bestehen, es kann auch von kubischen, platten und sogar verhornenden Zellen gebildet sein. Die Basalmembran ist zart oder auch verdickt ohne Unterschied des Epithels. Die elastischen Fasern der subepithelialen Schicht fehlen ganz. Den Inhalt des Polypen bildet ein zartes weitmaschiges ödematöses oder cystisches Stroma mit spärlichen dünnwandigen Capillaren und sehr wenig schmalen Bindegewebszellen. Das Rundzelleninfiltrat besteht zum großen Teil aus schönen Plasmazellen, außerdem aus Lymphocyten, eosinophilen Zellen und vereinzelten hyalinen Kugeln. Die Basis der polypösen Wucherungen wird von der adenoiden Schicht der Schleimhaut gebildet; hier wird das Gefüge dichter und es finden sich hier meist keine von dem Befund bei der gewöhnlichen hyperplastischen Rhinitis abweichenden Verhältnisse. Handelt es sich um die *polypöse Degeneration der papillären Hypertrophie*, so sind die Tumoren viel kleiner, zotten- oder keulenförmig mit dünnem Stiel und sitzen dicht nebeneinander, entsprechend der Basis der Papillen (Abb. 5). Gallertig aussehende, blasse finden sich neben kleineren derberen, rosafarbigen Exemplaren. Eine solche Muschel kann das Aussehen einer verkleinerten Blasenmole haben.   In dem polypösen Gewebe können sich stark erweiterte cystische Hohlräume vorfinden. Die *Histologie* der kleinen polypenartigen Gebilde ist sehr einförmig (Abb. 6). Der Stiel ist schmal, besteht aus derberem Bindegewebe, durch das die zu- und abführenden

Gefäße passieren. Der keulenförmige Körper ist ganz aus sehr lockerem, ödematösem, zum Teil cystisch degeneriertem und mitunter hyalinem Stroma aufgebaut, das durch wenige radiär verlaufende zarte Gefäße ernährt wird und mit einer Flimmer-, Pflaster- oder Plattenepithellage bekleidet ist und darunter keinerlei elastische Fasern enthält. Die diffus verstreuten lymphoiden Zellen sind zum großen Teil Plasmazellen. Drüsen oder Schwellgefäße habe ich nie gesehen. Bis auf die verkleinerten Ausmaße sind die Zotten mit den sog. Schleimpolypen histologisch vollkommen identisch.

Zu der polypösen Form ist auch die von SEIFERT beschriebene *Rhinitis oedematosa* zu rechnen, welche sich durch eine ziemlich feste, gelatinöse Schwellung der Schleimhaut auszeichnet. SEIFERT beschreibt den *mikroskopischen Befund* etwa folgendermaßen: Epithel zylindrisch oder kubisch, von normaler Höhe, mitunter auch nur einreihig. Die subepitheliale Schicht ist ödematös gequollen, enthält reichlich Lymphocyten, eosinophile Leukocyten und vereinzelte Plasmazellen. Das Rundzelleninfiltrat ist am dichtesten in der Umgebung der Drüsen, ihrer Ausführungsgänge und der Gefäße, besonders der Venen. Die Vaskularisation ist in der subepithelialen Schicht spärlich, in der Tiefe sehr reichlich. Die Neubildung von Gefäßen ist gering, dagegen trifft man stellenweise auf Gefäßverödung.

Aus der Betrachtung der einzelnen Formen der chronisch-hyperplastischen Rhinitis geht hervor, daß es sich in keinem Fall um Bildung von echten Tumoren, sondern stets um Produkte der chronischen Entzündung handelt. Die größte Beweiskraft in dieser Hinsicht haben unter den aufgezählten Merkmalen die proliferativen Vorgänge am Gefäß-Bindegewebsapparat und an den Drüsen- und Schleimhautepithelien sowie die plasmacelluläre Infiltration.

Symptomatologie.

Die Beschwerden, welche eine chronische Rhinitis verursacht, bestehen 'in vermehrter Absonderung und vorübergehender Undurchgängigkeit der Nase. Das *Sekret* ist schleimig oder gewöhnlich schleimig-eitrig, mehr oder weniger zäh, mitunter von etwas fadem Geruch. Eine mehr wäßrige Sekretion findet sich gelegentlich bei samtartiger Schwellung der Muschelschleimhaut. Auch eine richtige Hydrorrhoea nasalis ist bei Muschelhypertrophien beobachtet worden (KÖRNER); eine rein eitrige Absonderung ist sehr selten. Das Sekret kann unter Umständen in außerordentlichen Mengen abgesondert werden, so daß der Patient durch den dauernden Zwang, dasselbe auszuschnauben oder nach hinten zu ziehen und herauszuräuspern, sehr belästigt wird. Andererseits kann die Absonderung sehr gering sein und der Kranke durch ein trockenes Brennen in der Nase dauernd zum Schneuzen und Niesen gereizt werden. Namentlich im Nasenvorhof und auch im Nasenrachen kann das Sekret zu lästigen Borken eintrocknen. Die *Zuschwellung der Nase* behindert die Atmung. Die Gesamtheit der Erscheinungen bezeichnet der Laie als Stockschnupfen. Die Nasenobstruktion ist *veränderlich*, solange die Schwellung nur durch Hyperämie veranlaßt ist. Sie bleibt konstant, wenn Schleimhautwucherungen vorhanden sind. Im ersteren Falle kann stärkste Verlegung der Nase mit völliger Durchgängigkeit rasch wechseln, wie es der Arzt öfters während der Untersuchung etwas aufgeregter Patienten wahrnehmen kann. Die seelische Erregung führt hier zu einer Kontraktion der Schwellgefäße (s. auch MORITZ SCHMIDT). Bei Seitenlage pflegt sich alsbald die unten gelegene Nasenhälfte zu verstopfen; dreht sich der Patient um, so schließt sich die bisher freie Seite, während die andere wieder durchgängig wird. Über die Erklärung dieser Erscheinung wird noch viel debattiert und von einem Teil der Autoren venöse Stauung in den Halsvenen

der unten gelegenen Seite, von anderen ein Reiz auf das Ganglion sphenopalatinum der tiefer gelegenen Seite durch passive Hyperämie mit konsekutiver
Erweiterung und Füllung der Schwellkörper (Aschenbrandt), und von wiederum
anderen eine einfache Wirkung der Schwerkraft angenommen. Am wahrscheinlichsten erscheint mir das letztere, denn eine einfache Kompression der
Halsvenen einer Seite führt bei solchen Patienten nicht zu Verlegung der entsprechenden Nasenhälfte; andererseits beobachten wir überall am Körper die
Wirkung der Schwerkraft des Blutes im Kreislauf, besonders im entzündeten
Gewebe mit seinem verlangsamten Blutstrom und seinen abnorm gering reagierenden Gefäßen. Bei horizontaler Lage, nachts, ist die Verstopfung immer
stärker als am Tage; desgleichen bei ruhiger Körperhaltung, im Sitzen, beim
Lesen, Schreiben oder bei Handarbeiten. Stehen die Patienten auf und gehen
einige Schritte im Zimmer umher oder gehen sie hinaus in die freie Luft, so wird
die Nasenatmung besser. Eine derartige übermäßige Reaktion der Schwellkörper bei geringfügigen Reizen ist als pathologisch anzusehen und ist ein
typisches Symptom der *Rhinitis chronica simplex*, bzw. der *Schwellkörperhypertrophie*.

Die *anhaltende Behinderung* der Nasenatmung ist charakteristisch für die
chronische hyperplastische Rhinitis. Hier verhindern die chronisch-entzündlichen
Verdickungen die Schleimhaut an der normalen Retraktion. Die für die Nasenatmung wesentlichen Hindernisse liegen am Kopfe der unteren Muschel, am
Tuberculum septi, am vorderen und unteren Rande der mittleren und am
hinteren Ende der unteren Muschel, den Punkten, welche der Atmungsbahn
in der Nase entsprechen (Fein, Horne, Réthi, Burchardt, Neumann, Renner,
Wotzilka). Sehr große hintere Enden können bei der Ausatmung ein ventil-
artiges Hindernis bilden (Bresgen), ebenso wie bedeutende Hypertrophien des
vorderen Endes der unteren Muschel bei der Einatmung. Hintere Hypertrophien der unteren Muschel können bei beträchtlicher Größe ein Fremdkörpergefühl im Epipharynx und am Velum erzeugen.

Eine der unangenehmsten Eigenschaften der chronischen Rhinitis ist ihre
ausgesprochene Neigung zu *akuten Exacerbationen*. Die kleinsten Insulte lokaler
oder allgemeiner Art, deren eine normale Nase sich ohne weiteres erwehrt —
ein Abend in einem rauchigen Lokal, eine unvorsichtige Abkühlung in über-
hitztem Zustande, ein kleiner Exzeß in baccho oder venere — bringen einen
akuten Schnupfen hervor mit einer unangenehmen Steigerung aller bereits
vorhandenen Beschwerden und Folgezustände. Die chronische Rhinitis steigert
sich so, bei Vernachlässigung von Therapie und Prophylaxe, in einem Circulus
vitiosus.

Bleibt dieselbe ein rein lokales Leiden, so finden sich die betreffenden Patienten
mit ihr ab, wie es meistens bei der chronischen Rhinitis simplex der Fall ist.
Die Hauptursachen für die jedoch sehr zahlreichen *Folgezustände* bieten die
Hypertrophien und die damit verbundene Sekretstauung. Eine sehr häufige
Folge der Nasenverstopfung ist die respiratorische *Anosmie*; charakteristisch
für dieselbe im Gegensatz zur essentiellen Anosmie ist der Ausfall des Geruchsvermögens für alle Geruchsqualitäten und die häufig intermittierende Art
der Störung, je nachdem die Regio olfactoria gerade durch die Schwellung
verlegt ist oder nicht. Nach sehr langer Dauer der Rhinitis soll sich in seltenen
Fällen auch eine essentielle Anosmie einstellen. Hand in Hand mit der Geruchsstörung geht eine Verminderung bis Aufhebung des Geschmackes, welcher
zum großen Teil ein Wahrnehmen des durch die Choanen aufsteigenden Geruchs
der Speisen, ein gustatorisches Riechen ist (Zwaardemaker).

Ist die nasale Atmung in stärkerem Maße beeinträchtigt, so entwickelt sich,
solange nicht die habituelle Mundatmung an ihre Stelle getreten ist, ein Geistes-

zustand, den man als *Aprosexia nasalis* bezeichnet hat (GUYE), d. h. die von der Nase ausgehende Unfähigkeit, seine Gedanken zu konzentrieren. Dazu gesellen sich noch andere Erscheinungen. Am deutlichsten läßt sich der ganze Komplex bei einer Nasentamponade konstatieren, da hier der Organismus sich noch in keiner Weise umgestellt hat; die Patienten verspüren eine unerklärliche Mattigkeit und Energielosigkeit; sie sind nur mit Mühe imstande aufzupassen, eine Gedankenreihe zu verfolgen; das Gedächtnis versagt, der Kopf schmerzt, die Laune ist schlecht; sie sind müde und können doch nicht schlafen. Befreit man einen solchen Patienten von seiner Tamponade, so ist er — falls nicht infolge der Reaktion die Nase wieder zuschwillt — in kurzer Zeit wie ausgewechselt und fühlt sich neugeboren. KAFEMANN hat Selbstversuche mit einem Nasenobturator gemacht, welcher eben noch die Nasenatmung ermöglichte, ohne zur Mundatmung zu zwingen. An Tagen, an welchen er den Obturator trug, konstatierte er bei seinen Versuchen (Wahlreaktionen, Addierversuche, Gedächtnisprüfungen) eine Verminderung der Geistesgegenwart, der Arbeitsleistung, der Merkfähigkeit und schnellere Ermüdbarkeit. Die Erklärung dieses Zustandes hat viel Kopfzerbrechen verursacht und ist heute noch nicht in befriedigender Weise gegeben. Einerseits wird eine Kohlensäureüberladung des Blutes verantwortlich gemacht, welche durch die ungenügende — weil ungewohnte — Mundatmung zustande kommen soll (COLLIER). Der Einfluß des Nasenverschlusses ist experimentell bei Kaninchen durch BULLARA, COUSTEAU, RUGANI u. a. untersucht worden. Sie fanden eine Vertiefung und Verlangsamung der Atemzüge und Ausbildung eines deutlichen Emphysems. Die Autoren schließen daraus, daß die ungewohnte Mundatmung eine unvollkommene ist. Die gleichen Ergebnisse hatte ANDERSON. BILANCIONI fand bei Adenoidenträgern die Atmung unregelmäßig und weniger frequent.

Andererseits soll auch eine Hemmung der Blut- und Lymphzirkulation in der Nasenschleimhaut und eine von da ausgehende Stauung in der Schädelhöhle bei der Erzeugung der Aprosexie mitspielen. Die Lymphanastomosen zwischen Nasenschleimhaut und Arachnoidealgefäße sollen die Stauung vermitteln. Diese Zirkulationshemmung könnte durch den Fortfall der positiven und negativen Druckschwankungen bei Aus- und Einatmung in der Nasenhöhle entstehen, welche ähnlich wie im Thorax fördernd auf den Kreislauf der Schleimhaut einwirken sollen; außerdem könnte die Stauung durch das Ausbleiben des Schwellkörperspiels erklärt werden, welches durch die bei der Atmung die Schleimhautnerven treffenden Reizes unterhalten wird und nach MINK die jeweilige Ein- und Ausatmungsgröße zu regulieren hat. Der mitunter zu beobachtende, gewissermaßen den Kopf befreiende Einfluß einer Nasenblutung oder die ähnliche Wirkung eines Niespulvers ist vielleicht auf eine solche lokale, Entlastung des Kreislaufes zurückzuführen. Allerdings habe ich bei Kanülenträgern und Larynxexstirpierten, die ihre Nase überhaupt nicht mehr gebrauchen und bei welchen diese Druckschwankungen ausfallen, niemals die Aprosexia nasalis beobachtet. Auch die Luftknappheit für sich allein erzeugt keine Aprosexie, wie man an Kanülenträgern mit unzureichender Kanülenweite, an Leuten mit Tracheal- oder Larynxstenose oder an Herzkranken beobachten kann. Aus allem geht hervor, daß wohl ein Zusammenwirken mehrerer und zum Teil noch unbekannter Ursachen erforderlich ist. Daß der Körper sich schließlich auch an die ungewohnte Mundatmung anpassen kann, sieht man allerdings, z. B. an Menschen mit angeborener Atresie der Choanen oder der Nasenlöcher, welche gewöhnlich keine nasale Aprosexie zeigen (MASINI, MÜLLER-LEHE).

Ein häufiges und lästiges Symptom der hypertrophischen Rhinitis ist der *Kopfschmerz*. Er kann eine Teilerscheinung der Aprosexie sein, jedoch auch

ohne sie auftreten. Meist findet man ihn stärker auf der Seite der Nasenverengerung und sehr oft verschwindet er, wenn es gelingt, das Naseninnere
wegsam zu machen. In diesem Falle erklärt man ihn in derselben Weise
wie die Aprosexie. Indessen gibt es anscheinend noch andere Umstände
bei einer Rhinitis, welche selbst bei genügend durchgängiger Nase zu Kopfschmerz führen können. Als solche betrachtet man im Verein mit allgemeiner Reizbarkeit des Nervensystems die vorübergehende gegenseitige
Berührung gegenüberliegender Schleimhautflächen infolge intermittierender
Schwellungen. Nach Bresgen sollen die Beschwerden vom Sympathicus ausgehen, der im krankhaft gereizten Zustande schmerzempfindlich wird. Sym-
pathicusschmerzen sollen eine besondere Neigung zur Irradiation besitzen.
Andere Autoren nehmen eine Trigeminusreizung an (Casali, Canfield). Am
häufigsten kommt für die gegenseitige Berührung die mittlere Muschel und das
Tuberculum septi in Betracht, zwei Bezirke, welche auch erfahrungsgemäß
besonders empfindlich sind. In der Tat hat man auch in vielen Fällen durch
Amputation des vorderen Endes der betreffenden mittleren Muschel die Kopfschmerzen beseitigen können (Cordes, Weleminski, Mink u. a.). Sie lokalisieren sich in solchen Fällen in der Stirn in der Umgebung des gleichseitigen
Auges, im Auge selbst oder im ganzen Gesicht, haben neuralgischen anfall-
artigen Charakter und können eine außerordentliche Heftigkeit annehmen.
Einen Fingerzeig gibt der Cocainversuch; den Beweis des Zusammenhanges
liefert der Effekt der Sondenberührung der fraglichen Stelle.

Auch mit *Luftverdünnung in den Nebenhöhlen* hat man die bei Rhinitis
nicht seltenen Kopfschmerzen zu erklären versucht, wohl von der Beobachtung
ausgehend, daß dabei mitunter die Gegend der Stirnhöhle druckempfindlich
ist, ohne daß Anhaltspunkte für eine Nebenhöhlenerkrankung bestehen (Palbin,
Sluder, Hartmann). Man nimmt an, daß Schwellungen der mittleren Muschel
die Zugänge zur Stirn- oder Kieferhöhle oder zu den Siebbeinzellen verlegen
können und daß beim Schneuzakt Luft aus den Nebenhöhlen mitgerissen, ein
Wiederausgleich aber durch die ventilartig sich vor das Ostium legende Schwellung verhindert und die Luft in der betreffenden Nebenhöhle immer mehr
verdünnt wird. Als Beweis wird die Beobachtung angeführt, daß nach Absaugung mitunter vermehrte Kopfschmerzen auftreten (Vohsen) und daß man
andererseits bisweilen in der Lage ist, nasale Kopfschmerzen durch Politzern
zu beheben (Hartmann, Palbin, Robertson, Sluder). Eine Dehnung der
intranasalen Nerven als Ursache der Kopfschmerzen anzunehmen (s. auch
L. Réthi), erscheint mir nicht gerechtfertigt im Hinblick z. B. auf die ganz
schmerzlosen ödematösen Schwellungen bei Nephritikern, welche viel größere
Steigerungen erreichen können, als dies in der Nase möglich ist, und bei welchen
die Nerven doch auch einer gewissen Dehnung ausgesetzt werden. Zur Differentialdiagnose des nasalen Kopfschmerzes bemerkt L. Réthi, daß auf Lymph-
stauungen bestehende Beschwerden sich auf Cocain- oder Adrenalinapplika-
tionen vermehren, da der Abfluß durch die Verengerung der Gefäße noch mehr
gehemmt wird; daß man dagegen von einer Beseitigung der Kopfschmerzen durch
Cocainpinselung auf einen Reizzustand der Schleimhautnerven schließen könne.

Die infolge der Nasenstenose bei einfacher oder hypertrophischer Rhinitis
notwendig werdende *Mundatmung* hat eine ganze Reihe von ernsten Nachteilen; einer der wesentlichsten ist, solange sie nicht habituell geworden ist,
ihre Insuffizienz. Es wird nämlich einerseits der Mund nicht immer weit genug
geöffnet und die Zunge nicht immer so gelagert, daß die Luftpassage geräumig
genug ist, und andererseits wird jeder, der es nicht gewohnt ist, seinen Mund
offen zu halten, bemerken, daß das Offenhalten ermüdet — der Unterkiefer
trägt sich bei Lippenschluß wahrscheinlich von selbst durch das in der Mundhöhle

bei Nasenatmung entstehende Vakuum (STRUYKEN) und die Adhäsion der
Lippen (SCHALK, VEISS). Aus diesem Grunde wird der Mund unwillkürlich
immer wieder geschlossen und die Atmung jedesmal unterbrochen. Eine mangelhafte Oxydation und eine Kohlensäureüberladung des Blutes kann die Folge
sein. Weiterhin wird die Mundhöhle selbst verschiedenen Schädigungen ausgesetzt. Zwar wird nach neueren Untersuchungen die Atemluft beim Durchstreichen durch die Mundhöhle fast in demselben Grade erwärmt und angefeuchtet
wie in der Nase (ASCHENBRANDT, KAISER und SCHUTTER, GAULE, WOTZILKA,
MINK), jedoch ist die Mundhöhle nicht ebenso daran gewöhnt und dazu geeignet
wie die Nase. Die Schleimhäute trocknen aus und bedecken sich mit zähem
Belag. Der zur Verdauung nötige Speichel wird eingedickt und seiner Bestimmung entzogen. Die zur Temperierung der Atemluft nötige Wärme wird den
Wänden der Mundhöhle, z. B. auch den Tonsillen, entzogen, welche auf die
gleichmäßig warme Luft der geschlossenen Mundhöhle eingestellt sind. Die
Bedeutung der lokalen Abkühlung für die Entstehung von Schleimhautaffektionen und Anginen ist bekannt. Bakterielle und mechanische Verunreinigungen der Atemluft richten in der Nase weniger Schaden an als an den Zähnen,
auf dem Zahnfleisch und den Tonsillen (MADER, TRAUTMANN). Die Zahncaries
wird von vielen Autoren mit Mundatmung in Zusammenhang gebracht. MAN-
CIOLI erklärt das angeblich bei Nasenstenose gehäufte Vorkommen der Zahncaries im Oberkiefer an den vorderen Zähnen bis zum ersten Molaris und im
Unterkiefer an den hinteren Zähnen mit den nachteiligen Temperatureinflüssen
der Mundatmung (desgleichen FOSTER, MADER). Der Kauakt wird durch die
Atemzüge immer wieder gestört; beim Essen entsteht bei offenem Munde
ein unangenehm schmatzendes Geräusch, die Einspeichelung der Speisen ist
wegen der Eindickung und Zähigkeit des Speichels eine unvollkommene. Die
spontane Reinigung der Mundhöhle, welche durch Speichel und Zunge besorgt
wird, leidet durch die Austrocknung und die dauernde Offenhaltung des Mundes
außerordentlich. Daß der Mund nicht gleichzeitig der Nahrungsaufnahme und
der Atmung dienen kann, zeigt sich noch deutlicher bei an chronischer Rhinitis
erkrankten Säuglingen. Während des Saugens müssen sie die Lippen geschlossen
halten. Da sie auf diese Weise nur entweder trinken oder atmen können, ist
in solchen Fällen der Ernährungs- und Kräftezustand in bedrohlicher Weise
gefährdet. Die Mundatmung ist eine flache, abdominelle Atembewegung, bei
welcher die Lunge wenig ventiliert und die Brustmuskeln wenig bewegt werden.
Aus diesem Grunde kann das Bestehen einer chronischen hyperplastischen
Rhinitis in den Jahren der körperlichen Entwicklung von großem Nachteil
sein (WOTZILKA, POLI, P. HEYMANN, BRONFIN und MARKEL) und der Etablie-
rung einer Tuberkulose Vorschub leisten. Im Schlafe vollends wird aus der
Mundatmung eine Stenosenatmung, da die Zunge bei offenem Munde gewissermaßen aspiriert wird (KJELLMANN, BRESGEN). Der Schlaf wird unerquickend,
durch schreckhafte Träume und öfteres Erwachen gestört — Wirkungen des
Sauerstoffmangels und der Kohlensäureüberladung. Kein Wunder, wenn bei
dieser dauernden Unterbilanz sich Anämie, Körper- und Nervenschwäche ausbilden! Der Zusammenhang läßt sich leicht durch die Gegenprobe erbringen,
indem man nach Wiederherstellung der Nasenatmung solche Patienten oft
in überraschender Weise aufblühen sieht. Der seit langer Zeit zur Debatte
stehende Einfluß der Mundatmung auf die Oberkieferbildung wird von BUSER,
FRANKE, BENTZEN bestritten, von KAHLER und vielen anderen Autoren dagegen
angenommen.

    Eine ständige Begleiterscheinung jeder chronischen und namentlich hyper-
trophischen Rhinitis ist die absteigende Entzündung der Schleimhaut des
Pharynx und *Larynx*, in ausgeprägten Fällen auch der Trachea und der Bronchien.

Häufig besteht die Pharyngitis ohne alle Beschwerden; bei Neurasthenikern jedoch können dieselben einen Grad erreichen, der zu der Harmlosigkeit des Zustandes in stärkstem Mißverhältnis steht und eine ständige Furcht vor Krebs oder Tuberkulose unterhält. Der bei Rauchern und Trinkern oft zu beobachtende Vomitus matutinus wird durch das vermehrte Nasensekret hervorgerufen, welches sich nachts im Nasenrachen ansammelt, infolge der meist bestehenden Mundatmung dort eintrocknet und beim Erwachen auf die hyperästhetische Schleimhaut wie ein Fremdkörper wirkt und Würge- und Brechbewegungen auslöst. Sehr oft bilden diese Halsbeschwerden die Hauptklagen, die der Patient beim Arzt vorbringt, und man sollte sich nie mit der Diagnose einer Pharyngitis begnügen, denn in den meisten Fällen findet man die primäre Ursache in der Nase. Die Pharyngitis wird durch die Mundatmung gefördert, aber in erster Linie hervorgerufen durch die von der Nase herabsteigende Entzündung. Die Tatsache, daß die größten Sekretmassen aus dem Nasopharynx an der hinteren Rachenwand herabfließen, die stärksten Entzündungserscheinungen dagegen meist an den Seitensträngen zu beobachten sind, legt die Vermutung nahe, daß die Entzündung weniger von der Oberfläche der Schleimhaut aus erregt, als vielmehr intramukös auf dem Wege der Lymphspalten und -bahnen, welche in den Seitensträngen besonders reichlich vorhanden sind (Most, Poli) fortgepflanzt wird. Die entzündliche Hyperämie, welche bei chronischer Rhinitis besteht, erklärt die nicht selten beobachtete Neigung zu *Nasenblutungen*. Meist entstehen sie am unteren vorderen Teil der Nasenscheidewand, jedoch auch gelegentlich an anderen Stellen der Nasenauskleidung. Gewöhnlich bilden Verletzungen mit dem Finger, mit einer Haarnadel oder dergleichen bei dem Versuch, eingetrocknete Sekretkrusten abzulösen, die direkte Ursache. Aus derartigen Kratzeffekten kann bei häufiger Wiederholung auch gelegentlich Perichondritis mit Knorpelnekrose und Septumperforation — das Ulcus septi perforans simplex — entstehen. Die sich in der Nase ansammelnden entzündlichen Sekrete geben ferner Veranlassung für die verschiedensten anderen Krankheitszustände. Fließen sie vorn durch die Nasenlöcher heraus, so können sie dort *Rhagaden, Ekzeme, Impetigo, Folliculitis, Furunkel* hervorrufen und die Veranlassung für *Erysipele, Gesichtsakne, dauernde Nasen- und Wangenröte* werden (Sassadeteleff, Collier, Grant). Nach oft sich wiederholenden derartigen Entzündungen kann eine *chronische Verdickung der Nase und Oberlippe* zurückbleiben (Bresgen, Römer, Davis). Eine chronische Entzündung der regionären Lymphknoten ist nicht selten zu finden. Meist handelt es sich um Drüsen unter dem Kieferwinkel, am vorderen und hinteren Rand des Sternocleidomastoideus, mitunter fühlt man auch die Drüsen in der Mitte des horizontalen Unterkieferastes (Cobb, Most, Gellé, Römer.) Eine Komplikation von oft großer Tragweite bilden die entzündlichen *Tuben- und Mittelohr-Affektionen*. In ihrer überwiegenden Mehrzahl sind sie auf Nasenleiden, häufig auf eine Rhinitis chronica simplex oder hyperplastica zurückzuführen. Einerseits verursacht schon die jedesmalige Ansaugung beim Schluckakt mit verengter oder verschlossener Nase ein Vakuum in Tube und Pauke, sowie eine passive Hyperämie des dortigen Gewebes, andererseits kann sich der katarrhalische Zustand der Nase auf das Gehörorgan fortpflanzen. Die Übertragung erfolgt entweder durch das Tubenlumen beim Schneuzen oder wahrscheinlich auch intramukös auf dem Lymphwege. Direkt unterhalb der Tubenostien vereinigen sich die Lymphgefäße aus dem Mittelohr, der Tube und der hinteren Nasenhälfte, um im Seitenstrang nach abwärts zu ziehen (Poli). Hier ist die Möglichkeit zum Übertritt von Infektionen auf dem Lymphwege gegeben. Andererseits hat man z. B. bei Tabakschnupfern mit größerer Trommelfellperforation mitunter Gelegenheit, Tabakspartikelchen im Mittelohrsekret und in der Paukenhöhle zu sehen als Zeichen dafür, daß — wahrscheinlich beim Schneuzen — Fremdkörper und so auch Sekret und Bakterien durch die Tube in die Paukenhöhle gelangen und dort eine Entzündung verursachen können. Hauptsächlich bilden die häufigen akuten Exacerbationen der chronischen Rhinitis die Veranlassung von Entzündungen des Gehörorgans. Bei verlegter Nase und Anhäufung von störenden Sekreten ist besonders häufig Gelegenheit zum Schneuzen unter verstärktem Druck gegeben. Wenn die nasale Tubenöffnung durch Schwellung oder Hypertrophie verengt ist, wird die Luft nach Sprengung des Verschlusses mit noch größerer Vehemenz in das Mittelohr getrieben. Oft sehen wir hartnäckige Tubenkatarrhe erst nach Beseitigung von Hypertrophien, besonders der hinteren Muschelenden, verschwinden; rezidivierende akute Mittelohrentzündungen, exsudative Katarrhe, chronische Mittelohreiterungen, Radikalhöhlen erst nach erfolgreicher Behandlung einer Rhinitis ausheilen. Bei der benachbarten Lage ist es nicht zu verwundern, daß auch das *Auge* in vieler Beziehung durch Erkrankung der Nase beeinflußt wird. Während bei den akuten Rhinitiden die Übertragung des Nasensekretes durch Finger und Taschentücher auf die Bindehaut und die in einzelnen Fällen sicher nachgewiesene Durchwanderung von Bakterien durch den Ductus nasolacrimalis die Hauptrolle spielt (GUTMANN), wirkt die chronische und besonders die hyperplastische Rhinitis gewöhnlich indirekt durch Erzeugung einer Stenose des Tränennasenganges mit nachfolgender Stauung und Infektion. Da der Ductus naso-lacrimalis mit einem ähnlichen, wenn auch viel kleineren Schwellkörpernetz ausgerüstet ist als die Nasenschleimhaut, so genügt schon die bloße Anfüllung desselben infolge entzündlicher Reize, um das Lumen vollkommen abzuschließen (SCHEFF). Zu der Schwellkörperhyperämie kann bei längerer Dauer entzündliche Gewebs-Hyperplasie treten, um eine bleibende Striktur zu erzeugen (RÖMER). Meist ist die Entzündung direkt von der benachbarten Nasenschleimhaut fortgeleitet. Die Rhinitis hyperplastica spielt hier neben der Rhinitis atrophicans die Hauptrolle. Eine Verlegung der nasalen Mündung durch die untere Muschel kommt nur bei totaler Ausfüllung des unteren Nasenganges und des seitlichen Sinus und bei in der lateralen Muschelwand sitzenden Hypertrophien vor. ARTHUR MEYER hat in solchen Fällen Erfolg von einer Abspreizung der unteren Muschel gesehen (s. a. NEUNHÖFFER). FISCHER sah eine cystische Erweiterung des Tränensackes, welche durch eine Hypertrophie der unteren Muschel bedingt war. Als das vordere Ende derselben entfernt wurde, lief der Cysteninhalt ab und es erfolgte definitive Heilung. Bei den meist von ophthalmologischer Seite aufgestellten Statistiken sind die Nasenleiden nicht in Prozenten einzeln angegeben. Als Hauptursachen werden immer aufgeführt die adenoiden Vegetationen, die hypertrophischen und atrophischen Nasenkatarrhe — also die chronischen Prozesse (RATTI, GUTMANN). Die akuten Rhinitiden klingen wahrscheinlich zu schnell ab, um die Bedingungen für häufigere schwere Erkrankungen des Auges und der Tränenwege zu schaffen, dagegen spielen die immer wiederkehrenden akuten Exacerbationen der chronischen Rhinitis eine wichtige Rolle, weil sie zu den ungünstigen Abflußbedingungen die Infektion hinzubringen. Nach der Statistik von KUHNT sind Veränderungen im Tränenschlauch zu 93% nasalen Ursprungs. Sie gehen meist mit Epiphora einher, mitunter mit Schwellung und Empyem des Tränensackes. 40% aller Conjunctivitisfälle sind nach WINKLER nasal bedingt (s. a. GELLÉ). Phlyktänen, Hornhautulcera, Lidrandekzeme, Tränenfluß, Lichtscheu, Blepharospasmus, Hordeolum, Iritis und Glaukom (KUHNT) können sehr häufig auf Nasenerkrankungen zurückgeführt werden und oft führt erst eine gleichzeitige Behandlung der Nase einen bleibenden Erfolg herbei (SCHEFF, s. dort Literatur GUTMANN, GRIFFIN, ZIEGLER, SCHMIEGELOW Literaturangaben).

Ebenso wie durch Nasenpolypen, Leisten oder Dornen der Nasenscheidewand kann auch durch die Schwellung bei chronischer und hyperplastischer
Rhinitis eine *Coryza vasomotorica* sowie die ganze Reihe von Reflexneurosen
ausgelöst werden, welche sich zwischen Nase und den übrigen Organen des
Körpers abspielen. Voraussetzung ist eine durch die Schwellung zustande
kommende vorübergehende Berührung gegenüberliegender Schleimhautflächen
und eine neuropathische Veranlagung.

Zwischen der Coryza vasomotorica und der chronischen Rhinitis ist das
ätiologische Verhältnis nicht immer ganz klar insofern, als man gelegentlich
gezwungen ist, die vasomotorische Übererregbarkeit als die Ursache und die
Hyperplasie als die Wirkung anzusehen. Levinstein hat in einer Reihe von
Fällen unbehandelter vasomotorischer Rhinitis die Zunahme der Hyperplasien
der Nasenschleimhaut beobachtet. Um von den übrigen *Reflexneurosen* nur
die wichtigsten herauszugreifen, sei daran erinnert, daß Kopfschmerzen, Gesichts-
neuralgien, Bronchialasthma, Herzneurosen, Dysmenorrhöe, Amenorrhöe,
Schwindelanfälle einschließlich epileptischer Zustände und Morbus Basedow
reflektorisch von der Nase her ausgelöst werden können. Auch bei vasomotorischen Erscheinungen, wie Lid- und Conjunctivalödem und Exophthalmus ist
eventuell an eine Rhinitis als Ursache zu denken. Fälle von Iritis, Katarakt,
Glaskörpertrübung, Chorioiditis, Netzhautablösung und Neuritis optica sollen
in ganz vereinzelten Fällen auch durch unkomplizierte Rhinitis auf reflektorischem Wege veranlaßt worden sein (Ziem, Kuhnt, Scheff, Schmiegelow,
Baumgarten).

Die Rolle der chronischen und hyperplastischen Rhinitis für die soeben
unter „Reflexneurosen" aufgeführten Fernwirkungen nasaler Zustände wird
nicht eingeschränkt, wenn man sich, wie Müller-Lehe, die Vorgänge mechanisch
durch Atmungshindernisse in der Nase, unzweckmäßige Druckschwankungen
im Thorax und daraus entstehende Zirkulationsstörungen in den einzelnen
Organen des Körpers erklärt. Zutreffendenfalls ist die Nasenstenose und damit
die Fernwirkung ein Folgezustand der Hyperplasie und kann mit Entfernung
derselben behoben werden, vorausgesetzt, daß die Veränderungen in dem geschädigten Organ nicht schon zu weit fortgeschritten sind.

Daß durch forcierte inspiratorische Anstrengungen und den dadurch er-
zeugten abnorm großen negativen Druck das *Herz* belastet wird, ist verständlich.
Bei vermehrtem Blutzustrom aus dem großen Kreislauf wird die Entleerung
des Herzens in den kleinen und den großen Kreislauf erschwert und dadurch
eine Stauung im kleinen Kreislauf und eine Dilatation, namentlich des rechten
Herzens, begünstigt, was klinische und experimentelle Erfahrungen bestätigen
(Rehfisch, Poli, Lazarus, Ubertis, Stevani, Müller-Lehe, Anderson,
Neumann).

Mit der bei enger Nase verstärkten Tätigkeit des Zwerchfells und der sich
daraus ergebenden intraabdominellen Druckerhöhung erklärt Müller-Lehe die
verschiedentlich im Zusammenhang mit Nasenstenose beschriebenen und
geheilten Fälle von *Unterleibsbrüchen, Analprolapsen* und von *Enuresis nocturna*
(u. a. Freudenthal, Lauffs, Müller-Lehe). Von anderen Autoren werden
diese Erscheinungen auf die durch Kohlensäure-Intoxikation vermehrte Peri-
staltik zurückgeführt (Bottermund).

Beziehungen zwischen Rhinitis chronica und *Emphysem* sind zweifellos
vorhanden und zum Teil auch rein mechanisch durch die Nasenstenose zu
erklären. Durch verstärkte inspiratorische Bewegungen wird der elatische
Apparat der Lunge mehr in Anspruch genommen und bei angeborener Schwäche
allmählich überdehnt (Müller-Lehe, Orth). Der Beweis des Zusammenhanges
durch größere Reihen von klinischen Untersuchungen und Obduktionen ist

am Menschen allerdings bisher noch nicht erbracht. Jedoch sprechen die von BULLARA, COUSTEAU, ANDERSON, RUGANI und BELOGOLOWOW angestellten Tierversuche dafür. Es wurden Hunden und Katzen die Nasen ein- und doppelseitig verschlossen. Bei der Obduktion nach einigen Wochen fanden die Autoren regelmäßig ein ausgeprägtes Emphysem der Lungen, und zwar um so stärker, je vollständiger der Nasenverschluß gewesen war.

Ist der Einatmungswiderstand zu klein, wie bei habitueller Mundatmung, so folgt daraus gewöhnlich die flache abdominelle Atmung und eine mangelhafte Ventilation der Lunge, welche nachgewiesenermaßen zu Verdichtungen derselben, zur *unspezifischen Kollapsinduration* der Spitzen, besonders der rechten, führen kann (KRÖNIG, SCHÖNEMANN, SIEUR, ROSENBERG).

Solche mangelhaft ventilierte Lungenteile bieten weiterhin eine verminderte Widerstandskraft gegen die Infektion mit *Tuberkulose*, besonders wenn, wie gewöhnlich bei Nasenstenosen und Mundatmung, eine chronische deszendierende Bronchitis mit im Spiele ist (ROSENBERG, RIVERS, LAPHAN, BEHR, GLOGAU).

Zusammenhänge zwischen chronischer bzw. chronisch-hyperplastischer Rhinitis und *Magenstörungen* werden häufig beobachtet. Sie können auf einer mangelhaften Zerkleinerung und Einspeichelung der Speisen beruhen, wenn der Mund infolge einer Verlegung der Nase gleichzeitig zum Atmen benutzt werden muß. Das von der chronisch entzündeten Nase abgesonderte und verschluckte Sekret kann eine Gastritis erzeugen. Schließlich leidet durch eine Verminderung oder Aufhebung des Geruchs und Geschmacks der Appetit und die Funktion des Magens (BOTTERMUND, STEVANI, OPPENHEIMER). FRENCH (s. BOTTERMUND) untersuchte 50 Studenten; von 18 mit behinderter Nasenatmung litten 15 an Verdauungsstörungen. Die bei Kindern häufige Lokalisation der *Tuberkulose in den Meningen* bezieht GELLÉ auf eine nasale Infektion auf dem Boden einer chronischen Rhinitis durch Vermittlung der Lymphanastomosen zwischen Regio olfactoria und Subarachnoidealraum.

Die nachteiligen Folgen einer ungenügenden Nasenatmung auf das Allgemeinbefinden sind schon zum Teil bei der Besprechung der Aprosexie gewürdigt worden; sie finden auch ihren objektiven Ausdruck in der klinisch und mikroskopisch festgestellten *Anämie* (RÖMER, MADER, FOSTER, ABIGNON, BELOGOLOWOW) in der *Zunahme der Leukocyten* (SCHAPIRO), in *Hemmung der körperlichen Entwicklung*, in verspätetem Eintritt der Periode (BAYER), geringerer Ausbildung des Thorax, der Muskulatur, im Zurückbleiben des Körpergewichts, in *mangelhafter Widerstandsfähigkeit gegen äußere Insulte* u. dgl. — Erscheinungen, welche nach rechtzeitiger Wiederherstellung der Nasenatmung fast immer mehr oder weniger verschwinden. Daß sich bei einem derartigen Darniederliegen der geistigen und körperlichen Funktionen häufig ein Status neurasthenicus mit Gemütsdepressionen entwickelt, ist nicht verwunderlich (GRAYSEN, WELLS, GLASS, FRIDENBERG, HARTMANN, JOHNSON, CONVERS, STEIN, MASUCCI).

Der außerordentlich große Einfluß einer jeden Verengerung der Nase auf die *Sprache* ist jedem Menschen aus eigener Erfahrung geläufig. Er betrifft vor allem die Artikulation der nasalen Konsonanten m, n und ng. Sie werden verschieden stark verändert, je nachdem eine Rhinolalia clausa anterior oder posterior zustande kommt. Bei der Rhinolalia clausa posterior können diese überhaupt nicht ausgesprochen werden; an ihre Stelle treten die Buchstaben b, d, g. Die Sprache klingt tot, hölzern und abgehackt. Bei der Rhinolalia clausa anterior ist noch eine deutliche, wenn auch gehemmte Resonanz der nasalen Konsonanten infolge der Beteiligung des Nasenrachens zu vernehmen (GUTZMANN). Bei der chronischen bzw. der hypertrophischen Rhinitis kann man beide Formen und ihre Übergänge in verschiedenem Maße je nach dem Grade der Verlegung der Nase antreffen. Große hintere Hypertrophien können

die Choanen verschließen und eine Rhinolalia clausa posterior verursachen.
Sitzen die Wucherungen hauptsächlich am Körper der Muschel, so entsteht
eine gemischte Störung. Sitzen sie hauptsächlich vorn, was selten der Fall
ist, so entsteht die Rhinolalia clausa anterior. Außer der Resonanz wird auch
die Tonhöhe der nasalen Konsonanten beeinflußt, wie aus dem von Bukofzer
und Spiess angegebenen Versuch hervorgeht, beim Intonieren eines gesummten
Tones das eine Nasenloch zu verschließen und gleichzeitig das andere zu verengern. Die Tonhöhe sinkt dabei um einen halben Ton. Daß die Nase auch
für den Klang der Vokale eine Rolle spielt, wird allgemein zugestanden, doch
sind die Ansichten über die Größe des Einflusses geteilt. Rhéti hat nach Cocainisierung der Nase eine Verbesserung der Resonanz, eine Erweiterung des Stimm-
umfangs nach oben und unten beobachtet, während nach dem Einlegen von
Wattebäuschchen das Gegenteil eintrat. Eine ähnliche Wirkung auf die Stimme
ist von den Schleimhautschwellungen bei chronischer Rhinitis zu erwarten.
Der Wohlklang und die Tragfähigkeit der Sprache sind zum Teil von ihrem
nasalen Beiklang abhängig und können durch die chronische Rhinitis in nach-
teiliger Weise beeinflußt werden. Außerordentlich häufig wird eine Rhinitis
die indirekte Ursache von Sprachstörungen durch Erzeugung einer sekundären
Laryngitis und Pharyngitis. Die Nichtbenutzung des Nasenweges zur Atmung,
die Zerstreutheit, der Kopfschmerz, welcher häufig bei Nasenstenosen besteht,
soll nach Gutzmann das Stottern, das Stammeln und die Sprachhemmungen
bei Schwachsinnigen begünstigen und die Beseitigung der Sprachfehler erschweren. Auch eine schlechte Artikulation kann durch eine Nasenstenose
unterhalten und durch Wiederherstellung der Nasenatmung gebessert werden.

Diagnose.

Während in einer normalen Nase die Schleimhaut in rosaroter bis roter
Farbe und in einer mäßigen Dicke sich präsentiert, so daß die Unebenheiten
der Muschelknochen darunter noch ziemlich deutlich zu erkennen sind, und
daß ein Durchblick durch die Nase bis an die hintere Rachenwand und ein
Einblick in den spaltförmigen Anfang des mittleren Nasenganges und den
untersten Teil der Riechspalte möglich ist, sehen wir im Falle einer Rhinitis
chronica simplex meist den Einblick in die Nasenhöhle zum großen Teil durch
das geschwollene vordere Ende der unteren Muschel versperrt. Von hochroter
oder grauroter Farbe, sammtartigem Aussehen und glatter Oberfläche fühlt sich
die Schleimhautdecke bei Sondenberührung weich an; man kann überall mühelos
den Knochen durchfühlen und hat dabei eine Empfindung, als ob man ein Luft-
kissen eindrückt. Der vordere Teil des Septums mit dem Tuberculum und der
eben sichtbare Kopf der mittleren Muschel ist lebhaft und gleichmäßig rot.
Die Schwellung betrifft meistens die untere, häufig auch die mittlere Muschel
und das Septum, seltener die übrigen Teile der Wandung. Auf der Fläche der
Schleimhaut sieht man gewöhnlich klares schleimiges, diffus verteiltes Sekret,
das sich bei längerem Verweilen in der Nase im unteren Nasengang ansammelt
und in dickerer Schicht weißlich getrübt erscheint. Bei der Rhinoscopia posterior
sieht man entweder nichts abnormes oder auch hier eine Muschelschwellung,
welche besonders an den hinteren Enden der unteren Muschel so groß werden
kann, daß man eine oder beide Choanen im unteren Abschnitt oder total durch
pralle kugelige rötliche oder bläuliche Geschwülste verdeckt findet, welche
in der Mittellinie aneinanderstoßen und auch das Septum verdecken können.

Führt man einen Watteträger mit Adrenalin oder Cocain in die Nase ein
und bestreicht das Naseninnere damit, so zieht sich die Schleimhaut in wenigen
Augenblicken zusammen, so daß man das ganze Lumen wie in einer normalen

Nase übersehen kann. Die Schwellung beruhte auf Hyperämie der Schwellgefäße. Ein derartiger Befund ist charakteristisch für die *Rhinitis chronica simplex*. Bei besonders starken Volumenschwankungen sprechen wir von einer *Schwell-körper-Hyperplasie*. Bei den *übrigen Formen der chronischen hyperplastischen Rhinitis* erfolgt auf Cocainisierung nur eine geringe Retraktion, welche den Anteil betrifft, den die Hyperämie an der Schwellung besitzt, oder es entsteht gar keine merkliche Schrumpfung aus dem Grunde, weil hier interstitielles Exsudat oder Infiltrat oder organisiertes Bindegewebe die Vergrößerung der Muschel verursacht. Deshalb ist der tiefere Einblick in die Nasenhöhle meist beschränkt. Am meisten fällt hierbei immer die untere Muschel ins Auge. Die Oberfläche der *diffusen Hypertrophie* ist glatt. Es können sich alle Teile der Nasenauskleidung beteiligen. Am häufigsten ist die untere Muschel ergriffen. An der Scheidewand findet man sie besonders ausgeprägt, oft am Tuberculum septi, nicht selten auch am hinteren Ende bei der postrhinoskopischen Untersuchung. Die Wucherungen stehen dann als flügelartige Fortsätze von beiden Seiten des Septums ab. Am Nasenboden sind sie selten; WADA will sie in etwa 20% seiner Fälle bei Japanern angetroffen haben; sie waren zusammengesetzt

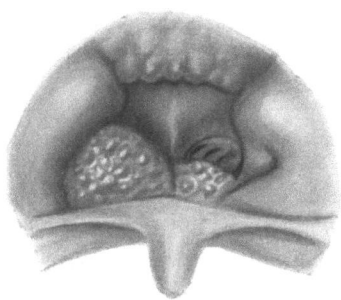

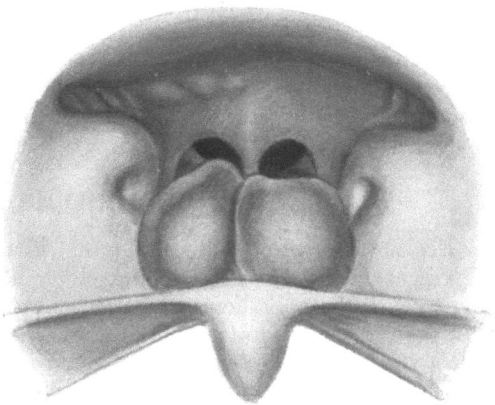

Abb. 7. Papilläre Hypertrophie am hinteren Ende der unteren Muschel.
(Aus GERBER: Atlas der Krankheiten der Nase, 1902, Taf. X, Fig. 5.)

Abb. 8. Polypöse Hypertrophie am hinteren Ende der unteren Muschel.
(Aus GERBER: Atlas der Krankheiten der Nase, 1902, Taf. IX, Fig. 9.)

wie das Gewebe der unteren Muschel und enthielten auch Schwellkörper. In Fällen starker Wucherung sehen wir gelegentlich die Schleimhaut höckerig, warzig, mit lauter sagokorngroßen Erhabenheiten gleichmäßig besetzt, mitunter durchscheinend, mitunter mehr derb. Am häufigsten sind von einer derartigen *papillären Hyperplasie* die hinteren Enden der unteren Muschel betroffen, welche dann das Aussehen einer rötlichen, mehr oder weniger reifen Himbeere haben, eine beträchtliche Größe erreichen und dann einen großen Teil des Nasenrachens ausfüllen können (Abb. 7). Unter den hyperplastischen Veränderungen der hinteren Enden ist dies die gewöhnlichste Form. Am vorderen Ende ist diese Form der Hyperplasie seltener und noch seltener an der mittleren Muschel, am Septum, an der lateralen Nasenwand bis zum Agger nasi hinauf oder isoliert neben der glatten oder fibromatösen Hypertrophie zu finden. In extremen Fällen werden diese breitbasigen Wärzchen zu zotten- und keulenartigen Fortsätzen ausgebildet (vgl. pathol. Anatomie). Anstatt vieler kleiner können auch, besonders an den unteren Rändern der Muscheln, einzelne größere wulstige oder lappige Wucherungen entstehen, welche sich mit der Sonde pendelnd hin- und herbewegen lassen. Ist diese als *fibromatöse Hypertrophie* zu benennende Veränderung der unteren Muschel auf das hintere Ende beschränkt, so kann man sie nach Cocainisierung der Nase deutlich von vorn erkennen. Es ist charakteristisch für die hintere Hypertrophie, daß sie durch den Levator veli palatini mitbewegt wird. Hypertrophien in der Mitte oder am vorderen Ende der unteren Muschel sind fast immer derb, jedoch habe ich in seltenen Fällen dort auch Bildungen gesehen, welche auf den ersten Blick als ödematöse Fibrome imponierten, sich jedoch als zur unteren Muschel gehörig erwiesen; auch wechselte die Beschaffenheit dieser *polypösen Hypertrophien* mitunter; je nach dem mehr oder weniger lebhaften Entzündungszustand waren dieselben einmal mehr ödematös, das andere Mal mehr kompakt. Am vorderen Teil der mittleren Muschel, an einem stark vorspringenden Processus uncinatus oder einer prominenten Bulla ethmoidalis trifft man diese ödematöse Schwellung häufiger; desgleichen sieht man sie bei der Rhinoscopia posterior nicht selten an den hinteren Enden der mittleren und der unteren Muschel; sie kann hier einen Choanalpolypen vortäuschen (Abb. 8). Das Sekret bei der hypertrophischen Rhinitis hat dasselbe trübschleimige Aussehen wie bei der gewöhnlichen chronischen und sammelt sich vorzugsweise im unteren Nasengang.

Besonders charakteristisch ist die schon erwähnte und von O. Seifert zuerst beschriebene Rhinitis oedematosa, welche von ihm auf Schnupftabaksgebrauch zurückgeführt wird. Sie zeichnet sich durch eine ziemlich konsistente blasse oder blaßbläuliche gelatinöse Auftreibung der Nasenschleimhaut, insbesondere der unteren Muschel aus, welche in keiner Weise auf Cocain-Applikation reagiert.

Differentialdiagnose.

Ebensowenig wie bei der Diagnose „Pharyngitis" soll sich der gewissenhafte Untersucher mit der Feststellung einer Rhinitis begnügen, ehe er nicht alle eventuell in Betracht kommenden *primären Ursachen* ausgeschlossen hat. Sehr häufig steht bei Erwachsenen hinter einer chronischen Rhinitis eine *Nebenhöhlenerkrankung*. Die *hypertrophische Rachenmandel* ist bei Kindern die häufigste Ursache für chronische Rhinitis und eine Bildungsstätte von sehr reichlicher Absonderung. Da die Rhinitis bei Erhaltung der hypertrophischen Rachenmandel nie zu beseitigen ist, dagegen sehr häufig nach Entfernung derselben ausheilt, so ist anzunehmen, daß die hypertrophische Rachenmandel sehr häufig die Ursache der Rhinitis und nicht das Umgekehrte der Fall ist. Die Atemstörung bei Adenoiden ist konstant, während dieselbe bei chronischer Rhinitis immer mehr oder weniger wechselt. Der Klang der Nasallaute bei Adenoiden ist tot — Rhinolalia clausa posterior — während derjenige bei Muschelhypertrophien noch eine gewisse Resonanz besitzen kann. Die sicherste Entscheidung bringt die hintere Rhinoskopie oder die Digitalexploration des Nasenrachens. *Fremdkörper und Nasensteine* werden namentlich bei Kindern öfters als Ursache für eine chronische Rhinitis übersehen; charakteristisch ist die Einseitigkeit und der Foetor. *Luetische Sequester* können dieselbe Rolle spielen. Auch *Fliegenlarven* sind vereinzelt als Grund für eine chronische Entzündung des Naseninnern gefunden worden (Calamida); jedoch bestanden in diesen Fällen stets heftige Beschwerden und Entzündungserscheinungen, was bei der chronischen Rhinitis nicht der Fall ist.

Findet sich in der Nase nichts weiter als eine chronische Rhinitis, so müssen alle übrigen allgemeinen und lokalen Ursachen in Betracht gezogen werden, welche bereits im Abschnitt über Ätiologie aufgeführt worden sind. Für *Zirkulationsstörungen* als Ursache spricht eine bläulich blasse Farbe der Nasenauskleidung. Für *gichtische* Ätiologie wird die Koinzidenz mit Anfällen, der sehr akute Charakter der Exacerbationen, das Versagen der lokalen und der gute

Erfolg der Gichttherapie als bezeichnend angesehen. Differentialdiagnostisch zu berücksichtigen sind ferner alle Zustände, welche eine Rhinitis chronica vortäuschen können. Bei Säuglingen ist immer an *Lues hereditaria* zu denken. *Lues III, Lupus, Rhinosclerom, Lepra* machen Ulcerationen bzw. Granulationen, welche man immer an irgendeiner Stelle gewahr wird, wenn man die vorhandenen Sekretborken entfernt hat.

Leukämische Schwellungen sind — wie auch an anderen Schleimhäuten — so auch in der Mucosa der Nase beobachtet worden, wo sie von dem dort reichlich vorhandenen adenoiden Gewebe unter der Oberfläche ausgehen. Livide Färbung, große Neigung zu Hämorrhagien und schlechte Heiltendenz sind für die Leukämie bezeichnend. Durch allgemeine Untersuchung und Blutstatus ist schnell Aufklärung geschaffen (MAYER). *Myxödem* der Nasenschleimhaut ist von einigen Autoren beschrieben worden. SHURLY bezeichnet als Frühsymptom Infiltration der Nasenschleimhaut; später soll die Schleimhaut dicker und die Nase durch eine gelatinöse wächserne oder gelbliche Absonderung verlegt werden (s. a. KELLNER). Die Veränderungen reagieren auf Schilddrüsentherapie. Vor der Verwechslung mit *Tumoren* schützt wohl immer deren circumscriptes Auftreten. Echte *Papillone* sind feiner als die papillären Wucherungen, körnig, blaß, rötlich und von unregelmäßigem Bau, sie entstehen und rezidivieren schneller als die papillomatösen Wucherungen und Muscheln. Die Entscheidung bringt die mikroskopische Untersuchung. Die *Rhinitis vasomotorica* ist durch ihr anfallsweises Auftreten, ihre stets wäßerige, nie eitrig werdende Sekretion, ihre Kombination mit häufigem Kitzel in der Nase, mit Niesreiz, Augentränen und Hustenanfällen genügend gekennzeichnet. Den *Heuschnupfen* verrät sein periodisches Auftreten zur Zeit der Grasblüte.

Prognose.

Die Aussichten auf *Spontanheilung* der Rhinitis chronica simplex sind, wenn es nicht gelingt, eventuelle primäre Ursachen zu beseitigen, zunächst nicht besonders günstig. Die Disposition für akute Rezidive wächst mit jedem Rückfall, und so hängt es von dem Grade der bereits vorhandenen Schleimhautschädigung und der Häufigkeit der Rückfälle ab, ob die Entzündung weiter fortschreitet, stehen bleibt oder in gewissen Grenzen Heilungsvorgängen Platz macht. Da bei einem gewissen Grad der Schleimhautschädigung die Empfindlichkeit so groß wird, daß normale, für gewöhnlich unschädliche Reize pathologische Wirkungen entfalten, so ist in solchen Fällen das Schicksal der Schleimhaut eigentlich besiegelt; die Rhinitis chronica simplex geht unter dem Einfluß der entzündlichen Reize in die Rhinitis chronica hyperplastica über. Erst wenn in höherem Alter die natürlichen Reaktionen der Gewebe nachlassen, führen die der Narbenbildung ähnlichen atrophischen Vorgänge in der Schleimhaut einen Ausgleich durch Verminderung des Schleimhautvolumens und der Sekretion herbei. Somit ist die Spontanheilung erst im Alter möglicherweise zu erwarten.

Therapeutisch lassen sich leichtere Formen von Rhinitis chronica simplex sehr wohl beeinflussen, sowohl was Schwellung, als auch, was Absonderung anbelangt. Eine Prognose läßt sich von vornherein nach dem Grade der Schwellung und der Absonderung und den Aussichten auf eine eventuell nötige Änderung der Lebensweise, besser nach einer kurzen Beobachtungszeit aus dem Erfolg der Therapie stellen. Eine merkliche Besserung zeigt sich meistens schon nach einer Woche. Wie weit sie sich noch steigern läßt, hängt von dem Grad der Entzündung, den anatomischen Verhältnissen der Nase und der Möglichkeit, Rezidive auszuschalten, ab. Immerhin ist die Behandlung meistens

eine langwierige und erfordert häufige Wiederholungen. Liegt die primäre
Ursache für die Rhinitis außerhalb der Nase, so ist ihre Beseitigung für den Erfolg
unerläßlich. Dabei stößt man allerdings in vielen Fällen auf große Schwierigkeiten. Ein Raucher z. B. wird schwerlich dauernd zur Enthaltsamkeit zu
veranlassen, ein Trinker schwer zu bekehren sein, zumal die Beschwerden der
Rhinitis ziemlich gering sind. Ein Berufswechsel, der bei Arbeitern in staub-
reichen Betrieben erforderlich wäre, ist meist nicht zu verlangen. Bei Herz-,
Nieren-, Darm- oder Stoffwechselkrankheiten sind Erfolge möglich, soweit
sich das Grundleiden bessern läßt.

Bei hyperplastischer Rhinitis läßt sich die Stenose sehr leicht beheben,
die Sekretion auch vermindern, jedoch nicht verbessern, da sie auf den infolge
der endonasalen Eingriffe entstandenen Schleimhautnarben leicht eindickt,
zähe und borkig wird. Was an Verminderung gewonnen wird, verliert man
gewissermaßen an der Qualität, denn die geringe und zähe Sekretion mit ihrer
Neigung zum Eintrocknen ist namentlich zur Unterhaltung der so lästigen
sekundären Pharyngitis ebenso geeignet wie die reichlichere flüssige im Verein
mit der bei Nasenstenose geübten Mundatmung. Am besten ist es, wenn man
imstande ist, die Stenose allein durch eine submuköse Resektion und eventuelle
Seitwärtsdrängung zu weit vorragender unterer Muscheln zu verringern also
ohne größere Schleimhautdefekte und spätere Narbenbildung zu verursachen.
Gelingt es, durch entsprechende Kur eine Abhärtung zu erzielen, so ist damit
eine gewisse Sicherung gegen Rezidive gewonnen.

Bei der Stellung der Prognose sind auch die möglicherweise infolge einer
chronischen Rhinitis auftretenden *Komplikationen* zu berücksichtigen, welche
bereits in dem Abschnitt über die Folgezustände besprochen worden sind.
Die häufigsten und gelegentlich ernstesten sind die Komplikationen von seiten
des Ohres; die Begünstigung von Nebenhöhlenerkrankungen, von Erysipelen
und Furunkeln am Naseneingang, von Anginen, Bronchitiden und Tuberkulose
und die bisweilen bedrohlichen Störungen der Nahrungsaufnahme bei Säuglingen müssen hauptsächlich in Erwägung gezogen werden.

Therapie.

Bei der Behandlung der Rhinitiden stehen uns konservative und operative
Methoden zur Verfügung. Im allgemeinen ist die Domäne der konservativen
Maßnahmen die Rhinitis chronica simplex; die Rhinitis chronica hyperplastica
dagegen das Reich der operativen Eingriffe. Auf der Grenze zwischen beiden
stehen die chemischen, elektrolytischen und galvanokaustischen Ätzungen.

Die *konservative Behandlungsweise* kann sich medikamentöser, physikalischer
und mechanischer Mittel bedienen. Die *medikamentöse Behandlung* ist die
gebräuchlichste. Bei der Auswahl der Medikamente verfolgt man verschiedene
Ziele: Abschwellung der Schleimhaut, Verminderung und Desinfektion der
Sekrete und Reizwirkung zur Belebung der Blutzirkulation.

Die am meisten üblichen Mittel zur Abschwellung sind das Menthol und
das Adrenalin bzw. die übrigen Nebennierenpräparate; ferner die Adstringentien,
Acidum tannicum, Bismutum subnitricum, Argentum nitricum in Lösung,
Kollargol und Protargol. Alaun und Zinksalze sind von der Verwendung auszuschließen, da sie die Riechschleimhaut schädigen.

Eine desinfizierende Wirkung entfalten hauptsächlich die Borsäure, das
Natrium sozojodolicum, das Natrium boracicum und der Schwefel (Kolipinski).

Zur Anregung von Hyperämie, Exsudation und Resorption zwecks Neu-
belebung der Heiltendenz hat sich bisher das Jod in Form der Lugolschen
Lösung oder mit Glyzerinzusatz lokal, und innerlich als Jodkalium oder Jod-

natrium am besten bewährt. Die meisten Mittel besitzen außer ihrer Haupt-
wirkung auch die übrigen genannten Eigenschaften in geringerem Maße. Die
genannten Medikamente lassen sich in Form von Lösungen als Spülung, Pinselung oder Spray, in Form von Pulvern, von Salben und von schmelzbaren
Bougies in die Nase bringen. Voraussetzung für eine gute Einwirkung ist die
vorherige oder gleichzeitige Beseitigung aller Sekrete, die sonst den Kontakt
mit der Schleimhaut verhindern würden. Da die pathologischen Absonderungen
einen entzündlichen Reiz auf die Schleimhaut ausüben, so ist ihre Entfernung
schon ein Gebot der Therapie. Die Patienten müssen zum regelmäßigen
Schneuzen angehalten werden. Bei starker Absonderung ist aus Reinlichkeits-
gründen der Gebrauch von Seidenpapier-Taschentüchern, die sogleich nach
der Benutzung fortgeworfen werden, sehr zu empfehlen.

Nasenspülungen haben den Nachteil, daß bei Anwendung zu großen Drucks
oder bei unwillkürlichen Schluckbewegungen Flüssigkeit und Sekretteilchen in
das Mittelohr gelangen und, wie es auch tatsächlich nicht selten der Fall ist,
Mittelohrentzündungen hervorrufen können (DUEL, LUTZ). Bei akut entzündlichen Zuständen der Nase, des Nasenrachens und Ohres sind sie kontraindiziert.
Unter den Anhängern des Verfahrens empfiehlt KÖRNER zwecks Abschwellung
und Abhärtung der Nasenschleimhaut die Nasenspülung mit Salzwasser von
Zimmertemperatur; er läßt einen Teelöffel benutzen, dreimal für jedes Nasenloch. Das Wasser soll in den Rachen laufen und verschluckt werden (s. a. PANSE,
GRAZZI).

Die *Pinselung* mit Cocain, Adrenalin, 10%igem Mentholöl oder mit Argentum
nitricum, Protargol oder Kollargol in Lösungen von 1 bis 5% ansteigend, wäßrig
oder mit Zusätzen von Glycerin nach vorheriger Cocainisierung der Nase, hat
den Vorzug der genauen Lokalisation, dagegen bei häufigerer Anwendung den
Nachteil der traumatischen Reizung. Die Pinselungen werden anfangs täglich,
später drei- und zweimal die Woche vorgenommen.

Weitaus am bequemsten und deshalb auch am pünktlichsten nach Verordnung
auszuführen ist der Gebrauch von *Schnupfpulvern*. Die bewährtesten haben
folgende Zusammensetzung:

	Rp. Menthol.	0,1—0,2,
	Acid. boric.	
	Sacch. lact. āā ad 10,0.	
	D. S. 2 stündl. als Schnupfpulver in die Nase zu ziehen.	
oder	Rp. Natr. sozojodol. 3,0	
	Acid. bor. ad 10,0.	
oder	Rp. Bism. subnitr. 5,0	
	Acid. bor. 10,0.	
	D. S. 3—4 mal täglich als Schnupfpulver in die Nase zu ziehen.	

Höllenstein darf nicht in Pulverform verschrieben werden, da er die Hände
schwärzt. Das Menthol löst bei manchen Patienten einen brennenden Schmerz
und lebhaften Reiz aus; in solchen Fällen verwende man zuerst die schwächere
Konzentration und lasse es in größeren Abständen gebrauchen. Die Nase
reagiert auf die Einpulverung gewöhnlich mit einer schnell vorübergehenden
reichlichen wäßrigen Sekretion. Die besten Grundlagen für Pulver sind Amy-
lum, Talcum, besonders aber Sacch. lact. und Acid. bor., da diese Pulver sich
nicht zusammenballen, wenn sie mit Feuchtigkeit in Berührung kommen.
Die beste Applikation ist diejenige mit Hilfe des Pulverbläsers, und zwar bei
leichter Einatmung oder Phonation eines nasalierten Vokals; ang, eng. Man
kann mit dem Pulverbläser das Mittel in alle Teile der Nasenhöhle hineinbringen,
während es sich bei den Inhalationen hauptsächlich auf der Bahn des Inspirationsstromes niederschlägt.

Sprays, Nasensalben — mit Hilfe von Paraffin (2 Teile Paraffin liq., 1 Teil Vaseline) in der notwendigen weichen Konsistenz — oder *Gelatine-* bzw. *Kakaobutterbougies* mit medikamentösen Zusätzen sind entbehrliche Hilfsmittel.

Es ist ratsam, jede medikamentöse Therapie nicht zulange fortzuführen, sondern immer nach einigen Wochen einen Wechsel des Mittels oder eine Unterbrechung eintreten zu lassen. Abwechslung erhält die Empfänglichkeit des Organismus für therapeutische Reize. Außerdem bringt langandauernder Gebrauch von Medikamenten die Gefahr einer Schädigung des Geruchs mit sich.

Einer besonderen Erwähnung bedarf die lokale Therapie bei der chronischen — unspezifischen — Rhinitis der *Säuglinge* und kleinen Kinder bis zu zwei Jahren. Das Menthol ist hier nur in größter Verdünnung, etwa $1/2$ bis $1/4 \%$ mit Öl oder Paraffinum liquidum (Neumann) zulässig, da Laryngospasmus mit Atemstillstand und vereinzelt auch Todesfälle bei seiner Verwendung beobachtet wurden (Lantmann, Göppert, Puget). Man kann es vollkommen durch das harmlose Adrenalin ersetzen (Vohsen), von dem einige Minuten vor jeder Mahlzeit etwa 2—3 Tropfen in jedes Nasenloch bei hintenübergelegtem Kopf eingeträufelt werden. Da bei kleinen Kindern die Nasensekretion ganz besonders reichlich zu sein pflegt, so empfiehlt es sich, vor der Einträuflung jedesmal die Nase mit Hilfe eines Politzerballons, den man am Nasenloch der engeren Seite ansetzt, *auszublasen* (Vohsen). Da die Kinder bei dieser Prozedur zu schreien pflegen, so ist bei dem dabei eintretenden Abschluß des Nasenrachens die Gefahr der Aspiration des Sekretes vermieden; dasselbe fliegt zum offenstehenden Nasenloch der anderen Seite heraus und kann hier aufgefangen werden. An Stelle des Politzerballons läßt sich natürlich auch ein Otoskopschlauch verwenden, in den man auf der einen Seite hineinbläst. Die freie Nasenatmung nach der Ausblasung ist für den kleinen Patienten angenehm und die Entfernung des entzündlichen Sekrets ist therapeutisch wichtig. Ein Risiko für die Ohren besteht erfahrungsgemäß nicht dabei.

Die *Absaugung* (Sondermann) hat keinerlei Vorteile vor der Ausblasung. Sie kann Schwellung der Muscheln durch passive Hyperämie und Kopfschmerzen durch Erzeugung eines negativen Drucks in den Nebenhöhlen hervorrufen. Eine Beachtung von Rhagaden und Haarbalgentzündung am Naseneingang ist sehr wichtig und bei sehr reichlicher Absonderung ist öfteres vorbeugendes Einfetten der Nasenlöcher mit Vaseline zu empfehlen.

An weiteren physikalischen und mechanischen Mitteln besitzen wir das Kopflichtbad, die Biersche Stauung, Atemübungen und Schleimhautmassage.

Das beste von allen ist zweifellos das *Kopflichtbad nach Brünings* (s. a. Panse, Albrecht). Durch eine kräftige lokale Hyperämie, welche für den übrigen Körper keine wesentliche Anstrengung bedeutet, werden alle Abwehrkräfte des Gewebes, Ausscheidungs- und Resorptionsvorgänge mächtig angeregt und nach vorübergehender Steigerung der Sekretion ist ein Nachlassen und eine freiere Nasenatmung gewöhnlich der Erfolg. Natürlich hat auch dieser bei zu starker Degeneration der Schleimhaut seine Grenzen. Zu empfehlen ist täglich ein Kopflichtbad, 60—90°, im Verlaufe einer halben Stunde allmählich zu- und abnehmend. Mehr als 12 hintereinander zu gebrauchen hat gewöhnlich keinen Zweck.

Die *passive Hyperämie* nach Bier durch Anlegung einer Halsstaubinde hat bei chronischer Rhinitis nur sehr wenig Anhänger gefunden (Bennewitz, Sondermann).

Erfahrungsgemäß haben *Atmungsübungen* von je einen günstigen Einfluß auf die einfache und hypertrophische Rhinitis gehabt (Seiffert, Reimers, Veiss, Wettendorf). Aus welchem Grunde, ist noch durchaus nicht klar. Von Nutzen ist sicher die jedesmal dabei erfolgende Entleerung der Nase;

wahrscheinlich auch der vom Luftstrom und der Außentemperatur auf die Schleimhautnerven und damit auf die Schwellkörper ausgeübte Reiz; ebenso die Anregung des allgemeinen Blutumlaufs durch tiefe Atemzüge, die bessere Oxydation des Blutes mit ihrem Einfluß auf alle Heilungsvorgänge. Vermindert sich der entzündliche Reiz, so kann auch das Granulationsgewebe der Hypertrophien narbenartig schrumpfen und so sein Volumen verringern. Tatsächlich hat man auch oft und einwandfrei nach einer Septum- und Rachenmandeloperation Muschelhypertrophien zurückgehen sehen.

Die *Schleimhautmassage* der Nasenmuschel mit oder ohne Cocainisierung ist nur von wenigen Autoren und angeblich mit Erfolg angewandt worden (BRESGEN, STERN, BREITUNG, BRAUN, GERONZI). Als Wirkung kann man sich — analog der Massage an ermüdeten geschwächten oder ödematösen Extremitäten — aktive Hyperämie, Verteilung des interstitiellen Exsudates, und Beschleunigung der Resorption vorstellen. Dazu kommt vielleicht noch eine Abstumpfung vorhandener hyperästhetischer Zonen. Die dabei aber häufig gesetzte Schädigung des Flimmerepithels ist unwillkommen und oft bekommen die Patienten nach der Behandlung einen akuten Schnupfen.

Mir persönlich hat sich von allen genannten konservativen Mitteln das Menthol-Schnupfpulver und das Kopflichtbad bei der chronischen Rhinitis simplex am besten bewährt.

Patienten, die ihre Hoffnung auf eine *Inhalationskur* setzen, kann man Ems, Kissingen, Soden, Obersalzbrunn oder Reichenhall empfehlen. Sie ist aber bestenfalls nur ein unterstützendes Moment.

Eins der wichtigsten Erfordernisse bei der chronischen Rhinitis ist der Schutz gegen die so leicht auftretenden akuten Rezidive durch *Abhärtung* mit Hilfe von Luftbädern oder von allmählich gesteigerten Kaltwasserprozeduren.

Gleichzeitig ist für regelmäßige und *gesunde Lebensweise* zu sorgen, Tabak- und Alkoholmißbrauch zu widerraten und eine eventuell als Ursache in Frage kommende *primäre Erkrankung* — z. B. Herz-, Nierenleiden, Obstipation, Gicht oder Affektion der weiblichen Genitalien (OPPENHEIMER, TRAUTMANN) und dergleichen zu behandeln.

Haben wir mäßige Schleimhautschwellungen vor uns, welche sich nicht durch die genannten konservativen Methoden beseitigen lassen, so kann man oft mit einer *chemischen Ätzung* eine ausreichende Wirkung erzielen. Zugleich erreichen wir dadurch gewöhnlich eine Einschränkung der entzündlichen Absonderung.

Die bewährtesten Mittel sind die Argentumperle, die Trichloressigsäure in Krystallen oder konzentrierter Lösung und die Chromsäure in Substanz.

Von den drei Mitteln hat das Argentum die geringste, die Chromsäure die größte Tiefenwirkung. Zu steigern ist dieselbe durch energisches Einreiben bei der Ätzung. Zur Anfertigung einer *Argentumperle* wird ein Stückchen Höllenstein in einer Porzellanschale über der Flamme des Bunsenbrenners geschmolzen, sodann in die flüssige Substanz eine Nasensonde eingetaucht, an der sie kurze Zeit nachher zu einer Perle erstarrt. Die *Trichlor-Essigsäure* wird am bequemsten in konzentrierter Form mit dünnem festgedrehtem Wattepinsel appliziert. Da die Krystalle sehr hygroskopisch sind, entsteht die erforderliche Lösung an der Luft von selbst. Die *Chromsäureperle* wird durch Anschmelzen einiger brauner Chromsäurekryställchen an die vorher etwas erhitzte Nasensonde über der Spiritusflamme bereitet; die an der warmen Sonde haftenden Krystalle verflüssigen sich über der Flamme und sammeln sich bei annähernd senkrecht gehaltener Sonde am Knopf derselben zu einer Perle, welche beim Erkalten eine kupferrote Farbe bekommen muß. Hat man zu sehr erhitzt, so entwickelt sich ein Produkt, welches eine graugrüne bis schwarze Farbe hat und unwirksam ist. Die Schleimhaut wird vor der Ätzung mit $10^0/_0$igem Cocain-Adrenalin unempfindlich gemacht. Der Höllenstein macht einen grauweißlichen, die Trichloressigsäure einen schneeweißen, die Chromsäureperle einen braungelben Ätzschorf. Die Wirkung bei den ersten beiden Mitteln bleibt mehr lokalisiert, während die Chromsäure auseinanderfließt und eine ausgedehntere Fläche verätzt, als berührt worden war. Die Breitenausdehnung steigert sich in der Reihenfolge von Argentum, Trichlor-Essigsäure zu Chromsäure wie $1 : 2^1/_2 : 6$; die Tiefenwirkung nimmt in derselben Reihenfolge zu (Genkin, Meyer zum Gottesberge). Nur für die Chromsäure gilt die Regel, daß man nicht nahe gegenüberliegende Schleimhautflächen verätzen soll, da eine Synechie eintreten kann. Subjektiv stellt sich in den ersten Tagen nach der Ätzung das Gefühl eines akuten Schnupfens, öfters mit leichten Kopfschmerzen ein; je nach Intensität und Ausdehnung der Ätzung schwächer oder stärker. Bald aber wird die Nase freier und die Sekretion läßt nach, vorausgesetzt, daß die Hyperplasien nicht zu groß waren. Der nach Applikation des Höllensteins und der Trichloressigsäure entstehende Fibrinbelag stößt sich nach etwa acht Tagen ab. Die Chromsäure erzeugt einen dicken Schorf, welcher erst nach $1^1/_2$—2 Wochen verschwindet. Argentum und Trichlor-Essigsäure kann man auf größere Flächen applizieren, während es sich empfiehlt, mit der Chromsäureperle nur umschriebene Stellen zu verätzen.

Pathologisch-anatomisch haben wir bei diesen Ätzungen eine mehr oder weniger tief gehende Koagulationsnekrose des Epithels und der subepithelialen Schicht einschließlich der darin enthaltenen Gefäße, Nerven und Drüsen. Die Heilung erfolgt per primam — nicht durch Granulations- und Narbenbildung — mit dem Erfolg einer Verminderung des Volumens. Das Epithel ergänzt sich teils aus der Nachbarschaft, teils von den zur Oberfläche wieder auswachsenden Drüsenausführungsgängen (Genkin, Meyer zum Gottesberge, Beck, Citelli). Die Verminderung der Sekretion ist wohl teils auf Zerstörung der Nervenendigungen und dadurch bedingte Herabsetzung der Schleimhautsensibilität zurückzuführen, teils aber wohl auch auf Verminderung des infiltrierten subepithelialen Gewebes und der entzündlich gewucherten Blut- und Lymphgefäße, von welchen eine gesteigerte Exsudation an die Oberfläche ausgeht. Infolge der verminderten Reizbarkeit der Schleimhaut verringert sich wahrscheinlich auch die vorher starke Reizwirkung auf die Schwellkörper, was in einem Nachlassen der Hyperämie zum Ausdruck kommt.

Ich selbst habe von den drei Mitteln immer der Trichlor-Essigsäure den Vorzug gegeben, weil sie mit einer tiefer als beim Höllenstein gehenden Wirkung nicht die Nachteile der Chromsäure verbindet.

Die schärfste gewebszerstörende Wirkung ist mit der *Galvanokaustik* zu erzielen. Ihre Hauptanwendungsgebiete sind Fälle von dauernder circumscripter oder diffuser Schwellkörper-Hyperämie und -Hypertrophie, also Schwellungen der Muscheln und mitunter auch des Tuberculum septi, welche auf Cocain- oder Adrenalinanwendung zurückgehen; nicht die fibromatösen oder polypösen Wucherungen. Es wird damit beabsichtigt, eine durch alle Schleimhautschichten bis auf das Periost reichende Narbe zu erzeugen, welche an einer Stelle oder im Verlauf von verschiedenen über die ganze Muschel gezogenen Linien die Schleimhautoberfläche dauernd dicht an der knöchernen Unterlage fixiert.

Vor Beginn der Kaustik ist eine gründliche Oberflächenanästhesie mit 10 bis $20^0/_0$iger Cocain-Adrenalinlösung erforderlich, sodann werden bei diffuser Muschelschwellung im Abstand von möglichst 1 cm zwei bis drei horizontale Striche mit leicht gegen die Muscheloberfläche abgebogenen Spitzbrenner von

hinten nach vorn bis auf den Knochen eindringend gezogen. Der Kauter ist
kalt aufzusetzen, rot- bis weißglühend durch die Schleimhaut nach vorn zu
führen und glühend abzuziehen, weil sonst der im Moment des Erkaltens am
Brenner haftende Schorf von der Wunde abgerissen wird und dadurch eine
Blutung veranlaßt werden kann. Peinlich zu vermeiden ist eine Berührung
der gegenüberliegenden Septumschleimhaut mit dem glühenden Kauter, welche
fast regelmäßig eine Synechie zwischen Muscheln und Septum zur Folge hat.
Die zum Schutze der Gegenseite hergestellten gedeckten Kauter sind aus diesem
Grunde zu empfehlen.

Circumscripte auf Hyperämie beruhende Schwellungen, z. B. der hinteren
Enden der unteren Muschel oder des Tuberculum septi kann man mit einzelnen
Tiefenstichen behandeln, fibröse hintere Hypertrophien kann man auch mit
der *glühenden Schlinge* abschneiden. Dabei soll der Draht kalt angelegt und
zusammengeschnürt und erst beim Durchschneiden in Glut versetzt werden,
damit die Brandwunde möglichst klein wird. Um ein Durchglühen des Drahtes
zu verhindern, kann man zweckmäßig während des Durchschneidens den Strom
öfters kurz unterbrechen (L. RÉTHI).

Der Erfolg bezüglich der dauernden Verkleinerung des Muschelumfangs ist
bei den genannten Fällen und bei richtiger Ausführung ein guter; jedoch wird
durch die vom Brenner ausgehende strahlende Hitze auch das dem Strich
benachbarte Gewebe stark geschädigt. Es entsteht eine große Brandwunde,
eine beträchtliche reaktive Schwellung und ein stark quellender, nur langsam
sich lösender Schorf. Die Heilung läßt manchmal lange auf sich warten (WRO-
BLEWSKI, ZARNIKO, CITELLI). Die spätere Narbenbildung reicht seitlich ziemlich
weit über den Bereich der Linie hinaus (CITELLI, DOUGLAS). Mikroskopisch
sind die Veränderungen ähnlich wie bei den Ätzungen mit chemischen Mitteln,
nur ausgedehnter nach Breite und Tiefe, auch verschieden je nachdem Rotglut
oder Weißglut angewandt wurde (GENKIN). Die Regenerationsfähigkeit des
Bindegewebes und des Epithels, der Drüsenausführungsgänge und der Schleimhautoberfläche ist groß; diejenige des sezernierenden Drüsenepithels ist sehr
gering (LUBARSCH). Die Verschwellung der Nase und die Anwesenheit nekrotischen Materials, in dem sich besonders oft hämolytische Streptokokken vorfinden sollen (STREIT), ist erfahrungsgemäß nicht ohne Gefahren für das *Mittelohr*
(OSTMANN, WROBLEWSKI), weshalb ein Ausschnauben sorgfältig zu vermeiden
ist. Eine auffallend häufige Komplikation nach Kaustik der unteren Muschel
ist die *Angina.* Nach den mit Farbstoffen angestellten submukösen Injektions-
versuchen an der unteren Muschel, bei welchen sich eine ausgedehnte Kommunikation mit den Lymphgefäßen der Tonsillen ergab (POLI, LÉNART), ist eine
von den Muscheln ausgehende Infektion derselben nicht zu verwundern. Auch
die Mittelohraffektionen entstehen wahrscheinlich auf dem Lymphwege, da
zwischen Paukenhöhle und Nase reichliche Lymphverbindungen bestehen,
deren Knotenpunkte sich an der seitlichen Wand des Nasenrachens in der
Gegend des Tubenostiums befinden. Manche Autoren sahen auch *Gelenkrheumatismus* nach Muschelkaustik auftreten (GALLOIS, SENATOR); ob auf dem
Wege über die Tonsillen, geht aus den Darstellungen nicht hervor. GELLÉ
berichtet über Fälle von *Meningitis* nach Kauterisation besonders der mittleren
Muschel und erklärt dieselben mit den bekannten Lymphanastomosen zwischen
der Regio olfactoria und den subarachnoidealen Räumen des Gehirns. Zur
Einschränkung der postoperativen Reaktion empfiehlt BRESGEN, gleich nach
der Kaustik die gezogenen Furchen mit 20—40%iger Chromsäure zu verätzen.
Der Schorf soll sich bei dieser Behandlung früher ablösen als sonst. Da infolge
der Verschwellung der Nase und der starken entzündlichen Sekretion sich
Schrunden, Folliculitis und allenfalls Erysipel am Naseneingang bilden können,

so muß man die Nasenlöcher stets gut mit Lanolin einfetten. Die bei chirurgischen Muscheloperationen drohende Gefahr der nach Aufhören der Adrenalinwirkung einsetzenden Nachblutung besteht bei der Galvanokaustik fast nicht;
dagegen können auch Spätblutungen auftreten. Die Beseitigung einmal entstandener *Synechien* ist nicht leicht. Einfache Durchschneidung führt infolge
der reaktiven Schwellung immer wieder zur Verwachsung, wenn man sich nicht
auf ein langdauerndes Einlegen von Oertelschen Celluloid- oder Hartgummiplättchen einlassen will. Da es immer wünschenswert ist, mit einer Behandlung
möglichst schnell zum Ziel zu kommen, so ist es mehr zu empfehlen, wenn nicht
eine Septumresektion allein ausreicht, entweder nach Körner das Stück aus
dem Septum zu exzidieren, welches mit der Muschel die Synechie bildet, oder
noch besser nach von Eicken und Nawratil den Versuch einer Implantation
von Tiersch-Lappen nach Excision der die Synechie bildenden Weichteile
zu machen. Der Epidermislappen muß so groß sein, daß er über das vordere
Ende des an die Stelle vorzuschiebenden Tampons aufgestülpt werden kann,
damit er sich bei der Einführung nicht abstreift. Noch besser ist es, einen mit
wenig Gaze ausgefüllten Gummifingerling zu nehmen, da dieser nicht so leicht
mit der Epidermis verklebt.   Im Falle des Erfolges ist der Lappen in
spätestens 8 Tagen angeheilt.

Zur Vermeidung der großen Brandwunde auf der Muscheloberfläche haben
einige Autoren (Horn, Weleminski, Kopetzki) versucht, die *Kaustik submukös*
anzuwenden, und waren von der geringen Reaktion, dem schnellen Heilungsvorgang und dem Dauerergebnis sehr befriedigt. Sie inzidieren die Mucosa
der unteren Muschel am vorderen Ende von oben nach unten, hebeln die Schleimhaut bis möglichst weit nach hinten vom Knochen ab, führen den Brenner
kalt ein und ziehen ihn glühend langsam heraus. Günstig wird über die submuköse Injektion von 1,0 bis 1,5 ccm $10^0/_0$iger *Carbolsäurelösung* von Heermann
berichtet. Auch *Chromsäure* ist angeblich submukös mit Erfolg appliziert
worden (Goldstein). Weniger einheitlich sind die Erfahrungen mit der submukösen Anwendung von *Chlorzink* (Gerenzi, Lublinski, Gaudier, Manasse)
oder von einigen Tropfen $60^0/_0$igen *Carbolglycerins* (Litgow). Als *Kältekaustik*
ist von Gradle die Anwendung von Kohlensäureschnee bezeichnet worden,
welcher etwa 20 Minuten lang in Form eines kantigen Stücks mit der hypertrophischen Muschel in Berührung gebracht wird und ohne besondere Reaktion
eine dauernde Verkleinerung der Muschel herbeiführen soll.

Das Anwendungsgebiet der *Elektrolyse* ist ebenfalls hauptsächlich die
Schwellkörperhyperämie und -Hyperplasie. Das Verfahren ist zeitraubend;
man ist auf viele Sitzungen im Abstand von 3—14 Tagen angewiesen, und der
Erfolg tritt viel langsamer ein als bei allen anderen Methoden. Der Effekt beruht
im wesentlichen auf der stark kaustischen Wirkung der an der Kathode aus
den Gewebssalzen entstehenden Alkalien, welche das Gewebe verflüssigen
(M. Schmidt). Man verwendet gewöhnlich bipolare Nadeln, welche man bei
diffuser Schwellung in einer Sitzung nach Oberflächenanästhesie vorn, in der
Mitte und hinten einstecken kann. Wenn der Stromkreis geschlossen ist, bilden
sich vom negativen Pol ausgehende Wasserstoffblasen an der Einstichstelle.
Der Strom muß langsam von 5—30 Milliampere gesteigert und ebenso langsam
wieder vermindert werden, um unangenehme Schläge zu verhüten. Die jedesmalige Dauer beträgt bei Erwachsenen 8—10, bei Kindern 5—6 Minuten
(M. Schmidt). Sowohl der Galvanokaustik als auch besonders der Elektrolyse
bediene ich mich in Fällen von Rhinitis chronica simplex und hyperplastica
selten. An der Killianschen und nunmehrigen von Eickenschen Klinik in
Berlin, an der ich seit vielen Jahren als Assistent tätig bin, habe ich deren Anwendung für die genannten Fälle fast nie gesehen.

Sowohl für Fälle von Schwellkörperhyperplasie als auch für die gemischten, fibromatösen und polypösen Wucherungen halte ich das chirurgische Verfahren mit *Schlinge oder schneidenden Instrumenten* für das einfachste, unschädlichste und dankbarste; es führt am gradesten zu dem gewünschten Ziel. Über die Schnittlinie hinaus tritt keine Schädigung des Gewebes ein wie bei der Kaustik (CITELLI); die Regenerationskraft des Nachbargewebes bleibt ungeschwächt, man hat es genau in der Hand, wieviel man fortnehmen will. Man kann z. B. die in der Tiefe befindlichen Drüsen und Schwellkörper zum Teil erhalten und nur das fibromatöse oder polypöse nutzlose Gewebe der subepithelialen Schicht entfernen. Da das Epithel der Oberfläche sich aus der Umgebung und aus den sich regenerierenden Drüsenausführungsgängen ergänzt, so sind zum Schluß alle wichtigen Elemente der Muschel vorhanden, nur an Stelle der früheren Auswüchse steht eine narbige Retraktion. Die Heilung erfolgt hier sekundär durch Granulationsbildung und in 16 Tagen ist nach CITELLI der Defekt fast ganz mit Epithel überzogen. Man mache es sich zur Regel, bei der unteren Muschel niemals, bei der mittleren Muschel nur im Notfall — z. B. bei großen Knochenblasen — Knochen zu entfernen, sondern sich prinzipiell auf die Weichteile zu beschränken. Springt das knöcherne Gerüst der Muschel stark vor, dann ist die von KILLIAN angegebene Seitwärtsdrängung durch Infraktion mit einem stumpfen, hebelartig angewandten Instrument das beste und einfachste Mittel. Von vorneherein ist bei verengter Nase, wenn Septum-Difformitäten bestehen, stets erst die submuköse Resektion zu machen, da hierbei der wichtigste Bestandteil der Nase, die Schleimhaut, am meisten geschont wird. Erst in zweiter Linie soll an eine Operation der Muscheln gedacht werden. Wird Knochen entfernt, dann droht immer mehr oder weniger die Gefahr der postoperativen Rhinitis atrophicans.

Eine *Desinfektion* des Naseninneren ist überflüssig und zwecklos. Nach den Untersuchungen von STREIT ergaben sich auch keine Unterschiede im Wundverlauf bei vorher bakteriologisch steril und unsteril befundener Nasenhöhle. Dagegen ist eine Sterilisierung der zu verwendenden Instrumente und der Hände des Operateurs dringend erforderlich. Zur Anästhesie genügt die Pinselung mit 20%igem Cocain. Wo eine Abschwellung unerwünscht ist, z. B. bei hinteren Enden, welche sich in retrahiertem Zustand nicht mit der Schlinge fassen lassen, kann man $\frac{1}{2}$%ige Novokainlösung mit Adrenalin 1%₀₀ig (1 Tropfen auf 1 ccm) unter die Schleimhaut spritzen und so die Muschel aufblähen. Trotzdem überall vor diesem Verfahren gewarnt wird und manche Autoren (MUCK) es vorziehen, ganz ohne Anästhesie zu operieren, wenn ihnen an einem unverminderten Schleimhautvolumen gelegen ist, so kann ich dasselbe doch nur aufs wärmste empfehlen, und mich dabei außerdem auf die KILLIANsche Klinik in Berlin berufen, wo ich die Methode kennen gelernt und bewährt gefunden habe, ohne je einen Zwischenfall dabei zu erleben. Für die Hypertrophien am Körper der unteren Muschel hat sich mir am besten die schlanke knieförmig gebogene *Nasenschere* nach HEYMANN mit Drehpunkt etwa in der Mitte des horizontalen Teils bewährt; für hintere Hypertrophien dieselbe Schere oder die kalte Schlinge, auf einem *Schlingenschnürer* mit oder ohne Führungsstange montiert. Ersterer (nach KRAUSE) ist bequemer, weil die Schlinge immer wieder geöffnet werden kann, letzterer (nach HARTMANN) dagegen ist graziler und verdeckt weniger vom Gesichtsfeld. Die Schlinge wird etwas seitwärts abgebogen, in der erforderlichen Weite im unteren Nasengang nach hinten geführt, und kann — fast immer ohne Unterstützung der anderen Hand vom Rachen aus — von hinten her über das hintere Ende gezogen und dann langsam zusammengeschnürt werden. Vor dem Durchschneiden kann man die Schlinge zusammengezogen eine halbe Minute liegen lassen (BROCK). Der Draht muß aus Stahl und nicht

zu schwach sein, da er sonst den Zug nicht aushält; gewöhnlich wird Klaviersaitendraht in der Stärke von 0,4 mm gebraucht. Für eine Resektion des vorderen
Endes der mittleren Muschel eignet sich sehr gut ein breites *Conchotom*; sollte
der Raum in der Nase zu beschränkt sein, um dieses einzuführen, so schneidet
man etwas unterhalb der vorderen Ansatzstelle in den Hals der mittleren Muschel
mit der Schere eine etwa $^1/_2$—1 cm tiefe Kerbe in der Richtung nach hinten-
oben, führt die kalte Schlinge ein und schneidet durch Zuschnüren derselben
das Operculum der Muschel ab. Bei polypös veränderter Schleimhaut am
vorderen Ende der mittleren Muschel läßt sich häufig durch *Skarifikationen*
eine narbige Schrumpfung erzielen (WELEMINSKI). Man muß sie mit einem
scharfen, doppelschneidigen oder vorn rundgeschliffenen Messerchen vornehmen, da jedes Reißen eine entzündliche Reaktion hervorruft. Zur Resektion
von Muschelschleimhaut ist noch eine ganze Reihe von anderen Instrumenten
empfohlen worden, z. B. die *Schere von* FEIN (s. b. WROBLEWSKI), an welcher
vier schneidende Branchen einen geschlossenen Rhombus bilden; das MOURE*sche*
Messer zur Keilexzision, welches O. SEIFERT zur Schleimhautresektion bei der
Rhinitis oedematosa empfiehlt und das *Mukektom von* RICHTER — zwei Instrumente, die in die Nase bis zum hinteren Ende der unteren Muschel eingeführt
werden und beim Herausziehen vermittels eines zahnförmigen Fortsatzes mit
nach hinten gerichteter Schneide einen Streifen aus der hypertrophischen
Mucosa herausschneiden. Sie arbeiten alle mehr schablonenmäßig als die gewöhnliche schlanke Nasenschere, mit der man sich leicht an alle Verhältnisse
anpassen kann. Das einfachste Instrument scheint mir auch hier bei der nötigen
Übung das beste. Um bei der Muschelverkleinerung überhaupt keine Ober-
flächennarbe zu erzeugen, sind verschiedene Autoren (PARSONS, LINHART,
RABOTNOW, LOW, WÜRDEMANN, ZARNIKO, SULIBA) für eine *submuköse Methode*
analog der Septumresektion eingetreten. Bei chronischem Schwellungskatarrh
wird wie bei der submukösen Kauterisation die Schleimhaut von vorn nach
hinten abgelöst, dann mit Säge oder hakenförmigem Messerchen das kavernöse
Gewebe zerstört. Die Narbenbildung im Schwellgewebe soll eine Wieder-
anschwellung verhindern. Bei Vergrößerung des Muskelskelettes wird ein Teil
des Knochens auf ähnliche Weise submukös entfernt. In diesem letzteren Falle
bin ich immer mit der einfachen KILLIANschen Muschelinfraktion ausgekommen.
Bei Schwellungskatarrh hat der Gedanke einer submukösen Methode viel
Bestechendes; ob sie sich technisch immer so durchführen läßt, daß sie Erfolg
hat, erscheint mir namentlich bei stark gewölbtem und unebenem Muschelknochen etwas fraglich. In der überwiegenden Mehrzahl der anderen Fälle
von Muschelhyperplasie muß nicht der Knochen, sondern die hypertrophische
Schleimhaut entfernt werden und dann greife ich lieber zur Schere oder Schlinge.
Ein Nachteil der sonst so einfachen Operationsmethode mit kalter Schlinge
und Schere ist die immer vorhandene Gefahr der *Nachblutung* in den ersten
12—24 Stunden nach der Operation. Sie ist der Hauptgrund für die Bevorzugung der kaustischen Eingriffe durch viele Ärzte. Die Nachblutung ist unbedenklich, wenn der Patient in der Klinik bleibt. Nötigenfalls wird dann nachträglich die Nase tamponiert. Für die Wundheilung und für die Vermeidung
von Mittelohrentzündungen ist es am vorteilhaftesten und für den Patienten
selbst am angenehmsten, wenn keine Nasentamponade vorgenommen wird.
Ist eine stationäre Behandlung nicht möglich, so empfiehlt es sich, den Patienten
nach der Operation noch zwei Stunden in der Nähe zu behalten, bis die Cocain-
und Adrenalinwirkung vorüber ist, also z. B. die Operation vor der Sprechstunde
vorzunehmen und den Patienten erst nach Beendigung derselben zu entlassen.
Wohnt der Patient nicht so nahe, daß ich spätestens in einer halben Stunde
bei ihm sein kann, so würde ich mich nicht auf eine ambulante blutige Operation

einlassen. Im Falle einer Blutung soll der Operierte bis zum Eintreffen des Arztes bei etwas hintenübergebeugter Kopfhaltung in einem bequemen Stuhl sitzen und Eiskompressen auf Stirn und Nacken machen. Das Aufschnupfen von Eiswasser oder adstringierenden Mitteln ist nicht zu empfehlen. Kommt die Blutung darauf nicht zum Stillstand, so ist vom Arzt nach gründlicher Anästhesie der Nase mit Cocain-Adrenalin die *vordere Tamponade* der blutenden Seite mit Vioform-, Dermatol- oder auch mit gewöhnlicher Gaze oder mit Watte vorzunehmen. Bei richtiger Ausführung kann man mit der vorderen Tamponade fast alle Nasenblutungen beherrschen. Die hintere Tamponade ist tatsächlich nur in den allerseltensten Ausnahmen — z. B. mitunter bei echter hämorrhagischer Diathese — berechtigt und sollte wegen ihrer großen Gefahren für das Mittelohr nur in den äußersten Notfällen angewandt werden. Sie muß spätestens nach 2—3 Tagen, zusammen mit der vorderen Tamponade, entfernt werden. Hat man nur von vorn tamponiert, so kann man die Entfernung, um eine erneute Blutung möglichst zu vermeiden, etwas länger hinziehen und vom dritten Tage an täglich ein Stück der eingelegten Gaze oder Watte herausziehen und abschneiden. Die Tamponade lockert sich so von selbst allmählich durch die Sekretion der Schleimhaut. Handelt es sich um die *Resektion hinterer Enden*, so ist die vorbeugende vordere Tamponade nicht nur zwecklos, weil sie keinen allseitigen Druck auf die Wundfläche ausüben kann, sondern sie wirkt sogar als hyperämisierender Reiz. Eine Ausstopfung des Nasenrachenraumes mit ihren Gefahren für das Mittelohr ist durch die bloße Möglichkeit einer Nachblutung nicht gerechtfertigt. Deshalb verzichtet man in diesem Falle besser ganz auf die Tamponade. Als *Prophylaxe gegen Blutungen* nach der Resektion der hinteren Hypertrophien ist von OSTMANN ein galvanokaustischer Schnitt empfohlen worden, welcher, von oben nach unten bis auf den Knochen geführt, die Hypertrophie medial an ihrer Basis umfaßt und hier die zu ihr tretenden Gefäße verschließt. Dann wird die kalte Schlinge in die Furche gelegt und mit ihr die Wucherung abgeschnürt. Die Methode soll fast blutloses Operieren gestatten und ebenso den für das Mittelohr gefährlichen Brandschorf in der Nähe des Tubenostiums vermeiden. Ein ganz ähnliches Verfahren hat auch DENKER vorgeschlagen.

Abgesehen von der Gefahr der Nachblutung ist bei der chirurgischen Behandlung der Muschelhypertrophien die Aussicht auf Komplikationen geringer als nach der Kauterisation der Muscheln. Die *Nachbehandlung* ist hauptsächlich eine Kontrolle und Prophylaxe. Die Wunde überläßt man am besten sich selbst. Der Patient soll die ersten beiden Tage im Bett liegen, am dritten aufstehen und am vierten sich in der Sprechstunde wieder vorstellen. Jeder Blutandrang zum Kopf ist zu verhüten, körperliche Anstrengung und Aufregung, Tabak, Alkohol, Kaffee, zu reichliche und schwer verdauliche Speisen sind zu meiden. Die Nasenlöcher sollen öfters mit etwas Borsalbe eingefettet werden. Das Sekret der Nase darf nicht ausgeschnaubt, sondern nur nach hinten gezogen werden. Gegen Kopfschmerzen ist Aspirin, nachts eventuell mit etwas Veronal kombiniert, am Platze. Der Mund kann vorbeugenderweise nach den Mahlzeiten mit etwas Wasserstoffsuperoxyd ausgespült werden. Bis zur Wiederherstellung der vollen Arbeitsfähigkeit vergehen im allgemeinen acht Tage.

Erwähnenswert ist noch, daß man gelegentlich Patienten antrifft, welche auch nach Beseitigung einer Nasenstenose noch über behinderte Nasenatmung klagen. Wenn man sie zwingt, den Mund zu schließen, so sieht man sie nur mit großer Anstrengung mit allen Hilfsmitteln atmen; sie haben verlernt, ihre Nase zu gebrauchen. Es handelt sich wohl immer um seelisch alterierte und hysterische Personen (s. a. LERMOYEZ, GRANT, FOY).

Als *Kontraindikationen* gegen eine Muscheloperation ist Hämophilie, die beginnende Ozaena und eine funktionelle oder organische Rhinolalia aperta (Gutzmann) zu beachten. Kaustische Operationen an den Muscheln während der Schwangerschaft sollen öfters den Abort herbeigeführt haben (Schech und E. Meyer). Auf ein bestehendes Emphysem sollen nach Müller-Lehe jede nasenerweiternde Operation von nachteiligem Einfluß sein.

Im übrigen soll man darauf bedacht sein, nicht während fieberhafter Allgemeinerkrankungen, während akuter Entzündungen im Bereich der oberen Luft- und Speisewege, bei akuten eitrigen Prozessen an Kopf oder Hals — z. B. Furunkeln — und bei Frauen nicht während der Menses zu operieren. Bei Herz- und Nierenerkrankungen und bei Arteriosclerose ist mit den nötigen Vorsichtsmaßregeln — z. B. möglichst stationärer Behandlung zu verfahren.

Literatur.

Abate: Nasenepilepsie. Boll. d. malatt. dell' orecchio, della gola e del naso Nov. 1898. Ref.: Zentralbl. f. Laryngol. 1900. S. 119. — Abeles (1): Die Nasenspülungen, ihre Anzeigen und Gegenanzeigen. Bresgens Sammlg. zwanglos. Abhandl. 1901. — Derselbe (2): Zwanglose Mitteilungen auf dem Gebiet der Nasenkrankheiten. Ärztl. Zentral-Ztg. 1904. Nr. 27—32. — Abignon: Le rôle des fosses nasales dans la prophylaxie et le traitement de la tuberculose pulmonaire et laryngée. Arch. internat. de laryngol., otol.-rhinol. et broncho-oesophagoscopie. Tome 15. No. 2. — d'Ajutolo: Polyphobie mit anderen nervösen Störungen bei einem Nasenkranken. 12. Jahresvers. d. Soc. ital. de laringologia. otol. ed rhinol. 22.—25. Okt. 1908. Ref.: Internat. Zentralbl. f. Ohrenheilk. 1909. S. 215. — Alagna: Die Plasmazellen bei Nasen-, Ohren- u. Kehlkopfkrankheiten. Virchows Arch. f. pathol. Anat. u. Physiol. 1911. Nr. 204, S. 136. — Alexander, A. (1): Die Nasenpolypen in ihren Beziehungen zu den Empyemen der Nasennebenhöhlen. Arch. f. Laryngol. u. Rhinol. Bd. 5, S. 325. 1896. — Derselbe (2): Protargol in der rhinol. Praxis. — Alexander, Bruno: Über falsche Atmung. Dtsch. med. Wochenschr. 1922. Nr. 25, S. 840. — Allen: Die allgemeine Erkältung; ihre Pathologie und Behandlung. Lancet, 28. Nov. u. 5. Dez. 1908. Ref.: Zentralbl. f. Laryngol. 1909. S. 395. — Anderson (1): Lokale und allgemeine, durch Nasenverstopfung bedingte Zustände. Journ. of the Americ. med. assoc. 20. Nov. 1909. — Derselbe (2): Nasenverstopfung; experimentelle Studie über deren Wirkung auf die Atmungsorgane und den Allgemeinorganismus. Ann. of otol., rhinol. a. laryngol. Sept. 1909. Ref. Zentralbl. f. Laryng. 1910. S. 350. — André: Die Lymphwege der Nase u. d. Nasenhöhlen. Thèse de Paris 1905. — Armengaud (1): Fréquence de la rhinite hypertrophique chez les anciens tuberculeux. Arch. internat. de laryngol. otol.-rhinol. et broncho-oesephagoscopie. 1920. S. 140. — Dersellbe (2): Rôle des maladies générales dans l'étiologie des rhinites hypertrophiques et des pharyngites chroniques. Congr. franç. d'otol., rhinol. et laryngol. Paris 1922. Ref.: Zentralbl. f. Hals-, Nasen- u. Ohrenheilk. Bd. 2, S. 439. — Aronade: Schnupfen der Säuglinge. Therap. Monatsh. 1909. Sept. S. 472. — Arullani und Seyre: Experimentelle und klinische Untersuchungen über die Beziehungen zwischen Nase und Blutdruck. Arch. di ital. otol., rinol. e laringol. Vol. 17, H. 1. Ref.: Zeitschr. f. Ohrenheilk. u. f. Krankh. d. Luftwege Bd. 51, S. 437. 1905. — Aschoff: Pathol. Anatomie. 6. Auflage. Jena: Gust. Fischer 1923. — Askanazy: Äußere Krankheitsursachen. Aschoff, Pathol. Anat. 1923. — Austerlitz: Therapie der chronischen Rhinitis. Münch. med. Wochenschr. 1916. Nr. 47. — Balla: Beitrag zur Kasuistik der ödematösen Fibrome der Nasenhöhle. Internat. Zentralbl. f. Ohrenheilk. 1914. S. 253. — Ballenger: Physiologische Erklärung einiger Symptome der Mundatmung. Ann. of otol., rhinol. a. laryngol. August 1902. Ref.: Zentralbl. f. Laryngol. 1903. S. 439. — Barnhill: Große Geschwulst des hinteren Endes der mittleren Muschel. Med. and surg. Monitor, 15. May 1902. Ref.: Zentralbl. f. Laryngol. 1903. S. 178. — Barth (1): Die Hypertrophie der Rachentonsille bei Soldaten und ihre Beziehungen zur Rhinitis hypertrophica und Pharyngitis chronica. Arch. f. Laryngol. u. Rhinol. Bd. 14, S. 82. 1903. — Derselbe (2): Über die nachteilige Beeinflussung des Schwimmunterrichtes durch die Verengerung der obersten Luftwege. Dtsch. med. Wochenschr. 1900. Nr. 35. — Baum: The histopathology and histogenese of benign growths of the nose and accessory cavities. Ann. of otol., rhinol. a. laryngol. Vol. 31, p. 371. — Baumgarten: Die durch nasale Operationen geheilten und gebesserten Sehstörungen. Arch. f. Laryngol. u. Rhinol. Bd. 26, S. 57. 1912. — Bayer (1): Die Rolle der Lymphgefäße und Drüsen des Halses in der Pathogenie der Ohren-, Nasen- und pharyngolaryngealen Affektionen. Journ. méd. de Bruxelles 1905. Nr. 43. Ref.: Zentralbl. f. Laryngol. 1906. S. 168. — Derselbe (2): Nasenverschluß und körperliche Entwicklung. Demonstration in d. Jahresvers. d. belg. rhino-oto-larnygol. Ges. 12. Juni 1904. Ref.: Zentralbl. f. Laryngol. 1905. S. 77. — BECK: Histologische Untersuchungen über die Lapiswirkung auf die Nasenschleimhaut des Menschen. 2. Jahresvers. d. Ges. dtsch. Hals-, Nasen- u. Ohrenärzte. Juni 1922. — BEHR: Die Affektionen der oberen Luftwege bei Phthisikern in den Anfangsstadien. BRAUERS Beitr. z. Klinik d. Tuberkulose. Bd. 3, T. 1. 1904. — BEITZKE: Respirationsorgane. ASCHOFF, Pathol. Anatomie. — BELOGOLOWOW: Zur Frage über den Einfluß der erschwerten Nasenatmung auf die Morphologie des Blutes und die Oxydationsprozesse. Inaug.-Diss. Petersburg 1903. Ref.: Zeitschr. f. Ohrenheilk. u. f. Krankh. d. Luftwege. Bd. 47, S. 416. — BENNEWITZ (1): Klin. und pathol. Beiträge zu den Erkrankungen der oberen Luftwege. Zeitschr. f. Laryngol., Rhinol. u. ihre Grenzgeb. Bd. 9, S. 1. — DERSELBE (2): Zur Diagnose und Therapie des chronischen und habituellen Schnupfens. Zeitschr. f. Laryngol. Rhinol. u. ihre Grenzgeb. Bd. 10, S. 61. 1922. — BENTZEN: Beitrag zur Ätiologie des hohen Gaumens. Arch. f. Laryngol. u. Rhinol. Bd. 14, S. 203. — BEYER: Nasales Schmecken. Zeitschr. f. Psychol. u. Physiol. d. Sinnesorg. Bd. 35, S. 260. — BILANCIONI (1): Diffuse papilläre Hypertrophie des ganzen unteren Abschnittes der Nasenschleimhaut. Arch. ital. di laringol. 1921. H. 2/3. Ref.: Zentralbl. f. Laryngol. 1921. S. 275. — DERSELBE (2): Das graphische Studium der Atmung bei Stenosen der oberen Luftwege. 15. Congr. d. soc. ital. di laringol., otol. e rhinol. 18. Sept. 1912. — BLEGVAD: Vibrationsmassage bei Nasen-, Rachenleiden. Zeitschr. f. Laryngol., Rhinol. u. ihre Grenzgeb. Bd. 5, S. 1. — BLUM: Erkrankung der Nasenschleimhaut als Gewerbekrankheit der Drechsler. Wien. klin. Wochenschr. 1901. Nr. 6. — BLUMENFELD: Zur Frage des Zusammenhanges zwischen Veränderungen der oberen Luftwege und Veränderungen der Lungenspitzen. Verhandl. d. Vereins dtsch. Laryngol. Hannover, 25. Mai 1912. — BOENNINGHAUS: Über Schleimdrüsen im hyperplastischen Epithel der Nasenschleimhaut. Arch. f. Laryngol. u. Rhinol. Bd. 3, S. 372. 1895. — BOGENDÖRFER: Über die Beziehungen der Tränenwege an der Nase. Inaug.-Diss. Würzburg 1918. — BONNIER: Aufhören von Enteritis nach Behandlung von Nasenaffektionen. Soc. de laryngol. 4. Juli 1907. Ref.: Zentralbl. f. Laryngol. 1907. S. 441. — BORST: Das pathol. Wachstum. ASCHOFF, Pathol. Anatomie. — BOSIO: Das Morzellement bei Rhinitis hypertrophicans. 6. Congr. d. ital. Ges. f. Laryngol. u. Rhinol. 25.—27. Okt. 1902. Ref.: Zentralbl. f. Laryngol. 1903. S. 483. — BOTTERMUND Pathologische Wechselbeziehungen zwischen den oberen Luftwegen und den Verdauungsorganen. Therap. Monatsh. Bd. 14, S. 134. 1900. — BRAUN: Vibrationsmassage der oberen Luftwege mittels Sonden. Klin. Therap. Wochenschr. 1900. Nr. 45. — BREITUNG: Die Bedeutung der elektrischen inneren Trommelmassage der Nasenschleimhaut für den praktischen Arzt und ihre Technik. Dtsch. Medizinal-Ztg. 1899. Nr. 96. — BRESGEN (1): Nasenleiden und Sympathicus. Beiträge zur Anatomie und Physiologie des Ohres. Bd. 3, S. 125. — DERSELBE (2): Die Elektrolyse mit langen Nadeln zur Behandlung der Verschwellung des Naseninneren. Halle a. S. 1908. — DERSELBE (3): Referat auf dem 16. internat. med. Kongreß in Budapest. — DERSELBE (4): Zur Pathologie und Therapie des chronischen Nasen- und Rachenkatarrhs. Berl. klin. Wochenschr. 1882. Nr. 36/37. — DERSELBE (5): Der Kopfschmerz bei Nasen- und Rachenleiden und seine Heilung 1894. — DERSELBE (6): Krankheits- und Behandlungslehre der Nasen-, Mund; und Rachenhöhle sowie des Kehlkopfs und der Luftröhre. 1891. — DERSELBE (7): Die Schleimhautverschwellung des Naseninnern und ihre Dauerheilung unter hauptsächlicher Anwendung der Elektrolyse mit langen Nadeln, nebst Hinweisen auf die Befreiung des Nasenluftweges überhaupt. — DERSELBE (8): Sprachgebrechen und Nasenluftweg. Med.-pädagog. Monatsschr. f. d. ges. Sprachheilk. 1907. H. 11/12. — DERSELBE (9): Die drüsigen Wucherungen im oberen Nasen-Rachenraum und die Dauerschwellung der Nasenschleimhaut in ihren Beziehungen zueinander und zum geistigen Zustande des Kindes. Die Gesundheitswarte d. Kindes. Bd. 1, Nr. 9. 1903. — BROECKART: Rhinitis vegetans. La Presse otol. laryngol. belge 1904. Nr. 6. Ref.: Zentralblatt f. Laryngol. 1905. S. 333. — BRONFIN und MARKEL: The upper respiratory tract in pulmonary tuberculosis mit special reference to laryngeal tuberculosis. Americ. review of tubercul. Vol. 6, Nr. 5. Ref.: Zentralbl. f. Hals-, Nasen- u. Ohrenheilk. Bd. 2, S. 317. 1923. — BRONNER: Einige Worte über Kopfschmerzen nasalen Ursprungs. Lancet 7. Dez. 1901. Ref.: Zentralbl. f. Laryngol. 1903. S. 488. — BRUCK (1): Zur Abtragung circumscripter Verdickungen der Nasenschleimhaut. Arch. f. Ohren-, Nasen- u. Kehlkopfheilk. Bd. 49, S. 289. — DERSELBE (2): Die Krankheiten der Nasen- und Mundhöhle sowie des Rachens und des Kehlkopfes. Urban & Schwarzenberg 1907. — BRÜGGEMANN: Über die sog. harten und weichen Papillome der Nase. Zeitschr. f. Ohrenheilk. u. f. Krankh. d. Luftwege. Bd. 69, S. 97. 1913. — BRÜHL: Die Beteiligung des Ohres der Nase und des Halses bei Stoffwechselkrankheiten. Dtsch. med. Wochenschr. 1912. Nr. 15—17. S. 701. — BUKOFZER-SPIESS: Über den Einfluß der Verengerung des Ansatzrohres auf die Höhe des gesungenen Tones. Arch. f. Ohren-, Nasen- u. Kehlkopfheilk. Bd. 61, S. 103. — BULLARA: Lungenemphysem infolge von Verstopfung der Nase. Seine Pathogenese. New York med. journ. a. med. record. 15. Sept. 1900. Ref.: Zentralbl. f. Laryngol. 1901. S. 403. — BURCHARDT: Die Luftströmung in der Nase unter pathologischen Verhältnissen. Arch. f. Laryngol.

u. Rhinol. 1905. Bd. 17, S. 123. — Buser: Sind der hohe Gaumen, Schmalheit und V-förmige Knickung des Zahnbogens, sowie Anomalien der Zahnstellung eine Folge der Mundatmung und des Wangendruckes? Arch. f. Laryngol. u. Rhinol. Bd. 15, H. 3, S. 503. — Calamida (1): Blutdruck bei Nasenstenose. 9. Kongr. d. ital. Ges. f. Laryngol.-Otol.-Rhinol. Rom. 24.—26. Okt. 1905. Ref.: Zentralbl. f. Laryngol. 1906. S. 238. — Derselbe (2): Fliegenlarven in der Nasenhöhle. Giorn. d. R. acad. di med. di Torino. Sept. 1903. Ref.: Zentralbl. f. Laryngol. 1904. S. 133. — Caldera (1): Weitere Untersuchungen über die Wirkung der Nasentamponade auf die Bakterienflora der Nase. Arch. ital. di otol., rinol. e laringol. Vol. 31, H. 3. 1920. Ref.: Zentralbl. f. Laryngol. 1920. S. 325. — Derselbe (2): Über die Modifikation der Bakterienflora in der Nase in bezug zur Umgebung. Arch. ital. di otol., rinol. e laringol. Vol. 20, H. 3. 1919. Ref.: Zentralbl. f. Laryngol. 1919. S. 245. — Canfield: Drei Fälle von Trigeminusneuralgie infolge intranasaler Ursachen, erfolgreich durch intranasale Methoden behandelt. Laryngoscope. Sept. 1905. Ref.: Zentralbl. f. Laryngol. 1906. S. 175. — Casali: Reflektorischer Kopfschmerz bei Hypertrophie der Muscheln. Giorn. med. del. R. Esercito ital. 1907. S. 129. Ref.: Internat. Zentralbl. f. Ohrenheilk. 1907. S. 405. — Casselberry: Erkrankungen der Nase und des Halses in Beziehung zur voraussichtlichen Lebensdauer. New York med. News 21. April 1900. — Castex: Behandlung der Rhinorrhöe mit hochgespannten Strömen. Zeitschr. f. Ohrenheilk. u. f. Krankh. d. Luftwege. Bd. 65, S. 276. — Chavanne (1): Insuffizienz der Nasenatmung und Anomalien von Zähnen und Kiefer. L'oto-rhino-laryngol. internat. Juni 1914. Ref.: Zentralbl. f. Laryngol. 1915. S. 141. — Derselbe (2): Cephalée et Obstruction nasale. Arch. internat. de laryngol., otol.-rhinol. et broncho-oesophagoscopie. Tome 31. Jan./Febr. 1911. Ref.: Zentralbl. f. Laryngol. 1911. S. 338. — Chiari: Diskussionsbemerkung über angeborene einseitige Choanalatresie. 79. Vers. dtsch. Naturforsch. u. Ärzte in Dresden. 7. Sept. 1907. — Cholewa: Warum rezidivieren Nasenpolypen? Monatsschr. f. Ohrenheilk. u. Laryngo-Rhinol. 1900. Nr. 3, S. 103. — de Cigna (1): Schmerzlose und unblutige Tamponade nach Turbinektomie. 15. Vers. d. Soc. ital. de laringol.-otol.-rhinol. Venedig, 17. bis 21. Sept. 1912. Ref.: Internat. Zentralbl. f. Ohrenheilk. 1912. S. 561. — Derselbe (2): Nasen- und Mundatmung. Arch. ital. di otol., rinol. e laringol. Vol. 18, p. 32 u. 105. Ref.: Internat. Zentralbl. f. Ohrenheilk. 1907. S. 281. — Citelli (1): Zur pathologischen Anatomie der hypertrophischen unteren Nasenmuschel. Arch. f. Laryngol. u. Rhinol. Bd. 13, S. 89. — Derselbe (2): Zur Frage der Regeneration der Nasenschleimhaut beim Menschen. Arch. f. Laryngol. u. Rhinol. Bd. 14, H. 2, S. 350. — Derselbe (3): Über die Anwesenheit von intraepithelialen Schleimdrüsen in der unteren Muschel. Acad. di med. di Torino. Juli/Okt. 1901. Ref.: Zentralbl. f. Laryngol. 1902. S. 276. — Derselbe (4): Die pathologische Anatomie der chronischen katarrhalischen und der spasmodischen Rhinitis. Sammelreferat. Internat. Zentralbl. f. Ohrenheilk. 1904/05. S. 371. — Clark: Nasenpolypen, eine Studie über 147 Fälle. Boston med. a. surg. journ. 2. Juli 1903. Ref.: Zentralbl. f. Laryngol. 1904. S. 126. — Clerc: Diffuse drüsige Hypertrophie der Nasenschleimhaut. Boll. d. malatt. dell' orecchio, della gola e del naso 26. Jg. Nr. 7. Ref.: Zeitschr. f. Ohrenheilk. u. f. Krankh. d. Luftwege. Bd. 58. 1909. — Clyne und Cavalié: Über den erektilen Apparat des hinteren Endes der unteren Muschel. Gaz. hebdom. d. scienc. med. de Bordeaux. Dez. 1905. Nr. 50. Ref.: Zentralbl. f. Laryngol. 1906. S. 452. — Cobb (1): Bakteriologie der normalen Nase. Jahresvers. d. amerikan. laryngol. Assoz. Boston. 31. Mai bis 2. Juni 1909. Ref.: Zentralbl. f. Laryngol. 1910. S. 239. — Derselbe (2): Über den Einfluß der sog. katarrhalischen Erkrankungen auf das Allgemeinbefinden. Journ. of the Americ. med. assoc. 27. Juli 1901. Ref.: Zentralbl. f. Laryngol. 1902. S. 156. — Derselbe (3): Die eitrige Rhinitis bei Kindern als Infektionsquelle für Lymphdrüsenschwellungen. Boston med. a. surg. journ. 10. Jan. 1901. Ref.: Zentralbl. f. Laryngol. 1902. S. 156. — Derselbe (4): Kopfschmerzen nasalen Ursprungs. 50. Jahresvers. d. amerik. med. Assoz. 6.—8. Juni 1899. Ref.: Zentralbl. f. Laryngol. 1901. S. 226. — Cocks: Experimentelle Studien über den Einfluß verschiedener atmosphärischer Zustände auf die oberen Luftwege. Laryngoscope. Sept. 1915. Ref.: Zentralbl. f. Laryngol. 1916. S. 67. — Coffin: Die Beziehung der Krankheiten der oberen Luftwege zu den Erkrankungen des Magen-Darmkanals. New York med. journ. a. med. record. 25. April 1903. Ref.: Zentralbl. f. Laryngol. 1903. S. 440. — Collier (1): Nasenröte bei hypertrophischer Rhinitis. Brit. laryngol. etc. assoc. 13. Nov. 1903. Ref.: Zentralbl. f. Laryngol. 1905. S. 186. — Derselbe (2): Latente oder intermittierende Nasenverstopfung? Brit. laryngol. etc. assoc. 29. Jan. 1904. Ref.: Zentralbl. f. Laryngol. 1905. S. 188. — Derselbe (3): Mundatmung und ihre Beziehungen zu den Erkrankungen des Halses, Ohres, der Nase und der Nebenhöhlen. New York med. journ. a med. record. 8. Dez. 1900. Ref.: Zentralbl. f. Laryngol. 1901. S. 393. — Compaired: Über die Augenaffektionen nasalen Ursprungs. Ref.: Zentralbl. f. Laryngol. 1908. S. 181. — Convers: Beziehungen der Nasen- und Nasenrachenkrankheiten zu den Psychosen und der Neurasthenie. Inaug.-Diss. Lyon 1906. Ref.: Zentralbl. f. Laryngol. 1908. S. 398. — Cordes (1): Über die Hyperplasie, die polypöse Degeneration der mittleren Muschel, die Nasenpolypen und ihre Beziehungen zum knöchernen Teil des Siebbeins. Arch. f. Laryngol. u. Rhinol.

Bd. 11, S. 280. — DERSELBE (2): Die schleimige Metamorphose des Epithels der Drüsenausführungsgänge der Nasenschleimhaut. Arch. f. Laryngol. u. Rhinol. Bd. 10, S. 23. — DERSELBE (3): Ein neues Conchotom. Arch. f. Ohren-, Nasen- u. Kehlkopfheilk. 1903, S. 1. — CORNET: BRIGHTscher Nasenkatarrh. Ann. des maladies de l'oreille. Tome 35, Nr. 10. 1909. — CORONE: Les voies respiratoires supérieures du hypertendus. Arch. internat. de laryngol., otol.-rhinol. et broncho-oesophagoscopie. 1922. Tome 6, p. 345. — COURTADE: Etudes cliniques et physiologiques de l'obstruction nasale. Arch. internat. de laryngol., otol.-rhinol. et broncho-oesophagoscopie. 1903. S. 321. — LE COUSSE: La Coryza hypertrophique son traitement. Inaug-Diss. Bordeaux 1908. Ref. Zentralbl. f. Laryngol. 1910. S. 6. — COUSTEAU: Lungenemphysem und Verstopfung der Nase. Siehe bei BULLARA: New York med. news. 15. Dez. 1900. Ref.: Zentralbl. f. Laryngol. 1901. S. 403. — CROTHERS: Einige Wirkungen von Alkohol und Giften auf die oberen Luftwege. New York med. journ. a. med. record. 8. Juni 1907. Ref.: Zentralbl. f. Laryngol. 1908. S. 9. — CURTIS: Rhinödem. New York med. journ. a. med. record. 6. Dez. 1899. Ref.: Zentralbl. f. Laryngol. 1900. S. 331. — DANNEHL: Die Beziehungen zwischen Nasen- und Augenerkrankungen. Dtsch. militärärztl. Zeitschr. Jg. 40, H. 21. — DAVIS: Extreme Hypertrophie der unteren Muschel bei einem 13jährigen Knaben. Londoner laryngol. Ges. 3. März 1900. Ref.: Zentralbl. f. Laryngol. 1901. S. 474. — DENKER, A.: Die Technik der intranasalen Operationen. Arch. of otol. Aug./Okt. 1901. Ref.: Zentralbl. f. Laryngol. 1903. S. 230. — DENKER-BRÜNINGS: Lehrb. d. Krankh. d. Ohres u. d. Luftwege. Jena 1923. — DEODATI: Über einen Fall von Schwindel nasalen Ursprungs. Arch. ital. di otol., rinol. e laringol. Bd. 13, H. 3. Ref.: Zeitschr. f. Ohrenheilk. u. f. Krankh. d. Luftwege. Bd. 42, S. 386. — DICKEN: Tabakrauch und hypertrophische Rhinitis. Ref.: Zentralbl. f. Laryngol. 1900. S. 329. — DIEBOLD: Über Ursachen der Hypertrophie und Atrophie der Nasenschleimhaut. Arch. f. Laryngol. u. Rhinol. Bd. 28, S. 441. — DIGHTON: Der Nasopharynx in seinen Beziehungen zu Erkrankungen des Ohres. 9. Internat. Otologenkongr. zu Boston. 13. Aug. 1912. — DONELANG: Intranasale Hypertrophie, besonders der mittleren Muschel mit Kopfschmerzen. Laryngol. Sektion der Royal soc. of méd. 7. Febr. 1908. Ref.: Zentralbl. f. Laryngol. 1909. S. 175. — DONEVAN: Berufliche, geschäftliche und industrielle Erkrankungen von Ohr, Nase und Hals. Ann. of otol., rhinol. a. laryngol. Vol. 31, Nr. 1, S. 176. 1922. Ref.: Zentralbl. f. Hals-, Nasen- u. Ohrenheilk. Bd. 3, S. 513. 1923. — DOUGLAS: Studie über die Anwendung des Galvanokauters in der Nase. Laryngoscope. Jan. 1900. Ref.: Zentralbl. f. Laryngol. 1901. S. 200. — DUCROS: Tumor der unteren Muschel. Soc. anatom. 8. Mai 1903. Ref.: Zentralblatt f. Laryngol. 1904. S. 127. — DUEL: Ein Fall von Meningitis nach einer an Nasendusche sich anschließenden Otitis media. New York otol. soc. 22. Jan. 1907. Ref.: Internat. Zentralbl. f. Ohrenheilk. 1906/07. S. 488. — DUNHAM und DAKIN: Beobachtungen über Chloramine als Nasenantisepticum. Brit med. jorun. 30. Juni 1917. Ref.: Zentralbl. f. Laryngol. 1917. S. 222. — VON EICKEN: Behandlung von Synechien der Nase. Internat. Zentralbl. f. Ohrenheilk. 1910. S. 456. — EINISS: Zur Kasuistik der reflektorisch von der Nase, dem Ohr und dem Hals ausgehenden Erkrankungen. Arch. f. Ohren-, Nasen- u. Kehlkopfheilk. Bd. 69, S. 143. 1906. — EMERSON: Nasenblutung nach Turbinektomie bei einem Hämophilen, mit Injektionen von menschlichem Blutserum behandelt. Ann. of otol., rhinol. a. laryngol. März 1913. Ref.: Zentralbl. f. Laryngol. 1914. S. 357. — FALTA, M.: Über die Beziehung der Nase zu den weiblichen Genitalien. Monatsschr. f. Ohrenheilk. u. Laryngo-Rhinol. Bd. 39, S. 506. 1905. — FEIN (1): Bedeutung der unteren Muschel für die Luftdurchgängigkeit der Nase. Wien. klin. Wochenschr. 1906. S. 141. — DERSELBE (2): Eine neue Nasenschere. Arch. f. Laryngol. u. Rhinol. Bd. 7, S. 475. 1898. — FELIX (1): Die oberen Luftwege in ihrer Beziehung zu den verschiedenen Krankheiten. Wien. med. Blätter 1900. Nr. 27/29. — DERSELBE (2): Die Mikroorganismen der normalen Nasenhöhle. Wien. med. Wochenschr. 1903. Nr. 14/15. — FESTAL: Les fausses tuberculoses pulmonaires par affections nasales ou rhino-pharyngiennes chroniques. Ann. des maladies de l'oreille, de laryngol. et du phar. Tome 41, Nr. 7, p. 730. 1922. — FINKE: Epilepsie geheilt durch Nasenpolypenoperation. Dtsch. med. Wochenschr. 1885. Nr. 4. — FISCHER, EUGEN: Über einen Fall von doppelseitiger Tränencyste, geheilt durch Resektion der unteren Muschel. Arch. f. Laryngol. u. Rhinol. Bd. 13, S. 459. 1903. — FOSTER: Der Einfluß unvollkommener Nasenatmung auf die Mundhöhle. Ann. of otol., rhinol. a. laryngol. Sept. 1907. Ref.: Zentralbl. f. Laryngol. 1909. S. 149. — FOY (1): Funktionelle Störung der Nasenatmung. Soc. de laryngol., otol. et rhinol. de Paris. 10. April 1908. — DERSELBE (2): Nasenatmung und chronischer Nasenrachenkatarrh. Soc. de laryngol., d'otol. et rhinol. 9. Febr. 1912. Ref.: Internat. Zentralbl. f. Ohrenheilk. 1912. S. 266. — FRANCIS: Bemerkungen über intranasalen Druck als Ursache von Kopfschmerzen. Austral. med. Gazette. 20. Aug. 1900. Ref.: Zentralbl. f. Laryngol. 1911. S. 398. — FRANKE: Über Wachstum und Verbildung des Kiefers und der Nasenscheidewand auf Grund vergleichender Kiefermessungen und experimenteller Untersuchungen über das Knochenwachstum. Zeitschr. f. Laryngol., Rhinol. u. ihre Grenzgeb. Bd. 10, S. 187. — FRANKENBERGER: Die oberen Luftwege bei Schulkindern. Zeitschr. f. Ohrenheilk. u. f. Krankh. d. Luftwege. Bd. 42, S. 384. — FREER:

The inferior turbinate and its longitudinal resection for chronic intumescence. Laryngoscope Sept. 1911. Ref.: Zentralbl. f. Laryngol. 1912. S. 309. — FREUDENTHAL (1): Eine neue Form der Medikation für Nase und Nasenrachen. Jahresvers. d. östl. Sektion der Americ. laryngol.-otol. soc. Febr. 1920 i. Newark. — DERSELBE (2): Die Gefahren der Lokalanästhetica und Nebennierenpräparate bei ihrer Anwendung in der Rhino-Laryngologie. Sammelref. New York. Ref.: Zentralbl. f. Laryngol. 1912. S. 248. — DERSELBE (3): Rhinitis rheumatica. BRESGENs Samml. zwanglos. Abhandl. 9. Sept. 1903. — FREUND: Die Veränderungen des Nasenrachenraumes bei Schwangeren, Gebärenden und Wöchnerinnen. Monatsschr. f. Geburtsh. u. Gynäkol. Bd. 20, H. 2. — FRIDENBERG: Psychische Symptome bei Nasenaffektionen. New York med. journ. a. med. record. 29. Juni 1907. Ref.: Zentralbl. f. Laryngol. 1908. S. 110. — FRIEDMANN: Kollargol und seine Anwendung bei Ohren-, Nasen- und Halserkrankungen. Münch. med. Wochenschr. 1907. Nr. 41. — FRÖSCHELS: Über die Klangverhältnisse in der Nase beim Sprechen und Singen. Arch. f. Laryngol. u. Rhinol. Bd. 25, S. 420. 1911. — FUCHS: Über die Anwendung des Formans bei Influenzaschnupfen. Wien. med. Presse 1905. Nr. 15. — GALLOIS: Etwas zur Überlegung für den Nasenspezialisten. Canad. journ. of med. a. surg. April 1902. Ref.: Zentralbl. f. Laryngol. 1903. S. 495. — GAUDIER-MANASSE: Behandlung der Rhinitis hypertrophica durch Chlorzinkinjektionen. Nord. méd. 15. Febr. 1901. Ref.: Zentralbl. f. Laryngol. 1903. S. 7. — GAULE: Physiologie der Nase und ihrer Nebenhöhlen. HEYMANNs Handb. 1900. — GELLÉ: Bericht über die Adenopathien bei den Erkrankungen der Nasenhöhle und des Nasenrachens. Jahresvers. d. franz. Ges. f. Otol. u. Laryngol. 8.—11. Mai 1905. Ref.: Zentralbl. f. Laryngol. 1906. S. 72. — DERSELBE (2): Asthma nasalen Ursprungs. Soc. de biol. 8. Dec. 1899. Ref.: Zentralblatt f. Laryngol. 1901. S. 8. — DERSELBE (3): Rôle des lésions nasales dans la pathogénie du larmoiement. Arch. internat. de laryngol., otol.-rhinol. et broncho-oesophagoscopie. 1904. S. 8. Zeitschr. f. Ohrenheilk. u. f. Krankh. d. Luftwege. Bd. 47, S. 416. — GENKIN: Zur Frage von der Einwirkung der Galvanokaustik, des Höllensteins, der Trichloressigsäure auf die Nasenschleimhaut. Moskau 1902. Ref.: Zentralbl. f. Laryngol. 1902. S. 432. — GERONZI: Unblutige Chirurgie der Muscheln. 8. Kongr. d. ital. Ges. f. Laryngol.-Otol.-Rhinol. 13.—15. Okt. 1904. Ref.: Zentralbl. f. Laryngol. 1905. S. 458. — GLASS (1): Intraepitheliale Drüsen der Nasenschleimhaut. Arch. f. Laryngol. u. Rhinol. Bd. 16, S. 236. — DERSELBE (2): Die Bedeutung der Rhinologie und Laryngologie für die interne Diagnostik und Therapie. Wien. klin. Wochenschr. 1909. Nr. 28. — GLOGAU: Nasenverstopfung und Lungenschwindsucht. New York. med. Wochenschr. Dez. 1909. Ref.: Zentralbl. f. Laryngol. 1910. S. 351. — GOERKE (1): Bemerkungen zur pathologischen Anatomie der Nase und ihrer Nebenhöhlen. Arch. f. Laryngol. u. Rhinol. Bd. 19, S. 371. — DERSELBE (2): Degenerative Vorgänge im Pflasterepithel der oberen Luftwege. Arch. f. Laryngol. u. Rhinol. Bd. 13, S. 545. 1903. — GOLDSTEIN: Eine neue Technik zur Verkleinerung hypertrophischer Muscheln. Laryngoscope. 1901. Ref.: Zentralbl. f. Laryngol. 1901. S. 554. — GOODALE: Sekretionsmechanismus der Nasenschleimhaut. Ann. of otol., rhinol. a. laryngol. St. Louis, März 1905. Ref.: Internat. Zentralbl. f. Ohrenheilk. 1904/05. S. 341. — GÖPPERT (1): Die Nasen-, Rachen- und Ohrenerkrankungen des Kindes in der täglichen Praxis. Berlin: Julius Springer 1914. — DERSELBE (2): Die Rhinitis posterior im Säuglingsalter. Berl. klin. Wochenschr. 1913. Nr. 20. — DERSELBE (3): Erkrankungen der Nase und des Nasenrachenraumes im Kindesalter, ihre Folgezutsände und ihre Behandlung. Zeitschr. f. ärztl. Fortbild. 1914. Jg. 11, H. 8/9. — GRADLE (1): Gefrierenlassen der unteren Muschel. Laryngoscope. Aug. 1914. Ref.: Zentralbl. f. Laryngol. 1916. S. 173. — DERSELBE (2): Ödem der Nasenschleimhaut und ödematöser Verschluß der Nasenwege. Laryngoscope. 1899. Ref.: Zentralbl. f. Laryngol. 1900. S. 331. — GRAEF: Kopfschmerzen nasalen und okulären Ursprungs. New York med. journ. a. med. record. 2. Januar 1909. Ref.: Zentralbl. f. Laryngol. 1910. S. 555. — GRANT (1): Hypertrophische Rhinitis mit einer, die mittlere Muschel vortäuschenden Hypertrophie der Septumschleimhaut. London. laryngol. Ges. Dez. 1904. Zentralbl. f. Laryngol. 1905. S. 365. — DERSELBE (2): Subjektive Verstopfung der Nase. London. laryngol. Ges. 7. Febr. 1902. Ref.: Zentralbl. f. Laryngol. 1903. S. 108. — GRAYSON: Die nasalen Symptome der Neurasthenie. Amerik. laryngol. Assoc. 32. Jahresversammlung i. Washington. 3.—5. Mai 1910. Ref.: Zentralbl. f. Laryngol. 1911. S. 274. — GRAZZI: Behandlung einiger Erkrankungen der oberen Luftwege mit Seewasser. Atti d. soc. ital. per il progresso delle scienze. Ref.: Zentralbl. f. Laryngol. 1913. S. 537. — GRIFFIN: Augensymptome nasalen Ursprungs. New York med. journ. a. med. record 16. Nov. 1907. Ref.: Zentralbl. f. Laryngol. 1908. S. 400. — GRÜNWALD (1): Atlas und Grundriß der Nasenkrankheiten. Lehmann 1902. — DERSELBE (2): Die Lehre von den Naseneiterungen. 1893. — GUARNACCIA: Meine Methode der Turbinectomia inferior. La practica oto-rhino-laringo-iatrica. 1913. No. 2. Ref.: Zentralbl. f. Laryngol. 1913. — GUTMANN: Äußere Augenerkrankungen in ihrer Beziehung zu Nasenleiden. Dtsch. med. Wochenschr. 1907. Nr. 20—22. — GUTZMANN: Untersuchungen über das Wesen der Nasalität. Arch. f. Laryngol. u. Rhinol. Bd. 27, S. 59. 1913. — HAJEK (1): Ein Beitrag zur Kenntnis der sog. intraepithelialen Drüsen der Nasenschleimhaut. Arch. f. Laryngol. u. Rhinol. Bd. 17,

S. 95. — DERSELBE (2): Zur Anatomie der Drüsen der Nasenschleimhaut. 76. Vers. dtsch. Naturforscher u. Ärzte. Breslau, 18—24. Sept. 1904. — DERSELBE (3): Über die pathologische Veränderung der Siebbeinknochen im Gefolge der entzündlichen Schleimhauthypertrophie und der Nasenpolypen. Arch. f. Laryngol. u. Rhinol. Bd. 4, S. 277. — DERSELBE (4): Ein Beitrag zur Rezidive der Nasenpolypen. Arch. f. Laryngol. u. Rhinol. Bd. 14, S. 489. 1903. — DERSELBE (5): Warum rezidivieren Nasenpolypen. Wien. med. Presse 1902. S. 449, Nr. 10. — HALL: Polypenbildung bei Rhinorrhöe nach 10jähriger Dauer. London. laryngol. Ges. 7. März 1902. Ref.: Zentralbl. f. Laryngol. 1903. S. 112. — HANSEN: Auge und Nase. Vereinig. niedersächs. Ohren-, Nasen- u. Kehlkopfärzte. Hamburg, 25. Mai 1923. — HARE: Kauterisation der Nasenschleimhaut und paroxysmale Neurosen. Austral. med. Gaz. 20. Mai 1904. Ref.: Zentralbl. f. Laryngol. 1906. S. 287. — HARTMANN (1): Behandlung des chronischen Katarrhs der oberen Luftwege. Dtsch. med. Wochenschr. 1909. Nr. 9. — DERSELBE (2): Über nasale Kopfschmerzen und nasale Neurasthenie. Dtsch. med. Wochenschr. 1907. Nr. 18. — HASSLAUER (1): Die Mikroorganismen der gesunden und kranken Nasenhöhle und Nasen-Nebenhöhlen. Zentralbl. f. Bakteriol., Parasitenk. u. Infektionskrankh., Abt. I, Orig. Bd. 37. Referate. — DERSELBE (2): Die Bakterienflora der gesunden und kranken Nasenschleimhaut. Zentralbl. f. Bakteriol., Parasitenk. u. Infektionskrankh., Abt. I, Orig. Bd. 33. — HECHT (1): Über den Zusammenhang von Magen- und Nasenleiden. Münch. med. Wochenschr. 1908. Nr. 12. — DERSELBE (2): Zur Therapie der Muschelhypertrophien. Arch. f. Laryngol. u. Rhinol. 1898. Bd. 7, S. 469. — HEERMANN: Die Carbolsäure in der Rhino-Chirurgie. 2. Jahresvers. d. Ges. d. Hals-, Nasen- u. Ohrenärzte. Juli 1922. — HEILMAIER: Beitrag zur Frage des Zusammenhanges von Augen- und Nasenerkrankungen. Inaug.-Diss. Würzburg 1899. — HENRICI: Nasen- und Mundatmung bei körperlichen Anstrengungen. Zeitschr. f. Ohrenheilk. u. f. Krankh. d. Luftwege. Bd. 77, S. 70. — HEYMANN, P.: Nasenleiden in Phthisis. 76. Vers. dtsch. Naturforsch. u. Ärzte in Breslau. 20. Sept. 1904. — HEYNINX: Zwei Fälle von Hypertrophie der mittleren Muschel und gleichzeitige Erscheinungen eines Flimmerskotoms. Zeitschr. f. Ohrenheilk. u. f. Krankh. d. Luftwege. Bd. 52, S. 283. — HOFBAUER (1): Mund- und Nasenatmung in ihrem Einfluß auf die Thoraxbewegung. PFLÜGERS Arch. f. d. ges. Physiol. Bd. 147, S. 271. — DERSELBE (2): Die Atmung als Hilfskraft des Kreislaufs. Dtsch. med. Wochenschr. 1913. Nr. 28. — HOFFMANN: Beeinflussung der BASEDOW-Symptome von der Nase aus. Monatsschr. f. Ohrenheilk. u. Laryngo-Rhinol. 1910. H. 9. — HOENCK: Über die Beteiligung des Vagosympathicus bei der Entstehung einiger Krankheiten der Luftwege. Klin.-therap. Wochenschr. Nr. 39 u. ff. 1910. — HORNE: Nasale Obstruktion bei einer 24 jährigen Frau. London. laryngol. Ges. 10. Januar 1902. Ref.: Zentralbl. f. Laryngol. 1903. S. 102. — HORN: Die Behandlung der Schwellungsrhinitis durch eine submuköse Methode. Ann. of otol., rhinol. a. laryngol. Vol. 17, p. 2. 1908. Ref.: Arch. f. Ohren-, Nasen- u. Kehlkopfheilkunde, Bd. 77, S. 135. 1909. — JACKSON: Nasenerkrankungen als häufig übersehener Faktor bei Ohrenerkrankungen. Journ. of the Americ. med. assoc. 25. Mai 1901. Ref.: Zentralbl. f. Laryngol. 1902. S. 241. — JACOBSON: Lehrb. d. Ohrenheilk. 1893. Leipzig: Georg Thieme. — JACQUES: De la polypose syphilitique du nez. Ann. des maladies de l'oreille, du lar., du nez. et du phar. Bd. 41, Nr. 11, S. 1114. 1922. Ref.: Zentralbl. f. Hals-, Nasen- u. Ohrenheilk. Bd. 3, S. 302. 1923. — JANUSCHKE: Zur internen Calciumbehandlung des Schnupfens. Zeitschr. f. Balneol. 1913. Nr. 9. — JERVEY: Syphilitic hypertrophy of the inferior turbinate. Journ. of the Americ. med. assoc. April 1911. — IMHOFER (1): Veränderungen der oberen Luftwege in Schwangerschaft, Geburt und Wochenbett. Gynäkol. Rundschau. Bd. 4, Nr. 10/11. — DERSELBE (2): Nachbehandlung nach Nasenoperationen. Zeitschr. f. Ohrenheilk. u. f. Krankh. d. Luftwege. Bd. 50, S. 205. — JOHNSON: Nasenverstopfung als Ursache für nervöse und psychische Erkrankungen während der Schuljahre. New York med. journ. a. med. record. 30. Nov. 1907. Ref.: Zentralbl. f. Laryngol. 1908. S. 397. — KAFEMANN: Über die Beeinflussung geistiger Leistungen durch Behinderung der Nasenatmung. Arch. f. Laryngol. u. Rhinol. Bd. 10, S. 435. 1900. — KAHLER: Über kongenitale knöcherne Choanalatresie. Monatsschr. f. Ohrenheilk. u. Laryngo-Rhinol. 1909. S. 41. — KATZENSTEIN: Über Probleme und Fortschritte in der Erkenntnis der Vorgänge bei der menschlichen Lautgebung nebst Mitteilung einer Untersuchung über den Stimmlippenton und die Beteiligung der verschiedenen Räume des Ansatzrohres an dem Aufbau der Vokalklänge. PASSOW-SCHÄFERS Beitr. z. Anat. u. Physiol. d. Ohres. Bd. 3, S. 291. 1910. — KAYSER (1): Diskussionsbemerkung über Nasenspülungen. 79. Vers. dtsch. Naturforsch. u. Ärzte in Dresden. 18. Sept. 1907. — DERSELBE (2): Anleitung zur Diagnose und Therapie der Kehlkopf-, Nasen- und Ohrenkrankheiten. 13./14. Aufl. Berlin: Karger 1923. — KELLNER: Myxödem der Schleimhaut der oberen Luftwege. Zeitschr. f. Hals-, Nasen- u. Ohrenheilk. Bd. 3, S. 247. 1922. — KJELLMANN: Epileptiforme Anfälle durch Veränderungen in den Nasenhöhlen hervorgerufen. Berl. klin. Wochenschr. 1894. Nr. 13, S. 316. — KILLIAN: Die unblutige Erweiterung der Nasenhöhlen. Dtsch. med. Wochenschr. 1912. Nr. 5. — KLEMPERER: Rhinitis chronica simplex und hypertrophica. HEYMANNS Handb. 1900. — KÖNIG: Über die Verwendung des Milchsäureferments in der Rhinologie. Französ. Ges. f. Otol.-Rhinol.-Laryngol. Paris 8.—11. 5. 1911. Ref.: Zeitschr. f. Ohrenheilk. u. f. Krankh. d. Luftwege. Bd. 63, S. 396. — Koli-pinski: Die Behandlung chronischer Nasenkatarrhe mit Schwefel. New York med. news. 12. August 1905. Ref.: Zentralbl. f. Laryngol. 1906. S. 368. — Kopetzki: Elastische Fasern in der hypertrophischen unteren Nasenmuschel. Arch. f. Laryngol. u. Rhinol. Bd. 16, S. 388. 1904. — Derselbe (2): Die submuköse Kauterisation und ihre Anwendung bei der Behandlung der Hypertrophien der unteren Muschel. Laryngoscope. Okt. 1905. Ref.: Zentralbl. f. Laryngol. 1906. S. 177. — Körner (1): Lehrb. d. Ohren-, Nasen- u. Kehlkopf-krankheiten. München: J. F. Bergmann 1922. — Derselbe (2): Ein neues operatives Verfahren zur Beseitigung von Synechien in der Nase. Zeitschr. f. Ohrenheilk. u. f. Krankh. d. Luftwege. Bd. 60, S. 252. — Krönig: Über einfache nicht tuberkulöse Kollapsinduration der rechten Lungenspitze bei chronisch behinderter Nasenatmung. Med. Klinik 1907. Nr. 40/41. — Kubo (1): Beiträge zur Histologie der unteren Nasenmuschel. Arch. f. Laryngol. u. Rhinol. Bd. 19, S. 85. — Derselbe (2): Zur Frage des normalen Zustandes der unteren Nasenmuscheln des Menschen. Arch. f. Laryngol. u. Rhinol. Bd. 19, S. 191. 1907. — Der-selbe (3): Über die Entstehung der sog. lappigen Hypertrophien der Nasenmuscheln. Arch. f. Laryngol. u. Rhinol. Bd. 19, S. 202. 1907. — Kuhnt: Zusammenhang der Erkran-kungen der Nase und des Nasenrachenraumes mit denen des Auges. Ref. auf dem 1. internat. Laryngo-rhinol.-Kongr. in Wien 1908. 22. April. — Kuwlieff: Beiträge zur Erforschung der krankhaften Beziehungen zwischen Nase und Auge, insbesondere bezüglich der Myopie. Inaug.-Diss. Genf 1903. Ref.: Zentralbl. f. Laryngol. 1904. S. 585. — Kuyk: Eine operative Methode zur Verkleinerung der unteren Muschel ohne Kauterisation oder Excision. New York med. journ. a. med. record. 9. März 1907. Ref.: Zentralbl. f. Laryngol. 1908. S. 436. — Lack: Vorlesung über Nasenpolypen. Clinic. journ. London, 21. Okt. 1903. Ref.: Zentral-blatt f. Laryngol. 1904. S. 127. — Lacroix: Ein Fall von Nasenschwindel. Charlotte med. journ. Mai 1899. Ref.: Zentralbl. f. Laryngol. 1900. S. 119. — Lauffs: Prolapsus ami, geschwunden sofort nach operativer Entfernung der adenoiden Vegetationen des Nasen-rachens. Arch. f. Laryngol. u. Rhinol. Bd. 7, S. 457. 1897. — Lautmann (1): Die Behand-lung der Rhinitis und Adenoiditis beim Säugling und im ersten Kindesalter. Ann. des maladies de l'oreille etc. 1913. Ref.: Zentralbl. f. Laryngol. 1913. S. 377. — Derselbe (2): Die Elektrolyse in der Rhinologie. Ann. des maladies de l'oreille etc. 1911. Nr. 9. Ref.: Zentralbl. f. Laryngol. 1912. S. 140. — Derselbe (3): Elektrolyse und Schwellungen der unteren Nasenmuscheln. Ref.: Arch. f. Ohren-, Nasen- u. Kehlkopfheilk. Bd. 88. — Lazarus: Die adenoiden Vegetationen und ihre Beziehungen zur dilatativen Herzschwäche. Internat. Beitr. z. inn. Med. Festschr. f. F. von Leyden 1902. — Lénárt: Experimentelle Studien über den Zusammenhang des Lymphgefäßsystems der Nasenhöhle und der Tonsillen. Arch. f. Laryngol. u. Rhinol. Bd. 21, H. 3. — Lermoyez: Funktionelle Insuffizienz der Nasenatmung usw. Soc. méd. des hôpitaux. 1. Juli 1904. Ann. des maladies de l'oreille etc. Sept. 1904. Ref.: Zentralbl. f. Laryngol. 1905. S. 54. — Leroux: Die Gefahren des Menthols in der Rhinol. Ann. des maladies de l'oreille etc. Tome 27, p. 11. 1911. — Levinstein (1): Zur Bedeutung der Hyperplasie des Tuberculum septi in der Pathologie und Therapie der nasalen Reflexneurosen. Zeitschr. f. Laryngol., Rhinol. u. ihre Grenzgeb. Bd. 7, S. 315. — Derselbe (2): Beitrag zur nasalen Epilepsie. Arch. f. Laryngol. u. Rhinol. Bd. 22, S. 167. 1909. — Lewy: Über hyaline Ablagerungen in Nasenpolypen. Berl. laryngol. Ges. 23. März 1900. — Lichtwitz: Die Gefahren der Nasendusche. The americ. pract. a. news. 15. Aug. 1899. Ref.: Zentralbl. f. Laryngol. 1900. S. 326. — Linhart: Submucous operation for the reduction of hypertrophied turbinates. Laryngoscope Vol. 18, Nr. 2. 1908. — Lithgow: Behandlung von Schwellungen der unteren Muscheln mittels Injektion von ein paar Tropfen einer 60%igen Lösung von Carbolsäure in Glycerin. Schottl. oto-laryngol. Ges. Glasgow. 22. Nov. 1913. Ref.: Zentralbl. f. Laryngol. 1914. S. 428. — Löhnberg: Betrachtungen zu dem Kapitel von Schnupfen. Wien. klin. Rundschau 1902. Nr. 31. — Low (1): Submuköse Turbinektomie. Brit. med. assoc. section f. Laryngol., Rhinol.-Otol. 31. July 1907. — Derselbe (2): Nasenverstopfung. Eine neue Operation — submuköse Turbinektomie. Journ. of clin. research London, 17. Okt. 1906. Ref.: Zentralbl. f. Laryngol. 1907. S. 320. — Lubarsch: Entzündung. Aschoff, Pathologische Anatomie. Bd. 1. 1923. — Lub-linski: Zur Behandlung der geschwollenen unteren Nasenmuschel bei Rhinitis vasomotorica. Berl. klin. Wochenschr. 1901. Nr. 52. — Lutz: Diskussionsbemerkung (s. New York otolog. soc. 22. Jan. 1907). Ref.: Internat. Zentralbl. f. Ohrenheilk. Bd. 7, S. 488. 1906. — Mac Coy: Beobachtung über den therapeutischen Wert der medizinischen Salben bei gewissen Affektionen der Nasenhöhlen. Americ. laryng. assoc. 2.—4. Juni 1904. Ref.: Zentralbl. f. Laryngol. 1905. S. 136. — Mader: Über Nasen- und Mundatmung mit besonderer Berück-sichtigung ihrer Beziehungen zur Infektion. Bresgens Sammlg. zwanglos. Abhandl. Bd. 6, S. 12. Halle a. S.: Marhold 1902. — Maljutin: Ohren-, Nasen- und Rachenkrankheiten bei tuberkulösen Kindern. Zeitschr. f. Hals-, Nasen- u. Ohrenheilk. 1922. Bd. 4, S. 64. — Mancioli (1): Le tabac. Arch. internat. de laryngol., otol.-rhinol. et brocnho-oesophagi. Tome 17, p. 421. 1904. Ref.: Arch. f. Ohren-, Nasen- u. Kehlkopfheilk. Bd. 62. — Der-

Selbe (2): Zahncaries und Nasenverstopfung. Boll. d. malatt. dell' orecchio, della gola e del naso. Okt. 1904. Ref.: Zentralbl. f. Laryngol. 1905. S. 104. — Marchand (1): Über den Entzündungsbegriff. Virchows Arch. f. pathol. Anat. u. Physiol. 1921. Nr. 234, S. 296. — Derselbe (2): Über die Herkunft der Lymphocyten und ihre Schicksale bei den Entzündungen. Verhandl. d. dtsch. pathol. Ges. in Marburg 1913. 15. Tagung. — Marsh: Die Behandlung von Verstopfungen der Nase durch andere intranasale Ursachen als Schleimhautpolypen. 3. Brit. med. Assoc. 30. Juli/1. Aug. 1901. Ref.: Zentralbl. f. Laryngol. 1903. S. 30. — Marx: Untersuchungen zur Bakteriologie der Nasen. Zeitschr. f. Ohrenheilk. u. f. Krankh. d. Luftwege. Bd. 72, S. 37. — Masini: Über Mund-Nasenatmung. 6. Kongr. d. ital. Ges. f. Laryngol.-Rhinol.-Otol. 25./29. Sept. 1902. Ref.: Zentralbl. f. Laryngol. 1903. S. 484. — Masucci: Die Angstzustände nasalen Ursprungs. Giorn. internat. d. scienze med. 15. Dec. 1903. Ref.: Internat. Zentralbl. 1903/04. S. 358. — Mayer: Über histologische Veränderungen der Nasenschleimhaut bei Leukämie usw. Monatsschr. f. Ohrenheilk. u. Laryngo-Rhinol. Jg. 42, H. 5. — Menzel (1): Berufliche Erkrankungen der Nase bei Bäckern. Arch. f. Laryngol. u. Rhinol. Bd. 29, S. 394. — Derselbe (2): Nasenatrophie bei Stockdrechslern. Demonstration Wien. laryngo-rhinol. Ges. 17. April 1902. — Derselbe (3): Über die beruflichen Erkrankungen in den oberen Luftwegen der Stockdrechsler. Arch. f. Laryngol. u. Rhinol. Bd. 29, S. 129. 1915. — Merelli (1): Kardiovasculäre Affektionen bei Rhinitis hypertrophica. Ref.: Internat. Zentralbl. f. Ohrenheilk. 1920. S. 211. — Derselbe (2): Über eine Form der chronischen hypertrophischen Rhinitis als Folge von Herz- und Gefäßerkrankungen. 17. Kongr. d. Soc. ital. di laring.-otol.-rhhinol. Triest, April 1920. Ref.: Zentralbl. f. Laryngol. 1920. S. 435. — Meyjes: Über hohe Halskragen und Nasenleiden. Ref.: v. Adriani. Geneesk. Courant. 1904. Nr. 1. Ref.: Zentralbl. f. Laryngol. 1905. S. 202. — Meyer, Arthur: Nasale Ursachen und Behandlung der Erkrankungen der Tränenwege und der Bindehaut. Zeitschr. f. Augenheilk. 1909. H. 2. S. 124. — Meyer, E.: Über die Beziehungen der oberen Luftwege zum weiblichen Genitalapparat. Zeitschr. f. Laryngol., Rhinol. u. ihre Grenzgeb. Bd. 3, S. 119. 1911. — Meyer: Zur nasalen Behandlung der Epiphora. Berl. klin. Wochenschr. 1903. Nr. 23. — Meyer zum Gottesberge: Histologischer Beitrag zur Wirkung der Trichloressigsäure und Chromsäure. Zeitschr. f. Ohrenheilk. u. r. Krankh. d. Luftwege. Bd. 44, S. 81. — Miller, Clifton M.: Tertiary syphilis of the nose and pharynx. Americ. journ. of dermatol. Aug. 1909. Ref.: Zentralbl. f. Laryngol. 1910. S. 3. — Mink (1): Die nasalen Lufträume. Arch. f. Laryngol. u. Rhinol. Bd. 21, S. 215. 1909. — Derselbe (2): Physiologie der oberen Luftwege. Leipzig: F. C. W. Vogel 1920. — Derselbe (3): Die Rolle des kavernösen Gewebes in der Nase. Arch. f. Laryngol. u. Rhinol. Bd. 30, S. 47. — Derselbe (4): Trigeminusneuralgie infolge von Nasenleiden. Geneesk. Courant. 30. Juli 1910. Ref.: Zentralbl. f. Laryngol. 1911. S. 161. — Derselbe (5): Die Nase als Luftweg. Bresgen, Sammlg. zwangloser Abhandlungen. Bd. 7, H. 5. — Montesano: Rhinitis bei Zementarbeitern mit nachfolgender Sykosis der Oberlippe. Atti d. clinica oto-rhino-laringo iatrica di Roma. 1914. Jg. 11. Ref.: Zentralbl. f. Laryngol. 1915. S. 333. — Most: Die Topographie des Lymphgefäßapparates des Kopfes und Halses in ihrer Bedeutung für die Chirurgie. Berlin: August Hirschwald 1906. — Moure und Brindel: Handb. d. Hals-, Kehlkopf-, Ohren- u. Nasenkrankheiten. Paris: Octave Doin 1908. — Muck: Intermittierende Schwellungszustände der Nasenschleimhaut. Arch. f. Laryngol. u. Rhinol. Bd. 13, S. 457. 1903. — Mühsam: Ein neues Verfahren der Behandlung akuter und chronischer Schleimhauterkrankungen der oberen Luftwege. Arch. f. Ohren-, Nasen- u. Kehlkopfheilk. Bd. 106, S. 156. — Müller-Lehe (1): Nasenatmung und Herzfunktion. Arch. f. Ohren-, Nasen- u. Kehlkopfheilk. Bd. 101, S. 20. 1918. — Dieselben (2): Die nasale Dysmenorrhöe sowie die nasalen respiratorischen Druck- und Saugwirkungen auf die Bauchorgane überhaupt. Arch. f. Laryngol. u. Rhinol. Bd. 31, S. 305. — Natus: Versuch einer Theorie der chronischen Entzündung. Virchows Arch. f. pathol. Anat. u. Physiol. Nr. 202, S. 417. — Navratil: Neueres operatives Verfahren zur Behebung von Synechien in der Nasenhöhle. Arch. f. Laryngol. u. Rhinol. Bd. 14, H. 2, S. 571. — Neumann, H.: Die Atmung bei Nasenstenosen. Beitr. z. Anat., Physiol., Pathol. u. Therapie d. Ohres, d. Nase u. d. Halses. Bd. 18. S. 122. — Neumann: Über die Nasendusche und deren Ersatz. Arch. f. Ohren-, Nasen- u. Kehlkopfheilk. Bd. 49. S. 292. — Neumann, R. O.: Bakteriologische Untersuchungen gesunder und kranker Nasen. Zeitschr. f. Hyg. u. Infektionskrankh. Bd. 40, H. 1. — Neunhöffer: Zur Erkrankung der Tränenwege. Württemb. med. Korrespond.-Bl. 1919. Nr. 12. — Niles: Lokale Anwendung von Lebertran bei chronischem Nasenkatarrh. Med. Council. Jan. 1904. — Nürnberg: Biersche Stauung in der Rhinologie. Med. Ges. Gießen. 19. Febr. 1907. — Okada: Beiträge zur Pathologie der sog. Schleimpolypen der Nase nebst einigen Bemerkungen über Schleimfärbung. Arch. f. Laryngol. u. Rhinol. Bd. 7, S. 204. 1898. — Onodi und Rosenberg: Die Behandlung der Krankheiten der Nase und des Nasenrachens. Berlin: Oskar Coblentz 1903. — Oppenheimer: Über Rhinitis hypertrophicans und Amenorrhöe. Berl. klin. Wochenschr. 1892. Nr. 40. S. 1004. — Oppikofer (1): Beiträge zur normalen und pathologischen Anatomie der Nase und ihrer Nebenhöhlen. Arch. f. Laryngol. u.

Rhinol. Bd. 19, S. 28. — Derselbe (2): 16. Vers. d. dtsch. otol. Ges. in Bremen. Internat. Zentralbl. f. Ohrenheilk. 1907. S. 381 (Diskussionsbemerkung über die Beziehungen der Nase zu den Genitalorganen). — Orth: Beitrag zur Kenntnis des Lungenemphysems. Berl. klin. Wochenschr. 1905. Nr. 1, S. 1. — Ostmann: Zur Entfernung der hinteren Hypertrophien der unteren Muschel. Arch. f. Laryngol. u. Rhinol. Bd. 9, S. 200. 1899. — Palbin: Die verschiedenen Arten der Nasenstenose und ihre Wirkungen. Austral. med. Gazette 1911. 28. Mai. Ref.: Zentralbl. f. Laryngol. 1911. — Pansa (1): Über die Behandlung der Entzündungen. Arch. f. Ohren-, Nasen- u. Kehlkopfheilk. Bd. 82, S. 99. 1910. — Derselbe (2): Über Nasenspülungen. Vortrag i. d. 79. Vers. dtsch. Naturforsch. u. Ärzte in Dresden. 18. Sept. 1907. — Parsons: Hypertrophie der Muscheln. Journ. of the Americ. med. assoc. 16. März 1907. Ref.: Zentralbl. f. Laryngol. 1908. S. 434. — Pasmanik: Beitrag zur Symptomatologie und Behandlung der hypertrophischen Rhinitis. Rev. méd. de la Suisse romande. 1903. No. 1—3. Ref.: Zentralbl. f. Laryngol. 1904. S. 61. — Peyre, Porcher: Gesichtsneuralgie, 6 Fälle infolge von Erkrankung der Nase und des Antrum Highmori. Laryngoscope August 1903. Ref.: Zeitschr. f. Ohrenheilk. u. f. Krankh. d. Luftwege. Bd. 46, S. 182. — Pick: Ein kleines Instrument zur Beseitigung behinderter Nasenatmung. Dtsch. med. Wochenschr. 1912. Nr. 4. — Pischel: Kollodiumbedeckung nach intranasalen Operationen. 3. internat. Laryngo-Rhinologenkongr. Berlin 1911. — Poli (1): Der Lymphapparat der Nase und des Nasenrachenraumes usw. Arch. f. Laryngol. u. Rhinol. Bd. 25, S. 253. 1911. — Derselbe (2): Über die Verteilung des adenoiden Gewebes in der Nasenschleimhaut. 8. Kongr. d. ital. Ges. f. Laryngo-Otol.-Rhinol. 13.—15. Okt. 1904. Ref.: Zentralbl. f. Laryngol. 1905. S. 460. — Derselbe (3): Über den physiologischen Wert der Nasen- und Mundatmung. Arch. ital. di otol., rinol. e laringol. Febr. 1903. Ref.: Zentralbl. f. Laryngol. 1904. S. 120. — Polyak (1): Pathologische Histologie der Nasenschleimhaut. Arch. f. Laryngol. u. Rhinol. Bd. 6, S. 101. 1897. — Derselbe (2): Über die Anwendung der Hyperämie als Heilmittel nach Bier bei Erkrankungen der oberen Luftwege. Arch. f. Laryngol. u. Rhinol. Bd. 18. S. 313. 1906. — Port und Schütz: Zur Kenntnis des Chloroms. Dtsch. Arch. f. klin. Med. Bd. 91, H. 5/6. — Pouget: Menthol in der Oto-Rhino-Laryngologie. Inaug.-Diss. Paris 1912. Ref.: Zentralbl. f. Laryngol. 1914. S. 51. — Pugnat: La réaction de fixation du complément au moyen de l'antigène de Besredka, en oto-rhino-laryngol. Oto-rhino-laryngol. internat. 1922. Jg. 10, No. 7, p. 385. — Pusateri: Untersuchungen über die Pathogenese der sog. Ohr- und Nasenpolypen. 15. Vers. d. Soc. di laringol.-rhinol.-otol. Venedig, 17.—21. Sept. 1912. Ref.: Internat. Zentralbl. f. Ohrenheilk. 1912. S. 561. — Rabotnow: Über submuköse Behandlung der Muschelhypertrophie. Zeitschr. f. Laryngol., Rhinol. u. ihre Grenzgeb. Bd. 4, S. 137. 1912. — Ratti: Beziehungen zwischen Erkrankungen der Tränenwege und denen der Nase und ihrer Nebenhöhlen. Atti d. clinic. otol.-rhinol.-laringol. d. R. università di Roma 1914. Jg. 11. Ref.: Zentralbl. f. Laryngol. 1915. S. 272. — Rehfisch: Zur Ätiologie der Vergrößerung der rechten Herzkammer, insbesondere bei behinderter Nasenatmung. Dtsch. med. Wochenschr. 1918. Nr. 10, S. 276. — Reimers: Atemübungen als therapeutisches Hilfsmittel bei Erkrankungen der Nase und Nachbarorgane. Med. Klinik 1912. Nr. 5. — Renner: Die mittlere Muschel; einige Indikationen für ihre Entfernung. Ann. of otol.-rhinol.-laryngol. Juni 1912. Ref.: Zentralbl. f. Laryngol. 1913. S. 245. — Réthi (1): Die Beziehungen zwischen der Weite der Nasenhöhle und der Resonanz. Stimme Bd. 12, H. 9, S. 193. — Derselbe (2): Experimentelle Untersuchungen über die Luftströmung in der normalen Nase sowie bei pathologischen Veränderungen derselben und des Nasenrachenraumes. Wien. klin. Wochenschr. 1900. Nr. 21. — Derselbe (3): Der Kopfschmerz nasalen Ursprungs. Zeitschr. f. klin. Med. Bd. 62, S. 268. — Derselbe (4): Diskussionsbemerkung in der Wiener laryngol. Ges. 6. Dez. 1905. — Derselbe (5): Schwere Blutungen mehrere Wochen hindurch nach Entfernung von Hypertrophien der Nasenschleimhaut. Zeitschr. f. Ohrenheilk. u. f. Krankh. d. Luftwege. Bd. 68, S. 233. — Derselbe (6): Die von der Nase ausgelösten Reflexe. Monatsschr. f. Ohrenheilk. u. Laryngo-Rhinol. 1904. Nr. 1. — Derselbe (7): Über den nasalen Kopfschmerz als Stauungserscheinung. Med. Klinik. 1908. Nr. 16, S. 583. — Derselbe (8): Untersuchungen über die Schalleitung in der Nase und über den Einfluß der Nasenweite, namentlich auf die Singstimme. Wien. klin. Wochenschr. 1922. Jg. 15, S. 4. — Richardsen: Vasomotorische Störungen in den oberen Luftwegen. Ann. of otol., rhinol. a. laryngol. Sept. 1913. Ref.: Zentralbl. f. Laryngol. 1914. S. 192. — Richter: Bericht über 300 Mukektomien. Zeitschr. f. Ohrenheilk. u. f. Krankh. d. Luftwege. Bd. 68, H. 2/3, S. 172. 1913. — Rienzo, R. de: Bedeutung des Tränenkanales bei der Infektion der Conjunctiva von der Nase aus und umgekehrt. Arch. ital. di laringol. 1903. Nr. 103, S. 97. Ref.: Internat. Zentralbl. f. Ohrenheilk. 1902/03. S. 464. — Rivers: Die Häufigkeit mangelhafter Nasenatmung als Vorläufer pulmonärer und extrapulmonärer Tuberkulose. Brit. med. journ. Vol. 2, p. 1536. 1906. Ref.: Zentralbl. f. Laryngol. 1907. S. 85. — Rivière: Rapport des affections du nez avec la laryngite tuberculeuse. Congr. franç. d'otol.-rhinol.-laryngol. Paris 17./18. Juli 1922. — Robertson: Kopfschmerzen infolge nicht eitriger Entzündung der Nasennebenhöhlen. Journ. of the Americ. med. assoc. 5. März 1904. Ref.: Zentralbl. f. Laryngol. 1905. S. 106.

— Römer: Lehrb. d. Augenheilk. Urban & Schwarzenberg. — Rosenberg (1): Die Beziehungen der chronischen Nasenstenose zur Lungentuberkulose. Dtsch. med. Wochenschr. 1911. Nr. 35. — Derselbe (2): Chronische Nasenstenose und Kollapsinduration der rechten Lungenspitze. Arch. f. Laryngol. u. Rhinol. Bd. 25. H. 1. — Derselbe (3): Diskussionsbemerkung. Berl. laryngol. Ges. 23. Febr. 1900. — Roth: Diskussionsbemerkung. Wien. laryngol. Ges. 6. Dez. 1905. — Rugani (1): Über die exsudative Diathese in der Oto-Rhino-Laryngologie. Arch. ital. di otol., rinol. e laringol. 1. März 1910. Ref.: Zentralbl. f. Laryngol. 1910. S. 209. — Derselbe (2): Experimenteller Beitrag zur pathologischen Anatomie der Nasenverstopfung. Arch. di ital. otol., rinol. e laringol. Febr. 1904. Ref.: Zentralbl. f. Laryngol. 1905. S. 104. — Derselbe (3): Der feinere Bau der der Schleimhaut der Nase. Ref.: Internat. Zentralbl. f. Ohrenheilk. Bd. 2, H. 10, S. 413. 1904. — Derselbe (4): Experimenteller Beitrag zur Physio-Pathologie der Nasenatmung. Arch. ital. di otol., rinol. e laringol. Spct. 1902. Ref.: Zentralbl. f. Laryngol. 1903. S. 402. — Schalk: Beitrag zur Lehre von der Stenose der oberen Luftwege. Dtsch. med. Wochenschr. 1897. Nr. 53, S. 850. — Schapiro: Zur Frage über den Einfluß der behinderten Nasenatmung auf die morphologische Zusammensetzung des Blutes auf die Atmung und Zirkulation. Inaug.-Diss. Moskau 1907. Ref.: Zentralbl. f. Laryngol. 1909. S. 568. — Schech: Die Krankheiten der Mundhöhle, des Rachens und der Nase. 6. Aufl. Leipzig u. Wien: Franz Deutike 1902. — Scheff: Über die Beziehungen der Nase zu den Augenkrankheiten, mit besonderer Berücksichtigung des Tränen-Nasenkanals. Wien. med. Wochenschr. 1899/1900. Nr. 52/1. — Schender: Gewebeerkrankungen der oberen Luftwege. Ref.: Zentralbl. f. Laryngol. 1911. S. 332. — Schiefferdecker: Histologie der Schleimhaut der Nase und ihrer Nebenhöhlen. Heymanns Handb. 1900. — Schmidt: Fibroma oedematosum der Nasenscheidewand. Arch. f. Laryngol. u. Rhinol. Bd. 19, S. 517. — Schmidt, Moritz (1): Die Krankheiten der oberen Luftwege. 3. Aufl. Berlin: Julius Springer 1903. — Derselbe (2) und Edmund Meyer: Die Krankheiten der oberen Luftwege. 4. Aufl. Berlin: Julius Springer 1909. — Schmiegelow: Über die Beziehungen zwischen den Krankheiten der Nase und des Auges. Arch. f. Laryngol. u. Rhinol. Bd. 15, S. 267. — Schönemann (1): Nasenschleimhautgefäße bei Nephritis. Arch. f. Laryngol. u. Rhinol. Bd. 13, S. 155. — Derselbe (2): Die nicht tuberkulöse Lungenspitzeninfiltration als Folge behinderter Nasenatmung. Rev. méd. de la Suisse romande 1909. Nr. 2. Ref.: Zentralbl. f. Laryngol. 1910. S. 169. — Derselbe (3): Die Veränderungen der Nasenschleimhautgefäße bei Nephritis. Arch. f. Laryngol. u. Rhinol. 1902. S. 437. — Derselbe (4): Zur Pathologie und Therapie der chronischen hyperplastischen Rhinitis. Korrespondenz-Bl. f. Schweizer Ärzte 1907. Nr. 18. Ref.: Internat. Zentralbl. f. Ohrenheilk. 1908. S. 71. — Derselbe (5): Die Umwandlung des Cylinderepithels zu Plattenepithel in der Nasenhöhle des Menschen und ihre Bedeutung für die Ätiologie der Ozaena. Virchows Arch. f. pathol. Anat. u. Physiol. Nr. 168. — Derselbe (6): Nase und Kehlkopf in ihren Beziehungen zu den Lungenkrankheiten. Bern: K. J. Wyss 1902. — Schönfeld, W.: Rhinitis hyperplastica oedematosa. Zeitschr. f. Laryngol., Rhinol. u. ihre Grenzgeb. Bd. 5, S. 299. 1912. — Schousboe: Von Bakterien in der normalen Nasenhöhle und der bakterientötenden Fähigkeit des Nasensekretes. Inaug.-Diss. 1901. Ref.: Zentralbl. f. Laryngol. 1902. S. 43. — Schwager: Über kavernöse Angiome der Nasenschleimhaut. Arch. f. Laryngol. u. Rhinol. Bd. 1, S. 105. 1893. — Schwabe: Zur Kenntnis der Wirkung der Trichloressigsäure. Zeitschr. f. Ohrenheilk. u. f. Krankh. d. Luftwege. Bd. 38, S. 189. — Sedziak (1): Die Nasen-, Rachen- und Kehlkopfbeschwerden im Verlauf von Herz- und Gefäßkrankheiten. Ref.: Zentralbl. f. Laryngol. 1907. S. 154. — Derselbe (2): Die Nasen-, Rachen- und Kehlkopfbeschwerden im Verlauf von Nierenkrankheiten. Ref.: Zentralbl. f. Laryngol. u. Rhinol. 1907. S. 154. — Derselbe (3): Nasen-, Rachen-, Kehlkopf- und Ohrenstörungen bei den Krankheiten des Zirkulationsapparates. Monatsschr. f. Ohrenheilk. u. Laryngo-Rhinol. 1906. S. 789. — Derselbe (4): Nasen-, Rachen-, Kehlkopf- und Ohrenstörungen im Verlauf von Gicht. Ref.: Arch. f. Ohren-, Nasen- u. Kehlkopfheilk. Bd. 76, S. 282. 1908. — Derselbe (5): Hals-, Rachen-, Kehlkopf- und Ohrenstörungen im Verlauf von Nierenkrankheiten. Arch. f. Ohren-, Nasen- u. Kehlkopfheilk. Bd. 76, S. 282. 1908. — Seifert, E.: Kritische Studie zur Lehre vom Zusammenhang zwischen Nase und Geschlechtsorganen. Zeitschr. f. Laryngol., Rhinol. u. ihre Grenzgeb. Bd. 5, S. 431. 1912. — Seifert, O. (1): Rhinitis hyperplastica oedematosa. Zeitschr. f. Ohrenheilk. u. f. Krankh. d. Luftwege. Bd. 75, S. 1. — Derselbe (2): Die Gewerbekrankheiten der Nase und der Mundhöhle. Haugs Sammlg. Bd. 1, S. 7. 1895. — Derselbe (3): Über die Verwendung des Moureschen Messers bei der Rhinitis hypertrophica. Verhandl. d. Vereins dtsch. Laryngol. Dresden 1910. — Seifert und Kahn: Atlas der Histo-Pathologie der Nase, der Mund-Rachenhöhle und des Kehlkopfes. Wiesbaden 1895. — Senator (1): Beziehungen der Nase zu den serösen Häuten. Zeitschr. f. Ohrenheilk. u. f. Krankh. d. Luftwege. Bd. 62, S. 261. — Derselbe (2): Über erworbene totale Ausschaltung der Nasenatmung und deren Folgezustände. 79. Vers. dtsch. Naturforscher u. Ärzte in Dresden. 17. Sept. 1907. — Derselbe (3): Ätiologische Beziehungen zwischen Nase und Gelenkrheumatismus. Dtsch. med. Wochenschr. 1912. Nr. 9, S. 414. — Sheedy: Vasomotorische Nasenverstopfung.

The Post-Graduate. Aug. 1909. Ref.: Zentralbl. f. Laryngol. 1910. S. 169. — SHURLY (1): Erscheinungen seitens der Schilddrüse in den oberen Luftwegen. Laryngoscope. 1911. Ref.: Zentralbl. f. Laryngol. 1912. S. 157. — DERSELBE (2): Über die Ätiologie der hypertrophischen Rhinitis. Laryngoscope. 1903. Ref.: Zentralbl. f. Laryngol. 1904. S. 61. — SIMON: Epilepsie und Nasenschleimhaut. Assoc. franç. pour l'avancement des sciences. Congr. Reims 1907. Ref.: Zentralbl. f. Laryngol. 1908. S. 398. — DE SIMONE: Variation und Bedeutung der Kapselbacillen, die häufig auf der erkrankten Nasenschleimhaut gefunden wurden. New York med. journ. a. med. record. 27. Januar 1900. Ref.: Zentralbl. f. Laryngol. 1901. S. 71. — SIMONS: Nasenobstruktion während der Menstruationszeit. Brit. med. assoc. 30. Juli 1901. Ref.: Zentralbl. f. Laryngol. 1903. S. 34. — SINELL: Nase und Auge. Vereinigung niedersächs. Ohren-, Nasen- u. Kehlkopfärzte Hamburg. Sitzung vom 25. Mai 1923. — SINEXON: Nasenstörungen von Zeugungsorganen abhängig. Zeitschr. f. Ohrenheilk. u. f. Krankh. d. Luftwege. Bd. 52. S. 148. — SLUDER: Die ausschließlich mit Nasensymptomen einhergehenden Vakuumkopfschmerzen. Ref.: Zeitschr. f. Ohrenheilk. u. f. Krankh. d. Luftwege. Bd. 66, S. 323. — SMURTHWAITE: Kopfschmerz. Pathologische Zustände der mittleren Muschel als ätiologischer Faktor. New York med. journ. a. med. record. 8. Okt. 1906. Ref.: Zentralbl. f. Laryngol. 1907. S. 441. — SMYTH: Die Beziehungen von Ohraffektionen zu Erkrankungen der Nase und des Rachens. Laryngoscope St. Louis. Jan. 1904. Ref.: Internat. Zentralbl. f. Ohrenheilk. 1903/04. S. 357. — VON SOKOLOWSKI: Die krankhaften Veränderungen im oberen Abschnitte des Respirationstractus im Verlauf von Herzklappenfehlern. Arch. f. Laryngol. u. Rhinol. 1898. S. 462. — SOMERS (1): Nasenkrankheit und Neuralgie. New York med. Journ. a. med. record. 15. Sept. 1906. Ref.: Zentralbl. f. Laryngol. 1907. S. 56. — DERSELBE (2): Nasaler Kopfschmerz. New York med. journ. a. med. record. 29. Juli 1905. Ref.: Zentralbl. f. Laryngol. 1905. S. 519. — DERSELBE (3): Über die Dosierung von Jodkalium und seine ungünstigen Wirkungen auf die oberen Luftwege. New York med. news. 29. Sept. 1900. Ref.: Zentralbl. f. Laryngol. 1901. S. 344. — SONDERMANN: Die Naseneiterung der Kinder und ihre Behandlung durch Saugen. Münch. med. Wochenschr. 1905. Nr. 30. — STEIN (1): Mundhöhle, Nase und Hals in ihren Beziehungen zu Magen und Darm. Laryngoscope. Sept. 1907. Ref.: Zentralbl. f. Laryngol. 1909. S. 146. — DERSELBE (2): Zur Fernwirkung nasaler Obturation auf das Nervensystem. Wien. klin. Wochenschr. 1922. Nr. 44. — VON STEIN (1): Ein Fall von sehr verlangsamter Atmung infolge eines Nasenleidens. Zeitschr. f. Laryngol., Rhinol. u. ihre Grenzgeb. Bd. 3, S. 725. 1911. — DERSELBE (2): Phenosalyl bei Larynxtuberkulose und bei einigen anderen Erkrankungen der Nase, des Ohres und des Rachens. Klin. therap. Wochenschr. 1900. Nr. 43. — STERN: Zur Pathologie und Therapie der chronischen Rhinitis. Behandlung durch Massage. Ref.: Arch. f. Ohren-, Nasen- u. Kehlkopfheilk. Bd. 42, S. 292. — STEVANI: Über Magen- und Herzstörungen nasalen Ursprungs. Ref.: Zeitschr. f. Ohrenheilk. u. f. Krankh. d. Luftwege. Nr. 51, S. 220. — STICKER: Erkältungskrankheiten und Kälteschäden. Berlin: Julius Springer 1916. — STRAZZA: Ein Fall von anormaler, eine Argyrose vortäuschender Färbung der Nasenschleimhaut. Ann. di laringol. e otol. Febr. 1902. Ref.: Zentralbl. f. Laryngol. 1903. S. 404. — STREIT: Beitrag zur Bakteriologie der oberen Luftwege. Arch. f. Laryngol. u. Rhinol. Bd. 27, S. 393. 1913. — STUART-LOW: Conservative surgery of the nose. Brit. med. journ. 14. Jan. 1911. Ref.: Zentralbl. f. Laryngol. 1912. — STUCKY: Augenkrankheiten und endonasale Operationen. Laryngoscope. 1914. Ref.: Arch. f. Ohren-, Nasen- u. Kehlkopfheilk. Bd. 97, S. 203. — SULIBA: Submucosus Turbinotomy. Charlotte med. journ. Sept. 1911. — Ref.: Zentralbl. f. Laryngol. 1912. S. 310. — SUNE Y MEDAN: Das Milchsäureferment in der Rhinologie. Arch. internat. de laryngol., otol-rhinol. et broncho-oesophagoscopie. Tome 35, No. 1. Ref.: Zentralbl. f. Laryngol. 1913. S. 495. — TERBRÜGGEN: Über das Rauchen vom Standpunkte des Halsarztes. Klin. Wochenschr. 1923. Jg. 2, Nr. 17, S. 808. — THOMSON (1): Muschelschwellungen und Asthma. Brit. med. assoc. 30. July 1901. Ref.: Zentralbl. f. Laryngol. 1903. S. 30. — DERSELBE (2): Ödematöse Rhinitis. Ref.: Zeitschr. f. Ohrenheilk. u. f. Krankh. d. Luftwege. Bd. 68, S. 240. — THOST (1): Die Gicht in den oberen Luftwegen. Arch. f. Laryngol. u. Rhinol. Bd. 26, S. 318. — DERSELBE (2): Die Anwendung der Nasendusche. Therap. Monatsh. 1902. H. 10. — TORRINI: Kongestive rezidivierende Rhinopharyngitis. Ref.: Zeitschr. f. Ohrenheilk. u. f. Krankh. d. Luftwege. Bd. 65, S. 71. — TRAUTMANN (1): Nasenatmung und ihre Schutz- und Heilwirkung auf Krankheiten. Münch. med. Wochenschr. 1903. Nr. 13, S. 559. — DERSELBE (2): Zur Frage der Beziehungen zwischen Nase und Genitalien. Monatsschr. f. Ohrenheilk. u. Laryngo-Rhinol. 1903. Nr. 37. S. 129. — TUFTS: Die Kontrolle der Mundatmung bei Nacht. New York med. journ. a. med. record. 7. Febr. 1903. Ref.: Zentralbl. f. Laryngol. 1903. S. 439. — UBERTIS: Über den Einfluß von Reizungen der Nasenschleimhaut auf Herz und Gefäßsystem sowie auf die Atmung. Ann. di laringol e otol. Okt. 1900. Ref.: Zentralbl. f. Laryngol. 1901. S. 240. — UFFENORDE: Entstehungsweise und Rückfallneigung der Nasenpolypen. Arch. f. Laryngol. u. Rhinol. Bd. 33, S. 513. 1920. — VECKENSTADT: Der Kopfschmerz als häufige Folge von Nasenleiden und seine Diagnose. Würzburger Abhandl. a. d. Gesamtgeb. d. prakt. Med. Bd. 8, S. 8. Würzburg: Kabitzsch 1908. — DELLA VEDOVA und CLERC: Beitrag zur Histo-Pathologie der Rhinitis hypertrophica. Verhandl. d. ersten

Internat. Laryngo-Rhinol.-Kongr. Wien, 21.—25. April 1908. — VEISS: Die Bedeutung des Schnarchens. Arch. f. Laryngol. u. Rhinol. Bd. 13. 1903. — VEXLER-VEREA: Über einen Fall von enormer Muschelhypertrophie. Rumän. otol.-rhinol.-laryngol. Ges. Sitzung vom 6. März 1912. Ref.: Zentralbl. f. Laryngol. 1913. — VIOLLET: Untersuchungen über die Abwehrmittel des Organismus gegen Infektion der Luftwege durch die Nase. Thèse de Paris 1900. Ref.: Zentralbl. f. Laryngol. 1902. S. 117. — VOHSEN: Behandlung des Schnupfens der Säuglinge und kleinen Kinder. Berl. klin. Wochenschr. 1905. S. 40. — VOLLAND: Noch etwas gegen die behinderte Nasenatmung usw. Therap. Monatsschr. 1911. S. 594. — VOLPE: Die endosekretorische Funktion der Nasenschleimhaut. Arch. ital. di laringol. 1916. Ref.: Zentralbl. f. Laryngol. 1918. S. 189. — WADA: Über die Nasenschleimhauthypertrophie des Nasenbodens bei Japanern. Japan. Zeitschr. f. Oto-Rhino-Laryngol. Bd. 16. Nr. 3. 1910. Ref.: Zentralbl. f. Laryngol. 1912. S. 309. — WALTER: Studie über die Bakterienflora der Nasenschleimhaut bei Rhinitis. Journ. of the Americ. med. assoc. 24. Sept. 1910. Ref.: Zentralbl. f. Laryngol. 1911. S. 115. — WARNECKE: Zur Warmluftbehandlung von Ohr und Nase. Berl. klin. Wochenschr. 1903. Nr. 37. — WATSON: Konservative Turbinektomie. Laryngoscope. Nov. 1908. Ref.: Zentralbl. f. Laryngol. 1910. S. 6. — WEIL: Diskussionsbemerkung. Berl. laryngol. Ges. v. 6. Dez. 1905. — WELEMINSKY (1): Therapeutische Mitteilungen. Arch. f. Laryngol. u. Rhinol. Bd. 18, S. 547. 1906. — DERSELBE (2): Therapeutische Mitteilungen. Zeitschr. f. Hals-, Nasen- u. Ohrenheilk. Bd. 1, S. 248. — WELLS: Über nervöse und psychische Störungen bei Nasenerkrankungen. Wien. med. Presse 1902. S. 147/148. — WETTENDORF: Seeluft und Atemgymnastik. Soc. belge de physiol.-thérapie. 25. Mai 1903. Ref.: Zentralbl. f. Laryngol. 1913. S. 537. — WHITE: Kopfschmerzen vom Auge und von der Nase aus. Virginia med. Semi-monthly. 10. Febr. 1899. Ref.: Zentralbl. f. Laryngol. 1900. S. 125. — WHITEHEAD: Die Nasenkrankheit als eine Ursache von Kopfschmerz. Brit. med. journ. Bd. 1, S. 179. 1905. Ref.: Zentralbl. f. Laryngol. 1905. S. 518. — WINGRAVE: Andauernder einseitiger Kopfschmerz infolge Veränderungen am Knochen der mittleren Muschel. Ann. of otol., rhinol. a. laryngol. Dez. 1906. Ref.: Zentralbl. f. Laryngol. 1907. S. 204. — WINKLER: Über Gewerbekrankheiten der oberen Luftwege. BRESGENS Sammlg. Bd. 2, S. 1. 1896. — WOAKES: Ein Fall von Epilepsie vortäuschendem Vertigo nasalis. Lancet, 16. Aug. 1902. Ref.: Zentralbl. f. Laryngol. 1903. S. 345. — WOOD: Diskussionsbemerkung. 31. Jahresvers. d. amerikan. laryngol. Assoz. 31. Mai bis 2. Juni 1909. Ref.: Zentralbl. f. Laryngol. 1910. S. 339. — WOTZILKA (1): Beiträge zur Physiologie und Pathologie der Nasen- und Mundatmung. VIRCHOWS Arch. f. pathol. Anat. u. Physiol. 1922. Nr. 238. S. 105. — DERSELBE (2): Nasenatmung und Lungentuberkulose. Med. Klinik. Jg. 18, Nr. 48. — DERSELBE (3): Atemphysiologische Gesichtspunkte für lumenerweiternde Operationen in der Nase. 2. Jahresvers. d. Ges. dtsch. Hals-, Nasen- u. Ohrenärzte. Juni 1922. — WRIGHT (1): Erguß von Serum in die Nasenschleimhaut bei Coryza. Americ. journ. of the med. sciences. Juni 1903. Ref.: Zentralbl. f. Laryngol. 1904. S. 60. — DERSELBE (2): Papilläre ödematöse Nasenpolypen und ihre Beziehungen zu den Adenomen und Adeno-Carcinomen. Arch. f. Laryngol. u. Rhinol. Bd. 7, S. 98. 1898. — WROBLEWSKI: Über die Resektion der unteren Nasenmuschel. Arch. f. Laryngol. u. Rhinol. Bd. 12, S. 392. — WÜRDEMANN: Submucosus turbinectomy. Laryngoscope. 1908. — Ref.: Zentralbl. f. Laryngol. 1910. S. 6. — YONGE (1): Einige Beobachtungen über den Entstehungsmodus der Nasenpolypen. 72. Jahresvers. d. brit. med. Assoz. v. 27.—29. Juli 1904. Ref.: Zentralbl. f. Laryngol. 1905. S. 319. — DERSELBE (2): Mikroskopische Präparate von Knochen und Weichteilen in einem Fall von Polypen. London. laryngol. Ges. 5. Febr. 1904. Ref.: Zentralbl. f. Laryngol. 1905. S. 38. — ZACHARIAS: Über Nasenuntersuchungen an Schwangeren, Gebärenden und Wöchnerinnen. Med. Klinik 1907. Nr. 3. — ZARNIKO (1): Die Krankheiten der Nase und des Nasenrachens. 2. Aufl. Berlin: Karger 1905. — DERSELBE (2): Turbinatomia submucosa. Verhandl. d. Vereins dtsch. Laryngol. Dresden. 17. Tagung. 11./12. Mai 1910. — DERSELBE (3): Über intraepitheliale Drüsen der Nasenschleimhaut. Zeitschr. f. Ohrenheilk. u. f. Krankh. d. Luftwege. Bd. 45, S. 211. — ZIEGLER: Hornhautgeschwür infolge Infektion von der Nase aus. New York med. journ. a. med. record. 16. April 1904. Ref.: Zentralbl. f. Laryngol. 1904. S. 585. — ZIELINSKI: Die Bekämpfung der Nasenstenose durch Oberkieferdehnung vom Munde aus. 3. internat. Laryngo-Rhinol.-Kongr. Berlin, 30. Aug. bis 2. Sept. 1911. — ZIEM (1): Oculomotoriuslähmung und Nasenleiden. Arch. internat. de laryngol., otol.-rhinol. et broncho-oesophagoscopie 1909. Nr. 5. Ref. Zeitschr. f. Ohrenheilk. u. f. Krankh. d. Luftwege. Bd. 62, S. 268. — DERSELBE (2): Über die Bedeutung von Nasenkrankheiten bei Behandlung sog. skrofulöser Erkrankungen der Augen. Monatsschr. f. Ohrenheilk. u. Laryngo-Rhinol. Jg. 41, H. 6. — ZUCKERKANDL: Normale und pathologische Anatomie der Nasenhöhle. Bd. 1. 1882 u. Bd. 2. 1892. — ZWAARDEMAKER (1): Vergleichung von Nasen- und Mundatmung. Niederl. Ges. f. Hals-, Nasen- u. Ohrenheilk. 23./24. April 1904. Ref.: Zentralbl. f. Laryngol. 1905. S. 405. — DERSELBE (2): Riechend, Schmecken. Arch. f. Anat. u. Physiol. 1903. H. 1/2, S. 120. Ref.: Zentralbl. f. Laryngol. 1904. S. 327. — ZWILLINGER: Die Lymphbahnen des oberen Nasenabschnittes und deren Beziehungen zu den perimeningealen Lymphräumen. Arch. f. Laryngol. u. Rhinol. Bd. 26, S. 56. 1912.

3. Die Rhinitis atrophicans.

Von

A. Lautenschläger - Berlin.

Mit 21 Abbildungen.

Einleitung.

Den Namen Ozaena haben wir vom grauen Altertum her übernommen. Cornelius Celsus sagt uns, daß die Griechen ihn geprägt haben. Er kommt von ὄζειν riechen, stinken (ὄζαινα stinkendes Geschwür). Beim älteren Plinius finden wir die erste ethymologische Untersuchung des Ozaenabegriffes. Er bringt ihn in Beziehung zu einer am Ganges wachsenden Nardenart sowie zu einem Fisch Ozaena, die beide mit einem üblen Geruch behaftet sind. Die Ägypter nannten eine abscheuliche Nasenkrankheit Náa, die mit der Ozaena identisch zu sein scheint. Bei den Indern heißt sie Putinasya. Später finden wir die Namen Coryza virulenta oder maligna, Dysodia, Ulcus narium factens, Punaisie, Nasengeschwür, Stinknase. Trotzdem der Name Ozaena ein Sammelbegriff für eine ganze Reihe von Nasenerkrankungen ist und für das Gesamtbild der Krankheit, das er bezeichnen soll, nichts Bezeichnendes hat, müssen wir ihn aus historischen Gründen beibehalten, denn wir müssen in Anbetracht der uralten Geschichte der Ozaena das, was die früheren Ärzte als Ozaena bezeichneten, ebenso nennen. Wir können nachträglich nicht feststellen, um welche Form der Erkrankung es sich bei den verschiedenen „Ozaenen" der Alten gehandelt hat.

Der vortreffliche, von Gottstein stammende Begriff „*Rhinitis atrophicans*" charakterisiert am besten das Wesentliche der Erkrankung; er hat sich eingebürgert und auch in den neuesten Forschungen seine Berechtigung behalten.

Zwischen dem Zeitraum der ersten Erscheinung der „Ozaena" in der ägyptischen (etwa 1500 v. Chr.) und indischen (etwa 1400 v. Chr.) Literatur und der Erfindung des Nasenspiegels besteht in der Forschung eine ungeheure Leere, in deren Dunkel selten ein Fünkchen neuer Erkenntnis fällt. Man kannte nur die fötide Form der Rhinitis atrophicans, denn die Nasenhöhle des Lebenden war für das Auge des Untersuchers so gut wie verschlossen. Kopfsektionen gab es nicht, die Nase des Arztes allein stellte die Diagnose — kein Wunder, daß alle möglichen Krankheitsformen zusammengeworfen wurden, die jahrtausendelang unter dem Sammelnamen „Ozaena" gingen. Relativ frühzeitig wurde die Syphilis als eine Ursache der „Ozaena" erkannt.

Im Jahre 1824 weist Cloquet darauf hin, daß Foetor und Ausfluß aus der Nase während vieler Jahre auch bei gutem Allgemeinbefinden und ohne geschwürige Prozesse bestehen können. Im Jahre 1866, als die Ohren- und Nasenheilkunde noch der Chirurgie angegliedert war, kannte Weber, wie seine Abhandlungen in Pitta-Billroths Handbuch zeigen, noch keine Differenzierung der Ozaena.

Es ist das große Verdienst Karl Michels, zuerst (im Jahre 1873) klar erkannt und ausgesprochen zu haben, daß es eine nichtulceröse Ozaena gibt und daß diese weit häufiger ist als die ulceröse Form. Damit ist der erste entscheidende Fortschritt in der Erkenntnis der Rhinitis atrophicans getan.

Nun stellte B. Fränkel die erste Definition des Begriffes Ozaena auf. Nach Fränkel ist die Ozaena durch Foetor, Atrophie und Borkenbildung charakterisiert. Alles was diese drei Kardinalsymptome ohne Substanzverluste aufwies, wurde echte oder genuine Ozaena genannt.

Weitere Forschungen ließen indes auch die Fränkelsche „Ozaena" als keine einheitliche Erkrankungsform gelten, denn gewisse Formen der syphilitischen Rhinitis atrophicans, auch spezifisch tuberkulöse Prozesse, ferner Fälle von Fremdkörpern, von Rhinosklerom, Rotz und Lepra verliefen nach der Beschreibung ihrer Beobachter mit der Fränkelschen-Symptomentrias. Dazu kamen die traumatischen Formen der Ozaena sowie die Ozaena laryngis et tracheae. Am überzeugendsten erschienen die durch Michel, Grünwald und Hajek bekannt gewordenen Fälle, bei denen durch eine Nebenhöhleneiterung der B. Fränkelsche Symptomenkomplex hervorgerufen war.

Wer eine bestimmte oder vermeintliche Ursache ausfindig gemacht hatte, suchte nun alle Fälle unter diesen *einen* ätiologischen Hut zu bringen. So fehlte es nicht an Autoren, die jede Ozaena ausschließlich durch Syphilis oder Tuberkulose durch eine Herderkrankung, d. h. eine Eiterung in den Nebenhöhlen der Nase oder in den benachbarten lymphatischen Gebilden, und andere, die *alle* durch eine Infektion mit einem bestimmten spezifischen Bacillus entstanden erklären wollten. So blieben schließlich kaum noch Fälle von sog. *reiner* oder genuiner Ozaena übrig.

Wir sind heute in der glücklichen Lage, fast alle, auch die nur zeitweise mit Foetor, Atrophie und Borkenbildung behafteten Formen, auf tuberkulöser (skrofulöser), syphilitischer Basis, durch Fremdkörper, Rhinosklerom, Lepra, Traumata (Operationen usw.) entstandenen Erkrankungsformen voneinander zu unterscheiden. Unsere Hauptaufgabe wird es sein, den bedeutenden Kreis von Erkrankungen, der ätiologisch nicht sichergestellt ist, genauer zu umgrenzen und die Ursache, den Verlauf sowie die Behandlung dieser bisher völlig dunklen Fälle auf Grund der durch neuere Forschungen gewonnenen Erfahrungen klarzulegen.

Die soziale Bedeutung der Rhinitis atrophicans.

Die Rhinitis atrophicans foetida findet sich in allen Gesellschaftsklassen. Sie macht die von ihr befallenen Kranken gesellschaftlich so gut wie unmöglich, beschränkt sie in ihrem Erwerbsleben, und zwar hauptsächlich wegen des von ihnen verbreiteten unausstehlichen Gestankes. Die Kranken bemerken bald, daß man während des Gespräches mit ihnen ihrem Atem ausweicht und sie meidet. Dadurch werden die Bedürfnisse der Geselligkeit, die Triebe des Herzens und die Wünsche nach Gewinn, nach Befriedigung des Ehrgeizes usw. unterdrückt. Mit dem Foetor zugleich kann eine eingesunkene Nase oder ein kurzes, breites Gesicht vorhanden sein, was um so abstoßender wirkt. Durch die gesellschaftliche Zurücksetzung werden die Kranken argwöhnisch, mißtrauisch und empfindlich. Es bemächtigt sich ihrer häufig eine melancholische Stimmung, in der es nur eines Anstoßes bedarf, daß die schwer depressive Gemütslage zum Selbstmord führt. Pierre Dionis (um 1700 in Paris) schreibt (deutsche Übersetzung von Heister): „Diejenige, so mit diesen Schäden behaftet sind, riechen übel und darf man mit ihnen nicht in der Nähe reden (wenn man nicht will von einem unangenehmen Geruch belästigt werden), daher man sie dann in keiner Compagnie leiden kan. Man nennet sie „Stäncker" und saget, daß dieses Fehlers wegen eine Ehescheidung vorgehen könne."

In der Tat ist heute noch Ozaena des einen Ehegatten Ehescheidungsgrund. Eine deutsche Felddienstvorschrift zu Beginn des Krieges lautete:

,,Ausgesprochene Ozaena macht kriegsunbrauchbar." Diese Bestimmung wurde unter dem Einfluß des Leutemangels gegen Ende des Krieges gemildert.

Die Ozaena befällt Reiche und Arme; in der ärmeren Bevölkerung ist sie häufiger, was wohl mit ungünstigen hygienischen Verhältnissen und mit mangelhafter ärztlicher Pflege in der Kinderzeit zusammenhängt.

Sektionsbefunde.

Bis zum Jahre 1876 liegen über die Ozaena keine Sektionsberichte vor. Erst nach dieser Zeit begann man sich mit der Pathologie der Nase und ihrer Nebenhöhlen zu beschäftigen. Die erste Nasensektion bei Ozaena hat im Jahre 1876 A. Hartmann, der spätere Lehrer Killians, vorgenommen. Kurz nacheinander kamen dann die Berichte von Gottstein, Zuckerkandl, E. Fränkel, H. Krause und Habermann. Die an der Leiche gewonnenen Befunde sind insofern ungenügend, als die Weichteile der Nasenhöhle und ihrer Adnexe unter postmortalen Veränderungen leiden und zudem häufig durch agonal erbrochene Substanzen verunreinigt und verändert sind. Sekrete und Borken sind meist verloren gegangen, vom Foetor ist selten noch etwas wahrzunehmen. Ob Sekretion stattgefunden hat, woher die Sekrete gekommen sind, läßt sich meist nicht mehr feststellen. Der größten Anzahl der Fälle fehlt auch jede vorausgegangene klinische Beobachtung, ohne die viel anatomisches Material in der Luft hängt.

In den ersten Sektionsbefunden spiegeln sich, wie das nicht anders zu erwarten ist, die klinischen Anschauungen über die Ozaena wieder, doch stehen die Ergebnisse der Anatomen und Kliniker häufig im Widerspruch. Alles ist noch im Flusse, langsam nur werden die ersten scharfen Umrisse erkennbar. Zuckerkandl hat bei 33 Nasensektionen 3 Fälle mit starker Atrophie, davon einen mit fötiden Borken festgestellt. Von Harke sind unter 400 Nasensektionen 9 mit Ozaena, 7 mit dem Bilde der Ozaena, aber gleichzeitiger Lues gefunden worden. Wertheims Statistik umfaßt 360 Sektionen, wobei sich 5 typische Ozaenafälle und 14 Hypoplasien, wovon 13 mit nur einseitiger Atrophie, ergaben. Oppikofer hatte unter 200 Sektionen 5 Ozaenafälle. Minder berichtet über 5 manifeste und 9 latente Ozaenafälle bei einem Material von 50 Sektionen. E. Fränkel gibt an, daß unter seinen 6 zergliederten Ozaenafällen 3 mit Lues kompliziert waren.

Übereinstimmend in den Sektionsberichten ist bei der *makroskopischen* Untersuchung nur die auffallende Kleinheit der Muscheln nebst abnorm. erweiterter Nase und die Häufigkeit der Nebenhöhlenmiterkrankung. Bei der *mikroskopischen* Untersuchung wird von allen Untersuchern das Bild der bindegewebig entarteten Nasenschleimhaut sowie das häufige Vorkommen von Epithelmetaplasie anerkannt.

Operationsbefunde.

Zahlreiche Lücken in den früheren anatomischen Befunden konnten von mir ergänzt werden durch die bei meinen Ozaenaoperationen gewonnenen anatomischen Tatsachen. So wurden die Beziehungen der Ozaena zu den Erkrankungen der Nebenhöhlen klargelegt und vor allem die Frage der Sekretherkunft endgültig entschieden. Der Irrtum, daß jede entzündlich veränderte Nebenhöhlenschleimhaut Eiter absondern müsse, zieht sich durch alle Operations- und Krankengeschichten hindurch und wird gelegentlich sogar in Sektionsbefunde hineingedeutet. Auch dieser Irrtum ist durch mein operatives Material beseitigt worden.

Ferner wies die mikroskopische Untersuchung auch in der scheinbar normalen Nebenhöhlenschleimhaut meist noch alle Zeichen der chronischen Entzündung, insbesondere der letzten Stadien derselben, nach.

Die Befunde an den der Nasenhöhle unmittelbar anliegenden Nebenhöhlen ließen ein gewisses, von den Befunden im Naseninnern abhängiges Verhältnis erkennen. Bei Hypertrophie der Nebenhöhlenschleimhaut in der Haupthöhle geringere Zeichen der Atrophie, die Atrophie nimmt in der Nasenhöhle mit der bindegewebigen Entartung der Nebenhöhlenschleimhaut zu. Hier muß ausdrücklich darauf aufmerksam gemacht werden, daß es eine Nebenhöhlenozaena nicht gibt, außer wenn durch Verletzungen oder unzweckmäßige Eingriffe bei vorgeschrittener Ozaena Teile der medialen Kieferhöhlenwand verloren gehen, die atmosphärische Luft in den Nebenhöhlen zirkulieren kann und nun auch die Borken Gelegenheit erhalten, sich in die Nebenhöhlen vorzuschieben. Eine andere Form der „Nebenhöhlenozaena" existiert nicht. Unter normalen Verhältnissen können sich in der entzündeten Nebenhöhlenschleimhaut keine Borken bilden.

Ein weiterer Irrtum bestand in der Annahme, daß bei der Rhinitis atrophicans stets das ganze Knochengerüst der Atrophie anheimfalle (vgl. die Sektionsbefunde von ZUCKERKANDL, BERGEAT u. a.). Die operative Aufdeckung der Nebenhöhlen hat für die meisten Fälle das Gegenteil erwiesen, nämlich eine oft gewaltige Verdickung und Sklerosierung der die Nebenhöhlen umschließenden Knochen und vorzugsweise der medialen Kieferhöhlenwand, gerade bei schweren und vorgeschrittenen Ozaenen. Zweifellos sind auch diese Knochenveränderungen Folgen der Schleimhautentzündung. Einer verdickten hyperplastischen, succulenten Nebenhöhlenschleimhaut entspricht meist eine verhältnismäßig dünne Knochenwand, während bei einer atrophisch-fibrösen Nebenhöhlenschleimhaut fast regelmäßig eine stärkere Knochenverdickung zu finden ist. Im späteren Alter fällt auch der verdickte Knochen der seitlichen Nasenwand allmählich der Atrophie anheim, denn man sieht bei alten Leuten mit Ozaena nur noch geringe Knochenverdickungen. Der von BERGEAT beschriebene Fall betraf ein jüngeres Individuum, wo das ganze knöcherne Nasengerüst, einschließlich der lateralen Nasenwand nur noch aus weichen Knochenlamellen bestand.

Histologische Befunde.

a) Haupthöhlenschleimhaut.

Das Epithel ist stets erhalten. Die Bezirke des Cylinder- bzw. Flimmerepithels sind zugunsten des Plattenepithels eingeschränkt.

Anatomische Merkmale der Rhinitis atrophicans sind die Fibrose der Schleimhaut sowie die Rarefikation der Muschelknochen. Die Fibrose ist an den atrophischen Stellen am stärksten ausgeprägt. Ein weiteres Merkmal ist die kleinzellige Infiltration (s. Abb. 1), deren Deutung indes bisher nicht ganz einheitlich war. Sie kann nur der klare Ausdruck einer *Entzündung* und durch diese hervorgerufen sein. Die Verteilung der Infiltrationszellen ist unregelmäßig. Bald finden sie sich in großen Massen, bald spärlich, aber immer noch in solcher Anzahl, daß man ihre Anwesenheit nicht mehr als physiologisch bezeichnen kann. Sie durchsetzen das Epithel, die subepitheliale Schicht sowie die tieferen Schleimhautlagen, sammeln sich mit Vorliebe um die Drüsenschläuche und Gefäße, und lassen sich in frühen Stadien der Entzündung bis über das Periost hinaus in die HAVERSschen Kanälchen und ins Knochenmark verfolgen. Auch Granulationsgewebe sowie die Abkömmlinge der Lymphocyten, Plasmazellen, RUSSELsche Körperchen kommen in dem chronisch entzündeten Bindegewebe vor.

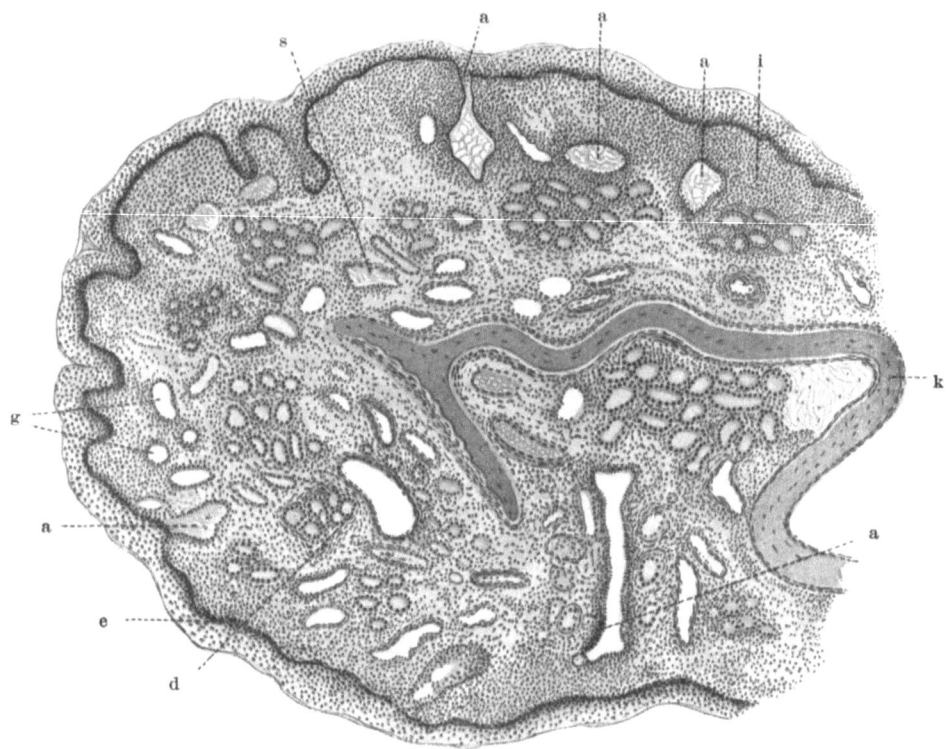

Abb. 1. a Drüsenausführungsgänge. d Drüsenkonglomerat. e Epithel. g Gefäße.
i Rundzelleninfiltrat. k Knochen. s Schwellgewebe.

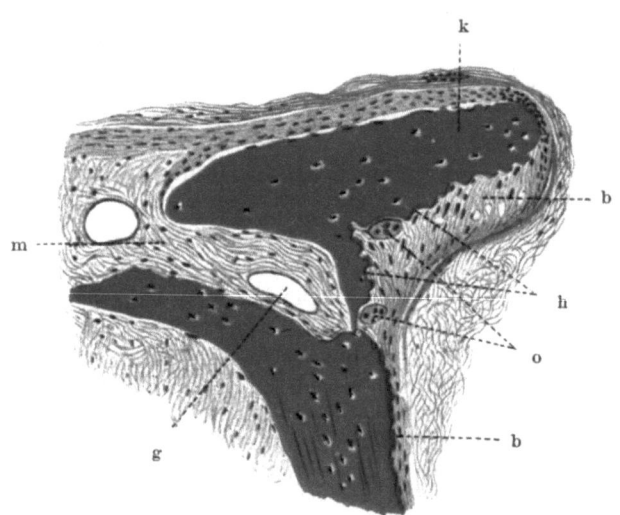

Abb. 2. b Periostales Bindegewebe. g Gefäß. h Howshipsche Lacunen. k Knochen.
m Fibrös umgewandeltes Markgewebe. o Ostoklasten.

Abb. 1 u. 2. Muschelquerschnitte (untere Muschel) von Ozaenakranken.
(Aus Cholewa und Cordes Arbeit: Arch. f. Laryngol. u. Rhinol. 1898.)

Die Anhäufung der Infiltrationszellen ist am stärksten in den anscheinend hypertrophischen Stellen der Schleimhaut und nimmt mit der fortschreitenden Fibrose ab. In den fibrös entarteten Schleimhautpartien kann die kleinzellige Infiltration völlig fehlen. Die Betrachtung dieser verschiedenen Stadien ein und desselben Prozesses lehrt, daß es sich um einen progredienten, aktiv entzündlichen Vorgang handelt, der mit dem Überhandnehmen der bindegewebigen Veränderungen immer mehr verblaßt. Übereinstimmend wird im atrophischen Stadium die Abnahme der *Drüsen* sowie der Schwund des Schwellgewebes anerkannt. Die Drüsenzellen degenerieren fettig, die Drüsenschläuche entarten cystisch mit Verlust ihrer Funktion.

Über die *Gefäßveränderungen* liegen widersprechende Berichte vor. Die einen fanden die Gefäße überhaupt nicht verändert oder sie fanden sie nur erweitert und ohne Verdickung der Gefäßwand, die Mehrzahl sah nur die bindegewebige Verdickung der Adventitia, wieder andere Verdickung der Adventitia und Media. E. FRÄNKEL, SCHOENEMANN und H. KRAUSE erwähnen auch die Endarteritis. Die Gefäße der Submucosa und des Periosts sind in gleicher Weise beteiligt, stärker meist die ersteren. Daß Venen *und* Arterien befallen sein können, geht aus allen Berichten hervor. An den Muschelknochen sind die Zeichen des Abbaus (Ostoklasten an den Knochenrändern) zu erkennen, während Osteoblasten fehlen oder nur selten auftreten. Der abgebaute Knochen wird durch derbe Bindegewebslagen ersetzt (s. Abb. 2).

Von RETHI, E. FRÄNKEL und H. KRAUSE sind Pigmenteinlagerungen im Gewebe beschrieben, deren Herkunft und Deutung noch unklar sind. Ihr Vorkommen in der Entzündungszone und meine Beobachtung häufiger Hämorrhagien in dieser machen die Entstehung des Pigments aus dem Blutfarbstoff wahrscheinlich.

Bei Schnitten durch das *Septum* fand KRAUSE die Schleimhaut im ganzen voluminöser als die der Muscheln, reichliche Drüsen, überall sehr bedeutende Infiltration und fettigen Zerfall der Drüsenepithelien. Den Septumknochen sah er ebenso verändert wie den Muschelknochen (?).

PROSKAUER fand in der Nasenhöhle eines an nicht fötider Rhinitis atrophicans erkrankten 25jährigen Mannes chromatophore Zellen in einem Polypen des unteren Nasengangs.

b) Nebenhöhlenschleimhaut.

Die Sektionsberichte über die Nebenhöhlenschleimhaut sind spärlich und wegen der postmortalen Mängel des Materials unzureichend. Auf Grund meiner Untersuchungen an frischem, durch Operation gewonnenem Gewebe kann ich folgendes sagen (Abb. 3):

Das Epithel ist durchweg gut erhalten, leicht gefältelt, gelegentlich von Rundzellen durchsetzt, sonst ohne irgendwelche mikroskopisch erkennbare Veränderung. Cylinder- bzw. Flimmerepithel ist die Regel, Plattenepithel selten, das Bindegewebe an der Oberfläche der subbasalen Schicht meist verdickt, täuscht eine ,,Membran" vor. Diese ,,Grund- oder Basalmembran" ist häufig hyalin entartet und begleitet, im Querschnitt gesehen, das Cylinderepithel als ein oft recht ansehnliches Band (Abb. 4). Die Rundzelleninfiltration kann üppig das ganze Gewebe durchsetzen, sie kann aber auch spärlich sein oder gänzlich fehlen. In dieser Beziehung verhalten sich verschiedene Stücke aus derselben Höhle total verschieden. Das Bindegewebe ist im allgemeinen vermehrt, vor allem in den tieferen Schleimhautschichten, ferner in den Gefäßwänden, sowie in der Umgebung der Drüsen. Es ist besonders da, wo es dickere Lagen bildet, hyalin degeneriert (s. Abb. 5), die Kerne sind verschwunden, die Drüsen im Gegensatz zur Haupthöhlenschleimhaut selbst in vorgeschrittenen Fällen oft

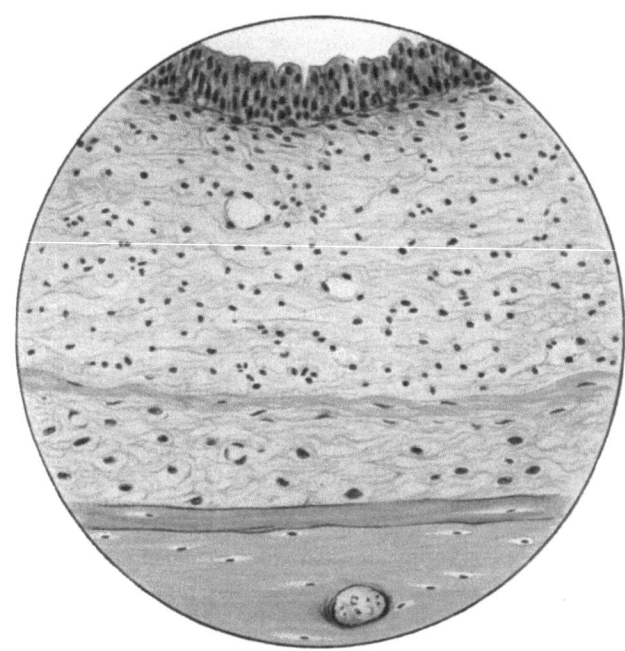

Abb. 3. Normale Kieferhöhlenschleimhaut.

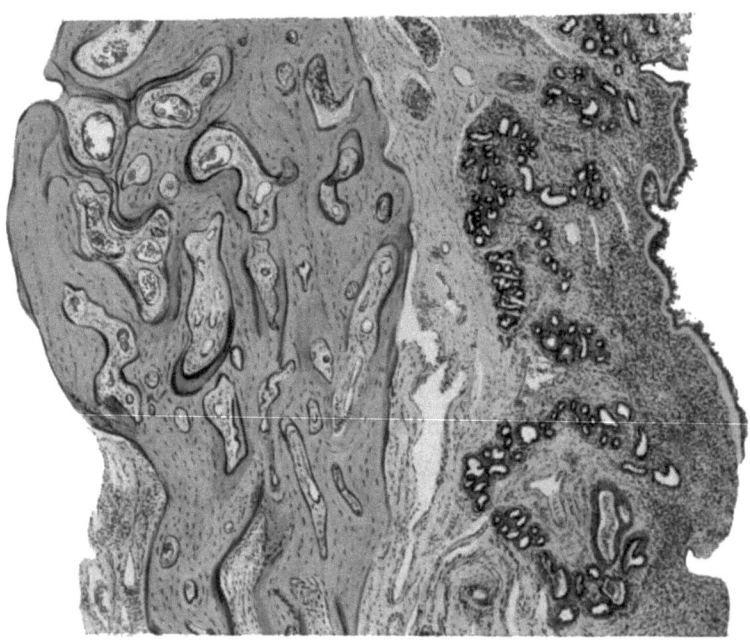

Abb. 4. Knochen- und Kieferhöhlenschleimhaut der lateralen Nasenwand
aus der Gegend des recessus frontalis der Oberkieferhöhle.

enorm vermehrt, so daß an einzelnen Stellen die gesamte Schleimhaut einem Adenom ähnlich sieht. Die Drüsenschläuche sind vielfach gewunden, unordentlich verteilt, in die Tiefe gewuchert und häufig von der Oberfläche bis in die periostale Schleimhautschicht zu verfolgen. Das Bindegewebe macht auch vor den Nerven und den Drüsen nicht Halt. Die Nervenscheiden verdicken sich, die zellige Struktur der Nerven geht verloren, doch werden die Nervenstränge ebensowenig wie die Gefäße durch Bindegewebe „erdrosselt", denn beide bleiben in ihrer Form erhalten (Abb. 6). Anders die Drüsenschläuche, die abgeschnürt werden und der cystischen Degeneration anheimfallen. Sie erweitern sich in-

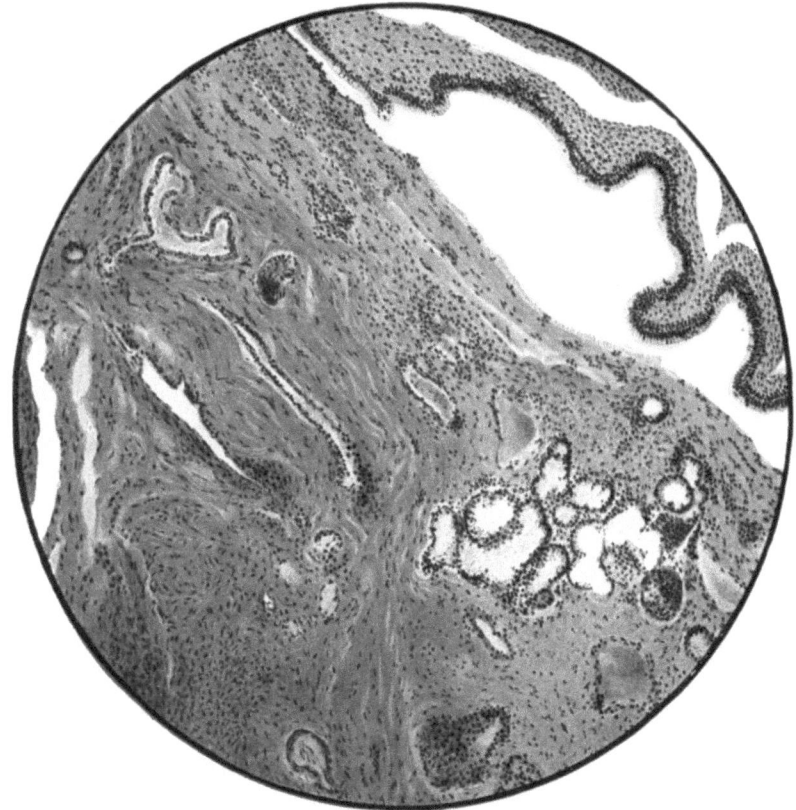

Abb. 5. Stark bindegewebig veränderte Kieferhöhlenschleimhaut.

folge der Abschnürung, das Sekret, das nicht mehr abfließen kann, sammelt sich in dem erweiterten Hohlraum an, drückt auf das Cylinderepithel, das infolge des Druckes abgeplattet wird und allmählich die Fähigkeit neues Sekret zu produzieren verliert.

Auffallend sind die häufigen capillären Blutungen. Diese Blutungen, die bis jetzt in der Nebenhöhlenschleimhaut ebenfalls nicht beachtet wurden, sind als Ausdruck der Zirkulationsstörung anzusehen und fast immer neben sklerosierenden Prozessen in der subepithelialen Schicht, aber auch tiefer zu finden. Das Blutpigment lagert sich im Gewebe ab und gibt der Durchtränkungsflüssigkeit sowie vorhandenem Ödem oder Cysteninhalt einen gelblichen bis bräunlichen Ton.

Häufig ist die seröse Flüssigkeit im subbasalen Gewebe in Form unregelmäßiger, vielfach konfluierender Felder dicht neben oder in der Nähe von
frischen Blutaustritten zu finden. Die Gefäße erleiden noch stärkere Veränderungen durch Bindegewebswucherung als in der Nasenschleimhaut (s. Abb. 6 u. 7).
Am häufigsten ist die *Adventitia* betroffen, seltener alle drei Gewebsschichten.
Die Bindegewebsmassen können die Gefäße völlig ausfüllen, das Gefäßbinde-
gewebe kann allmählich in dem Bindegewebe der Umgebung aufgehen, es
kann nach der hyalinen Entartung resorbiert werden, so daß die Schleimhaut
in älteren Fällen wieder ein der Norm sich näherndes Aussehen erhält.

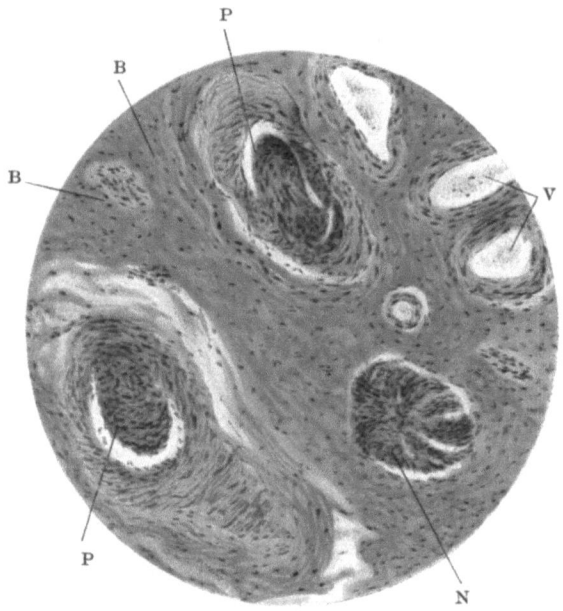

Abb. 6.   Von der medialen Wand entnommene Kieferhöhlenschleimhaut.
B sklerosiertes hyalin entartetes Gewebe.   P bindegewebige Polster, ausgehend von der
Gefäßintima.   N Nerv mit hyalin degenerierten Fibrillen.   V Venen.

Zu bemerken ist ausdrücklich, daß diese Prozesse bei der Rhinitis atrophicans
nicht überall und gleichmäßig in den Nebenhöhlen zu finden sind und daß die
einzelnen Vorgänge an und für sich nichts für die Ozaena Charakteristisches
haben. Nur der Grad und die Ausdehnung der regressiven Veränderungen
übertrifft bei der Ozaena alle anderen Entzündungsformen.

Vorkommen und Verbreitung der Erkrankung.

Die Ozaena ist über die ganze bewohnte Erde verbreitet. Bei Tieren — in
der Veterinärliteratur ist ein einziger Fall von Knochenerkrankung in der Nase
des Hundes beschrieben, der entfernt an die Ozaena des Menschen erinnert
— sowie bei reinen Naturvölkern ist sie nicht zu finden. Roy hat in Afrika,
Amerika und Ozeanien 5000 Nasen von Menschen der schwarzen Rasse untersucht und festgestellt, daß bei diesen Völkern eine Ozaena nicht vorkommt.
Auch bei den weniger reinen schwarzen Rassen, die mit mongolischem Blut
vermischt sind, bei den Arabern, Berbern, Mulatten und Mauren aus Maure-
tanien wurde sie nicht vorgefunden, wohl aber bei den Negern Brasiliens und
Zentral-Amerikas. Die Neger sind also nicht durchaus immun. Die Semiten

sowie die gelben Rassen neigen besonders zu atrophischen Prozessen in der Nase, Japaner und Chinesen mit ihrem Breitgesichtstyp stellen ein großes Kontingent. Andererseits sind die Äthiopier, die außerordentlich weite Nasen und auch einen kurzen Schädel haben, gar nicht davon befallen. In Ostpreußen überwiegt der Langschädel und dort kommen mehr Ozaenen vor als in Posen, wo es mehr Kurzschädel gibt. FRANKENBERGER fand in den Volksschulen Prags bei 7154 Kindern nur einen einzigen Fall, der ein Mädchen von 13 Jahren betraf. Eine einfache Atrophie traf er allerdings bei 8 Knaben und 2 Mädchen. KAFEMANNS Untersuchungen in den Königsberger Volksschulen ergaben unter 1100 Knaben 10 Fälle von Ozaena, unter 1102 Mädchen 29 Fälle. GERBER hat 407 Ozaenakinder in Königsberg zusammengestellt. In Bayern kommt die Ozaena in Franken häufiger vor als im Oberlande. In den deutschen Küstenländern ist sie häufiger als im Binnenland, häufig in Dänemark und Schweden, in Canada häufig an den Ufern der großen Seen. MASSINI fand in Genua eine sehr geringe Anzahl von Ozaenakranken bei den Schulkindern. In Spanien ist die Ozaena so häufig, daß sie eine Landplage bildet, in Griechenland ist sie ebenfalls weit verbreitet. Häufig ist sie ferner in Österreich-Ungarn, in Polen, Galizien und Bessarabien, seltener in Schottland und in Ägypten. In der Schweiz sollen die Kropfgegenden von Ozaena bevorzugt sein. ELMIGER ermittelte bei dem Baseler poliklinischen Material, daß jeder 13. Nasenkranke eine Ozaena hat. Unter 52 650 Ohren-Nasen-Halskranken waren 17 550 nasenkrank. Von diesen hatten 1380 Ozaena. In Spanien haben

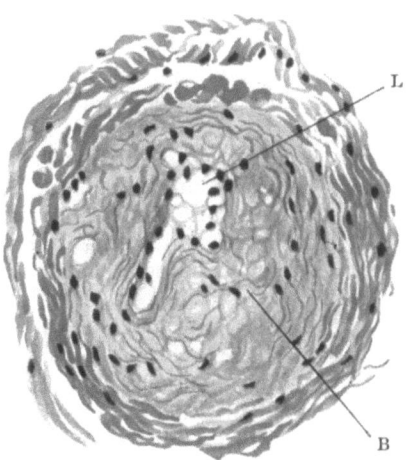

Abb. 7. Gefäßquerschnitt bei stärkerer Vergrößerung.
L Lumenrest. B bindegewebige Wucherung.

$1/_3$ aller Nasenkranken Ozaena (GOMPERTZ). DEMETRIADES und MONTOUSSIS fanden unter ihren 27 713 otorhinologisch erkrankten Athenern 944, also 3,17% Ozaenakranke.

Die äußeren Verhältnisse spielen bei den von Rhinitis atrophicans betroffenen Kranken eine gewisse Rolle. So kommt sie in dichten Bevölkerungsschichten öfter vor als bei zerstreut und einzeln lebenden Volksarten. Einzelne Berufe sollen stärker davon befallen sein (Schuster, Sattler, Wäscherinnen). Der allgemeine Gesundheitszustand der Ozaenakranken wird als mangelhaft bezeichnet. Das ist er nicht immer. Es ist auch unrichtig, zu sagen, daß die Erkrankung nur blasse anämische Menschen befällt. Die Annahme, daß die Ozaenösen durch die Erkrankung selbst blaß und anämisch werden, wird viel wahrscheinlicher gemacht durch die Tatsache, daß oft blasse anämische Kranke nach der Operation körperlich förmlich aufblühen. Nach MINK haben Ozaenakranke infolge des Ausfalls der Atmungswiderstände in der Nasenhöhle eine zu flache Atmung, worunter ihr Allgemeinbefinden leidet. Unter Landwirten und sonstigen Kranken, die sich ihrem Berufe entsprechend viel im Freien aufhalten (Gärtnern, Förstern usw.), habe ich solche mit vorgeschrittener Rhinitis atrophicans und weiten Nasengängen gesehen, die in ihrem Allgemeinbefinden nicht im geringsten gestört waren. Das weibliche Geschlecht scheint im allgemeinen häufiger befallen zu sein als das männliche. VOLTOLINI fand die Ozaena fast nur bei Frauen. Nach Steiner und Gerber sind dreimal mehr Frauen als Männer erkrankt, andere Statistiken stellen lediglich die doppelte Anzahl von Erkrankungen bei Frauen fest. Michel sah unter seinen 85 Fällen nur 44 weiblichen Geschlechts. Bei der großen dänischen Schuluntersuchung, die sich auf 8831 Knaben und auf 8822 Mädchen erstreckte, waren $0,31^0/_0$ Knaben und $0,55^0/_0$ Mädchen ozaenakrank. Ein großer Teil unserer diesbezüglichen Statistiken ist nicht einwandfrei, denn das Krankenmaterial aus den Journalen von Polikliniken und Privatärzten gibt kein Abbild des tatsächlichen Verhältnisses zwischen männlichen und weiblichen Ozaenakranken. Frauen merken rascher als gleichaltrige Jünglinge, wenn sie irgendwie unangenehm auffallen. Sie wollen anziehend wirken und setzen alles daran, um das, was ihre Anziehungskraft herabsetzen könnte, zu beseitigen. Deswegen suchen sie den Arzt viel häufiger auf als Männer. Ihre Anzahl wird also schon aus diesen Gründen in den aus Polikliniken und Ärztejournalen stammenden Zusammenstellungen beträchtlich überwiegen. Die treuesten Zahlen ergeben sich aus großzügigen Schuluntersuchungen.

Während des Krieges kamen auf einmal in den Lazaretten viele Hunderte von Soldaten mit ausgesprochener Ozaena zum Vorschein, die zum größten Teil nicht behandelt und durch kein ärztliches Journal hindurchgegangen waren. Wir müssen immer bedenken, daß die Träger der Erkrankung von dem Foetor selbst nichts merken, daß ihre Umgebung sich rasch daran gewöhnt und daß sie meist erst durch Fernerstehende auf ihre unangenehme Eigenschaft aufmerksam gemacht oder durch das Benehmen derselben aufmerksam werden. Ungesellige, viel oder ausschließlich im Freien lebende Leute, können eine Ozaena haben, ohne daß sie bemerkt wird. Sie verbergen ihr Leiden durch starkes Rauchen oder Tabakschnupfen, während Frauen es durch Wohlgerüche zu verdecken suchen. Auch die Ehehälfte und die Kinder gewöhnen sich an den Foetor sehr schnell. Für exakte Statistiken eignen sich am besten die höheren Schulen und die späteren Volksschulklassen. Kinder in den ersten Klassen der Volksschule weisen meist noch keine ausgesprochene Rhinitis atrophicans auf.

Was das Alter anlangt, in dem die Erkrankung zur Beobachtung kommt, so widersprechen sich auch hier die Angaben in mancher Beziehung. Die unsicheren frühen Fälle sowie Übergangsformen sollte man in der Statistik nicht berücksichtigen, sondern nur die ausgeprägten Erkrankungen zählen. Unstreitig ist das gehäufte Auftreten der Ozaena zwischen dem 10. und 20. Lebensjahr. Nach dem 20. Jahre sinkt die Ziffer immer rascher bis zum 40., nach dem 40. ist eine neu auftretende Ozaenaerkrankung nicht mehr beobachtet worden. Ozaenen jenseits des 60. Lebensjahres sind eine Seltenheit. Demetriades und Montoussis stellten von 944 Ozaenakranken das Alter fest. Nach ihnen verteilt sich die Anzahl der Fälle auf die verschiedenen Altersdezennien folgendermaßen:

1—10	10—20	20—30	30—40 Jahre
53	349	254	127 Fälle
40—50	50—60	60—70	70—80 Jahre
54	30	12	1

Unter den 61 Ozaenafällen Freses waren 3 Patienten unter 10 Jahre alt (6, 7 und 9 Jahre)

10—15	15—20	20—30	mehr als 30 Jahre
8	19	22	9

davon keiner älter als 58

Der objektive Befund.

Im rhinoskopischen Bilde sieht man in schwereren Formen der Rhinitis atrophicans die ausgeweitete Nasenhöhle angefüllt von schmutzig graugrünen Krusten, Schalen oder Borken, die in unbehandelten Fällen zu unförmlichen, rissigen, kantigen, durchlöcherten Massen geballt, von den Choanen bis in den Naseneingang reichen und diesen vollkommen oder zum Teil verschließen können. Sonst überziehen die Krusten in Form einer vielfach gesprungenen Tapete die ganzen Wände der seitlichen Nase und Teile der Nasenscheidewand und setzen sich mit Vorliebe an den Muscheln fest. Die Tapete haftet nicht allenthalben auf ihrer Unterlage; versucht man sie abzuheben, so bluten einzelne Stellen, an anderen liegt zwischen Tapete und Schleimhaut eine grünliche,

klebrige Eiterschicht, die das Abheben der Borken erleichtert. Die mit noch flüssigem Eiter bedeckten Stellen entsprechen Schleimhautbezirken, die in vivo ein leicht gedunsenes Aussehen haben, während unter den festsitzenden Borken die Schleimhaut derber, blasser und flacher erscheint. Die Krusten finden sich in schollenartigen Belägen auch im Nasenrachenraum (Abb. 8) und bedecken hier Teile des Rachendaches, der seitlichen Rachenwand, der Tubenwülste, die obere Fläche des harten und weichen Gaumens und ziehen bisweilen in Form leimartiger Grinde die hintere Rachenwand hinunter bis in den Kehlkopf und die Luftröhre. Während nach der Entfernung der Borken und Tapeten die Schleimhaut mehr oder weniger gerötet

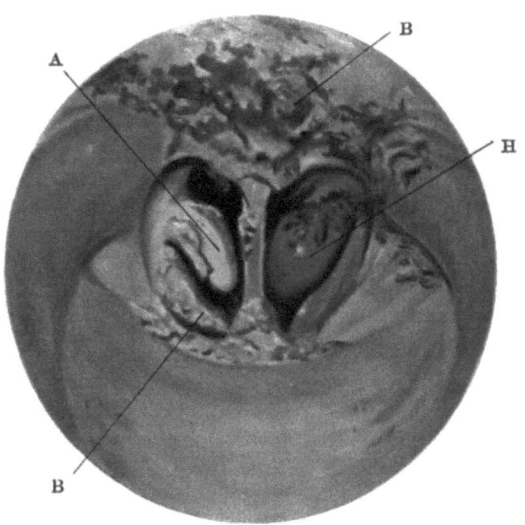

Abb. 8. Rhinoskopisches Bild bei Ozaena.
A atrophische Muschel. H scheinbar hypertrophische Muschel. B Borken.

aussieht, ist sie einige Stunden später abgeblaßt, die vorher gedunsenen Stellen sind nun wie mit einem feinen Mehl bestäubt, das sich beim Abwischen als ein leicht milchig getrübtes, geruchloses Serum erweist; die seitliche Nasenwand erscheint meist lateral eingesunken.

Durch die Kleinheit der unteren Muscheln und die Excavation im unteren Nasengang ist es möglich, die hintere und seitliche Rachengegend mit den Tubenwülsten zu sehen und die Bewegung der Schlundmuskulatur beim Schlucken und Sprechen zu beobachten. Die mittleren Muscheln sind ebenfalls mehr oder weniger eingeschrumpft, der mittlere Nasengang ist dementsprechend weit, so daß die Gegend des Infundibulums sichtbar werden kann. Über einer abnorm kleinen mittleren Muschel kann sogar die obere Muschel erscheinen. Durch die erweiterte Riechspalte sind auch die Mündungen der Keilbeinhöhle dem Auge zugänglich. Nicht selten sind die Fälle, bei denen die untere Muschel stark atrophisch, die mittlere dagegen hypertrophisch oder nahezu normal groß ist. In anderen Fällen ist vorwiegend der mittlere Nasengang erweitert, die Borken bedecken beide Seiten der verschmälerten und verkürzten mittleren

Muschel oder sind zwischen Muschel und seitlicher Nasenwand in größeren
Mengen angehäuft. In diesen Fällen läßt sich oft durch die Anamnese feststellen, daß in früheren Jahren Polypen aus dem mittleren Nasengang entfernt
wurden oder sonstige operative Eingriffe stattgefunden haben.

In leichteren Fällen sind nur Teile der mehr oder weniger atrophischen
Muscheln mit Borken oder flüssigem Sekret bedeckt, häufiger und stärker die
unteren als die mittleren Muscheln, doch kommen auch Fälle vor, bei denen
wenig Sekret abgesondert wird und trockene Borken nur als kleinere Schuppen
auf den kaum in ihrem Volumen verringerten Muscheln wahrnehmbar sind.
In anderen Fällen ist die Sekret- und Borkenbildung fast ausschließlich auf die
konvexe Fläche der verkleinerten unteren Muscheln beschränkt, während der
mittlere Nasengang sekretfrei und lediglich mit grauen, glasigen Granulationen
ausgefüllt ist.

Die rhinoskopischen Bilder sind im Ganzen außerordentlich vielartig je nach
dem Hauptsitz, der Form, oder nach dem Stadium der Erkrankung. Sie können
außerdem zu verschiedenen Zeiten der Untersuchung wechseln, besonders
in den leichten Fällen, wo die Nase noch relativ eng und die Sekretbildung
nicht konstant vorhanden ist.

Das *Geruchsvermögen* der an fötider Rhinitis atrophicans Leidenden ist
abgeschwächt oder fehlt gänzlich. Morf hat bei seinen 80 Ozaenakranken in
58,7% der Fälle Störungen der Geruchsempfindung gefunden. Dem Mangel
an Geruchsvermögen soll eine degenerative Veränderung der Riechschleimhaut
zugrunde liegen. Beweise dafür sind bis jetzt nicht erbracht. Es fehlt noch
jede genauere anatomische Untersuchung der Regio olfactoria bei Ozaenakranken. Auch in den gründlichen Untersuchungen von H. Krause und
E. Fränkel hat das Verhalten des spezifischen Sinnesepithels keine Berücksichtigung gefunden. Die klinische Beobachtung spricht nicht für die Annahme
einer essentiellen Anosmie. Den schlagendsten Beweis dagegen erbringt die
operative Therapie insofern, als nach operativer Wiederherstellung der normalen räumlichen Verhältnisse in der Nasenhöhle und nach Beseitigung des
Fötors das Geruchsvermögen sich wieder einstellt. Demnach wäre die Annahme,
daß die Ablenkung des Luftstromes die wichtigste Ursache der Anosmie sei,
wahrscheinlicher. Mir scheint neben der Austrocknung der Regio olfactoria,
wodurch die Aufnahmefähigkeit der Riechzilien vermindert wird, der alles
übertönende Foetor bei der Anosmie eine gewisse Rolle zu spielen, an den
sich der Leidende gewöhnt. Er riecht seinen Foetor selbst nicht, gegen den
immerwährenden Korybantenlärm desselben kommt die Energie der übrigen
Geruchsqualitäten nicht mehr auf. Dafür spricht auch die Beobachtung, daß
einzelne Geruchsqualitäten noch längere Zeit wahrgenommen werden, andere
dagegen nicht.

Reuter hat festgestellt, daß die atrophische Rhinitis lange Zeit ohne Störung der Geruchsempfindung verlaufen kann. Zickgraf erwähnt einen Fall
exquisit fötider Ozaena ohne jede Störung des Geruchsvermögens.

Die Ozaenaanosmie ist nach Zwaardemaker charakterisiert:

1. durch die gleichmäßige, nicht sprungweise Herabsetzung aller Geruchsqualitäten;

2. das Fehlen der Ermüdung;

3. durch geringere Feinheit des Sinnes (vergleichbar mit der Myopie).

Ferner hat Zwaardemaker gefunden, daß sich eine rein respiratorische
Anosmie nur ausnahmsweise mit einer Inaktivitätsatrophie der Riechnerven
verbindet.

Anfangsstadium.

Am häufigsten zeigt sich die ausgesprochene Rhinitis atrophicans foetida um die Pubertätszeit herum. Sie scheint keinen Anfang, kein Vorstadium zu haben, meist ist sie plötzlich da. Auf die Anamnese, insbesondere auf die Angaben der Angehörigen, dürfen wir kein großes Gewicht legen. Die Kranken erinnern sich entweder nicht, vorher nasenkrank gewesen zu sein, oder sie geben an, daß sie seit Kindheit an einem hartnäckigen Schnupfen gelitten und Eiter aus der Nase ausgeschnaubt hätten. Eines Tages wäre der üble Geruch aufgetreten. Klinisch und anatomisch (ZUCKERKANDL) genau beobachtete Fälle lehren, daß der Rhinitis atrophicans katarrhalisch-hypertrophische Zustände vorausgehen, daß sie sich schleichend entwickelt und daß die ersten Stadien geruchsfrei sind. Da der Foetor an die Borkenbildung gebunden ist, die Borken aber allmählich entstehen, kann der Foetor nicht plötzlich da sein, er entwickelt sich ebenfalls allmählich und wird nur überraschend von der Umgebung des Kranken oder vom Arzt entdeckt. Unsere Kenntnisse der anatomischen Veränderungen in der Nase Ozaenakranker lassen es auch unmöglich erscheinen, daß die bindegewebige Fibrose, die Gefäß- und Knochenveränderungen schon in den ersten Lebensmonaten da sind. Die Rhinitis atrophicans braucht Zeit zu ihrer Entwicklung. Wir gehen nicht fehl, wenn wir bei den meisten Fällen, die sogleich im ersten Lebensjahr auftreten und als „Ozaenen" angesprochen werden, eine angeborene Syphilis annehmen. Leider besitzen wir über die Frage der frühesten kindlichen Ozaenen nur kurze klinische Beobachtungen.

TREITEL hat bei zwei Kindern von 4 Jahren, einem Knaben und einem Mädchen, eine Rhinitis atrophicans gesehen. Auch bei zwei Geschwistern von 6 und 8 Jahren sah er bereits Borken und Foetor.

BAUMGARTEN beobachtete Kinder von $4^{1}/_{2}$ bis 5 Jahren, bei denen erst nach wiederholter Untersuchung, oft nur nach längerer Zeit die beginnenden Erscheinungen der Ozaena konstatiert werden konnten. Für den Beginn ist nach BAUMGARTEN der wechselnde Füllungszustand und die meist einseitige Kontraktion der unteren Muschel der einen Seite charakteristisch. Im hinteren Teil des unteren Nasengangs treten die ersten Borken auf. RIVIÈRE fand die Rhinitis atrophicans foetida relativ häufig in den ersten Lebensmonaten, in $^{1}/_{10}^{0}/_{0}$ aller Ozaenafälle (?).

ELMIGER hat bei seinen Untersuchungen der Volksschulkinder zu Basel alle „zweifelhaften Fälle" (die wohl in anderen Statistiken als Ozaenen gezählt würden) von vornherein ausgeschieden und hat die Kinder in verschiedenen Intervallen mehrfach untersucht. Dabei hat er beginnende juvenile Ozaenen gefunden, denen zur Zeit der Untersuchung — „nicht aber anamnestisch" — Borkenbildung und Foetor fehlten.

KAFEMANN, der sein Material den Königsberger Volksschulen verdankt, hat bei *Knaben* Ozaena festgestellt in folgendem Alter:

8	9	10	11	12	13 Jahren
2	1	1	1	2	3 mal,

bei *Mädchen* im Alter von

6	7	8	9	10	11	12	13	14 Jahren
1	1	1	2	3	3	8	9	1 mal

Also zunehmende Anzahl der Erkrankungen bis zur Pubertät. Untersucht wurden 2238 Kinder.

STEINER fand bei der Untersuchung von 34 Ozaenafällen unter 20 Jahren 21 Fälle, zwischen 20—30 Jahren 9 Fälle, zwischen 30—40 Jahren 3 Fälle, über 40 Jahre 1 Fall.

Lambert Lack (London) errechnet von 133 Fällen

$$39^0/_0 \text{ unter } 5 \text{ Jahren}$$
$$35^0/_0 \quad,, \quad 12 \quad,,$$

Traser und Reynolds hatten unter 138 Ozaenafällen 10 im Alter von 5—9 Jahren, 16 im Alter von 10—14 Jahren.

Frankenberger hat unter 4777 Kindern der Volksschule in Prag eine „einfache" Atrophie bei 8 Knaben und 20 Mädchen, Borkenbildung und Foetor nur bei *einem* Mädchen von 13 Jahren vorgefunden. Meine frühesten Fälle ausgesprochener Ozaena, die ich operierte, waren zwei Geschwister von 9 und 12 Jahren (1 Knabe, 1 Mädchen).

Von Bedeutung für den Beginn der Erkrankung sind die Übergangsfälle. Leider fehlen uns bis jetzt zuverlässige, ins spätere Leben fortgesetzte Untersuchungen der Kinder, die vor dem Pubertätsalter bereits Zeichen der beginnenden Ozaena hatten. Wir wissen nicht, ob die Symptome der Erkrankung verschwanden, ob sie stärker wurden, ob Ulcerationen oder Nekrosen den Zusammenhang mit Syphilis klarstellten. Wir wissen nur, daß die Symptome im Kindesalter inkonstant sind und daß die kindliche Ozaena häufig wechselnde Phasen hat. Die Fälle, bei denen Teile der Muscheln noch entzündlich geschwollen sind, dürfen wir nicht ohne weiteres als hypertrophische Rhinitiden bezeichnen. A. Alexander hat mit Recht darauf aufmerksam gemacht, daß es sich dabei häufiger um entzündliche Schwellungen handelt als um echte „Hypertrophie". Die entzündliche Schwellung oder Hypertrophie kann die Atrophie zeitweise verdecken, manifest wird die Ozaena erst, wenn im Flüssigkeitshaushalt der Nasenschleimhaut ein dauerndes Defizit auftritt, wenn alle Möglichkeiten des Ausgleichs erschöpft sind.

Der *Befund im Nasenrachenraum* ist zumeist ein getreues Abbild der Nasenerkrankung (s. Abb. 8). In leichten Fällen ist die Schleimhaut kaum verändert. Man findet noch flüssiges, gelbgrünliches, eitriges Sekret untermischt mit festeren koagulierten Massen. In vorgeschritteneren Fällen ist die Schleimhaut dünn, mit eitrigen Borken oder einem firnisartig durchscheinenden Sekret bedeckt, das feine Einrisse und Abblätterungen erkennen läßt. Bei der späten Form der Ozaena stärkere Borkenbildung, schmutzig graugrüne Inseln von Sekret auf der leicht geröteten oder auch blassen Schleimhaut.

Bemerkenswert sind die Befunde bei wahrer einseitiger Rhinitis atrophicans foetida. Hier sieht man im Nasenrachenraum oft scharf durch eine Mittelgrenze getrennt die Schleimhaut auf der gesunden Seite normal, auf der kranken Seite von Sekret und Borken in typischer Weise überzogen. Die abnormen Sekrete hören in der Mittellinie auf, wir sehen wie in der Nasenhöhle das normale und das Krankheitsbild in Beispiel und Gegenbeispiel einander gegenübergestellt, ohne daß jedoch das Septum verkürzt oder verbogen oder eine Nasenrachenhälfte geräumiger wäre als die andere.

Der Verlauf der Erkrankung.

Die Erkrankung geht aus dem hypertrophischen Katarrh unmerklich in ein fast symptomloses Stadium über. Diesem latenten Stadium folgt ebenso unmerklich die Atrophie. In der Folge kann man das Bild häufig wechseln sehen. Das Sekret ist einmal borkig, ein andermal flüssiger, die Schleimhautschwellung stärker oder schwächer, dabei werden die Muschelknochen immer dünner, die Nasenhöhle geräumiger. Akute Nachschübe tragen zu dem Wechsel des Bildes bei. Es gibt keinen Stillstand. Alles ist in fortschreitender Entwicklung, doch können Exacerbationen und Remissionen eintreten. Von

KILLIAN und BAUMGARTEN sind solche Fälle beschrieben worden. Die Kranken waren als Ozaenafälle notiert und als die betreffenden Untersucher sie nach Wochen wieder sahen, wunderten sie sich, die Diagnose „Ozaena" niedergeschrieben zu haben, so sehr hatte sich der objektive Befund verändert.

Nach der Ozaenaoperation kann man den Wechsel der Symptome besonders deutlich beobachten. Ohne daß eine weitere Behandlung oder eine Änderung in derselben stattgefunden hätte, erscheinen eines Tages wieder atrophische Stellen mit stagnierendem Sekret, Schuppen- oder Borkenbildung, um rasch wieder zu verschwinden. Inter menses sowie bei fieberhaften interkurrierenden Erkrankungen ist die Steigerung der Symptome besonders auffallend.

Allmählich und aller Behandlung zum Trotz erhält die Atrophie die Oberhand und schreitet fort, bis die ganze Nasenhöhle zu einem großen, durch das Septum mehr oder weniger regelmäßig geteilten Hohlraum erweitert ist, in dem die Muscheln bescheidene Einsprünge machen. Im höheren Alter erlischt allmählich die Sekretion mit dem Aufhören jeglicher Entzündung und damit verschwindet auch der Foetor. Die Nasenhöhle bleibt verunstaltet, sie gleicht einem ausgebrannten Krater.

Nach meinen Erfahrungen haben die Ozaenakranken keine hohe Lebensdauer (s. a. E. FRÄNKEL), weshalb uns so selten hochbetagte Leute mit geheilter oder noch bestehender Ozaena begegnen.

Die Sekretion und Borkenbildung.

Je nach dem Stadium der Erkrankung finden wir ein mehr flüssiges oder festes Sekret. In frühen Stadien können bei relativ enger Nase einzelne Teile der Nasenschleimhaut Borken in Form kleiner Schuppen zeigen, häufiger ist das Sekret gelblichweiß und rahmig und sammelt sich mit Vorliebe an den natürlichen Vorsprüngen der Nasenhöhle, den Muscheln, die es manchmal in der Art einer Kapuze überzieht. Von der medialen Fläche der mittleren Muscheln teilt sich zuerst und am häufigsten das Sekret der Nasenscheidewand mit, die bis dahin meist sekretfrei ist. Man findet auch gelegentlich zusammengeballtes Sekret in reichlicher Menge am Nasenboden, ohne daß Sekretion aus den Nebenhöhlen vorhanden wäre. Man kann den Weg dieses Sekrets gut verfolgen: Es gleitet langsam aus dem mittleren Nasengang über die untere Muschel in den unteren Nasengang, und zwar rascher über die noch leicht gedunsen erscheinenden Teile der Schleimhaut als über die atrophischen und geschrumpften. In der Färbung des Sekrets und der Borken sind je nach den Beimengungen von Blutfarbstoff und Staubteilen aus der atmosphärischen Luft die Farben gelb, grau und grün in den verschiedensten Schattierungen zu bemerken, die Konsistenz des Sekrets ist nicht minder verschiedenartig. Je weiter der Prozeß fortschreitet, um so weniger Sekret wird geliefert und um so rascher trocknet es ein. Von den atrophischen Stellen der Schleimhaut wird kein oder nur wenig Sekret abgesondert, aus den entzündlich geschwollenen reichlichere Mengen. Der pathologisch-anatomische Befund stimmt damit überein. Die kleinzellige Infiltration tritt überall zugunsten der fibrösen Entartung zurück.

Eigenartig ist die Ansammlung von grünlichgelbem, bald dünnem serösem, bald dickem und zähem Sekret unter den angetrockneten Krusten. Diese erfahren zum Teil ihre Vermehrung und Verdickung durch Anhäufung von *unten* her, zum anderen Teil durch flüssiges Sekret, das von oben kommt und sich *über* die vorhandenen Krusten schichtet.

Die klinische Beobachtung und die Entwicklung der Erkrankung lassen nur den einen Schluß zu, daß die Menge des Sekrets *ab-* und nicht *zunimmt*, selbst wenn noch Reste einer aktiven Nebenhöhlenentzündung mit Eiterabsonderung vorhanden sein sollten und daß nur die Ansammlung des eingetrockneten Sekretes in Tagen und Wochen die Täuschung erweckt, als verstärke sich die Sekretion.

Die zähe Konsistenz des Sekretes, seine Neigung zum Eintrocknen hängt in erster Linie mit der Wasserarmut zusammen, zum kleineren Teil nur mit der Beimischung fester Bestandteile. Die Wasserarmut hat ihre Hauptursache in Zirkulationsstörungen, doch trägt auch die übermäßige Verdunstung im erweiterten Naseninnern zur Flüssigkeitsunterbilanz bei.

Bei der mikroskopischen Untersuchung des Sekrets wurden hauptsächlich Eiterzellen, also Produkte der Entzündung gefunden, ferner sog. „Mastzellen" und Plattenepithelien, darunter große Epithelien, die den der Mundhöhle entstammenden gleichen, sowie fettige, kernlose Zellen und eine große Flora von Mikroorganismen.

Das Ozaenasekret reagiert stark alkalisch.

Frese hat bei der chemischen Untersuchung desselben von übelriechenden Stoffen Indol, Scatol, Phenol, Schwefelwasserstoff und flüchtige Fettsäuren gefunden. Letztere sollen aus dem Zerfall der Infiltrations- und Drüsenzellen entstanden sein.

Caldera fand außer den von Frese bereits festgestellten chemischen Stoffen noch Ammoniak und Methylmercaptan. Nach Reinigung einer Ozaenanase nahm Caldera eine Spülung mit destilliertem Wasser vor. In dieser Flüssigkeit wies er folgende Substanzen nach:

Nitrate in erheblichen Mengen,
Nitrite in deutlichen Spuren,
Ammoniak in deutlichen Spuren,
Chlorate in reichlicher Menge,
Sulfurate in geringen Spuren.

Nach Muck ist Rhodan, ein konstanter Stoff des normalen, des katarrhalischen, auch des eitrig-serösen Nasensekrets, im Ozaenasekret nicht vorhanden. Beimischungen von Bestandteilen, die auf eine Herkunft aus dem Knochen schließen lassen, sind bis jetzt nicht nachgewiesen worden.

Genaue Beobachtungen und die Ergebnisse der operativen Therapie lassen keinen Zweifel mehr, daß das Sekret bei weitaus den meisten Fällen der Rhinitis atrophicans ausschließlich von der Schleimhaut*oberfläche* der Nasenhöhlen selbst geliefert wird und daß ein großer Teil der Schleimhaut an dieser Sekretion beteiligt ist („diffuse" Sekretion B. Fränkels). Gottstein schildert die Entstehung des Sekrets folgendermaßen: „Allmählich bedeckt sich die Schleimhaut in eigentümlicher Weise mit Sekret, es erscheinen einzelne graue Pünktchen, die Schleimhaut gewährt den Anblick, als wäre sie mit Mehlstaub bestreut. Indem nach und nach immer mehr solche Punkte erscheinen, bilden sie oft erst nach vielen Stunden eine Schicht, die die Schleimhaut gleichmäßig bedeckt."

Die atrophischen Stellen, in denen der Entzündungsprozeß zum Abschluß gekommen ist, sondern kein Sekret mehr ab. In späteren Stadien werden demnach die Bezirke der Sekreteruption immer kleiner, bis schließlich im höheren Alter jede Sekretion aufhört. Die operative Therapie hat auf experimentellem Wege gezeigt, daß die Michel-Grünwaldschen Lehren in bezug auf die Herkunft des Sekrets nicht aufrecht erhalten werden können. Daß bei Ozaena Sekret aus dem natürlichen Ostium einer chronisch entzündeten Höhle sich in die Nase entleert, ist ein seltener Vorgang und das aus der Nebenhöhle stammende Sekret hat mit dem der Rhinitis atrophicans eigenen nichts zu tun.

Für die Anfänge meiner operativen Heilbestrebungen habe ich die Fälle ausgewählt, bei denen noch Sekret in chronisch erkrankten Nebenhöhlen —

insbesondere der Kieferhöhle — objektiv nachzuweisen oder eine chronische Erkrankung derselben mit großer Wahrscheinlichkeit anzunehmen war. Bei der Aufdeckung der Nebenhöhlen zeigte sich in der Tat, daß über Erwarten häufig schon makroskopisch ihre Auskleidung erkrankt war. Darin hatte GRÜNWALD entschieden recht. Sekret war dagegen auffallend wenig oder nicht vorhanden, weshalb ich vermutete, daß dasselbe inter operationem abgeflossen sei oder daß meine vorausgegangenen konservativ-therapeutischen Maßnahmen erfolgreich gewesen wären und eine Verringerung der Sekretion herbeigeführt hätten. Die Nebenhöhlenschleimhaut hatte häufig das gedunsene, geschwollene Aussehen, das bei Sektionen des öfteren beschrieben ist. Ferner fand ich ödematöse Stellen, abwechselnd mit mehr fibrösen, erstere mit Vorliebe in den Siebbeinzellen sowie in den Buchten der Kieferhöhle, letztere im Fundus des Antrums und an der medialen Kieferhöhlenwand. Die Nebenhöhlenauskleidung ließ sich an den ödematös verdickten Stellen leicht abheben, während sie an anderen Stellen auf dem Knochen fest saß und selbst mit einem scharfen Raspatorium nicht völlig entfernt werden konnte (Knochenvorsprünge, narbige Einziehungen usw.). Weder die atrophische noch die ödematös verdickte Schleimhaut lieferte irgendwelches für die Nasenhöhle in Betracht kommendes Sekret.

Je weiter die Atrophie im Naseninnern vorgeschritten war, um so seltener fand sich Sekret in den Nebenhöhlen vor und als ich schließlich auch die schwersten Ozaenafälle operierte, blieb von Eiterbildung in den Nebenhöhlen so gut wie nichts mehr übrig. Ferner machte ich schon frühzeitig die Erfahrung, daß nach Entfernung der chronisch entzündeten Nebenhöhlenschleimhaut und des anscheinend für die Naseneiterung verantwortlichen Krankheitsherdes — ohne daß dabei die Nasenhöhle selbst berührt wurde —, die Atrophie im Naseninnern, also das wesentlichste Symptom der Ozaena nach Abklingen des Operationsreizes stärker in die Erscheinung trat, was mit den GRÜNWALDschen Anschauungen vollkommen unvereinbar war. Bei entzündlichen Nachschüben chronischer Herderkrankungen in den Nebenhöhlen kann das Nebenhöhlensekret das Flächensekret verdecken, die Flächensekretion tritt aber nach Ablauf der Entzündungssteigerung wieder deutlich in den Vordergrund. Akute Nachschübe mit Herdeiterung neben Flächeneiterung sind übrigens nur in frühen Fällen oder postoperativ zu beobachten. Kranke mit vorgeschrittener Ozaena sind frischen Infektionen der Nase und ihrer Nebenhöhle nicht ausgesetzt, sie bekommen keinen Schnupfen und infolgedessen auch keine davon herrührenden Sekretnachschübe.

Die Fälle von Atrophicans, bei denen endonasal die „Herde" gründlich ausgeräumt, die Siebbeinzellen sowie Teile der mittleren Muschel verschwunden waren und der mittlere und obere Nasengang ein einziges großes Cavum bildeten, waren die schlimmsten, die ich operierte und ihre Heilung bot weitaus die größten Schwierigkeiten.

Sonstige „Herde", wie Sequester, Fremdkörper, Eiterungen aus dem Gebiete des lymphatischen Rachenringes (Rachenmandel usw.) kommen als Sekretquellen für die genuine Rhinitis atrophicans nicht in Betracht.

Ein anderes ist es, wenn wir die Nebenhöhlenentzündungen in bezug auf die Genese der Rhinitis atrophicans ansehen. Hierüber soll in einem späteren Kapitel berichtet werden.

Der eigenartige Vorgang der Sekretbildung auf der Schleimhautoberfläche hat A. ALEXANDER den Gedanken nahegelegt, daß Abbauprodukte des Knochens durch das Schleimhautbindegewebe auf die Schleimhautoberfläche wanderten und auf ihrer Wanderschaft eine Entzündung erregten. Der Abbau des Knochens geschieht nach A. ALEXANDER infolge pathologischer Störung der Knochenernährung, die Knochenzellen haben die Fähigkeit eingebüßt, gutes Nährmaterial zu assimilieren, die pathologischen Produkte ihrer gestörten Tätigkeit gelangen in die Durchtränkungsflüssigkeit und von da auf die Schleimhautoberfläche,

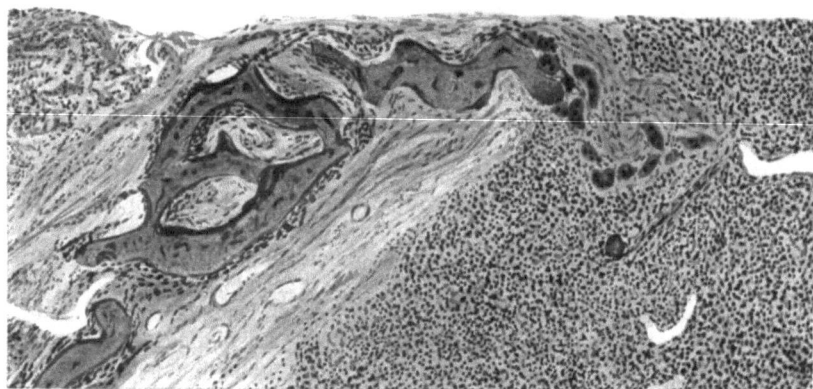

Abb. 9. Knochenabbau und fibröse Umwandlung desselben. Mediale Kieferhöhlenwand.

ja sogar ins subcutane Gewebe der Nasenwurzel. ALEXANDER lehnt einen primär entzündlichen Schleimhautprozeß ab und hält die Sekretion für sekundär. Er beruft sich dabei auf CHOLEWA und CORDES, die auf Grund ihrer mikroskopischen Untersuchungen *entzündliche* Vorgänge in der Tiefe der Schleimhaut in Abrede stellen.

Meine Untersuchungen haben zu dem Ergebnis geführt, daß die von CHOLEWA und CORDES im Naseninnern mikroskopisch festgestellten anatomischen Veränderungen (siehe Abb. 1 und 2) auf entzündlichem Wege zustande gekommen sein müssen. Wir sehen freilich in dem Stadium der Erkrankung, in das die von CORDES untersuchten Fälle eingetreten sind, und an der untersuchten Stelle am Knochen keine Entzündungserscheinungen mehr. In den höheren Schleimhautschichten bzw. subepithelial bestehen sie dagegen fort. Analoge Prozesse habe ich im Knochen der Nebenhöhlen gefunden (Abb. 9 u. 10), ohne daß es in diesen aber zu irgend einer Form der Sekretbildung gekommen wäre. Ginge die Entzündung von Abbauprodukten des Knochens aus, dann

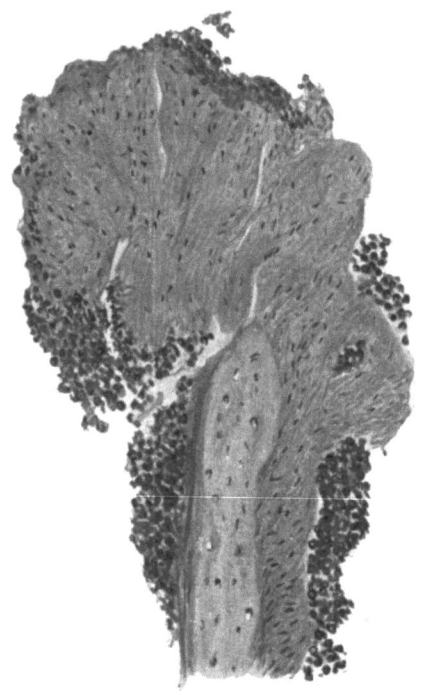

Abb. 10. Fibröse Degeneration des Knochens.

müßte sie in der Umgebung des Knochens am stärksten sein und nach der Peripherie abnehmen. Tatsächlich ist es aber umgekehrt.

A. ALEXANDER führt zum Beweise seiner Theorie die klebrig-zähe, leimartige Beschaffenheit des Sekretes an, ferner das Vorkommen von Kalk im Stroma der Nebenhöhlenschleimhaut, in den Rhinolithen sowie in den Drüsen der kindlichen Nase.

Die *Entkalkung* des Knochens, die Halisteresis, ist als selbständiger Vorgang im Muschelknochen nicht zu finden, weshalb die Annahme einer osteomalacie-ähnlichen Erkrankung abzuweisen ist. Der Abbau durch Ostoklasten ist die bis jetzt einzig sichere und feststehende Art der Knochenzerstörung, sie ist auch reichlich in den CORDESschen Präparaten vorhanden. Der aufgelöste, von den Ostoklasten aufgefressene Knochen wird auf dem normalen Lymphwege ins Innere des Körpers abgeführt. Eine Veranlassung dafür, daß der normale Vorgang sich umkehren sollte, ist nicht gegeben. Zudem sind bis jetzt in dem Sekret der an genuiner Ozaena Erkrankten weder Kalk noch sonstige Knochensubstanzen nachgewiesen. Die zähe klebrige Beschaffenheit des Sekretes erklärt sich im wesentlichen aus seiner Wasserarmut und der Beimengung von Infiltrationszellen.

Finden sich Abbauprodukte des Knochens im Sekret, so ist der Verdacht auf eine tiefsitzende Knocheneiterung mit oder ohne Sequesterbildung gerechtfertigt. In diesem Falle zeigt die Schleimhaut irgendwo eine Trennung ihrer Oberfläche, einen versteckten Kanal oder sonstigen Weg, der zu dem kranken Knochen führt.

ROHRER hat im Nasensekret von Ozaenakranken 56 Arten von Bakterien gefunden.

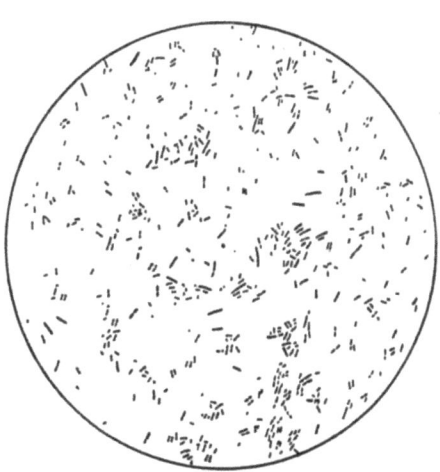

Abb. 11. Perezbazillen.

Aus dieser reichen Bakterienflora sind uns vor allem 3 Typen wegen ihrer ätiologischen Beziehungen zur Ozaena näher bekannt geworden: 1. Der ABEL-LOEWENBERGsche Bacillus, der identisch ist mit dem FRIEDLÄNDERschen und verwandt mit dem von PES und GRADENIGO beschriebenen kleineren Mikroorganismus. Der ABELsche Bacillus mucosus ist 1,25 μ breit, nicht immer gleich lang, läßt sich nach GRAM nicht färben, ist dagegen mit Methylenblau, Carbolfuchsin, Anilinmethylenviolett und Anilinfuchsin in alkalischer Lösung färbbar. Er gedeiht auf Agar, seine Kulturen bilden keine stinkenden Produkte, jedoch schleimige Massen (Bacillus *mucosus*). Er ist sehr widerstandsfähig gegen Desinfizientien, im eingetrockneten Zustand geht er dagegen schnell zugrunde. Für weiße Mäuse ist er pathogen, sie sterben an Septicopyämie. STRÜBING hat die Überimpfung auf die Nasenschleimhaut eines tuberkulösen Mannes vorgenommen, angeblich mit positivem Erfolg.

Eine *zweite* Gruppe von Bakterien, die dem Pseudodiphtheriebacillus nahestehen, ist von DELLA VEDOVA und BELFANTI beschrieben worden.

Die *dritte* Gruppe ist die der Proteusbakterien. Der PEREZsche Bacillus (Coccobacillus foetidus ozaenae) lenkte die besondere Aufmerksamkeit seines Entdeckers auf sich, weil seine Kulturen den Foetor ozaenae verrieten. PEREZ fand als Erzeuger dieses Foetors einen kleinen polymorphen Coccobacillus (s. Abb. 11) mit folgenden Eigenschaften:

„Gelatine nicht verflüssigend, Milch alkaleszierend, Urin ammoniakalisch fermentierend, unbeweglich, in Bouillonkulturen regelmäßig einen süßlichen, fauligen Geruch entwickelnd, der dem Ozaenageruch vollkommen gleichwertig ist."

Der Perez-Bacillus spaltet auf Peptonsalzwassernährböden die Peptone unter Bildung von Indol, Skatol, Schwefelwasserstoff, Ammoniak und Methylmercaptan.

Nach Caldera ist der Perez-Bacillus verwandt mit dem Bacillus proteus vulgaris, der bereits von Hajek im Jahre 1888 als Bacillus foetidus ozaenae beschrieben worden ist.

Der Foetor.

Das sinnfälligste Symptom der Rhinitis atrophicans foetida ist der Foetor. Er kommt, was seine Art und Stärke anbetrifft, in vielerlei Abstufungen vor und steigert sich bei der voll ausgebildeten, unbehandelten Erkrankung zu einem in seiner Art unbeschreiblichen und unvergleichlichen Gestank. Er erinnert an faulendes Aas, an Schweißfüße oder an den in feuchten Wäldern vorkommenden, widerlich riechenden Stinkpilz, den Phallus impudicus. Für die meisten Untersucher hat er eine charakteristische Note. Andere empfinden diese Note nicht und behaupten, daß sie auch den syphilitischen, mit Sequestern verbundenen Naseneiterungen eigentümlich sei. Die Beurteilung der Geruchsqualität kann nicht einheitlich sein, weil die Geruchswahrnehmung und die Differenzierung von Geruchseindrücken individuell außerordentlich verschieden ist. Die Diskussionen darüber haben bis jetzt zu keinem objektiv verwertbaren Resultat geführt.

Die Frage nach der Entstehungsweise des Foetors hat zahlreiche Theorien veranlaßt. H. Krause, Frese u. a. behaupten, daß dabei die fettige Degeneration der Infiltrations- und Drüsenzellen eine besondere Rolle spiele. Die fettig-zerfallenden Zellen sollen sich mit den vorhandenen Plattenepithelien vermischen und in diesem Substrat, das durch die Umwandlung des Fettes in Fettsäuren rasch eintrocknete, würde der widerlich ranzige Geruch hervorgerufen. Andere wieder glauben, daß der Schwund der Bowmannschen Drüsen von Wichtigkeit sei. Das von diesen gelieferte Sekret soll nach E. Fränkel und Schönemann fäulniswidrig wirken. Schuchart meint, daß die Metaplasie des Cylinderepithels in verhornendes Pflasterepithel die Art des Foetors bestimme. Er vergleicht den Ozaenafoetor mit den üblen Gerüchen, die überall da auftreten, wo Hornsubstanz zersetzt wird (Cholesteatom, Schweißfüße usw.).

Keinem Zweifel dürfte die Tatsache begegnen, daß das Sekret in statu nascendi geruchsfrei und daß in der Nasenhöhle der Foetor an das eintrocknende Sekret gebunden ist. Das frische Sekret ist vergleichbar einer indifferenten Milch, die erst durch Zersetzung an der atmosphärischen Luft ihre spezifische Käsequalität erhält, ja man kann mit Recht behaupten, daß es keine „Ozaena" gäbe, wenn die Nasenhöhle gegen die atmosphärische Luft völlig abgeschlossen wäre. Nun wissen wir aber auch, daß es Rhinitiden mit Atrophie und Borkenbildung gibt, die keinen Foetor verbreiten. Atrophie, Borkenbildung und abnormes Sekret geben demnach, auch noch nicht in ihrer Gesamtheit, die Veranlassung zur Foetorbildung selbst bei Luftzutritt, es müssen also noch weitere Veränderungen der Nährsubstrate stattfinden oder erst noch gewisse Schutzvorrichtungen in Wegfall kommen, bevor sich der Foetor entwickeln kann.

Das aus der Nasenhöhle entnommene Sekret verhält sich folgendermaßen: Caldera hat auf experimentellem Wege gezeigt, daß man auf den verschiedensten Nährböden mit Ozaenaborkenemulsion einen ausgesprochenen Ozaenageruch hervorbringen kann. Vor ihm hatte Frese Ozaenasekret und gewöhnliches katarrhalisches Nasensekret nebeneinander in den Brutofen gebracht, wobei das Ozaenasekret schnell den charakteristischen Ozaenageruch annahm, das katarrhalische aber nicht. PEREZ und HOFER haben mit dem von ihnen auf Agarkulturen gezüchteten Bacillus foetidus allein den spezifischen Ozaenageruch erzielt. Gleiche Wirkung spricht CALDERA dem Bacillus proteus allein zu und begründet dies durch Ozaenafälle, bei denen der Bacillus *Perez* fehlte, der Proteus dagegen anwesend war. Steigerung der Sekretion durch Anregung der Drüsentätigkeit verhindern, wie meine Untersuchungen gelehrt haben, sowohl Foetor als Borkenbildung und insofern kommt auch den Drüsen die Bedeutung eines Schutzmittels gegen den Foetor zu. Drüsenschwund sowie Störung der Flüssigkeitsversorgung überhaupt ist conditio sine qua non, die proteolytische Wirkung der Bakterien das wesentlichste Agens für die Entstehung und die Qualität des Foetors; dabei ist es gleichgültig, ob Infiltrationszellen, Platten-, Cylinderepithel oder Hornsubstanz zersetzt werden.

Der Foetor kann in seiner Intensität wechseln, bei Frauen tritt er zur Zeit der Menstruation stärker auf. Er ist außerordentlich labil, läßt sich therapeutisch leicht beeinflussen und kann im Laufe der Erkrankung oder im späteren Alter spontan verschwinden.

Die Atrophie.

Es besteht Übereinstimmung bei Anatomen und Klinikern, daß die Atrophie vorwiegend und häufiger an den unteren als an den mittleren Muscheln beginnt, und zwar zuerst an den hinteren und mittleren Teilen derselben. Bei der Rhinitis atrophicans exsudativa non foetida sah ich Sekret öfter aus der Schleimhaut der mittleren Muscheln als aus den unteren hervorsickern, die ersten Zeichen der Schleimhautatrophie, jedoch im hinteren Teil der unteren Muscheln.

Viel diskutiert wurde die Frage, ob dem atrophischen Stadium ein allgemein hypertrophisches vorausgeht. ZUCKERKANDL fand in der Schleimhaut häufig Hyperplasie neben Atrophie, woraus er den Schluß zog, daß die Rhinitis atrophicans die Folge eines intensiven chronisch-eitrigen Nasenkatarrhs und die Atrophie aus der Hypertrophie entstanden sei. Die operativen Befunde bestätigen die Anschauungen ZUCKERKANDLS. Klinisch müssen wir unterscheiden zwischen Hypertrophie, d. h. Zunahme der das betreffende Organ aufbauenden Elemente und entzündlicher kongestiver Hyperämie. Letztere kann eine echte Hypertrophie vortäuschen, Cocain und Sonde geben Aufschluß (A. ALEXANDER). Die Fälle von Polyposis im mittleren Nasengang dürfen wir nicht ohne weiteres der Hypertrophie zurechnen. Das Verhalten der Muscheln gibt den Ausschlag.

Allgemeine Hypertrophie können wir neben entzündlicher Schwellung im Beginn der Erkrankung mit Sicherheit annehmen, denn die mikroskopische Untersuchung, die klinischen Befunde und der ganze Verlauf der Erkrankung lassen keinen anderen Schluß zu. Die Dauer der allgemeinen Hypertrophie schwankt in weiten Grenzen. Partielle Hypertrophie kann nicht nur in der Nasenschleimhaut, sondern auch im Knochen des Nasengerüstes lange Zeit bestehen bleiben, während die Muschelknochen und ausgedehnte Bezirke der übrigen Nasenschleimhaut bereits der Atrophie verfallen sind.

Wie man klinisch gelegentlich beobachten kann, kommt in leichten Fällen die Atrophie ohne ersichtlichen Grund zum Stillstand. Es kann Heilung ohne wesentliche Schrumpfung und ohne nennenswerte Erweiterung der Nasengänge erfolgen. Im späten Stadium hört der Prozeß erst dann auf, wenn die Entzündung beendet, die Ernährungsstörung behoben und nichts mehr abzubauen ist, d. h. der Krater brennt aus und erlischt.

Was das Verhältnis der Rhinitis atrophicans zum lymphatischen Apparat, insbesondere zu den Rachen- und Gaumenmandeln betrifft, so kann man die Beobachtung machen, daß mit dem Fortschreiten des Ozaenaprozesses die lymphatischen Elemente sich zurückbilden. In späteren Stadien vermag das festhaftende, zähe Sekret, der Borkendruck und vor allem die mangelhafte Berieselung und Befeuchtung der Schleimhäute die lymphatischen Elemente zur weiteren Rückbildung zu veranlassen. Bei Kindern mit Rhinitis atrophicans habe ich gelegentlich adenoide Reste gefunden, aber niemals ausgesprochene Hyperplasien von Gaumen- oder Rachentonsillen. Rachenmandelreste sind in bezug auf den Feuchtigkeitshaushalt ähnlich zu beurteilen wie die Reste polypös entarteter Schleimhaut im mittleren Nasengang und in den Nebenhöhlen. Sie verhindern eher die Entstehung der „Ozaena" als daß sie sie begünstigen. A. ALEXANDER konnte mehrfach sehen, wie bei Kindern mit starker Nasensekretion nach Entfernung der Adenoiden ozaenaartige Symptome in den Vordergrund traten. Die Sekretion erschien verstärkt, die vor der Operation stark gerötete und geschwollene Schleimhaut wurde post operationem blasser, das Schwellgewebe kollabierte. Bis zu einem gewissen Grade ist demnach die Behauptung KAYSERS, daß sich Ozaena und adenoide Vegetationen gegenseitig ausschließen, berechtigt. Daß bei einem Falle von ausgeprägter Ozaena Adenoide gewachsen wären, habe ich niemals beobachten können.

Auch die Schleimhaut des Rachens und Nasenrachens fällt mit der Zeit einer mäßigen Atrophie anheim, und zwar ebenfalls durch mangelhafte Berieselung und Befeuchtung. Der Feuchtigkeitshaushalt in den oberen Luftwegen ist durch den Ausfall eines großen Teiles des von den Blutcapillaren gelieferten Saftstromes erheblich gestört.. Die einzige Flüssigkeitsquelle, die noch normal funktioniert, stammt aus den Tränendrüsen, die den unteren Nasengang, das vordere Ende der unteren Muscheln, die Rückseite des Velums und Teile der Rachenschleimhaut feucht erhalten. Infolge der Feuchtigkeitsunterbilanz im Rachen legt sich das wie ein eintrocknender Lack wirkende abnorme Sekret auf die Schleimhaut. Durch die Bewegung der Muskulatur wird die Oberfläche dieses immer fester sich ansaugenden Überzugs rissig, die scharfen Kanten reiben gegeneinander und gegen die Schleimhaut, bringen Verletzungen zustande und so bildet sich allmählich ein krustöses, blutrünstiges Sekret, das mit der Zeit auch die tieferen Schleimhautschichten des Rachens und Nasenrachens schädigen kann.

Je weiter der Prozeß fortschreitet, um so auffälliger wird die Atrophie der Muschelknochen. ZUCKERKANDL hat die Vorgänge bei der Atrophierung der *unteren* Muscheln wie folgt beschrieben:

„Die Muschel wird vorerst dünner, biegsamer und kleiner, und zwar sowohl im Knochen als auch in der Schleimhaut; später wird sie auch flacher und so schreitet der Prozeß langsam vorwärts, bis man schließlich nur mehr eine Schleimhautleiste vorfindet, in der zuweilen als Rest der Muschel ein Knochenstäbchen eingelagert ist. Die Schleimhaut schrumpft, wird gefurcht; der Schwellkörper der Muschel ist dabei geschwunden und die blasse, dünne, glänzende Mucosa gleicht schließlich mehr einer Serosa als einer Schleimhaut." Am macerierten Muschelbeine zeigt sich „im schwächsten Grade der Atrophie die untere Muschel bloß verdünnt, bauchiger, stellenweise auch schon perforiert; im weiteren Verlaufe der Atrophie vermindert sich die Höhe des Muschelbeins, der freie Rand ist nicht mehr konvex, sondern geradlinig oder gar konkav. Durch Dehiscenzen löst sich die Randzone in Form eines schmalen Bandes größtenteils ab, später schwindet auch diese Zone, neue bilden sich, schwinden abermals, bis schließlich vom Muschelbeine nur mehr ein Teilchen zurückgeblieben ist".

An den Muschelknochen kann der vermehrte Abbau begonnen haben, während an den Gesichtsschädelknochen zu gleicher Zeit abnorme Knochenapposition stattfindet.

Meine Operationsbefunde haben auch die Anschauung, daß bei allen Ozaenafällen das ganze Nasengerüst der Atrophie anheimfällt, eine Anschauung, die besonders durch die von ZUCKERKANDL und BERGEAT mitgeteilten Fälle von abnormer Weichheit des knöchernen Nasengerüstes gestützt wurde, umgestoßen. Die laterale Nasenwand ist meist erheblich verdickt und verhärtet und stellt Punktionsversuchen der Kieferhöhle vom unteren Nasengang aus oft unüberwindliche Hindernisse entgegen. Die Knochenverdickung und Verhärtung zeigt sich ferner an der Apertura piriformis, in der Vorderwand der Keilbeinhöhle, in den Siebbeinzellen und in der facialen Kieferhöhlenwand. Die Nasenbeine können dabei verkürzt sein und aussehen, als wenn sie auf einer frühen Entwicklungsstufe stehen geblieben wären. Von einer „Atrophie" derselben kann aber keine Rede sein.

ZOGRAFIDES hat durch genaue Messungen bei halbseitigen Ozaenen Unebenmäßigkeiten im Gesichtsschädel nachgewiesen. Bei meinen einseitigen Ozaenen war dies nicht der Fall. CHRIST hat Ozaenen gesehen bei Kranken mit Atrophie der äußeren Haut und hat aus diesem Befunde die Theorie der Trophoneurose zu stützen gesucht. NAGER fand Ozaena bei angeborenen Haut- und Zahnanomalien. Ich konnte mehrfach Hyperkeratosis im Rachen Ozaenakranker feststellen. Anscheinend handelt es sich auch bei diesen Fällen, denen eine konstitutionelle Minderwertigkeit nicht abzusprechen ist, um das zufällige Zusammentreffen zweier voneinander sonst unabhängiger pathologischer Vorgänge. SIEBENMANN betont die auffallende Weichheit der Nasen- und Ohrenknorpel bei seinen Ozaenakranken.

Wachstumsstörungen.

ZAUFAL hat aus der Verkleinerung der Muscheln beim Ozaenaprozeß eine Theorie für die Entstehung der Rhinitis atrophicans abgeleitet. Er nahm eine angeborene Kleinheit der unteren Muschel an und ließ sämtliche weiteren Symptome der Rhinitis atrophicans sich aus dieser angeborenen „Mißbildung" entwickeln.

ZUCKERKANDL hat diese Anschauung durch sein anatomisches Material widerlegt. Er hat gezeigt, daß der von ZAUFAL angenommene angeborene Defekt in der Tat nicht existiert. Auch unsere klinischen Erfahrungen sprechen durchaus gegen die ZAUFALsche Annahme!

Relativ groß ist die Zahl der Ozaenakranken mit Verkürzung der Nasenscheidewand, abnormer Lagerung der Pflugscharbeinflügel und unregelmäßiger Konfiguration der Choanen und des Nasenrachenraums. Weitere Wachstumsstörungen sind durch Operations- und Sektionsbefunde sowie durch die Röntgenuntersuchung nachgewiesen. HOPMANN, der die Lehre von der ätiologischen Bedeutung der Wachstumsstörungen bei Rhinitis atrophicans ins Leben gerufen und eingehend begründet hat, leitet von der abnormen Konfiguration der Nasenhöhle alle übrigen krankhaften Prozesse ab. Er lehnt für die Wachstumsstörungen die Entzündungswirkung neben der angeborenen Mißbildung nicht ab, hält aber die angeborene Gesichtsschädelform für das ausschlaggebende und primäre, die Entzündung und deren Wirkung für das sekundäre.

POTIQUET meint, daß die beim Neugeborenen kurze und breite Nase auf ihrer primitiven Stufe stehen bleibt und daß der Höhendurchmesser der Nase nicht, wie normal, allmählich den Breitendurchmesser überwiegt. So käme es,

daß der erwachsene Ozaenakranke nicht die ihm hereditär zukommende Nasenform habe.

In Sektionsberichten wird gelegentlich darauf hingewiesen, daß die Nasennebenhöhlen abnorm klein sind.

HAIKE hat auf Grund von Röntgenaufnahmen angenommen, daß diese
abnorme Kleinheit der Nebenhöhlen sich regelmäßig bei allen Ozaenakranken
fände.

A. ALEXANDER schreibt die Störungen in der normalen Pneumatisation
der Gesichtsschädelknochen einem verminderten Resorptionstrieb des Knochens
selbst zu, während HAIKE auf Grund seiner Befunde bei einseitigen Ozaenen
eine verringerte Wachstumsenergie der entzündlich geschädigten Schleimhaut
annimmt.

Durch PH. v. GILSE sind uns die genaueren Vorgänge der normalen
Nebenhöhlenbildung bei Kindern bekannt geworden, und zwar durch seine
Untersuchungen an der Keilbeinhöhle. Nach diesen Untersuchungen ist es
nicht zweifelhaft, daß es sich bei der Entwicklung der Nebenhöhlen um eine
aktive Wirkung der Nasen- und Rachenschleimhaut selbst handelt und es
erscheint plausibel, daß bei der Rhinitis atrophicans die entzündlich erkrankte
Schleimhaut diese ihre Funktion mangelhaft erfüllt.

Damit ist nun nicht gesagt, daß jede Scheimhautentzündung im frühen
Kindesalter auch eine Entwicklungshemmung der Nebenhöhlen bewirken muß.
Immerhin treffen wir bei Ozaenakranken häufig kleine Nebenhöhlen; die
Stirnhöhle kann völlig fehlen, das Siebbeinzellensystem kann im ganzen in
eine kompakte Knochenmasse verwandelt sein oder es besteht nur aus wenigen
kleinen Zellen mit dicken Wänden, die Kieferhöhlen sowie die Keilbeinhöhlen
erscheinen nur schwach entwickelt. Dabei dürfen wir nicht übersehen, daß es
Kranke mit ausgesprochener Ozaena gibt, bei denen die Nebenhöhlen vollkommen normale Größe haben.

Nun hat sich bei der operativen Therapie der Ozaena herausgestellt, daß
auch die normal großen Nebenhöhlen, insbesondere die Kieferhöhle, die Siebbeinzellen und die Keilbeinhöhle verdickte knöcherne Wandungen haben
können. Das spricht dafür, daß die Entwicklungshemmung zwar für die Kleinheit
der Nebenhöhlen verantwortlich zu machen ist, daß aber für die Verdickung
der knöchernen Wände noch andere Faktoren maßgebend sind. Tatsache ist,
daß Unregelmäßigkeiten im Knochenstoffwechsel (vermehrter Auf- und Abbau)
mit und ohne Wachstumsstörungen in den Nebenhöhlen vorkommen. Dabei
spielt das Alter, in dem der jugendliche Organismus die zur Rhinitis atrophicans
führende Infektion erfahren hat, bei der ganzen Frage eine wesentliche Rolle.

Das *äußere Nasengerüst* kann eine Form annehmen, die Ähnlichkeit mit der
Sattelnase der Syphilitiker hat. Aber auch diese Form ist durchaus keine konstante Erscheinung der fortgeschrittenen Rhinitis atrophicans. A. ALEXANDER
u. a. halten sie für typisch.

STEINER fand in 53% seiner Fälle ein „typisches" Ozaenagesicht und in
25% eine gemäßigte Form desselben. Er charakterisiert die äußere Ozaenanase
wie folgt: „Stark vorragende breite Stirne, tiefliegende schmale Nasenwurzel,
nahe beisammenliegende Augenhöhlen, breiter, platter, eingesunkener Nasenrücken, kurze aufgestülpte Nasenflügel, von einer tiefen Furche umrahmt,
desgleichen eine tiefe Furche um das Septum mobile."

Bei meinem, hauptsächlich aus der Mark Brandenburg stammenden Material
habe ich die Zeichen der oben beschriebenen Ozaenanase nicht häufig gesehen.
Dagegen habe ich bei allen Menschen mit kurzem Schädel, steiler Stirne und
tiefliegender Nasenwurzel, deren ich habhaft werden konnte, das Naseninnere
untersucht und bei einer ganzen Reihe von Fällen die innere Nase vollkommen

normal gefunden. Bei einzelnen Individuen bestand sogar eine hypertrophische Rhinitis trotz einem typischen Ozaenagesicht. Auch BAUMGARTEN fand die „typische" Form der Ozaenanase oft, ohne daß eine Ozaena vorhanden war.

Die Pathogenese der Rhinitis atrophicans.

B. FRÄNKEL, VOLTOLINI, ZUCKERKANDL und GOTTSTEIN vertraten von Anfang an die Theorie, daß zuerst die Oberfläche der Schleimhaut katarrhalisch erkranke und daß von da die Entzündung allmählich auf die tieferen Schichten, auf das Periost und den Knochen übergehe. Das Tieferdringen des Krankheitsprozesses wurde in Zusammenhang gebracht mit Zersetzungsprodukten des Sekrets — eine Anschauung, die im Grunde auch von SCHÖNEMANN verfochten wird. Durch die zentripetale Wirkung des stagnierenden Sekretes und seiner Gifte sollen die Submucosa, die Schwellkörper, Drüsen, Periost und Knochen nacheinander geschädigt werden.

Dieselben, oder nahe damit verwandte Anschauungen finden wir wieder bei H. KRAUSE, SCHÄFFER und E. FRÄNKEL. ABEL, STRÜBING und LERMOYEZ verlegen den Beginn der Erkrankung ebenfalls in die Schleimhaut, machen jedoch die Entwicklung der Ozaena von der spezifischen Wirkung des LÖWENBERG-ABELschen Bacillus abhängig. Auch POTIQUET nimmt an, daß im Beginn eine muco-purulente Schleimhautentzündung mit hyperplastischer Tendenz da ist. Die Schleimhauterkrankung habe eine fibröse Degeneration zur Folge, die sich auf das Periost und die Gefäßwandungen ausbreite und erst zuletzt den Knochen beträfe.

Ihnen schließen sich die Forscher an, welche der Wirkung der Metaplasie des Schleimhautepithels eine besondere Bedeutung für die Entstehung der Ozaena zumessen. Sie sehen das primäre und wesentliche in der Umwandlung von Cylinder- in Plattenepithel. SCHUCHARDT hat diesem Gedanken zuerst Ausdruck gegeben. SEIFFERT und ZARNIKO sind ihm gefolgt. SIEBENMANN glaubt, daß die Metaplasie des Epithels angeboren sei und daß in abnorm weiten Nasen die epidermoide Schleimhaut den Charakter der äußeren Haut annehme. Die Epithelschicht würde immer dicker, die oberflächlichen Zelllagen verhornten, die Gefäße würden verödet und infolgedessen schwände der Knochen. Erst in einer weiten Nase würde die vorher latente Ozaena manifest.

Auch WITTMAACK legt der Veränderung des Schleimhautcharakters in früher postembryonaler Zeit besondere Bedeutung bei. Eine neue Hypothese hat FLEISCHMANN 1922 aufgestellt. Er nimmt einen Schutzmechanismus im Naseninnern gegen die atmosphärische Luft in Form oxydabler Substanzen an. Das Fehlen dieser schützenden Stoffe führe zu atrophischen Prozessen.

Diesen Anschauungen schroff gegenüber steht eine Gruppe von Autoren, die der Knochenaffektion die primäre und wesentliche Bedeutung zuerkennen und annehmen, daß das zur Ozaena führende Agens nicht von der Schleimhaut nach innen, sondern umgekehrt von innen, vom Knochen her nach außen wirke. ZAUFAL nimmt eine angeborene Atrophie der Nasenmuschelknochen an. HOPMANN hält ebenfalls die Atrophie des Nasengerüstes für primär und glaubt, daß mit ihr eine verminderte Widerstandsfähigkeit der Schleimhaut verbunden sei und daß die Schleimhaut im übrigen erst sekundär durch äußere Einflüsse erkranke.

Am schroffsten haben die Lehre von der primären Erkrankung im Knochen des Nasengerüstes CHOLEWA und CORDES vertreten. Nach ihnen erkrankt der Knochen primär infolge einer angeborenen Anomalie der Knochenbildung, ähnlich wie bei der Osteomalacie — Knochenresorption, daneben mangelhafter

Ansatz von neuem, nicht oder nur zum Teil verkalkendem Knochen —. Sein
Schwund verringert durch Schädigung der venösen Räume den Füllungszustand
der Schwellkörper und damit die Sekretion überhaupt.

Ihnen schließt sich A. Alexander an. Auch er vertritt die Anschauung,
daß die Ozaena mit einer Störung der Knochenernährung beginnt. Ein ererbtes
Krankheitsgift bedingt eine angeborene Labilität im Chemismus gewisser
Knochen, besonders der Gesichtsknochen. Diese führt zu pathologischer Störung
der Knochenernährung, welche die Grundlage aller weiteren Krankheitserscheinungen ist.

Hierher gehören auch die Autoren, welche die Ozaena für eine im Knochen
beginnende syphilitische oder tuberkulöse Erkrankung halten.

Hofer hat beim Kaninchen den *Perez*bacillus durch die Blutbahn geschickt
und die erste entzündliche Wirkung im Knochen hervorgerufen. Hofer
beschreibt den Vorgang wie folgt: ,,Blutige Suffusion der Muschelknochen mit
konsekutiver eitriger Entzündung der Nasenschleimhaut und zunehmendem
Schwund der knöchernen Anteile, besonders der zarteren sog. vorderen Nasenmuschel. Eitrige Sekretion aus der Nase, allgemeine Alteration der Tiere im
Sinne einer zunehmenden Abmagerung, Freßunlust und nekrotische Abstoßung
von Teilen der Ohrmuscheln ohne Absceßbildung oder Eiterung.''

Wenn ich auch die Folgerungen Hofers für die menschliche Ozaena und
seine Theorie der spezifischen Wirkung des Perezbacillus ablehnen muß, so
scheinen mir doch seine Experimente Licht auf die entzündlichen Vorgänge
in der infizierten kindlichen Nase zu werfen, wovon wir bis jetzt keine Kenntnis
hatten. Es fehlt freilich noch die Bestätigung des gleichen Verhaltens des
Perezbacillus oder anderer Bakterien im menschlichen, jugendlichen Organismus.

Wesentliche Aufklärung verdanken wir auch hier der operativen Therapie.
Durch die Aufdeckung der Nasennebenhöhlen bei meinen Operationen hat sich
die bereits erwähnte Tatsache herausgestellt, daß die, die Nebenhöhlen ein-
schließenden platten Knochen oft enorm sklerosiert, zum Teil auch eburnisiert
sind. Der Knochen ist kompakter (Verminderung der Spongiosa) und härter
(Verdichtung der knöchernen Substanz) und wenn man auch bei Jugendlichen
gelegentlich noch frischen Abbau und eben erst geschehene Apposition findet,
so ist doch die allgemeine Signatur der späteren Fälle die Leblosigkeit des
Knochens. Überall erkennt man die abgelaufene Entzündung und deren Residuen: starke Verdickung des Periostes, das fibröse Mark überwiegt das Fett-
mark, von Gefäßen sind an vielen Stellen nur noch Rudimente vorhanden, die
Gefäßwände selbst sind bindegewebig verdickt. Man sieht daraus, daß im Knochen
selbst kein wirksames, eine Entzündung der Umgebung unterhaltendes Agens
mehr vorhanden sein kann, sondern daß der Knochen sich bei allen, in der
Schleimhaut noch aktiven Entzündungsprozessen völlig passiv verhält und
daß somit alle Theorien, die von einer primären Knochenerkrankung ausgehen,
abwegig sind. Der Knochen des Stützgerüsts ist im Gegensatz zu den Muschelknochen kalkreich, die Schleimhaut der Nebenhöhlen zeigt in späten Fällen
meist keinerlei pathologische Sekretion mehr.

Wenn wir nun von allem Hypothetischen absehen und alles, was sich aus der
anatomischen Untersuchung und den klinischen Beobachtungen tatsächlich
ergibt, zusammenfassen, so ist die Pathogenese der Ozaena folgende:

Auf dem Wege der Blutbahn beginnt in früher Kindheit eine Entzündung
der Schleimhaut der Nase und ihrer Nebenhöhlen. Da die Schleimhaut den
dünnen, eigenartig angeordneten Knochen des Nasengerüstes als Periost dient,
geraten auch Periost und Knochen in den Entzündungsprozeß.

Die Entzündungserscheinungen sind im Anfang diffus — klinischer Ausdruck
einer akuten Rhinitis und Sinusitis — später treten sie zugunsten regressiver

Vorgänge mehr in den Hintergrund, sind aber stellenweise immer vorhanden und verschwinden erst am Ende des ganzen Prozesses.

Die Infektion muß im frühen Kindesalter stattfinden, spätere auch noch so heftige entzündliche Insulte haben die zur Atrophicans führende Wirkung nicht mehr.

Als Entzündungserreger kommen vor allem die der exanthematischen Kinderkrankheiten, ferner Pneumonie- und Influenzabacillen in Betracht. Sie alle haben eine ausgesprochene rhinotrope Eigenschaft beim Menschen. Während die Infektion mit den erstgenannten Mikroben regelmäßig zu Entzündungsprozessen in der kindlichen Nasenschleimhaut führen, ist für den Zusammenhang der Diphtherie und Gonorrhöe mit den chronischen Rhinitiden des Kindesalters der Beweis nicht erbracht.

Alle Formen der Syphilis führen früher oder später zum Gewebszerfall, sie müssen aus dem Bilde der Rhinitis atrophicans ausscheiden, trotzdem viele Beziehungen und Vergleichspunkte zwischen ihnen bestehen. Tuberkulose kommt nicht in Betracht.

Nun ist von der Infektion im Kindesalter bis zur Rhinitis atrophicans ein weiter Weg, der nicht wie bei der syphilitischen Ozaena oder experimentell in der Kaninchennase in kurzer Zeit zurückgelegt werden kann.

Die Entzündung bleibt sowohl in der Nasenhöhle als auch in den Nebenhöhlen längere Zeit latent. Nach Abklingen des akuten Stadiums der Rhinitis, das klinisch als hypertrophisches imponiert, anatomisch als Stadium der Proliferation gekennzeichnet ist, sind die Kranken völlig beschwerdefrei und zeigen nur unscheinbare Symptome. Sie haben keine Veranlassung zum Arzt zu gehen, werden nicht untersucht oder behandelt. Die Entzündungsvorgänge laufen aber im stillen weiter. Die einen Formen bleiben im Stadium der serösen Hyperplasie stecken, die andern führen zur Atrophie.

Anatomisch sind schon bei den Übergangsformen in die atrophische Rhinitis folgende Vorgänge zu beobachten:

Es treten Zirkulationsstörungen auf. An den Gefäßen bindegewebige Wucherung, vorwiegend in der Adventitia, später auch in der Media und Intima. Die Intimawucherung braucht durchaus nicht spezifisch zu sein, sie kommt auch bei Fällen vor, bei denen Syphilis mit Sicherheit ausgeschlossen werden kann. Es kommt zu capillären Hämorrhagien, zu Ödem, in dem das Blutpigment sich auflöst, zum Abtransport dieses Pigments. Ganze Gefäßbezirke können obliterieren, die Basalkanälchen veröden.

Die Folgen der mangelhaften Zirkulation sind:

1. Die Verringerung der Durchtränkungsflüssigkeit sowie des die Schleimhautoberfläche dauernd berieselnden Flüssigkeitsstromes;

2. Verlangsamung des Flüssigkeitsaustausches im Gewebe und der Wasserabgabe in das Naseninnere, Eindickung des Oberflächensekrets.

Durch die Verringerung und Verlangsamung des Oberflächenstromes sowie der Durchtränkungsflüssigkeit werden dem Cylinder- bzw. Flimmerepithel seine Lebensbedingungen entzogen, es geht zugrunde und wird durch das langsam vorrückende Plattenepithel ersetzt — sog. Epithelmetaplasie —.

Der Befund vermehrten Plattenepithels in der Ozaenanase ist lediglich ein Zeichen, daß wertvolles Gewebe durch physiologisch minderwertiges verdrängt worden ist, also eine Folge und kein ursprünglicher selbständiger Vorgang.

Weitere Folgen der gestörten Zirkulation sind Ernährungsstörungen im Knochen. Starke Schwankungen im Knochenstoffwechsel, pathologische Knochenneubildung, daneben übermäßiger Abbau. Der abgebaute Knochen wird durch Bindegewebe ersetzt, Verödung des Knochenmarks und seiner Gefäße, Sklerosierung, Eburnisation. Bei der vorgeschrittenen Erkrankung zeigt der

Knochen nur noch wenig Leben, er ist indifferent und wird in noch späteren Stadien ebenfalls allmählich abgebaut.

Die anfangs vermehrten Drüsen verfallen der Degeneration, die Drüsenzellen geraten in Auflösung unter Bildung zahlreicher Fettkörnchen, die Drüsenschläuche entarten cystisch. Auch die Nervenfibrillen sind an der Degeneration beteiligt.

So entsteht allmählich im Cavum nasi — eine Nebenhöhlenozaena gibt es nicht — unter Hyperplasie des Bindegewebes, unter Entartung und Schwund der spezifischen Schleimhautelemente anatomisch das Bild der genuinen Rhinitis atrophicans.

Zu Beginn stehen die proliferativen Vorgänge im Vordergrund. Sie haben Hyperplasie einzelner Gewebsteile zur Folge und führen allmählich zu Sklerose, Induration und schließlich zur Atrophie. Erst die regressiven Prozesse gaben dem Bilde der Rhinitis atrophicans ihren Charakter.

Der Foetor ist ein unwesentliches Symptom, das auf Grund der proteolytischen Wirkung von außen hinzutretender Bakterien auf die Produkte der Sekretion und Desquamation sich entwickelt und bestimmten Bakterienarten vom Proteustyp sowie der Lokalisation in einer der atmosphärischen Luft ausgesetzten Körperhöhle seine Eigenart verdankt.

Die Rhinitis atrophicans als Infektionskrankheit.

In der Ära der Entdeckung spezifischer, für bestimmte Infektionskrankheiten pathogener Bakterien fand man auch im Sekret von Ozaenakranken Bacillen, denen man eine ätiologische Bedeutung zuschrieb. Zuerst züchtete ABEL aus dem Ozaenasekret einen bereits von LOEWENBERG entdeckten Bacillus in Reinkultur. Diese Bacillenart sollte sich in der in ihrer Widerstandsfähigkeit geschädigten Schleimhaut ansiedeln, dort eine vermehrte Schleimbildung hervorrufen, der abnorme Schleim sollte durch Eintrocknung und Zersetzung mit Hilfe von Fäulnisbakterien eine allmählich in die Tiefe dringende Schädigung der Gewebe herbeiführen. ABEL und STRÜBING hielten die durch den Mucosusbacillus auf diese Weise hervorgerufene Erkrankung für unmittelbar ansteckend. Es zeigte sich in der Folge, daß der Bacillus mucosus identisch ist mit dem FRIEDLAENDERschen Pneumoniebacillus und daß er keine spezifische Wirkung hat.

Größere Bedeutung schien der Entdeckung des PEREZschen Bacillus foetidus zuzukommen, besonders seit es HOFER gelungen war, experimentell bei Kaninchen durch intravenöse Injektion von Mischkulturen, die aus Ozaenasekret gewonnen waren, eine der Rhinitis atrophicans ähnliche Nasenkrankheit zu erzeugen. Aus dem Nasensekret der erkrankten Tiere konnte HOFER den Bacillus *Perez* in Reinkultur züchten. Ferner hat HOFER therapeutische Versuche mit einem mittels des Bacillus foetidus hergestellten Serum unternommen und damit günstige Erfolge erzielt. Bei der Prüfung von 100 Ozaenakranken auf die Agglutinationsfähigkeit ihres Serums gegenüber dem PEREZschen Bacillus ergaben sich mit besonders geeigneten Stämmen Agglutinationswerte bis zu $60^0/_0$ (STERNBERG und HOFER). Die Angaben HOFERS konnten der Kritik von BURKHARDT, SALOMONSON, OPPIKOFER, AMERSBACH, CALDERA, IRI u. a. nicht standhalten.

Weitere Bakterien, denen eine ätiologische Bedeutung zugesprochen wurde, haben PES und GRADENIGO beschrieben.

SHIGA isolierte einen Bacillus, der dem PEREZschen sehr nahe steht und ebenfalls eine ausgesprochene nasale Reaktion hervorruft und TOYAMA konnte im Blutserum Ozaenakranker eine komplementbindende Substanz mit dem sog. Ozaenabacillus nachweisen. Dagegen kommen BALDENWECK, MOULONGUET und JACOD auf Grund ihrer Prüfung des Perezbacillus zu folgenden Ergebnissen:

1. Durch die Tierkörperpassage kann ein spezifischer Erreger nicht isoliert werden.

2. Eine Serodiagnostik der Ozaena besteht nicht zu Recht.

3. Mit der Vaccination wurden zum Teil günstige Erfolge erzielt.

Die Hoffnung, daß auf serologischem Wege eine latente Rhinitis atrophicans diagnostiziert werden könne, hat sich bis jetzt nicht erfüllen lassen.

Die Frage, ob die Rhinitis atrophicans eine kontagiöse Erkrankung oder eine Infektionskrankheit sui generis ist, muß aus folgenden Gründen verneint werden:

1. Es ist keine einzige sichere direkte Übertragung einer Rhinitis atrophicans von Mensch zu Mensch, vom Menschen zum Tier und umgekehrt bekannt geworden.

2. Gibt es bis jetzt keine experimentell und bakteriologisch einwandfrei erzeugte Rhinitis atrophicans.

3. Die in ein und derselben Familie vorkommenden, als Beweis für die Infektiosität der Ozaena angeführten Fälle sind nicht beweiskräftig. SCHMIDT hat bei 7 minderjährigen Geschwistern, welche getrennt in 3 verschiedenen Kinderbewahranstalten lebten, typische Ozaena gefunden. Die Mutter dieser 7 Kinder und eine Schwester derselben litten ebenfalls an Ozaena, dagegen hatte keines der Anstaltskinder Ozaena.

ZOGRAFIDES hat Ozaena bei zwei Schwestern gesehen, die vor ihrer Krankheit nie zusammen gekommen waren und stets an verschiedenen Orten gelebt hatten.

4. Einer der stärksten Beweise ist das häufige auch einseitige Vorkommen der atrophierenden exsudativen Rhinitis ohne Foetor und nur angedeuteter Atrophie.

5. Das Sekret ist vollkommen bakterienfrei in statu nascendi.

6. Den Bakterienfunden im Gewebe der Nasenschleimhaut konnte bis jetzt keine spezifische Bedeutung zuerkannt werden.

7. Die Agglutination ist unsicher und gelingt nur bei einem Teil der Fälle; spezifische Antikörper sind im Blute Ozaenakranker bis jetzt nicht nachgewiesen.

8. Eine Reihe verschiedener Krankheitserreger kann das gleiche klinische Bild hervorrufen.

Die Beziehungen zur Tuberkulose.

Die Tuberkulose tritt in der Nase auf als primäre Tuberkulose in Form von Tumoren oder in Form entzündlicher Infiltrate mit nachfolgendem ulcerösen Zerfall oder als primäre Knochenerkrankung mit Übergreifen auf die Schleimhaut. Für uns haben nur die beiden letzten Formen eine gewisse Bedeutung, denn nur sie und allenfalls noch der Lupus können ein ozaenaähnliches Bild zustande bringen. Die Diagnose ist klinisch nicht schwer zu stellen, doch müssen wir zur Stützung der Diagnose den Nachweis von Tuberkelbacillen oder der für Tuberkulose charakteristischen Gebilde im Gewebe führen. Sind im Sputum Tuberkelbacillen, fällt die Pirquetreaktion positiv aus oder finden wir sonstwo im Organismus sichere tuberkulöse Herde vor, die als Begleiterscheinung der katarrhalischen Rhinitis atrophicans nicht selten vorkommen, so dürfen wir daraus keinesfalls den Schluß ziehen, daß die Ozaena auf tuberkulöser Basis entstanden ist. Auch der Nachweis von Tuberkelbacillen im Ozaenasekret darf uns nicht irreführen. Neben einer Anzahl säurefester Stäbchen kommen bei Ozaena auch echte Tuberkelbacillen saprophytisch in der Nasenhöhle vor. Ein großer Teil der zur Sektion gelangten Ozaenakranken ist an Tuberkulose gestorben (vgl. die Sektionsbefunde E. FRÄNKELS, HARTMANNS u. a.). A. ALEXANDER, der 200 Phthisiker untersuchte, hat bei keinem derselben Ozaena gefunden, dagegen stellte er bei 50 Ozaenakranken 22mal die sicheren Zeichen der Lungentuberkulose fest, 7 weitere Fälle waren auf Tuberkulose verdächtig.

Die Ozaena bereitet demnach den Boden zur Erkrankung an Lungentuberkulose, gewiß auch deshalb, weil die Nase ihre Funktion als Schutzorgan der oberen Luftwege verliert. Unter 77 Ozaenafällen SCHRÖTTERS waren 10 skrofulös. SCHIFFER fand unter 123 Fällen 99mal Skrofulose, HAMILTON beobachtete unter 170 Ozaenakranken 6mal eine Phthisis pulmonum. BILANCIONI hat die Pirquetreaktion bei 38 Ozaenakranken vorgenommen und 13mal positiven, 17mal negativen und 8mal zweifelhaften Befund notiert. Er kommt zu dem Ergebnis, daß zwischen Ozaena und Tuberkulose keine Symbiose besteht, daß dagegen bei Ozaenakranken die Überleitung der Tuberkulose auf den Kehlkopf und die Bronchien häufiger vorkommt. Ozaenakranke haben demnach eine Neigung zur Phthise, Phthisiker dagegen selten eine Ozaena.

Für die Frage der Ätiologie der Rhinitis atrophicans ist demnach die Tuberkulose von untergeordneter Bedeutung.

Die Beziehungen zur Syphilis.

Schwieriger zu beurteilen sind die Beziehungen der Ozaena zu den Manifestationen der Lues in der Nase. Beide Erkrankungen können viel Ähnlichkeit miteinander aufweisen, einzelne Vergleichspunkte führen dazu, sie für identisch zu halten oder in causalen Zusammenhang zu bringen. Die Neigung, alle Formen der Rhinitis atrophicans einer syphilitischen Infektion oder wenigstens einer spezifischen Dyskrasie zuzuschreiben, kehrt denn auch immer wieder, doch ist der Nachweis des spezifisch syphilitischen Bodens der Erkrankung schwer zu führen. Die WASSERMANNsche Reaktion fällt bei Erwachsenen fast durchweg negativ aus, der positive Befund bei den ausgewählten jugendlichen Fällen ELMIGERS läßt die Möglichkeit offen, daß neben der Syphilis eine davon unabhängige Ozaena bestand. Dasselbe gilt für die Fälle von FRESE. Es existiert bereits eine stattliche Reihe von Beobachtungen über Ozaenakranke, die sich mit Syphilis infizierten (SOBERNHEIM, R. FRÄNKEL, SLAOTCHEFF). Sie beweisen, daß Ozaena und Syphilis nebeneinander herlaufen können. In zweifelhaften Fällen entlarvt der spätere Verlauf die Ozaena stets durch Gewebszerfall, Sequesterbildung und Substanzverluste als syphilitisch. Die genuine Ozaena entwickelt sich meist vor dem 20. Lebensjahr, die syphilitische Ozaena sehen wir noch im späteren Alter entstehen, und zwar nicht ausschließlich als erworbene Syphilis. MOLDENHAUER berichtet über einen Fall angeborener Nasenlues, der erst im 22. Lebensjahr auftrat und im 31. Lebensjahr zu Zerstörungen im Naseninnern führte. Allerdings ist es bei diesen spät sich entwickelnden Formen noch die Frage, ob nicht eine frische spezifische Infektion im frühen Kindesalter stattgefunden hat.

Die angeborene Syphilis tritt bereits in der Nase Neugeborener zutage. Sie heilt meist aus, sie kann in selteneren Fällen latent werden, kommt aber dann in der Regel noch vor dem Pubertätsalter zum Vorschein. Das früheste Alter, in dem eine spezifische Nekrose des Nasengerüstes beobachtet wurde (GERBER), ist das 3. Lebensjahr. Das betreffende Kind hatte bis dahin nur die Symptome einer Rhinitis hyperplastica geboten.

Tuberkulose und Syphilis leisten sich gegenseitig Vorschub. Beide Erkrankungen zusammen waren bei dem dritten zur Sektion gelangten E. FRÄNKELschen Falle von Ozaena (39jähriger Mann) vorhanden. Die Syphilis hatte zu einer latenten Sequesterbildung („Die Schleimhaut des Septums frei von Substanzverlusten") in der hinteren unteren Hälfte des knöchernen freien Septumrandes geführt.

Die Rhinitis atrophicans syphilitica ist, wenn es zu Substanzverlusten gekommen ist, immer fötid. Die Geruchsqualität wird von einem großen Teil der Autoren als von dem Foetor der genuinen Ozaena verschieden aber ebenfalls als charakteristisch hingestellt.

Die spezifische Therapie hat mich bei jugendlichen syphilitischen Ozaenen niemals im Stich gelassen, nur bei alten Leuten mit tiefsitzenden Knochensequestern und exzessiv weiter Nase war die konservative Therapie erfolglos. Die Fälle, bei denen nach Ausstoßung von Sequestern und nach der Abheilung von Ulcerationen die Ozaena manifest wird, sind der traumatischen „Ozaena" verwandt und in bezug auf die Behandlung dieser gleich zu stellen.

Die Beziehungen zu den Infektionskrankheiten im Kindesalter.

Viel bedeutungsvoller als die vorhergehenden Beziehungen sind die zu den *infektiösen Kinderkrankheiten.* Die unumstößliche Tatsache, daß die Rhinitis atrophicans fast ausschließlich zur Zeit der Pubertät auftritt und ihre Spätformen sich nur selten jenseits des 20. Lebensjahres entwickeln, deutet mit Sicherheit darauf hin, daß die Schädigung, die zur Ozaena führt, im frühen Kindesalter stattfinden muß. Wir wissen aus zuverlässigen klinischen und anatomischen Beobachtungen, daß die infektiösen Rhinitiden ebenso wie die Otitiden im frühen Kindesalter außerordentlich häufig sind. HARKE eröffnete 62mal bei Kindern die Nebenhöhlen und fand 52 mal eine makroskopisch erkennbare Erkrankung (47mal die Kieferhöhle, 3 mal das Siebbein, 2 mal die Keilbeinhöhle). Die übriggebliebenen 10 Fälle wurden leider nicht mikroskopisch untersucht, ihre Schleimhaut nicht herausgenommen und eingehender geprüft, sonst wäre der Prozentsatz wohl noch höher.

Drei von den ELMIGERschen Volksschulkindern mit positivem Wassermann hatten ebenfalls Masern durchgemacht (S. 146/147). Ich habe selbst eine Reihe von Schädelsektionen bei Kindern veranlaßt (1903—1906), die an Masern, Scharlach oder Pneumonie gestorben waren. Bei allen, ohne Ausnahme (etwa 30 Fälle) waren die Erscheinungen einer akuten, meist eitrigen Rhinitis mit Beteiligung der Nebenhöhlenschleimhaut nachzuweisen. Überraschend waren dabei auch die anatomischen Befunde. Es stellte sich die inzwischen mehrfach bestätigte Tatsache heraus, daß Kinder schon im ersten Lebensjahre zum Teil gut entwickelte Nebenhöhlen haben und daß ferner die infektiöse, auf dem Blutwege in die Nasenschleimhaut gelangte Entzündung sich häufig auch auf die Schleimhaut des Nasenrachenraumes erstreckt. Ich stehe nicht an, den Bakterien der exanthematischen infektiösen Kinderkrankheiten sowie der Pneumonie eine ausgesprochene rhinotrope Eigenschaft zuzuschreiben, die viel stärker ist als die des *Perez*bacillus für die Kaninchennase.

Eine starke rhinotrope Neigung hat auch die Influenza, während die Diphtherie sich seltener in der Nase und ihren Nebenhöhlen lokalisiert. Alle die genannten Infektionserreger vermögen durch ihre tiefgreifende und lange anhaltende Wirkung — man denke an die Masern- und Scharlachotitis — den Grund zur Rhinitis atrophicans zu legen.

Auch die *Gonorrhöe* wird als ätiologischer Faktor angesehen (PARKER); die Beweise fehlen. Die Ätiologie ist unwahrscheinlich, weil die Nasenschleimhaut viel widerstandsfähiger ist als die Conjunctiva bulbi und weil die

gonorrhoische Rhinitis an und für sich selten ist. E. FRÄNKELS Inokulations-
versuche mit Gonokokken fielen negativ aus.

Eine gewisse Ähnlichkeit mit der Rhinitis atrophicans haben einige Ent-
wicklungszustände des *Rhinoskleroms*. Die von FRISCH 1882 entdeckten Rhino-
sklerombakterien erzeugen in der Schleimhaut eine chronische Entzündung,
die ebenfalls sich zunächst in der Form derber Hyperplasien äußert und später
zur Atrophie der gesamten Schleimhaut führen kann. Auch Foetor soll sich
nicht selten finden. Pathologische Sekretion häufig. Bemerkenswert ist, daß
das Sklerom ebenfalls Nase, Nasenrachenraum und Larynx befällt und anatomisch fast ebenso verläuft wie die durch andere Infektionskrankheiten hervorgerufene und zur Rhinitis atrophicans führende Entzündung. Das Rhinosklerom
kann auch primär im Larynx entstehen und Anlaß zur Verwechslung mit
Ozaena laryngis anderer Herkunft geben. Histologisch findet man kleinzellige Infiltration besonders in der subepithelialen Schicht, doch auch im submukösen Gewebe, seltener im Perichondrium. Im späteren Stadium kommt
es zu stärkerer Bindegewebsentwicklung aber niemals zu Ulcerationen. Das
Bindegewebe erhält die Oberhand, so daß in Schnitten alter Erkrankungen nur
Bindegewebe zu finden ist. Das Epithel ist meist unverändert.

Die Krankheit verläuft sehr langsam, es vergehen Jahre, bis ein Fortschritt
zu erkennen ist. STREIT hält die Ozaena im Gegensatz zum Rhinosklerom für
nicht progredient. Bei größerer Übung soll man des Sclerom aus dem Geruch
erkennen, der sich durch eine besondere Note von dem Foetor der Rhinitis
atrophicans catarrhalis und syphilitica unterscheidet. Die bindegewebige Entartung der Schleimhaut bildet auch hier den Schluß des Prozesses. Die Diagnose
ist mit Sicherheit zu stellen. Nur die Narben sind der tertiären Lues ähnlich,
doch hinterläßt das Sklerom keine Substanzverluste, höchstens daß das Zäpfchen
durch Narbenzug verschwinden kann. Ähnlichkeit hat das Sklerom mit dem
Lupus, von dem es sich aber ebenfalls durch die fehlenden Substanzverluste
unterscheidet.

Die Rhinitis atrophicans als konstitutionelle Erkrankung.

Bevor wir uns den konstitutionellen Faktoren zuwenden, die bei der Erörterung der Ozaenaherkunft immer eine große Rolle gespielt haben, müssen wir
uns fragen, ob das schlechte Allgemeinbefinden der an Atrophicans Erkrankten
Ursache oder Wirkung des Krankheitsprozesses ist. Es ist wahrscheinlich,
daß eine jahrelang bestehende ekelhafte Sekretion in der Nasenhöhle das Allgemeinbefinden beeinträchtigt. Dazu kommt, daß der Eiter an vielen Stellen
zwischen Schleimhaut und einer fest aufsitzenden Borke eingesperrt sein, also
unter einem gewissen Druck stehen kann. Die Frage, bis zu welchem Grade
Toxine von der Schleimhautoberfläche aufgenommen und ins Innere des Körpers
gelangen und wie weit verschluckte Sekrete und Borken die Verdauung schädigen,
kann heute noch nicht beantwortet werden, weil keine genaueren Untersuchungen
darüber vorliegen. Dagegen dürfen wir die Beeinträchtigung der Psyche, die
gedrückte Stimmung, den Mangel an Initiative usw. in ihrer Wirkung auf die
allgemeine Vitalität nicht zu niedrig einschätzen. MINK ist der Ansicht, daß
der infolge Ausfalls der Atmungswiderstände in der Nasenhöhle flache Atemtyp
der Ozaenakranken die Hauptschuld an ihrem schlechten Aussehen trägt.

Überraschend ist oft die Wandlung im Allgemeinbefinden der Kranken
nach der Ozaenaoperation. Die Gesichtsblässe verschwindet, die Operierten
nehmen an Körpergewicht zu, gewinnen an Energie und Haltung und bekommen
ein frisches blühendes Aussehen, was doch nur so gedeutet werden kann, daß
durch die Operation ein das Allgemeinbefinden störendes Agens beseitigt worden

ist. Inwieweit durch die Wiedereinschaltung der natürlichen Widerstände in die Nasenatmung die Respiration tiefer und dadurch das Allgemeinbefinden gehoben wird, muß zunächst dahingestellt bleiben.

Gewisse klinische Momente sprechen dafür, daß sich die Disposition zur Ozaena in ähnlicher Weise wie die der Otosklerose vererben kann. In der Literatur findet sich oft die Angabe, daß die Ozaena bei mehreren Mitgliedern derselben Familie zugleich und häufig in ein und demselben Volksstamm vorkommt. Aus meinem Material habe ich nicht den Eindruck gewinnen können, daß die Ozaena häufig in ein und derselben Familie zu finden ist. Es wiederholte sich nur die Erfahrung, daß mehrere Geschwister zugleich an Rhinitis atrophicans erkrankten und die Anamnese ergab, daß sie alle dieselbe Infektionskrankheit im frühen kindlichen Alter durchgemacht hatten. Freilich sind eine Reihe von Fällen bekannt geworden, wo auch die Mutter oder sonstige Familienmitglieder der Ascendenz miterkrankt waren, was zugunsten einer gewissen Vererbbarkeit spricht. Inwieweit Tuberkulose und Syphilis den Boden für die Ozaena vorbereiten, darüber läßt sich heute noch nichts Sicheres sagen. Die Rachitis findet sich gelegentlich zugleich mit der Ozaena, so bei sämtlichen 7 aus einer Familie stammenden und von SCHMIDT erwähnten Kindern.

Was über die Störungen der *inneren Sekretion* sowie deren Wirkung auf die Nasenhöhle und deren Adnexe in der Literatur an Beobachtungsmaterial niedergelegt ist, hat bis jetzt nach keiner Richtung Anspruch auf ätiologische Wertung. Die Begriffe Konstitution, Disposition und Dyskrasie gewinnen meist dann erst an Bedeutung, wenn wir die eigentliche Ursache der Erkrankung kennen. Deshalb sollten wir uns hüten, diese Begriffe zu gebrauchen, solange wir noch nicht alle konkreten ätiologischen Möglichkeiten erschöpft haben. So kann jemand eine Ozaena und dabei einen angeborenen Mangel an Schweißdrüsen oder gewisse andere Mißbildungen oder krankhafte Störungen (Ekzeme) im Bereiche des Ektoderms haben, ohne daß eine beiden gemeinsame Konstitutionsanlage mitzuspielen braucht. Die Erfahrung berechtigt uns zu sagen, daß die Ozaena körperlich Minderwertige leichter befällt als körperlich Tüchtige, wobei wir nicht soweit gehen, eine konstitutionelle Minderwertigkeit als Voraussetzung aller Fälle von Rhinitis atrophicans anzunehmen.

Die traumatische Ozaena.

Unter dem Einfluß operativer Maßnahmen, die eine Erweiterung der Nasenhöhle herbeiführen, kann ein Krankheitsbild entstehen, das durchaus der Ozaena im B. FRÄNKELschen Sinne gleicht. Daß die Erweiterung selbst einer eiternden Nase hierzu allein nicht genügt, beweisen die von KUTTNER, *mir* u. a. veröffentlichten Fälle. Die Rhinitis atrophicans muß zur Zeit des Traumas latent vorhanden sein, d. h. die Nasenschleimhaut bereits entzündlich geschädigt und die Zirkulation gestört sein. In einer so vorbereiteten Nase genügt die Entfernung relativ kleiner Teile, um die Feuchtigkeitsbilanz im Naseninnern so zu stören daß die latente Atrophicans manifest wird. Der von der Ernährungsstörung bedrohte Rest gesunden Gewebes kann keinen Ausgleich mehr herbeiführen und damit erst sind die Bedingungen für die Stagnation des Sekrets und die Borkenbildung gegeben. Bei Tumoren in der Nasenhöhle sind die Nebenhöhlen bekanntlich meist entzündlich miterkrankt, es können also auch hier dieselben Bedingungen für die Entstehung der Ozaena vorhanden sein wie bei der im Pubertätsalter manifest werdenden Rhinitis atrophicans. Durch Wegnahme von Muscheln oder Tumoren, woraus eine Erweiterung der Nasenhöhle resultiert, tritt ein nicht mehr ausgleichbares Flüssigkeitsdefizit und damit die Rhinitis atrophicans in Erscheinung. Übrigens ist es bei den durch Entfernung von

Tumoren entstandenen Ozaenen nicht sicher, ob die Symptome der Rhinitis atrophicans durch Jahre hindurch bestehen blieben.

Seröse Hyperplasie in den Nebenhöhlen läßt die Beeinträchtigung der Flüssigkeitsversorgung in der Nasenhöhle noch wenig hervortreten. In vielen Fällen erfahren wir aus der Anamnese, daß ein eitriger Schnupfen schon längere Zeit vorher bestanden hat oder bereits Polypen aus der Nase entfernt worden sind. Diese Form der traumatischen Ozaena verschwindet nicht wie der fälschlich als „Ozaena" bezeichnete trockene Katarrh mit Borkenbildung nach Abtragung von Knochenleisten, kleineren Tumoren u. dgl., er bleibt unter Umständen dauernd bestehen und kann eine beabsichtigte Ozaenaoperation erheblich erschweren. Ich bemerke ausdrücklich, daß auch nicht in *jeder* durch chronische Entzündungen geschädigten Nase nach endonasalen operativen Eingriffen eine Ozaena entstehen muß, aber da wir den Umfang der Zirkulations- und Ernährungsstörungen nicht kennen und eine „latente" Ozaena weder serologisch noch sonstwie festzustellen vermögen, so muß vor allen Eingriffen im Naseninnern, die mit Erweiterung des Nasenlumens oder Zerstörung von Schutzvorrichtungen verbunden sind, eindringlich gewarnt werden.

Nach dem oben Gesagten kann eine fehlerhafte und vielleicht vererbbare Konstitution eine Komponente für die Entwicklung einer Ozaena bilden. Aus dieser fehlerhaften Konstitution resultiert die Disposition. Eine absolute „Immunität" ist nur primitiven Völkern in bestimmten Erdstrichen und allen Tieren eigen.

Die Komplikationen der Ozaena.

Die Ozaena laryngis et tracheae.

Im Kehlkopf und der Trachea ist ein Krankheitsbild beobachtet worden, das eine gewisse Ähnlichkeit mit der Nasenozaena hat — Borkenbildung auf der Schleimhaut und in einzelnen Fällen auch Foetor, der genau dem spezifischen Ozaenafoetor gleichen soll. Von dem Kardinalsymptom, der Nasenozaena, der Atrophie, ist nichts erwähnt, Sektions- oder Operationsergebnisse liegen nicht vor.

Das Bild der mit abnormer Sekretionsbildung in der Nase zusammenhängenden Laryngitis sicca ist uns seit längerer Zeit bekannt. Die Sekretquelle in der Nasenhöhle läßt sich meist nachweisen, in einzelnen Fällen ist der Nachweis schwer oder ganz unmöglich, doch gibt uns der mißlungene Nachweis nicht ohne weiteres das Recht, die Borkenbildung im Larynx als primär anzusehen; bekanntlich wird nichts häufiger übersehen als Nebenhöhlenerkrankungen — auch florierende Eiterungen. Daß sich in Borken des Larynx und der Trachea dieselben Saprophyten festsetzen wie im Nasensekret, ist nicht verwunderlich, da der gleiche Luftstrom die gleichen Organe passiert.

Die Laryngitis sicca und Trachealozaena verdanken ihre Entstehung immer einer Störung im Feuchtigkeitshaushalt der oberen Luftwege. Die Störung muß so beträchtlich sein, daß die von der Schleimhaut der Nase und des Tracheobronchialbaumes gelieferte Wassermenge nicht mehr imstande ist, den Ausgleich zu bewirken. Außerdem ist das Vorhandensein *abnormen Sekrets* erforderlich. In der Literatur sind mehrere Trachealozaenen beschrieben. A. Alexander hat über einen Fall intermittierender Nasenozaena berichtet, bei dem eine Trachealozaena vorhanden war und die Mahnung ausgesprochen, eine *isolierte* Trachealerkrankung erst dann anzunehmen, wenn man den Fall lange beobachtet hätte. Semon stellte 1898 in der Londoner laryngologischen Gesellschaft einen Fall einseitiger Ozaena mit Laryngitis sicca vor und bemerkte, daß die Beteiligung des Larynx in England ziemlich selten sei, was wohl dem feuchten Klima zuzuschreiben ist. ZARNIKO berichtete schon im Jahre 1895 (Ges. dtsch. Natur-forscher u. Ärzte Lübeck) über einen Fall, bei dem die Luftröhre mit dunkeln, den spezifischen Gestank der Ozaena ausströmenden, festhaftenden Borken austapeziert war. Von der Glottis aufwärts waren die Luftwege völlig gesund und sekretfrei, ebenso auch die Bronchien. HINSBERG sah Tracheitis sicca nach Kehlkopfexstirpation und einen bemerkenswerten Fall bei einem Tracheo-tomierten mit Stenose, wo der Mißbrauch von Cocain und jahrelang fortgesetztes Pinseln der Trachea zu Tracheitis sicca und schließlich zum Exitus führte.

Bei meinen Fällen handelte es sich mit Ausnahme eines Mädchens von 11 Jahren, bei dem die Erscheinungen nicht stark ausgeprägt waren, um ältere Individuen. Bei allen waren die Nebenhöhlen miterkrankt. KILLIAN macht darauf aufmerksam, daß Lues der Trachea mit zahlreichen flachen Ulcerationen und Borken auf denselben leicht mit Ozaena trachealis verwechselt werden kann.

Die Borken im Larynx und in der Trachea sitzen auf ihrer Unterlage fest auf, werden gelegentlich ausgehustet, geben aber durch ihre Anhäufung bisweilen zu Erstickungsanfällen und zur Tracheotomie Veranlassung.

Ozaena und Tracheopathia osteoplastica.

Es sind Fälle einer Trachealerkrankung beschrieben worden, bei denen sich in der Submucosa der Luftröhre Knorpel- und Knochenbildungen fanden. Über die Herkunft dieser abnormen Bildungen sind sich die Autoren nicht einig. Auf der einen Seite besteht die Neigung, diese Gebilde als entzündlich anzusehen (SCHMIDTHUISEN, SCHRÖTTER, KILLIAN, PETERS, MANN u. a.), andere halten sie für primär und von entzündlichen Vorgängen unabhängig (ASCHOFF, BRÜCKMANN, SCHNITZER). Die sich neubildenden Knorpel-, Knochenplättchen und -platten, stehen mit dem Trachealknorpel zunächst in keinem Zusammen-hang, verbinden sich dagegen sekundär mit dem physiologischen Knorpel.

CHIARI hält beide Entstehungsarten für möglich und will die nichtent-zündlichen Ekchondrosen und Exostosen der physiologischen Gewebe als dritte Form abgegrenzt sehen. VIRCHOW hielt alle Fälle für reine Ekchondrosen bzw. Exostosen.

Für den Zusammenhang mit der Rhinitis atrophicans sind nur die auf entzündlicher Basis entstandenen Fälle von Bedeutung. SCHNITZER hat 68 Fälle von Tracheopathia osteoplastica zusammengestellt, bei denen dreimal eine Ozaena in vivo bestanden hatte. MANN hat multiple Ekchondrosen gesehen bei zwei Ozaenafällen, die er tracheoskopiert hat. Der Zusammenhang mit der Ozaena ist bei allen diesen Fällen wahrscheinlich, wie überhaupt der entzünd-liche Ursprung der Tracheopathia nach Analogie der Tracheitis sicca und der Knochenneubildung in der entzündeten Kieferhöhlenschleimhaut.

Komplikationen von seiten des Auges und des Tränenkanals.

Augenerkrankungen bei Ozaena sind auffallend selten. Außer vorüber-gehenden Conjunctivitiden und Eiterungen des Tränennasenganges habe ich keine Mitbeteiligung des Auges und der Tränenwege gesehen. In der Literatur sind nur spärlich Aufzeichnungen über okulare Komplikationen zu finden.

Anatomisch ist die Dehiscenz des Tränennasengangs (ZUCKERKANDL) bekannt, die aber ohne wesentliche Bedeutung ist. Die Verengerung, Verlegung oder die eitrige Entzündung des Tränennasenganges kann wegen der konsekutiven Miterkrankung des unteren Nasengangs für die Rhinitis atrophicans Bedeutung bekommen. FERRERI hat experimentell erwiesen, daß die Exstirpation der Tränendrüse Atrophie des unteren Nasengangs und des vorderen Endes der unteren Muschel herbeiführt. Nach der operativen Verlagerung der lateralen

Nasenwand ist bis jetzt niemals eine Schädigung der Tränenwege, selbst bei ausgedehnten Knochenzertrümmerungen erfolgt. In einem Falle trat nach mehreren Jahren eine Tränensackeiterung auf, die ich nach Toti-Wagener erfolgreich operierte.

Komplikationen von seiten des Ohres.

Die Beziehungen der Rhinitis atrophicans zu Ohrkrankheiten sind zum Teil über-, zum Teil wohl unterschätzt worden. Erwähnt muß die Berechnung Bürkners werden, nach welcher 30% *aller* Menschen schwerer hören, während 40% nachweisbare krankhafte Veränderungen am Gehörorgan haben. Morf hat (bei 80 Fällen von Ozaena) 55% Ohrerkrankungen gefunden, Zaufal sogar 80% und A. S. Wyss 53,4%, während Ferreri knapp 10% bei 430 Fällen errechnet. C. Michel betont die Seltenheit der Ohraffektionen bei Ozaena im allgemeinen.

Selten sind akute Mittelohrentzündungen. Man müßte bei dem chronisch-eitrigen Prozeß, der dauernd in der Nase und im Nasenrachenraum zu Eiter-ansammlungen führt, das Gegenteil vermuten. Wenn wir aber daran denken, daß akute Rhinitiden und Anginen bei Ozaenakranken fast nie vorkommen, wird uns die seltene Beteiligung des Mittelohres an den entzündlichen Vorgängen in der Nase und im Nasenrachenraum erklärlicher. Bemerken möchte ich noch, daß ich bei der Nachbehandlung meiner an Ozaena Operierten trotz der beträchtlichen Verengerung der Nasenhöhle, trotz der Anfachung des entzündlichen Prozesses und trotz dem dauernd in den Nasenrachen fließenden Sekret niemals eine postoperative Mittelohrentzündung erlebt habe. Dagegen scheint die Mittel-ohrsklerose nicht ganz selten zu sein. Morf hat 4 Fälle, Ferreri 9 gesehen, ich habe ebenfalls 4 Fälle kurz nacheinander beobachtet.

Morf weist auf die Häufigkeit der nervösen Schwerhörigkeit bei Ozaena hin und meint, daß die Ursache dieser Erscheinung mit konstitutionellen Er-krankungen (Syphilis, Tuberkulose und anderen überstandenen Infektions-krankheiten) zusammenhänge. Auch Elmiger fand viele Komplikationen von seiten des N. cochlearis ohne Beteiligung des N. vestibularis.

Komplikationen von seiten des Nervensystems.

Die Beteiligung des allgemeinen Nervensystems am Ozaenaprozeß ist bis jetzt wenig studiert worden. In die Diskussion gelangte es erst durch Zarniko, der die Ätiologie der Ozaena in einer Trophoneurose vermutete. Zarniko hat das *Primäre* der Ernährungsstörung betont und hierfür sollte der Ausdruck Trophoneurose gewissermaßen das Schlagwort bilden. Für die Anschauung Zarnikos scheint die von Spiess hervorgehobene Hypästhesie der Ozaena-schleimhaut zu sprechen.

Nun hat Alagna eine Degeneration der Nervenscheide und des Achsen-cylinders des II. Trigeminusastes histologisch erwiesen und dadurch den Verlust bzw. die Abschwächung der taktilen Empfindlichkeit der Nasenschleimhaut Ozaenakranker erklärt. Galotti hat durch Studien an 12 Ozaenakranken festgestellt, daß der I. und III. Trigeminusast intakt bleiben und daraus den Schluß gezogen, daß die Nervenveränderungen bei Ozaena sekundär sind, womit meine anatomischen Untersuchungen übereinstimmen, die die *entzünd-liche* Herkunft der Nervenschädigung wahrscheinlich machen.

Von der Affinität trophischer Nerven zu irgendeinem Toxin, das für die Ätiologie der Ozaena in Frage käme, kann bis jetzt keine Rede sein. Iri lehnt eine solche für die Toxine des *Perez*bacillus strikte ab. Caldera durchschnitt bei einem Kaninchen den II. Trigeminusast und brachte 13 Monate lang menschliches Ozaenamaterial täglich in dessen Nase. Er fand nach dieser Zeit keinerlei pathologische Veränderungen.

Die Diagnose der Rhinitis atrophicans.

Die Diagnose Rhinitis atrophicans dürfen wir nur dann stellen, wenn wir dauernde und fortschreitende mit Erweiterung des Naseninnern verbundene entzündliche Veränderungen in der Nasenschleimhaut und Ausscheidung eines zur Eintrocknung neigenden Sekrets festgestellt haben. Die Feststellung von Atrophie und Borkenbildung reicht zur Sicherung der Diagnose nicht aus, ganz zu schweigen vom Foetor allein. In den meisten Fällen gelingt es, Nebenhöhlen- und Flächensekret scharf zu unterscheiden, auch wird die Betrachtung des *gesamten* Krankheitsbildes die Form der Erkrankung immer mit Bestimmtheit erkennen lassen.

Die Einordnung der Atrophicansform ist häufig nicht gleich bei der ersten Untersuchung möglich. Eine als katarrhalisch angesehene Form kann sich später als spezifisch herausstellen oder mit einer noch aktiven Nebenhöhleneiterung zusammenhängen. Den Foetor sollten wir überhaupt nicht mehr als sicheres diagnostisches Merkmal gelten lassen und den Streit über die Spezifität desselben begraben.

Differentialdiagnose. Vor allem ist darauf zu achten, ob Substanzverluste und Narben in der Schleimhaut oder Knochennekrosen (Sequester) vorhanden sind (Sondieren!). So lassen sich zunächst die unzweifelhaften Fälle von Syphilis und Tuberkulose ausscheiden. Auch die Diagnose der skleromatösen Rhinitis atrophicans dürfte schon klinisch keine Schwierigkeiten haben. In zweifelhaften Fällen gibt die histologische Untersuchung Klarheit. Die Diagnose der syphilitischen Rhinitis atrophicans läßt sich in den meisten Fällen therapeutisch ex juvantibus stellen. Die WASSERMANNsche Reaktion fällt bei den späten Formen der syphilitischen Ozaena meist negativ aus und ist auch bei latenter jugendlicher Ozaena diagnostisch nur mit Vorsicht zu bewerten. Die Serodiagnostik ist nach dem heutigen Stand unserer Kenntnisse bei Ozaena völlig wertlos.

Die Prognose der Ozaena.

Würden wir die vielen Heilungen von Ozaenen, die wir in der Literatur verzeichnet finden, als Heilungen gelten lassen, so müßten wir die Prognose als gut bezeichnen. Die Rhinitis atrophicans ist aber ein fortschreitender Prozeß, der eine Remission erfahren, aber mit Ausnahme der leichten Fälle nicht eigentlich heilen kann. Für das, was durch Atrophie zugrunde gegangen ist, können wir nur auf operativem Wege Ersatz schaffen, es bleibt bei allen „Heilungen" auf konservativem Wege immer zum mindesten die abnorme Nasenweite übrig. Dasselbe geschieht bei den „Spontanheilungen" im späteren Alter. Wer eine schwere Ozaena durchgemacht hat, bleibt in gewissem Sinne ein Krüppel. Im übrigen erreichen die Ozaenakranken kein hohes Alter. Sie bleiben der Gefahr der Infektion mit Tuberkulose ausgesetzt, rezidivierende Pneumonien und chronische Katarrhe der Bronchien sind häufig, weshalb auch die Prognose quoad vitam nicht durchaus günstig gestellt werden kann.

Je später die Erkrankung auftritt, um so besser sind im allgemeinen die Aussichten auf Spontanheilung. Bei Fällen, die erst jenseits des 30. Lebensjahres manifest werden, kann ein gewisser Ausgleich stattfinden, der einer Heilung gleichkommt — es tritt völlige Beschwerdelosigkeit ein und die Nasenhöhle behält im großen und ganzen ihre Form.

Das Tempo des Verlaufs wechselt bei den verschiedenen Formen der Rhinitis atrophicans. Die Rhinitis atrophicans non foetida kann spontan heilen ohne wesentliche Funktionsstörung. Eine Heilung im Sinne voller Funktionstüchtigkeit und mit dauernder Aufhebung aller subjektiven Beschwerden und objektiven Symptome gibt es bis jetzt nur auf operativem Wege. Je früher die Kranken zur Operation kommen, um so günstiger sind die Aussichten auf Dauerheilung und Wiederherstellung der physiologischen Funktionen.

Die Therapie der Ozaena.

Das Problem der Ozaenaheilung ist so alt wie die medizinische Wissenschaft überhaupt. Im Papyrus EVERS (etwa 1550 v. Chr.), befindet sich eine Anweisung, die Krankheit Náa durch Einführung (Tamponade!) von wohlriechendem Brot in die Nase zu heilen. Seitdem gibt es wohl kaum ein in der Nase verwendbares Medikament, das nicht für die Therapie der Ozaena empfohlen worden wäre. Die Menge der empfohlenen Mittel ist der beste Beweis für den geringen Wert ihrer Wirkung.

Durch Allgemeinbehandlung können wir nur in geringem Grade das Allgemeinbefinden des Ozaenakranken heben, auf das lokale Leiden hat sie keinen Einfluß. Die auf spezifischer Grundlage entstandenen Erkrankungen bedürfen spezifischer Behandlung. Die Folgeerscheinungen dieser Erkrankungen, z. B. Sequesterbildung oder die nach Ausheilung der lokalen Herde zurückgebliebene Erweiterung des Naseninnern gehören in das Gebiet der chirurgischen Behandlungsweise.

Was die *Lokal*behandlung betrifft, so muß darauf hingewiesen werden, daß jedes Mittel, das auf die Nasenschleimhaut einen Reiz ausübt, einen gewissen Erfolg mit sich bringt, ja man kann sagen, daß jede einigermaßen liebevoll behandelte Ozaena günstig reagiert. Dauerheilungen waren bis jetzt durch keines der vielen vorgeschlagenen Mittel zu erzielen.

Am natürlichsten erscheinen die Mittel, die der *mechanischen Reinigung* der Nase dienen, also die Beseitigung der Borken durch Instrumente, die Nasenduschen, die Inhalationen, Flüssigkeitszerstäuber (Spray) und die Salbenbehandlung. Die Borken ohne weiteres mit der Pinzette zu entfernen, hat seine Bedenken, weil sie an einzelnen Stellen sehr fest haften und die Schleimhaut durch das Abreißen verletzt werden kann. Wir müssen sie also aufweichen oder zur Verflüssigung bringen. Dies können wir schon durch einfaches Zustopfen der Nasenlöcher für längere Zeit erreichen, ferner durch medikamentöse Behandlung. Die Zahl der angegebenen Medikamente ist Legion. Alle laufen darauf hinaus, desoderierend zu wirken oder die Schleimhaut zu stärkerer Lebenstätigkeit anzureizen. Die durch einen Reiz irgendwelcher Art vermehrte Sekretion veranlaßt die Borken, sich von ihrer Unterlage zu lösen, wobei die Schleimhaut an Frische und Aussehen gewinnt. Hierher gehören auch die Mittel, welche gewissermaßen eine Verdauung der Borken bewirken sollen (Ozaenan, Piperacin und ähnliche). Andere Medikamente sollten von der Schleimhaut resorbiert werden und eine „Umstimmung" der Sekretion herbeiführen. Abgesehen davon, daß die atrophische Schleimhaut kaum imstande ist, irgend nennenswerte Mengen von Medikamenten zu resorbieren, kann das allenfalls resorbierte Mittel keine in Betracht kommende Wirkung haben. Wirksamer ist, auch bei den nichtspezifischen Fällen, das innerlich gegebene Jod.

Weitaus die größte Verbreitung hat die GOTTSTEINsche Tamponade gefunden, von der mehrere Modifikationen angegeben wurden, die aber alle auf dasselbe hinauslaufen, nämlich durch einen eingelegten Tampon einen partiellen Luftabschluß in der Nase zu bewirken, damit einerseits die Verdunstung herabzusetzen, andererseits durch diesen Tampon einen permanenten Reiz auf die Schleimhaut auszuüben. AMERSBACH verwirft mit Recht auch dieses Verfahren, weil es mit der Zeit das zarte Cylinderepithel der respiratorischen Schleimhaut schädigt.

Wegen der Gefahr der Epithelschädigung muß auch vor der *Schleimhautmassage* gewarnt werden. Die elektrischen Behandlungsmethoden, Galvano- und Thermokaustik, Faradisation, Hochfrequenz, Elektrolyse usw. werden heute noch geübt, trotzdem es auf der Hand liegt, daß damit niemals therapeutische Wirkungen von Dauer erzielt werden können. Die Elektrolyse hat besonders eifrige Vertreter gefunden. Sie bewirkt, abgesehen davon, daß sie recht schmerzhaft ist, ebenso wie Galvano- und Thermokaustik das gerade Gegenteil von dem, was wir heute erstreben, nämlich eine Vermehrung der Fibrose an Stelle einer Wiederbelebung der noch vorhandenen spezifischen Schleimhautelemente. Die Stauungsbehandlung ist wieder verlassen worden; auch die Saugbehandlung wird wohl heute von niemand mehr geübt.

Lebhaft diskutiert und versucht wurde die Sero- und Vaccinationstherapie. Die Verfechter der Diphtheriebacillenätiologie der Ozaena haben über gute Erfolge mit dem Diphtherieserum berichtet, es stellte sich aber heraus, daß man auch mit gewöhnlichem Pferdeserum dieselben Erfolge erzielt. KEY und ABERG rühmen die Erfolge der Tuberkulinkur. Offenbar handelt es sich bei all diesen serotherapeutischen Versuchen um eine unspezifische symptomatische Wirkung, die man mit den verschiedenartigsten Seren erzielen kann, die aber auf die Rhinitis atrophicans selbst ohne jeden Einfluß sind. Über die Wirkung des HOFERschen Serums ist zur Zeit noch kein abschließendes Urteil möglich.

Chirurgische Behandlungsmethoden.

So lange die MICHEL-GRÜNWALDschen Anschauungen auch in der Therapie das Feld beherrschten, war die Absicht des Operateurs durch Beseitigung des vermutlich ursächlichen Krankheitsherdes die Rhinitis atrophicans zu heilen, gerechtfertigt. Die vorhandenen Eiterherde wurden aber in ihrer Bedeutung unrichtig eingeschätzt, ihre Beseitigung allein konnte keinen dauernden günstigen Einfluß auf das Leiden ausüben.

Als ich bei meinen ersten Operationsversuchen möglichst frühe Formen der Ozaena auswählte, bin ich vielen Nebenhöhlenentzündungen begegnet. Ich habe diese entfernt und frühzeitig den Grundsatz befolgt, die Nasenhöhle selbst nicht anzutasten und im allgemeinen möglichst wenig Gewebe zu opfern. Dabei war es auffallend, daß trotz radikaler Beseitigung aktiver Eiterherde die Atrophie sich nach Abklingen des Operationsreizes wieder geltend machte. Die zunächst verstärkte Flächensekretion nahm allmählich wieder ab und das Sekret erhielt seine alte Beschaffenheit.

Wurde mit der Ausräumung der entzündlich erkrankten Nebenhöhlenschleimhaut die laterale Nasenwand verlagert und damit zugleich die Nasenhöhle mit und ohne Synechiebildung verengt, dann kehrten Atrophie und Borkenbildung bei diesen frühen Fällen nicht wieder. Führte dagegen der zwecks Elimination des Krankheitsherdes vorgenommene endonasale operative Eingriff zur *Erweiterung* des Naseninnern, dann wurde eine vorher mäßige Atrophicans in eine solche höheren Grades umgewandelt. Das galt vor allem für die nicht seltenen Fälle, wo neben Atrophie im unteren Nasengang noch polypöse Gebilde im mittleren bestanden. Diese Gebilde lassen sich endonasal nicht immer ohne Erweiterung der Nasenhöhle entfernen. Sie verschwinden dagegen von selbst, wenn wir den korrespondierenden Prozeß im Siebbein oder im Recessus frontalis der Oberkieferhöhle heilen, wobei wir nicht Gefahr laufen, den mittleren Nasengang zu erweitern und den Flüssigkeitshaushalt im Naseninnern entscheidend zu stören.

Zu beachten ist ferner, daß die durch endonasale Operationen erweiterten Nasenhöhlen einer späteren Radikaloperation der Ozaena fast unlösbare Probleme stellen. Von den endonasalen Methoden nehme ich die CANFIELD-STURMANNsche Operation ausdrücklich aus. Sie ist im Grunde eine mehr permaxillare als endonasale.

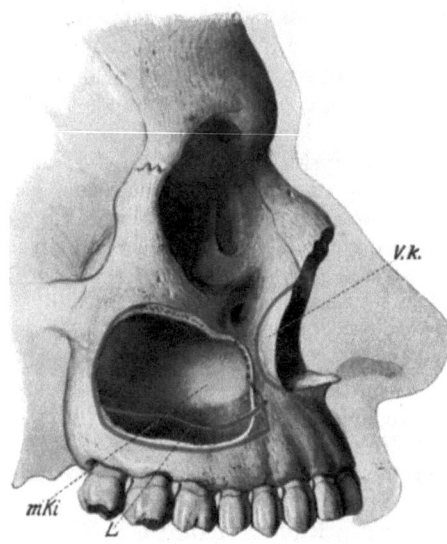

Abb. 12. Ozaenaoperation nach LAUTENSCHLÄGER. V.k. Vordere Knochenspange. mKi Mediale Kieferhöhlenwand. L Knochenleiste vom Kieferhöhlenboden.

In der Zeit, da man eine nekrotisiernede Siebbeinzellenerkrankung als die Grundursache der Ozaena ansah, ist die endonasale Siebbeinausräumung mit Wegnahme der mittleren Muschel häufig geübt worden. Es liegen auch Berichte über eine Reihe von Heilungen vor, doch kann man mit Sicherheit behaupten, daß die Erfolge trügerisch waren und die anfängliche Besserung später in das Gegenteil umschlug.

In der Absicht, ursächliche lokale Krankheitsherde zu beseitigen und damit die Ozaena zu heilen, haben andere Operateure den Vorschlag gemacht, die ganze

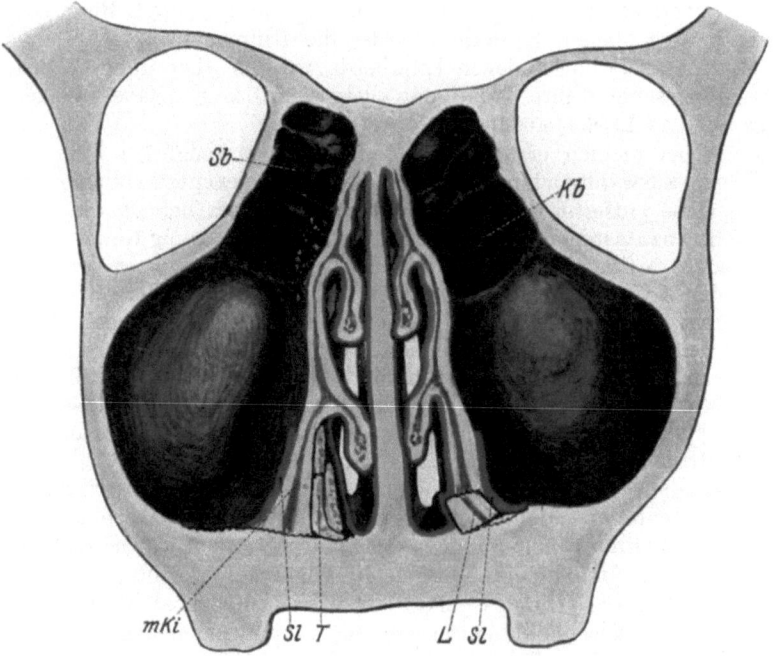

Abb. 13. *Nach* der Verlagerung.
Kb Keilbeinhöhle. Sb Siebbeinzellen. Sl Schleimhautlappen an der Oberlippe. T Aus der facialen Kieferhöhlenwand gewonnene und in den unteren Nasengang eingepflanzte Knochenstücke.

secernierende Schleimhaut durch einen großchirurgischen Eingriff wegzunehmen. So hat Rouge-Lausanne bereits in den 70er Jahren das ganze Naseninnere mit dem scharfen Löffel bearbeitet und alles mit diesem Erreichbare ausgekratzt. — Ihm sind v. Volkmann und Bardenheuer gefolgt und in neuester Zeit hat Jansen sich wieder dieser Methode angenommen.

Die sinngemäße Infraktion der unteren Muschel wurde von Cholewa und Cordes empfohlen. Birman-Bera amputierte die ganze untere Muschel, den letzten Schutz der atrophierenden Nase.

Unter allen operativen Maßnahmen steht in ihrer therapeutischen Wirkung die Verlagerung der lateralen Nasenwand an erster Stelle. Sie ist der Kernpunkt meines Operationsverfahrens (s. Abb. 14). Die dabei erzielte Verengerung des Nasenlumens ist eine an und für sich segensreiche Maßnahme. Ihren günstigen Einfluß auf den gesamten Feuchtigkeitshaushalt im Naseninnern

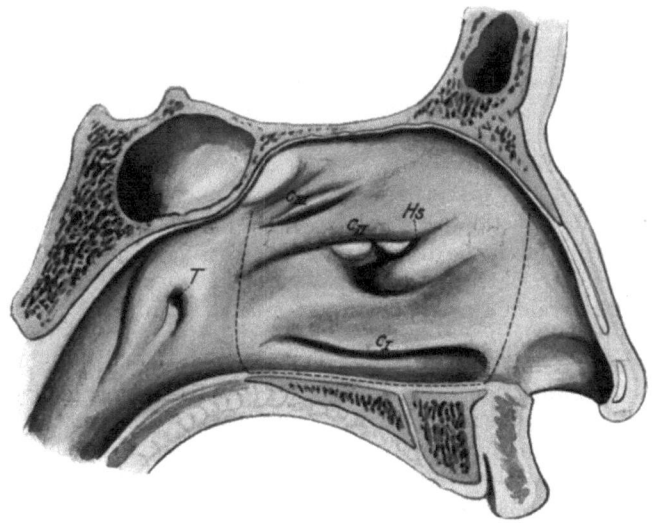

Abb. 14. Verlagerung der lateralen Nasenwand nach Lautenschläger. Die punktierte Linie gibt den Umfang der bei meiner Operation zu mobilisierenden Teile der lateralen Nasenwand an.
T Tubenmündung. C_{III} obere, C_{II} mittlere, C_{I} untere Muschel. Hs Hiatus semilunaris.

kann man experimentell jederzeit an Ozaenakranken beobachten, deren Nasenhöhle längere Zeit (je nach dem Grade der Atrophie) mittels eines undurchlässigen Salbenverbandes gegen die atmosphärische Luft abgeschlossen wird. Nach Abnahme des gutsitzenden Verbandes haben sich die Borken — auch aus dem Nasenrachen — gelöst oder gelockert, die Schleimhaut sieht wesentlich frischer aus, die Muscheln zeigen stärkere Blutfülle, der Foetor ist verringert oder verschwunden.

Man kann ohne Übertreibung sagen, daß es keine Ozaena gäbe, wenn man der atmosphärischen Luft den Zutritt zum Naseninnern vollkommen und auf die Dauer versperren könnte. Saenger und Sondermann haben ihre Obturatoren in anderer Absicht angegeben, aber die günstige Wirkung derselben zweifellos durch die Einschränkung der Luftzirkulation erzielt.

Danach kamen die Vorschläge, die Nasenhöhle durch Einbringen von flüssigem oder festem Paraffin unter die Schleimhaut zu verengern. Die Wirkung des submukös untergebrachten Paraffins ist intensiver und nachhaltiger als die der einfachen Obturatoren. Das flüssige Paraffin hat sich als zu gefährlich erwiesen, es wurde durch Hartparaffin ersetzt. In neuester Zeit wurde von Botey an Stelle des Paraffins Bariumvaseline und von Caldera weiße Vaseline in Vorschlag gebracht.

Man braucht sich nur zu überlegen, daß durch den fortschreitenden Ozaena-prozeß, durch fibröse Entartung der Schleimhaut wertvolles spezifisches Gewebe verloren gegangen ist und daß es keinen Nutzen bringen kann, wenn wir weiteres leb- und wertloses Material hinzufügen.

Flatau hat Elfenbeinstifte in die Gegend der unteren Muschel eingeschlagen und damit ebenfalls einen lokalen Entzündungsreiz mit Besserung der Symptome erzielt. Geeigneter sind die Methoden, die sich mit der Transplantation lebenden Gewebes unter die Schleimhaut befassen. So hat Brünings autoplastisch Fett unter die Schleimhaut der Nasenscheidewand nach Resektion der knorpeligen und knöchernen Teile des Septum nasi eingepflanzt. Sturmann hat ebendahin Rippenknorpel, resezierte, von Schleimhaut entblößte Muschelenden, Septum-teile und anderes bei Nasenoperationen abgefallenes lebendiges Material trans-plantiert. Schönstadt suchte die Verengerung des unteren Nasenganges dadurch zu erzielen, daß er aus der Tibia Knochenstücke entnahm und sie vom Vestibulum oris aus unter die Schleimhaut des unteren Nasenganges ver-pflanzte. Steurer bringt auf demselben Wege Knochenstücke aus der Tibia unter die abgelöste Schleimhaut des Nasenseptums und Eckert-Möbius ersetzt die Tibiaknochen durch macerierte spongiöse Knochenstücke vom Rinde und erspart dadurch die umständliche und nicht ganz unbedenkliche Nebenoperation am Unterschenkel. Durch alle diese Eingriffe werden beträchtliche Verengerungen des Nasenlumens erreicht. Bourak empfiehlt folgendes Verfahren: Er löst die Weichteile der lateralen Nasenwand unter- und oberhalb der unteren Muschel vom Vestibulum oris bzw. der Apertura piriformis aus ab, hebelt die abgelösten Weichteile zugleich mit der unteren Muschel und benachbarter Knochenteile nach innen und pflanzt zuletzt ein genügend großes Stück Fett in die so gebildete Tasche. Glas hat auf dem internationalen Berliner Kongreß 1911 über Ein-pflanzung hypertrophischer, von gesunden Individuen stammenden Muscheln berichtet. Es handelte sich dabei offenbar um einen Versuch, endonasal die erkrankten Muscheln durch gesunde zu ersetzen.

In neuerer Zeit hat Spiess Blut aus der Armvene Ozaenakranker entnommen und dieses an mehreren Stellen unter ihre Nasenschleimhaut injiziert.

Vielen dieser Methoden haftet der Nachteil an, daß sie den Hebel nicht an der richtigen Stelle ansetzen. Nach meinen Erfahrungen ist die Nasenscheide-wand wenig am Ozaenaprozeß beteiligt und nie der primäre Sitz der Atrophie.

Die zur Rhinitis atrophicans führenden entscheidenden primären Vorgänge spielen sich in der lateralen Nasenwand ab. Auf diese vorzüglich müssen wir wirken, hier sind auch anatomisch die besten Bedingungen für Transplanta-tionen vorhanden. Die Schleimhaut des unteren Nasenganges ist durch ihre geschützte Lage sowie durch die ständige Berieselung mit Tränenflüssigkeit im besten Zustande und läßt sich von ihrer knöchernen Unterlage am leichtesten ablösen. Dort werden demnach die Transplantate die günstigsten Bedingungen für ihre Erhaltung und Ernährung vorfinden. Weniger geeignet ist die Regio supraturbinalis. Hier genügt die Infraktion und Anfrischung des Knochens.

Nach diesen Vorbemerkungen wird mein Operationsverfahren und seine Absicht leicht verständlich sein. Es besteht im wesentlichen darin, daß die ganze laterale Nasenwand vom Nasen- bzw. Kieferhöhlenboden bis über den Ansatz der mittleren Muschel hinaus und nach hinten bis zum Gaumensegel unter Schonung der Schleimhautauskleidung der Nasenhöhle mehrfach nasal-wärts luxiert, eingebrochen und zum größten Teil in das Naseninnere verlagert wird. Dabei werden die der lateralen Nasenwand anliegenden Höhlen (Kiefer-höhle, Siebbeinzellen) eröffnet und deren Auskleidung entfernt. Das Zellen-system des Siebbeins wird in eine große gemeinsame Höhle verwandelt (siehe Zeichnung).

Im Beginn habe ich leichte Fälle mit geringer Atrophie und mit noch aktiven Nebenhöhlenentzündungen operiert, wobei der auf die in solchen Fällen wenig sklerosierte mediale Kieferhöhlenwand wirkende kräftige Daumendruck genügte, um die untere Muschel an die Nasenscheidewand anzulegen. Dort wurde sie mittels einer künstlich hergestellten Synechie festgehalten. Bei vor-geschritteneren Fällen mit stärkerer Sklerosierung und mit kleinen Neben-höhlen reichte der stärkste Fingerdruck nicht aus, die Verlagerung erfolgte nach Verdünnung des Knochens mit dem in die Kieferhöhle eingeführten Griff des Bleihammers. Sodann wurde die Modellierung der medialen Kiefer-höhlenwand auf die ganze Fläche der letzteren mit Hilfe eines starken bolzenförmigen Instrumentes ausgedehnt, dabei der Knochen an vielen Stellen eingebrochen und mit tiefen Dellen versehen. Schließlich wird ebenfalls mit dem Metallhammergriff der hintere obere Ansatz der medialen Kieferhöhlen-wand abgesprengt. Durch dieses einfache Hilfsmittel erhält man ein übersicht-liches Arbeitsfeld für die Ausräumung des Siebbeins und der Keilbeinhöhle und einen vorzüglichen Einblick in dieselben. Die Lamina papyracea und die nasale Schleimhautfläche des Siebbeins sollen dabei ebensowenig als die übrige Nasen-schleimhaut verletzt oder perforiert werden. Die der mittleren Muschel unmittel-bar benachbarten Teile der lateralen Nasenwand können nun von der er-weiterten Siebbeinhöhle aus ebenfalls in das Naseninnere verlagert werden, so daß letzteres nach der Operation sich im rhinoskopischen Bilde wie eine sehr enge oder wenigstens normal weite normale Nasenhöhle mit oder ohne Synechie im unteren Nasengang darstellt.

Die Synechie erwies sich mit der Zeit als nicht durchaus zweckmäßig. Man soll bei allen operativen Eingriffen im Naseninnern immer die ursprünglichen physiologischen Verhältnisse im Auge behalten. Starke Ausbuchtungen des Septums und Synechien sind unphysiologisch. Man kann sowohl die Synechie als auch die Auftreibung des Septums vermeiden, dadurch, daß man die laterale Nasenwand ausgiebig mobilisiert. Durch Einpflanzung der bei der Eröffnung der Kieferhöhle von der facialen Kieferhöhlenfläche gewonnenen Knochenstücke kann man den unteren Nasengang zugleich mit der Verlage-rung ad maximum verengern. Die mobilisierten Teile lassen sich auch ohne Synechie in ihrer neuen Lage erhalten. Ist bei sehr weiter Nase die Anlegung einer Synechie wünschenswert, dann wähle man eine Stelle, die möglichst weit nach hinten liegt.

Die Eröffnung der Kieferhöhle halte ich im Interesse der Dauerheilung für unerläßlich. Transplantationen oder Einspritzungen unter die Schleimhaut der lateralen Nasenhöhlenflächen ohne Eröffnung der Kieferhöhle rufen eine starke Reaktion in der benachbarten Nebenhöhlenschleimhaut hervor. Diese künst-liche Schleimhautentzündung steigert, wie ich experimentell häufig feststellen konnte, die Flüssigkeitszufuhr und wirkt infolgedessen auf den atrophischen Prozeß noch stärker als der Operationsreiz ein. Aber beide klingen wieder ab, ihre günstige Wirkung ist von begrenzter Dauer und wenn die eingepflanzten Gewebe nicht die Lebenstätigkeit von Knochen und Schleimhaut dauernd an-regen, Gewebsneubildung hervorrufen und bessere Zirkulationsverhältnisse schaffen, dann ist der ganze Eingriff von geringem Wert.

Die Nebenhöhlenschleimhaut erhalte ich auch dann nicht, wenn sie makro-skopisch normal aussieht. Bleibt sie, dann entzündet sie sich unter dem Einflusse der operativen Maßnahmen und wir können nie vorher mit Sicherheit sagen, ob die Entzündung wieder verschwindet, ob sie zur Polypenbildung führt oder ob die Schleimhaut später der Atrophie anheimfällt.

Nehmen wir übrigens die Schleimhaut noch so gründlich weg, so bleiben Epithelinseln stehen, von denen aus, wie man bei offener Nachbehandlung sehen kann, eine widerstandsfähige Auskleidung neu gebildet wird.

Die Tamponade läßt sich auch nicht umgehen. Sie ist keine Komplikation, kann völlig schmerzlos durchgeführt werden und gewährleistet eine gleichmäßige Epithelisierung der eröffneten und ihrer Schleimhaut beraubten Nebenhöhlen. Ferner unterstützt sie die mobilisierten Teile in ihrer neuen Lage und trägt wesentlich zur Stabilisierung des umgestellten Feuchtigkeitshaushaltes bei.

Bei den schwersten Fällen reicht auch dieses eingreifende Vorgehen noch nicht aus, um der atrophischen Nase genügend Feuchtigkeit zuzuführen. Es kommt trotz Verlagerung, Transplantation und Synechiebildung vor, daß sich nach Jahren die Atrophie wieder einstellt, besonders wenn die künstliche Beriese-lung der Nase (Spülungen mit physiologischer Kochsalzlösung) nachlässig gehandhabt oder ganz unterlassen wird. Ich habe deshalb den unteren Nasen-gang noch stärker verengert und weitere Ossifikationszentren geschaffen dadurch, daß ich die bei der Eröffnung der Kieferhöhle von der facialen Wand gewonnenen Knochenstücke von der Apertura piriformis aus, nach Abmeißlung einer kleinen Knochenplatte vom Rande derselben und Ablösung der Schleimhaut des unteren Nasenganges, zwischen Schleimhaut und Knochen brachte und zugleich den an die Apertura grenzenden Teil der lateralen Nasenwand mobilisierte und ohne Verletzung der Schleimhaut ins Nasenlumen verlagerte. Prinzipiell war mir darum zu tun, mit dem vorhandenen Material die ausgedehnteste Ver-lagerung und zugleich an möglichst vielen Stellen Gewebsneubildung zu er-zielen sowie die natürliche Konfiguration der Nasenhöhle wieder herzustellen und zu erhalten.

Die günstige Wirkung des Parotisspeichels auf die atrophische Nasenschleim-haut hatte ich bereits, bevor Wittmaack sein Verfahren veröffentlichte, beob-achtet bei Ozaenakranken, denen ich bei meiner Kieferhöhlenplastik größere Schleimhautlappen aus der Wange in die Kieferhöhle verpflanzte, wobei mehrmals versehentlich der Ductus stenonianus mit in die Kieferhöhle gelangte. Das Suicidium eines Kranken, der infolge einer solchen Implantation an dauerndem Speichelträufeln litt, das ihn aufs tiefste und mehr als vorher seine Ozaena depri-mierte, veranlaßte mich, die Klippe der Speichelfistel sorgfältig zu vermeiden, zu der Zeit als Wittmaack seine Methode der Einpflanzung des Ductus stenonia-nus in die Kieferhöhle zwecks Heilung der Ozaena empfahl. Wittmaack ging von der Idee aus, daß die Ozaena einer Veränderung im Schleimhautcharakter im frühen postembryonalen Leben ihre Entstehung verdanke, und daß es nur nötig sei, in der mit Plattenepithel ausgekleideten Ozaenanase dieselben Ver-hältnisse zu schaffen wie in der Mundhöhle, um die Ozaena zu heilen. Er öffnete zu diesem Zweck die Kieferhöhle, umschnitt den Ausführungsgang der Parotis in einem Umkreis von $^1/_2$ cm und verlegte ihn mit dem dabei gewonnenen Schleim-häutläppchen in die Kieferhöhle, die er dann schloß. Der Speichel lief durch die natürliche Kieferhöhlenöffnung über die untere Muschel und deren Schleim-haut, hatte dort die gewünschte Wirkung, aber außerdem den bereits erwähnten Nachteil des Speichelträufelns beim Essen, der die gewonnenen Vorteile der Berieselung der Nase aufwog. Der *über* der unteren Muschel gelegene Teil der atrophischen Schleimhaut hatte von der Berieselung keinen Nutzen, hier blieben pathologische Sekretion wie Borkenbildung bestehen.

Um die Speichelflüssigkeit nutzbar zu machen und die geschilderten Nach-teile zu vermeiden, habe ich zunächst versucht, Barrieren mittels ausgiebiger Synechie und durch Einpflanzung von Knochenstücken im unteren Nasengang anzulegen und die untere Muschel zu heben. Zugleich habe ich den vordersten Teil der medialen Kieferhöhlenwand ausgiebig mobilisiert und auf das mobili-

sierte Knochenstück von der Kieferhöhle her einen aus der Oberlippe entnommenen Schleimhautlappen gelegt, antamponiert und später die Kieferhöhle geschlossen. Das Speichelträufeln war nun geringer, aber immer noch lästig, so daß die davon Betroffenen vor die Wahl gestellt, lieber ihren Foetor wieder haben als das Speichelträufeln behalten wollten. Den Foetor können sie nämlich beseitigen bzw. kachieren, das Speichelträufeln läßt sich aber durch nichts verhindern. Selbst wenn man die Nase noch so gut verstopft, der Speichel findet beim Essen doch einen Weg nach außen.

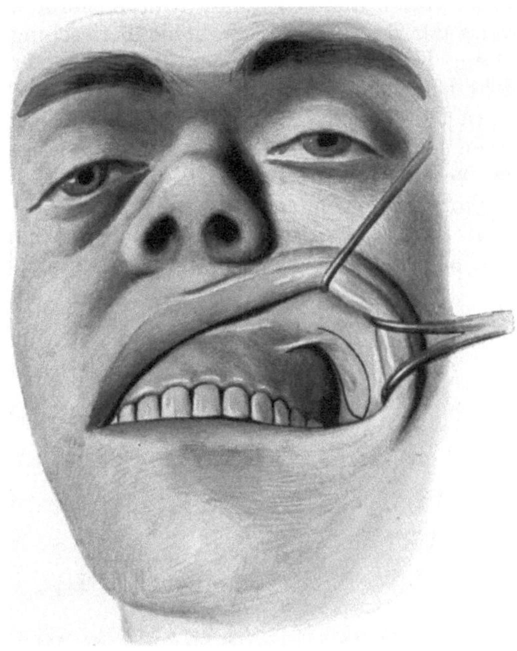

Um nun das zu befürchtende Speichelträufeln zu vermeiden, bin ich nach verschiedenen weiteren Versuchen zu dem Entschluß gekommen, die Speichelflüssigkeit lediglich in die durch die Verlagerung

Abb. 15. Einpflanzung des Ductus stenonianus in die Kieferhöhle I. (Nach Wittmaack-Lautenschläger.)

ihrer medialen Wand stark erweiterte Kieferhöhle zu leiten, die Kieferhöhle zum Flüssigkeitsreservoir zu gestalten und nur einen geringen Teil der angestauten Flüssigkeit in den mitt-

leren Nasengang gelangen zu lassen. Zu diesem Zweck wurde mittels des in den medialen Teil der oralen Kieferhöhlenöffnung implantierten und gestielten Lappens der Grund zu einer Lippenfistel gelegt, die sich nicht schließen und aus der sich der Parotisspeichel nach Berieselung der Kieferhöhle wieder in die Mundhöhle entleeren konnte. Die Lippenfistel wurde schräg angelegt, so daß beim Essen keine Speiseteile in die Tiefe gelangen konnten (s. Abb. 15 u. 16).

ORLOFF hat einen ähnlichen Weg eingeschlagen. Er extrahierte einen Zahn und hielt die Alveole offen durch einen Obturator, der beim Essen entfernt wurde.

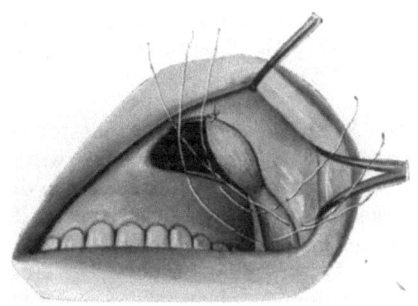

Abb. 16. Einpflanzung des Ductus stenonianus in die Kieferhöhle II. (Nach Wittmaack-Lautenschläger.)

Abgesehen davon, daß man keinen gesunden Zahn opfert, ist es auch nicht unbedenklich, beim Essen den Nagel wegzunehmen, weil beim Kauen Speisen usw. in die Kieferhöhle eindringen und dort zu Unzuträglichkeiten (Infektionen, Speichelsteinen) führen können.

Läßt man nach der Ausheilung der Kieferhöhle beim Verschluß der vestibulären Kieferhöhlenöffnung im hinteren Teil derselben gegenüber der Mündung des Ductus parotideus eine kleine, von hinten nach vorne etwas schräg verlaufende Fistelöffnung bestehen, so wird die Speichelflüssigkeit beim Kauen durch diese Öffnung in die Kieferhöhle gepumpt und auf die einfachste Weise der Zweck der Kieferhöhlenberieselung erreicht. Nasenträufeln ist dabei selten, Konkrementbildungen in der Kieferhöhle habe ich in diesen Fällen nicht beobachtet.

In der Absicht, mein ursprüngliches Operationsverfahren zu vereinfachen, haben HALLE, HINSBERG, SEIFFERT und KAHLER Modifikationen angegeben. Das Verfahren von HALLE, das in den Hauptzügen sich an meine Angaben anlehnt, ist folgendes:

1. „Um das spätere Zurückweichen der medial verlagerten Seitenwand der Nase unmöglich zu machen, wird die Bildung von Synechien zwischen Muscheln

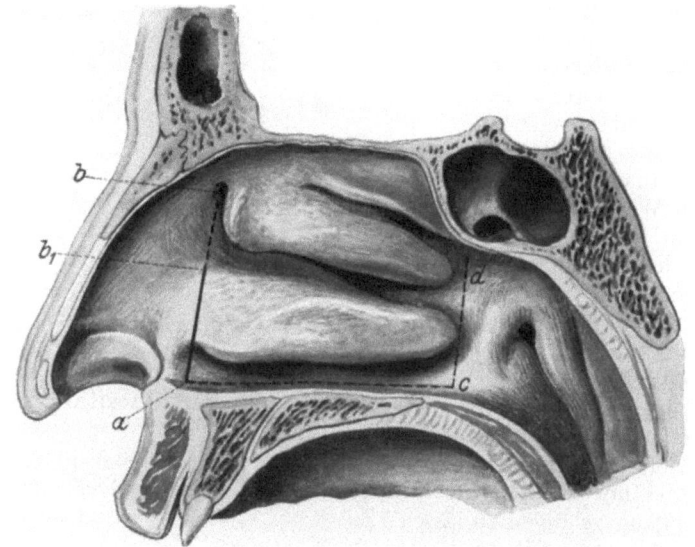

Abb. 17.   Ozaenaoperation nach HALLE.   Buchstabenerklärung im Text.

und Septum angestrebt, entsprechend der ersten Anregung von LAUTEN-SCHLÄGER. Zu diesem Zwecke wird die Schleimhaut der unteren (nötigenfalls auch der mittleren) Muschel sowie die des Nasenbodens und des unteren Nasenganges angefrischt. Das geschieht durch Kratzen mit einem geeigneten Meißel oder einem scharfen Löffel."

2. „Unter Lokalanästhesie wird ein Schnitt in der Nase geführt, der unmittelbar vor dem Kopf der mittleren Muschel beginnt und an dem Kopf der unteren Muschel vorbei nach dem Nasenboden geht. Hier biegt der vertikal geführte Schnitt um und geht nun horizontal dicht an der Apertura piriformis entlang bis an das Septum heran (vgl. Abb. 17, Linie b, a, e). Mit einem schmalen Elevatorium wird nunmehr entsprechend der Linien a, e an der Crista piriformis eingegangen und die Schleimhaut mit dem Periost vom Nasenboden bis an das Gaumensegel abgelöst. Hierauf wird ein über die Fläche gekrümmter Meißel entsprechend der Linien a, b angesetzt und in leichten Schlägen bis b^1 der Knochen angemeißelt und allmählich durchgemeißelt, damit er nicht splittert. Man geht nur bis b^1, weil zwischen b^1 und b der Ductus lacrymalis liegt, der

nicht verletzt werden soll. Der Meißel dringt dicht hinter der Vorderwand in die Kieferhöhle ein. Nunmehr wird submukös, entsprechend der Linien a, c der Knochen der Seitenwand durchschlagen. Hierauf dringt man mit einem breiten Elevatorium oder auch einem mittleren KILLIANschen Speculum ent- sprechend den Linien a, b in die Höhle ein und drängt die Nasenseitenwand kräftig medialwärts bis die Kieferhöhle gut zu übersehen ist. Die Vorderwand läßt sich mit abgebogenen Curetten, etwa der RITTERschen erreichen. Zwischen b und b¹ drängt man nun vorsichtig Schleimhaut, Knochen und den Duktus medialwärts; nötigenfalls wird die ganze Kieferhöhle sorgsam ausgekratzt. Hierauf wird der Knochen an der Grenze zwischen medialer und hinterer Wand der Kieferhöhle entsprechend der Linien c, d mit dem Meißel durchbrochen, die Schleimhaut wird dabei nicht verletzt, sondern mit einem Elevatorium bis zum vorderen Tubenwulst abgeschoben. Jetzt ist die ganze mediale Kiefer- höhlenwand leicht und in voller Ausdehnung beweglich."

„Zum Schluß geht man von der Kieferhöhle aus in das Siebbein und drängt auch hier Knochen und Schleimhaut medialwärts. Ein größerer Jodoform-

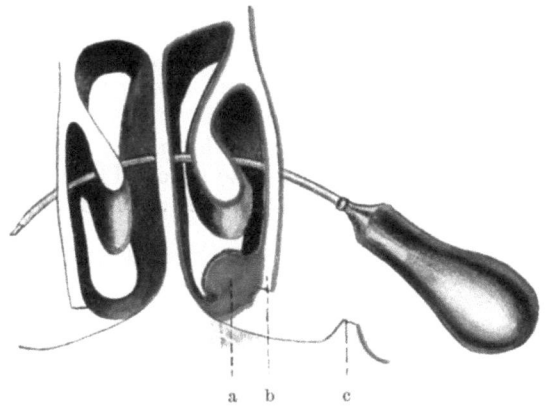

Abb. 18. Ozaenaoperation nach HINSBERG.
Schematischer Frontalschnitt durch die Nase. Die durchmeißelte mediale Kieferhöhlenwand ist von c nach b verlagert. a Schleimhautwulst am Nasenboden, verursacht durch Aufrollung der Schleimhaut infolge der Verlagerung der Kieferhöhlenwand. KÜGLERsches Troikart in situ.

ganzetampon wird in die Höhle eingeführt und hält die mediale Wand an ihrer Stelle. Der Tampon wird nach 5 Tagen gewechselt und durch einen kleineren ersetzt. Im ganzen werden 5mal 5 Tage lang die Tampons getragen."

HINSBERGs Verfahren ist folgendes:

In Lokal- und Leitungsanästhesie werden beide Kieferhöhlen von der Fossa canina aus breit eröffnet. Nun wird die laterale Nasenwand unter tunlichster Schonung der Schleimhaut mobilisiert, wobei auch die Umgebung der Apertur durchmeißelt werden muß. Die Schleimhaut der nasalen Seite der medialen Kieferhöhlenwand wird dabei sorgfältig geschont. Nun wird die laterale Nasen- wand beiderseits medialwärts disloziert, bis die unteren Muscheln das Septum berühren. Die Schleimhaut am Übergang von der lateralen Nasenwand zum Nasenboden wird mit einem feinen Raspatorium abgelöst, so daß sie einen Wulst im unteren Nasengang bildet. Nun wird die medialwärts verlagerte laterale Nasenwand durch eine Drahtplattennaht fixiert. Zu diesem Zweck wird eine etwa 5 cm lange flach gebogene Nadel von der Kieferhöhle aus durch die linke mediale Kieferhöhlenwand, das Septum und die rechte mediale

Kieferhöhlenwand gestochen, so daß sie in der rechten Kieferhöhle erscheint (siehe Abb. 18). Sie ist armiert mit einem kräftigen Bronzedraht, der am freien Ende eine Magnesiumplatte trägt. Durch Zug am Draht wird diese Platte an die

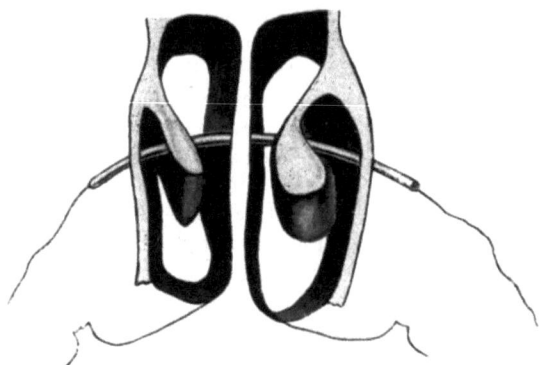

Abb. 19. Ozaenaoperation nach Hinsberg.
Der Mandrin des Küglerschen Troikarts ist herausgezogen, durch die Hülse ist der Draht durchgeführt, der nach Entfernung der Hülse liegen bleibt und mit Platten versehen wird.

beiden lateralen Nasenwände und diese mit ihr an das Septum gepreßt. Dann wird nach Entfernung der Nadel eine zweite gleiche Platte und hinter ihr eine durchbohrte Bleiperle auf den Draht aufgefädelt. Unter dauernder Spannung

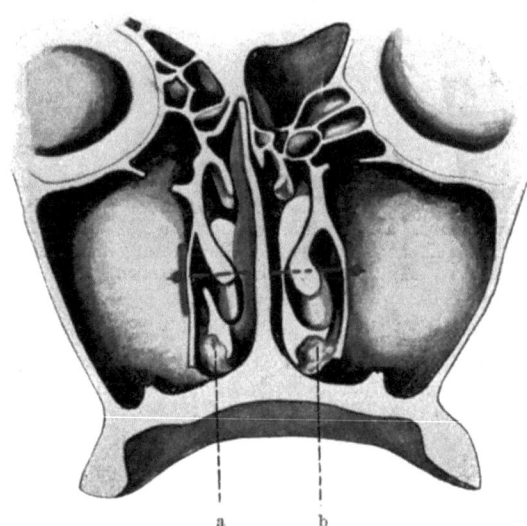

a   b

Abb. 20. Ozaenaoperation nach Hinsberg.
Schematischer Frontalschnitt. Das Plattensystem in situ. Bei a und b der durch Aufrollung der Schleimhaut des unteren Nasenganges entstehende Wulst.

des Drahtes wird nun vermittels einer Zange die Perle und Platte und mit ihr die rechte laterale Nasenwand nach innen gedrückt, bis diese wiederum dem Septum anliegt und zum Schlusse wird endlich die Bleiperle vermittels der Zange so fest zusammengequetscht, daß sie dem Draht fest aufsitzt. Beide laterale Nasenwände sind so am Septum befestigt, daß ein Zurückfedern unmöglich ist.

Es wird nicht tamponiert, die Schleimhautwundränder werden ohne Naht aufeinandergelegt und dem spontanen Schluß überlassen.

HINSBERG legt in neuerer Zeit die Plattennaht schon vor der Durchmeißlung der lateralen Nasenwand an.

SEIFFERT hat, um die mobilisierten lateralen Nasenwände am Septum zu befestigen, eine originelle Naht erdacht, welche die Tamponade der Kieferhöhle unnötig machen soll. Durch ein von ihm angegebenes Instrument (s. Abb. 21) wird ein kräftiger Seidenfaden (Nr. 6 der Ruffaniseide) sowohl

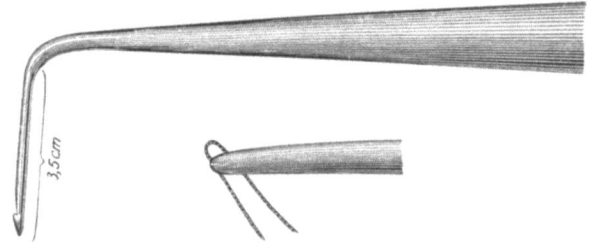

Abb. 21. Nahtinstrument und Bildung der Fadenschleife. (Nach SEIFFERT.)

durch die beiden medialen Kieferhöhlenwände als durch das Septum hindurchgeführt. Er legt zwei übereinander liegende Stichkanäle an, durchbohrt mit dem Instrument erst die linke mediale Kieferhöhlenwand, dann die ganze Dicke des Septums und schließlich die mobilisierte rechte laterale Nasenwand. Von der rechten Kieferhöhle aus zieht er dann durch jeden Stichkanal das Ende eines Fadens und knotet beide Enden in der linken Kieferhöhle. Die Fäden können bis zu einem halben Jahre liegen bleiben und lassen sich jederzeit mit der Schere durchschneiden und entfernen.

KAHLER operiert nach DENKER, schneidet aus der lateralen Nasenwand einen, hinten gestielten, die untere Muschel enthaltenden Lappen und näht ihn an das Septum an.

Anhang. Die Rhinitis atrophicans simplex.

Die Rhinitis atrophicans simplex unterscheidet sich von der Ozaena nur durch das Fehlen des Foetors und einen im allgemeinen milderen Verlauf. Im Kindesalter kann sie das Vorstadium der „Ozaena" sein. Anatomisch besteht zwischen beiden kein prinzipieller Unterschied. Daß, wie SEIFERT und ZARNIKO hervorheben, die Plattenepithelausbreitung geringer ist als bei der Ozaena, stimmt mit meinen Befunden überein. Klinisch bestehen die Zeichen eines Schleimhautkatarrhs mit Absonderung eines dünnen milchartigen Sekrets auf der Schleimhautoberfläche, das, der atmosphärischen Luft ausgesetzt, zu nicht fötiden Borken eintrocknen kann, in milden Fällen aber flüssig bleibt und ausgeschnaubt wird. Neben entzündlichen Schwellungen angedeutete oder ausgeprägte Atrophie, sowohl im mittleren als im unteren Nasengang. Foetor ist nicht vorhanden.

Eine chronische Pharyngitis atrophicans ist fast regelmäßig ihre Begleiterin, die Laryngitis sicca seltener. Die Nebenhöhlen können noch aktiv entzündet sein und Eiter absondern, es kann aber auch jede Nebenhöhlenentzündung fehlen. Das Geruchsvermögen hat nicht oder in nur geringem Grade seine Schärfe eingebüßt.

Die Diagnose der Rhinitis atrophicans simplex läßt sich unschwer und meist sofort stellen, manchmal freilich erst nach wiederholter Untersuchung und nach längerer Beobachtung. Die Prognose ist bei Fällen jenseits des 20. Lebensjahres im allgemeinen günstig. Die Rhinitis atrophicans simplex kann zu jeder Zeit spontan heilen, bleibt indes in vielen Fällen Jahre lang bestehen. Im jugendlichen Alter auftretende einfache Atrophien bedürfen besonderer Aufmerksamkeit, weil der Übergang in die fötide Form noch nach der Pubertät erfolgen kann.

Die Therapie ist, wenn die Erkrankung rasch fortschreitet und zur Ozaena zu werden droht, vorwiegend operativ, wobei vor endonasalen Eingriffen auch hier eindringlichst gewarnt werden muß. Sonst genügt die Verhütung der Borkenbildung durch vermehrte Flüssigkeitszufuhr.

Literatur.

ABEL: Die Ätiologie der Ozaena. Zeitschr. f. Hyg. u. Infektionskrankh. Bd. 21. — ALEXANDER, A. (1): Über das Wesen der Ozaena. Arch. f. Laryngol. u. Rhinol. Bd. 22. 1909. — DERSELBE (2): Die Beziehungen der Ozaena zur Lungentuberkulose. Arch. f. Laryngol. u. Rhinol. Bd. 22 u. 14. — DERSELBE (3): Fall von Ozaena trachealis. Verhandl. d. Berlin. laryngol. Ges. Januar 1910. — DERSELBE (4): Serodiagnostische Untersuchungen zur Frage der Beziehungen zwischen Ozaena und Syphilis. Zeitschr. f. Laryngol. u. Rhinol. Bd. 1. 1909. — DERSELBE (5): Sammelreferat. Zentralbl. f. Laryngol. Bd. 28. — DERSELBE (6): Fälle von Ozaena nasalis. Verhandl. d. Berlin. laryngol. Ges. Januar 1910. — AKAMATSU: WASSERMANNsche Reaktion bei genuiner Ozaena. Ref.: Zentralbl. f. Laryngol. Bd, 28. — ALKAN: Gewisse Formen des hohen Gaumens und ihre Entstehung. Arch. f. Laryngol. u. Rhinol. Bd. 40. — AMERSBACH (1): Therapie der Ozaena. Klin. Wochenschr. I. Jg. Nr. 52. 1922. — DERSELBE (2): Untersuchungen über die ätiologische und therapeutische Bedeutung des Coccobacillus foetidus ozaenae. Arch. f. Laryngol. u. Rhinol. Bd. 31. — ARZT und GROSSMANN: Zur Frage der Bedeutung der WASSERMANNschen Reaktion. Monatsschr. f. Ohrenheilk. u. Laryngo-Rhinol. Bd. 44, Nr. 3. 1910. — BALDENWECK: La Vaccinotherapie etc. Ref.: Zentralbl. f. Laryngol. Bd. 2, S. 225. — BAUMGARTEN: Über die Frühformen der Ozaena. Arch. f. Laryngol. u. Rhinol. Bd. 22. — BAUMGÄRTNER, CH.: Die Behandlung der Ozaena mit submukösen Paraffininjektionen. Schweiz. med. Wochenschr. Jg. 52, Nr. 21. Ref.: Zentralbl. f. Hals-, Nasen- u. Ohrenheilk. Bd. 1, S. 450. 1923. — BAYER: L'ozaena, sa genese son traitement. Rev. hebdom. de laryngol. 1896. — BECKER, F.: Ozaena bei Wehrpflichtigen. Zeitschr. f. Ohrenheilk. u. f. Krankh. d. Luftwege. Bd. 70. — BECK, K. und BRODT: Über bakteriologische und serologische Befunde bei Ozaenakranken. — BECK und RAMDOHR: Über röntgenologische und klinische Erfahrungen auf dem Gebiete der Hals-, Nasen- und Ohrenheilkunde. Zeitschr. f. Ohrenheilk. u. f. Krankh. d. Luftwege. Bd. 78, S. 133. 1919. — BERGEAT: Beiträge zur Lehre von der Ozaena. Dtsch. med. Wochenschr. 1878. — BERMAN: Ref.: Zentralbl. f. Laryngol. Bd. 28. 1912. — BLEGVAD, N.: Weitere Erfahrungen über die operative Behandlung der Ozaena. Dän. otolaryngol. Ges. April 1922. Ref.: Zentralbl. f. Laryngol. Bd. 2, S. 156. — BOTEY, RICARDO (1): Les ingeniones de parafina en el ozena. Arch. de rhinol. etc. 1909. Nr. 61. — DERSELBE (2): Les injections sous-muqueuses de vaseline barytée dans l'ozène. Ann. des maladies de l'oreille etc. Tome 41. Ref.: Zentralbl. f. Hals-, Nasen- u. Ohrenheilk. Bd. 1, S. 41. 1921. — BOURAK, S.: Meine Methode der chirurgischen Ozaenabehandlung. Zeitschr. f. Hals-, Nasen- u. Ohrenheilk. Bd. 7, H. 1. 1923. — BRINDEL: Behandlung der Ozaena mit interstitiellen Paraffininjektionen. Presse méd. Juni 1902. — BRIEGER: Nebenhöhlenozaena. Ref.: Zentralbl. f. Laryngol. Bd. 20, S. 624. — BROEKAERT, F.: Die Ozaena vom sozialen Standpunkt. Zentralblatt f. Laryngol. Bd. 28, S. 545. — DERSELBE (2): Les injection de paraffine etc. Belgisch. oto-laryngol. Jahresvers. 1903. — BRÜNINGS: Über eine neue operative Behandlungsmethode der Ozaena. Med. Klinik 1920. Nr. 1, S. 110. — BURCKHARDT und OPPIKOFER: Untersuchungen über den PEREZschen Ozaenaerreger. Arch. f. Laryngol. u. Rhinol. Bd. 30. — CALDERA (1): Nasensekret. Herkunft des Foetors. Arch. f. Laryngol. u. Rhinol. Bd. 32, S. 438. — DERSELBE (2): Serologische Untersuchungen. Zentralbl. f. Laryngol. Bd. 28, S. 114. — CALDERA, C.: Experimentelle Versuche zur Kaninchenozaena. Zeitschr. f. Hals-, Nasen- u. Ohrenheilk. Bd. 1, S. 162. — CALDERA und GAGGIA: Ein Beitrag zur Serodiagnose der Stinknase. Arch. f. Laryngol. u. Rhinol. Bd. 26. — CASTEX: Fernwirkung bei Ozaena. Journ. des practiciens. 31. Juli 1909. Ref.: Zentralbl. f. Laryngol. Bd. 26, S. 7. — CHIARI, O. v.: Zur Vaccinebehandlung der Ozaena. Arch. f. Laryngol. Bd. 31. — CHOLEWA und CORDES: Zur Ozaenafrage. Arch. f. Laryngol. u. Rhinol. 1898. Bd. 8. — CHRIST, J.: Nase und Ohr bei angeborenem Mangel der Schweißdrüsen. Zeitschr. f. Laryngol., Rhinol. u. ihre Grenzgeb. Bd. 6. — COMPAIRED (1): La ozena y sus complicaciones Zaragoza. 1911. 290 Seiten Literatur. 505 Arbeiten. Ref.: Zentralbl. f. Laryngol. Bd. 28, S. 227. — DERSELBE (2): Über einige seltene klinische Erscheinungen bei Ozaena. Siglo med. Dez. 1910. — DAHMANN, HEINRICH: Fall einwandfreier einseitiger Ozaena. Sitzung d. Berlin. laryngol. Ges. Dez. 1917. — DEMME, CURT: Über Ozaena. Berlin. laryngol. Ges. Bd. 2, D. 66. S. 40, II., 1899. — DEMETRIADES und MOUTOUSSIS: Beiträge zur Ätiologie und Vaccinabehandlung der Ozaena. Monatsschr. f. Ohrenheilk. u. Laryngo-Rhinol. Jg. 55, S. 1318. 1921. — DIEBOLD, F.: Über Ursachen der Hypertrophie und Atrophie der Nasenschleimhaut. Arch. f. Laryngol. u. Rhinol. Bd. 28. — DÖBELI: Über die Bildung des Sekrets bei der Ozaena. Arch. f. Laryngol. u. Rhinol. Bd. 15, S. 142 und Bd. 1, S. 1. — DREYFUSS und KLEMPERER: Zentralbl. f. Laryngol. Bd. 13, S. 106. — ECKERT-MÖBIUS, A.: Implantation von macerierten spongiösen Rinderknochen zur Behandlung der Rhinitis atroph. Zeitschr. f. Hals-, Nasen- u. Ohrenheilk. Bd. 7, H. 1. 1923. — EISENLOHR, E.: Die WASSERMANNsche Reaktion bei Ozaena. Arch. f. Laryngol. u. Rhinol. Bd. 37. — ELMIGER, G.: Ozaena in den Baseler Volksschulen. Arch. f. Laryngol. u. Rhinol. Bd. 32, S. 1. Ref.: Zentralbl. f. Laryngol. Bd. 35, S. 69. — FLEISCHMANN: Zum Problem der Ozaena. 2. Jahresvers. dtsch. Hals-Nasen-Ohrenärzte 1922. Ref.: Zentralbl. f. Laryngol. Bd. 1, S. 355. — FOURNIER: La sypbilis heredit. Paris 1886. — FRANKENBERGER siehe bei TREITEL: Arch. f. Laryngol. u. Rhinol. Bd. 16. — FRÄNKEL, B. (1): ZIEMSSENS Handbuch Bd. 4. 1876. DERSELBE (2): Sitzung d. Berlin. laryngol. Ges. 1907. — FRÄNKEL, E. (1): Beitrag zur Rhinopathologie. VIRCHOWS Arch. f. pathol. Anat. u. Physiol. Bd. 87. 1882 u. Bd. 75. 1879. — DERSELBE (2): Weitere Untersuchungen über Rhinitis atrophicans foetida. VIRCHOWS Arch. f. pathol. Anat. u. Physiol. Bd. 90. 1882. — FRESE, O.: Untersuchungen über Entstehung und Wesen des Foetors bei der Ozaena. Dtsch. Arch. f. klin. Med. Bd. 86. 1905. — DERSELBE (2): Über die Beziehungen der Syphilis zur Ozaena. Arch. f. Laryngol. u. Rhinol. Bd. 20, S. 459. — FRIEDRICH, E.: Rhinologie usw. in ihrer Bedeutung für die allgemeine Medizin. Leipzig: C. W. Vogel 1899. — GALOTTI: Beitrag zum ätiologischen Studium der Ozaena. Arch. ital. di otol., rinol. e laringol. Fasc. 2. 1920. Ref.: Zentralbl. f. Laryngol. Bd. 36. — GERBER, P. H.: Chaemaeprosopie und hereditäre Lues. Arch. f. Laryngol. u. Rhinol. Bd. 10. 1900. — DERSELBE (2): Spätformen hereditärer Syphilis in den oberen Luftwegen. Beitr. z. klin. Med. u. Chirurg. 1894. — DERSELBE (3): Die Syphilis der Nase. Berlin 1910. — v. GILSE, P. H.: Zur Pneumatisation des Keilbeins. Zentralbl. f. Laryngol. Bd. 1. Siehe auch HAIKE: Zentralbl. f. Laryngol. Bd. 28. — GOLDSTEIN: Zur Frage der Ätiologie der Ozaena. Ref.: Zentralbl. f. Laryngol. Bd. 27. — GOTTSTEIN: Über Ozaena und eine einfache Behandlungsmethode derselben. Berlin. klin. Wochenschr. 1878. S. 556. — GRÜNWALD, L. (1): Die Lehre von den Naseneiterungen. Leipzig 1893. — DERSELBE (2): Der heutige Stand der Ozaenafrage. Arch. f. Laryngol. u. Rhinol. Bd. 13. — HABERMANN: Zeitschr. f. Heilk. Bd. 7, S. 188. — HAIKE (1): Die Entwicklungsstörungen der Nasennebenhöhlen bei Ozaena. Beitr. z. Anat., Physiol., Pathol. u. Therapie d. Ohres, d. Nase u. d. Halses. Bd. 5. 1911. — DERSELBE (2): Die Röntgenuntersuchung der Nasennebenhöhlen der Kinder und ihre Ergebnisse usw. Arch. f. Laryngol. u. Rhinol. Bd. 23. 1910. — HAJEK (1): Pathologie und Therapie der entzündlichen Erkrankungen der Nebenhöhlen. Leipzig-Wien 1909. — DERSELBE (2): Berlin. klin. Wochenschr. Nr. 33. — HAJEK und GROSSMANN: Beiträge zur Syphilis der oberen Luftwege. Zentralbl. f. Laryngologie. Bd. 1, S. 341. — HALLE, M. (1): Die operative Therapie der Ozaena. Arch. f. Laryngol. u. Rhinol. Bd. 33. 1920. — DERSELBE (2): Novembersitzung d. Berlin. laryngol. Ges. 1916. — HARKE: Beiträge zur Pathologie der oberen Atmungswege. Wiesbaden 1912. — HARTMANN, A.: Beiträge zur Lehre von der Ozaena. Dtsch. med. Wochenschr. 1878. Nr. 13. — HEBRAUT und HERMANS: Hundeozaena. Annales de medicine veterin. Brüssel. 1908. S. 25. — HINSBERG, V. (1): Zur operativen Behandlung der Ozaena. Monatsschr. f. Ohrenheilk. u. Laryngo-Rhinol. Bd. 21, Jg. 55, S. 1269. 1921. — DERSELBE (2): Zur Kenntnis der Tracheitis sicca. Arch. f. Laryngol. Bd. 33. — HICQUET: Kropf und Ozaena. Belg. otorhinolaryngol. Ges. Verhandl. Juni Brüssel 1909. Ref.: Zentralbl. f. Laryngol. Bd. 25, S. 37. — HOCHSINGER, K.: Die Prognose der angeborenen Syphilis. Berlin: Jul. Springer. — HOFER, GUSTAV: Sitzung d. Berlin. laryngol. Ges. 1916. — DERSELBE (2): Histologisches zur Ozaenafrage. Arch. f. Laryngol. u. Rhinol. Bd. 32. — HOFER, G. und KOFLER (1): Weitere Mitteilungen. Arch. f. Laryngol. u. Rhinol. Bd. 29. — DERSELBE (2): Betrachtungen über die Arbeiten von E. OPPIKOFER, L. NEUFELD, K. SALOMONSEN. Arch. f. Laryngol. u. Rhinol. Bd. 31. Zentralbl. f. Hals-, Nasen- u. Ohrenheilk. Bd. 1, S. 3. — HOFER, G. und H. STERNBERG: Die Agglutination als diagnostische Reaktion bei der Ozaena. 2. Jahresversamml. d. Ges. dtsch. Hals-Nasen-Ohren-Ärzte. Juni 1922. — HOPMANN (1): Über Messungen des Tiefendurchmessers usw. Arch. f. Laryngol. u. Rhinol.

Bd. 1. — Derselbe (2): Verkürzung und Verlagerung d. Vomer. Zeitschr. f. Laryngol.. Rhinol. u. ihre Grenzgeb. Bd. 1, H. 3. — Hutter, F.: Zur Paraffintherapie der Özaena. Arch. f. Laryngol. u. Rhinol. Bd. 24. 1911. — Hutyra-Marek: Handbuch d. Tierpathologie. — Iri: Kaninchenozaena. Zeitschr. f. Hals-, Nasen- u. Ohrenheilk. Bd. 5, S. 123. — Jansen: Diskussionsbemerk. bei der Vers. dtsch. Hals-Nasen-Ohrenärzte 1922 in Wiesbaden. — Kahler: Zur operativen Behandlung der Ozaena. Wien. med. Wochenschr. Nr. 48. 1921. — Kassel, Karl: Die Geschichte der Ozaena. Monatsschr. f. Ohrenheilk. u. Laryngo-Rhinol. Bd. 55. 1921. — Katz-Preysing-Blumenfeld: Handbuch. Würzburg Bd. 3. 1914. — Kayser, R.: Vers. dtsch. Nasenärzte Frankfurt a. M. 1896. Ref.: Zentralbl. f. Laryngol. Bd. 23. — Key und Aberg: Ozaena. Acta-oto-laryngol. Vol. 1. p. 621. 1918. — Killian: Die Nebenhöhlen der Nase. Jena 1903. — Kimura: Frühstadium der Ozaena. Jahresvers. d. japan. otolaryngol. Ges. Tokio. Ref.: Zentralbl. f. Laryngol. Bd. 28, S. 551. — Kirschner, J.: Paraffininjektionen in menschliches Gewebe. Virchows Arch. f. pathol. Anat. u. Physiol. Bd. 182. — Korostowzow (Bern): Beitrag zur Lehre von der Epithelmetaplasie. Schweiz. Rundschau. Ref.: Zentralbl. f. Laryngol. Bd. 27, S. 205. — Kowarski, A.: Syphilis der Neugeborenen. Ref.: Zentralbl. f. Laryngol. Bd. 2, S. 125. — Krause, H.: Zwei Sektionsbefunde. Virchows Arch. f. pathol. Anat. u. Physiol. Bd. 85. 1881. — Krieg: Rhinitis atrophicans in Heymanns Handb. Bd. 3. 1900. — Kuttner (1): Über den augenblicklichen Stand der Ozaenafrage. Arch. f. Laryngol. u. Rhinol. Bd. 31. — Derselbe (2): Die Syphilis der Nebenhöhlen der Nase. Arch. f. Laryngol. u. Rhinol. Bd. 24. 1911. — Lampert, Lack: Alter der Ozaenakranken. London. Ref.: Zentralbl. f. Laryngol. Bd. 20, S. 440. — Lautenschläger, A. (1): Operative Behandlung atrophischer Zustände des Naseninnern. Oktobersitzung d. Berlin. laryngol. Ges. 1916. Arch. f. Laryngol. u. Rhinol. Bd. 32. — Derselbe (2): Über die Technik der operativen Ozaenabehandlung. Dezembersitzung d. Berlin. laryngol. Ges. 1916. — Derselbe (3): Neue Erkenntnisse in der Ozaenafrage. Februarsitzung d. Berlin. laryngol. Ges. 1917. Verhandl. S. 11. Ref.: Zentralbl. f. Laryngol. Bd. 33, S. 288. — Derselbe (4): Über das Wesen der Ozaena. Arch. f. Laryngol. u. Rhinol. Bd. 32. I. — Derselbe (5): Das Problem der Ozaenaheilung. Festschr. f. G. Killian. Arch. f. Laryngol. u. Rhinol. Bd. 33. Ref.: Zentralbl. f. Laryngol. Bd. 37, S. 119. 1918. — Derselbe (6): Operatives Verfahren bei vorgeschrittener Ozaena. Dtsch. med. Wochenschr. 1918. Nr. 51. — Derselbe (7): Pathologisch-anatomische Studien zur Ozaenafrage. Arch. f. Laryngol. u. Rhinol. Bd. 34. 1921. — Derselbe (8): Die Radikaloperation der Ozaena. Verhandl. d. dtsch. Hals-Nasen-Ohrenärzte Nürnberg 1921. — Derselbe (9): Zur Operation der Rhinitis atrophicans. Zeitschr. f. Hals-, Nasen- u. Ohrenheilk. Bd. 4. 1923. — Derselbe (10): Zur Ätiologie der Rhinitis atrophicans. Zeitschr. f. Hals-, Nasen- u. Ohrenheilk. Bd. 5. — Derselbe (11): Fall einseitiger Ozaena. Berlin. laryngol. Ges. Sitzung Nov. 1917. — Lebayle, J.: De l'ozaene trachée. Inaug.-Diss. Paris 1907. Ref.: Zentralbl. f. Laryngol. Bd. 24, S. 325. — Löwenberg: Dtsch. med. Wochenschr. 1885. — Mann: Über einige Fälle von Erkrankungen der oberen Luftwege. Münch. med. Wochenschr. 1907. — Meisser, B.: Chamaeprosopie und Ozaena. Arch. f. Laryngol. u. Rhinol. 1898. — Meyer, E.: Verhandl. d. Berlin. laryngol. Ges. 1904. — Michel: Die Krankheiten der Nasenhöhle und des Nasenrachenraumes. Berlin: August Hirschwald. 1876. — Minder: 50 Sektionsbefunde. Arch. f. Laryngol. u. Rhinol. Bd. 12. — Mink, P. J.: Die nasalen Lufträume. Arch. f. Laryngol. u. Rhinol. Bd. 21. 1909, — Derselbe (2): Die Rolle des kavernösen Gewebes in der Nase. Arch. f. Laryngol. u. Rhinol. Bd. 30. 1916. — Moldenhauer: Die Krankheiten der Nasenhöhle. 1886. — Morf: Ein Beitrag zur Symptomatologie usw. Zeitschr. f. Ohrenheilk. u. f. Krankh. d. Luftwege. Bd. 25, S. 253. — Nager, F.: Ozaena bei angeborenen Haut- und Zahnanomalien. Arch. f. Laryngol. u. Rhinol. Bd. 33. H. 3. — Natier (Paris): Ozèna; étiologie et pathogénie. Soc. med. du Paris 1911. Ref.: Zentralbl. f. Laryngol. Bd. 27, S. 485. — Neufeld, L. (1): Ozaena, chronische Diphtherie und Rachendiphtherie. Berlin. klin. Wochenschr. Nr. 9. — Derselbe (2): Studien über Ozaena und über Ausscheidung von Organismen durch die Nasenschleimhaut. Arch. f. Laryngol. u. Rhinol. Bd. 30, S. 252. — Oppikofer, E. (1): Schleimhaut eiterner Nebenhöhlen. Arch. f. Laryngol. u. Rhinol. Bd. 21. 1908. — Derselbe (2): Beiträge zur normalen und pathologischen Anatomie der Nase und ihrer Nebenhöhlen. Arch. f. Laryngol. u. Rhinol. Bd. 19. 1906. — Parker: Journ. ophthal. a. otolaryngol. 1914. — Pasquier du: Säuglingsozaena. Ref.: Zentralbl. f. Laryngol. Bd. 30, S. 408. — Perez, F.: Die Ozaena eine infektiöse und contagiöse Krankheit. Berlin. klin. Wochenschr. 1913. Verhandl. d. Berlin. laryngol. Ges. 1913. 2. T., S. 28. — Pieniázek: Über Sklerom. Heymanns Handbuch Bd. 3. — Potiquet: Sur la forme du nez dans l'ozène vraie ou rhinite atrophiante fétide. Rev. de laryngol., d'otol et de rhinol. 1890. Nr. 1. — Proskauer, A.: Chromatophore Zellen aus der Nasenhöhle eines an Rhinitis atrophicans non foetida erkrankten 25jährigen Mannes. Berlin. laryngol. Ges. Sitzung vom 14. 11. 1913. — Rethi, L. (1): Zum Wesen usw. der Ozaena. Arch. f. Laryngol. u. Rhinol. Bd. 2. — Derselbe (2): Zur Frage der Beziehungen zwischen Ozaena und Nebenhöhlenerkrankung. Wien. klin. Wochenschr. Nr. 44. 1915. Ref.: Zentralbl. f. Laryngol. Bd. 32, S. 208. — Reuter: Essentielle Anosmie.

Arch. f. Laryngol. u. Rhinol. Bd. 9. 1899. — Rivière: L'ozéne chez les nourrisons. Lyon méd. 1903. Ref.: Zeitschr. f. Ohren-, Nasen- u. Ohrenheilk. Bd. 44. — Roy, J. N.: Die Ozaena bei den verschiedenen Rassen der Erde. Ref.: Zentralbl. f. Laryngol. Bd. 31, S. 364 u. Bd. 35, S. 25. — Rundström, A.: Über Ethmoiditis exulcerans cum rhinitis atrophicans usw. Arch. f. Laryngol. u. Rhinol. Bd. 26. 1912. — Sachs, E.: Über das familiäre Auftreten der Ozaena. Monatsschr. f. Ol renheilk., Laryngol. u. Rhinol. Bd. 55, S. 292. 1921. — Salomonsen (1): Bemoerkingen on Ozaena. Nordisk tijdshrift för otorhinolaryngol. Vol. 11, p. 4. — Derselbe (2): Über Ozaena. Arch. f. Laryngol. u. Rhinol. Bd. 30. — Sänger, M. (1): Ozaenatherapie. Nasenobturator. Verhandl. d. Berlin. laryngol. Ges. 1894. S. 34. — Derselbe (2): Über die mechanische Disposition zur Ozaena. Therap. Monatsschr. 1894. Zentralbl. f. Laryngol. Bd. 11, S. 693. — Schieferdecker, P.: Histologie der Schleimhaut der Nase und ihrer Nebenhöhlen. P. Heymanns Handbuch. Bd. 3. — Schmidt: Vortrag d. dän. otolaryngol. Ges. v. 2. Oktober 1921. Ref.: Zentralbl. f. Laryngol. Bd. 1, S. 165. — Schnitzer, R.: Über Tracheopathia osteoplastica. Arch. f. Laryngol. u. Rhinol. Bd. 32. — Schönemann, A.: Die Umwandlung des Cylinderepithels in der Nasenhöhle des Menschen. Virchows Arch. f. pathol. Anat. u. Physiol. Bd. 168. 1902. — Derselbe (2): Die Ozaena. Sammelreferat. Internat. Zentralbl. f. Ohrenheilk. Bd. 1, S. 283. 1903. — Schrötter: Vorlesungen. Wien 1892. — Schuchardt: Über das Wesen der Ozaena. Volkmanns Sammlung klin. Vorträge. Arch. f. klin. Chirurg. Bd. 39. — Seiffert, A.: Perseptale Naht bei Ozaenaoperationen. Zeitschr. f. Hals-, Nasen- u. Ohrenheilk. Bd. 1, S. 17. — Semon, F.: Einseitige Ozaena mit Laryngitis sicca. Zentralbl. f. Laryngol. Bd. 15, S. 206. — Slavtscheff: De l'ozène. Toulose 1907. Zit. bei A. Alexander. Zentralbl. f. Laryngol. Bd. 28. — Sobernheim, W. (1): a) Komplementbindungsmethode und Ozaena. Arch. f. Laryngol. u. Rhinol. Bd. 22. 1909. — Derselbe (2): b) Ozaena und Syphilis. Arch. f. Laryngol. u. Rhinol. Bd. 22. 1909. — Spiess, J.: Beitrag zur Ozaenatherapie. Zeitschr. f. Hals-, Nasen- u. Ohrenheilk. Bd. 4. — Steiner. M.: Zur Weiterentwicklung der Lehre von der Ozaena. Arch. f. Laryngol. u. Rhinol. Bd. 21. — Sternberg, H.: Zur Histologie der Ozaena. Zeitschrift f. Hals-, Nasen- u. Ohrenheilk. Bd. 4, S. 266. — Steurer, O.: Zur operativen Behandlung der Ozaena. Zeitschr. f. Hals-, Nasen- u. Ohrenheilk. Bd. 2, H. 1. — Sticker: Atrophie und trockene Entzündung der Häute des Respirationsapparates, ihre Beziehung zur Syphilis. Dtsch. Arch. f. klin. Med. Bd. 57. — Störck, A.: Krankheiten der Nase usw. Stuttgart 1880. — Streit, H.: Histologisch-klinische Beiträge zum Sklerom. Arch. f. Laryngol. u. Rhinol. Bd. 16. — Sturmann: Sitzung d. laryngol. Ges. Berlin Juni 1917. Ozaenadiskussion. — Tissier: L'ozène. Annales de méd. November 1893 etc. Zentralbl. f. Laryngol. Bd. 11, S. 216 u. S. 806. — Traser, J. S. und J. Reynolds: Ein Beitrag zur Ozaenafrage. Journ. of laryngol. a. otol. April 1911. Zentralbl. f. Laryngol. Bd. 27. S. 207. — Treitel: In welchem Alter beginnt die Ozaena? Arch. f. Laryngol. u. Rhinol. Bd. 16. — Volkmann: Versuch einer operativen Behandlung der Ozaena simplex. Zentralbl. f. Chirurg. 1882. — Weber: Pitta und Billroth, Handbuch 1866. — Wertheim: Beiträge zur Pathologie und Klinik der Erkrankungen der Nasennebenhöhlen. Arch. f. Laryngol. u. Rhinol. Bd. 11. — Wright. J. (1): Die atrophische Rhinitis usw. Arch. f. Laryngol. u. Rhinol. Bd. 27. S. 594. — Derselbe (2): Ätiologie und Behandlung der Rhinitis atrophicans. Zentralbl. f. Laryngol. Bd. 8, S. 465. 1891. — Derselbe (3): History of laryngol. I. Edit. — Zarniko (1): Ozaena tracheae. 67. Vers. dtsch. Naturforscher u. Ärzte. Zentralbl. f. Laryngol. Bd. 12, S. 88. — Derselbe (2): Lehrbuch der Nasenkrankheiten. 1910. — Zaufal: Über die Anomalien in der Bildung der Nasenmuscheln. 1875. — Zickgraf, G.: Xerose und Anosmie. Zeitschrift f. Laryngol., Rhinol. u. ihre Grenzgeb. Bd. 3, 1910. — Zografides: Die Ozaena. Ihr Wesen und ihre Therapie. Monatsschr. f. Ohrenheilk. u. Laryngo-Rhinol. Bd. 46. — Zuckerkandl: Normale und pathologische Anatomie der Nasenhöhle und ihrer pneumatischen Anhänge. Wien 1882. — Zwaardemaker: Physiologie und Pathologie des Geruches. Vers. dtsch. Naturforsch. u. Ärzte. 1896. Zentralbl. f. Laryngol. Bd. 13. S. 120.

4. Die entzündlichen Erkrankungen der Nebenhöhlen.

a) Einleitung.

Von

Alfred Denker-Halle a. S.

Mit 3 Abbildungen.

I. Geschichtliches.

Die ersten Anfänge unserer Kenntnisse von den Erkrankungen der Nebenhöhlen der Nase reichen bis in die zweite Hälfte des 17. Jahrhunderts zurück; die älteste Veröffentlichung, die sich mit den krankhaften Veränderungen in diesem Gebiete beschäftigt, stammt von Melinetti (1675). Ihr folgen im Beginne des 18. Jahrhunderts die Arbeiten von Cowper und von Meibom, die in London (1707) bzw. in Dresden (1718) erschienen. Weiterhin war es das Verdienst hauptsächlich deutscher und französischer Ärzte und zwar meistens der Chirurgen, durch Bekanntgabe ihrer Beobachtungen die Lehre von den Nebenhöhlenerkrankungen gefördert zu haben. Alle diese Veröffentlichungen und ebenso die im 19. Jahrhundert bis zu den 70er Jahren erschienenen Arbeiten lenkten zwar gelegentlich die Aufmerksamkeit der Ärzte auf das Vorkommen und einzelne Symptome der Affektionen des Nebenhöhlensystems hin, sie vermochten aber keineswegs die wirkliche Bedeutung, die diesen Krankheiten zukommt, klar zu stellen. Erst als mit der Entwicklung der wissenschaftlichen Rhinologie vor 4—5 Jahrzehnten die Fachärzte anfingen, sich mit dem Gegenstand zu beschäftigen, nahmen unter Mitarbeit zahlreicher Forscher unsere Kenntnisse von der Pathologie und Therapie der Sinuitiden einen ungeahnten Aufschwung. Zunächst waren es englische Autoren, Spencer, Watson (1875), Lennox Browne, Heeth und Leffarth, die unser Wissen von der Diagnostik der Nebenhöhlenkrankheiten bereicherten. Einen weiteren wichtigen Beitrag lieferte Schech (1883) durch seine Monographie: „Die Erkrankungen der Nebenhöhlen der Nase". Eine starke Anregung erfuhr alsdann die Forschung, als Ziem 1886 zuerst in der Monatsschrift für Ohrenheilkunde und später durch zahlreiche weitere Publikationen auf die Bedeutung und das häufige Vorkommen der Kieferhöhleneiterungen hinwies. Von nun an folgen besonders im Anschluß an die bahnbrechende Arbeit über die Nebenhöhlenentzündungen von L. Grünwald die Publikationen bis in die neueste Zeit so zahlreich aufeinander, daß es unmöglich ist, schon in der Einleitung sämtliche Autoren namentlich aufzuführen; ihre Bedeutung wird in dem speziellen Teil dieses Abschnittes bei der Schilderung der Erkrankungen der einzelnen Höhlen gewürdigt werden.

Der Hauptgrund dafür, daß erst seit wenigen Jahrzehnten die Nebenhöhlenentzündungen, deren Behandlung früher als eine der undankbarsten und schwierigsten Aufgaben des Arztes betrachtet wurde, eingehend erforscht wurden, liegt in der versteckten, im Gesichtsskelett verborgenen Lage dieser pneumatischen Räume, die die Diagnose der pathologischen Veränderungen ungeheuer erschwerte. Diese Schwierigkeiten konnten nur durch eine Erweiterung unserer topographisch-anatomischen Kenntnisse dieses Gebietes und eine Verbesserung und Vervollkommnung unserer Untersuchungsmethoden überwunden werden. Erst nachdem wir über die Gestalt, Ausbreitung und Lagebeziehung der Höhlen zu den angrenzenden Gebieten und vor allem über ihre Verbindungen mit der Nasenhöhle und ihre Einmündungsstellen in das Cavum nasale genauer unterrichtet waren, konnte es gelingen, ihre Erkrankungen durch die verschiedenen Methoden der Untersuchung festzustellen.

II. Häufigkeit der Nebenhöhlenentzündungen.

Die Ergebnisse der neueren Forschungen lassen es nicht mehr zweifelhaft erscheinen, daß die Nebenhöhlenentzündungen zu den *häufigsten* Erkrankungen gehören, von denen der menschliche Organismus befallen wird. In unseren europäischen Kulturländern gibt es wohl wenig Individuen, die nicht alljährlich einmal oder mehrfach von einer akuten Rhinitis, einem frischen Schnupfen heimgesucht werden; da aber die Nebenhöhlen nichts anderes als Divertikel der Nasenhöhlen darstellen, so liegt es auf der Hand, daß auch sie häufig in Mitleidenschaft gezogen und von einer entzündlichen Affektion befallen werden. Man geht nicht fehl, wenn man annimmt, daß wenigstens in unserem Klima jeder Erwachsene einmal in seinem Leben eine entzündliche Nebenhöhlenerkrankung geringeren oder stärkeren Grades durchzumachen hat. Eine Bestätigung scheint diese Annahme der großen Häufigkeit der Sinuitiden durch die vorliegenden Sektionsergebnisse zu finden. So konnte HARKE bei 395 Sektionen 138, E. FRÄNKEL unter 146 Autopsien 63, GRADENIGO unter 203 Leichen 45 Nebenhöhlenentzündungen feststellen. LAPALLE fand bei 169 Sektionen 78, MARTIN bei 31 Obduktionen 15, MINDER bei 50 Leichen 14 Nebenhöhlenempyeme. E. WERTHEIM berichtet bei 360 Leichen über 165 Nebenhöhlenerkrankungen, von denen 95 Fälle als Empyem angesprochen werden mußten. Die Untersuchungen OPPIKOFERS ergaben bei 200 Fällen 94 Nebenhöhlenentzündungen, während SCHÖNEMANN bei 83 Leichen 31, KIRKLAND bei 100 Sektionen 35 Sinuitiden konstatierten. DMOCHOSKI, der sein Augenmerk nur auf die Kieferhöhle richtete, fand unter 152 Fällen nur 12mal eine Antritis maxillaris.

Ob bei diesen Feststellungen die Herkunft des Sektionsmaterials eine wesentliche Rolle spielt, ist nach OPPIKOFER fraglich. Während man früher ziemlich allgemein annahm, daß Infektionskrankheiten und Tuberkulose häufiger als jede andere Allgemeinerkrankung zu Nebenhöhlenentzündungen führen, konnte OPPIKOFER an der Hand seines Sektionsmaterials diese Auffassung nicht bestätigen. Er fand unter seinen Fällen von *Tuberkulose* 49%, Nebenhöhlenentzündungen, bei *Pneumonie* 53%, bei *Herzkrankheiten* 65%, bei *Nierenkrankheiten* 40%, bei *Peritonitis* 40% und bei *Carcinom* 22% Sinuitiden. Man darf deswegen wohl annehmen, daß *alle* Allgemeinkrankheiten, die die Widerstandskraft des Organismus herabsetzen und schließlich zum Exitus führen, die Entstehung von Nebenhöhlenentzündungen begünstigen. Dagegen ist die Zahl der Nebenhöhlenerkrankungen bei Personen die ohne vorausgegangene schwere Erkrankungen eines gewaltsamen Todes starben, sehr gering. So konnten EDMUND MEYER und A. ALEXANDER ebenso wie OPPIKOFER bei Verstorbenen, die durch Unglücksfall oder Selbstmord geendet hatten, nur sehr wenig Nebenhöhlenentzündungen feststellen.

Über die *Häufigkeit* des Befallenseins der einzelnen Nebenhöhlen gehen die Meinungen der Autoren auseinander. Die vorliegenden pathologisch-anatomischen Untersuchungen hatten das Ergebnis, daß am häufigsten die *Kieferhöhlen* befallen waren, nach WERTHEIM bei 360 Leichen 46mal und zwar 19mal doppelseitig; bei dem gleichen Material war 35mal die *Keilbeinhöhle* (11mal doppelseitig), 22mal (12mal doppelseitig) das *Siebbeinlabyrinth* und ebenfalls 22mal (5mal doppelseitig) die *Stirnhöhle* erkrankt. Nach der Statistik OPPI-KOFERS erkrankte ebenfalls am häufigsten die Kieferhöhle, dann folgt das Siebbeinlabyrinth, darauf die Keilbeinhöhle und schließlich die Stirnhöhle. Oftmals werden mehrere Höhlen zugleich von dem Krankheitsprozeß ergriffen und in nicht ganz seltenen Fällen, wenn auch keineswegs so häufig, wie man bei der intimen Nachbarschaft der Höhlensystemse erwarten könnte, kommt es zu einer *Pansinuitis*, einer einseitigen oder doppelseitigen Erkrankung *sämtlicher* Nebenhöhlen. — Die häufigeren Erkrankungen der Kieferhöhle und der Keil-beinhöhle könnten vielleicht ihre Erklärung finden in den ungünstig gelegenen Ostien dieser Höhlen, wozu bei dem Sinus maxillaris noch ein weiterer ätio-logischer Faktor in der Wurzelcaries der oberen Mahl- und Backzähne hinzu-kommt. Sehr zweifelhaft ist es aber, ob die bei den Sektionen gewonnenen Ergebnisse uns ein zutreffenes Bild von der Häugfikeit der Erkrankung der einzelnen Höhlen beim Lebenden geben, und ob sie sich mit dem klinischen Material der Rhinologen vergleichen lassen. Nach der von OPPIKOFER ver-tretenen Ansicht handelt es sich bei dem Obduktionsmaterial in der Hauptsache um akute *terminale,* vielfachin den letzten Lebenstagen entstandenen Erkran-kungen, während bei dem klinischen Material des Facharztes bei weitem die chronischen Affektionen überwiegen. — Um Aufschluß über die Häufigkeit der Beteiligung der einzelnen Nebenhöhlen zu erhalten, hat kürzlich BENNEWITZ die Röntgenplatte zu Hilfe genommen und gelangte bei dem Studium von 200 Platten zu dem Ergebnis, daß auf 3 Erkrankungen des Siebbeins 2 Kiefer-höhlenaffektionen kommen.

Von 3974 in den letzten beiden Jahren bei 2015 Patienten *meiner Klinik* aufgenommenen Röntgenbildern wiesen 536 (35,9%) eine Verschattung der *Kiefer-höhle*, 778 (52,1%) eine Verschleierung der *Siebbeinz llen* auf, während in 154 (10,3%) Fällen die Stirnhöhle und nur 24mal, 1,7%, die Keilbeinhöhle ver-schattet war. Es zeigte sich also auch bei unserem Material in bezug auf die Verschleierung ein starkes Überwiegen der Siebbeinzellen.

Leider sind auch diese Ergebnisse unserer Studien der Röntgenplatten keineswegs eindeutig; wir wissen zwar, daß in vielen Fällen die Verschattung einer Höhle durch eine bestehende akute oder chronische Eiterung bedingt ist; nicht ganz selten jedoch ergibt die weitere Untersuchung, im besonderen die Ausspülung des verschleierten Sinus, keine pathologische Sekretion. Seitdem wir wissen, daß die Verschattung mehr von der krankhaften Veränderung der Auskleidung und der knöchernen Wände der Höhlen abhängig ist als von dem Höhleninhalt, müssen wir in solchen Fällen annehmen, daß Residuen früherer Prozesse (Verdickung der Höhlenauskleidung oder Hyperostose) die Verschleie-rung verursachen. Nach dem Gesagten müssen wir zugeben, daß wir durch die bisher vorliegenden Untersuchungen noch nicht sicher über die Häufigkeit der Erkrankungen der einzelnen Nebenhöhlen aufgeklärt sind.

III. Die Einteilung der Nebenhöhlenentzündungen,

die ja nach ihrem Sitz als *Sinuitis* oder *Antritis maxillaris, frontalis, sphenoidalis* oder als *Cellulitis ethmoidalis* bezeichnet werden, kann nach verschiedenen Gesichts-punkten erfolgen. Man kann nach der Dauer der Erkrankungen und nach den auftretenden klinischen Erscheinungen *akute* und *chronische* Formen unter-scheiden oder man trennt die *primären,* ursprünglich in der Nebenhöhlen-schleimhaut entstehenden von den *sekundären* aus der Nachbarschaft fort-geleiteten Affektionen. Zweckmäßig erscheint es ferner, bei den akuten Entzün-dungen in gleicher Weise wie bei der Otitis media purulenta acuta in Rücksicht auf die Prognose die *genuinen*, in einem gesunden Organismus sich abspielenden Erkrankungen von den im *Anschluß an eine schwere Allgemeinaffektion* (akute Infektionskrankheiten, Phthise) entstehenden Affektionen abzugrenzen. Während bei der ersteren Form die Entzündung sich auf die Schleimhaut zu beschränken pflegt, kommt es bei der zweiten, im besonderen bei den Scharlach-Sinuitiden, oftmals zu schweren Zerstörungen des Knochens, zu Nekrose und Sequesterbildung, die von den dem Endokranium anliegenden Höhlenwandungen aus zu extraduralen Abscessen und weiteren intrakraniellen Komplikationen oder zu Durchbrüchen nach außen und Fistelbildung führen können. — Ist eine Nebenhöhle von Sekret, das von ihrer eigenen Schleimhaut abgesondert wird, angefüllt und der Sekretabfluß nicht wesentlich behindert, so bezeichnet man diesen Zustand als ein *offenes Empyem;* wenn durch Verlegung der Ostien und Gänge der Abfluß erheblich behindert oder vollständig aufgehoben ist, *als geschlossenes Empyem.* Die ersteren durch das Heraustreten des Eiters charakterisierten Formen nennt man auch *manifeste,* die letzteren *latente* Empyeme.

Unter *Pyosinus* verstehen wir die Ansammlung von Eiter in einer Höhle, der nicht von der Schleimhaut dieser Höhle abgesondert, sondern aus einem anderen Sinus stammt, in sie hineingelaufen ist; im besonderen hat man beobachtet, daß das Sekret der Stirnhöhle und des vorderen Siebbeinlabyrinthes in die Kieferhöhle hineinfließt und sich hier ansammelt. Daß auch die Keilbeinhöhle bisweilen das Reservoir von Eiter aus den hinteren Siebbeinzellen sein kann, der in der horizontalen Lage während der Nacht in den Sinus sphenoidalis hineinfließt, hat als erster Hajek beobachtet.

IV. Ätiologie und Infektionsmechanismus.

Die Entstehung einer *akuten* Nebenhöhlenentzündung wird bedingt durch Hineingelangen pathogener Mikroorganismen in die Höhle oder durch die Vermehrung bzw. das Aktivwerden schon vorhandener Bakterien bei gleichzeitiger Schwächung des Gesamtorganismus infolge einer schweren Allgemeinerkrankung.

Hingewiesen sei auch auf die Tatsache, daß in seltenen Fällen durch toxische Einwirkungen, wie bei *Jodismus*, eine Nebenhöhleneiterung hervorgerufen werden kann (M. Schmidt).

Ob es in den Nebenhöhlen in ähnlicher Weise wie im Mittelohr durch längere Zeit andauernden Verschluß eines Nebenhöhlenzuganges auf rein mechanischem Wege zur Ansammlung von Serum durch Transsudation aus den Capillaren der Gefäße kommen kann, steht zur Zeit nicht fest; jedenfalls würde eine derartige Serumansammlung *nicht* zu den *entzündlichen* Affektionen der Nebenhöhlen zu rechnen sein. In den meisten Fällen treffen wir in dem Nebenhöhlensekret und in dem Gewebe der Schleimhaut nicht einen einzelnen, sondern mehrere Arten von Entzündungserregern an. E. Fränkel konnte im Nebenhöhleneiter am häufigsten den *Diplococcus pneumoniae*, den schon Weichselbaum in zahlreichen Fällen von an Influenza Verstorbenen gefunden hatte, als Erreger der Sinuitis feststellen. Von den übrigen pathogenen Mikroorganismen wurden ferner besonders der *Streptokokkus*, der *Staphylococcus pyogenes*, der *Influenzabacillus*, der *Diphtheriebacillus* und in selteneren Fällen das *Bacterium coli*, der *Bacillus pyocyaneus*, der Weichselbaumsche *Meningococcus intracellularis*, *Aspergillusarten* und der *Pseudodiphtheriebacillus* beobachtet. Bei diesen Feststellungen darf jedoch nicht außer acht gelassen werden, daß aus der Anwesenheit eines Mikroorganismus nicht mit Bestimmtheit auf seine ätiologische Rolle bei der Entstehung der Sinuitis geschlossen werden darf, da auch normalerweise

Bacillen in der Nase und ihren Nebenhöhlen gefunden werden. E. Fränkel konstatierte in 28 völlig gesunden Nebenhöhlen 14mal die Anwesenheit von Bakterien und zwar zumeist den Diplococcus pneumoniae.

Am häufigsten erfolgt die Invasion der Bakterien im Gefolge oder als Teilerscheinung einer akuten Infektionskrankheit besonders bei *Coryza, Influenza*. croupöser *Pneumonie, Scharlach, Masern, Diphtherie, Erysipel, Variola, Typhus abdominalis* und *Cerebrospinalmeningitis*; ferner konnten E. Fränkel und Wertheim fast bei jeder *dritten phthisischen* Leiche die Symptome einer Nebenhöhlenentzündung feststellen. Ob bei den genannten oftmals mit einer akuten Rhinitis einhergehenden Infektionskrankheiten die Nebenhöhlenaffektion durch Weiterkriechen von der Nasenhöhle in die Nebenhöhlen entsteht oder ob es sich um einen koordinierten Prozeß, der gleichzeitig das ganze Höhlensystem befällt, handelt, ist einwandfrei bisher noch nicht festgestellt worden. Wahrscheinlich kommen in Wirklichkeit beide Möglichkeiten in Betracht; sehen wir gleich beim Beginn der Allgemeinerkrankung sich eine Nebenhöhlenaffektion entwickeln, so dürfte die Annahme einer primären Erkrankung auf hämatogenem Wege berechtigt sein; entsteht dagegen die Sinuitis erst später nach Manifestation einer akuten Rhinitis, wie z. B. bei Scharlach und Diphtherie, so scheint die Annahme der Weiterleitung von der Nebenhöhle in die Nebenhöhlen berechtigt.

Über die Wege, auf denen die Bakterien zu der Nebenhöhlenschleimhaut gelangen, sind die Autoren sich noch nicht vollständig einig. Daß durch ein *Trauma* von außen her Keime in die Nebenhöhlen gelangen und eine entzündliche Affektion hervorrufen können, steht auf Grund der vorliegenden Beobachtungen außer allem Zweifel; während dieser Entstehungsmodus in den Zeiten vor dem Weltkriege zu den Seltenheiten gehörten, haben uns die zahlreichen Kriegsverletzungen ein ungemein umfangreiches Material von Sinuitiden im Anschluß an Schußverletzungen gebracht; und gerade für diese Tausenden von Nebenhöhlenverletzten war es ein großes Glück, daß die Rhinochirurgie in den letzten Jahrzehnten die gewaltigen Fortschritte gemacht hat, die zur Zeit die Behandlung der Sinuitiden zu den dankbarsten Aufgaben des Arztes machen. Die Infektion erfolgt bei den Schußverletzungen entweder direkt dadurch, daß mit dem Geschoß virulente Keime in die Höhle hineingetragen werden oder sie kommt bei Keimfreiheit des Geschosses sekundär von der Nasenhöhle aus zustande. — Gelegentlich wird auch die Entstehung einer Sinuitis beobachtet im Anschluß an *Operationen in der Nase*, besonders dann, wenn die Eingriffe nicht mit sterilen Instrumenten ausgeführt werden. — Ferner können *Fremdkörper*, zu denen auch bisweilen in der Nase sich einnistende Insektenlarven gehören, die Ursache für die Entstehung einer Nebenhöhlenentzündung abgeben. Es besteht ferner allgemein die Annahme, daß bei *erhöhtem Druck* in den oberen Luftwegen, wie er bei forciertem *Schneuzen* oder *Niesen* zustande kommt, infektiöses Material in die Nebenhöhlen geschleudert werden und hier eine Entzündung hervorrufen kann. Auch durch die Choanen bei heftigem *Erbrechen* in die Nebenhöhlen gelangte Speiseteile können zu einer Sinuitis führen.

Zu der Frage, ob Nebenhöhlenaffektionen durch *Weiterkriechen der Entzündung aus der Nachbarschaft* entstehen können, habe ich mich bezüglich der sich an die Infektionskrankheiten anschließenden Sinuitiden schon weiter oben geäußert und der Meinung Ausdruck gegeben, daß die Entzündung sowohl durch ein Weiterkriechen von der zuerst affizierten Nasenhöhle zustande kommen, aber auch primär auf hämatogenem Wege entstehen kann. Für das häufigere Vorkommen des ersteren Modus treten besonders Zuckerkandl, Hajek, M. Schmidt und Edmund Meyer ein, während Zarniko,

SIEBENMANN und KUCHENBECKER, HARKE, E. FRÄNKEL u. a. der Meinung sind, daß die Entzündungen der Nebenhöhlen und der Nasenhöhle primäre, einander koordinierte Prozesse darstellen. — In seltenen Fällen geht eine Sinuitis von anderen circumscripten entzündlichen Prozessen in den Höhlenwänden aus; so geben bisweilen *osteomyelitische, tertiär-syphilitische* oder *tuberkulöse* Knochenprozesse den Anlaß zu einer Entzündung der Nebenhöhlenschleimhaut. Wesentlich häufiger entwickeln sich dagegen Sinuitiden im Anschluß an periostale und subperiostale Abscesse des Alveolarfortsatzes infolge von Wurzelcaries. In Betracht kommen hauptsächlich die Wurzeln der 3 Molaren und des 2. Prämolaris; daß aber auch von den Wurzeln der weiter nach vorn gelegenen Zähne aus eine Sinuitis maxillaris entstehen kann, habe ich erst kürzlich in einem Fall erfahren, bei dem sogar von der Wurzel des lateralen oberen Schneidezahnes aus ein Kieferhöhlenempyem zustande kam (vgl. Münch. med. Wochenschr., KLESTADT).

Nicht unerwähnt bleiben darf, daß bei größeren *malignen Neubildungen* in der Nase fast immer die Nebenhöhlen in einem meistens chronisch entzündlichen Zustand angetroffen werden, daß aber auch *gutartige Tumoren* durch Verlegung der Ausführungsgänge zunächst Sekretstauung hervorrufen und dadurch eine Infektion begünstigen.

Entstehung der chronischen Nebenhöhlenempyeme. Während der beschäftigte Rhinologe in zahlreichen Fällen Gelegenheit hat zu beobachten, daß die genuine Nebenhöhlenentzündung die Neigung hat, spontan oder unter Anwendung konservativer Maßnahmen zu heilen, unterliegt es keinem Zweifel, daß in anderen Fällen sich aus der *akuten* Sinuitis die *chronische* Nebenhöhleneiterung entwickelt. Die Gründe für das Chronischwerden der Erkrankung liegen teils in lokalen Verhältnissen, besonders in ungünstigen Abflußbedingungen einzelner Höhlen, wie sie z. B. durch Polypenbildung, durch eine hochgradige Deviatio septi, die die mittlere Muschel gegen die laterale Nasenwand drängt oder durch eine abnorme Enge des Infundibulum ethmoidale gegeben sind. Oftmals kommt es bei Abflußbehinderung durch Stauung zu ödematösen Schwellungen der Mucosa, die eine Restitutio ad integrum erschweren. Ob die ungünstige Lage der Ostien im besonderen der Kieferhöhle und der Keilbeinhöhle die Spontanheilung häufig verhindert, möchte ich mit KILLIAN bezweifeln, da sonst die zahlreichen, durch die Beobachtung sicher festgestellten Spontanheilungen nicht verständlich wären. — Häufiger als die genuine Sinuitis dürfte die *sekundäre*, im Anschluß an eine schwere Allgemeinerkrankung entstandene Nebenhöhlenentzündung, die bei herabgesetzter Widerstandskraft des Organismus von vornherein mit größeren Zerstörungen einherzugehen pflegt, zu einer chronischen Eiterung führen. — Ferner ist die mehrfache *Wiederholung akuter* Entzündungen, die Entstehung in Attacken (HAJEK) als ein disponierendes oder ursächliches Moment für die chronische Entzündung anzusehen. Auch spielt vielleicht in manchen Fällen der Grad der *Virulenz* der entzündungserregenden Mikroorganismen eine Rolle bei dem Chronischwerden der Affektion. — Die Symptome einer *chronischen* Erkrankung weisen in der Regel diejenigen Sinuitiden auf, die von einem circumscripten *luetischen, tuberkulösen* oder *ostemyelitischen* Herd in der Nachbarschaft ausgingen und im besonderen die *dentalen* Empyeme auf.

Endlich sei noch darauf hingewiesen, daß in vereinzelten Fällen eine *Sinuitis e sinuitide* (KILLIAN) entstehen kann, wenn das Sekret *einer* Nebenhöhle in eine *andere* immer wieder hineinträufelt und die Schleimhaut der letzteren durch diesen dauernden Reiz sich entzündet.

V. Pathologische Anatomie.

Bei der *akuten* Sinuitis weist die Mucosa der Nebenhöhlen in der Regel die Merkmale der einfachen Schleimhautentzündung in Getsalt von Rötung, Schwellung und ödematöser Durchtränkung auf. Nur in seltenen Fällen ist eine akute *fibrinöse* bzw. *gangränöse* Form beobachtet worden. Histologisch zeigen die Gewebsveränderungen nach Killian bei der einfachen akuten Sinuitis einen gewissen eigenartigen Charakter durch eine große Neigung zu Blutaustritten in die Schleimhaut auf und zur Bildung sogenannter seröser oder *ödematöser* Wülste und selbst hochgradigster *ödematöser Schwellung* der ganzen Schleimhaut, die zu spaltförmiger Verengerung oder vollständiger Aufhebung des Höhlenlumens führen kann. Die Entstehung dieser Schleimhautschwellungen können wir uns durch *Stauungsvorgänge* erklären, die dadurch zustande kommen, daß die hauptsächlich durch die engen Ostien verlaufenden Gefäße schon bei mäßiger entzündlicher Schleimhautschwellung komprimiert werden, wodurch in erster Linie die dünnwandigen Venen betroffen werden; da die kollateralen Vasa perferantia nur schwach entwickelt sind, kommt es infolge der Kompression zum Austritt von Serum aus den Gefäßen und zur ödematösen Durchtränkung des ganzen betroffenen Venenbezirkes. — In dem pathologisch veränderten Schleimhautgewebe treten bisweilen Cysten mit serösem Inhalt auf, die Cylinderepithel tragen und meistens als Drüsenretentionscysten aufzufassen sind; doch kommen nach Dmochowsky gelegentlich auch aus Lymphgefäßen entstandene Cysten vor. Während das Epithel der Schleimhaut bei der akuten Sinuitis meistens intakt bleibt, sind entgegen der Ansicht Zuckerkandls in vereinzelten Fällen *fibrinöse Pseudomembranen* auf der Nebenhöhlenschleimhaut bei Diphtherie, eitriger Peritonitis und Cerebrospinalmeningitis von M. Wolff, Dmochowsky und E. Fränkel beobachtet worden.

Bei der *chronischen* Sinuitis können wir mit Zuckerkandl, Grünwald, Dmochowsky und Killian zwei Formen oder Stadien unterscheiden: Bei dem ersten, von Killian als *ödematös* bezeichneten Stadium kommt es zu einer serösen, nur wenig Rundzellen aufweisenden Infiltration, die geradezu zu einer polypösen Degeneration führen und wie bei der akuten Sinuitis das Lumen der Nebenhöhlen vollkommen aufheben kann. Das zweite *fibröse* Stadium, das sich aus dem ersten wahrscheinlich erst im Laufe von Jahren entwickelt, ist charakterisiert durch eine massenhafte, die Struktur der Schleimhaut fast ganz verdeckende Einwanderung von Rundzellen und eine bindegewebige Umwandlung der Mucosa, wobei sich die ödematösen Wülste in Hyperplasien mit höckriger Oberfläche sich umwandeln. Infolge von Abschnürung der Drüsenausführungsgänge bilden sich dabei nicht selten *Retentionscysten*. Das *Epithel* ist meistens nicht verändert, jedoch wird bisweilen eine Umwandlung des Cylinderepithels in *Plattenepithel* und in seltenen Fällen (Killian) oberflächliche Ulceration der Schleimhaut beobachtet. Mitunter kommt es zu einer Miterkrankung des unter der Schleimhaut liegenden *Periostes*, zu einer *Verdickung des Knochens* und zur Bildung von *Osteophyten* oder *Osteomen* (Zuckerkandl). Die Hyperostose des Knochens habe ich während der Kriegszeit sehr häufig bei Sinuitiden, die sich im Anschluß an Schußverletzungen entwickelt hatten, feststellen können. Auch sieht man sie oft bei wiederholten permaxillaren Operationen, wie sie bei rezidivierenden Nasenrachenfibromen erforderlich werden.

Unter der Bezeichnung *Sinuitis exulcerans atque abscedens* faßt Killian alle diejenigen Formen zusammen, bei denen es zur *Ulceration* der Schleimhaut und des Knochens und bisweilen auch zu *Knochencaries* wahrscheinlich unter dem Einfluß *sekundärer* Infektion bei gleichzeitig herabgesetzter Widerstandskraft des Körpers kommt.

Das *Exsudat* pflegt bei der *akuten* Sinuitis serös, schleimig, schleimig-eitrig oder rein eitrig und meistens nicht fötid zu sein; nur in den seltenen Fällen, bei denen es auch bei dem akuten Empyem zu einer *käsigen* Eindickung des Sekretes (AVELLIS, HAJEK) kommt, pflegt übler Geruch aufzutreten. Das meist schleimig-eitrige oder rein eitrige Exsudat der *chronischen* Nebenhöhleneiterung weist infolge von Zersetzungsvorgängen und Bildung käsiger Massen fast immer einen äußerst föt*iden* Geruch auf, der besonders bei den *dentalen* Empyemen nie vermißt wird. Nach NOLTENIUS und WERTHEIM kann man bisweilen auch bei der chronischen Entzündung in den Nebenhöhlen eine *seröse* Flüssigkeit entzündlichen Ursprungs beobachten. Tritt bei Verschluß der Ausführungs-öffnung durch den Druck des gestauten Sekrets eine Dilatation der Höhlen-wandungen *(Sinuitis cum dilatatione,* KILLIAN*)* ein, so spricht man von einem *Hydrops,* einer *Mucocele* oder einer *Pyocele,* je nachdem das Sekret serös, schleimig oder eitrig ist.

VI. Die Symptome der Nebenhöhlenerkrankungen

teilt man zweckmäßig ein in *subjektive* und *objektiv* wahrnehmbare. Die **sub-jektiven** Beschwerden, die besonders bei der akuten Sinuitis bzw. bei den akuten Exacerbationen der chronischen Sinuitis hervortreten, äußern sich in *Kopf-schmerzen* von wechselnder Form und Intensität; bald haben sie einen mehr diffusen Charakter und machen sich als dumpfer Druck bemerkbar, bald zeigen sie eine mehr neuralgische Form und gehen mit Schmerzen in der Stirn, in der Augenhöhle, auf dem Scheitel oder im Hinterhaupt einher. Intensive Schmerz-anfälle, die in den meisten Fällen durch Sekretstauung in den einzelnen Höhlen bedingt sein dürften, wechseln mit ganz schmerzfreien Perioden ab. Meistens lassen die Schmerzen einen Schluß auf den Sitz der Erkrankung nicht zu; im besonderen ist der Schmerz in der Stirngegend nicht immer das sichere Zeichen einer Sinuitis frontalis, da er auch bei der Kieferhöhlen- oder Siebbeinzellen-entzündung beobachtet wird. — Von den Kopfschmerzen sind zu unterscheiden die eigentlichen *Nebenhöhlenschmerzen,* die im Bereich der Wandungen der erkrankten Höhlen auftreten; sie lassen sich besonders bei der akuten Sinuitis frontalis und maxillaris feststellen und werden durch Druck und Beklopfen der Außenwände dieser Höhlen (äußere Stirnhöhlenwand, Stirnhöhlenboden, faciale Kieferhöhlenwand) verstärkt. Auch der bei der Cellulitis ethmoidalis in der Nasenwurzelgegend nicht selten vorhandene Schmerz erfährt oftmals bei Druck auf die seitliche Nasengegend eine Steigerung.

Neuralgiforme, nur während einiger Tagesstunden und meistens um die Mittagszeit sich einstellende Schmerzen können durch entzündliche Reizung oder Druck von den entsprechenden Höhlenwandungen aus im Gebiet des Nerv. supraorbitalis und infraorbitalis erzeugt werden. Auf *reflektorischem* Wege kommen bisweilen von der entzündeten Schleimhaut aus Schmerzemp-findungen in den übrigen Trigeminusästen zustande.

Typische *Migräneanfälle* mit halbseitigem Kopfschmerz hat GRÜNWALD bei Nebenhöhleneiterungen in 4 Fällen gesehen; da diese Beobachtung von anderer Seite nicht sicher bestätigt wurde, scheint dieses Vorkommnis zu den Seltenheiten zu gehören.

Bei der Beurteilung aller in der Begleitung von Nebenhöhlenentzündungen auftretenden Kopfschmerzen erscheint es, wie ZARNIKO mit Recht betont, drin-gend erforderlich, festzustellen, ob die vorhandenen Schmerzen nicht durch andere Erkrankungen, Herzfehler, chronische Nephritis, Chlorose usw. bedingt sind.

Geruchsstörungen. Die Störungen der Geruchsempfindung sind zum Teil dadurch bedingt, daß die Riechstoffe infolge von Verlegung der Rima olfactoria durch Schleimhautschwellungen, Polypen oder Sekret nicht zu dem Riechepithel hingelangen. Die auf diese Weise bedingte Herabsetzung oder Aufhebung des Geruchsvermögens, die bei einseitiger Erkrankung dem Patienten oft nicht zum Bewußtsein kommt, bezeichnet man als *respiratorische Hyposmie* oder *Anosmie*. Tritt die Störung der Geruchsperzeption infolge einer Schädigung des Riechepithels durch den entzündlichen Prozeß ein, so spricht man von *essentieller* Hyposmie oder Anosmie. Während die respiratorische Geruchsstörung auch nach längerem Bestehen durch Freilegung der Fissura olfactoria beseitigt werden kann, ist die essentielle Anosmie oftmals irreparabel.

Nicht selten wird besonders bei chronischen Nebenhöhleneiterungen von dem Patienten über das Auftreten eines sehr *üblen Geruchs* in der Nase geklagt. Dieses früher zu Unrecht als *Geruchshalluzination* oder *Kakosmia subjectiva* bezeichnete Symptom darf nicht als eine nervöse Parosmie aufgefaßt werden, sondern hat seinen durchaus realen Grund in dem Übertreten fötiden Sekretes eaus iner Nebenhöhle in die Nasenhöhle.

Daß durch Herabsetzung oder Aufhebung der Geruchsperception auch Störungen der *Geschmacksempfindung* hervorgerufen werden, ist nicht selten beobachtet worden und dadurch begründet, daß die in den Speisen enthaltenen aromatischen Stoffe infolge der Geruchsstörung nicht wahrgenommen werden.

Magenbeschwerden, Appetitlosigkeit, Übelkeit usw. können durch das Herabfließen und Verschlucken fötiden Sekrets und durch die Resorption von Ptomainen aus dem sich zersetzenden Eiter hervorgerufen werden (Treitel, Frese). Schlechter Geschmack im Munde, Übelkeit und auch Erbrechen sind bisweilen eine Folge des dauernden Herunterfließens von eitrigem Sekret über die Rachenschleimhäute.

Die Beobachtungen von Grünwald und Hajek, daß es bei Nebenhöhlenkranken nach Genuß von Alkohol und Tabak und auch schon nach einer opulenteren Mahlzeit zu *Kongestionszuständen* mit starker Erregung und Erhöhung der Pulsfrequenz kommen kann, habe auch ich bei vereinzelten Fällen bestätigen können. Diese Kranken befinden sich meistens in einem äußerst labilen seelischen Gleichgewicht und machen den Eindruck von Neurasthenikern.

Von weiteren allgemeinen Symptomen lassen sich bei einer nicht geringen Anzahl von Nebenhöhlenkranken eine *Verminderung der Arbeitslust* und der *Denkfähigkeit*, starke *Reizbarkeit* sowie eine *hypochondrische Gemütstrübung* konstatieren, die gelegentlich zu einer manifesten *Melancholie* oder schwerer Psychose (Ziem) führen können. Diese Depressionszustände schließen sich am häufigsten an die mit heftigen Kopfschmerzen einhergehenden Stirnhöhlenentzündungen an.

Fernwirkungen der Nebenhöhlenempyeme: Auf Schmerzen in entfernt liegenden Körperteilen, die in kausalem Konnex mit Nebenhöhleneiterungen stehen, hat Fliess in seiner Monographie ausführlich hingewiesen; im Anschluß an Sinuitiden konnte er schmerzhafte Empfindungen im *Genitalapparat*, am *Schulterblatt* und *Brustbein*, im *Magen* und an den *Nieren* beobachten. Obgleich ich seit Jahren mein Augenmerk darauf gerichtet habe, konnte ich die von Fliess als nasale Reflexneurose aufgefaßten Schmerzen nur selten bestätigen. In einem Falle habe ich allerdings die heftigsten Ischiasschmerzen auftreten sehen, die nach gründlicher operativer Heilung eines chronischen Kieferhöhlenempyems dauernd verschwanden; diese Schmerzen waren aber nicht als eine nasale Reflexneurose, sondern als Symptome einer Neuritis aufzufassen, die auf dem Wege der Lymphbahnen von der Kieferhöhleneiterung aus zustande gekommen war.

Von den **objektive** wahrnehmbaren Symptomen wird die Absonderung eines schleimigen, schleimig-eitrigen oder rein eitrigen *Exsudats*, das aus den

Nebenhöhlen in die Nasenhöhle übertritt, am häufigsten beobachtet. Die *Menge* des abgesonderten Sekretes unterliegt großen Schwankungen; sehr reichlich ist es meistens bei den akuten Sinuitiden und kommt hier in der Regel in fast kontinuierlichem Strom zum Vorschein; aber auch die chronischen Eiterungen, besonders wenn es sich um kombinierte Empyeme mehrerer Höhlen handelt, können massenhaft Eiter produzieren; jedoch pflegt hier der Eiterfluß nicht selten zeitweilig nachzulassen, um dann besonders bei durch eine frische Infektion bedingter akuter Exacerbation der chronischen Affektion wieder heftiger aufzutreten. Zum Teil ist das Heraustreten des Eiters auch abhängig von der *Körperhaltung*; so sieht man bei vornübergeneigtem Körper bisweilen die Kieferhöhle ihr Sekret nach außen entleeren; auch in der horizontalen Lage und vor allem beim Liegen auf der gesunden Seite ergießt die Kieferhöhle ihren Eiter während der Nacht in die Nasenhöhle, der teils durch die Choanen in den Rachen hintergelangt oder am Morgen beim Aufrichten zur Nase herausbefördert wird; der beim Aufstehen entleerte Eiter kann aber auch aus der Stirnhöhle stammen.

Von Bedeutung für die Beurteilung der *Herkunft* des Eiters ist die Feststellung, ob der Eiter aus beiden Seiten abgesondert wird oder nur auf einer Nasenseite zum Vorschein kommt; ist das letztere der Fall, so spricht das bei Erwachsenen für das Bestehen einer Sinuitis, da die Nebenhöhleneiterungen viel häufiger *einseitig* als doppelseitig auftreten; bei Kindern ist bei einseitigem Nasenfluß, besonders wenn das Sekret übelriechend ist, auch an einen *Fremdkörper* in der Nase zu denken. Läßt sich durch die Rhinoskopie ein Corpus alienum und eine Perforation des Septums, durch die das Sekret von einer Nasenhöhle in die andere übertreten kann, ausschließen, so ist, wenn nach vorausgeschickter Reinigung *einseitig* wieder Eiter zum Vorschein kommt, die Diagnose einer Nebenhöhleneiterung in hohem Maße wahrscheinlich.

Weitere Aufschlüsse über den *Ort der Entstehung* des Sekretes erhalten wir durch die *Rhinoskopie*; erscheint bei der Rhinoscopia *anterior* der Eiter im mittleren Nasengang, so muß er der Stirnhöhle, der Kieferhöhle, den vorderen oder vielleicht auch den mittleren Siebbeinzellen entstammen, weil die Ausführungsgänge und Ostien dieser Höhlen und Zellen mit dem mittleren Nasengang kommunizieren. Wird das Sekret oberhalb der mittleren Muschel oder zwischen dieser und dem Septum sichtbar, so kommt er aus den *hinteren* Nasennebenhöhlen, der Keilbeinhöhle und den hinteren bzw. den mittleren Siebbeinzellen. Bei der Rhinoscopia *posterior* sehen wir in den Choanen das Sekret oberhalb der unteren Muschel hervorkommen, wenn es sich um eine Erkrankung der vorderen Höhlen handelt; erscheint es oberhalb des hinteren Endes der mittleren Muschel, so ist seine Entstehung in die Keilbeinhöhle und die hinteren bzw. die mittleren Siebbeinzellen zu verlegen.

Bei der rhinoskopischen Untersuchung können wir in manchen Fällen außer dem aus den Nebenhöhlen stammendem Sekret noch weitere pathologische Veränderungen und zwar an der Nasenschleimhaut feststellen, die ihre Entstehung einer Sinuitis verdanken. Unter dem Reiz des fortwährend die Schleimhaut überrieselnden Eiters kommt es besonders bei den chronischen Eiterungen zu *Hyperplasien* der Schleimhaut und zur Bildung von *Nasenpolypen (ödematösen Fibromen)*. Die Hyperplasien bilden sich meistens an den vorderen Enden der mittleren und unteren Muschel, während die Polypen sich mit Vorliebe im mittleren Nasengang und auch oberhalb der mittleren Muschel an den Ostien der Siebbeinzellen entwickeln. Ob die Polypen wirklich ihre Entstehung einer Nebenhöhleneiterung verdanken, läßt sich einerseits durch die Feststellung des zwischen ihnen hervorquellenden Eiters und ferner durch die Einseitigkeit der Erkrankung wahrscheinlich machen. Treten die Polypen doppelseitig auf, so ist auch hier eine Nebenhöhleneiterung als ätiologischer

Faktor keineswegs auszuschalten, jedoch haben die Erfahrungen gelehrt, daß in
diesem Falle die ödematösen Fibrome meistens als das Symptom einer chronisch-
entzündlichen Affektion der Nasenschleimhäute anzusehen sind. Immerhin
ist aber bei der Diagnostizierung einer rein nasalen Entstehung der Polypen
Vorsicht am Platze, da die Beteiligung der Innenauskleidung der Siebbeinzellen an dem entzündlichen Prozeß, besonders wenn keine stärkere Sekretion
vorliegt, sehr schwer mit Sicherheit ausgeschlossen werden kann.

Von Erscheinungen, die bei Nebenhöhleneiterungen in dem an die Nasenhöhle angrenzenden Gebiete auftreten, sei ferner die entzündliche Rötung,
Schwellung und Rhagadenbildung am *Naseneingang* sowie *Ekzembildung* auf
der Oberlippe erwähnt. Oftmals sehen wir infolge des herabfließenden Eiters
retronasal im Nasenrachenraum sich eine chronische Entzündung entwickeln,
die vielfach bei Eintrocknung des Sekrets und Atrophie der Schleimhaut zu
einer *Rhinopharyngitis sicca* führt. Nicht selten setzt sich der entzündliche
Prozeß von dem Epipharynx auf die tieferen Luftwege fort und führt zu chronisch-entzündlichen Affektionen des Meso- und Hypopharynx, des Larynx, der
Trachea und der Bronchien.

Temperatursteigerungen werden im Beginn einer akuten Nebenhöhleneiterung
nicht selten beobachtet; sie können bei Sekretverhaltung durch die Sinuitis
selbst bedingt sein, werden aber wohl meistens durch die Infektionskrankheit
hervorgerufen, an die sich die Nebenhöhleneiterung anschließt. Bei chronischer
Sinuitis pflegt die Temperatur nicht erhöht zu sein; tritt Fieber auf, so muß
dieses Symptom den dringenden Verdacht eines Überganges der Entzündung auf
die Knochenwandungen der Nebenhöhlen und daraus resultierender *intra-
orbitaler* oder *intrakranieller* Komplikationen erregen, wenn andere temperatur-
steigernde Prozesse im Körper ausgeschlossen werden können. Auf diese in
der Orbita und im Schädelinneren sich abspielenden, die Sehfähigkeit und das
Leben des Erkrankten schwer bedrohenden Prozesse soll an dieser Stelle nicht
näher eingegangen werden; wir verweisen bezüglich der Ätiologie, Symptomatologie, Pathologie und Therapie dieser Affektionen auf die betreffenden
Kapitel.

VII. Diagnose.

Wenn wir bei der Feststellung der Nebenhöhlenempyeme auf die Anamnese,
die subjektiven Symptome und die Inspektion von außen angewiesen wären,
so würde die Diagnose zu den schwierigsten Aufgaben des Arztes zu rechnen sein.
Von den subjektiven Symptomen ist uns am wertvollsten der eigentliche Neben-
höhlen- oder Höhlenwandschmerz, der sich durch Druck auf die Wandungen
verstärken läßt. Bei Anwendung einer großen Reihe uns jetzt zur Verfügung
stehenden diagnostischen Hilfsmitteln gelingt es uns aber fast ausnahmslos vor
allem, wenn es sich nicht um kombinierte Empyeme, sondern um die Erkrankung
einer einzelnen Höhle handelt, die Diagnose mit Sicherheit zu stellen. Bei der
rhinoskopischen Untersuchung kommt es vor allem darauf an, festzustellen,
ob die nasale Pyorrhöe durch eine Affektion der Nasenschleimhäute bedingt
ist oder aus den Nebenhöhlen stammt. Wir müssen uns vor Augen halten,
daß eine diffuse eitrige Rhinitis, ulcerative Prozesse im Gefolge von Tuberkulose,
Lues, Malleus, Sklerom und Lepra sowie purulente Erkrankungen des Rhino-
pharynx zu eitriger Absonderung aus der Nase führen können, und daß Fremdkörper in der Nasenhöhle eine starke reaktive, mit Sekretion einhergehende
Entzündung der Nase hervorrufen können, ohne daß dabei zugleich eine Nebenhöhleneiterung zu bestehen braucht. *Charakteristisch* für die letztere ist die
Feststellung, daß *nach vorheriger Reinigung der Nebenhöhle* spontan oder unter
Anwendung verschiedener Hilfsmittel entweder im *mittleren Nasengang* oder

oberhalb bzw. neben der mittleren Muschel Eiter zum Vorschein kommt. Können wir zu gleicher Zeit in den oberen Nasenteilen *Hyperplasien* der Schleimhaut oder *Polypen* (ödematöse Fibrome) feststellen, so gewinnt die Diagnose eines Nebenhöhlenempyems sehr an Wahrscheinlichkeit; denn abgesehen von der Hyperplasie des *vorderen Endes* der mittleren Muschel, die in gleicher Weise wie die Verdickung des vorderen Endes der unteren Muschel der Ausdruck einer Rhinitis chronica hyperplastica sein kann, sprechen die entzündlichen Hyperplasien und Polypen im *mittleren Nasengang* und in der *Fissura olfactoria* fast mit Sicherheit für das Bestehen einer Nebenhöhleneiterung. Mit Vorliebe entwickeln sich bei Erkrankung der vorderen Höhlen die Hyperplasien von der hyperplastischen Schleimhaut des *Processus uncinatus (lateraler Schleimhaut-*

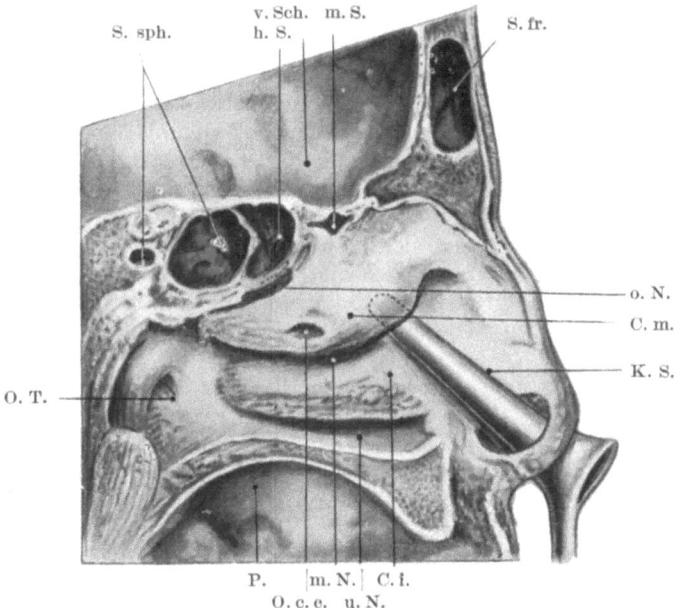

Abb. 1. Laterale Nasenwand. Einführung des KILLIANschen Speculums in den mittleren Nasengang.

O. T. Ostium pharyng. Tubae Eustach. S. sph. Keilbeinhöhle. h. S. hintere Siebbeinzelle. v. Sch. vordere Schädelgrube. m. S. mittlere Siebbeinzelle. S. fr. Stirnhöhle. o. N. oberer Nasengang. C. m. mittlere Muschel. K. S. KILLIANsches Speculum. C. i. untere Muschel. u. N. unterer Nasengang. m. N. mittlerer Nasengang. O. c. c. Ostium einer mittleren Siebbeinzelle. P. Gaumen.

wulst, KAUFMANN), doch können sie auch von dem vor und neben dem vorderen Ende der mittleren Muschel gelegenen *medialen Schleimhautwulst* (SCHÄFFER) ausgehen. Sind die hinteren Höhlen (Keilbeinhöhle, hintere und mittlere Sieb-beinzellen) erkrankt, so sehen wir die Polypen sich in der Riechspalte ent-wickeln. Oftmals ist die mittlere Muschel durch die Polypen vollständig ver-deckt; nach ihrer operativen Entfernung erscheint sie nicht selten abgeflacht und gegen das Septum angedrängt.

Finden wir bei Verdacht auf eine Sinuitis weder im mittleren Nasengang noch in der Fissura olfactoria Eiter, so ist aus dieser Feststellung keineswegs der Schluß zu ziehen, daß eine Nebenhöhleneiterung nicht besteht; das Sekret kann durch relative oder vollständige Verlegung der Ausführungsgänge und Ostien am Abfließen verhindert sein, und wir haben nun auf Mittel und Wege zu sinnen, es zum Vorschein zu bringen. Ein wertvolles Hilfsmittel stellt bei diesem Bestreben das KILLIANsche *Speculum* für die *Rhinoscopia media* dar;

wenn wir seine geschlossenen Branchen in den mittleren Nasengang einführen und sie alsdann spreizen, so sehen wir nicht selten nunmehr aus den vorderen Nebenhöhlen kommend Sekret hervorquellen (cf. Abb. 1).

Führen wir das Speculum in die Rima olfactoria ein und drängen die mittlere Muschel lateralwärts, so gelingt es bisweilen, Sekret aus der Keilbeinhöhle zum Vorschein zu bringen. Unterstützt werden wir bei diesem Vorgehen sehr wesentlich durch die Anwendung von *Cocain-Suprarenin* in Form einer Pinselung, eines Sprays oder Einlegung eines mit diesen Mitteln getränkten Tampons; die durch die Anämisierung erfolgende Abschwellung der Schleimhaut erleichtert das Hervortreten des Sekretes.

Kommen wir auf diese Weise noch nicht zum Ziel, so haben wir in der *Sondierung* und dem Sondermannschen Saugapparat weitere wertvolle diagnostische Hilfsmittel zur Verfügung. Die Sondierung findet ihre Anwendung im besonderen bei Erkrankung der großen vorderen Nebenhöhlen, der Stirnhöhle und der Kieferhöhle; mit entsprechend abgebogenen Sonden können wir im mittleren Nasengang oft durch den Ductus nasofrontalis in die Stirnhöhle, durch das Ostium maxillare accessorium oder nach Durchstoßung der Fontanellen in die Kieferhöhle gelangen; sehen wir neben der Sonde Eiter hervorkommen, so ist eine Sinuitis der sondierten Höhle fast sicher; wenn wir an Stelle der Sonde eine *abgebogene Kanüle* verwenden, so können wir uns durch Aspiration, Ausblasung oder Ausspülung der betreffenden Höhle Aufklärung über ihren Inhalt verschaffen; befördern wir auf diese Weise Eiter heraus, so ist die Diagnose, abgesehen von den Fällen, wo es sich um einen Pyosinus (siehe oben) handelt,

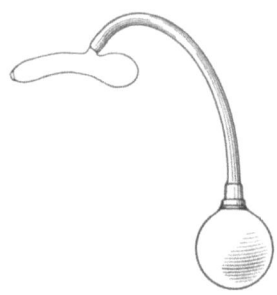

Abb. 2. Saugapparat von Sondermann.

gesichert. Gelingt die Sonderung der Stirnhöhle per vias naturales nicht, so empfiehlt sich schon zu diagnostischen Zwecken, um einen weiteren Zugang zu schaffen, die Resektion des vorderen Teils der mittleren Muschel. Nur höchst selten ist es schwierig oder unmöglich, durch den mittleren Nasengang in die Kieferhöhle zu gelangen; mit der stumpfen Siebenmannschen Röhre, bei deren Verwendung sich Nebenverletzungen am Boden der Orbita sicher vermeiden lassen, dringt man durch das accessorische Ostium oder die Fontanellen meist mühelos in den Sinus maxillaris ein. Auf Grund langjähriger Erfahrungen halte ich die Punktion der Kieferhöhle vom unteren Nasengang aus zur Feststellung der Diagnose für eine Maßnahme, die kaum noch Berechtigung hat; auch die probatorische Eröffnung der Kieferhöhle von der Fossa canina aus scheint mir überflüssig, dagegen ist die Anbohrung des Sinus maxillaris von dem Alveolargrund bei dentalem Empyem durchaus berechtigt auch aus dem Grunde, weil sich von hier aus bisweilen durch Ausspülungen auf konservativem Wege die Heilung herbeiführen läßt.

Handelt es sich um eine Affektion der Keilbeinhöhle, der hinteren oder mittleren Siebbeinzellen, deren Sondierung meistens unmöglich ist, so erhalten wir über den Inhalt dieser Höhlen oftmals Aufschluß durch das Saugverfahren, das zuerst von Seifert angegeben wurde. Wir verwenden zu diesem Zweck den von Sondermann vervollkommneten und von Muck und Leuwer modifizierten Apparat (s. Abb. 2).

Nach Zusammendrücken des Ballons wird der Nasenansatz in den einen Nasengang eingeführt, das andere Nasenloch zugehalten und alsdann, während der Patient eine Schluckbewegung macht, der Ballon losgelassen. Durch die bei diesem Vorgehen in der Nasenhöhle eintretende Luftverdünnung wird das

Sekret aus den Nebenhöhlen angesaugt, kommt in der Nase zum Vorschein und fließt bei reichlicher Eitermenge in den Glasansatz ab.

Weitere Stützpunkte für die Diagnose können wir endlich erhalten durch die Anwendung der *Diaphanoskopie* und der *Röntgendurchleuchtung*; mittels des ersteren Verfahrens läßt sich die Transparenz der Stirnhöhle, der Kieferhöhle und der Siebbeinzellen prüfen. In ähnlicher Weise gibt uns die Röntgendurchleuchtung bei *fronto-occipitaler und bitemporaler* Durchstrahlung durch die dabei zutage tretende Verschattung Aufschluß über den Inhalt der Höhlen bzw. über pathologische Veränderungen ihrer Wandungen. Auf die Technik dieser Methoden und den Wert ihrer Ergebnisse soll hier nicht näher eingegangen werden. Genaueres hierüber findet sich weiter oben im allgemeinen Teil in dem Kapitel: „Untersuchungsmethoden der Nase und ihrer Nebenhöhlen" von ZARNIKO und besonders in den Ausführungen über die „Röntgenuntersuchung der Nase und ihrer Nebenhöhlen" von PASSOW und GRAUPNER. Ganz allgemein sei hier nur bemerkt, daß die Reultate der Diaphanoskopie und der Röntgenuntersuchung für sich allein bei der Diagnosestellung nicht ausschlaggebend, sondern nur im Zusammenhalt mit den Ergebnissen der übrigen Untersuchungsmethoden zu verwerten sind.

Die **Prognose** der unkomplizierten akuten und chronischen Nebenhöhleneiterungen ist im ganzen quoad sanationem und auch quoad vitam als günstig zu bezeichnen. Die große Mehrzahl der akuten Affektionen läßt sich, wenn nicht Spontanheilung eintritt, durch konservative Maßnahmen beseitigen; nur selten ist es erforderlich, operativ einzugreifen. Auch ein großer Prozentsatz der chronischen Eiterungen kann konservativ geheilt werden; in manchen Fällen jedoch müssen kleinere oder radikale chirurgische Eingriffe vorgenommen werden, um den Krankheitsprozeß zum Abschluß zu bringen oder wenigstens die den Kranken belästigenden Symptome zu beseitigen und Komplikationen zu verhüten. Ist der entzündliche Prozeß über die Nebenhöhlenwandungen hinaus in die Orbita oder das Endokranium eingedrungen, so kann es zu lebensbedrohlichen Komplikationen kommen. Die *Mortalität* ist jedoch relativ niedrig und nicht annähernd so hoch wie bei den *otogenen* intrakraniellen Erkrankungen; nach einer Zusammenstellung aus der SIEBENMANNschen Klinik, die kürzlich von SCHLITTLER veröffentlicht wurde, beträgt sie nur 0,13%, berechnet auf 2225 Fälle von Nebenhöhlenerkrankungen; nicht mit einbezogen sind in diese Statistik allerdings die *postoperativen* Todesfälle, die mehr als doppelt so häufig beobachtet wurden. Immerhin weist die mit Cholesteatombildung komplizierte chronische Mittelohreiterung eine wesentlich höhere Sterblichkeit auf, die nach SCHLITTLER 1,24% beträgt. In meiner Klinik habe ich zwei Todesfälle durch intrakranielle Komplikationen im Anschluß an chronische Keilbeinhöhleneiterungen erlebt, bei denen die ursächliche Sinuitis sphenoidalis aus dem Grunde nicht erkannt und behandelt wurde, weil eine schwere Otitis mit Warzenfortsatzempyem die Aufmerksamkeit von den Nebenhöhlen ablenkte und auf eine otogene intrakranielle Komplikation hinwies.

VIII. Die Therapie.

Bei der großen Tendenz zur Spontanheilung ist bei den akuten Nebenhöhlenerkrankungen oftmals eine eigentliche Behandlung nicht erforderlich. Wir können uns in manchen Fällen beschränken auf die Fernhaltung von Schädlichkeiten, wie sie durch körperliche und geistige Anstrengung und durch den Genuß von Alkohol und Tabak verursacht werden; alles, was Kongestion nach dem Kopfe bewirken kann, ist zu vermeiden. Schweißtreibende (Aspirin) und abführende Mittel haben besonders dann eine günstige Wirkung, wenn sie gleich im

Beginn der Erkrankung in Anwendung gebracht werden können. Recht guten Erfolg sieht man häufig von dem *elektrischen Kopflichtbad* nach Brünings (s. Abb. 3), durch das nach unseren Erfahrungen bisweilen der Erkrankungsprozeß geradezu kupiert werden kann. Im übrigen hat gegen die subjektiven Beschwerden eine *symptomatische* Behandlung Platz zu greifen. Das beste und die Antineuralgika und Narkotica meist an Wirksamkeit übertreffende Mittel gegen die sehr starken Schmerzen besonders bei der Sinuitis frontalis acuta ist die *Eisapplikation*; wird Eis nicht ertragen, so kann man feuchte Wärme versuchen. Da der Nebenhöhlenschmerz meistens durch Sekretretention hervorgerufen wird, so müssen wir durch den *Cocainsuprareninspray* wenigstens vorübergehend dafür sorgen, daß die verdickten Schleimhäute abschwellen und der Eiter Abfluß bekommt. Das Heraustreten des Sekrets läßt sich noch dadurch befördern, daß man durch Anwendung der Politzerschen Luftdusche in der Nase eine starke Luftdruckschwankung hervorruft. Sehr wesentlich können wir ferner den Heilungsprozeß bei der Sinuitis frontalis und maxillaris durch *Ausspülungen* mit entsprechend abgebogenen Röhren durch die natürlichen Öffnungen unterstützen. Ein größerer chirurgischer Eingriff kommt bei den akuten Nebenhöhlenerkrankungen nur dann in Frage, wenn eine intraorbitale oder intrakranielle Komplikation droht.

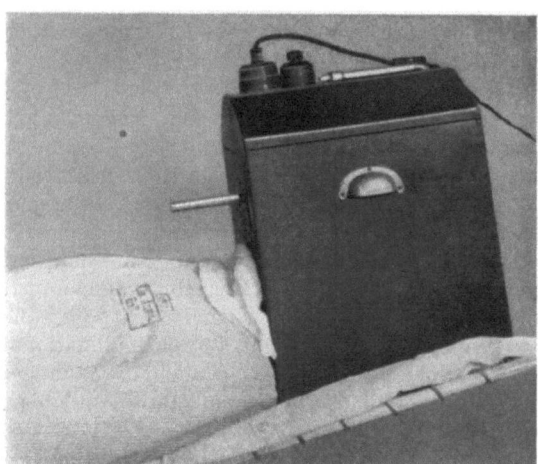

Abb. 3.   Kopflichtbad nach Brünings.

Auch bei den *chronischen* Nebenhöhlenaffektionen ist es unsere Pflicht, zunächst zu versuchen, durch die konservativen Methoden (Ausspülungen, Entfernung von Hyperplasien und Polypen usw.) die Heilung herbeizuführen. Obgleich die radikalen chirurgischen Eingriffe zur Heilung der chronischen Nebenhöhlenempyeme in den beiden letzten Jahrzehnten glänzend ausgebaut sind, haben wir nicht ohne weiteres das Recht, zur Beseitigung relativ geringer Beschwerden, eine große Operation auszuführen; nur wenn die Eiterung trotz sorgfältiger konservativer Behandlung fötid bleibt und stärkere Beschwerden den Patienten belästigen, ist ein größerer Eingriff indiziert. Entschließen wir uns aber zu einem radikalen Vorgehen, so muß die Operation so ausgeführt werden, daß nicht nur der bestehende Prozeß beseitigt, sondern auch nach Möglichkeit eine neue Erkrankung verhütet wird. Da diese in früherer Zeit häufig beobachteten Rezidive meistens durch Eiterretention in der von neuem erkrankten Höhle hervorgerufen wurden, muß der Operateur in erster Linie sein Augenmerk darauf richten, eine *dauernde breite Kommunikation* der Nebenhöhle mit der Nasenhöhle herzustellen.

Durch welche Maßnahmen sich diese Aufgaben erfüllen lassen, wird bei der speziellen Besprechung der Erkrankungen der einzelnen Nebenhöhlen erörtert werden.

Literatur.

ALEXANDER, A. und ED. MEYER: Zit. nach MORITZ SCHMIDT, Lehrbuch. 4. Aufl. S. 293.
— AVELLIS: Der Ausgang des akuten Kieferhöhlenempyems in Verkäsung. Arch. f. Laryngol.
u. Rhinol. Bd. 10. 1900. — BENNEWITZ: Zur Diagnose und Therapie des akuten und habituellen Schnupfens. Zeitschr. f. Laryngol., Rhinol. u. ihre Grenzgeb. Bd. 10, S. 61. —
BLUMENBACH: Prolus anat. de sinibus front. Göttingen 1779. — BORDENAVE: Mem. de
l'acad. de chirurg. 1758. — BOYER: Chirurgische Krankheiten. Bd. 6. 1805. — COWPER
bei DRAKE: Anthropol. nova. London 1707. — DENKER: Kieferhöhleneiterung und Ischias.
Zeitschr. f. Ohrenheilk. u. f. Krankh. d. Luftwege. Bd. 75, S. 144. — DESAULT: Chir.
Nachlaß. Bd. 2. 1800. — DESCHAMPS: Malad. d. foss. nas. Thèse de Paris. 1804. — DMO-
CHOWSKY: Arch. f. Laryngol. u. Rhinol. Bd. 3, S. 255. — FALLOPIA: Obs. anat. 1562. —
FLIESS: Nasale Reflexneurose. Wien 1893. — FRÄNKEL, E.: VIRCHOWS Arch. f. pathol.
Anat. u. Physiol. Bd. 143, S. 42. — FRESE: Münch. med. Wochenschr. 1907. S. 517. —
GRADENIGO: Ann. des maladies de l'oreille. 1. 12. 1899. p. 225. — GRÜNWALD, L.: Lehre
von den Naseneiterungen. 2. Aufl. 1896. — HAJEK: Pathologie und Therapie der entzünd-
lichen Erkrankungen der Nebenhöhlen der Nase. Wien: Franz Deuticke. — HARKE:
Beiträge zur Pathologie der oberen Atmungswege. 1895. — HEUERMANN: Chirurgische
Operationen. Bd. 3. 1757. — HIGHMORE: Corpor. hum. disquis. Hagae 1651. — JOURDAIN:
Traité des maladies de la bouche. Tome 1. 1778. — KILLIAN, G. (1): Münch. med. Wochenschr.
1896. Nr. 31. — DERSELBE (2): Die Erkrankungen der Nebenhöhlen der Nase. Handbuch
d. Laryngol. u. Rhinol. von PAUL HEYMANN. Bd. 3, 2. Hälfte, S. 985. — KIRKLAND: Journ.
of laryngol. a. otol. 1902. p. 561. — LAPALLE: Arch. internat. de laryngol., otol.-rhinol. et
broncho-oesophagoscopie. Tome 12, p. 225. 1899. — LIEUTAUD: Acad. royal. d. scienc.
Paris 1735. — MARTIN: De la fréquence d'lempyème des cavités accessoires du nez. Bordeaux.
1891. p. 48. — MEIBOM: Discurs. de absces. Dresden 1718. — MINDER: Arch. f. Laryn ol.
u. Rhinol. Bd. 12. — MOLINETTI: Disquis. anat. pathol. Venitiis. 1675. — NOLTENIUS:
Monatsschr. f. Ohrenheilk. u. Laryngo-Rhinol. 1895. S. 114. — OPPIKOFER: Arch. f. Laryngol.
u. Rhinol. Bd. 19, S. 28. — PREYSING: Zeitschr. f. Laryngol., Rhinol. u. ihre Grenzgeb.
Bd. 3, H. 4. — RICHTER, A. G.: Obs. chirurg. fasc. sec. cap. 4, p. 44. Göttingen 1776. —
RIOLAN: Encheir. anat. et pathol. 1649. — RUNGE: In HALLERS Disput. chirurg. Tome 1,
p. 205. 1750. — RUYSH: Obs. anat. chirurg. 1691. — SCHECH: Erkrankungen der Neben-
höhlen der Nase. München 1883. — SCHLITTLER, E.: Schweiz. med. Wochenschr. 1920.
Nr. 49. — SCHNEIDER, E. V.: De osse cribrif. Wittenberg 1655. — SCHÖNEMANN: VIRCHOWS
Arch. f. pathol. Anat. u. Physiol. Bd. 168. 1902. — SIEBENMANN: Zit. bei KUCHEN-
BECKER. Monatsschr. f. Ohrenheilk. u. Laryngo-Rhinol. 1892. S. 62. — SPENCER, WATSON:
Dis. of the nose. London 1875. — TREITEL: Arch. f. Verdauungskrankh. (zit. durch A. ROSEN-
BERG). — VESAL: Oper. amn. anat. et chirurg. Lugd. Bat. 1725. — VIEUSSENS: De natur.
et nec. pir. anim. in LECLERC und MANGET, Bibliothek anat. Genf. A. 2. 1699. p. 159. —
WALTHER: Lehrbuch d. Chirurg. Bd. 1. 1847. — WEICHSELBAUM (1): Wien. med. Wochenschr.
1890. S. 223. — DERSELBE (2): Die phlegmonöse Entzündung der Nebenhöhlen der Nase.
Wien. med. Jahrbücher 1881. — WERTHEIM, E.: Arch. f. Laryngol. u. Rhinol. Bd. 11.
1901. — WOLFF, M.: Zeitschr. f. Hyg. u. Infektionskrankh. Bd. 19. 1895. — ZARNIKO:
Die Krankheiten der Nase und des Nasenrachens. Berlin: S. Karger. — ZIEM: Monatsschr.
f. Ohrenheilk. 1886 u. 1897. S. 482. — ZUCKERKANDL: Normale und pathologische Anatomie
der Nasenhöhle. 1893.

b) Die entzündlichen Erkrankungen der Kieferhöhle.

Von

Th. Nühsmann - Halle.

Mit 13 Abbildungen.

Antritis maxillaris acuta.

Geschichte. Während die ältere Literatur über die *chronische* Entzündung der
Kieferhöhle schon verhältnismäßig zahlreiche und bemerkenswerte Mitteilungen
bringt, ist die Ausbeute an solchen über die akute Form außerordentlich geringfügig. Weniger der Mangel an Beobachtungsgabe als vielmehr die uns heute

hinlänglich bekannte Tatsache, daß die weitaus größte Mehrzahl der akuten Entzündungen der Kieferhöhle von selbst und schnell auch bei nur allgemeinen Maßnahmen zur Heilung kommt, ist wahrscheinlich der Grund dafür gewesen. Der erste, welcher auf das häufigere Vorkommen auch akuter Antritiden aufmerksam gemacht hat, scheint Runge 1751 gewesen zu sein. Bald darauf, 1754, berichtet Bordenave über 3 akute Kieferhöhleneiterungen im Anschluß an perforierende Verletzungen, auch Jourdain erwähnt die akute Form in seiner 1760 erschienenen Monographie. J. P. Frank (1745—1821) erkannte die häufige Beteiligung des Antrum Highmori beim akuten Schnupfen, weitere Mitteilungen darüber brachten Schönlein, Lebert und Giraldès (1851). Zahlreiche Einzelbeobachtungen in der dazwischenliegenden Zeit, meist Zufalls- oder Selbstbeobachtungen gaben zwar teilweise vorzügliche Schilderungen der Symptome und des Verlaufs, ohne jedoch die charakteristischen Merkmale scharf zu erfassen; auf die Namen der Autoren, welche sich größtenteils im Killianschen Abschnitt des Heymannschen Handbuches finden, kann hier nicht noch einmal eingegangen werden. Wesentliche Fortschritte brachten in den 70er und 80er Jahren des vorletzten Jahrhunderts die Arbeiten von Spencer Watson, Schech, Ziem, Krieg und, nachdem man allmählich erkannt hatte, daß die Nebenhöhlenaffektionen in das Gebiet der Rhinologie gehörten, die meisterhaften Abhandlungen von Avellis, Grünwald, Dmochowski und Killian. Letzterem ist die Feststellung zu danken, daß die akuten Entzündungen von den chronischen klinisch streng geschieden werden müssen, eine Erkenntnis, welche für die Beurteilung des ganzen Krankheitsbildes und für die Therapie von entscheidender Bedeutung gewesen ist. Seit der Jahrhundertwende ist auf dem Boden der bis dahin übermittelten Tatsachen durch systematische Forschung eine kaum mehr übersehbare Literatur entstanden, auf welche einzugehen hier verzichtet werden kann, da deren wichtigste Ergebnisse in den folgenden Kapiteln noch Erwähnung finden werden.

Ätiologie und Pathogenese.

Sowohl in ätiologischer wie in klinischer Hinsicht ist es zweckmäßig, bei den akuten Entzündungen der Kieferhöhle zu unterscheiden zwischen *genuinen Schleimhautentzündungen*, welche durch direkte Einwirkung des Infektionsstoffes auf die Schleimhaut entstehen (Hajek), und *fortgeleiteten Entzündungen*, bei welchen eine Erkrankung der Nachbarschaft per continuitatem auf die Antrumschleimhaut übergreift. Bezüglich der letztangeführten Genese nimmt die Kieferhöhle auf Grund ihrer engen anatomischen Beziehungen zu den Zähnen eine Sonderstellung ein.

1. Genuine Entzündungen.

Bei weitem am häufigsten wird diese Form der akuten Kieferhöhlenentzündung im Gefolge der *akuten Infektionskrankheiten* beobachtet, zu denen trotz des bisher mangelnden Nachweises seines Erregers auch der Schnupfen gerechnet werden muß. Die ätiologische Bedeutung der *Coryza* wurde, wie bereits einleitend angedeutet, schon von I. P. Frank erkannt, dann aber, wie die akute Kieferhöhlenentzündung überhaupt, lange Zeit wieder vernachlässigt. Neben der Coryza ist es vor allem die *Influenza*, welche mit einer gewissen Vorliebe gerade die Kieferhöhle in Mitleidenschaft zieht. Hierüber haben die Sektionsbefunde Harkes, Weichselbaums, Dmochowskis, die Beobachtungen Avellis' und Siebenmanns sowie besonders die systematischen Untersuchungen Fränkels und Geipels (Bruch) während der Grippeepidemien 1918 und 1920 einwandfrei Aufschluß gegeben. Die beiden letztgenannten Autoren fanden *bei Influenzaleichen die Kieferhöhlen in 70%, der Fälle entzündlich affiziert*. Wenn dem gegenüber die rein klinischen Beobachtungen einen wesentlich geringeren Prozentsatz von Mitbeteiligung der Kieferhöhlen ergeben, so ist dabei zu bedenken, daß Sektionsergebnisse immer nur die schwersten, letal endigenden Erkrankungsformen des Grundleidens berücksichtigen und daß, wie uns heute ja geläufig ist, ein großer Teil auch der *Grippeantritiden spontan heilt* und sich so der ärztlichen Feststellung entzieht. Immerhin sieht man auch klinisch zu Grippe- und Schnupfenzeiten eine auffallende Zunahme der Kieferhöhlenentzündungen, so daß an der bedeutsamen ätiologischen Rolle dieser beiden Infektionskrankheiten kein Zweifel mehr bestehen kann.

Verhältnismäßig oft, wenn auch seltener als bei den bisher erwähnten Infektionen, erkrankt die Kieferhöhle *akut* bei *Typhus, Pneumonie, Scharlach, Masern, Diphtherie, Keuchhusten, Pocken* und *Meningitis cerebrospinalis.* Ein sicheres Bild über die Häufigkeit ihrer Beteiligung bei jeder einzelnen dieser Erkrankungen läßt sich indessen nicht gewinnen, da hierfür nur Sektionsergebnisse mit allen ihren Fehlerquellen als Grundlage dienen könnten. Beim Lebenden verläuft die begleitende Kieferhöhlenaffektion meistens latent, weil ihre Symptome von den Äußerungen der mehr oder weniger schweren Allgemeininfektion überdeckt werden. Am häufigsten scheint die Komplikation nach den vorliegenden Beobachtungen bei der croupösen Pneumonie vorzukommen. Nicht selten werden bei den angeführten Infektionskrankheiten, vor allem beim Scharlach, Nekrosen der Knochenwände beobachtet, die den Verlauf der Kieferhöhlenentzündung besonders schwer gestalten. Aller Wahrscheinlichkeit nach sind diese Formen der Kieferhöhlenentzündung aber nicht mehr zu den genuinen, sondern zu den fortgeleiteten Entzündungen zu rechnen. (Vgl. dazu die Ausführungen auf S. 676 und 677.)

Die *Diphtherie der Kieferhöhle* kannte man bis vor einigen Jahren nur aus Sektionsbefunden (HARKE, WOLFF, WEICHSELBAUM, FRENKEL, DMOCHOWSKI), hatte aber bereits festgestellt, daß dabei die Antrumschleimhaut oft nur die Form der *gewöhnlichen* akuten Entzündung in mehr oder weniger fortgeschrittenem Stadium aufweist und sich nur verhältnismäßig selten echte diphtheritische Membranen finden. In neuerer Zeit mehren sich jedoch auch die Beobachtungen am Lebenden (ANTON, KRETZSCHMANN, KAUFMANN, ARNDT, SPENCER, V. D. HÜTTEN, BEHM), die zwar nicht sämtlich durch positiven *Löffler*bacillenbefund sichergestellt sind, nach dem klinischen Verlauf aber unbedingt als spezifische Erkrankung gewertet werden müssen. Bei dem Wesen der Diphtherie ist es nicht weiter auffallend, daß nur höchst *selten die Kieferhöhle allein* erkrankt, sondern von der stets primär befallenen Nasenhaupthöhle aus meist noch andere Nebenhöhlen miterkrankt sind, und daß bei tiefgreifenden nekrotisierenden Prozessen der Schleimhaut auch der Knochen oft in weitgehendem Umfang in Mitleidenschaft gezogen und zerstört werden kann. Im übrigen bestätigen die am Lebenden erhobenen Beobachtungen die früher schon bei Sektionen festgestellte Tatsache, daß echte Diphtherie der Kieferhöhle auch ohne Bildung von Membranen vorliegen kann. Von besonderer Wichtigkeit ist es, daß virulente *Löffler*bacillen gelegentlich noch lange nach Erkrankung der Kieferhöhle oder sogar ohne eine solche herbeigeführt zu haben, in ihr persistieren können, und daß in solchen Fällen unter Umständen zur Unschädlichmachung des Bacillenträgers die Radikaloperation in Frage gezogen werden muß, allerdings nur, wenn auch durch das Tierexperiment der sichere Nachweis der *Löffler*bacillen erbracht ist (V. D. HÜTTEN).

Bezüglich des Zusammenhanges zwischen *Gesichtserysipel* und akuter Kieferhöhlenentzündung, die gar nicht selten kombiniert auftreten, vertritt heute wohl die Mehrzahl der Autoren den von KILLIAN und HAJEK eingenommenen Standpunkt, daß die Kieferhöhleneiterung in den meisten Fällen die *primäre* Erkrankung ist. Dafür sprechen insbesondere die Fälle von häufig *rezidivierender* Gesichtsrose, bei denen die Rezidive erst mit radikaler Beseitigung der Kieferhöhlenaffektion ausblieben. Vermittelt wird die Rose meist durch Rhagaden am Naseneingang. Daß aber andererseits in einer Minderzahl von Fällen das Erysipel das primäre Leiden sein kann, ist durch Sektionsbefunde WEICHSELBAUMS und einige einwandfreie klinische Beobachtungen erwiesen. Wir sahen selbst einmal eine vorher durch Spülung und Röntgenbild sicher gesund befundene Kieferhöhle im Anschluß an ein vom gleichseitigen Ohr ausgehendes Erysipel *akut* erkranken, unmittelbar nachdem das letztere den Naseneingang erreicht hatte.

Daß auch bei *Parotitis epidemica* (Ziem) und *Rotz* (Hasse, Graefe) Kieferhöhlenentzündungen gefunden wurden, sei der Vollständigkeit halber erwähnt; eine größere praktische Bedeutung kommt diesen Befunden nicht zu.

Nach der eingangs gegebenen Definition sind zu der genuinen Form noch diejenigen akuten Kieferhöhlenentzündungen zu rechnen, welche gelegentlich *nach* kleineren *operativen Eingriffen in der Nase* (Septumresektion, Conchotomie usw.) oder nach *Tamponade des Naseninneren* auftreten und auf die zuerst Jeanty, Kuchenbecker, Zarniko und Hajek aufmerksam gemacht haben. Sie sind längst keine Einzelbeobachtungen mehr, jeder beschäftigte Rhinologe wird sie dann und wann erleben. Es muß jedoch berücksichtigt werden, daß es sich in solchen Fällen auch um die Exacerbation einer latenten chronischen Entzündung handeln kann.

Endlich ist anzuführen, daß das *Hineinlaufen von Eiter* aus anderen Nebenhöhlen (Siebbeinlabyrinth, Stirnhöhle) in die Kieferhöhle eine Entzündung der letzteren bedingen *kann*, aber nicht unbedingt herbeizuführen braucht. In letzterem Falle handelt es sich um ein einfaches Sekretdepot in der Kieferhöhle, für welches der Name „*Pyoantrum*" (nach Killian „*Pyosinus*") ohne weiteres gegeben ist.

2. Fortgeleitete Entzündungen.

Von den hierfür in Frage kommenden Ursachen haben *Verletzungen* früher eine verhältnismäßig nebensächliche Rolle gespielt, sind jedoch durch den erst wenige Jahre zurückliegenden Weltkrieg — wenn auch vorübergehend — weit in den Vordergrund gerückt worden. Die auf den ersten Blick etwas auffallende Tatsache, daß besonders häufig gerade Kieferhöhlenverletzungen zur Beobachtung und Behandlung kamen, erklärt sich daraus, daß Verletzungen der übrigen Nasennebenhöhlen in einem sehr hohen Prozentsatz gleichzeitig mit schweren Schädigungen lebenswichtiger Nachbarorgane kombiniert waren, während dies bei solchen der Kieferhöhle (wenigstens bei Quer- oder Schrägschüssen) viel seltener der Fall ist. Die Infektion der Höhle erfolgt entweder zugleich mit dem Trauma oder nachträglich von den Ein- und Ausschußöffnungen aus.

Außer bei diesen *penetrierenden* Verletzungen kommen akute Kieferhöhleneiterungen auch im Anschluß an *Einwirkungen stumpfer Gewalt* vor, indem entweder ein durch das Trauma entstandener periostitischer oder osteomyelitischer Prozeß auf Gefäßwegen durch die intakt gebliebene Knochenwand auf die Höhlenschleimhaut fortgeleitet wird, oder die Infektion durch eine gleichzeitig entstandene Fraktur oder Fissur erfolgt. Ferner besteht die Möglichkeit, daß ein durch die Kontusion hervorgerufener *Bluterguß* zwischen Knochen und Schleimhaut bzw. in der Höhle selbst *(Hämatoantrum)* durch Eindringen pathogener Mikroorganismen von den nasalen Öffnungen oder kranken Zahnwurzeln aus infiziert wird und so zu einer Eiterung führt.

An dieser Stelle muß etwas ausführlicher auf die *akuten Kieferhöhlenentzündungen eingegangen werden, welche mit Zerstörung der Knochenwände, Nekrose und Sequesterbildung einhergehen* und sich gewöhnlich durch einen besonders schweren Verlauf auszeichnen. Sie entwickeln sich zuweilen *nach Traumen* (auch Zahnextraktionen, vgl. dentale Empyeme) und bei einer Reihe von allgemeinen *Infektionskrankheiten*, so besonders bei *Typhus, Pneumonie, Scharlach* und *Masern.* Aller Wahrscheinlichkeit nach ist hierbei die *Knochenerkrankung stets das Primäre,* und zwar handelt es sich meist um *akut osteomyelitische Prozesse,* die nach Schmaus entweder *von der Stelle der Verletzung* ihren Ausgang nehmen, oder — bei den Infektionskrankheiten — *auf meta-*

statischem Wege zustande kommen. In letzterem Falle kann ein vorhergegangenes stumpfes Trauma durch Schaffung eines Locus minoris resistentiae die Lokalisation der Osteomyelitis begünstigen. Auffallend ist, daß sonst primäre Osteomyelitis des Oberkiefers, wenn man von den Fällen dentaler Genese absieht, bei *Erwachsenen* nur sehr selten beobachtet wurde. Es finden sich nur die Fälle von LICHTWITZ, JAKOBY und MENZEL, von denen wiederum nur bei dem letztgenannten die Kieferhöhle beteiligt war. *Bei Säuglingen und Kindern in den ersten Lebensjahren* ist dagegen die Osteomyelitis des Oberkiefers wesentlich häufiger zur Beobachtung gekommen und einzeln oder in Zusammenstellungen mitgeteilt worden (BOURAGUÉ, CANESTRO, SCHMIEGELOW, FRANÇOIS, SCHLEMMER, LANDWEHRMANN, WEILL, GARDIÈRE, BERTOYE u. a.). Der Verlauf ist ganz charakteristisch: Meist tritt die Osteomyelitis akut mit hohem Fieber auf, führt sehr bald zu mehr oder weniger ausgedehnten phlegmonösen Schwellungen der Wangenweichteile mit Lidödem und weiterhin zu *fistulösen Durchbrüchen* vorzugsweise am *Infraorbitalrand*, inneren *Augenwinkel, Alveolarfortsatz* oder *harten Gaumen*. In einzelnen Fällen erfolgte der Durchbruch auch in die Nase. Nicht selten werden durch die Fisteln Zahnkeime ausgestoßen. Die Affektion ist häufig als *sekundäre* Komplikation einer *primären* Kieferhöhlenentzündung aufgefaßt und das Übergreifen der Schleimhautentzündung auf den Knochen damit erklärt worden, daß das Gewebe bei Kindern in diesem Lebensalter eine geringere Resistenz besitze als beim Erwachsenen. (SCHMIEGELOW, CANESTRO, neuerdings BLOHMKE u. a.). Dieser Auffassung können wir uns mit HAJEK und O. KÖRNER nicht anschließen. Der Oberkiefer beim Säugling besteht zum weitaus größten Teil aus Spongiosa und Zahnkeimen, die Kieferhöhle stellt nur einen minimalen Hohlraum dar, der, wie CANESTRO selbst betont, keinerlei Taschen oder Recessus aufweist und durch ein relativ weites Ostium mit der Nasenhöhle kommuniziert. Ohne die Möglichkeit einer vielleicht sogar regelmäßigen Mitbeteiligung dieses kleinen Divertikels bei einer Rhinitis der Säuglinge leugnen zu wollen — die klinische Feststellung der Antritis wird in diesem Alter wohl stets auf erhebliche Schwierigkeiten stoßen — können wir uns nicht vorstellen, daß die Schleimhautentzündung oft so weitgehende Folgen haben sollte, zumal die Abflußverhältnisse aus der Kieferhöhle bedeutend günstiger liegen als beim Erwachsenen. Man sollte dann von dem in der Entwicklung weiter fortgeschrittenen und komplizierter gebauten Siebbeinlabyrinth aus, das zudem noch häufiger erkrankt, viel eher derartige Komplikationen erwarten. Andererseits ist durch *kleine Läsionen des Alveolarrandes beim Saugakt*, vor allem *bei Warzenentzündungen der Mutter*, dann *beim Durchbruch des Milchgebisses* so leicht *Gelegenheit zu einer fortschreitenden Infektion vom Alveolarrand aus* gegeben, daß die Annahme eines *rhinogenen* Ursprungs der Osteomyelitis *nur gezwungen erscheinen kann*. Findet sich bei diesen schweren, nicht selten letal verlaufenen Prozessen eine Entzündung der Kieferhöhle, die mit Sicherheit wohl nur auf dem Sektionstisch nachgewiesen werden kann, so muß dieselbe unseres Erachtens als sekundäre angesehen werden und spielt gegenüber der Osteomyelitis nur eine untergeordnete Rolle.

Auch diejenigen Kieferhöhleneiterungen, welche sich im Anschluß an eine *syphilitische* oder *tuberkulöse Erkrankung der Höhlenwandungen* entwickeln, gehören zu den fortgeleiteten Entzündungen. Die Affektion der Schleimhaut ist hier meist nicht spezifisch, sondern durch sekundäre Infektion mit den gewöhnlichen Eitererregern bedingt. In gleicher Weise erfolgt die Infektion sekundär bei *destruierend wachsenden Tumoren*, nachdem dieselben die Kieferhöhlenwandungen an irgendeiner Stelle durchbrochen haben.

Eine weitere Ursache akuter Entzündungen ist das *Eindringen von Fremdkörpern* in die Kieferhöhle. Die letztere steht auch hier auf Grund ihrer exponierten Lage und ihrer Größe im Vergleich zu den übrigen Nebenhöhlen an erster Stelle. In der Regel deckt sich allerdings dieses ätiologische Moment mit dem einer traumatischen Genese, da die meisten Fremdkörper nur *infolge eines Traumas in die Kieferhöhle gelangen.* (Geschosse, Zähne bzw. Zahnwurzeln, Prothesenstifte, Knochensplitter, Instrumententeile, Tampons u. dgl. mehr.) Daß aber *auch auf natürlichem Wege* Fremdkörper und sogar Lebewesen in die Höhle eindringen können, ist erwiesen. So hat schon Morgagni das Eindringen von Würmern festgestellt, der gleiche Befund ist später noch mehrfach beschrieben worden. Das letztgenannte Vorkommnis muß indessen als äußerst selten angesehen werden, eine große Anzahl der mitgeteilten Fälle hält, wie schon Killian betont, einer sachlichen Kritik nicht stand.

Überaus häufig hat man, nachdem als erster Harke darauf aufmerksam gemacht hatte, bei Autopsien erbrochene Massen, oder richtiger *Mageninhalt, in der Kieferhöhle* festgestellt und neigte deshalb dazu, in dem Eindringen solcher Massen beim Erbrechen eine gar nicht seltene Ursache für Kieferhöhlenentzündungen zu sehen. So fanden — um nur einige Beispiele herauszugreifen — Minder bei 50 Sektionen 2mal, Wertheim unter 360 Fällen 12mal, Oppikofer bei 200 Autopsien 16mal Magen- bzw. Darminhalt in den Nebenhöhlen, meistens in der Kieferhöhle. Letzterer konnte den abnormen Inhalt in 21 Kieferhöhlen, darunter in 5 Fällen doppelseitig konstatieren. Da jedoch in einem großen Teil dieser Fälle *entzündliche Schleimhautveränderungen fehlten,* drängte sich von selbst die Frage auf, ob es sich nicht um einen postmortalen Vorgang handeln könne. Diese Frage war um so mehr berechtigt, als Oppikofer in 2 seiner Fälle Erbrechen intra vitam mit Sicherheit ausschließen konnte und einige Male auch Blut, Wasser, sogar aus einem Pyopneumothorax stammenden Eiter in den Nebenhöhlen fand, für deren Hineingelangen vor dem Tode nicht der geringste Anhaltspunkt vorlag. Ihre Beantwortung ergab sich bald von selbst durch die Beobachtung, daß nicht selten bei Leichen, deren Kopf tief gelagert war, Mageninhalt im Nasenrachenraum gefunden wurde und bei ungeschicktem Transport oder Hinlegen auf den Sektionstisch aus Mund und Nase herausfloß. Man wird auf Grund dieser Beobachtung Oppikofers Ansicht, daß das Eindringen des Mageninhalts erst hierbei, also postmortal erfolgt, beipflichten müssen, zumal ja nach dem Tode die *Nebenhöhlenostien* infolge Abschwellens der Muscheln und der gesamten Schleimhaut *maximal erweitert und infolgedessen leicht zugänglich sind.* Trotzalledem ist die *Möglichkeit* des Eindringens erbrochener Massen in die Kieferhöhle auch intra vitam als sehr seltenes Vorkommnis zuzugeben, nachdem es von einem so sorgfältigen und kritischen Beobachter wie Hajek zweimal sicher als Ursache einer akuten Eiterung konstatiert worden ist.

Endlich sei noch erwähnt, daß auch bei *operativen Eingriffen* in der Nase, bei welchen *versehentlich* die Kieferhöhle eröffnet wird, sowie bei *Probespülungen mit nicht sterilen Instrumenten* oder *Flüssigkeiten* eine gesunde Kieferhöhle akut infiziert werden kann.

Das charakteristische und zugleich häufigste Beispiel für die fortgeleitete Entzündung stellt die dentale Kieferhöhleneiterung dar. Da die engen anatomischen Beziehungen zwischen den Zähnen des Oberkiefers und dem Antrum Highmori bereits in dem Kapitel der Anatomie eingehende Würdigung gefunden haben, wird es genügen, kurz auf diejenigen Krankheitsprozesse an den Zähnen oder vielmehr den Zahnwurzeln einzugehen, welche nach unseren heutigen Kenntnissen bei der Propagation einer Entzündung auf die Kieferhöhle vorzugsweise die Vermittlung übernehmen.

Die dentale Kieferhöhleneiterung.

Die Tatsache, daß pathologische Prozesse an den Zähnen zu einer Erkrankung der Kieferhöhle führen können, war schon Highmore, Meibom und

COWPER bekannt. Man hat sogar früher, von rein klinischen Gesichtspunkten ausgehend, diesen Entstehungsmodus als den gewöhnlichen angesehen, und noch vor nicht allzulanger Zeit ist die Streitfrage, ob der nasale oder der dentale Weg der häufigere sei, lebhaft diskutiert worden. Von den Verfechtern der vorwiegend dentalen Genese seien genannt BABINSKI, B. FRÄNKEL, M. SCHMIDT, KRIEG, SCHEFF, HERYNG, SCHMIEGELOW, PFAFF, REINMÖLLER, LUC, MAGITOT, WALB und BIGUET. Soweit die genannten Autoren heute noch leben, werden sie vermutlich ihren einstmals vertretenen Standpunkt wieder aufgegeben haben. Die Antwort mußte auch different ausfallen, solange sich Anatomen, Rhinologen und Zahnärzte getrennt mit der Frage beschäftigten und sich auf ein nur einseitig orientiertes Material stützten, erst gemeinsame Arbeit und objektive Sichtung der Befunde konnten ein einigermaßen verwertbares Bild ergeben. Nach den neueren dieser Forderung entsprechenden Untersuchungen von HINSBERG und KALISCH betrug der Anteil des dentalen Empyems im Vergleich zur Gesamtzahl der beobachteten Fälle 5%, HAJEK berechnet ihn auf 8% (250 Fälle) und GAUDIER auf $13,3\%$ (52 Fälle). Wenn auch zugegeben werden muß, daß der ätiologische Nachweis selbst bei subtilster Untersuchung nicht immer ganz einwandfrei zu führen ist, daß es immer einzelne Fälle dentaler Genese geben wird, bei welchen der Zusammenhang übersehen wird, so ist doch die Tatsache, daß der *dentale Ursprung der bei weitem seltenere* ist, heute als feststehend anzusehen.

Von den Fällen, bei welchen es gelegentlich einer Zahnextraktion zur Eröffnung der Kieferhöhle kommt, sei es, daß eine Dehiszenz besteht oder die Alveolarwand an irgendeiner Stelle einbricht, kann hier abgesehen werden. Hierbei liegen die Bedingungen für das Zustandekommen einer Infektion ebenso klar zutage, wie bei den sehr seltenen Fällen, in denen eine vereiterte Zahncyste in das Antrum durchbricht. Daß aber die ungewollte Eröffnung des Antrum an sich noch keine Entzündung desselben zu bedingen braucht, wurde schon weiter oben erwähnt.

In allen übrigen Fällen ist die Vorbedingung für eine Infektion der Kieferhöhle von den Zahnwurzeln aus eine Erkrankung der Pulpa. Die eigentliche Überleitung erfolgt jedoch in sehr verschiedener Weise, je nachdem es sich um einen *akuten* oder *chronischen Prozeß* an der Pulpa handelt.

Bei der *akuten Pulpitis* bildet sich entweder zunächst durch Übergreifen der Entzündung auf die Wurzelhaut ein *Absceß* (Wurzelabsceß), der beim Vorliegen der sog. *anatomischen Prädisposition* (KILLIAN) direkt in die Kieferhöhle einbrechen kann, oder aber die Infektionskeime dringen von dem Wurzelabsceß aus auf Lymphgefäßwegen bis zur Kieferhöhlenschleimhaut vor. Dieser letzte Vorgang, der von KILLIAN, HAJEK, ZARNIKO, TILLEY u. a. in den Fällen schon vermutet wurde, wo nach Extraktion des schuldigen Zahnes eine Kommunikation zwischen Alveole und Kieferhöhle fehlte, hat durch den von STRUBELL erbrachten Nachweis eines weitverzweigten und anastomosierenden Gefäßsystems zwischen Antrumschleimhaut und Periodontium eine wertvolle Bestätigung gefunden.

Nach neueren, von zahnärztlicher Seite erhobenen Befunden scheint der anatomischen Gestaltung des an der Wurzelspitze befindlichen *Foramen apicale* für den Modus der Infektion eine gewisse Bedeutung zuzukommen (CHRIST). Für gewöhnlich treten hier die Nerven und Gefäße durch mehrere feine Öffnungen in den Wurzelkanal ein und vereinigen sich erst im Inneren des Kanals. In diesen Fällen muß eine fortschreitende Infektion zunächst eine Entzündung der Wurzelhaut herbeiführen, an welche sich dann eine circumscripte Ostitis des angrenzenden Knochens und nach Ausbreitung der letzteren bis zum Kieferhöhlenboden eine innere Periostitis anschließt, wodurch der Kontakt mit der Antrumschleimhaut hergestellt ist. Der ganze Prozeß muß demnach aus anatomischen Gründen relativ langsam verlaufen. In anderen Fällen (nach FISCHER in 10%) vereinigen sich die Gefäße und Nerven aber schon außerhalb der Alveole und ziehen als ein gemeinsamer dickerer Strang durch *ein einfaches größeres Loch* in den Wurzelkanal hinein. Dieser Strang läßt sich, wie man bei der Extraktion wurzelgesunder Zähne konstatiert hat, manchmal mehrere Millimeter tief in die Spongiosa des Knochens hinein verfolgen. Bei derartigen Verhältnissen kann sich die Infektion der Pulpa unter Umständen *ohne Vermittlung der Wurzelhaut* direkt in die Nerven- und Gefäßscheiden fortsetzen und sehr schnell die Kieferhöhlenschleimhaut erreichen. Vielleicht sind diejenigen Kieferhöhleneiterungen, welche schon ganz kurze Zeit nach den ersten Erscheinungen einer akuten Pulpitis manifest werden, und bei denen eine direkte Kommunikation zwischen Alveole und Kieferhöhle nicht erkennbar ist, auf eine solche Genese zurückzuführen.

Ein weiterer Weg für die Propagation einer akuten Wurzelaffektion auf die Kieferhöhle ist dadurch gegeben, daß sich zunächst eine *akute Periostitis des Alveolarfortsatzes* bzw. *ein subperiostaler Absceß* entwickelt, der dann in die Kieferhöhle durchbricht. Solche Periostitiden entstehen mit Vorliebe nach Zahnextraktionen, meist an der facialen Wand, seltener — bei Erkrankung palatinaler Wurzeln — im Bereich des harten Gaumens. Die Fortleitung auf die Kieferhöhlenschleimhaut durch den Knochen hindurch erfolgt in der Regel auf präformierten Wegen, in erster Linie durch die Venae perforantes, seltener durch Vermittlung eines ostitischen Prozesses. Bei dem Durchbruch eines palatinalen periostalen Abscesses wirkt das Vorhandensein einer tiefen Gaumenbucht begünstigend. Auf die gleiche Art und Weise, nämlich durch Vermittlung einer subperiostalen Eiterung, sind vermutlich auch die Empyeme entstanden, welche von Zahnwurzeln ausgegangen sind, die anatomisch zur Kieferhöhle keine engeren Beziehungen haben, z. B. von den Eck- und Schneidezähnen. Solche Fälle haben SCHEFF, SNELL, MORITZ SCHMIDT, HAJEK, POLLAK und auch *wir* beobachtet. In einem der HAJEKschen Fälle war die Periostitis vom zweiten linken oberen Schneidezahn durch die Apertura piriformis über den Nasenboden auf die Seitenwand des unteren Nasenganges übergegangen und erst hier in die Kieferhöhle durchgebrochen. Ein Teil der knöchernen Wand wurde später als Sequester abgestoßen[1]).

In seltenen Fällen kommt es im Anschluß an eine akute Pulpitis oder noch leichter nach Extraktion einer akut erkrankten Wurzel mit Splitterung der Alveolarwand zu einer mehr *diffusen Ostitis oder Osteomyelitis der Kieferhöhlenwandungen* und auf diese Weise zu einer Mitbeteiligung der Höhle. Dies äußert sich darin, daß dann größere oder kleinere Teile des Knochens nekrotisch werden. Manchmal beschränkt sich die Osteomyelitis nicht auf die eigentliche Kieferhöhlenwand, sondern breitet sich in die angrenzenden Knochen aus. Einen solchen Fall hat PAUNZ mitgeteilt. Der osteomyelitische Prozeß war nach einer Zahnextraktion entstanden, dann wahrscheinlich auf dem Wege über den Processus frontalis des Oberkiefers in die Diploë des Stirnbeins vorgedrungen und hatte nicht nur zu einer sekundären Stirnhöhleneiterung, sondern sogar durch Vermittlung eines extraduralen und intraduralen Abscesses zu einem Frontallappenabsceß geführt, dem der Patient erlag. Es geht daraus hervor, daß die nach Zahnextraktionen auftretende Osteomyelitis als eine ernste Komplikation anzusehen ist. Wenn aber PAUNZ diesen Fall als Komplikation eines dentalen Empyems auffaßt, so befindet er sich im Irrtum. Es liegen

---

[1]) Dieser Vorgang ist wohl so zu erklären, daß sich zunächst ein subperiostaler Absceß unter der Schleimhaut des unteren Nasenganges und dann korrespondierend nach Durchbruch durch eine Gefäßlücke unter der Kieferhöhlenschleimhaut bildete. Das dazwischenliegende Knochenstück wurde dadurch jeder Ernährung beraubt und nekrotisch.

hier die gleichen Verhältnisse vor wie bei der Osteomyelitis der Kinder. Das Primäre und die Ursache des schweren Verlaufs war die Osteomyelitis, die Kieferhöhleneiterung lediglich eine unbedeutende Begleiterscheinung.

Von den *chronischen Zahnwurzelprozessen*, welche gelegentlich die Ursache für eine akute Kieferhöhleneiterung abgeben können, ist vor allem das *Granulom* zu nennen, dessen Entstehung auf eine chronische Periodontitis der Wurzelspitze zurückzuführen ist. Solche Granulome sind bei kranken Wurzeln ein so ungemein häufiger Befund, daß es verständlich ist, wenn die Zahnärzte aller Länder auf die Erforschung ihrer Genese und ihres histologischen Baues zumal mit Rücksicht auf ihre Bedeutung für die Entstehung von Zahnwurzelcysten viel Zeit und Mühe verwandt haben. Hierdurch sind gleichzeitig unsere Kenntnisse über die Pathogenese der durch die Granulome entstehenden Antritiden gefördert worden.

Nach den neueren Anschauungen entwickelt sich das Granulom in Reaktion auf den Reiz, welchen die bei *allmählichem* Pulpazerfall bis an die Wurzelspitze vorgedrungenen Bakterien auf das apikale Periodontium ausüben. Wie die Untersuchungen von MAYRHOFER, BAUMGARTNER und LEHMANN ergeben haben, spielen dabei die Streptokokken (wie überhaupt bei allen dentalen Prozessen) eine überragende Rolle. Die auf den Reiz sich einstellende Reaktion besteht nach GRAWITZ zunächst in der Bildung eines weichen Granulationsgewebes, das sich jedoch von dem gewöhnlichen Granulationsgewebe dadurch unterscheidet, daß es meist eigenartige Epithelstränge enthält, auf deren Bedeutung später noch eingegangen werden muß. Schon in relativ frühem Stadium bildet sich um das weichere, zentral gelegene Granulationsgewebe eine aus grobfaserigem Bindegewebe bestehende *einhüllende Schicht*, die aber nicht scharf gegen das umgebende Knochengewebe abgegrenzt ist, sondern mit Bindegewebsfasern kontinuierlich in die Spongiosa übergeht. Hieraus geht hervor, daß es sich bei dem Abbau des umgebenden Knochens nicht um eine Druckwirkung des wachsenden Granuloms handelt, sondern um einen aktiv resorbierenden Prozeß. Klinisch spricht für diesen Vorgang, daß die Entwicklung des Granuloms fast immer ohne die geringsten Beschwerden vor sich geht, welche man bei einer Druckwirkung wohl nicht vermissen würde.

Hat das Granulom eine gewisse Größe erreicht, so ist es bei Bildung an denjenigen Zahnwurzeln, welche der Kieferhöhle eng benachbart sind, häufig schon bis zum Antrumboden oder auch bis an die Schleimhaut der facialen Wand vorgedrungen und man hat früher angenommen, daß damit bereits die Vorbedingung für eine Infektion der Höhle geschaffen sei. Aus zahlreichen Beobachtungen, hauptsächlich von zahnärztlicher Seite, geht jedoch hervor, daß sogar in Fällen, wo die Granulome tief in die Kieferhöhle hineinragten und nur noch von der Schleimhaut bedeckt bzw. mit ihr verwachsen waren, so daß diese bei Extraktion der Wurzel einriß und damit die Kieferhöhle eröffnet wurde, jede Entzündung fehlte. Hierfür haben u. a. HAJEK, KILLIAN, PARTSCH, WILLIGER, WEISER, REINMÖLLER und CHRIST eindeutige Beweise erbracht, wie auch schon erwähnt wurde. Die einfache Erklärung für diese früher oftmals überraschende Tatsache ist die, daß man mit PARTSCH in der Bildung des Granuloms und vor allem in der dasselbe umgebenden bindegewebigen Kapsel eine *Schutzmaßnahme* des Organismus sehen muß, welche dazu dient, das weitere *Vordringen der Infektionskeime* gegen die Umgebung *zu verhüten*. Solange die Hülle intakt bleibt, kann sie diese Aufgabe auch erfüllen, selbst dann, wenn ein inniger Kontakt mit der Antrumschleimhaut besteht. Glücklicherweise ist das in der großen Mehrzahl der Fälle der Fall, sonst könnte man sich das verhältnismäßig seltene Vorkommen von dentalen Empyemen im Vergleich zu dem enorm häufigen Befund von Zahncaries, Pulpitis und Granulombildung nicht erklären.

Anders liegen die Verhältnisse, wenn das Granulom selbst einer eitrigen Einschmelzung anheimfällt und diese eitrige Einschmelzung auf die bindegewebige Hülle übergreift. Eine solche *Absceßbildung in den Granulomen* wurde verhältnismäßig häufig *bei akuten Nachschüben der Entzündung* beobachtet, und dieser pathologische Vorgang ist es, welcher dann entweder direkt bei bereits bestehendem Kontakt oder indirekt durch Vermittlung des Knochens die Erkrankung der Kieferhöhlenschleimhaut verursacht.

Eine weitere Feststellung der Zahnärzte, daß nämlich ein Granulom sich nicht immer in Richtung der Achse des Wurzelkanals zu entwickeln braucht, sondern sich auch in seitlicher Richtung den Weg bahnen kann (sog. Wanderung des Granuloms), hat es verständlich gemacht, daß gelegentlich einmal ein von einem Eck- oder Schneidezahn ausgehendes Granulom das Antrum erreicht.

An dieser Stelle müssen endlich noch die *radikulären oder periodontalen Zahncysten* Erwähnung finden, da sie ausschließlich aus den Granulomen entstehen und in einzelnen Fällen infolge Durchbrechens in die Kieferhöhle eine akute Entzündung der letzteren veranlaßt haben. Sie unterscheiden sich von den eigentlichen Kiefercysten, den follikulären Cysten, in charakteristischer Weise dadurch, daß sie entsprechend ihrer Genese stets mit einer Zahnwurzel in Verbindung stehen und bleiben. Ihr Wachstum ist bedingt durch eine aktive Tätigkeit des in den Granulomen befindlichen Epithels, welches bei der Umwandlung die Wand der Cyste bildet. Die Herkunft dieses Epithels ist auch heute noch nicht völlig geklärt. Während die meisten Zahnärzte, vor allem Witzel, Römer, Partsch, Astachoff, Proell, Dependorf, Adeloff und viele andere den Standpunkt vertreten, daß es sich dabei um ein von Malassez entdecktes, im perizementalen Gewebe persistierendes *embryonales* Epithel handelt, glaubt eine Minderzahl, vor allem Grawitz, daß dasselbe von der Mundschleimhaut stamme und durch Fistelgänge in das Granulom eingewandert sei. Auch Oppikofer hält mit Rücksicht auf die Form des die Cyste auskleidenden Epithels die letztangeführte Genese nicht für ausgeschlossen. Da den Rhinologen jedoch weniger die hier angedeutete Streitfrage als lediglich die Tatsache interessiert, daß Wurzelcysten gelegentlich als ätiologisches Moment für eine akute Antritis maxillaris in Betracht kommen, so kann auf weitere Einzelheiten verzichtet werden.

Bakteriologie. Was die *bakteriologischen Befunde* bei der akuten und, wie gleich vorweg genommen werden kann, auch der chronischen Kieferhöhlenentzündung anlangt, so kann hier auf die diesbezüglichen Ausführungen in der Einleitung von Denker verwiesen werden. Es erscheint überflüssig, die große Anzahl der verschiedenen Bakterienarten, welche im Sekret erkrankter Kieferhöhlen gefunden wurden, hier noch einmal aufzuzählen, zumal bei dem häufig gleichzeitigen Vorkommen mehrerer Bakterienarten eine Differenzierung der als pathogen anzusehenden Formen von den reinen Saprophyten bisher noch nicht möglich war. Auch der Befund von Diphtheriebacillen ist mit Vorsicht zu bewerten, namentlich dann, wenn sie nicht als alleinige Erreger vorhanden sind. Nur die Pathogenität des *Influenzabacillus* ist durch die Untersuchungen Moszkowskis und vor allem Lindenthals, der diesen Erreger bei Influenzaanthritiden fast konstant, manchmal sogar als alleinigen Mikroorganismus nachweisen konnte, über allen Zweifel sichergestellt. Die Rolle des *Diplococcus pneumoniae*, den E. Fränkel am häufigsten im Nebenhöhleneiter fand, ist noch ungeklärt, da er, wie andere Bakterien ebenfalls, sogar in ganz gesunden Kieferhöhlen vorkommt. Alles in allem läßt sich sagen, daß sich aus dem Bakterienbefunde, abgesehen vom Influenzabacillus und dem durch den Tierversuch identifizierten Diphtheriebacillus, irgendwelche Anhaltspunkte, die einen bestimmten Schluß auf die ätiologischen Beziehungen oder gar den Verlauf der Kieferhöhlenentzündung gestatteten, bis heute nicht ergeben haben.

Infektionsmechanismus. Während die Beantwortung der Frage, *auf welchem Wege die Erkrankung der Kieferhöhlenschleimhaut zustande kommt*, für die fortgeleiteten Entzündungen leicht und ohne weiteres gegeben ist, stößt sie hinsichtlich der genuinen Antritiden auf gewisse Schwierigkeiten. Noch heute haben die beiden hierüber aufgestellten Theorien, und zwar die von ZUCKERKANDL, HAJEK, GOETJES, UFFENORDE u. a. vertretene *Theorie des vorwiegend nasalen Ursprungs* und die von HARKE, FRÄNKEL, SIEBENMANN, OPPIKOFER und besonders von KILLIAN verteidigte Anschauung einer vorwiegend *selbständigen, primären bzw. hämatogenen Genese* ihre Anhänger. Im Gegensatz zu der vielfach in der Literatur vertretenen Auffassung scheint hierin jedoch *weniger eine Kontroverse* zu liegen, als vielmehr durch die Tatsache, daß keine der beiden genannten Theorien bisher die andere zu verdrängen imstande war, registriert zu sein, daß *beide zu Recht bestehen*, oder mit anderen Worten, daß beide Infektionsmechanismen möglich sind und auch tatsächlich vorkommen. Ebenso wie man zugeben muß, daß beim Schnupfen analog der Infektion des Mittelohres durch die Tube eine Infektion der Kieferhöhle durch beim Schneuzen hineingeschleudertes Sekret oder auch infolge Weiterkriechens der Entzündung in der Schleimhaut durch die Ostien hindurch entstehen kann, ebenso wird man auch zugeben müssen, daß eine innerhalb der ersten 24 Stunden einer Influenzaattacke manifest werdende akute Antritis nur durch hämatogene Infektion ihre Erklärung finden kann. Dabei ist die Möglichkeit, daß eine Entzündung der Kieferhöhle einfach durch Pathogenwerden saprophytisch in ihr lebender Mikroorganismen entsteht, noch nicht einmal berücksichtigt. Der von UFFENORDE und HAJEK erbrachte und pathologisch-anatomisch fundierte Nachweis einer kontinuierlichen Ausbreitung der *serös-polypoiden* Entzündung gestattet unseres Erachtens noch nicht die Verallgemeinerung dieses Infektionsmechanismus auf *alle* Formen der Entzündung, zum mindesten nicht auf alle genuinen akuten, die sich in ihrer Entwicklung und in ihrem ganzen klinischen Verlauf wesentlich von der serös-polypoiden Form unterscheiden. Solange es nicht möglich ist, strikte Beweise für den Weg, welchen die Infektion genommen hat, zu erbringen, und das wird vorerst nur in den seltensten Fällen möglich sein, wird man die Beantwortung der eingangs gestellten Frage offen lassen müssen, womit jedoch nicht gesagt sein soll, daß man sich nicht in dem einen oder anderen Falle auf Grund besonderer Befunde und besonderen Verlaufs für eine der genannten Anschauungen entscheiden dürfte.

Pathologische Anatomie.

Unsere Kenntnisse über die *pathologisch-anatomischen Veränderungen der akut entzündeten Kieferhöhlenschleimhaut* stützen sich bis heute auf eine nur verhältnismäßig geringe Anzahl von Beobachtungen und Untersuchungen. Der Hauptgrund dafür ist die Schwierigkeit der Materialbeschaffung. Ganz ausnahmsweise ist dasselbe vom Lebenden zu gewinnen, da operative Eingriffe bei der akuten Entzündung sehr selten in Frage kommen, niemals wohl in den ersten Stadien. Andererseits ist Obduktionsmaterial nur mit größter Vorsicht zu verwerten, da seine einwandfreie Beurteilung durch die in den meisten Fällen fehlende klinische Beobachtung sehr erschwert ist. So war man bisher fast immer nur auf Zufallsbefunde angewiesen, und nur dem Umstande, daß sich die gewonnenen Einzelbilder folgerichtig in den Rahmen unserer anderweitigen pathologischen Erfahrungen einfügen und mit den klinischen Beobachtungsergebnissen in Einklang bringen ließen, ist es zuzuschreiben, daß in den Anschauungen über den Ablauf der akut-entzündlichen Veränderungen heute eine gewisse Übereinstimmung erzielt ist.

Man hat früher bei der akuten Entzündung nach der Beschaffenheit des abgesonderten Sekretes eine *katarrhalische* von einer *eitrigen* Form unterschieden, deren charakteristische Merkmale bereits von ZUCKERKANDL näher präzisiert wurden. Die Berechtigung zu einer scharfen Abgrenzung dieser beiden Formen voneinander wurde vielfach bestritten, hat aber durch die neueren Feststellungen besonders HAJEKS und UFFENORDES wieder eine wesentliche Stützung erfahren. Zwar haben diese Autoren ihre Beobachtungen, soweit die akute Entzündung in Frage kommt, vorwiegend an dem leichter zugänglichen Siebbeinlabyrinth gemacht, doch liegt kein stichhaltiger Grund dagegen vor, die hierbei gewonnenen Resultate mit einer gewissen Reserve auf die Kieferhöhle zu übertragen, zumal die Anschauung, daß sämtliche Nebenhöhlen der Nase den gleichen Infektions- und Erkrankungsbedingungen unterliegen, sich immer mehr durchgesetzt hat. Bei der durchaus gleichen anatomischen Struktur ihrer Schleimhäute müssen auch die auf den Infekt hin entstehenden Veränderungen zum mindesten annähernd die gleichen sein.

Die ersten Erscheinungen einer akut entzündlichen Reizung bestehen danach stets in einer mehr oder weniger starken *diffusen Hyperämie*. Dieselbe kann gelegentlich sehr hochgradig sein und schon vor Beginn jeder pathologischen Sekretion zu Hämorrhagien ins Gewebe oder auch in das Lumen der Kieferhöhle führen, wie ZUCKERKANDL zufällig bei einer Sektion festgestellt hat. Die weitere Entwicklung ist verschieden, je nachdem es sich um die katarrhalische (ödematöse) oder um die eitrige Form handelt. Bei der ersteren ist sie charakterisiert durch eine *vorwiegend ödematöse Durchtränkung der Schleimhaut*, die verschieden hohe Grade annehmen kann und der Oberfläche makroskopisch ein transparentes, glasiges, bisweilen sulziges Aussehen verleiht. Wenn das Ödem sein Zustandekommen auch in der Hauptsache dem auf die Schleimhautoberfläche wirkenden entzündlichen Reiz verdankt, so tritt doch meist noch eine *Stauungskomponente* hinzu, insofern als die das Blut abführenden und größtenteils durch die Ostien verlaufenden dünnwandigen Venen durch die hier eintretende Stenose eine Kompression erfahren. In solchen Fällen kann das Ödem und die dadurch bewirkte Schwellung der Schleimhaut so hochgradig werden, daß gegenüberliegende Flächen sich berühren und das Lumen der Kieferhöhle auf ein Minimum reduziert wird. Ist die Schwellung durch Stauung nur einzelner Gefäßgebiete über die gesamte Schleimhaut nicht gleichmäßig ausgebreitet, so kommt es meist zur Bildung größerer oder kleinerer ödematöser Wülste, welche durch verhältnismäßig tiefe Furchen voneinander getrennt sind.

Das von der katarrhalisch entzündeten Schleimhaut gebildete *Sekret* ist serös bis serös-schleimig oder auch rein schleimig. Bei gewissen Übergangsformen finden sich gelegentlich auch geringfügige eitrige Beimengungen.

Das mikroskopische Bild der geschilderten Entzündungsform wird ebenfalls beherrscht von dem *Ödem*, welches die lockeren Bindegewebsfasern der eigentlichen Schleimhautschicht in mehr oder weniger hohem Grade auseinanderdrängt. Es kommt dadurch zur Bildung verschiedenartig gestalteter größerer und kleinerer Maschenräume, welche mit einem klaren gelblichen, nur wenige Zellen enthaltenden Exsudat angefüllt sind. Manchmal erstreckt sich das Ödem auch bis in die periostale Schicht, ist jedoch in dieser stets geringer als in der darüberliegenden Schleimhautschicht, weil die Bindegewebsfasern des Periosts straffer angeordnet sind. Neben dem Ödem erkennt man meist eine geringfügige Infiltration mit Zellen, vorwiegend Leukocyten. Die Zellinfiltration bevorzugt die subepitheliale Schicht und ist nur in den Fällen stärker, in denen das Sekret schleimig-eitrig ist. Die hohen Grade der eitrigen Form erreicht sie niemals. Überhaupt sind die Fälle mit *bemerkenswerter* leukocytärer Infiltration bereits als Übergangsformen anzusehen, die wie bei anderen Entzündungen auch hier nicht vermißt werden. Gelegentlich findet man bei der Vergrößerung an verschiedenen Stellen miliare subepitheliale Blutungen, vor allem in der Umgebung der meist dilatierten Gefäße, die offenbar im hyperämischen Stadium entstanden sind. Das Epithel ist stets gut erhalten, Ulcerationen kommen nicht vor, vorhandene Epitheldefekte sind wohl immer auf das Konto der Präparation zu beziehen. Recht häufig findet man eine Vermehrung der Becherzellen.

Von der katarrhalisch-ödematösen Form der akuten Entzündung unterscheidet sich *die eitrige* schon makroskopisch durch die stärkere Hyperämie der Schleimhaut. Während die *Farbe* derselben bei der ersteren durch das Vorwiegen des Ödems eine verhältnismäßig blasse ist, ist sie bei der letzteren *mehr rot bis graurot*. Zwar findet sich auch hier ein immerhin beträchtliches Ödem, doch pflegt dasselbe nur selten so hohe Grade anzunehmen, wie sie oben beschrieben wurden. Manchmal erkennt man schon mit bloßem Auge kleine oder auch größere Blutungen an der Oberfläche oder durch dieselbe durchschimmernd. Das *Sekret* ist stets *eitrig*, allerdings häufig mit mehr oder weniger reichlichem Schleimgehalt.

Mikroskopisch fällt bei der eitrigen Entzündung vor allem der *reichliche Gehalt des Gewebes an Zellen auf*, die in der überwiegenden Mehrzahl von *Leukocyten*, weniger von einkernigen Lymphocyten gebildet werden. Die Zellinfiltration ist oftmals so stark, daß nicht nur die sonst bevorzugte subepitheliale Schicht, sondern alle Schichten der Schleimhaut gleichmäßig davon durchsetzt sind, so daß die Struktur vollkommen verwischt ist und auch das Ödem nicht mehr deutlich hervortritt. Sehr häufig und ganz besonders bei *Influenzaantritiden* findet man neben den schon makroskopisch erkennbaren Blutungen kleinere Blutaustritte meist um die stark erweiterten Gefäße herum, oft in einer Zahl, daß man die Entzündung als *hämorrhagische* bezeichnen kann. Abgesehen von stärkerer Becherzellenbildung ist das Epithel auch bei der eitrigen Form meist unverändert, nur sind die Zellen vielfach durch die in reichlichem Maße durchwandernden Leukocyten auseinandergedrängt bzw. damit durchsetzt. *Ulcera* sind äußerst selten beobachtet worden, und es erscheint fraglich, ob es sich in diesen Fällen wirklich um echte Geschwüre gehandelt hat. MANASSE hält solche Geschwürsbildung bei nekrotisierenden Entzündungen — analog ihrem Vorkommen an der Mittelohrschleimhaut beim Scharlach — für möglich.

Während bei den leichteren Formen der akut katarrhalischen und eitrigen Entzündung der Kieferhöhlenschleimhaut der *Knochen* im allgemeinen nur eine geringfügige Reaktion in Gestalt einer mehr oder weniger starken *Hyperämie* erkennen läßt, kommt es bei heftigeren Entzündungen auch hier zu einer stärkeren Beteiligung. Sie äußert sich in einer Infiltration der Gefäßkanäle und der Markräume mit Rundzellen, in fortgeschrittenerem Stadium auch in einer eitrigen Einschmelzung. Im weiteren Verlauf kommt es zur Bildung eines Granulationsgewebes mit typischen Knochenresorptionsvorgängen, denen Appositionsvorgänge bald folgen. Oft findet man beide Vorgänge nebeneinander. Der Prozeß ist fast immer mit einer Periostitis vergesellschaftet. Es sind dies die Fälle, welche zu Komplikationen im Bereich der Nachbarschaft der Kieferhöhle neigen und oft auch führen. Bezüglich weiterer Einzelheiten des pathologisch-anatomischen Prozesses am Knochen und seines Ausgangs muß auf das Kapitel der Komplikationen verwiesen werden.

Die Frage des *Vorkommens von Cysten* bei den *akuten* Entzündungsformen ist noch strittig. Während DMOCHOWSKI und auch MANASSE sie unbedingt als Zeichen einer chronischen Entzündung der Schleimhaut ansehen, wollen ZUCKERKANDL, FRÄNKEL, ZARNIKO u. a. sie auch schon im akuten Stadium beobachtet haben. Wenn DMOCHOWSKI seine Ansicht damit begründet, daß zur Bildung von Cysten ein größerer Zeitraum und Bindegewebsneubildung erforderlich

seien und der ganze Prozeß nicht so schnell vor sich gehen 'könne, wie akute
Entzündungen gewöhnlich verlaufen, so ist dem entgegen zu halten, daß über
den Zeitpunkt, *wann* eine akute Entzündung in die chronische übergeht, wenigstens klinisch keine genauen Anhaltspunkte gegeben werden können. Es ist
zum mindesten nicht recht einzusehen, warum so hochgradige Veränderungen
der Schleimhaut, wie die geschilderten, nicht auch gelegentlich eine Verklebung
von Drüsenausführungsgängen und Kompression von Lymphgefäßen herbeiführen könnten, über deren Ursache für die Entstehung von Retentionscysten
kein Zweifel mehr besteht. Die Frage bedarf noch weiterer Klärung.

Das meist gelblich-grünliche Sekret bei der eitrigen Form der akuten Kieferhöhlenentzündung kann in seiner Farbe durch mehr oder weniger reichliche
Beimengung von Blut mannigfache Veränderungen aufweisen und dann gelblich-
rötliches bis bräunliches Aussehen haben. Manchmal ist schon im frühen Stadium Fötor vorhanden, vor allem bei dentaler Genese und hierbei durch gleichzeitige Mischinfektion, sonst durch Sekundärinfektion mit Anaeroben bedingt.
Begünstigend für das Zustandekommen solcher Sekundärinfektion und damit
für das Auftreten von Fötor wirkt Sekretverhaltung.

Die echte diphtheritische Entzündung, wie schon an anderer Stelle (S. 675)
ausgeführt wurde, der Kieferhöhlenschleimhaut ist außerordentlich selten.
Soweit pathologisch-anatomische Untersuchungen vorliegen (ZUCKERKANDL,
WEICHSELBAUM, DMOCHOWSKI) fanden sich makroskopisch außer einem *fibrinösen Exsudat* hochgradige *Hyperämie der Schleimhaut* und *zahlreiche Hämorrhagien*. Mikroskopisch sah man in den oberflächlichen Schichten an vielen
Stellen massenhaft *Mikroorganismen* (Streptokokken). Das *Gewebe* war an
diesen Stellen *nekrotisch*, nahm keine Färbung an und zeigte nur geringe Zellinfiltration. Die nicht nekrotischen Schleimhautpartien und besonders die Umgebung der nekrotischen Herde ließen dagegen eine intensive Durchsetzung
mit Zellen erkennen. DMOCHOWSKI hält es für wahrscheinlich, daß die diphtheritische Entzündung im weiteren Verlauf in die akut eitrige Form übergeht.

Klinik der akuten Kieferhöhlenentzündung.

Symptomatologie.

A. Subjektive Symptome. a) L o k a l e   S y m p t o m e. Es gibt eine
ganze Reihe akuter Kieferhöhlenentzündungen, besonders im Verlauf eines
Schnupfens und leichter Grippe, welche gar keine subjektiven Symptome
machen, oder doch so geringfügige, daß sie von den Erscheinungen der
Grundkrankheit überdeckt werden. In solchen Fällen wissen die Patienten
oft nichts von einer Beteiligung ihrer Kieferhöhle und kommen deshalb auch
nicht in ärztliche Behandlung. Man muß annehmen, daß diese leichten Antritiden zum größten Teil infolge günstiger lokaler und allgemeiner Verhältnisse
zugleich mit oder bald nach Ablauf der ursächlichen Erkrankung spontan heilen.
In ausgeprägteren Fällen sind jedoch subjektive Erscheinungen meist deutlich
vorhanden und weisen häufig auch schon auf die Kieferhöhle als Sitz der Erkrankung hin. Zu diesen gehört vor allem der *Schmerz*. Wird dieser manchmal auch
nur als lästiges, unangenehmes Druckgefühl im Oberkiefer empfunden, so kann
er sich in anderen Fällen zu außerordentlicher Heftigkeit steigern, so daß die
Kranken schwer darunter leiden und oft keinen Schlaf finden. Er pflegt sich
dann nicht an die Grenzen der Kieferhöhle zu halten, sondern in die ganze
Gesichtshälfte, Stirn-, Schläfen- und Wangengegend, häufig auch in die *Zähne des
Oberkiefers* auszustrahlen. Solch hochgradige Schmerzen kommen nach unseren
Erfahrungen *vorzugsweise* bei *Influenzaantritiden* vor. Abgesehen von der sehr

verschiedenen Toleranz des einzelnen spielen bei dem Zustandekommen dieser Beschwerden sicherlich *Sekretstauungen* eine große Rolle, was allein schon aus der Tatsache zu entnehmen ist, daß sie bei spontaner oder therapeutischer Entleerung der Höhle oft mit einem Schlage verschwinden oder doch erheblich gemildert werden, um dann nach entsprechender Neubildung von Sekret allmählich wieder zuzunehmen. Zuweilen sind jedoch Schmerzen schon im Anfangsstadium der akuten Kieferhöhlenentzündung vorhanden, wenn Sekret überhaupt noch nicht gebildet ist. Hier ist es wohl das nächstliegendste, an ein *kollaterales Ödem* zu denken, welches sich gleichzeitig mit dem Ödem der Schleimhaut *in den benachbarten Nervenkanälen* (Nervus infraorbitalis, Nn. dentales super.) entwickelt und auf diese Nerven einen Druck ausübt. Die Schmerzen haben dann oft auch neuralgiformen Charakter und treten bisweilen in richtigen Attacken auf.

Alle Momente, welche Kongestionen des Kopfes verursachen, pflegen die Schmerzen erheblich zu steigern. Hierzu gehören Pressen, Husten, Niesen, Schneuzen und Bücken. Oft wird auch Kauen auf der befallenen Seite als sehr unangenehm und schmerzhaft angegeben, die Patienten haben vielfach das Gefühl, als seien die Zähne im Bereich des Oberkiefers zu lang. Zunahme der Beschwerden infolge Alkoholgenusses, worauf GRÜNWALD und AVELLIS aufmerksam gemacht haben, ist nach HAJEK ebenfalls als Kongestionswirkung aufzufassen.

Natürlich können Schmerzen im Bereich des Oberkiefers auch durch andersartige Erkrankungen bedingt sein, die mit der Kieferhöhle nichts zu tun haben. Meist sind es von den Zahnwurzeln ausgehende Komplikationen (Periodontitis, Periostitis), welche ähnliche Beschwerden verursachen und eine Kieferhöhlenaffektion vorzutäuschen vermögen. Bemerkenswert ist dabei, daß in solchen Fällen die oft sehr heftigen Schmerzen sofort wesentlich nachzulassen oder zu verschwinden pflegen, wenn auf den früher gekennzeichneten Wegen ein Durchbruch des Zahnprozesses in die Kieferhöhle erfolgt.

Von zahlreichen Autoren [HARTMANN, KILLIAN, HAJEK, AVELLIS u. a.] wird berichtet, und wir verfügen in dieser Beziehung auch über eigene Erfahrungen, daß die Schmerzen bei akuter Kieferhöhlenentzündung vorzugsweise und selbst *ausschließlich in der Supraorbitalgegend*, manchmal in Form einer typischen Supraorbitalneuralgie sich äußern, ohne daß eine Beteiligung der Stirnhöhle nachweisbar ist. Über das Zustandekommen dieser sog. *irradiierten Schmerzen* wissen wir noch nichts Bestimmtes. Ob es sich um die einfache Projektion eines im N. infraorbitalis gesetzten Reizes auf den ersten Trigeminusast handelt, ob eine Verlegung des Ostium frontale im mittleren Nasengang die Beschwerden auslöst, oder ob nicht doch in einzelnen Fällen gleichzeitig eine leichte Entzündung der Stirnhöhle vorliegt, die sich nur des Nachweises entzieht, weil keine Sekretion vorhanden ist, ist meist nicht zu entscheiden. Man muß vorerst die Tatsache als gegeben hinnehmen und bei der Differentialdiagnose in Rücksicht ziehen.

Außer über Schmerzen der geschilderten Art klagen die Patienten häufig über *Verstopfung der Nase* und über *Verminderung* bzw. *Aufhebung des Geruchsvermögens*. Am störendsten machen sich diese Symptome naturgemäß bei doppelseitiger Erkrankung bemerkbar. Die Ursache sind Schwellungen der Muscheln, welche gleichzeitig den Luftweg zu den Choanen und zur Rima olfactoria verlegen[1]). Die Nasenverstopfung braucht keine dauernde zu sein, sondern kann in Intervallen auftreten. HAJEK hat mehrfach beobachtet, daß die

---

[1]) Es handelt sich demnach bei der *akuten* Antritis wohl immer um eine einfache *respiratorische* Hyposmie bzw. Anosmie.

Muschelschwellung manchmal am hochgradigsten war vor dem Überfließen des Eiters aus der völlig gefüllten Kieferhöhle. Nach dem Abfließen war die Nase wieder gut durchgängig. Die gleiche Erscheinung erlebt man auch häufig nach Spülung der Höhle. Es handelt sich demnach höchstwahrscheinlich um eine Stauungshyperämie des Schwellgewebes der Muschel, die nach Aufhören des Sekretdruckes auf die ableitenden Venen schnell wieder schwindet.

Das wichtigste und für den Patienten zugleich unangenehmste Symptom der Kieferhöhlenentzündung ist die *Sekretabsonderung* aus der Nase, vor allem bei eitriger Beschaffenheit. Als größte Nebenhöhle der Nase produziert die Kieferhöhle auch die größte Menge Eiter, der sich dem Patienten auf die verschiedenste Art und Weise bemerkbar macht. Die anatomischen Verhältnisse, die Lage des Ostium maxillare, namentlich seine Weite und das Vorhandensein oder Fehlen eines akzessorischen Ostiums spielen dabei häufig eine maßgebende Rolle. Bei weiter Öffnung und aufrechter Haltung pflegt der Eiterstrom ein mehr kontinuierlicher zu sein und sich je nach dem bequemeren Wege in die vorderen Teile der Nase oder in den Rachen zu ergießen. Das letztere geschieht fast immer nachts bei Lage auf dem Rücken oder der gesunden Seite. Das Sekret kann im Nasenrachen zu Krusten sich eindicken, die besonders morgens sehr lästig empfunden werden und bei den krampfhaften Versuchen zu ihrer Entfernung Würg- und Brechreiz hervorrufen. Noch unangenehmer sind alle diese Erscheinungen, wenn der Eiter fötide ist, was bei dentalen Empyemen häufig schon im akuten Stadium der Fall ist.

Öfters erfolgt die Entleerung des Eiters in mehr oder weniger großen Intervallen, indem entweder durch plötzliches Niesen oder Schneuzen (vasomotorische Einflüsse) das durch Schleimhautschwellung verlegte Ostium vorübergehend frei wird, oder durch Veränderung der Kopfhaltung, z. B. beim Bücken, die bis zum Rande erfüllte Kieferhöhle zum Überlaufen gebracht wird. In diesen Fällen ergießt sich dann plötzlich ein größerer Eiterstrom aus der Nase, wonach dann wieder ein sekretfreies Intervall folgt. Ist der Eiter fötide, dann empfindet der Patient den Fötor gewöhnlich jedesmal, wenn eine neue Eiterentleerung stattfindet, und dieser intermittierend auftretende üble Geruch gilt nach übereinstimmender Ansicht aller Autoren als pathognomonisch für eine Kieferhöhleneiterung

Das Bild kann natürlich noch wesentlich variiert werden dadurch, daß die Kieferhöhlen doppelseitig erkrankt sind, auf der einen Seite günstige, auf der anderen ungünstige Abflußverhältnisse vorliegen, sowie dadurch, daß die Erkrankung mit solcher anderer Nebenhöhlen kombiniert ist.

Durch Übergreifen des akut entzündlichen Prozesses der Kieferhöhle auf die Nachbarschaft, insbesondere die am häufigsten betroffene Augenhöhle, können noch weitere subjektive Symptome hinzutreten, wie sie in dem Kapitel der Komplikationen näher ausgeführt sind. Hier ist nur noch anzuführen, daß auch bei Fehlen einer eigentlichen Komplikation gelegentlich *Augenschmerzen* sowie *Lichtscheu* und *Tränenträufeln* angegeben werden, die zum Teil auf kollaterale Kreislaufstörungen, zum Teil auf rhinogene Beteiligung des Tränennasenkanals und konsekutive Conjunctivitis bezogen werden müssen.

b) Allgemeine Symptome. In der Mehrzahl der Fälle und zumeist in den Anfangsstadien verläuft die akute Antritis maxillaris mit *Temperatursteigerungen*. Diese brauchen nur geringfügig zu sein und über subfebrile Grade nicht herauszugehen, bisweilen haben sie jedoch durchaus remittierenden Charakter mit abendlichen Steigerungen bis 39 und 40° und selbst darüber. Vereinzelt beginnt die Erkrankung auch mit einem Schüttelfrost, der sich in weiterem Verlauf wiederholen kann. Es ist nicht immer leicht, zu entscheiden, ob die beim Einzelfall bestehende Temperatur durch die Kieferhöhlenaffektion *allein*, oder durch sich anbahnende Komplikationen oder endlich durch die Grundkrankheit (Grippe usw.) bedingt wird, doch ist für manche Fälle die Tatsache, daß die unkomplizierte Antritis Fieber verursachen kann, sichergestellt. Wir hatten noch vor kurzem Gelegenheit, 2 derartige Fälle — es handelte sich um Influenzaantritiden — zu beobachten. Beide Male war die Grippe längst überstanden, trotzdem bestanden Temperaturen bis über 40⁰, die bei jedesmaligem Auftreten auch mit einer hochgradigen Steigerung der lokalen subjektiven Beschwerden einhergingen. In beiden Fällen mußte operativ eingegriffen werden, wonach Beschwerden und Fieber wie mit einem Schlage schwanden. Eine Komplikation bestand nicht.

Durch das Fieber kann das Allgemeinbefinden mehr oder weniger gestört sein, nicht selten besteht ein schweres Krankheitsgefühl. Von mancher Seite (u. a. KILLIAN) wird betont, daß die Störungen des Befindens öfters viel hochgradiger sind als dem Fieber an sich entsprechen würde.

In sehr auffallender Weise können Entzündungen der Kieferhöhle — und dies haben sie mit den Erkrankungen der übrigen Nebenhöhlen gemein — *die Psyche beeinflussen*, vor allem bei dazu disponierten Kranken. Bisweilen äußert sich dieser Einfluß in einer ungewöhnlichen *Reizbarkeit*, die sich bis zu richtigen Erregungszuständen steigern kann, bisweilen mehr in *Depressionszuständen*. Nach HAJEK wirken hierbei Kongestionen mit, zu denen Nebenhöhlenkranke ganz besonders neigen, und die durch reichliche Mahlzeiten, Nikotin- und Alkoholgenuß, aber auch durch Aufregungen sonstiger Art ausgelöst werden. Je nach der Intensität der Erkrankung können hierbei alle möglichen Grade zur Entwicklung kommen und auch Erregungszustände mit depressiven Zuständen abwechseln. Unlust und Unfähigkeit zur Arbeit besteht sehr häufig, selbst wenn lokale Beschwerden fehlen (Aprosexie).

Mehrfach sind auch Herzerscheinungen bei akuter Kieferhöhlenentzündung beobachtet worden. *Pulsbeschleunigung* (bis zu 140 Schlägen), begleitet von Herzklopfen, Herzangst usw. müssen wohl als Kongestionserscheinungen aufgefaßt werden. Anders ist *Pulsverlangsamung* zu deuten, welche von HAJEK mehrfach, einmal bei hochgradiger Stauung des Sekretes konstatiert wurde. Die Pulsverlangsamung betrug im letzten Fall 60 Schläge gegenüber 90 in normalem Zustande und schwand nach Beseitigung der Stauung. Dieses Symptom muß ebenso wie die bei Punktion und Spülung der Kieferhöhle auftretenden Herzirritationen und Ohnmachten auf *Vaguswirkung* zurückgeführt werden.

Es war schon erwähnt worden, daß das vor allem nachts in den Rachen abfließende und dort vielfach eintrocknende Sekret recht lästige Beschwerden auslösen kann (Vomitus matutinus). Besteht eine Kieferhöhleneiterung längere Zeit und ist die Sekretion besonders reichlich, sodaß der Eiter bis in die tieferen Luftwege herunterläuft, so kommt es nicht selten durch den kontinuierlichen Reiz zu einer sekundären Erkrankung der Schleimhaut dieser Abschnitte in Form einer Pharyngitis, Laryngitis und auch Bronchitis. Unter Umständen können diese Affektionen die ursächliche Kieferhöhleneiterung sogar überdauern. Wenn derartige Folgeerscheinungen auch bei jeder Nebenhöhleneiterung beobachtet werden, so stellt doch die Kieferhöhle infolge ihrer großen Kapazität und demgemäß stärksten Absonderung die meisten Fälle. Wird viel Sekret verschluckt, so können Appetitlosigkeit und selbst schwerere Magenstörungen die Folge sein und ihrerseits wiederum einen nachteiligen Einfluß auf die Psyche des Patienten ausüben, zumal wenn der Eiter fötide ist und gleichzeitig starkes Ekelgefühl auslöst.

B. Objektive Symptome. Ebenso wie subjektive Beschwerden können auch *objektive Symptome* bei leichteren akuten Kieferhöhlenentzündungen ganz *fehlen* oder sehr *undeutlich ausgeprägt sein*. Häufig entdeckt man solche Fälle rein zufällig, wenn sie wegen eines oftmals konsekutiven Leidens, z. B. einer Otitis media oder eines Rachenkatarrhs, in ärztliche Behandlung treten. Manchmal ist es ein *Ekzem am Naseneingang*, manchmal sind es *Schwellungszustände der mittleren oder unteren Muschel*, welche auf eine Kieferhöhlenaffektion hinweisen, namentlich dann, wenn sie einseitig sind. Die Nasenhöhle kann vollkommen sekretfrei sein, sei es, daß Sekret überhaupt nur in geringer Menge gebildet wird oder rein serös ist, sei es, daß der Patient dasselbe unmittelbar vor der Untersuchung durch Schneuzen entfernt hat. Solche Fälle können, falls man nicht wiederholt untersucht und alle für die Diagnostik zur Verfügung stehenden Hilfsmittel benutzt, auch heute noch der Feststellung entgehen. Bei stärkerer schleimig-eitriger oder rein eitriger Sekretion wird man dagegen in der Nase Sekret selten vermissen. Es findet sich gewöhnlich im mittleren Nasengang oder als Eiterstreifen auf der unteren Muschel, kann aber auch zwischen unterer Muschel und Septum haften oder auf dem Nasenboden liegen. Manchmal ist das Sekret zu Borken eingetrocknet. Entfernt man diese Borken, so quillt nicht selten flüssiges Sekret deutlich sichtbar nach. Ein solches *Nachquellen eitrigen Sekrets aus dem mittleren Nasengang* ist ein ziemlich charakteristisches Symptom für eine Kieferhöhleneiterung, das noch an Sicherheit gewinnt, wenn *Lagerung des Kopfes auf die gesunde Seite oder nach vorn die Abflußmenge steigert* (ZIEM, B. FRÄNKEL).

Vielfach läuft der Eiter, wie schon mehrfach erwähnt wurde, aus der Kieferhöhle auch ausschließlich in den Rachen ab. Beim Vorhandensein eines sehr weiten Ostium maxill. access. kann dies auch bei aufrechter Kopfhaltung vorkommen. Man findet ihn dann nur *bei der Rhinoscopia posterior* zwischen mittlerer und unterer Muschel, oder auch *als Eiterstreifen im Nasenrachenraum*. Die Kenntnis und Berücksichtigung dieses Symptoms ist für die Diagnosestellung von großer Wichtigkeit.

Ein verhältnismäßig häufiges objektives Zeichen der akuten Kieferhöhlenentzündung ist die *Druckschmerzhaftigkeit der äußeren Höhlenwand*, entweder in der Fossa canina oder, worauf KUHN und HAJEK hingewiesen haben, im Bereich des Wurzelstücks des Proc. frontalis. Ist nur eine Kieferhöhle krank, so ist der Unterschied zwischen der gesunden und kranken Seite besonders deutlich und meist stärker bei Stauung des Sekretes als bei freiem Abfluß. Bei sehr hohen Graden muß man an eine Periostitis der äußeren Wand denken.

Man hat früher allgemein angenommen, daß Sekretstauung in der Kieferhöhle zu einer *Ausdehnung der Höhlenwände* führen könne, und daß die *Ausdehnung und Verdünnung der äußeren Wand* mit der Erscheinung des sog. „Pergamentknitterns" ein Kardinalsymptom des klassischen Empyems sei. Heute wissen wir, daß es sich in solchen Fällen wohl ausnahmslos um *Kiefercysten oder Tumoren* gehandelt hat. Dies Symptom spricht daher mehr *gegen* als *für* eine einfache Entzündung. *Eine Vorwölbung des membranösen Teiles der lateralen Nasenwand,* die ZIEM, HARTMANN, KASPARIANTZ und HAJEK am Lebenden feststellen konnten, kommt dagegen viel häufiger vor als aus den Mitteilungen ersichtlich ist, da sie oft nur vorübergehender Natur ist und vielfach der Feststellung durch die mittlere Muschel entzogen wird.

Ein außerordentlich *seltenes* und nur durch besondere anatomische Disposition (Ausbildung eines großen Sinus palatinus mit papierdünner Wand) erklärliches Vorkommnis ist die *Vorwölbung des harten Gaumens* bei akutem Empyem, wie sie HAJEK, CHIARI und einige ältere französische Chirurgen beobachtet haben. In einem Teil dieser Fälle hat es sich vermutlich um eine *dentale Periostitis* des Gaumenfortsatzes gehandelt.

Als ein weiteres objektives Symptom findet man noch oft *Schwellung* der die Kieferhöhle bedeckenden *Wangenweichteile* und *Ödem des unteren Augenlides* angegeben. Besonders Avellis hat hierauf aufmerksam gemacht und diese Erscheinung als ein reguläres und in diagnostischer Hinsicht wichtiges Symptom der akuten Kieferhöhlenentzündung bewertet. Nach den heutigen Erfahrungen muß man die allgemeine Gültigkeit dieser Anschauung ablehnen. Wir selbst haben ebenso wie Hajek derartige Schwellungen in nennenswertem Umfange nur gesehen, wenn gleichzeitig eine vom Alveolarfortsatz ausgehende Periostitis oder eine über die Grenzen der Kieferhöhle hinausgehende, meist orbitale Komplikation bestand. Sie ist demnach ebenso wie die bei *Osteomyelitis, Tuberkulose und Tumoren des Oberkiefers* auftretende Schwellung stets als *Folgeerscheinung der letztgenannten Affektionen* und nicht als Zeichen einer evtl. gleichzeitig vorhandenen, aber dann wohl stets sekundären Kieferhöhlenentzündung aufzufassen. *Nur bei heftigen Influenzaantritiden* kommt gelegentlich Ödem der Wange und der Augenlider vor.

Bei *Influenzaantritiden* hat Hajek auch verschiedentlich eine Rötung und Auflockerung des Zahnfleisches der befallenen Seite, D'Ajutolo eine intensive hyperämische Zone in der Schleimhaut des Mundes entsprechend dem Boden der Kieferhöhle festgestellt. Zur Entscheidung der Frage, ob es sich hierbei um diagnostisch verwertbare Befunde handelt, die tatsächlich durch die Kieferhöhlenaffektion bedingt sind, sind noch weitere Beobachtungen erforderlich.

Diagnose.

Die *Diagnose der akuten Kieferhöhlenentzündung* ist mit Sicherheit nur auf Grund einer exakten und die modernen Hilfsmittel berücksichtigenden rhinoskopischen Untersuchung zu stellen. Zwar gibt es Fälle, bei denen auf Grund der Anamnese und der geschilderten subjektiven Symptome ein hoher Grad von Wahrscheinlichkeit besteht, daß eine akute Antritis maxillaris vorliegt, doch sind diese selten. Wenn uns ein Kranker erzählt, daß er im Anschluß an heftige Zahnschmerzen im Oberkiefer plötzlich fötiden Eiterausfluß aus einer Nasenseite bekommen habe, so ist an der Diagnose kaum zu zweifeln. Auch einzelne, sich sehr stürmisch entwickelnde Antritiden bei Infektionskrankheiten, namentlich bei Influenza, können so eindeutige lokale Symptome machen, daß man sie schon ohne rhinoskopische Untersuchung erkennt. Hierbei können jedoch gleichzeitig auch andere Nebenhöhlen mitgegriffen sein. In den meisten Fällen erhält man aus den Klagen der Patienten nur Hinweise, die den Sitz der Erkrankung in der Kieferhöhle vermuten lassen, und wird damit vor die Aufgabe gestellt, den sicheren Beweis oder Gegenbeweis zu erbringen. In zweiter Linie muß man dann noch nach der evtl. vorliegenden Ursache forschen, und die Beteiligung anderer Nebenhöhlen feststellen oder ausschließen.

Nach Prüfung auf äußere Veränderungen und Druckempfindlichkeit der facialen Höhlenwandung beginnt man stets mit der Rhinoscopia anterior und posterior.

Der Verdacht zunächst ganz allgemein auf eine Nebenhöhlenentzündung ist gerechtfertigt, wenn man in einer oder beiden Nasenseiten Eiter findet. Das gleiche gilt, wenn derselbe in flüssiger Form oder in Gestalt von eitrigem Belag im Nasenrachenraum erkennbar ist. Zwar kann das Sekret ausschließlich von der Schleimhaut der Haupthöhle gebildet sein, doch ist diese Annahme erst dann gestattet, wenn die weitere Untersuchung der Nebenhöhlen resultatlos verläuft. Findet sich Eiter *vorwiegend* oder *ausschließlich* im mittleren Nasengange und *erscheint derselbe nach Auswischen bald wieder*, so kann man es schon als *sicher* annehmen, daß er aus einer der hier mündenden *Nebenhöhlen* stammt. Man muß nun nach Anhaltspunkten suchen, welche die *Differenzierung einer Kieferhöhleneiterung* von einer solchen der Stirnhöhle und des Siebbeinlabyrinths

ermöglichen. Hier wäre zunächst die Beobachtung anzuführen, daß Kieferhöhleneiter mehr in den hinteren Partien des mittleren Nasenganges, Stirn-
höhleneiter vorzugsweise in der vorderen Infundibulargegend sichtbar wird.
Dieser Befund ist nach Hajek jedoch nicht ganz zuverlässig. Die anatomisch sehr variable Gestaltung des mittleren Nasenganges und des Hiatus
semilunaris sowie entzündliche Schwellungen an der inneren Seite der mittleren
Muschel können die Verhältnisse direkt umkehren. So kann Stirnhöhlensekret
unter Umständen unbemerkt bis in die rückwärtigen Teile des mittleren Nasenganges herunterlaufen und erst hier zum Vorschein kommen, andererseits
Kieferhöhleneiter durch kapillare Attraktion bis in die Gegend des Ductus
naso-frontalis emporgesaugt werden.

Von wesentlich größerer differentialdiagnostischer Bedeutung ist es, wenn
man durch *Veränderung der Kopfstellung den Eiterabfluß steigern kann.* Gelingt dies vor allem durch eine Lagerung des Kopfes auf die gesunde Seite,
so wird dadurch die Wahrscheinlichkeit des Vorliegens einer Kieferhöhlenaffektion ganz wesentlich gestützt. Andererseits gestattet ein negativer Ausfall
des genannten Versuchs niemals, eine Beteiligung der Kieferhöhle auszuschließen,
da das Sekret so dickflüssig sein kann, daß es durch seine Schwere allein selbst
bei genügender Weite der Abflußöffnung die letztere nicht passiert. In solchen
wie in alle den Fällen, wo *überhaupt kein Sekret* in der Nase gefunden wird,
aber doch Verdacht auf eine Kieferhöhlenaffektion besteht, muß man *Mittel
zur Hilfe nehmen, welche den Abfluß des Sekretes erleichtern bzw. forcieren.*

Von diesen Mitteln kommt als erstes die *Anämisierung der Nasenschleimhaut*
in Betracht.

Über die Technik braucht hier nicht mehr viel gesagt zu werden, da sie in dem Kapitel
der Untersuchungsmethoden bereits erschöpfend behandelt ist. Man benutzt eine 1—10%ige
Cocainlösung mit Adrenalinzusatz und pinselt — oder besser sprayt — damit die Schleimhaut ein. Nach 10 Minuten ist in den meisten Fällen die Abschwellung der Muscheln eingetreten und eine selbst eng erscheinende Nasenhöhle übersichtlich geworden. Wichtig ist
jedoch, daß das anämisierende Mittel auch die Nebenhöhlenostien erreicht. Zu diesem Zweck
ist es oft noch nötig, einen damit getränkten Wattebausch für einige Zeit in den mittleren
Nasengang einzulegen oder die Ostien direkt zu bepinseln.

Es ist oft erstaunlich, was durch diese einfache Maßnahme erreicht wird.
Nicht selten findet man nach Eintreten der Abschwellung eine *vorher völlig
freie Nasenseite mit Eiter überschwemmt*, manchmal sieht man den letzteren
direkt aus der Gegend einer Nebenhöhlenöffnung herauskommen. Alle oben
genannten Hindernisse, welche den Abfluß erschwerten bzw. verhinderten,
können beseitigt sein und jetzt die Zeichen, welche speziell auf die Kieferhöhle
hindeuten, in Erscheinung treten. Man kann jedenfalls der Diagnose ein
wesentliches Stück näher kommen.

Führt die Anämisierung noch nicht zum Ziel, so pflegen wir an unserer
Klinik vor weiteren Maßnahmen zunächst noch die Ansaugmethode auszuführen, evtl. nach Abspreizung der mittleren Muschel mit dem Kilianschen
Speculum und unter Anwendung der vom gleichen Autor angegebenen und
stets warm befürworteten *Rhinoscopia media.* Die letztgenannte Maßnahme
hat allmählich immer mehr Anhänger gefunden, und dies mit Recht. In Übereinstimmung mit Uffenorde möchten wir behaupten, daß bei Verdacht auf eine
Nebenhöhlenaffektion die rhinoskopische Untersuchung der Nase erst als abgeschlossen gelten darf, wenn auch die Rhinoscopia media ausgeführt ist. Bei
Unterlassung derselben kann eine ganze Anzahl von Kieferhöhlenentzündungen,
insbesondere die katarrhalisch ödematösen Formen, die häufig mit einer gleichartigen Affektion des Siebbeinlabyrinths kombiniert sind, der Diagnose entgehen.
Es ist auffallend, daß diese Methode in der Praxis noch verhältnismäßig selten
angewandt wird, obwohl sie auch nach unseren Erfahrungen in vielen Fällen

die Resektion des vorderen Endes der mittleren Muschel zum Zweck der Untersuchung und sogar der Behandlung der Nebenhöhlen überflüssig macht.

Die Ansaugmethode mit dem SONDERMANNschen Saugröhrchen verdient
nach unseren Beobachtungen, die sich mit denen von SEIFERT, VOHSEN,
SONDERMANN und SPIESS decken, sowohl bezüglich ihrer diagnostischen als
therapeutischen Wirkung eine wesentlich günstigere Beurteilung und größere
Berücksichtigung als ihr heute noch von mancher Seite, unter anderem auch von
UFFENORDE zugebilligt wird. Die Annahme des letzteren, daß die Saugwirkung
sich nur auf die Haupthöhle der Nase erstrecke, besteht nicht zu Recht, wenn
man die Methode *nach Anämisierung* der Schleimhaut, mit dem richtigen Instrumentarium und vor allem bei richtiger Kopfstellung ausführt. Wenn man
die Luftverdünnung in der Nase mit einem genügend, aber nicht übermäßig
kräftigen Gummiball erzeugt, lassen sich sowohl heftige Beschwerden der Patienten wie Blutungen, die immer als Einwand gegen das Verfahren angeführt
wurden, fast ausnahmslos vermeiden. Und wenn man die zu untersuchende
Nebenhöhle durch Lagerung des Kopfes so einstellt, *daß ihre Öffnung den
tiefsten Punkt einnimmt*, dann gelingt es ebenfalls fast ausnahmslos, Sekret
aus ihr in die Nasenhöhle hinein zu aspirieren, sofern es in einigermaßen nennenswerter Menge vorhanden ist. Will man speziell die Kieferhöhle auf eitrigen
Inhalt prüfen, so ist *wagerechte Seitenlagerung des Kopfes auf die gesunde
Seite mit leichter Neigung nach vorn* nötig, um die Kieferhöhlenostien auf den
tiefsten Punkt einzustellen, und erst in dieser Stellung anzusaugen. Ist der
Kopf aufrecht gehalten, so kann die Luftverdünnung selbst bei Anfüllung der
Höhle bis annähernd an den unteren Rand des Ostium maxillare auf das Sekret
nicht einwirken. Daß bei richtiger Kopfstellung die Wirkung eine ganz ausgezeichnete ist, davon haben wir uns mehrfach dadurch überzeugen können,
daß wir nach Absaugen größerer Eitermengen die Höhle nachträglich spülten.
Wir haben gar nicht selten feststellen können, daß sie vollkommen oder bis
auf Spuren von Sekret leergesaugt war. Die Methode macht die umständliche
Lagerung auf dem Bauch, wie sie BAYER empfahl, überflüssig. Das letzte Verfahren leistet nicht mehr als die einfache Seitenlagerung des Kopfes.

Man darf natürlich nicht vergessen, *nach dem Ansaugen* bei negativem Befund in den vorderen Teilen der Nase nochmals *den Nasenrachenraum zu spiegeln*,
da der aspirierte Eiter auch ausschließlich dorthin abgeflossen sein kann.

Mit allen bisher genannten Untersuchungsmethoden ist nur *eine* Feststellung
möglich, daß nämlich *eine oder mehrere der in den mittleren Nasengang mündenden Nebenhöhlen erkrankt sind.* Der eine oder andere Befund kann es *wahrscheinlich* machen, daß es sich dabei um die Kieferhöhle handelt oder diese bei
der Erkrankung mehrerer Höhlen beteiligt ist, *absolute Gewißheit darüber kann
man jedoch nur gewinnen, wenn man die Kieferhöhle selbst angreift,* und das geschieht durch die *Sondierung der Ostien* und vor allem durch die *Probepunktion*
und *Probeausspülung.*

Die Sondierung der Kieferhöhle durch das Ostium maxillare, welche zuerst
der Pariser Zahnarzt JOURDAIN, und zwar im Dunkeln ausführte, wird mit
einer gewöhnlichen, 1 bis $1^1/_2$ cm von ihrem Ende annähernd rechtwinklig abgebogenen Nasensonde vorgenommen. Nach vorheriger Kokainisierung und
dadurch bewirkter Abschwellung der Schleimhaut fühlt man mit dem Sondenknopf gegen das Infundibulum vor, das man am sichersten findet, wenn man
genau in Richtung auf das vordere Ende der mittleren Muschel entsprechend
der Übergangsstelle des vorderen senkrechten in den unteren, horizontal verlaufenden Rand der letzteren in den mittleren Nasengang eingeht. Ist die mittlere
Muschel im Wege, so wird sie in der bereits beschriebenen Weise vorher von
der lateralen Nasenwand abgedrängt. Indem man nun ohne Gewaltanwendung

vorsichtig die Infundibulargegend abtastet, findet man in vielen Fällen den
Eingang in die Kieferhöhle, und das Eindringen der Sonde in die letztere
dokumentiert sich durch ein plötzliches Nachlassen des Widerstandes und das
Verschwinden des abgebogenen Sondenteiles in Richtung nach außen und gewöhnlich auch etwas nach unten. Dringt dabei neben der Sonde Eiter hervor,
was natürlich nur bei völliger Anfüllung der Kieferhöhle mit Sekret möglich

Abb. 1. Punktions- und Spülröhren nach v. EICKEN.

ist, da das Ostium maxillare den höchsten Punkt derselben einnimmt, so ist
die Diagnose gesichert.

Leichter noch als durch das Ostium maxillare gelingt die Sondierung der
Kieferhöhle in manchen Fällen durch ein evtl. vorhandenes Ostium maxillare
accessorium. Um hier in die Höhle einzugehen, muß man die Sonde oberhalb
der unteren Muschel, an ihrer Insertionslinie entlang gehend, nach hinten vorschieben, bis man die Pars membranacea des mittleren
Nasenganges erreicht hat, die man deutlich an ihrer
Elastizität erkennt, vorausgesetzt, daß die Sonde kräftig
genug ist und selbst nicht federt. Besteht an dieser
Stelle eine accessorische Öffnung, so wird dieselbe durch
Abtasten mit dem Sondenknopf meist leicht gefunden.
Liegt keine Dehiscenz der Wand vor, und das ist
meistens der Fall, so kann man jedoch auch zum Ziele
kommen, wenn man mit der Sonde einen seitwärts gerichteten Druck ausübt und die die Wand bildenden
beiden Schleimhautblätter durchstößt. Auch bei diesem
Vorgehen sichert Abfließen von Eiter neben der Sonde
die Diagnose.

In allen Fällen, in denen die Sondierung der Kieferhöhle nicht gelingt oder ein negatives Ergebnis hat, was,
wie schon angedeutet, immer der Fall sein wird, wenn
die Höhle nicht bis zum Niveau der vorhandenen oder
artefiziell geschaffenen Öffnung mit Sekret erfüllt ist,
kommt man nur noch mit der von HARTMANN in die
Diagnostik eingeführten *Probeausspülung* weiter. Ihre
Technik unterscheidet sich, soweit sie von der *natürlichen* bzw. von einer in der Pars membranacea geschaffenen *künstlichen Punktionsöffnung* aus vorgenommen wird und die Einführung der dazu benutzten
Instrumente in Frage kommt, in keiner Weise von der bei der Sondierung
beschriebenen, sodaß auf eine Wiederholung verzichtet werden kann. Die
Punktionsinstrumente, deren gebräuchlichste Formen wir HARTMANN, SIEBEN-
MANN, DENKER und VON EICKEN verdanken, sind durchweg Kanülen mit
einer seitlichen Abbiegung der Spitze und differieren nur durch die Lage der
Ausflußöffnung bzw. dadurch, daß sie teils ein spitzes, teils ein stumpfes
Ende haben, wie aus den beigefügten Abbildungen ersichtlich ist. Die Anbringung einer Spitze am Kanülenende soll ein leichteres Durchdringen des
membranösen oder auch knöchernen Teiles der lateralen Nasenwand ermög-

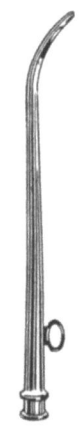

Abb. 2. SIEBENMANN-
sches Röhrchen modi-
fiziert nach DENKER
(Öffnung nach innen
von der Spitze verlegt)
zur Spülung und Punk-
tion im mittleren
Nasengang.

lichen. Die Frage der Zweckmäßigkeit einer solchen Spitze wird später noch erörtert werden.

Viele Ärzte bevorzugen auch heute noch nach dem Vorgehen von M. SCHMIDT und LICHTWITZ zur Ausführung der Probespülung die Punktion im unteren Nasengang. Die Technik besteht darin, daß eine gerade (LICHTWITZ) oder auch an ihrem Ende leicht abgebogene (M. SCHMIDT) Hohlnadel oder dünne mit Mandrin versehene Kanüle in den unteren Nasengang eingeführt und in Gegend der Mitte der unteren Muschel, etwa 3 cm von ihrem vorderen Ende entfernt und unmittelbar unterhalb ihres Ansatzes, der Crista turbinalis, wo die Knochenwand gewöhnlich sehr dünn ist, in die Kieferhöhle eingestoßen wird. Um das Lumen sicher zu treffen und ein Hineingleiten der Nadel zwischen Schleimhaut des unteren Nasenganges und Knochen zu vermeiden, muß das äußere Ende des Instrumentes stark gegen den membranösen Teil des Septums gedrückt werden.

Nach Punktion der Kieferhöhle bzw. nach Einführung der Kanüle durch ein vorhandenes Ostium überzeugt man sich ebenso wie bei der Sondierung zunächst davon, ob neben dem Instrument oder auch aus dessen äußerer Öffnung Sekret abfließt. Ein positives Ergebnis gibt, abgesehen von der sicheren Diagnose einer Kieferhöhlenentzündung, die Gewißheit, daß die Spitze der Kanüle sich im Lumen der Kieferhöhle befindet. Bei negativem Befund besteht die Möglichkeit, daß die Kanülenspitze die oft hochgradig geschwollene Schleimhaut noch nicht durchdrungen, oder aber sich nach Passieren des Lumens in der Schleimhaut der gegenüberliegenden Wand eingespießt hat. Ein solches Vorkommnis erkennt man manchmal, aber nicht in allen Fällen daran, daß die Kanüle verhältnismäßig schwer beweglich ist. Würde man jetzt spülen, so würde man die Flüssigkeit in das entzündete Gewebe hineinpressen. Es empfiehlt sich deshalb, vorerst einige leichte Bewe-

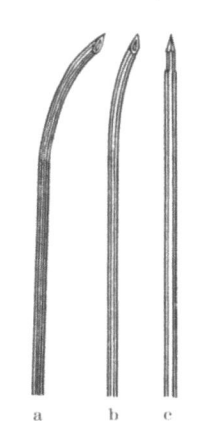

Abb. 3. Punktions-
kanülen für den unt.
Nasengang.
a Nach M. SCHMIDT,
b nach ZARNIKO.
c nach JÄNICKE.

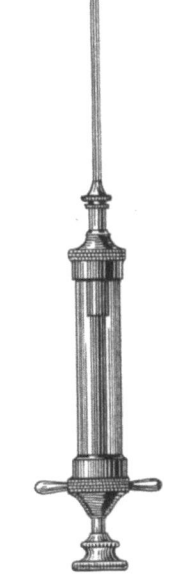

Abb. 4. Punktions-
u. Aspirationskanüle
mit Spritze
nach M. SCHMIDT.

gungen mit dem Spülröhrchen auszuführen und die Spülung erst folgen zu lassen, wenn kein Widerstand dabei fühlbar ist.

Die Möglichkeit, daß die Spitze des eingeführten Instrumentes in der geschwollenen Schleimhaut der Kieferhöhle anstatt in deren Lumen steckt, ist begreiflicherweise noch größer bei Punktion im unteren Nasengang, da diese nur mit scharfer Kanüle erfolgen kann. Aus diesem Grunde hat M. SCHMIDT empfohlen, bei diesem Vorgehen zunächst den Versuch zu machen, mittels einer an die Kanüle angesetzten Spritze *Kieferhöhlensekret zu aspirieren.* Das Verfahren ist zweifellos sehr geeignet, wenn man Sekret für bakteriologische oder mikroskopische Untersuchungen gewinnen will, oder wenn man eine katarrhalische Entzündung mit rein seröser Absonderung bzw. eine Kiefercyste vermutet, für die Tatsache aber, daß die Spitze der Kanüle sich im Lumen der Höhle befindet, nur beweisend, wenn dabei tatsächlich Sekret aspiriert wird.

Bei negativem Ausfall ist es niemals sicher, ob dieser durch Anspießen der Schleimhaut oder einfach dadurch bedingt ist, daß das Sekret zu dick und zähflüssig

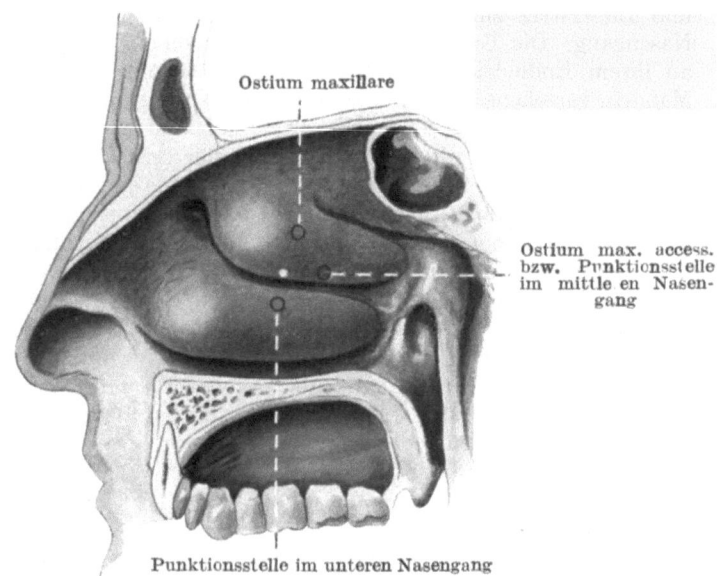

Abb. 5 a. Ostien bzw. Punktionsstellen der Kieferhöhle im mittleren u. unteren Nasengang.

ist, um die meist enge Kanüle auch bei Anwendung von Saugkraft passieren
zu können. Fälle der letzteren Art sind mehrfach beobachtet worden.

Der Versuch, nach Punktion vom mittleren Nasengang aus zunächst Sekret
anzusaugen, den Bresgen empfahl, ist noch unsicherer, da er nur positiv ausfallen kann, wenn die Spitze der Kanüle in das Sekret eintaucht, was nicht immer der Fall ist.

Was das von Grünwald angegebene und auch von Killian und Hajek empfohlene Verfahren anbelangt, *vor* Ausführung der Kieferhöhlenspülung erst eine vorsichtige *Luftdurchblasung* vorzunehmen, um auf diese Weise die richtige Lage der Kanülenspitze in der Höhle festzustellen, so sind hiergegen in neuester Zeit, besonders auf der Naturforscherversammlung in Nauheim 1920, seitens Hirsch, Boenninghaus, Finder und Preysing schwerwiegende Bedenken geltend gemacht worden. Diese Bedenken

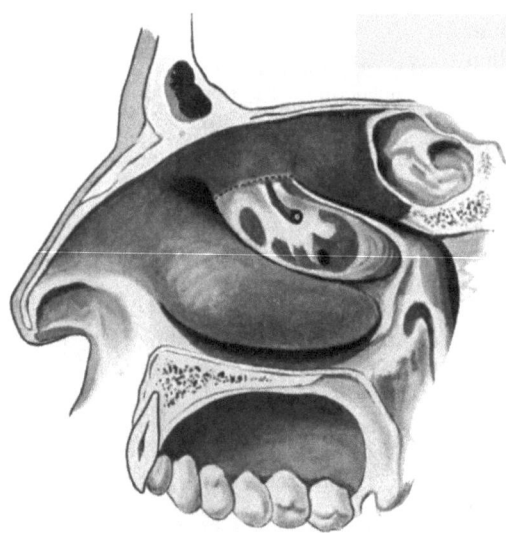

Abb. 5 b. Lage des Ostium maxillare und Ost. max.
accessorium nach Fortnahme der mittleren Muschel.

gründen sich auf die Erfahrung, daß im Anschluß an solche Luftdurchblasungen gelegentlich Luftembolien mit vereinzelt tödlichem Ausgang beobachtet worden sind, und zwar so unmittelbar danach, daß an einem kausalen Zusammenhang nicht gut gezweifelt werden kann. Dieser Punkt wird später noch eingehender zu erörtern sein.

Die *Ausspülung der Kieferhöhle* selbst wird heute wohl nur noch ausnahmsweise mit einer an die Kanüle angesetzten oder durch einen kurzen Gummischlauch mit ihr verbundenen Spritze vorgenommen, die meisten Autoren verwenden dazu die Klysopompe oder einen Gummispülballon. Als Spülflüssigkeit dient $3-4\%$ige Borsäurelösung, physiologische Kochsalzlösung oder auch einfach steriles, abgekochtes Wasser. Von der Verwendung stärker desinfizierender Flüssigkeiten, wie sie früher gebräuchlich waren, ist man allmählich wieder abgekommen. Wasserstoffsuperoxydlösung ist wegen der Gefahr einer Gasembolie nicht empfehlenswert. Man muß nun vor allem darauf achten, daß die Spülflüssigkeit, welche man mit der Klysopompe oder dem Spülballon in die Kieferhöhle hineintreibt, leichten Abfluß hat. Gerade bei den ersten Spülungen kommt es verhältnismäßig leicht vor, daß die Flüssigkeit nicht recht ablaufen will, vor allem beim Eingehen durch die natürliche Öffnung. Abgesehen davon, daß dieses Ostium häufig schon von Natur recht eng ist, ist es vielfach durch Schleimhautschwellung verlegt, so daß die Flüssigkeit und noch mehr der oft dickflüssige Eiter neben der Kanüle nicht zurückfließen kann. Ist in solchen Fällen ein anderer Abflußweg, z. B. ein akzessorisches Ostium, nicht vorhanden, so muß unvorsichtiges Vorgehen bei der Spülung zu stärkerer Stauung führen, die nicht ganz unbedenklich ist. Aus diesem Grunde bevorzugen wir den einfachen Gummispülballon, da er weit besser als die Spritze und auch noch besser als die Klysopompe eine Regulierung des Druckes gestattet und uns sofort erkennen läßt, wenn ein Abflußhindernis vorliegt. Fühlt man einen Widerstand, so kann man sich am zweckmäßigsten dadurch helfen, daß man durch Verschieben des Instruments das Ostium etwas dehnt und damit für die zurücklaufende Flüssigkeit den nötigen Raum schafft. Manche Autoren suchen eine Stauung durch Verwendung sog. Doppelkanülen zu vermeiden (JURASZ, v. NAVRATIL u. a.). Bei Spülung von der hinteren Fontanelle des mittleren Naseneinganges und auch vom unteren Nasengang aus kommen Stauungen der Spülflüssigkeit seltener vor, weil in diesen Fällen das Ostium maxillare völlig für den Abfluß zur Verfügung steht.

Durch die Spülung der Kieferhöhle gelingt es in allen Fällen, wo sich tatsächlich Sekret in der Höhle befindet, dasselbe mit der Spülflüssigkeit zum Vorschein zu bringen. Man pflegt jetzt wohl allgemein die letztere in einer schwarzen Schale aufzufangen, um sich über die Beschaffenheit des Sekretes orientieren und feststellen zu können, ob dasselbe schleimig, schleimig eitrig, oder rein eitrig ist, ob Fötor besteht oder nicht, da sich hieraus bestimmte Anhaltspunkte für die Form der krankhaften Veränderungen an der Schleimhaut und auch in prognostischer Hinsicht ergeben. Läuft das Spülwasser klar ab, so darf man im allgemeinen daraus schließen, daß die Kieferhöhle gesund ist. Allerdings kann es vorkommen, daß die Kieferhöhle sich zufällig vorher spontan entleert hat, doch werden dann kleine Reste von Eiter immer mit der Spülflüssigkeit herausgespült werden, oder aber die Diagnose wird durch eine weitere Probespülung gesichert. Schwierigkeiten ergeben sich nur, wenn das Sekret rein serös und klar ist, so daß es sich von der Spülflüssigkeit nicht unterscheidet. In diesen Fällen pflegt jedoch die seröse Flüssigkeit meist schon bei der Punktion durch das Röhrchen abzuträufeln und wird dadurch als pathologisch erkannt. Wir haben selbst einige Fälle gesehen, wo sich der seröse Kieferhöhleninhalt direkt im Strahl aus der Kanüle entleerte. Ist dies jedoch nicht der Fall und der Verdacht auf eine katarrhalische Erkrankung trotz negativen Spülresultates vorhanden, so verhilft bei diesen Formen nur Punktion vom unteren Nasengang aus mit nachfolgender Aspiration zur Diagnose.

In den sehr seltenen Fällen von *Zweiteilung der Kieferhöhle* in eine vordere und hintere bzw. untere und obere Hälfte kann eine Fehldiagnose dadurch möglich sein, daß nur eine dieser Hälften erkrankt ist und zufällig die gesunde punktiert bzw. gespült wird. Abgesehen davon, daß ein solches Vorkommnis äußerst selten und deshalb praktisch von untergeordneter Bedeutung ist, muß hervorgehoben werden, daß es sich in den mitgeteilten Fällen im Grunde genommen nicht um eine echte Zweiteilung der Kieferhöhle, sondern wohl ausnahmslos um eine große, gegen die Kieferhöhle vorgeschobene hintere Siebbeinzelle gehandelt hat. Dafür spricht vor allem, daß die Öffnung der hinteren oder auch oberen Höhle fast regelmäßig im oberen und nicht im mittleren Nasengang gelegen war. Nur in einem Fall von ZUCKERKANDL mündeten beide Höhlen in den mittleren Nasengang. In einem Teil der Fälle hat es sich höchstwahrscheinlich um Kiefercysten gehandelt.

Fälle *ohne jede Sekretion* kommen bei der akuten Form selten vor, auf ihre Diagnose wird bei der chronischen Form noch näher einzugehen sein.

Wenn nun auch im allgemeinen die Punktion und Spülung der Kieferhöhle als ein verhältnismäßig ungefährlicher Eingriff angesehen werden darf, der tagtäglich unzählige Male ohne Schaden für die Patienten ausgeführt wird, so darf doch niemals vergessen werden, daß *gelegentlich recht unangenehme Folgeerscheinungen* dabei aufgetreten sind, welche es dringend geraten erscheinen lassen, stets nur mit größter Vorsicht vorzugehen. Gerade die neuere Literatur enthält eine große Anzahl von Mitteilungen über derartige „üble Zufälle" leichterer und schwererer Natur, wobei noch berücksichtigt werden muß, daß ihre Zahl wohl bei weitem nicht der wirklichen Häufigkeit entspricht. Nach heutigen Erfahrungen lassen sich diese Komplikationen nach ihrer Ursache in 3 größere Kategorien einteilen, und zwar in

1. Zufälle, welche infolge psychischen Choks, reflektorischer Reizung oder auch durch übermäßigen Cocainverbrauch entstehen.

2. Zufälle, welche auf Schaffung eines falschen Weges mit dem Punktionsinstrument beruhen.

3. Zufälle, welche infolge Eintreibens von Luft in eine eröffnete Vene zustande kommen (Luftembolie).

Die Fälle der 1. Gruppe sind insofern noch als relativ harmlos anzusehen, als die bei ihnen auftretenden Erscheinungen bei Anwendung geeigneter Gegenmaßnahmen meist nur vorübergehende sind und keine dauernden Schädigungen im Gefolge haben. Es gehören dazu Pulsverlangsamung, Ohnmachten, Anfälle von Übelkeit und Erbrechen, Krampfanfälle hystero-epiletiformer Natur und Kollapserscheinungen. Die Tatsache, daß diese Folgezustände zuweilen auch bei anderen Eingriffen in der Nase beobachtet werden, wobei die Kieferhöhle selbst nicht beteiligt ist, läßt ohne weiteres den Schluß zu, daß es sich um einfache *Reflexvorgänge* handelt, welche nach SCHLITTLER „durch das Operationstrauma seitens der Medulla oblongata, des Sympathico-Vagus und des Großhirns mit ihren Erscheinungen am Respirations- und Zirkulationsapparat" ausgelöst werden. Bei dem Zustandekommen spielen, wenn man von den durch übermäßigen Cocaingebrauch bzw. durch Cocainüberempfindlichkeit hervorgerufenen Kollapszuständen absieht, zwei Momente zweifellos eine wichtige Rolle, einmal eine vorhandene *psychopathische Konstitution* der Patienten und dann vor allem eine *Stauung der Spülflüssigkeit*. Auf die letztgenannte Ursache hat besonders wieder HAJEK aufmerksam gemacht. Die anzuwendenden Vorsichtsmaßregeln ergeben sich daraus von selbst. Niemals soll man eine

Kieferhöhlenspülung fortsetzen, wenn sich im Beginn derselben ein Widerstnad fühlbar macht, und niemals versuchen, denselben durch Steigerung des Druckes überwinden zu wollen, sondern stets erst für freie Abflußmöglichkeit des Spülwassers sorgen. Ferner scheint es wichtig, daß man stets nur *gut temperierte Spülflüssigkeit* benutzt, da es außer Frage steht, daß zu warmes oder zu kaltes Wasser eher eine Vagusreizung auslöst als solches von Bluttemperatur. Daß der Gebrauch von Cocain auf das geringstmögliche Quantum, welches eine genügende Anästhesie gewährleistet, zu beschränken ist, ist eine Forderung, die sich mit der für alle nasalen Eingriffe geltenden deckt. Wir haben in dieser Beziehung mit der von C. Hirsch angegebenen Mischung von Cocain-Adrenalin-Lösung mit Kalium-Sulfuricum-Lösung, die eine wesentliche Reduktion des Prozentgehaltes der anästhesierenden Lösungen an Cocain und damit eine starke Minderung der toxischen Wirkung desselben gestattet, die günstigsten Erfahrungen gemacht.

Auf der gleichen Ursache wie die bisher angeführten Erscheinungen beruhen wahrscheinlich die glücklicherweise ganz vereinzelt nach Kieferhöhlenpunktion vorgekommenen Fälle von *Apoplexie*. In einem Falle von Hajek verlief diese sogar tödlich. Da hochgradige Arteriosklerose vorgelegen hatte, ist bei älteren Personen ganz besondere Vorsicht vonnöten.

Was die 2. Kategorie von üblen Zufällen anlangt, so war schon erwähnt worden, daß die Spitze des Punktionsinstrumentes in der stark geschwollenen Schleimhaut eingespießt sein könnte. Es war ferner schon gesagt, daß diese Gefahr vorzugsweise bei Punktion mit spitzem Instrument *vom unteren Nasengang aus* besteht. Manchmal kommt es auch vor, daß das Instrument gar nicht in die Schleimhaut eindringt, sondern dieselbe einfach vom Knochen abhebt. In allen diesen Fällen ist das charakteristische Zeichen ein *heftiger Schmerz im Beginn der Spülung*, im ersten Fall bedingt durch Infiltration der Schleimhaut, im zweiten Fall durch weitere Ablösung derselben vom Knochen durch das dazwischen eindringende Spülwasser. Trotzdem über ernstere Folgen eines solchen Vorkommnisses bisher nichts bekannt geworden ist, ist es unbedingt erforderlich, sofort mit der Spülung aufzuhören und vor Fortsetzung derselben erst durch Vorschieben oder — bei bereits zu tiefer Einführung — durch Zurückziehen der Punktionsnadel das Lumen der Kieferhöhle zu suchen.

Sehr viel unangenehmer sind die Folgen, wenn das Punktionsinstrument nach Passieren der Kieferhöhle oder auch, ohne dieselbe zu treffen, entweder *durch die faciale Wand in die Wangenweichteile oder durch die orbitale Wand in die Orbita gerät*. Ein derartiges Mißgeschick braucht, wie Hajek betont, nicht immer auf Ungeschicklichkeit des behandelnden Arztes zu beruhen, sondern kann auch durch *abnorme anatomische Verhältnisse* bedingt sein. Es ist hier nicht möglich, auf die zahlreichen Varianten, welche die Kieferhöhle in ihrem Bau und besonders in ihren Beziehungen zum Alveolarfortsatz, zur Orbita und dem Siebbeinlabyrinth aufweisen kann, näher einzugehen, sie können nur soweit berücksichtigt werden, als sie für die vorliegende Frage von Bedeutung sind. So ist die Möglichkeit einer Verletzung der facialen Wand und ein Eindringen der Punktionsnadel unter die Wangenweichteile dann gegeben, wenn entweder die faciale Wand stark eingesunken oder die laterale Nasenwand in ihrem unteren Teile stark gegen das Lumen der Kieferhöhle vorgebuchtet ist und man in diesen Fällen vom unteren Nasengang aus punktiert. Dazu ist zu bemerken, daß diese beiden Anomalien nicht selten gleichzeitig vorkommen, es besteht dann zwischen den beiden Wänden nur ein minimaler Spalt. Eine Verletzung der Orbita kann vorkommen bei Tiefstand des Bodens der letzteren und namentlich dann, wenn die laterale Nasenwand im Bereich des mittleren Nasenganges stark ausgebuchtet ist, wobei sie nicht selten mit der medialen

Orbitawand verschmilzt. Natürlich ist die letzte Gefahr größer bei Punktion vom mittleren Nasengang aus. Hajek hat allerdings einen Fall erwähnt, wo auch bei Punktion vom unteren Nasengang aus der Orbitaboden verletzt wurde. Zur Sicherung gegen ein solches Vorkommnis ist empfohlen worden, vor der Punktion sich über die Gestaltung der Fossa canina genau zu orientieren und nach der Punktion dieselbe zu palpieren, um festzustellen, ob man evtl. die Spitze der Kanüle fühlt. Uns scheint es das einfachste Mittel zu sein, wenn man auf die Punktion im unteren Nasengang überhaupt verzichtet und nur vom mittleren Nasengang aus, am besten durch den membranösen Teil, in die Kieferhöhle eingeht. Hält man sich hierbei mit dem Instrument dicht an die Ansatzlinie der unteren Muschel und gibt beim Eindringen in die Höhle dem Schnabel eine etwas nach unten und außen sehende Richtung, so ist weder eine Verletzung der facialen Wand noch eine Verletzung des Orbitalbodens möglich.

Was die weiteren Folgen einer derartigen Verletzung anbetrifft, so sind neben dem harmloseren Emphysem, das hauptsächlich bei vorheriger Luftdurchblasung beobachtet wurde, phlegmonöse Infektionen der betreffenden Weichteile mit allen ihren sekundären Auswirkungen vorgekommen, in einzelnen Fällen sogar mit tödlichem Ausgang (Pyämie, Sepsis). *Mit Rücksicht hierauf ist es eine unbedingte Forderung, mit der Spülung oder auch Lufteintreibung sofort aufzuhören, wenn die Patienten den geringsten Schmerz in der Wange oder im Auge zu erkennen geben.*

Der dritte unglückliche Zufall bei der Kieferhöhlenpunktion ist die *Luftembolie*. Da diese bereits bei den Verletzungen der Nebenhöhlen ausführlich erörtert worden ist, mögen hier einige kurze Bemerkungen genügen. Die Fälle, welche von Boenninghaus und dann später von Schlittler sämtlich gesammelt wurden, haben bei ihrer kritischen Sichtung das wichtige Ergebnis gebracht, daß die *Luftembolien ausschließlich bei Verwendung von spitzen Instrumenten und vorzugsweise bei Punktion vom unteren Nasengang aus vorgekommen sind.* Es bleibt als einzige Erklärung, daß es sich stets um direkte Anspießung größerer Venen, die, wie man jetzt weiß, an der medialen Kieferhöhlenwand recht reichlich vorhanden sind, und um direktes Eintreiben von Luft in dieselbe gehandelt haben muß. Auch hieraus ergibt sich die Folgerung von selbst und besteht darin, daß man *spitze Instrumente* nach Möglichkeit ganz *vermeiden* und auf eine vorherige Lufteinblasung *vor* Ausspülung der Kieferhöhle unbedingt verzichten soll. Wir möchten ebenso wie Siebenmann und seine Schüler die Tatsache, daß wir niemals eine Luftembolie erlebt haben, darauf zurückführen, daß wir ausschließlich vom mittleren Nasengang aus punktieren und nur stumpfe Kanülen dazu verwenden. *Nach* der Ausspülung haben wir stets Luft durchgeblasen und halten diese Maßnahme für ungefährlich, da ja dann durch den Erfolg der Ausspülung die richtige Lage des Instrumentes im Lumen der Kieferhöhle vollkommen gesichert ist.

Es erübrigt sich noch, auf *zwei weitere diagnostische Hilfsmittel* einzugehen, welche besonders *in symptomlos verlaufenden Fällen* von Kieferhöhlenaffektionen und auch *in differentialdiagnostischer Hinsicht* wertvolle Anhaltspunkte geben können, indem sie durch ihre Ergebnisse gewissermaßen die Punktion und Spülung der Kieferhöhle indizieren, und zwar auf die *Durchleuchtung mittels elektrischer Glühlampen (Diaphanoskopie)* und das *Röntgenbild*. Da die Technik dieser beiden Untersuchungsmethoden bereits in den entsprechenden Kapiteln dieses Handbuches behandelt worden ist, mag hier eine kurze Erörterung ihrer Verwertbarkeit genügen.

Der Enthusiasmus, welchen die von Heryng in die Diagnostik eingeführte *Diaphanoskopie* zunächst hervorgerufen hatte, und mit welchem zahlreiche Autoren, besonders Amerikaner, die Methode vertraten, ist mit der größer werdenden Erfahrung immer mehr abgeebbt. Vor allem hat sich ergeben, daß schon bei völlig normalen Kieferhöhlen durch die mehr oder weniger starke Knochenentwicklung des Gesichtsschädels hochgradige Unterschiede zwischen den einzelnen Individuen vorhanden sein können. Während vielfach beide Wangengegenden hell aufleuchten und die bekannten Charakteristica — leuchtender Halbmond am Infraorbitalrand und leuchtende Pupille — deutlich erkennbar sind, gibt es auch Fälle, bei denen diese Gegenden völlig dunkel erscheinen, so daß eine doppelseitige Erkrankung der Kieferhöhle vorgetäuscht wird. Andererseits ergibt die Durchleuchtung in Fällen, wo sicher eine *einseitige* Kieferhöhlenerkrankung vorliegt, teilweise gar keine Unterschiede, teilweise den merkwürdigen Befund, daß die verdunkelte Seite der normalen, die helle der erkrankten Kieferhöhle entspricht. Der Grund dafür liegt in der verschiedenartigen Pneumatisation des Gesichtsschädels der einzelnen Individuen bzw. der beiden Gesichtshälften ein und desselben Individuums. Zweifellos geht daraus hervor, daß der Methode nur ein bedingter Wert zukommt. Diese Ansicht vertritt auch neuerdings wieder WATSON-WILLIAMS auf Grund seiner Erfahrungen an 259 Fällen, bei welchen sich $20^0/_0$ Fehldiagnosen ergaben. Da aber immerhin die Mehrzahl der Durchleuchtungsergebnisse mit den Ergebnissen der Punktion bzw. dem sicheren Nachweis der Kieferhöhlenaffektion übereinstimmt, so kann man *die Diaphanoskopie als unterstützendes diagnostisches Hilfsmittel* gelten lassen.

Wesentlich größere Bedeutung für die Diagnose haben Röntgenaufnahmen gewonnen. Ihr Wert besteht vor allen Dingen darin, daß man sich über die Größe und Ausdehnung der Kieferhöhle in allen Richtungen genau orientieren und daraus für die Punktion sowie eventuelle andere Eingriffe Nutzen ziehen kann, außerdem geben sie über die Mitbeteiligung anderer Nebenhöhlen meist sicheren Aufschluß. Bezüglich der Deutung von Röntgenaufnahmen ist die Feststellung UFFENORDES wichtig, daß eine Verschleierung oder Schattenbildung bei Aufnahme mit harten Röhren in der Hauptsache durch Knochenveränderungen, bei Aufnahme mit weichen Röhren dagegen vorzugsweise durch Weichteilverdickung und Höhleninhalt zustande kommen. Diese Verhältnisse müssen bei der Beurteilung, welche wie bei der Diaphanoskopie und aus den gleichen Gründen nur in engem Zusammenhalt mit den klinischen Erscheinungen erfolgen darf, in Rücksicht gezogen werden.

Entscheidend kann das Röntgenbild in den Fällen sein, welche ohne Sekretion verlaufen und bei denen auch die Spülung deshalb ergebnislos ist. Findet sich hier bei Verwendung weicher Röhren eine deutliche Verdunkelung der Kieferhöhle, die sich genau an deren Grenzen hält, und kann man Tumoren und Knochenerkrankungen ausschließen, so liegt die Vermutung nahe, daß es sich um die Form der katarrhalisch-ödematösen Entzündung handelt. Wir haben mehrfach ebenso wie UFFENORDE, SPIELBERG, WATSON-WILLIAM u. a. eine darauf sich stützende Diagnose durch den operativen Befund bestätigt gefunden, es handelte sich allerdings meist um die chronische Form der Entzündung.

Wie schon in der Einleitung zu diesem Abschnitt hervorgehoben wurde, *muß bei der Diagnosestellung auch das ätiologische Moment berücksichtigt werden,* soweit die Möglichkeit dafür besteht. In der Hauptsache kommt eine *genaue Untersuchung der Zähne* in Betracht. Sie darf sich aber besonders bei fötiden Eiterungen nicht auf eine bloße Besichtigung des Gebisses beschränken, sondern muß alle von den Zahnärzten geschaffenen modernen Hilfsmittel zur Erkennung auch schleichender und dem Auge nicht sichtbarer Wurzelaffektionen zur Hilfe nehmen. Dazu gehören die Prüfung mittels Kälte, des elektrischen Stromes und das Röntgenbild in Form der palatinalen Filmaufnahmen (WESKI, HENRICI, CHRIST). Mit den letzteren lassen sich periodontale Veränderungen und vor

allem Granulome ausgezeichnet feststellen. Die Granulome sind meist durch
eine der Wurzelspitze aufsitzende, scharf begrenzte, helle Zone gekennzeichnet,
während bei diffuser Erkrankung der Wurzelumgebung (ostitischen Prozessen)
die Aufhellung mehr allmählich in die normale Knochenstruktur übergeht.

Zur Erkennung größerer follikulärer und radikulärer Cysten genügen im allgemeinen die üblichen fronto-occipitalen und bitemporalen Aufnahmen des
Gesichtsschädels.

Prognose.

Die *Prognose der akuten Kieferhöhlenentzündung* muß nach den heutigen
Erfahrungen als *durchaus günstig* bezeichnet werden. Die große Mehrzahl der
Fälle heilt überhaupt spontan, nur in der Minderzahl werden ärztliche Maßnahmen in Form einer allgemeinen oder lokalen Behandlung notwendig. Einzig
die Fälle mit orbitalen Komplikationen sind ernster zu beurteilen, aber auch nur
dann, wenn sie zu spät erkannt und nicht rechtzeitig einer entsprechend ener-
gischen Therapie zugeführt werden. Geschieht dies, so ist auch hierbei die Prognose sowohl quoad vitam als auch quoad sanationem gut.

Therapie.

In leichteren Fällen von *genuiner* akuter Entzündung der Kieferhöhle mit
seröser oder schleimiger Sekretion kann man die Behandlung auf *allgemeine
Maßnahmen*, die sich zugleich gegen das Grundleiden richten, beschränken.
Solange Fieber besteht, müssen die Patienten das Bett hüten. Alles, was Blutandrang nach dem Kopf und damit Steigerung der Beschwerden verursacht,
wie Bücken, forciertes Schneuzen, unnützes Pressen usw. ist zu vermeiden,
stärkerer Husten durch entsprechende Mittel zu bekämpfen. Aus dem gleichen
Grunde müssen zu reichliche Mahlzeiten eingeschränkt, Tabak und Alkohol am
besten ganz verboten werden. Bei Grippe und Schnupfen leisten Schwitzprozeduren außerordentlich gute Dienste, am wirksamsten in Form von Ganz-
packungen des Körpers und unter gleichzeitiger Darreichung von heißen Getränken und Aspirin bzw. sonstigen schweißtreibenden Mitteln. Hat sich die
Erkrankung lokalisiert, verwendet man nach vielfachen Erfahrungen am zweckmäßigsten das *Kopflichtbad von* BRÜNINGS, und zwar je nach Schwere des Falles
in ein bis zweitägigen Intervallen. Andere bevorzugen das Auflegen einer Eis-
blase oder kühler Kompressen. Oft gelingt es mit diesen Mitteln, die Affektion
in kurzer Zeit, nicht selten in wenigen Tagen der Heilung zuzuführen.

Die mit *eitriger* Absonderung einhergehenden *genuinen* sowie die *fortgeleiteten,* insbesondere die *dentalen* Entzündungen bedürfen dagegen außer den
genannten Maßnahmen einer Lokalbehandlung. Es ist selbstverständlich, daß
eine kranke Zahnwurzel, welche eine Kieferhöhleneiterung herbeigeführt hat,
entfernt werden muß, ebenso nekrotischer Knochen oder Sequester, welche sich
bei einer subperiostalen Eiterung gebildet haben. Das gleiche gilt für Fremdkörper aller Art, die auf irgendeinem der früher genannten Wege in die Kieferhöhle hineingelangt sind. Es sind dies ja die einzigen Fälle, in denen eine wirklich
kausale Therapie möglich ist. Erst nach Entfernung der schuldigen Ursachen
können die weiteren lokalen Maßnahmen erfolgversprechend sein.

Der Hauptzweck derselben ist die Schaffung eines freien Abflusses für das
in der Kieferhöhle gebildete Sekret und die systematische, möglichst restlose
Entfernung des letzteren zur Entlastung der entzündeten Schleimhaut. In
einer Reihe von Fällen kommt man damit aus, wenn man einmal täglich durch
Cocainisierung und *Anämisierung der Nasenschleimhaut* die Kieferhöhlenostien
frei macht und dann mittels des SONDERMANNschen Röhrchens in entsprechender
Seitenlage des Kopfes das Sekret *absaugt.* Durch Abspreizung und Infraktion

der mittleren Muschel, falls diese der lateralen Nasenwand eng anliegt und für den Abfluß ein Hindernis bildet, kann man nicht nur die Saugwirkung steigern, sondern auch dauernd die Abflußverhältnisse günstiger gestalten. Wir haben eine ganze Reihe von genuinen Kieferhöhleneiterungen durch diese Behandlung in kürzester Frist heilen sehen.

Wenn man den Eindruck gewinnt, daß man auf diese Weise nicht oder nicht schnell genug zum Ziele kommt, wenn insbesondere die Eiterabsonderung und die subjektiven Beschwerden der Patienten zunehmen, so greift man am zweckmäßigsten sofort zu dem sichersten Mittel der Kieferhöhlenentleerung, *zur Spülung*. Von welcher Stelle aus man spült, ob mittels Punktion vom unteren Nasengang, ob vom Ostium maxillare bzw. einem Ostium maxillare accessorium aus oder nach Durchstoßen der Fontanellen der lateralen Nasenwand, ist im Grunde genommen gleichgültig, sofern nur immer der Erfolg, die restlose Entleerung des Sekretes dabei erzielt wird. Die Vorliebe des Einzelnen, Erfahrung und Übung werden hier oftmals den Ausschlag geben. Wenn *wir* an unserer Klinik, abgesehen von einzelnen Fällen, in welchen das Ostium maxillare sehr weit und tief, d. h. bequem gelegen ist, *grundsätzlich von der hinteren Fontanelle aus spülen*, so geschieht das mit Rücksicht auf die bei der diagnostischen Probespülung bereits geschilderten Gefahren, die sich bei dieser Methode am sichersten vermeiden lassen, zumal bei ausschließlicher Verwendung stumpfer Kanülen. Wir sind stets damit zum Ziele gekommen und haben nie das Bedürfnis nach einer anderen Methode gehabt. Die Spülung durch die hintere Fontanelle oder das etwa hier vorhandene Ostium maxillare accessorium hat außerdem den Vorteil, daß die Spülflüssigkeit mit dem Eiter aus dem Ostium maxillare bequemer ablaufen kann und Stauungen beim Spülen seltener beobachtet werden. Ergeben sich Schwierigkeiten des Abflusses, so sind unter Umständen kleinere chirurgische Eingriffe zur Erweiterung der Öffnungen indiziert, die bei der Behandlung chronischer Entzündungen näher besprochen werden sollen.

Der *Erfolg der Ausspülungen* ist oftmals für den Arzt wie für den Patienten ein überraschender. In einzelnen Fällen genügen eine, manchmal einige wenige Spülungen zur vollständigen Beseitigung der Eiterung. Selbst hochgradige Beschwerden pflegen sehr schnell zu schwinden oder doch auf ein erträgliches Maß gemildert zu werden. Andererseits gibt es Eiterungen, welche selbst bei täglicher Behandlung mehrere Wochen bis zur Heilung benötigen. Besonders die rein eitrigen Formen neigen zu einem derartig protrahierten Verlauf, der durch die stärkere Virulenz der infizierenden Bakterien und die tiefergreifende Entzündung und Schädigung der Schleimhaut bedingt ist. Der Umschlag in der Heilungstendenz macht sich bisweilen von einem zum anderen Tag dadurch bemerkbar, daß das bisher rein eitrige und mit der Spülflüssigkeit sich milchig mischende Sekret schleimig-eitrig wird und in geballter Form erscheint. Nach Eintreten dieser Veränderung läßt die definitive Heilung meist nicht mehr lange auf sich warten, wenn es sich um eine *sicher akute* Entzündung handelt.

Haben die täglich vorgenommenen Spülungen ergeben, daß kein Eiter mehr gebildet wird, so kann man die Intervalle zwischen den einzelnen Behandlungen allmählich verlängern und braucht schließlich nur noch eine zeitlang alle 8—14 Tage zu kontrollieren. Diese Kontrolle ist jedoch notwendig, weil nach einer Kieferhöhlenentzündung die Neigung zu Rezidiven noch längere Zeit bestehen bleibt.

Es war schon erwähnt worden, daß bei fortgeleiteten Entzündungen zunächst stets die Ursache zu entfernen ist, ehe man die Kieferhöhle mit Spülungen behandelt. Handelt es sich um ein *dentales Empyem*, so ist nach Entfernung des schuldigen Zahnes die Möglichkeit gegeben, die *Spülungen von der Alveole aus* vorzunehmen. Hierzu ist in den meisten Fällen eine Anbohrung der Kieferhöhle vom Zahnfach aus notwendig, selbst dann, wenn bei der Extraktion zwischen Alveole und Kieferhöhle eine direkte Kommunikation bestand, da die letztere meistens nur sehr klein ist und starke Neigung zu spontanem Verschluß besitzt. Diese sog. Cowpersche Methode wird heute noch angewandt, kommt jedoch häufiger bei chronischen Antritiden in Frage und soll deshalb dort besprochen werden.

Nur der Vollständigkeit halber muß darauf hingewiesen werden, daß es natürlich auch akute Antritiden gibt, die selbst bei täglicher sachgemäßer Behandlung nicht zur Ausheilung gelangen, sondern ohne scharfe Grenze in das chronische Stadium übergehen. In diesen Fällen muß man sich gelegentlich, manchmal schon aus sozialen Gründen, zu den später zu beschreibenden chirurgischen Behandlungsmethoden entschließen.

Antritis maxillaris chronica.

Geschichte. Auf eine ausführliche Darstellung der Entwicklung unserer Kenntnisse über die *chronische Antritis maxillaris* kann verzichtet werden, da die hierfür in Frage kommenden Daten bereits in dem einleitenden Kapitel von Denker Erwähnung und Würdigung gefunden haben. Bis in die 80iger Jahre des vorigen Jahrhunderts hinein war die akute Entzündung so gut wie unbekannt, deshalb beziehen sich alle bis dahin veröffentlichten Mitteilungen und therapeutischen Ratschläge fast ausschließlich auf die chronische Form. Es ist immerhin bemerkenswert, daß die Notwendigkeit eines chirurgischen Vorgehens gegen die chronische Kieferhöhleneiterung schon verhältnismäßig früh erkannt wurde — bereits Molinetti hat 1677 die Kieferhöhle eröffnet — und nicht minder bemerkenswert, daß die in der vorrhinoskopischen Zeit geschaffenen Operationsmethoden teils in ihrer ursprünglichen Form (Cowper) heute noch Verwendung finden, teils der Ausgangspunkt für die modernen Radikaloperationen geworden sind (Desault). Das sollte bei allem Stolz, zu dem wir im Hinblick auf die Leistungsfähigkeit unserer modernen, die anatomischen Grenzen restlos erschöpfenden Operationsmethoden sicherlich berechtigt sind, niemals vergessen werden. Auf einige wichtigere historische Einzelheiten einzugehen, wird bei der Therapie noch Gelegenheit gegeben sein.

Ätiologie und Pathogenese.

Als Ursache für die *chronische Entzündung* der Oberkieferhöhle kommen die gleichen Faktoren in Betracht, welche auch die Entstehung der akuten Entzündung begünstigen oder herbeiführen. Man muß annehmen, daß mit sicherlich sehr seltenen Ausnahmen dentaler Genese die chronische Entzündung *stets aus der akuten* hervorgeht. *Wie oft* dies geschieht, entzieht sich auch heute noch jeder genaueren Beurteilung, da nicht einmal annähernd der Prozentsatz bekannt ist, in welchem bei den am häufigsten für die akute Antritis in Frage kommenden Ursachen — dem Schnupfen und der Influenza — die Beteiligung der Kieferhöhle wie der Nebenhöhlen überhaupt erfolgt. Es steht nur fest, daß die chronische Entzündung *seltener* ist als die akute, wenn sie den Facharzt auch häufiger als die letztere beschäftigt. Allerdings ist der Unterschied nicht mehr so auffallend wie früher, da man in der Diagnostik auch der akuten Kieferhöhlenerkrankungen bedeutend weiter gekommen ist und auch der Allgemeinpraktiker immer mehr auf die Affektionen der Nebenhöhlen zu achten beginnt.

Die Frage nun, *warum* in so vielen Fällen *die akute Entzündung* spontan heilt und *warum* sie in anderen Fällen *in das chronische Stadium übergeht*, hat die Autoren seit Zuckerkandl vielfach beschäftigt. Am einfachsten zu

beantworten ist sie für die *fortgeleiteten Entzündungen*. Diese können naturgemäß erst heilen, wenn das ursächliche Moment fortfällt oder therapeutisch ausgeschaltet wird. Solange ein infizierter Fremdkörper in der Kieferhöhle weilt,
solange eine Lues, Tuberkulose oder ein Tumor der Höhlenwandungen fortbestehen, solange eine kranke Zahnwurzel mittelbar oder unmittelbar ihre Kontakt-
wirkung entfaltet, solange Sekret aus einer anderen Nebenhöhle in die Kieferhöhle hineinläuft, ebensolange muß auch die Entzündung dauern, und es müssen
sich allmählich in der Schleimhaut Veränderungen entwickeln, welche, wie
später noch ausgeführt wird, schließlich sogar *nach* Fortfall der schuldigen
ätiologischen Momente eine Restitutio ad integrum unmöglich machen und
die Entzündung noch weiter unterhalten.

Anders liegen die Verhältnisse bei den *genuinen Antritiden*. Wenn hierbei
nach Ablauf der oft nur wenige Tage dauernden Grundkrankheit der Prozeß
in der Kieferhöhle sich weiter entwickelt und chronisch wird — der Vorgang
wird mit „Stabilisierung" am treffendsten bezeichnet —, so müssen dafür
besondere Ursachen verantwortlich gemacht werden, welche entweder primär
vorhanden waren, oder durch die Erkrankung erst geschaffen wurden.

In erster Linie gehören dazu alle Momente, welche eine *Stauung bzw. Ab-
flußbehinderung* des in der Kieferhöhle gebildeten *Sekretes* bedingen. Schon
ZUCKERKANDL hat in dieser Beziehung auf die Bedeutung einer *angeborenen
Enge des Infundibulum sowie des Ostium maxillare* aufmerksam gemacht, dessen
Lage an der höchsten Stelle der Höhle an sich bereits eine sehr ungünstige ist.
Ferner müssen dazu die *Annäherung der mittleren Muschel an die laterale Nasenwand*, wie sie so häufig bei Septumdeviationen beobachtet wird, die Einrollung
derselben und die *abnorme Ausbildung einer Bulla ethmoidalis* gerechnet werden.
Es ist sicher kein Zufall, daß bei doppelseitiger Erkrankung der Kieferhöhle
die Entzündung auf der *der weiteren Nasenhälfte* entsprechenden Seite meist
schneller zur Heilung kommt als auf der verengten, und daß nicht selten eine
rechtzeitige Beseitigung stauender Momente, manchmal die einfache Abdrängung
einer verlagernden Muschel genügt, um die Stabilisierung der Entzündung zu
verhüten. Man könnte die genannten Ursachen auch hier als „anatomische
Prädisposition" bezeichnen.

Von den erst durch die ursächliche Erkrankung hervorgerufenen Faktoren
kommen *Schleimhautschwellungen* in der Umgebung der maxillaren Ostien und
im Bereich der mittleren Muschel in Betracht, die sich nach Ablauf z. B. des
Schnupfens nicht zurückbilden, weil der Reiz des aus der Kieferhöhle fließenden
Sekretes diese Rückbildung verhindert. Hierzu gehören auch die *Schleimhautpolypen*. Diese Gebilde sind nach den neueren Untersuchungen HAJEKS
und UFFENORDES nicht mehr als Produkt einer eitrigen Entzündung anzusehen,
sondern es ist anzunehmen, daß sie einer primär hyperplastischen Entzündungsform der Nasenschleimhaut ihre Entstehung verdanken, welche ohne Eiterung
einhergehen kann. Verlegen solche z. B. vom Siebbein ausgehenden Polypen
den mittleren Nasengang, so behindern sie auch den Abfluß des Sekretes aus der
Kieferhöhle und können damit zur Stabilisierung einer in dieser sich entwickelnden
akuten Entzündung Veranlassung geben.

In einzelnen Fällen von chronischer Antritis wurde bei Sektionen ein völliger *Verschluß
des Ostium maxillare* gefunden. (ZUCKERKANDL, DMOCHOWSKI.) Letzterer erklärte sich das
Zustandekommen der Entzündung in solchen Fällen dadurch, daß ein zunächst sich bilden-
der Hydrops ex vacuo später infiziert sei. Demnach wäre im Grunde genommen der Verschluß des Ostium maxillare die wenigstens mittelbare Ursache der Eiterung gewesen.
Dagegen spricht jedoch, daß MECKEL und CRUVEILLER bei gleichem anatomischen Befund
die Kieferhöhle leer und die Schleimhaut vollkommen normal fanden. Es scheint, als ob
die in den letzten Jahren mitgeteilten Fälle von sog. „käsigem Empyem" die strittige
Frage klären könnten. Allen diesen Fällen (HAJEK, AVELLIS, MARTN, BUYS, FISCHENICH,
GERBER u. a.) gemeinsam ist neben der käsigen Eindickung des Kieferhöhlensekretes eine

Undurchgängigkeit der Kieferhöhlenostien, was zwar nicht anatomisch bewiesen, aber doch aus dem Verlauf der Punktion, der Spülung usw. ziemlich sicher geschlossen werden konnte. Mehrfach bestand auch ein kleinerer oder größerer Durchbruch der lateralen Nasenwand, aus welchem die käsigen Massen sich herausdrängten. Uns scheinen diese Verhältnisse darauf hinzudeuten, daß es sich in allen diesen Fällen um primär verschlossene Kieferhöhlen gehandelt hat, in denen es auf dentalem oder hämatogenem Wege zu einer Entzündung gekommen ist. Infolge des fehlenden Sekretabflusses wurde die Flüssigkeit wieder resorbiert, die korpuskulären Elemente verfielen einer degenerativen Metamorphose und sammelten sich in den Fällen, wo der Entzündungsprozeß vermutlich infolge der Fremdkörperwirkung des eingedickten Eiters nicht vollkommen zum Stillstand kam, zu immer größeren Mengen an, bis sie die Höhle schließlich ausfüllten und an einer mehr oder weniger nachgiebigen Stelle durchbrachen (vgl. Anhang). Wir stimmen also mit Avellis bis auf den Umstand, daß dieser einen erst sekundär erfolgten Verschluß des Ost. max. annimmt, im großen und ganzen überein.

Hajek hat darauf aufmerksam gemacht, daß eine chronische Kieferhöhleneiterung auch durch *wiederholte akute Entzündungen* entstehen kann, indem bei jedem Insult länger dauernde und tiefer greifende Schädigungen der Schleimhaut und weitgehendere Veränderungen an den Ostien und im mittleren Nasengang herbeigeführt werden. Auf diese Weise kommt es allmählich zu ähnlichen Abflußhindernissen, wie sie oben bereits als Ursache für eine Stabilisierung genannt wurden. Man muß zugeben, daß diese Anschauung hinreichend begründet ist, andererseits besteht aber auch die Möglichkeit, daß es sich in solchen Fällen um mehrfache Exazerbationen einer bereits chronischen, nur zeitweise latenten Entzündung gehandelt hat.

Endlich steht es fest, daß auch bei günstigen Abflußverhältnissen konstitutionelle Leiden, Allgemeinerkrankungen und Infektionen, welche die Widerstandskraft des Gesamtorganismus stark schädigen, das Chronischwerden einer Kieferhöhlenentzündung fördern können. Hajek hat diesen Faktor zweckmäßig als *allgemeine Disposition* bezeichnet. Ein großer Teil der bei Sektionen gefundenen chronischen Kieferhöhleneiterungen, vor allem bei Phthisikern (Harke, Fränkel, Dmochowski, Gradenigo u. a.) ist wohl auf eine derartige konstitutionelle Schwäche der Schleimhaut zurückzuführen.

Pathologische Anatomie.

Da die bei Leichenöffnungen gefundenen Kieferhöhlenentzündungen ebenso wie diejenigen, die zur Operation kamen, meist chronische waren, konnte die Schleimhaut bei dieser Entzündungsform viel häufiger untersucht werden als bei der akuten. Unsere Kenntnisse über die dabei auftretenden pathologisch-anatomischen Veränderungen dürfen demnach als relativ gesichert gelten, nachdem die grundlegenden Befunde Zuckerkandls, Harkes, Weichselbaums, Dmochowskis, Wertheims und Fränkels durch die Ergebnisse der mehr systematisch und zum großen Teil auch am Lebenden vorgenommenen Untersuchungen Oppikofers, Hajeks, Uffenordes und Manasses teils eine Bestätigung, teils wertvolle Ergänzung gefunden haben. Als Fortschritt muß vor allem die Feststellung bezeichnet werden, daß es *neben der chronisch-eitrigen* Entzündungsform wie bei der akuten eine *chronisch-katarrhalische* (ödematöse bzw. hyperplastische) Entzündung gibt, welche nicht, wie man vordem annahm (Killian), nur ein Stadium der chronischen Entzündung darstellt, sondern als eine *selbständige Erkrankung* aufgefaßt werden muß. Um diese Erkenntnis, die auch klinisch von großer Bedeutung geworden ist, hat sich besonders Uffenorde verdient gemacht. Uffenorde unterscheidet außer den genannten beiden Entzündungsformen noch eine sog. *Mischform*, die entsteht, wenn zu der katarrhalisch-ödematösen Entzündung eine Sekundärinfektion hinzutritt.

1. Die katarrhalische (ödematöse) Form.

Makroskopisch ähneln die hierbei — wenigstens in frischeren Fällen — sichtbaren Veränderungen manchmal so sehr den bei der akut katarrhalischen Entzündung beschriebenen, daß eine Differenzierung auf dem ersten Blick recht schwierig sein kann. Die Schleimhaut ist ebenso wie dort mehr oder weniger hochgradig geschwollen, sulzig ödematös, dabei von blassem Aussehen, da eine stärkere Hyperämie meist zu fehlen pflegt. Ist der Prozeß älter, so erscheint die Oberfläche uneben, oft höckrig, und vor allem findet man sehr häufig *wahre Polypenbildung*, weshalb man vielfach auch von *polypöser Degeneration der Schleimhaut* spricht. Die der Schleimhaut breitbasig oder gestielt aufsitzenden Polypen sind entweder klein und dann zahlreich, oder sie finden sich mehr vereinzelt und erreichen dann oft beträchtliche Größe. Manchmal füllen sie die Kieferhöhle vollkommen aus, können sogar aus dem Foramen maxillare bzw. dem akzessorischen Ostium herauswachsen und bei Entwicklung nach dem Rachen zu die bekannten Antrochoanalpolypen bilden. Nach UFFENORDE kommen diese Polypen *nur* bei der katarrhalisch-ödematösen bzw. der aus dieser entstehenden Mischform vor, niemals bei der eitrigen. Die von UFFENORDE mehrfach gemachte Beobachtung, daß die polypoiden Schleimhautveränderungen an der medialen oberen, der Siebbeingegend entsprechenden Wand häufig am stärksten ausgebildet sind, und daß die Schleimhaut des Siebbeinlabyrinths dann gewöhnlich ebenfalls polypoid entartet ist, können wir bestätigen. Es deutet dieser Befund darauf hin, daß es sich bei der katarrhalisch-ödematösen Kieferhöhlenentzündung häufig um die direkte Fortleitung des gleichartigen Entzündungsprozesses vom Siebbeinlabyrinth aus handelt.

Ein weiterer ziemlich regelmäßiger Befund bei der katarrhalisch-ödematösen Kieferhöhlenentzündung sind *Cysten*, die ebenso wie die Polypen klein und zahlreich oder mehr solitär und dann von beträchtlicher Größe sein können. In letzterem Falle ragen sie über das Niveau der Schleimhaut hervor und sind meist an ihrem durchscheinenden serösen oder schleimigen Inhalt schon makroskopisch deutlich erkennbar. Es sind sogar Fälle beschrieben (HAJEK u. a.), wo eine solche Cyste das Lumen der Kieferhöhle völlig ausgefüllt hat und an Stelle der letzteren bei der Punktion getroffen und entleert wurde. Entsprechend ihrer Genese durch bindegewebige Abschnürung von Drüsenausführungsgängen oder auch von Lymphcapillaren (siehe unten) trifft man die Cysten um so zahlreicher, je mehr es bereits zur Neubildung von Bindegewebe in der Schleimhaut gekommen ist. Diese *Bindegewebsneubildung*, die im übrigen als das einzig sichere und *charakteristische Merkmal für die Chronizität des entzündlichen Prozesses* angesprochen werden muß, tritt zwar bei der katarrhalisch-ödematösen Form sehr viel später auf als bei der eitrigen, kann aber in exzessiven Fällen die gleichhohen Grade annehmen und sogar so weit gehen, daß die polypösen Massen davon ergriffen werden und es schließlich zu einer völligen Sklerosierung der Schleimhaut kommt. In solchen Kieferhöhlen findet sich dann nur derbes Narbengewebe, oft durchsetzt von einzelnen oder auch mehreren cystischen Hohlräumen.

Sekret kann bei der chronisch katarrhalisch-ödematösen Entzündung der Kieferhöhle *vollkommen fehlen*, eine Tatsache, die besonders *klinisch von großer Bedeutung* ist. In vielen Fällen ist es serös, manchmal enthält es schleimige Beimengungen oder ist auch rein schleimig.

Den im vorstehenden geschilderten makroskopischen Befunden und ihrer Entwicklung entsprechen auch die *histologischen Bilder*. In frischeren Fällen, in welchen eine Bindegewebsneubildung noch fehlt oder erst in ihren Anfängen vorhanden ist, findet man auch histologisch fast das Bild der akut-katarrhalischen Form und kann die Entscheidung auf einen chronischen Prozeß erst treffen, wenn Polypen- und Cystenbildung erkennbar ist. Ist dagegen die

Bindegewebsneubildung, wie in älteren Fällen stets, schon deutlich ausgesprochen, dann bereitet die Diagnose der Chronizität der Entzündung keine Schwierigkeiten mehr. Im allgemeinen findet man die bindegewebige Umwandlung der Mucosa am stärksten ausgeprägt in der der periostalen Schicht angrenzenden Gewebspartie, während nach der Oberfläche zu das Ödem vorherrscht, welches die immer weiterwerdenden Bindegewebsräume ausfüllt und ihre Fasern auseinanderdrängt. Je nach dem Stadium, in welchem man den Prozeß zu Gesicht bekommt, trifft man auch mäßige Neubildung von Gefäßen und Capillaren, die mit der Bindegewebsneubildung gleichmäßig fortschreitet. In den seltenen Fällen von völliger Sklerosierung der Schleimhaut findet man nur Narben-gewebe, die Struktur der Schleimhaut ist dann völlig verloren gegangen.

Was das *Epithel* anbetrifft, so zeigt es gewöhnlich *keine wesentlichen Ver-änderungen*, sondern ist auch in relativ alten Fällen sehr schön als hohes geschichtetes Flimmerepithel erhalten. Manchmal fand man eine *Vermehrung der Becherzellen*, gelegentlich auch Durchwanderung von Rundzellen durch das Epithel, letzteres jedoch nur in geringem Grade. Besteht eine reichlichere Durchwanderung von Zellen, so handelt es sich nicht mehr um reine Formen der chronisch-katarrhalischen Entzündung, sondern um Übergangsformen oder auch um die später noch zu erörternde *Mischform* und deutet darauf hin, daß durch Sekundärinfektion oder andere Momente eine stärkere mechanische oder chemotaktische Reizung der Schleimhaut besteht.

Der Bau der *Cysten* sowie die auch bei der katarrhalischen Entzündung gelegentlich vorkommenden *Knochenveränderungen* sollen bei der eitrigen Form besprochen werden, da sie dabei noch wesentlich häufiger beobachtet werden.

2. Die primär eitrige Form.

Die Veränderungen der Schleimhaut bei dieser Form der Entzündung können makroskopisch wie histologisch außerordentlich verschieden sein, je nachdem es sich um einen *jüngeren* oder *älteren* Prozeß handelt. Der erstere, der gewissermaßen das Höhestadium der Entzündung darstellt, ist charakterisiert durch eine mehr oder weniger hochgradige *Schwellung und Verdickung der Schleimhaut*, die jedoch im Gegensatz zu der katarrhalischen Entzündung nicht durch ein Ödem, sondern in der Hauptsache durch *eine enorme Zell-infiltration* bedingt und darum im ganzen eine viel gleichmäßigere ist. Infolge reichlichen Blutgehalts ist die Farbe eine rötliche bis graurote, die Konsistenz schwammig, wenn auch eine gewisse Derbheit beim Betasten nicht zu verkennen ist. Meist ist die Oberfläche bedeckt mit schleimig-eitrigem oder rein eitrigem Sekret, das nicht selten fötide oder jauchig ist.

Im mikroskopischen Bilde fällt vor allem der schon erwähnte starke *Zell-reichtum des Gewebes auf*, der demselben stellenweise das Aussehen eines typischen Granulationsgewebes verleiht. Gewöhnlich sieht man die stärkste Anhäufung der Zellen direkt unter dem Epithel, doch können sie auch die tieferen Schichten der Schleimhaut durchsetzen und in der Nähe des Knochens besonders zahlreich sein. Sie bestehen *überwiegend aus Lymphocyten*, daneben finden sich in variabler Zahl polymorphkernige Leukocyten, eosine und Plasmazellen, sowie RUSSELsche Körperchen. OPPIKOFER und MANASSE haben vereinzelt mitten im Granulationsgewebe stärkere circumscripte rundliche Anhäufungen der Lymphocyten gefunden, die fast den Eindruck von Lymphomen erweckten. Niemals vermißt man in diesem Stadium eine ziemlich reichliche *Neubildung von Gefäßen*, insbesondere von Venen und Capillaren, selten kleinere Blutungen. Auch *Pigmentanhäufungen* als Reste früherer Blutungen kommen vor. *Riesen-zellen*, die OPPIKOFER gelegentlich um kleine Fremdkörper herum sah, von denen er vermutet, daß sie bei Spülungen in die Kieferhöhle gelangt waren, fand

MANASSE meist in der Umgebung von Cholestearinkrystallen, die ebenfalls als Residuen von Blutungen aufzufassen sind.

Bei der Vergrößerung fällt auf, daß die Schleimhautoberfläche auch in den Fällen, wo sie makroskopisch ganz glatt aussieht, vielfach stark gefaltet ist, doch sind die Erhebungen meist nicht sehr hoch und die Buchten nicht sehr tief. *Das Epithel* kann sehr schön erhalten sein, vor allem in den Buchten, während es an den erhabenen Stellen nicht selten abgeflacht erscheint. Streckenweise finden sich an den Präparaten *Epitheldefekte*, die jedoch nach UFFENORDE meist durch die Präparation entstanden sind. Stets findet man eine *reichliche Durchwanderung von Rundzellen* durch das Epithel, oft in einer Mächtigkeit, daß von seiner Struktur nichts mehr deutlich erkennbar ist.

Als sehr wichtig muß die Feststellung OPPIKOFERS angesehen werden, daß es *bei der eitrigen Form* der chronischen Kieferhöhlenentzündung verhältnismäßig oft zu einer *Metaplasie des Cylinderepithels in Plattenepithel* kommt, ein Befund, der vor allem für die Genese primärer Schleimhautcarcinome der Kieferhöhle und für die Herkunft cholesteatomatöser Massen von Bedeutung ist. OPPIKOFER fand eine derartige Metaplasie in nicht weniger als 41% der Fälle. Seine Feststellung wurde von UFFENORDE bestätigt, während MANASSE eine Epithelmetaplasie in dem geschilderten Stadium nie, bei dem nachfolgend noch zu erörternden fibrösen Stadium nur äußerst selten gesehen hat.

Das beschriebene Stadium, welches MANASSE als granulöse Entzündungsform gegen die übrigen abgrenzt, erfährt mit fortschreitendem Alter des Prozesses die wesentlichste Veränderung durch eine allmählich immermehr um sich greifende *Umwandlung des Granulationsgewebes in Bindegewebe*. Diese bindegewebige Umwandlung setzt bei der eitrigen Form schon wesentlich früher ein als bei der katarrhalisch-ödematösen und geht aus von der periostalen Schicht. Nach und nach wird gegen die Oberfläche zu das ganze submuköse Gewebe durch Bindegewebe ersetzt, dem schließlich in exzessiven Fällen nur noch der Epithelsaum aufsitzt. Entsprechend dieser narbigen Schrumpfung weist die Schleimhaut im fibrösen Stadium nicht mehr die hochgradige Verdickung auf, wie bei der hyperplastisch-ödematösen Form oder im granulösen Stadium, sondern wird flacher und derber, so daß man dann schon makroskopisch die bindegewebige Umwandlung deutlich erkennen kann. Ein großer Teil der neugebildeten Gefäße geht dabei natürlich wieder zugrunde, während Reste früherer Blutungen meist lange erhalten bleiben, ebenso die noch zu erörternden Cysten.

Der *feinere Bau des* resultierenden *Bindegewebes* kann zwischen relativ lockerer, netzförmiger und ganz dichter, welliger Anordnung der Fasern alle Übergänge zeigen. Am häufigsten findet man die letztgenannte Form, namentlich in alten, zur Operation kommenden Fällen. Manchmal kann das Bindegewebe auch eine hyaline Umwandlung erfahren.

Die bei allen chronischen Entzündungsformen der Kieferhöhlenschleimhaut gefundenen *Cysten* kommen nach DMOCHOWSKI in *zwei Formen* vor. Die überwiegende Mehrzahl derselben entsteht *aus Drüsenausführungsgängen*, welche durch den bindegewebigen Umwandlungsprozeß komprimiert werden. Demnach findet man sie um so zahlreicher, je weiter der letztere fortgeschritten ist, und deshalb bei der eitrigen Form früher als bei der katarrhalischen. Entsprechend ihrer Genese sind diese Cysten mit einem ein- bis mehrschichtigen Cylinderepithel ausgekleidet, das auch Flimmerhaare tragen kann. Sie sind, wie schon erwähnt, vielfach nur klein, von miliarer Größe, und fallen deshalb erst im vergrößertem Bilde auf. Werden sie größer, so geht das Epithel in kubische oder glatte Form über. Manche ganz große, solitäre Cysten haben nur eine einfache Epithellage. *Der Inhalt* ist dickflüssiger Schleim, von grauweißer

Farbe, häufig ohne morphologische Elemente, manchmal sind jedoch auch kleine Fettkügelchen, Epithelzellen und Leukocyten, in einzelnen größeren Cysten auch Cholestearinkrystalle gefunden worden.

Die zweite Cystenart entsteht nach Dmochowski durch Kompression feiner *Lymphgefäße.* Ihre Wand wird nur aus einer dünnen Endothelschicht gebildet, auch durch ihren *Inhalt* unterscheiden sie sich von den vorigen. Letzterer ist gelblich, serös und dünnflüssig. Mikroskopisch finden sich in ihnen vielfach ein feines Fibrinnetz und Lymphocyten. An Häufigkeit des Vorkommens treten sie den Schleimcysten gegenüber sehr zurück.

Mit diesen echten Cysten dürfen nicht die cystischen Hohlräume verwechselt werden, die bei der ödematösen Form infolge Auseinanderdrängens der Bindegewebsfasern durch den Hydrops entstehen und manchmal sehr ähnliche Gestalt aufweisen können. Diese *Pseudocysten* sind daran zu erkennen, daß sie *keine Zellauskleidung* haben, sondern ihre Wand aus einfachen Bindegewebsfasern gebildet wird.

Manasse bezeichnet auch die Polypen als einen allen chronischen Entzündungsformen gemeinsamen Befund. Er befindet sich damit im Widerspruch zu den Anschauungen Uffenordes, der dieselben bei der primär eitrigen Form unbedingt ablehnt. Die Differenz ist dadurch zu erklären, daß Manasse der ödematösen Entzündung nicht die selbständige Stellung zuerteilt, welche Uffenorde ihr auf jeden Fall reserviert wissen will, sondern sie mehr als ein Stadium der Entzündung auffaßt, das unter Umständen auch in die granulöse Form übergeht, bzw. neben ihr bestehen kann. Sicher ist, daß Polypen auch im fibrösen Stadium angetroffen werden, nur glauben wir ebenso wie Uffenorde, daß in diesen Fällen das fibröse Stadium den Endzustand einer einstmals katarrhalisch-ödematösen und nicht einer primär-eitrigen Form darstellt.

Der lebhaftere Entzündungsprozeß, welcher die primär eitrige vor der katarrhalischen Form auszeichnet, gibt die Erklärung für die Tatsache, daß sich *auch der Knochen* bei der ersteren in höherem Maße beteiligt. Hierauf haben schon die älteren Autoren aufmerksam gemacht, und Dmochowski konnte in 18 untersuchten Fällen 7mal deutliche Knochenveränderungen konstatieren. Er fand sie entweder als *gleichmäßige Verdickung sämtlicher Knochenwände*, in einem Fall auf $1^1/_2$ cm, oder in Form der sog. *Osteophyten*, kleiner in das Periost eingelagerter Knochenplättchen, die frei im Gewebe lagen oder an einer oder mehreren Stellen durch feine Brücken mit der Kieferhöhlenwand im Zusammenhang hingen. Die neueren Anschauungen gehen dahin, daß bei der nie fehlenden Beteiligung der periostalen Schicht der Kieferhöhlenmucosa an den entzündlichen Vorgängen *der Knochen* wohl *in fast allen Fällen Reaktionen zeigen muß*, und daß dieselben auch bei Fehlen mit bloßem Auge sichtbarer Veränderungen *unter dem Mikroskop nachweisbar* sind. Während aber Uffenorde Appositionsvorgänge für die Regel hält, will Manasse auch Knochenabbau — Atrophie — beobachtet haben. Er muß allerdings zugeben, daß *histologisch* die *produktiven Vorgänge überwiegen*. In den Markräumen und Gefäßkanälen findet sich nicht selten kleinzellige Infiltration, manchmal auch Bindegewebsneubildung.

3. Die Mischform.

Wie schon angedeutet, glaubt Uffenorde, daß diese Form ausschließlich aus der katarrhalisch-ödematösen Form entsteht, und zwar dadurch, daß eine *Sekundärinfektion* mit andersartigen oder virulenteren Keimen *zu der ursprünglichen hinzutritt.* Auf eine solche Sekundärinfektion reagiert die Schleimhaut um so leichter, als ihre natürliche Widerstandskraft durch die bereits gesetzten pathologischen Veränderungen herabgesetzt ist. Es finden sich in solchen Fällen neben den immer vorherrschenden Kennzeichen der Grundform, Ödem und

Polypenbildung, auch die Zeichen intensiverer Reizung, also Infiltration des Gewebes mit Rundzellen und stärkere Durchwanderung derselben durch das Epithel, außerdem meist mehr oder weniger hochgradige Hyperämie. Bei ausgeprägter Polypenbildung, und namentlich dann, wenn sich an einzelnen Stellen der Schleimhaut das Bild der Grundform noch relativ rein erkennen läßt, wird man über die angeführte Genese nicht im Zweifel zu sein brauchen, anders jedoch in den Fällen, wo Ödem und Zellinfiltration ziemlich gleichmäßig verteilt sind. Ein solches Bild kann unter Umständen auch bei der primär eitrigen Form der chronischen Entzündung entstehen, wenn durch eine virulentere Neuinfektion zu den bereits bestehenden Veränderungen ein akut entzündliches Ödem hinzutritt. Das Sekret bei der Mischform ist in allen Fällen *schleimig-eitrig*.

Wenn bei der Darstellung der pathologisch-anatomischen Veränderungen zwischen den einzelnen, jetzt wohl ziemlich allgemein anerkannten Entzündungsformen relativ scharfe Grenzen gezogen wurden, so muß man sich doch dessen bewußt bleiben, daß es eine ganze Reihe von Fällen gibt, in denen sich eine solche scharfe Trennung weder makroskopisch noch mikroskopisch immer durchführen läßt. Schon die Abgrenzung der akuten von der chronischen Entzündung stößt manchmal auf erhebliche Schwierigkeiten, diese Schwierigkeiten werden natürlich noch größer, wenn akute Exazerbationen, die in kürzeren oder längeren Intervallen aufgetreten sind, durch restierende oder frische Veränderungen die gezeichneten Grenzen in der mannigfaltigsten Weise verwischt haben. Die Berechtigung zu der durchgeführten Differenzierung ergibt sich aus der Tatsache, daß ganz reine Fälle der geschilderten Art vorkommen und als Grundformen für die Übergangsformen herangezogen werden müssen.

Symptome.

Die chronische Entzündung der Kieferhöhle verläuft viel häufiger als die akute *ohne alle subjektiven Symptome*. Es gibt Fälle, in welchen die Affektion bis zum Lebensende latent bleibt und dem Träger überhaupt nicht zum Bewußtsein gelangt. Gelegentliche Exazerbationen werden für einen Schnupfen gehalten und auch evtl. auftretende mäßige Beschwerden auf den letzteren bezogen. Hinter dem noch volkstümlichen „chronischen Schnupfen" verbirgt sich neben vielen anderen Nebenhöhlenaffektionen auch manche chronische Kieferhöhlenentzündung.

Über *Schmerzen* wird im allgemeinen nur geklagt im Zustand einer akuten Aufflackerung der Entzündung, die in manchen Fällen jeden Schnupfen begleitet. Sie können dann ebenso heftig werden und sich in gleicher Weise auswirken wie bei der akuten Form. Ein weiteres Eingehen darauf würde nur eine Wiederholung des dort Gesagten bedeuten. Bleiben auch in der latenten Periode Beschwerden bestehen, so äußern sie sich meist in einem Gefühl von Spannung oder Druck in der betreffenden Oberkieferhälfte. Häufiger werden Kopfdruck und Kopfschmerzen angegeben, die jedoch nichts Charakteristisches an sich haben und gewöhnlich nicht auf den Sitz der Erkrankung hinweisen, sondern mehr diffus im ganzen Kopf oder auch in der entsprechenden Kopfhälfte empfunden werden. Mehrfach wurden als einziges Symptom hartnäckige Neuralgien im Nervus infraorbitalis oder auch lediglich im Nervus supraorbitalis beobachtet. Im übrigen findet man bei längerer Dauer des Leidens in den meisten Fällen eine Beeinträchtigung der allgemeinen körperlichen und geistigen Leistungsfähigkeit im Sinne der anderenorts ausführlich erörterten nasalen Aprosexie.

Klagen über *Verstopfung der Nase* sind begreiflicherweise häufiger als bei der akuten Entzündung, da es in vielen Fällen infolge des kontinuierlichen Sekretreizes und der länger dauernden Stauungshyperämie zu einer Hyperplasie bzw. Hypertrophie des Muschelgewebes und damit zu einer ständigen Einengung des Luftweges kommt. Dazu tritt als weiteres Moment die *Bildung von Polypen*, welche allein schon bei stärkerer Entwicklung die befallene Nasenseite völlig verlegen können. Bei doppelseitiger Erkrankung ist naturgemäß die Verstopfung der Nase besonders lästig.

Bei den meisten dieser Fälle besteht eine dem Grade der Verlegung des Luftweges entsprechende *Beeinträchtigung* des *Geruchsvermögens*, was wiederum bei doppelseitiger Erkrankung durch Fortfall auch des gustatorischen Riechens am meisten auffällt. Nicht immer handelt es sich nur um eine respiratorische Hyp- bzw. Anosmie, sondern es kann auch zu einer sekundären Erkrankung der die Rima olfactoria auskleidenden Schleimhaut mit Zerstörung der Riechelemente kommen, namentlich in den Fällen, die mit einer Siebbeineiterung kombiniert sind, und dann eine irreparable essentielle Anosmie resultieren.

Das wichtigste Symptom ist auch bei der chronischen Entzündung die *Sekretabsonderung* aus der Nase. Am häufigsten beschäftigen den Rhinologen die Fälle, welche ständig einen schleimig-eitrigen oder rein eitrigen Ausfluß haben, diejenigen mit geringfügiger seröser oder schleimiger Sekretion meist nur gelegentlich einer Exazerbation, wo dann das Sekret ebenfalls eitrig werden kann oder infolge vermehrter Produktion besonders lästig wird. Vielfach ist es der bei chronischen Eiterungen auftretende *Fötor*, welcher die Patienten zum Arzt führt. Für die Kieferhöhle charakteristisch ist, wie schon bei der akuten Entzündung ausgeführt und begründet wurde, sein Auftreten in Intervallen. Er haftet eben an dem Sekret und wird immer dann bemerkt, wenn sich nach einer spontanen oder künstlichen Entleerung der Kieferhöhle von neuem ein Eiterstrom in die Nase ergießt (z. B. beim Schneuzen, Niesen, Bücken, im Liegen usw.). Manchmal wird der Fötor von der Umgebung des Patienten eher und unangenehmer empfunden als von diesem selbst, was bei den oft intensiven Graden nur durch eine fast vollkommene Anosmie (s. o.) erklärt werden kann.

Die Menge des abgesonderten Sekretes unterliegt den größten Schwankungen. Je nach dem Reizzustand, in welchem sich die Kieferhöhlenschleimhaut befindet, kann sie kleiner oder größer sein, auch können Stadien profuser Absonderung mit solchen geringfügiger oder gar fehlender abwechseln. MENZEL will beobachtet haben, daß die Sekretion nicht selten am Morgen, einige Stunden nach dem Aufstehen, am stärksten ist und dann vielfach mit einer gleichzeitigen Steigerung evtl. vorhandener subjektiver Beschwerden einhergeht. Manchmal soll das mit einer typischen Regelmäßigkeit zu ganz bestimmten Tagesstunden erfolgen. Hieraus folgert MENZEL, daß in den Morgenstunden gewöhnlich mehr Sekret gebildet wird als in der späteren Tageszeit. Vielleicht läßt sich diese Erscheinung aber auch so erklären, daß die Kieferhöhle während der Nacht leer gelaufen ist und sich nun in den ersten Morgenstunden bei aufrechter Haltung des Kopfes erst wieder bis zum Rand füllen muß, ehe sich die Sekretion dem Patienten von neuem bemerkbar macht.

Fieber pflegt bei chronischen Entzündungen mit Ausnahme akuter Exazerbationen *zu fehlen*. Dagegen rücken hier die Erscheinungen, wie sie durch *ständiges Hinabfließen von Eiter in den Nasenrachenraum* und weiter in die tieferen Luft- und Speisewege hervorgerufen werden, stark in den Vordergrund, ja sind nicht selten die einzigen das Allgemeinbefinden beeinträchtigenden Symptome. *Hartnäckige Rhino-Pharyngitiden und Laryngitiden* gehören vor allem in ihrer trocknen Form mit Borkenbildung zu den konstantesten Folgen eitriger Antritiden. Auch der sog. Vomitus matutinus und *Magenstörungen* durch verschlucktes Sekret gehören zu diesem Bild. Wird das ursächliche Leiden nicht erkannt und beseitigt, so können sich aus alledem schwere *psychische Alterationen*, hypochondrische Vorstellungen, Depressionen usw. entwickeln, die dem Patienten die ganze Freude am Leben verleiden. Es wird genügen, auf diese bereits oben geschilderten Erscheinungen nochmals hinzuweisen.

Diagnose.

Die *Diagnose der chronischen Kieferhöhlenentzündung* hat außer der Feststellung, daß überhaupt eine Entzündung vorliegt, den Nachweis zu erbringen, daß dieser *chronische Veränderungen der Schleimhaut* zugrunde liegen, wie sie pathologisch-anatomisch bereits gekennzeichnet wurden. Was die erste Feststellung anbelangt, *so bewegt sie sich durchaus in den gleichen Bahnen wie die Diagnose der akuten Form*, so daß sich eine Wiederholung des dort Gesagten erübrigt. *Von vornherein* ist die Vermutung, daß es sich um einen chronischen Prozeß handelt, gerechtfertigt, wenn *Polypenbildung* im mittleren Nasengang vorliegt, die bei der akuten Entzündung — von ganz seltenen Ausnahmen abgesehen — nicht vorkommt. Allerdings besteht die Möglichkeit, daß gelegentlich einmal eine *chronische* Stirnhöhlen- oder Siebbeineiterung mit Polypenbildung eine *akute* Kieferhöhlenentzündung veranlaßt, doch ist dieser Fall recht selten. Desgleichen muß man an einen *chronischen Prozeß* denken, wenn die Kranken mit einem schon lange Zeit bestehenden, mit Sekretablagerung *im Nasenrachen einhergehenden Katarrh* zu uns kommen und man als *Ursache eine Kieferhöhleneiterung* findet. War die Diagnose bereits früher von ärztlicher Seite festgestellt oder schon mehrfach eine entsprechende Behandlung eingeleitet worden, wird man über die Chronizität keinen Zweifel zu hegen brauchen.

Es bleibt jedoch noch eine ganze Anzahl von Fällen übrig, in welchen die *Entscheidung nicht so leicht zu treffen ist*. Die Angaben der Patienten sind häufig irreführend. Oft kommen sie erst im Stadium einer akuten Exazerbation zum Arzt und ihre sämtlichen Wahrnehmungen datieren erst seit Beginn dieser Exazerbation. Hier wie in allen zweifelhaften Fällen kann nur der Erfolg der zunächst durchgeführten Behandlung weiterbringen. Die größten Schwierigkeiten bereiten erklärlicherweise die Fälle mit chronisch ödematösen Schleimhautveränderungen, wo entweder jegliche *Sekretion fehlt* oder wo sie sehr geringfügig und rein serös ist, so daß auch das sonst sicherste Mittel, die Spülung, im Stich läßt. Weisen in solchen Fällen, die das größte Interesse beanspruchen müssen, bestimmte neuralgische Beschwerden (z. B. im N. infraorbitalis) und das Röntgenbild, auf das man hierbei *nie* verzichten darf, auch nur einigermaßen deutlich auf die Kieferhöhle hin, so soll man sich vor einer *probatorischen Eröffnung* derselben nicht scheuen. Man wird sich um so eher dazu entschließen dürfen, als die Affektion stets radikaler Behandlung bedarf, die dann evtl. gleich angeschlossen werden kann [1]).

Wenn oben gesagt wurde, daß vielfach erst der Erfolg der Behandlung über das Vorliegen chronischer Schleimhautveränderungen entscheiden könne und damit die Diagnose einer chronischen Antritis gestatte, so ist hier auch noch eine Einschränkung nötig. Dieser Schluß ist nämlich nur dann erlaubt, wenn die konservative Behandlung bei sorgfältigster Durchführung die Heilung *nicht*

---

[1]) Für die Diagnose der *ohne Sekretion* einhergehenden Fälle mit polypöser Entartung der Schleimhaut sind die den Cystoskopen nachgebildeten modernen *Antroskope* (REICHERT, HIRSCHMANN, HOLMES u. a.) mit gutem Erfolge zu verwerten. Sie werden nach Anlegung einer der Größe des Instrumentes entsprechenden Öffnung in der Fossa canina oder besser im mittleren oder unteren Nasengang in die Kieferhöhle eingeführt und vermögen meist sicheren Aufschluß über die Form und Ausdehnung der evtl. vorliegenden Erkrankung zu geben. Noch vor kurzem hat SPIELBERG über 4 auf diese Weise diagnostizierte Fälle berichtet.

herbeiführt. Gelingt es, die Eiterung in kürzerer oder längerer Zeit zu beseitigen, so steht man immer noch vor der Frage, ob es sich nicht auch um eine *akute* oder *subakute* Form gehandelt haben kann. Hierüber gibt nur die histologische Untersuchung der Schleimhaut einwandfrei Aufschluß, und da man diese auszuführen nicht in der Lage ist und auch schließlich keine Veranlassung hat, muß man sich in diesen Fällen mit einer Wahrscheinlichkeitsdiagnose begnügen. Nur das Röntgenbild vermag evtl. nachträglich weiter zu helfen, indem bei der akuten Entzündung nach erfolgter Heilung und einer Restitutio ad integrum eine vorher vorhanden gewesene Verschleierung der Kieferhöhle allmählich wieder zu schwinden pflegt, während sie bei chronischen Veränderungen der Schleimhaut meist auch nach erfolgter Beseitigung der Eiterung gewöhnlich bestehen bleibt.

Es würde nicht nur von wissenschaftlichem Interesse, sondern auch von praktischer Bedeutung sein, wenn es möglich wäre, aus dem Verlauf der Erkrankung auch gewisse Rückschlüsse auf die Form der vorliegenden Schleimhauterkrankung zu ziehen. Wir haben dieser Frage schon längere Zeit unser Augenmerk zugewandt und glauben einige bemerkenswerte Beziehungen *zwischen den verschiedenen Formen der Schleimhauterkrankung* und dem *Verhalten des Sekretes bei systematischer Spülbehandlung* gefunden zu haben. Natürlich handelt es sich auch hierbei vorerst nur um Wahrscheinlichkeitsdiagnosen. Unseres Erachtens lassen sich ganz gut folgende Verlaufsformen voneinander unterscheiden.

a) **Fälle mit schleimig-eitriger Absonderung.** I. Erste Verlaufsform. Bei der ersten Spülung entleeren sich mehr oder weniger große Mengen geballten Schleimes oder auch Schleimeiters. Fötor ist nie vorhanden. Bei regelmäßiger Fortsetzung der Spülungen nimmt die Sekretion schnell oder mehr allmählich ab, bekommt, wenn eitrige Beimengungen vorhanden waren, immer mehr schleimigen Charakter und hört schließlich ganz auf. Nach dem Aufhören der Absonderung besteht noch einige Zeit eine gewisse Neigung zu Rezidiven, besonders bei erneutem Schnupfen. Bemerkenswert ist, daß auch die Rezidive bei gleicher Behandlung schnell wieder zu heilen pflegen. Die Fälle gehen meist unter der Diagnose einer akuten Entzündung, sind aber sicherlich häufig chronisch.

Pathologisch-anatomisch handelt es sich wohl meist um die *katarrhalisch-ödematöse* Form der chronischen Schleimhautentzündung, die infolge Fehlens tiefgreifender, vor allem fibröser Veränderungen noch einer Rückbildung fähig ist.

II. Verlaufsform. Der Unterschied gegenüber der ersten Verlaufsform besteht darin, daß das Sekret seine schleimig-eitrige Beschaffenheit behält und die Umwandlung in die rein schleimige Form vermissen läßt. Zwar gelingt es auch hier oft, die Sekretmenge so weit zu verringern, daß die Patienten in der behandlungsfreien Zeit keine spontane Absonderung mehr bemerken, dann tritt jedoch ein Stillstand ein. Bei jeder weiteren Spülung findet man immer noch einen kleinen Eiterrest, und sobald man die Intervalle zwischen den Spülungen vergrößert, nimmt die Sekretion wieder zu. Setzt man ganz aus, so ist bald der alte Zustand wiederhergestellt.

Diese Verhältnisse deuten darauf hin, daß schon tiefergreifende ödematöse Veränderungen der Schleimhaut mit fibröser Umwandlung vorliegen. Dauerheilungen sind bei diesen Fällen auf konservativem Wege selten. Häufig findet sich auch Polypenbildung und eine gleichartige Affektion des Siebbeinlabyrinths.

b) **Fälle mit rein eitriger Absonderung.** III. Verlaufsform: Der ausgespülte Eiter vermischt sich mit der Spülflüssigkeit und verleiht der letzteren ein milchiges Aussehen. Sehr häufig besteht Fötor, oft auch Polypenbildung.

Im Laufe der Behandlung tritt entweder plötzlich oder auch allmählich ein Umschlag in der Form ein, daß das vorher rein eitrige Sekret schleimig-eitrige Beschaffenheit annimmt und geballt im Spülwasser erscheint. Der weitere Verlauf kann sich dann wie bei den oben geschilderten Fällen der zweiten Verlaufsform gestalten. Der Fötor pflegt bald zu schwinden, meist noch vor dem Auftreten der schleimig-eitrigen Umwandlung des Sekretes.

Die Schleimhautveränderungen entsprechen hierbei meist der sog. Mischform (UFFENORDE).

IV. V e r l a u f s f o r m. Hierbei bleibt der rein eitrige Charakter auch bei regelmäßiger Spülung bestehen, ebenso der Fötor. Dies deutet auf hochgradige entzündliche und bindegewebige Veränderungen in der Schleimhaut hin, wie sie bei der primär eitrigen Form beschrieben wurden und die einer Restitution nicht mehr fähig sind. In solchen Fällen findet man keine Polypenbildung, sondern eher Atrophie der Schleimhaut, auch im Naseninneren.

Es ist ganz selbstverständlich, daß die geschilderten Verlaufsformen nicht immer ganz streng voneinander zu differenzieren sind. In vielen Fällen eigener Beobachtung war jedoch der Verlauf ganz charakteristisch, und die daraus gezogenen Rückschlüsse auf die pathologisch-anatomischen Veränderungen der Schleimhaut fanden bei der Operation häufig ihre Bestätigung.

Noch wichtiger als bei der akuten ist bei der chronischen Entzündung der Kieferhöhle die Feststellung einer evtl. dentalen Genese. Eine genaue Untersuchung der in Frage kommenden Zähne ist daher unerläßlich. Sie hat in gleicher Weise zu erfolgen, wie bereits S. 701 ausgeführt wurde, weshalb hier darauf verwiesen werden kann.

Prognose.

Die *Prognose der chronischen Kieferhöhlenentzündung* war noch bis zum Ende des vorigen Jahrhunderts eine recht ungünstige, und ihre Behandlung galt als eine der undankbarsten Aufgaben für den Arzt. Man konnte zwar durch Spülungen die lästigsten Symptome vorübergehend bessern, definitive Heilungen blieben jedoch in der Minderzahl. Auch die ersten primitiven Eingriffe, die meist eine lange Nachbehandlung und große Geduld seitens des Arztes und des Patienten erforderten, änderten daran nur wenig. Das ist heute anders geworden. Wir dürfen es als eine der größten Errungenschaften der Rhinologie bezeichnen, daß wir dank der Schaffung genialer konservativer und radikaler Operationsmethoden heute in der Lage sind, *auch die hartnäckigsten chronischen Entzündungen nicht nur zu bessern, sondern ausnahmslos der dauernden Heilung zuzuführen.* Auch in komplizierten Fällen, die an anderer Stelle erörtert werden, sind bei rechtzeitigem und entsprechendem Eingreifen die Aussichten gut, solange es noch nicht zu einer das Leben bedrohenden Erkrankung benachbarter Organe oder des Gesamtorganismus gekommen ist. Damit ist auch die Prognose der chronischen Entzündung der Kieferhöhle bei sachgemäßer Behandlung eine durchaus günstige geworden.

Therapie.

Die *Behandlung der chronischen Kieferhöhlenentzündung* ist in entscheidendem Maße abhängig von der Schwere und Ausdehnung, aber auch der Art der entzündlichen Veränderungen in der Kieferhöhlenschleimhaut. Sind diese noch einer Rückbildung fähig, so kommt man mit Spülungen bzw. kleineren operativen Eingriffen in der Nase aus, bestehen irreparable Veränderungen, so muß die kranke Schleimhaut geopfert werden. Die Feststellung der Reparabilität bzw. Irreparabilität ist im allgemeinen nur von klinischen

Gesichtspunkten aus zu treffen, ebenso wie die Feststellung der Chronizität des Entzündungsprozesses überhaupt, mit anderen Worten, die Indikation für ein evtl. chirurgisches Vorgehen ergibt sich aus dem Erfolg oder Mißerfolg der zunächst stets einzuleitenden Spülbehandlung.

I. Spülbehandlung.

Bei der *Spülbehandlung der chronischen Kieferhöhlenentzündung* muß berücksichtigt werden, daß man sich im Gegensatz zur Therapie der akuten Entzündungen stets auf eine längere Behandlungsdauer einrichten muß. Aus diesem Grunde ist es erforderlich, die nasalen Verhältnisse von vornherein so zu gestalten, daß einmal die für die Stabilisierung der Entzündung in Frage kommenden Momente sofort ausgeschaltet werden, und daß die Spülung selbst möglichst erleichtert wird. Es ist ganz selbstverständlich, daß zunächst Polypen und Hypertrophien der mittleren Muschel, welche die Ostien der Kieferhöhle verlegen, entfernt werden müssen. Ferner ist es ratsam, Cristen, Spinen und Deviationen des Septums von vornherein zu beseitigen, da man sich hierdurch die Ausführung der Spülungen sowie evtl. später notwendig werdende Eingriffe ganz wesentlich erleichtert. HALLE hat erst neuerdings wiederum darauf hingewiesen, daß die Schaffung normaler Verhältnisse im Naseninnern ein wesentliches Heilungsmoment bedeutet, das noch immer nicht genügend berücksichtigt wird. Ferner sei nochmals auf den Vorteil einer Abspreizung bzw. Luxation der mittleren Muschel mittels KILLIANschen Speculums oder flacher Kornzange (Knorpelzange von BRÜNINGS) hingewiesen. Hat man diesen nach Einsprayung der Nasenhöhle mit $3^0/_0$iger Cocain-Adrenalinlösung fast gänzlich schmerzlosen Eingriff einige Male wiederholt, so bleibt die Muschel gewöhnlich dauernd in einem gewissen Abstand von der lateralen Wand stehen und bildet kein Hindernis mehr für den Abfluß des Sekretes. Man erlebt dann auch häufig, daß vorher vorhanden gewesene diffuse und selbst polypöse Schwellungen im Bereiche des mittleren Nasenganges sich schnell zurückbilden. Ein solches Vorgehen erspart in den meisten Fällen die Resektion des vorderen Endes der mittleren Muschel, die von älteren Autoren noch vielfach empfohlen wurde. Wir erfüllen damit die von den modernen Rhinologen mit Recht immer wieder geforderte größtmöglichste Schonung der Nasenschleimhaut.

Was den Ort anbetrifft, von welchem man bei der chronischen Antritis maxillaris spülen soll, so ist ein evtl. vorhandenes Ostium maxillare accessorium oder die Punktion im Bereich der hinteren Fontanelle ganz besonders zu empfehlen. Das Ostium maxillare ist nur geeignet, wenn es bequem gelegen und weit genug ist, so daß die zurücklaufende Flüssigkeit genügend Platz hat. Die Spülung vom unteren Nasengang aus mit den relativ dünnen Nadeln von LICHTWITZ und MORITZ SCHMIDT ist für eine Dauerbehandlung chronischer Entzündungen ungeeignet. Abgesehen von der Kleinheit der Öffnung, die schwer wiederzufinden ist und jedesmal Punktion an anderer Stelle erforderlich macht, wachsen damit auch die Gefahren der bei dieser Methode am häufigsten beobachteten üblen Zufälle. Das Verfahren wird deshalb, trotzdem OUDOT damit $79^0/_0$ Heilungen erzielt haben will, zu kurativen Zwecken immer seltener angewendet.

Um jede Möglichkeit einer Stauung der Spülflüssigkeit von vornherein auszuschalten, sind eine ganze Anzahl kleinerer Eingriffe angegeben worden, die auf eine *Erweiterung* der vorhandenen oder durch Punktion geschaffenen *Öffnung* hinzielen. So haben KILLIAN und BOENNINGHAUS vorgeschlagen, den membranösen Teil der lateralen Nasenwand im mittleren Nasengange mit Hilfe eines Sichelmessers bzw. des HAJEKschen Hakens zu erweitern. ONODI hat einen besonderen Troikart angegeben, der gleichzeitig eine Punktion und

Dilatation gestattet. Weniger empfehlenswert sind die Methoden von WAGENER, welcher mit dem kleinen Finger die laterale Nasenwand durchstieß und BAYER, der die Erweiterung mit dem Galvanokauter vornahm. Sie haben auch aus begreiflichen Gründen kaum Anhänger gefunden.

Der erste, welcher in mehr systematischer Weise *die Schaffung einer größeren persistierenden Öffnung im mittleren Nasengang* zum Zweck einer Erleichterung der Spülbehandlung empfahl, war SIEBENMANN. Seine Methode bestand in der Resektion eines mehr oder weniger großen Teiles der Wand des mittleren Nasenganges. Sie wurde in der Weise ausgeführt, daß zunächst mit einem dazu geeigneten scharfen Löffel die membranöse Wand durchstoßen und dann von der Öffnung aus mit Schlingen, Conchotomen und Stanzen die Umgebung so weit fortgenommen wurde, daß eine Öffnung von 2—3 cm Länge und $1^1/_2$ cm Breite resultierte (Abb. 6). Wenn SIEBENMANN selbst und andere Autoren, die ihm gefolgt waren, das Verfahren wieder aufgegeben haben, so geschah das aus dem Grunde, weil es zur Heilung hartnäckiger chronischer Eiterungen nicht genügte. Das bestätigen auch unsere eigenen Erfahrungen. Andererseits muß aber doch hervorgehoben werden, daß eine derartig breite Lücke im mittleren Nasengang die Spülbehandlung außerordentlich erleichtert und vor allem die Anwendung weiter Kanülen und eines sehr kräftigen Spüldruckes gestattet. Das hat den Vorteil, daß die Spülflüssigkeit sicher in alle Buchten hineingelangt und so den hier wie auf dem Kieferhöhlenboden oft zäh anhaftenden Eiter

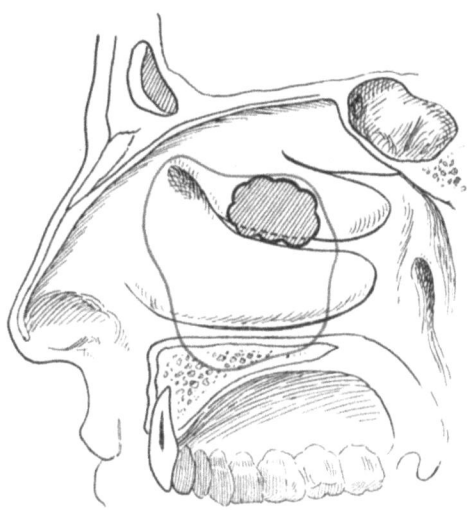

Abb. 6. Knochenlücke im Bereich des mittleren Nasenganges nach SIEBENMANN und ihre Lage zur Kieferhöhle, deren mediale Konturen auf die seitliche Nasenwand projiziert sind.

sicher entfernen kann. Außerdem erspart der Eingriff den sonst bei jeder Spülung notwendigen Cocaingebrauch. Aus allen diesen Gründen sollte der kleine Eingriff, welcher mit den heutigen modernen Instrumenten, am besten mit der rückwärtsschneidenden Stanze von POLYÁK (Abb. 6a) in wenigen Minuten und ohne jede Gefahr ambulant ausgeführt werden kann, ruhig öfters Anwendung finden, besonders dann, wenn man sowieso zu einer Encheirese (Polypenentfernung, Septumresektion usw.) gezwungen ist. Wir haben ihn in solchen Fällen vielfach ausgeführt und, abgesehen von der äußerst bequemen Behandlung, den Eindruck gewonnen, daß er die Heilung — sofern überhaupt eine Tendenz dazu vorlag — beschleunigt hat. Auch in schwierig zu behandelnden *akuten* Fällen kann der kleine Eingriff sehr nützlich sein und den Übergang ins chronische Stadium verhüten.

Auch HARTMANN und KILLIAN haben in einzelnen Fällen eine größere Öffnung im mittleren Nasengang angelegt, wählten aber als Angriffspunkt den Proc. uncinatus, den sie mit Schere und Conchotom resezierten. Um leichter an die Infundibulargegend heranzukommen, trugen sie vorher das vordere Ende der mittleren Muschel ab. Nach Abspreizung der Muschel ist der Eingriff jedoch auch unter Erhaltung ihres vorderen Endes ausführbar.

Die Methode, über die wir eigene Erfahrungen nicht besitzen, scheint das gleiche zu leisten wie das Siebenmannsche Verfahren.

Wie den natürlichen Ostien der Kieferhöhle haftet auch den erweiterten Öffnungen im mittleren Nasengang der Nachteil an, daß die spontanen Abflußverhältnisse für das Sekret noch immer relativ ungünstige sind. Um auch diese günstiger zu gestalten, wählte Mikulicz als Angriffspunkt für die *Anlegung einer größeren Öffnung den unteren Nasengang.* Ursprünglich ging er so vor, daß er mit einem kräftigen, im distalen Teile etwas seitlich abgebogenen Stilet die Kieferhöhlenwand unmittelbar unter dem Ansatz der unteren Muschel durchstieß und dann durch energische Hebelbewegungen mit dem Instrument die geschaffene Öffnung nach allen Richtungen erweiterte. Später benutzte

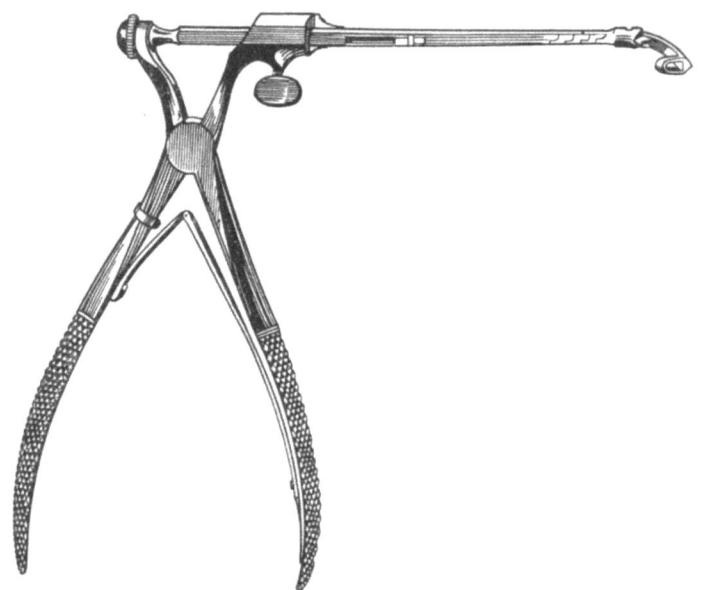

Abb. 6 a. Stanze (seitlich schneidend) nach Polyak
zur Anlegung einer großen Öffnung im mittleren Nasengang.

er dazu den bekannten Troikart von Krause (vgl. nebenstehende Abb. 7 a, b, c). der auch heute noch gelegentlich Anwendung findet. Das Instrument ist mit einer Kanüle versehen, welche beim Herausziehen des Troikarts in der Punktionsöffnung liegen bleibt und zur Spülung benutzt wird. Zur Wiederholung der letzteren ist eine neue Punktion nicht notwendig, sondern die Kanüle kann mittels eines stumpfen Konduktors in die ursprüngliche Öffnung wieder eingeführt werden.

Der allgemeinen Anwendung dieser nach den heutigen Anschauungen noch sehr primitiven Methode haben mancherlei Mißhelligkeiten entgegengewirkt. So war es oft schwierig, an die Punktionsstelle heranzukommen, weil Cristen und Spinen des Septums oder auch die untere Muschel dem ziemlich groben Instrument den Weg verlegten. Manchmal erwies sich die Wand der Kieferhöhle als abnorm dick und setzte der Durchbohrung einen erheblichen Widerstand entgegen. Dies geschah auch, wenn man zu tief punktierte, weil in der Nähe des Nasenbodens der Knochen stets stärker zu sein pflegt. In einzelnen Fällen von Hochstand des Kieferhöhlenbodens kam es vor, daß die

Spitze des Troikarts in die Spongiosa des Oberkiefers geriet und die Kieferhöhle überhaupt verfehlte. Endlich war die geschaffene Öffnung meist doch noch zu klein und granulierte vor allem sehr schnell wieder zu. Mehrfach wurden auch üble Zufälle bei Ausführung und Wiederholung der Punktion beobachtet. Wenn nach alledem die v. MIKULICZsche *Methode* heute als überwunden gelten kann, so hat sie doch die Bedeutung, daß sie die Grundlage für unsere heutigen modernen endonasalen Methoden der Kieferhöhlenoperation abgegeben hat.

II. Chirurgische Behandlung.

A. Konservative Operationsmethoden.

Einen wesentlichen Fortschritt der endonasalen Kieferhöhlentherapie bedeutete es, als CLAOUÉ und LOTHROP, die MIKULICZsche Idee ausbauend, die Kieferhöhle im unteren Nasengang so breit eröffneten, daß ein Verschluß durch Granulationsbildung nicht mehr erfolgen konnte und dauernd ein ungehinderter Abfluß des Kieferhöhlensekretes garantiert war. Sie nahmen zu diesem Zweck systematisch einen großen Teil der Wand des unteren Nasenganges fort, und zwar bis auf den Nasenboden herunter (Abb. 8). Natürlich war ein solcher Eingriff — zunächst wenigstens — nur möglich, wenn ein mehr oder weniger großer Teil der unteren Muschel geopfert wurde, da sonst das Operationsterrain nicht genügend zugänglich war.

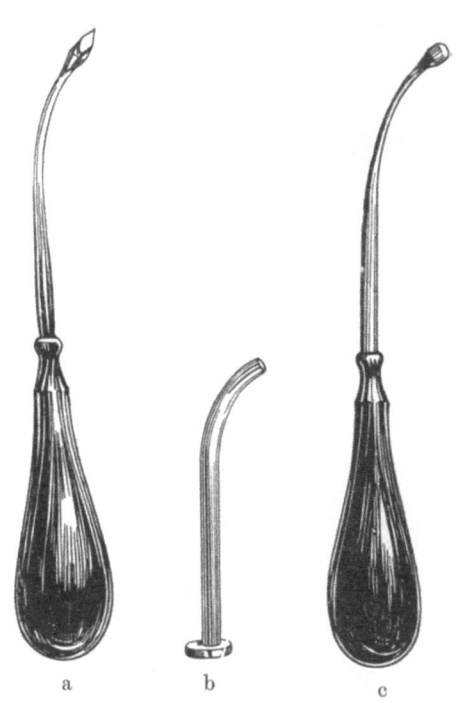

a   b   c

Abb. 7. Troikart nach KRAUSE mit Hülse und Mandrin zur Punktion und Spülung der Kieferhöhle vom unteren Nasengang aus.

Neuerdings haben HIRSCH und RUTTIN den Eingriff wieder konservativer gestaltet, indem sie die untere Muschel nur temporär resezieren, während der Operation hochklappen und nach breiter Eröffnung der Kieferhöhle am Proc. frontalis wieder annähen. Ob man nun die Knochenlücke mit den auch von HAJEK empfohlenen WELEMINSKYSCHEN Troikart, der infolge seiner Konstruktion mit Widerhaken beim Zurückziehen in die Nase breite Stücke der Wand herausbricht, anlegt, oder ob man mit der Trephine oder dem Meißel arbeitet, ist ziemlich gleichgültig, da sich mit allen diesen Mitteln der gleiche Effekt erzielen läßt. Sehr empfehlenswert ist es jedoch, vor der Resektion des Knochens nach den Vorschlägen von KUTTNER, DAHMER, ROË, CANFIELD u. a. aus der Schleimhaut des unteren Nasenganges — analog dem Vorgehen bei den extranasalen Operationsmethoden — einen Schleimhautlappen zu bilden und diesen nach Beendigung des Eingriffes über die untere Knochenkante in die Kieferhöhle einzuschlagen, da auf diese Weise eine störende Granulationsbildung ganz unterbunden wird.

Die geschilderte Operation, welche von HAJEK mit Recht als erweiterte oder modifizierte MIKULICZsche Methode bezeichnet wird, während die Franzosen ihr unter dem Namen CLAOUÉsche Methode eine eigene Stellung geben, leistet zweifellos Gutes, und zwar besonders in den Fällen, wo die Spülung von den Ostien aus allein nicht genügt, die Schleimhaut aber noch restitutionsfähig ist. Bei irreparablen Veränderungen der Schleimhaut versagt sie jedoch ebenso wie alle anderen bisher genannten Methoden, weil sie nur eine unvollkommene Übersicht über die Schleimhaut gestattet und eine Curettage der letzteren nur in ganz beschränktem Umfange ermöglicht. Wenn es auch gelingt, durch die Schaffung des freien Abflusses vorhandene subjektive Beschwerden und meist auch den Fötor zu beseitigen, so bleibt doch fast immer in den hartnäckigen Fällen eine mehr oder weniger starke Absonderung bestehen, welche die Patienten weiter belästigt. Es gibt Autoren, die sich mit einem derartigen Teilerfolg zufrieden geben. Wir können diesen Standpunkt nicht teilen, da wir heute über andere Methoden verfügen, die auch diese hartnäckigen Formen restlos zur Heilung zu bringen vermögen.

Nicht nur wegen ihrer historischen Bedeutung, sondern auch deshalb, weil sie nicht selten auch heute noch, vorzugsweise von Zahnärzten, geübt wird, muß hier noch die Methode der *Kieferhöhleneröffnung von der Alveole aus* Erwähnung finden. Sie kommt zum Zweck der Spülbehandlung in Frage bei Eiterungen dentalen Ursprungs, wenn man sowieso gezwungen ist, den schuldigen Zahn oder kranke Zahnwurzeln zu entfernen. Bei günstig liegenden anatomischen Verhältnissen ist ihre Ausführung relativ einfach und leicht. Am besten wird die Eröffnung der Kieferhöhle der Zahnextraktion sofort angeschlossen, um die dafür angewandte Anästhesie gleich auszu-

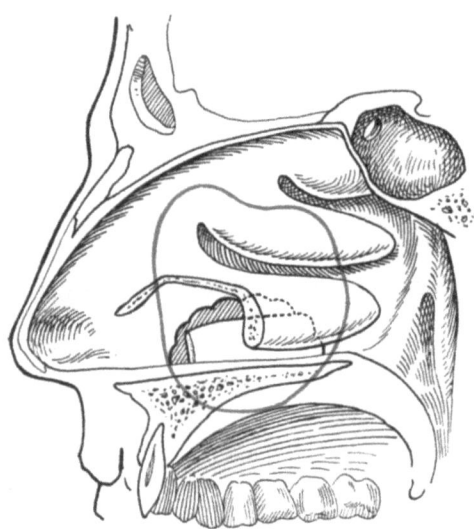

Abb. 8. Knochenlücke im Bereich des unt. Nasenganges bei Operation nach Claoué und Lothrop und ihre Lage zur Kieferhöhle, deren mediale Konturen auf die seitliche Nasenwand projiziert sind.

nutzen. Man verwendet jetzt wohl allgemein elektromotorisch betriebene Bohrer und Trepane, wie sie von Hartmann, Chiari, Hajek u. a. angegeben sind. Sie werden im Zahnfach angesetzt und nach Anlaufen des Motors mit mäßigem Druck gegen die Kieferhöhle vorgeschoben. Nach Boenninghaus trifft man diese am sichersten, wenn man dem Bohrer die Richtung auf die Mitte der Unterfläche des Augapfels gibt. Die Dauer des Eingriffs beträgt selbst bei dickerer knöcherner Zwischenschicht meist nur wenige Sekunden, man merkt das Eindringen in die Kieferhöhle an dem plötzlichen Nachlassen des Widerstandes. Da erfahrungsgemäß der Bohrkanal eine außerordentliche Neigung zur Verengerung besitzt, muß man anstreben, ihn von vornherein möglichst weit zu gestalten, was am besten durch Erweiterung mit einem kräftigen scharfen Löffel von ovaler Form gelingt. Nach Abklingen der ersten Reaktionserscheinungen ist das Tragen von Prothesenstiften erforderlich, um die Öffnung durchgängig zu erhalten. Sie müssen nach jeder Spülung sofort wieder eingesetzt werden; schon nach halbstündigem Zuwarten kann der Kanal so eng geworden sein, daß die Wiedereinführung des Stiftes Schwierigkeiten bereitet.

Der *Wert der* Cowperschen *Methode,* deren Einführung in die Rhinochirurgie das Verdienst ZIEMS gewesen ist, wird sehr wesentlich dadurch beeinträchtigt, daß sie nur bei einer verhältnismäßig beschränkten Anzahl auch dentaler Empyeme anwendbar ist, nämlich nur dann, wenn dasselbe von dem 2. Prämolaris bzw. dem 1. oder 2. Molaris ausgeht. Von den übrigen Zahnfächern des Oberkiefers aus, die mit Ausnahme des letzten Molaris mit der Kieferhöhle kaum in engerer anatomischer Beziehung stehen, ist die Anbohrung erheblich schwieriger. Die Alveole des Weisheitszahnes eignet sich gewöhnlich deshalb nicht, weil die Nachbehandlung von dieser Stelle aus umständlich ist. In vielen Fällen ergeben sich rein technische Schwierigkeiten, so bei Atrophie des Alveolarfortsatzes und stärkerem Eingesunkensein der Fossa canina sowie der damit häufig vergesellschafteten Ausbuchtung der lateralen Nasenwand gegen die Kieferhöhle. Bei solchen Anomalien ist es vorgekommen, daß der Bohrer anstatt in die Kieferhöhle unter die Wangenweichteile oder gar in die Nase geriet. Aber selbst in günstig gelegenen Fällen, in welchem der Eingriff an sich gut ausführbar ist, besteht der Nachteil, daß dauernd eine Prothese getragen werden muß, welche ihrerseits wieder einen dauernden Reiz ausübt und dadurch, wie man heute weiß, oftmals die definitive Ausheilung verhindert, sicher aber verzögert, ganz abgesehen davon, daß sie das Hinabfließen von Eiter in den Mund sowie umgekehrt das Hineingelangen von Speiseresten in die Höhle nicht immer zu verhüten vermag. Endlich sind eine ganze Reihe von teilweise recht unangenehmen Komplikationen auch bei dieser Methode beobachtet worden. So sahen SPIESS und LICHTWITZ Nekrose des Bohrkanals, HAJEK schwere Nachblutung, CAPTEPONT Sepsis mit tödlichem Ausgang, STACKE Fraktur des Alveolarfortsatzes. Fügt man dem noch hinzu, daß die definitive Heilung trotz langwieriger und umständlicher Nachbehandlung noch oft genug ausbleibt, so erscheint es verständlich, daß die COWPER-ZIEMsche Methode den nasalen und facionasalen Methoden gegenüber immer mehr zurücktritt. Sie hat eigentlich nur dann noch ihre Berechtigung, wenn bei sicher dentaler Genese der Kieferhöhlenentzündung günstige anatomische Verhältnisse vorliegen und ein größerer Eingriff von dem Patienten abgelehnt wird.

Auch die Verbesserungen der COWPER-ZIEMschen Methode, wie sie früher schon von JOURDAIN und VELPEAU, später von JURASZ und STACKE in Vorschlag gebracht wurden und darin bestanden, daß man die Öffnung auf mindestens 1 cm bzw. durch Benutzung mehrerer aneinanderliegender Alveolen auf einen noch größeren Umfang erweiterte, haben sich nicht einbürgern können. Es lassen sich gegen sie die gleichen Einwände erheben, wie gegen die einfache Anbohrung. Selbst bei Opferung eines anschließenden Teiles der Fossa canina (LINKENHELD) bleibt die Öffnung zu klein, als daß man über den Zustand der gesamten Höhlenschleimhaut ein sicheres Bild gewinnen könnte. Wenn man sich auch durch Besichtigung der Schleimhaut von der Operationsöffnung aus mittels der modernen Antroskope eine ganz gute Übersicht verschaffen kann, so wird man doch niemals mit einem noch so kunstvoll abgebogenen scharfen Löffel die Schleimhaut restlos entfernen können, wie es nach den heutigen Erfahrungen vielfach notwendig ist.

Überblickt man die in der Literatur niedergelegten Resultate aller bisher aufgeführten Eingriffe, so geht daraus hervor, daß besten Falles 80—90% definitive Heilungen damit erzielt wurden, und diese auch nur, wenn man sehr lange Zeit, oft monatelang nachbehandelte. BOENNINGHAUS hat diese Ergebnisse im einzelnen zusammengestellt. Bei der Häufigkeit der chronischen Kieferhöhlenentzündung bleibt demnach noch eine ganze Anzahl von Fällen übrig, bei denen das Ziel nicht erreicht werden konnte. Nachdem erkannt war, daß der Grund für diese Mißerfolge die Irreparabilität der Schleimhautveränderungen war, lag es nahe, einen Weg zu suchen, auf welchem man die letztere besser dem Auge zugänglich machen und, wenn es nötig war, ausräumen konnte. Die Angriffsstelle für alle hierauf hinzielenden Versuche war die Fossa canina. Schon DESAULT hatte hier die Kieferhöhle eröffnet, doch war seine Methode bald wieder in Vergessenheit geraten. Erst KÜSTER nahm die Idee von neuem auf und fand in einer großen Anzahl von Autoren wie GRÜNWALD, JANSEN, KÖRNER, HAJEK, MERMOD, LERMOYEZ und vielen anderen Nachfolger. Die Freilegung der Fossa canina erfolgte vom Munde aus, wobei man sich auf einen verhältnismäßig kleinen Schnitt beschränkte. Auch die Knochenwunde wurde im allgemeinen nur so groß angelegt, daß man mit dem kleinen Finger die Schleimhaut palpieren oder mittels kleineren Spiegels besichtigen konnte. Je nach den damit feststellbaren Veränderungen wurde die Schleimhaut curettiert oder an Ort und Stelle belassen. Die Nachbehandlung erfolgte von der oralen Wunde aus, welche durch Tamponade oder auch durch entsprechend gestaltete Obturatoren offen gehalten wurde. Es erscheint überflüssig, auf nähere Einzelheiten einzugehen, da auch die DESAULT-KÜSTERsche Operation sich als unzulänglich erwies und heute überholt ist. Trotz sorgfältigster Nachbehandlung, welche sich ebenfalls oft über viele Monate erstreckte, hatte nur KÖRNER 91% Heilungen zu verzeichnen, die übrigen Autoren kamen über durchschnittlich 66% nicht hinaus. Zudem war die Nachbehandlung äußerst unbequem, und häufige Rezidive waren an der Tagesordnung.

Das Problem wurde erst einer Lösung zugeführt, als man die Scheu vor energischem Zugreifen überwunden hatte und die DESAULT-KÜSTERsche Operation in radikalster Form mit der Anlegung einer breiten Kommunikation zur Nase kombinierte. Das Verdienst, hier bahnbrechend gewesen zu sein, gebührt dem Amerikaner CALDWELL und dem Franzosen LUC. Diese beiden Autoren sind damit die Begründer der ersten *Radikaloperation der Kieferhöhle* geworden, welche diesen Namen wirklich verdient. Auf ihr bauen sich alle teilweise noch weitergehenden Methoden der jüngsten Zeit auf.

B. Radikale Operationsmethoden.

Wenn wir uns darauf beschränken, von den Radikalmethoden nur die Operationen nach CALDWELL-LUC und DENKER, und zwar in ihrer heutigen Form, ausführlicher zu besprechen, so leitet uns dabei der Gedanke, daß diese beiden Methoden zur Zeit die beherrschenden sind und in ihren Erfolgen von keiner anderen übertroffen werden. Damit soll die Brauchbarkeit anderweitiger Modifikationen keineswegs in Abrede gestellt werden.

Beide Operationen werden heute wohl ausschließlich in örtlicher Betäubung ausgeführt, und man wird diese schon mit Rücksicht auf die den Eingriff außerordentlich erleichternde Blutleere auch dann anwenden, wenn man aus dem einen oder anderen Grunde die Allgemeinnarkose nicht vermeiden kann. Obwohl der Lokalanästhesie ein eigenes Kapitel gewidmet ist, sei hier kurz nochmal das Verfahren geschildert, welches wir bei beiden Methoden anzuwenden pflegen, da es sich uns ganz außerordentlich bewährt hat.

Zur Unterstützung der lokalen Wirkung der Anaesthetica bedienen wir uns in jedem Falle des Scopolamin-Pantopon-Dämmerschlafs. Das hat zugleich den Vorteil, daß man mit einer sehr geringen Menge Novocain-Adrenalin auskommt. Zwei Stunden vor Beginn der Operation erhält der Patient 0,0002 Scopolaminum hydrobromicum und 0,02 Pantopon subcutan injiziert, die gleiche Dosis nach einer Stunde noch einmal. Sorgt man während dieser Zeit für absolute Ruhe, was man zweckmäßig durch festes Zustopfen der Ohren unterstützt, so werden die späteren lokalen Injektionen des Anaestheticums meist nicht mehr gefühlt. 25 Minuten vor dem Eingriff wird die Nasenhöhle der erkrankten Seite mit 3%iger Cocain-Adrenalinlösung (mit Kalium sulfuricum-Zusatz) eingesprayt, um

die Muschelschleimhaut zwecks Erleichterung der Tamponade zur Abschwellung
zu bringen, und die Gingivaschleimhaut mit der gleichen Lösung bepinselt.
Nach weiteren 10 Minuten kann die eigentliche Infiltration mit 0,5- oder 1%iger
Novocainlösung, welcher auf 100 g 60 Tropfen der üblichen 1%igen Adrenalinlösung zugesetzt sind, schmerzlos ausgeführt werden. Sie erfolgt zunächst im
Bereich der späteren Schnittlinie vom Weisheitszahn bis zur Mitte, und dann
noch ca. 2—3 cm darüber hinaus zur gesunden Seite. Hierdurch wird der sonst
im medialen Wundwinkel bei Spreizung der Wunde entstehende Zerrungs-
schmerz ausgeschaltet. An die Infiltration der Schnittlinie schließt sich die
subperiostale Umspritzung der Apertura piriformis bis in Höhe des Infra-
orbitalrandes und endlich durch die Wangenweichteile hindurch die Infiltration des Nerv. infraorbitalis an seiner Austrittsstelle aus dem Foramen
infraorbitale.

Die Tamponade des Naseninneren erfolgt mit schmalen, mit 3%iger Cocain-
Adrenalinlösung getränkten, gut ausgedrückten Mullstreifen. Wir schieben die
letzteren sowohl in den mittleren Nasengang wie vor allem zwischen untere
Muschel und laterale Nasenwand, und zwar soweit als möglich nach hinten.
Eine Tamponade der Choane ist gewöhnlich nicht notwendig, da die Blutung
stets minimal ist, wir führen diese höchstens aus, wenn einmal eine Allgemein-
narkose erforderlich sein sollte, wobei das Hineinlaufen von Blut in die tieferen
Luftwege unbedingt vermieden werden muß.

Von NAGER war empfohlen worden, zur Anästhesierung der Kieferhöhlenschleimhaut, die mit den bisher genannten Maßnahmen nicht immer vollständig
erreicht wird, einige Kubikzentimeter 1%iger Cocain-Adrenalinlösung durch
die natürlichen Ostien in die Kieferhöhle zu instillieren. Dies erscheint bei
unserem Vorgehen überflüssig, da durch den Scopolamin-Pantopon-Dämmer-
schlaf die Schmerzempfindung fast vollkommen aufgehoben ist. *Zur Förderung
der Anämie* pflegen wir nach Eröffnung der Fossa canina einige Minuten einen
Cocain-Adrenalintupfer in die Kieferhöhle einzulegen und bis zum Eintreten
der anämisierenden Wirkung an anderer Stelle zu operieren. Wir sind damit
stets ausgekommen [1]).

1. Die Radikaloperation nach CALDWELL-LUC.

Nach übersichtlicher Freilegung des Operationsterrains durch drei stumpfe
Haken, deren Anordnung aus nebenstehender Abb. 9 ersichtlich ist, führt
man einen Schnitt in der Übergangsfalte der Zahnfleischmucosa zur Wangenschleimhaut vom Weisheitszahn der kranken Seite bis zum Frenulum der Oberlippe. Der Schnitt muß überall bis auf den Knochen durchgeführt werden.
Hierauf werden die Wangenweichteile mit einem kräftigen Raspatorium subperiostal so weit nach oben geschoben, daß die Fossa canina bis zum Foramen
infraorbitale hinauf gut sichtbar ist. Am schonendsten geschieht dies Ab-
schieben der Weichteile, wenn man nach zunächst scharfer Ablösung an der
Schnittlinie stumpf arbeitet, indem man zwischen Raspatorium und Knochen
einen Mulltupfer einfügt und hiermit die Weichteile nach oben drängt. Die
Blutung ist fast immer minimal. Jetzt werden an Stelle der oberen stumpfen
Haken geeignete scharfe Krallen eingesetzt und die Weichteile kräftig nach
oben und vom Knochen abgezogen, wodurch die faciale Wand der Kieferhöhle
in ihrer ganzen Ausdehnung den Operationsinstrumenten gut zugänglich wird.

---

[1]) In letzter Zeit haben wir, veranlaßt durch die guten Erfahrungen bei Operation
maligner Tumoren des Oberkiefers, gelegentlich auch zum Zweck der Radikaloperation
der Kieferhöhle die Leitungsanästhesie des II. Trigeminusastes nach dem BIRKHOLZschen
Verfahren vorgenommen und uns von der ausgezeichneten Wirkung derselben, namentlich
bei hochempfindlichen Patienten, überzeugen können.

Sie wird an ihrer dünnsten Stelle, welche meist oberhalb der Wurzel des 2. Prämolaris und 1. Molaris gelegen ist, mit einigen Meißelschlägen eröffnet. Wir
pflegen zunächst nur eine verhältnismäßig kleine Öffnung im Knochen anzulegen und von dieser aus unter möglichster Vermeidung einer Läsion vorerst die
Schleimhaut der facialen Kieferhöhlenwand mit einem Elevatorium abzulösen,
um zu verhüten, daß in diesem Stadium der Operation bereits Eiter über die
Wundfläche läuft. Ist die Schleimhaut abgelöst, so wird der Knochen von der

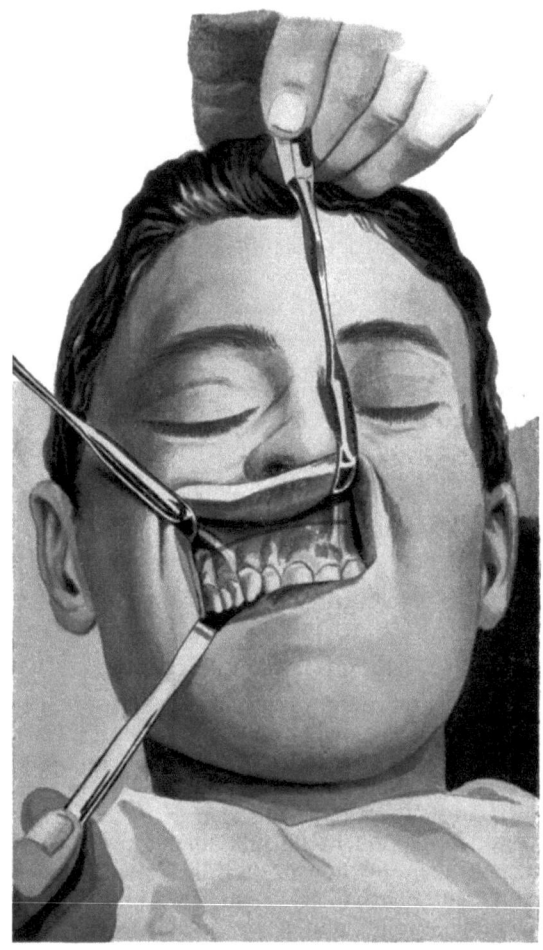

Abb. 9. Schnittführung bei der Operation nach CALDWELL-LUC und DENKER.

ursprünglichen Öffnung aus in möglichst weitem Umfange reseziert (Abb. 10).
Diese Resektion auf die äußere laterale Wand der Kieferhöhle auszudehnen, wie
es DREESMANN empfohlen hat, um durch Hineinsinken der Wangenweichteile
in die Höhle eine Verkleinerung derselben zu erzielen, haben wir niemals das
Bedürfnis gehabt. Erst jetzt wird mit geknöpftem Messer nach Anlegung einer
kleinen Stichincision das der Knochenlücke entsprechende Schleimhautstück
herausgeschnitten und die damit eröffnete Kieferhöhle sorgfältig eiterfrei
getupft.

Man kann nunmehr die Schleimhaut, unter Umständen mit Hilfe kleiner in die Höhle eingeführter Spiegel, gut übersehen und den Grad ihrer Veränderungen feststellen. Hat man den Eindruck, daß die letzteren so hochgradig sind, daß mit ihrer Rückbildung nicht zu rechnen ist, so wird sie mit dem scharfen Löffel restlos entfernt, sonst an Ort und Stelle belassen. Entschließt man sich zu einer Opferung der Schleimhaut, so ist darauf zu achten, daß insbesondere auch die Ecken und Winkel (Recessus zygomaticus, praelacrymalis, orbitalis, alveolaris und palatinus) sorgfältig gesäubert werden, da gerade hier zurückbleibende kranke Schleimhautreste die Absonderung noch lange unterhalten und dadurch die Heilung verzögern können. Nun wird von der Kieferhöhle aus mit einigen Meißelschlägen unter Schonung seiner Schleimhaut der untere Nasengang eröffnet und von dieser Öffnung aus mit Zangen und Konchotomen eine breite Lücke geschaffen, die möglichst dicht hinter der Crista piriformis beginnt und bis zur hinteren Begrenzung der Kieferhöhle reicht. Sehr wichtig ist, daß der Knochen nach dem Nasenboden zu recht ausgiebig fortgenommen wird, wozu man zweckmäßig einen geraden Meißel oder auch einen kräftigen scharfen Löffel benutzt, mit welchem man den Übergang des Nasenbodens in den Kieferhöhlenboden sehr schön glatt gestalten kann. Die Bildung des Schleimhautlappens, die seit dem Vorschlage von Boenninghaus wohl allgemein üblich geworden ist, beschließt den Eingriff. Sie erfolgt durch Umschneidung der Mucosa des unteren Nasengangs entsprechend der vorderen, oberen und hinteren Begrenzung der Knochenlücke. Der entstandene Lappen wird um seine Basis auf den Kieferhöhlenboden heruntergeklappt.

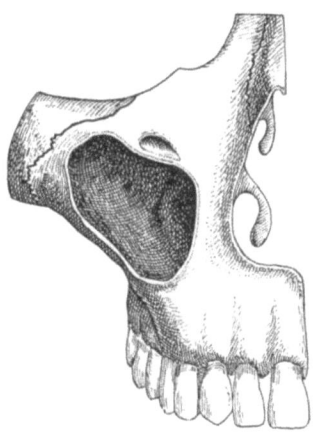

Abb. 10. Knochenlücke in der facialen Kieferhöhlenwand bei der Operation nach Caldwell-Luc.

Während viele Autoren die untere Muschel bei der Operation nach Caldwell-Luc grundsätzlich schonen, empfiehlt Boenninghaus, sie in den Fällen, wo sie sehr tief auf den Nasenboden herabreicht und unter Umständen ein Abflußhindernis bilden kann, zu resezieren, soweit sie durch die angelegte Öffnung sichtbar ist. Es geschieht dies am besten, indem man sie vorn und hinten mit der Struykenschen Schere senkrecht durchtrennt und an der Ansatzlinie mit einer geraden Schere abschneidet. Boenninghaus hat davon niemals Nachteile, insbesondere niemals die früher so gefürchtete Borkenbildung gesehen, selbst dann nicht, wenn er das ganze hintere Ende der Muschel mitentfernt hatte. Ebensowenig hatte es nachteilige Folgen, wenn er über die Crista turbinalis hinaus noch ein größeres Stück der lateralen Nasenwand im Bereich des mittleren Nasenganges resezierte, so daß die resultierende Öffnung zur Nase den ganzen Raum zwischen Nasenboden und Ansatz der mittleren Muschel einnahm.

Erwähnt muß werden, daß wahrscheinlich schon früher als Caldwell und Luc Gerber eine facio-nasale Methode der Kieferhöhlenoperation geschaffen hat, nur daß er die Öffnung zur Nase nicht im unteren Nasengang, sondern im mittleren anlegte. Im übrigen war sein Vorgehen das gleiche. Gerber hat seine Methode selbst wieder aufgegeben, weil die Abflußverhältnisse dabei längst nicht so günstige waren wie bei dem Caldwell-Lucschen Verfahren.

2. Die Radikaloperation der Kieferhöhle nach Denker.

Die Denkersche Methode ist eine Kombination des Caldwell-Lucschen Eingriffes mit den von Boenninghaus, Kretschmann und Friedrich angegebenen Modifikationen, deren Vorzüge für die Caldwell-Lucsche Operation nutzbar gemacht sind.

Die Schnittführung verläuft im ganzen ebenso, geht jedoch 1—2 cm über die Mittellinie hinaus. Der Vorteil dieser verlängerten Schnittführung macht sich nach Hochschieben der Weichteile sofort dadurch geltend, daß nicht nur

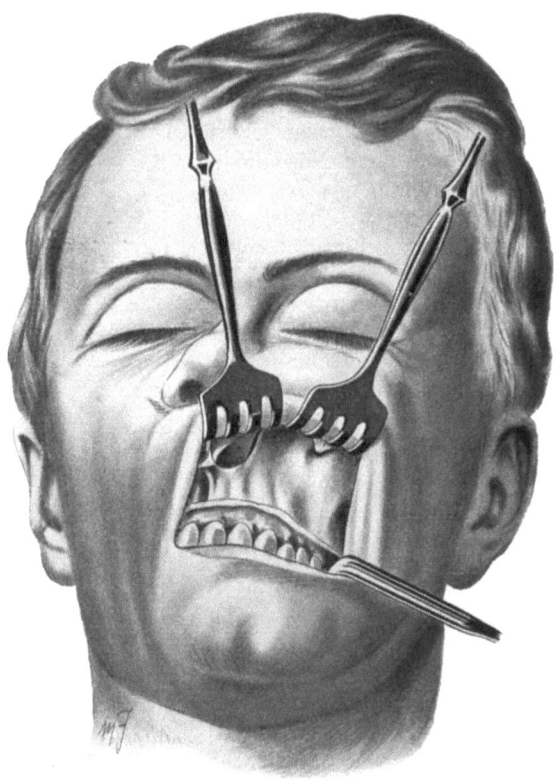

Abb. 11. Freilegung der facialen Kieferhöhlenwand und der Apertura piriformis bei der Operation der Kieferhöhle nach Denker.

die faciale Kieferhöhlenwand, sondern auch *die untere und seitliche Umrandung der Apertura piriformis frei zutage liegen* (Abb. 11). Bis vor kurzem pflegte Denker nun zunächst entsprechend dem Vorgehen von Kretschmann die Schleimhaut des unteren Nasenganges von der Apertura piriformis aus abzulösen und zwischen diese und den Knochen einen Cocain-Adrenalintampon einzuschieben, um hier eine möglichst vollkommene Anämie und Anästhesie zu erzielen. Neuerdings ist dieser Akt der Operation bis nach Eröffnung der Kieferhöhle verschoben, um auch für deren Anämisierung Zeit zu gewinnen. Die Eröffnung der Kieferhöhle und die Resektion des Knochens der Fossa canina unterscheidet sich von der bei der Caldwell-Lucschen Methode geschilderten in keiner Weise, so daß es sich erübrigt, nochmals darauf einzugehen.

Auch bezüglich der Entfernung der Schleimhaut handelt DENKER nach den gleichen Grundsätzen. Der *prinzipielle Unterschied gegenüber den letztgenannten Methoden besteht darin, daß nicht nur eine mehr oder weniger große Gegenöffnung im unteren Nasengang angelegt wird, sondern die gesamte laterale Wand desselben einschließlich der Crista piriformis fortgenommen wird.* Diese Resektion der Crista piriformis wurde zuerst von dem Chirurgen P. FRIEDRICH empfohlen, doch operierte derselbe mit einem äußeren Hautschnitt, der von den Rhinologen mit Recht abgelehnt wurde. Die Fortnahme des Knochens gestaltet sich, da die Schleimhaut des unteren Nasenganges vorher abgelöst ist, außerordentlich einfach. Am zweckmäßigsten ist es, ihn vorn, wo er meist sehr kräftig ist, mit dem Meißel oder einer Knochenzange, im hinteren Teil mit Konchotomen zu resezieren. Auch die Glättung der unteren Kante mit dem Meißel und dem sehr zu emp-

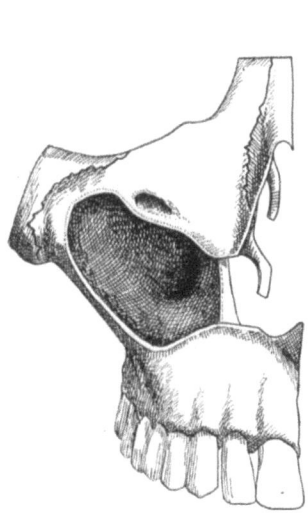 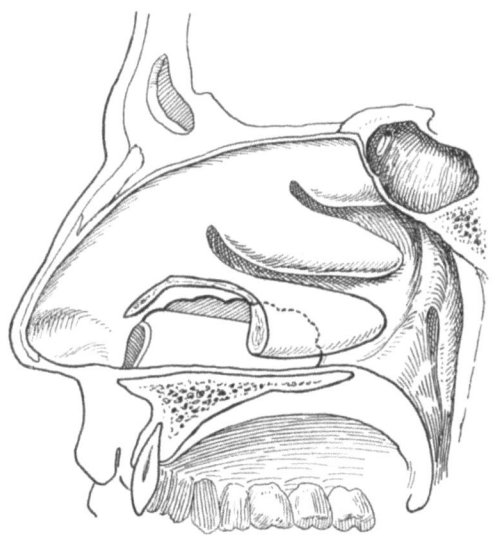

Abb. 12. Knochenlücke in der facialen und nasalen Kieferhöhlenwand bei der Operation nach DENKER.

Abb. 13. Lage und Größe der Öffnung im unteren Nasengang bei der Operation nach DENKER. Die Abbildung gibt zugleich die Größe des in die Kieferhöhle einzuklappenden Schleimhautlappens wieder. Das vordere Stück der unteren Muschel ist reseziert.

fehlenden scharfen Löffel gelingt viel leichter und bequemer als bei der Operation nach CALDWELL-LUC. Der Lappen wird gebildet, indem man etwa an der Stelle der fortgenommenen Crista piriformis die Schleimhaut des unteren Nasengangs senkrecht durchtrennt, am Ansatz der unteren Muschel horizontal und in der Tiefe wiederum senkrecht durchschneidet. Infolge seiner Größe deckt der Lappen den Kieferhöhlenboden oft vollkommen. Ist die untere Muschel hypertrophisch, oder reicht sie bis auf den Nasenboden, so wird ihr vorderes Ende mit der geraden oder abgebogenen Schere reseziert.

Die *Nachbehandlung* ist bei beiden ausführlich geschilderten Operationsmethoden die gleiche. Nach Säuberung der Wundhöhle mit Kochsalzlösung wird sie locker tamponiert, wobei man darauf achten muß, daß der Schleimhautlappen in richtiger Lage fixiert ist und die Enden der Tampons in die Nase zu liegen kommen. Wenn nicht ganz besondere Gründe vorliegen, wird die orale Schnittwunde stets *primär durch Naht verschlossen.* Diese primäre Naht und der dadurch herbeigeführte sofortige Abschluß der Kieferhöhle vom Munde ist es gewesen, der den vorher meist geübten facialen Methoden das Wasser abgegraben hat, so daß sie jetzt wohl der Geschichte angehören. So verständlich es ist, daß man in der ersten Zeit diesem Vorgehen noch nicht überall zu folgen wagte (z. B. Killian), so wenig berechtigt scheint es, daß man einem Offenlassen der Wunde heute noch das Wort redet (Boenninghaus), sofern nicht, wie schon erwähnt, ganz besonders wichtige Gründe dafür maßgebend sind. Es mag gewiß der Fall gewesen sein, daß Sekretverhaltungen vorgekommen sind, vor allem in der ersten Zeit, als man die Gegenöffnung zur Nasenhöhle noch vielfach verhältnismäßig klein gestaltete. Operiert man in dem vorstehend geschilderten Umfange, so ist das einfach ausgeschlossen. Kommt es gelegentlich einmal zu einer entzündlichen Infiltration der Wangenweichteile, gegen die man sich bei der unvermeidbaren Zerrung derselben und dem Operieren in infiziertem Gebiete niemals ganz wird schützen können, so ist eine Naht ebenso leicht gelöst wie eine Verklebung. Wir selbst haben in so zahlreichen Fällen die Überlegenheit der Naht konstatieren können und mit wenigen Ausnahmen primäre und lückenlose Heilung erzielt, daß wir auf sie nicht verzichten möchten.

Die weitere Behandlung besteht in Bettruhe, die auch bei fieberlosem Verlauf zweckmäßig bis zum 5. Tage durchgeführt wird, und der Darreichung einer reizlosen Diät. Auf die Wange kommt ein feuchter Verband mit essigsaurer Tonerde zur Hintanhaltung der meist geringen postoperativen Schwellung. Die Patienten sind anzuweisen, nur auf der gesunden Seite zu kauen und in der ersten Zeit auch noch nach Fortfallen des Verbandes beim Essen die Oberlippe und Wange der kranken Seite gegen den Alveolarrand zu drücken, damit sich in der Wundgegend keine Speisereste festsetzen können. Vorsichtige Mundspülungen sind zweckmäßig. Am 3. bzw. 4. Tage nach dem Eingriff werden die Tampons entfernt, was bei der Denkerschen Operation infolge Fehlens der Crista piriformis sehr viel leichter und schmerzloser gelingt als beim Caldwell-Luc. Meist können am 4. Tage auch schon die oralen Nähte herausgenommen werden. Weiterhin genügen Spülungen, deren Häufigkeit sich nach der Menge des abgesonderten Wundsekretes richtet, und Einblasungen von Borpulver in die Wundhöhle. Die Spülungen werden mit einem weiten, an der Spitze abgebogenen Glasröhrchen ausgeführt, die der Patient in wenigen Tagen selbst einzuführen lernt. Gewöhnlich kann er nach 8—10 Tagen in ambulante Behandlung entlassen werden.

Über die Leistungsfähigkeit der Caldwell-Lucschen Operation gibt die Zusammenstellung von Boenninghaus im Katz-Blumenfeldschen Handbuch Aufschluß. Danach betrug der Prozentsatz an definitiven Heilungen ohne Benutzung eines aus der Nasenschleimhaut gebildeten Lappens $87^0/_0$, mit Benutzung eines solchen annähernd $100^0/_0$. Hieraus erhellt zugleich die große Bedeutung des Lappens. *Der Erfolg bezüglich einer definitiven Heilung bei der Denkerschen Methode, die wir bei radikalem Vorgehen ausschließlich üben, beträgt volle $100^0/_0$.* Unter vielen Hunderten von Fällen können wir uns seit 20 Jahren keines Mißerfolges und auch keines Rezidivs entsinnen. Demnach müssen die Ergebnisse der Denkerschen Methode direkt als ideale bezeichnet werden, wie sie kaum ein Gebiet der Chirurgie zur Zeit aufzuweisen hat. Gelegentlich auftretende Komplikationen und Folgen unangenehmer Art, wie sie bei jeder Durchtrennung menschlicher Gewebe vorkommen, können, zumal sie im Verhältnis zur Häufigkeit des Eingriffes nur in verschwindender Zahl beobachtet wurden, dieses Urteil nicht beeinträchtigen. Bis auf ganz vereinzelte Fälle von postoperativer Osteomyelitis des Oberkiefers und Phlegmone der Wangenweichteile verliefen sie vollkommen harmlos (vgl. auch hierzu Boenninghaus l. c.). Es muß jedoch ganz besonders betont werden, daß die

verschiedentlich geäußerte Befürchtung, es könnte nach der DENKERschen
Radikaloperation leicht zur Verletzung und Stenosierung des Tränen-Nasenkanals kommen, ebensowenig durch die Tatsachen Bestätigung gefunden hat
wie die Befürchtung einer postoperativen Verborkung der Nase nach Resektion
eines Teiles der unteren Muschel. Wir haben in allen Fällen, in denen sich nach
der Kieferhöhlenoperation eine Borkenbildung in der operierten Nasenseite
fand, als deren Ursache meist eine noch bestehende Eiterung anderer Nebenhöhlen feststellen können. Sie schwand stets, wenn auch diese Affektionen
beseitigt waren.

Mit der fortschreitenden Operationstechnik hat es selbstverständlich nicht
an Bestrebungen gefehlt, das durch die facionasalen Methoden gewonnene
Ziel, die Schleimhaut der Kieferhöhle restlos übersehen und beseitigen zu können,
auch auf ausschließlich endonasalem Wege zu erreichen. So haben KASPARIANTZ
und RETHI zu diesem Zweck die ganze laterale Nasenwand unter Opferung
der unteren Muschel im Bereich des mittleren und unteren Nasenganges reseziert. Die Crista piriformis ließen sie stehen. Die Methode hat wenig Anklang
gefunden, offenbar deshalb, weil dabei ein zu großer Teil der wichtigen Schleimhaut verloren geht und die restlose Entfernung einer schwererkrankten Kieferhöhlenschleimhaut, besonders aus der Alveolarbucht, doch nicht möglich ist.
Sehr viel besser gelingt das letztere bei der Operation nach STURMANN,
die sehr viel Anhänger gefunden hat und von HALLE als beste endonasale
Methode bezeichnet wird. Sie stellt gewissermaßen eine endonasale DENKERsche
Operation mit umgekehrten Phasen dar, indem nach Anlegung eines senkrechten
Schnittes im Naseninneren entlang der Apertura piriformis zunächst die Schleimhaut des unteren Nasenganges zur Bildung eines Lappens abgelöst, und
dann nach subperiostaler Abschiebung der Wangenweichteile in der Fossa
canina die Crista piriformis mit einem anschließenden größeren Stück der
facialen und nasalen Knochenwand reseziert wird. Die untere Muschel wird
beim Eingriff erhalten, evtl. temporär luxiert und hochgeklappt. Ähnlich ist
auch die Methode von VACHER. Wir haben über die STURMANNsche Methode
keine größeren eigenen Erfahrungen und müssen uns deshalb eines Urteils
darüber, ob sie in allen Fällen mit der Operation von CALDWELL-LUC und
insbesondere von DENKER erfolgreich konkurrieren kann, enthalten. Dem
unbedingten Vorteil, daß ein Schnitt im Munde vollkommen vermieden wird,
steht unseres Erachtens doch noch der Nachteil gegenüber, daß die Entfernung
der Schleimhaut auch hierbei wohl nicht restlos möglich ist.

Die *Indikation* und besonders *die Frage, wann* beim Vorliegen einer chronischen Kieferhöhlenentzündung *operiert werden soll,* ist früher häufig und lebhaft
diskutiert worden. Sie läßt sich, wenn man sich auf den Standpunkt stellt,
daß das Leiden möglichst restlos beseitigt werden soll, und zwar so, daß keine
Rezidive mehr zu befürchten sind, heute verhältnismäßig einfach beantworten.
Bestehen irgendwelche Komplikationen, z. B. orbitale, so darf man nicht
zögern, sofort radikal vorzugehen, da jedes Abwarten schwerste nachteilige
Folgen haben kann. Oft wird das nicht der Fall sein, da derartige Komplikationen glücklicherweise selten sind. Bei unkomplizierten Fällen versucht man
zunächst mit systematischen Spülungen das Ziel zu erreichen, unter Umständen
unter Benutzung der früher genannten kleineren Eingriffe, deren Zweck es ist,
die Spülbehandlung als solche zu erleichtern und den spontanen Sekretabfluß
zu verbessern. Die Wahl dieser Eingriffe kann der Erfahrung und speziellen
Übung des Einzelnen überlassen bleiben. Sobald man zu der Überzeugung
gelangt, daß die Veränderungen der Kieferhöhlenschleimhaut irreparabel sind,
ist eine der radikalen Methoden angezeigt. Dieser Fall ist nach unseren Erfahrungen anzunehmen, wenn eine Kieferhöhlenentzündung nach 3—4wöchiger

systematischer Spülbehandlung *bei Fehlen stauender Momente* keine oder nur unwesentliche Besserung erkennen läßt, vor allem, wenn bestehender Fötor des Sekretes nicht zu beseitigen ist. Eine weitere Indikation geben diejenigen Fälle, bei welchen nach vorübergehender, meist nur scheinbarer Heilung immer wieder Rezidive auftreten. Dazu gehören namentlich die Fälle mit polypöser Entartung der Schleimhaut. Endlich können allgemeine und soziale Gründe — besonders in der heutigen Zeit — den Ausschlag geben, um so mehr, als auch die radikalen Operationen bei sachgemäßer Ausführung als durchaus ungefährliche Eingriffe bewertet werden dürfen.

Die *Wahl der Methode* für radikale Eingriffe sollte nach den bisherigen Ausführungen ebenfalls nicht schwierig sein. Wenn man überhaupt operiert, *so soll man es nach den Methoden tun, welche die größtmöglichste Aussicht auf Erfolg* haben. Das sind die Methoden von CALDWELL-LUC und DENKER. Wir können auf Grund unserer 20jährigen und sehr umfangreichen Erfahrungen mit der DENKERschen Methode den Patienten gegenüber die *volle Garantie einer sicheren Heilung* übernehmen, und zwar auch in Fällen, wo alle anderen Eingriffe versagt haben. Allerdings gehört dazu, daß man die Technik und den Sinn der Operationsmethode beherrscht. Diese Voraussetzung trifft nicht immer zu. Um nur ein Beispiel zu nennen, haben wir 2 Fälle gesehen, von denen der eine nach CALDWELL-LUC, der andere nach DENKER bereits operiert zu sein angab, und die beide noch eine Eiterung hatten. Bei der Revision zeigte sich, daß in dem ersten Fall nur eine ganz minimale Öffnung in der Fossa canina angelegt war, die nasale Öffnung überhaupt fehlte, im 2. Fall war die nasale Öffnung sehr klein und völlig durch Granulationen geschlossen. Derartige Fälle können natürlich die günstige Beurteilung der Methoden in keiner Weise beeinträchtigen.

Was die *dentalen* Empyeme anbelangt, so kann man versuchen, nach Beseitigung des schuldigen Zahnes diese ebenfalls zunächst durch Spülbehandlung zur Heilung zu bringen, bei günstigen Verhältnissen evtl. von der Alveole aus. Erweisen sie sich als hartnäckig, so soll man nicht zögern, sie auch nach einer der oben genannten radikalen Methoden zu operieren.

Anhang.

Die *Mucocele der Kieferhöhle*, welche man noch zu den entzündlichen Affektionen rechnen muß, ist im Gegensatz zu ihrem Vorkommen in den übrigen Nebenhöhlen der Nase, vor allem der Stirnhöhle, eine außerordentlich seltene Erkrankung. Anscheinend ist bis heute nur der von DMOCHOWSKI mitgeteilte Fall (Arch. f. Laryngol. u. Rhinol. Bd. 3, S. 288) einwandfrei eine Mucocele der Kieferhöhle gewesen. Beschrieben ist noch je ein Fall von HASTINGS HILL und von GERBER. In dem letzteren fand sich eine Vorwölbung an der lateralen Nasenwand, hauptsächlich im Bereich des membranösen Teiles. Die Stelle zeigte deutliche Fluktuation. Bei der Spülung entleerte sich eine größere Menge zum Teil *verkäster* Eitermassen. Die mikroskopische Untersuchung ergab keinerlei Zeichen für eine Cyste. Bemerkenswert war an dem Fall, daß die Vorwölbung nach Entfernung der Kieferhöhle nicht kollabierte, sondern starr vorgewölbt blieb. Aller Wahrscheinlichkeit nach hat es sich in dem GERBERschen *Falle* doch nur um ein käsiges Empyem in einer völlig abgeschlossenen Höhle gehandelt, das nach den heutigen Erfahrungen ja gelegentlich auch deren Wände infolge Fehlens jeder Abflußmöglichkeit dilatieren und an weniger widerstandsfähigen Stellen vorwölben oder sogar durchbrechen kann (vgl. S. 705).

Literatur.

ABRAHAM: Die Indikationen und Vorteile der intranasalen gegenüber den radikalen Operationen bei Behandlung des chronischen Kieferhöhlenempyems und die dabei anzuwendende Technik. Laryngoscope. Mai 1907. — ADAM: Is chronic maxillary sinusitis a cause of bronchiectasis? Journ. of laryngol. a. otol. Vol. 40, Nr. 3. 1925. — AENSTOOTS: Die Radikaloperation des chronischen Kieferhöhlenempyems. Münch. med. Wochenschr. 1909. Nr. 16. — D'AJUTOLO (1): Über ein wenig bekanntes Symptom des akuten Oberkieferhöhlenempyems. Boll. d. scienze med., Bologna. März 1903. — DERSELBE (2): Umgekehrte Diaphanoskopie der Highmorshöhle. Boll. d. malatt. dell' orecchio, della gola e del naso. 1907. Nr. 8. — ALAGNA: Über die pathologische Histologie des chronischen Oberkieferhöhlenempyems. Arch. ital. di otol., rinol. e laringol. Juli 1907. — ALEXANDER: Zur Durchleuchtung der Kieferhöhle mit Glühlicht. Monatsschr. f. Ohrenheilk. u. Laryngo-Rhinol. 1910. — ALLGAIER, E. D.: Headaches of sinus origin. Internat. journ. of surg. Vol. 36, Nr. 6, p. 257/260. 1923. Ref.: Zeitschr. f. Hals-, Nasen- u. Ohrenheilk. Bd. 4, 5, S. 180. — ALSEN (1): Zur Therapie der chronischen Kieferhöhlenempyeme mit Angabe unserer Operationsmethode. Arch. f. Laryngol. u. Rhinol. Bd. 12. 1901. — DERSELBE (2): Berl. klin. Wochenschr. 1906. — ANTHON: Ein Fall von schwerer und eigenartiger Form einseitiger chronischer Nasen- und Kieferhöhlendiphtherie. Laryngol. Ges. zu Berlin. Sitzung v. 5. Nov. 1920. — ANTONOFF: Vergleichung der Operationsverfahren bei chronischem Empyem der Oberkieferhöhle. Inaug.-Diss. Freiburg 1906/07. — ARAYA: Die Behandlung der Kieferhöhleneiterung. Inaug.-Diss. Paris 1908. — ARBUCKLE, M. F. (1): Systemic manifestations of suppurative disease in paranasal sinuses. Journ. of the Americ. med. assoc. Vol. 81, Nr. 9, p. 441—444. 1923. Ref.: Zeitschr. f. Hals-, Nasen- u. Ohrenheilk. Bd. 4, H. 10, S. 442. — DERSELBE (2): Complications of the naso-sinuses. Ann. of otol., rhinol. a. laryngol. Vol. 32, Nr. 2, p. 608 bis 615. 1923. Ref.: Zeitschr. f. Hals-, Nasen- u. Ohrenheilk. Bd. 4, 6, S. 203. — DERSELBE (3): Allgemeinerscheinungen bei eitrigen Erkrankungen der Nasennebenhöhlen. Journ. of the Americ. med. assoc. 1. Sept. 1923. Ref.: Fol. Oto-Laryngol. Bd. 22, 4/6, S. 126 ff. 1924. — ARNDT: Nekrotisierende Entzündung in der linken Nasenhälfte, der linken Kieferhöhle und des linken Siebbeins mit septischer Neuritis des rechten N. trochlearis und der motorischen Nn. des Gaumensegels. Heilung. Zeitschr. f. Ohrenheilk. u. f. Krankh. d. Luftwege. Bd. 82, S. 5 ff. Ref.: Fol. Oto-Laryngol. Bd. 22, H. 7—9, S. 236. 1924. — ARNOLD: Ein Beitrag zum Studium der Highmorshöhlenerkrankung. Pacific. record of med. a. surg. Juni 1899. — AVELLIS: Der Ausgang des akuten Kieferhöhlenempyems in Verkäsung, seine klinische Würdigung und seine Chancen für die Heilung. Arch. f. Laryngol. u. Rhinol. Bd. 10. 1900. —
BACHER: Fatal air embolism after punkture maxillary antrum. California state journ. of med. Vol. 21, Nr. 1. 1923. — BALLENGER: Zentralbl. f. Laryngol. 1911. — BARATOUX: Chirurgische Eröffnung der Kieferhöhle im 17. Jahrhundert. Rev. de laryngol., d'otol. et de rhinol. 1901. Nr. 6. — BARRET: Eine Notiz über Diagnose und Behandlung des Antrumempyems. Colon. med. journ. 30. Okt. 1902. — LA BARRIÈRE: Arch. internat. de laryngol., otol.-rhinol. et broncho-oesophagoscopie. 1908. — BAXTER, SAMUEL M.: Infektions of the nasal accessory sinuses. Journ. of the Indiana state med. assoc. Vol. 16, Nr. 9, S. 271—273. 1923. Ref.: Zeitschr. f. Hals-, Nasen- u. Ohrenheilk. Bd. 4. H. 11, S. 496. — BAYER: Dtsch. med. Wochenschr. 1889. — BECCO: Troikartkanüle für die Kieferhöhle. Semana med. Jg. 30, p. 18. 1923. — BECK: Über die Behandlungs- und Operationsmethoden bei den entzündlichen Erkrankungen der Kieferhöhle nebst einer Bemerkung über die der Kiefercysten. Dtsch. Monatsschr. f. Zahnheilk. Jg. 42, H. 5. 1924. — BEHM: Über Diphtherie der Nase und ihrer Nebenhöhlen. Zeitschr. f. Hals-, Nasen- u. Ohrenheilk. Bd. 7, H. 2. Ref.: Zentralbl. f. Hals-, Nasen- u. Ohrenheilk. Bd. 5, S. 265. — BELLMANN: Über die Resultate der Kieferhöhlenoperation in der Gießener Universitätsklinik für Ohren-, Nasen- u. Halskrankheiten in der Zeit vom 1. Jan. 1918 bis 31. Dez. 1919. Inaug.-Diss. Gießen 1920. — BERENS und MYLES: Zentralbl. f. Laryngol. 1909. — BIEHL: Empyema antri Highmori. Wien. klin. Wochenschr. 1902. Nr. 31. — BIQUET: Die von Mundhöhle und Zähnen ausgehenden Oberkieferempyeme. Thèse de Paris 1906. — BIRKHOLZ (1): Das DENKERsche Verfahren der Radikaloperation chronischer Kieferhöhlenempyeme als die Methode der Wahl zur Operation von den Sinus maxillaris verdrängenden Kiefercysten (antralen Cysten) mit Berücksichtigung der Histologie der Zahnwurzelcysten. Arch. f. Ohren-, Nasen- u. Kehlkopfheilk. Bd. 108, H. 3/4, S. 256. 1921. Ref.: Fol. Oto-Laryngol. Bd. 21, H. 1/2, S. 44. 1923. — DERSELBE (2): Über Leitungsanästhesie bei der Radikaloperation der Kieferhöhle und bei Operationen auf dem permaxillaren Wege. Zeitschr. f. Hals-, Nasen- u. Ohrenheilk. Bd. 9, H. 1. 1924. — BLAU: Zur Frage operativer Behandlung akuter Kieferhöhleneiterung. 86. Vers. dtsch. Naturforsch. u. Ärzte Nauheim 1920. — BLAUCHOD, F.: Le practicien et les sinusites. Praxis Jg. 12, Nr. 29, S. 1. 1923. Ref.: Bd. 4. H. 11, S. 496. — BLEGVAD: Erfahrungen mit Rücksicht auf die Operation der Kieferhöhle. Dän. otolaryngol. Ges. Sitzung v. 10. 6. 1918. — BLOHMKE: Über die Zuständigkeit der Nasen-

und Zahnheilkunde für die operative Behandlung der Kieferhöhleneiterungen und Kiefercysten. Vierteljahrsschr. f. Zahnheilk. Jg. 40, H. 1. 1924. — BLUMENTHAL(1): Ausgedehnte Oberkiefernekrose nach dentalem Kieferhöhlenempyem. Berl. klin. Wochenschr. 1911. Nr. 14. — DERSELBE(2): Zur Lokalanästhesie der Oberkieferoperation. Berl. klin. Wochenschr. 1914. Nr. 19. — BOENNINGHAUS (1): Arch. f. Laryngol. u. Rhinol. Bd. 6. — DERSELBE(2): Über die Luftembolie bei Kieferhöhlenpunktion. Arch. f. Laryngol. u. Rhinol. Bd. 33. — DERSELBE(3): Die Operationen an den Nebenhöhlen der Nase. Handb. KATZ-BLUMENFELD. 3. Aufl. 1923. — BOERGER: Bisherige Erfahrungen mit einer Modifikation der FRIEDRICHschen Operation des chronischen Kieferhöhlenempyems. Arch. f. Laryngol. u. Rhinol. Bd. 18, S. 524. — BORDENAVE: Précis d'observations sur les maladies du sinus maxillaire. Mém. de l'acad. royale de chirurg. Tome 4. Paris 1768. — BOURRAQUÉ: Die Oberkieferhöhlenempyeme beim Kinde. Thèse de Doctorat Bordeaux 1903. — BOUVIER: Käsiges Kieferhöhlenempyem mit hochgradiger Verdrängung der Nasenscheidewand. Verhandl. d. Vereins dtsch. Laryngol. 1911. — BOWEN: Zentralbl. f. Laryngol. 1913. — BREOGEN: Berl. klin. Wochenschr. 1889. S. 68. — BRISOTTO, P.: Di un carottere particolare del bacillo difterico in certe forme di sinusiti. Rif. med. Jg. 39, Nr. 13, S. 290—296. 1923. Ref.: Zentralbl. f. Hals-, Nasen- u. Ohrenheilk. Bd. 3, Nr. 9, S. 459. — BROECKAERT: Zentralbl. f. Laryngol. 1903. — BRONNER: Erkrankung der Kieferhöhle, ihre Symptome, Ursachen und Behandlung. Journ. brit. dent. assoc. Mai 1901. — BROWN, KELLY (1): Ein Beitrag zur Pathologie der Highmorshöhle. Glasgow. med. journ. 1904. — DERSELBE (2): Nasoantralpolyp. Lancet. Januar 1909. — DERSELBE (3): Schwierigkeiten und Gefahren bei der Probepunktion der Highmorshöhle. Journ. of laryngol. a. otol. Dez. 1914. — BRUCH: Klinische und pathologische Beiträge zu den Erkrankungen der oberen Luftwege und des Ohres. Zeitschr. f. Laryngol., Rhinol. u. ihre Grenzgeb. Bd. 10. — BRÜGGEMANN: Seltene Befunde bei Nebenhöhleneiterung. 21. Tagung d. Vereins dtsch. Laryngol. Kiel 1914. — BUCHER: Zur Radikaloperation der chronischen Kieferhöhleneiterung. Monatsschr. f. Ohrenheilk. u. Laryngo-Rhinol. 1906. Nr. 6. — BUYS (1): Behandlung der chronischen Sinusitis maxillaris. Clinique 1904. Nr. 19. — DERSELBE (2): Käsige Maxillarsinusitis. Clinique 1907. Nr. 14. — CALDWELL, GEORGE W.: Discares of the accessory sinuses of the nose, and an improved method of treatment for suppuration of the maxillary antrum. New York med. journ. a. med. record. 1893. 4. Nov. — CALICETI: Über die CITELLIsche Methode in der Behandlung und Diagnose der Oberkiefer- und Stirnhöhleneiterung. Arch. ital. di otol., rinol. e laryngol. Februar 1921. — CANESTRO: Entzündung der Highmorshöhle beim Neugeborenen. Arch. f. Laryngol. u. Rhinol. Bd. 25. 1911. — CANFIELD (1): Die Behandlung des chronischen einfachen und mit Siebbein- und mit Keilbeinhöhlenempyem kombinierten Antrumempyems. New York med. News. 1905. — DERSELBE (2): Über die Radikalbehandlung der chronischen Antrumerkrankung nebst Empfehlung eines neuen in submuköser Resektion der lateralen Nasenwand bestehenden Verfahrens. Laryngoscope Aug. 1907. — DERSELBE (3): Zentralbl. f. Laryngol. 1911. — CAPDEPONT: Thèse de Paris 1894. — CARY, WILLIAM, E. and EDWIN MC CINNIS: The bacteriology of infected nasal accessory sinuses. Laryngoscope. Vol. 33, Nr. 6, p. 424—426. 1923. Ref.: Zentralbl. f. Hals-, Nasen- u. Ohrenheilkunde. Bd. 5, H. 1, S. 21. — CHIARI (1): Jodoformplombierung der Kieferhöhle nach MOSETIG bei chronischer Kieferhöhleneiterung. Wien. laryngol. Ges. Nov. 1903. — DERSELBE (2): Die Krankheiten der Nase. Leipzig u. Wien 1902. — DERSELBE (3): Vers. dtsch. Naturforscher u. Ärzte. 1908. — CHRIST: Über die Beziehungen der Kieferhöhlenerkrankungen zu den Zahnerkrankungen. Zeitschr. f. Laryngol., Rhinol. u. ihre Grenzgeb. Bd. 9. — CHORONSHITZKY: Operative Behandlung chronischer Kieferhöhleneiterungen. Arch. f. Laryngol. u. Rhinol. Bd. 22, H. 3, S. 498. — CITELLI: Über eine neue Krankheit der Oberkieferhöhle. Arch. f. Laryngol. u. Rhinol. Bd. 31. — CLAUS (1): Zur radikalen Operation der chronisch erkrankten Oberkieferhöhle. Arch. f. Laryngol. u. Rhinol. Bd. 16, H. 1, S. 102. — DERSELBE (2): 4 üble Zufälle, darunter 2 mit tödlichem Ausgang bei der Punktion der Oberkieferhöhle. Beitr. z. Anat., Physiol., Pathol. u. Therapie d. Ohres, d. Nase u. d. Halses. Bd. 4. 1910 u. Zentralbl. f. Laryngol. 1914. — CLAOUÉ (1): Behandlung der chronischen Oberkieferhöhleneiterungen durch breite Resektion des unteren Teiles der nasalen Innenwand. Jahresvers. d. franz. Ges. f. Otol. u. Laryngol. 1903. — DERSELBE (2): 10 Jahre Erfahrung über Operation nach CLAOUÉ zur Behandlung chronischer Kieferhöhleneiterung. Arch. internat. de laryngol., otol.-rhinol. et broncho-oesophagoscopie. Tome 33. 1912. — DERSELBE (3): Semaine méd. 15. Okt. 1902. — DERSELBE (4): Ann. des maladies de l'oreille. Tome 1. 1906. — CLINE: Erkrankungen der Highmorshöhle. Eine Untersuchung von 150 Fällen. Journ. of the Americ. med. assoc. 23. 9. 1899. — COAKLEY: CORNELIUS, G.: The diagnosis a. treatment of diseases of the nosal accessory sinuses in children. Ann. of otol., rhinol. a. laryngol. Vol. 31, Nr. 4, p. 1171—1175. 1923. Ref.: Zentralbl. f. Hals-, Nasen- u. Ohrenheilk. Bd. 3, H. 9, S. 459. — COFFIN, ROCKIVELL A.: Experiments with atmospheric pressure in the maxillary sinus. Ann. of otol., rhinol. a. laryngol. Vol. 31, Nr. 4, p. 1220—1222. 1922. Ref.: Zentralbl. f. Hals-, Nasen- u. Ohrenheilk. Bd. 3, H. 2, S. 528. — COLLET: La sinusite maxillaire du nourisson et son traitement.

Journ. des praticiens. Jg. 37, H. 2. 1923. — COLLET, Fr. J.: Sinusite maxillaire des nou-
veau-né. Arch. internat. de laryngol., otol.-rhinol. et broncho-oesophagoscopie. Tome 1, Nr.
9, p. 1041—1050. 1922. Ref.: Fol. Oto-Laryngol. Bd. 21, H. 3—5, S. 194. 1923. —
CORDES (1): Beitrag zur Behandlung der chronischen Kieferhöhleneiterung. Monatsschr. f.
Ohrenheilk. u. Laryngo-Rhinol. 1905. S. 1. — DERSELBE (2)· Über Erhaltung der unteren
Muscheln bei der Radikaloperation des chronischen Kieferhöhlenempyems mit Anlegung
einer nasalen Gegenöffnung. Monatsschrift f. Ohrenheilk. u. Laryngo-Rhinol. 1906. —
COWPER, WILLIAM: Drakes Anthropologia Nova. London 1707. S. 538. — CULBERT:
Laryngoscope 1910. Ref.: Zentralbl. f. Laryngol. 1911. — CURTIS: Zentralbl. f. Laryngol.
1907. — DABNEY: Empyema of the antrum of Highmore of scarlatinal origin. Ann. of
otol., rhinol. a. laryngol. Vol. 34, Nr. 1. 1925. — DAHMER (1): Die breite Eröffnung der
Kieferhöhle von der Nase aus mit Schleimhautplastik und persistierender Öffnung. Arch. f.
Laryngol. u. Rhinol. Bd. 31. — DERSELBE (2): Zur breiten Eröffnung der Oberkieferhöhle
von der Nase aus. Zeitschr. f. Hals-, Nasen- u. Ohrenheilk. Bd. 7, H. 4. 1924. — DANIELS,
ANNY L. and MARGARETE E. ARMSTRONG: Nasal sinusitis produced by diets deficient in
fat-soluble A-Vitamin. Journ. of the Americ. med. assoc. Vol. 81, Nr. 10, p. 828. 1923.
Ref.: Zentralbl. f. Hals-, Nasen- u. Ohrenheilk. Bd. 5, H. 2, S. 54. — DEAN, L. W.:
Complications of paranasal sinus disease in infants a. young children. Ann. of otol., rhinol.
a. laryngol. Vol. 32, Nr. 1, p. 285 bis 297. 1923. Ref.: Zentralbl. f. Hals-, Nasen- u. Ohren-
heilk. Bd. 4, H. 1, S. 34. — DELSTANCHE: Die Behandlung der Sinusitis im 18. Jahrhundert.
Presse oto-laryngol. belge 1901. — DENKER (1): Zur Radikaloperation des chronischen
Kieferhöhlenempyems. Arch. f. Laryngol. u. Rhinol. Bd. 17. — DERSELBE (2): Weitere
Erfahrungen über die Radikaloperation des chronischen Kieferhöhlenempyems. Vers. d.
Vereins süddtsch. Laryngol. 1907. — DERSELBE (3): Zur Radikaloperation des chroni-
schen Kieferhöhlenempyems in Lokalanästhesie. Verhandl. d. Vereins dtsch. Laryngol.
1910; desgl. Arch. internat. de laryngol., otol.-rhinol. et broncho-oesophagoscopie. Tome
30. 1910. — DERSELBE (4): Die chirurgische Behandlung der Nebenhöhleneiterungen nach
Kriegsverletzung. Münch. med. Wochenschr. 1915, feldärztl. Beilage Nr. 24. — DERSELBE (5):
Kieferhöhleneiterung und Ischias. Zeitschr. f. Ohrenheilk. u. f. Krankh. d. Luftwege. Bd.
75. — DERSELBE (6): Lehrb. d. Krankh. d. Ohres u. d. oberen Luftwege. 8. u. 9. Aufl.
1923. — DENNIS (1): An anusual symptom of maxillary sinus disease. Ann. of otol., rhinol.
a. laryngol. Vol. 33, Nr. 4. 1924. — DERSELBE (2): Die Wichtigkeit der direkten Besichtigung bei der Diagnose der chronischen Kieferhöhleneiterung. Laryngoscope. Vol. 32.
1922. — DESAULT: Oevres chirurg. Tome 2. Paris 1798. — DICKSON: Dauertroikart für
das Antrum. Laryngoscope 1910. — DOBROWOLSKY: Über den Wert der elektrischen
Durchleuchtungsmethode für die Diagnose der Kieferhöhlenentzündungen. Inaug.-Diss.
Lausanne 1903. — DOWLING: Relation of the maxillary sinus to ocular diseases. Laryngoscope Vol. 34, Nr. 3, 1924. — DREESMANN: Die Radikaloperation des Empyems der Highmorshöhle. 76. Versamml. dtsch. Naturforscher u. Ärzte 1904. — DRESEL: Die Behandlung des Empyems der Highmorshöhle und ihre Erfolge. Inaug.-Diss. Berlin 1899. —
DUTROW HOWARD V.: Some further observations on the etiology a. treatment of maxillary
sinusitis. Ann. of otol., rhinol. a. laryngol. Vol. 32, Nr. 2, p. 398—440. 1923. Ref.:
Zentralbl. f. Hals-, Nasen- u. Ohrenheilk. Bd. 4, Nr. 8. S. 313. — DUNDAS-GRANT (1): CAN-
FIELDS operation on the antrum. Brit. med. journ. p. 3280. 1923. — DERSELBE (2):
Remarques sur l'opération radicale de CANFIELD pour suppuration chronique de l'antre
d'Highmore. Rev. de laryngol., d'otol. et de rhinol. Jg. 45, Nr. 24. 1924. — EGGEMANN, W.:
Über das Vorkommen von Cholesterinkrystallen bei Kieferhöhlenentzündung. Zeitschr. f.
Hals-, Nasen- u. Ohrenheilk. Bd. 5, H. 1, S. 61—67. 1920. Ref.: Zentralbl. f. Hals-, Nasen- u.
Ohrenheilk. Bd. 4, H. 1. S. 36. 1920. — v. EICKEN (1): Verhandl. d. Vereins dtsch. Laryngol.
1908. — DERSELBE (2): Zur Diagnose der Kieferhöhleneiterung. Oto-laryngol. Ges. Berlin. 10.
10. 1923. — EMMENEGGER: Über die Operation der eitrigen Sinusitis maxillaris mit besonderer
Berücksichtigung der supraturbinalen Resektion. (SIEBENMANN.) Inaug.-Diss. Basel 1900/01.
— ERRECART: Zur Diagnose der Kieferhöhlenentzündung. Rev. d. circ. méd. argentino.
Jg. 1923. Nr. 265. — ESCAT: Soc. franç. de laryngol. 1909. — FALLAS, ALFRED: Sinusite
fronto-ethmoido-maxillaire avec méningire cérébro-spinale. Scalpel Jg. 76, Bd. 3, S. 65—70.
1923. Ref.: Zentralbl. f. Hals-, Nasen- u. Ohrenheilk. Bd. 3, S. 86. — FINDER: Bericht
über einen üblen Zufall bei Punktion der Kieferhöhle. Oto-laryngol. Ges. Berlin. 16. 2.
1923. — FISCHENICH: 3 Fälle von Verkäsung eines Kieferhöhlenempyems. Vers. d. Vereins
süddtsch. Laryngol. 1902. — FENTON, RALPH A.: Sinusitis from swimming. Ann. of otol.,
rhinol. a. laryngol. Vol. 32, Nr. 2, S. 526—543. 1923. Ref.: Zentralbl. f. Hals-, Nasen- u.
Ohrenheilk. Bd. 4, H. 11, S. 496. 1923. — FRANÇOIS: Die akute Osteomyelitis des Oberkiefers
beim Säugling. Thèse de Paris. 1914. — FREER (1): Die Oberkieferhöhle: die Entfernung
des größten Teils ihrer nasalen Wand wegen Empyem. Laryngoscope. Mai 1905. — DERSELBE
(2): Operation nach Behandlung des Antrumempyems. Illinois med. journ. Juni 1905. —
DERSELBE (3): Zentralbl. f. Laryngol. 1906. S. 45 u. 215. — DERSELBE (4): Chronische
Antrumeiterung, ihre Behandlung mittels Resektion der lateralen Wand. Journ. of the

Michigan state med. soc. 1912. — Derselbe (5): Zentralbl. f. Laryngol. 1916. S. 66. — Frey: Beitrag zur Behandlung des chronischen Kieferhöhlenempyems. Münch. med. Wochenschr. 1907. Nr. 45. — Friedrich, P.: Zur Behandlung des chronischen Empyems der Highmorshöhle. Dtsch. med. Wochenschr. 1904. Nr. 37. — Gaillart: Abaisse-langue démontable et stérilisable pur l'éclairage du sinus maxillaire. Oto-rhino-laryngol. internat. Tome 7, Nr. 9. 1923. — Gaudier: Seltenheit des Oberkieferempyems dentalen Ursprungs. Congr. de stomatol. Paris 1907. — Gavello (1): Über die chirurgische Behandlung der chronischen Oberkieferhöhleneiterung. Giorn. d. R. accad. di med. di Torino. 1904. — Derselbe(2): Die konservativen Behandlungsmethoden des chronischen Oberkieferempyems. Arch. ital. di otol., rinol. e laringol. 1905. — Derselbe (3): Zentralbl. f. Laryngol. 1911. — Gerber (1): Meine Operationsmethode der chronischen Kieferhöhlenempyeme. Dtsch. med. Wochenschr. 1902. Nr. 27. — Derselbe (2): Prinzipien der Kieferhöhlenbehandlung. Arch. f. Laryngol. u. Rhinol. Bd. 17. — Derselbe (3): Weitere Beiträge zur Antritis dilatans. Zeitschr. f. Laryngol., Rhinol. u. ihre Grenzgeb. Bd. 8. — Genet et Jacod: Névrites optiques et sinusites postérieures aiguës. Lyon méd. Tome 132, Nr. 14, p. 669—675. 1923. Ref.: Zentralbl. f. Hals-, Nasen- u. Ohrenheilk. Bd. 4, H. 6, S. 203. — Glas, Emil: Der neuentdeckte Glassche Stimmgabelversuch bei Nebenhöhlenentzündungen der Nase (eine Prioritätsmitteilung). Monatsschr. f. Ohrenheilk. u. Laryngo-Rhinol. Jg. 57, H. 10, S. 821—823. 1923. Ref.: Zentralbl. f. Hals-, Nasen- u. Ohrenheilk. Bd. 4, H. 11, S. 495—496. — Glassburg: Zahnerkrankung durch akute Kieferhöhlenentzündung. Bericht über 3 Fälle. Journ. of the Americ. med. assoc. Vol. 78. — Glasscheib: Eine einfache Methode zur Radikaloperation der Kieferhöhle. Zeitschr. f. Hals-, Nasen- u. Ohrenheilk. Bd. 7, H. 1. 1923. — Gogarty: Latente Empyeme der Nasennebenhöhlen. Journ. of laryngol. a. otol. Vol. 30. 1915. — Gording (1): Ernstliche Komplikation bei der Kieferhöhlenpunktion. Acta otolaryngol. Vol. 2, H. 1/2. — Derselbe (2): Weitere Nachforschungen über die ernsthaften Komplikationen bei der Kieferhöhlenpunktion usw. Acta oto-laryngol. Vol. 3. — Derselbe(3): Internat. Zentralbl. f. Ohrenheilk. 1910. — de Greifft: Zentralbl. f. Laryngol. 1903. — Grove, W. E.: Mishaps in the puncture a. irrigation of the maxillary sinus. Ann. of otol., rhinol. a. laryngol. Vol. 31, Nr. 4, p. 913 bis 946. 1922. Ref.: Zentralbl. f. Hals-, Nasen-u. Ohrenheilk. Bd. 3, H. 6, S. 303. — Grünwald (1): Die Lehre von den Naseneiterungen. Münch. med. Wochenschr. 1893. — Derselbe (2): Zur Heilbarkeit der Kieferhöhlenentzündung. Arch. f. Laryngol. u. Rhinol. Bd. 9. — Derselbe (3): Die klinische Bedeutung der Derivate des Hiatus semilunaris. Arch. f. Laryngol. u. Rhinol. Bd. 23. — Derselbe (4): Ergebnisse, Methoden und Gefahren der Kieferhöhlenpunktion. Münch. laryngol.-otol. Ges. 8. 11. 1923. — Grunner: Arch. f. Laryngol. u. Rhinol. Bd. 24. 1911. — Guérin: Über die Diagnose der chronischen Kieferhöhlenentzündung. Ann. des maladies de l'oreille. 1903. — Gyergyai (1): Fall von Sinusitis maxillaris cum dilatat. Orvosi Hetilap 1907. Nr. 31. — Derselbe (2): Eine neue Methode und Instrument zur Durchleuchtung der Kieferhöhle. Orvosi Hetilap 1911. Nr. 35. — von Hacker: Zentralbl. f. Laryngol. 1907. — Hajek (1): Über die Radikaloperation und ihre Indikation bei chronischem Empyem der Kieferhöhle. Wien. klin. Rundschau 1902. Nr. 4. — Derselbe (2): Über üble Zufälle bei Punktion der Kieferhöhle. Vers. dtsch. Naturforsch. u. Ärzte. Dresden 1907. — Derselbe (3): Ein Beitrag zur Kenntnis des dentalen Empyems der Kieferhöhle auf Grund meiner Erfahrungen und Beobachtungen der letzten 10 Jahre. Wien. klin. Wochenschr. 1908. Nr. 16. — Derselbe (4): Die Behandlung der Empyeme der Nasennebenhöhlen. Zeitschr. f. Laryngol., Rhinol. u. ihre Grenzgeb. Bd. 2. 1910. — Derselbe(5): Ein Beitrag zur Diagnose und Therapie der unkomplizierten Polyposis der Kieferhöhle und des Siebbeinlabyrinths. Med. Klinik 1916. Nr. 33. — Derselbe (6): Nebenhöhlen der Nase. 1909. — Derselbe(7): Indikation der verschiedenen Behandlungs- und Operationsmethoden bei den entzündlichen Erkrankungen der Nebenhöhlen der Nase. Zeitschr. Hals-, Nasen- u. Ohrenheilk. Bd. 4, H. 4, S. 511—522. 1923. Großes Ref.: Zentralbl. f. Hals-, Nasen- u. Ohrenheilk. Bd. 3, H. 10, S. 493. — Haike: Über Wangenabscesse nach Kieferhöhlenoperation. Oto-laryngol. Ges. Berlin. 20. 12. 1921. — Halle (1): Berl. klin. Wochenschr. 1900. S. 777. — Derselbe (2): Archiv f. Laryngol. u. Rhinol. 1915. — Derselbe (3): Verhandlungen dtsch. Hals-Nasen-Ohrenärzte 1923. — Harner (1): Über die chirurgische Behandlung der chronischen Kieferhöhlenerkrankung. Wien. klin. Rundschau 1903. Nr. 7. — Derselbe (2): Demonstration von Präparaten eines Falles von Antrumeiterung, verursacht durch Aspergillus fumigatus. Royal soc. of med. Sitzung 7. 2. 1923. — Hartmann (1): Zeitschrift f. Ohrenheilk. u. f. Krankh. d. Luftwege. Bd. 13, S. 68. — Derselbe (2): Tageblatt d. Vers. dtsch. Naturforsch. u. Ärzte. 1883. S. 23. — Derselbe (3): Über Empyem der Oberkieferhöhle. Dtsch. med. Wochenschr. 1889. — Hastings, Hill: Mucocele der Nasennebenhöhlen. Ann. of otol., rhinol. a. laryngol. Sept. 1921. — Hastings, Sommerroche: Klinischer Vortrag über die Behandlung der Kieferhöhleneiterung. Lancet 29. 11. 1919. S. 960. Ref.: Zentralbl. f. Otol. u. Rhinol. Bd. 17, S. 256. 1920. — Hauer, A.: Ein komplizierter Fall von Oberkieferhöhleneiterung. Zeitschr. f. Stomatol. Jg. 21, H. 5, S. 311 bis 314. 1923. Ref.: Zentralbl. f. Hals-, Nasen- u. Ohrenheilk. Bd. 4, H. 5, S. 182. — Hays,

HAROLD M.: The rhinological surgeon's position in diseases of the maxill. sinus and the relation of the antra to affections of the other sinuses. New York med. journ. a. med. record. Vol. 117. Nr. 2, p. 79—83. 1923. Ref.: Zentralbl. f. Hals-, Nasen- u. Ohrenheilk. Bd. 3, H. 2, S. 85. — HEATLY, CLYDE, A. and S. J. CROWE: Asthma and infections of the accessory nasal sinuses: a study based on 62 cases. Bull. of Johns Hopkins hosp. Vol. 34, Nr. 394, p. 410—414. 1923. Ref.: Zentralbl. f. Hals-, Nasen- u. Ohrenheilk. Bd. 4, H. 2, S. 54. — HECHT: Zur Symptomatologie des Empyema antri Highmori. Münch. med. Wochenschr. 1905. Nr. 37. — HEIMENDINGER: Beiträge zur pathologischen Anatomie der Kieferhöhle. Arch. f. Laryngol. u. Rhinol. Bd. 16. — HENKE: Arch. f. Laryngol. u. Rhinol. 1911. — HENRICI: Der Wert der Röntgenaufnahmen zum Nachweis von Zahnwurzelerkrankungen beim Kieferhöhlenempyem. Zeitschr. f. Laryngol., Rhinol. u. ihre Grenzgeb. Bd. 2. — HERSCHEL: Über Kieferhöhleneiterung. Münch. med. Wochenschr. Bd. 35. 1901. — HERYNG: Berl. klin. Wochenschr. 1889. — HIGGUET: Les sinusites chron. sans pus ou sinusites catarrh. chron. Scalpel. Jg. 76, Nr. 12. 1923. — HINSBERG: Verhandl. d. dtsch. otol. Ges. 1904. — HIRSCH (1): Neue endonasale Methode der Behandlung des chronischen Kieferhöhlenempyems. Wien. laryngol. Ges. 1. 4. 1908. — DERSELBE (2): Desgl. Monatsschr. f. Ohrenheilk. u. Laryngo-Rhinol. 1911. — DERSELBE (3): Ausspülung cystischer Polypen aus der Kieferhöhle durch Punktion. Monatsschr. f. Ohrenheilk. u. Laryngo-Rhinol. Bd. 48. 1914. — DERSELBE (4): Über die chronische katarrhalische Kieferhöhlenentzündung und ihre Beziehungen zu den Nasenpolypen. Wien. laryng-rhin. Ges. Sitzung 8. 9. 1922. — HIRSCH, CÄSAR: Die Therapie der chronischen Kieferhöhleneiterung. Arch. f. Ohren-, Nasen- u. Kehlkopfheilk. Bd. 107, H. 3/4. 1921. Ref.: Zeitschr. f. Ohrenheilk. u. f. Krankh. d. Luftwege. Bd. 20, S. 262. 1922. — HIRSCH, OSKAR: Über katarrhalische Nebenhöhlenentzündung und deren Diagnose. Monatsschr. f. Ohrenheilk. u. Laryngo-Rhinol. Jg. 58, H. 11. 1924. — HIRSCHMANN: Über Endoskopie der Nase und deren Nebenhöhlen. Arch. f. Laryngol. u. Rhinol. Bd. 14. — HÜTTEN, F. v. D.: Über Diphtherie der Nasennebenhöhlen und Diphtheriebacillennachweis. Zeitschr. f. Hals-, Nasen- u. Ohrenheilk. Bd. 5, H. 3/4, S. 240—251. 1923. — HURD, LEE M.: Treatment of acute sinus infections. Ann. of otol., rhinol. a. laryngol. Vol. 32, Nr. 2, p. 394—397. 1923. Ref.: Zentralbl. f. Hals-, Nasen- u. Ohrenheilk. Bd. 4. H. 7, S. 242. — IMHOFER: Zur Kenntnis der üblen Zufälle bei Probespülung der Kieferhöhle. Zeitschr. f. Ohrenheilk. u. f. Krankh. d. Luftwege. Bd. 80. — INGALS: Zentralbl. f. Laryngol. 1906. — IVY: Radical operations on the maxillary sinus and damage to the teeth. Ann. of otol., rhinol. a. laryngol. Vol. 32, Nr. 4. 1923. — IWANOW (1): Von der Behandlung akuter und subcutaner Nebenhöhlenerkrankung. Pirogow-Kongr. zu Moskau 1907. — DERSELBE (2): Über die chronische Entzündung der Kieferhöhle. Zeitschr. f. Hals-, Nasen- u. Ohrenheilk. Bd. 9, H. 4. 1925. — JACKSON (1): Diejenige Highmorshöhlenoperation, die uns die besten Resultate gegeben hat. Laryngoscope. 1906. — DERSELBE (2): Zentralbl. f. Laryngol. 1908. S. 15. — JANSEN: Arch. f. Laryngol. u. Rhinol. Bd. 1. 1894. — JERVEY, J. W. (GRENVILLE, S. C.): Einseitige retrobulbäre optische Neuritis durch eitrige Entzündung des Antrums Highmori verursacht. Ann. of otol., rhinol. a. laryngol. Dez. 1921. Ref.: Zeitschr. f. Ohrenheilk. u. f. Krankh. d. Luftwege. Bd. 20, S. 124. 1922. — JOBSON: Die akute Kieferhöhleneiterung. Lancet. Vol. 203, Nr. 21, p. 1060—1062. 1922. — JOBSON, T. B.: The chronic antrum. Lancet. Vol. 304, Nr. 2, p. 78. 1923. Ref.: Zentralbl. f. Hals-, Nasen- u. Ohrenheilk. Bd. 3, H. 2, S. 85. — JOHNSTON: Infektion der Highmorshöhle mit dem Micrococcus tetragenus. Journ. of eye, ear a. throat dis. — JOURDAIN: Traité des maladies et des opérations réellement chirurgicales de la bouche etc. Paris 1778. Deutsch. Nürnberg 1784. — JURASZ (1): b. BLOCH, Münch. med. Wochenschr. 1891. — DERSELBE (2): Verhandl. d. Vereins süddtsch. Laryngol. 1904. — DERSELBE (3): Monatsschr. f. Ohrenheilk. u. Laryngo-Rhinol. 1906. — KANASUGI: Über die Dehiscenzen der Kieferhöhle. Berl. klin. Wochenschr. 1908. Nr. 30. — KASPARIANTZ: 13. Congr. internat. de méd. Sect. de rhinol. Paris 1900. — KASPARIANZ: Palpation der Oberkieferhöhle und die endonasale Methode der Highmorshöhlenoperation. Mitteil. d. Basel. Klinik. Bd. 1. — KASSEL: Die Nasenheilkunde des Altertums bis zur Neuzeit (19. Jahrhundert). Zeitschr. f. Laryngol., Rhinol. u. ihre Grenzgeb. Bd. 3, 4, 5, 6, 7 u. 8. — KELLNER: Beitrag zur Klinik der mit Knochennekrose einhergehenden Kieferhöhleneiterung. Wien. klin. Wochenschr. 1908. Nr. 16. — KELLY: Zentralbl. f. Laryngol. 1918. — MC KENZIE: Zentralbl. f. Laryngol. 1914. — KILLIAN (1): Über Rhinoscopia media. Münch. med. Wochenschr. 1896. — DERSELBE (2): Die entzündlichen Erkrankungen der Kieferhöhle. Handb. d. Laryngol. v. HEINEMANN. Bd. 2. — DERSELBE (3): Bemerkungen zur Radikaloperation chronischer Kieferhöhlen- und Stirnhöhleneiterung. Verhandl. d. Vereins süddtsch. Laryngol. 1904. — DERSELBE (4): Die Behandlung der entzündlichen Erkrankungen der Nasen-Nebenhöhlen. Dtsch. med. Wochenschr. 1911. Nr. 16. — DERSELBE (5): Über üble Zufälle bei Kieferhöhlenspülung. 20. Tagung d. Vereins dtsch. Laryngol. 1913. — DERSELBE (6): Die Erkrankungen der Nebenhöhlen der Nase bei Scharlach. Zeitschrift f. Ohrenheilk. u. f. Krankh. d. Luftwege. Bd. 56. — KIRCHNER, C.: Über Fremdkörper in der Kieferhöhle. (Bericht über eine dadurch entstandene Kieferhöhlenentzündung.)

Münch. med. Wochenschr. Nr. 34, S. 967. 1920. Ref.: Zeitschr. f. Ohrenheilk. u. f. Krankh. d. Luftwege. Bd. 17, S. 87. 1920. — KLESTADT: Phlegmonöse Wangenschwellung nach Kieferhöhlenradikaloperation. Zur Frage der Radikaloperation akuter Kieferhöhlen- empyeme. Zeitschr. f. Laryngol., Rhinol. u. ihre Grenzgeb. Bd. 9, S. 374. — KNICK: Zentralbl. f. Laryngol. 1914. S. 344. — KOFLER (1): Dakryocystitis chronica pur. nach CALDWELL-LUC. Wien. laryngol. Ges. Januar 1910. — DERSELBE (2): Perseptale Operation an der lateralen Nasenwand. Wien. klin. Wochenschr. 1914. Nr. 34. — DERSELBE (3): Erfahrungen mit meiner transseptalen Operationsmethode. Arch. f. Laryngol. u. Rhinol. Bd. 33. — KOFLER und HAJEK: Monatsschr. f. Ohrenheilk. u. Laryngo-Rhinol. 1910. — KÖLLREUTHER: Die Erfolge der DÉSAULTschen Operation des Kieferhöhlenempyems. Münch. med. Wochenschr. 1906. Nr. 9. — KÖNIGSTEIN: Über Komplikationen nach Radikalbehandlung von Kieferhöhleneiterungen. Polski przegląd oto-laryngol. Bd. 1, H. 1. 1924. — KRASSNIG: Über eine Vereinfachung der Empyemoperation der Kieferhöhle. Monatsschr. f. Ohrenheilk. u. Laryngo-Rhinol. Jg. 59. H. 3. 1925. — KRAUSE: Berl. klin. Wochenschr. 1887. — KRETSCHMANN (1): Beitrag zur Operation des Kieferhöhlenempyems. Münch. med. Wochenschrift 1905. Nr. 1. — DERSELBE (2): Zur Nachbehandlung der aufgemeißelten Kieferhöhle bei chronischer Sinusitis. Münch. med. Wochenschr. 1907. Nr. 26. — DERSELBE (3): Über Diphtherie der Kieferhöhlen. Klin. Wochenschr. Jg. 2, Nr. 7, S. 328. 1923. — DERSELBE (4): Diphtherie der Nase und ihrer Nebenhöhlen. Zeitschr. f. Hals-, Nasen- u. Ohrenheilk. Bd. 4, H. 1, S. 42. Ref.: Fol. otol.-laryngol. Bd. 21, H. 9—12, S. 359. 1923. — KRONENBERG (1): Über die Operation des Empyems der Kieferhöhle von der Nase aus. Zeitschr. f. Laryngol., Rhinol. u. ihre Grenzgeb. Bd. 1. — DERSELBE (2): Über üble Zufälle bei Anbohrung der Kieferhöhle und deren Verhütung. Zeitschr. f. Laryngol., Rhinol. u. ihre Grenzgeb. Bd. 4. 1911. — KRÜGER: Inaug.- Diss. Greifswald 1910. — KUBO: Die supraturbinale Eröffnung bei der chronischen Kieferhöhleneiterung. Arch. internat. de laryngol., otol.-rhinol. et broncho-oesophago- scopie. Tome 30. 1912. — KÜSTER: Dtsch. med. Wochenschr. 1889. S. 235. — KUYK: Die Stimmgabel bei Antrumerkrankung. Laryngoscope 1901. — LAGER- LÖF: Zentralbl. f. Otol. 1911. S. 340. — LANDWEHRMANN: Osteomyelitis des Oberkiefers bei Neugeborenen. Zeitschr. f. Ohrenheilk. u. f. Krankh. d. Luftwege. Bd. 58. — LANGE: Über Heilungsresultate nach operativer Behandlung von Kieferhöhlen. Beitr. z. Anat., Physiol., Pathol. u. Therapie d. Ohres, d. Nase u. d. Halses. Bd. 5. — LAURENS, GEORGES: Considérations sur les sinusites aiguës grippoles. Bull. de l'acad. de méd. Tome 89, Nr. 8, p. 274—276. 1923. Ref.: Zentralbl. f. Hals-, Nasen- u. Ohrenheilk. Bd. 3, H. 5, S. 246. — LAUTENSCHLÄGER: Plastischer Verschluß der radikal operierten Kieferhöhle. Zeitschr. f. Ohrenheilk. u. f. Krankh. d. Luftwege. Bd. 62, S. 218. — LAW, F. M.: Errors in interpre- tations of lesions of the sinuses. Americ. journ. of roentgenol. Vol. 10, Nr. 4, p. 301—303. 1923. Ref.: Zentralbl. f. Hals-, Nasen- u. Ohrenheilk. Bd. 3, H. 8, S. 383. — LEMÈRE (1): Der Tic douloureux in seinen Beziehungen zur latenten Kieferhöhlenerkrankung. Ann. of otol., rhinol. a. laryngol. Vol. 31. 1922. — DERSELBE (2): A new surgical technic for the operative and postoperative treatment of maxillary sinus disease. Transact. of the Americ. acad. of ophth. a. otolaryngol. Philadelphia 17.—22. 10. 1921. S. 358—373. Ref.: Zentralbl. f. Hals-, Nasen- u. Ohrenheilk. Bd. 3, H. 4, S. 205. — DERSELBE (3): The treatment of acces- sory nasal sinus disease in children. Americ. journ. of dis. of childr. Vol. 24, Nr. 6, p. 520 bis 525. 1922. Ref.: Zentralbl. f. Hals-, Nasen- u. Ohrenheilk. Bd. 3, H. 2, S. 84. — DER- SELBE (4): The diagnosis of nasal sinus disease in children. Arch. of pediatr. Vol. 39, Nr. 9, p. 601—606. 1922. Ref.: Zentralbl. f. Hals-, Nasen- u. Ohrenheilk. Bd. 3, H. 1, S. 25. — DERSELBE (5): A new surgical technic. for the operative and postoperative treatment of maxil- lary sinus disease. Transact. of the Americ. acad. of ophth. a. otolaryngol. 17.—22. 10. 1921. — LERMOYEZ: Die Endresultate der operativen Behandlung von Stirn- und Oberkieferhöhle. 70. Vers. d. brit. med. Assoc. Manchester 1902. — LEVINSTEIN: Zur intranasalen Eröffnung der Oberkieferhöhle. Zeitschr. f. Laryngol., Rhinol. u. ihre Grenzgeb. Bd. 6. — LICHT- WITZ (1): Bull. et mém. de la soc. méd. des hôp. de Paris 1890 und Prag. med. Wochenschr. 1893. S. 284. — DERSELBE (2): Ref. Zeitschr. f. Ohrenheilk. u. f. Krankh. d. Luftwege. Bd. 36, S. 374. — LINCK: Die Chirurgie der Nasennebenhöhlen. Handb. d. ges. Augenheilk. 2. u. 3. Aufl. Berlin: Julius Springer 1922. — LINKENHELD: Münch. med. Wochenschr. 1896. — LITTAUR: Eine neue Untersuchungsmethode bei Nasennebenhöhlenerkrankungen. Zeitschr. f. Laryngol., Rhinol. u. ihre Grenzgeb. Bd. 11, H. 5, S. 306—307. 1923. Ref.: Zentralbl. f. Hals-, Nasen- u. Ohrenheilk. Bd. 3, H. 6, S. 303. — LUBET-BARBON: Ann. des maladies de l'oreille. Bd. 2. 1905. — LUC (1): Une nouvelle méthode operatoire pour la cure radicale et rapide de l'empyème chronique du sinus maxillaire. Arch. internat. de laryngol., otol.-rhinol. et broncho-oesophagoscopie. 1897. — DERSELBE (2): Vorträge über die Eite- rungen des mittleren Ohres und der Nebenhöhlen der Nase usw. Paris: Ballière et Fils. 1900. — DERSELBE (3): Zur Frage der radikalen Behandlung der chronischen Kieferhöhlen- empyeme. Dtsch. med. Wochenschr. 1902. Nr. 45. — DERSELBE (4): Verbesserungen in der Radikalbehandlung der chronischen Nebenhöhleneiterungen der Nase. 25. Jahresvers.

d. Americ. laryngol. Assoc. 1903. — DERSELBE (5): Die Möglichkeit einer Infektion der Stirnhöhle durch Injektion in die Highmorshöhle. Franzős. Ges. f. Otol. u. Laryngol. 1906. — DERSELBE (6): Heilung der Highmorshöhlenentzündung durch Verkäsung des Eiters. Ebenda. — LOOPER, EDUARD A.: Infection of the accessory sinuses in childr. with report of cases. Ann. of otol., rhinol. a. laryngol. Vol. 32, Nr. 2, p. 417—426. 1923. Ref.: Zentralbl. f. Hals-, Nasen- u. Ohrenheilk. Bd. 4, H. 10, S. 442. — LOTHROP: Boston med. a. surg. journ. 1897. — LYNCH: Vakuumerkrankung der Kieferhöhle. Ann. of otol., rhinol. a. laryngol. März 1914. — MADER: Radiumtherapie bei chronischen Kieferhöhlenentzündungen. Arch. f. Laryngol. u. Rhinol. Bd. 17. — MAHU (1): Ein diagnostisches Zeichen des wahren chronischen Oberkieferhöhlenempyems. Soc. de laryngol., d'otol. et de rhinol. de Paris. Nov. 1902. — DERSELBE (2): Pathogenese des Oberkieferempyems. Franzős. Ges. f. Otol. u. Laryngol. 1906. — DERSELBE (3): Trepanation und Curettage der Oberkieferhöhle auf nasalem Wege. Presse méd. Febr. 1909. — DERSELBE (4): Radikaloperation der chronisch entzündeten Kieferhöhle von der Nasenhöhle aus. Ann. des maladies de l'oreille. Tome 25. Nr. 9. — DERSELBE (5): Desgleichen. Ann. de maladies de l'oreille. 1911. Nr. 12. — MANASSE, PAUL (1): Die pathologische Anatomie der Nebenhöhleneiterung. Zeitschr. f. Hals-, Nasen- u. Ohrenheilk. Bd. 4, H. 4, S. 473—489. 1923. Großes Ref.: Zentralbl. f. Hals-, Nasen- u. Ohrenheilk. Bd. 3, Nr. 10, S. 492. — DERSELBE (2): Über die akute Osteomyelitis des Gesichtsschädels bei akuten Nebenhöhleneiterungen. (Klinik für Ohren-, Nasen- u. Kehlkopfkranke, Würzburg.) Zentralbl. f. allg. Pathol. u. pathol. Anat. Bd. 33, Sonderband. 1923. S. 240—251. Ref.: Zentralbl. f. Hals-, Nasen- u. Ohrenheilk. Bd. 5, H. 2, S. 54. — MARGINS: Die Operation der Wahl bei Kieferhöhlenerkrankungen. Ann. of otol., rhinol. a. laryngol. März 1915. — MARSCHIK (1): Zur Radikaloperation der Nebenhöhlen. Monatsschr. f. Ohrenheilk. u. Laryngo-Rhinol. Jg. 57, H. 6, S. 423—439. 1923. — DERSELBE (2): Zentralbl. f. Laryngol. 1915. S. 93. — DERSELBE (3): Monatsschr. f. Ohrenheilk. 1920. S. 446. — MARTIN: Über die Bedeutung des Verschlusses der Ostien bei entzündlichen Erkrankungen der Kieferhöhle. Monatsschr. f. Ohrenheilk. u. Laryngo-Rhinol. 1905. Nr. 2. — MEANS: Unusual accident in an antrum operation. Laryngoscope. Vol. 35, Nr. 4. 1925. — MENDOZA: Über die Verwendung der Sinuskopie zur Feststellung der operativen Indikationen bei Erkrankungen der Kieferhöhle. Congress méd. März 1900. — MENZEL (1): Experimentelle Kieferhöhlenspülungen. Arch. f. Laryngol. u. Rhinol. Bd. 17. — DERSELBE (2): Akute, jauchige Kieferhöhleneiterung mit circumscripter Nekrose der Schleimhaut. Wien. laryngol. Ges. 6. 6. 1923. — MERMOD (1): Einige Betrachtungen betreffend das chronische Oberkieferempyem und seine Radikalbehandlung. Ann. de maladies de l'oreille. Jan. 1907. — DERSELBE (2): Klinische Vorstellung im Kantonspital. Rev. de méd. del a Suisse romande. 1903. — MEYER, A.: Bemerkungen zur Radikaloperation der Kieferhöhleneiterung. Zeitschr. f. Laryngol., Rhinol. u. ihre Grenzgeb. Bd. 8. 1916. — MIKULICZ: Arch. f. klin. Chirurg. Bd. 34. 1886. — MINNIGERODE: Wangenabscesse nach Kieferhöhlenoperationen. Zeitschr. f. Hals-, Nasen- u. Ohrenheilk. Bd. 8, H. 1. 1924. — MORGAN: Case of maxillary sinusitis in a child, with a fatal issue. Laryngoscope Vol. 33, p. 8. 1923. — MOSKOWSKI: Nachweis von Influenzabacillen im Eiter eines akuten Empyems der Highmorshöhle. Arch. f. Laryngol. u. Rhinol. Bd. 10. — MOURE und SEIGNEURIN: Zentralbl. f. Laryngol. 1919. — VON ZUR MÜHLEN: Ein Fall von Steinbildung in der Kiefer- und Keilbeinhöhle. Arch. f. Laryngol. u. Rhinol. Bd. 21. — MÜHSAM: Über das Ablaufen des Speichels durch die Nase. Dtsch. med. Wochenschr. 1919. Nr. 16. — MÜLLER, J. M.: Die zahnärztliche Chirurgie der Oberkieferhöhle auf Grund anatomischer Studien und klinischer Erfahrung. Dtsch. Monatsschr. f. Zahnheilk. Jg. 41, H. 10, S. 289 bis 298. 1923. Ref.: Zentralbl. f. Hals-, Nasen- u. Ohrenheilk. Bd. 4, H. 10, S. 495. — MYGIND, S. H.: Akute Entzündung der Orbita von den Nebenhöhlen der Nase ausgehend. Ugeskrift f. laeger. 1920, Nr. 10, p. 305 u. Nr. 11, p. 342. Großes Ref.: Internat. Zentralbl. f. Ohrenheilk. Bd. 17, S. 291—292. 1920. — MYLES: Die Indikationen für den endonasalen Weg bei der Behandlung der chronischen Highmorshöhleneiterung und dessen Vorteile gegenüber der Radiakloperation. Laryngoskope 1907. — NAGER: Die Anwendung der Lokalanästhesie mit Anämisierung bei der Radikaloperation der Kieferhöhleneiterung. Arch. f. Laryngol. u. Rhinol. Bd. 19. — NAKATA: Statistische Mitteilung über Nebenhöhlenempyeme. Jahresvers. d. japan. oto-rhino-laryngol. Ges. 1911. — MC NAUGHT: Zentralbl. f. Laryngol. 1916. S. 43. — v. NAVRATIL (1): Der Wert der DENKERschen Operation bei Erkrankung der Nase und ihrer Nebenhöhlen. 4. Generalvers. d. ungar. Ges. f. Chirurg. in Budapest. — DERSELBE (2): Doppelläufiger Troikart zur Spülung des Sinus maxillaris. Arch. f. Laryngol. u. Rhinol. Bd. 24. — NEUENBORN: Münch. med. Wochenschr. 1907. S. 1653. — NEUGEBAUER: Zentralbl. f. Chirurg. 1917. S. 140. — NIKOLAS: Diagnose und Behandlung des Kieferhöhlenempyems. Journ. of the Philippine Island med. assoc. 1923. Nr. 3. — NOLTENIUS: Monatsschr. f. Ohrenheilk. u. Laryngo-Rhinol. 1903. S. 9. — NÜRNBERG, C.: Glühlichtbehandlung von Nasennebenhöhlenerkrankungen. Med. Klinik. Jg. 19, Nr. 8, S. 210—224. 1923. Ref.: Zentralbl. f. Hals-, Nasen- u. Ohrenheilk. Bd. 3, H. 3, S. 14. — NYLÉN: Rasch vorübergehende Hemiplegie nach Ausspülung der Kieferhöhle. Oto-laryngol. Sektion Stockholm. 30. 1. 1920. — Ohuo: Über die Diagnose und Therapie der chronischen Kieferhöhleneiterung. Japan. Zeitschr. f. Otol., Rhinol. u. Laryngol. Bd. 15. 1909. — Oertel: Die Tätigkeit des Hals-Nasen-Ohrenarztes im Feldlazarett. Beitr. z. Anat., Physiol., Pathol. u. Therapie d. Ohres, d. Nase u. d. Halses. 1911. — Onodi (1): Die Eröffnung der Kieferhöhle im mittleren Nasengang. Arch. f. Laryngol. u. Rhinol. Bd. 14, H. 2, S. 154. 1903. — Derselbe (2): Die Behandlung der Krankheiten der Nase und des Nasenrachenraums. (Gemeinsam mit Rosenberg.) Berlin: O. Koblentz. 1906. — Derselbe (3): Über die spontane Heilung des Empyems der Highmorshöhle und den Wert der endonasalen Ausspülung. Orvosi Hetilap. 1906. Nr. 44. — Derselbe (4): Pathologie und Therapie der Nasenkrankheiten. Wien u. Leipzig: Alfred Hölder. 1910. — Oppikofer: Mirkoskopische Untersuchung der Schleimhaut von 166 chron. eiternden Nebenhöhlen der Nase nebst Beitrag zur Genese der Plattenepithelcarcinome der Nebenhöhlen. Arch. f. Laryngol. u. Rhinol. Bd. 21. — Osmond, John D.: Roentgentherapey of acute infections of the antrum and frontal sinus. Americ. journ of roentgonol. a. Radiumtherapie. Vol. 10, Nr. 5, p. 374—377. 1923. Ref.: Zentralbl. f. Hals-, Nasen- u. Ohrenheilk. Bd. 5, H. 1, S. 23. — Oudot: Über die Behandlung der Kieferhöhleneiterung durch Ausspritzungen vom unteren Nasengang aus. Inaug.-Diss. Paris 1908. — Pape: Über die Resultate der Caldwell-Lucschen Operation zur Beseitigung der chronischen Kieferhöhleneiterung. Zeitschr. f. Ohrenheilk. u. f. Krankh. d. Luftwege. Bd. 63, H. 2, S. 165. — Parage: Das käsige Highmorshöhlenempyem. Thèse de Bordeaux 1907. — Partsch (1): Über den dentalen Ursprung des Kieferhöhlenempyems. Vers. dtsch. Naturforscher u. Ärzte Hamburg 1901. — Derselbe (2): Der dentale Ursprung des Empyema antri Highmori. Arch. of otol. Febr. 1902. — Piazza, Antonio (1): Nouvelle contribution clinique sur la valeur de la méthode Citelli pour la diagnostie et la cure des sinusites purulentes max. et front. Rev. de laryngol., d'otol. et de rhinol. Jg. 44, Nr. 12. p. 489—493. Ref.: Zentralbl. f. Hals-, Nasen- u. Ohrenheilk. Bd. 4, H. 7, S. 243. — Derselbe (2): Apropos de la méthode du Citelli pour diagnostic de la cure des sinusites purilantes maxill. et frontales. Rev. de laryngol., d'otol. et de rhinol. Jg. 44, Nr. 15, p. 626—628. 1923. Ref.: Zentralbl. f. Hals-, Nasen- u. Ohrenheilk. Bd. 4, H. 9, S. 403. — Piffl (1): Zur Operation und Kasuistik der chronischen Oberkieferhöhleneiterung. Prag. med. Wochenschr. 1917. H. 18. S. 1906. — Derselbe (2): Kriegserkrankungen der Nasennebenhöhlen. Wien. klin. Wochenschr. 1914. Nr. 50. — Pollascheki: Über eine Modifikation der radikalen Kieferhöhlenoperation. 21. Vers. d. Vereins d. Laryngologen Kiel. 1914. — Derselbe (2): Über die Indikation der Kieferhöhlenoperationen. Orvosi Hetilap. 1915. Nr. 15. — de Ponthière: Ann. de maladies de l'oreille. Tome 1. 1902. — Pontoppidan (1): Erfahrungen über Sinusitis maxillaris. Acta oto-laryngol. Bd. 1, H. 1. Ref.: Internat. Zentralbl. f. Ohrenheilk. Bd. 17, S. 13. 1920. — Derselbe (2): Zentralbl. f. Laryngol. 1918. — Quirin: Incidents et accidents de la ponction du sinus maxill. Arch. internat. de laryngol., otol.-laryngol. et broncho-oesophagoscopie. Tome 2, Nr. 1. 1923. — Ratzwill: Beiträge zur Pathologie und Therapie der Kieferhöhleneiterung. Arch. f. Laryngol. u. Rhinol. Bd. 28, S. 285. — Rainey, John J.: A pratical consideration of the antrum of Highmore. Albany med. ann. Vol. 43, Nr. 8, p. 351—356. 1922. Ref.: Zentralbl. f. Hals-, Nasen- u. Ohrenheilk. Bd. 3, H. 1, S. 25. — Ranken: Diagnose und Behandlung des Oberkieferempyems. Brit. journ. of dent. März 1914. — Reichert: Über eine neue Untersuchungsmethode der Oberkieferhöhle mittels des Antroskopes. Berl. klin. Wochenschrift 1902. Nr. 18. — Reinmöller, M. (1): Konkrementbildung in der Kieferhöhle. Zeitschrift f. Hals-, Nasen- u. Ohrenheilk. Bd. 2. — Derselbe (2): Das dentale Empyem des Antrum Highmori. Rostock 1909. — Reusch: Zur Behandlung und Prognose der entzündlichen Nasennebenhöhlenerkrankungen. Zeitschr. f. Laryngol., Rhinol. u. ihre Grenzgeb. 1904. — Rethi (1): 25 Jahre endonasale Kieferhöhlenoperation. Wien klin. Wochenschr. Jg. 75, S. 1277—1279. 1923. Ref.: Zentralbl. f. Hals-, Nasen- u. Ohrenheilk. Bd. 4, H. 5, S. 182. — Derselbe (2): Zur Radikaloperation hartnäckiger Kieferhöhlenempyeme von der Nase her. Wien. med. Wochenschr. 1901. Nr. 52. — Derselbe (3): Desgleichen. Wien. med. Wochenschrift 1903. Nr. 12. — Derselbe (4): Wien. klin. Wochenschr. 1904. Nr. 34. — Derselbe (5): Die Größe der Kieferhöhlenöffnung bei der intranasalen Operationsmethode und ihre Bedeutung für die Behandlung der Kieferhöhleneiterungen. Wien. klin. Wochenschr. 1914. Nr. 18. — Richards: Über die relative Häufigkeit des dentalen und nasalen Ursprungs des Antrumempyems. Ann. of otol., rhinol. a. laryngol. März 1905. — v. Rimscha: Die Diagnose und Therapie des Highmorshöhlenempyems. St. Petersburger med. Wochenschr. 1910. Nr. 4. — Roe: Methode zur Eröffnung der Highmorshöhle mit Demonstration eines neuen Instrumentes. 33. Jahresvers. d. Americ. laryngol. assoc. Montreal 1908. Desgl. Ann. of otol., rhinol. a. laryngol. Juni 1909. — Roth: Über eine bisher noch nicht beschriebene Exsudatform bei der Entzündung der Highmorshöhle. Wien. med. Presse 1904. Nr. 3. — Ruttin (1): Zur Eröffnung der Kieferhöhle vom unteren Nasengang. Monatsschr. f. Ohrenheilkunde u. Laryngo-Rhinol. 1909. Nr. 11. — Derselbe (2): Akute Meningitis nach Kieferhöhlenempyem, kombiniert mit akuter Otitis. Sitzung d. österr. otol. Ges. v. 14. 7. 1919.

Ref.: Internat. Zentralbl. f. Ohrenheilk. Bd. 17, S. 225. 1920. — SCHÄFFER: Zentralbl. f. Laryngol. 1911. S. 301. — SCHEIBE: Zur Lebensgefährlichkeit der Nebenhöhleneiterungen und ihrer Behandlungsmethoden. 3. Jahresvers. d. Ges. dtsch. Hals-Nasen-Ohrenärzte Mai 1923. Kissingen. — SCHEIER: Die Diagnostik der Emypeme der nasalen Nebenhöhlen und das Röntgenverfahren. Arch. f. Laryngol. u. Rhinol. Bd. 21. — SCHLEMMER: Die Erkrankungen der Nebenhöhlen bei Kindern. Vers. dtsch. Naturforsch. u. Ärzte. Wien 1913. Arch. f. Laryngol. u. Rhinol. Bd. 28, S. 61. — SCHLESINGER: Zur Frage der endonasalen Radikaloperation der Kieferhöhle (STURMANNsche Operation). Zeitschr. f. Laryngol., Rhinol. u. ihre Grenzgeb. Bd. 7. — SCHLITTLER: Wie lassen sich die sog. üblen Zufälle bei der Kieferhöhlenspülung vermeiden. Zeitschr. f. Hals-, Nasen- u. Ohrenheilk. Bd. 1. 1922. — SCHMIDT, M.: Berl. klin. Wochenschr. 1888. — SCHNEIDER: Zentralbl. f. Laryngol. 1914. — SEIFERT (1): Zur Diagnose und Therapie der Erkrankungen der Nebenhöhlen der Nase. Physiol. med. Ges. zu Würzburg. April 1899. — DERSELBE(2): Diagnose und Behandlung der Sinusaffektion. New York med. journ. a. med. record. 1900. — DERSELBE (3): Zur Durchleuchtung der Nasennebenhöhlen. Zeitschr. f. Laryngol., Rhinol. u. ihre Grenzgeb. Bd. 8. 1917. — SHEEHAN, J. E.: A further report on the epitheligation of the maxillary sinus in chronically diseased states. SUMMARY. Laryngoscope. Vol. 33, Nr. 6, p. 470—476. 1923. Ref.: Zentralbl. f. Hals-, Nasen- u. Ohrenheilk. Bd. 4, H. 6, S. 203. — SIEBENMANN (1): Arch. f. Laryngol. u. Rhinol. Bd. 19, S. 100. — DERSELBE (2): Verhandl. d. Vereins süddtsch. Laryngol. 1899. — SKILLERN (1): Zentralbl. f. Laryngol. 1913. S. 11. — DERSELBE (2): Zentralbl. f. Laryngol. 1915. S. 212. — DERSELBE (3): Zentralbl. f. Laryngol. 1918. S. 222. — SKILLERN, ROSS HALL (1): The end results of radical operations on the accessory sinuses. Ann. of otol., rhinol a. laryngol. Vol. 32, Nr. 1, p. 139—148. 1923. Ref.: Zentralbl. f. Hals-, Nasen- u. Ohrenheilk. Bd. 4, H. 1, S. 36. — DERSELBE (2): The present status of skiagraphic interpretation as on adjunct in the diagnosis of catarrhal affections on the accessory sinuses. Ann. of otol., rhinol. a. laryngol. Vol. 31, Nr. 3, p. 855—861. 1923. Ref.: Zentralbl. f. Hals-, Nasen- u. Ohrenheilk. Bd. 3, H. 2, S. 85. — SOBERNHEIM: Bakteriologische Untersuchungen zur Prognosestellung und Behandlungswahl bei chronischen Kieferhöhlenempyemen. Arch. f. Laryngol. u. Rhinol. Bd. 22, S. 159. — SONDERMANN (1): Verhandl. dtsch. Naturforsch. u. Ärzte 1904. — DERSELBE (2): Münch. med. Wochenschr. 1905. S. 17. — SPENCER: Bericht eines tödlichen Falles von membranöser Infektion der Nase und Kieferhöhle. Laryngoscope. Juni 1917. — SPIELBERG: Die Antroskopie der Kieferhöhle. Laryngoscope. Vol. 32. 1922. — SPIELBERG, WILLIAM (1): Contribution to the diagnosis of subacute and chronic inflammatory lesions of the mucosa, lining the maxillary antrum of highmore. Prelimin. report. Laryngoscope. Vol. 33, Nr. 3, p. 203—206. 1923. Ref.: Fol. haematol. 1923. Bd. 22, H. 1—3, S. 61. Ref.: Zentralbl. f. Hals-, Nasen- u. Ohrenheilk. Bd. 3, H. 6, S. 303. — DERSELBE (2): New instruments for puncturing and visualizing the maxill. antrum of Highmore. Laryngoscope. Vol. 33, Nr. 11. 1924. — SPIESS: Sequester im Alveolarfortsatz nach Anbohrung der Oberkieferhöhle. Arch. f. Laryngol. u. Rhinol. Bd. 9. 1899. — STACKE: Arch. f. Ohren-, Nasen- u. Kehlkopfheilk. Bd. 42. 1897. — STEPP: Über die Bedeutung von Eiterungen der Nebenhöhlen der Nase als Ursache von Erkrankungen der tieferen Luftwege. Dtsch. med. Wochenschr. 1921. Nr. 44, S. 1328. Ref.: Internat. Zentralbl. f. Ohrenheilk. Bd. 30, S. 261. 1922. — STIBBE: Un cas intéressant de complication ophthalmique dans une inflammation du sinus maxillaire. Acta oto-laryngol. Vol. 7, H. 3. 1925. — STOLTE: Stellt die DENKERsche Radikaloperation der Highmorshöhle einen Fortschritt in der Nebenhöhlenchirurgie dar. Laryngoscope. März 1906. — STREIT: Verhandl. dtsch. Laryngol. 1913. — STRUYCKEN, H. J. L.: Konservative Zahnheilkunde und Emypem des Antrum Highmori. Niederländ. Verein f. Hals-, Nasen- u. Ohrenheilk. 26. Vers. v. 25/26. 11. 1916. Ref.: Internat. Zentralbl. f. Ohrenheilk. Bd. 16, S. 28. 1919. — STRUBELL (1): Über die Beziehungen der Gefäße der Kieferhöhle zu denen der Zähne. Monatsschr. f. Ohrenheilk. u. Laryngo-Rhinol. 1904. Nr. 6. — DERSELBE (2): Über Pathologie und Therapie der Kieferhöhleneiterung. Münch. med. Wochenschr. 1905. Nr. 38. — STURMANN (1): Zur Behandlung der Oberkiefereiterungen. Berl. klin. Wochenschr. 21. 7. 1902. Berl. laryngol. Ges. 8. 3. 1901. — DERSELBE (2): Erfahrungen mit meiner intranasalen Freilegung der Oberkieferhöhle. Arch. f. Laryngol. u. Rhinol. Bd. 23, H. 1. 1910. — DERSELBE (3): Ebenso. Berl. klin. Wochenschr. 1908. Nr. 27. — SVERSCHEWSKY: Über diagnostische und therapeutische Kieferhöhlenpunktionen. Moskauer oto-laryngol.-rhinol. Ges. 7. 3. 1923. — SYME, W. S.: Eine Reihe von Fällen von Sinusitis maxillaris. Einige Punkte von Interesse. Journ. of laryngol. a. otol. Vol. 34, p. 478. 1919. Ref.: Internat. Zentralbl. f. Ohrenheilk. Bd. 17, S. 291. 1920. — TESAR, V. (1): Beitrag zur chirurgischen Therapie chronisch-eitriger Entzündungen des Antrum Highmori. Časopis lékařuv českých. 1923. Nr. 2. Ref.: Fol. Oto-Laryngol. Bd. 21, H. 3—5, S. 195. 1923. — DERSELBE (2): Chirurgische Behandlung eitriger Kieferhöhlenentzündungen. Časopis lékařuv českých. Jg. 62, Nr. 2, S. 26—29. 1923. Ref.: Zentralbl. f. Hals-, Nasen- u. Ohrenheilk. Bd. 3, H. 1, S. 25/26. — TEXIER: Über die käsigen Oberkieferhöhlensinusiten. Symptome und Diagnose. Presse de oto-laryngol.

belge. Nr. 2, p. 57. — Thomson: Ann. des maladies de l'oreille Bd. 2. 1905. — Tilley (1): Eiterungen der Oberkieferhöhle mit besonderer Berücksichtigung von Diagnose und Behandlung. Laryngoscope. Februar 1904. — Derselbe (2): Zentralbl. f. Laryngol. 1907. S. 183. — Derselbe (3): Einige Erfahrungen und Betrachtungen über die Affektionen der Kieferhöhle. Arch. internat. de laryngol., otol.-rhinol. et broncho-oesophagoscopie. Tome 3. 1923. Größeres Ref.: Fol. oto-laryngol. Bd. 21, H. 9—12, S. 360/361. 1923. — Tretrop: Sinusitiden und Osteomyelitiden des Oberkiefers. Presse de oto-laryngol. belge. 1906. Nr. 8. — Trimarchi: Die konservative Behandlung der Sinusitis maxillaris und die Citellische Methode. Arch. ital. di laryngol. Jg. 42. 1922. — Turner (1): Die Nebenhöhlen der Nase. Edinbourg: Creen and Son. — Derselbe (2): Eine weitere Studie über die Bakteriologie der Nebenhöhleneiterung. Edinbourgh med. journ. April 1910. — Uffenorde (1): Zeitschr. f. Laryngol., Rhinol. u. ihre Grenzgeb. Bd. 3. 1911. — Derselbe (2): Die verschiedenen Entzündungsformen der Nasennebenhöhlenschleimhaut und ihre Behandlung. Zeitschr. f. Laryngol., Rhinol. u. ihre Grenzgeb. Bd. 72 — Derselbe (3): Das Röntgenbild bei Nasennebenhöhlenentzündung. Arch. f. Ohren-, Nasen- u. Kehlkopfheilkunde. Bd. 110, S. 185. 1922. — Vaeth: Die Heilungsresultate bei den in der Klinik für Ohren-, Nasen- und Kehlkopfkranke in Heidelberg von 1906—1912 behandelten Fällen von Kieferhöhleneiterung. Dtsch. Monatsschr. f. Zahnheilk. 1914. — Vernon: New maxillary antrum wash-tube. Journ. of Americ. med. assoc. Vol. 81, Nr. 17. 1923. — Vierra, Julio: Behandlung der Erkrankung der Oberkieferhöhle. Brazil. med. Bd. 2, Nr. 7, S. 114. 1923. Ref.: Zentralbl. f. Hals-, Nasen- u. Ohrenheilk. Bd. 4, H. 6, S. 203. — Vogel (1): Zur Diagnose der Nebenhöhlenerkrankungen. Dtsch. med. Wochenschr. 1921. Nr. 33, S. 958 ff. Ref.: Internat. Zentralbl. f. Ohrenheilk. Bd. 20, S. 124. 1922. — Derselbe (2): Die Behandlungen der Nebenhöhlenerkrankungen. Klin. Wochenschr. Jg. 2, Nr. 32, S. 1509—1513. 1923. Ref.: Zentralbl. f. Hals-, Nasen- u. Ohrenheilk. Bd. 4, H. 5, S. 180. — Vohsen (1): Berl. klin. Wochenschr. 1890. — Derselbe (2): Verhandl. d. internat. Laryngol.-Kongr. Wien 1908. — Derselbe (3): Methodik der Durchleuchtung von Oberkiefer- und Stirnhöhlen. Berl. klin. Wochenschr. 1908. Nr. 28. — Wagner: Arch. f. klin. Chirurg. Bd. 11. 1869. — Warnecke: Arch. f. Laryngol. u. Rhinol. Bd. 10. 1900. — Watson-Williams, P. M. (London) (1): Die Nebenhöhlenentzündungen ohne Eiter. Arch. internat. de laryngol., otol.-rhinol. et broncho-oesophagoscopie. April 1922. Ref.: Internat. Zentralbl. f. Ohrenheilk. Bd. 20, S. 296. 1922. — Watson-Williams, E. (1): Antral infections and manganese. Journ. of laryngol. a. otol. July 1920. (Bei chronischen und subacuten Fällen von Sinusitis maxillae.) Ref.: Internat. Zentralbl. f. Ohrenheilk. Bd. 18. S. 204. 1920. — Derselbe (2): Der diagnostische Wert der Durchleuchtung des Sinus maxill. Journ. of laryngol. a. otol. Mai 1922. Ref.: Folia oto-laryngol. Bd. 2, H. 3—5, S. 193—194. 1923. — Weill zusammen mit Gardière et Bertoye: Die Kieferhöhlenentzündung der Säuglinge. Journ. de méd. de Lyon. 1922. — Welty: Surgery of the antrum of Highmore. California a. Western. med. Vol. 22, Nr. 12. 1924. — Wertheim: Beiträge zur Pathologie und Klinik der Erkrankungen der Nasennebenhöhlen. Arch. f. Laryngol. u. Rhinol. Bd. 11. 1900. — Weski: Die moderne zahnärztliche Diagnostik im Dienste der Rhino- und Otologie. Zeitschr. f. Laryngol., Rhinol. u. ihre Grenzgeb. Bd. 3. 1910. — Wildenberg, van der: Zentralbl. f. Laryngol. 1912. — Winckler: Zur Kasuistik des Kieferhöhlencholesteatoms. Zeitschr. f. Laryngol., Rhinol. u. ihre Grenzgeb. Bd. 2. 1909. — Witzel: Jodoformemulsion zur Ausspritzung von Highmorshöhlen. Arch. f. Laryngol. u. Rhinol. Bd. 16, S. 536. — Wolf, Geo: A case of tuborrhea of the right ear, impaired hearing of the left ear and polyarthritis due to purulent sinusit. Laryngoscope. Vol. 33, Nr. 1, S. 10—13. 1923. Ref.: Zentralbl. f. Hals-, Nasen- u. Ohrenheilk. Bd. 3, H. 7. S. 341. — Wroblewski: Das akute Kieferhöhlenempyem. Arch. f. Laryngol. u. Rhinol. Bd. 10, Nr. 52. — Yates: The simulation of active pulmonary tuberculosis by painles. maxill. sinusitis. Lancet. Vol. 205, p. 18. 1923. — Zange: Über Pyämie nach Kieferhöhleneiterung. Zeitschr. f. Ohrenheilk. u. f. Krankh. d. Luftwege. Bd. 60, S. 318. — Zarnikow: Die Krankheiten der Nase und des Nasenrachens mit besonderer Berücksichtigung der rhinologischen Propädeutik. 3. Aufl. 1910. — Ziem (1): Über Bedeutung und Behandlung der Naseneiterungen. Monatsschr. f. Ohrenheilk. u. Laryngo-Rhinol. 1886. — Derselbe (2): Therap. Monatsh. 1888. — Derselbe (3): Über Ätiologie und Therapie der eitrigen Erkrankungen der Nase und ihrer Nebenhöhlen, die Bedeutung der Diätetik und Hygiene dabei. Monatsschr. f. Ohrenheilk. u. Laryngo-Rhinol. 1900. Nr. 9. — Zuckerkandl: Normale und pathologische Anatomie der Nasenhöhle. Wien u. Leipzig. Bd. 1.

c) Die entzündlichen Erkrankungen der Stirnhöhle.

Von

Alfred Brüggemann - Giessen.

Mit 59 Abbildungen.

Akute Entzündung der Stirnhöhle.

Ätiologie.

Die Ätiologie der akuten Stirnhöhlenentzündung ist im allgemeinen die gleiche wie die der übrigen akuten Nasennebenhöhlenentzündungen. In weitaus den meisten Fällen sehen wir, daß nicht die Stirnhöhle allein, sondern mehrere oder alle Nebenhöhlen der Nase gleichzeitig miterkrankt sind. Die Stirnhöhle ist eben auch nur ein Teil des großen Höhlensystems, das die Nasenhöhle umgibt und mit ihr in Verbindung steht. Um Wiederholungen zu vermeiden, brauche ich auf die gemeinsamen Ursachen für alle akuten Nasennebenhöhlenentzündungen nicht näher einzugehen. Sie sind in der Einleitung eingehend besprochen. Hier soll nur auf einzelne Besonderheiten hingewiesen werden, die für die Entstehung *der akuten Stirnhöhlenentzündung* in Betracht kommen.

Der Ausführungsgang der Stirnhöhle ist bekanntlich bei den einzelnen Menschen außerordentlich verschieden gestaltet. Ist er eng und vielleicht lang und gewunden, so besteht leicht die Möglichkeit, daß bei einer Schwellung der Schleimhaut im mittleren Nasengang die Stirnhöhle vorübergehend abgeschlossen wird. Es kommt dann durch Sauerstoffresorption zu einer Luftverdünnung in der Stirnhöhle, ähnlich wie beim Tubenabschluß im Mittelohr. Findet sich nun Eiter im mittleren Nasengang, z. B. infolge einer Kieferhöhleneiterung, so kann der Eiter direkt in die Stirnhöhle angesaugt und dadurch eine akute Stirnhöhlenentzündung bedingt werden. Neuerdings haben LUBET-BARBON und LABERNADIE nochmal darauf hingewiesen, daß die Konfiguration der mittleren Muschel und die anatomischen Verhältnisse im mittleren Nasengang bei der Entstehung der akuten Nebenhöhlenentzündungen im Anschlusse an akute Rhinitis eine besondere Rolle spielen. Sie empfehlen durch Fortnahme des vorderen Endes der mittleren Muschel oder einer bestehenden Bulla ethmoidalis die anatomischen Verhältnisse zu bessern.

Die Annahme von LERMOYEZ (Ann. des maladies de l'oreille etc. November 1902), daß Eiter bei einer Kieferhöhleneiterung durch Spülungen in die Stirnhöhle gepreßt werden könnte, hat sich nach den Versuchen von MENZEL als falsch erwiesen. Aus diesen Experimenten geht hervor, daß eine direkte Infektion der Stirnhöhle auch durch die forciertesten Kieferhöhlenspülungen nicht zustande kommen kann, weil die mit Luft gefüllte Höhle die Spülflüssigkeit niemals eindringen läßt.

Verhältnismäßig häufig sahen wir im Kriege akute Stirnhöhleneiterungen bei Schußverletzungen der Stirnhöhle. LANNOIS und SARGNON teilen mit, daß auf 2935 Verwundete 28 Stirnhöhleneiterungen kamen, was auf die Hals- und Kopfverletzungen berechnet etwa 0,82% ausmacht. Die Infektion der Stirnhöhle erfolgt bei den Schußverletzungen in den meisten Fällen von außen, indem durch die Wunde alle möglichen Verunreinigungen und Fremdkörper in die Stirnhöhle gelangen. Vor allem sind es Knochensplitter, Haare, Schmutz, auch Geschoßteile, die zur Eiterung der Stirnhöhlenschleimhaut führen. Nicht selten allerdings erfolgt auch die Infektion von der Nase her, dadurch daß Infektionserreger in die mit Blut angefüllte Stirnhöhle gelangen und hier einen günstigen Nährboden vorfinden.

Die Entzündung ist bei diesen Verletzungen gewöhnlich eitrig und kann sehr foudroyant verlaufen. Marx (Passows Beiträge Bd. 11, S. 149) fand 4 Tage nach der Verletzung beide Stirnhöhlen prall mit Eiter gefüllt. Ähnliche Fälle sind mehrfach beschrieben (siehe Lit. bei Weingärtner und Schjernings Handbuch S. 198). Selten ist die Entzündung anfangs serös-katarrhalisch und wird erst mit der Zeit eitrig. Piffl sah diese leichte katarrhalische Form der Nebenhöhlenentzündung bei Schüssen in der nächsten Umgebung der Nebenhöhle, wo offenbar die Höhlenwandung nur leicht geschädigt war, so daß es zunächst nur zu Blutungen kam. Übrigens hat Uffenorde (3) darauf aufmerksam gemacht, daß jede Verletzung einer Nebenhöhle, auch wenn eine eitrige Infektion ausbleibt, von einem mehr oder weniger ausgedehnten Ödem der Schleimhaut gefolgt ist, eine Tatsache, die auch ich bei der Stirnhöhle in einem Fall beobachten konnte. Meist geht dieses Ödem bald zurück.

Auch von anderen verletzten Nebenhöhlen kann eine Entzündung auf die Stirnhöhle übergreifen, so besonders vom Siebbein. Ich sah mehrere Schuß-verletzungen des Siebbeins mit nachfolgender Stirnhöhlenentzündung. Es ist das wohl verständlich, weil die Bakterien, die sich in dem zertrümmerten Siebbein ansammeln, meist ohne Schwierigkeit durch das Ostium oder den Ductus nasofrontalis in die Stirnhöhle gelangen. Hier bedingen sie besonders leicht eine Eiterung, da oft auch die Stirnhöhle durch den Siebbeinschuß infolge Blutungen oder Verlegung des Ausführungsganges schon in Mitleidenschaft gezogen wurde.

Auch andere Traumen, die die Stirnhöhle treffen, haben unter Umständen Entzündungen zur Folge. Ausschlaggebend für den Grad der Entzündung ist auch hier vor allem die Schwere der Verletzung (Knochensplitter) und die Infektion von außen. Dabei ist jedoch zu bemerken, daß auch leichte Traumen selbst ohne äußere Verletzungen schwere akute Stirnhöhlenentzündungen be-dingen können, besonders wenn es sich um eine Stirnhöhle handelt, die bis dahin in einem chronischen Entzündungszustand war. Dieser wird als solcher oft nicht erkannt, weil die chronische Entzündung häufig keine Erscheinung macht und latent verläuft. Es handelt sich also in solchen Fällen streng genommen nicht um eine einfache akute Entzündung, sondern um ein akutes Aufflackern der schon vorhandenen chronischen Stirnhöhlenentzündung. Diese akuten Rezidive heilen gewöhnlich nicht ohne weiteres aus, sondern gehen, wenn die akuten Entzündungserscheinungen nachlassen, wieder in die chronische Form über.

Wie bei den Schußverletzungen und anderen Traumen die Infektion der Stirnhöhle sehr häufig durch Fremdkörper erfolgt, die von außen in die Stirn-höhle dringen, so können auch vom Naseninneren aus Fremdkörper zur Infektion der Stirnhöhle führen. Rusconi beschreibt eine rechtsseitige akute Stirnhöhlen-entzündung infolge eines seit langer Zeit in der Nasenhöhle derselben Seite liegenden Tampons. Dahin gehören auch die Fälle, wo durch Badewasser eine Infektion der Stirnhöhle erfolgte. Hope hat 1914 zwei solche Patienten mit akuter Stirnhöhleneiterung ohne Kieferhöhlenerkrankung demonstriert.

Man darf sich nicht vorstellen, daß jede Stirnhöhle, in welche Bakterien gelangen, sofort mit einer akuten Entzündung reagiert. Im Gegenteil, es ist erstaunlich, wie außerordentlich tolerant die normale Stirnhöhlenschleimhaut,

wie übrigens jede Nebenhöhlenschleimhaut eingedrungenen Bakterien gegen-
über ist. Diese Toleranz geht soweit, daß es bei gesunden Tieren, wie z. B. bei
Katzen versucht wurde, mit großen Schwierigkeiten verbunden ist, eine akute
Stirnhöhlenentzündung durch Einbringen von Bakterien zu erzeugen.

In den meisten Fällen handelt es sich bei den Stirnhöhlenentzündungen,
ebenso wie bei den anderen Nebenhöhlen, um ein Fortschreiten der akuten
Entzündung von der Nase aus. Oder aber die Entzündung entsteht dadurch,
daß die Schleimhaut der Nebenhöhle durch eine allgemeine Infektion (Grippe,
Typhus, Scharlach, Pneumonie usw.) oder ein Trauma (Blutung, Quetschung)
so in ihrer Widerstandskraft geschädigt ist, daß die Infektionserreger sich hier
ansiedeln können. Je nach der Ursache wird das eine Mal die akute Entzündung alle Nebenhöhlen befallen oder die eine oder andere mehr. Im letzten
Falle ist die Stirnhöhle wegen ihrer exponierten Lage besonders häufig beteiligt.

Zuweilen gelangen die Infektionserreger auf der Blutbahn in die Stirnhöhlenschleimhaut. HABERMANN berichtete 1901 in der Deutschen otoloigschen Gesellschaft über einen 12jährigen Jungen, bei dem im Anschluß an einen perityphli-
tischen Abszeß eine linksseitige akute Stirnhöhleneiterung auftrat, die von
einem Abszeß im rechten Stirnbein mit Meningitis und Durchbruch in die
linke Stirnhöhle ausging.

Bezüglich der Bakterien wurden in der Stirnhöhle die gleichen Befunde
erhoben wie in den anderen Nebenhöhlen. Es braucht daher hier nicht darauf eingegangen zu werden. Nur sei als Seltenheit hervorgehoben, daß PRADA (Madrid)
1913 einen Fall von gonorrhoischer Sinuitis fronto-ethmoidalis im Anschluß
an eine Augenblennorrhöe beschrieben hat, bei dem typische Gonokokken in
der Stirnhöhle nachgewiesen wurden.

Pathologisch-anatomische Befunde.

Die pathologisch-anatomischen Befunde bei akuter Stirnhöhlenentzündung
sind natürlich im allgemeinen die gleichen wie bei den übrigen akut entzündeten
Nasennebenhöhlen; diese sind in der Einleitung schon besprochen. Die topographische Lage der Stirnhöhlenentzündung zu den vorderen Siebbeinzellen
bzw. zu den subfrontalen Zellen, bringt es mit sich, daß eine isolierte Entzündung
der Stirnhöhle kaum vorkommt. Eine Eiterung in der Stirnhöhle hat gewöhnlich auch Eiterungen der dem Ausführungsgang benachbarten Siebbeinzellen
zur Folge, weil aus der Stirnhöhle herabfließender Eiter unmittelbar diese Zellen
infiziert. Der umgekehrte Weg der Infektion ist seltener [WINCKLER (11)]. Eigentlich müßte man also stets von einer Cellulosinuitis frontalis sprechen (KILLIAN).
Hier sei nur kurz auf einige interessante Befunde aus der Literatur aufmerksam
gemacht, die gerade die Stirnhöhlenschleimhaut betreffen. KILLIAN (6) hob hervor,
daß die Anschwellung der Schleimhaut bei der Stirnhöhle häufiger eine diffuse
als eine circumscripte ist. Diese Tatsache wird durch das Vorhandensein zahlreicher akzessorischer Venen erklärt, die das Blut nach außen abführen und
eine circumscripte Stauung verhindern. Er (8) beobachtete ferner einen Fall,
bei dem die Schleimhaut der Stirnhöhle und der benachbarten Siebbeinzellen
infolge akuter Exacerbation einer chronischen Entzündung massenhafte Fibrin-
ausscheidung aufwies. Das Fibrin war als dichtes Netzwerk bei der WEIGERT-
schen Fibrinfärbung überall auf, in und selbst unter der Schleimhaut sichtbar.
v. EICKEN (4) fand bei einer akut entzündeten Stirnhöhle die Schleimhaut von
weißlichgrüner Farbe. Sie war stark geschwollen und zeigte an der Hinterwand
eine weiße, membranöse Auflagerung, die sich mikroskopisch als Pseudomembran erwies. Diphtheriebacillen waren nicht nachweisbar, vielmehr nur
Staphylokokken. AVELLIS (2) beschreibt bei einer sehr heftigen akuten

Stirnhöhlenentzündung Schleimhautgeschwüre und oberflächliche Knochennekrosen auf der cerebralen Stirnhöhlenwand; er glaubt, daß diese tiefergreifenden Entzündungen die Ursache für ein Chronischwerden des Entzündungsprozesses sein können.

Symptome und Verlauf.

Bei der akuten Stirnhöhlenentzündung steht unter den Symptomen *der Stirnhöhlenschmerz* im Vordergrund. Infolge der oberflächlichen Lage der Höhle ist er leicht durch Druck oder Beklopfen mit dem Finger auf die Stirngegend auszulösen. Oft ist es möglich, die Ausdehnung der entzündeten Stirnhöhle auf diese Weise durch Fingerdruck (Kuhnt), oder durch Beklopfen mit einem Perkussionshammer [Avellis (3)] genau festzustellen. Der Stirnhöhlenschmerz ist gewöhnlich die Folge von Sekretstauung und ist deshalb dadurch zu lindern, daß man für freien Abfluß des Sekretes sorgt (Inhalationen, vorsichtige Anämisierung der geschwollenen Schleimhaut in der Gegend des Ausführungsganges der Stirnhöhle).

Von diesen Höhlenschmerzen sind, wie schon in der Einleitung gesagt, *die neuralgischen Beschwerden*, die bei jeder akuten wie chronischen Nebenhöhleneiterung auftreten können, zu trennen. Die Unterscheidung ist wichtig, denn Supraorbitalneuralgien täuschen erfahrungsgemäß häufig Stirnhöhlenentzündung vor. Genaueres siehe im Abschnitt „Differentialdiagnose", S. 747. Niemals dürfen aus der Lokalisation der neuralgischen Schmerzen, im Gegensatz zu den eigentlichen Höhlenschmerzen, Schlüsse auf den Sitz der ursächlichen Entzündung gezogen werden. Bei akuter Stirnhöhlenentzündung können neuralgische Beschwerden in allen Ästen des Trigeminus auftreten; auch Neuralgien in anderen Nerven, z. B. N. occipitalis maj. und min., kommen vor. Grünwald (2) erklärt die Hinterkopfschmerzen bei Stirnhöhlen- und Stirnhirnerkrankungen durch Ausstrahlung zum Ramus recurrens des I. Trigeminusastes.

Außer diesen lokalisierten Schmerzen bestehen bei der akuten Stirnhöhlenentzündung auch sehr oft allgemeine Kopfschmerzen, die recht stark sein können. Meist sind sie bedingt durch das gleichzeitig bestehende Fieber oder durch die der Nebenhöhlenentzündung zugrunde liegende Allgemeininfektion. In jedem Fall, der nicht ganz klar ist, sollte man sich die Frage vorlegen, ob die Kopfschmerzen nicht andere Ursachen haben können. In der Einleitung ist darauf hingewiesen, daß Chlorose, Herzfehler, Nephritis ähnliche Beschwerden verursachen. Griessmann machte kürzlich darauf aufmerksam, daß Myalgien nicht selten Stirnhöhlenkopfschmerzen vortäuschen.

Über *Temperatursteigerungen* bei akuter Stirnhöhlenentzündung braucht hier nichts Besonderes gesagt zu werden. Wir sehen höhere Temperaturen meist als Zeichen der Sekretstauung oder als Symptom der causalen Infektionskrankheit.

Objektiv sehen wir in der Nase bei den akuten Stirnhöhlenentzündungen, die ohne besondere Komplikationen verlaufen, den gleichen Befund wie bei den akuten Entzündungen der anderen Nebenhöhlen, die sehr oft alle miterkrankt sind. Ich kann daher auch hier auf die allgemeinen Ausführungen verweisen. In der Nase findet sich außer einer entzündlichen Rötung und Schwellung der Schleimhaut, eine mehr oder weniger erhebliche Absonderung eines serösen, schleimigen, schleimig-eitrigen oder rein eitrigen Sekretes. Das Sekret, das aus der Stirnhöhle abfließt, kommt im vorderen Teil des mittleren Nasenganges unter dem vorderen Ende der mittleren Muschel zum Vorschein. Hier mündet der Ductus nasofrontalis oder liegt die Ausführungsöffnung der Stirnhöhle. Ist die Sekretabsonderung stark, oder ist das Sekret sehr dünnflüssig, so wird es sich in der Nasenhöhle überall verbreiten und dadurch an der Austrittsstelle nicht besonders hervortreten (siehe auch Diagnose der akuten Stirnhöhlenentzündung). Das Sekret fließt in den meisten Fällen kontinuierlich ab, wird aber auch, besonders durch Schneuzen und Nießen, schubweise entleert, worauf dann die subjektiven Beschwerden oft für eine Zeit lang nachlassen. Bezüglich der Beschaffenheit des Sekretes ist für die Stirnhöhle nichts Besonderes hinzuzufügen.

Gerade bei der Stirnhöhle kommt es wegen der engen anatomischen Verhältnisse in der Gegend des Ausführungsganges verhältnismäßig häufig zu *Sekretstauungen*. Ist der Eiterabfluß vollständig aufgehoben, spricht man von einem *abgeschlossenen akuten Stirnhöhlenempyem*. (Über die Ursachen der Sekretretention siehe genaueres bei der chronischen Stirnhöhlenentzündung S. 755.) Wie wir hörten, stellen sich bei Sekretstauung sofort stärkere Schmerzen ein, aber auch objektiv machen sich bald Komplikationen bemerkbar. Wir sprechen von Komplikationen, wenn die Entzündung das Gebiet der eigentlich erkrankten Nebenhöhle überschreitet und auf die Umgebung übergeht. So tritt unter Umständen schon frühzeitig *ein Ödem der Stirnhaut* auf, das sich über das Oberlid erstreckt und das Auge zum Verschluß bringen kann. In schwereren Fällen kommt es zu einem Ödem beider Augenlider, der Conjunctiva und des Orbitalinhaltes, so daß Chemosis und Exophthalmus entsteht. Ein solches entzündliches Ödem der benachbarten Weichteile ist bei einer schweren akuten Stirnhöhlenentzündung nicht selten (siehe Abb. 1); es ist aber bei den einzelnen Fällen verschieden zu bewerten, worauf v. EICKEN (4) besonders aufmerksam gemacht hat. Ausschlaggebend für die Prognose ist vor allem

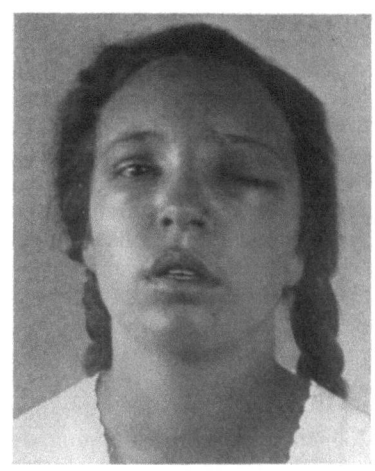

Abb. 1. Akutes Stirnhöhlenempyem mit Ödem der Stirnhaut und beider Augenlider linkerseits. (Eigene Beobachtung.)

dabei, ob Fieber und Schmerzen gleichzeitig bestehen. Auch die Infektionskrankheit, die der Entzündung zugrunde liegt, ist dabei zu berücksichtigen. KILLIAN (11) hat auf das Ödem des retrobulbären Gewebes und der Lider besonders bei Scharlach hingewiesen. Diese regionären Ödeme sind auch häufig bei Influenza und können hier ohne chirurgischen Eingriff wieder verschwinden (v. EICKEN 1908). Im allgemeinen sind jedoch solche Ödeme als Zeichen schwerer Infektion anzusehen.

Außer dem Ödem sehen wir bei akuter Stirnhöhlenentzündung zuweilen *stärkere Hyperämie der Stirnhaut*, so daß das Krankheitsbild an ein beginnendes Erysipel erinnern kann. Aber auch unabhängig vom Ödem beobachten wir vorübergehende, oft nur kurzdauernde Rötung der Stirne.

WINCKLER (11) wies darauf hin, daß in seltenen Fällen bei Streptokokkeninfektionen ganz rapide in 12—24 Stunden *phlegmonöse Zustände an der Stirne oder am Auge* im Verlaufe einer akuten Stirnhöhlenentzündung auftreten können. Er glaubt, daß die gefährliche Propagation der Eitererreger in erster Linie vom Siebbeine ausgeht.

Besteht die Sekretstauung längere Zeit fort, so kann die Eiterung schließlich zur *Einschmelzung der knöchernen Wand* führen. Der Eiter bricht dann durch die Höhlenwandung durch oder dringt entlang von Gefäßen durch den Knochen in die Umgebung der Stirnhöhle, am häufigsten nach außen unter die

Stirnhaut. Fistelbildungen können dann die Folge sein. In anderen Fällen gelangt der Eiter in die Orbita oder durch die Tabula interna zu den Meningen.
Neben der Virulenz der Eitererreger und vielen anderen Momenten spielen
hierbei vor allem anatomische Verhältnisse eine große Rolle. Es ist durch die
Untersuchung Onodis (3) festgestellt, daß Dehiscenzen im Knochen an den
Stirnhöhlenwandungen vorkommen, die das Weiterschreiten der Eiterungs-
prozesse nach den verschiedenen Seiten, vor allem auch nach den Meningen
hin, ohne weiteres ermöglichen.

Es ist häufiger beobachtet worden, daß auch *cerebrale Erscheinungen* (Schwindel, Erbrechen, Pulsverlangsamung, starke Kopfschmerzen, sogar Bewußtseinsstörungen aller Art) bei akuten Stirnhöhlenentzündungen auftreten können,
ohne daß eine nachweisbare Erkrankung des Gehirns besteht. Eine Meningitis
oder ein Hirnabsceß können dann vorgetäuscht werden. Charakteristischerweise
verschwinden in solchen Fällen alle Symptome sofort, sobald der Eiter aus
der Stirnhöhle freien Abfluß hat. Wahrscheinlich handelt es sich nur um
einen vorübergehenden Durchtritt von Bakterien oder um Resorption von
Toxinen solange der Eiter unter Druck stand. Tritt nach der Beseitigung
der Sekretstauung nicht unmittelbar deutliche Besserung ein, so ist natürlich
eine cerebrale Erkrankung anzunehmen, und die Indikation zur Aufsuchung
der Hirnerkrankung dann sofort gegeben (siehe darüber das Kapitel über
„Intrakranielle Komplikationen").

Eine besondere Gefahr für cerebrale Komplikationen besteht bei den *akuten
Stirnhöhlenerkrankungen nach Schußverletzungen*. Gerade hier kommt es sehr
leicht zu Sekretstauung, da oft schon durch das Trauma, wie wir hörten (S. 742),
der Ausführungsgang verlegt wird. Vor allem aber kann auch die hintere Stirnhöhlenwand mitverletzt sein, so daß dadurch die Entzündung ohne weiteres
freien Zugang zu den Meningen hat. In allen diesen Fällen, wo nur die
Möglichkeit einer Verletzung der hinteren Stirnhöhlenwand vorliegt, ist deshalb eine breite Eröffnung und Revision der Stirnhöhle sofort vorzunehmen.

Auch bei den akuten Stirnhöhlenentzündungen kann es, wenn auch viel
seltener als bei Siebbein- und Keilbeineiterungen, zu einer *direkten Schädigung
des Sehnerven* kommen. Voraussetzung dazu ist eine vollständige Pneumatisation des Stirnbeins bis zum Canalis opticus (siehe Kap. p. „Orbitale Komplikationen").

Im Verlauf jeder akuten Nebenhöhleneiterung, so auch bei der akuten Stirnhöhlenentzündung kann es zu einer *Allgemeininfektion*, zu einer Sepsis oder
Septicopyämie kommen. Glücklicherweise sind solche Fälle selten. Zange (2)
hat bei zwei Fällen mit akuter Kieferhöhleneiterung Peritonitis, Nephritis,
multiple eitrige Infarkte in der Milz und Pleuritis auftreten sehen. Bei der
Stirnhöhlenentzündung ist die Gefahr insofern größer, als hier der Sinus longitudinalis in der Nähe liegt und auf dem Wege einer Sinusthrombose eine Pyämie
verursacht werden kann. Meist wird allerdings schon eine früh sich einstellende
Meningitis zum Exitus führen (siehe hierüber „Endokranielle Komplikationen").

Diagnose.

Der spontane Stirnhöhlenschmerz deutet im allgemeinen ohne weiteres auf
die Stirnhöhlenerkrankung hin. Ist die Vorderwand im Bereich der Höhle
klopf- und druckempfindlich und äußert der Patient auch Schmerzen bei
Druck auf die orbitale Wand von der Augenhöhle her, so sind das für Stirnhöhlenentzündung wichtige Befunde. Die Diagnose wird noch weiter gesichert
durch die Anamnese (akuter Schnupfen, Infektionskrankheit, Trauma) und
durch den objektiven Befund (akute Rhinitis, eitrige Absonderung aus der Nase).

Der Eiter, der aus der Stirnhöhle kommt, erscheint im mittleren Nasengang unter dem vorderen Ende der mittleren Muschel. Ferner kann das Röntgenbild zu Hilfe genommen werden. Es ist das in vielen Fällen nicht erforderlich, da ja meist alle Nebenhöhlen mehr oder weniger miterkrankt sind und man sich dann mit der allgemeinen Diagnose „akute Nebenhöhlenentzündung" begnügen kann. Bei der chronischen Stirnhöhlenentzündung hat das Röntgenbild eine viel größere Bedeutung. FREYSTADT hat bei heftigen, akut beginnenden Stirnhöhlen- und Kieferhöhlenentzündungen das von GLAS angegebene Symptom (Lateralisation einer auf die Nasenwurzel aufgesetzten schwingenden a^1-Stimmgabel nach der Seite der erkrankten Nebenhöhle) oft bestätigt gefunden. Es ist in einzelnen Fällen ein brauchbares, aber für die Diagnose nicht verläßliches Zeichen. In zweifelhaften Fällen wäre die Diagnose einer akuten Stirnhöhlenentzündung natürlich am einfachsten durch Spülung der erkrankten Stirnhöhle zu stellen; die Erfahrung lehrt jedoch, daß akut entzündete Nebenhöhlen Spülungen schlecht vertragen, unter Umständen sogar dadurch schwere Komplikationen entstehen können. Zumal im Beginn einer Entzündung oder bei foudroyanten Prozessen sei man mit der Spülung deshalb zurückhaltend. Bei subakuten Entzündungen sind wir auch noch vorsichtig, doch können hier Spülungen in geeigneten Fällen schon zur Anwendung kommen.

Bei *abgeschlossenen akuten Stirnhöhlen-Empyemen* findet sich zwar in der Nase kein Eiter, aber die meist sehr heftigen, typischen Stirnhöhlenschmerzen lassen gewöhnlich die Diagnose leicht stellen, zumal wenn dann auf dem Röntgenbild eine Verschleierung der Stirnhöhle nachweisbar ist. Bei schwereren Fällen können Orbitalphlegmone oder cerebrale Erkrankungen vorgetäuscht werden. Die Diagnose wird beim abgeschlossenen akuten Stirnhöhlenempyem sofort gesichert, wenn es gelingt, den eingeschlossenen Eiter nachzuweisen. Es ist das meist nur durch operative Maßnahmen möglich, die aber dann auch gleich therapeutisch von Nutzen sind (Abtragung des vorderen Endes der mittleren Muschel, Beseitigung anderer endonasaler Hindernisse, Eröffnung der Stirnhöhle von außen).

Differentialdiagnose.

Über die Unterscheidungsmerkmale zwischen den Supraorbitalneuralgien und den Schmerzen, die von der entzündlichen Stirnhöhle allein ausgelöst werden, hat AVELLIS auf der Versammlung Südd. Laryng. 1902 eingehend berichtet. Die wesentlichen Punkte, die er hervorhob, sind folgende:

Die Neuralgie beginnt ohne erkennbare Ursache, speziell ohne akuten Katarrh (Schnupfen).

Der Schmerz beginnt blitzartig, zuckend, wird zuerst von bedeutenden schmerzfreien Intervallen abgelöst. Allmählich werden die Intervalle kürzer, bis der Schmerz auf der Höhe fast kontinuierlich werden kann. Auch die Neuralgie exacerbiert meist morgens (67%), seltener abends (33%), so daß die Stunde der Schmerzsteigerung keinen Differentialpunkt abgibt.

Der Stirnhöhlenschmerz fängt meist nach mehrtägigem Schnupfen an und beginnt nicht paroxysmenhaft mit immer kürzer werdenden Intervallen, sondern allmählich vom bloßen Druckgefühl an steigernd bis zu bedeutender Höhe und fällt wieder allmählich zu oft völligem Wohlbefinden ab. Die Intensität des Schmerzes zeigt geringen Wechsel.

Bei der Neuralgia supraorbitalis finden sich folgende charakteristische Druckpunkte:

1. Am Foramen supraorbitale, 2. an der Durchtrittsstelle des Endastes des N. ethmoidalis an der Grenze der knöchernen Nasenbeine und der seitlichen Nasenknorpel (Nasalpunkt), 3. der sog. Palpebralpunkt und 4. der Parietalpunkt.

Beim Stirnhöhlenschmerz zeigt der Boden der Stirnhöhle (also das innerste obere Orbitaldach) die größte Druckempfindlichkeit, dann die vordere Wand. Nicht die anatomische Verbreitung der Nerven bedingt die Schmerzensgrenze, sondern die Ausdehnung der Höhle. Die „Klopfschmerzgrenze" entspricht der Form der Höhle, wie sich mit Durchleuchtung erweisen läßt.

Bei der Neuralgie findet sich (infolge zentraler Reizung) oft eine Irradiation auf einen anderen sensiblen Trigeminusast, bei der Stirnhöhlenentzündung fehlt die zentrale Irradiation.

Konstanter Druck wirkt bei einer Neuralgie schmerzlindernd, bei dem Stirnhöhlenschmerz meist schmerzsteigernd.

Äußere (Temperatur-) Einflüsse (Wind, Zug, Hutabnehmen, Schall) wirkt bei der Neuralgie manchmal schmerzauslösend; sie sind ohne Einwirkung beim Stirnhöhlenschmerz.

Bei der Neuralgie findet sich nach einiger Zeit fast immer Veränderung der Hautempfindlichkeit (Anästhesie, Analgesie oder Hyperästhesie), während die Hautempfindlichkeit beim Stirnhöhlenschmerz nicht gestört ist. Dagegen kommt bei letzterem leicht Röte und flüchtiges Ödem vor.

Muskelbewegungen (Kauen, Stirnrunzeln usw.) lösen neuralgischen Schmerz aus und sind auf den Stirnhöhlenschmerz ohne Einfluß. Letzteren steigern besonders Hustenstöße, Kopfbücken, Pressen beim Stuhlgang.

Bei der Neuralgie finden sich vasomotorische Reizzustände an der Schleimhaut, Augentränen und sekretorische Erscheinungen geringen Grades.

Beim entzündlichen Stirnhöhlenschmerz zeigt sich die schleimige oder eitrig schleimige Sekretion (wenigstens bei wiederholter Untersuchung und nach Cocainisierung des mittleren Nasenganges) fast regelmäßig und so gut wie nie läßt sich (vom dritten Erkrankungstag ab) ein entzündliches Ödem am Kopf der mittleren Muschel vermissen.

Ausschlaggebend kann das Röntgenbild sein. Bei der Neuralgie sind Stirnhöhle und Siebbein scharf gezeichnet, bei der Stirnhöhlenentzündung sind meist beide verschleiert.

Auch der Erfolg der Behandlung kann als Unterscheidungsmerkmal dienen: Bei der Neuralgie hilft oft die Erfrierungsmethode (Chloräthyl), Chinin, Arsenik, Jod usw., während beim Stirnhöhlenschmerz Jodeinnahme die Beschwerden steigert, dagegen die Begünstigung der Entleerung durch Cocainisierung des Infundibulums, Sondierung oder Ausspülung den Schmerz zeitweise erleichtert.

Manchmal ist die Differentialdiagnose trotz aller dieser Merkmale so unsicher, daß erst die Probeeröffnung Klarheit bringt, speziell wo bei länger bestehender chronischer Eiterung heftige Schmerzen auftreten, zumal die Möglichkeit, daß reine Neuralgie bei gleichzeitiger Stirnhöhlenerkrankung vorkommen kann, nicht ausgeschlossen ist.

Daß Stirnhöhlenkopfschmerzen auch mit *Myalgien der Stirn- und Kopfmuskulatur* verwechselt werden, wurde oben schon erwähnt. Eine bei Stirnhöhleneiterungen nicht selten vorkommende Druckempfindlichkeit des nasalen Oberkieferfortsatzes (Kuhntsches Symptom) beruht, wie schon Dreyfuss richtig hervorhob, auf einer gleichzeitigen Erkrankung der vorderen Siebbeinzellen.

Eduard L. Pratt berichtet über drei Fälle von *Trichinose*, die unter dem Bilde der Sinuitis frontalis verliefen. Die Differentialdiagnose gründete sich hier 1. auf die Anwesenheit eines isolierten Ödems der Augenlider, 2. den negativen Nasenbefund, 3. die Anamnese, 4. Eosinophilie.

Prognose.

Die Prognose der akuten Stirnhöhlenentzündung hängt vor allem von den Abflußbedingungen des Sekretes ab. Sobald es zur Sekretstauung kommt, besteht die Gefahr, daß die Entzündung auf die Umgebung übergreift. Bei der engen nachbarschaftlichen Beziehung der Stirnhöhle zu den Meningen, dem Cerebrum und der Orbita ist diese Gefahr nicht gering einzuschätzen. Anatomische Verhältnisse (Gestaltung des Ausführungsganges, seine Länge und Breite, Vorlagerung von Siebbeinzellen, vorhandene Septumdeviation, Größe der Stirnhöhle usw.) haben deshalb gerade bei der Stirnhöhlenentzündung für die Prognose eine große Bedeutung. Sekretstauung ist auch eine Hauptursache, wie wir später sehen werden, für das Chronischwerden einer akuten Stirnhöhlenentzündung. Auch die der Nebenhöhlenentzündung zugrunde liegende Infektionskrankheit ist bei der Prognose zu berücksichtigen. Wir sehen bei Scharlach, Grippe, Typhus usw. tiefergehende, den Knochen angreifende Entzündungen auftreten. Natürlich ist auch die allgemeine Widerstandskraft des Patienten und nicht zuletzt die Art und Virulenz der Bakterien, welche die Stirnhöhlenentzündung bedingt, für den Verlauf von Wichtigkeit. Es braucht hierauf nicht näher eingegangen zu werden, da in der Einleitung schon für alle Nebenhöhlen darauf hingewiesen ist. Nur kurz sei noch erwähnt, daß eine akute Stirnhöhlenentzündung nach Schußverletzung auf Grund unserer Erfahrungen im Weltkriege im allgemeinen prognostisch dubiös anzusehen ist. Hier besteht immer die Gefahr, daß die hintere Stirnhöhlenwand mitverletzt ist; außerdem kommt es durch Blutgerinnsel, Knochensplitter oder direkte Zertrümmerung des Ausführungsganges leicht zu Sekretstauung.

Behandlung der akuten Stirnhöhlenentzündung.

Bei der ausgesprochenen Heilungstendenz aller akuten Nebenhöhleneiterungen kann auch bei der akuten Stirnhöhlenentzündung in den meisten Fällen die Behandlung konservativ sein. Wir beschränken uns zunächst auf eine exspektative Allgemeinbehandlung, bestehend in Bettruhe, Schwitzprozeduren, Anwendung des BRÜNINGSschen Kopflichtbades, Inhalationen mit Emser Wasser oder ätherischen Ölen (z. B. Eucalyptus); bei Schmerzen werden Antineuralgica, unter Umständen auch Narcotica gegeben. Es braucht hierauf nicht näher eingegangen zu werden, da diese Behandlung für alle akuten Nebenhöhlenentzündungen die gleiche ist. Viele Autoren suchen durch Anwendung von Adrenalin und Cocain (durch Aufpinseln auf die Nasenschleimhaut oder als Spray) dem Sekret besseren Abfluß zu verschaffen. Andere verwerfen diese Behandlung wegen Reizung und nachträglich stärkerer Schwellung der Nasenschleimhaut. HALLE (9) lehnt die Anwendung des Adrenalins ab, weil er mehrfach sehr heftige Nieskrämpfe danach beobachten konnte. GOLDMANN (2) ist erst kürzlich gegen die medikamentöse Anämisierung der Schleimhaut eingetreten. Auch wir sind zurückhaltend mit dem Einbringen von Medikamenten in die entzündete Nase; nur bei sehr heftigen Schmerzen entschließen wir uns versuchsweise das vordere Ende der mittleren Muschel mit einem Adrenalin-Cocain-Wattepinsel zu betupfen, um dadurch dem Sekret besseren Abfluß zu verschaffen. Ausblasen des Sekretes mit dem Politzerballon oder Ansaugen mit Metallpumpen (z. B. nach WALB und HORN) oder mit besonderen Ansaugapparaten, selbst wenn die Saugkraft durch ein Manometer gemessen werden kann, lehnen wir bei allen akuten Nebenhöhlenentzündungen ab. Durch das Ausblasen können andere Nebenhöhlen, die weniger oder nicht erkrankt sind, infiziert werden, während nach dem Ansaugen die Schwellung der Schleimhaut nachträglich oft viel stärker wird als zuvor, so daß die

Beschwerden zunehmen. Auch von einer Spülung der akut entzündeten Stirnhöhle, die früher häufiger vorgenommen wurde, ist man mehr und mehr wieder
abgekommen. So günstig diese Spülungen die chronisch entzündete Schleimhaut beeinflussen können, so hat sich doch gezeigt, daß sie auf die frisch
entzündete Schleimhaut nur reizend wirken und ein stärkeres Aufflackern der
Entzündung bedingen. Sind erst die akuten Symptome zurückgegangen, und
hat die Entzündung mehr einen subakuten Charakter angenommen, mag eine
Spülung versucht werden.

Es gibt jedoch eine Reihe von Autoren, die diesen Standpunkt nicht teilen.
Ihr Bestreben ist, vor allen Dingen eine Sekretstauung zu verhindern und sie
entschließen sich deshalb schon frühzeitig zu endonasalen Eingriffen. Hajek (6)
und Zarniko (1) empfehlen die Resektion des vorderen Endes der mittleren
Muschel. Menzel (2) vermeidet die Resektion der mittleren Muschel, indem
er ihr vorderes Ende abmeißelt und temporär nach unten disloziert. Halle (9)
nimmt bei bestehenden Septumverbiegungen, falls dadurch eine Sekretstauung
veranlaßt wird, auch im akuten Stadium der Entzündung, wenn auch in
Ausnahmefällen, die submuköse Septumresektion vor. Im allgemeinen lehnen
wir derartige Eingriffe ab, empfehlen sie aber dem Patienten nach Ablauf
der akuten Erscheinungen nachträglich vornehmen zu lassen. Nur wenn
die akute Entzündung in eine subakute übergeht und die Gefahr droht,
daß durch Sekretstauung schließlich eine chronische Eiterung daraus wird,
entschließen wir uns zu diesen Eingriffen, zumal wenn Spülungen keinen
Erfolg haben.

Indikation zur Eröffnung der Stirnhöhle. Im akuten Stadium der Entzündung operieren wir nur, wenn die Symptome darauf hindeuten, daß Komplikationen im Anzuge sind. Es wurde schon hervorgehoben, daß das Fortschreiten
der Entzündung auf die Umgebung zunächst durch das Auftreten von Ödem
der Stirnhaut und der Augenlider bemerkbar wird. Aber auch anhaltendes
oder wieder auftretendes hohes Fieber mit starken Schmerzen zeigt die Gefahr
an. Natürlich werden Zeichen einer bereits bestehenden cerebralen Erkrankung,
die voraussichtlich von der Stirnhöhle ausgeht (Meningitis, Hirnabsceß, Sinusthrombose) oder einer entzündlichen Affektion des Orbitalinhaltes oder ein
nachweisbarer Durchbruch des Eiters unter die Haut ebenfalls die Operation
sofort indizieren.

Bei Eröffnung der Stirnhöhle im Verlauf einer akuten Stirnhöhlenentzündung
kommt es allein darauf an, dem Eiter in möglichst schonender Weise freien
Abfluß nach außen zu verschaffen. Deshalb verzichten wir von vornherein
auf alle weiteren operativen Eingriffe, die diesen Zweck nicht verfolgen. Die
Radikaloperation der Stirnhöhle mit Entfernung der erkrankten Schleimhaut
und Ausräumung des Siebbeins kommt in solchen Fällen erst in Frage, wenn
der akute Entzündungsprozeß abgeheilt ist. Oft kann man sich später auch
damit begnügen, nur die Abflußbedingungen in der Nase durch Fortnahme des
vorderen Endes der mittleren Muschel, submuköse Septumresektion usw.,
günstiger zu gestalten. Der größere Eingriff der Radikaloperation der Stirnhöhle
ist dann in vielen Fällen noch zu vermeiden.

Die einfache Eröffnung der Stirnhöhle von außen wird bei akuter Stirnhöhlenentzündung in folgender Weise vorgenommen:

Vor der Operation ist auf alle Fälle zunächst ein Röntgenbild zu machen, um über die
Größe der vorhandenen Stirnhöhle orientiert zu sein. Nach Jodierung der Stirn- und Augen-
brauengegend wird dann bei nicht zu kleinen Höhlen in der Augenbraue, die nicht abrasiert
wird, von der Mittellinie angefangen bis weit temporalwärts entsprechend der Größe der
Stirnhöhle, die Haut unter genügender Anspannung bis auf den Knochen durchschnitten.
Nach Abhebelung des Periostes von der Glabella wird dann mit einem Winkelmeißel,

den man parallel dem Supraorbitalrand etwa $1/2$ cm oberhalb desselben ansetzt, die Stirnhöhle zunächst am medialen Wundwinkel, etwa in Höhe des inneren Augenwinkels eröffnet. Gewöhnlich quillt sofort nach der Eröffnung der Eiter unter Druck vor. Darauf vergrößert man in schonender Weise, am besten mit der LUERschen Zange, je nach der Ausdehnung der Stirnhöhle die mit dem Meißel gesetzte Öffnung, indem man von der Stirnhöhlenwand, zunächst nur entlang dem Supraorbitalrand, den Knochen weiter fortnimmt. Die Öffnung soll so groß sein, daß der Eiter aus allen Buchten und Taschen genügend freien Abfluß nach außen hat. Im übrigen wird peinlich vermieden, irgendwie in der entzündeten Stirnhöhle zu manipulieren. GRÜNWALD (2, S. 417) schlägt vor, den Hautschnitt in senkrechter Richtung und zwar genau in der durch den Corrugator supercilii gebildeten Hautfalte, nahe der Mittellinie zu machen. Der Schnitt soll nicht länger als diese Falte, etwa $1^1/2$ cm sein. Bei *kleinen* Stirnhöhlen ziehen wir vor die Höhle im inneren oberen Orbitalwinkel, oberhalb der Tränengrube, zu eröffnen (die Technik dieser Operation siehe S. 773). Nach Beendigung der Operation werden in und auf die Wunde locker sterile Tupfer gelegt. Die Einführung eines Drainrohres reizt nur die Stirnhöhle. Auch einen sterilen Gazestreifen in die Stirnhöhle einzulegen ist nicht erforderlich, wenn dafür gesorgt wird, daß die Stirnhöhlenöffnung frei bleibt, vor allem nicht durch Weichteile wieder verlegt wird. Ist durch die Entzündung der Knochen schon zum Teil nekrotisch geworden, so müssen diese Teile (Sequester) natürlich entfernt werden.

Die weitere Behandlung besteht in täglichem Verbandwechsel und vorsichtigem Austupfen oder Aussaugen des Sekretes. Nach einigen Tagen kann die Höhle regelmäßig mit warmer physiologischer Kochsalzlösung oder mit Wasserstoffsuperoxyd ($3^0/_0$) ausgespült werden.

Während der Behandlung ist darauf zu achten, ob nach Abklingen der Entzündung ein ungehinderter Abfluß des Sekretes vorhanden ist, bzw. sich wieder eingestellt hat. Sollte der Sekretabfluß immer noch behindert sein, kommen nach überstandener Entzündung zunächst endonasale Eingriffe in Frage, die den Zugang von der Nase zur Stirnhöhle freimachen. Reichen diese Operationen nicht aus, so bleibt dann noch die Radikaloperation der Stirnhöhle.

Chronische Entzündung der Stirnhöhle.

Ätiologie.

Die Mehrzahl der chronischen Stirnhöhleneiterungen entsteht aus einer akuten Entzündung der Höhle. Verschiedene Ursachen, auf die in der Einleitung schon hingewiesen wurde, spielen dabei eine Rolle. Bei der Stirnhöhle stehen *Abflußhindernisse des Sekretes* im Vordergrund. Diese Ursache hängt in erster Linie mit anatomischen Verhältnissen zusammen.

Ein anderes Mal sind es vornehmlich die immer wiederkehrenden akuten Entzündungen der Stirnhöhle, die schließlich eine völlige restitutio ad integrum verhindern, zumal wenn dauernd Reizungen der Schleimhaut durch Staub, Rauch, Temperaturwechsel usw. dabei fortbestehen. Vorübergehende Sekretstauungen durch Schleimhautschwellungen und temporäre Hyperämien spielen dabei immer eine wichtige Rolle.

Allmählich sich entwickelnde chronische Stirnhöhleneiterungen ohne vorhergehende akute Entzündung mit ausgesprochen schleichendem Charakter sind wahrscheinlich nicht so selten wie viele annehmen. In manchen Fällen ist es überhaupt schwer zu sagen, welche Art der Entstehung vorliegt. Nach GRÜNWALD (2, S. 336) sind wir berechtigt, eine solche allmähliche Ausbildung der chronischen Eiterung zu vermuten, wenn eine chronische Nachbarschaftserkrankung, z. B. der Siebbeinzellen, ätiologisch anzuschuldigen aber anamnestisch keine plötzliche Erkrankung bekannt ist.

So wie die vorderen Siebbeinzellen sich fast regelmäßig sekundär von der Stirnhöhle her bei akuter oder chronischer Eiterung infizieren, kann es umgekehrt, wenn auch seltener, zu einer Infektion der Stirnhöhle dadurch kommen, daß Eiter aus den vorderen Siebbeinzellen oder aus der Kieferhöhle in die Stirnhöhle hineinfließt. Da die Stirnhöhle bei aufrechter Haltung höher gelegen ist als das Siebbein und die Kieferhöhle, so ist ein Herabfließen des Eiters aus diesen Höhlen in die Stirnhöhle nur bei stark nach unten gebeugtem Kopfe möglich. Wir sehen daher bei der Stirnhöhle eine derartige sinuitis e sinuitide nur in Ausnahmefällen. Sie tritt auf bei Leuten, die gezwungen sind, z. B. bei der Arbeit, längere Zeit in gebeugter Haltung zu verharren.

Oft besteht nur ein latenter Reizzustand der Schleimhaut, der durch akutes Aufflackern des Entzündungsprozesses frische akute Erkrankungen der Stirnhöhle vortäuscht, bis der latente Reizzustand manifest wird und als dauernde chronische Eiterung in die Erscheinung tritt. Daß auch Wandveränderungen der erkrankten Nebenhöhle (Ulcerationen, Knochennekrosen) eine Ursache für das Chronischwerden einer zunächst akuten Nebenhöhlenentzündung sein können, hat Avellis (2) gerade an einem Fall mit Stirnhöhleneiterung zuerst gezeigt. Endlich ist nicht zu vergessen, worauf schon in der Einleitung hingewiesen ist, daß Stirnhöhlenentzündungen, die sich im Anschlusse an eine schwere Allgemeinerkrankung (Grippe, Scharlach, Typhus) einstellen, schon infolge der geringeren Widerstandskraft des Patienten oft von vornherein Neigung zu tiefergreifenden Entzündungen und damit zum Chronischwerden der Eiterung zeigen.

Pathologische Anatomie.

Die pathologische Anatomie der chronischen Nebenhöhlenentzündungen ist schon in der Einleitung allgemein besprochen worden. Hier sei nur einiges unter besonderer Berücksichtigung der Stirnhöhle hervorgehoben. Die Stirnhöhle ist, wie schon bei der akuten Stirnhöhlenentzündung gesagt wurde, auch bei der chronischen Entzündung meist nicht allein erkrankt; vielmehr ist in fast allen Fällen durch das herabfließende Sekret das vordere Siebbein an der Entzündung mitbeteiligt. Eschweiler (1) hat sich speziell mit der pathologischen Anatomie und Histologie des chronischen Stirnhöhlenempyems beschäftigt und hat in übersichtlicher Zusammenstellung eine größere Zahl eigener und in der Literatur beschriebener Befunde mitgeteilt. Er glaubt, daß es nicht angängig ist, ohne weiteres für die Stirnhöhlenentzündung Analogieschlüsse zu ziehen nach den Befunden, wie sie bei Kieferhöhlen- und anderen Nebenhöhlenempyemen gefunden werden. Diese Ansicht ist doch wohl zu weitgehend. Tatsächlich sind die pathologisch-anatomischen Veränderungen, wie auch aus dem Referat von Manasse hervorgeht (Kongreßbericht deutscher Hals-, Nasen- und Ohrenärzte 1923) bei allen Nebenhöhlen im allgemeinen so gleichartig, daß eine Scheidung nach den einzelnen Nebenhöhlen hier unzweckmäßig und unangebracht ist. Da die Stirnhöhle aber meist nur eine kleine und nicht tiefe Höhle darstellt, werden natürlich Schwellungszustände der Schleimhaut hier leichter zur völligen Aufhebung des Lumens führen, als z. B. in der Kieferhöhle. Die Schleimhaut, die normalerweise bekanntlich nur ein dünnes zartes Häutchen darstellt, kann unter pathologischen Verhältnissen eine solche Zunahme des Dickendurchmessers aufweisen, daß in der Stirnhöhle die sich gegenüberliegenden Wandungen berühren und die Lichtung aufgehoben ist. So kann es dazu kommen, daß in einer derart stark chronisch entzündeten Stirnhöhle sich kaum Eiter nachweisen läßt, während auf dem Röntgenbild die Stirnhöhle dann trotzdem deutlich verschleiert erscheint. Auch kommt es durch die Schleimhautschwellung unter Umständen schon frühzeitig zu einem Verschlusse des Ausführungsganges und selbst geringe Eitermengen können dann in der kleinen Höhle sehr bald unter Druck stehen und erhebliche Beschwerden bedingen. Diese Schleimhautverdickungen führen zu ausgesprochenen Wulstungen. Es handelt sich nach Eschweiler gewöhnlich um rundliche Längswülste, die auf dem Durchschnitt bzw. in mikroskopsichen Präparaten als papilläre Excrescenzen erscheinen. In der Tiefe zwischen diesen Ausstülpungen können sich größere Eitermengen ansammeln und auch abgekapselt werden, so daß auf diese Weise schleim- oder eiterhaltige Cysten entstehen. Über Polypenbildung, Knochenneubildung usw. sowie über den genauen mikroskopischen Befund der Schleimhaut ist in der Einleitung nachzulesen.

Es sei nur erwähnt, daß ich bei einem 19jährigen Mann mit chronischer Stirnhöhleneiterung verkalkte Gefäße in der Stirnhöhlenschleimhaut fand, die wie zierliche Korallenstöcke aussahen. In der unmittelbaren Umgebung dieser verkalkten Gefäße waren Hohlräume sichtbar, die offenbar erweiterte perivasculäre Lymphgefäße darstellten.

Das *Cholesteatom der Stirnhöhle* ist verhältnismäßig selten beobachtet worden. In einzelnen Fällen handelte es sich um ein echtes Cholesteatom, das in die Stirnhöhle durchbrach; in anderen um ein Pseudocholesteatom, bei dem Plattenepithel durch eine bestehende Hautfistel oder vom Naseninneren aus, z. B. bei Ozaena, in die Stirnhöhle hinein wucherte [Literatur siehe bei Kahler (1) und Wolff, Heinz. Bruhns Beitr. f. klin. Chir. Bd. 130 S. 215—223].

Die spezifischen Entzündungen (Diphtherie, Tuberkulose, Lues) sind in besonderen Kapiteln behandelt.

Symptomatologie.

Die subjektiven Symptome der chronischen Stirnhöhleneiterung sind im großen und ganzen die gleichen wie bei den Eiterungen der übrigen Nebenhöhlen. In erster Linie hängen sie von dem freien Abflusse des Sekretes ab. Bei freier Mündung kann jeder Schmerz fehlen, so daß die Patienten nur über mehr oder weniger starke Eiterabsonderung aus der Nase klagen. In vielen Fällen tritt selbst die Eiterabsonderung kaum in die Erscheinung und der Patient hat dann von dem Vorhandensein seiner Stirnhöhlenentzündung überhaupt keine Ahnung. Diese deletäre *Symptomlosigkeit*. die ja auch bei der Entzündung der anderen Nebenhöhlen nicht so selten ist, bedingt es, daß sich unangenehme Folgeerscheinungen (Laryngitis, chronische Bronchitis, Bronchiektasien usw.) bereits bemerkbar machen, bevor irgendjemand an das Vorhandensein einer chronischen Stirnhöhleneiterung denkt. Häufiger bestehen jedoch bei der chronischen Stirnhöhlenentzündung Schmerzen, die ihrem Charakter nach ganz ähnlich sind wie die bei akuter Entzündung der Stirnhöhle, nur im allgemeinen nicht so heftig. Die Patienten klagen über ein Druckgefühl in der Stirngegend, oder auch über ausgesprochene Stirnkopfschmerzen. In einzelnen Fällen läßt sich durch Beklopfen der Stirn ein typischer Stirnhöhlenschmerz nachweisen. Oft wird das Klopfen auf die Vorderwand der Höhle nicht so schmerzhaft empfunden als gerade der Fingerdruck auf die orbitale Wand im inneren oberen Winkel. Kuhnt (2) machte auf die *Druckempfindlichkeit des nasalen Oberkieferfortsatzes* (Kuhntsches Symptom) bei Stirneiterung aufmerksam. Es werden diese Schmerzen, die sich übrigens auch nur in einzelnen Fällen nachweisen lassen, durch die Miterkrankung des vorderen Siebbeins ausgelöst. sind also nicht direkt auf die Stirnhöhle zu beziehen.

Auch *neuralgische Beschwerden* sind eine häufige Begleiterscheinung der chronischen Stirnhöhlenentzündung; dabei sind außer dem Nervus supraorbitalis unter Umständen der N. infraorbitalis, frontalis und selbst occipitalis beteiligt. In vielen Fällen treten deutliche Exacerbationen der Schmerzen zu bestimmten Tagesstunden auf, während zu den übrigen Zeiten dann kaum Beschwerden bestehen. Diese Periodicität der Schmerzen, die an Malarianeuralgien erinnern kann, beruht zum Teil auf der verschiedenen Kopflage im Schlafen und Wachen und dem dadurch bedingten wechselnden Sekretabfluß sowie der verschiedenen Blutfüllung der Schleimhaut. Die Schmerzen werden durch Alkohol- und Tabakgenuß, sowie durch geistige Anstrengungen gesteigert; durch Antineuralgica (Aspirin, Pyramidon) sind sie zu beseitigen oder wenigstens zu lindern.

Zuweilen klagen Patienten mit chronischer Stirnhöhleneiterung, wie übrigens auch bei anderen Nebenhöhlenentzündungen, über *Schwindelgefühl*. Der Schwindel macht sich beim Bücken oder auch beim starken Naseschneuzen, d. h. bei stärkerem Blutandrang zum Kopf, besonders bemerkbar. Er beruht auf Zirkulationsstörungen im Schädel, die aber auch nach GRÜNWALD rein reflektorisch ausgelöst werden können. Gewöhnlich ist das Schwindelgefühl nur kurzdauernd und gering; es sind aber auch Gleichgewichtsstörungen stärkerer Art beobachtet worden, die an Labyrinthreizungen erinnerten (DE CARLI 1903, zitiert bei GRÜNWALD: Lehrbuch S. 156). Möglicherweise lag in diesen Fällen tatsächlich noch eine Labyrintherkrankung gleichzeitig vor.

Objektiv ist bei den unkomplizierten Fällen mit chronischer Stirnhöhleneiterung außen an der Nase und an der Stirn gewöhnlich nichts zu sehen. Zuweilen tritt eine geringe *ödematöse Anschwellung im Bereiche der Nasenwurzel* auf [Zarniko (1, S. 660)]. In der Nase sieht man fast regelmäßig eine mehr oder weniger deutliche Schwellung der Schleimhaut am vorderen Ende der mittleren Muschel, zuweilen auch im vorderen Abschnitte des mittleren Nasenganges. Häufig zeigt die Schleimhaut hier polypöse Wucherungen. Schäffer und später Winckler (6) machten darauf aufmerksam, daß auch am Septum gegenüber dem vorderen Ende der mittleren Muschel, dort wo der Eiter die Septumschleimhaut bespült, also etwa in der Gegend des Tuberculum septi, sich oft ein Wulst findet, der als Symptom bei Stirnhöhleneiterung verwertet werden kann. Der Ausführungsgang der Stirnhöhle ist bei längerdauernder Eiterung gewöhnlich so erweitert, daß eine mehr oder weniger breite Kommunikation der Stirnhöhle mit der Nasenhöhle besteht und Sonden oder Kanülen leicht eingeführt werden können, was zur Diagnose und Behandlung natürlich wichtig ist.

Bei günstigen Abflußbedingungen findet meist eine reichliche, kontinuierliche Absonderung von entzündlichem Sekret aus der Stirnhöhle statt, das bei aufrechter Körperhaltung im mittleren Nasengange unter dem vorderen Ende der mittleren Muschel zum Vorschein kommt. Hier mündet der Ductus nasofrontalis bzw. liegt die Ausführungsöffnung der Stirnhöhle. In einzelnen Fällen kommt es auch vor, daß der Eiter aus der Stirnhöhle infolge abnormer Lagerung des Ausführungsganges (siehe Kap. Anatomie) unmittelbar vor der mittleren Muschel oder auch weiter hinten im mittleren Nasengange erscheint.

Über *das Sekret* bei chronischer Stirnhöhlenentzündung seien nur einige kurze Bemerkungen gemacht. Es zeigt, wie bei den übrigen Nebenhöhleneiterungen verschiedene Beschaffenheit. Selten ist es serös, meist schleimigeitrig, aber auch rein eitrig oder rein schleimig; seltener als bei der Kieferhöhle ist es übelriechend. Röpke (3) beschreibt einen Fall bei dem eine fötide doppelseitige Stirnhöhleneiterung mit Borkenbildung bei gleichzeitig vorhandener hochgradiger Rhinitis atrophicans bestand. Der Nasenprozeß war hier, wie das auch sonst beobachtet worden ist, direkt auf die Stirnhöhlen übergegangen und führte zu fötider Sekretabsonderung. Vereinzelt kommt es zu einer *Verkäsung des Sekretes* in der Stirnhöhle; diese eigentümliche Sekretveränderung hat hier eine geringere Bedeutung als bei der Kieferhöhle (siehe dieses Kapitel). Soweit ich die Literatur übersehe, haben nur Hajek (6) und Haag einschlägige Fälle beschrieben. Bei dem Patienten von Haag, der in der Gießener Klinik

beobachtet wurde, handelte es sich um eine Sinuitis caseosa aller oberen Nebenhöhlen der Nase (Stirnhöhle, Siebbein- und Keilbeinhöhle beiderseits).

Die *bakteriologischen Befunde* bei Stirnhöhleneiterung stimmen im allgemeinen
mit denen bei den übrigen Nebenhöhleneiterungen überein. Bei schweren Eiterungen fand WINCKLER (12), ebenso wie auch bei der Kieferhöhle in über 50%
seiner Fälle Streptokokkeninfektion.

Bei der Stirnhöhle kommt es verhältnismäßig leicht zu *Sekretretention*.
Verschiedene Ursachen spielen dabei eine Rolle. In den meisten Fällen begünstigen die engen anatomischen Verhältnisse in der Gegend des Ausführungsganges seine Verlegung. So kann ein starker vorspringender Processus uncinatus,
eine Vergrößerung oder abnorme Lagerung der mittleren Muschel, Verdickung
des Tuberculum septi, hohe Septumdeviationen eine Sekretstauung zur Folge
haben. Auch der Ductus nasofrontalis selbst zeigt oft starke Verengerungen
und Abknickungen durch vorspringende subfrontale Zellbildungen. Nicht
selten verursachen sekundäre Schwellungen oder polypöse Wucherungen der
Schleimhaut einen vorübergehenden oder auch dauernden Abschluß der Stirnhöhle, zumal bei engen anatomischen Verhältnissen. Auch im Inneren der
Höhle können die Bedingungen zur Retention gegeben sein. Durch Verdickung
und polypöse Wucherung der Schleimhaut wird zuweilen der Ausführungsgang
innerhalb der Stirnhöhle verlegt. Oder ein Trauma, das die Vorderseite der
Stirnhöhle oder die Nasenwurzel traf, ist die Ursache der Sekretstauung. Wie
der Verschluß der Stirnhöhle hierbei zustande kommt, ist im einzelnen Fall
nicht immer mit Bestimmtheit zu sagen. Es kann eine Fraktur des Stirnbodens
durch Verschiebung der Knochenfragmente oder nachträglich durch Callus-
bildung den Abschluß bedingen; oder ein Blutgerinnsel verlegt mit oder ohne
Fraktur den Ausführungsgang und kann später nach seiner bindegewebigen
Organisation ein dauerndes Hindernis abgeben (BOENNINGHAUS). In seltenen
Fällen verlegen Exostosen das Ostium der Stirnhöhle. So beschreibt MANASSE (1)
Exostosen, die von der Cerebralwand der Stirnhöhle ausgingen und zu
Mucocelenbildung geführt hatten. Einen ähnlichen Fall sah W. PFEIFFER.

Bestehen solche Hindernisse, so fließt das Sekret je nach seiner Beschaffenheit und der Durchgängigkeit des Ausführungsganges nur zeitweise ab, oder es
kommt zur dauernden Sekretverhaltung. In letzterem Falle ist die Nase frei
von Sekret, das sich in der abgeschlossenen Stirnhöhle ansammelt. Früher
oder später kommt es dann zu einer Ausdehnung der Höhle mit Vorwölbung
der Wandung nach außen oder in das Naseninnere und je nach der Beschaffenheit des Sekretes, das sich angesammelt hat (siehe Einleitung), spricht man von
einer Hydrocele (Hydrops), Mucocele oder Pyocele der Stirnhöhle bzw. des
vorderen Siebbeins (siehe darüber weiter unten).

Bei mehr oder weniger retinierten Empyemen, aber auch bei offenen Stirnhöhleneiterungen mit virulenter Infektion, sehen wir *akute Exacerbationen*
auftreten. Die Symptome sind dann die gleichen, wie bei akuter Stirnhöhleneiterung. Starke Schmerzen, Fieber, Schwellungen der Stirnhaut, der Lider
sind häufige Begleiterscheinungen s. Abb. 2 S. 756.

Die akuten Symptome können von selbst zurückgehen, wenn die Sekretstauung vorüber ist. Der Zustand ist aber gefährlich und indiziert sofortige
Operation. Sehr leicht wird die Knochenwand usuriert und schließlich durchbricht der Eiter die Stirnhöhlenwandung. So entwickelt sich eine *Sinuitis
frontalis chronica exulcerans atque abscedens*. Ein solcher Durchbruch des Eiters
geht gewöhnlich mit stärkeren Entzündungsvorgängen einher. Im Anschluß
an eine akute Exacerbation mit starken Schmerzen, Ödem der Lider, der Conjunctiva (Chemosis) bildet sich ein Infiltrat und dann ein Abszeß im Oberlid,
selten auf der Stirn. Wird nicht eingegriffen, entleert sich der Abszeß nach

außen und es entsteht eine Fistel (siehe Abb. 3). Oder es kommt zu einem Ödem
des Orbitalinhaltes, zu einer periorbitalen Ostitis und schließlich zu einem
Orbitalabsceß. Auch zum Schädelinneren kann der Eiter durchbrechen und
eine Meningitis, einen Extraduralabsceß usw. bedingen (siehe darüber das
Kapitel über Komplikationen). Eine solche Ausbreitung der Entzündung
über die Grenzen der Höhle hinaus findet zuweilen durch Knochenlücken statt,
die als Dehiscenzen bereits vorhanden waren. Es kann aber auch die Entzündung ohne Knochenperforation durch fortschreitende Phlebitis auf die
Umgebung, z. B. auf die Meningen [Hinsberg (1)], übergreifen.

Die Stirnhöhleneiterungen haben zwei Prädilektionsstellen, an denen es
zum Durchbruch bzw. zur Fistelbildung kommt; 1. im oberen Orbitalwinkel
etwas hinter der Fovea trochlearis, 2. $1/2$—1 cm hinter der Incisura supraorbitalis. Diese Durchbruchstellen entsprechen dem Durchtritte kleiner Venenstämmchen [Avellis (4), Killian
und Hajek], die hier der Infektion
den Weg weisen.

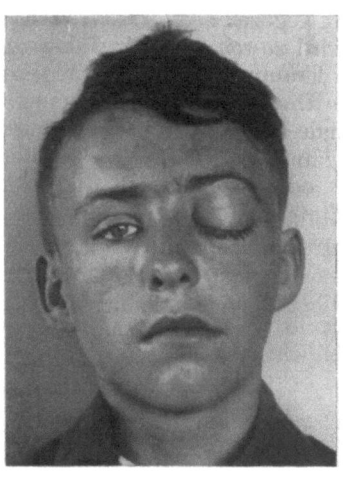

Abb. 2. Chronische Stirnhöhleneiterung
links mit akuter Exacerbation. Starkes
Ödem des linken oberen Augenlides.
(Eigene Beobachtung.)

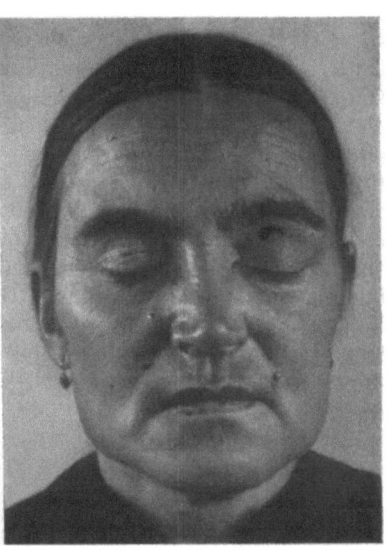

Abb. 3. Chronische Stirnhöhleneiterung mit
Fistelbildung am Oberlid.
(Eigene Beobachtung.)

Wann der *Durchbruch erfolgt*, ist in den einzelnen Fällen sehr verschieden.
Es kommt vor, daß wenige Tage nach einer akuten Exacerbation sich schon
ein Absceß im oberen Augenlid nachweisen läßt, zuweilen aber auch erfolgt
der Durchbruch erst nach vielen Attacken im Verlaufe von Jahren. Es sind
Fälle mit chronischer Stirnhöhleneiterung beschrieben, bei denen man monatelang eine Verdickung der Periorbita im inneren oberen Augenwinkel fühlen
konnte, die knochenhart und bei der Palpation schmerzhaft war, ohne daß
es jedoch zur Perforation kam. Dann schwoll plötzlich das obere Augenlid
an, die Conjunctiva wurde chemotisch und der Durchbruch erfolgte binnen
48 Stunden.

Avellis (4) machte darauf aufmerksam, daß ein Durchbruch der Eiterung,
der nicht an den genannten Prädilektionsstellen erfolgt ist, sondern an der
Vorderwand der Stirnhöhle im allgemeinen auf ein vorhergegangenes *direktes oder
indirektes Trauma* zurückzuführen ist. Das Trauma kann ein verhältnismäßig

leichtes sein; es muß nur die Wandung der Stirnhöhle soweit geschädigt haben, daß hier ein Locus minoris resistentiae entstanden ist. Zwischen Trauma und Durchbruch können mehrere Monate liegen und der Durchbruch kann sich auch hier sehr langsam und schmerzlos vorbereiten. Verlegung des Ausführungs-ganges wirkt natürlich begünstigend auf die Abszeßbildung. Bei diesen fistelnden traumatischen Stirnhöhleneiterungen, die im Kriege häufig beobachtet wurden, wird die Fistel meist durch nekrotische Knochenstücke oder Geschoßsplitter unterhalten. RÖPKE (3) hat schon vor dem Kriege einen Fall mitgeteilt, bei dem nach einer Schußverletzung eine Revolverkugel den Ductus naso-frontalis völlig verlegte und eine Stirnhöhleneiterung mit Fistel die Folge war. Im Kriege sind durch KRETSCHMANN, GERBER, HALLE, KILLIAN u. a. (siehe darüber WEINGÄRTNER-SCHJERNINGS Handb. S. 207) mehrere solcher Fistel-eiterungen beschrieben, die durch Knochensplitter unterhalten wurden. Auch andere Fremdkörper können unter Umständen eine dauernde Fistel bedingen. KAHLER und AMMERSBACH sahen eine Stirnhöhlenfistel bei einem Patienten, der wochenlang einen verjauchten Jodoformgazetampon in der Stirnhöhle liegen hatte.

In allen Fällen mit Vorderwandabscessen bei denen kein Trauma ätiologisch eine Rolle spielt, muß an Lues gedacht werden. Gerade hier finden wir, unab-hängig von den typischen Durchbruchstellen, oft ausgedehnte Zerstörungen der Höhlenwandungen. GERBER (2) beschrieb einen Fall von Empyem des Sinus frontalis mit Usur der ganzen vorderen Wand. Bei dieser totalen Zerstörung wirkten nach GERBER vielleicht Lues und Trauma zusammen. Ähnliche Fälle sind in der Literatur mehrfach beschrieben.

Bei Zerstörung der vorderen Stirnhöhlenwand, sei es traumatischer oder syphilitischer Natur, kann es bei intakter Stirnhaut zu Luft- und Eiteransamm-lungen unter der Stirnhaut kommen, was als Pyo-Pneumocele bezeichnet wird (siehe darüber weiter unten).

Über *Folgezustände chronischer Stirnhöhleneiterungen*, die durch das Herab-fließen des Eiters verursacht werden, brauchen wir hier nichts zu sagen. Es handelt sich um dieselben Erscheinungen in der Nase, am Respirations- und Verdauungstractus, um Allgemeinsymptome usw., wie sie auch durch die übrigen Nebenhöhleneiterungen bedingt werden und in der Einleitung besprochen sind.

Die *Symptomatologie und der Verlauf der spezifischen Entzündungen* (Tuber-kulose, Lues, Diphtherie) ist in den betreffenden speziellen Kapiteln nach-zulesen.

Hydrocele, Mucocele, Pyocele, Pneumatocele der Stirnhöhle.

Über die Entstehung dieser Bildungen im Siebbein und in der Stirnhöhle war man lange im Unklaren, einmal wegen der relativen Seltenheit der Fälle, dann aber auch weil diese Sekretverhaltungen in der ersten Zeit gewöhnlich latent bleiben, und subjektiv wie objektiv keine Symptome machen. Nur bei abgeschlossenen Empyemen können infolge stärkerer Entzündungserschei-nungen erhebliche Beschwerden die Aufmerksamkeit auf die erkrankten Nebenhöhlen von vornherein lenken. Es ist das jedoch nicht das Gewöhnliche. Erst wenn es allmählich zu einer größeren Ausdehnung der Stirnhöhle oder der befallenen Siebbeinzellen kommt, werden die Symptome für das Bestehen der Nebenhöhlenerkrankung deutlicher und gewinnen dann durch Verdrängungs-erscheinungen besondere klinische Bedeutung.

Hydrocelen der Stirnhöhle sind selten. KILLIAN (6) fand unter 64 gesam-melten Fällen mit Sekretretention in der Stirnhöhle nur 5 Hydrocelen. Natürlich besteht keine scharfe Grenze zwischen Hydrocele und Mucocele.

Bei der Hydrocele ist das Sekret mehr wäßrig als schleimig, bei der Mucocele
ist es umgekehrt. Man ist sich noch nicht einig darüber, ob die wäßrige
Flüssigkeit, die bei der Hydrocele den Schleim verdünnt, als seröser entzündlicher Erguß oder als Produkt eines Hydrops ex vacuo aufzufassen ist.
Boenninghaus (5) hält es für fraglich, daß die Luft in der abgeschlossenen
Stirnhöhle ohne weiteres resorbiert wird, wie es im Mittelohr beim Tuben-
abschlusse der Fall sein kann, weil die Stirnhöhle eine nachgiebige Wandung
entsprechend dem Trommelfelle nicht besitzt. Auch nach unserer Auffassung
ist in den meisten Fällen die Hydrocele entzündlichen Ursprunges, sei es
daß sie direkt als seröser Erguß entstanden oder aus einer anfangs eitrigen
oder eitrig-schleimigen Entzündung (Pyocele, Mucocele) hervorgegangen ist.

  Mucocelen und Pyocelen sind häufiger als Hydrocelen; in der Stirnhöhle
sind sie aber seltener als im Siebbeine anzutreffen. Gerber stellte 178 Muco-
celen der Stirnhöhle aus der Literatur zusammen. Mit der Entstehung der
Mucocelen in der Stirnhöhle hat man sich früher viel beschäftigt. Steiner (1),
Zuckerkandil u. a. sahen Mucocelen als Schleimcysten der Schleimhaut an.
Avellis (1) machte 1901 darauf aufmerksam, daß nach seiner Ansicht die nicht

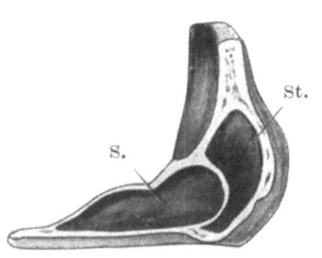

Abb. 4. Siebbeinzelle in die
Stirnhöhle hineinragend.
(Nach Onodi-Rosenberg.)
S. Siebbeinzelle. St. Stirnhöhle.

traumatischen Stirnhöhlenmucocelen mit Schleimcysten oder einer sonstigen Erkrankung der Stirnhöhle ebensowenig etwas zu tun hätten wie die
Zahncysten mit einer Erkrankung der Kieferhöhle. Es handele sich vielmehr stets um eine
Knochenblasenbildung des Siebbeines, die in die
Stirnhöhle hineinrage und dadurch nur sekundär
zur Stirnhöhle in Beziehung träte (s. Abb. 4).
Die Ansicht von Avellis trifft zweifellos für
manche Fälle zu. Der Beweis ist meist leicht zu
erbringen, denn eine solche Mucocele muß zwei
Knochenwandungen haben, und es muß eine,
wenn auch kleine, Stirnhöhle um die Mucocele
herum vorhanden sein. Es können sich solche
Siebbeinmucocelen aber auch nach allen anderen
Richtungen hin ausdehnen und sie entwickeln sich je nach der Lage der erkrankten Zelle immer dorthin wo sie den geringsten Widerstand finden, z. B.
auch in das Naseninnere oder in die Orbita.

  Von den rein entzündlichen Mucocelen sind die *traumatischen* abzutrennen,
auf deren Entstehung und Erscheinungsformen Boenninghaus (3) aufmerksam
gemacht hat. Sie wurden früher häufig übersehen oder zu spät erkannt. Da
sie nach einem Trauma, welches die Stirngegend trifft, immer entstehen können,
ist es, wie Boenninghaus zeigte, besonders wichtig, die ersten Anzeichen nicht
zu übersehen. „Wenn nach einem Stirntrauma Kopfschmerz ohne Naseneiterung
zurückbleibt“, sagt Boenninghaus (3), „muß man an Verschluß der Stirnhöhle
mit konsekutiver Schleimansammlung denken. Das konstanteste Zeichen
dieses Zustandes ist zunächst Dämpfung der betreffenden Stirnhälfte, weniger
Verdunklung derselben. Diese Zeichen können jahrelang der Ausdehnung
der Stirnhöhle, der eigentlichen Mucocelenbildung vorausgehen. Die Ausdehnung selbst macht sich zunächst als Abflachung des Stirnbodens bemerkbar
oder als Prominenz der Stirn.“

  Pyocelen entstehen entweder bei Abschluß einer Stirnhöhlen- und Siebbeineiterung, also primär als abgeschlossene virulente Eiteransammlung, oder sie
entwickeln sich sekundär durch Infektion einer Muco- bzw. Hydrocele (siehe
auch Einleitung). Im gegebenen Falle ist oft nicht zu unterscheiden, welche
Entstehungsart vorliegt.

Unter *Pneumatocelen oder Pneumocelen* (CHEVANDE 1855) werden verschiedene Krankheitszustände zusammengefaßt. Wir können zunächst intrakranielle und extrakranielle Pneumatocelen der Stirnhöhle unterscheiden. Bei den intrakraniellen Pneumatocelen handelt es sich um Luftansammlungen hinter der cerebralen Wand der Stirnhöhle, also zwischen Dura und hinterer Stirnhöhlenwand oder im Stirnhirn. Diese nach Stirnhöhlenschüssen gelegentlich beobachteten Fälle sind von PASSOW (Beitr. z. Anat., Physiol., Pathol. u. Therapie d. Ohres, d. Nase u. d. Halses Bd. 8) und von FRENZEL (Inaug.-Diss. Breslau 1909 ,,Die Pneumatocele des Schädels") eingehend behandelt und zusammengestellt worden. Sie interessieren uns hier weniger. Nach Stirnhöhleneiterungen kommen vor allem extrakranielle Pneumatocelen in Betracht. (Siehe Literatur bei GERBER.) Wir verstehen darunter verschiedene Formen von Luftansammlungen innerhalb und außerhalb der Stirnhöhle und teilen sie dementsprechend ein in äußere und innere Pneumatocelen. Bei den äußeren Pneumatocelen handelt es sich um eine an der Stirn auftretende ,,Luftgeschwulst", die dadurch zustande kommt, daß bei offenem Stirnhöhlennasengange und bei primärer Läsion der Vorderwand (durch Trauma, Lues, Empyem mit Knochencaries, angeborene Dehiscenzen) Luft durch Schneuzen, Niesen, Pressen, Husten in die Stirnhöhle bzw. ihre Umgebung eingepreßt wird. Nach BOENNINGHAUS (Beitr. z. Anat., Physiol., Pathol. u. Therapie d. Ohres, d. Nase u. d. Halses. Bd. 13, S. 45) können wir hier folgende Krankheitsbilder unterscheiden: 1. Hernie der Stirnhöhle, eine einfache Vorwölbung der Stirn im Bereiche des Defektes nur im Moment forcierter Exspiration. Sie entsteht, wenn die Schleimhaut der Stirnhöhle intakt ist oder bei Zerstörung derselben eine Verwachsung des Periostes mit den Rändern des Knochendefektes sich ausgebildet hat. 2. Subperiostale Pneumatocele, eine größere Luftansammlung zwischen Knochen und abgehobenem Periost. Sie entsteht bei lädierter Schleimhaut und Nichtverwachsensein des Periostes. 3. Subcutanes Emphysem der Stirne. Es entsteht bei Durchbrechung der Schleimhaut und des Periostes, so daß die Luft direkt unter die Haut tritt.

Bei den inneren Pneumatocelen findet sich die Luftansammlung in der erweiterten Stirnhöhle, deren Wandungen aber intakt sind. BENJAMINS (1) hat neuerdings diese seltenen Bildungen studiert. Für ihre Entstehung werden folgende Erklärungen herangezogen: 1. Es handelt sich um eine Mucocele, deren Inhalt in die Nase abgeflossen ist. 2. Es besteht am Stirnhöhlenausgange ein Ventilverschluß (z. B. ein kleiner Polyp), so daß die Luft beim Schneuzen usw. in die Stirnhöhle eingepreßt und hier abgeschlossen wird. Unter dem zunehmenden Luftdruck in der Stirnhöhle soll es dann bei nachgiebigen Wandungen zu Ektasie der Höhle kommen. 3. Die Erweiterung und Gasansammlung in der Stirnhöhle wird bedingt durch Gas erzeugende Bakterien. Die letzte Erklärung wird auch von BENJAMINS mit Recht abgelehnt. Für seinen Fall hält BENJAMINS die zweite Erklärung für vorliegend und bezeichnet deshalb seine Pneumatocele auch als *Pneumosinus frontalis dilatans*. BOENNINGHAUS (Beitr. z. Anat., Physiol., Pathol. u. Therapie d. Ohres, d. Nase u. d. Halses. Bd. 13, S. 47) hält es für ausgeschlossen und wir stimmen ihm darin bei, daß ein Luftdruck in der Stirnhöhle die allseitig von Knochen umgebene Höhle ausdehnen kann. Als einzige Ursache für derartige Bildungen kommt deshalb nur die erste Erklärung einer ursprünglichen Mucocelenbildung in Betracht. Klinisch unterscheidet sich eine solche Luftansammlung in der Stirnhöhle von der Mucocele durch den hellen Perkussionsschall über der erweiterten Höhle. Mit *Pyo- oder Mucopneumocelen* bezeichnet man Pneumocelen der Stirnhöhle, bei denen sich außer Luft noch Eiter oder Schleim in der Stirnhöhle findet.

Symptome: Wir wollen uns hier nur mit *den Verdrängungserscheinungen* beschäftigen, die durch die Ektasie der erkrankten Höhle bedingt werden und die auch klinisch im Vordergrund stehen. Die bei diesen Sekretstauungen zuweilen auftretenden Entzündungssymptome sind bei Beschreibung der Stirnhöhleneiterung sowie auch bei den orbitalen und cerebralen Komplikationen (Durchbruch des Eiters in die Orbita und in das Schädelinnere) besprochen. Unter dem Drucke des eingeschlossenen Sekretes kommt es, wie schon gesagt, in vielen Fällen zu starker Erweiterung des Stirnhöhlenlumens. Durch Resorption des Knochens von innen und oft auch Apposition außen (Boenninghaus (3), Stenger (1) [genaue mikroskopische Untersuchung und Literaturangaben]) vergrößert sich langsam das Höhlenlumen und führt schließlich zu Druckerscheinungen auf die Umgebung. Da die Stirnhöhle sich bekanntlich erst im zweiten Jahrzehnt des Lebens zu ansehnlicher Größe entwickelt, erklärt sich hieraus, daß solche Ektasien der Stirnhöhle im allgemeinen erst im mittleren oder

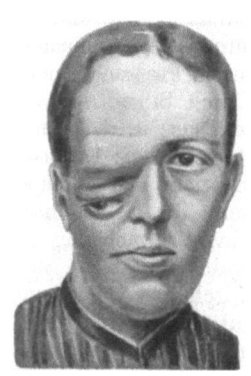

Abb. 5. Große Mucocele der rechten Stirnhöhle. (Nach Hallauer.)

reiferen Lebensalter auftreten, was differentialdiagnostisch von Bedeutung ist. Nach Killian (6) tritt diese Erweiterung frühestens 1—2 Jahre nach Beginn der Erkrankung, unter Umständen auch viel später, nach 20 und mehr Jahren auf. Die Vergrößerung der Höhle erfolgt stets sehr langsam und meist völlig ohne Schmerzen. Bei der Palpation der erkrankten Höhle wird oft Pergamentknittern festgestellt. Es kommt vor, daß an umschriebener Stelle die Knochenwand der Stirnhöhle völlig resorbiert ist oder von vornherein fehlt (Dehiscenzen), so daß die Schleimhaut sich dann hier hernienartig aus der Höhle vorwölbt. Auch die cerebrale Wand der Stirnhöhle kann solche Lücken aufweisen [Fall von Pfeiffer und Boenninghaus (2)].

Die dünnsten Wände der Stirnhöhle, die dem Drucke am meisten nachgeben, sind die orbitale und die cerebrale Wand. Die Vorwölbung der cerebralen Wand verursacht keine klinischen Symptome, dagegen macht sich schon frühzeitig am Stirnhöhlenboden die Ektasie der Stirnhöhle bemerkbar. Wenn man mit der Fingerkuppe den Bulbus verdrängt und unter den Orbitalrand geht, fühlt man hier als erstes Zeichen der Ektasie eine Abflachung des Orbitaldaches. Nimmt die Vorwölbung zu, so wird sie natürlich immer deutlicher fühlbar und verdrängt allmählich den Bulbus nach vorne, gleichzeitig nach außen und unten. Die Beweglichkeit des Augapfels wird in entsprechender Weise beschränkt. Der Patient klagt über Doppelbilder und lenkt dadurch oft erst die Aufmerksamkeit auf eine Dislokation des Bulbus bzw. auf die bestehende Stirnhöhlenektasie. Meist beruht dieses Doppelsehen nur auf der mechanischen Verdrängung des Bulbus. Deshalb treten Doppelbilder bei derjenigen Blickrichtung auf, bei der sich das mechanische Hindernis besonders geltend macht, nämlich beim Blick nach oben und innen. Nur in einzelnen Fällen werden die Motilitätsverhältnisse noch dadurch kompliziert, daß der funktionelle Ansatzpunkt des M. obliquus superior die Trochlea bei einer Ektasie der unteren Stirnhöhlenwand so verlagert worden ist, daß die Funktion dieses Muskels als Senker, Abduktor oder Roller des Augapfels auch noch gestört ist (Birch-Hirschfeld).

In extremen Fällen kann der Bulbus bis zum Niveau der Nasenspitze nach abwärts disloziert werden (siehe Abb. 5) (Hallauer, Langenbeck-Barkhausen). Bei größeren Ektasien kann es vorkommen, daß durch Stauung der venösen

Sinusgefäße, die mit den Venen der Augenhöhle und der Lider in Verbindung stehen, die Vorderwand der Stirnhöhle ödematös wird und die Falte zwischen Orbitalwand und oberem Augenlide verstreicht. Es erinnert dann das Bild an eine akute Entzündung und kann einen stattgehabten Durchbruch des Stirnhöhleninhaltes vortäuschen.

Die Sehschärfe bleibt gewöhnlich selbst bei erheblichen Ektasien des Sinus frontalis erhalten. Nur einzelne Fälle sind beschrieben, bei denen es zu Amblyopie, Gesichtsfeldeinengungen und selbst Amaurose kam (ausführliche Literaturangaben siehe bei BIRCH-HIRSCHFELD).

Die *Behandlung* einer solchen Sekretverhaltung in der Stirnhöhle besteht in operativer Eröffnung und Ausräumung der erkrankten und erweiterten Höhle. Im allgemeinen wird man sich bei diesem Eingriff an die für die Stirnhöhle üblichen Operationsmethoden halten (siehe weiter unten).

Bei einfacher Mucocele des Siebbeins genügt es gewöhnlich, endonasal die Höhle zu eröffnen. Auch in den seltenen Fällen (HAJEK: Monatsschr. f. Ohrenheilkunde u. Laryngo-Rhinol. 1924, S. 389), in denen eine Mucocele einer Stirnhöhle und des Siebbeins eine einzige große Höhle bildet, die sich, wie im Fall von HAJEK, in die mittlere Muschel erstreckt, genügt endonasales Vorgehen durch Abtragung der Muschel bzw. Eröffnung des Siebbeins.

Diagnose der chronischen Stirnhöhlenentzündung.

Während bei der akuten Stirnhöhlenentzündung der spontane Stirnhöhlenschmerz in vielen Fällen von vornherein die Aufmerksamkeit auf die erkrankte Stirnhöhle lenkt, sind bei der chronischen Entzündung, wenn nicht gerade ein akutes Rezidiv vorliegt, die subjektiven Beschwerden im allgemeinen so wenig hervortretend und charakteristisch, daß eine genaue Diagnose daraus nicht gestellt werden kann. Und doch ist es bei den chronischen Nebenhöhleneiterungen von ausschlaggebender Bedeutung, den Ursprung der Eiterung, d. h. die eiternde Höhle (bzw. eiternden Höhlen) richtig herauszufinden, weil unsere Therapie hier machtlos ist, wenn nicht lokal die erkrankte Höhle selbst behandelt wird.

Die Diagnose der chronischen Stirnhöhleneiterung stützt sich in erster Linie auf *den rhinoskopischen Befund*. In „Schulfällen" finden wir Eiter unter dem vorderen Ende der mittleren Muschel, der von oben her in den mittleren Nasengang herabfließt und nach Wegtupfen sowie auch nach Ausspülung der Kieferhöhle sofort wieder hervorquillt. Zuweilen sieht man direkt oder wenigstens nach Wegdrängen des Operculums mit dem längeren KILLIANschen Nasenspeculum den Eiter aus dem Ductus nasofrontalis oder dem Ostium der Stirnhöhle herunterkommen. Dabei ist meist die Schleimhaut in der ganzen Umgebung entzündlich geschwollen oder sogar polypös verdickt. Es ist darauf aufmerksam gemacht worden, daß sich für die Diagnose eine gewisse Druckschmerzhaftigkeit am inneren oberen Orbitalwinkel und hinter der Incisura supraorbitalis verwerten läßt. Mit Recht sagt ZARNIKO (1, S. 663), daß auch beim Gesunden tiefes Eindrücken des Fingers in die Orbita nicht selten schmerzhaft empfunden wird; ein Vergleich mit der gesunden Seite ist daher ratsam.

Einfach ist die Diagnose, wenn eine Spülung der Stirnhöhle möglich ist. Leider stößt man aber hier bei vielen Patienten auf Schwierigkeiten (siehe Absatz: Spülung). Gelingt die Spülung einwandfrei, so ist die Diagnose im allgemeinen gesichert, gelingt sie nicht, so muß man mit anderen Untersuchungsmethoden (vor allem Röntgen, Sondieren usw.) zunächst weiter zu kommen versuchen. Spricht alles dafür, daß eine Stirnhöhleneiterung besteht, so ist, wenn möglich, eine Spülung vorzunehmen, indem man, falls erforderlich, den Zuführungsgang für die Kanüle durch endonasale Eingriffe (Abtragung des Operculums, Wegräumung vorgelagerter Siebbeinzellen usw.) frei zu machen sucht. Sollte die Spülung auch nach diesen endonasalen Eingriffen nicht gelingen, so käme als letztes Hilfsmittel noch die probatorische Eröffnung der Höhle von außen in Betracht.

Aus dem Gesagten geht schon hervor, daß die Diagnostik der Stirnhöhleneiterung unter Umständen erhebliche Schwierigkeiten verursachen kann, zumal wenn außer der Stirnhöhle und den vorderen Siebbeinzellen noch andere Nebenhöhlen gleichzeitig miterkrankt sind und eine einwandfreie Stirnhöhlenspülung nicht möglich ist. Es bedarf in solchen Fällen oft mehrfacher sorgsamer Untersuchungen, um die erkrankten Höhlen herauszufinden. Grünwald sagt mit Recht in seinem Lehrbuch S. 348: ,,Überhaupt ist sehr nachdrücklich zu betonen, daß schon bei scheinbar recht einfachen Verhältnissen Anhiebsdiagnosen, besonders negative, nur auf Unerfahrenheit des Untersuchers schließen lassen.'' Bei den wechselnden anatomischen Verhältnissen und der nicht seltenen Unübersichtlichkeit im mittleren Nasengang, also im Gebiet der Ausführungsöffnungen von Stirnhöhle und vorderem Siebbein, ist in schwierigen Fällen die Ausnutzung aller Untersuchungsmöglichkeiten erforderlich.

Im folgenden wollen wir die einzelnen Untersuchungsmethoden, die für die Stirnhöhleneiterung in Betracht kommen, besprechen (siehe auch Bd. I dieses Handbuchs, Untersuchungsmethoden der Nase). Nach Einführung des Röntgenverfahrens ist die Diagnostik der Nebenhöhlenentzündungen wesentlich gefördert und erleichtert worden. Manche umständliche Untersuchungsmethode, die früher unumgänglich nötig war und auf deren Ergebnis sich die Diagnostik aufbaute, hat heute so an Wert verloren, daß sie nur noch in besonderen Ausnahmefällen oder wenn keine Röntgendurchleuchtung möglich ist, zur Anwendung kommt. Bei der Besprechung der einzelnen Methoden ist auf ihre heutige Bedeutung Rücksicht genommen. Es sind deshalb in erster Linie diejenigen behandelt worden, die heute bei der Stirnhöhleneiterung vor allem in Betracht kommen.

1. Adspektion des mittleren Nasenganges. Nach wie vor ist die Adspektion des Naseninneren und insbesondere des mittleren Nasenganges für die Diagnose von grundlegender Bedeutung. In den meisten Fällen gelingt es, die Schleimhaut der mittleren Muschel und die im mittleren Nasengang durch Cocain- und Adrenalinpinselung zum Abschwellen zu bringen und dadurch genügenden Einblick zu gewinnen. Ist der mittlere Nasengang auf diese Weise nicht ausreichend zu übersehen, so kann, wie schon gesagt, versucht werden, durch Abdrängung der mittleren Muschel mittels des längeren Killianschen Speculums sich bessere Einsicht zu verschaffen. Bevor operative Eingriffe zur Freilegung des mittleren Nasenganges in Betracht kommen, müssen erst die übrigen Untersuchungsmethoden ausgeführt sein. Erst wenn man damit nicht zum Ziele kommt, ist die Indikation hierzu gegeben.

Finden wir nun Eiter im mittleren Nasengange, und zwar in seinen vorderen Abschnitten, so besagt dieser Befund zunächst nichts weiter, als daß eine Entzündung der vorderen ,,Derivate des Seitenraumes'' (Grünwald) vorliegt. Ob diese Nebenräume bis in die Stirnschuppe reichen bzw. ob eine Stirnhöhleneiterung vorliegt, kann die Untersuchung durch Adspektion des Naseninnern allein nicht ergeben.

Im allgemeinen ist zu sagen, daß dort, wo das Sekret in der Nase am frischesten und feuchtesten erscheint, auch die Quelle, d. h. die eiternde Höhle zu suchen ist. Ein reichliches Nachströmen von oben in den vorderen Teil des mittleren Nasenganges wird den Verdacht einer bestehenden Stirnhöhleneiterung immer nahe legen. Häufig deuten Schleimhautveränderungen in der Umgebung des Ausführungsganges einer Nebenhöhle (Schwellung, Polypen) den Sitz der Erkrankung an. Bei Eiterung der Stirnhöhle und der vorderen Siebbeinzellen treten solche chronischen Reizzustände gerade im vorderen Abschnitte des mittleren Nasenganges und an der mittleren Muschel auf und erstrecken sich, wie wir hörten, bis auf die gegenüberliegende Septumwand. So gibt uns also die Adspektion des Naseninneren sehr wertvolle Fingerzeige zur Erkennung der Herkunft des Eiters, aber zur sicheren Diagnose der Stirnhöhleneiterung reicht sie allein nicht aus.

Besondere Fälle: Es ist beobachtet worden, daß Eiter aus der Stirnhöhle im mittleren Nasengange auf der anderen Seite als die ursprünglich erkrankte Stirnhöhle lag, zum Vorschein kam (v. EICKEN: Verhandl. d. Vereins süddtsch. Laryngol. 1906). Hier bestand eine Perforation im Septum frontale zwischen beiden Stirnhöhlen; KILLIAN (zit. nach ONODI: Arch. f. Laryngol. u. Rhinol. Bd. 15) erklärt diese Öffnung folgendermaßen: ,,Solche Löcher entstehen offenbar ebenso wie accessorische Kieferhöhlenmündungen. An einer Stelle, an welcher die Stirnhöhlenscheidewand rein häutig beschaffen ist — man könnte das eine Fontanelle des Septum frontale nennen — bildet sich eine Verdünnung heraus und gelegentlich kommt es bei heftigem Schneuzen, Niesen u. dgl. mehr zum Durchbruch. Das so entstandene Loch vergrößert sich infolge der vorhandenen straffen Spannung der Schleimhaut und seine Ränder umsäumen sich." Bei normalen Stirnhöhlen können eine oder mehrere derartige Foramina interfrontalia vorkommen (ONODI). Solche Defekte an der Stirnhöhlenscheidewand haben bei Eiterungen insofern noch eine Bedeutung, als die Entzündung ohne weiteres von der einen Seite auf die andere übergehen kann. Besteht nun zufällig primär oder sekundär ein Verschluß des Ausführungsganges der zuerst erkrankten Höhle, so wird der Eiter nur im mittleren Nasengange der anderen Seite zu sehen sein.

Bei abnorm gelagerten Ausführungsmündungen der Stirnhöhle können natürlich erst recht Täuschungen vorkommen; hier sind dann die anderen Untersuchungsmethoden, in erster Linie das Röntgenverfahren, Sondierung und Spülung für die Diagnose ausschlaggebend. Das gleiche gilt für die Fälle, bei denen die eiternde Höhle gegen das Naseninnere abgeschlossen ist, so daß bei der Adspektion, wenn nicht eine Ektasie der erkrankten Höhle vorliegt, überhaupt kein Befund zu erheben ist (siehe unter Hydrocele, Mucocele usw.).

2. Sondierung der Stirnhöhle. Die Sondierung der Stirnhöhle spielte früher noch eine größere Rolle als heute. Vor der Einführung des Röntgenverfahrens in die Diagnostik der Nebenhöhlenerkrankungen war man bei der Stirnhöhle und dem Siebbeine in besonderem Maße auf die Sonde angewiesen. Sie allein gab Aufschluß über die Ausdehnung der erkrankten Höhlen und vor allem über ihre Lagebeziehungen untereinander und zur Stirntafel. Heute klärt uns hierüber das Röntgenbild besser und schneller auf; trotzdem hat die Sondierung immer noch ihren großen Wert. Bei den komplizierten anatomischen Verhältnissen des mittleren Nasenganges ist die Sonde ein nicht zu unterschätzendes Hilfsmittel, um sich hier zurecht zu finden. Vor allem kann sie uns über Lage und Verlauf des Ausführungsganges der Stirnhöhle Aufschluß geben. Eine Sondierung dieses Ganges hat deshalb vor jeder Spülung der Stirnhöhle zu erfolgen. Auch zur Ergänzung des Röntgenbildes ist die Sonde wertvoll. In schwierigen Fällen kann die in die Stirnhöhle eingeführte und dann mitgeröntgte Sonde zur Klärung schwieriger anatomischer Verhältnisse von ausschlaggebender Bedeutung sein.

Die Sondierung der Stirnhöhle gelang zuerst JURASZ im Jahre 1883. Bis dahin war man im Zweifel, ob eine Sonde am Lebenden durch die Nase in die Stirnhöhle überhaupt einzuführen sei. JURASZ sondierte einen Patienten, dessen Stirnhöhlenvorderwand durch ein Carcinom eröffnet war, so daß hier ohne weiteres die eingeführte Sonde in der Stirnhöhle gesehen werden konnte.

In wieviel Prozent der Fälle die Stirnhöhle von der Nase aus sondierbar ist, läßt sich nur annähernd sagen; die Angaben der Autoren gehen weit auseinander. 1890 gab HANSBERG (2) an, daß die Sondierung in etwa $50^0/_0$, CHOLEVA sogar in $75^0/_0$ der Fälle möglich sei. Dabei handelte es sich jedoch wohl in den meisten

Fällen um kranke Höhlen, bei denen der Ausführungsgang erweitert oder sogar nach der Nase zu durchbrochen ist, so daß die Sondierung hier leichter gelingt (LICHTWITZ). Bei gesunden Höhlen ist nach GRÜNWALD (Lehrbuch S. 403) die Sondierung der Stirnhöhle kaum in mehr als 10% der Fälle vorzunehmen.

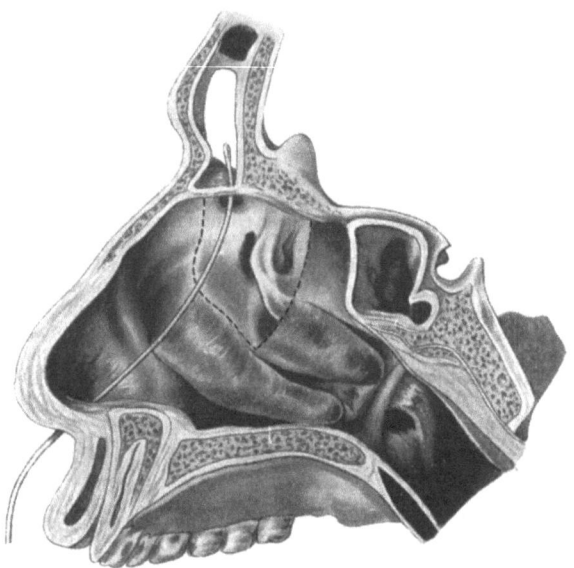

Abb. 6. Sondierung der Stirnhöhle. Die Sonde liegt im Ostium frontale recessuale.

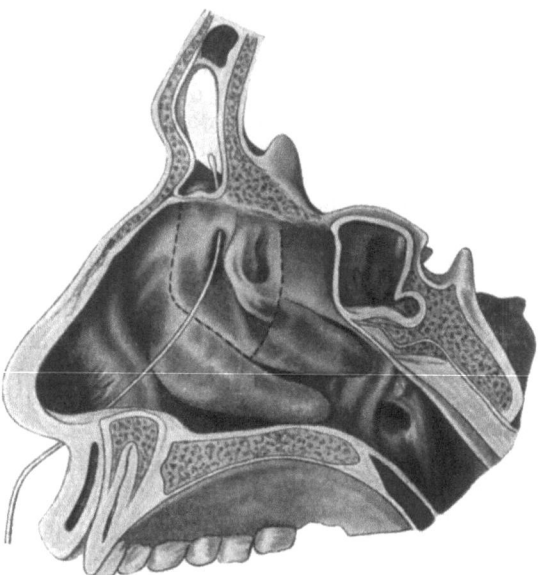

Abb. 7. Sondierung der Stirnhöhle. Die Sonde liegt im Ostium frontale infundibulare.

Die Lage der Ausführungsöffnung der Stirnhöhle im mittleren Nasengange ist gewöhn-lich von der mittleren Muschel verdeckt und kann deshalb nicht direkt gesehen werden. Nach GRÜNWALD (Lehrbuch S. 403), auf dessen Beschreibung ich mich hier beziehe, kommen

für die Stirnhöhlenöffnung vornehmlich 4 Stellen im mittleren Nasengang in Betracht:
1. Eine Öffnung am vorderen Ansatze der mittleren Muschel und an der Außenwand (Agger nasi bzw. Processus uncinatus), also in der Stirnbucht KILLIANS oder im Recessus frontalis. Dieses „Ostium frontale recessuale" ist ziemlich medial gelegen. 2. Eine Öffnung vorn, aber seitlich vom Proc. uncinatus, also im Hiatus semilunaris inferior mehr lateral gelegen. 3. Eine Öffnung ebenfalls seitlich vom Proc. uncinatus aber in der Projektion des mittleren Teiles des Porus lateralis, einem lateralen Recessus (Recessus ethmo-lacrimalis) angehörend. 4. Eine Öffnung knapp unterhalb des Ansatzes der mittleren Muschel, die in den Sinus lateralis führt.

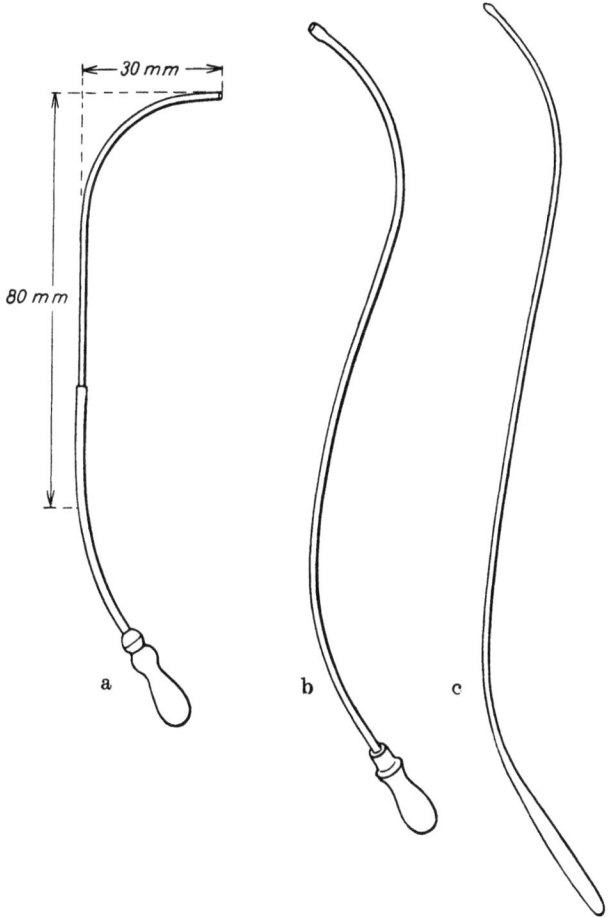

Abb. 8. Stirnhöhlenkanülen und Sonde. (Nach ZARNIKO und KILLIAN.)

Im Gegensatz zum Ostium frontale recessuale heißt eine Öffnung der Stirnhöhle, die im „Infundibulum" liegt „Ostium frontale infundibulare". Die recessuale und infundibulare Öffnung kommen nach ZARNIKO, KILLIAN u. a. ungefähr gleich häufig vor. Es ist natürlich nicht möglich, mit der Sonde die vorkommenden anatomischen Variationen am Lebenden immer richtig zu deuten, aber in sehr vielen Fällen kann die Sonde uns doch zur Erkennung der Lageverhältnisse gute Dienste tun (siehe Abb. 6 u. 7).

Die Sondierung des Ausführungsganges der Stirnhöhle ist im allgemeinen leichter, wenn es sich um ein „Ostium", d. h. eine Öffnung mit geringer Querschnittshöhe handelt, als wenn ein „Ductus", ein kaminförmiger, von Siebbeinzellen umgebener Zugang zur Stirnhöhle vorliegt. In letzterem Falle ist der Einführungsgang durch vor- oder eingelagerte Siebbeinzellen nicht selten so verengt oder abgeknickt, daß eine Sonde überhaupt nicht durchzuführen ist.

Die Stirnhöhlensonde darf nicht zu starr und nicht zu dick sein. Am unteren (Knopf-) Ende soll sie sich so biegen lassen, daß sie leicht jede gewünschte

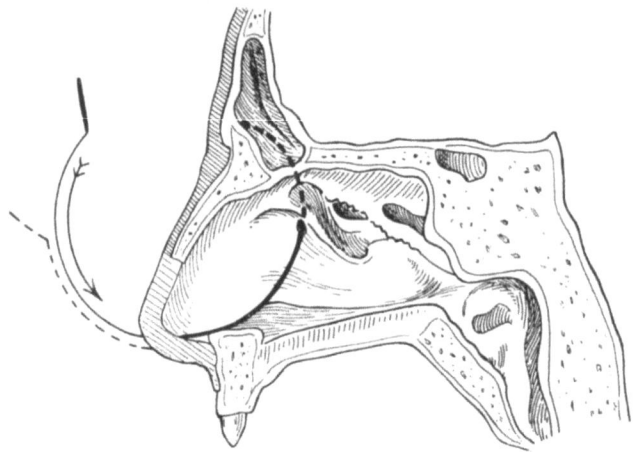

Abb. 9. Sondierung der Stirnhöhle mit kreisförmig gebogener Sonde. (Nach HENRICI.)

Form annimmt. Das Knopfende ist gewöhnlich nach der entgegengesetzten Seite wie das Griffende gebogen, so daß eine S-Form entsteht (siehe Abb. 8 c).

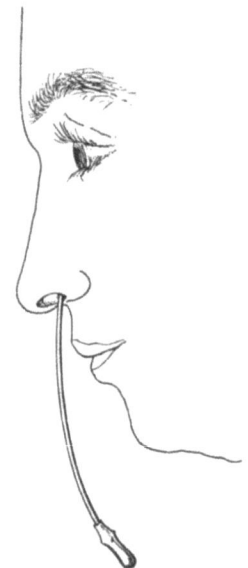

Abb. 10. Stirnhöhlenkanüle in richtiger Lage am Patienten. In ähnlicher Lage liegt auch die eingeführte Stirnhöhlensonde.

HENRICI bevorzugt eine Stirnsonde von der Gestalt eines Halbkreises (siehe Abb. 9). Uns hat sich die dünne KILLIANsche Silbersonde am besten bewährt.

Technik der Sondierung. Nach guter Cocainisierung des vorderen Teils des mittleren Nasenganges wird die Sonde zunächst lateralwärts vom Operculum unter guter Beleuchtung vorn in die Stirnbucht gebracht und dann vorsichtig in der Richtung des Ausführungsganges nach oben vorgeschoben. Das Griffende der Sonde wird dabei gesenkt und ruht schließlich, wenn die Sonde richtig in der Stirnhöhle liegt, auf der unteren Begrenzung der Nasenöffnung (siehe Abb. 10). Bei der Sondierung soll die Sonde stets mit zarter Hand geführt werden. Stößt sie auf Widerstand, ist nach Möglichkeit das Hindernis zu umgehen, niemals aber mit Gewalt zu überwinden. Bei stark zurückliegender Nasenwurzel liegt auch die Stirnbucht weiter zurück und die Sonde muß dann etwas weiter rückwärts hochgeschoben werden. Der Boden der Stirnbucht ist also in sagittaler Richtung abzutasten um festzustellen, ob ein Ostium recessuale vorliegt. Besteht ein Ostium infundibulare, so gibt man dem Knopfende der Sonde eine kleine Biegung zur Seite, um das Infundibulum abtasten zu können und sucht dann hier nach dem Ausführungsgange der Stirnhöhle. Unter Umständen kann die Sondierung dadurch erleichtert werden, daß die mittlere Muschel mittels eines langblättrigen KILLIAN-schen Nasenspekulums von der lateralen Nasenwand etwas abgedrängt und der mittlere Nasengang dadurch dem Auge besser zugänglich gemacht wird.

Die richtige Lage der Sonde in der Stirnhöhle ist in folgender Weise festzustellen:

1. In einzelnen Fällen gelangt die Sonde gleich so hoch hinauf in eine Höhle, die in der Stirntafel gelegen ist, daß von vornherein mit Recht ihre richtige Lage daraus geschlossen werden kann. Oft ist sie dann auch freier beweglich und das Knopfende läßt sich nach außen über die Orbita hindrehen.

2. Nach KILLIAN (6) hält man außen an die Nase neben die, in die Stirnhöhle eingelegte Sonde eine zweite genau so gebogene parallel der ersten. Der Einfachheit wegen läßt sich auch die vorher eingeführte Sonde danach in derselben Weise außen anlegen. An dieser äußeren Sonde ist leicht zu erkennen, welche Lage der Sondenknopf zum Orbitalrand hat und daran ist dann die Lage der inneren Sonde abzuschätzen. Das Knopfende soll, wenn die Sonde richtig in der Stirnhöhle liegt, hoch über dem inneren Augenwinkel, mindestens in Höhe des Augenbrauenkopfes liegen.

3. HANSBERG (2) gab an, daß wenn der eingeführte Teil der Sonde 60 mm oder darüber beträgt, mit größter Wahrscheinlichkeit anzunehmen ist, daß die Sondierung gelang. Nach seinen Messungen beträgt nämlich die Entfernung vom Boden des Introitus der Nase bis zum Boden der Stirnhöhle durchschnittlich 50 mm. Diese Methode ist ungenau, die Größenverhältnisse sind zu verschieden. CHOLEVA verlangt, daß der eingeführte Sondenteil mindestens 70 mm beträgt.

4. HENRICI hebt hervor, daß die Patienten einen intensiven, gut lokalisierbaren, stechenden Schmerz empfinden, sobald die Sonde die Stirnhöhlenvorderwand berührt. Beim Anstoßen des Sondenknopfes an eine Siebbeinzellenwandung wird dieser lokalisierte Schmerz nicht empfunden.

5. Findet sich in der knöchernen Vorderwand eine Lücke, so ist die Sonde unter Umständen unter der Stirnhaut zu fühlen oder, wie im Falle von JURASZ, bei gleichzeitigem Defekt der Stirnhaut in der Höhle zu sehen.

6. Bei zweifelhaften Fällen kann das Röntgenbild helfen. Die eingeführte Sonde ist im Seitenröntgenbild in der Stirnhöhle gut zu sehen.

Die häufigsten Hindernisse beim Sondieren der Stirnhöhle und ihre Beseitigung. Die meisten Hindernisse liegen in der Umgebung des Ausführungsganges. In sehr vielen Fällen ist, wie wir hörten, das Operculum der mittleren Muschel der lateralen Nasenwand so anliegend, daß dadurch der Weg zum Ductus nasofrontalis für die Sonde verlegt wird. Hier kann zunächst versucht werden, das vordere Ende der mittleren Muschel durch ein längeres KILLIANsches Nasenspeculum zum Septum hin abzudrängen oder es ist das vordere Ende der mittleren Muschel mit Schere und Schlinge abzutragen[1]). Der Zugang wird dadurch wesentlich freier und die Sondierung gelingt in den meisten Fällen. Zumal wenn das Operculum durch eine Siebbeinzelle (Concha bullosa) stark aufgetrieben ist, kommt dieser chirurgische Eingriff in Betracht. Seltener muß ein stark vorspringender Processus uncinatus oder eine große Bulla ethmoidalis entfernt werden. Auch polypöse Wucherungen der Schleimhaut, die als Begleiterscheinung der Nebenhöhleneiterung nicht selten den Ausführungsgang vollständig verlegen, müssen vor der Sondierung mit der Schlinge oder der GRÜNWALDschen Zange abgetragen werden.

Andere Hindernisse bei der Sondierung liegen in den anatomischen Lageverhältnissen der Stirnhöhlenmündung bzw. des Ductus nasofrontalis selbst begründet. Hohe Septumdeviationen, die den vorderen Abschnitt des mittleren Nasenganges verlegen, sind leicht durch die submuköse Septumresektion zu beseitigen. In einer Reihe von Fällen ist die Sondierung wegen ungünstiger anatomischer Verhältnisse überhaupt nicht möglich. Der Sonde ist eben immer eine gewisse Zwangsrichtung vorgeschrieben, die einerseits durch die

---

[1]) Technik, siehe S. 780.

Naseneingangsverhältnisse, andererseits durch Lage und Gestalt des Ausführungsganges bestimmt wird. Durch die Vervollkommnung unserer endonasalen Eingriffe sind wir heute allerdings in den meisten Fällen in der Lage, diese anatomischen Hindernisse zu beseitigen und dadurch einen Zugang von der Nase aus zur Stirnhöhle zu schaffen. Bei Besprechung der einzelnen endonasalen Eingriffe soll hierauf näher eingegangen werden.

Fehlschlüsse bei der Sondierung. Es kommt nach ZUCKERKANDL in 20% der Fälle vor, daß eine vordere Siebbeinzelle als „frontale Zelle" oder als „Bulla frontalis" (CHOLEVA) sich weit hinauf in die Stirnhöhle hinein erstreckt und in dieser eingeschachtelt liegt. Bei der Sondierung gelangt man dann statt in die Stirnhöhle in diese Zelle hinein, und es kann, wenn die Zelle eine größere Ausdehnung in der Stirntafel hat, die Sonde genau so liegen als ob sie richtig in der Stirnhöhle wäre. Man wird in solchen Fällen erst Aufschluß über die Lage der Sonde durch ein Röntgenbild (am besten Seitenaufnahme) bekommen, vorausgesetzt, daß die Knochenwandungen der Bulla, die oft sehr dünn sind, auf dem Bilde hervortreten. (Üble Folgen der Sondierung siehe unter dem Abschnitt „Spülung der Stirnhöhle".)

3. Spülung der Stirnhöhle. Die Spülung der Stirnhöhle ist diagnostisch von größter Bedeutung, weil eiterhaltige Spülflüssigkeit bei richtig ausgeführter Spülung im allgemeinen (Fehlschlüsse siehe unten) für das Vorhandensein einer Stirnhöhleneiterung beweisend ist. Ein Pyosinus, d. h. ein eiterhaltiger aber sonst gesunder Sinus, in den der Eiter nur hineingeflossen ist, kommt bei der Stirnhöhle wegen ihrer anatomischen Lage so selten vor, daß er außer acht gelassen werden kann. Die wenigen Fälle mit Pyosinus frontalis, die beobachtet wurden, sind dadurch entstanden, daß Eiter aus der Kieferhöhle bei geneigter Körperhaltung in größerer Menge in die Stirnhöhle fließen konnte. Gewöhnlich aber entwickelt sich dann, wie oben schon ausgeführt wurde, sehr bald eine richtige Stirnhöhleneiterung.

Technik der Spülung. Vor der Spülung sollte eine Sondierung der Stirnhöhle vorangegangen sein. Die Kanüle, die am vorderen Ende gut abgestumpft sein muß, um Verletzungen zu vermeiden, wird wie die Stirnhöhlensonde eingeführt und ist nach dieser zu biegen. Da die Kanüle etwas dicker ist als die dünnsten Sonden, gelingt die Einführung zuweilen nicht, wo eine dünne Sonde noch in die Stirnhöhle gelangt. Die Nasenhöhle und vor allem der mittlere Nasengang sind durch Auswischen und durch Austupfen des Eiters vor der Stirnhöhlenspülung aufs Sorgfältigste zu säubern. Die Kieferhöhle ist in jedem Falle vorher zu spülen und wenn eine Eiterung auch hier besteht, ist sie vor der Stirnhöhlenspülung gründlich auszuwaschen. Auch die vorderen Siebbeinzellen sollen, um Fehlschlüsse zu vermeiden, möglichst keinen Eiter enthalten. Die Säuberung ist hier nicht immer leicht und unter Umständen ist es erforderlich, eiterhaltige Siebbeinzellen vorher endonasal breit zu eröffnen. Natürlich ist von ausschlaggebender Bedeutung, daß die Kanüle bei der Spülung auch wirklich in der Stirnhöhle liegt und nicht etwa nur in eine vorgelagerte Siebbeinzelle eingeführt ist. In zweifelhaften Fällen ist die Lage der Kanüle im Röntgenbild zu kontrollieren. Im übrigen gelten bezüglich der Technik hier dieselben Grundsätze, die bei der Sondierung eingehend besprochen wurden. Abb. 8 zeigt die gebräuchlichsten Stirnhöhlenkanülen nach KILLIAN (b) und ZARNIKO (a); Abb. 10 stellt eine Stirnhöhlenkanüle in richtiger Lage am Patienten dar. Bei der Spülung wird der Kopf des Patienten leicht vorn über geneigt, um die Flüssigkeit gut abfließen zu lassen. Als Spülflüssigkeit wird zu diagnostischen Zwecken körperwarme physiologische Kochsalzlösung verwandt. Vor Lufteinblasung in die Stirnhöhle ist wegen der Gefahr der Luftembolie, die hier allerdings nicht so groß ist, wie beim Spülen mit scharfen Kanülen, zu warnen (siehe weiter unter).

Fehlschlüsse bei der Spülung der Stirnhöhle: Es wurde schon bei der Sondierung hervorgehoben, daß eine Stirnhöhlensonde oder -kanüle anscheinend richtig in der Stirnhöhle liegen kann, während sie sich in Wirklichkeit in einer Siebbeinzelle (Bulla frontalis) befindet. Entleert sich nun bei der Spülung Eiter, so kann daraus auf eine Stirnhöhleneiterung geschlossen werden, während tatsächlich nur eine Eiterung des vorderen Siebbeins vorliegt. Eine einwandfreie Diagnose ist in solchen Fällen nur durch das Röntgenbild zu stellen, auf dem die Bulla frontalis als solche zu erkennen ist (siehe Kapitel über Röntgenverfahren), nicht selten stellt sich der Irrtum erst heraus bei der Eröffnung der Stirnhöhle von außen. Praktisch ist ein solcher Fehlschluß von untergeordneter Bedeutung; einmal wissen wir, daß die Stirnhöhle und das vordere Siebbein sehr häufig gleichzeitig erkrankt sind, dann aber würde auch eine so große, in die Stirntafel hinaufreichende eiternde Siebbeinzelle genau so behandelt werden, wie eine erkrankte Stirnhöhle.

Fehlschlüsse kommen ferner vor, wenn bei der Spülung kein Eiter abfließt. Es wird dann wohl ohne weiteres angenommen, die Stirnhöhle sei gesund. Das braucht nicht der Fall zu sein. Der Eiter kann zur Zeit der Spülung abgeflossen sein oder infolge starker Schleimhautschwellung ist das Lumen der Stirnhöhle so klein, daß kaum nennenswerte Eitermengen sich ansammeln können. Hier ist dann zu versuchen, durch Abtamponieren der Stirnhöhle (siehe weiter unten) den Eiter für 12—24 Stunden anzustauen und dann erst abfließen zu lassen oder durch Spülung zu entleeren.

In seltenen Fällen fließt bei Spülung einer Stirnhöhle der Eiter und die Spülflüssigkeit aus dem mittleren Nasengang der anderen Seite heraus (KILLIAN. 4. Vers. süddtsch. Laryngol. 1897; SCHWENN: Arch. f. Laryngol. u. Rhinol. Bd. 11; RÖPKE: Verhandl. d. otol. Ges. 1907). Hier bestand eine Verbindung beider Stirnhöhlen durch eine Öffnung im Septum frontale und meist waren beide Stirnhöhlen gleichzeitig erkrankt.

Üble Folgen bei der Sondierung und Spülung der Stirnhöhle: Die Sondierung und Spülung der Stirnhöhle ist ein Eingriff, der stets mit besonderer Vorsicht vorzunehmen ist. Die nahe Nachbarschaft des Gehirns und die in diesem Gebiet so häufigen anatomischen Varietäten erhöhen die Gefahr einer Verletzung. Wiederholt sind denn auch in der Literatur Unglücksfälle beschrieben. VOHSEN (2. Vers. süddtsch. Laryngol. 1895 und 14. Vers. 1907) teilte einen Fall mit, den WEIGERT sezierte, bei dem durch forcierte Sondierung eine Perforation des Stirnhöhlendaches eintrat und eine eitrige Meningitis den Tod zur Folge hatte. Solche Verletzungen sind natürlich besonders leicht möglich, wenn bereits angeborene Dehiscenzen an der Stirnhöhlenwandung bestehen. MERMOD (1) stieß mit der Sonde durch den vordersten Teil der Riechspalte in die Schädelhöhle bei einem Patienten, bei dem, wie die Sektion ergab, die Stirnhöhle fehlte. INGALS, zitiert bei GERBER (3), beobachtete eine Meningitis im Anschlusse an eine mit großer Kraft vorgenommene Stirnhöhlenspülung. FREER (Zentralbl. f. Laryngol. 1916. S. 66) sah nach einer Stirnhöhlenspülung Konvulsionen auftreten. Die Spülflüssigkeit konnte aus der engen Öffnung nicht ausfließen und es entstand dadurch ein starker Druck in der Höhle. HARTOG (Zentralbl. f. Hals-, Nasen- u. Ohrenheilk. Bd. 4, S. 221) beobachtete nach Lufteinblasung in die Stirnhöhle halbseitige Körperlähmung, die bald zurückging. Auch Verletzungen des Orbitalinhaltes mit anschließender Orbitalphlegmone sind beschrieben (HAJEK: Lehrbuch S. 193; FELS: Inaug.-Diss. München 1914. Ref.: Zentralbl. f. Laryngol. 1916. S. 169). Da viele Unglücksfälle sicher nicht publiziert sind, ist anzunehmen, daß die Zahl wesentlich größer ist als sie uns jetzt erscheint. Diese Vorkommnisse mahnen uns jedenfalls, bei der Sondierung und Spülung der Stirnhöhle recht vorsichtig zu sein.

4. Röntgenuntersuchung der Stirnhöhle. Die Röntgenuntersuchung der
Nase und ihrer Nebenhöhlen ist in einem besonderen Kapitel beschrieben Bd. I,
S. 953. Auch die röntgen-pathologische Diagnostik der Nebenhöhleneiterungen
ist dabei berücksichtigt, so daß hier nicht näher darauf eingegangen zu werden
braucht. Nur einige kurze Bemerkungen seien angeführt.

Schon mehrfach wurde hervorgehoben, daß die Röntgenuntersuchung bei
der Diagnose der Stirnhöhlenentzündung eine besondere Bedeutung hat. Das
Röntgenbild unterrichtet uns hier nicht nur darüber, wie bei der Kieferhöhle,
ob die Stirnhöhle und die vorderen Siebbeinzellen verschleiert oder scharf
gezeichnet sind, sondern es gibt uns vor allem auch Aufschluß über Form,
Größe und Lagebeziehungen dieser Höhlen. Bei den so außerordentlich wechselnden Verhältnissen und wo wir heute diese Höhlen so häufig endonasal und
extranasal chirurgisch angreifen, ist es für uns von ausschlaggebender Bedeutung,
in jedem Falle hier klar zu sehen. Es ist als Kunstfehler zu bezeichnen, wenn
bei einer nicht ganz einwandfreien Stirnhöhlenentzündung oder vor einem
chirurgischen Eingriffe an der Stirnhöhle die Röntgenaufnahme unterlassen wird.

Bezüglich der diagnostischen Bedeutung der Verschleierung von Stirnhöhle
und Siebbein im Röntgenbilde, verweise ich auf das entsprechende Kapitel.
Nur soviel sei noch gesagt, daß auch das Röntgenbild nicht überschätzt werden
darf. Niemals darf sich die Diagnose der Stirnhöhlenentzündung allein auf das
Röntgenbild stützen. Nur in Verbindung mit dem klinischen Befunde ist es
uns ein so wichtiges diagnostisches Hilfsmittel. Bei Widersprüchen mit ausgesprochenen klinischen Symptomen sei man besonders vorsichtig. Täuschungsmöglichkeiten durch Fehler bei der Aufnahme oder auch Irrtümer bei der Deutung des Bildes können immer vorkommen.

5. Die Durchleuchtung der Stirnhöhle (Diaphanoskopie) (siehe auch das
Kapitel von Zarniko, Bd. I, S. 722). Die Durchleuchtung der Stirnhöhle und
des Siebbeins von außen mit einem elektrischen Lämpchen besitzt nach unserer
Meinung nur geringen diagnostischen Wert. Als erster hatte Vohsen (2) gut
abgeblendetes Licht vom Stirnhöhlenboden aus in die Höhle hineingeworfen,
um dadurch die vertikale und horizontale Ausdehnung der Stirnhöhle sichtbar
zu machen. Fast zur selben Zeit wurde von Heryng (Warschau) versucht,
Siebbein und Stirnhöhle vom Naseninneren aus mit einem an einem Rohr
befestigten Lämpchen zu durchleuchten. Dieser Versuch wurde jedoch sofort
wieder aufgegeben.

Vohsen benutzte eine mit einem Gummimantel versehene Lampe, die er im
inneren Augenwinkel auf den Boden der Stirnhöhle aufsetzte. In völlig abge-
dunkeltem Raume begann er mit schwacher Lichtintensität, die langsam soweit
gesteigert wurde, bis die feinen Lichtdifferenzen, auf die es bei der Durchleuchtung
der Stirnhöhle ankommt, zu erkennen waren. Artur Meyer (Laryngol. Ges.
Berlin, 6. Juni 1901) empfahl, die Durchleuchtung von der vorderen Stirnhöhlenwand vorzunehmen. Er setzte die Lampe auf die Glabella etwa 1 querfinger-
breit über der Nasenwurzel auf. An sich ist die Vorderwand der Stirnhöhle
diejenige Wandung, die in bezug auf ihre Stärke und ihren Blutreichtum den
größten Schwankungen von allen Wandungen unterworfen und deshalb die
ungeeignetste für die Durchleuchtung ist. Aber diese Methode von Meyer
hat andere Vorteile: 1. Werden mit der gleichen Lichtquelle hier beide Stirnhöhlen gleichmäßig durchleuchtet, so daß sie auch verglichen werden können;
2. die subjektive Lichtempfindung ist, wie bei der Kieferhöhlendurchleuchtung,
auch hier dann bei der Stirnhöhle zu verwerten (Claus). In 91% waren angeblich
die Meyerschen und Vohsenschen Durchleuchtungsmethoden gleich, in 9%
wichen sie voneinander ab. Hier gab nach Claus die Vohsensche Methode
$2/3$ und die Meyersche $1/3$ richtige Resultate.

Genaue Vergleiche mit den anatomischen Verhältnissen durch Aufmeißlung der Stirnhöhle haben nun aber gezeigt, wie wenig zuverlässig doch beide Methoden sind. Das beweisen auch folgende Zahlen. Bei Durchleuchtung mit Glühlampen finden sich bei $20^0/_0$ aller Untersuchten keine Stirnhöhlen (PREYSING Zeitschr. f. Laryngol. Bd. III), während OPPIKOFER (3) unter 200 Leichen nur 7mal, also in $3^1/_2^0/_0$ der Fälle fehlende Stirnhöhlen feststellte. Schon die Tatsache, daß die Durchleuchtung der Stirnhöhle so sehr von der Dicke der Knochenwand abhängig ist, zeigt ihre Unzulänglichkeit. Viele Stirnhöhlen sind wegen der Dicke ihrer Wandungen überhaupt nicht zu durchleuchten, aber auch wenn sie bei der Durchleuchtung als Höhle erkannt werden, ist das Resultat der Durchleuchtung ganz wesentlich von der Knochendicke abhängig, viel mehr als beim Röntgenbild. Es kommt hinzu, daß bei einer durch Empyem verdunkelten Stirnhöhle die Grenzen der Höhle auch bei Durchleuchtung nicht genügend zu erkennen sind.

Wenn also bei wahrscheinlicher Stirnhöhlenentzündung eine deutliche Verdunklung auf der einen Seite der Stirn im Verhältnis zur anderen ohne sichtbare Grenzen der Stirnhöhle festzustellen ist, wissen wir nicht, ob diese Verdunklung auf ein Empyem oder auf verdickter Knochenwand oder auf ein Fehlen der Stirnhöhle auf dieser Seite beruht. Im Gegensatz dazu zeigt uns das Röntgenbild, wenn erforderlich unter Zuhilfenahme der Seitenaufnahme, auch bei hochgradig eiternden Höhlen, stets die Größe der Höhle an, was für operative Eingriffe natürlich von größter Bedeutung ist. So sehen wir denn heute mit Recht die Durchleuchtung immer mehr durch das Röntgenverfahren verdrängt.

6. Ansaugen des Sekretes. Bei geringer Absonderung läßt sich der Eiter aus der Stirnhöhle ansaugen. Er erscheint dann nach vorheriger Reinigung des mittleren Nasenganges an typischer Stelle unter dem vorderen Ende der mittleren Muschel. Zahlreiche Nasensaugapparate sind hierzu konstruiert worden. Am einfachsten geschieht das Ansaugen mit dem Politzerballon „negativer Politzer" (SEIFERT (2), RETHI (6), SONDERMANN) oder mit Apparaten, die nach dem Prinzip des SIEGLESCHEN Trichters gebaut sind. Der Russe SCHNEERSON (zit. bei LEVINGER) hat 1900 zuerst einen SIEGLESCHEN Trichter für die Nase konstruiert. Später haben LEVINGER, FR. MÜLLER (Zeitschr. f. Laryngol-Rhinol. u. ihre Grenzgeb. Bd. 6), E. v. TO'VÖLGYI ähnliche Apparate gebaut. Der Saugdruck soll bei chronischen Eiterungen 12—17 cm Hg betragen (ZARNIKO: Erkrankungen der Nase usw. S. 625). Durch Ansaugen mit dem Munde, wie man es früher wohl machte, läßt sich ein Druck von — 24 cm Hg erzielen (VOHSEN zit. bei ZARNIKO).

7. Ausblasen der Stirnhöhle. Bei geringen Mengen von Schleim und Eiter in der Stirnhöhle kann die Ausblasung des Sekretes aus der erkrankten Höhle von Vorteil sein. Sie erfolgt vor der Ausspülung der Stirnhöhle oder nachträglich, wenn die Ausspülung im Stich gelassen hat. Geringe Mengen von Schleim-Eiter oder seröses Exsudat sind im Spülwasser oft nicht nachweisbar. Hier kann dann die Ausblasung die Diagnose sichern. Die Technik ist im Prinzip die gleiche, wie bei den übrigen Nebenhöhlen. Bei etwas nach vorne geneigtem Kopfe wird durch eine eingelegte Stirnhöhlenkanüle Luft eingeblasen und dabei beobachtet, ob im mittleren Nasengange Sekret erscheint. Das Verfahren ist nicht ungefährlich. BRÜHL beobachtete bei einem 26jährigen Patienten im Anschlusse an eine Ausblasung der Stirnhöhle beiderseitige Erblindung, die 16 Stunden dauerte.

8. Probetamponade. Bei zweifelhafter Diagnose wurde früher viel die Probetamponade angewandt, die wir heute nur noch in Ausnahmefällen benutzen. Nach gründlicher. aber vorsichtiger Reinigung der Nase bzw. des mittleren Nasenganges wird ein Wattetampon zur Abstopfung der in Frage kommenden

Nebenhöhlen eingeführt, um den Eiter in den erkrankten Höhlen hinter dem Tampon anzustauen. Entfernt man den Tampon nach 6—12 Stunden, so läßt sich Herkunft und Beschaffenheit des Sekretes an dem Wattetampon erkennen. Mit dieser Methode ist nur festzustellen, ob das Sekret von der Seite, d. h. aus der Kieferhöhle oder von oben her aus vorderen Siebbeinräumen und der Stirnhöhle stammt. Eine weitere Scheidung zwischen Siebbein- und Stirnbeinräumen ist auf diese Weise nicht möglich.

9. Färbung des Sekretes. Um die Herkunft des Sekretes in der Nase besser feststellen zu können, hatte DIEBOLD(1) empfohlen, in die fragliche Nebenhöhle einen Anilinfarbstoff (Hexaäthylviolett) einzuführen. Dadurch ist es möglich, besonders bei geringer Sekretion, kleine Mengen von Sekret durch die Färbung sofort nachzuweisen. Auch bei der Stirnhöhle läßt sich in einzelnen Fällen das Verfahren anwenden, bei denen das Ostium oder der Ductus nasofrontalis zugängig ist, indem man den Farbstoff als feste Substanz an eine Sonde anschmilzt und in den Ausführungsgang einführt. Die Methode hat sich nicht eingebürgert, da sie umständlich und im allgemeinen entbehrlich ist.

10. Perkussion und Auskultation der Stirnhöhle. Bei der Perkussion der Stirnhöhle kann eine deutliche Dämpfung über der erkrankten Höhle nachweisbar sein, wenn sie vollständig mit Sekret angefüllt ist. BOENNINGHAUS (3) hat auf dieses Symptom, vor allem bei der traumatischen Stirnhöhlenmucocele, aufmerksam gemacht. MINK (1) empfahl auch die Auskultation der Stirnhöhle, und zwar an der dünnsten Wandstelle im inneren oberen Augenwinkel. Man soll hier durch Einblasung von Luft mittels einer Stirnhöhlenkanüle rasselnde Geräusche bei Anwesenheit von Sekret hören. Für die Diagnose schlägt übrigens MINK selbst diese Methode nicht so hoch an, da sie unzuverlässig ist. R. GOLDMANN (1) tritt für die „auskultatorische Perkussion" ein. Die Grenzen der Stirnhöhle sind wie bei jedem anderen Hohlorgan, das der Perkussion zugänglich ist, dadurch zu bestimmen, daß man ein Hörrohr über der Stirnhöhle aufsetzt und radiär von außen her auf dieses Hörrohr hin perkutiert. An der Grenze der zu untersuchenden Stirnhöhle ändert der Perkussionsschall sofort seine Klangfarbe und zeigt ein auffallendes, metallisches Klirren. Statt des Stetoskopes kann auch ein Hörschlauch mit hohlem Ansatz benutzt werden. Der Hörschlauch ist, solange man die Größe der Höhle nicht kennt, zunächst oberhalb des medianen Endes des Margo supraorbitalis anzulegen. GOLDMANN empfiehlt, das Stetoskop zur Kontrolle innerhalb der gewonnenen Stirnhöhlengrenzen an verschiedenen Stellen aufzusetzen, um so von mehreren Punkten aus die Höhlengrenzen zu bestimmen, die sich stets decken müssen. Auf diese Weise ist die Größe der Stirnhöhle auch ohne Röntgenbild fetszustellen. Besteht, wie so häufig bei akuten Stirnhöhlenentzündungen, eine Klopfempfindlichkeit der erkrankten Höhle, so können die Grenzen der entzündeten Stirnhöhle natürlich mit dieser Methode sehr viel einfacher kontrolliert werden. Die auskultatorische Perkussion der Stirnhöhle hat heute an Bedeutung sehr verloren; sie ist nur ein schlechter Ersatz für das Röntgenverfahren.

11. Probepunktion und probatorische Eröffnung der Stirnhöhle. Ist eine Sondierung der Stirnhöhle durch den natürlichen Ausführungsgang nicht möglich und besteht dabei auf Grund der übrigen Symptome hinreichender Verdacht, daß eine chronische Stirnhöhlenentzündung vorliegt, so kann versucht werden, durch Probepunktion oder breite Eröffnung der Stirnhöhle von außen sich über das Innere der verdächtigen Höhle Klarheit zu verschaffen. Auf die Probepunktion der Stirnhöhle nach SCHÄFFER, WINCKLER, LICHTWITZ, die in der Durchbohrung des Stirnhöhlenbodens von der Nase aus, vorn zwischen mittlerer Muschel und Septum bestand, braucht hier nicht näher eingegangen zu werden (siehe darüber S. 823). Sie ist wegen der sehr variierenden anatomischen

Verhältnisse in diesem Gebiet und der dadurch bedingten Unsicherheit und Gefährlichkeit längst wieder verlassen worden.

KÜMMEL (1) punktiert die Stirnhöhle von außen an der Glabella, wenn Sondierung des Ductus nasofrontalis und die Probeausspülung der Stirnhöhle nicht möglich ist. Er benutzt seit vielen Jahren einen feinen lanzettförmigen Knochenbohrer von 1,7 mm Durchmesser mit dem er etwa einen Zentimeter oberhalb des freien Orbitalrandes und $1/_2$ cm von der Mittellinie entfernt, die Vorderwand der Stirnhöhle durchbohrt. Der Bohrer, der durch einen Elektromotor in Bewegung gesetzt wird, geht ohne weiteres durch die intakte Haut, wenn dafür gesorgt wird, daß sich die Hautdecke nicht verschiebt. Am leichtesten läßt sich die Haut durch eine kleine kreisförmige Metallplatte mit einem zentralen Loch von etwa 2 cm Weite fixieren. Sie wird fest auf die Haut gedrückt und der Bohrer durch das Loch hindurch geführt. Durch diese Öffnung ist dann ohne weiteres die Stirnhöhle mit stumpfer Hohlnadel zu punktieren. Selbstverständlich muß man sich vor einer solchen Probepunktion über Größe und Lage der Stirnhöhle durch ein Röntgenbild völlige Klarheit verschafft haben. Die Punktion selbst ist in Lokalanästhesie schmerzlos auszuführen.

CALICETI (4) empfiehlt zur Probepunktion der Stirnhöhle das Verfahren von CITELLI, das dieser zu therapeutischen Spülungen bei Stirnhöhleneiterung angegeben hat. CITELLI (2) punktiert die Stirnhöhle direkt über dem inneren oberen Orbitalwinkel und spült dann durch diese Öffnung. Ebenso geht STRUYCKEN vor (Zeitschr. f. Laryngol., Rhinol. u. ihre Grenzegb. Bd. 5, S. 236). Diese Trepanationsstelle hat den Vorteil, daß der Knochen hier im allgemeinen sehr dünn ist und daß selbst kleine Stirnhöhlen hier noch aufzufinden sind. Es ist das Gebiet, wo Stirnhöhleneiterungen am häufigsten zum Durchbruch kommen, oder wo bei Sekretverhaltungen sich die Vorwölbung der Höhlenwandung am deutlichsten zeigt.

Wir selbst haben keine Erfahrung über die Probepunktion der Stirnhöhle, da wir in zweifelhaften Fällen stets die breite Eröffnung von außen vornehmen. Die probatorische breite Eröffnung von außen hat vor der Probepunktion den Vorzug, daß ein Einblick in die Stirnhöhle dabei möglich ist. Finden sich dann ausgedehnte Schleimhautveränderungen, so ist eine Radikaloperation der Stirnhöhle gleich anzuschließen.

Bei der akuten Stirnhöhlenentzündung wurde bereits S. 751 das Verfahren nach GRÜNWALD zur Eröffnung der Stirnhöhle vorn an der Glabella angegeben, das hier allerdings nicht eine Probeoperation, sondern eine therapeutische Maßnahme zur Entleerung des Eiters sein sollte. Es schafft gute übersichtliche Verhältnisse und hat sich uns auch oft als probatorische Eröffnung bewährt. Die Möglichkeit hinterher radikal zu operieren, ist ohne weiteres gegeben.

Von den meisten Autoren wird als Ort der Wahl der innere obere Orbitalwinkel, d. h. also die Stelle über der Tränengrube, angegeben, wo auch CITELLI seine Probepunktion vornimmt. Welche Vorzüge gerade diese Stelle vor anderen hat, wurde oben bereits erwähnt.

Technik der probatorischen Eröffnung der Stirnhöhle oberhalb der Tränengrube. Die probatorische Eröffnung ist stets so anzulegen, daß jede Radikaloperation der Stirnhöhle angeschlossen werden kann. Es ist deshalb von vornherein möglichst auch auf Erhaltung der vorderen Stirnhöhlenwand oder wenigstens einer KILLIANschen Knochenspange Rücksicht zu nehmen. Die Operation wird in Lokalanästhesie gemacht. Vorher muß man sich durch eine Röntgenaufnahme über Lage und Größe der Stirnhöhle Klarheit verschafft haben. Der Hautschnitt (siehe Abb. 11) umkreist, wie zur KILLIANschen Operation, die Orbita und geht bogenförmig, von der Incisura supraorbitalis reichend, bis über den inneren Augenwinkel hinaus. Es genügt also, wenn man sich auf das mittlere

Drittel des Radikaloperationsschnittes beschränkt. Um eine Verschiebung der
Haut nachträglich zu verhindern und bei der Naht die Wundränder in richtiger
Lage miteinander zu verbinden, ist es nach Killians Vorschlag zweckmäßig,
den Schnitt erst mit dem Messer vorsichtig vorzuziehen und darauf kleine,
zum Hauptschnitt senkrechte Orientierungsschnittchen anzulegen. Dann erst
wird unter guter Fixierung der Haut der Schnitt tiefer geführt. Die Blutung
steht bei Verwendung von Lokalanästhesie (Novocain- und Adrenalinlösung)
gewöhnlich bald. Stärker blutende Gefäße (Art. und V. angularis nasi) werden
gefaßt. Unterbindung ist nur selten nötig. Nach Abhebelung des Periostes
wird das Lig. palp. mediale scharf durchschnitten; erst jetzt gelingt es leicht,
auch den Tränensack beiseite zu drängen. Nun wird oberhalb der freiliegenden
Tränensackgrube der hier dünne Knochen zur Stirnhöhle hin vorsichtig abgemeißelt, bis die Stirnhöhlenschleimhaut erscheint. Der Meißel ist hierzu schräg
auf den Knochen aufzusetzen, da es sonst passieren kann, daß ein Knochenstück

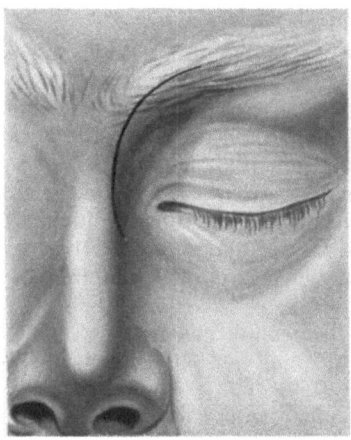 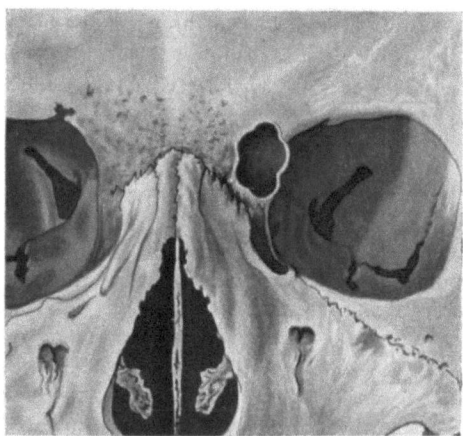

Abb. 11. Hautschnitt bei der Probe-   Abb. 12. Probatorisch eröffnete Stirnhöhle.
eröffnung der Stirnhöhle.

in die vielleicht gesunde Stirnhöhle geschleudert und die Stirnhöhle dann zur
Entfernung dieses Knochensplitters unter Umständen weit eröffnet werden
muß. Auch kann eine gesunde Stirnhöhle dadurch infiziert werden (siehe
Abb. 12).

Nachdem so eine kleine Öffnung im Knochen des Stirnhöhlenbodens angelegt
ist, wird die Schleimhaut gespalten und die Stirnhöhle inspiziert. Dabei können
Irrtümer vorkommen; zuweilen sind Siebbeinzellen vorgelagert und statt in
die Stirnhöhle gelangt man in diese Zellen. War vorher ein Röntgenbild gemacht,
so wird man auf diesen Befund vorbereitet sein. Steht kein Röntgenbild zur
Verfügung, so empfiehlt Ritter (2) folgendes Verfahren: „Die Wand dieser vorgelagerten Siebbeinzellen, namentlich aber ihr Dach, ist stets so dünn, daß es
dem Druck einer Sonde keinen Widerstand leisten kann, während die obere
Begrenzung der Stirnhöhle stets von festem Knochen gebildet wird. Drückt
man also mit einer abgebogenen dicken Knopfsonde gegen das Dach des eröffneten
Hohlraumes, so wird man durch den dünnen Knochen hindurch in die darüber
gelegene Stirnhöhle gelangen, wenn die zuerst eröffnete Höhle nur eine vorgelagerte Siebbeinzelle war. Es ist jedoch auch hierbei noch ein Irrtum möglich,
nämlich wenn bei hochgradiger Asymmetrie die eine Höhle die andere oben

überlagert, so daß das Septum interfrontale fast horizontal steht und auf diese Weise die obere Wand der kleineren Stirnhöhle bildet. Man würde dann oben das Septum interfrontale durchstoßen und in die andere Stirnhöhle kommen."

Neuerdings hat MINK (2) eine osteoplastische Methode zur probatorischen Eröffnung der Stirnhöhle angegeben. Er sägt aus dem Stirnbein oberhalb des Processus frontalis des Oberkiefers einen fast dreieckigen Knochenlappen aus der Stirnhöhle heraus und klappt diesen nach außen zur Orbita hin um. Genaueres muß in der Arbeit nachgelesen werden. Die Methode scheint mir umständlich. Sie hat außerdem den Nachteil, daß sie die Stirnhöhlenvorderwand zerstört. Radikaloperationen mit Erhaltung der Stirnhöhlenvorderwand, z. B. die JANSEN-RITTERsche Methode, auch die KILLIANsche Radikaloperation können nachträglich nicht mehr zur Anwendung kommen.

Unglückliche Zufälle: Es kann vorkommen, daß die Stirnhöhle bei der Operation verfehlt wird, oder daß sie überhaupt nicht da ist und daß man dann statt der Stirnhöhlenschleimhaut die Dura feilegt. Die Dura ist als solche nicht immer leicht zu erkennen und kann für Stirnhöhlenschleimhaut gehalten werden. Im allgemeinen ist hier zu sagen, daß man gut tut, in zweifelhaften Fällen dann ein größeres Stück der vermeintlichen Dura freizulegen. Die Dura ist derber als die Stirnhöhlenschleimhaut, von grauweißer Farbe und zeigt, wenn sie in größerer Ausdehnung vorliegt, Pulsation. Man muß aber wissen, daß auch die Stirnhöhlenschleimhaut, zumal bei Sekretverhaltung, starke Vorwölbung und auch recht deutliche Pulsation zeigen kann. Besteht keine Stirnhöhle, so ist der Knochen meist viel dicker, als wenn er durch die Stirnhöhle pneumatisiert ist. Deshalb ist in Fällen mit dickem Knochen an dieser Stelle oberhalb der Tränengrube stets besondere Vorsicht geboten.

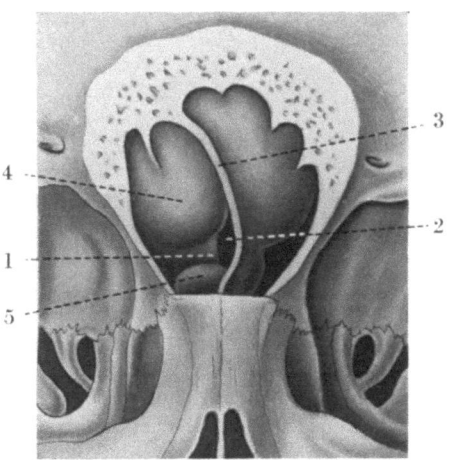

Abb. 13. *„Gefährliches Stirnbein".*
(Nach BOENNINGHAUS: Handbuch KATZ-BLUMENFELD, Bd. 3, S. 195.)

1 Crista olfactoria (leistenförmig in die Stirnhöhle vorgebaute Riechspalte bei abgewichenem Septum interfrontale). 2 Recessus unter der Crista galli. 3 Abgewichenes Septum interfrontale. 4 Cerebrale Stirnhöhlenwand. 5 Eine Bulla frontalis. Nach einem Präparat, welches auf dem Laryngologenkongreß, Frankfurt a. M. 1911, demonstriert wurde.

Ein weiterer Unglücksfall kann dadurch eintreten, daß bei kleiner und vor allem nicht tiefer Stirnhöhle der Meißel beim Durchschlagen der Vorderwand auch die Hinterwand der Stirnhöhle lädiert. Dem Geübten, der den Meißel fest in der Hand führt, wird dieses Unglück nicht so leicht passieren. Alle diese verhängnisvollen Irrtümer sind am sichersten zu vermeiden, wenn man durch ein gutes Röntgenbild über Größe und Lage der Stirnhöhle vor der Operation genügend orientiert ist.

Hier sei auch das *„gefährliche Stirnbein"* erwähnt, worauf BOENNINGHAUS (1) zuerst aufmerksam machte (siehe auch ONODI: Arch. f. Laryngol. u. Rhinol. Bd. 27, S. 126. 1913). Es kommt nicht ganz selten vor, daß das Septum interfrontale zwischen beiden Stirnhöhlen nicht in der Medianlinie steht, sondern seitlich auch an der hinteren Stirnhöhlenwand abweicht. Die sonst über dem Septum stehende Crista Galli liegt dann direkt über der Stirnhöhle, welche die Mittellinie überschreitet. Entwickelt sich nun in einem solchen Falle, wie es

vorkommt, die Stirnhöhle in die freiliegende Crista hinein, so springt auf dieser
Seite die Riechgrube mit dem Bulbus olfactorius als schmale Leiste neben der
ausgehöhlten Crista in die Stirnhöhle vor (siehe Abb. 13 u. 14). Da diese Leiste
am Boden des Recessus nasalis in der Ecke zwischen Boden, Dach und Septum
interfrontale liegt und nur von papierdünnem Knochen bedeckt ist, kann sie
sehr leicht bei unvorsichtigem Ausräumen des Ductus nasofrontalis von der
Nase aus oder auch bei den extranasalen Stirnhöhlenoperationen verletzt werden.
Sie bleibt unerkannt oder wenn sie auffällt, wird sie als bedeutungsloser Vorsprung am Boden der Stirnhöhle beim Glätten der Wundhöhle reseziert. Der
vordere Teil der Riechgrube ist damit eröffnet und sofort folgt die Meningitis.

BOENNINGHAUS (Handbuch KATZ-BLUMENFELD S. 197) ist der Überzeugung,
daß ein großer Teil der nach Stirnhöhlenoperationen unerwartet eingetretenen
Todesfälle auf Verletzung einer solchen Crista olfactoria beruht. Oft wird die
Todesursache bei der Sektion
gar nicht erkannt, weil die
geringfügige Verletzung der
Dura an dieser abgelegenen
Stelle übersehen wird.

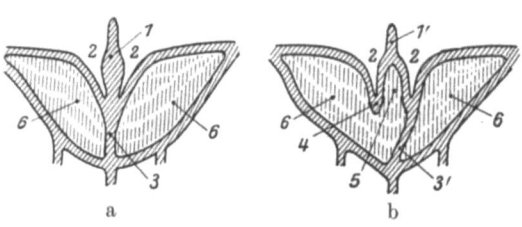

Abb. 14. Schema der Entstehung einer Crista olfactoria.
a Situation bei normal stehendem, b bei abgewichenem
Septum intrafrontale. (Nach BOENNINGHAUS.)
1 Solide, 1' ausgehöhlte Crista galli. 2 Riechgrube. 3 Normales, 3' abgewichenes Septum interfrontale. 4 Als Crista
(olfactoria) in die Stirnhöhle vorgebaute Riechgrube.
5 Recessus der Crista galli. 6 Stirnhöhle.

Differentialdiagnose.

Bezüglich der Differentialdiagnose der chronischen
Stirnhöhleneiterung gegenüber den Eiterungen der
übrigen Nebenhöhlen ver-
weise ich auf den vorher-
gehenden Abschnitt, sowie
auch auf das Kapitel von ZARNIKO, Bd. I in diesem Handbuch. Bei den akuten
Rezidiven der chronischen Stirnhöhlenentzündung kommen dieselben differentialdiagnostischen Überlegungen in Betracht, wie bei der akuten Entzündung.
In zweifelhaften Fällen ist die Spülung oder Probeeröffnung bzw. Punktion der
Stirnhöhle ausschlaggebend.

Prognose.

Die Heilbarkeit der chronischen Stirnhöhlenentzündung ist in erster Linie
abhängig von den Abflußbedingungen des Sekretes sowie von der Wandbeschaf-
fenheit der Stirnhöhle. Erstere sind bekanntlich bei der Stirnhöhle oft sehr
ungünstig. Große Recessusbildungen über der Orbita, ungünstige Ausmündungs-
verhältnisse usw. spielen dabei eine wichtige Rolle. Auch sekundär entstandene
Abflußhindernisse (Polypen, Schleimhautschwellungen) sind zu berücksichtigen.
Ausgedehntere ulcerative Wandveränderungen sind glücklicherweise selten.
Meist handelt es sich dabei um spezifische (tuberkulöse oder syphilitische)
Entzündungen, aber auch im Verlauf anderer Infektionskrankheiten (Scharlach,
Masern) werden Ulcerationen an den Stirnhöhlenwänden beobachtet, deshalb
sind diese Stirnhöhleneiterungen von vornherein prognostisch mit größerer
Vorsicht zu beurteilen. In anderen Fällen liegt ein akutes Rezidiv vor, bei dem
infolge von Sekretstauung ein Durchbruch des Eiters droht. Hier zeigt dann
meist das Ödem in der Umgebung der Stirne, vor allem der Stirnhaut und des
Oberlides, die Gefahr an.

Die Sekretform ist auch bei der chronischen Stirnhöhlenentzündung für die
Prognose nicht von so großer Bedeutung, wie man früher wohl geneigt war
anzunehmen. Allerdings sprechen dauernd übelriechende Absonderungen im

allgemeinen für ulcerative Prozesse, aber z. B. käsige Empyeme, die bei der ersten Spülung oft ein auffallend stinkendes Sekret aufweisen, heilen bekanntlich nach wenigen Spülungen nicht selten vollständig aus. Im Gegensatz dazu sehen wir chronische Stirnhöhlenentzündungen mit rein schleimigem oder schleimig-eitrigem Sekret jeder konservativen Behandlung trotzen und erst durch Operation zur Ausheilung kommen.

Aus dem Bakteriengehalt hat SOBERNHEIM (zit. bei GRÜNWALD: Krankheiten der Mundhöhle usw., S. 340) Schlüsse für die Heilbarkeit ableiten wollen. Diese Ergebnisse sind nur mit größter Vorsicht zu verwerten. GRÜNWALD sagt in seinem Lehrbuch S. 340: „Wenn er (SOBERNHEIM) dort, wo rasche Ausheilung nach wenigen Spülungen eintritt, kulturell keine Bakterien fand. so ist doch die gute Prognose solcher Fälle noch nicht auf „Sterilität" zurückzuführen; viel wahrscheinlicher handelt es sich um anaerobe Erreger, welche mit den gewöhnlichen Kulturmethoden nicht gedeihen und färberisch nur sehr schwer nachweisbar sind. Aus der größeren oder geringeren (Mäuse) Virulenz der gefundenen Bakterien läßt sich eher der spontane (besonders akute), als der postoperative Verlauf (SOBERNHEIM) beurteilen." Immer ist zu bedenken. daß die Heilbarkeit der Stirnhöhlenentzündung wesentlich mit abhängig ist von Erkrankungen (auch latenter) benachbarter Nebenhöhlen, in erster Linie des Siebbeins und der Kieferhöhle. Wir sehen gar nicht selten, wenn die Eiterungen dieser Nebenhöhlen zur Ausheilung kommen, daß dann auch eine bestehende Stirnhöhlenentzündung, die sich vorher therapeutisch nicht beeinflussen ließ, ohne unser Zutun von selbst ausheilt.

Eine gleichzeitig bestehende Infektionskrankheit in deren Verlauf die Eiterung auftrat, kann für die Prognose von großer Bedeutung sein. Nicht nur, daß die Widerstandskraft des Körpers an sich durch die bestehende Infektionskrankheit darniederliegt, sondern auch spezifische Schädigungen der Nebenhöhlen muß man bei einzelnen Infektionskrankheiten (Scharlach, Masern. Grippe) annehmen. Wir beobachteten gerade in den letzten Jahren bei den Grippeepidemien sehr schwere und hartnäckige Stirnhöhleneiterungen.

Aus dem Vorhergehenden geht schon hervor, daß der Allgemeinzustand des Patienten für die Prognose nicht zu unterschätzen ist. Bei anämischen, im Kräftezustand heruntergekommenen Patienten sind die Aussichten für eine Ausheilung einer Stirnhöhleneiterung schlechter als bei gesunden kräftigen Leuten. Daß Komplikationen im Verlaufe einer chronischen Stirnhöhlenentzündung (Durchbruch nach außen, in die Orbita, intrakranielle Erscheinungen) die Prognose wesentlich beeinflussen ist selbstverständlich.

Behandlung der chronischen Stirnhöhlenentzündung.

Wir unterscheiden eine *konservative* und eine *chirurgische Behandlung* der chronischen Stirnhöhlenentzündung. Bei der konservativen Behandlung will man in erster Linie durch Beseitigung der Sekretstauung, Entfernung von Abflußhindernissen in der Nase, durch gute Entleerung und Säuberung der Höhle, dann auch durch direkte medikamentöse Beeinflussung der erkrankten Schleimhaut die Entzündung in der Stirnhöhle beseitigen. Bei der chirurgischen Behandlung wird versucht, durch breite Eröffnung der Stirnhöhle von außen oder vom Naseninnern aus alles Kranke, also vor allem die kranke Schleimhaut der Stirnhöhle, sowie die beteiligten Siebbeinzellen möglichst zu entfernen. Beide Behandlungsmethoden grenzen wir also nicht danach ab, ob überhaupt ein operativer Eingriff bei der Behandlung gemacht wird oder nicht, sondern danach, ob die Stirnhöhle selbst operativ angegangen wird. Auch bei der „konservativen Behandlung" sind sehr häufig operative Eingriffe in der Nase erforderlich, die aber nur indirekt durch Beseitigung der Sekretstauung einen günstigen Einfluß auf den Verlauf der Stirnhöhlenentzündung haben. Diese endonasalen Hilfsoperationen sollen daher unter dem Kapitel „konservative Behandlung" mitbesprochen werden.

Konservative Behandlung.

Das wichtigste Mittel der konservativen Behandlung ist die Stirnhöhlenspülung. Durch regelmäßige Ausspülungen mit körperwarmer physiologischer Kochsalzlösung wird eine gründliche Säuberung der erkrankten Stirnhöhle angestrebt und möglichst jede Sekretansammlung verhindert. Auf diese Weise gelingt es häufig die Entzündung zur Ausheilung zu bringen. Über die Technik der Spülung braucht hier nichts gesagt zu werden; sie ist in einem besonderen Kapitel beschrieben. Bestehen Schwierigkeiten bei Spülungen durch den Ductus nasofrontalis, machen Citelli und Struycken (Zeitschr. f. Laryngol., Rhinol. u. ihre Grenzgeb. Bd. 5, S. 236) eine kleine Öffnung der Stirnhöhle am inneren oberen Augenwinkel und spülen von hier aus (s. S. 773).

Hajek (6) hat empfohlen, Eingießungen einer dünnen (2%) Arg. nitr.-Lösung in die Stirnhöhle vorzunehmen, um dadurch auf die entzündete Stirnhöhlenschleimhaut günstig einzuwirken. Der heilende Einfluß dieser Lösung auf die erkrankte Schleimhaut soll nicht bestritten werden, doch müssen wir uns immer vor Augen halten, daß das wesentliche Moment der Spülbehandlung die gründliche Entfernung des Sekretes aus der Höhle ist. Die lokale Behandlung der erkrankten Schleimhaut tritt dagegen ganz in den Hintergrund. Nachdem wir erkannt haben, daß es zwecklos ist, die erkrankte Schleimhaut durch Medikamente zu beeinflussen, wenn das Sekret in der Höhle liegen bleibt oder sogar eine Sekretstauung besteht, sind wir immer mehr von der lokalen Behandlung der Stirnhöhlenschleimhaut abgekommen. Gelingt es uns, das Sekret aus der Höhle gut zu beseitigen, so ist eine lokale Behandlung der Schleimhaut im allgemeinen nicht erforderlich. Sofern sich die Schleimhaut überhaupt noch zur Norm zurückbilden kann, was allerdings nicht immer möglich ist, tut sie es dann ganz von selbst. Es ist deshalb überflüssig auf die lokalen Behandlungsmethoden, also auf die Methoden, die die Stirnhöhlenschleimhaut selbst medikamentös oder sonst irgendwie beeinflussen, hier einzugehen; ich verweise in dieser Beziehung auf die Arbeiten von Bresgen, Lewis-A. Coffin, Macnab.

Bei akuter Exacerbation einer chronischen Stirnhöhlenentzündung gelten für die Behandlung natürlich zunächst die gleichen Richtlinien, wie sie bei der akuten Stirnhöhlenentzündung angegeben sind. Hier sei für diese Fälle nur auf die günstige Wirkung der Schwitzprozeduren und auf das Brüningssche Kopflichtbad nochmals hingewiesen. Erst vor kurzem hat Goldmann (2) die guten Erfolge hervorgehoben, die er mit dem Brüningsschen Kopflichtbad bei abgeschlossenen entzündlichen Ergüssen mit migräneartigen Erscheinungen erzielen konnte.

Ergebnisse der Spülbehandlung. Die Spülbehandlung erfüllt ihren Zweck, wenn es gelingt, die erkrankte Stirnhöhle gründlich auszuwaschen, d. h. völlig von Sekret zu säubern. Das ist leider nicht immer möglich. Ich sehe hier von den Schwierigkeiten ab, die bei der Einführung der Kanüle sich oft ergeben. Auch wenn die Kanüle richtig in der Stirnhöhle liegt, fließt die Spülflüssigkeit oder der dickflüssige schleimige Eiter nicht recht ab, da die Ausführungsöffnung der Stirnhöhle bei eingelegter Kanüle zu eng ist. Ansaugen des dickflüssigen Sekretes vor der Spülung kann dann noch zum Ziele führen. Häufig muß aber durch operative Eingriffe der Ausführungsgang erst erweitert werden (siehe unten).

Wir wissen ferner, daß ausgedehnte Stirnhöhlen mit großen Recessusbildungen sich durch einfache Spülungen überhaupt nicht vollständig säubern lassen. Bei operativen Eröffnungen solcher Stirnhöhlen sind wir oft überrascht, zu sehen, wie trotz wiederholter und ausgiebiger Spülungen der Eiter in den Buchten liegen geblieben ist und die Spülungen daher illusorisch waren. Am sichersten lassen sich kleine Stirnhöhlen mit glatten Wandungen und weiten Ostien durch Spülungen säubern.

Endlich führen Spülungen deswegen nicht zum Ziel, weil die Veränderungen der Schleimhaut bereits derartig sind, daß eine Rückbildung zur Norm durch die Spülung allein gar nicht mehr möglich ist. Nur eine radikale Entfernung der erkrankten Schleimhaut kann hier noch Heilung bringen.

In wieviel Prozent der Fälle eine Stirnhöhleneiterung durch Spülungen zur Ausheilung zu bringen ist, läßt sich nicht genau sagen; dazu fehlen uns ausreichende statistische Unterlagen. Die Praxis lehrt, daß in vielen Fällen die *subjektiven* Beschwerden durch die Spülbehandlung vollständig beseitigt werden und die Eiterung verschwindet. In anderen Fällen bleibt die Eiterung zwar bestehen, aber sie hält sich in erträglichen Grenzen. Wenn hier also eine tatsächliche Ausheilung der Stirnhöhlenentzündung zwar nicht erreicht ist, so bedeutet das Ergebnis doch wenigstens eine längerdauernde wesentliche Besserung. Einen solchen für die Praxis immerhin guten therapeutischen Erfolg können wir nun durch regelmäßige Spülungen, zumal wenn diese durch operative Erweiterung des Ausführungsganges erleichtert und wirksamer gemacht werden bei der chronischen Stirnhöhlenentzündung nach unseren Erfahrungen in etwa $90^0/_0$ der Fälle erzielen. Diese Feststellung ist insofern von besonderem Wert, als wir heute wissen, daß die chirurgische Behandlung der chronischen Stirnhöhlenentzündung, also alle radikalen Operationen, nur zum geringen Teil ein besseres Resultat aufzuweisen haben, diese aber außerdem nicht immer ungefährlich sind und häufig noch eine erhebliche Entstellung bedingen. Leider kann die Spülung der Stirnhöhle vom Patienten selbst nicht vorgenommen werden. Es genügt aber auch Stirnhöhlenspülungen nur zeitweise machen zu lassen: sollte die Eiterung fortbestehen, können bei weiten oder erweiterten Ausführungswegen sehr gut einfache Nasenspülungen, die der Patient selbst vornimmt, an ihre Stelle treten. Wir sehen dann, wie auch HAJEK mehrfach betont hat, selbst nach Monaten noch eine völlige Ausheilung der Stirnhöhlenentzündung eintreten. Es kann das nicht genügend betont werden, und sollte uns von vorzeitigen eingreifenden Operationen zurückhalten.

Indikation zur Spülbehandlung der chronischen Stirnhöhleneiterung: Darin sind wohl jetzt die Rhinologen einig, daß nach Möglichkeit zunächst alle chronischen Stirnhöhleneiterungen mit Spülungen zu behandeln sind, vorausgesetzt, daß keine Komplikationen vorhanden sind oder drohen, was immerhin selten ist. Bestehen technische Schwierigkeiten bei der Einführung der Kanüle oder beim Spülen, so müssen diese durch Erweiterung der Ausführungsöffnung beseitigt werden. Wie weit man da gehen will, hängt vom Operateur ab. Erst wenn sich die Erscheinungen bei dieser konservativen Behandlung nicht bessern, vor allem eine starke Eiterung fortbesteht oder der Patient subjektiv unter seiner Stirnhöhlenentzündung zu leiden hat, sind nach unserer Meinung größere operative Eingriffe angezeigt. Wann man sich im einzelnen Falle zur radikalen Operation entschließt, wann man die Spülbehandlung aufgibt, weil sie nutzlos erscheint, läßt sich allerdings genauer nicht sagen. Neben den objektiven und subjektiven Symptomen spielen auch noch andere Momente (Alter und Geschlecht des Patienten, soziale Stellung usw.) eine gewisse Rolle mit, die vor allem auch bei der Auswahl der Operation von Bedeutung sein können. Wir werden später darauf noch eingehend zurückkommen. Hier sei

nur nochmals betont, daß in letzter Zeit die konservative Behandlung der
chronischen Stirnhöhlenentzündung deshalb wieder mehr Anklang gefunden hat,
weil mit den radikalen Operationen auch nicht mit absoluter Sicherheit das
erreicht wird, was wir wollen, nämlich eine völlige Ausheilung der Stirnhöhleneiterung. Wenn auch diese mit der Spülbehandlung nicht immer erzielt wird,
so ist letztere für den Patienten doch sehr viel einfacher und schonender, und
die Erfolge, die damit erzielt werden können, sind durchaus befriedigend.

Endonasale Hilfsoperationen zur Freilegung und Erweiterung der Stirn-
höhlenmündung.

Indikationen: Im Vorhergehenden wurde mehrfach hervorgehoben, daß
eine Freilegung und Erweiterung der nasalen Ausführungsöffnung der Stirnhöhle bei der Spülbehandlung der chronischen Stirnhöhlenentzündung bei vielen
Patienten unerläßlich ist. Wir wissen heute, daß in weitaus den meisten
Fällen die chronische Stirnhöhlenentzündung die Folge einer Sekretstauung ist,
die ihre Ursache meist in den engen Ausführungsverhältnissen der erkrankten
Höhle hat. Es liegt deshalb auf der Hand, daß in solchen Fällen alles getan
werden muß, um die anatomischen Verhältnisse in dieser Beziehung zu bessern.
Viele Autoren stehen auf dem Standpunkt, daß auch bei Patienten, bei denen
die Stirnhöhlenspülung ohne Schwierigkeit gelingt, eine nasale Erweiterung
des Ductus oder Ostium nasofrontale von vornherein angezeigt ist. Wir entschließen uns in solchen Fällen erst dazu, wenn die Stirnhöhlenspülungen ohne
diesen operativen Eingriff keinen Erfolg haben.

Mehrfach ist beobachtet worden, daß eine chronische Stirnhöhlenentzündung
allein durch ausgiebige nasale Erweiterung der Stirnhöhlenmündung ohne nachfolgende Spülungen und ohne daß die Stirnhöhlenschleimhaut sonst irgendwie
behandelt wurde, zur Ausheilung kam. Wenn allein durch die Operation die
Sekretstauung tatsächlich verhindert wird, mag das zutreffen; wir haben keine
Erfahrungen darüber. Nach unserer Meinung wird die Säuberung der Stirnhöhle
durch Spülungen im allgemeinen sicherer gewährleistet und wir nehmen deshalb
Spülungen auch nach diesen Operationen wenigstens eine Zeitlang stets regelmäßig vor.

Mit solchen endonasalen Eingriffen, die uns keinen Einblick in die erkrankte
Höhle verschaffen, sollte man zurückhaltend sein und vor allem keine Zeit
verlieren, wenn im Verlauf einer chronischen Stirnhöhlenentzündung Komplikationen auftreten (Durchbruch des Eiters in die Orbita oder nach außen,
intrakranielle Komplikationen). Hier ist dann nur die Eröffnung der Stirnhöhle
von außen angezeigt.

Zur endonasalen Freilegung und Erweiterung der Stirnhöhlenmündung
kommen folgende Operationen in Betracht:

1. Beseitigung von Nasenscheidewandverbiegungen (hierüber siehe besonderes
Kapitel).

2. Resektion des vorderen Endes der mittleren Muschel.

Die Resektion des vorderen Endes der mittleren Muschel wurde zur Freilegung der Stirnhöhlenausmündung zuerst von Killian (Heymanns Handb.)
und Engelmann vorgenommen und empfohlen. Später haben eine ganze Reihe
von Autoren Verbesserungen angegeben, ohne an der Methode wesentliches
zu verändern. Nur Hajek hat sie noch weiter ausgebaut. Er trat dafür ein
(Lehrb. u. II. Vers. dtsch. Laryngol. 1907), die mittlere Muschel noch ein gutes
Stück von ihrem vorderen Ansatz abzulösen und auf diese Weise die Resektion
so ausgiebig zu machen, daß gerade in der Umgebung der Stirnhöhlenmündung
genügend Platz geschaffen wird. Er reseziert nicht nur die untere Pars verticalis
s. libera der mittleren Muschel, sondern gleichzeitig das vordere Stück der
oberen Pars horizontalis s. fixa. Diese sog. ,,hohe Resektion" ist jedoch mit

Vorsicht vorzunehmen, da die Gefahr besteht, daß der weniger Geübte dabei in die Riechspalte und damit an die Lamina cribrosa kommt. Man darf hier nicht soweit gehen, daß schließlich die Riechspalte nicht mehr abzugrenzen ist. Aus diesem Grunde empfehlen wir stets den obersten medialen Teil der mittleren Muschel als Grenze zu dieser gefährlichen Gegend hin stehen zu lassen und nur lateral davon ausgiebiger fortzunehmen.

Technik: In lokaler Anästhesie (Bepinseln mit Cocain-Adrenalinlösung, evtl. mit Einspritzung von $1-2$ ccm $^1/_2$%iger Novocainlösung in das vordere Ende der mittleren Muschel) wird mit der Nasenschere die Pars libera der mittleren Muschel dicht unterhalb ihrer vorderen Insertionsstelle an der Pars fixa scharf abgeschnitten. Um möglichst in horizontaler Richtung zu schneiden, werden dabei nur kleine Schnitte gemacht, so daß nach jedem Schnitt der bereits abgelöste Teil der mittleren Muschel mit der Schere möglichst tief nach abwärts gedrückt wird. Wie weit man resezieren will, richtet sich natürlich nach den anatomischen Verhältnissen, vor allem muß der Teil des mittleren Nasenganges, in dem die Stirnhöhle mündet, frei werden. Das nun in die Nasenhöhle herabhängende Stück der mittleren Muschel

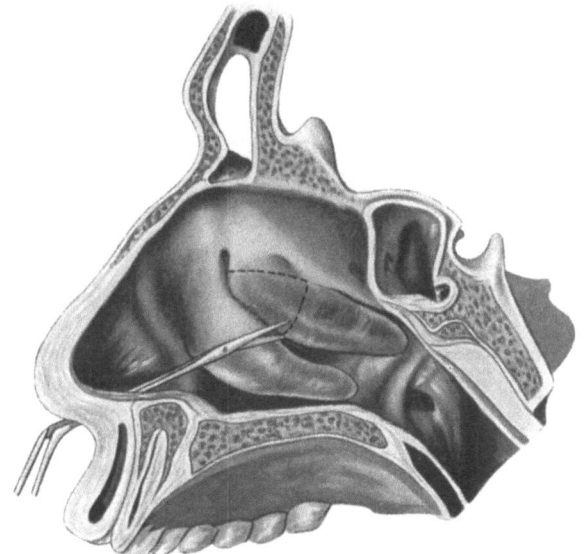

Abb. 15. Resektion des vorderen Endes der mittleren Muschel.

tragen wir mit der kalten Drahtschlinge ab. Andere bevorzugen auf den horizontalen Schnitt einen senkrechten, am Ende des vorderen Drittels mit der Schere zu machen oder, was nicht zu empfehlen ist, mit einer Faßzange das losgelöste Stück durch kurzes Umbrechen herauszuholen (siehe Abb. 15).

Zur „*hohen Resektion*" bevorzugen wir ein scharfes Conchotom Mit diesem wird die Pars fixa der mittleren Muschel in ihren vorderen Partien abgetragen. Dabei muß man, wie gesagt, beim höheren Hinaufgehen sich lateral halten, um die Grenze zwischen Riechspalte und mittlerer Muschel nicht mit fortzunehmen (siehe Abb. 16).

Wir können sagen, daß die Resektion der mittleren Muschel die wichtigste Hilfsoperation bei der konservativen Behandlung der Stirnhöhlenentzündung ist. In weitaus den meisten Fällen sehen wir, daß nach Resektion des „Operculums", zumal nach hoher Resektion, der Zugang zur Stirnhöhle bereits soweit frei ist, daß die Stirnhöhlensonde und selbst dickere Kanülen ohne Schwierigkeiten in die Stirnhöhle eingeführt werden können. Spülungen sind dann bequem vorzunehmen. Auch der gute Abfluß des Sekretes ist danach gewöhnlich

gesichert, so daß bei vielen Patienten andere Operationen nicht mehr in Frage
kommen.

**3. Erweiterung des Ductus nasofrontalis. Ausräumung vorgelagerter Siebbein-
zellen. Eröffnung einer Bulla ethmoidalis. Abgekürzte Hallesche Operation.**

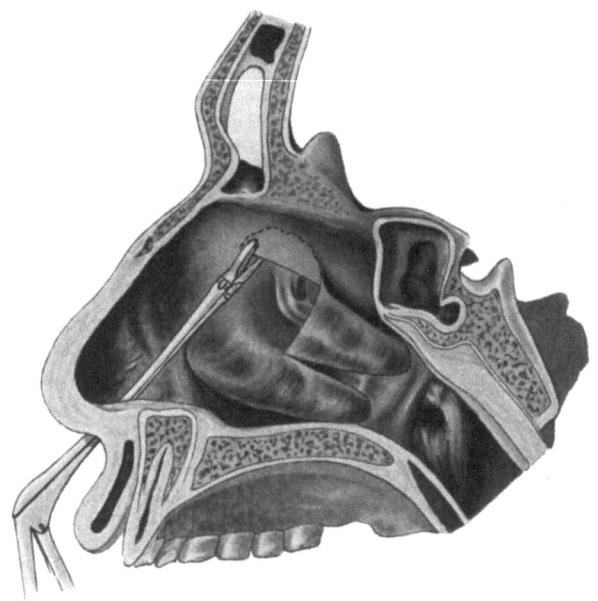

Abb. 16. „Hohe Resektion" der mittleren Muschel in den vorderen Partien.

Die Erfahrung lehrt, daß im Verlauf einer chronischen Stirnhöhlenentzündung
der Ductus nasofrontalis sich gewöhnlich von selbst mit der Zeit erweitert. Häufig

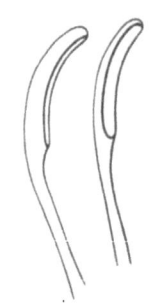

Abb. 17.
Wagenerscher
Stirnhöhlenlöffel.

wird er allerdings durch Schleimhautschwellungen und polypöse Wucherungen sekundär wieder verengt, so daß dadurch
ein erhebliches Hindernis für den Sekretabfluß entstehen
kann. In solchen Fällen müssen diese entzündlichen Neubildungen zunächst gründlich entfernt werden. Polypöse
Wucherungen in den übrigen Teilen des mittleren Nasenganges sind dabei ebenfalls auszuräumen. Wir empfehlen zu
dieser Operation die kalte Schlinge und das Conchotom.
    In vielen Fällen ist nun zur Vermeidung von Sekret-
stauung oder um eine Sondierung und Spülung der Stirnhöhle überhaupt möglich zu machen, die Wegsammachung
des Ductus nasofrontalis durch Ausräumung vor- und eingelagerter Siebbeinzellen, erforderlich. Für diese Operation
sind eine ganze Reihe von Instrumenten (Feilen, Trephinen,
Löffel, Haken, Conchotome) angegeben worden, und noch
heute hat fast jeder Rhinologe hier seine Methode und sein
Instrument. Nach unserem Dafürhalten ist der Wagenersche Löffel (siehe
Abb. 17) für die Ausräumung der vorgelagerten Siebbeinzellen besonders zu
empfehlen. Es ist ein langer, schmaler, stark nach vorne abgebogener scharfer
Löffel, der nur nach vorn schneidet und schnell und ausgiebig die Erweiterung
des Ductus nasofrontalis besorgt. Man führt den Löffel durch den Ductus
in die Stirnhöhle hinauf; sollte das ausnahmsweise nicht gelingen, so halte man

sich, wenn möglich, an die Bulla ethmoidalis, eröffne diese am besten mit einer GRÜNWALDschen Zange und führe dann den Löffel von da aus in der Richtung des Stirnhöhlenbodens nach vorn und seitlich, bis er hinauf in die Stirnhöhle gelangt. Liegt der Löffel in der Stirnhöhle mit der Schneide nach vorne, so genügen einige kräftige Züge von oben nach unten, dabei gleichzeitig nach vorn und außen, um alle dem Duktus vorgelagerten Siebbeinzellen zu entfernen. Man räumt dabei alles fort bis zur Crista nasalis. Die scharfe Kante der Crista kann mit ihm geglättet werden, was zur Erweiterung des Duktus noch beiträgt. Der Löffel arbeitet natürlich ohne Kontrolle des Auges, doch ist bei diesem Vorgehen eine unbeabsichtigte Verletzung nicht zu befürchten. BOENNINGHAUS empfiehlt, den Löffel auch zur Resektion des Processus uncinatus (s. unten) (Vers. dtsch. Laryngol. 1913, Stuttgart). Es ist klar, daß die Freilegung des Stirnhöhlenostiums um so leichter gelingt, je kürzer die Crista nasalis ist. Ragt

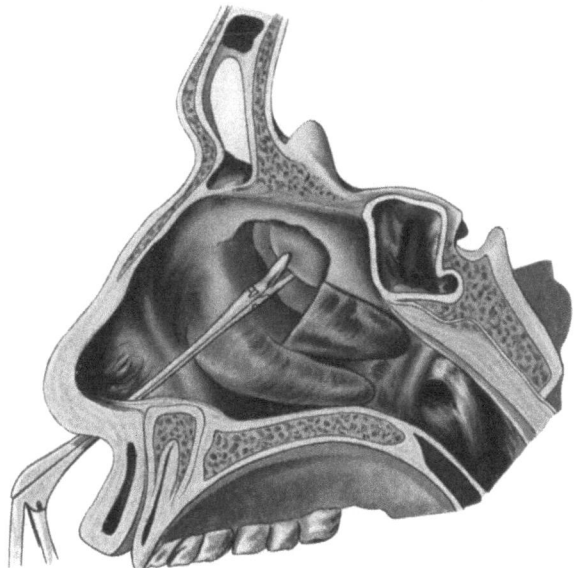

Abb. 18. Eröffnung der Bulla ethmoidalis.

diese stark vor, so kann sie ein erhebliches Hindernis sein. Im allgemeinen erreichen wir jedoch eine Erweiterung der Stirnhöhlenöffnung auf etwa 2—3 mm. RITTER (Vortrag in der Berlin. laryngol. Ges. 1912) empfiehlt „zur stumpfen Erweiterung der Stirnhöhlenöffnung" Bougies von steigender Stärke, die er nach Fortnahme des vorderen Endes der mittleren Muschel vorsichtig in die Stirnhöhle einführt. Auch etwa vorgelagerte Siebbeinzellen werden damit durchstoßen und die Knochenlamellen nachträglich mit den von ihm angegebenen Cüretten entfernt (siehe auch Abb. 56 u. 58 S. 829 u. 830). Wir haben keine Erfahrung mit dieser Methode, doch wird sie von anderer Seite gelobt.

Springt die Bulla ethmoidalis stärker vor, so kann auch diese ein Hindernis abgeben. KRAMM hat empfohlen, sie stets zu eröffnen, da man auf diese Weise am leichtesten in die Stirnhöhle gelangt. Sie reicht immer bis an das Dach des Siebbeins und das vordere obere Ende dieser Zelle liegt gewöhnlich ungefähr senkrecht unterhalb der Stelle, an welcher das horizontale Siebbeindach des Stirnbeins bogenförmig in die Hinterwand der Stirnhöhle umbiegt. Springt sie stärker vor, so ist die Eröffnung leicht mit der GRÜNWALDschen Zange vorzunehmen, indem man die Vorderwand ausgiebig wegnimmt (siehe Abb. 18).

GRIESSMANN empfiehlt beim Mißlingen der Sondierung den Ausführungsgang der Stirnhöhle nach dem Verfahren von HALLE (siehe S. 824) freizulegen. Operative Erweiterung des Duktus, die HALLE bei seinem radikalen Eingriff vornimmt, ist dabei nicht erforderlich. Auch verzichtet GRIESSMANN auf die Fraise. Das Verfahren bezeichnet er als „abgekürzten Halle". Er bildet den HALLEschen Schleimhautlappen, wenn nötig nach vorheriger Septumresektion und trennt den Ansatz der mittleren Muschel vom Agger nasi durch einige Meißelschläge. Die mittlere Muschel wird medial abgedrängt und der Agger nasi abgemeißelt. Nach Ausräumung einzelner vorderer Siebbeinzellen gelangt man dann, selbst mit dicken HALLEschen Spülröhren in die Stirnhöhle. Das Verfahren kommt nach unserem Dafürhalten nur in Betracht, wenn besondere

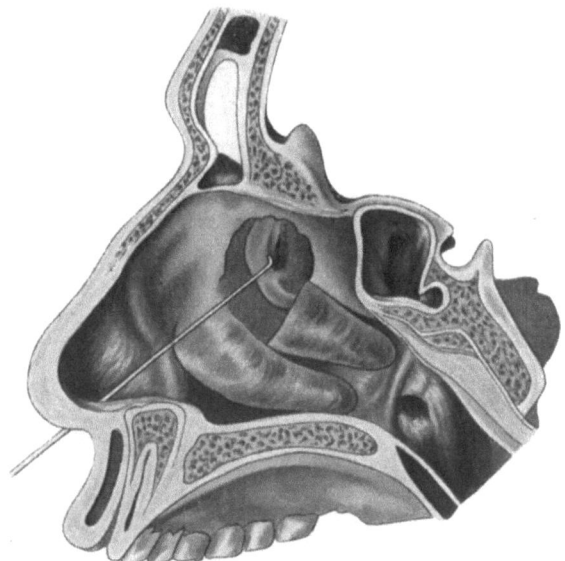

Abb. 19. Resektion des Processus uncinatus.

Schwierigkeiten vorliegen und die kleineren operativen Eingriffe nicht zum Ziel führen.

4. Resektion des Processus uncinatus. In einzelnen Fällen ist der Processus uncinatus im vorderen Teile des mittleren Nasenganges so stark hervortretend, daß er bei der Behandlung der Stirnhöhlenentzündung hinderlich ist. Schon KILLIAN hatte deshalb empfohlen, wenn es erforderlich sein sollte, ihn mit der Nasenscheere abzutragen. Er stößt die Spitze der Scheere unter den vorderen Teil, also die Basis des Processus und schneidet ihn nach vorn zu durch. Mit einer Faßzange ist der Processus dann leicht zu entfernen. HAJEK bevorzugt ein gerades Messer, FREER das von ihm angegebene Septumelevatorium. Die Resektion gelingt nach unserem Dafürhalten am leichtesten mit einem Häkchen, das man in den hinteren Partien, wo der Processus uncinatus freier liegt, vorsichtig unterschiebt und dann mit kräftigem Ruck nach *vorn und unten* zieht (siehe Abb. 19). Auf diese Weise läßt sich der Processus uncinatus am leichtesten in seinem vorderen Abschnitte von der Unterlage ablösen. Diese ist hier der Ductus nasolacrimalis mit dessen nasaler Wand der Processus gewöhnlich fest verbunden ist. Natürlich muß man bei der Operation darauf achten, den Ductus nasolacrimalis nicht mit anzuhaken, was der Patient im Auge schmerzhaft empfindet. Ist der Processus vorn gelöst, läßt er sich leicht mit einer Faßzange herauszuziehen.

UFFENORDE (8), der die Uncinatusresektion für gewisse Fälle ohne Resektion der mittleren Muschel empfiehlt, die er nur mit einem längeren KILLIANschen Speculum beiseite drängt, benutzt eine eigens hierzu konstruierte Stanze, mit der wir jedoch keine Erfahrung haben.

Üble Zufälle bei diesen endonasalen Hilfsoperationen. Sie sind bei vorsichtigem Vorgehen und guten Instrumenten im allgemeinen nicht zu erwarten. Wir müssen uns aber stets darüber klar sein, daß wir hier in einer gefährlichen Gegend, dabei sehr oft ohne Kontrolle des Auges, nur nach dem Gefühl arbeiten. HAJEK (6) sagt deshalb mit Recht: „Man wird gut daran tun, hier keinen besonderen Operationseifer zu entfalten, da infolge der besonderen Nähe der Orbita und der Lamina cribrosa orbitale und cerebrale Komplikationen zu fürchten sind." KÜMMEL hat auf dem Kongresse deutscher Laryngologen 1913 über eine tödliche Meningitis durch Duraverletzung bei intranasaler Abtragung der mittleren Muschel berichtet. „In unseren Lehrbüchern und Atlanten sind viele Präparate abgebildet", sagt er, „die deutlich genug lehren, daß man der mittleren Muschel nur mit allergrößter Vorsicht zu Leibe rücken darf. Man sollte ängstlich darauf bedacht sein, stets einen Rand, nicht nur der Schleimhaut, sondern auch des Knochens an ihrer Basis bei Siebbeinausräumungen stehen zu lassen." Nach BOENNINGHAUS (Handbuch KATZ-BLUMENFELD, S. 197, Anmerkung) handelt es sich in dem KÜMMELschen Fall wahrscheinlich um ein „gefährliches Stirnbein" (siehe darüber S. 775). Bei der Wegsammachung des Ductus nasofrontalis und der Ausräumung vorgelagerter Siebbeinzellen kann es vor allem leicht zu einer ungewollten Verletzung kommen, wenn Instrumente verwandt werden, die oben scharf oder spitz sind. Mit dem WAGENERschen Löffel ist eine solche Verletzung kaum möglich. Nur wenn das Stirnhöhlendach bereits zerstört ist und die Dura vielleicht schon freiliegt, kann auch er gefährlich werden. Das ist aber immerhin sehr selten. Sollte ein Verdacht auf Verletzung oder Nekrose der Stirnhöhlenwandungen bestehen, ist er besser nicht anzuwenden. Auch wenn man bei der Sondierung der Stirnhöhle in ungewöhnliche Höhe ohne Widerstand kommt und das Röntgenbild dann keine Klarheit schafft, sei man vorsichtig. Weitere Mitteilungen über üble Zufälle bei diesen Hilfsoperationen habe ich in der Literatur nicht gefunden; ich bin aber überzeugt, daß sie doch, zumal infolge schlechter Technik und unbrauchbarer Instrumente häufiger vorgekommen sind.

Chirurgische Behandlung der chronischen Stirnhöhlenentzündung.

Kurzer geschichtlicher Überblick. In früheren Zeiten bis etwa noch vor 40 Jahren beschränkte man sich darauf, eine Stirnhöhlenentzündung chirurgisch zu behandeln, wenn sie manifest geworden war, d. h. wenn der Eiter nach außen durchbrach und Wandnekrosen oder Fisteln chirurgisches Einschreiten unbedingt erforderlich machten. Man begnügte sich damit, dem Eiter guten Abfluß nach außen zu verschaffen, die Höhle breit zu eröffnen und zu drainieren. Häufiger wurde auch zur Nase eine breite Öffnung gemacht, indem man von der eröffneten Stirnhöhle aus ein Instrument durch den Ductus nasofrontalis zur Nase hin durchstieß. In Jahre 1750 vertrat jedoch schon RUNGE (L. H. RUNGE: Hallevi disput. chirurg., nach STEINER-LANGENBECKS Arch. Bd. 8, zit. von L. NICOLAS) die Ansicht, daß zur Ausheilung einer Stirnhöhlenentzündung die völlige Verödung der erkrankten Höhle erstrebt werden müsse. Dieses Ziel suchte er dadurch

zu erreichen, daß er ein „Bourdomet mit einem Gemisch von zerriebenem Lapis
infern. und Balsam arc. bestrichen in den Grund des Sinus brachte".

Es ist interessant, daß dieser Gedanke, den wir heute bei unserer chirurgischen
Behandlung der Stirnhöhlenentzündung als zweifellos richtig anerkennen,
wieder vollständig in Vergessenheit geriet und erst nach fast $1^1/_2$ Jahrhunderten
von neuem auftauchte. Kocher war es, der ihn 1882 zuerst wieder äußerte
und zwar durch seinen Schüler König. Dieser schrieb (zit. bei Loth. Nicolas):
„Herr Professor Kocher hält nun dafür, daß, im Falle es nicht gelingt, den
natürlichen Abfluß nach der Nase zu sichern, unter Umständen das einzige
Mittel die Verödung des Sinus ist, aber nicht durch Kauterisation zu erzielen,
sondern durch Wegnahme der ganzen knöchernen Vorderwand, damit diese
einsinken kann."

Kocher selbst hat allerdings diese Methode nicht angewandt, aber 1898
veröffentlichte dann Riedel durch Schenke bereits eine Methode zur völligen
Verödung der Stirnhöhle, die heute noch, wenigstens in therapeutischer Beziehung, als eine der besten Operationen anerkannt wird.

In den 80er Jahren wird dann allgemein mit dem Aufschwung der Chirurgie
auch das Interesse für die Operationen an der Stirnhöhle geweckt. 1884 operiert
der englische Chirurg Ogston in Aberdeen 3 Patienten, die an Stirnschmerzen
und Naseneiterung litten, mit glücklichem Erfolge. Es sind die ersten Fälle
mit latentem Stirnhöhlenempyem, die nach erfolgloser intranasaler Behandlung
operiert und geheilt wurden.

Dann aber dauerte es nicht mehr lange und es häuften sich die Mitteilungen
in der Literatur über Stirnhöhlenoperationen. 1894 berichtete Jansen (6) über
7 auf eigene Art operierte Patienten, in demselben Jahr Luc (Paris) über
6 Fälle, die nach Ogston operiert waren, ohne daß aber Luc von dieser
Operation vorher wußte. Zu derselben Zeit veröffentlichte Brieger eine
neue osteoplastische Methode. 1895 erschien die Arbeit von Kuhnt, in der
er über 9 Patienten berichtete, die nach einer von ihm 1891 zuerst angewandten Methode operiert waren und von denen einige bereits am 5. März 1894
im Königsberger Verein für wissenschaftliche Heilkunde geheilt demonstriert
wurden. Dann kam 1903 Killian mit seiner heute noch allgemein anerkannten Radikaloperation. 1906 modifizierte Ritter die Jansensche Operation, und zur selben Zeit (1905 bzw. 1906) traten Ingals und Halle
zuerst für die endonasale Radikaloperation der Stirnhöhle ein.

An diesen grundlegenden Operationen (siehe Abb. 20) sind nun ungeheuer
viel kleinere und größere Modifikationen vorgenommen und publiziert worden.
Diese Abänderungen haben dann oft Veranlassung dazu gegeben, die Operation
mit einem anderen Autornamen zu belegen, obschon zum Teil kaum etwas
oder nur Unwesentliches an der ersten Operation geändert wurde. Ferner
wurden alte Methoden, die längst verlassen waren, wieder neu erfunden und
neu benannt oder verschiedene ältere Methoden zu einer scheinbar neuen Methode
vereinigt. Es kommt hinzu, daß in den verschiedenen Ländern die gleichen
Operationen auch nach verschiedenen Autoren bezeichnet werden. So ist eine
heillose Verwirrung entstanden, aus der man sich nur mit Mühe herausfinden
kann. Ich werde bei der Darstellung der Hauptoperationen ihre geschichtliche
Entwicklung und die angegebenen Modifikationen kurz berücksichtigen.

Indikationen zu radikalen Eingriffen. In unserem Spezialgebiet herrscht
wohl nirgendwo eine solche Verschiedenheit der Meinung bezüglich der Indikation
zur Operation als gerade bei der chronischen Stirnhöhlenentzündung. Hajek
sagt mit Recht in seinem Referat auf dem Laryngologentag 1923: „Von
einer klaren, zielbewußten Indikation, welche der Meinung der meisten Autoren
entsprechen würde, kann keine Rede sein. Es ist in diesem Kapitel noch alles

verworren, unsicher." Ja es ist heute in dieser Beziehung schlimmer als es war. Als KILLIAN seine Radikaloperation und die mit ihr erzielten Erfolge veröffentlichte, schien es eine Zeitlang, als habe man endlich eine Operation gefunden, durch die in kosmetischer und therapeutischer Beziehung alles das erreicht wurde, was man nur verlangen konnte. Es hat sich jedoch mittlerweile immer mehr herausgestellt, daß auch die KILLIANsche Operation neben ihren großen Vorteilen auch erhebliche Nachteile hat oder haben kann und vor allem nicht die Operation ist, die, wie es anfangs schien, für alle chronischen Stirnhöhlenentzündungen ohne weiteres indiziert ist. Wir haben jetzt erkannt, und das ging auch mit aller Deutlichkeit aus den Referaten und der anschließenden Diskussion auf dem Kongreß in Kissingen (1923) hervor, daß wir überhaupt

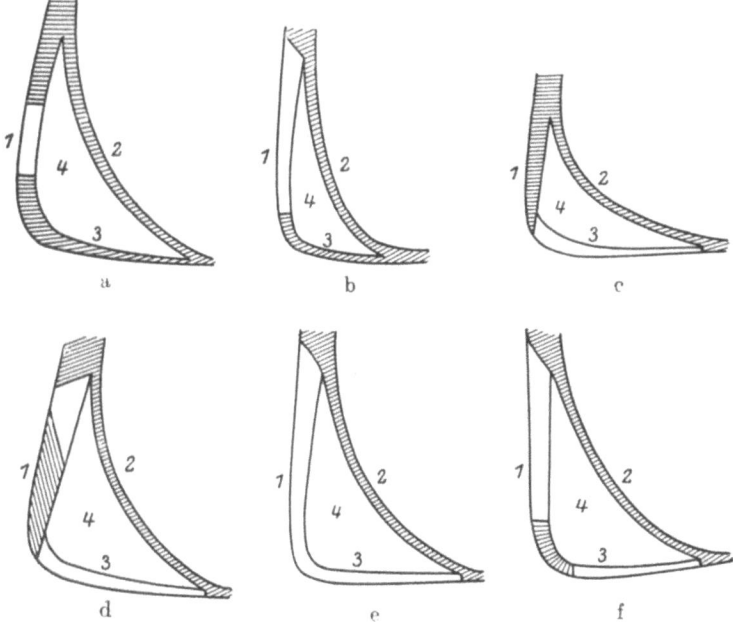

Abb. 20. Orientierende Übersicht über die verschiedenen Operationsmethoden. (Nach BOENNINGHAUS.) Die nicht schraffierten Teile der Knochenwand sind reseziert.
a) Operation nach OGSTON LUC, b) nach KUHNT, c) nach JANSEN-RITTER bei niedriger Stirnhöhle, d) nach JANSEN-RITTER bei hoher Stirnhöhle, e) nach RIEDEL, f) nach KILLIAN.
1 Faciale, 2 cerebrale, 3 orbitale Wand. 4 Stirnhöhle.

keine Operation haben, die für alle Fälle mit chronischer Stirnhöhlenentzündung ohne weiteres paßt, sondern daß in jedem Fall individualisiert werden muß. Je nach dem Befunde und nach den anatomischen Verhältnissen, aber auch nach den subjektiven Beschwerden, sozialer Stellung, Geschlecht usw. ist das eine Mal diese, das andere Mal eine andere Operation vorzuziehen. Wir müssen uns hier vom Schema lossagen und für jeden Fall die Operation wählen, die uns die geeignetste erscheint. Nach welchen Richtlinien hierbei verfahren werden soll, welche Operation nun für den gegebenen Fall die richtige ist, das läßt sich leider heute noch nicht festlegen; die Ansichten gehen noch weit auseinander. Jeder Operateur urteilt nach seinen eigenen Erfahrungen, die natürlich von der chirurgischen Geschicklichkeit des einzelnen, dem operativen Wagemut und vielen anderen Momenten in hohem Maße beeinflußt werden. So kommt es denn, daß bei demselben Patienten der eine Autor beispielsweise

50*

die Killiansche Operation vorschlägt, die ein anderer hier verwirft, dafür die Jansen-Rittersche oder ein dritter die Hallesche endonasale Operation empfiehlt.

Über einen Punkt sind sich allerdings wohl alle Autoren einig und die ganze Verworrenheit der Ansichten beruht gerade mit in erster Linie auf dieser Tatsache, daß es nämlich bisher keine Operation gibt, die mit aller Sicherheit jede chronische Stirnhöhlenentzündung zur Ausheilung bringt. Wir haben zwar mittlererweile die Grundsätze erkannt, die für die Ausheilung der Stirnhöhle nach einer Radikaloperation von ausschlaggebender Bedeutung sind, aber leider lassen sie sich nicht immer so durchführen, wie es wünschenswert ist. Bei allen Stirnhöhlenoperationen ist neben dem therapeutischen auch das kosmetische Resultat ins Gewicht fallend, und gerade dieses letztere veranlaßt manchen Operateur, die Stirnhöhle nicht so freizulegen, wie es erforderlich wäre. Auf Kosten der Übersichtlichkeit wird dann kosmetisch zwar ein besseres Resultat erzielt, aber die Ausheilung der Stirnhöhleneiterung bleibt aus oder läßt wenigstens zu wünschen übrig.

Wenn bisher also noch keine Klärung bezüglich der Anwendung der einzelnen Operationsmethoden bei der chronischen Stirnhöhlenentzündung erreicht ist, so besteht ebenso keine Einigkeit darüber, wann bei der chronischen Stirnhöhlenentzündung überhaupt chirurgische Behandlung indiziert ist. Auch diese Unstimmigkeit hängt nur mit den verschiedenen operativen Erfolgen zusammen, welche die einzelnen Operateure aufzuweisen haben. Interessant ist in dieser Beziehung die Angabe Hajeks, die er schon 1907 auf dem Kongreß deutscher Laryngologen machte. Er sagte: „Die Frage der Indikation zu operativen Eingriffen bei der Stirnhöhlenerkrankung ist besonders geeignet, die Zerfahrenheit der Ansichten zu illustrieren. Als Beispiel möge die Angabe dienen, daß ich bei einem Material von beiläufig 7000—8000 neuen Fällen jährlich durchschnittlich in 5—7 Fällen genötigt bin, bei entzündlicher Stirnhöhlenerkrankung einen radikalen Eingriff auszuführen, während andere Autoren bei nur dem Dritteil des angeführten Materials 2—3mal soviel Fälle der Radikaloperation zuführen." Heute sind die Verhältnisse noch die gleichen. Man hat jedoch den Eindruck, daß die Mehrzahl der Rhinologen wieder konservativer geworden ist als früher (siehe auch Lange: Kongreß deutsch. Hals-Nasen-Ohrenärzte, Kissingen 1923). Die chirurgische Behandlung befriedigt eben auch heute die meisten Autoren nicht vollständig, und sie entschließen sich deshalb gewöhnlich erst zu operieren, wenn bei konservativer Behandlung keine Besserung zu erzielen ist.

Bei Durchbruch eines Stirnhöhlenempyems in die Orbita oder nach außen oder bei drohenden intrakraniellen Komplikationen ist selbstverständlich stets chirurgische Behandlung, und zwar Operation von außen angezeigt. Sonst sind aber die Ansichten noch so geteilt, daß man allgemein geltende und anerkannte Indikationen überhaupt nicht aufstellen kann.

Im folgenden sei deshalb nur kurz gesagt wann wir, und ich habe den Eindruck, daß viele Rhinologen den Standpunkt heute teilen (Hajek, Boenninghaus, Zarniko u. a.), *einen radikalen Eingriff bei chronischer Stirnhöhlenentzündung vornehmen*. Abgesehen von der absoluten Indikation zum sofortigen Eingriff von außen bei chronischer Stirnhöhlenentzündung mit Komplikationen (Durchbruch in die Orbita oder nach außen oder bei intrakraniellen Symptomen), operieren wir eine chronische Stirnhöhlenentzündung, wenn trotz wochenlanger konservativer Behandlung mit den angeführten endonasalen Hilfsoperationen Besserung nicht zu erzielen ist *und der Patient unter seiner Stirnhöhleneiterung direkt leidet*. Dazu gehören zunächst die Fälle, bei denen, selbst nach endonasaler Freilegung des Ostiums frontale (s. o.), Stirnkopfschmerzen, Benommenheit im Kopf oder übler Geruch des Sekretes bei der Spülbehandlung fortbestehen. Wir entschließen uns hier vielleicht schon nach 1—2 Wochen langer konservativer Behandlung zur Operation, da für uns diese Symptome Anzeichen dafür sind, daß wahrscheinlich eine Sekretstauung in der Stirnhöhle fortbesteht, die unter Umständen doch für den Patienten gefährlich werden kann. Aber auch wenn es sich um eine Stirnhöhleneiterung handelt, ohne besondere subjektive Beschwerden von seiten der Stirnhöhle selbst, empfehlen wir die Operation, falls die Eiterung trotz wochenlanger konservativer Behandlung unverändert stark bleibt und der Patient seine Naseneiterung sehr lästig empfindet oder selbst den Wunsch äußert, operiert zu werden. Welche Stirnhöhlenradikaloperation dann in Frage kommt, hängt ganz von dem betreffenden Fall ab. Bei Besprechung der einzelnen Operationsmethoden ist auf ihre Indikation in jedem Falle besonders eingegangen. Im allgemeinen kommen wir mit 3 Methoden aus: Der RIEDELschen, der KILLIANschen und der JANSEN-RITTERschen Operation.

Richtlinien bei der chirurgischen Behandlung der chronischen Stirnhöhlenentzündung und die Heilungsvorgänge. Das Problem der chirurgischen Behandlung der chronischen Stirnhöhleneiterung liegt darin, einen guten therapeutischen Erfolg zu erzielen, der auch in kosmetischer Beziehung befriedigt. Wir wissen, daß ein sehr gutes therapeutisches Resultat zu erreichen ist, wenn die Stirnhöhle breit von außen eröffnet wird, wenn nach vollständiger Entfernung aller ihrer Wandungen bis auf die Hinterwand und nach gründlicher Ausräumung des Siebbeins alle Buchten und Nischen freigelegt und die entzündete Schleimhaut radikal entfernt wird. Es kommt dann zur Obliteration der erkrankten Höhlen und damit zur Ausheilung der Eiterung. Dieses Ziel erstrebt die RIEDELsche Operation. In therapeutischer Beziehung hat sie denn auch die besten Resultate aufzuweisen, aber leider bleibt kosmetisch durch das Einfallen der Stirngegend, wenigstens bei etwas größeren Höhlen, eine erhebliche Entstellung zurück. Viele Rhinologen haben sie deshalb im allgemeinen aufgegeben und wenden sie nur noch an, wenn schwere Komplikationen vorliegen oder die vordere Stirnhöhlenwand schon vor der Operation aus irgendeinem Grunde (Trauma, Knochencaries usw.) zerstört ist.

Mit Rücksicht auf die Kosmetik ist also eine völlige Resektion der äußeren Stirnhöhlenwandungen nicht erstrebenswert. Um ein Einsinken der Stirn zu verhindern, bleibt nur übrig, die Stirnhöhlenvorderwand mehr oder weniger zu erhalten. Dies wird bei den einzelnen Operationsmethoden auf verschiedene Weise zu erreichen gesucht. Natürlich wird der beste kosmetische Erfolg erzielt bei vollständiger Erhaltung der Vorderwand. Die Stirnhöhle wird dann, wie bei der JANSEN-RITTERschen Methode, unter Fortnahme des Stirnhöhlenbodens und der ganzen orbitalen Wand von außen gleichzeitig mit dem Siebbein ausgeräumt, oder die Ausräumung erfolgt endonasal wie bei der HALLEschen Methode. KILLIAN erhält nur einen Teil der Vorderwand, „die KILLIANsche Spange", und zwar gerade an der Stelle, wo die Einsenkung sonst am stärksten ist, d. h. neben der Nasenwurzel. Alle diese Methoden, bei denen die Kosmetik jedenfalls viel besser ist als bei der RIEDELschen Operation, haben aber nur zum Teil gute therapeutische Erfolge aufzuweisen. Die Heilung ist hier nicht in allen Fällen mit der Sicherheit zu erzielen, wie bei der völligen Obliteration der Höhle.

Wie ist denn der Heilungsverlauf bei teilweiser oder vollständiger Erhaltung der Stirnhöhlenvorderwand? Darüber besteht noch keine genügende Klarheit, weil uns das entsprechende Material am Menschen in ausreichender Menge fehlt. Genaue Untersuchungen bei teilweiser Erhaltung der Stirnhöhlenvorderwand liegen bisher nur bei Tieren vor. SSAMOYLENKO, PAULOW (Zeitschr. f. Hals-

Nasen-Ohrenheilk. Bd. 4, S. 108) und Lange (1) haben die Heilungsvor·
gänge an den Stirnhöhlen, vornehmlich bei Katzen, studiert. Es wurde ein
Fenster in der vorderen Stirnhöhlenwand angelegt und von da aus die gesamte
Schleimhaut gründlich entfernt. Ssamoylenko trocknete noch die Höhle mit
heißer Luft aus und bestrich sie allseitig mit Jodtinktur. Die Weichteile, einschließlich des Periosts, wurden über der Knochenwunde vernäht. Die Ver-
suchstiere wurden dann in verschiedenen Zeitabständen nach der Operation
getötet (2 Wochen bis mehrere Monate) und die Präparate makroskopisch und
mikroskopisch untersucht. Dabei sind beide Untersucher im großen und ganzen
zu den gleichen Ergebnissen gekommen. Es hat sich nämlich gezeigt, daß in
der eröffneten Höhle eine vollständige Ausfüllung durch Bindegewebe und
Knochen stattfindet, und zwar geht nach Lange die Neubildung vorwiegend
von der Innenwand der Höhle, vor allem von dem sehr stark wuchernden Endost
aus, während Ssamoylenko eine größere Beteiligung des periostalen Bindegewebes annimmt. Diese Ergebnisse lassen den Schluß zu, daß auch beim
Menschen die Stirnhöhle, wenn man sie bei der Operation von der erkrankten
Schleimhaut befreit, sich auch bei Erhaltung der Stirnhöhlenvorderwand durch
endostale Bindegewebs- und Knochenneubildung wenigstens zum Teil wieder
ausfüllt (Lange). Eine Verkleinerung der Höhle wird außerdem aber auch bei
Fortnahme der orbitalen Wand noch durch das Hineindrängen des Orbitalinhaltes und bei der Killianschen Operation in beträchtlichem Maße durch
Anlegen der Stirnhaut an die Hinterwand oberhalb der Spange erreicht. Wenn
also nicht eine völlige Obliteration eintritt, wie wahrscheinlich bei kleinen
Höhlen, so können wir immer, selbst bei Erhaltung der Stirnhöhlenvorderwand,
mit einer erheblichen Verkleinerung der Höhle rechnen.

Für die Ausheilung ist besonders wichtig, worauf auch Lange aufmerksam
macht, daß ein weiter Stirnhöhlennasengang für dauernd guten Sekretabfluß
und dauernde Ventilation der Höhle sorgt. Die Bildung „toter Räume" muß
vermieden werden, und das geschieht am sichersten dadurch, daß eine möglichst
glatte Wundhöhle, aus der die kranke Schleimhaut sorgfältig entfernt ist, in
breite Verbindung mit der Nase gebracht wird. Falls dann bei der Ausheilung
noch eine Stirnhöhle zurückbleibt, so wird sich diese von der Nase aus mit
neuem Epithel überziehen. Leider stößt man hier in der Praxis nicht selten auf
Schwierigkeiten, weil gerade für die Stirnhöhle im Gegensatz zur Kieferhöhle
es oft nicht leicht ist, einen breiten Zugang zu schaffen und wenn er gebildet
ist, er nicht selten später Neigung hat, sich wieder zu verengern (siehe darüber
weiter unten).

Ssamoylenko legt auf eine breite Stirnhöhlennasenverbindung keinen Wert,
sondern glaubt auf Grund seiner Versuche, daß die Stirnhöhleneiterung auch
beim Menschen nach Eröffnung und Auskratzung der Schleimhaut durch Verödung der Stirnhöhle zur Ausheilung kommen kann. Kretschmann (1 u. 2)
hat diese Methode mit Glück in der Praxis angewandt und empfiehlt sie
deshalb warm. Neuerdings ist auch Uchermann dafür eingetreten (genaueres
über die Methode siehe S. 800). Der Verzicht auf die Herstellung und Sicherung eines freien Zuganges zur Nase ist nach unserem Dafürhalten, auch
nach der Ansicht von Boenninghaus, Lange u. a. ein Rückschritt. Bei
den früheren Operationsmethoden waren gerade Mißerfolge so häufig, weil
kein genügend weiter Zugang zur Nase geschaffen wurde. Nachdem wir die
Bedeutung eines breiten und freien Abflusses von der Operationshöhle in die
Nase erkannt haben, sind jedenfalls unsere Erfolge sehr viel besser geworden.
Nach unserer Überzeugung ist die Schaffung einer breiten Stirnhöhlennasenpassage für die Heilung der Stirnhöhleneiterung geradezu von ausschlaggebender Bedeutung.

In letzter Zeit mehren sich die Stimmen, die dafür eintreten unter möglichster Erhaltung der Stirnhöhlenschleimhaut allein durch Schaffung eines breiten, freien Abflusses die Stirnhöhleneiterung zur Ausheilung zu bringen (WAGENER zit. bei NICOLAS, BARANY: Acta oto-laryngol. Vol. 7 u. a.). Nur wenn Knochenveränderungen vorliegen und die Rückbildung der Schleimhaut in funktioneller Beziehung unmöglich erscheint, wird diese ganz oder teilweise entfernt. Wir haben den Eindruck, daß die Entscheidung darüber, ob sich die stark veränderte Schleimhaut wieder zurückbilden wird, oft sehr schwer, wenn nicht unmöglich ist und empfehlen daher der Sicherheit wegen stets die völlige Entfernung der Schleimhaut vorzunehmen. Übrigens stehen, soweit ich weiß, die meisten Rhinologen heute noch auf demselben Standpunkt.

Um Wiederholungen zu vermeiden, sei die Besprechung der Herstellung einer breiten Stirnhöhlennasenverbindung dieser Teiloperation, die bei den meisten Methoden heute zur Anwendung kommt, hier vorausgeschickt.

Herstellung einer breiten Stirnhöhlennasenverbindung. Bei den radikalen Eingriffen reichen die endonasalen Operationen zur Freilegung und Erweiterung der Stirnhöhlenmündung, die als Hilfsoperationen bei der konservativen Behandlung bereits beschrieben wurden, natürlich in keiner Weise aus. Hier kommt es darauf an, einen Zugang zur Stirnhöhle zu schaffen, der soweit wie nur möglich ist. Denn es handelt sich nicht nur darum, eine Sekretstauung in der Operationshöhle zu vermeiden, auch die Epithelialisierung der Stirnhöhle, soweit sie als Höhle erhalten bleibt, ist durch diesen Gang von der Nase aus zu erstreben. Die Erfahrung lehrt, und das beste Beispiel sind hier die operativen Erfolge an der Kieferhöhle, daß auf diesem Wege, wenn ein solcher breiter Zugang zur Operationshöhle von der Nase aus geschaffen und vor allem dauernd erhalten wird, Heilung der Stirnhöhleneiterung erzielt werden kann.

Schon bei den endonasalen Hilfsoperationen wurde darauf hingewiesen, daß in Verbindung mit der Resektion des vorderen Teils der mittleren Muschel, des Processus uncinatus und der vorderen Siebbeinzellen eine wesentliche Erweiterung des Stirnhöhlennasenganges auf endonasalem Wege durch die Fortnahme der Crista nasalis des Stirnbeins, des Agger nasi und des inneren Teils des Processus frontalis des Oberkiefers erzielt werden kann. Bei der HALLEschen endonasalen Stirnhöhlenoperation wird in dieser Weise eine breite Stirnhöhlennasenpassage geschaffen. Da diese endonasale Erweiterung der wesentlichste und technisch schwierigste Teil der HALLEschen Operation ist, soll er im Zusammenhang mit der ganzen Operation in einem besonderen Abschnitt besprochen werden.

Bei den übrigen Methoden handelt es sich um die Herstellung einer breiten Stirnhöhlennasenpassage *von außen*. In früheren Zeiten begnügte man sich damit, von der eröffneten Stirnhöhle aus mit einem scharfen Löffel durch den Ductus nasofrontalis durchzustoßen und ihn nach allen Seiten zu erweitern. Dieses Vorgehen war aber nicht nur unzulänglich, da sich der Gang bald wieder verengte, sondern vor allem auch gefährlich. Die Methoden, bei denen im Dunkeln in einer der Lamina cribrosa so nahen Gegend gearbeitet wurde, mußten deshalb wieder aufgegeben werden. Um eine genügende Erweiterung des Ganges von außen her zu erzielen, kam nur in Betracht die Resektion des vor der Ausführungsöffnung gelegenen Gesichtsknochens, in Verbindung mit der Ausräumung des vorderen Siebbeins. Der Gesichtsknochen besteht hier aus dem Nasenbein, dem Processus frontalis des Oberkiefers und dem angrenzenden Stirnbein, sowie dem Tränenbein.

Man ging zunächst dazu über, diese Teile *temporär zu resezieren*. WINCKLER (1) durchtrennte ungefähr von der oberen Grenze der Stirnhöhle bis zur Nasenspitze die Weichteile und spaltete die beiden Nasenbeine in der Mittellinie.

Es folgte Ablösen des Nasenbeins vom Stirnbein und subperiostal weiter lateralwärts Durchtrennung der Verbindung des Processus frontalis des Oberkiefers
mit dem Stirnbein; Einkerben des Nasenfortsatzes des Oberkiefers intranasal
mit einer Stichsäge. Darauf Einbrechen der seitlichen Nasenwand, die nach
außen umgeklappt wird. Eröffnung der Stirnhöhle durch Resektion der Vorderwand. Bei großem Sinus läßt sich auch aus der Vorderwand ein Knochen-
periostlappen bilden, der mit dem Knochenlappen an der seitlichen Nasenwand
in Verbindung steht. Mit einer Knochenzange beseitigt man den dicken von der
Spina nasalis oss. frontal. gebildeten Teil, geht dann nach außen und nimmt
so viel fort, daß etwa ein kleiner Finger vom Sinus nach der Nase zu geführt
werden kann. Es folgt Ausräumen aller Siebbeinzellen und Naht. Barth
(Danzig) ging ähnlich vor, beschränkte sich aber allein auf die Bildung eines
Periostknochenlappens aus Nasenbein und Stirnfortsatz (siehe Ehmke: Bericht
über 25 Fälle aus dem städtischen Krankenhaus Danzig). Auch Killian (zit.
bei Engelmann) hat vorübergehend den Processus frontalis temporär reseziert
(siehe unter Killianscher Operation). Es stellte sich jedoch bald heraus, daß
nach der temporären Resektion mit der Zeit sich wieder Verengerungen einstellten, die der Ausheilung hinderlich waren. Deshalb entschloß man sich *zur
dauernden Resektion.*

Die meisten Autoren machen heute die Resektion des Processus frontalis
des Oberkiefers mit dem angrenzenden Stirnbein sowie des oberen Teils des
Tränenbeins. Von ausgedehnterer Resektion des Nasenbeins ist man wegen
der Gefahr größerer Entstellung zum Teil wieder abgekommen. Nur Luc (8)
und Uffenorde (3) empfehlen auch neuerdings einen großen Teil des Nasenbeins mit fortzunehmen.

Anschließend an diese Resektion des Gesichtsknochens wird das vordere
Siebbein ausgeräumt und auf diese Weise nach Eröffnung der Nasenhöhle und
Entfernung des vorderen Endes der mittleren Muschel dann ein breiter Zugang
zur Stirnhöhle geschaffen.

Technik der Operation: Infiltrationsanästhesie der Haut und gründliche
Cocainisierung des Naseninneren (siehe bes. Kapitel).

Der Hautschnitt richtet sich natürlich in erster Linie nach der vorzunehmenden Radikaloperation. Für die Erweiterung der Stirnhöhlen-Nasenpassage
genügt im allgemeinen ein Schnitt, der vom inneren oberen Orbitalrand, medial
von einer durch den inneren Augenwinkel nach oben gezogenen senkrechten
Linie, bogenförmig an der Seite der Nase auf dem Processus frontalis zwischen
Nasenrücken und innerem Augenwinkel zum Oberkiefer herunterzieht und hier
in der Mitte zwischen unterem Orbitalrand und Naso-Labialfalte endet (siehe
Abb. 21). Dieser Schnitt ist ein Teil des Killianschen Hautschnittes bei seiner
Radikaloperation. Ritter (2) macht den Hautschnitt an der Seite der Nase
nahe dem Nasenrücken verlaufend, bis zum oberen Rand der Apertura pyriformis. Er legt Wert darauf, den Hautschnitt an der Seite der Nase soweit
nach vorn zu legen, weil dann die Narbe auf einer knöchernen Unterlage zu
liegen kommt und deshalb nicht einsinkt[1]). Killian und später v. Navratil
empfahlen den Hautschnitt zunächst mit dem Messer vorzuzeichnen und durch
kleine senkrecht zum Hauptschnitt aufgesetzte Querschnittchen Markierungen
anzubringen, um Verschiebungen der Haut nachher bei der Naht zu verhindern.

Wenn der Hautschnitt in seinem Verlaufe auf diese Weise festgelegt ist,
wird das Messer bis durch das Periost durchgeführt. Mit dem Raspatorium
wird dieses nach allen Seiten, vornehmlich aber nach oben, unten und hinten
zur Orbita hin abgeschoben. Diese Loslösung des Periostes macht oft einige

---

[1]) Siehe auch Schnittführung von Marschik S. 818.

Schwierigkeiten, besonders in der Gegend des Lig. palpebrale medium. Nach scharfer Durchtrennung dieses Ligamentes an seinem Ansatze mit dem Messer gelingt es leichter, die Knochenteile freizulegen. Auch der Tränensack wird dabei vorsichtig aus seinem Lager herausgehoben. Mit dem FREERschen Elevatorium wird der Orbitalinhalt von der Lamina papyracea des Siebbeins abgelöst und mit dem Orbitalschützer abgedrängt, so daß die orbitale Wand des Siebbeins gut zu Gesicht kommt. Auf die Trochlea braucht dabei keine Rücksicht genommen zu werden. Sollte sie abgelöst werden, so ist sie mit einem Catgutfaden am Schluß der Operation an den Supraorbitalbogen wieder anzuheften. Dann wird mit einem größeren Hohlmeißel der Knochen an der genannten Stelle ausgemeißelt. Am vorsichtigsten geschieht dieses in der Weise, daß man zunächst die Stirnhöhle im inneren oberen Orbitalwinkel, oberhalb der Tränengrube eröffnet (siehe auch probatorische Eröffnung der Stirnhöhle S. 773) und dann das Knochenmassiv darunter in dünnen Spänen von außen her fortnimmt. So kommt man an die Schleimhaut der Nasenhöhle, während zwischen

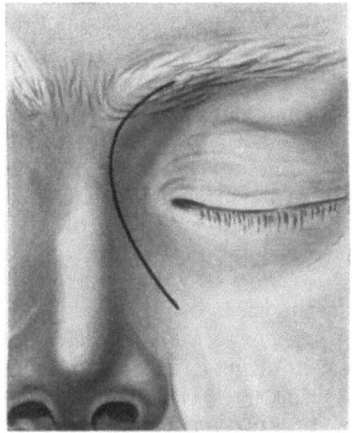

Abb. 21.
Hautschnitt zur Ausräumung
des Siebbeins.

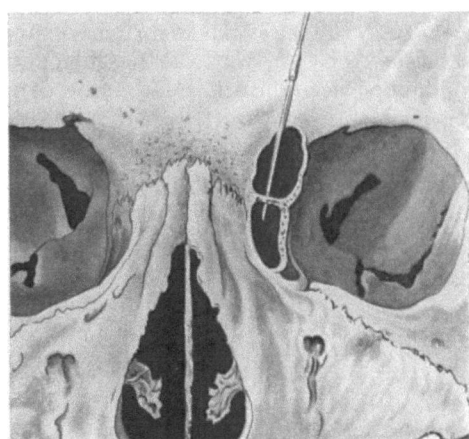

Abb. 22.
Knochenbrücke zwischen eröffneter Stirnhöhle
und Nasenhöhle, die zuletzt durchtrennt wird.

der eröffneten Stirnhöhle und der Nasenhöhle noch eine Knochenbrücke, die Spina nasalis des Stirnbeins, stehen bleibt. Diese Brücke wird zuletzt durchtrennt (s. Abb. 22). Oder man ummeißelt, nachdem vorher auch die Stirnhöhle im oberen inneren Orbitalwinkel oder vorn neben der Mittellinie schon eröffnet worden ist, das zu resezierende Knochenstück mit dem KILLIANschen V-förmigen Winkelmeißel und geht dabei nach dem Vorschlage von KILLIAN (5) in folgender Weise vor: Der Meißel wird unten, d. h. dem unteren Rande des Nasenbeins entsprechend, angesetzt und dann der Naht zwischen Nasenbein und Stirnfortsatz folgend vorwärts getrieben. Eine zweite horizontal verlaufende Knochenfurche (evtl. später untere Begrenzung der „KILLIANschen Spange") verläuft von der Nasenwurzel zum inneren oberen Augenwinkel und eine weitere Furche beginnt am unteren Rande des Nasenbeins und zieht auf dem Stirnfortsatze des Oberkiefers nach der Gegend des Tränensackes. Diese Furchen sollen ein Splittern des angrenzenden Knochens verhindern. Sie umgrenzen an 3 Seiten ein rechteckiges Knochenmassiv des Processus frontalis des Oberkiefers mit anschließendem Tränenbein, das nun leicht mit Meißel und Zange von der Lamina papyracea zu lösen und herauszunehmen ist.

Beachtenswert ist auch der Vorschlag von Uffenorde (3) für die Knochen-resektion statt des Meißels, der für den Patienten unangenehm ist, die Hajeksche Kieferhöhlenstanze zu benutzen. „Mit dem Kopf der Hajekschen Kieferhöhlen-stanze kann man nach Zurückschieben der Periorbita hinter dem Tränenbein

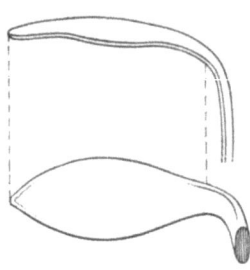

die hier dünne Lamina papyracea eindrücken und leicht und rasch, je nach der zufälligen Beschaffenheit des Knochens, nach oben und vorne vorgehend diesen einschließlich des Orbitaldaches unter Zuhilfenahme der Luerschen Zange abkneifen. Ohne jedes Meißeln kann man so die ganze Operation vollenden." Ist der äußere Knochen entfernt, so gelingt es leicht, wenn man mit dem Orbitalschützer (siehe Abb. 23) den Orbitalinhalt dabei vom Siebbein vorsichtig ab-drängt, die dünnen Septen des vorderen Siebbeins mit der Brüningsschen Zange auszuräumen. Während dieser Manipulationen sollte darauf geachtet werden, zunächst die Schleimhaut der Nasenhöhle möglichst

Abb. 23. Orbitalschützer.

noch zu erhalten. Erst wenn eine genügend große Knochenlücke geschaffen ist (siehe Abb. 24), wird die Nasenhöhle durch Einschnitt in ihre Schleimhaut von außen her eröffnet. Man stößt dann auf den eingelegten Wattetampon, der jetzt entfernt wird. Darauf wird das vordere Ende der mittleren Muschel,

das etwa in Höhe des inneren Augen-winkels liegt, von außen her gefaßt und reseziert. Alle noch vorhandenen Knochen-leisten und Lamellen werden gründlich abgetragen, so daß auf diese Weise schließ-lich der denkbar weiteste Zugang zur Stirn-höhle geschaffen wird.

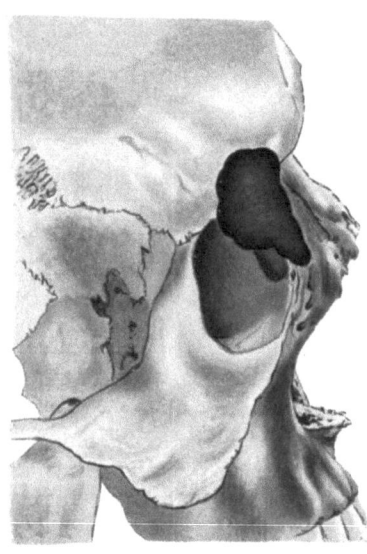

Abb. 24. Knochenlücke zur Freilegung des Stirnhöhleneinganges von außen.

Die *Hauptgefahr bei der Siebbeinaus-räumung* besteht darin, daß eine Verletzung der Lamina cribrosa stattfindet, oder daß auch ohne direkte Verletzung von der medialen Siebbeinwand aus eine Infektion der Meningen auf dem Wege der Olfac-toriusfasern eintritt. Ritter (2) hat hierauf besonders aufmerksam gemacht und emp-fiehlt deshalb bei der Siebbeinausräumung zwei Abschnitte zu unterscheiden, näm-lich die Ausräumung der Siebbeinzellen selbst und die Behandlung der medialen Siebbeinwand, die man bis zuletzt erhalten muß. Er vermeidet deshalb, bei Aus-räumung mit der Löffelzange (siehe Ab-bildung 25) die Siebbeinlamellen quer zu fassen, damit nicht Teile der medialen

Siebbeinwand mitgefaßt und die Nervenbündel dabei herausgerissen werden. Die Zange soll nur von oben nach unten fassen, so daß also die Zangenbranchen immer horizontal übereinander stehen. Bei Ausräumung des Siebbeins mit dem scharfen Löffel muß der Rücken des Löffels nach hinten oben zum Siebbeindach gekehrt sein. Nach Einführung eines flachen Spatels in die Nase zwischen stehengebliebener medialer Siebbeinwand und Septum dicht unter der Lamina cribrosa drängt Ritter dann durch sanften Hebeldruck die Siebbeinwand vor-sichtig vom Septum ab. Darauf wird die mediale Siebbeinwand, die jetzt deutlich sichtbar schräg vom Septum absteht, mit einer Schere oder einem Conchotom bis auf einen Stumpf von etwa 3 mm Höhe, der unterhalb der Lamina cribrosa stehen bleibt, scharf abgeschnitten.

Von besonderer Wichtigkeit ist es, *nachträgliche Verengerungen in diesem neugebildeten Stirnhöhlennasengang* zu verhindern. Eine Zeitlang war beliebt Drainröhren aus Gummi (HAJEK), aus Glas (MADER) oder silberne Spezialdrains (R. HOFFMANN) von der Stirnhöhle aus durch den neugeschaffenen Stirnhöhlennasengang zur Nase durchzuleiten. TRAUTMANN (Zentralbl. f. Laryngol. 1915, S. 166) hat dazu eine besondere Faßzange mit der Krümmung der üblichen Stirnhöhlenkatheter angegeben. Die meisten Rhinologen sind jetzt von dieser Art der Drainage wieder abgekommen, da erfahrungsgemäß die Drainröhren als Fremdkörper reizen und nachträglich Schwellungen der Schleimhaut bedingen. Wir legen nach dem Vorschlag von KILLIAN für zwei Tage einen schmalen gesäumten Gazestreifen in die ausgeräumte Stirnhöhle und das Siebbein und leiten ihn aus der Nase heraus. Am Ende dieses Gazestreifens ist ein Knoten vorher angebracht, um bei der Herausnahme daran sofort das Ende des Streifens zu erkennen.

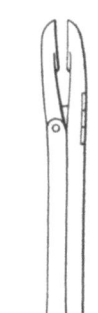

Zur schnelleren Heilung und zur Vermeidung nachträglicher Stenosen hatte schon KILLIAN früher eine Schleimhautplastik angegeben. Er versuchte, den neugebildeten Stirnhöhlennasengang mit Schleimhaut auszukleiden, um hier von vorneherein Granulationsbildungen zu verhindern. Seit 1904 legte er (5) der Bildung des Schleimhautlappens keine prinzipielle Bedeutung mehr bei und 1908 [zit. bei v. EICKEN (3)] hat er die Lappenbildung ganz aufgegeben, weil sich nicht selten Schwierigkeiten dabei einstellten. Die Blutung war oft stark, der Lappen wurde nicht lang genug, schließlich nahm die Plastik Zeit in Anspruch

Abb. 25. GRÜNWALDsche Löffelzange.

und verlängerte unnötig die Operationsdauer. Auch HAJEK trat dafür ein, den Lappen der Nasenschleimhaut einfach zu resezieren. In neuerer Zeit haben sich jedoch mehrere Rhinologen wieder für eine Schleimhautplastik ausgesprochen. So empfiehlt MARSCHIK (2) von neuem die ursprüngliche Vorschrift KILLIANS und sucht nach Möglichkeit den neugebildeten Stirnhöhlennasengang mit einem Schleimhautlappen auszukleiden. Auch UFFENORDE (3) geht ähnlich wie früher KILLIAN vor: ,,Unter möglichster Erhaltung der mittleren Muschel wird aus der vorderen oberen, seitlichen Wand der Nasenhöhle *vor dem Ansatz der mittleren Muschel* ein möglichst großer Schleimhautlappen umschnitten, dieser seitlich aufgelegt und zur sicheren Fixierung mittels einer Naht bei der Vereinigung der äußeren Wundränder mitgefaßt. Um den Schleimhautlappen groß und genügend beweglich zu machen, entfernen wir den Processus frontalis des Oberkiefers, einen großen Teil des Nasenbeins und den oberen Teil des Tränenbeins. Durch diese Lappenbildung wird vor der mittleren Muschel ein kamin- oder schachtartiger Hohlraum mit epitheltragender Schleimhautwandung auf beiden Seiten geschaffen." Zur Nachbehandlung macht UFFENORDE bei dieser Lappenplastik etwa vom 6.—8. Tag post operationem an einige Male Touchierungen des Stirnhöhlenzugangs mit einer 5—10%igen Arg. nitr.-Lösung. HALLE (8) legt den in der Nase gebildeten Schleimhautperiostlappen in die Stirnhöhle und näht ihn auf dem Orbitalinhalt mit einigen Catgutnähten fest. BARANY (Acta oto-laryngol. Vol. 7, p. 41) empfiehlt, nach Möglichkeit zwei Schleimhautlappen aus der unteren Stirnhöhlenwand zu bilden und nach abwärts zur Nase hin zu legen. Es ist wohl gleichgültig, woher

die Schleimhautlappen genommen werden; die Hauptsache ist, daß der neugebildete Nasengang möglichst gleich mit Epithel ausgekleidet wird; dadurch
allein wird am besten eine nachträgliche Stenosierung verhindert[1]).

Am Schluß der Operation, nachdem die Stirnhöhle und das Siebbein durch
einen Gazestreifen zur Nase hin drainiert ist, nähen wir die äußere Wunde
sorgfältig (auf die Querschnittchen achten!) mit Bronzedraht. Seidennähte
sind wegen häufiger Stichkanaleiterungen nicht zu empfehlen. Treten nun im
Verlauf der Heilung trotz Schleimhautplastiken und Ätzungen Verengerungen
im Stirnhöhlennasengang auf, so machen sich solche Stenosenbildungen sofort
durch Sekretstauung bemerkbar. Der Patient klagt zunächst über stärkere
Stirnkopfschmerzen und bald tritt auch eine Schwellung der Stirngegend, des
oberen Augenlides oder Fistelbildung im inneren oberen Augenwinkel ein.
In solchen Fällen ist zu empfehlen, den Stirnhöhlennasengang durch Curettage,
z. B. mit dem Wagenerschen Löffel (Abb. 17), künstlich zu erweitern.
Ritter (2) hat dazu länglichhufeisenförmige Curetten angegeben, die im
Winkel von 45° zum Schaft stehen und sowohl vorn wie hinten scharf sind.
Nach vorheriger Sondierung schiebt man zuerst eine kleine, dann größere
Curette durch den Stirnhöhlennasengang in die Stirnhöhle und schabt mit
wenigen Zügen den Gang frei (s. Abb. 58). Nach Ritter suchen wir dann
neue Stenosenbildungen durch häufigeres Einlegen entsprechend gebogener
Metallbougies zu verhindern (s. Abb. 56). Bei kleinen Stirnhöhlen, die
obliterieren und wo es auf eine Epithelialisierung der Höhle nicht ankommt,
ist es zweckmäßig, den Gang mit Chromsäure zu ätzen.

Extranasale Eingriffe an der Stirnhöhle.

Vorbereitung des Patienten und Anästhesie[2]). Wir gehen bei Erwachsenen
in folgender Weise vor:

Tag vor der Operation: Baden, Darmentleerung mit gut wirkendem Abführ-
mittel, z. B. 1—2 Purgentabletten oder 1—2 Eßlöffel Ricinusöl. Am Abend
0,5 g Veronal.

Operationstag: Morgens Einlauf. Der Patient bleibt nüchtern, damit wenn
nötig, Narkose gemacht werden kann.

2 Stunden vor der Operation: Injektion einer Ampulle von Morphin. mur.
0,015 und Scopolamin hydrobrom. 0,0005.

1 Stunde vor der Operation: Injektion von 0,02 g Morphin.

Bei jüngeren Individuen wird nur vor der Operation Morphin gegeben, bei
Kindern fällt auch dieses fort.

Operation in Lokalanästhesie: Ausgiebige Jodierung des Operationsgebietes.
Injektion der Anästhesierungsflüssigkeit. Als solche benutzen wir eine $^1/_2$%ige
Lösung von Novocain mit Zusatz von Kal. sulfur. und Kochsalz, dazu einige
Tropfen Adrenalin nach folgendem Rezept:

$$\textit{Lösung:} \quad \begin{aligned} &\text{Kochsalz} & &7,0 \\ &\text{Kal. sulfur.} & &4,0 \\ &\text{Aq. dest. ad.} & &1000,0 \end{aligned}$$

In 100 ccm dieser sterilen Lösung werden 4 Tabletten Novocain (à 0,125) gelöst
und auf je 25 ccm Lösung 5 Tropfen einer 1%₀₀igen Lösung Adrenalin zugesetzt.

---

[1]) Seiffert (Bruns Beitr. z. klin. Chirurg. Bd. 131, S. 66) legt bei der Killianschen
Operation zur Vermeidung einer späteren Verengerung des Stirnhöhlen-Nasenganges
Thierschsche Epithelläppchen ein. Sie werden durch einen von der Nase aus eingeführten, mit Gaze ausgestopften Gummifingerling antamponiert, während die Stirnhöhle
zur Nase hin drainiert wird. Das Verfahren soll sich, wie Prof. v. Eicken mir persönlich
mitteilte, sehr bewährt haben.

[2]) Da Vorbereitung und Anästhesie bei allen extranasalen Eingriffen an der Stirnhöhle im allgemeinen gleich sind, seien sie zunächst im Zusammenhang besprochen.

Diese Anästhesierungsflüssigkeit wird ausgiebig zunächst unter die Haut entsprechend dem Hautschnitte, dann bis auf den Knochen unter das Periost an der seitlichen Nasenwand und Stirngegend injiziert. Auch die Austrittsstelle des N. ethmoidalis anterior wird infiltriert, indem man an der Grenze des Orbitaldaches und der medianen Orbitalwand die Spitze der Kanüle einsticht und, entlang der Lamina papyracea tastend, in horizontaler Richtung etwa 2—3 cm nach hinten vorschiebt und dabei einige Kubikzentimeter injiziert.

Bei sehr großen, weit temporalwärts reichenden Stirnhöhlen wird auch lateral am äußeren Winkel der Orbita in die Tiefe gegangen. Der Patient bekommt dabei leicht Exophthalmus und Ödem des Lides, was aber belanglos ist. Vorsicht ist allerdings geboten. HALLE (1) beobachtete 2 Fälle von Erblindung nach Injektion des Novocains in die Orbita. Auch eitrige Entzündungen im Augenlid sind vereinzelt beobachtet (Zentralbl. f. Hals-, Nasen- u. Ohrenheilk. Bd. 5, S. 106).

Nach der Injektion wird die Nase im Inneren cocainisiert. Wir benutzen dazu einen Wattepinsel, der mit $10^0/_0$ Cocainlösung und einigen Tropfen Adrenalin getränkt ist. (Bei cocainempfindlichen Patienten $10—20^0/_0$ige Lösung von Alypin und Adrenalin [1]).) Nach der Cocainisierung mit dem Pinsel wird ein mit Cocain und Adrenalin getränkter, kleinfingerdicker Wattebausch in den mittleren Nasengang gelegt und ein zweiter Bausch dem Nasenrücken entlang zum vorderen Ende der mittleren Muschel hinaufgeschoben. Dieser Tampon hat den Zweck, anämisierend auf die sonst stark blutende Nasenschleimhaut zu wirken und später durch Hineinpressen der Schleimhaut in die gemeißelte Knochenlücke die Gefäße zu komprimieren (KILLIAN).

Danach beginnt die Operation von außen. Weiteres siehe bei den einzelnen Methoden.

Narkose brauchen wir im allgemeinen nicht mit Ausnahme bei sehr ängstlichen Patienten und bei Kindern, wo man ohne sie oft nicht auskommt. Auch bei Anwendung von Narkose verzichtet man zweckmäßig nicht auf die Injektion von Novocain-Adrenalin, sondern nimmt sie zur Anämisierung der Gewebe nach Möglichkeit vor der Narkose sorgfältig vor. Nach SPIESS (3) ist die Anämisierung durch das Novocain-Adrenalin *nach* eingeleiteter Narkose unsicher. Wegen der örtlichen Anästhesie braucht die Narkose auch nur oberflächlich zu sein.

Soweit ich aus der Literatur ersehe, gehen die meisten Rhinologen in ähnlicher Weise vor. Zum Teil wird auf das Scopolamin verzichtet und nur Morphium vorher gegeben. Wir haben bei Erwachsenen den Scopomorphin-Dämmerschlaf sehr angenehm empfunden. Von Cocaineinspritzungen, wie DAHMER sie noch empfiehlt, ist man allgemein abgekommen. Einzelne Operateure bevorzugen stärkere Novocainlösungen [KRETSCHMANN (2) $2^0/_0$ige, LUC (7) $1^1/_4^0/_0$ige, DENKER $1^0/_0$ige, HALLE (s. u.) u. a. $^1/_2^0/_0$ige]. Auch Adrenalin wird in verschiedener Menge zugesetzt [LUC 20 Tropfen Adrenalin (1 : 1000) auf 100 ccm Lösung, HOFMANN 8 Tropfen auf 10—20 ccm, DENKER 80 Tropfen auf 100 ccm]. DENKER, der sich auf dem Kongreß deutscher Laryngologen 1912 in Hannover ausführlich über die Lokalanästhesie äußerte, fängt die Operation oft in Narkose an, beendet sie aber dann in halbwachem Zustand. KUHNsche perorale Tubage oder Tamponade des Nasenrachenraums hat er dabei entbehren können. Bei der Einspritzung der Anästhesierungsflüssigkeit legt er Wert darauf, in der Gegend des Supraorbitalrandes nicht subperiostal, sondern nur subcutan zu injizieren, um die Ernährung der Supraorbitalspange nicht in Frage zu stellen. Wir haben von den subperiostalen Einspritzungen nie einen Nachteil gesehen.

---

[1]) Neuerdings werden als Ersatz für Cocain auch Tutocain $5—10^0/_0$ oder Psicain $10—20^0/_0$ mit Adrenalinzusatz empfohlen.

Bei der Cocainisierung der Nase führt er unter Anwendung der Killianschen Rhinoscopia media einen 10—20 cm langen in 10—20%iger Cocain-Suprareninlösung getauchten Streifen einer $1\frac{1}{2}$ cm breiten Binde zunächst in den oberen Nasengang bis zur Keilbeinhöhle und darauf unter Abdrängung der mittleren Muschel zum Septum einen zweiten Streifen in den mittleren Nasengang.

Siebenmann [Diskussion zum Vortrag von Denker (2)] empfiehlt vor der Operation in die zu operierende Nebenhöhle durch Spülröhrchen und Ballon einige Tropfen einer „ziemlich konzentrierten" Cocain-Adrenalinlösung zu injizieren. Er sah trotz energisch antiseptischen Vorgehens bei der Anwendung von Novocain-Adrenalinlösungen und Cocain-Adrenalin zuweilen keine prima intentio bei der Heilung eintreten, was er der Lokalanästhesie zur Last legte. Heute kommen diese Einwände wohl nicht mehr in Betracht, nachdem durch tausendfältige Erfahrung erwiesen ist, daß bei richtig ausgeführter Infiltrationsanästhesie und guter Asepsis die Heilung der Wunden in keiner Weise beeinflußt wird. (Siehe auch Braun: Die örtliche Betäubung. Leipzig 1925.)

Methode von Ogston-Luc. Partielle Resektion der facialen Stirnhöhlenwand.

Die Stirnhöhlenoperation nach Ogston-Luc hat heute nur noch historisches Interesse. Der Chirurg Ogston eröffnete, wie schon gesagt, bei 3 Patienten, die an latenter Stirnhöhleneiterung litten, die Stirnhöhle mittels eines Trepanes an der prominentesten Stelle der Glabella. Nach dem Referat in Semons Zentralblatt wurde die Operation folgendermaßen vorgenommen:

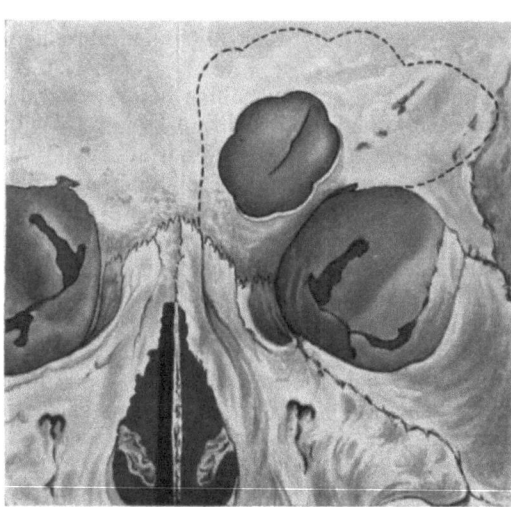

Abb. 26. Knochendefekt bei der Operation nach Ogston-Luc.

„Eine einzige vertikale, 3,8 cm lange Incision wird von der Nasenwurzel beginnend in der Mittellinie der Stirn nach oben geführt und spaltet das Periost. Dieses wird mittels eines Elevatoriums zurückgeschlagen und der Knochen über dem prominentesten Teile der Glabella mittels einer kleinen Trepankrone (etwa von der Größe eines silbernen 20-Pfennigstückes) in der gewöhnlichen Weise trepaniert. Nach Entfernung der Knochenscheibe wird die nun freiliegende livide Schleimhaut mittels eines Bistouris durchschnitten ... Nach Ausräumung des Sekretes wird die in die Nase führende Öffnung aufgesucht und, wenn nötig, durch Durchstoßen eines Troikarts oder ähnlichen Instrumentes vergrößert. Nun wird die erkrankte Schleimhaut mittels eines Volkmannschen scharfen Löffels ausgekratzt und die ganze Höhle mittels einer starken Chlorzinklösung kauterisiert. Dann wird eine Drainröhre so von oben durch die Nase geführt, daß ihr oberes Ende sich in dem Sinus befindet, das untere zum Nasenloch herausragt. Nun wird die Hautwunde geschlossen" (siehe Abb. 26).

Ogston publizierte weiter anscheinend nichts über seine Methode, jedenfalls wurde sie damals nicht bekannt. 1894 veröffentlichte dann Luc (Paris) ohne Wissen von Ogstons Priorität eine im wesentlichen gleiche Methode.

Die Ogston-Lucsche Operation war lange Zeit, besonders im Auslande, die verbreitetste Stirnhöhlenoperation. Auch heute noch wird sie hier von einzelnen Operateuren angewandt. In Deutschland ist sie längst verlassen, da ihre Resultate relativ schlecht sind, vor allem aber mehrfach Todesfälle beobachtet wurden. Luc selbst ist von ihr wieder abgekommen und hat jetzt eine Methode angegeben, die der Jansen-Ritterschen ähnlich ist. Er beobachtete öfters Rezidive und sah einige Male im Anschlusse an sein Operationsverfahren bei früher unkomplizierter Stirnhöhleneiterung intrakranielle Komplikationen auftreten (zweimal Hirnabsceß, einmal Osteomyelitis des Schädels mit intrakranieller Infektion und einmal rasch verlaufende Leptomeningitis). Die Gesamtzahl der operierten Fälle ist in dieser Arbeit leider nicht genau angegeben, so daß die Prozentzahl der Todesfälle nicht zu bestimnen ist.

Die in der Literatur verzeichneten *Todesfälle bei der Operation* nach Ogston-Luc sind von Boenninghaus (Handbuch Katz-Blumenfeld) vornehmlich an Hand des Materiales aus der Arbeit Gerbers (3) zusammengestellt worden. Boenninghaus sagt S. 207: „Von den 36 Fällen Gerbers, alle Methoden der Stirnhöhlenoperationen betreffend, möchte ich nach Durchsicht der betreffenden Quellen 13 der Ogston-Lucschen Operation zur Last legen; außerdem fand ich noch zwei weitere Fälle, so daß 15 zusammenkommen".

Was die Heilungsresultate angeht, so konnte Boenninghaus aus der Literatur unter 148 Fällen 121 = 82 % Heilungen zusammenstellen.

„Diese Zahlen geben jedcch", wie Boenninghaus sagt, „nur zum Teil eine Anschauung von der Leistungsfähigkeit der Methode. Laurens z. B. operierte nur kleine und nicht fistulöse Sinus nach dieser Methode, und Mermod beobachtete seine Fälle nur 2—3 Wochen lang. Gerade zu dieser Zeit aber macht sich das Rezidiv erst bemerkbar, sei es, daß die Eiterung aus der Nase wieder beginnt, sei es, daß sich an der Stirn Schwellung, Abscedierung und schließlich Fistelbildung zeigt."

Der Grund für die schlechten Resultate liegt vornehmlich darin, daß durch die Operation die Stirnhöhle in einen toten Raum verwandelt wird: Dieser Raum kann sich nicht epithelialisieren, weil er keinen oder nur ungenügenden Zugang zur Nase hat und die Folge ist, daß er sich mit Granulationen und Sekret anfüllt. Eine fortschreitende Ostitis und Osteomyelitis sind dann die Folgen. Die besten Heilerfolge werden noch bei kleinen Stirnhöhlen erzielt; bei großen Stirnhöhlen sind die Resultate die denkbar schlechtesten.

Modifikationen der Methode. Nebinger (Bamberg) veröffentlichte durch Praun schon vor Luc eine ganz ähnliche Methode nur mit Drainage nach außen im inneren Wundwinkel und etwas anderer Schnittführung. Auf den Hauptschnitt von der Sutura nasofrontalis längs dem Orbitalrand bis zur Incisura supraorbitalis setzte er, je nach der Dimension und Konfiguration der Stirnhöhle, einen Vertikalschnitt von 4—6 cm Länge. Angewandt wurde die Methode bei 3 Patienten.

Grünwald (7) hat ein Jahr nach Nebinger bereits nach Ogston trepaniert mit einem $1^{1}/_{2}$ cm langen Schnitt in der Corugatorfalte und ohne Naht.

Laurens (1) operierte auch wie Ogston, machte aber, wenn der Sinus groß war, noch weitere kleinere Trepanationsöffnungen nach oben oder außen, auch am Dach der Orbita. Hier eröffnete er stets, wenn der Sinus am Ort der Wahl nicht gefunden wurde. Auf diese Weise wollte er, ohne die erste Öffnung zu vergrößern, die Höhle gründlich ausräumen und dabei ein stärkeres Einsinken der vorderen Stirnhöhlenwand verhindern. Luc (8) ging später übrigens ganz ähnlich vor. Thelwall Thomas, Strazza und Carter (1) gaben kleine Änderungen an. Winckler und Taptas erweiterten die Ogston-Lucsche Methode vor allem dadurch, daß sie *eine breite Stirnhöhlennasenpassage* herstellten. Winckler (1) resezierte den Oberkieferfortsatz temporär, während Taptas (2) ihn definitiv entfernte.

Taptas (5) trat später für die Resektion der ganzen Stirnhöhlenvorderwand ein und näherte sich so der Kuhntschen Methode, ohne diese zu kennen. 1906 läßt er aber wieder den medialen Teil der Vorderwand stehen und entfernt nur ihre äußere Hälfte (5). Im Zentralbl. f. Laryngol. Bd. 13, S. 37, 1915 findet sich von der Methode Taptas folgendes Autorreferat: „1. Bogenförmige Incision vom unteren Teile des Os nasale bis zum äußeren Ende der Augenbraue. 2. Eröffnung der Stirnhöhle unmittelbar über der Sutura fronto-nasalis und nach Feststellung der Größe des Sinus Anlegen einer Gegenöffnung im Bereiche der äußeren Partie der Stirnhöhle, um die ganze Schleimhaut auskratzen zu können. Der innere Teil der Vorderwand wird zur Verhütung einer Deformation erhalten. 3. Verbreiterung der unteren Knochenbresche nach der Nase zu durch Resektion des aufsteigenden Astes des Oberkiefers und eines Teiles des Os nasale. 4. Ausräumung des ganzen Siebbeines durch die so gebildete Öffnung, Herstellung einer breiten Kommunikation der Stirnhöhle mit der Nase. 5. Hautnaht ohne weitere Drainage nach außen oder nach der Nase."

Die Ogston-Lucsche Methode und ihre Modifikationen, die keinen genügend freien Zugang zur Nasenhöhle schaffen, sind heute wie gesagt verlassen. Nach den gemachten Erfahrungen ist die Ausheilung unsicher, unter Umständen sogar die Operation gefährlich. Es ist nun interessant, daß neuerdings Kretschmann (1, 2) und nach ihm Uchermann auf Grund von Tierversuchen Ssamoylenkos für eine Operationsmethode eintreten, die der alten Ogstonschen Operation im Prinzip durchaus gleich ist (siehe darüber auch S. 790).

Diese Autoren suchen die Stirnhöhleneiterung dadurch zur Ausheilung zu bringen, daß sie die Stirnhöhle von einer äußeren Öffnung aus sorgfältig von der kranken Schleimhaut befreien und *dann veröden lassen*. Damit aber die Ausfüllung der Stirnhöhle mit neuem Gewebe ungestört vor sich gehen kann, wird die Stirnhöhle von der Nase möglichst abgeschlossen und der *Ductus naso-frontalis zum Verschluß gebracht*.

Technik: Kretschmann eröffnet die Stirnhöhle von außen in der Weise, daß er ein Fenster macht, das in senkrechter Richtung möglichst schmal, dafür in horizontaler Richtung breiter angelegt wird. Die Öffnung muß in jedem Falle so groß sein, daß alle Buchten bis in den Ductus nasofrontalis hinein mit Sicherheit von Schleimhaut ausgeräumt werden können. In den ersten Fällen wurde, um einer Infektionsgefahr vorzubeugen, die Höhle nach dem Vorschlag Ssamoylenkos mit Jodtinktur bestrichen und der frontale Teil des Ductus nasofrontalis mit dem galvanokaustischen Brenner kauterisiert. Jetzt sucht Kretschmann den Abschluß nach der Nase dadurch zu erreichen, daß er die Schleimhaut des Duktus an seiner Enge nasalwärts einstülpt, so daß der Stirnhöhle die ossale bindegewebliche Seite der Mucosa zugekehrt ist. Auf diese Weise kann sich aus dem nasalen Abschnitte des Duktus ein Blindsack bilden. Nach Revision der Höhle, die sich bald mit Blut füllt, legt Kretschmann ein dünnes Gummirohr ein, welches temporalwärts nach außen geleitet wird und vernäht dann die Weichteile, einschließlich der Haut über dem Gummirohr. Nach 5 Tagen Entfernung der Nähte, nach 8—10 Tagen Entfernung des Drainrohres.

Die *Heilungsergebnisse* in den Fällen von Kretschmann waren im ganzen günstig. Er operierte 8 Fälle mit gutem Erfolg, bei 2 Fällen mit Komplikationen (Orbitalabsceß) war das Ergebnis weniger befriedigend. Diese kleinen Zahlen sind natürlich für den Wert der Operation nicht beweisend. Aus dem Vorstehenden (siehe auch die Untersuchungen von Lange (1) geht hervor, daß wir in dem Verfahren Kretschmanns einen Rückschritt sehen, da es sich in nichts Wesentlichem von der alten Ogstonschen Operation unterscheidet. Boenninghaus (Handb. Katz-Blumenfeld S. 210) sagt: „Wir stehen also mit großer Wahrscheinlichkeit vor der Tatsache, daß man in einigen Jahren auf Kosten eines kleinen · Friedhofs von Opfern zum zweitenmal zu der Erkenntnis kommen wird, daß die Methode Ogston-Luc ein gefährliches Wagnis darstellt."

Methode von KUHNT. Totale Resektion der facialen Stirnhöhlenwand.

Der Ophthalmologe KUHNT, damals in Königsberg, berichtete in einem
größeren Werk: „Die entzündlichen Erkrankungen der Stirnhöhle", Wiesbaden 1895, über eine Methode der Stirnhöhlenoperation, die er seit 1891 in
9 Fällen mit Erfolg angewandt hatte. Es handelte sich um Patienten, die ihn
wegen Augenbeschwerden (Schwellungen des Oberlides, Schmerzen) aufgesucht
und bei denen er eine Stirnhöhleneiterung als Ursache dieser Beschwerden
festgestellt hatte. Das Wesentliche seiner Methode besteht darin, daß er im
Gegensatze zu OGSTON-LUC die vordere faciale Stirnhöhlenwand *vollständig*
fortnimmt, um auf diese Weise einen guten Überblick über die gesamte
Höhle zu bekommen. Nach gründlicher Ausräumung wird der Periost-Haut-
lappen der Stirn auf die hintere Stirnhöhlenwand gelegt, um auf diese Weise
möglichst eine Verödung der Höhle zu erzielen. Auf einen breiten Zugang zur

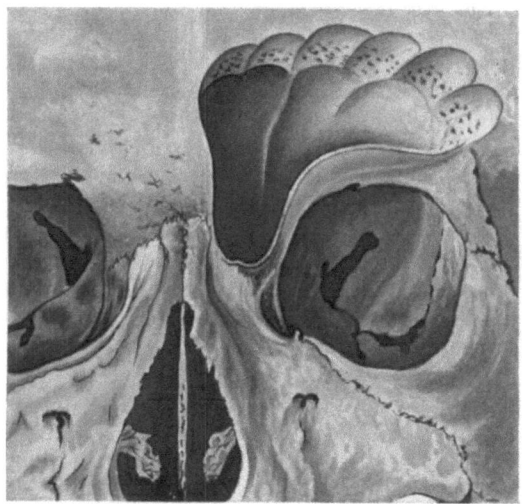

Abb. 27. Knochendefekt bei der Operation nach KUHNT.

Nase legte er dabei weniger Wert. „Besteht keine Kommunikation mit gleich
erkrankten Zellen des Siebbeinlabyrinthes, welche zu einer Ausräumung auch
dieser zwingt, so ist nur noch die Auskleidung des Duktus in seinen obersten
Partien mit dem scharfen Löffel anzufrischen. Eine völlige Ausschabung,
zumal in der unteren Hälfte, strebe ich hier nicht an."

Nur wenn das Siebbein in größerer Ausdehnung miterkrankt war, wurde
es ausgeräumt und dann auch teilweise die Lamina papyracea mitentfernt.
Die Operation näherte sich damit der RIEDELschen Methode (siehe unten), aber
die Ausräumung war nie so gründlich und systematisch wie bei RIEDEL.
Für gewöhnlich beschränkte sich auch KUHNT nur auf die gute und übersichtliche Freilegung der Stirnhöhle und gerade diese Operation trägt daher
seinen Namen (siehe Abb. 27).

Technik: 3—4 cm langer, leicht bogenförmiger Hautschnitt, der in der Mitte der Nasenwurzel beginnt und mitten im Augenbrauenbogen genau auf dem Margo supraorbitalis
temporalwärts läuft; darauf zweiter Schnitt annähernd senkrecht zum ersten in der Mittellinie von der Sutura nasofrontalis an, je nach der Größe der Höhle, 3—5 cm lang. Ablösung
der Weichteile mit dem Periost von der vorderen Stirnhöhlenwand. Eröffnung der Stirnhöhle in Höhe des Augenbrauenkopfes mit Hammer und Meißel. Fortnahme der ganzen
vorderen Höhlenwand. Am Margo supraorbitalis verbleibt nur ein Saum der vorderen Wand

von etwa 0,5 cm Breite. Sorgsame Glättung und Abschrägung der Knochenränder. Gründliche Entfernung der Schleimhaut. Auskratzung der obersten Partien des Ductus nasofrontalis. Bei erkranktem Siebbein auch Ausräumung der Siebbeinzellen. Möglichste Anlegung der abgehobenen Weichteile (Periost-Haut) auf die hintere Stirnhöhlenwand; nur für einige Tage Drainrohr nach außen am Augenbrauenkopf. Druckverband.

Ohne von der Kuhntschen Methode etwas zu wissen, waren bereits Luc (1) Derchen und Grünwald (1) in einzelnen Fällen ganz ähnlich wie Kuhnt vorgegangen. Luc curettierte allerdings systematisch das vordere Siebbein. Er verzichtete deshalb auf die Drainage nach außen und drainierte bei primärer Naht zur Nase hin (Kuhnt-Lucsche Methode). Ganz ähnlich wie Luc, aber unabhängig von ihm, ging auch Röpke (1) vor. Er fügt der Kuhntschen Methode „eine breite Eröffnung und Ausräumung des kranken Siebbeins vom Stirnhöhlenboden aus" an. Die Kuhnt-Röpkesche Operation ist also der Kuhnt-Lucschen gleich zu setzen. Burchardt hat später noch einmal die gleiche Modifikation (primärer Verschluß der Operationswunde, Andrücken der Weichteile an die Hinterwand) angegeben.

Eine wesentliche Verbesserung bedeutete für die Kuhntsche Methode die Modifikation nach Taptas. Taptas erkannte bei seinem Vorgehen die Notwendigkeit einer breiten Stirnhöhlennasenpassage. Er schaffte einen weiten Zugang zur Nase durch Resektion des Stirnfortsatzes und Ausräumung des vorderen Siebbeins von außen. Wie hervorgehoben wurde, hatte er diese wichtige Modifikation schon bei der Ogston-Lucschen Methode zur Anwendung gebracht. 1904 empfahl er sie nun mit der Methode nach Kuhnt, dessen Priorität er übrigens nicht kannte, zu vereinigen. Später (1906) ließ er wieder den medialen Teil der vorderen Stirnhöhlenwand stehen, um hier eine tiefere Einsenkung der Haut zu verhüten und eröffnete die Stirnhöhle nur außen im lateralsten Winkel; dabei legte er nach wie vor besonderen Wert auf eine breite Stirnhöhlen-Nasenpassage. (Ann. de maladies de l'oreille etc. 1922. Nr. 6. p. 598.)

Die Verbesserung von Taptas hat der Kuhntschen Methode zweifellos eine größere Verbreitung verschafft. Auch heute gibt es noch einzelne Rhinologen, die nach Kuhnt-Taptas operieren und mit ihren Resultaten für gewisse Fälle (siehe unten) sehr zufrieden sind. Boenninghaus (Handbuch Katz-Blumenfeld) wandte sie zweimal „mit großer Befriedigung" an. Außer Boenninghaus gingen Mergier, Gradenigo und Maljutin (1) ganz ähnlich vor. Wir selbst haben keine Erfahrungen.

Im folgenden möchte ich die Technik wiedergeben, wie sie Boenninghaus im Handbuch Katz-Blumenfeld S. 212 empfiehlt.

Technik der Methode Kuhnt-Taptas: „Bei dieser durch Resektion des Stirnfortsatzes erweiterten Kuhntschen Methode beginnt man mit der Probeeröffnung oberhalb der Tränengrube.

Es folgt die Resektion der facialen Wand mit Ausnahme des Supraorbitalrandes. Man verlängert hierzu den bei jenen beiden Voroperationen angelegten Bogenschnitt temporalwärts durch die Haut der Augenbraue, soweit es zur Aufdeckung der Höhle nötig ist.

Man kann mit dem Hautschnitt zugleich das Periost auf der Kante des Supraorbitalrandes durchtrennen und dann von hier aus das ganze Periost der facialen Wand inklusive Supraorbitalrand nach oben hin abheben (siehe Abb. 28). Allein das Periost sitzt ziemlich fest an der Kante und es empfiehlt sich daher, den Periostschnitt, nach Verschiebung der Haut frontalwärts, auf die faciale Fläche parallel mit dem Orbitalrand und 1/2 cm von ihm entfernt zu verlegen. Zu dem Zwecke steigt der bei den Voroperationen angelegte Periostschnitt zunächst eine kurze Strecke schräg nach außen und oben auf und verläuft dann parallel dem Supraorbitalrande. Diese Art des Periostschnittes aber ist besonders praktisch, wenn man den N. supraorbitalis mit zu resezieren beabsichtigt, was empfehlenswert ist.

Man reseziert jetzt von der bei der Resektion des Stirnfortsatzes geschaffenen Lücke in der vorderen unteren Wand der Stirnhöhle aus die ganze Vorderwand der Stirnhöhle mittels einer Knochenzange. Wählt man eine schlanke Knochenzange, z. B. die von Jansen (siehe S. 815, Abb. 38 b), und zieht man die sehr leicht verschiebbare Stirnhaut

gut nach oben, so gelingt es, selbst hoch hinaufreichende Höhlen vollkommen freizulegen.
Der Meißel dient zur feineren Arbeit an den Rändern der Höhle, speziell zur Abschrägung
des oberen Randes und zur Abgrenzung des Supraorbitalrandes; auch in der Nähe des
Septum ist der Meißel besser, da die Zange am
Septum leicht einen Sprung erzeugt. So wird alles,
was vom Knochen überhängt, auf das Subtilste
weggenommen. Dann entfernt man die Schleimhaut
mit einem breiten und schmalen ovalen Löffel sorgfältig. Cristen, Kulissen oder gar Zwischenwände
werden mit der Zange weggekniffen. Zum Schluß
sucht man noch mit der Sonde unter Leitung des
Auges die Höhle ganz systematisch auf etwa übersehene Recessus ab (siehe Abb. 29).

Es folgt die Durchleitung eines langen schmalen
Jodoformgazestreifens von der Höhle in die Nase,
welcher den Recessus nasalis der Stirnhöhle und
den vorderen Teil der Nasenhöhle ausfüllen soll,
um eine Nachblutung zu verhindern. Ob man nun
primär nähen will oder sekundär, kommt ganz auf
den Fall an: Fälle mit akuter Exacerbation, mit
fötider Eiterung, mit entzündeter Haut näht man,
den chirurgischen Prinzipien gemäß, am besten
nicht primär, legt aber bei der Operation die Nähte,
um sie bei günstigem Verlauf nach einigen Tagen
zu knüpfen. Alle anderen Fälle, und das sind die
häufigsten, schließt man primär durch Celluloid-
zwirn, Aluminiumbronzedraht oder Klammern zur
Vermeidung von Stichkanaleiterung durch Infektion
von der Stirnhöhle aus. Doch legt man auch hier
in der Augenbraue im lateralen Winkel am besten
auf einige Tage ein dünnes Drainrohr ein. Dann

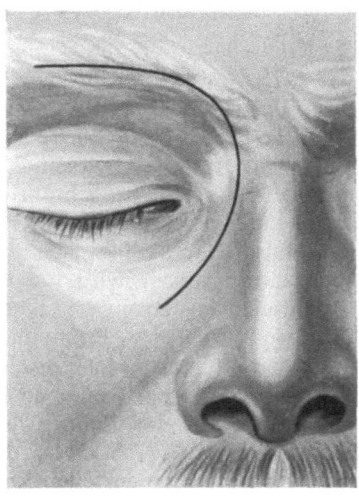

Abb. 28. Haut- und Periostschnitt bei
der Operation nach KUHNT-TAPTAS.

gibt man zur Vermeidung iritischer Reizung nach KILLIAN einen Tropfen einer $1^0/_0$igen
Atropinlösung in das Auge, fettet die Lidhaut mit Vaseline ein und macht auf Stirn und
Auge einen gut gepolsterten Druckverband. Die Entfernung des Choanaltampons beschließt
die Operation.

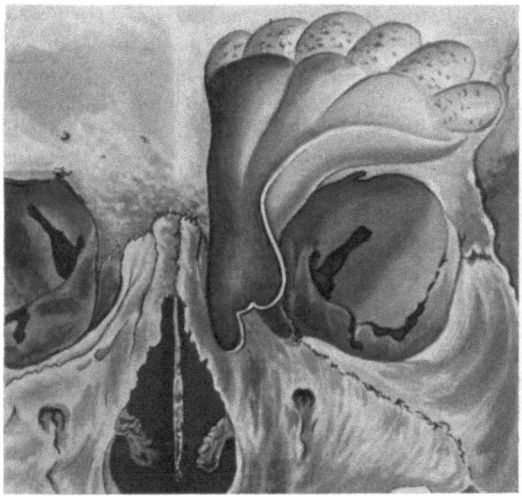

Abb. 29. Knochendefekt bei der Operation nach KUHNT-TAPTAS.

Nachbehandlung: Am nächsten Tage entfernt man den Nasentampon unter Einträuflung
von Wasserstoffsuperoxyd. Schneuzen ist zur Vermeidung von Hautemphysem verboten.
Das Wundsekret wird durch Lagerung auf die gesunde Seite aus der Stirnhöhle und der
Nase abgeleitet und von dort durch Absaugen in den Rachen entfernt (KILLIAN). Nach

3—5 Tagen wechselt man den Verband, entfernt Fäden, Klammern und Drain, oder knüpft die Fäden der Sekundärnaht. Bei Fieber oder Schmerz entfernt man jedoch den Verband bald, löst bei Retention einige Fäden und macht einen feuchten Verband mit Borwasser. Sehr wichtig ist es endlich, in den ersten Monaten nach der Operation die Passage durch den Ductus nasofrontalis von anschwellenden Schleimhautfetzen und rezidivierenden Polypen freizuhalten, auch die Übernarbung der wunden Stellen zu fördern."

Erfolge mit der Kuhnt*schen Methode und ihren Modifikationen.* Die Methode, wie sie Kuhnt zuerst angegeben hat, ist heute verlassen, da sie für die meisten Fälle unbrauchbar ist. Vor der Ogston-Lucschen Methode hat sie allerdings den Vorzug, daß sie durch Fortnahme der ganzen facialen Stirnhöhlenwand eine Obliteration der Stirnhöhle anstrebt; aber diese Verödung ist doch nur zum Teil möglich, nämlich nur dort, wo die Weichteile der hinteren Stirnhöhlenwand aufliegen. In den unteren Partien der Stirnhöhle bleibt im allgemeinen ein „toter Raum" bestehen. Erst durch die Schaffung einer breiten Stirnhöhlennasenpassage wird die Bildung eines solchen toten Raumes verhindert oder wenigstens erschwert (Kuhnt-Taptas). Bei dieser Modifikation ist jedoch mit einer erheblichen Entstellung, zumal bei großer Stirnhöhle, zu rechnen. In einzelnen Fällen sind auch nach der Operation Doppelbilder beobachtet worden, die aber von selbst nach kurzer Zeit zurückgingen [Röpke (3)]. Bezüglich der Heilerfolge mit der Kuhntschen Methode verweise ich auf die Angaben von Boenninghaus (2, S. 214), der aus der Literatur 110 Fälle mit $99 = 91\%$ Heilungen zusammenstellen konnte.

„Daraus ergibt sich" „sagt Boenninghaus", eine Überlegenheit der Kuhntschen Methode gegenüber der Ogston-Lucschen von nur 9%. Nach meiner Ansicht ist aber die tatsächliche Zahl viel größer, denn es ist ja bekannt, wie vorsichtig die Ergebnisse so verschiedener Autoren verwertet werden müssen. Die große Überlegenheit der Kuhntschen Methode aber zeigt sich direkt in solchen Fällen, die vorher nach Ogston-Luc erfolglos operiert worden sind. Es sind das 6 Fälle von Lermoyez mit 5 Heilungen und 4 Fälle von Cauzard mit 4 Heilungen."

In bezug auf die Lebensgefährlichkeit ist die Kuhntsche Methode zweifellos der nach Ogston-Luc überlegen. Genaue Zahlen liegen allerdings hier nicht vor, aber schwere, der Operation nachfolgende Komplikationen sind hier nicht beschrieben. Nach Boenninghaus steht den vielen Todesfällen bei der Operation nach Ogston-Luc nur ein Todesfall nach Kuhnt gegenüber (Rudloff).

Indikation. In Betracht kommt heute nur noch die Kuhnt-Taptassche Methode. Da diese verhältnismäßig technisch einfach ist, kann sie weniger geübten Operateuren bei kleineren oder flachen Stirnhöhlen, evtl. mit Erkrankung der vorderen Sinuswand (Fistelbildungen, Nekrosen usw.) ohne erhebliche Beteiligung des Siebbeins, vor allem des hinteren Siebbeines und der Keilbeinhöhle, empfohlen werden. Im allgemeinen wird allerdings nach unserem Dafürhalten auch hier die Riedelsche Operation vorzuziehen sein, da die Erfolge dabei doch sicherer sind. Eine erhebliche Entstellung ist bei größeren und tiefen Stirnhöhlen in Kauf zu nehmen.

Osteoplastische Methode von Brieger-Schönborn. Temporäre Resektion der facialen Stirnhöhlenwand.

Um ein möglichst gutes kosmetisches Resultat zu erzielen, entschloß sich Brieger und unabhängig von ihm Schönborn zur temporären Resektion der facialen Stirnhöhlenwand. Aus der vorderen Stirntafel wurde ein großer Knochen-Periost-Hautlappen gebildet und zurückgeschlagen. Darauf wurde die breit eröffnete Stirnhöhle und der Ductus nasofrontalis mit dem scharfen Löffel ausgekratzt und ein Jodoformganzetampon oder ein Drainrohr zur Nase geführt. Nach Reposition des Knochen-Hautlappens in seine richtige Lage wurde dieser sorgfältig vernäht. Der Knochen heilte sehr bald wieder ein, so daß nachträglich keine Spur von Einsenkung der Stirnhöhle bestand.

Im Prinzip handelte es sich um die Ogston-Lucsche Operation. Die Stirnhöhle wird ausgeräumt, bleibt aber als „toter Raum" erhalten. Der therapeutische Erfolg war, im Gegensatz zu dem kosmetischen, bei dieser Art des Vorgehens denn auch sehr schlecht, so daß Brieger die Operation nach viermaliger Anwendung der schlechten Resultate wegen wieder aufgab.

In ähnlicher Weise, nur mit verschiedener Schnittführung, gingen vor: Czerny, der mit einem bogenförmigen Schnitt über die Glabella einen Haut-Periost-Knochenlappen umzog, dessen Basis nach oben lag, Küster (zit. bei Hupperz: Inaug.-Diss. Marburg 1896) mit einem hufeisenförmigen Schnitt und Kocher (2), der von einem bogenförmigen, bis zur Mittellinie reichenden Hautschnitt (bei großemSinus Winkelschnitt) ein Knochen-Periostdreieck aus der vorderen Stirnhöhlenwand herausmeißelte und nach oben zurückklappte (siehe Abb. 30). Es sind dann noch eine ganze Reihe von Modifikationen angegeben worden, genannt seien nur die Namen: Gussenbauer, Golovine, Watson, Williams (2).

Hajek (1) und Winckler (1) verbesserten die Methode wesentlich dadurch, daß sie für eine breite Stirnhöhlennasenpassage Sorge trugen. Hajek resezierte dazu den Processus frontalis definitiv, während Winckler die temporäre Resektion vorzog. Auch Barth (Danzig) und Jansen (4) gingen in ähnlicher Weise vor. Genauere Beschreibung der Wincklerschen und Barthschen Operation siehe S. 792. Es sei noch erwähnt, daß R. Hoffmann (1) bei Höhlen mit dicker Vorderwand vorschlug, durch einen keilförmigen Meißel aus der vorderen Wand einen Haut-Periost-Knochenlappen zu bilden, welcher die Vorderwand in ihrer ganzen Dicke nur enthält, soweit die Höhle durch den Lappen eröffnet wird („Osteoplastische Aufmeißlung").

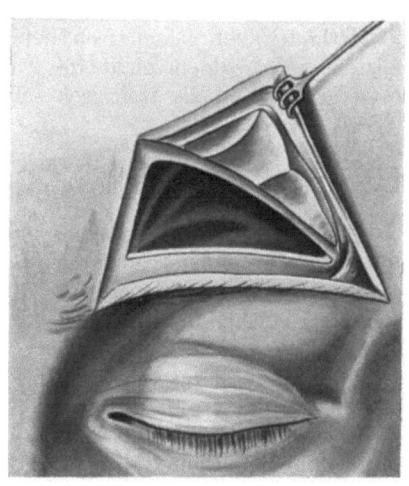

Abb. 30. Haut - Periost - Knochenlappen aus der vorderen Stirnhöhlenwand zurückgeschlagen. (Nach Hajek.)

In letzter Zeit hat Mink (2) eine osteoplastische Methode zur Eröffnung der Stirnhöhle angegeben, die er allerdings vornehmlich zu diagnostischen Zwecken benutzt. Es wurde S. 775 schon darauf hingewiesen. Als Radikaloperation scheint die Methode wenig geeignet zu sein. Einzelheiten sind in Minks Arbeit nachzulesen.

Erfolge mit der Methode. In kosmetischer Beziehung sind die Resultate zweifellos sehr gut. Der Knochen-Periostlappen heilt im allgemeinen anstandslos ein. Therapeutisch läßt aber die Methode zu wünschen übrig. Die Heilungsresultate seien nach den Angaben von Boenninghaus (2, S. 218) hier angeführt:

Unter 27 Fällen waren 23 = 85% Heilungen.

„Das Resultat ist" wie Boenninghaus hervorhebt, „etwas günstiger als das nach Ogston-Luc. Allein die Zahlen sind zu klein, um bindende Schlüsse zuzulassen. Das eine läßt sich jedoch behaupten, daß derartige Resultate nur in ausgesuchten Fällen, in Fällen von flacher Stirnhöhle, erzielt werden können, wo auch nach Kuhnt oder Killian die Einsenkung unbedeutend sein würde". *Todesfälle* nach temporärer Resektion sind zwei bekannt [Hoffmann, Hinsberg (1)].

Indikation: Winckler (11) verlangte für die osteoplastische Methode folgende Bedingungen:

1. Die Stirnhöhle soll groß, einkammerig und tief sein.

2. Die Vorderwand der Stirnhöhle muß so dünn sein, daß ein leichtes Biegen und Einknicken des Knochens ohne Splitterung möglich ist.

3. Die orbitalen Siebbeinzellen müssen von der geschaffenen Öffnung aus zu erreichen sein, d. h. sie dürfen nicht über die Mitte des oberen Orbitalrandes hinausgehen.

4. Der Processus frontalis des Oberkiefers und das Nasenbein müssen eine genügende Breite haben (flache, niedrige Nasen oder sehr hohe schmale Nasen sind für den Eingriff weniger günstig).

Kontraindiziert ist die osteoplastische Methode bei cerebralen und orbitalen Komplikationen und bei großem orbitalem Recessus [R. Hoffmann (1)].

Noch 1915 trat Winckler mit großer Wärme für seine Operation ein und hob ihre Vorteile hervor. Heute wird sie kaum noch angewandt. Denn wenn die Methode auch kosmetisch befriedigt, so leistet sie therapeutisch in den meisten Fällen doch nicht das, was wir mit anderen Methoden erreichen können. Dazu ist sie technisch schwierig.

Methode von Riedel. Totale Resektion der facialen und orbitalen Stirnhöhlenwand.

Runge und Kocher (siehe geschichtlicher Überblick über die Entwicklung der Stirnhöhlenoperationen S. 785) hatten schon früher den Gedanken geäußert, eine Stirnhöhleneiterung durch vollständige Obliteration der erkrankten Höhle zur Ausheilung zu bringen. Der Plan kam aber nicht zur Ausführung. Zwar waren einzelne Operateure schon vor dem Bekanntwerden der Riedelschen Methode dazu übergegangen, die vordere und untere Sinuswand teilweise zu resezieren (Schech, Fuchs, zit. bei Nicolas,) auch selbst eine Totalresektion der facialen und orbitalen Wandung war von Campenon und Kuhnt bereits vorgenommen worden, aber es fehlte an der systematischen Durcharbeitung dieses Operationsverfahrens. Dies ist das Verdienst von Riedel. Im Verlaufe vieler Jahre — seit 1885 — arbeitete er eine Operation zur Verödung der oberen Nebenhöhlen aus, die er schließlich (1898) durch seinen Schüler Schenke publizieren ließ. Diese Methode wird auch heute noch allgemein anerkannt und mit Erfolg ausgeführt.

Die Vorzüge des Riedelschen Vorgehens bestehen darin, daß er von einem Bogenschnitt um die Orbita (anfangs benutzte er auch den Winkelschnitt) eine totale Resektion der vorderen und unteren Stirnhöhlenwand vornahm, die kranke Schleimhaut gründlich entfernte, dabei den Processus frontalis resezierte und das ganze Siebbein ausräumte. Auf diese Weise erreichte er, daß die Weichteile der Stirn und der Orbitalinhalt sich gut in die Operationshöhle hineinlegten und so eine Verödung der Stirnhöhle und glatte Ausheilung des ausgeräumten Siebbeins eintrat (siehe Abb. 31).

Die *Technik* ist verhältnismäßig einfach. Sie braucht im einzelnen hier wohl nicht beschrieben zu werden, da sie sich ohne weiteres aus dem Vorhergehenden ergibt. Die Ausräumung des Siebbeins ist S. 794 genau beschrieben worden. Die Entfernung des Orbitaldaches geschieht nach vorsichtiger Abdrängung des Orbitalinhaltes durch den Orbitalschützer, wobei auf die Trochlea keine Rücksicht genommen zu werden braucht, am besten mit einer schlanken Faßzange (z. B. der Brüningsschen Zange). Dabei wird der Orbitalbogen, je nach der Größe der Stirnhöhle, mitentfernt. Es kommt darauf an, die Weichteile möglichst gut dem Knochen anzulegen. Riedel empfahl Drainage aus der

Wunde nach vorne außen, „weil der nach unten ableitende Kanal zu lang ist".
Ob man nach außen drainieren soll, hängt mit von der Größe der Höhle ab.
Bei großen Stirnhöhlen legen wir für zwei Tage einen Gazestreifen in den äußeren

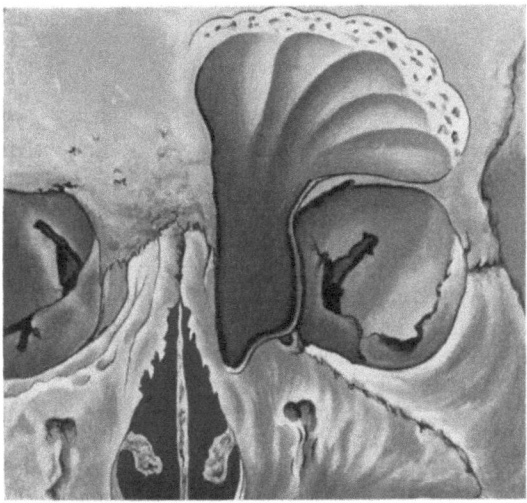

Abb. 31. Knochendefekt bei der Operation nach RIEDEL.

temporalen Wundwinkel sowie in Höhe der Nasenwurzel. Bei kleinen Höhlen
ist Drainage nach außen nicht nötig. Ausgenommen sind natürlich Fälle,
wo Komplikationen bestehen, hier läßt man unter Umständen die äußere

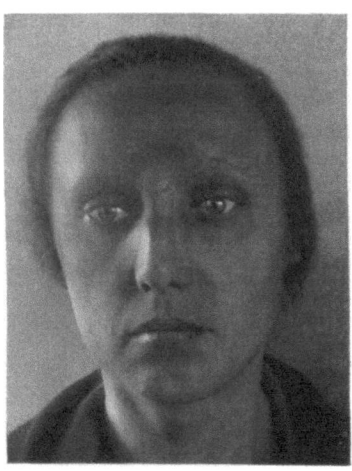
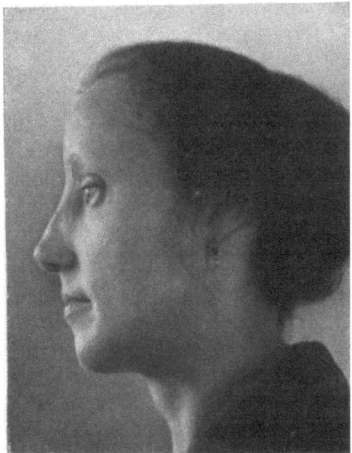

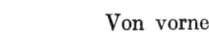

Von vorne. Von der Seite.

Abb. 32 u. 33. Operation nach RIEDEL doppelseitig. Die Entstellung ist in diesem Fall
gering. (Eigene Beobachtung.)

Wunde zunächst ganz offen und näht erst später. In die Nase legen wir stets
einen Gazestreifen, der bis in das ausgeräumte Siebbein reicht und hier auch etwa
zwei Tage liegen bleibt. Ein Druckverband kommt außen auf die Wunde (siehe
Abb. 32 u. 33).

Erfolge: Wie schon hervorgehoben, sind die Heilerfolge bei dieser Methode ausgezeichnet; leider ist aber bei großen und tiefen Höhlen die Entstellung sehr stark. Deshalb wird sie von den meisten Operateuren nur in Sonderfällen verwandt. Nach Boenninghaus (2, S. 228) sind die in der Literatur verzeichneten Heilungsresultate folgende:

„Riedel   . . . . . 12 Fälle mit 10 Heilungen (bei 2 Fällen
                                    war der Ausgang unbekannt.
Campenon . . . . . 1 Fall mit   1 Heilung.
Kuhnt   . . . . . 2 Fälle mit 2 Heilungen.
Siebenmann 10   „   davon 4 doppelseitig mit
                                    10 Heilungen.
Laurens   30   „   mit 30   „   .“

Hierbei ist nicht angegeben, wie viele nach Riedel und wie viele nur mit Resektion der vorderen Stirnhöhlenwand operiert sind.

Diese guten therapeutischen Erfahrungen haben sich immer wieder bestätigt. Wir können heute noch sagen, daß die Riedelsche Operation von allen Methoden mit die besten Heilungserfolge aufzuweisen hat.

Indikation: Die Indikation dieser in therapeutischer Beziehung so ausgezeichneten Methode wird stark eingeengt durch ihre schlechten kosmetischen Resultate.

Wir empfehlen sie als Operation der Wahl bei kleinen flachen Stirnhöhlen, die sich nicht über die Augenbraue hinaus ausdehnen. Wenn die Operation doppelseitig ist, so daß auf beiden Seiten gleichmäßig eine Einsenkung stattfindet, fällt auch bei etwas größeren Höhlen die Entstellung weniger auf. Viele Rhinologen bevorzugen aber auch in diesen Fällen andere Methoden. Im Kriege haben wir bei ausgedehnter Zerstörung der Stirnhöhlenwände und vor allem bei Verdacht einer Verletzung der hinteren Stirnhöhlenwand die Riedelsche Operation häufiger anwenden müssen. Auch bei Zerstörung des Knochens in der Gegend der Killianschen Spange wird man sich leichter zum Riedel entschließen.

Nach Ansicht der meisten Rhinologen, der wir uns anschließen, besteht jedoch eine absolute Indikation zur Riedelschen Operation bei allen gefährlichen Komplikationen im Verlaufe einer Stirnhöhlenentzündung. Hier kommt es darauf an, das Operationsfeld so frei wie möglich dem Auge zugänglich zu machen und das geschieht am besten und einfachsten nach Riedel. Kosmetische Rücksichten spielen dann keine Rolle.

Über Verbesserungen von kosmetisch schlechten Operationsnarben siehe besonderes Kapitel (S. 833).

Methode von Jansen-Ritter. Totale Resektion der orbitalen, Erhaltung der facialen Wand.

Im Jahre 1894 empfahl Jansen (6), damals Assistent bei Lucae, ein Operationsverfahren bei Stirnhöhlenentzündung, das darin bestand, von einem Bogenschnitt aus, ähnlich dem Killianschen, die totale Resektion der orbitalen Stirnhöhlenwand, also des Stirnhöhlenbodens bei Erhaltung der Stirnhöhlenvorderwand, vorzunehmen. Gründliche Ausräumung der Stirnhöhle und des Siebbeins wurden dabei gleichzeitig von ihm als wichtige Maßnahmen empfohlen. Jansens Ziel war, durch Fortnahme der unteren Stirnhöhlenwand in toto an deren Stelle eine nachgiebige Weichteilfläche, nämlich den Orbitalinhalt, zu setzen, um dadurch die Wundhöhle zu verkleinern, andererseits durch Erhaltung der vorderen Stirntafel eine Entstellung zu verhindern. Wenn auch die anfangs von Jansen angewandte Methode sich nicht bewährte und von ihm selbst längst wieder aufgegeben ist, so muß doch anerkannt werden, daß der Grundgedanke seines Verfahrens sich als sehr brauchbar und fruchtbringend erwiesen hat.

Ein Nachteil bei dem Vorgehen nach JANSEN lag vor allem darin, daß die Stirnhöhle, wenn sie größer war, von der orbitalen Öffnung aus nicht genügend übersehen werden konnte. JANSEN suchte diesen Fehler dadurch zu paralysieren, daß er am Stirnhöhlendach, ähnlich wie es LAURENS und LUC bei der Operation nach OGSTON vorgeschlagen hatten, eine Gegenöffnung machte, um auch von hier aus an die Stirnhöhle heranzukommen. Trotzdem befriedigte die Methode nicht.

Später hat JANSEN dann seine Methode vielfach geändert. 1902 bildete er aus der Vorderwand der Stirnhöhle einen Haut-Periost-Knochenlappen und baute in den nächsten Jahren diese osteoplastische Methode weiter aus, die sich aber nicht recht einbürgerte. Heute hat sie auch JANSEN wieder verlassen und ist jetzt ein Anhänger der *endonasalen* Radikaloperation geworden.

Es ist nun das Verdienst von RITTER, die alte JANSENsche Methode in einer Weise modofiziert und vervollkommnet zu haben, daß sie heute mit zu unseren besten Operationsverfahren bei Stirnhöhleneiterung gehört und mit großem Erfolg angewandt wird. RITTER legte besonderen Wert auf eine sorgfältige Bearbeitung der Stirnhöhlenvorderwand, um dadurch einen möglichst guten Einblick in die Stirnhöhle zu gewinnen, ferner machte er die Resektion des Processus frontalis des Oberkiefers und des Tränenbeins, die schon von JACQUES in Nancy zusammen mit der JANSENschen Operation (Methode JANSEN-JACQUES) vorgenommen worden war, damit auf diese Weise bei entsprechend gründlicher Ausräumung des Siebbeins ein möglichst breiter Stirnhöhlennasengang geschaffen wurde. In ähn-

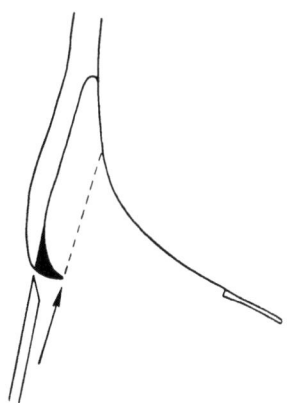

Abb. 34. Abschrägen der vorderen Stirnhöhlenwand. (Nach RITTER.)

licher Weise hat unabhängig von RITTER auch LUC (8) operiert.

Technik der JANSEN-RITTERschen Methode. RITTER empfiehlt, vorher die Augenbraue mit einer Schere kurz zu schneiden. Um Verletzungen der Cornea zu verhüten wird die Lidspalte durch Anlegen einer MICHELschen Wundklammer für die Dauer der Operation geschlossen. Außerdem tamponiert RITTER die betreffende Choane, falls nicht die KUHNsche perorale Intubation vorgenommen wird, damit kein Blut in den Rachen läuft.

In Lokalanästhesie (RITTER scheint häufiger in Narkose zu operieren) bogenförmiger Hautschnitt durch den unteren Rand der Augenbraue und an der Nasenseite, nahe dem Nasenrücken, um nach Resektion des Processus frontalis ein Einsinken der Naht zu verhindern. Darauf zunächst probatorische Eröffnung der Stirnhöhle in der Weise, wie sie Seite 773 beschrieben ist. Resektion des Processus frontalis des Oberkiefers und des Tränenbeins, Ausräumung des Siebbeins. Den Gang dieser Operation zur Herstellung einer breiten Stirnhöhlen-Nasenverbindung siehe S. 792. Nun folgt die Entfernung des Stirnhöhlenbodens mit Meißel und Zange. „Hierbei bleibt", sagt RITTER (2), „zunächst regelmäßig hinter dem Supraorbitalrand eine nach hinten vorspringende Kante stehen, die von dem allervordersten Teile der unteren Wand gebildet wird. Die richtige Bearbeitung dieser Kante ist für den ganzen weiteren Verlauf der Operation maßgebend. In Abb. 34 gibt der Pfeil die Richtung an, in der wir

von unten her in die eröffnete Stirnhöhle hineinsehen. Die Abb. zeigt ferner, wie
jene Kante, die durch schwarze Färbung hervorgehoben ist, uns gerade den
Einblick in den vorderen und oberen Teil der Höhle verdeckt und uns nur einen
Ausblick auf einen Teil der hinteren Stirnhöhlenwand freiläßt. Nimmt man aber
diese Kante genügend fort, so bekommt dadurch die Stirnhöhle eine nach unten
trichterförmig erweiterte Gestalt, die eine gute Übersicht ermöglicht. Die
Bearbeitung dieser Kante erfolgt nun in der Weise, daß der unterste Teil der
vorderen Stirnhöhlenwand an deren hinterer Fläche, also gegen die Höhle zu,
von unten nach oben abgeschrägt wird; die vordere Stirnhöhlenwand wird
dabei nach unten hin scharf schneidenartig zugespitzt; die Abb. 34 zeigt die
dafür erforderliche Stellung des Meißels. Von größter Wichtigkeit ist hierbei
die Innehaltung einer bestimmten Linie, die ich als kosmetische Grenzlinie
bezeichnen möchte, nämlich die Übergangslinie von der vorderen auf die untere
Stirnhöhlenwand. Weiter lateral ist diese überall durch den scharfen Rand des
Margo supraorbitalis leicht kenntlich; weiter medial jedoch, wo vordere und
untere Wand mehr gerundet ineinander übergehen, ist große Aufmerksamkeit
erforderlich, um einerseits nicht hinderliche Teile des Stirnhöhlenbodens stehen
zu lassen, andererseits aber auch nicht kosmetisch wichtige Teile der vorderen
Wand mit fortzunehmen. Am besten überzeugt man sich durch die in die Stirnhöhle eingeführte Spitze des kleinen Fingers, ob man alle nach innen über-
stehenden Teile der Kante beseitigt hat. Ist das wirklich ausreichend geschehen,
so hat man bei guter Lagerung des Kranken und bei entsprechender Tiefstellung
des eigenen Kopfes eine sehr gute Übersicht über die Höhle von unten her.
Nötigenfalls kann man sich durch ein sehr einfaches Hilfsmittel, nämlich durch
einen unter die Stirnhöhle gehaltenen Kehlkopfspiegel, das Innere der Höhle
vorzüglich anschaulich machen."

Ritter entfernt die Schleimhaut in der Stirnhöhle auf das Sorgfältigste.
Um auch bei großen Höhlen alle Buchten und Winkel mit dem scharfen Löffel
auskratzen zu können, legt auch er Gegenöffnungen am Stirnhöhlendach an.
Dazu meißelt er von einem Horizontalschnitt aus am höchsten Punkt der Stirnhöhle, der mit der Sonde bestimmt und außen durch Messung festgelegt wird,
eine möglichst kleine Öffnung (Kanal) in das Lumen der erkrankten Höhle.
„Der vertikale Durchmesser dieses Kanales ist so schmal wie möglich zu halten;
in querer Richtung wird die Öffnung der Ausdehnung desjenigen Stirnhöhlen-
abschnittes angepaßt, den wir von unten her nicht ausräumen konnten." Bei
breiten Höhlen muß also auch die Gegenöffnung, wenigstens in querer Richtung,
entsprechend groß ausfallen und unter Umständen, z. B. bei Nischenbildungen
im oberen Teil der ganzen oberen Kontur der Höhle folgen. Ritter empfiehlt,
die inneren Ränder dieser Knochenöffnungen auch hier sorgfältig gegen das
Innere der Stirnhöhle hin abzuschrägen, so wie es vorher schon bei dem unteren
Rande der vorderen Stirnhöhlenwand geschah. Dadurch wird der Einblick in
die Höhle wesentlich erleichtert.

Um Doppelbilder zu vermeiden, näht Ritter stets nach dem Vorschlag von
Hajek die abgelöste Trochlea wieder am Periost des Supraorbitalrandes durch
eine Zügelnaht an. Darauf erfolgt Verschluß der Weichteilwunde durch Naht,
falls nicht von seiten der Weichteile Gegenindikationen bestehen. Einführung
eines Gazestreifens in die Wundhöhle vom Innern der Nase aus. Verband. Der
Gazestreifen wird zweckmäßig nach zwei Tagen wieder entfernt.

Sollten sich im weiteren Heilungsverlaufe durch Verengerung des Stirnhöhlennasenganges später Retentionserscheinungen (Kopfschmerzen, Schwellungen an der Stirn und am Auge) bemerkbar machen, so geht Ritter mit Auskratzungen und Bougierungen, evtl. auch Ätzungen mit Chromsäure vor, wie
es S. 796 ausführlich beschrieben ist.

Erfolge: In kosmetischer Beziehung sind die Ergebnisse mit der Operation nach JANSEN-RITTER als recht gut zu bezeichnen. Eine entstellende Einziehung der vorderen Stirnhöhlenwand kommt bei dieser Methode nicht in Frage. Die Gegenöffnung in der Mitte der Stirn am Stirnhöhlendach ist, falls überhaupt erforderlich, meist klein, jedenfalls schmal, so daß sie in den queren Stirnfalten kaum auffällt.

Auch die Heilungsresultate sind bei dieser Methode günstig.

Bei 90 Fällen 86 = 96⁰/₀ Heilungen [BOENNINGHAUS (2, S. 226)].

Nur in seltenen Fällen wurden *Störungen bei der Heilung* (Absceß- und Fistelbildungen) beobachtet [LUC, RITTER (2), UFFENORDE (2)]: Doppelbilder hat RITTER nach Annähen der Trochlea nie beobachtet. Auch in den Fällen von UFFENORDE traten keine Doppelbilder auf, dagegen sah BOENNINGHAUS äußerst störende Doppelbilder bei einem Patienten, der von anderer Seite ein Jahr vorher nach JANSEN-RITTER operiert war. Ebenso hat OHM (Acta oto-laryngol. Vol. 6, Fasc. 1—2) zwei Fälle mit Trochlearislähmung nach RITTER-JANSENscher Operation beschrieben.

Todesfälle sind nur zwei in der Literatur verzeichnet. Ein Patient von RITTER starb nach der Operation an Meningitis durch Infektion auf dem Wege der Olfactoriusbahnen, ebenso ein Fall von ROUVILLIOS.

Indikation: Bei kleinen und mittelgroßen Höhlen, also solchen bis etwa zu 3 cm Höhe, ist die JANSEN-RITTERsche Methode heute wegen ihrer ausgezeichneten kosmetischen und auch guten therapeutischen Erfolge für viele Rhinologen die Operation der Wahl. Selbst bei großen Höhlen (über 3 cm Höhe) kann sie noch mit Erfolg verwandt werden, nur ist dann oft eine Gegenöffnung am Stirnhöhlendach erforderlich. Ein großer Vorteil der JANSEN-RITTERschen Methode besteht ferner darin, daß sie ohne weiteres in eine andere Radikaloperation, z. B. die KILLIANsche umzuwandeln ist. Dieses Bedürfnis kann sich besonders bei großen Höhlen geltend machen, wenn die Stirnhöhle auch mit Hilfe der Gegenöffnung nicht genügend zu übersehen und auszuräumen ist.

Gegenüber den osteoplastischen Methoden hat nach RITTER (2) die Operation folgende Vorzüge:

1. Die Methode bedingt weniger Hautnarben.

2. Die vordere Stirnhöhlenwand braucht nicht aus ihrem Zusammenhang gelöst zu werden.

3. Die Orbitalbuchten und die niedrigeren lateralen Teile der Höhle werden durch die Einlagerung des Orbitalgewebes verödet und selbst große Höhlen auf diese Weise verkleinert.

4. Diese Siebbeinradikaloperation läßt sich mit der Stirnhöhlenoperation bequem von demselben Schnitt aus vereinigen.

5. Durch eine geringfügige Nachoperation ohne Narkose kann die Operation in eine KILLIANsche umgewandelt und die Höhle verödet werden.

Methode von KILLIAN. Totale Resektion der facialen und der orbitalen Wand mit Erhaltung einer Knochenspange aus dem Supraorbitalrand und der angrenzenden Stirnwand.

Um die bei der RIEDELschen Operation auftretenden Entstellungen zu vermeiden, hat KILLIAN (1) schon im Jahre 1895 den Vorschlag gemacht, den oberen Rand der Orbita mit einer Knochenbrücke aus dem Stirnbein zur Nasenwurzel hin als schmale Knochenspange zu erhalten. Anfangs durchmeißelte er die vorher gebildete Spange und klappte sie, um dabei auch den Stirnhöhlenboden bequem resezieren zu können, temporär mit den anhaftenden Weichteilen nach abwärts. Nach der Resektion des Orbitaldaches wurde sie dann in ihre

ursprüngliche Lage zurückgebracht. Killian glaubte auf diese Weise auch die
Ernährung der Spange am besten gesichert zu haben, weil sie mit den Weichteilen des oberen Lides in Verbindung blieb. Er fand jedoch bald heraus, daß
selbst bei erhaltener Spange der Stirnhöhlenboden bis in die tiefsten orbitalen
Buchten mit geeigneten schmalen und langen Zangen leicht zu entfernen ist.
Auch die Ernährung der Knochenspange erwies sich durch den zurückgelassenen
Periostüberzug als völlig ausreichend. Deshalb gab er die temporäre Resektion
wieder auf und ließ von nun an den Orbitalrand mit dem angrenzenden Teil
der vorderen Stirntafel bis zur Nasenwurzel die sog. „Killiansche Spange"
stehen.

Als eine wichtige Vorbedingung für die gute Ausheilung der Operationshöhle
erkannte Killian schon frühzeitig die Ausräumung des Siebbeins und die
Herstellung einer breiten Stirnhöhlennasenverbindung. Bei den ersten Operationen klappte er, um einen freien Zugang zum Naseninneren zu haben, den
Nasenrücken dazu auf, indem er von einem Schnitte in der Mittellinie auf
dem Rücken der Nase das Nasenbein vom Stirnbein abmeißelte und dieses
dann in Verbindung mit Periost und Haut nach außen umlegte (zit. bei
Engelmann). Das Verfahren befriedigte jedoch nicht, da die temporäre
Resektion des Nasenbeins eine viel zu kleine Öffnung gibt, die nur in beschränktem Maße Manipulationen am Stirnhöhlenboden gestattet. Später
resezierte Killian den Processus frontalis des Oberkiefers und erreichte damit
dann sein Ziel. Nun war ihm auch die Möglichkeit gegeben, das Siebbein
bequem auszuräumen und den Stirnhöhlenboden, soweit ihm nicht von oben
beizukommen war, von unten her zu entfernen.

Die *Hauptrichtlinien* für die Killiansche Methode sind kurz folgende:
Bogenförmiger Hautschnitt durch die Augenbraue an der Nase mitten auf
dem Stirnfortsatz des Oberkiefers. Radikale Beseitigung sämtlicher Wand-
teile der Stirnhöhle mit Ausnahme der das Cavum cranii abschließenden
Wandung unter Erhaltung der Killianschen Spange aus dem Supraorbital-
bogen und dem angrenzenden Stirnbein. Sorgfältige Entfernung der erkrankten
Schleimhaut; Resektion des Processus frontalis des Oberkiefers und gründliche
Ausräumung des Siebbeins. Völliger Verschluß der äußeren Wunde durch
Naht. Drainage der Wundhöhle zur Nase durch einen gesäumten Gazestreifen,
der zwei Tage liegen bleibt.

Die Operation erstrebt möglichste Verödung der Stirnhöhle durch Anlegung
der Stirnhaut an die Stirnhöhlenhinterwand, Verkleinerung der Wundhöhle
von unten her durch den Orbitalinhalt. Verbesserung des kosmetischen Resul-
tates durch Erhaltung der Killianschen Knochenspange. Soweit unter der
Spange und weiter aufwärts eine Höhle erhalten bleibt, gute Epithelialisierung
von der breiten Stirnhöhlennasenpassage aus.

Technik. Einzelne Teile der Operation sind schon ausführlich in anderen
Abschnitten beschrieben worden. Um Wiederholungen zu vermeiden, wird
an den betreffenden Stellen kurz darauf verwiesen.

Vorbereitung zur Operation siehe S. 796.

Die Ausspülung der Stirnhöhle vor der Operation hat Killian seit 1904
aufgegeben. Der Patient ist nüchtern, um jederzeit narkotisiert werden zu
können, falls es erforderlich sein sollte. Wir operieren schon seit Jahren im allgemeinen ohne Narkose.

Lokalanästhesie und Cocainisierung der Nase siehe S. 796.

Hautschnitt (siehe Abb. 35): Vor allem muß der Hautschnitt groß genug
sein, damit man die Stirnhaut bei der Resektion der vorderen Stirnhöhlenwand
ausgiebig verziehen kann. Der bogenförmige Schnitt geht durch die ganze
Augenbraue, die weder abgeschnitten noch abrasiert ist, von hier an der Seite

der Nasenwurzel auf dem Processus frontalis des Oberkiefers schräg nach unten und außen zur Nasolabialfalte. Man beginnt stets am temporalen Ende der Augenbraue. „Den Schnitt markiere ich zuerst mit scharfem Messer und bemühe mich, besonders an der Seite der Nasenwurzel einen möglichst eleganten Bogen zu zeichnen, denn hier bleibt die Narbe noch längere Zeit sichtbar." [KILLIAN (5, S. 25)]. Damit bei Anlegung der Naht die korrespondierenden Hautstellen wieder exakt zusammen kommen, werden 3—5 Quermarken mit dem Messer angelegt. Dann erst wird der definitive Schnitt gelegt und zwar geht er im Bereich der Augenbraue zunächst nur durch die Haut, von der Incisura supraorbitalis nach abwärts dagegen tiefer bis durch das Periost. (Unterer Periostschnitt.)

Periostschnitte: siehe Abb. 36.

Ein oberer Periostschnitt verläuft parallel dem oberen Orbitalrand, etwa $^1/_2$ cm von ihm entfernt. Medial geht dieser Schnitt im Bogen bis zur Mitte des

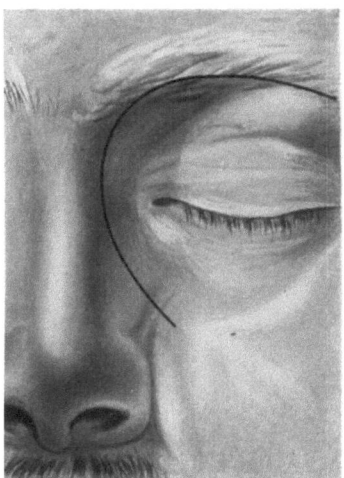

Abb. 35. Hautschnitt
bei der Operation nach KILLIAN.

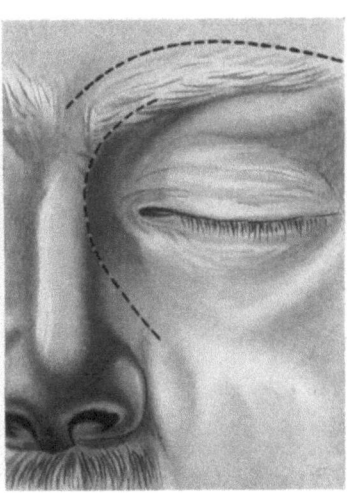

Abb. 36. Periostschnitte
bei der Operation nach KILLIAN.

Nasenbeins. Ein unterer Periostschnitt verläuft diesem medialen Teil des oberen Periostschnittes in einem Abstand von $^1/_2$ cm parallel, so daß eine bogenförmige Knochenspange von $^1/_2$ cm Breite auf diese Weise abgegrenzt wird. Er beginnt an der Incisura supraorbitalis und endet auf der Mitte des Stirnfortsatzes. Dieser untere Periostschnitt hat denselben Verlauf wie der Hautschnitt in seinem medialen Teil und wird deshalb zweckmäßig schon bei Anlegung des Hautschnittes gleich durchgeführt.

KILLIAN hat später die Spange mehr in horizontaler Richtung vom Orbitalrand zur Nasenwurzel gelegt (siehe Abb. 37). Dasselbe tat NOLTENIUS (zit. bei REICHEL) aus kosmetischen Gründen und BOENNINGHAUS (2, S. 233) um eine Verletzung der Lamina cribrosa zu verhindern, weil sonst das mediale Ende der Spange bei der Operation gerade die gefährliche Gegend verdeckt. Der obere Periostschnitt beginnt dann am inneren oberen Orbitalrand, bei kleineren Stirnhöhlen an der Incisura supraorbitalis, bei weiter temporalwärts sich erstreckenden etwas oberhalb und parallel dem Orbitalrand. Er zieht von hier horizontal zur Medianlinie. Die untere Begrenzung der Spange liegt $^1/_2$ cm tiefer, der

Periostschnitt verläuft parallel dem oberen, bei großen Höhlen an der Incisura supraorbitalis beginnend, bei kleinen tiefer.

Abhebelung des Periostes. Mit dem Raspatorium wird zunächst vom oberen Periostschnitte aus das Periost der vorderen Stirnhöhlenwand hoch hinauf vom Knochen abgeschoben. Zur Stillung der Blutung wird ein Tupfer zwischen Knochen und Haut-Periost geschoben. Sodann geht man an den unteren bzw. medialen Teil des Schnittes und schabt das Periost von dem hier angelegten Periostschnitte aus zur Orbita hin. Die Knochenhaut sitzt hier oft recht fest, besonders in der Gegend des Lig. palpebrale mediale, welches scharf mit dem Messer durchtrennt wird. Nachdem nun das Periost gut vom Oberkieferfortsatze bis zum inneren Rande der Orbita abgelöst ist, wird versucht, auf der ganzen medialen Seite bis zur Incisura supraorbitalis hinauf, den Orbitalinhalt mit dem

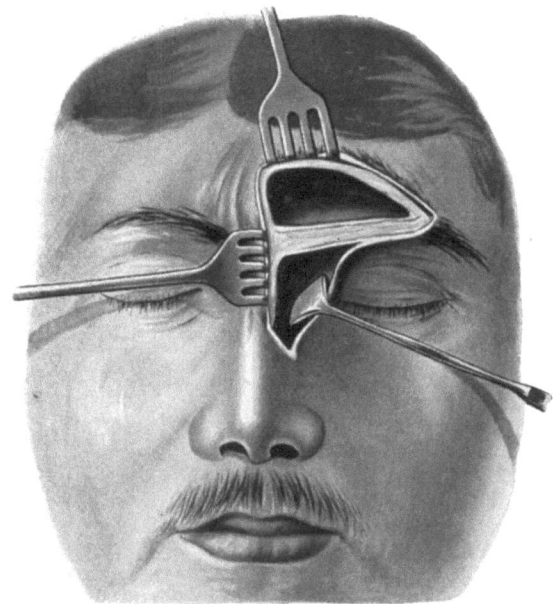

Abb. 37. Killiansche Operation mit horizontaler Knochenspange.

Freerschen Elevatorium vorsichtig von der Lamina papyracea abzudrängen. Das gelingt gewöhnlich leicht. Dann wird, während der Orbitalschützer den Orbitalinhalt beiseite hält, ein ausgezogener Tupfer vorsichtig zwischen Siebbein und Orbitalinhalt eingeschoben. Nun wird die zukünftige Spange nochmals mit dem Messer genau abgegrenzt, so wie sie später werden soll. Dabei ist peinlich darauf zu achten, daß das Periost hier unversehrt bleibt.

Resektion der facialen Wand. Der Tupfer, der unter die Stirnhaut geschoben war, wird entfernt und die Stirnhöhle mit einem Y-förmigen Winkelmeißel an der oberen Grenze der Spange nahe der Mittellinie eröffnet. Killian hat später auch in einzelnen Fällen die Stirnhöhle an der typischen Stelle am inneren oberen Orbitalwinkel zuerst eröffnet, um sich von da aus über die Ausdehnung der Stirnhöhle zu orientieren. Ist jedoch ein Röntgenbild zur Verfügung und liegt eine größere Stirnhöhle vor, so kann die Eröffnung der Höhle ohne weiteres oberhalb der Spange nahe der Mittellinie erfolgen. Der Winkelmeißel wird dazu am temporalen Wundwinkel auf dem Knochen aufgesetzt und, indem er medialwärts im oberen Periostschnitt fortschreitet, begrenzt er den oberen Rand der Spange mit einer tiefen Knochenfurche. Je näher der Meißel zur Mittellinie kommt, um so tiefer muß er geführt werden, bis schließlich die Stirnhöhle hier eröffnet wird. Nun orientiert man sich mit einer Sonde über die Ausdehnung der Höhle und reseziert darauf die ganze faciale Wand oberhalb der Spange. Zwei scharfe Haken werden dazu in den oberen Wundrand eingesetzt und, je nach dem mehr medial- oder temporalwärts gearbeitet wird, durch Anziehen am inneren oder äußeren Haken die Wunde entsprechend verzogen. Zur Knochenresektion bewährt sich nach KILLIANS Vorschlag besonders die LOMBARDsche Knochenzange (siehe Abb. 38a). Am Rande der Höhle wird der Knochen mit dem Meißel abgeschrägt und geglättet. Dabei ist darauf zu achten, daß nirgendwo

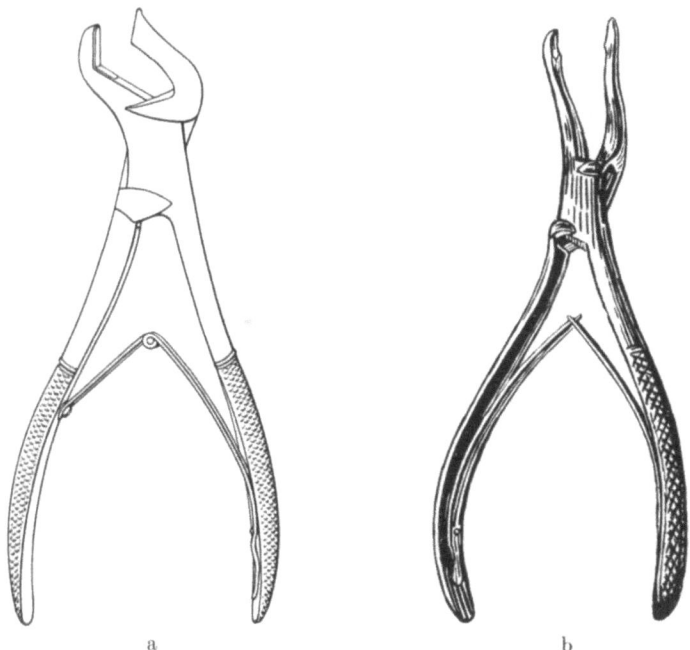

a   b

Abb. 38. Knochenzangen, a) nach LOMBARD, b) nach JANSEN.

Buchten oder vorspringende Leisten stehen bleiben. Mit größter Sorgfalt wird sodann aus der, zu einer flachen Mulde umgewandelten, Stirnhöhle die Schleimhaut entfernt.

Resektion des Processus frontalis des Oberkiefers, des Tränenbeins und des angrenzenden Stirnbeins bis zur Spange. Besondere Sorgfalt ist auf die Formierung der Spange anzuwenden. Ausräumung des Siebbeins evtl. bis zur Keilbeinhöhle; Herstellung einer breiten Stirnhöhlennasenverbindung. Siehe S. 791.

Resektion der orbitalen Stirnhöhlenwand: Man beginnt zweckmäßig von unten d. h. von der Orbita her. Der Stirnhöhlenboden ist möglichst freizulegen und die Orbitalfascie davon abzudrängen; medial war die Fascie bereits bis in die Gegend der Incisura supraorbitalis von vorne her abgedrängt worden. Auch wurde schon die Lamina papyracea bei der Ausräumung des Siebbeins größtenteils entfernt. Weiter lateral ist auf die Trochlea Bedacht zu nehmen. Ihre sehnigen Fasern gehen bis zum oberen Rande der Orbita in die Nähe des

Foramen supraorbitale. Diese Haftstelle soll erhalten bleiben, um nicht die Funktion des Musculus obliquus zu beeinträchtigen. Aus diesem Grunde löst man am Orbitaldach die Periorbita von hinten nach vorne bis zum Supraorbitalrand vorsichtig vom Stirnhöhlenboden ab. Auch die Trochlea wird dabei etwas aus ihrer Lage gebracht, doch ist das belanglos, solange man sich hütet ihr die Haftstelle am Supraorbitalrande zu nehmen. Mit dem Orbitalschützer (Abb. 23) kann nun der Stirnhöhlenboden zu Gesicht gebracht werden, so daß er mit einer Jansenschen (siehe Abb. 38 b) oder Brüningsschen Zange ganz oder wenigstens zum großen Teil zu resezieren ist. Was nicht von unten entfernt werden kann, nimmt man von oben her. Gerade der Teil, der direkt hinter der Spange liegt, läßt sich am besten mit einem geraden Meißel von oben her abtragen. Besonderer Wert ist auf die Beseitigung orbitaler Stirnbuchten zu legen, die bekanntlich oft recht tief und weit temporalwärts reichen. Überall ist die Schleimhaut gründlich zu entfernen. Zum Schlusse wird die Spange noch einmal kontrolliert. Die Schleimhaut an ihrer Hinterwand zu entfernen darf nicht vergessen werden. Oft ist zur besseren Übersicht über die Wundhöhle die Spange noch nachträglich zu verschmälern. Um ein Durchbrechen dabei zu vermeiden, ist es ratsam, statt Hammer und Meißel die Luersche oder Lombardsche Zange hier zu benutzen. Auch muß die Spange unter Umständen von unten her noch verdünnt werden, wozu ein gerader Meißel sich am besten eignet.

So ist nun schließlich eine große glattwandige und gut übersichtliche Wundhöhle mit breiter Verbindung zur Nase hin geschaffen worden. Killian hat früher nach der Operation die Höhle mit physiologischer Kochsalzlösung ausgewaschen und Vioform eingeblasen. Später ist er davon abgekommen. Ein langer gesäumter Gazestreifen wird in alle Buchten der Wundhöhle locker eingelegt und aus der Nasenöffnung herausgeleitet. Ein Wattetampon verschließt die Nasenhöhle.

Verschluß der Hautwunde bei guter Anlagerung der Wundränder (Quermarken) am besten mit Aluminium-Bronzedraht. Seidenfäden führen leicht zu Stichkanaleiterungen. Zur Vorsicht kann 1 Tropfen Atropin in das Auge der operierten Seite gegeben werden. Schutzverband.

Nachbehandlung: Bettruhe in den nächsten 5—6 Tagen. Am 2. Tag Entfernung des Wattetampons und des Gazestreifens. Ein kleiner Wattebausch wird, solange noch stärkere Absonderung besteht, in den Naseneingang gelegt. Nasenschleuder. Vorsichtiges Auswaschen des Auges auf der operierten Seite mit lauwarmem Borwasser. Am 4. Tag Entfernung der Bronzedrähte. Einstreichen der Wundumgebung mit Borsalbe. Täglicher Auswaschen des Auges mit warmem Borwasser. Vom 6. Tag ab, oft schon früher, Fortlassen des äußeren Verbandes (siehe Abb. 39 u. 40).

Modifikationen. Die Modifikationen, die an der Killianschen Operation von anderen Operateuren später vorgenommen wurden, sind geringfügiger Art. Killian hatte alles bis ins Kleinste so durchdacht und ausprobiert, daß wesentliche Verbesserungen überhaupt kaum möglich waren.

Eschweiler (6) und Hajek (1) treten dafür ein, die Trochlea vollständig von ihrer Unterlage abzulösen, um auf diese Weise besser an das Orbitaldach zu kommen. Hajek empfiehlt nach Einschnitt in das Periost entlang dem Supraorbitalrand die Trochlea mit einem flachen Meißel abzusprengen. „Die Übersichtlichkeit" sagt er, „ist dann nicht zu vergleichen mit der Operationsanlage nach Killian, wo man sich nur mühevoll nach innen von der Trochlea den Zugang vom Orbitaldach bahnen muß." Schon bei der Jansenschen Operation wurde hervorgehoben, daß die Loslösung der Trochlea nicht die unangenehmen Folgen hat, die Killian befürchtete, wenn man nur nachträglich die Trochlea durch einen Catgutzügel wieder an ihren früheren Fixationspunkt anheftet.

Deshalb kann dieser Vorschlag, zumal bei temporalwärts weitreichender Stirnhöhle, empfohlen werden.

BOENNINGHAUS (Handb. KATZ-BLUMENFELD, S. 234) empfahl, das Epithel
der Stirnhöhle hinter dem medialen Teil der Spange und am Septum interfrontale zu erhalten. Es handelt sich um die Stelle, wo die Stirnhöhle infolge
der Spangenbildung nicht obliteriert, sondern wohl in den meisten Fällen als
kleine Höhle erhalten bleibt, weil die Stirnhaut sich hier der Hinterwand nicht
anlegen kann. In diesem Teil der Stirnhöhle muß also eine Epithelialisierung
erfolgen. KILLIAN versuchte anfangs durch Schleimhautlappen die Epithelialisierung hier zu fördern, kam aber dann wieder davon ab[1]). BOENNINGHAUS ist
der Überzeugung, daß sich die Schleimhaut hier ohne weiteres wenigstens was
die Sekretion anbelangt, zur Norm zurückbilden wird, weil die eigentliche
Ursache der Entzündung, nämlich die Sekretretention, durch die Operation

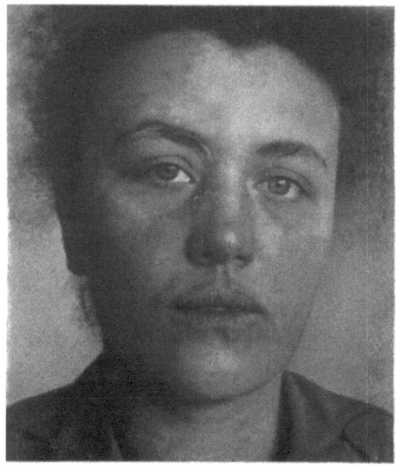

Abb. 39. KILLIANsche Radikaloperation
rechterseits. (Eigene Beobachtung.)

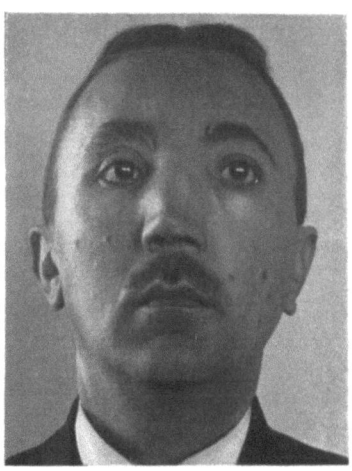

Abb. 40. Doppelseitige KILLIANsche
Operation ohne sichtbare Einsenkung
der Stirn bei kleinen Stirnhöhlen.
(Eigene Beobachtung.)

behoben ist. Nur wenn an diesen Stellen tiefergreifende, den Knochen arro-
dierende Entzündungsprozesse vorliegen, was selten ist, entfernt auch er die
Schleimhaut radikal.

Noch weiter gehen in dieser Beziehung WAGENER (zit. bei NICOLAS) und
BARANY (Acta oto-laryng. Bd. VII), welche die ganze Schleimhaut der Stirnhöhle nach Möglichkeit zu erhalten suchen und nur polypöse Wucherungen
oder Granulationen fortnehmen. WAGENER operiert im übrigen nach der
JANSEN-RITTERschen Methode, läßt also die vorderen und hinteren Knochenwände der Stirnhöhle stehen, aber unter möglichster Erhaltung ihres Schleimhautüberzuges. Nur wenn die Schleimhaut so stark verändert ist, daß ihre
Rückbildung auch in funktioneller Beziehung unmöglich erscheint oder Knochenveränderungen der Wandungen vorliegen, bevorzugt er die KILLIANsche
Operation, dann aber mit gründlicher Entfernung der Schleimhaut.

Um den Hautschnitt noch weniger sichtbar zu machen, empfiehlt

---

[1]) Siehe auch S. 795 und 796.

Marschik (Monatsschr. f. Ohrenheilk. u. Laryngo-Rhinol. 1923. S. 429) eine Schnittführung wie sie Abb. 42 zeigt. Es wird so vermieden, daß die Augenbraue später eine Narbe aufweist und der Schnitt über dem Knochendefekt liegt

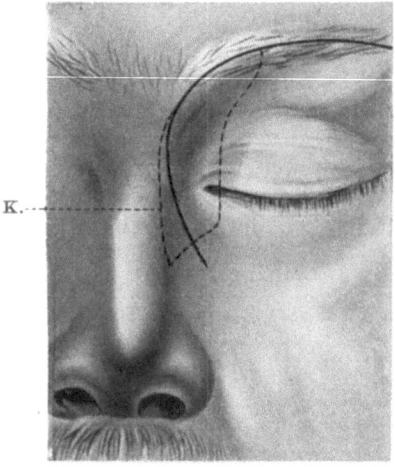

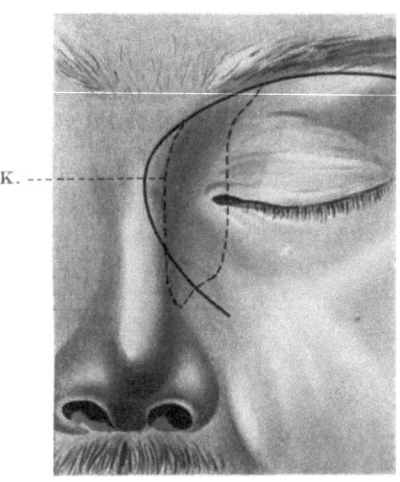

Abb. 41. Hautschnitt nach Killian in der Augenbraue und innerhalb des Knochendefektes. K. Knochendefekt.

Abb. 42. Hautschnitt nach Marschik unterhalb der Augenbraue und außerhalb des Knochendefektes. K. Knochendefekt.

(siehe Abb. 41), wodurch Verziehungen der Weichteile auftreten können. Da bei stark ausgebildetem Brauenhöcker dieser in erster Linie die Gesichtsform der Stirnhöhlengegend bestimmt (Abb. 43 und 44), ist in solchen Fällen bei

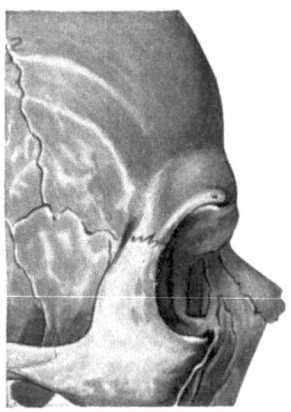

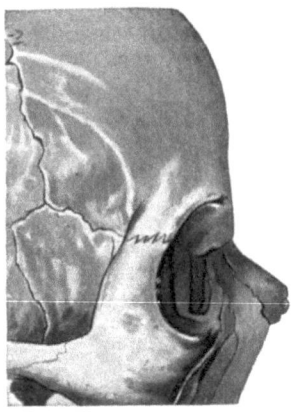

Abb. 43. Stark entwickelter Brauenwulst, den Margo supraorbitalis weit überragend. (Nach Marschik.)

Abb. 44. Fehlen der Brauenhöcker. Margo supraorbitalis bestimmt die Form der Stirnhöhlengegend. (Nach Marschik.)

Anlegung der Killianschen Spange nach Marschik darauf zu achten, daß diese Leiste erhalten bleibt und den oberen Rand der Killianschen Spange bildet. Bei fehlendem Brauenwulst soll die Spange, wie Killian angegeben, aus dem Margo supraorbitalis gebildet werden (Abb. 45 und 46).

TAPTAS (1) bildet eine Spange mit leichtem Bogen nach oben.

KOBRAK sucht bei größeren Stirnhöhlen das Einsinken der Stirne dadurch zu verhüten, daß er aus der Vorderwand mehrere Spangen meißelt, so daß ein Gitterwerk entsteht. Diese „Gitterplastik" ermöglicht trotzdem ein gründliches Ausräumen der Stirnhöhle. In der Regel wird bei mittelgroßen Höhlen außer der KILLIANschen Spange eine vertikale Spange gebildet, und zwar zwischen innerem und mittlerem Drittel der Höhle. Nur wenn die Höhle mit einem tiefen Recessus weit temporalwärts reicht, kommt die Bildung einer zweiten vertikalen Spange zwischen mittlerem und lateralem Drittel in Frage. Bei hoch hinaufreichender Stirnhöhle ist evtl. eine obere horizontale Spange erforderlich. In jedem Falle soll sich also die Gitterwerksarchitektonik den anatomischen Verhältnissen anpassen. Die Spangen haben eine Breite von 1—1$^1/_2$ cm; sind sie breiter, so wird der Einblick in die Höhle und die Säuberung der Rückwand der Spangen behindert.

Bei diesem Vorgehen KOBRAKS wird ein wichtiger Grundsatz der KILLIANschen Operation aufgegeben. KOBRAK verzichtet auf die Verödung der Stirn-

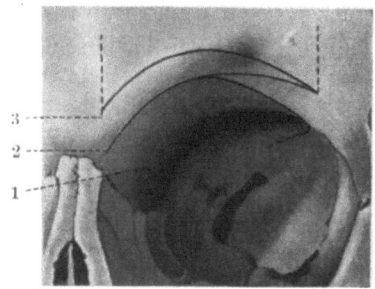

Abb. 45. Spange aus dem Brauenhöcker. (Nach MARSCHIK.) 1 Margo supraorbitalis. 2 Spange nach KILLIAN. 3 Spange nach MARSCHIK.

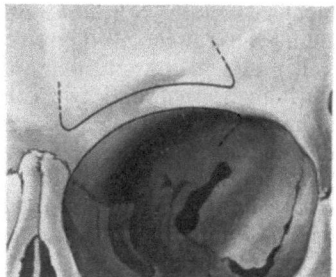

Abb. 46. Spange aus dem Margo supraorbitalis. (Nach KILLIAN.)

höble durch Anlegen der Stirnhaut an die Stirnhöhlenhinterwand. Das KOBRAKsche Verfahren nähert sich dadurch mehr der JANSEN-RITTERschen Operation. Will man aber die Vorderwand der Stirnhöhle erhalten, um ein Einsinken der Stirnhöhle zu verhüten, so ziehen wir die letztere Methode der Einfachheit wegen vor.

MARSCHIK (1) empfahl bei nicht zu breiten Stirnhöhlen statt der Orbitalspange beiderseits vom Orbitalrande zwei Zacken desselben stehen zu lassen. Die Weichteile sollen durch diese Zacken dann doch dem Orbitalbogen entsprechend gespannt erhalten und Recessusbildungen vermieden werden. Die Methode kommt wohl nur bei Zerstörungen des Knochens in der Spangengegend in Betracht. Ähnlich ging KIPROFF-Sofia vor, der bei Zerstörung des innersten Teiles der Orbitalspange hier eine Brücke aus Haut und Periost stehen ließ, so daß nur im mittleren und äußeren Drittel die Spange aus Haut, Periost und Knochen bestand. Ein anderer Vorschlag MARSCHIKS ist sehr empfehlenswert. Um eine Nekrose der Spange zu vermeiden, sollen sämtliche, die Spange bedeckende Weichteile, also nicht nur das Periost, möglichst erhalten bleiben, nur die Haut wird abpräpariert.

Um einen großen Recessus supraorbitalis bequemer freilegen zu können, benutzt MARSCHIK die KRÖNLEINsche Trepanation der lateralen Orbitalwand. „Wenn man die Schwierigkeiten entgegenhält", sagt er (1, S. 417), „denen der

Operateur bei weit nach hinten reichenden orbitalen Recessen begegnet und
die Gefahren des Druckes und der Verletzung des Bulbus oder des Opticus durch
den Orbitalspatel berücksichtigt, so ist man geradezu erstaunt, wie bequem
und rasch die Ausarbeitung von der lateralen Wunde gelingt."

HERZFELD schlug vor, bei Fällen, bei denen das Orbitaldach mit der Tabula
interna einen sehr spitzen Winkel bildet, auch die Tabula interna zu entfernen.
Der Vorteil dieser Methode ist, wie BOENNINGHAUS mit Recht hervorhebt,
nicht recht ersichtlich, da die Dura sich doch nicht in die Höhle vorstülpen
und sie verkleinern wird. Anders liegen natürlich die Verhältnisse, wenn hier
Knochenveränderungen vorliegen oder intrakranielle Komplikationen die Freilegung der Dura erfordern; dann ist die Resektion der Hinterwand ohne
weiteres indiziert.

Indikationen. Die KILLIANsche Radikaloperation stand lange Zeit unbestritten an erster Stelle. Im In- und Auslande wurde sie wegen ihrer bis ins
Kleinste durchdachten Technik begeistert aufgenommen und hatte sich bald
eine große Zahl von Freunden erworben. Trotzdem KILLIAN selbst die Heilung
jeder Stirnhöhlenentzündung mit seiner Operation nicht mit aller Sicherheit
versprechen konnte, wurde seine Methode von den meisten Rhinologen für alle
Stirnhöhleneiterungen als Operation der Wahl empfohlen. Hierin lag ein Fehler,
der sich mit den Jahren mehr und mehr bemerkbar machte. Es wurde schon
darauf hingewiesen, daß wir die KILLIANsche Radikaloperation heute nicht
mehr ohne weiteres für alle Fälle mit Stirnhöhleneiterung als die allein in Betracht
kommende Operationsmethode ansehen. Vor allen Dingen zeigte sich, daß
Rezidive bei der KILLIANschen Operation, auch bei sorgfältigster Ausführung,
nicht so selten sind. Auch andere unangenehme Zufälle (siehe unten), selbst
Todesfälle wurden beobachtet, die einzelne Rhinologen von der Operation
sogar wieder abgebracht haben. Wir stehen auf dem Standpunkt, daß sie
für sehr viele Fälle heute noch unersetzbar ist, daß sie aber nicht kritiklos
angewandt werden soll. Wir ziehen bei kleinen und mittelgroßen Höhlen
im allgemeinen jetzt die JANSEN-RITTERsche Methode der KILLIANschen
vor, während wir sie bei großen und tiefen Höhlen nach wie vor anwenden.
Andere Rhinologen bevorzugen neuerdings mehr die endonasalen radikalen
Eingriffe (HALLEsche Operation). *Kontraindiziert* ist die KILLIANsche Methode,
wenn die Knochenpartie, aus der die Spange gebildet wird, zerstört oder von
Periost entblößt ist. Auch wenn lebensgefährliche (intrakranielle) Komplikationen bestehen und Knochenveränderungen an der Tabula interna, gerade
hinter der Spange, vorliegen, ist die RIEDELsche Operation vorzuziehen.

Erfolge: Die in der Literatur verzeichneten Heilungsergebnisse mit der
KILLIANschen Operation seien nach BOENNINGHAUS (Handbuch KATZ-BLUMEN-
FELD S. 235) angeführt:

Unter 294 operierten Fällen waren 264 = 90% Heilungen. KILLIAN selbst
hatte 93% Heilungen. Todesfälle (meist an Meningitis, progressiver Osteomyelitis oder Sepsis s. u.) wurden unter 409 Operationen 10 = 2,44%
beobachtet.

Üble Zufälle. Die Hauptgefahr bei der KILLIANschen Operation ist die
Meningitis. Verschiedene Möglichkeiten der Infektion liegen hier vor (HINS-
BERG (1)]. Am häufigsten entsteht sie wahrscheinlich durch Verletzung der
Lamina cribrosa, wenn auch nur in zwei der publizierten Fälle mit Sicherheit
eine solche Verletzung nachweisbar war. Mit Recht macht BOENNINGHAUS
aber darauf aufmerksam, daß dieses Ereignis sicher viel häufiger ist, als man
vermutet, zumal bei den sog. „gefährlichen Stirnbeinen", wo eine Verletzung
der Crista olfactoria sehr leicht vorkommen kann. In anderen Fällen ist die

Ursache eine Verletzung der Dura an der Hinterwand der Stirnhöhle [ZANGE (1)]. Bei der Ausräumung des Siebbeins kann es durch Vermittlung der Lymph- und Blutbahnen besonders leicht zu einer Fortleitung der Infektion kommen. Es wurde bei der Resektion der mittleren Muschel schon darauf hingewiesen. Auch durch die Meißelerschütterungen können Keime auf dem Gefäßwege, selbst durch den makroskopisch intakten Knochen, von der Stirnhöhle aus zu den Meningen fortgeleitet werden [MANASSE (2)]. Oder es bestand schon vorher ein umschriebener meningitischer Prozeß in der Umgebung der erkrankten Stirnhöhle, der sich infolge der Operation diffus ausbreitet [ZANGE (1)]. In dem Fall von ZANGE trat übrigens trotz der schweren Komplikation Heilung ein.

Eine weitere Gefahr nach der Radikaloperation der Stirnhöhle ist eine sich *anschließende Ostitis oder Osteomyelitits der Schädelknochen*. In der Literatur sind 7 solcher Fälle beschrieben, die tötlich verliefen. Akute Entzündungen der Stirnhöhle oder solche mit Wanderkrankungen neigen am meisten zu dieser Komplikation. Nach dem Vorschlag von KILLIAN ist hier deshalb besondere Vorsicht geboten und die Wunde zunächst breit offen zu lassen.

In seltenen Fällen ist nach der KILLIANschen Operation *Erblindung* beobachtet worden. Ich habe einen Fall begutachtet, bei dem nach Aussage des Operateurs im Anschluß an eine typische KILLIANsche Operation ohne Verletzung des Orbitalinhaltes eine Panophthalmie sich auf der operierten Seite anschloß, die zu Enukleation des Auges führte. FREUDENTHAL sah eine Erblindung wahrscheinlich infolge Fraktur am Foramen opticum durch Contrecoup beim Meißeln.

Harmlosere Störungen nach der KILLIANschen Operation sind die zuweilen auftretenden *Doppelbilder* (gleichseitig geneigt nach unten und außen). Sie stellen sich im allgemeinen nur ein, wenn die Trochlea völlig abgelöst und dann nicht wieder angeheftet wird. In einer Reihe von Fällen wurden sie übrigens auch bei totaler Ablösung des oberen Augenlides nicht beobachtet [HAJEK (1)] und wenn sie auftraten, verschwanden sie zum Teil schon nach wenigen Tagen [KILLIAN, zit. bei v. EICKEN (3)]. Nur vereinzelt ist mitgeteilt, daß die Sehstörungen mehrere Monate und länger bestehen blieben [v. EICKEN (3), KAHLER, SIEBENMANN, LAURENS (1), RITTER (Laryngol.-Kongreß Wien 1909)]. Siehe auch über Doppelbilder bei der JANSEN-RITTERschen Methode.

Für den Patienten sehr unangenehm können *Neuralgien* im Gebiet des N. supraorbitalis sein. Ein gewisses taubes Gefühl haben viele Patienten längere Zeit nach der Radikaloperation. Diese Anästhesie verschwindet gewöhnlich nach einigen Monaten von selbst und führt nur bei Neurasthenikern zu Klagen. Die Neuralgien quälen dagegen die Patienten sehr und veranlassen dann nicht selten erneute Operationen. Die Schmerzen entstehen meist durch Verwachsungen des N. supraorbitalis oder auch ethmoidalis anterior in den Narbenmassen oder durch Ligatur der Nerven bei der Unterbindung der begleitenden Arterien. In anderen Fällen bestand die Neuralgie schon vor der Operation. die gerade zur Beseitigung der Schmerzen mit unternommen war. Die Therapie besteht in der Resektion des beteiligten Nerven, vornehmlich des N. supraorbitalis. Man muß sich bemühen, dabei möglichst viel vom Nerven wegzunehmen und, zwar nicht nur den zur Stirn aufsteigenden Ast, sondern auch den parallel zum Supraorbitalrand ziehenden (v. EICKEN). Der Nerv wird dazu nach THIERSCH auf eine PÉANsche Klemme langsam und vorsichtig aufgerollt bis er abreißt. Es kommt vor, daß solche Neuralgien nach einer Stirnhöhlenoperation trotz aller Maßnahmen fortbestehen und zumal bei nervösen Leuten, Neurasthenikern usw. schließlich zu immer neuen Operationen Veranlassung geben. So habe ich eine Patientin in Behandlung gehabt, die 4mal endonasal und 3mal von außen deswegen ohne Erfolg operiert wurde, bis schließlich

psychische Behandlung eine Besserung brachte. Lange (2) hat auf dem Kongreß
in Kissingen (1923) auf solche wiederholten Stirnhöhlenoperationen besonders
aufmerksam gemacht. Auf Grund seiner Erfahrungen kommt er zu dem Ergebnis,
daß sehr häufig nicht die Erkrankung, sondern die erste Operation die Ursache
für alle weiteren Operationen ist. Auch die nervöse Konstitution spielt, wie in
dem von mir beobachteten Fall, eine wichtige Rolle. Neuralgische Beschwerden
werden dann durch die Operation nicht gebessert, sondern können durch wiederholte Operationen sogar verschlimmert werden. Solche Beschwerden sind nach
Lange am ebesten zu vermeiden, wenn man nicht schematisch bei den Operationen vorgeht, sondern in jedem Falle nach dem erhobenen Befunde das Opera-

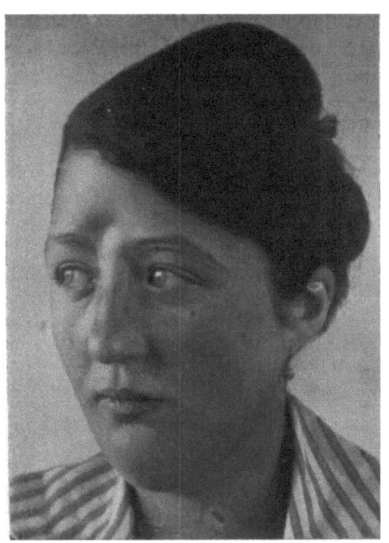

Abb. 47. Killiansche Radikaloperation
bei mittelgroßer, tiefer Stirnhöhle.
(Eigene Beobachtung.)

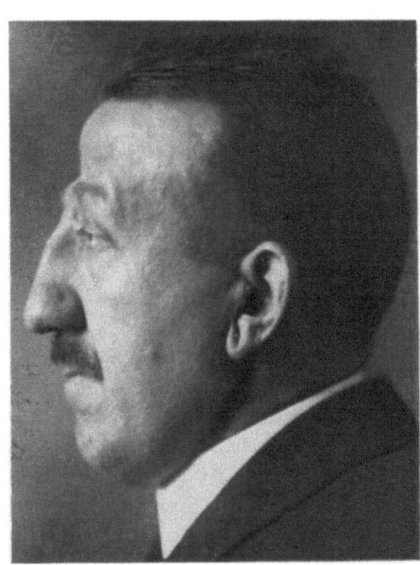

Abb. 48. Starke Einsenkung der Stirngegend nach Killianscher Radikaloperation. (Nach Benjamins.)

tionsverfahren wählt, im großen und ganzen aber die äußeren Operationen
möglichst einzuschränken sucht.

Bei großen und tiefen Stirnhöhlen sinkt nach der Killianschen Operation
die Stirngegend unter Umständen so ein, daß eine *erhebliche Entstellung* die
Folge ist, die auch durch die erhaltene Spange kaum gebessert wird (siehe Abb. 47
u. 48). Was in solchen Fällen kosmetisch dann noch zu erreichen ist siehe
S. 833. Auch *Keloide* der äußeren Narbe und *Ptosis des Oberlides* sind in einzelnen
Fällen beobachtet worden. Nicht ganz selten sind *Rezidive oder vorübergehende
Schwellungszustände der Stirngegend.* Sind Schleimhautreste in Buchten zurück-
geblieben, so erscheinen solche Rückfälle ohne weiteres verständlich; in anderen
Fällen, wo mit größter Sorgfalt operiert wurde, bilden sich während der Heilung
Narbenzüge aus, die „tote Räume" abgrenzen oder zu Stenosen im Stirnhöhlen-
nasengang führen. Über die Behandlung dieser Verengerungen siehe S. 796.

Endonasale Eingriffe an der Stirnhöhle.

Methoden von SCHÄFFER, INGALS, HALLE. Der erste, der endonasal die Stirnhöhle von einem neugebildeten Wege aus eröffnete, ist SCHÄFFER gewesen. Er durchbrach den Stirnhöhlenboden zwischen Septum und mittlerer Muschel mit einer festen, 2 mm dicken Sonde aus Messing oder mit einer kräftigen „Löffelsonde", mit der er dann die Stirnhöhle so gut als möglich auskratzte. Hinterher ätzte er mit 5%iger Chromsäure. Die SCHÄFFERsche Methode und auch ihre Modifikationen nach WINCKLER (6), der eine gerade Sonde nahm und LICHTWITZ, der einen $1^1/_2$ mm dicken geraden Troikart benutzte, wurden jedoch bald wieder verlassen, da das Operieren im Dunkeln in dieser Gegend gefährlich war. Aber auch die Versuche von SPIESS (1, 2), der mit einem elektrisch betriebenen Bohrer unter Leitung des Röntgenschirmes die Stirnhöhle endonasal zu erreichen versuchte, fanden keinen Anklang.

Es wurde bald erkannt, daß als einziger Weg, um vom Inneren der Nase zur Stirnhöle zu gelangen, der natürliche Ausführungsgang der Höhle, der Ductus nasofrontalis, in Betracht kommt. Nur durch Erweiterung dieses präformierten Weges ist endonasal ein breiterer Zugang zur Stirnhöhle ohne Gefahr möglich. Die bei der konservativen Behandlung der Stirnhöhleneiterung besprochenen endonasalen Hilfsoperationen zur Erweiterung des Ductus nasofrontalis schaffen für einen radikalen Eingriff, bei dem zur ausgiebigen Entfernung der Stirnhöhlenschleimhaut auch ein Einblick in die erkrankte Höhle gefordert werden muß, zu wenig Platz. Die Ausräumung der vorderen Siebbeinzellen allein, z. B. mit dem WAGENERschen Löffel, erweitert den Duktus höchstens auf 2—3 mm; dieses genügt hier nicht. Es muß deshalb die massive Knochenwand, die nach vorne vom Duktus und den vorderen Siebbeinzellen liegt, zum Teil mit abgetragen werden.

FLETSCHER INGALS (3) benutzte dazu eine Fräse. Er führte eine dünne Stahlsonde in die Stirnhöhle und schob darüber eine biegsame Hohlfräse, mit der er einen Teil des Stirnhöhlenbodens abtrug. Die Gefahr einer Nebenverletzung war dabei sehr groß. Die Fräse wurde leicht nach hinten gegen die oft papierdünne Tabula vitrea gedrückt, so daß ein Durchfräsen dieser Knochenwand mit Verletzung der Dura die Folge sein konnte. INGALS hat später [siehe HALLE (7)] einen Schützer für die Fräsenwelle angegeben, der sich aber nicht einbürgerte, da seine Hantierung zu unbequem und ein sicherer Schutz nicht damit gewährleistet war.

Schon im Jahre 1906 wies HALLE als erster darauf hin, daß eine breite Verbindung der Stirnhöhle mit der Nase herzustellen sei, wenn das den Boden der Stirnhöhle bildende „Knochenmassiv", die Spina nasalis interna, fortgenommen würde. Nach dem Vorgang von INGALS benutzte auch er dazu die Fräse. Die Methode, die HALLE anfangs anwandte, fand bei den Rhinologen jedoch wenig Anklang, zum Teil sogar scharfe Ablehnung, da sie schwierig, „unchirurgisch" [WINCKLER (11)] und durch mögliche Verletzung der Lamina cribrosa und des Stirnhöhlendaches auch gefährlich erschien. Seit 1911 hat dann HALLE sein Verfahren und sein Instrumentarium so weit verbessert, daß gerade in der letzten Zeit die HALLEsche Operation immer mehr Anhänger gewann (JANSEN, DENKER, C. HIRSCH, KNICK u. a. Vgl. Diskussion zum Vortrag HALLES auf dem Kongreß dtsch. Hals-Nasen-Ohrenärzte 1922). Diesen Erfolg hat HALLE vor allem den Resultaten zuzuschreiben, die er mit seiner Methode erzielt hat und die jeder anerkennen muß. In kosmetischer Beziehung sind seine Operationsresultate natürlich glänzend, da äußerlich von der Operation nichts zu sehen ist; aber auch therapeutisch sind die Ergebnisse wenigstens bei der HALLEschen Technik recht gut. Was viele und bisher auch uns von der HALLEschen Operation abhielt, war vor allem das Arbeiten mit der Fräse. Wir sind nicht gewöhnt, mit diesem Instrument zu hantieren, und es widerstrebt uns gerade in dieser so gefährlichen Gegend, wie das Gebiet der Stirnhöhle nun einmal ist, die Fräse anzuwenden. Halle selbst betont allerdings immer wieder, daß eine Gefahr bei den Fräsen, die er jetzt anwendet, nicht mehr besteht; die Methode sei jetzt so ausgebildet, daß selbst wenig geübte Operateure sie ohne Gefahr ausführen können. Ob diese Behauptung zutrifft, muß noch die Erfahrung lehren. Halles Erfolge ermutigen jedenfalls viele Rhinologen sich jetzt mehr mit der Methode zu beschäftigen. Im folgenden sei das Operationsverfahren nach den eigenen Angaben von Halle (7, S. 81) wiedergegeben (siehe Abb. 49—58).

„*Vorbereitung*: Abwaschen der Nase und Umgebung mit Alkohol und Jodbenzin. Introitus und Nasenspitze wird mit Jodtinktur bepinselt, vor den Mund und eventuellen Schnurrbart wird mein Mundgitter mit einem sterilen Gazelappen gelegt. Einhüllen des Kopfes mit sterilem Tuch.

Anästhesie: Regionäre mit $1/2\%$ Novocain mit Suprareninzusatz (etwa 10—15 Tropfen) oder Einreibung der Nasenschleimhaut mit 10% Cocain, Injektion von $1/2\%$ Novocain

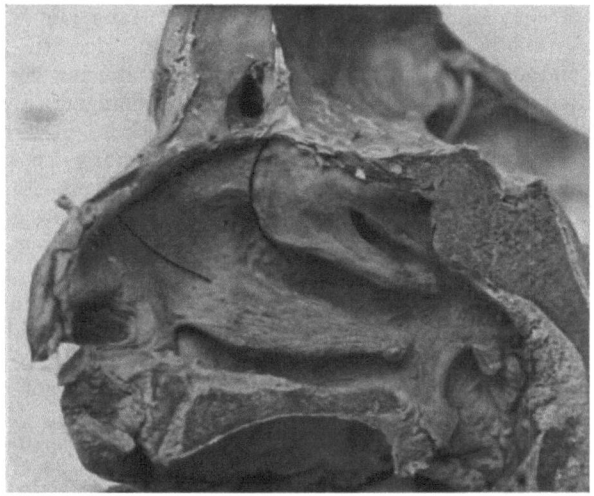

Abb. 49. Bildung eines Schleimhautperiostlappens. (Nach Halle.)

in die Schleimhaut der lateralen Nasenwand und in die Haut über der Nasenwurzel. Beide Methoden geben gleich gute Resultate und fast völlige Blutleere.

Der Kopf des Patienten liegt nach hinten geneigt und gegen eine feste Kopfstütze gedrückt. Er wird von einem Assistenten gehalten. Kaum nötig dürfte es sein, zu betonen, daß eine vorhandene Deviatio septi oder eine starke Verdickung des Tuberculum septi vorher oder in derselben Sitzung beseitigt werden muß.

Nunmehr wird auf der lateralen Wand der Nase ein Schleimhautperiostlappen gebildet. Mit einem langen schmalen Messer wird ein Schnitt geführt, der am Nasendach beginnt, so hoch wie man kommen kann. Er umkreist von hinten oben her bogenförmig den vorderen Ansatz der mittleren Muschel an dem aufsteigenden Kieferast und endet unterhalb des vorderen Endes der mittleren Muschel im mittleren Naseneingang. Am Nasendach wird dieser Schnitt fortgeführt bis in die Nähe der Apertura piriformis und biegt hier nach hinten und unten, etwas oberhalb des Randes der Apertur geführt, um in der Gegend des vorderen Ansatzes der unteren Muschel zu enden (Abb. 49).

Es ist notwendig, den Schnitt vorsichtig aber fest bis auf den Knochen durchzuführen. Empfehlenswert ist es, daß man, besonders im hinteren oberen Winkel, die Schnittlinien sich etwas überkreuzen läßt, um ein sicheres Ablösen zu gewährleisten. Der gebildete Schleimhautperiostlappen wird sorgsam vom Knochen mit meinem dünnen Elevatorium abgehoben, nach hinten und unten geschlagen und mit einem Tupfer geschützt (Abb. 50).

Es ist erstaunlich, ein wieviel klareres Bild von den vorliegenden anatomischen Verhältnissen und einen wieviel besseren Überblick über das Operationsfeld man schon jetzt
bekommt, nachdem die $^1/_2$ bis manchmal 3 mm (!) dicke Schleimhaut heruntergeschlagen
ist. Scharf umgrenzt liegt vor allem der Agger narium vor dem Ansatz der mittleren Muschel,
hie und da sieht man auch schon eine kleine vorderste Siebbeinzelle freiliegen.

Nun wird der vordere Ansatz der mittleren Muschel mit leichten Meißelschlägen vom
aufsteigenden Oberkieferaste abgetrennt. Man kann dazu auch eine starke Schere od. dgl.
benutzen, jedoch kann man mit dem Meißel schärfer die gewünschten Konturen umgrenzen.
Die ganze, völlig erhaltene mittlere Muschel wird nach medial gedrängt. Nur polypös degenerierte oder nennenswert hypertrophische Teile werden mit der Schere oder Schlinge abgetragen. Hierauf wird der Agger narium und ein Teil des aufsteigenden Kieferastes, soweit
es nötig erscheint, mit vorsichtigen aber kräftigen Meißelschlägen abgemeißelt. Ich habe
dafür einen einfachen Meißel angegeben (vgl. die Instrumente). Brauchbar ist auch der von
WEST für die Tränensackoperation. Eine Gefahr ist bei einem einigermaßen vorsichtigem
Vorgehen und bei Kenntnis der Anatomie um so sicherer ausgeschlossen, als man jede
Manipulation genau übersehen kann. Zur Verschmälerung des Kieferastes und breiteren
Freilegung des Gesichtsfeldes kann man eine der angegebenen Fraisen benutzen. Am besten
geeignet ist die konische, vorn wie alle anderen sorgfältig polierte Form, mit der man unter

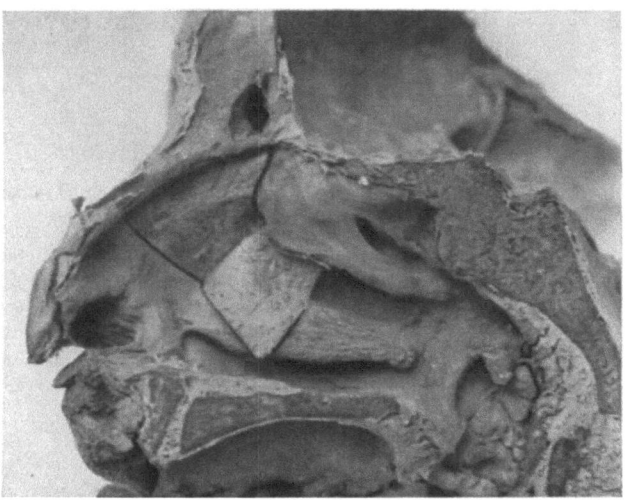

Abb. 50. Schleimhautperiostlappen nach hinten unten geklappt. Vorderer Rand
der mittleren Muschel, Agger nasi und laterale Nasenwand freigelegt. (Nach HALLE.)

Leitung des Auges den Knochen soweit abfraist, wie es wünschenswert erscheint. Das vorn
polierte Ende schließt eine Nebenverletzung völlig aus, auch wenn ein weniger Geübter
einmal mit dem Instrument abgleitet. Unbedingt notwendig ist aber die Fraise weder hier
noch an anderer Stelle.

Schon bei den ersten Meißelschlägen sieht man oft, daß kranke Siebbeinzellen, die man
durch vorhergegangene Operation nach früheren Methoden völlig entfernt glaubte, mit
Eiter oder Polypen gefüllt freigelegt werden. Nimmt man die losgeschlagenen Knochenstücke weg, so kann man mit großer Sicherheit die vor dem Auge liegenden Siebbeinzellen
ausräumen und gewinnt damit einen Überblick über das Operationsfeld, der für jeden direkt
überraschend ist, der ihn zum erstenmal sieht. Man erkennt genau die Umbiegungsstelle
der Stirnhöhlenhinterwand nach hinten. Auf das Deutlichste erkennt man alle vorn gelegenen
Zellen des Siebbeinlabrinths, soweit sie nicht in die Stirnhöhle hineinragen, sieht ihre
laterale Begrenzung durch die Lamina papyracea und kann von hier aus die vorher uner-
reichbaren Zellen unter Kontrolle des Auges sicher ausräumen, immer geleitet von dem
sichtbaren Nasen- bzw. Siebbeindach und der Lamina papyracea! Ich habe den Eindruck,
daß man auf diesem Wege das Siebbeinlabyrinth klarer übersehen und zum mindesten
mit ebenso großer Sicherheit operativ angreifen und bis in alle Buchten verfolgen kann,
als wenn man durch die kleine, bei der äußeren Operation geschaffene Öffnung sieht!
Die erhaltene mittlere Muschel gibt auch einen ausgezeichneten Schutz gegen eine unvorsichtige oder durch ungünstige anatomische Verhältnisse herbeigeführte Verletzung der

Lamina cribrosa. Diese wird überhaupt nicht freigelegt und höchstens kontrolliert, wenn man zum Schluß der Operation die mittlere Muschel nach lateral hinüberdrängt, um ihre mediale Fläche zur Inspektion zu bekommen.

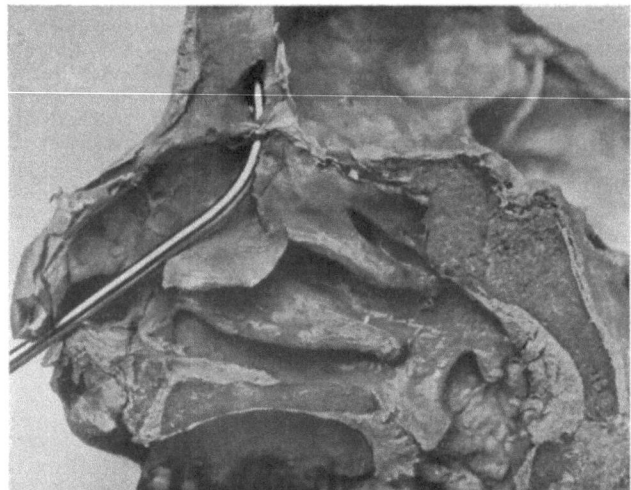

Abb. 51. Einführung der Ritterschen Bougies. (Nach Halle.)

Welche speziellen Methoden man nun zur Ausräumung des erkrankten Siebbeinlabyrinths anwenden will, bleibt der Erfahrung und dem Geschmack des Operateurs durchaus überlassen. Jeder Weg muß jetzt zu einem guten Erfolg führen, da man das freigelegte Dach

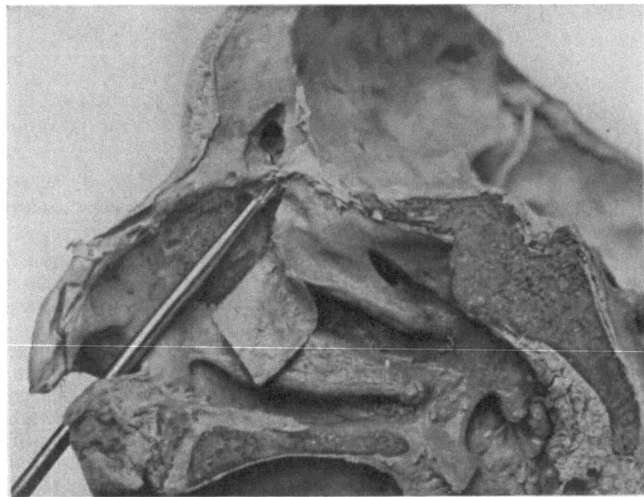

Abb. 52. Die birnförmige Fraise tritt an die Stelle des Bougies. Sie wird unter Leitung des Auges in die Stirnhöhlenmündung eingeführt. (Nach Halle.)

des Siebbeins und die Lamina papyracea als sichere Führer hat und die erhaltene mittlere Muschel nach medial schützt. Ich gebrauche gewöhnlich nur einen geraden und einen nach oben gebogenen Doppellöffel nach Grünwald und, um die Zellen vorher zu umschneiden, ein gerades Messer.

Von großer Wichtigkeit weiterhin ist, daß man in allen Fällen — wenigstens in allen, die ich am Kadaver oder in vivo gesehen habe — alsbald aufs klarste den Eingang in die Stirnhöhle erkennt. Der Anfänger, der sich noch nicht sicher fühlt, wird zweckmäßig eins der RITTERschen Bougies einführen. Man geht von dem dünnsten zum stärksten schnell über (Abb. 51) und kontrolliert, evtl. durch Ausspülung, ob die Stirnhöhle krank ist.

Man kann hier haltmachen. Das Siebbein liegt in weitestem Umfange frei. Man könnte glauben, ein Präparat vor sich zu haben. Es wird selten vorkommen, daß eine Zelle so versteckt liegt, daß sie unerreichbar bleibt. Der breite bzw. verbreiterte Zugang zur Stirnhöhle sichert einen guten Abfluß des Eiters. Liegt aber eine Indikation vor, die Höhle möglichst weit freizulegen und vielleicht die kranke Schleimhaut zu entfernen, so schreitet man zur internen Operation der Stirnhöhle.

Während man bei der früher von mir angegebenen Methode mit scharfer Fraise, gedeckt durch einen Schützer, nach oben, gewissermaßen ins Dunkle gehen mußte, kann man jetzt eine meiner birnenförmigen Fraisen, von denen man gewöhnlich zuerst die kleinste wählen wird, unter Leitung des Auges in die Öffnung der Stirnhöhle einführen (Abb. 52). Diese Fraisen haben einen verdickten Kopf, dessen vorspringendes gerundetes Ende aufs Sorgfältigste poliert ist. Sie schneiden nur beim Zug nach abwärts und nach vorn und

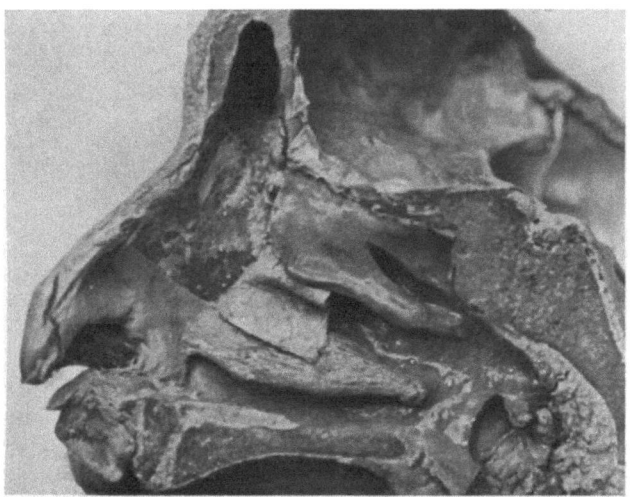

Abb. 53. Untere Wand der Stirnhöhle (Knochenmassiv) entfernt. Zugang zur Höhle in ganzer Ausdehnung der erreichbaren Öffnung. (Nach HALLE.)

können niemals, selbst wenn sie lange gegen die dünnste Siebbeinknochenwand arbeiten, mit dem Kopf eine Verletzung herbeiführen. Sie können auch seitlich nur soweit schneiden, als Knochenteile unterhalb des Kopfes vorspringen, können also niemals über die Seitenwände einer Höhle hinaus schneiden. Weichteile werden von ihnen zur Seite geschoben und bleiben immer unverletzt. Selbst wenn jemand die grobe Unvorsichtigkeit begeht, lange gegen die Tabula interna mit ihnen zu arbeiten, ist eine Verletzung auch eines papierdünnen Knochens unmöglich, wie ein Versuch schnell lehrt. Ich habe auch am Präparate versucht, mit diesen Fraisen medial über die Grenze der Stirnhöhle zu dringen, um gewaltsam eine Verletzung der etwa weit vorgelagerten Lamina cribrosa herbeizuführen. Es ist mir bei meinen Präparaten nicht gelungen. Und schließlich dürfte doch niemand auf den Gedanken kommen, mit Gewalt nach medial vorzudringen!

Die Fraise ist das Instrument, das auf engstem Raum mit größter Kraft arbeitet und, soweit es sich um die birnförmigen handelt, mit absoluter Sicherheit arbeitet. Ein wenig Übung in ihrer Handhabung ist wohl nötig, doch ist sie schnell erlernt.

Mit dieser birnförmigen Fraise wird nun die Spina nasalis interna, d. h. der Boden der Stirnhöhle, mit großer Schnelligkeit von hinten nach vorn weggenommen, indem man die Fraise von oben nach unten und von hinten nach vorn arbeiten läßt. Man tut gut, die Fraisen öfters zu wechseln, damit sie nicht zu heiß werden und man immer frisch schneidende benutzt. Das in dem Handstück befindliche Nutenende dreht sich dann auch weniger leicht ab. Man nimmt, sobald es geht, die dickeren und die dicksten Instrumente, weil die dicksten die sichersten sind und man mit ihnen am schnellsten und breitesten den Knochen

fortnehmen kann. An der Vorderwand wendet man zum Schluß der Operation noch zweckmäßig die konischen oder walzenförmigen Fraisen an, um vorn eine möglichst gerade Blickrichtung zu schaffen. Niemals aber darf man diese Instrumente an der medialen Höhlenwand
gebrauchen, weil sie über die Grenzen der Wand hinausschneiden können!

Will jemand durchaus einen Meißel gebrauchen, so ist ein nach rückwärts gebogener
zu empfehlen, etwa wie die, welche ich früher angegeben habe oder wie der Westsche
Hohlmeißel für die Tränensackoperation. Am Prinzip ändert das natürlich nichts an der
Operation, jedoch kann ein Meißel in dieser Gegend, wenn er abgleitet, was immerhin auch
dem Geübten passieren kann, recht ernsten Schaden anrichten. Jedenfalls ist die Fraise
ein ungleich sichereres Instrument: Auch der Patient empfindet das ihm vom Plombieren
gewohnte Bohren meist viel weniger unangenehm als das Meißeln.

Der Boden der Stirnhöhle wird in beliebigem Umfange fortgenommen. Die Grenze ist
nach vorn durch den Winkel zwischen Stirn und Nasenrücken gegeben. Es schadet nicht,
wenn man bis zum Periost vordringt. Dieses selbst weicht vor der Fraise aus. Die Größe
der erreichbaren Öffnung schwankt zwischen $1 \times 1^1/_2$ bis 2×3 cm (vgl. Abb. 53).

Man erkennt, daß die mögliche Öffnung recht groß werden kann. Jedenfalls kann
man mit großer Leichtigkeit meine biegsamen scharfen Löffel und Cüretten einführen

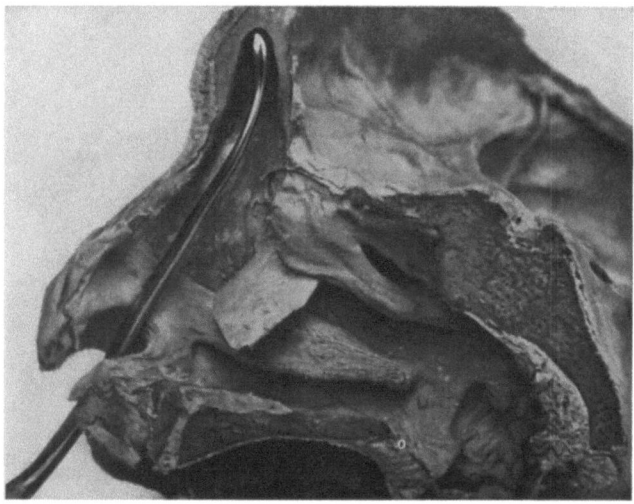

Abb. 54. Eingeführter biegsamer Löffel nach vorne gerichtet. (Nach Halle.)

und bei nicht exzessiv gestalteten Höhlen die ganze kranke Schleimhaut mit mindestens
derselben Sicherheit auskratzen, wie es der Gynäkologe beim Uterus tut, ja, da fast überall
starke Knochenwände bestehen und nur eine Stelle an der Tabula interna hin und wieder
besonders dünn ist, mit ungleich größerer Sicherheit. Vorn und seitlich ist überhaupt
keine Gefahr, vorsichtig wird man dagegen an der hinteren und medialen Wand sein müssen.
Die Cüretten sind etwas nach vorn und nach hinten gebogen. Sie haben einen Stiel aus
Kupfer und lassen sich leicht nachbiegen. Man kann ihnen deswegen eine beliebige Richtung
geben, kann aber mit ihnen keinen sehr starken Druck ausüben, weil sie dann nachgeben.
Kleine Knochenleisten fühlt man genau und kann sie, wenn sie zart sind, mit dem Löffel
fortnehmen, oder die Mucosa vor und hinter ihnen abkratzen (Abb. 54).

Daß jede Leiste oder jede Spur der kranken Schleimhaut entfernt wird, wie es bei der
externen Operation, bei der eine Verödung der Höhle angestrebt wird, durchaus erforderlich
ist, erscheint bei dieser Methode nicht absolut notwendig. Die Höhle soll ja offen bleiben
und man kann erforderlichenfalls jederzeit wieder eindringen, um die Schleimhaut weiterhin
zu entfernen.

Zum Schluß wird der Schleimhautperiostlappen nach oben geklappt, möglichst tief in
den Eingang der Stirnhöhle gelegt und dort mit einem kleinen Stückchen Vioformgaze
festgehalten. Die mittlere Muschel legt sich auf ihren Platz zurück, der Lappen heilt in
wenigen Tagen an und nach kurzer Zeit erscheint die Nase nach diesem umfangreichen
Eingriff dem Untersucher, der nicht genau hinsieht, durchaus so wie wenn darin gar nicht
operiert worden wäre (Abb. 55).

Die für die Operation erforderliche Zeit ist eine recht kurze, wird aber natürlich von der Übung abhängen. Wer einigermaßen die Technik der intranasalen Operation beherrscht,

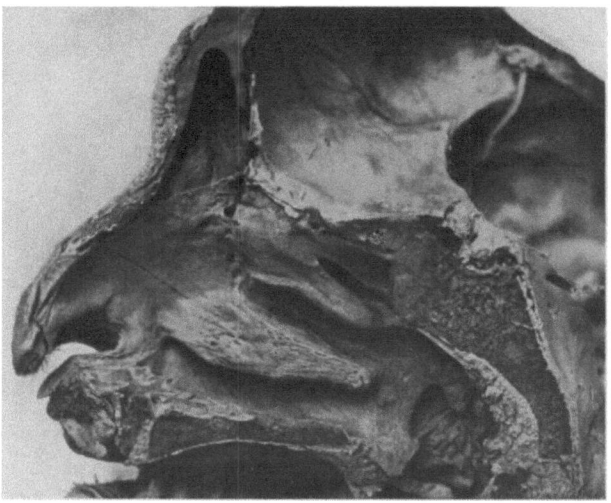

Abb. 55. Der Schleimhautperiostlappen zurückgeklappt, deckt die ganze Wandfläche und legt sich mit dem hinteren oberen Zipfel in die Stirnhöhle, die dadurch offen gehalten wird (Nach HALLE.)

wird Siebbein und Stirnhöhle in einer halben Stunde bequem freilegen und ausräumen können. Ich habe oft noch nicht die Hälfte der Zeit nötig gehabt."

Das Instrumentarium HALLES zu dieser Operation siehe Abb. 56, 57 und 58.

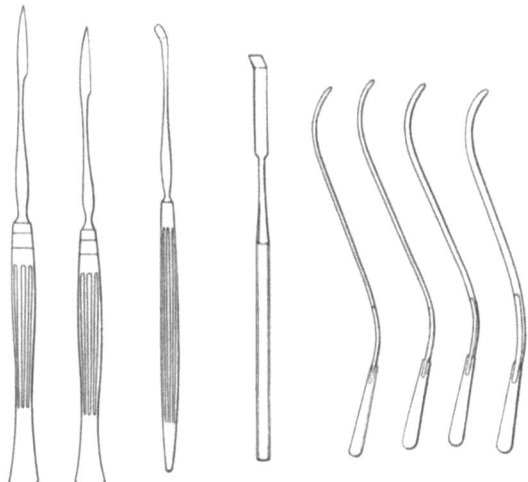

Abb. 56. Instrumente zur HALLEschen Operation. (Messer, Elevatorium, Meißel, 4 Bougies.) (Nach RITTER.)

HALLE selbst hebt ausdrücklich hervor, daß nicht alle Fälle mit seiner Methode zur Ausheilung gebracht werden können. Vor allem große gekammerte Stirnhöhlen lassen sich nicht in der Weise ausräumen, wie es erforderlich wäre.

Es werden zwar durch die Operation die günstigsten Vorbedingungen für die Heilung geschaffen, da ein breiter Zugang den Eiter gut abfließen läßt und auch Spülungen mit starken Spülröhrchen ohne weiteres möglich sind. Die Erfahrung

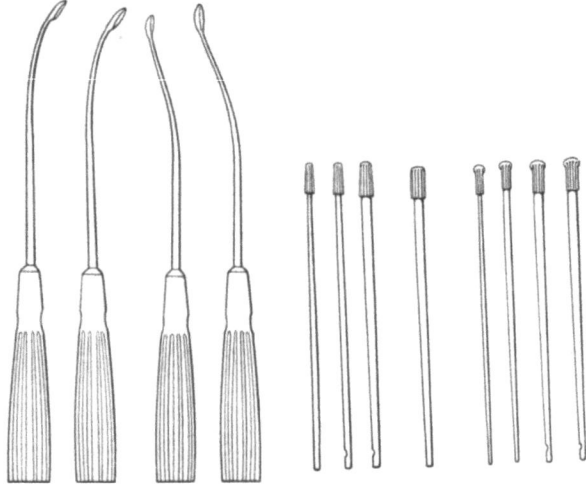

Abb. 57. Instrumente zur HALLEschen Operation (biegsame Löffel und Fraisen).

lehrt aber, daß dieser freie Sekretabfluß für die Ausheilung mancher Stirn-höhlen nicht genügt. Für diese Fälle und ebenso wenn Komplikationen ein radikales Vorgehen verlangen oder Rezidive nach äußeren Operationen vor-

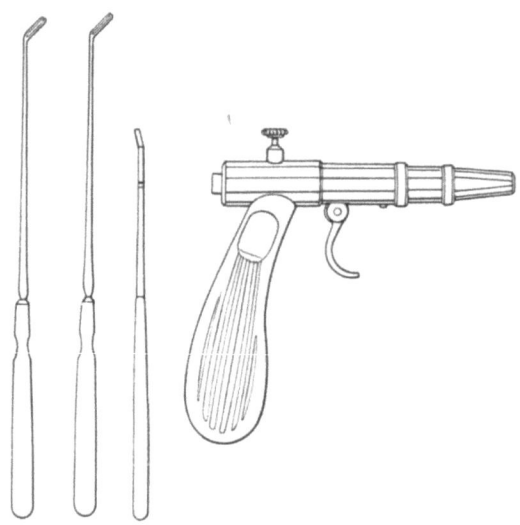

Abb. 58. Instrumente zur HALLEschen Operation. (Küretten nach RITTER, Meißel nach WEST, Handstück für die Motorwelle mit Momentausschalter.)

liegen, zieht auch HALLE den Weg von außen vor. Er benutzt dazu die Methode von RITTER, wobei er zum Verdünnen und Glätten der Knochen die Fraise anwendet. Eine Gegenöffnung, wie RITTER sie macht, sucht HALLE möglichst zu vermeiden. Neuerdings empfiehlt er in den genannten Fällen das kombinierte Verfahren, das darin besteht, daß er vor der äußeren Operation intranasal den Schleimhautperiostlappen bildet, auch den Agger nasi fortmeißelt und den Lappen nach Fortnahme des Stirnfortsatzes auf die Periorbita aufnäht. Auf diese Weise gelingt es am besten, die Stirnhöhlennasenverbindung weit offen zu halten. HALLE (4) ist jedoch überzeugt, daß in kaum mehr als $5^0/_0$ der Fälle eine äußere Operation notwendig sein wird.

Modifikationen. Andere Autoren gingen in ähnlicher Weise vor wie HALLE, benutzten dabei nur eigene Instrumente. GOOD (2), ein Schüler HALLES, versucht mit einer in die Stirnhöhle eingeführten Raspel die Spina nasalis interna zu verkleinern. Die übrigen verwandten teils besondere Fraisen, teils Raspeln. VACHER und DENIS, THORUPSON, TILLEY (4), WATSON-WILLIAMS (1), FREER (2).

TH. ALBRECHT (Zeitschr. f. Hals-, Nasen- u. Ohrenheilk. Bd. 7, S. 241) empfiehlt auf Grund anatomischer Studien bei der endonasalen Entfernung des Knochenmassivs weniger in der Richtung von hinten nach vorne, als zunächst mehr seitlich vorzugehen. Erst wenn der seitliche Massivanteil entfernt ist, wird der mediale zugänglich. Resektion der Nasenscheidewand, perseptale Eröffnung der Keilbeinhöhle sollen der Ausräumung des Siebbeins und der Stirnhöhle vorausgehen.

RETHI hat schon 1913 im Verein deutscher Laryngologen darauf aufmerksam gemacht, daß man eine breite intranasale Freilegung der Stirnhöhle dadurch am besten erzielt, wenn man das Knochenmassiv der Crista frontalis mit einer Zange stückweise entfernt. Er macht dazu unterhalb der Crista frontalis vom Innern der Nase aus ein Knochenfenster, hebt dann mit einem Raspatorium von Innen her die Haut von der Nasenwurzel ab und kann nun mit einer besonders konstruierten Zange bequem das ganze Knochenmassiv unter der Haut fassen (Beschreibung der Methoden siehe auch Zeitschr. f. Hals-, Nasen- u. Ohrenheilk. Bd. 11, S. 135). GUMPERZ (Zeitschr. f. Hals-, Nasen- u. Ohrenheilk. Bd. 9, S. 291) hat nachträglich eine ähnliche, aber umständlichere Methode angegeben.

Indikationen. Die Operation kommt mit wenigen Ausnahmen bei allen chronischen Stirnhöhleneiterungen in Betracht. Einzelne Fälle gibt es, wo eine intranasale Operation der Stirnhöhle von vornherein ausgeschlossen ist. Hierher gehören nach HALLE in erster Linie alle komplizierten Fälle, etwa mit Durchbruch in die Orbita oder auf die Stirn, alle Schuß- und sonstigen traumatischen Verletzungen der Stirnhöhle mit folgender Eiterung, insbesondere auch alle Rezidive nach äußeren Operationen und endlich große gekammerte Stirnhöhlen, die nach intranasaler Operation nicht ausheilen. Hier ist dann die kombinierte innere und äußere Operation zu empfehlen. In allen Fällen ist auf gute freie Nasenatmung Wert zu legen. Septumdeviationen sind vorher oder gleichzeitig zu beseitigen. Durch eine ausgiebige Septumresektion wird im übrigen die Operation wesentlich erleichtert [HAJEK (2)].

Erfolge. Bisher liegen darüber folgende Angaben vor: HALLE operierte bis 1915 76 Fälle, davon kommen 28 auf die Zeit vor 1911 und wurden nach der älteren Methode operiert, 48 operierte er nach seiner jetzigen Methode. Von den 28 älteren Fällen wurden 2 später von anderer Seite nachoperiert, einer davon ohne Erfolg. Allen anderen ging es, soweit festzustellen war, gut, „zum Teil ausgezeichnet". Einzelne Patienten schnaubten zeitweise noch etwas Eiter aus, keiner klagte über Beschwerden, die sich auf die frühere Erkrankung beziehen ließen. Von den übrigen 48 Fällen sind nur 34 zu verwerten, da 14, denen es im übrigen auch gut ging, noch nicht genügend lange in Behandlung standen. Geheilt „im besten Sinne" sind davon 23, die anderen sind alle fast geheilt oder doch so gebessert, daß sich nur noch wenig Schleim beim Spülen entleerte. Ein Patient starb nach beiderseitiger Operation an Meningitis. Halle glaubt, daß hier die Infektion der Meningen auf dem Lymph- oder Blutwege erfolgte. 1922 hebt er in einem Vortrag auf dem Kongreß in Wiesbaden hervor, daß er bei mehr als 850 Fällen von intranasaler Stirnhöhlenoperation nur in zwei Fällen nachträglich von außen operieren mußte. Im ganzen hatte er fünf Patienten verloren. „Bei allen fand sich eine eitrige Konvexitätsmeningitis, die auf dem Wege der Lymphbahnen aus dem Siebbein entstanden waren. Niemals fand sich eine Erkrankung der Basis in dem Bereich der Stirnhöhle oder des Siebbeins, Knochen und Dura waren völlig unbeteiligt und unverletzt." Unter Hinzurechnung auch der operierten reinen Siebbeinfälle betrug die Zahl der Unglücksfälle$^{1}/_{4}$%. In seinem letzten Referat in Kissingen 1923 sagt Halle (5, S. 505): „Ich habe bei den letzten Hunderten von Operationen keinen Unfall erlebt und keine der *wenigen früheren* Komplikationen war auf die Methode zu beziehen."

Von anderen Autoren machten nur Gallusser (1) und C. Hirsch einige Zahlenangaben über ihre Erfolge mit der Halleschen Operation. Gallusser operierte bis 1919 im ganzen 10 Fälle, von denen 8 ausheilten und 2 nachoperiert werden mußten. Bei diesen Nachoperationen fand sich die Schleimhaut völlig entfernt, so daß die von den beiden Patienten angegebenen Schmerzen wahrscheinlich, wie Gallusser meint, auf Neuralgien beruhten. C. Hirsch mußte „bei einigen 20" nach Halle operierten Patienten in einem Fall nachoperieren. In einem anderen Fall (62jährige Patientin) trat einige Stunden nach der Halleschen Operation eine sehr schwere, mit keinem Mittel stillbare Blutung (!) in die Orbita ein, so daß Hirsch genötigt war, um die Patientin nicht verbluten zu lassen, die gleichseitige Carotis zu unterbinden. Die Blutung stand darauf, aber die Patientin starb nach 12 Stunden.

Zweiseitige Stirnhöhlenoperationen.

Müssen beide Stirnhöhlen wegen Eiterung radikal operiert werden, so können natürlich die angeführten Methoden auf beiden Seiten nacheinander vorgenommen werden. Bei den endonasalen Eingriffen, z. B. der Halleschen Operation, ist das gar nicht anders möglich. Dagegen ist es bei den extranasalen Methoden mit Ausnahme bei Jansen-Ritter oft zweckmäßig, beide Stirnhöhlen von einer Operationswunde aus gleichzeitig zu eröffnen. Dazu ist nur nötig, durch einen kleinen Hautschnitt, der nach dem Vorgang von Siebenmann am besten über die Nasenwurzel gelegt wird, die beiden seitlichen, um die Orbita ziehenden Bogenschnitte zu verbinden. Auf diese Weise wird ein großer Stirnhaut-Periostlappen mit breiter Basis nach oben abgegrenzt. Nach Abhebeln des Periostes von der Stirn wird dieser zurückgeschlagen und die Stirnhöhle beiderseits durch Resektion der facialen Wand eröffnet. Der Einblick in die Höhlen ist dann, zumal von oben her, ausgezeichnet.

Grünwald hatte schon in Salzburg auf der Naturforscherversammlung darauf aufmerksam gemacht, daß durch Resektion des Septum interfrontale die Abflußverhältnisse für beide Stirnhöhlen und damit auch die Heilungsbedingungen verbessert würden. Nach v. Eicken (6) hatte vor Grünwald bereits Chaput das Nasenseptum von oben her weggenommen. Diese „septale Stirnhöhlenoperation" in Verbindung mit der Riedelschen oder Killianschen Methode hat sich in einzelnen Fällen sehr bewährt. Kahler machte auf der Versammlung dtsch. Laryngologen 1912, auf ihre Vorteile besonders aufmerksam. Nach der radikalen beiderseitigen Stirnhöhlenoperation kommt es nämlich in der Mittellinie nicht selten zu Rezidiven, die hier von einem medialen Recessus ausgehen. Wenn man nun den oberen Teil der Lamina perpendicularis vor der Lamina cribrosa reseziert, so werden dadurch die Abflußbedingungen wesentlich günstiger, so daß beide Stirnhöhlen gut und schnell ausheilen (siehe Abb. 59).

Eine Gefahr ist hierbei nur insofern vorhanden, als die Lamina cribrosa oder ein vorgelagerter Recessus der vorderen Schädelgrube dabei verletzt werden kann. Die Lamina cribrosa ist sehr verschieden gebaut und auch ihre Lagebeziehungen zum Septum interfrontale variieren stark. RITTER (3) hat darüber genauere Untersuchungen an Leichen angestellt. Die Lamina cribrosa ist sehr verschieden lang. Eine kurze Lamina cribrosa kommt bei der septalen Stirnhöhlenoperation nicht in Betracht; sie liegt hinter der Stirnhöhle. Aber in den Fällen, wo sie länger ist, reicht sie unter Umständen bis in die Stirnhöhle hinein und setzt sich zum Teil vorne ins Septum interfrontale fort. Hier ist dann eine Verletzung sehr leicht möglich, kann sogar unvermeidlich sein.

Vorsicht ist auch bei jüngeren Leuten geboten, bei denen die Verknöcherung der Suturen noch nicht abgeschlossen ist. MARSCHIK (3) erlebte einen Todesfall, weil bei der Resektion des Septum interfrontale zugleich die Crista Galli, also der vordere Teil der Lamina cribrosa aus der Verbindung mit dem Stirnbein gelöst und dadurch die Schädelhöhle eröffnet wurde.

Kurz sei noch erwähnt, daß MARSCHIK (siehe oben) empfahl, bei doppelseitiger Stirnhöhleneiterung von dem Schnitt der Radikaloperation der einen Seite nach Resektion des Septum interfrontale die Radikaloperation der an-

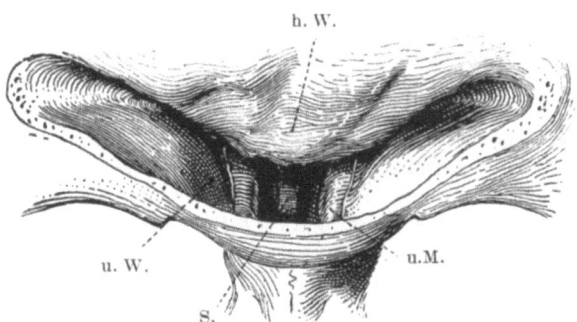

Abb. 59. Zweiseitige Stirnhöhlenoperation mit septaler Ableitung. In der Tiefe ist der Rest der resezierten Nasenscheidewand (S), daneben die unteren Muscheln (u. M.) sichtbar. u. W. untere, h. W. hintere Wände der Stirnhöhlen. (Nach L. GRÜNWALD: LEHMANNS Medizin. Handatlanten, Bd. 4, Teil I).

deren Seite gewissermaßen retrograd auszuführen, um hier den Hautschnitt zu sparen. PEYSER-Berlin ging ähnlich vor. Die Vorteile dieses Verfahrens scheinen mir zweifelhaft. Wenn durch Fortfall des Hautschnittes auf einer Seite die Heilungsbedingungen vielleicht gebessert werden, so leidet doch zweifellos auf dieser Seite die Übersicht, ganz abgesehen davon, daß hier die Ausräumung des Siebbeins extranasal nicht möglich ist.

Um bei doppelseitiger Stirnhöhlenoperation die unschöne tiefe Einsenkung der Stirngegend über der Nasenwurzel zu verhindern, schlug SIEBENMANN (1, 2) vor, das ganze Nasengerüst zurückzuverlegen (Beschreibung der Operation siehe S. 834). Die Operation hat sich nicht eingebürgert. Wir haben einfachere und bessere Methoden, um solche Einsenkungen zu beseitigen.

Zur Kosmetik nach Stirnhöhlenoperationen.

Wird die vordere Stirnhöhlenwand ganz oder zum großen Teil reseziert, sinkt die Stirnhaut über der operierten Stirnhöhle mehr oder weniger ein. Am stärksten ist die Einsenkung bei großen und tiefen Höhlen, wenn die ganze vordere Stirnhöhlenwand und der Stirnhöhlenboden vollständig entfernt sind, wie bei der RIEDELschen Methode. Ein solches Einsinken der Stirne ist eine erhebliche Entstellung. Bei der KILLIANschen Operation wird durch Erhaltung der Orbitalspange schon ein wesentlich besseres kosmetisches Resultat erzielt, aber auch hier ist bei großen und tiefen Höhlen das Einfallen der Stirngegend deutlich. Die verschiedensten Verfahren sind angegeben worden, diesen Übelstand zu beseitigen.

Bei doppelseitiger Stirnhöhlenoperation sieht man übrigens die Einsenkung auch nach der Riedelschen Operation oft weniger unangenehm hervortreten als bei einseitiger. Sind die Stirnhöhlen nicht zu tief, so kann durch sorgfältiges Glätten der Knochenränder und Abschrägen des Nasenrückens mit dem Meißel eine flache Mulde gebildet werden, die, weil sie symmetrisch auf beiden Seiten ist, nicht so auffällt.

Siebenmann empfahl bei doppelseitiger Operation tiefer Höhlen die Rücklagerung der Nase. Die Abschrägung des Nasenrückens genügt bei einem Abstand der vorderen und hinteren Stirnhöhlenwand in der Gegend der Sutura nasofrontalis über 1 cm zur Ausgleichung der Vertiefung im allgemeinen nicht mehr. Siebenmann mobilisiert nach ganzer oder partieller Entfernung der Killianschen Spange das Nasendach in toto und drängt es mit seinem oberen Pol nach hinten. Zu diesem Zweck wird aus dem knöchernen Nasenseptum bis auf die Gaumenplatte herunter ein Keil herausgenommen mit der Basis entsprechend dem horizontalen Abstand zwischen Nasenwurzel und hinterer Stirnhöhlenwand und mit der Spitze nach abwärts und etwas nach vorn gerichtet. Der Knochendefekt im Processus nasalis wird beiderseits bis in die Apertura pyriformis durchgeschlagen und die Nasenwurzel dann an die hintere Stirnhöhlenwand angedrängt, so daß sie nach Anlegen der Hautnaht durch einen gut gepolsterten Verband in dieser Lage fixiert bleibt.

Das Vorgehen Siebenmanns hat wenig Anklang gefunden, da es als kosmetische Operation doch recht eingreifend ist und einfachere Mittel zur Verfügung stehen. Eine Zeitlang waren *Paraffininjektionen* sehr beliebt. Auf Empfehlung von Albert E. Stein (1, 2) benutzten viele Rhinologen eine Paraffinmischung mit einem Schmelzpunkt von 41—42⁰ C. Das Gemisch besteht aus härterem Paraffin mit höherem Schmelzpunkt und Vaselin. Die Mischung hat nach Stein den Vorzug, daß sie die Geschmeidigkeit des Vaselins und die Modellierbarkeit des harten Paraffin besitzt. Die Einspritzung des Paraffingemisches, die mit einer besonderen Paraffinspritze vorzunehmen ist, soll in dem Augenblick stattfinden, in dem die Masse eben fest zu werden beginnt. Dabei sind nie mehr als 2—3 ccm von derselben Einstichöffnung aus in einer Sitzung zu injizieren.

Eckstein (zit. bei Stein) injiziert Hartparaffin mit einem Schmelzpunkt von 50—56⁰ C.

C. E. Benjamins (2) empfiehlt das Einlegen von Paraffin in kleinen platten Stückchen.

Eschweiler (1) studierte das histologische Verhalten des Paraffins zum lebenden Gewebe und fand, daß das injizierte Paraffin völlig durch Bindegewebe ersetzt wird. Er schließt daraus, daß therapeutisch der sicherste und rascheste Erfolg durch Anlegung vieler und kleiner Depots von Paraffin erzielt wird.

In letzter Zeit ist man mit Paraffininjektionen viel zurückhaltender als früher, da recht unangenehme Zufälle dabei beobachtet wurden. So sah Uffenorde (2) bei einem sonst von seiner Stirnhöhleneiterung geheilten Patienten $3^{1}/_{2}$ Jahre nach der Injektion Doppelbilder auftreten, die auf eine Irritation des M. rectus superior durch das Paraffin zurückzuführen waren. Eiterungen und Nekrosen sowie „Paraffinome", die plötzlich oft längere Zeit nach der Injektion auftraten und dann jeder Behandlung trotzten, sind mehrfach beschrieben worden [E. Eitner (1 u. 2)]. Die Erfahrungen lehren jedenfalls, daß man sehr vorsichtig bei der Paraffinbehandlung vorgehen muß und sie nur bei kleinen Defekten anwenden darf.

Zur Beseitigung größerer Einsenkungen sind neuerdings mehrfach operative Verfahren (Plastiken) angegeben worden. GEORG MARX empfahl Fetttransplantation vom Oberschenkel. Die Methode ist wegen der Bildung von Ölcysten [MARSCHIK (1)] wieder verlassen. GEORGE E. DAVIS (1) füllte nach dem Vorgange von SCHEDE die Stirnhöhle mit Blutkuchen; es trat Heilung per primam ein. v. EICKEN (6) legte ähnlich wie PASSOW bei den Warzenfortsatzoperationen Periost-Weichteillappen aus der Umgebung in die operierte Stirnhöhle und erzielte damit gute Resultate. GRUNERT hatte schon früher bei der KUHNTschen Operation Hautlappen zur Ausfüllung der Knochenmulde benutzt. MARSCHIK (1) implantierte bei großen Defekten Rippenknorpel von 3 Rippen am Rippenbogen. Die Methode wurde in der HAJEKschen Klinik wegen Gefahr einer pulmonalen oder pleuralen Komplikation wieder verlassen und eine osteoplastische Deckung vom Darmbeinkamm dafür vorgenommen. (SCHLEMMER Monatsschr. f. Ohrenheilk. u. Laryngo-Rhinol. 1920, S. 448). Die Weichteile der Stirn werden durch einen entsprechenden leicht bogenförmigen Schnitt nahe der Haargrenze nach abwärts scharf abpräpariert und die entstandene Tasche zunächst mit Jodoformgaze austamponiert. Ein größeres Knochenstück wird sodann mit breitem Meißel vom Darmbeinkamm abgeschlagen. Mit Hilfe kleinerer Meißel wird es den Defekt entsprechend geformt und dabei in mehrere kleinere Knochenstücke zerlegt. Diese werden in die Hauttasche gebracht, daß sie gut die Knochenmulde ausfüllen.

In Fällen, wo es darauf ankommt jede Einsenkung der Stirn zu vermeiden, erlaubt uns heute die Ausbildung unserer Operationsverfahren die Stirnhöhlenvorderwand zu erhalten und damit ein sehr gutes kosmetisches, aber leider nicht für alle Fälle ein entsprechendes therapeutisches Resultat zu erzielen. Vor allem ist hier die JANSEN-RITTERsche und die HALLEsche Operation zu nennen, die in dieser Beziehung das Beste leisten.

Literatur.

ARSLAU, J.: Über die chirurgische Behandlung der eitrigen Entzündung der Stirnhöhle. Ref.: Zeitschr. f. Ohrenheilk. u. f. Krankh. d. Luftwege. Bd. 68, S. 232. 1913. — AVELLIS, G. (1): Die Entstehung der nicht traumatischen Stirnhöhlenmucocele. Arch. f. Laryngol. u. Rhinol. Bd. 11, S. 64. 1901. — DERSELBE (2): Über die Bedeutung des Schleimhautgeschwürs bei der akuten Nebenhöhleneiterung. Arch. f. Laryngol. u. Rhinol. Bd. 11, S. 396. 1901. — DERSELBE (3): Unterscheidungsmerkmale zwischen der reinen Supraorbitalneuralgie und dem entzündlichen Stirnhöhlenschmerz. Verhandl. d. Vereins dtsch. Laryngol. 1902. S. 532. — DERSELBE (4): Über die Lokalisation der Stirnhöhlendurchbrüche mit spezieller Rücksicht auf die Usur der Vorderwand. Zeitschr. f. Ohrenheilk. u. f. Krankh. d. Luftwege. Bd. 48, Ergänzungsbd., S. 109. 1904. — BARTH: Zur Operation des Stirnhöhlenempyems. Ref.: Arch. f. klin. Chirurg. Bd. 57, S. 756. 1898. — BAUROWICZ: Ein Fall von Mucocele des Siebbeinlabyrinths mit Veränderungen in der Augenhöhle. Arch. f. Laryngol. u. Rhinol. Bd. 12, S. 303. 1902. — BECK, J. C.: Äußere Stirnhöhlenoperation. Ref.: Zentralbl. f. Laryngol. Bd. 33, S. 147. 1917. — BENJAMINS, C. E. (1): Pneumo-Sinus frontalis dilatans. Acta otolaryngol. Vol. 1, p. 412. — DERSELBE (2): Über das Ausfüllen von großen Defekten nach Stirnhöhlenoperation. Ref.: Zentralbl. f. Laryngol. Bd. 36, S. 142. 1920. — BEYER, H.: Plastischer Verschluß von Stirnhöhlenfisteln. Beitr. z. Anat., Physiol., Pathol. u. Therapie d. Ohres, d. Nase u. d. Halses. Bd. 10, S. 1. — BIRCH-HIRSCHFELD: Handbuch d. ges. Ophthalmol. — BOENNINGHAUS (1): Gefährliches Stirnbein. Verhandl. d. Vereins dtsch. Laryngol. 1911. S. 619. — DERSELBE (2): KATZ-BLUMENFELD: Handbuch. d. spez. Chirurg. d. Ohres u. d. ober. Luftwege. Bd. 3, 3. Aufl. — DERSELBE (3): Zur Kenntnis der traumatischen Mucocele des Sinus frontalis, insbesondere ihres Vorstadiums. Beitr. z. Anat., Physiol., Pathol. u. Therapie d. Ohres, d. Nase u. d. Halses. Bd. 3, S. 116. 1910. — DERSELBE (4): Der Tierversuch an der Stirnhöhle und der Mensch. Betrachtungen über eine dringliche klinische Frage. Ref.: Internat. Zentralbl. f. Ohrenheilk. Bd. 17. S. 233. — DERSELBE (5): Ein Schädel mit Defekt der Stirn, wahrscheinlich durch Mucocele der Stirnhöhle hervorgerufen. Beitr. z. Anat., Physiol., Pathol. u. Therapie d. Ohres, d. Nase u. d. Halses. Bd. 3,

S. 274. 1910. — Derselbe (6): Pneumatocele der Stirnhöhle nach Mucocele. Beitr. z. Anat., Physiol., Pathol. u. Therapie d. Ohres, d. Nase u. d. Halses. Bd. 13, S. 41. — Bourguet: Der endonasale Weg bei der Operation der Stirnhöhleneiterung. Ref.: Zentralbl. f. Laryngol. Bd. 37, S. 90. 1921. — Braun: Über Lokalanästhesie im Trigeminusgebiet. Dtsch. med. Wochenschr. 1911. Nr. 30, S. 1384. — Brawley: Der Kopfschmerz bei Stirnhöhlenentzündung. Ref.: Zentralbl. f. Laryngol. Bd. 25, S. 293. 1909. — Bresgen: Über die Eiterungen der Nase und ihrer Nebenhöhlen. Verhandl. d. Vereins dtsch. Laryngol. 1894. S. 10. — Brieger: Über chronische Eiterungen der Nebenhöhlen der Nase und Demonstrationen zur operativen Behandlung chronischer Mittelohreiterungen. 72. Jahresbericht d. schles. Ges. f. vaterl. Kultur 1894. S. 91. — Ref.: Arch. f. Ohrenheilk. Bd. 39, S. 213. 1895. — Brüggemann, A.: Seltene Befunde bei Nebenhöhleneiterungen. Verhandl. d. Vereins dtsch. Laryngol. 1914. S. 166. — Brühl, G.: Zur Kasuistik der Stirnhöhleneiterungen. Zeitschr. f. Laryngol., Rhinol. u. ihre Grenzgeb. Bd. 1, S. 637. 1909. — Brünings: Über Lichttherapie bei akuten Nebenhöhlenempyemen. Verhandl. d. Vereins dtsch. Laryngol. 1908. S. 36. — Burchardt: Eine Modifizierung der Kuhntschen Operation bei chronischer Stirnhöhleneiterung. Arch. f. Laryngol. u. Rhinol. Bd. 15, S. 495. 1904. — Burger: Was leisten die Röntgenstrahlen in der Rhino-Laryngologie? Wiesbaden: J. F. Bergmann 1908. — Buys: Atypische Stirnhöhleneiterung. Policlinique 15. 10. 1913. Ref.: Zentralbl. f. Laryngol. Bd. 30, S. 363. 1914. — Calamida und Citelli: Über die Bakterienflora in den Nebenhöhlen der Nase und im Mittelohr. Arch. ital. di otol., rinol., e laringol. Vol. 13. H. 2. Ref.: Internat. Zentralbl. f. Ohrenheilk. Bd. 1, S. 67. — Caldera: Experimentelle Untersuchungen über das Eindringen von Gasen, Dämpfen und zerstäubten wäßrigen Lösungen in die Nasennebenhöhlen. Arch. f. Laryngol. u. Rhinol. Bd. 28, H. 1, S. 130. 1913. — Caliceti: Über die Citellische Methode in der Behandlung der Oberkiefer- und Stirnhöhleneiterung. Arch. ital. di otol., rinol. e laringol. Februar 1921. Ref.: Zentralbl. f. Laryngol. Bd. 37, S. 157. 1921. — Derselbe (2): Beitrag zum Studium der Stirnhöhlen- und Keilbeinhöhlenschleimhaut. Arch. ital. di otol., rinol. e laringol. 1920. H. 5 u. 6. Ref.: Zentralbl. f. Laryngol. Bd. 37. S. 41. 1921. — Derselbe (3): Obliterieren die von ihrer Vorderwand breit eröffneten und ausgekratzten Nebenhöhlen? Arch. ital. di otol., rinol. e laringol. Vol. 31, H. 4. 1920. Ref.: Zentralbl. f. Laryngol. Bd. 36, S. 327. 1920. — Derselbe (4): Über die große differentialdiagnostische Schwierigkeit in einigen Fällen von Orbitalphlegmone und akutem geschlossenem Stirnhöhlenempyem und über den großen Nutzen der Punktion des Sinus nach Citelli in diesen Fällen. Boll. d. malatt. dell' orecchio, della gola e del naso. Mai 1921. Ref.: Zentralbl. f. Laryngol. Bd. 37. S. 397. 1921. — Carter, W. W. (1): Laryngoscope 1911. Ref.: Zentralbl. f. Laryngol. Bd. 27, S. 400. 1911. — Derselbe (2): Ausgedehnte Mucocele des Siebbeins und der Stirnhöhle (postoperativ). Laryngoscope. Januar 1911. Ref.: Zentralbl. f. Laryngol. Bd. 28. S. 138. 1912. — Casali: Ein seltener Fall von Mucocele der rechten Stirnhöhle. Boll. d. malatt. dell' orecchio, della gola e del naso. Februar 1907. Ref.: Zentralbl. f. Laryngol. Bd. 24, S. 187. 1908. — Caucard: Thèse de Paris 1901. — Cavazzani: Zit. bei Gosetti: Zentralbl. f. Augenheilk. 1895. S. 313. — Chaput: Arch. internat. de laryngol., otol.-rhinol. et broncho-oesophagoscopie. 1905. p. 106. — Chavasse et Mahn: Ann. des maladies de l'oreille. Tome 2, p. 427. 1903. — Chiari: Die Stirnhöhlenschußverletzungen. Monatsschr. f. Ohrenheilk. u. Laryngo-Rhinol. 1917. S. 601. — Cholewa: Über die Sondierbarkeit der Stirnhöhlen. Monatsschr. f. Ohrenheilk. u. Laryngo-Rhinol. 1892. S. 241. — Citelli (1): Über eine neue Behandlungsmethode der chronischen Stirnhöhleneiterungen. Zeitschr. f. Laryngol., Rhinol. u. ihre Grenzgeb. Bd. 1, S. 143. 1909. — Derselbe (2): Über eine neue und einfache Methode der Behandlung eitriger Stirn- und Kieferhöhlenentzündungen. L'oto-rhino-laryngol. internat. Juli 1919. Ref.: Zentralbl. f. Laryngol. Bd. 36, S. 16. 1920. — Derselbe (3): Über zwei mit meiner Methode behandelte klinische Fälle von chronischer Stirnhöhleneiterung. Zeitschr. f. Laryngol. Bd. 2, S. 339. 1910 — Claus: Zur Durchleuchtung der Stirnhöhlen. Arch. f. Laryngol. u. Rhinol. Bd. 13, S. 103. 1903. — Coffin, L. A.: Eine neue Behandlungsmethode der Nebenhöhlenerkrankungen ohne Operation. New York med. record. 3. April 1915. Ref.: Zentralbl. f. Laryngol. Bd. 32, S. 139. 1916. — Derselbe: Die nichtchirurgische Behandlung der Nebenhöhlen. Laryngoscope. Dez. 1915. Ref.: Zentralbl. f. Laryngol. Bd. 35, S. 249. 1919. — Compaired: Über die chronischen Entzündung des Stirnsinus und die Ogston-Luccshe Operation. Revist. Ibera-Americ. de Cienc. med. Dezember 1900. Ref.: Zentralbl. f. Laryngol. Bd. 19. S. 67. 1909. — Czerny: Drei plastische Operationen. 1. Osteoplastische Eröffnung der Stirnhöhle. Arch. f. klin. Chirurg. Bd. 50. 1895. — Dahmer: Stirnhöhlenoperationen. Arch. f. Laryngol. u. Rhinol. Bd. 21, S. 406. 1909. — Davis, G. E. (1): Der Blutkuchenverband in der Chirurgie der Stirnhöhle. Laryngoscope. Januar 1919. Ref.: Zentralbl. f. Laryngol. Bd. 36, S. 421. 1920. — Derselbe (2): Welches ist der beste Typus von Radikaloperation der Stirnhöhle? Ann. of otol., rhinol. a. laryngol. September 1912. Ref.: Zentralbl. f. Laryngol. Bd. 29, S. 596. 1913. — Denis: Behandlung der Stirnhöhleneiterung auf endonasalem Wege. Ann. des maladies de l'oreille. Nr. 6. 1912. Ref.: Zentralbl. f. Laryngol. Bd. 28, S. 580. 1912. — Denker (1): Verhandl. d. dtsch. otol. Ges. 1903. S. 87. — Der-

SELBE (2): Praktische Winke zur Technik der Nebenhöhlenoperationen. Verhandl. d. Vereins dtsch. Laryngol. 1912. S. 716. — DERSELBE (3): Die chirurgische Behandlung der Nebenhöhleneiterungen nach Kriegsverletzungen. Münch. med. Wochenschr. 1915. Nr. 24. S. 821. Feldärztliche Beilage. — DERCHEN: Thèse de Paris 1892. — DIEBOLD (1): Sekretfärbung als Hilfsmittel zur Diagnose der Nasennebenhöhleneiterungen. Arch. f. Laryngol. u. Rhinol. Bd. 30, S. 200. 1916. — DERSELBE (2): Zur Diagnose und Behandlung der Nasennebenhöhlenentzündungen. Ref.: Zentralbl. f. Laryngol. Bd. 31, S. 337. 1915. — DREYFUSS: Diskuss. zum Vortrag KAHN: Zur pathologischen Anatomie des Stirnhöhlenempyems. Verhandl. d. Vereins dtsch. Laryngol. 1895. S. 49. — EHMKE: Über die Ergebnisse der BARTHschen Stirnhöhlenoperation. Inaug.-Diss. Greifswald 1920. Ref.: Zentralbl. f. Laryngol. Bd. 37, S. 122. 1921. — v. EICKEN (1): Zur Diagnose der Stirnhöhlenerkrankungen. Verhandl. d. Vereins dtsch. Laryngol. 1906. S. 264. — DERSELBE (2): Erfahrungen mit der KILLIANschen Stirnhöhlenoperation an 100 in den letzten 5 Jahren an der KILLIANschen Klinik operierten Fällen. 1. internat. Laryngol. Kongreß. Wien. 1908. S. 327. — DERSELBE (3): Unsere Erfahrungen über Komplikationen bei Erkrankungen der Nasennebenhöhlen. Verhandl. d. Vereins dtsch. Laryngol. 1908. S. 17. — DERSELBE (4): Fortschritte auf dem Gebiete der Laryngo-Rhinologie. Dtsch. med. Wochenschr. 1909. S. 22. Nr. 1. — DERSELBE (5): Zur Kosmetik nach Stirnhöhlenoperationen. Verhandl. des Vereins dtsch. Laryngol. 1914. S. 423. — DERSELBE (6): Vers. dtsch. Laryngol. 1912. S. 725. — EITNER. E. (1): Zur Kasuistik des sog. Paraffinoms. Med. Klinik 1919. Nr. 3. — DERSELBE (2): HALBERSTÄDTER, Berlin. dermat. Ges. 25. Juli 1922. Ref.: Klin. Wochenschr. 1922. Nr. 43. S. 2164. — ENGELHARDT: Empfiehlt sich die Plombierung der Stirnhöhle nach CITELLI? Med. Klinik 1912. Nr. 33. — ENGELMANN: Der Stirnhöhlenkatarrh. Arch. f. Laryngol. u. Rhinol. Bd. 1, S. 291. 1894. — ESCHWEILER (1): Das histologische Verhalten des Paraffins zum lebenden Gewebe des Menschen. Arch. f. Laryngol. u. Rhinol. Bd. 17, S. 1. 1905. — DERSELBE (2): Die Radikaloperation des Stirnhöhlenempyems nach KILLIAN. Ref.: Zeitschr. f. Ohrenheilk. u. f. Krankh. d. Luftwege. Bd. 46, S. 193. 1904. — DERSELBE (3): Über die Radikaloperation wegen chronischen Empyems der Stirnhöhle nach KILLIAN. Ref.: Zentralbl. f. Laryngol. Bd. 21, S. 294. 1905. — DERSELBE (4): Eine absolute Indikation zur KILLIANschen Operation bei chronischer Stirnhöhleneiterung. Zeitschr. f. Ohrenheilk. u. f. Krankh. d. Luftwege. Bd. 57, S. 355. 1909. — DERSELBE (5): Beiträge zur pathologischen Anatomie der Nebenhöhlenempyeme. I. Zur pathologischen Histologie des chronischen Stirnhöhlenempyems. Arch. f. Laryngol. u. Rhinol. Bd. 17, S. 437. 1905. — DERSELBE (6): Die Radikaloperation des Stirnhöhlenempyems nach KILLIAN. Dtsch. med. Wochenschr. 1903. Nr. 50. Vereinsbeilage. — DERSELBE (7): Stirnhöhlen-Radikaloperation in Lokalanästhesie. Ref.: Zentralbl. f. Laryngol. 1911. S. 329. — DERSELBE (8): Erfahrungen über die Radikaloperation des chronischen Stirnhöhlenempyems nach KILLIAN. Zeitschr. f. Ohrenheilk. u. f. Krankh. d. Luftwege. Bd. 46, S. 102. 1904. — FELS: Inaug.-Diss. München 1914. Ref.: Zentralbl. f. Laryngol. 1916. S. 169. — FERRERI: Die cholesteatomatösen Entzündungen der Nebenhöhlen. Ref.: Internat. Zentralbl. f. Ohrenheilk. Bd. 6, S. 95. 1908. — DERSELBE (2): Über die chirurgische Behandlung der Stirnhöhleneiterungen. Ref.: Zentralbl. f. Laryngol. Bd. 36, S. 51. 1920. — FRAENKEL (1): Über Erkrankungen der Nasennebenhöhlen bei Influenza. Dtsch. med. Wochenschr. 1919. Nr. 4, S. 89. — DERSELBE (2): Beitrag zur Pathologie und Ätiologie der Nasennebenhöhlenerkrankungen. VIRCHOWS Arch. f. pathol. Anat. u. Physiol. 1896. S. 143. — FREER, O. T. (1): Die intranasale Eröffnung des Sinus frontalis bei chronischen Eiterungen. Laryngoscope. Dezember 1915. Ref.: Zentralbl. f. Laryngol. Bd. 32, S. 172. 1916. — DERSELBE (2): Eröffnung der Stirnhöhle von der Nase aus. Ref.: Zentralbl. f. Laryngol. Bd. 32, S. 95. 1916. — DERSELBE (3): Zentralbl. f. Laryngol. 1916. S. 66. — FRENZEL: Die Pneumatocele des Schädels. Inaug.-Diss. Breslau 1909. — FREUDENTHAL: Zentralbl. f. Laryngol. 1907. S. 248. — FREYSTADTL: Der WEBERsche Stimmgabelversuch bei Nebenhöhlenempyem der Nase. Zeitschr. f. Ohrenheilk. u. f. Krankh. d. Luftwege. Bd. 71, S. 28. 1914. — GALLUSSER (St. Gallen) (1): Zentralbl. f. Laryngol. 1919. S. 228. — DERSELBE (2): Der rhinogene Kopfschmerz und die intranasale Stirnhöhlenoperation. Ref.: Zentralbl. f. Laryngol. Bd. 36, S. 18. 1920. — DERSELBE (3): Zentralbl. f. Hals-, Nasen- u. Ohrenheilk. Bd. 4, S. 111. — GERBER: (1) Weitere Beiträge zur Antritis dilatans. Zeitschr. f. Laryngol., Rhinol. u. ihre Grenzgeb. Bd. 8, S. 405. — DERSELBE (2): Empyem der Sinus frontales mit Usur der ganzen vorderen Wand. Arch. f. Laryngol. u. Rhinol. Bd. 8, S. 192. 1898. — DERSELBE (3): Die Komplikationen der Stirnhöhlenentzündungen. Berlin: S. Karger 1909. — DERSELBE (4): Stirnhöhleneiterung. Dtsch. med. Wochenschr. 1911. Nr. 30. S. 1419. — DERSELBE (5): Influenza und Nebenhöhlen. Med. Klinik 1919. Nr. 18, S. 427. — DERSELBE (6): Über Wandveränderungen bei Eiterungen in starrwandigen Knochenhöhlen. Dtsch. med. Wochenschr. 1905. Nr. 14. S. 543. — GERBER (7): bei KLEIN: Inaug.-Diss. Königsberg 1905. — GLAS: Ein neues diagnostisches Hilfsmittel. Ref.: Zentralbl. f. Laryngol. Bd. 27, S. 595. 1911. — GLATZEL: Bemerkungen zur Sondierung der Stirnhöhle. Arch. f. Laryngol. u. Rhinol. Bd. 11, S. 155. 1901. — GOERKE: Bemerkungen zur pathologischen Anatomie der Nase und ihrer Nebenhöhlen. Arch. f. Laryngol. u. Rhinol. Bd. 19, S. 731. 1907. — GOLDMANN (1):

Eine Methode zur Bestimmung der Stirnhöhlengrenzen und ihre diagnostische Bedeutung.
Med. Klinik 1917. Nr. 1. — Derselbe (2): Die Behandlung der Nebenhöhlen der
Nase durch das elektrische Kopflichtbad. Zeitschr. f. physikal. u. diätet. Therapie.
Bd. 25, H. 7. — Golovine: Operative Behandlung der Stirnhöhlenerkrankungen. Ref.:
Zentralbl. f. Laryngol. Bd. 15, S. 354. 1899. — Good (1): Eine intranasale Methode zur
Eröffnung der Stirnhöhle, wobei die weitest mögliche Drainage gewährleistet wird. Laryn-
goscope. April 1908. Ref.: Zentralbl. f. Laryngol. Bd. 26, S. 217. 1910. — Derselbe (2):
Eine einfache und sichere Stirnhöhlenoperation auf dem intranasalen Wege. Ref.: Zentralbl.
f. Laryngol. 1908. S. 574. — Goris: Belg. otol.-laryngol. Ges. in Brüssel 1900. Ref.:
Zentralbl. f. Laryngol. Bd. 17, S. 589. 1901. — Gradenigo: Ref. Internat. Zentralbl. f.
Ohrenheilk. Bd. 5, S. 163. 1907. — Grant: Ref. Zentralbl. f. Laryngol. 1910. S. 405. —
Griessmann: Wie vermeidet man die Gefahren der Sondierung und Ausspülung der Stirn-
höhle? Münch. med. Wochenschr. 1919. Nr. 40, S. 1145. — Grunert: Eine neue Methode
der Plastik nach der Totalaufmeißlung der Stirnhöhle wegen Empyems. Münch. med.
Wochenschr. 1899. Nr. 48. — Grünwald (1): Kasuistische Mitteilungen. Münch. med.
Wochenschr. 1895. Nr. 20. — Derselbe (2): Die Krankheiten der Mundhöhle, des Rachens
und der Nase. Lehmanns med. Handbuch. Bd. 4, Teil 1, S. 156, 165, 336, 342 u. 417. 3. Aufl.
1912. — Derselbe (3): Die Lehre von den Naseneiterungen. 2. Aufl. 1896. München:
J. F. Lehmann. — Derselbe (4): Die septale Stirnhöhlenoperation. Ref.: Zentralbl. f.
Laryngol. Bd. 25, S. 545. 1909. — Derselbe (5): Die klinische Bedeutung der Derivate
des Hiatus semilunaris. Arch. f. Laryngol. u. Rhinol. Bd. 23, S. 183. 1910. — Derselbe (6):
Beiträge zur Kenntnis kongenitaler Geschwülste und Mißbildungen an Ohr und Nase.
Zeitschr. f. Ohrenheilk. u. f. Krankh. d. Luftwege. Bd. 60, S. 270. 1910. — Derselbe (7):
Beiträge zur Chirurgie der oberen Luftwege und Adnexe. Münch. med. Wochenschr. 1891.
Nr. 41. — Derselbe (8): Zur Heilbarkeit der Kieferhöhlenentzündungen. Arch. f.
Laryngol. u. Rhinol. Bd. 9, S. 431. 1899. — Derselbe (9): Verfahren zur Freilegung sämt-
licher Nebenhöhlen der Nase und des Naseninneren. Zentralbl. f. Chirurg. 1906. Nr. 3.
S. 84. — Derselbe (10): Naseneiterungen. 2. Aufl. — Gussenbauer: Die temporäre
Resektion des Nasengerüstes zur Freilegung der Sinus frontales, ethmoidales, sphenoidales
und der Orbitahöhlen. Wien. klin. Wochenschr. 1895. Nr. 21. — Haag: Außergewöhnlicher
Fall von kombinierter Sinusitis caseosa aller oberen Nebenhöhlen der Nase. Zeitschr. f.
Ohrenheilk. u. f. Krankh. d. Luftwege. Bd. 75, S. 90. 1917. — Habermann: Diskuss. zum
Vortrag Hinsberg: „Über den Infektionsmechanismus bei Meningitis infolge Stirnhöhlen-
eiterung." Verhandl. d. dtsch. otol. Ges. 1901. — Haike: Die Röntgenuntersuchung der
Nasennebenhöhlen der Kinder und ihre Ergebnisse für Entwicklungsgeschichte, Diagnostik
und Pathologie. Arch. f. Laryngol. u. Rhinol. Bd. 23, S. 206. 1910. — Hajek, M. (1): Meine
Erfahrungen mit der Trepanation und mit den Radikaloperationen der Stirnhöhle. Wien.
med. Wochenschr. 1908. Nr. 16. — Derselbe (2): Indikation der verschiedenen Behand-
lungs- und Operationsmethoden bei den entzündlichen Erkrankungen der Nebenhöhlen
der Nase. Zeitschr. f. Hals-, Nasen- u. Ohrenheilk. Bd. 4, S. 511. — Derselbe (3): Die
Behandlung der Empyeme der Nasennebenhöhlen. Zeitschr. f. Laryngol., Rhinol. u. ihre
Grenzgeb. Bd. 2, S. 471. 1910. — Derselbe (4): Mitteilung über zwei operative Todesfälle nach Stirnhöhlenoperation. Monatsschr. f. Ohrenheilk. u. Laryngo-Rhinol. 1909.
S. 118. — Derselbe (5): Über Indikationen zur operativen Behandlung bei der chronischen
Stirnhöhlenentzündung. Verhandl. d. Vereins dtsch. Laryngol. 1907. S. 123. — Derselbe
(6): Pathologie und Therapie der entzündlichen Erkrankungen der Nebenhöhlen der Nase.
4. Aufl. 1915. Leipzig u. Wien: Franz Deutike. — Derselbe (7): Eine Modifikation der
Killianschen Operationsmethode bei chronischen Stirnhöhlenempyemen. Ref.: Wien.
klin. Wochenschr. 1906. Nr. 17, S. 516. — Derselbe (8): Lehrbuch 1909. S. 218. —
Hallauer: Mucocele des Sinus frontalis. Zeitschr. f. Augenheilk. Bd. 2, S. 159. 1899.
— Halle (1): Nebenhöhlenoperationen. Zeitschr. f. Hals-, Nasen- u. Ohrenheilk. Bd. 4,
S. 489. 1923. — Derselbe (2): Die intranasale Eröffnung und Behandlung der chronisch
kranken Stirnhöhlen. Arch. f. Laryngol. u. Rhinol. Bd. 24, H. 2, S. 249. 1911. —
Derselbe (3): Innere, äußere und kombinierte Nebenhöhlenoperationen. Verhandl. d. Ges.
dtsch. Hals-Nasen-Ohrenärzte 1922. S. 377. — Derselbe (4): Zeitschr. f. Hals-, Nasen-
u. Ohrenheilk. Bd. 3, S. 385. 1922. — Derselbe (5): Externe oder interne Operation
der Nebenhöhleneiterungen. Berlin. klin. Wochenschr. 1906. Nr. 41, S. 1369 u. Nr. 43,
S. 1404. — Derselbe (6): Die intranasale Operation bei eitrigen Erkrankungen der
Nebenhöhlen. Verhandl. d. Vereins dtsch. Laryngol. 1914. S. 173. — Derselbe (7):
Die intranasalen Operationen bei eitrigen Erkrankungen der Nebenhöhlen der Nase.
Arch. f. Laryngol. u. Rhinol. Bd. 29, S. 73. 1915. — Derselbe (8): Eröffnung der
Stirnhöhle durch osteoplastische oder durch endonasale Methode? Arch. f. Laryngol. u.
Rhinol. Bd. 32, S. 458. 1919. — Derselbe (9): Entgegnung zu Wincklers Arbeit: „Über
Therapie der Stirnhöhlenerkrankungen." Arch. f. Laryngol. u. Rhinol. Bd. 29, S. 466. 1915.
— Hansberg (1): Zum zweizeitigen Vorgehen bei der Radikaloperation der Stirnhöhle
und des Siebbeins. Ref.: Zentralbl. f. Laryngol. Bd. 32, S. 189. 1916. — Derselbe (2):
Die Sondierung der Nebenhöhlen der Nase. Monatsschr. f. Ohrenheilk. u. Laryngo-Rhinol.

1890. Nr. 1, S. 3. — HARTMANN: Supraorbitalneuralgie, hervorgerufen durch Empyem der Nebenhöhlen der Nase infolge von Behinderung des Sekretabflusses aus dem mittleren Nasengang. Berlin. klin. Wochenschr. 1882. Nr. 48, S. 732. — HAYSTROEM: Ein Fall von Cholesteatom in der Stirnhöhle. Ref.: Zentralbl. f. Laryngol. Bd. 32, S. 333. — 1916. HECHT: Ein biegsamer Watteträger für den Stirnhöhlenausführungsgang. Arch. f. Laryngol. u. Rhinol. Bd. 17, S. 170. 1905. — HEINDL: Beiträge zur Therapie der Stirnhöhlenerkrankungen. Monatsschr. f. Ohrenheilk. u. Laryngo-Rhinol. Supp.-Bd. 1921. S. 1256. — HEINE: Monatsschr. f. Ohrenheilk. u. Laryngo-Rhinol. 1906. S. 568. — HENRICI: Zur Technik der Stirnhöhlensondierung. Arch. f. Laryngol. u. Rhinol. Bd. 17, S. 521. 1905. — HERZFELD: 1. Internat. Laryngologenkongreß Wien 1908. S. 339. — HERYNG: Die elektrische Durchleuchtung der Highmorshöhle beim Empyem. Berlin. klin. Wochenschr. 1889. Nr. 35/36, S. 774 u. 798. — HEYMANN: Handbuch d. Laryngol. u. Rhinol. Bd. 3. Wien 1896/1897. — HEYMANN, P. und G. RITTER: Zur Morphologie und Terminologie des mittleren Nasenganges. Zeitschr. f. Laryngol., Rhinol. u. ihre Grenzgeb. Bd. 1, S. 1. 1909. — HINSBERG (1): Über den Infektionsmechanismus bei Meningitis nach Stirnhöhleneiterung. Verhandl. d. dtsch. otol. Ges. 1901. S. 191. — DERSELBE (2): Zur Operation der Stirnhöhleneiterungen. Berlin. klin. Wochenschr. 1918. S. 1181. — HOERNER: Praktische Erfahrungen mit der Erhaltung der vorderen Stirnhöhlenwand bei der Radikaloperation chronischer Stirnhöhleneiterungen. Verhandl. d. Vereins dtsch. Laryngol. 1911. S. 634. — HOFFMANN, R.: Über osteoplastische Operationen an der Stirnhöhle wegen chronischer Eiterung. Verhandl. d. Vereins dtsch. Laryngol. 1907. S. 132. — 1904. Nr. 45. — — HOPE: Zwei Fälle von akuter Stirnhöhleneiterung im Anschluß an Baden. Ref.: Zentralblatt f. Laryngol. Bd. 31, S. 235. 1915. — HORN, H.: Die Behandlung operierter Nebenhöhlen. Verhandl. d. Vereins dtsch. Laryngol. 1909. S. 112. — HOSCH, P. H.: Unsere Erfolge der Radikaloperationen der Sinusitis frontalis. Zeitschr. f. Ohrenheilk. u. f. Krankh. d. Luftwege. Bd. 61, S. 347. 1910. — HUDLER: Über einen Fall vollkommenen Abschlusses der Stirnhöhle von der Nasenhöhle und Fehlen des Ausführungsganges. Arch. f. Laryngol. u. Rhinol. Bd. 26, H. 3. 1912. — JACQUES (1): Ann. des maladies de l'oreille. Tome 2. p. 129. 1903. — DERSELBE (2): Beiderseitige Stirnhöhlenentzündung mit Osteomyelitis der facialen Wand auf der einen Seite und symmetrischer Dehiszenz der cerebralen Wand. Ref.: Zentralbl. f. Laryngol. Bd. 23, S. 311. 1907. — DERSELBE (3): Behandlung des chronischen Stirnhöhlenempyems. Ref.: Zentralbl. f. Laryngol. Bd. 24, S. 312. 1908. — JANSEN (1): Verhandl. d. dtsch. otol. Ges. 1897. S. 170; 1902. S. 88 u. 128. — DERSELBE (2): Verhandl. dtsch. Hals-Nasen-Ohrenärzte 1923. Diskuss. zu dem Referate über „Nebenhöhlen". — DERSELBE (3): Neue Erfahrungen über chronische Nebenhöhleneiterungen. Verhandl. d. dtsch. orol. Ges. 1902. S. 128. — DERSELBE (4): Die operative Behandlung der Stirnhöhleneiterung. Ref.: Zentralbl. f. Laryngol. Bd. 25, S. 404. 1909. — DERSELBE (6): Zur Eröffnung der Nebenhöhlen der Nase bei chronischer Eiterung. Arch. f. Laryngol. u. Rhinol. Bd. 1, S. 135. 1894. — JAUQUET: Belg. oto-rhinol. Ges. 1910. Ref.: Zentralbl. f. Laryngol. Bd. 27, S. 95. 1911. — IMHOFER (1): Ein Fall von Osteoperiostitis des Stirnbeins nach Grippe. Wien. klin. Wochenschr. 1919. Nr. 4. — DERSELBE (2): Die akute Entzündung der Stirnhöhle. Prag. med. Wochenschr. 1911. Nr. 13. — INGALS (1): Intranasale Drainage der Stirnhöhle. Ref.: Zentralbl. f. Laryngol. Bd. 26, S. 423. 1910. — DERSELBE (2): Intranasale Drainage der Stirnhöhle. INGALSche und HALLEsche Operation. Ref.: Zentralbl. f. Laryngol. Bd. 24, S. 573. 1908. — DERSELBE (3): Intranasale Drainage der Stirnhöhle. Ref.: Zentralbl. f. Laryngol. Bd. 22, S. 113. 1906. — IVANOFF: Über die fronto-ethmoidale Trepanation. Zeitschr. f. Laryngol., Rhinol. u. ihre Grenzgeb. Bd. 5, S. 265. 1912. — IWANOW: Zur Frage der Radikaloperation der Stirnhöhle. Ref.: Zentralbl. f. Laryngol. Bd. 22, S. 333. 1906. — DERSELBE (2): Zur Frage der Radikaloperation der Stirnhöhle. Ref.: Zentralbl. f. Laryngol. Bd. 23, S. 371. 1907. — JURASZ: Über die Sondierung der Stirnbeinhöhle. Berlin. klin. Wochenschr. 1887. Nr. 3, S. 34. — KAHLER: Zur Frage der Genese der Cholesteatome der Nebenhöhlen. Wien. klin. Wochenschr. 1908. Nr. 16. — DERSELBE (2): 1. internat. Laryngol.-Kongreß 1909. S. 337. — DERSELBE (3): Behandlung der akut bedrohlichen Nebenhöhleneiterungen. Dtsch. med. Wochenschr. 1914. Nr. 13. — KAHLER und AMERSBACH: Kriegschirurgische Erfahrungen aus dem Gebiete der Rhino-Laryngologie im ersten Kriegsjahre. Arch. f. Laryngol. u. Rhinol. Bd. 30, S. 111. 1916. — KAHN: Zur pathologischen Anatomie des Stirnhöhlenempyems. Verhandl. d. Vereins dtsch. Laryngol. 1895. S. 45. — KARUTZ: Stirnhöhlenempyem nach galvanokaustischer Ätzung der unteren Nasenmuschel. Arch. f. Laryngol. u. Rhinol. Bd. 8, S. 555. 1898. — KATZ-BLUMENFELD: Handbuch d. spez. Chirurg. d. Ohres u. d. oberen Luftwege. Bd. 3. 3. Aufl. — KELLING: Analyse des Inhaltes einer Schleimcyste der Stirnhöhle. Wien. med. Wochenschr. 1902. Nr. 32. — KENNY, A. L.: GOLOVINES osteoplastische Operation an der Stirnhöhle. Ref.: Zentralbl. f. Laryngol. Bd. 16, S. 11. 1900. — KENZIE: Diffuse Osteomyelitis nach Nebenhöhleneiterung. Ref.: Zentralbl. f. Laryngol. Bd. 30, S. 197. 1914. — KILLIAN (1): Münch. med. Wochenschr. 1895. Nr. 28. — DERSELBE (2): 4. Vers. süddtsch. Laryngol. 1897. — DERSELBE (3): Zit. nach ONODI: Arch. f. Laryngol. u. Rhinol. Bd. 15. S. 62. — DERSELBE (4): Bei v. EICKEN: 1. internat. laryngol. Kongreß 1909. S. 327. 328. — DER-

SELBE (5): Bemerkungen zur Radikaloperation chronischer Kiefer- und Stirnhöhleneiterungen. Verhandlungen d. Vereins dtsch. Laryngol. 1904. S. 21. — Derselbe (6): Die Krankheiten der Stirnhöhle. Handbuch d. Laryngol. u. Rhinol. von P. Heymann. Bd. 3. Wien 1896/97. — Derselbe (7): Über kommunizierende Stirnhöhlen. Verhandl. d. Vereins dtsch. Laryngol. 1897. S. 154. — Derselbe (8): Die Killiansche Radikaloperation chronischer Stirnhöhleneiterungen. Weiteres kasuistisches Material und Zusammenfassung. Arch. f. Laryngol. u. Rhinol. Bd. 13, S. 59. 1903. — Derselbe (9): Die Thrombophlebitis des oberen Längsblutleiters nach Entzündung der Stirnhöhlenschleimhaut. Zeitschr. f. Ohrenheilk. u. f. Krankh. d. Luftwege. Bd. 37, S. 343. 1900. — Derselbe (10): Ein Fall von Cellulitis ethmoidalis anterior cum dilatatione. Verhandl. des Vereins dtsch. Laryngol. 1900. S. 432. — Derselbe (11): Die Erkrankungen der Nasennebenhöhlen bei Scharlach. Verhandl. d. Vereins dtsch. Laryngol. 1908. S. 10. — Derselbe (12): Die Probepunktion der Nasennebenhöhlen. Verhandl. d. Vereins dtsch. Laryngol. 1896. S. 93. — Kiproff- (Sofia): Acta oto-laryngol. Vol. 3, p. 442. — Kobrack: Die konservative Radikaloperation großer Stirnhöhlen mittels Gitterplastik. Arch. f. Laryngol. u. Rhinol. Bd. 32, S. 487. 1920. — Kocher (1): Zit. bei E. Koenig: Inaug.-Diss. Bern 1882. — Derselbe (2): Chirurgische Operationslehre. 5. Aufl. 1907. S. 565. — Körner bei Bätke: Inaug.-Diss. Rostock 1905. — Koschier: Ref. Zentralbl. f. Laryngol. 1909. S. 440. — Kramm: Was können wir bei chronischen Eiterungen der Stirnhöhle, des Siebbeins und der Keilbeinhöhle mit der intranasalen Therapie leisten? Zeitschr. f. Ohrenheilk. u. f. Krankh. d. Luftwege. Bd. 52, S. 76. 1906. — Krauss: Die Killiansche Radikaloperation chronischer Stirnhöhleneiterungen. Arch. f. Laryngol. u. Rhinol. Bd. 13, S. 28. 1903. — Kretschmann (1): Beitrag zur Behandlung der Stirnschüsse. Beitr. z. Anat., Physiol., Pathol. u. Therapie d. Ohres, d. Nase u. d. Halses. Bd. 9, S. 345. 1917. — Derselbe (2): Die Operation der Stirnhöhle nach Szamoylenkos Vorschlag. Arch. f. Laryngol. u. Rhinol. Bd. 31, S. 461. 1918. — Kubo: Erfahrungen über die Radikaloperation (nach Killian) der Sinusitis frontalis chronica. Ref.: Zentralbl. f. Laryngol. Bd. 28, S. 202. 1912. — Kuhnt (1): Über die Beziehungen der Erkrankungen der Nase, ihrer Nebenhöhlen und des Nasenrachenraumes zu denen des Auges. Dtsch. med. Wochenschr. 1908. Nr. 38, S. 1623. — Derselbe (2): Über die entzündlichen Erkrankungen der Stirnhöhlen und ihre Folgezustände. Wiesbaden: J. F. Bergmann 1895. — Derselbe (3): Mucocele der Stirnhöhle und des Siebbeinlabyrinths mit plötzlichem hochgradigem Exophthalmus. Zeitschr. f. Augenheilk. Bd. 33. 1915. — ter Kuile, Th. E.: Über doppelseitige Stirnhöhlenoperation und deren ästhetischen Effekt. Zeitschr. f. Laryngol., Rhinol. u. ihre Grenzgeb. Bd. 1, S. 645. 1909. — Kümmel (1): Die Probepunktion der Stirnhöhle. Ref.: Zentralbl. f. Laryngol. 1922. S. 42. — Derselbe (2): Tödliche Meningitis durch eine Duraverletzung bei einer intranasalen Abtragung der mittleren Muschel. Verhandl. d. Vereins dtsch. Laryngol. 1913. S. 174. — Kuttner: Über die Indikationen zur Radikaloperation bei entzündlichen Erkrankungen der Nebenhöhlen der Nase. Berlin. klin. Wochenschr. 1908. Nr. 11, S. 529. — Lack (1): Edinburgh med. journ. Vol. 2. 1902. Vol. 52, p. 544. 1902 u. Vol. 53, p. 544. 1902. — Derselbe (2): Behandlung chronischer Stirnhöhleneiterung. Ref.: Zentralbl. f. Laryngol. Bd. 19, S. 448. 1903. — Lange (1): Über Heilungsvorgänge nach Operationen von den Nasennebenhöhlen. Beitr. z. Anat., Physiol., Pathol. u. Therapie d. Ohres, d. Nase u. d. Halses. Bd. 13, S. 1. — Derselbe (2): Wiederholte Stirnhöhlenoperationen. Zeitschr. f. Hals-, Nasen- u. Ohrenheilk. Bd. 6, S. 125. — Derselbe (3): Über die Anwendung der Lokalanästhesie bei Operationen der Stirnhöhle und des Siebbeins auf facialem und orbitalem Wege. Beitr. z. Anat., Physiol., Pathol. u. Therapie d. Ohres, d. Nase u. d. Halses. Bd. 5, S. 294. 1911. — Langenbeck-Barkhausen: Neue Bibliothek f. d. Chirurg. u. Ophthalm. Bd. 12, S. 238. Zit. bei Birch-Hirschfeld. — Lannois und Sargnon: Die Stirnhöhleneiterung im Kriege. Ref.: Zentralblatt f. Laryngol. Bd. 34, S. 77. 1918. — Laurens (1): Ann. des maladies de l'oreille. Tome 1 u. 2. 1904. — Derselbe (2): Operationsverfahren für die doppelseitigen Hirnhöhlenempyeme. Ref.: Zentralbl. f. Laryngol. Bd. 24, S. 274. 1908. — Law: Ref.: Zentralbl. f. Laryngol. 1915. S. 31. — Lermoyez: Zit. bei K. M. Menzel: Experimentelle Kieferhöhlenspülungen. Arch. f. Laryngol. Bd. 17, S. 371. 1905. — Derselbe (2): Ann. des maladies de l'oreille. Tome 1, p. 436; Tome 2, p. 437. — Leuwer: Ein neuer Nasensauger. Dtsch. med. Wochenschr. 1906. Nr. 10, S. 381. — Levinger: Pneumocele des Sinus frontalis (nach Killianscher Operation des Stirnhöhlenempyems). Arch. f. Laryngol. u. Rhinol. Bd. 19, S. 528. 1907. — Levinger: Der eitersaugende Nasenhöhlenspiegel oder ein Sieglescher Trichter für die Nase. Arch. f. Laryngol. u. Rhinol. Bd. 28, S. 491. 1914. — Lichtwitz: Über das auf natürlichem Wege diagnostizierte und behandelte „latente" Empyem des Sinus frontalis. Therap. Monatsh. 1893. H. 8/9, S. 389. — Lindt: Bei Luc: Ann. des maladies de l'oreille. Tome 35, p. 325. 1909. — Derselbe (2): Erfahrungen bei der Radikalbehandlung der Eiterungen der Stirn- und Siebbeinhöhlen seit dem Jahre 1902. Zeitschr. f. orthop. Chirurg. Bd. 116. 1912. — Derselbe (3) (Müller): Zentralbl. f. Laryngol. 1914. S. 146. — Lombard: Über die Indikationen zur Operation bei einigen klinischen und anatomischen Formen von Stirnhöhlenempyemen. Ref.: Zentralbl. f. Laryngol. Bd. 22, S. 74. 1906. — Lothrop, H. A.: Die Behandlung der Stirnhöhleneiterung. Ref.: Zentralbl. f.

Laryngol. Bd. 36, S. 250. 1920. — LOTHROP: Die Eiterungen der Stirnhöhle mit den Resultaten einer neuen Operation. Ref.: Zentralbl. f. Laryrgol. Bd. 32, S. 74. 1916. — LUBET-BARBON: Ann. des maladies de l'oreille. Tome 1. 1899. — LUBET-BARBON und LABER-NADIL: Die mittlere Muschel in ihren Beziehungen zu den entzündlichen Erscheinungen seitens der Nebenhöhlen. Ref.: Zentralbl. f. Laryngol. Bd. 37, S. 317. 1921. — LUC (1): Semaine med. 16. Juni 1894. Zentralbl. f. Laryngol. Bd. 11, S. 337. 1895. — DERSELBE (2): Arch. internat. de laryngol., otol.-rhinol. et broncho-oesophagoscopie. 1897. p. 421. — DERSELBE (3): Rev. hebdom. de laryngol. Tome 2, p. 34. 35. 1902. — DERSELBE (4): Pub.. von LERMOYEZ: Ann. des malad. de l'oreille. Tome 2, p. 434. 1902. — DERSELBE (5): Daselbst Tome 2, p. 509. 1903. — DERSELBE (6): Sinusitis fronto-ethmoidalis in Lokalanästhesie operiert. Ref.: Zentralbll. f. Laryngol. 1911. S. 190. — DERSELBE (7): Anwendung der Lokalanästhesie bei Radikaloperation der chronischen Stirnhöhleneiterung. Zeitschr. f. Laryngol., Rhinol. u. ihre Grenzgeb. Bd. 2, S. 535. 1910. — DERSELBE (8): Meine gegenwärtige Technik bei der Radikalbehandlung der chronischen Stirnhöhleneiterungen. Zeitschr. f. Laryngol., Rhinol. u. ihre Grenzgeb. Bd. 4, S. 273. 1911. — DERSELBE (9): Über den Zugang zum Siebbein nach MOSHER. Ref.: Zentralbl. f. Laryngol. Bd. 29, S. 596. 1913. — DERSELBE (10): Drei Fälle von Stirnhöhlenempyem nach der KILLIANschen Methode operiert. Ref.: Zentralbl. f. Laryngol. Bd. 18, S. 179. 1902. — DERSELBE (11): Vorträge über die Eiterungen des mittleren Ohres und der Nebenhöhlen der Nase sowie ihre intrakraniellen Komplikationen. Paris: J. B. Ballière et Fils 1900. — MACLEY, N.: Osteomyelitis des Schädels nach intranasaler Operation wegen chronischer Stirnhöhleneiterung. Ref.: Zentralbl. f. Laryngol. Bd. 35, S. 31. 1919. — MACNAB: Die Behandlung der Nebenhöhleneiterung mittels Ionisation. Ref.: Zentralbl. f. Laryngol. Bd. 30, S. 436. 1914. — MADER: Beiträge zur KILLIANschen Radikaloperation der chronischen Stirnhöhleneiterungen, sowie Mitteilung einer neuen Behandlungsmethode des Kieferhöhlenempyems. Arch. f. Laryngol. Bd. 20, S. 56. 1908. — MAHLER: Zur Frage der Genese der Cholesteatome der Nebenhöhlen. Wien. med. Wochenschr. 1908. Nr. 16. — MALJUTIN (1): Radikale Operation bei eitriger Entzündung des Sinus frontalis nach vereinfachter Methode. Arch. f. Laryngol. u. Rhinol. Bd. 27, S. 468. 1913. — DERSELBE (2): Zur Kasuistik der Stirnhöhlenentzündung. Arch. f. Laryngol. u. Rhinol. Bd. 19, S. 363. 1907. — MANASSE (1): Über Exostosen und Mucocele der Stirnhöhlen. Verhandl. d. Vereins dtsch. Laryngol. 1910. S. 302. — DERSELBE (2): Verhandl. d. Vereins dtsch. Hals-Nasen-Ohrenärzte 1923. 1. Teil, S. 473. — MANN: Mucocele des rechten Siebbeins. Verhandl. d. dtsch. otol. Ges. 1901. 10. Versammlg. — MARLY und BOURGUET: Die Stirnhöhlenentzündung. Ref.: Zentralbl. f. Laryngol. Bd. 28, S. 359. 1912. — MARSCHIK (1): Zur Technik der radikalen Stirnhöhlenoperation. Verhandl. d. Vereins dtsch. Laryngol. 1914. S. 415. — DERSELBE (2): Vers. dtsch. Laryngol. 1912. Diskuss. zu KAHLENS Vortrag. 1914. — DERSELBE (3): Deckung eines Stirnknochendefektes durch Rippenknorpel. Wien. med. Wochenschr. 1914. Nr. 20. — MARTIN: Behandlung doppelseitiger Stirnhöhleneiterungen nach Trepanation in der Medianlinie und Y-Drainage. Inaug.-Diss. Paris 1908, Ref.: Zentralbl. f. Laryngol. Bd. 25, S. 514. 1909. — MARX (1): Beitr. z. Anat., Physiol.-Pathol. u. Therapie d. Ohres, d. Nase u. d. Halses. Bd. 11, S. 149. — MARX, G.: Fetttransplantation nach Stirnhöhlenoperation. Zeitschr. f. Ohrenheilk. u. f. Krankh. d. Luftwege. Bd. 61, S. 7. 1910. — MENZEL: Experimentelle Kieferhöhlenspülungen. Arch. f. Laryngol. u. Rhinol. Bd. 17, S. 371. 1905. — DERSELBE (2): Zur Behandlung der akuten Stirnhöhlenentzündungen. Monatsschr. f. Ohrenheilk. u. Laryngo-Rhinol. Bd. 48, S. 418. 1914. — MERGIER: Presse méd. Belg. 1905. Nr. 46. Ref.: Zentralbl. f. Ohrenheilk. u. f Krankh. d. Luftwege. Bd. 4, S. 249. — MERMOD (1): Meningo-Encephalitis im Anschluß an die Exploration einer sog. Stirnhöhle. Ref.: Zentralbl. f. Laryngol. Bd. 13, S. 333. 1897. — DERSELBE (2): Bei POPOFF: Thèse de Lausanne 1907. — DERSELBE (3): Arch. internat. de laryngol., otol.-rhinol. et broncho-oesophagoscopie. Tome 20, p. 48. 1905. — MEURERS: Über 4 im Anschluß an eitrige Nebenhöhlenerkrankungen entstandene Komplikationen mit tödlichem Ausgang. Zeitschr. f. Ohrenheilkunde u. f. Krankh. d. Luftwege. Bd. 60, S. 335. 1910. — MEYER, ARTUR: Laryngol. Ges. Berlin, 6. Juni 1901. — MEYES: Mitteilung eines Falles vermutlicher Pneumatocele des Sinus frontalis. Monatsschr. f. Ohrenheilk. u. Laryngo-Rhinol. 1898. S. 467. — MINK (1): Einfache Hilfsmittel in der Rhinologie. Verhandl. d. Vereins dtsch. Laryngol. 1906. S. 313. — DERSELBE (2): Eine osteoplastische Methode zur Eröffnung der Stirnhöhle. Arch. f. Laryngol. u. Rhinol. Bd. 32, S. 179. 1920. — MOLLY: Thèse de Nancy. 1903. S. 32. — MOSZKOWICZ: Über subkutane Paraffininjektionen. Wien. klin. Wochenschr. 1903. Nr. 2, S. 33. — MOURE (1): 12. Internat. Ärztekongreß. Ref.: Zentralbl. f. Laryngol. Bd. 14. S. 125. 1898. — DERSELBE (2): Klinische Betrachtungen über die Stirnhöhlenempyeme. Ref.: Zentralbl. f. Laryngol. Bd. 21, S. 225. 1905. — MUCK: Über eine Vorrichtung zum Ansaugen von Sekreten aus den Nebenhöhlen der Nase. Münch. med. Wochenschr. 1905. Nr. 42. S. 2027. — MÜLLER: Zeitschr. f. Laryngol., Rhinol. u. ihre Grenzgeb. Bd. 6. — v. NAVRATIL: Über den kosmetischen Wert der KILLIANschen radikalen Stirnhöhlenoperation. Ref.: Zentralbl. f. Laryngol. Bd. 30, S. 147. 1914. — NEUENBORN: Einiges über die KILLIANsche Radikaloperation der Stirnhöhle und Paraffininjektion. Ref.: Zentralbl. f. Laryngol. Bd. 20, S. 569. 1904. — Nicolas: Über die extranasalen Operationsmethoden bei Stirnhöhlenerkrankungen. Inaug.-Diss. Marburg 1920. — Noltenius bei Thiele: Beitrag zur Killianschen Radikaloperation chronischer Stirnhöhleneiterungen. Arch. f. Laryngol. u. Rhinol. Bd. 14, S. 543. 1903. — Nühsmann: Ein neues Verfahren zur Behandlung akuter und chronischer Schleimhauterkrankungen der oberen Luftwege. Arch. f. Ohren-, Nasen- u. Kehlkopfheilk. Bd. 106, S. 156. 1920. — Ogston (1): Trepanation der Sinus frontalis wegen katarrhalischer Erkrankungen. Ref.: Zentralbl. f. Laryngol. Bd. 1, S. 344. 1885. — Derselbe (2): Arch. internat. de laryngol. otol.-rhinol. et broncho-oesophagoscopie. 1894. p. 185; 1896. p. 163. Ref.: Zentralbl. f. Laryngol. Bd. 11, S. 337. — Ogston-Luc: Ann. des maladies de l'oreille. Tome 1, p. 274. — Onodi (1): Mit meningealen Symptomen verlaufender Fall von akuter Stirnhöhleneiterung. Ref.: Zentralbl. f. Laryngol. Bd. 25, S. 403. 1909. — Derselbe (2): Über einige chirurgisch wichtige Formverhältnisse der Stirnhöhle, über den Recessus cristae galli, Torus olfactorius und Recessus paracribrosus. Arch. f. Laryngol. u. Rhinol. Bd. 27, S. 126. 1913. — Derselbe (3): Die Dehiszenzen der Nebenhöhlen der Nase. Arch. f. Laryngol. u. Rhinol. Bd. 15, S. 62. 1904. — Derselbe (4): Eröffnung der Stirnhöhle, Neurektomie des N. supraorbitalis. Ref.: Zentralbl. f. Laryngol. Bd. 25, S. 405. 1909. — Derselbe (5): Nasennebenhöhlenkrankheiten in den ersten Lebensjahren. Ref.: Zentralbl. f. Laryngol. Bd. 31, S. 308. 1915. — Derselbe (6): Die Muschelzellen (sog. Knochenblasen). Arch. f. Laryngol. u. Rhinol. Bd. 15, S. 306. 1904. — Derselbe (7): Über die cerebrale Wand der Stirnhöhle und ihre praktische Bedeutung. Arch. f. Ohren-, Nasen- u. Kehlkopfheilk. Bd. 98, S. 31. 1916. — Derselbe (8): Zur Kenntnis der Höhlen im Stirnbein. Arch. f. Laryngol. u. Rhinol. Bd. 14, S. 375. 1903. — Derselbe (9): Die Mucocele des Siebbeinlabyrinthes. Arch. f. Laryngol. u. Rhinol. Bd. 17, S. 415. 1905. — Oppenheimer (1): Eine Verdammung des Paraffins in der kosmetischen Rhinoplastik. Ref.: Zentralbl. f. Laryngol. Bd. 37, S. 193. 1921. — Derselbe (2): Entzündliche Erkrankungen der Nasennebenhöhlen bei Kindern. Ref.: Zentralbl. f. Laryngol. Bd. 29, S. 336. 1913. — Oppikofer (1): Arch. internat. de laryngol., otol.-rhinol. et broncho-oesophagoscopie. Tome 22, p. 811. 1907. — Derselbe (2): Über den Wert des Glasschen Symptoms bei akuter und chronischer Nebenhöhleneiterung. Ref.: Zentralbl. f. Laryngol. Bd. 34, S. 12. 1918. — Derselbe (3): Beiträge zur normalen und pathologischen Anatomie der Nase und ihrer Nebenhöhlen. Arch. f. Laryngol. u. Rhinol. Bd. 19, S. 28. 1906. — Derselbe (4): Mikroskopische Untersuchung der Schleimhaut von 165 chronisch-eiternden Nebenhöhlen der Nase nebst Beitrag zur Genese der Plattenepithelcarcinome der Nebenhöhlen. Arch. f. Laryngol. u. Rhinol. Bd. 21, S. 422. 1909. — Derselbe (5): Mikroskopische Befunde von Nebenhöhlenschleimhaut bei chronischem Empyem. Verhandl. d. Vereins dtsch. Laryngol. 1907. S. 372. — Panse: Ein Nasenansatz zur Saugbehandlung. Verhandl. d. Vereins dtsch. Laryngol. 1913. S. 170. — Passow (1): Über Stirnhöhleneiterungen und ihre Behandlung. Berlin. klin. Wochenschr. 1905. Nr. 28. — Derselbe (2): Beitr. z. Anat., Physiol., Pathol. u. Therapie d. Ohres, d. Nase u. d. Halses. Bd. 1, S. 67. — Derselbe (3): Daselbst Bd. 8. — Derselbe (4): Monatsschr. f. Ohrenheilk. u. Laryngo-Rhinol. 1906. — Peukert: Weitere Beiträge zur Anwendung der Lokalanästhesie mit Suprareninanämie. Bruns, Beitr. z. klin. Chirurg. Bd. 66, S. 377. 1910. — Peyser: Versamml. dtsch. Laryngol. Berlin 1912. — Pfeiffer: Ein Fall von Osteom und Mucocele des Sinus frontalis mit Perforation der cerebralen Wand. Zeitschr. f. Ohrenheilk. u. f. Krankh. d. Luftwege. Bd. 64, S. 223. 1916. — Pick (1): Zur Therapie der chronischen Stirnhöhleneiterung. Dtsch. med. Wochenschr. 1913. Nr. 37. — Derselbe (2): Über einen geheilten Fall von chronischer Stirnhöhleneiterung mit radiumemanationshaltiger Luftdruckerniedrigung, untermischt mit Adrenalinnebel. Dtsch. med. Wochenschr. 1911. Nr. 25. — Piffl: Kriegserkrankungen der Nasennebenhöhlen. Wien. klin. Wochenschr. 1914. Nr. 50, S. 1604. — Prada: Sinusitis fronto-ethmoidalis ausschließlich gonorrhoischen Ursprungs. Ref.: Zentralbl. f. Laryngol. Bd. 31, S. 73. 1915. — Pratt: Trichinose unter dem Bilde von Sinusitis frontalis. Ref.: Zentralbl. f. Laryngol. Bd. 32, S. 246. 1916. — Praun: Inaug.-Diss. Erlangen 1890. — Preysing: Spongiosierung der Stirnhöhlen. Zeitschr. f. Laryngol., Rhinol. u. ihre Grenzgeb. Bd. 3, S. 349. 1911. — Prince: Eine Operation zur Obliteration der Stirnhöhle mit Vermeidung von supraorbitaler Deformität. Ref.: Zentralbl. f. Laryngol. Bd. 26, S. 358. 1910. — Pröbsting: Über die Entwicklung von Nasenschleimpolypen infolge von Nebenhöhleneiterung. Verhandl. d. Vereins dtsch. Laryngol. 1894. S. 8. — Quix: Ref.: Zentralbl. f. Laryngol. 1911. S. 233. — Reichel: Bericht über 60 nach Killians Methode ausgeführte Stirnhöhlenoperationen. Verhandl. d. dtsch. otol. Ges. 1907. S. 155. — Reipen: Stirnhöhlenentzündung, Pyämie, Meningitis serosa, Heilung. Zeitschr. f. Laryngol., Rhinol. u. ihre Grenzgeb. Bd. 3, S. 561. 1910. — Réthi (1): Neue Methode einer intranasalen Eröffnung der Stirnhöhle. Ref.: Zentralbl. f. Laryngol. Bd. 31, S. 246. 1915. — Derselbe (2): Die intranasale Eröffnung der Stirnhöhle. Ref.: Zentralbl. f. Laryngol. Bd. 30, S. 147. 1914. — Derselbe (3): Über die intranasale Eröffnung der Stirnhöhle. Verhandl. d. Vereins dtsch. Laryngol. 1913. S. 214. — Derselbe (4): Methode zur intranasalen Eröffnung der Stirnhöhle. Verhandl. d. Vereins dtsch. Laryngol. 1914. S. 175. — Derselbe (5): Bemerkung zu Sondermanns Publikation: „Eine neue Methode zur Diagnostik und Therapie der Nasenerkrankungen." Münch. med. Wochenschr. 1906. Nr. 4, S. 172. — Derselbe (6): Die negative Luftdusche als diagnostisches Hilfsmittel bei Erkrankungen der Nebenhöhlen der Nase. Wien. klin. Rundschau 1899. Nr. 43. — Reusch: Zur Behandlung und Prognose der entzündlichen Erkrankungen der Nasennebenhöhlen. Zeitschr. f. Laryngol., Rhinol. u. ihre Grenzgeb. Bd. 4, S. 725. 1912. — Richardts, G. L.: Ein Rückblick auf 81 Fälle von Stirnhöhlenentzündung; eine vergleichende Studie. Ref.: Zentralbl. f. Laryngol. Bd. 29, S. 71. 1913. — Rick: Ein Fall von Osteom der linken Stirnbeinhöhle und die osteoplastische Aufmeißlung der Stirnhöhle nach Küster. Inaug.-Diss. Marburg 1907. — Ritter (1): Monatsschr. f. Ohrenheilk. u. Laryngo-Rhinol. 1906. Briefl. Mitteilg. — Derselbe (2): Kosmetische Stirnhöhlenoperationen. Zeitschr. f. Laryngol., Rhinol. u. ihre Grenzgeb. Bd. 5, S. 17. 1912. — Derselbe (3): Verh. dtsch. Laryngol. 1912. S. 724. — Derselbe (4): Die Erhaltung der vorderen Stirnhöhlenwand bei der Radikaloperation. Verhandlungen d. Vereins dtsch. Laryngol. 1911. S. 196. — Derselbe (5): Eine neue Methode zur Erhaltung der vorderen Stirnhöhlenwand bei Radikaloperationen chronischer Stirnhöhleneiterungen. Dtsch. med. Wochenschr. 1906. Nr. 32. — Derselbe (6): Über Stirnhöhlenoperationen unter militärischen Gesichtspunkten. Ref.: Zentralbl. f. Laryngol. Bd. 33, S. 240. 1917. — Derselbe (7): Vortrag in d. Berlin. laryngol. Ges. 1921. — Röpke: Die Radikaloperation bei chronischen Verschleimungen und Eiterungen der oberen Nasennebenhöhlen. Arch. f. Laryngol. u. Rhinol. Bd. 8, S. 308. 1898. — Derselbe (2): Kasuistische Beiträge zur Pathologie und Therapie der Erkrankungen der Nasennebenhöhlen. Zeitschr. f. Ohrenheilk. u. f. Krankh. d. Luftwege. Bd. 44, S. 183. 1903. — Derselbe (3): Sitzungsber. d. Vereins d. westdtsch. Hals- u. Ohrenärzte. Köln, 24. April 1904. Ref.: Zentralbl. f. Laryngol. 1904. S. 569. — Derselbe (4): Verhandl. d. otol. Ges. 1907. — Rosenberg: Pneumocele des Sinus frontalis. Arch. f. Laryngol. u. Rhinol. Bd. 20, S. 150. 1908. — Rouvillios: Ann. des maladies de l'oreille. Tome 37, p. 461 1911. Zit. bei Boenninghaus, Handbuch Katz-Blumenfeld. — Rudloff: Arch. f. Ohren-, Nasen- u. Kehlkopfheilk. Bd. 48, S. 91. 1900. — Runge:, L. H.: Hallevi disput chirurg. Nach Steiner. Langenbecks Arch. Bd. 8. Zit. von L. Nicolas. — Rusconi: Akute rechtsseitige Stirnhöhleneiterung infolge eines seit 18 Jahren in der Nasenhöhle derselben Seite liegenden Tampons. Ref.: Zentralbl. f. Laryngol. Bd. 36, S. 51. 1920. — Sack: Über die konservative Behandlung der subakuten und chronischen Nebenhöhleneiterungen. Monatsschr. f. Ohrenheilkunde u. Laryngo-Rhinol. 1911. S. 387. — Sagebiel: Über Stirnhöhlenoperationen mit Demonstrationen. Berlin. klin. Wochenschr. 1908. Nr. 2. S. 82. — Schäffer: Zur Diagnose und Therapie der Erkrankungen der Nebenhöhlen der Nase, mit Ausnahme des Sinus maxillaris. Dtsch. med. Wochenschr. 1890. S. 905. Nr. 41. — Schech: Zur Diagnose und Therapie der chronischen Stirnhöhleneiterung. Arch. f. Laryngol. u. Rhinol. Bd. 3, S. 165. 1895. — Schede: Verhandl. d. dtsch. Ges. f. Chirurg. 1886. — Schenke: Inaug.-Diss. Jena 1898. — Schleifstein: Das Paraffin als kosmetisches Hilfsmittel. Arch. f. Laryngol. u. Rhinol. Bd. 14, S. 447. 1903. — Schlemmer: Die Nebenhöhlenerkrankungen im Kindesalter. Arch. f. Laryngol. u. Rhinol. Bd. 28, H. 1. 1913. — Schloffer: Celluloidplatte vor 16 Jahren zum Ersatze der vorderen Stirnhöhlenwand eingepflanzt. Ref.: Zentralbl. f. Laryngol. u. Rhinol. Bd. 30, S. 147. 1914. — Schmiegelow (1): Mucocele der Stirnhöhle und der Siebbeinzellen. Ref.: Zentralbl. f. Laryngol. Bd. 27, S. 169. 1911. — Derselbe (2): Bei Gerber, S. 139. Quelle unzulänglich. — Schoenborn: Zit. bei Wittkp: In aug.-Diss. Würzburg. 1894. — Schwenn: Arch. f. Laryngol. u. Rhinol. Bd. 11. — Seifert (1): Über die Beziehungen zwischen Nasen- und Augenerkrankungen. Verhandl. d. Vereins dtsch. Laryngol. 1898. S. 235. — Derselbe (2): Zur Diagnose und Therapie der Erkrankungen der Nebenhöhlen der Nase. Ref.: Zentralbl. f. Laryngol. Bd. 16, S. 15. 1900. — Sébiliau: Nach Brémond. Ref.: Zentralbl. f. Laryngol. 1911. S. 168. — Seraphinenlazarett: Ref. Zentralbl. f. Laryngol. 1908, S. 311. — Siebenmann (1): Die Rücklagerung der Nase bei der doppelseitigen Stirnhöhlenoperation. Arch. f. Laryngol. u. Rhinol. Bd. 15, S. 501. 1904. — Derselbe (2): Zeitschr. f. Ohrenheilk. u. f. Krankh. d. Luftwege. Bd. 61, S. 347, 352 u. 362. 1910. — Skillern, R. H. (1): Unangenehme Folgen nach der äußeren Stirnhöhlenoperation. Eine kritische Betrachtung von 20 Fällen. Ref.: Zentralbl. f. Laryngol. Bd. 30, S. 148. 1914. — Derselbe (2): Die äußere Stirnhöhlenoperation. Ref.: Zentralbl. f. Laryngol. Bd. 34, S. 77. 1918. — Sobernheim: Zit. bei Grünwald: Krankheiten der Mundhöhle usw. S. 340. — Sondermann: Eine neue Methode zur Diagnose und Therapie der Nasenerkrankungen Münch. med. Wochenschr. 1905. Nr. 1, S. 14. — Spiess, G. (1): Die endonasale Chirurgie des Sinus frontalis. Arch. f. Laryngol. u. Rhinol. Bd. 9, S. 285. 1899. — Derselbe (2): Diagnose und endonasale Behandlung des Stirnhöhlenempyems. Ref.: Zentralbl. f. Laryngol. Bd. 17, S. 172. 1901. — Derselbe (3): Vers. dtsch. Laryngol. 1912. S. 723. — Sprenger: Ein Fall von Schleimhautcyste der Stirnhöhle. Arch. f. Laryngol. u. Rhinol. Bd. 19, S. 136. 1907. — Ssamoylenko: Postoperative Veröxung der Stirnhöhlen. Arch. f. Laryngol. u. Rhinol. Bd. 27, S. 137. 1913. — Stein: Über die Verwendung der Paraffin-Injektionen in der Rhinologie. Verhandl. d. Vereins dtsch. Laryngol. 1904. S. 62.

Derselbe (2): Paraffin Injektionen. Stuttgart: Ferd. Enke 1904. — Derselbe (3): Ein Beitrag zur Symptomatologie der entzündlichen Erkrankungen der Nebenhöhlen der Nase. Monatsschr. f. Ohrenheilk. u. Laryngo-Rhinol. 1921. Ergänzungsband, S. 1647. — Steiner (1): Über die Entwicklung der Stirnhöhlen und deren krankhafte Erweiterung durch Ansammlung von Flüssigkeiten. Langenbecks Arch. f. klin. Chirurg. Bd. 13, S. 116. 1872. — Derselbe (2): Zwei Fälle cystischer Erweiterung von Knochenhöhlen am Eingange der Orbita. Ref.: Zentralbl. f. Augenheilk. Bd. 21, S. 161. 1897. — Stenger (1): Über einen Fall von Mucocele der Stirnhöhle. Zeitschr. f. Ohrenheilk. u. f. Krankh. d. Luftwege. Bd. 57, S. 346. 1909. — Derselbe (2): Zur Technik der endonasalen Siebbeinoperation (einschließlich Keilbein- und Stirnhöhle). Zeitschr. f. Ohrenheilk. u. f. Krankh. d. Luftwege. Bd. 64, S. 46. 1912. — Strazza: Ref.: Zeitschr. f. Ohrenheilk. u. f. Krankh. d. Luftwege. Bd. 36, S. 374. 1900. — Strübell: Über Statistik der Nebenhöhlenerkrankungen der Nase. Arch. f. Laryngol. u. Rhinol. Bd. 14, S. 461. 1903. — Struycken (1): Zeitschr. f. Laryngol., Rhinol. u. ihre Grenzgeb. Bd. 5. S. 236. — Derselbe (2): Zur Behandlung der eitrigen Stirnhöhlenentzündungen. Ref.: Zentralbl. f. Laryngol. Bd. 23, S. 109. 1907. — Derselbe (3): Ein Hilfsmittel beim Sondieren des Sinus frontalis. Arch. f. Laryngol. u. Rhinol. Bd. 11, S. 154. 1901. — Taptas (1): Arch. internat. de laryngol., otol.-rhinol. et broncho-oesophagoscopie. Tome 22, p. 807. 1906. — Derselbe (2): Beitrag zur radikalen Operation von komplizierten chronischen Nebenhöhlenempyemen. Ref.: Zentralbl. f. Laryngol. Bd. 17, S. 114. 1901. — Derselbe (3): Sinusitis frontalis bilateralis, maxillaris dextra und sphenoidalis bilateralis. Ref.: Internat. Zentralbl. f. Ohrenheilk. Bd. 13, S. 37. — Derselbe (4): Zwei Fälle von Mucocele des Sinus frontalis. Ref.: Internat. Zentralbl. f. Ohrenheilkunde. Bd. 9, S. 482. — Derselbe (5): Meine Methode der Radikaloperation des Sinus frontalis. Ref.: Zeitschr. f. Ohrenheilk. u. f. Krankh. d. Luftwege. Bd. 49, S. 387. — Derselbe (6): Über ein vervollkommnetes Operationsverfahren zur Behandlung der chronischen Stirnhöhleneiterungen. Ref.: Zentralbl. f. Laryngol. Bd. 23, S. 308. 1907. — Terrier: Betrachtungen über die Gefahren der Radikaloperation der Sinusitis frontalis. Ref.: Zentralblatt f. Laryngol. Bd. 36, S. 128. 1920. — Thiele: Beitrag zur Killianschen Radikaloperation chronischer Stirnhöhleneiterungen. Arch. f. Laryngol. Bd. 14. S. 537. 1903. — Thiersch: Über Extraktion von Nerven. Chirurg.-Kongreßbericht. Bd. 1, S. 44. 1889. — Thomas, Th: Operation zur Heilung von Stirnhöhleneiterung. Ref.: Zentralblatt, f. Laryngol. Bd. 18, S. 373. 1902. — Thomson: Ann. des maladies de l'oreille. Tome 2, p. 413. 1905. — Thompson, J. A.: Eine sichere intranasale Methode zur Eröffnung der Stirnhöhle. Ref.: Zentralbl. f. Laryngol. Bd. 28, S. 40. 1912. — Thorupson: Ref.: Zentralbl. f. Laryngol. 1912. S. 40. — Tilley, H. (1): Arch. f. Ohren-, Nasen- u. Kehlkopfheilk. Bd. 48, S. 88. 1900. — Derselbe (2): Chronische Stirnhöhleneiterung und ihre Behandlung durch Kuhnts Radikaloperation. Ref.: Zentralbl. f. Laryngol. Bd. 18, S. 45. 1902. — Derselbe (3): Bericht über einen Fall von Osteomyelitis, 9 Monate nach radikaler Stirnhöhlenoperation. Ref.: Zentralbl. f. Laryngol. Bd. 28, S. 111. 1912. — Derselbe (4): Die intranasale Behandlung des Stirnhöhlenempyems. Ref.: Zentralbl. f. Laryngol. Bd. 30, S. 437. 1914. — Derselbe (5): Zwei interessante Fälle von Stirnhöhleneiterung. Ref.: Zentralbl. f. Laryngol. Bd. 17, S. 540. 1901. — Tomlinson, W. H.: Negativer Luftdruck bei Nebenhöhlenerkrankung. Ref.: Zentralbl. f. Laryngol. Bd. 29, S. 335. 1913. — Tovölgyi: Neue Nasen- und Kehlkopfinstrumente. Arch. f. Laryngol. u. Rhinol. Bd. 28, S. 343. 1914. — Tresp: Inaug.-Diss. Greifswald 1901. S. 29. — Turner, L. (1): Bedeutung der Durchleuchtung für die Diagnose der Stirnhöhlenerkrankungen. Ref.: Arch. f. Ohren-, Nasen- u. Kehlkopfheilk. Bd. 48, S. 92. 1899. — Derselbe (2): Edinburgh med. Journ. Vol. 59, p. 246. 1905. — Derselbe (3): Die operative Behandlung der chronischen Stirnhöhleneiterung. Ref.: Zentralbl. f. Laryngol. Bd. 22, S. 47. 1906. — Uckermann: Zeitschr. f. Laryngol., Rhinol. u. ihre Grenzegb. 1919. S. 88. — Uffenorde (1): cf. Reusch. — Derselbe (2): Unsere Erfahrungen mit der orbitalen Methode bei der operativen Behandlung der chronischen Stirnhöhleneiterung. Beitr. z. Anat., Physiol., Pathol. u. Therapie d. Ohres, d. Nase u. d. Halses. Bd. 7, S. 296. 1914. — Derselbe (3): Bewährt sich unser klinischer Standpunkt gegenüber den Nasennebenhöhlenentzündungen und ihren Komplikationen auch bei den traumatischen Erkrankungen. Arch. f. Ohren-, Nasen- u. Kehlkopfheilk. Bd. 100, S. 71. 1917. — Derselbe (4): Erfahrungen über die chronische hyperplastische Entzündung in den Nasennebenhöhlen und ihre Radikaloperation in Lokalanästhesie. Verhandl. d. Vereins dtsch. Laryngol. 1912. S. 104. — Derselbe (5): Entstehungsweise und Rückfallneigung der Nasenpolypen. Arch. f. Laryngol. u. Rhinol. Bd. 33, S. 513. 1920. — Derselbe (6): Die verschiedenen Entzündungsformen der Nasennebenhöhlenschleimhaut und ihre Behandlung. Zeitschr. f. Ohrenheilk. u. f. Krankh. d. Luftwege. Bd. 72, S. 133. 1915 — Derselbe (7): Über hyperplastische Entzündung der Nasennebenhöhlenschleimhaut. Med. Klinik 1913. Nr. 9. — Derselbe (8): Die Erkrankungen des Siebbeins. Jena 1907. — Derselbe (9): Warum müssen wir die orbitale Stirnhöhlenoperation bevorzugen, und wie sollen wir sie ausführen? 3. Jahresvers. d. Ges. dtsch. Hals-Nasen-Ohrenärzte 1923. — Unger, M.: Intranasale Drainage der

Stirnhöhle durch die natürliche Öffnung. Ref.: Zentralbl. f. Laryngol. Bd. 37, S. 278. 1921. — Vacher: Endonasale Behandlung der chronischen Stirnhöhlenempyeme. Ref.: Zentralbl. f. Laryngol. Bd. 27, S. 401. 1911. — Vacher und Denis: Unsere Technik der endonasalen Eröffnung der Nebenhöhlen. Ref.: Zentralbl. f. Laryngol. Bd. 28, S. 556. 1912. — Veis: Physikalische Therapie bei Erkrankung der oberen Luftwege. Verhandl. d. Vereins dtsch. Laryngol. 1903. S. 678. — Vohsen (1): Wert der Durchleuchtung bei Erkrankungen der Stirnhöhle. Verhandl. d. Vereins dtsch. Laryngol. 1907. S. 361. — Derselbe (2): Zur elektrischen Beleuchtung und Durchleuchtung der Körperhöhlen. Berlin. klin. Wochenschr. 1890. Nr. 12. — Derselbe (3): Beitrag zur Stau- und Saugtherapie in Ohr und oberen Luftwegen. Münch. med. Wochenschr. 1907. Nr. 9, S. 4C9. — Wagget: Radikaloperation bei Stirnhöhlenerkrankung. Ref.: Zentralbl. f. Laryngol. Bd. 15, S. 136. 1899. — Walb und Horn: Über Saugbehandlung bei Erkrankungen der Nebenhöheln der Nase. Zeitschr. f. Ohrenheilk. u. f. Krankh. d. Luftwege. Bd. 57, S. 23. 1909. — Warnecke: Über Stirnhöhlendurchleuchtung vom Orbitaldach. Arch. f. Laryngol. u. Rhinol. Bd. 21, S. 180. 1909. — Derselbe (2): Eine aseptische Durchleuchtungslampe. Arch. f. Laryngol. u. Rhinol. Bd. 12, S. 307. 1902. — Watson-Williams (1): Intranasale Operationen bei Stirnhöhleneiterung. Ref.: Zentralbl. f. Laryngol. Bd. 30, S. 438. 1914. — Derselbe (2): Suppurative diseases in the nose and ear with special reference to some newer methode in treatment. Ref.: Zentralbl. f. Laryngol. Bd. 25, S. 427. 1909. — Derselbe (3): Les sinusites sans pus. Ref.: Zentralbl. f. Hals-, Nasen u. Ohrenheilk. Bd. 1, S. 420. 1922. — Weingärtner: Die Kriegsverletzungen der Stirnhöhle, des Siebbeins und der Keilbeinhöhlen. Schjernings Handbuch. Bd. 6, S. 198. — Weinlechner: Cholesteatom der Stirnhöhle nach traumatischer Stirnhöhleneiterung. Wien. klin. Wochenschr. 1889. Nr. 7. — Wertheim: Beiträge zur Pathologie und Klinik der Erkrankungen der Nasennebenhöhlen. Arch. f. Laryngol. u. Rhinol. Bd. 11, S. 169. 1901. — v. Wild: Akute Stirnhöhleneiterung; Operation; Tod. Zeitschr. f. Ohrenheilk. u. f. Krankh. d. Luftwege. Bd. 40, S. 333. 1902. — vand en Wildenberg (1): Ref. Zentralbl. f. Laryngol. 1909. S. 487. — Derselbe (2): Indikationen für die endonasale Trepanation des Stirnhöhlenbodens. Ref.: Zentralbl. f. Laryngol. Bd. 37, S. 9. 1922. — Derselbe (3): Die Stirnhöhleneiterungen und deren Komplikationen bei den Kindern. Ref.: Zentralbl. f. Laryngol. Bd. 28, S. 201. 1912. — Winckler (1): Operative Eingriffe zur Freilegung der oberen Nebenhöhlen der Nase. Verhandl. d. dtsch. otol. Ges. 1897. S. 163. — Derselbe (2): Beitrag zur osteoplastischen Freilegung des Sinus frontalis. Verhandl. d. dtsch. otol. Ges. 1904. S. 128. — Derselbe (3): Zur Behandlung der Stirnhöhleneiterung. Verhandl. d. Vereins dtsch. Laryngol. 1899. S. 347. — Derselbe (4): Zur Chirurgie der oberen Nasennebenhöhlen. Arch. f. Laryngol. u. Rhinol. Bd. 7, S. 22. 1898. — Derselbe (5): Über Behandlung der Stirnhöhleneiterungen. Münch. med. Wochenschr. 1914. Nr. 33, S. 1813. — Derselbe (6): Über das Empyem des Sinus frontalis. Münch. med. Wochenschr. 1892. Nr. 47. S. 835. — Derselbe (7): Zur Therapie der Nebenhöhlenerkrankungen. Wien. med. Wochenschr. 1895. — Derselbe (8): Über den Gebrauch von Dilatationssonden in der Rhinochirurgie. Monatsschr. f. Ohrenheilk. u. Laryngo-Rhinol. 1893. S. 149. — Derselbe (9): Zur Behandlung der Stirnhöhleneiterung. Münch. med. Wochenschr. 1900. Nr. 3. — Derselbe (10): Dürfen die therapeutischen Eingriffe, welche zur Behandlung einer Oberkieferhöhleneiterung als kunstgerechte in Frage kommen, auch bei der gleichen Erkrankung des Sinus frontalis angewandt werden? Monatsschr. f. Ohrenheilk. u. Laryngo-Rhinol. 1894. S. 33. — Derselbe (11): Über Therapie der Stirnhöhlenerkrankungen. Arch. f. Laryngol. u. Rhinol. Bd. 29, H. 1, S. 113. 1914. — Derselbe (12): Bakteriologische Befunde bei Erkrankungen der oberen Luftwege nebst einigen Schlußfolgerungen für die Praxis. Verhandl. d. Vereins dtsch. Laryngol. 1906. S. 317. — Derselbe (13): Münch. med. Wochenschr. 1892. S. 836. — Wolff: Die Nebenhöhlen der Nase bei Masern, Diphtherie und Scharlach. Zeitschr. f. Hyg. u. Infektionskrankh. Bd. 19, S. 225. 1895. — Worthington: Die intranasale Stirnhöhlenoperation. Ref.: Zentralbl. f. Laryngcl. Bd. 26, S. 502. 1910. — Zange (1): Über einen Fall von geheilter rhinogener Meningitis nebst Bemerkungen über den diagnostischen und prognostischen Wert der Lumbalpunktion. Arch. f. Ohren-, Nasen- u. Kehlkopfheilk. Bd. 92, S. 134. — Derselbe (2): Über Pyämie nach Kieferhöhleneiterung. Zeitschr. f. Ohrenheilk. u. f. Krankh. d. Luftwege. Bd. 60. S. 318. 1910. — Zarnicko (1): Die Krankheiten der Nase und des Nasenrachens. 3. Aufl., S. 658, 660, 663. Berlin: S. Karger. — Derselbe (2): Über die Therapie der Erkrankungen der Kiefer- und Stirnhöhle. Verhandl. d. dtsch. otol. Ges. 1900. 9. Versammlg. — Ziem: Einige Worte über Entzündung der Stirnhöhle. Med. Klinik 1909. Nr. 3, S. 93. — Zuckerkandl: Normale und pathologische Anatomie der Nase. Bd. 1, 2. Aufl. 1893.

d) Siebbeinzellen und Keilbeinhöhle.

Von

Markus Hajek - Wien.

Mit 18 Abbildungen.

A. Siebbeinzellen.

Anatomie. Hinsichtlich der detaillierten anatomischen Verhältnisse sei auf das spezielle Kapitel der Anatomie des Siebbeinlabyrinthes hingewiesen; hier sei nur mit wenigen Worten zusammenfassend erörtert, was für das Verständnis der Klinik der entzündlichen Erkrankungen des Siebbeinlabyrinths von besonderer Wichtigkeit ist.

In der frontalen Ausdehnung wird das Siebbeinlabyrinth nach außen (orbitalwärts) von der *Lamina papyracea* mit dem Tränenbein begrenzt, also durch dünne Wände, welche den aus den Siebbeinzellen entstehenden Krankheitsprodukten nur geringen Widerstand entgegenzusetzen vermögen; nach innen ist die gefaltete Muschelwand als Grenze gegen die Fissura olfactoria anzusehen, welche durch die untere und obere Falte (mittlere und obere Nasenmuschel) an Tiefendimension gegenüber der äußeren Begrenzung gewinnt. Der Zwischenraum zwischen Lamina papyracea und Muschelwand enthält die Siebbeinzellen von inkonstanter Größe und Ausdehnung.

Eine topographische Orientierung mittels der Rhinoscopia anterior ergibt somit: medialwärts das Septum, weiter nach außen die zwischen Septum und innerer Muschelwand befindliche Fissura olfactoria; außerhalb der Muschelwand gelangt man in die Siebbeinzellen und noch weiter lateralwärts in die Orbita (siehe Abb. 1).

An einem Horizontaldurchschnitt des Siebbeinlabyrinthes (Abb. 11) ist des weiteren die wichtige Tatsache zu vermerken, daß, während das Labyrinth am hinteren Ende den größten Breitendurchmesser aufweist, dasselbe nach vorne zu immer schmäler wird. Am hinteren Ende beträgt der frontale Durchmesser am Erwachsenen bis 2 cm, vorne dagegen nur wenige Millimeter, ein wichtiger Fingerzeig für die Begrenzung endonasaler Eingriffe an dem vorderen Ende des Siebbeinlabyrinths.

Weniger gesetzmäßig ist die Ausdehnung des Labyrinths in der sagittalen Ausdehnung. Hier sei auf die großen individuellen Varietäten hinsichtlich der Infundibularzellen hingewiesen, besonders auf diejenigen, die sich nach oben weit gegen die Stirnhöhle zu vorschieben, nach vorne in den *Agger nasi* und nach unten in den *Processus uncinatus* sich ausdehnen und auf andere, die sich weit in das Orbitaldach erstrecken. Auch sei hier auf die in die mittlere Muschel (untere Siebbeinmuschel) dislozierten Siebbeinzellen hingewiesen, deren Erkrankung häufig, weil am meisten gegen die Nasenhöhle zu prominent, das rhinoskopische Bild beherrscht. Die Grenze des Siebbeinlabyrinths nach rückwärts bildet in einer Anzahl der Fälle die vordere Wand der Keilbeinhöhle, deren nach vorne weit offene Wand größtenteils von der frontal stehenden Wand der hintersten Siebbeinzelle abgeschlossen wird. In einer geringeren Anzahl der Fälle verhält sich aber diese letzte Siebbeinzelle analog den vorderen Infundibularzellen, indem die hinterste Siebbeinzelle sich in die obere Etage der Keilbeinhöhle vorschiebt (sphenoidale Siebbeinzelle)[1]), wo dann dieselbe durch eine horizontale Leiste von der darunter liegenden Keilbeinhöhle vollkommen getrennt ist. Bei der diagnostischen Sondierung der vorderen Infundibularzellen und der sphenoidalen Siebbeinzelle werden diese anatomischen Varietäten von Wichtigkeit sein.

Zum Schlusse sei noch auf das Dach des Siebbeinlabyrinths hingewiesen. Das wechselnde Verhalten gegen das Stirnbein ist in der Anatomie ausführlich

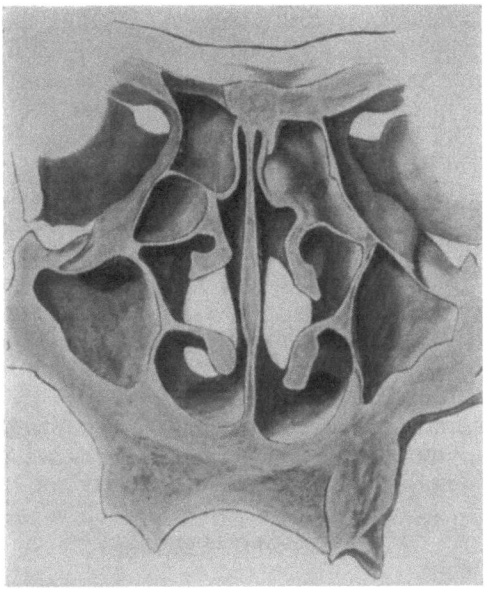

Abb. 1. Frontaldurchschnitt durch die hintere Hälfte der Nasenhöhle.

dargestellt worden. Bald ist das Labyrinth in sich nach oben ganz abgeschlossen, bald schiebt es sich in die entsprechenden Resorptionslücken der Pars orbitalis des Stirnbeins, in die Foveolae ethmoidales vor; je nach dem Umfang letzterer zeigen die orbitalen Siebbeinzellen einen verschiedenen Grad von Ausdehnung[2]).

Ätiologie der Entzündungen des Siebbeinlabyrinths.

Bei der Ätiologie der Siebbeinlabyrinthentzündungen kommen alle die erwähnten Momente in Betracht, welche im allgemeinen Teil angeführt worden sind, also insbesondere die akuten Infektionskrankheiten. Überdies scheint das Siebbeinlabyrinth für einzelne Arten der Infektion besonders prädisponiert zu sein. So ist beispielsweise der Scharlach im Kindesalter eine besonders häufige Ursache sehr tiefgreifender Entzündungen der Schleimhautbekleidung und des Knochengerüstes des Siebbeines[3]). Allem Anscheine nach werden die Komplikationen, wie mehrere bakteriologische Untersuchungen ergeben, zu-

---

[1]) Siehe die Anatomie des Siebbeinlabyrinths in diesem Handbuch.
[2]) Siehe auch Hajek (4): Pathologie und Therapie der entzündlichen Nebenhöhlenerkrankungen der Nase. Onodi (3).
[3]) Siehe die letzte Publikation von Schlemmer samt Literaturangabe; überdies Hubhard, Schilperoot, Nils Witt, M. Paunz, H. L. Lynah. Nach Schlemmers (l. c.) Zusammenstellung soll die Scarlatina bei Empyem im Kindesalter in etwa 42% aller Fälle in Betracht kommen.

meist durch den sehr virulenten Streptokokkus bedingt. Als Folge besonders
seltener Infektionen sei ein gut beobachteter Fall von Sinuitis fronto-ethmoidalis
gonorrhoischen Ursprungs von Enrico Prada angeführt, ferner ein Fall von
J. H. Brandt, der in einem Fall von Siebbeinabsceß den *Bacillus fusiformis*
konstatierte. Interessant sind ferner die Publikationen von Laurens und von
Israel. Der erstere beobachtete bei einem 10jährigen Mädchen, dessen Siebbeinlabyrinth er ausgeräumt hatte, einige lebende Myriapoden (Geophilus
Carpophagus). Der letztere beobachtete mehrere Fälle der Chrysomya mar-
cellaria, welche in den Nasennebenhöhlen große Destruktionen hervorruft [1]).

Erwähnenswert ist die Angabe von Frank C. Todd, der meint, daß eine
Ethmoiditis häufig eine Folge und nicht die Ursache des Heufiebers wäre.
Ich habe nach meiner persönlichen Erfahrung die Neigung, diese Angabe zu
bestätigen, da ich in mehreren Fällen nach jahrelanger Beobachtung das Entstehen der typischen, hyperplastischen Ethmoiditis gesehen habe, welche
bestimmt früher nicht vorhanden war.

Hinsichtlich einer speziellen bakteriologischen Untersuchung des kranken
Siebbeines ist die Publikation von Rhese anzuführen, da nach seinen Unter-
suchungen kein einheitlicher Bakterienbefund besteht, daß aber stets wenige
Wochen nach erfolgter Ausräumung des kranken Siebbeins eine bakterielle
Entlastung die Folge ist. Ghon (zit. bei Heigel) konnte in einem Falle von
Pansinuitis mit anschließendem Gehirnabsceß sowohl aus dem Eiter der Nase
als auch des Gehirnabscesses den Influenzabacillus und Diphtheriebacillus
züchten (A. Heigel l. c.).

Zum Schluß soll hinsichtlich der Ätiologie noch vor Augen gehalten werden,
daß eine Siebbeineiterung sich sowohl einem tertiär-luetischen Prozeß der Nase als
auch einer tuberkulösen Erkrankung des Siebbeins (Finder) hinzugesellen kann.

Pathologische Anatomie.

Die pathologisch-anatomischen Veränderungen der Siebbeinschleimhaut sind
im großen und ganzen analog denjenigen der Kiefer- und Stirnhöhle. Soweit
Unterschiede bestehen, lassen sich dieselben durch die Differenz im normalen
anatomischen Bau erklären. Diesbezüglich ist zu vermerken, daß mit Ausnahme
der konvexen Fläche und des freien Randes der mittleren Nasenmuschel die
ganze übrige Schleimhaut des Siebbeinlabyrinths noch viel zarter und das
Gefüge des Stromas noch viel lockerer ist als das der Kiefer- und Stirnhöhle [2]).

Auf einer gleichzeitig als Periost und Schleimhautgewebe funktionierenden
Bindegewebsschicht sitzt allenthalben ein mehrreihiges Flimmerepithel. Schleimhaut, Periost und Knochengewebe sind als ein zusammenhängendes Ganze
zu betrachten, da die periostale Schicht der Schleimhaut sich allenthalben
zwischen die Balken der spongiös angeordneten Knochenbalken hineinschiebt,
so daß jede einigermaßen intensive Entzündung das ganze Involucrum der
Siebbeinwand betrifft. Die zweite Eigentümlichkeit beruht in der vielfachen
Zellenbildung im Labyrinth, wodurch jede einzelne dieser Abteilungen eine
gewisse Selbständigkeit besitzt und in der Folge für sich allein oder mit mehreren
gleichzeitig erkranken kann.

Wir unterscheiden der besseren Übersicht wegen die *akute und chronische
Entzündung der Schleimhaut, dann die entzündlichen Veränderungen des Knochens,*

---

[1]) Dieser Parasit „*Texas screw worm*" genannt, kommt in der tropischen, auch sub-
tropischen Gegend Nord- und Südamerikas vor. Die Eier werden auf offene Wunden und
mit Vorliebe auf faule (nekrotische) Gewebsmassen gelegt; in 5—6 Tagen kriechen dann
die Maden hervor. Bei seinen Fällen war Lues vorhanden. Die Zerstörungen der Nebenhöhlen gingen von diesen Ulcerationen aus. Der Eiter enthielt nebstbei den Staphylokokkus.

[2]) Siehe Zuckerkandl (1), Hajek (4).

wobei wir noch den Übergang von dem einem in das andere Stadium zu erwähnen haben werden.

Pathologische Veränderungen der Schleimhaut. a) Akute Entzündungen. Nach übereinstimmender Schilderung der Anatomen [1]) zeigt die akut entzündete Schleimhaut eine sulzige Schwellung, ähnlich der der Kieferhöhlenschleimhaut, nur noch relativ hochgradiger: das Lumen der Siebbeinzellen verstreicht größtenteils und es befindet sich zwischen den ödematösen Wülsten ein nur selten rein seröses, zumeist schleimig-eitriges, seltener hämorrhagisches Exsudat. An den der rhinoskopischen Untersuchung zugänglichen Partien des Siebbeins kann man diese Veränderungen ohne weiteres sehen; der rhinoskopische Befund stimmt mit den durch Obduktion feststellbaren Veränderungen überein. Die Entzündung des Siebbeinlabyrinths steht nur selten im Vordergrund des pathologischen Prozesses, viel häufiger indes in untergeordneter Beteiligung bei der Entzündung der Kiefer- und der Stirnhöhle, da ein großer Teil des Siebbeinüberzuges, wie aus der normalen Anatomie ersichtlich ist, als Ausführungsgang der erwähnten Nebenhöhlen anzusehen ist. Dieselbe Beschaffenheit, wie bei der akuten Entzündung, zeigt die Siebbeinschleimhaut auch nach traumatischer Läsion oder nach Kauterisation [HAJEK (4)], woraus hervorgeht, daß die Siebbeinschleimhaut auf jeden entzündlichen Reiz hin mit der charakteristischen ödematösen Schwellung reagiert.

b) Chronische Entzündung. Die chronische Entzündung der Siebbeinschleimhaut zeigt bald mehr diffuse, bald mehr circumscripte, also flach oder gestielt aufsitzende, mehr resistente Schleimhautschwellungen von elastisch weicher Konsistenz, welche zuerst nur den mittleren Nasengang ausfüllen, später jedoch infolge weiteren Wachstums gegen den Ort des geringsten Widerstandes, gegen die Nasenhöhle zu sich verschieben, letztere mehr oder weniger ausfüllen und zu denjenigen Bildungen Veranlassung geben, welche wir seit jeher als „Nasenpolypen" bezeichnen. Der Nasenpolyp ist somit nichts anderes als die chronisch entzündete Siebbeinschleimhaut [2]), welche durch lokale Verhältnisse zu den eigentümlich gestielten, die Nasenhöhle ausfüllenden Geschwülsten führt.

Der Charakter dieser lokalen Verhältnisse wird vor allem durch die vielen kantigen Vorsprünge der nasalen Siebbeinfläche und durch die engen Öffnungen und Spalten der in die Nase hervorragenden Teile des Siebbeins bedingt. Die an den genannten Partien entstehenden ödematösen Wülste hängen bald infolge ihrer Schwere herunter, wodurch eine Knickung der venösen Abzugskanäle eintritt, in deren Folge wieder eine weitere Anschwellung (Stauungsödem) in den peripheren Partien der entzündeten Schleimhautpartien erfolgt. Durch den letzterwähnten Umstand und durch Einschnürung der Schleimhautschwellungen an der Ursprungsstelle in den Spalten des Siebbeins nehmen die Polypen eine immer mehr gestielte Form an. Die durch die In- und Exspiration bedingte Lageveränderung trägt zu weiterer Knickung ihrer Insertionsstellen bei, mit allen den erwähnten Konsequenzen der Stauung und weiterer Anschwellung. Die in der Nasenhöhle sichtbar werdenden mehr diffusen oder gestielten (Polypen) ödematösen Wülste repräsentieren nur einen Teil der entzündlichen Veränderung des Siebbeinüberzuges. Auch die innere Bekleidung der Siebbeinzellen zeigt dieselben Veränderungen, nur sind hier die Schwellungen mehr diffuser Natur. In der Mehrzahl der Fälle sind die nasalwärts sichtbaren Polypen gleichzeitig mit einer die Innenfläche der Siebbeinzellen bekleidenden entzündlichen

---

[1]) Siehe ZUCKERKANDL (l. c.), HARKE, E. FRÄNKEL.
[2]) BILLROTH war der erste, der die Nasenpolypen als aus der Schleimhaut entstehende Entzündungsprodukte ansprach. Nach ihm begründete hauptsächlich ZUCKERKANDL (1) die entzündliche Genese der Nasenpolypen.

Schwellung vergesellschaftet. Die Erfahrung am Lebenden zeigt, daß viele in die Nasenhöhle hineinragende Polypen in den Siebbeinzellen ihren Ursprung haben und bei ihrem weiteren Wachstum aus den Ostien des Siebbeinlabyrinths in die Nasenhöhle gegen den Ort des geringeren Widerstandes hervortreten [Hajek (2)]. Nicht selten sieht man bei endonasaler Eröffnung der Siebbeinzellen die ödematöse Schleimhaut in Form umfangreicher Wülste sich hervordrängen[1]). Über die geschilderte Genese der Nasenpolypen kann kein Zweifel obwalten. Strittig ist die Pathogenese nur insoferne, als die Frage gestattet ist, ob die Polypen einer primären Entzündung der Siebbeinschleimhaut ihren Ursprung verdanken oder ob dieselben, wie es Grünwald zuerst bestimmt ausgesprochen hat, als sekundäres Produkt des eitrigen Sekretes einer oder mehrerer erkrankten Nebenhöhlen aufzufassen ist. Diese letztere Auffassung erhält einige Stütze dadurch, daß in zahlreichen Fällen von rezidivierenden Nasenpolypen die Polypen erst mit der erfolgreichen Behandlung des Empyems zu rezidivieren aufhörten. Ob aber hierbei der Kontakt des Eiters mit dem Siebbeinüberzug das entscheidende Moment abgibt, darf bezweifelt werden. Viel wahrscheinlicher ist es, wie dies schon Alexander zuerst betont hat und mir sehr zutreffend erscheint, daß hierbei der Übergang der entzündlich affizierten Nebenhöhlenschleimhaut auf den nasalen Überzug des Siebbeins das entscheidende Moment abgibt.

Diese Anschauung findet ihre natürliche Begründung in dem Umstande, daß alle Ausführungsgänge der Nebenhöhlen mit Ausnahme der Keilbeinhöhle durch Teile des Siebbeins gebildet werden, so daß dessen Schleimhautüberzug die direkte Fortsetzung der anderen Nebenhöhlenauskleidungen bildet, somit dieselbe *infolge der kontinuierlichen Ausbreitung* der Schleimhautentzündung von der Haupthöhle her nach außen mitergriffen wird.

Andererseits gibt es zahlreiche Fälle von polypoider Degeneration der gesamten Siebbeinschleimhaut, also ausgedehnte Polyposis der Nasenschleimhaut, wobei keinerlei Nebenhöhleneiterung besteht, der beste Beweis dafür, daß es sich hierbei im wesentlichen nur um die entzündliche Affektion der Schleimhaut und nicht um die entzündliche Einwirkung des Kontakteiters handelt[2]).

Es kommt diese Tatsache dadurch zum Ausdruck, daß von einer Ethmoiditis hyperplastica: Uffenorde, Marquis, G. P., Skillern, Sluder (3) usw. gesprochen wird.

Eine polypoide Entartung der Siebbeinauskleidung muß demnach durchaus nicht mit einer pathologischen Sekretion, also auch nicht mit einem Empyem, verknüpft sein, wie ich dies gleich Uffenorde (l. c.) auf Grund zahlreicher Fälle bestätigen kann. Die akute und chronische Schwellung der Nebenhöhlenauskleidungen, also 'auch die des Siebbeinlabyrinths kann durchaus eine selbständige Existenz fristen.

Es kann aber auch nach meinen und den Erfahrungen anderer Autoren keinem Zweifel unterliegen, daß die Polyposis des Siebbeins häufig der Vorläufer von Nebenhöhlenempyem ist und deren Entstehung fördert, insoferne als die Verschwellung der Siebbeinostien eine lokale Disposition zur Entstehung einer Sekretretention, somit zur Stabilisierung eines Empyems beiträgt. Jahrelang

---

[1]) Bosworth spricht von einer *Myxomatosis extracellularis und intracellularis* und Kombination beider. Bei der geschilderten Erkenntnis der Struktur der Nasenpolypen besteht indes die Bezeichnung „Myxomatosis" nicht zu Recht.

[2]) Zuckerkandls (1) und Wertheims Sektionsergebnisse beweisen am besten die häufige Abwesenheit von Nebenhöhlenempyem bei Nasenpolypen. Nur der Kuriosität halber mag hier auch die Ansicht P. Watson Williams (4) angeführt werden, nach welcher die Nasenpolypen dadurch entstehen sollen, daß infektiöses Material die Siebbeinostien verlegt.

an rezidivierenden Nasenpolypen behandelte Fälle erkranken gelegentlich eines heftigen Schnupfenanfalles leichter an einem Empyem als andere und haben auch eine größere Neigung zur Chronizität als andere Fälle. SIEBENMANN meint auch, daß bei der Propagation der Entzündung von einer Nebenhöhle auf die andere der vorangehende Verschluß des Ostiums eine erhebliche Rolle spielen dürfte, da hierdurch zuerst Luftverdünnung entsteht, wodurch wieder leicht Eiter aus der Umgebung aspiriert werden kann. Da nun fast alle Ostien der Nebenhöhlen im Bereiche des Siebbeins liegen, scheint tatsächlich das Siebbein bei Entstehung des kombinierten Empyems eine erhebliche Rolle zu spielen, was klinisch immer vor Augen gehalten werden muß.

Das Empyem der Siebbeinzellen ist also allem Anschein nach oft etwas Sekundäres. Außer der geschilderten ödematösen Durchtränkung des Siebbeinüberzuges kommen noch im Falle der Sekretstauung oberflächliche Erosionen und leichte Geschwürsbildungen an der Schleimhaut vor, welche in weiterer Folge oft zu Komplikationen, Thrombose der Venen und Knochenveränderungen führen. Von der ulcerierten Schleimhautoberfläche können dann auch Granulationen entstehen, wie dies mehrere Autoren anführen [1]).

Hinsichtlich der Beziehung zwischen Eiterung und polypoider Hyperplasie muß noch auf einen von UFFENORDE hervorgehobenen Umstand hingewiesen werden. Erwähnter Autor unterscheidet die primär eitrige Entzündung der Siebbeinschleimhaut, welche ohne wesentliche Gewebsverdickung einhergeht, von der primären, vorwiegend ödematösen Entzündung der Schleimhaut ohne hervorragende Sekretion, zu welcher sich, wie erwähnt, später eine sekundäre Infektion hinzugesellen kann. Was die erstere Form betrifft, so scheinen die unter dem Symptomenbild der *Rhinitis atrophica foetida* einhergehenden Erkrankungen [2]) ersterer Kategorie anzugehören, da bei denselben während des ganzen Verlaufes die Eiterung im Vordergrunde des pathologischen Prozesses steht [3])

Über die zweite Form, die hyperplastische Entzündung der Siebbeinschleimhaut, ist das Nötige schon gesagt worden.

Mucocele des Siebbeinlabyrinthes. Es handelt sich hierbei um die Ansammlung einer mehr serösen oder schleimigen Flüssigkeit in einzelnen oder in mehreren Zellen des Siebbeinlabyrinths, wobei infolge des verschlossenen Ausführungsganges Dilatation der Wände mit partieller oder umfangreicher Resorption entsteht [4]).

Die von anderer Seite [VIRCHOW, ZUCKERKANDL, AVELLIS [5])| geäußerte Vermutung, daß es sich hierbei um Erweiterung der Siebbeinzellen infolge Schleimhautcysten handelt, hat sich nicht als stichhaltig erwiesen.

Die innere Schleimhautbekleidung verwandelt sich in eine mehr konsistente membranöse Auskleidung. Charakteristisch ist der wenig entzündliche Charakter des ganzen Prozesses vom ersten Beginn an bis zur hochgradigsten Hervorwölbung der Wände. In einzelnen Fällen verwandelt sich eine jahrelang an-

---

[1]) JANSEN, GRÜNWALD.

[2]) Hinsichtlich der Beteiligung der eitrigen Siebbeinentzündung bei der typischen Ozaena ist letzteres Kapitel einzusehen. Der Ansicht von RUNDSTRÖM, FAULKNER und QUINLAY werden indes nur wenige Rhinologen zustimmen können, nach welchen überhaupt in allen Fällen von Ozaena Nebenhöhlenaffektionen, insbesondere eitrige Siebbeinentzündungen vorhanden sind.

[3]) G. S. DABNEY ist auf Grund seiner Erfahrungen zu ähnlichen Resultaten gelangt.

[4]) Die Beobachtung von UFFENORDE, daß die Mucocele des Siebbeins zuweilen als sekundäre Komplikation bei gutartigen und malignen Geschwülsten der Nasenhöhle auftritt, kann ich aus eigener Erfahrung bestätigen. UFFENORDE (l. c.) sah auch nach intensiver Kauterisation der Siebbeingegend (was übrigens nicht tunlich ist) Mucocele entstehen. Diese Erfahrungen bestätigen auch die Annahme, daß der Verschluß des Ausführungsganges die primäre Ursache bei der Entstehung der Mucocele darstellt.

[5]) Zitiert nach UFFENORDE.

dauernde Mucocele infolge sekundärer Infektion in eine Pyocele, wobei es dann unter stürmischen Symptomen zur Absceßbildung und zu raschem Weiterschreiten des Prozesses auf die Umgebung zu kommen pflegt.

Die orbitalwärts sich ausdehnende Mucocele des Siebbeins verdrängt den Augapfel nach außen; nicht selten erscheint am inneren Augenwinkel oberhalb des Tränensackes eine mehr rundliche oder längliche Geschwulst, die bei vorgeschrittener Rarefaktion der Wände auch fluktuieren kann. Die Geschwulst kann die Größe einer Haselnuß bis eines Hühnereies erreichen. Die nasalwärts sich ausdehnenden Mucocelen verlegen anfangs die obere Nasenhälfte und reichen bei ihrem weiteren Wachstum bis zur unteren Muschel herab. Die Nasenscheidewand kann in hochgradigen Fällen auf die entgegengesetzte Seite verschoben werden (pathologische Deviation der Nasenscheidewand) [Zucker-kandl (1)]. In exzeptionellen Fällen durchbricht die Mucocele sogar die Scheidewand und ragt in die entgegengesetzte Nasenhöhle hervor (Moure).

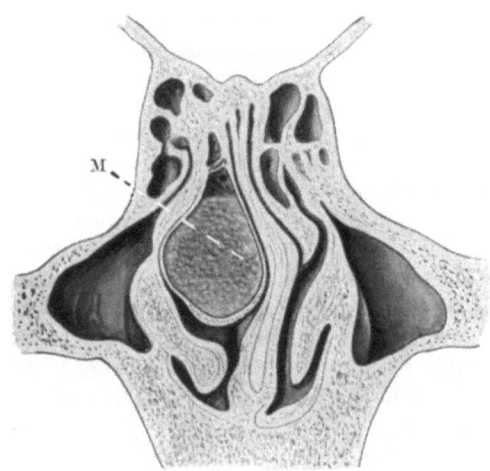

Abb. 2. Mucocele (M) in einer in die mittlere Muschel verlagerten Siebbeinzelle.

Die Dilatation gegen die Nasenhöhle ist als die Regel zu betrachten, was darauf zurückzuführen ist, daß in der Richtung der Nasenhöhle der Gewebswiderstand viel geringer als in der Richtung der Orbita ist. Dilatation gegen die Augenhöhle zu allein ist sehr selten, dagegen die kombinierte Ausdehnung nach beiden Richtungen, besonders in hochgradigen Fällen, des öfteren zu konstatieren.

Als häufigster Typus der Mucocele im Siebbeinlabyrinth ist die Schleimansammlung in einer in die mittlere Muschel verlagerten Siebbeinzelle anzusehen. Diese Form ist die häufigste von allen beobachteten Fällen. Siehe die schematische Zeichnung (Abb. 2).

Die stark aufgetriebene mittlere Muschel füllte den größten Teil des verfügbaren Nasenraumes aus. Nach ihrer Eröffnung entleert sich entweder eine mehr seröse oder mehr schleimige oder schokoladefarbene Flüssigkeit [1]).

Es ist bemerkenswert, daß diese verlagerten Siebbeinzellen der mittleren Muschel in der Regel den hinteren (in den oberen Nasengang einmündenden) Siebbeinzellen entsprechen, obwohl dieselben hauptsächlich in der vorderen Nasenhälfte zur Erscheinung gelangen. Als seltenes Vorkommnis ist der von Brindel publizierte Fall anzusehen, bei welchem ein rötlicher Tumor die linke Choane ausfüllte und gegen die vordere Keilbeinhöhlenwand aufstieg.

---

[1]) Boenninghaus (1) hat bis zum Jahre 1913 22 Fälle von Mucocele des Siebbeins zusammengestellt, aber Uffenorde hat schon bis 1907 31 Fälle sammeln können, die dort wegen ihrer ausführlichen Darstellung einzusehen sind. Die Fälle von Boenninghaus, welche eine reine Mucocele betreffen, sind folgende: Ollier, Massei, Strazza, Baurowicz, Bowly, Solveri, Guisez, Moure, Rollet, Onodi (1), Mackenzie, Schmiegelow (2), Boenninghaus (1). Mit Recht führt Boenninghaus an, daß die wirkliche Zahl der Mucocelen noch größer ist, da ein großer Teil in der Augenliteratur publiziert ist. Der beschränkte Raum verbietet mir die sehr reiche Kasuistik, welche weiterhin keine Vertiefung der Ansichten ergibt, hier anzuführen. Ich selbst habe mehrere derartige Fälle gesehen.

Pathologische Veränderungen des Knochengerüstes. Die im Gefolge der entzündlichen Erkrankung des Siebbeinüberzuges vorkommenden Knochenveränderungen sind von dreierlei Art: 1. *Hyperplasie*, 2. *Atrophie*, 3. *Geschwürsbildung* im Knochen und in der Schleimhaut infolge Nekrose oder Absceßbildung; letztere mit konsekutiver Periostitis und Ostitis.

1. *Hyperplasie*. Es ist nur natürlich, daß das als periostale Schicht fungierende Gewebe der Siebbeinschleimhaut bei stärkerer oder länger dauernder Kongestion auch zu periostaler Auflagerung und Verdickung führt. Schon ZUCKERKANDL (2) hat an dem macerierten Siebbein der mit Nasenpolypen behafteten Individuen grätenförmige Exostosen beschrieben, welche aus neugebildetem Knochen bestehen und leicht brüchig sind. Man findet dieselben des öfteren in den durch Evulsion entfernten Polypenstielen. Die Unkenntnis dieser Dinge hat WOAKES dazu veranlaßt, den Befund der leicht brüchigen Exostosen als eine Krankheit sui generis, als „necrosing ethmoiditis" aufzufassen, welche er als die primäre Ursache der Polypen aufgefaßt haben wollte, ohne den Hergang eines derartigen geheimnisvollen Prozesses verständlich zu machen. Tatsächlich ist, daß aller Erfahrung nach [1]) die Schleimhautentzündung der primäre, während die Knochenveränderung der sekundäre Prozeß ist [2]). Die Entstehung dieser Exostosen findet ihre natürliche Erklärung in dem Umstande, daß der entzündliche Prozeß sich in die Tiefe ausbreitet, das Periost ergreift und zur Knochenneubildung Veranlassung gibt; des weiteren dringt das entzündliche Infiltrat auch in die markähnlichen Räume des intraspongiösen Gewebes ein [tiefe Entzündung nach HAJEK (2)], wodurch das entzündliche Infiltrat der Schleimhaut mit dem der Markräume ein Kontinuum bildet; die Hyperplasie des Knochens entsteht hierbei mittels Apposition von Osteoblasten an den Knochenbälkchen [3]).

Ein chronisch polypoid degeneriertes Siebbein hat daher fast überall Unebenheiten, stalaktitenförmige Knochenauflagerungen, wie dieselbe ZUCKERKANDL (2) abgebildet hat. Daher man auch oft bei den durch Evulsion entfernten Polypen kleine Knochenpartien und in den Stiel hineinragende Osteophyten mitentfernt. Wie weit diese Hyperplasie der knöchernen Teile gedeihen kann, ist noch nicht festgestellt.

Bei Bildung zahlreicher Polypen kann es ausnahmsweise zur Dilatation der Nasenhöhle, insbesondere auch des oberen Teiles kommen, obwohl es zur Regel gehört, daß dies sonst nicht der Fall ist. Ob diese Ausdehnung eine einfache Dilatation bedeutet oder auf umfangreiche Knochenhyperplasie der äußeren Umgrenzung der Nase zurückzuführen ist, ist bis heute nicht sichergestellt [4]). Ich habe in Abb. 3 einen derartigen Fall hochgradiger Ausdehnung durch Nasenpolypen abbilden lassen.

2. *Atrophie*. Diese ist stets die Folge einer chronischen tiefen Entzündung der Schleimhaut und der interspongiösen Markräume, wobei infolge der mehr

---

[1]) Siehe HAJEK (2), UFFENORDE, CORDES.

[2]) CORDES l. c.) hat trotz derselben mikroskopischen Resultate die Neigung, in der primären Knochenerkrankung die Ursache der Polypen zu sehen. JEAN ÉMIL CLAIRE leugnet die entzündliche Genese der Polypen, da, wie er sich ausdrückt, in der Anamnese nur ausnahmsweise Entzündung vorausgegangen ist. Nach ihm handelt es sich offenbar um primäre Osteopathien, vielleicht um Intoxikation, vielleicht um trophische Störungen.

[3]) Ausführliche Darstellung bei HAJEK (2).

[4]) STRUYCKEN bemerkt, daß nach seinen Erfahrungen bei Patienten unter 20 Jahren, die mit Polyposis behaftet sind, die Nase regelmäßig verbreitert ist, was er mit Gipsabgüssen festgestellt hat. H. BURGER demonstrierte 3 Geschwister mit Polypenbildung von 9, 10 und 11 Jahren, bei welchen die äußere Nase im knöchernen Anteil symmetrisch verdickt war. Das gleichzeitige Auftreten bei 3 Schwestern läßt hinsichtlich einer gemeinsamen Ätiologie Vermutungen hegen.

indurativen Entzündung die Blutgefäße in den Markräumen komprimiert
werden. Durch mangelhafte Ernährung der Knochenbalken überwiegt dann
die Resorption. Zahlreiche Ausbuchtungen in den Knochenbalken (HOWSHIPsche
Lacunen mit Osteoklasten) führen dann zur Verödung und Resorption des
größten Teiles der Knochenbalken. Die am Lebenden oft zu beobachtende
Brüchigkeit des Siebbeines bei pathologischen Zuständen beruht somit nicht
immer auf Knochenneubildung, sondern, besonders in sehr alten Fällen, auf
hochgradiger Rarefaktion der Knochenbälkchen.

3. *Ulcerative Prozesse des Siebbeinknochens.* Konstitutionelle Prozesse, wie
tuberkulöse und syphilitische Veränderungen sollen hier nicht besprochen

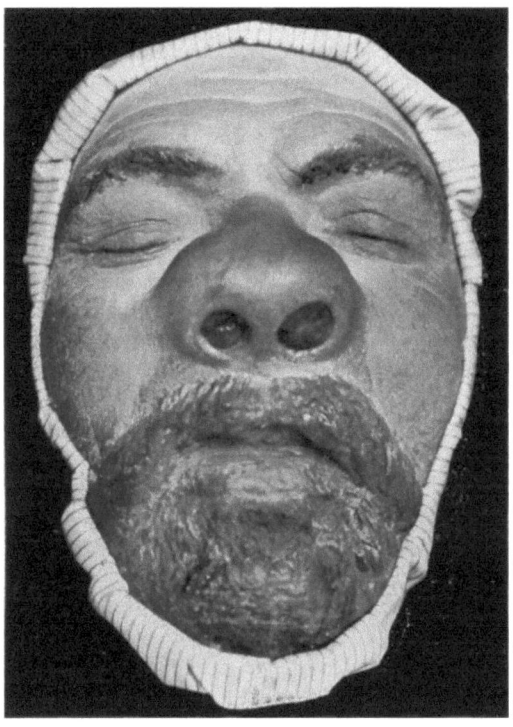

Abb. 3.   Starke Verbreiterung des Nasenrückens bei gutartigen Nasenpolypen.
(Nach einer Moulage der Wiener laryngo-rhino-otologischen Klinik.)

werden, vielmehr nur die unter dem Einfluß entzündlicher Prozesse sich voll-
ziehenden umfangreichen Zerstörungen der knöchernen Bestandteile des Siebbeins. Es müssen diese Prozesse analog den bei der Stirnhöhle vorkommenden
Veränderungen angesehen werden. Auch hier spielt offenbar die Infektion
und Thrombose der perforierenden Venen mit Bildung von subperiostalen
Abscessen und konsekutiver Nekrose der ihrer Ernährung beraubten Knochenteile die Hauptrolle. Insbesondere bei Propagation des Prozesses durch die
Lamina papyracea sieht man des öfteren die Bildung eines subperiostalen
Abscesses dem Durchbruch und der Nekrose vorangehen. Diese Prozesse können
sowohl bei akuten als bei chronischen Siebbeinentzündungen vorkommen; es
scheint aber selbst bei chronischer Ethmoiditis immer ein akuter Nachschub

vorzukommen, ehe die erwähnten Knochenveränderungen orbitalwärts oder cerebralwärts auftreten [1]).

Daß außer der Orbital- und Zerebralkomplikation im Anschluß an diese auch allgemeine Sepsis auftreten kann, beweisen die Obduktionen dieser Fälle.

Als Unikum steht der Fall von FRANK da, bei welchen im Anschluß an eine erfolgreiche Eröffnung eines Siebbeinabscesses, zwei Tage später ein metastatischer Absceß unter dem M. deltoideus entstanden ist.

Offene und geschlossene Empyeme der Siebbeinzellen. Diese Unterscheidung ist prinzipiell deshalb wichtig, weil bei offener Eiterung in die Nasenhöhle die Wände der Zellen im großen und ganzen intakt bleiben, während bei Verlegung des Ausführungsganges der Eiterabfluß aufhört und der pathologische Prozeß auf die Knochenwände teils durch Usur, teils durch Absceßbildung, teils durch Infektion der Venen und Verschleppung des infektiösen Materials in die Umgebung (Orbita und Schädelhöhle) übergeht, wie es auch feststeht, daß zuweilen auch ohne diesen Verschluß die erwähnten Komplikationen auftreten können. Die Abschließung kann einzelne oder mehrere Zellen betreffen. Bei fortschreitendem Prozeß kommt es auch zur Usur der Zellscheidewände, wodurch die Zellen in eine einzige Höhle verschmelzen; bei erfolgtem Durchbruch gelangt dann die Sonde in eine einzige geräumige Höhle [2]). Im übrigen muß daran festgehalten werden, daß aus offenen Empyemen allmählich durch Verlegung des Ausführungsganges geschlossene Empyeme entstehen können, sowie daß auch ursprünglich offene Eiterungen infolge einer akuten Exacerbation sich vorübergehend zu geschlossenen Empyemen umwandeln können, um kurze Zeit nachher, beim Nachlassen der akuten Schwellungen sich wieder zu offenen Empyemen umzuwandeln. Verhältnisse, deren Entwicklungsmöglichkeit in der Natur der Sache liegt.

Symptome.

Es ist schon bemerkt worden, daß das Siebbein sowohl bei den akuten als auch bei den chronischen Nebenhöhlenaffektionen bis zu einem gewissen Grade fast immer beteiligt ist. Es ist jedoch schwer, zumeist unmöglich, zu bestimmen, welcher Anteil der Beschwerden gerade auf Rechnung der Siebbeinaffektion zu setzen ist, so daß es eigentlich keine spezielle Symptomatologie der Siebbeinaffektion gibt. Es muß also diesbezüglich auf das im allgemeinen Kapitel dieses Handbuches von DENKER und BLUMENFELD Ausgeführte hingewiesen und hier speziell nur auf einige besonders wichtige Umstände hingewiesen werden. Häufiger als das Empyem der Kiefer- und Stirnhöhle zeigt die chronisch entzündliche Affektion des Siebbeins einen latenten Verlauf; es kommen fast immer nur die sekundären Störungen, welche durch Verlegtsein der Nase und den Eiterausfluß bedingt werden, in Betracht. So erscheint die Nase in einer Reihe von Fällen infolge der ununterbrochen rezidivierenden Polypen hochgradig verlegt, in einer anderen Reihe von Fällen trocknet der abgesonderte Schleim oft zu förmlich die Nasenhöhle ausfüllenden borkigen Ausgüssen ein, vielleicht öfters als dies bei den anderen entzündlichen Nebenhöhlenaffektionen der Fall ist. Der Kopfschmerz kann fehlen, kann indes auch alle möglichen Formen, wie derselbe bei Stirnhöhlenentzündungen beobachtet wird, zeigen. Regelmäßig ist ein dumpfer, hauptsächlich den Nasenrücken oder den ganzen Kopf einnehmender Schmerz bei der akuten Ethmoiditis oder bei der

---

[1]) Siehe u. a. die Fälle von KUHNT, HAJEK (4), B. HARRIS (1). Die diesbezügliche sehr reiche Literatur ist bei den *orbitalen* und *cerebralen* Komplikationen dieses Handbuches einzusehen.

[2]) Siehe die Fälle von OTTO, KNAPP, BAASNER, STEWART, SCHÜTZ, BEGBIE, LENNOX BROWNE, KUHNT.

akuten Exacerbation der chronischen Fälle vorhanden, in welchen dann auch
bei Druck auf das Tränenbein und auf die Lamina papyracea von außen, ferner
bei Sondendruck auf die mittlere Muschel von innen besondere Schmerzempfindlichkeit zu konstatieren ist; letztere ist bei latentem Verlauf fast immer
zu vermissen. Hinsichtlich der Beteiligung des Geruchssinnes wäre hervorzuheben, daß insbesondere bei Eiterausfluß aus dem hinteren Siebbeinlabyrinth
des öfteren als sonst eine Störung des Geruchssinnes (Anosmie) auftritt. Dies
ist insbesondere bei den mit Atrophie einhergehenden chronischen Siebbeinentzündungen der Fall, bei welchen hauptsächlich borkiges Sekret anzutreffen ist.

Auch wäre hervorzuheben, daß die chronischen Erkrankungen des Siebbeines
ein erhebliches Kontingent derjenigen Fälle darstellen, bei welchen hauptsächlich Störungen des Nervensystems und der Psyche sich einstellen, sowie Reizbarkeit, Schlaflosigkeit, dumpfes Benommensein des Kopfes, Aprosexie, geistige
Depression, Unlust zur Arbeit, Intoleranz gegen Tabak und Alkohol usw [1]).

Es besteht oft wenig Neigung, derlei unbestimmte Symptome auf eine
lokale Erkrankung der Nasenhöhle zu beziehen, bis eines Tages gelegentlich
einer akuten Exacerbation ein Durchbruch in die Orbita erfolgt oder gar in das
Cerebrum mit den verhängnisvollen Folgen einer Meningitis [2]). Das Schlimmste
dabei ist, daß die subjektiven Symptome an und für sich fast niemals genügend
charakteristisch für eine Siebbeinaffektion sind.

Sehr lehrreich ist auch der Fall von Koenig, betreffend eine Frau, die nur
an unerträglichen Schmerzen im Auge litt, dabei vollkommener Verlust des
Akkomodationsvermögens. Die Eröffnung eines Abscesses im hinteren Siebbein
hatte augenblickliches Verschwinden dieser Symptome zur Folge. Mit Einsetzen der akuten Exacerbation werden indes die Symptome *manifest*: Heftiger
auf die Gegend des Siebbeines sich ausbreitender Schmerz nebst Fieber und
anderweitigen beängstigenden Symptomen, welche auf Durchbruch hindeuten
und je nach der Richtung des Durchbruches sich bald als orbitale, bald als
zerebrale Komplikation manifestieren [3]).

Diagnose.

Bei der erwähnten Unzuverlässigkeit der subjektiven Symptome kann nur
der rhinoskopisch festzustellende Befund über die Details der Diagnose Aufschluß geben. Hinsichtlich des diagnostischen Vorganges ist zwischen offenen
und geschlossenen Empyemen zu unterscheiden.

1. *Offenes Empyem des Siebbeinlabyrinths.* Die Diagnose der offenen Eiterungen stützt sich auf den Nachweis der Quelle der Sekretion. 1. Durch unsere
Kenntnis der Lage der Ausführungsgänge des Siebbeinlabyrinths. 2. Durch
die Kontrolle mittels Sondierung. 3. Durch die Röntgenaufnahme.

---

[1]) Henke hat die Neigung, die Ethmoiditis hyperplastica für einige Reflexneurosen
verantwortlich zu machen. Diese und ähnliche Angaben von Guisez (1), nach welchen auch
gewisse Formen der Migräne in der hyperplastischen Ethmoiditis wurzeln sollen, sind mit
großer Reserve aufzunehmen.

[2]) Siehe insbesondere den klassischen Fall von Schmiegelow (1).

[3]) Hierbei treten die septischen Symptome in den Hintergrund. Indes beweisen die
folgenden Beobachtungen, daß ausnahmsweise auch diese das Krankheitsbild beherrschen
können, wie das die Angaben von Thompson und Schambough zeigen. Ersterer beobachtete
eine Frau, die an chronischem Hüftweh mit Fieber laborierte. Nach Punktion einer eiter-
enthaltenden Siebbeinzelle besserte sich der Zustand, nach ausgiebiger Eröffnung folgte
erhebliche Besserung mit Verschwinden des Fiebers. Letzterer führt 2 Fälle an, in welchen
nach Eröffnung der hinteren Siebbeinzellen und der Keilbeinhöhle bzw. anderer Nebenhöhlen die chronisch-rheumatischen Attacken der Extremitätengelenke aufhörten, in
einem der Fälle blieben die Gelenke steif. Derartige Vorkommnisse erinnern lebhaft an die
analogen Fälle der kryptogenen Sepsis bei den entzündlichen Erkrankungen der Tonsillen.

1. Hinsichtlich der Topographie sei hier nur auf die Ausführungsgänge der vorderen, d. h. in den mittleren Nasengang einmündenden Siebbeinzellen hingewiesen, denn die Diagnose der offenen Eiterungen der hinteren Siebbeinzellen

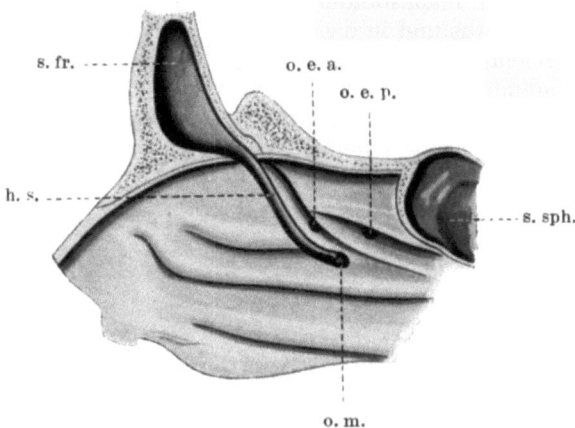

Abb. 4. Schematische Darstellung der Ausmündung der Nebenhöhlen 1. Serie, bei Abhandensein von Infundibularzellen.

h. s. Hiatus semilunaris. s. fr. Sinus frontalis. s. sph. Sinus sphenoidalis. o. m. Ostium maxillare. o. e. a. Ostium ethmoidale anterius. o. e. p. Ostium ethmoidale posterius.

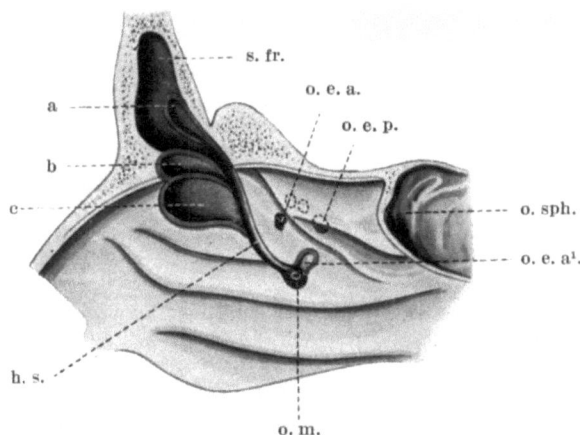

Abb. 5. Schematische Darstellung der Nebenhöhlen 1. Serie, bei Vorhandensein von verschieden gelagerten Infundibularzellen.

h. s. Hiatus semilunaris. s. fr. Sinus frontalis. s. sph. Sinus sphenoidalis. o. m. Ostium maxillare. o. e. a. Ostium ethmoidale anterius (typische Öffnung). o. e. a[1]. Ostium ethmoidale anterius (atypisch). a b Infundibulare Zellen gegen die Stirnhöhle sich verschiebend. c Infundibularzelle im Agger nasi (Aggerzelle). o. e. p. Ostium ethmoidale posterius.

ist mit der Diagnostik der Keilbeinhöhle so innig verquickt, daß wir uns mit derselben erst bei der Diagnose letzterer eingehend beschäftigen werden.

Die Topographie der Ausmündungsstellen der Siebbeinzellen ist in dem Kapitel der Anatomie einzusehen, hier sei nur zusammenfassend hervorgehoben, daß wir mit besonderem Hinweis auf die Technik der Diagnose drei Gruppen

von Mündungen des Siebbeinlabyrinths unterscheiden: a) Die ziemlich konstante Öffnung am Dache des mittleren Nasenganges (Winkel zwischen Ansatzstelle der mittleren Muschel und der Bulla ethmoidalis, b) die vorne in die
Richtung der Stirnhöhle führenden Öffnungen der Infundibularzellen und
c) die übrigen ziemlich inkonstanten Öffnungen gegen die Zellen des *Agger nasi*.
den Processus uncinatus und in die Tiefe des Infundibulums. Ich verweise auf
das beiliegende schematische Bild der Topographie der vorderen (in den mittleren
Nasengang einmündenden) Siebbeinzellen (Abb. 4 u. 5). Da aber an allen den
erwähnten Stellen der Siebbeinausführungsgänge auch Sekret aus den anderen
in den mittleren Nasengang einmündenden Nebenhöhlen erscheinen kann, so
ist es klar, daß es erst der differentialdiagnostischen Prozedur bedarf, ehe das

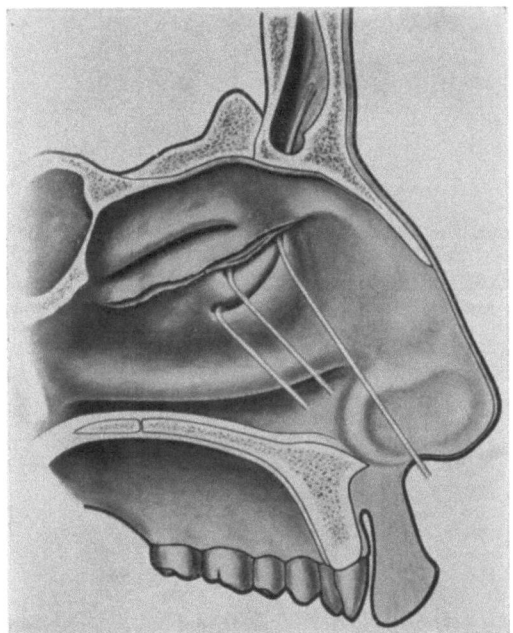

Abb. 6. Die Sondierung der drei Nebenhöhlen 1. Serie. Die mittlere Sonde ist im
Siebbeinlabyrinth, die vordere in der Stirnhöhle, die hintere in der Kieferhöhle.

vorliegende eitrige Sekret als Produkt der entzündeten Siebbeinzellen angesehen
werden kann. Diesbezüglich muß auf die im allgemeinen Teil der Diagnostik
angeführten Prinzipien der Diagnostik hingewiesen werden [1]), aus welchen
hervorgeht, daß es erst nach Ausschluß der Kiefer- und Stirnhöhleneiterung
mit einiger Sicherheit möglich ist, den Eiterherd in die Siebbeinzellen zu verlegen, gleichgültig ob die Siebbeinzellen allein oder in Gemeinschaft mit den
anderen Nebenhöhlen des mittleren Nasenganges erkrankt sind. Der hierbei
einzuschlagende Vorgang hängt von der individuellen Beschaffenheit des Falles
ab. Gewöhnlich präsentieren sich die Krankheitsfälle so, daß zuvörderst schon
behufs Orientierung Polypen und diffuse Hypertrophien des mittleren Nasenganges entfernt werden müssen. Bei weiterem Fortschreiten der Diagnostik
ist es nicht selten nötig, um zum mittleren Nasengang einen besseren Zugang
zu schaffen, denselben zu dilatieren, was teilweise durch Abdrängen der mittleren

[1]) Siehe auch Hajek (4).

Muschel durch eine stärkere Sonde oder durch das KILLIANsche längere Speculum geschieht; in anderen Fällen wird es wieder nötig, die stark hypertrophierte oder eingerollte mittlere Muschel zu infrangieren oder zu entfernen, damit die Ostien der Nebenhöhlen sichtbar werden und der hervortretende Eiter durch Einführung der Sonde hinsichtlich seines Ursprunges genau bestimmt werden kann[1]). Ich möchte hier entsprechend der geschilderten Lage der Siebbeinostien auf drei Sondierungsbefunde hinweisen: a) Sondierung der typischen Stelle am Dache des mittleren Nasenganges. Dieser Befund ist am eindeutigsten. Die Sonde dringt 1—2 cm oberhalb des Hiatus nach außen und oben vor, in eine Richtung, welche keiner anderen Nebenhöhle des mittleren Nasenganges zukommt (Abb. 6). Die Röntgenaufnahme bei eingeführter Sonde zeigt ebenfalls unverkennbar die Lage im Siebbeinlabyrinth (siehe Abb. 7 u. 8).

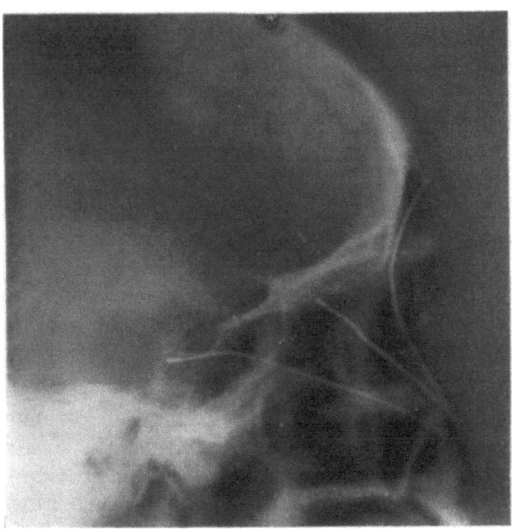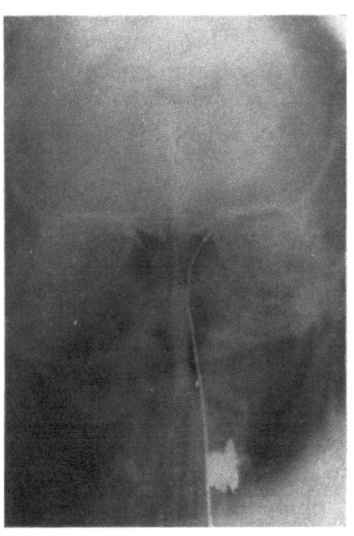

Abb. 7. Radiogramm der Sonden in Stirnhöhle, Siebbeinlabyrinth und Keilbeinhöhle (seitliche Aufnahme). Die mittlere Sonde ist im Siebbeinlabyrinth.

Abb. 8. Radiogramm einer Sonde im Siebbeinlabyrinth. (Posteri-anteriore Aufnahme.)

b) Befindet sich die Sonde bei den gegen die Stirnhöhle vorgeschobenen Siebbeinzellen in der Richtung der Stirnhöhle, also in der sagittalen Richtung nach vorne und oben. Die Erkenntnis, daß die Sonde in einer Infundibularzelle steckt, kann nur durch den wiederholt erhobenen Befund sichergestellt werden, daß man von der vordersten Partie des Infundibulum aus mit geringer Änderung der jeweiligen Richtung in verschiedene Ausbuchtungen gelangen kann. Diesfalls entspricht eine der Buchten, in der Regel diejenige, in welche man am

---

[1]) Die in der Literatur publizierten Fälle von Empyem des Siebbeinlabyrinthes entbehren häufig einer untrüglichen Beweisführung, darum ist ihre Verwertung für die Literatur abzulehnen. Eine dieser merkwürdigen Publikationen betrifft die von DEAN, der von hunderten von Nebenhöhlenaffektionen bei Kindern spricht, welche durch kranke Tonsillen und Adenoiden unterhalten wurden und nach Entfernung derselben verschwanden. Wenn man die Schwierigkeiten einer genauen Untersuchung der engen Nase der Kinder erwägt, muß eine derartige Feststellung sofort als eine recht zweifelhafte angesehen werden. Mit Recht haben GOUGENHEIM und W. B. CHAMBERLAIN diese Behauptung abgelehnt und im speziellen darauf hingewiesen, daß Sekret im mittleren Nasengang auch von den Adenoiden nasalwärts abfließen konnte, ohne von den Nebenhöhlen herzurühren.

weitesten vordringen kann, der Stirnhöhle, während die weniger nach aufwärts
ragenden Buchten Infundibularzellen sind.

c) Wird man vom Infundibulum aus mit einer nur kurzen $1/2$—1 cm abge-
bogenen Sonde des öfteren nach vorne (in den Agger nasi oder nach unten
in den Processus uncinatus) hineingelangen und daselbst befindliche erkrankte
Siebbeinzellen feststellen können. Besonders erwähnenswert ist der seltene
Sondierungsbefund am hinteren Ende des Hiatus, wo es neben dem *Ostium
maxillare* auch ein *Ostium ethmoidale* gibt und zu differentialdiagnostischen
Schwierigkeiten führen kann. Hier ist der Befund entscheidend, daß die
Sonde in die Kieferhöhle in der Richtung nach unten, während die Sonde
in das *Ostium ethmoidale* in der Richtung nach oben eindringt [1]).

Radiogramm. Diesbezüglich muß auf das spezielle Kapitel dieses Handbuches hingewiesen werden; hier sei nur bemerkt, daß die Aufnahme im posterior-
anterioren Durchmesser eine sehr charakteristische Beschattung lufthaltiger
Räume der Siebbeinzellen ergibt. Da aber bei der erwähnten Aufnahme die
Zellen des Labyrinths übereinander projiziert werden, ist eine genaue Lokalisation der erkrankten Siebbeinzellen nicht gut möglich; wenn auch dieser
Mangel teilweise durch die seitliche Aufnahme eliminiert wird, so ist wieder
zu bedenken, daß diesfalls wieder beide Seiten aufeinander projiziert werden.
Darum muß vor Augen gehalten werden, daß die Radiographie nur ein die
Diagnose unterstützender Faktor ist, welcher die endonasale Untersuchung
niemals überflüssig macht, sondern dieselbe nur ergänzt. Es ist immer wieder
nötig, darauf hinzuweisen, daß die diffuse Beschattung nur den Mangel an
Luft in den Siebbeinzellen ergibt; worauf aber dieser Luftmangel zurückzuführen ist, ob auf Schwellung der Schleimhaut oder auf seröse oder eitrige
Exsudation oder auf ein anderes Gebilde (Tumor) wird durch das Radiogramm
nicht ausgedrückt.

2. *Das geschlossene Empyem des Siebbeinlabyrinthes.* Bei dem geschlossenen
Empyem des Siebbeinlabyrinths fehlt natürlich der eitrige Ausfluß, daher
hier bei der Diagnose die topographische Feststellung von erscheinenden Eiter-
punkten nicht in Betracht kommt. Hier muß die rhinoskopische Untersuchung
aus anderen Zeichen das Vorhandensein eines Empyems erschließen. Der ver-
läßlichste Befund ist hierbei bei einigermaßen vorgeschrittenem Prozeß die
Dilatation des nasalen Teiles des Siebbeinlabyrinths. Ist indes keine solche
Dilatation vorhanden, dann begegnen wir oft unüberwindlichen Schwierigkeiten
und nur aus dem übrigen Symptomenkomplex im Zusammenhang mit der
Röntgenuntersuchung läßt sich mit einiger Sicherheit ein in den Siebbeinzellen
abgeschlossener Eiterherd erschließen. Im übrigen muß immer der in der Nase
sichtbare pathologische Prozeß in seiner Gesamtheit in Betracht gezogen werden.
Man muß im speziellen sich vor Augen halten, daß die geschlossenen Empyeme
sich in der überwiegenden Anzahl der Fälle aus offenen Empyemen entwickeln

---

[1]) Da die intranasale Diagnostik die Orientierung aus dem Ort der Sekretion zur Voraussetzung hat, ist es nötig, darauf hinzuweisen, daß diese selbst bei wiederholten Untersuchungen im Stiche lassen kann. Einem negativen Befunde ist keinerlei Beweiskraft
beizumessen und GRÜNWALDS lakonische Bemerkung: „eine Untersuchung ist keine Untersuchung" kann nicht genug beherzigt werden. Hinter einem rhinoskopisch tadellos aussehenden Naseninneren kann sich ein schweres Empyem der Siebbeinzellen verbergen
und es gehört schon in manchen Fällen eine gehörige Ausdauer und Energie dazu, durch
wiederholte Untersuchung zu verschiedenen Tageszeiten den Eiterherd zu entdecken.
Derartige Fälle hat jeder erfahrene Rhinologe in Hülle und Fülle gesehen. Hierher gehört
auch der publizierte Fall von GALTUNG, bei welchem sich bei der Rhinoscopia anterior nichts
vorfand, nur am hinteren Ende der rechten Concha media sah man ein wenig eingetrocknetes
Sekret und in der Nähe derselben einen vereinzelten Eiterfleck. Man fand hier alle Siebbeinzellen (hintere und vordere) mit Eiter und Polypen erfüllt.

und daß im Gefolge des gewöhnlich jahrelang andauernden Prozesses sich zahlreiche Polypen und Verdickungen an den nasalwärts sichtbaren Teilen des Siebbeins etablieren. Die spezielle Diagnose kristallisiert oft erst im Verlaufe der systematischen Behandlung heraus. Erst nach Entfernung der meisten sekundär-hyperplastischen Produkte ist eine klare Übersicht möglich und nicht selten geschieht es, daß nach Entfernung hochsitzender Polypen die Ausführungsgänge der früher abgeschlossenen Siebbeinzellen wieder frei werden, der abgeschlossene Eiter abfließt, wodurch erst post festum der Beweis erbracht wird, daß trotz mangelnder oder nicht auffälliger Dilatation ein abgeschlossenes Empyem vorhanden war. Diese Dilatation kann einzelne oder eine Summe von Siebbeinzellen betreffen, in welch letzteren Fällen die Scheidewände durch Usur zugrunde gegangen sind.

Die sichtbare Dilatation kann verschiedene Teile des Labyrinths betreffen. Das häufigste Vorkommnis ist das Empyem der bullös geformten mittleren Muschel, ganz ähnlich der beschriebenen Mucocele desselben Gebildes, nur mit dem Unterschiede, daß der Hohlraum der mittleren Muschel statt Schleim Eiter enthält.

Weniger häufig ist das circumscripte Empyem der Bulla ethmoidalis, nicht selten ist eine dilatierte, Eiter enthaltende Siebbeinzelle im Agger nasi und im Processus uncinatus vorhanden. Die dilatierte Siebbeinzelle kann an einzelnen Stellen infolge der Resorption ihrer Knochenwand Knistern und Elastizität zeigen, wenn auch dieses Symptom nicht zur Regel gehört. Im Falle eines Zweifels kann eine derartige Siebbeinzelle punktiert oder noch besser mit meinem Siebbeinhaken angerissen werden, um den Inhalt herauszubefördern. Eine weitere Sondierung des Höhleninhaltes wird uns über den Umfang der Höhle orientieren. Charakteristisch für alle die erwähnten Formen der circumscripten Empyeme ist ihr Hervorragen im mittleren Nasengang; die genaue Feststellung ihrer Provenienz läßt sich oft erst nach der Abtragung der knöchernen Wände bestimmen[1]).

Viel seltener als das circumscripte Empyem einzelner Teile ist der größte Teil oder das ganze Siebbeinlabyrinth in das Empyem einbezogen. Die beobachteten Fälle scheinen einen ziemlich gleichartigen Befund gezeigt zu haben. Es erscheint oberhalb der unteren Muschel ein großer, die vorhandene Nasenhöhle nahezu vollständig ausfüllender Tumor, welcher der Scheidewand anliegt, letztere wohl auch auf die entgegengesetzte Seite drückt. Der Tumor ist an den meisten Stellen glatt und weist Fluktuation auf. Nach Eröffnung des Tumors entleert sich fötider Eiter. Die Innenfläche des Hohlraumes ist mit ödematöser Schleimhaut von polypenähnlicher Beschaffenheit ausgekleidet. In manchen Fällen sind an der Innenfläche der Höhle leistenförmige Hervorragungen, die Reste der größtenteils resorbierten Zellenscheidewände, vorhanden.

Nebst dieser Dilatation nasalwärts sind auch in vielen Fällen Ausbuchtungen gegen die Orbita zu vorhanden, selten orbitalwärts allein; dagegen öfters nasalwärts allein, auch mitunter kombiniert, also analog dem Verhalten der Mucocelen des Siebbeinlabyrinths.

Es kann zum Schluß nicht genug auf die in jeder Hinsicht latente Form mancher geschlossener Empyeme hingewiesen werden. Denn abgesehen davon, daß oft keinerlei sichtbare Dilatation vorhanden ist, des weiteren das pathologische Sekret fehlt, sind zuweilen auch bei oberflächlicher Untersuchung keine ausgesprochenen Polypen und Hypertrophien in der Siebbeingegend vorhanden. Die rhinoskopische Untersuchung ist negativ. Nur bei genauer Cocainisierung

---

[1]) Siehe Genaueres in meinem Buch über „Pathologie und Therapie der entzündlichen Erkrankungen der Nebenhöhle der Nase" 4. Aufl., wo auch zahlreiche Krankengeschichten angeführt sind, um die Technik der Diagnose in allen Details zu studieren.

des mittleren Nasenganges sieht man dann an der inneren Fläche der mittleren Muschel eine nicht nennenswerte polypöse Degeneration der Schleimhaut, welche uns doch auf die Erkrankung der Siebbeingegend hinweist [1]). Es kann indes nicht geleugnet werden, daß zuweilen nasalwärts keinerlei pathologische Veränderungen zu finden sind oder nur so minimale, daß man daraus keinerlei irgendwie zwingende Anhaltspunkte für das Vorhandensein einer Siebbeinlabyrinthaffektion ableiten kann. Bei Vorhandensein irgendwie bedrohlicher Symptome seitens des Cerebrums, der Orbita muß ein Radiogramm den Verdacht erwecken oder den vorhandenen Verdacht erhöhen. Sehr instruktiv ist diesbezüglich der Fall von Schmiegelow, welcher ein 14jähriges Mädchen betraf, welches anscheinend nur einige Tage krank gewesen ist und mit typischen meningitischen Erscheinungen zur Aufnahme kam. Die Rhinoskopie ergab vollkommen normalen Befund. Die Sektion ergab in den Ethmoidalzellen dicken grünlichen Eiter.

Diagnose der Mucocele des Siebbeinlabyrinths. Diese geht nach denselben diagnostischen Prinzipien vor sich wie die Diagnose der geschlossenen Empyeme der Siebbeinzellen. Es handelt sich gewöhnlich um eine Dilatation nasalwärts in der Gegend der mittleren Muschel, vorzugsweise in einer verlagerten Siebbeinzelle oder um eine gleichzeitige Dilatation orbitalwärts oder nach beiden Richtungen, seltener orbitalwärts allein und dann zumeist nur im inneren Orbitalwinkel [2]). Die Mucocele entwickelt sich langsam, schmerzlos und selbst bei großem Umfange macht sie, im Gegensatz zu dem durchbrechenden Empyem, außer Verstopfung der Nase und Verdrängungserscheinungen in der Richtung der Orbita keinerlei Beschwerden, wenigstens solange sie nicht eitrig infiziert ist und zu einer Pyocele wird. In der Nasenhöhle kann es hierbei, abgesehen von der vorhandenen Dilatation, vollkommen normale Verhältnisss geben, während bei den Eympemen zumeist sehr ausgesprochene entzündliche Verdickungen und Polypen zu sehen sind. Im Beginne könnte eine gegen die Augenhöhle entstehende schmerzlose Vorwölbung als ein Osteom oder malignes Neoplasma der Orbita angesehen werden, doch wird die bald zu fühlende Fluktuation

---

[1]) Hilfrich berichtet von der Denkerschen Klinik, daß in der Hälfte der 10 vorgekommenen Orbitalkomplikationen der rhinoskopische Befund zunächst negativ war. Mit Recht wird hierbei betont, daß man nach der gewonnenen Erkenntnis der fast regelmäßigen Abhängigkeit der Orbitalkomplikationen von den Nasennebenhöhlen aus man auch in diesen Fällen an dem nasalen Ursprung festhalten muß. Derartige Befunde sind nicht beweisend und müssen durch wiederholte Ausnützung aller diagnostischen Hilfsmittel ergänzt werden. Mygind führt in einer sehr sachlichen Publikation diesbezüglich folgendes an: „Man ist immer wieder überrascht, wie gering die in der Nase vorhandenen Veränderungen waren; eine unbedeutende Menge Mucopus im Meatus medius, eine geringe Rötung und Schwellung der Concha media". Des weiteren: „Mehrere Male war es überhaupt nicht möglich, etwas Abnormes in der Nase nachzuweisen, selbst bei tödlich verlaufenden Fällen mit Eiter in der Orbita und bedeutenden Veränderungen in den Nebenhöhlen".

[2]) Daß es auch von dieser selbstverständlichen Regel eine Ausnahme geben kann, beweist der Fall von Th. L. Kan. Bei einer 58 Jahre alten Frau wird der Visus immer schlechter, seit einem halben Jahre starke Schmerzen, seit 2 Monaten Exophthalmus. In der Orbita keine Geschwulst zu fühlen. Nasenbefund negativ. Röntgenogramm nach Rhese zeigte einen Schatten in der Orbita. Es wurde orbitalwärts eingegangen, eine harte Geschwulst gefunden, ausgehend vom Ethmoid und gegen das Foramen opticum sich ausdehnend. Nach späterer Eröffnung der Concha media derselben Seite wurde eine seröse Flüssigkeitsmasse von 50 ccm entleert. Die eingeführte Sonde passierte das Siebbein und die Keilbeinhöhle. Ebenso dürfte als Regel angesehen werden, daß die Mucocele nur einseitig auftritt, denn es müßte ein besonderer Zufall obwalten, daß beiderseits die ganz gleichen, im ganzen doch seltenen Veränderungen sich ausbilden. Mac Kenty, J. E. berichtet über eine doppelseitige Mucocele, wobei ursprünglich an beiderseits ausgedehnte Tränensäcke gedacht wurde und doch handelte es sich beiderseits um die Siebbeinlabyrinthe, welche in eine große glattwandige Zyste umgewandelt wurden und bis zur Keilbeinhöhle reichten. Uffenorde führt die Beobachtungen von Flath und Adelheim an, wo kurze Zeit nacheinander die Mucocele auf beiden Seiten auftrat.

sowie die regelmäßig gleichzeitig vorhandene Ausdehnung nasalwärts und die daselbst zu konstatierende zumindest partielle Elastizität der Geschwulst in der Gegend der mittleren Muschel vor Irrtum schützen.

Die Diagnose stößt nur manchmal hinsichtlich der Frage auf Schwierigkeit, ob die Mucocele das Siebbeinlabyrinth allein oder auch die Stirnhöhle, beziehungsweise die Keilbeinhöhle, betrifft. Diesbezüglich kann eine eingehende radiologische Untersuchung den gewünschten Aufschluß geben.

Therapie.

Die therapeutischen Methoden zur Behebung der entzündlichen Siebbeinveränderungen richten sich nach dem individuellen Charakter des Einzelfalles und sind hinsichtlich der Art ihrer Anwendung äußerst wechselnd, so daß es schwer fällt, präzise Angaben aufzustellen; es muß genügen, Richtlinien anzugeben und zu betonen, daß die Therapie zumeist Hand in Hand mit dem Aufbau der diagnostischen Details geht, indem Eingriffe, welche zur Feststellung der Diagnose führen, gleichzeitig auch wichtige therapeutische Eingriffe bilden. Um in das komplizierte Kapitel einige Klarheit zu bringen, werden wir die therapeutischen Vorkehrungen in a) *intranasale* und b) *extranasale* einteilen.

a) Intranasale Methoden.

Die Entfernung der Polypen und diffusen Hypertrophien aus dem mittleren Nasengange evtl. Resektion der mittleren Muschel oder Luxation letzterer gehören zu den sog. einleitenden Eingriffen, welche deshalb schon bei der Erörterung der diagnostischen Technik hervorgehoben werden. Die Entfernung der Polypen wird durch die Schlinge mittels Evulsion vollzogen, damit die Polypen nach Möglichkeit an der Wurzel abgerissen werden. Schon bei dieser Prozedur werden des öfteren die früher verschlossenen Ausführungsgänge von Siebbeinzellen frei, es entleert sich des öfteren Schleim oder fötider Eiter, ein Beweis, daß einzelne Siebbeinzellen ein geschlossenes Empyem beherbergten. Mehr diffuse Hypertrophien am Processus uncinatus werden mit den schneidenden Zangen von HARTMANN und GRÜNWALD (Abb. 9) entfernt, wenn man nicht vorziehen will, aus vorhandenen lokalen Gründen den ganzen Processus uncinatus samt der Hypertrophie nach der Angabe von KILLIAN mittels Schere zu resezieren. Ob eine vorhandene Septumdeviation korrigiert werden soll oder nicht, hängt von der schweren oder leichten Zugänglichkeit des mittleren Nasenganges ab, welcher als das Vestibulum des vorderen Siebbeinlabyrinthes zu bezeichnen ist. In dieser Hinsicht darf man nicht zu engherzig sein und bei einigermaßen beengten Verhältnissen muß von vornherein das Septum korrigiert werden, denn im engen, wenig übersichtlichen Raume Siebbeineingriffe machen, heißt die sonst harmlose Operation gefährlich gestalten, wofür viele publizierte und noch mehr die nicht publizierten Fälle Zeugnis ablegen. Hinsichtlich der Art der Septumkorrektur ist anzuführen, daß diese, da ad hoc ausgeführt, sich besonders dem vorgefaßten Zweck unterordnen muß. Bei spezieller Deviation der oberen Partie des Septum soll sich die Korrektur nur auf diese beschränken und es ist ganz überflüssig, gleichzeitig nicht hindernde Spinen und untere Deviationen zu korrigieren. Diese Korrektur muß aber dann ausgiebig und durch genaue Kontrolle während der Operation sichergestellt sein. Hinsichtlich der Entfernung der mittleren Muschel teilen sich die Autoren in zwei Lager, indem ein Teil der Entfernung der mittleren Muschel das Wort redet, der andere Teil diese aber perhorresziert. Nach meiner Ansicht sind beide Extreme unrichtig, da es hierbei immer nur auf die Beschaffenheit des jeweilig zu behandelnden Falles ankommt.

Ist die mittlere Muschel stark hypertrophiert, insbesondere an der dem mittleren Nasengang zugekehrten Fläche, oder gar lateralwärts eingerollt, wodurch die obere Partie des mittleren Nasenganges wie abgeschlossen erscheint oder liegt eine blasig geformte mittlere Muschel vor, dann muß das vordere Ende fallen; ich habe hierbei immer nur Vorteile hinsichtlich der weiteren Zugänglichkeit des Siebbeinlabyrinths, niemals aber einen Nachteil gesehen. Die gelegentlich stärkere Blutung muß durch leichte, niemals zu lange währende Tamponade gestillt werden. Ist die mittlere Muschel günstig geformt, d. h. ist ihr Krümmungsdurchmesser ein großer, dann ist der mittlere Nasengang genügend zugänglich und es ist überflüssig, die mittlere Muschel zu lädieren.

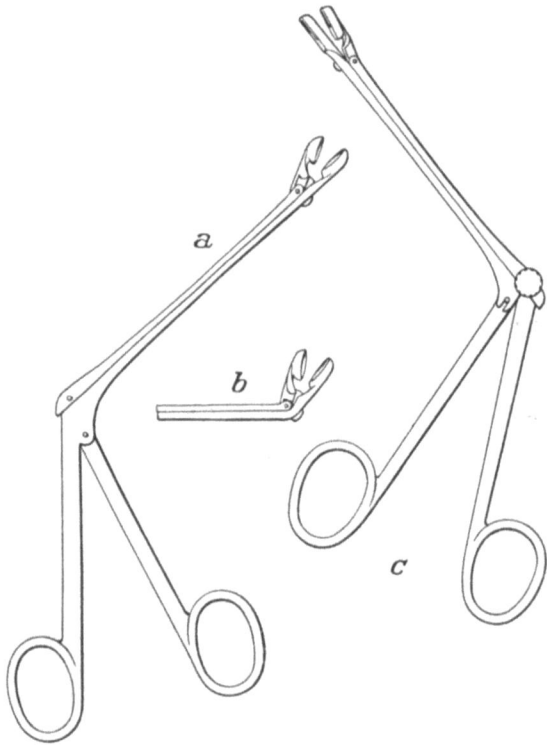

Abb. 9. Die schneidenden Zangen von Grünwald (a und b) und von Hartmann (c). (¹/₂ natürl. Größe.)

Zwischen diesen Extremen liegt der Fall, wo die mittlere Muschel zwar normal ist, aber durch ihre starke Krümmung nach außen den mittleren Nasengang erheblich einengt. In diesem Falle ist die Luxation der Muschel sicherlich das einfachste Auskunftsmittel, da die mittlere Muschel in toto geschont und der mittlere Nasengang dennoch weit zugänglich gemacht wird. Es kann diesfalls ein genügend zugängliches Operationsfeld mit möglichst wenigen Opfern herbeigeschafft werden.

Diese operativen Methoden sind, wie bereits gesagt wurde, eigentlich nur als Einleitung für die eigentliche Siebbeinoperation zu betrachten; sie sind zumeist diagnostisch vorbereitende Eingriffe, um von dem mittleren Nasengange, der Stelle der Wahl ausgehend, in das Labyrinth einzudringen. Bei Feststellung der Eiterung muß jetzt das Labyrinth eröffnet werden. Die typische Stelle ist hierfür bei dem offenen Empyem das Dach des mittleren Nasenganges, wo auch die hauptsächlichste Eiterquelle liegt. Hier wird mit irgendeiner der schneidenden Zangen die Bulla eröffnet oder noch besser früher mit meinem Siebbeinhaken (Abb. 10), welcher sehr dünn ist und wenig Licht verbirgt, angerissen und die Knochenwände weggeräumt. Der weitere Vorgang hängt dann von dem jeweiligen anatomischen Befunde ab. Ist das Innere der Siebbeinzelle wenig verändert, so kann die Schleimhaut belassen, ist sie aber, wie dies zumeist der Fall ist, polypös degeneriert, dann muß dieselbe entfernt werden. Von der eröffneten Siebbeinzelle aus muß dann die Sonde zur weiteren Orientierung dienen; ob die benachbarten Zellen normal sind oder ob aus denselben Eiter nachfließt oder ob Polypen prolabieren. Im Falle der Erkrankung werden die beteiligten Nachbarzellen von der ersten Höhle aus eröffnet und mit der ersteren vereinigt. Selbstverständlich wird man schon bei dem ersten Eingriff alles Pathologische ausräumen, soweit dies die Umstände gestatten. Dies hängt hauptsächlich von der Wirksamkeit der Anästhesie, von dem Grade der Blutung und im ganzen von der Toleranz des Kranken ab. Was die Anästhesie betrifft, so muß diese sehr genau ausgeführt werden. Es gibt, wenn man von der Methode der Allgemeinnarkose, welche ich für endonasale Ausräumung des Labyrinths nur für Ausnahmefälle gelten lassen kann, zweierlei Arten der Anästhesie: 1. *Die lokale endonasale Schleimhautanästhesie.* 2. *Die Leitungsanästhesie des N. ethmoidalis vom inneren Augenwinkel aus.* Ich begnüge mich mit der ersteren, indem ich den mittleren Nasengang und die Fissura olfactoria mit 20% Cocain-Adrenalin (in der von EPHRAIM angegebenen Verhältniszahl 1:3) einreibe, an beiden Orten getränkte Bäuschchen einlege und mindestens 12—15 Minuten zuwarte. Man erhält dann eine vollkommene Anästhesie auch der tiefen Partien des Labyrinths und kann recht blutleer und schmerzlos operieren. Die Blutung ist zumeist minimal oder hört auf Betupfen mit in Wasserstoffsuperoxyd getauchten Bauschen bald auf. Bei stärkerer Blutung muß man sich nach einer aus

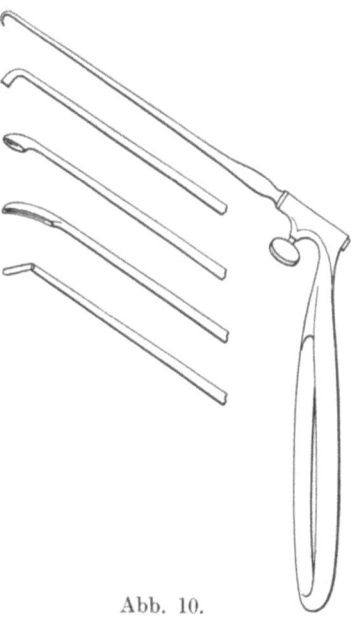

Abb. 10.

HAJEKS scharfe Haken u. Löffel zur Eröffnung des Siebbeinlabyrinthes. (½ natürl. Größe.)

giebigen Öffnung des Labyrinths mit einer partiellen Ausräumung des Labyrinths begnügen und nicht weiter vorgehen, denn im Blinden ohne Sondenkontrolle zu arbeiten, sollte in dieser Gegend keineswegs gestattet sein. Zuweilen verhindern eintretende Ohnmachtsanfälle bei zu ängstlichen Patienten eine vollkommene Beendigung der Operation und da müssen wir wohl mit einem partiellen Eingriff uns begnügen und das weitere Vorgehen für eine nächste Sitzung aufsparen.

Daß die hochgradig polypoid degenerierte Schleimhaut und die Granulationen entfernt werden sollen, ist selbstverständlich; nur leicht ödematöse Schleimhautteile können übrig bleiben, da dieselben bei ausgiebig eröffnetem und gut ventiliertem Siebbeinlabyrinth zur Norm zurückkehren. Den Abfluß hindernde Scheidewände zwischen den Siebbeinzellen müssen, auch wenn sie nicht krankhaft verändert sind, entfernt werden, da eine Herstellung einer glattwandigen, breit mit dem Nasenraum kommunizierenden Höhle die wichtigste Bedingung für [eine ungestört vor sich gehende und dauernde Heilung ist.

Die endonasale Operation hat hinsichtlich ihrer Anwendbarkeit insoferne eine Grenze, als hoch hinaufreichende Infundibularzellen und orbitale Siebbeinzellen endonasal nicht zugänglich sind. Diese erheischen eine der äußeren Siebbeinoperationen. Drohender Durchbruch orbitalwärts ist keine Kontraindikation gegen die endonasale Methode, nur muß in diesem Falle schnell und ausgiebig zugegriffen werden. Zahlreiche Erfolge beweisen, daß derartige Fälle des öfteren auch durch die endonasale Methode allein beherrscht werden konnten.

Im Falle von Hajek und Sieurs ging der Exophthalmus sofort nach Ausräumung des Siebbeinlabyrinths zurück. Auch andere Autoren: John O. Roe, Derwick T. Vail und Vail berichten über günstige Erfolge durch die intranasale Ausräumung[1] allein. Allerdings ist da wieder weit über das Ziel geschossen, wenn D. T. Vail (l. c.) daraus folgert, daß in akuten Fällen von Orbitalabscessen nicht von außen incidiert werden soll. Im Gegenteil, es muß zur Richtschnur dienen, daß im Falle des Versagens der endonasalen Methode sofort zu der äußeren Methode gegriffen werden muß. Die endonasale Ausräumung ist nämlich in allen Fällen auszuführen, da die Ausräumung selbst von der Orbita aus die endonasale Mithilfe nicht überflüssig macht[2].

Die oben angegebene typische Eröffnung des Siebbeinlabyrinths gilt nur für die offenen Empyeme, jedenfalls nur für diejenigen, in welchen keine sichtbare Ektasie von vornherein unsere Aufmerksamkeit auf sich lenkt. Diesfalls muß immer von der dilatierten Siebbeinzelle ausgegangen werden und die weitere Ausräumung von hier aus erfolgen.

Daß bei der Behandlung eines so kompliziert gebauten Organes wie es das Siebbeinlabyrinth ist, die Methoden wie die Pilze aus der Erde schossen, ist eine natürliche Folge der Entwicklung der rhinologischen Technik. Die Methoden von Stenger, Rhese und Kramer ähneln in vieler Hinsicht der von mir geschilderten, nur will jeder von den angeführten Autoren einen eigenen Angriffspunkt als die Regel aufstellen. Stenger (l. c.) wählt die Bulla ethmoidalis und geht nach der Eröffnung dieser Siebbeinzelle nach vorne und hinten. Rhese (l. c.) zieht es vor, zuerst das hintere Siebbeinlabyrinth anzureißen und von hier aus fortschreitend nach vorne zu drängen, während Kramer die Operation so ausführt, daß er von vorne nach rückwärts vordringt. Es ist klar, daß jede Art des geschilderten Vorgehens nicht sowohl als eine eigene Methode, denn vielmehr als individuelle Varietäten ein und derselben Methode anzusehen sind.

Auch die zahlreichen, als Radikaloperation bezeichneten endonasalen Methoden unterscheiden sich nur unwesentlich voneinander. Am radikalsten geht Reaves vor, der die ganze mediale Wand des Siebbeinlabyrinths bis zum Dach des Labyrinths entfernt, nachdem er früher mit dem Messer das ganze Siebbeinlabyrinth von hinten nach vorne oberhalb des Ansatzes der mittleren Muschel durchschnitten hat. Ähnlich sind die Methoden von Mosher, Ballenger und Hays. Sie bestehen darin, daß das Siebbeinlabyrinth an dem Ansatz der mittleren Muschel von vorne nach hinten oder umgekehrt ganz durchschnitten und nach unten zu abgerissen wird. Mosher greift zuerst die Aggerzellen an und macht den Ductus nasofrontalis durch Entfernung aller Infundibullarzellen frei und schneidet dann in Fortsetzung oberhalb des Ansatzes die mittlere Muschel mit der Schere durch.

---

[1] Siehe des weiteren die Fälle von Grünwald, Baumgarten, Hajek, Frankenberger, Uffenorde, ferner Sieur, Dölger und Wieser.

[2] Daher der Ansicht von B. Barris (2) nicht beigestimmt werden kann, wenn derselbe bemerkt, daß angesichts der äußeren Operation, die endonasale Exenteration des Siebbeins überflüssig ist.

Behufs einer systematischen Freilegung des gesamten Siebbeinlabyrinths scheint die Methode HALLES am besten konzipiert zu sein. Er beginnt mit der Bildung eines Schleimhautperiostlappens über dem Agger nasi, den er nach unten umschlägt, um zuerst die vorderen Infundibularzellen auszuräumen und die Stirnhöhle endonasal freizulegen. Hinsichtlich der Ausräumung des übrigen Siebbeinlabyrinths hält er sich nach außen von der mittleren Muschel, welche er immer bestehen läßt. Er ist imstande auf solche Art, wie er angibt, eine gründliche Ausräumung ohne wesentliche Verstümmlung auszuführen. Die Reposition des umschnittenen Schleimhautlappens sorgt für glatte Heilung, insbesondere für einen überhäuteten *Ductus naso-frontalis*.

So sehr die Bemühungen der Autoren auch gerechtfertigt erscheinen, statt der schrittweisen, in mehreren Sitzungen ausgeübten partiellen Resektion des Siebbeinlabyrinths gleich ganze Arbeit zu leisten, muß doch die Verallgemeinerung dieser Methoden abgelehnt werden, vor allem aus dem Grunde, weil jede Siebbeinerkrankung hinsichtlich der Ausdehnung ihren individuellen Charakter hat und es nicht angeht, ohne zwingenden Grund das ganze Siebbeinlabyrinth zu zerstören, wenn man mit einer partiellen Ausräumung das Auslangen findet.

Überdies sind zahlreiche Stimmen laut geworden, welche die Endresultate dieser Operationen doch nicht so hoch einschätzen, als es nach der Anempfehlung der Autoren zu erwarten wäre. Die Beschwerden der Kranken infolge des Verlustes umfangreicher Schleimhautbezirke lassen eine auf das Notwendigste beschränkte Ausräumung der Siebbeinzellen zweckentsprechender erscheinen. Natürlich kann bei hochgradiger Gesamterkrankung des Labyrinths von einer radikalen Ausräumung nicht abgesehen werden. Es kann demnach der Ansicht von YANKAUER, der für eine vollkommene Ausräumung des Siebbeinlabyrinths auch in den Fällen plaidiert, in welchen auch nur eine einzige Siebbeinzelle erkrankt ist, nicht zugestimmt werden.

Hinsichtlich der Ausräumung der Schleimhaut gehen die Ansichten weit auseinander. Von der Forderung der absolut genauen Entfernung jeden Schleimhautrestes bis auf die Beschränkung der Entfernung auf das Notwendigste sind alle Schattierungen vertreten. Die Behauptung mancher Autoren (WALB), daß endonasal das Labyrinth nicht mit Sicherheit ausgeräumt werden kann, ist bedingungsweise zuzugeben. Hoch gegen die Stirnhöhle hinaufreichende Infundibularzellen und in das Orbitaldach hoch ausladende Siebbeinzellen sind natürlich endonasal nicht zu erreichen. Diese bedingen, wenn ihre Entfernung angezeigt ist, die äußere Operation. In der Mehrzahl der Fälle handelt es sich nicht um *totale*, sondern um *partielle* Erkrankungen des Labyrinths, welche endonasal zumeist zu beherrschen sind.

Hinsichtlich der Nachbehandlung sind folgende Prinzipien zu beachten: 1. Womöglich keine Tamponade, da diese wegen Retention des Sekretes gefährlich ist. Die Lektüre mehrerer Krankengeschichten mit cerebraler Komplikation nach Siebbeinoperation läßt fast mit Sicherheit annehmen, daß die feste, langdauernde Tamponade an der Gehirnkomplikation die Schuld getragen hat. Leider muß man bei stärkerer Blutung mitunter tamponieren, aber man soll dies nur soweit tun, als es zur Stillung der Blutung unbedingt nötig ist und den Tampon sobald als möglich entfernen. 2. Keinen Galvanokauter, keine Glühschlinge zur Entfernung der mittleren Muschel. 3. Die Einhaltung von längeren Intervallen, wenn mehrere Sitzungen nötig sind. Man soll keine neue operative Sitzung vornehmen, ehe die Reaktion der früheren abgelaufen ist (HAJEK).

Fast immer sind mehrere Sitzungen zur Entfernung alles Krankhaften nötig, denn selbst bei gründlichster Ausräumung und auch bei der methodischen totalen Ausräumung, wobei ohne Wahl und ohne besondere Indikation sofort

das ganze Siebbeinlabyrinth ausgeräumt wird, entdeckt man noch nach Wochen
verborgene Buchten, in welchen krankhafte Schleimhautreste zurückgeblieben
sind, deren Entfernung angezeigt ist. Schwache Lapisierungen bei der Nachbehandlung fördern die Übernarbung und beschränken schließlich die Sekretion
auf ein Minimum. Es bleibt jedoch in den meisten Fällen eine Neigung zur
Borkenbildung übrig, gegen welche Einlagen von Öl und Salbe noch für
lange Zeit wünschenswert erscheinen. Bei totalen Ausräumungen nimmt die
Austrocknung der Schleimhaut manchmal große Dimensionen an, welche zu
lebhaften Klagen der Kranken führen. Diese Klagen stehen zumeist in auf-
fallendem Widerspruch zu den angeblich glänzenden Heilresultaten, welche
in verschiedenen Publikationen gerühmt werden [1]. Schließlich muß angeführt
werden, daß nach der Ansicht der meisten Rhinologen eine ausgedehnte
Ausräumung des Siebbeinlabyrinthes bei der Ozaena zu unterlassen ist, da
die Resultate durchaus schlecht sind, wenn auch gegenteilige Erfahrungen
gelegentlich angeführt werden (E. Axisa).

Wir streiften bereits im letzten Kapitel die Frage der Gefährlichkeit der
endonasalen Siebbeinoperationen. Diese ist nicht unbedingt zu verneinen,
denn es ist selbstverständlich, daß bei einem so kompliziert gebauten Organ,
wie beim Siebbein die Orientierung von vorneherein auf gewisse Schwierigkeiten
stößt. Der Wundverlauf ist von zahlreichen Zufällen, wie Nachblutung, Tamponade und Virulenz der in der Nasenhöhle vorhandenen Bakterien abhängig.
Es wird denn auch in der Literatur eine ganze Anzahl teils nur unangenehmer,
teils auch tödlicher Komplikationen bekannt. Es ist des weiteren aus sicheren
Anzeichen zu schließen, daß die Zahl der nicht publizierten Fälle eine noch
größere sein mag. Eine relativ häufige Komplikation entsteht indes in Form
einer Suffusion im inneren Orbitalwinkel bei Eingriffen in das vordere Siebbeinlabyrinth. Diese Komplikation ist ein Attribut der Unerfahrenen, die sich
nicht gegenwärtig halten, daß der Breitendurchmesser am vorderen Ende des
Siebbeins ein sehr schmaler ist und daß hier ein zu tiefes Eindringen mit ver-
letzenden Instrumenten das Tränenbein und die Papierplatte leicht verletzen
kann. Dieses Ereignis führt indes fast niemals zu einer bemerkenswerten Komplikation. Ein anderes, ebenfalls relativ harmloses Ereignis besteht in einem
Emphysem der Orbita und der Lider nach Verletzung der Lamina papyracea.
Das erste heftige Schneuzen erzeugt diesfalls das Emphysem. Bei weiterer Vermeidung heftigen Schneuzens resorbiert sich das Emphysem restlos und gibt
keine Veranlassung zu weiterer Störung [2].

---

[1] Inmitten der größtenteils zu extrem radikalen Operationsmethoden sich neigenden
amerikanischen Rhinologen verdient die Ansicht Skillerns doppelt beachtet zu werden.
Er drückt auf Grund seiner Erfahrungen seine Abneigung gegen die kritiklose Ausräumung
des Siebbeinlabyrinths aus; er begnügt sich vielmehr nach der präzisen Diagnose mit der
Entfernung der hyperplastischen mittleren Muschel und wartet zu. Manchmal tritt spontane
Heilung oder Besserung ein; er zerstört nicht gedankenlos das ganze Labyrinth, da nachher
die Folgen viel schlechter werden als der Zustand zuvor war. Da oft, wie er schildert, nicht
aus allen Buchten die kranke Schleimhaut restlos entfernt werden kann, wird das umfangreiche Granulationsfeld mit Eiter überschwemmt, wogegen bei eventueller Ausheilung
eine große Trockenheit die Folge ist. Er will lieber tastend allmählich vorgehen und sich
nur auf die wirklich erkrankten Teile beschränken.

[2] Eine Anzahl publizierter Störungen sind nicht ganz eindeutig hinsichtlich der Ursache.
So ist es nicht verständlich, auf welche Weise nach operativen Eingriffen an der mittleren
Muschel allein dauernde Erblindung erfolgen kann (2 Fälle von Marsch). Ebenso dunkel
sind die Beobachtungen von Hecht und Harris (3). Ersterer sah nach Operation einer
Ethmoiditis hyperplastica apoplektiforme Erscheinungen, bestehend in nicht vollkommener
Facialisparese im rechten Mundwinkel, ausgesprochener Sprachstörung und starker Motili-
tätsschwäche im rechten Arm; die Symptome gingen in 5 Minuten vorüber. Der letztangeführte Autor beobachtete nach Ausräumung des Siebbeinlabyrinths Diplopie, deren
nähere Untersuchung Lähmung des M. rectus externus ergab.

Viel ernster sind Todesfälle an Meningitis im Anschluß an die Siebbein-operation.[1]).

HINSBERG beobachtete innerhalb von 10 Jahren 3 Todesfälle, HAJEK sah über-haupt nur einen Fall, den er publizierte. Es wäre von Wichtigkeit, wenn man in allen diesen Fällen die Accidentia feststellen könnte, welche die tödliche Komplikation bedingt haben. In dem letzteren Falle konnte die Operation nicht beendet werden, da die Kranke noch vor der ungenügenden Eröffnung des Labyrinths einen hystero-epileptischen Anfall bekam, der ein weiteres Operieren unmöglich machte. Die Meningitis folgte 3 Tage später. Allem An-scheine nach hat hier die mangelhafte Eröffnung des Labyrinths den letalen Ausgang verursacht. Mangelhafte Drainage ist gefährlich, denn die reaktive Entzündung verschließt bald die kleine Öffnung und propagiert dadurch den Entzündungsprozeß. Hierher gehören des weiteren auch die in der Literatur niedergelegten und auch die nicht niedergelegten Fälle, bei welchen nach relativ geringfügigem Eingreifen am Siebbein (Resektion der mittleren Muschel, ein-fache Polypenoperation und dergleichen mehr) eine tödliche Komplikation seitens des Cerebrum erfolgte [2]), welche des näheren in dem Kapitel der Cerebral-komplikationen dieses Handbuches einzusehen sind.

b) Die Operation des Siebbeinlabyrinths von außen.

Wenn der Eiter aus dem Siebbeinlabyrinth sich den Weg nach außen in die Orbita bahnt und hier zur Infiltration, zur Abseßbildung und zur Fistelbildung geführt hat, dann besteht die Indikation zur äußeren Operation, unbeschadet des hierdurch nicht entbehrlichen gleichzeitigen endonasalen Eingriffes [3]).

Da jeder dieser Fälle einen individuellen Charakter hat, ist es selbstver-ständlich, daß man das operative Vorgehen stets der Eigenart des Falles an-passen muß. Das wichtigste Erfordernis ist aber bei jedem Eingriff, das Sieb-beinlabyrinth sowohl nach außen (orbitalwärts), als auch nach innen (nasalwärts) breit zu eröffnen, die polypösen Massen aus dem Siebbeininneren auszuräumen, die den Abfluß hindernden Scheidewände zu entfernen und den solcherart geschaffenen Siebbeinhohlraum tadellos zu drainieren, selbstverständlich dichte, den Abfluß hindernde Tamponade zu vermeiden.

Die Technik des operativen Eingriffs muß selbstverständlich unter jeweiliger Kontrolle der Kenntnis der topographischen Verhältnisse stehen, wobei haupt-sächlich jedwedes brüske Vordringen nach oben gegen das Dach des Siebbein-labyrinths zu vermeiden ist, wozu zuweilen die Neigung besteht, da in liegender Position das Dach des Siebbeinlabyrinths besonders in der hinteren Partie stark nach abwärts geneigt ist. Dem nicht routinierten Operateur macht die öfters auftretende stärkere Blutung große Schwierigkeiten, doch kann hierbei durch vorübergehende Tamponade mit Wasserstoffsuperoxydgaze und endo-nasale Anwendung von Adrenalinlösung, welche selbst bei der in der Narkose

---

[1]) Hierbei ist der in jeder Hinsicht exzeptionelle Fall von RITTER anzuführen, bei welchem es sich, wie die Obduktion zeigte, offenbar um eine angeborene *Encephalocele* intraethmoidalis handelte. Infolge des Eingriffes pflanzte sich die reaktive Entzündung direkt auf die Meningen fort.

[2]) Siehe auch die Publikation von FELIX, Zusammenstellung von DREYFUS und das Kapitel dieses Handbuches über die rhinogenen Gehirnkomplikationen.

[3]) Es mag geschichtliches Interesse haben, daß diese Fälle lange vor der rhinoskopischen Ära zuerst von Chirurgen und dann von den Ophthalmologen erkannt wurden. So scheint es, daß RIBARI (zitiert nach KUHNT) der Erste gewesen ist, der durch die Erfahrung belehrt, daß Orbitalabscesse sich mitunter durch das Siebbeinlabyrinth nach außen entleeren, den Vorschlag machte, alle Orbitalabscesse durch das Siebbeinlabyrinth zu eröffnen. In neuerer Zeit gebührt GRÜNWALD und KUHNT das Verdienst, diese Methode angeregt und insbesondere KUHNT (l. c.) die Methode zuerst am Lebenden ausgeführt zu haben.

vorzunehmenden Operation vor der Operation ausgiebig zu geschehen hat,
der Blutung bald Einhalt getan werden, so daß bei Benützung einer guten
elektrischen Stirnlampe das Siebbeinlabyrinth gut übersehen und gründlich
gereinigt werden kann, ohne Schaden zu verursachen. Eine Tamponade der
Choane bei der in der Narkose vollführten Operation ist selbstverständlich.
Eile ist bei diesem Vorgehen dem guten Ausgange sehr schädlich [1]).

Über den Umfang der zu entfernenden Siebbeinteile läßt sich nichts Allgemein-
gültiges sagen. Sind die begrenzenden Knochenwände, insbesondere die Lamina
papyracea und die innere Siebbeinkapsel (Muschelwand) nicht nekrotisch,
dann sollen sie nicht entfernt, dagegen nekrotische Teile derselben mit den
Knochenzangen abgezwickt werden; im übrigen können auch umschriebene
gesunde Teile einer ausgiebigen Drainage wegen geopfert werden.

Nur selten dürfte es nötig sein, wie dies Guisez vorgeschlagen hat, das
Siebbeinlabyrinth in toto zu resezieren. Weitere Details hinsichtlich des Vorgehens bei Orbitalabscessen, welche sich bei ihrem Fortschreiten nicht immer
auf die mediale Orbitalwand beschränken, sondern sich nach oben und unten
weiter verbreiten können und dadurch eine von Fall zu Fall verschiedenartige
Modifikation des Vorgehens erheischen, ist in dem Kapitel der Orbitalkomplikationen einzusehen.

Wir unterscheiden je nach der Schnittführung und dem Angriffspunkt der
Operation mehrere Methoden.

1. *Methode von Kuhnt.* Es wird ein Hautschnitt vom oberen Rande des
Ligamentum palpebrae internum auf der *Crista lacrimalis anterior* begonnen
und gegen den Margo supraorbitalis fortgeführt. Das Periost wird hauptsächlich
gegen die Orbita zu abgelöst, weniger gegen die Stirnhöhle in der Richtung
der Trochlea zu. Der Schnitt nach unten wird je nach Bedarf über das Lidband
verlängert und der Tränensack provisorisch aus seiner Grube ausgelöst. Dieser
Eingriff gestattet einen bequemen Zugang zum Siebbeinlabyrinth. Es unterliegt keinem Zweifel, daß diese Operation die am wenigsten eingreifende von den
äußeren Operationen ist, sie ist aber nur für ganz isolierte Siebbeineiterungen
angezeigt, wobei keinerlei exzeptionelle Verhältnisse vorliegen dürfen, so z. B.
keine stirnhöhlen- oder orbitalwärts hoch hinaufragende Siebbeinzellen.

Eine weit zweckmäßigere Methode, weil sie die Zugänglichkeit zu dem
gesamten Siebbeinlabyrinth viel bequemer gestaltet und auch der Kompli-
kation mit einer Stirnhöhleneiterung Rechnung trägt, ist die 2. *Methode von*
Killian (2). Der von der Augenbraue bogenförmig nach unten gehende
Schnitt, welcher bei der Killianschen Stirnhöhlenoperation ausgeführt wird,
ist auch für die Ausräumung des Siebbeinlabyrinths geeignet. Bei isoliertem
Ergriffensein des Siebbeinlabyrinths wird von dem Schnitt in der Augenbraue
Abstand genommen. Diese Methode hat den Vorzug, daß nach Resektion des
Processus frontalis die ganze Breite des Siebbeinlabyrinths bis zur Keilbeinhöhle gut übersichtlich und zugänglich ist, wobei auch die Infundibularzellen
und orbitalen Siebbeinzellen in ihrer ganzen Ausdehnung entfernt werden
können. Ein weiteres Vorgehen, um die Siebbeinzellen zugänglich zu machen,
ist die

---

[1]) Es ist vielleicht hier der Ort, gegen die Rekordoperateure Einspruch zu erheben,
denen es nur um die Kürze der Operationszeit zu tun ist. Da ihre Tätigkeit von den Zu-
schauern auf Qualität und definitive Erfolge nur selten kontrolliert werden kann,
wirkt ihr Vorgehen in didaktischer Hinsicht geradezu verheerend auf die jüngere Generation,
denn es ist ihnen nicht sehr verlockend, den Ruf eines brillanten Operateurs gegen die ruhige
und weniger aufdringlich wirkende Gründlichkeit einzutauschen, welche auf den naiven
Zuschauer weniger begeisternd wirkt.

3. *Methode von* JANSEN (2) *und* WINKLER. Diese beruht darauf, daß der Weg durch die Kieferhöhle in das Siebbeinlabyrinth gebahnt wird. Von der inneren oberen Ecke der Kieferhöhle aus wird das Siebbeinlabyrinth ausgeräumt und wenn nötig bis in die Keilbeinhöhle vorgedrungen. Die Methode läßt an Übersichtlichkeit viel zu wünschen übrig; die vorderen Infundibularzellen bleiben ganz unberücksichtigt; ihre Anwendung soll mehr auf Geschwülste der Kieferhöhle, welche gegen das Siebbein und die Keilbeinhöhle vordringen, beschränkt bleiben [1]).

Operation der Mucocele des Siebbeinlabyrinths. Es sollen hier noch einige kurze Bemerkungen über die Operation der Mucocele des Siebbeinlabyrinths angeschlossen werden. Es ist selbstverständlich, daß je nach der Beschaffenheit des Einzelfalles eine individuelle verschiedenartige Behandlung platzgreifen muß. In allen Fällen muß sie schließlich damit enden, falls ein definitiver Erfolg verbürgt werden soll, daß die Mucocele nasalwärts breit in die Nasenhöhle münden muß, damit nicht neuerdings eine Retention entstehen kann. Es zeigt sich nun, daß in der Mehrzahl der Fälle eine nasalwärts erfolgte breite Eröffnung vollkommen genügt. Insbesondere gilt dies für die zahlreichen Mucocelen der in die mittlere Nasenmuschel vorgelagerten Siebbeinzellen und der anderweitigen, nur nasalwärts sich manifestierenden Mucocelen. Die Erfahrung zeigt indes, daß es auch für die gleichzeitig orbitalwärts sich ausdehnenden Mucocelen genügt, wenn sie ausgiebig nasalwärts eröffnet werden. Der orbitale Eingriff erübrigt sich dann von selbst, da nach Abfluß des Mucoceleninhaltes nasalwärts die orbitale Hervorwölbung rasch spontan zurückgeht, wie dies auch in den Publikationen von WAGENER und ZADEL zum Ausdruck kommt. Dahin zielen auch die Bemerkungen von HILL HASTINGS und TH. AXENFELD, die angeben, daß bei Mucocele des Siebbeinlabyrinths die Entfernung des in die Nasenhöhle hineinragenden Zystenteiles genügt, um auch die orbitale Hervorwölbung zum Verschwinden zu bringen. Aber auch bei kombinierten Mucocelen der Stirnhöhle und des Siebbeinlabyrinths kann dies der Fall sein.

BOENNINGHAUS passierte es, daß in einem Falle von Mucocele, welche sich im inneren oberen Orbitalwinkel entwickelte, gelegentlich der Ablösung einer Synechie der mittleren Muschel vom Septum ein halber Tassenkopf milchiger Flüssigkeit sich entleerte. Er gelangte in eine glattwandige Höhle, durch welche er hoch in die Stirnhöhle hineingelangen konnte. Ich selbst habe einen Fall von komplizierter Stirnhöhlen- und Siebbeinmucocele beobachtet, in welchem ich nach eingehender rhinoskopischer und röntgenologischer Untersuchung von vornherein die Eröffnung von der Nase intendiert und mit bestem Erfolg ausgeführt habe [2]).

Die dauernde freie Kommunikation gegen die Nasenhöhle zu ist die Grundbedingung für eine dauernde Heilung. KRUSE gelang es in einem Fall von Mucocele, die schon nach außen durchgebrochen war, mittels einer alleinigen Gegenöffnung nasalwärts dauernde Heilung zu erzielen.

Bei Mucocelen, die nur orbitalwärts sich manifestieren, soll nach Eröffnung der Höhle nasalwärts durchbrochen werden, um eine dauernde Kommunikation darzustellen. Von der Entfernung der Höhlenmembran kann gewöhnlich Abstand genommen werden. Nur bei sehr großen entstellenden Mucocelen müssen auch Teile der auskleidenden Membran und des knöchernen Gehäuses entfernt werden, um das kosmetische Resultat zu verbessern.

---

[1]) Siehe auch Eröffnung der Keilbeinhöhle von der Kieferhöhle aus.
[2]) Der Fall wird demnächst publiziert werden; er bezeugt überdies, in welch ausgiebiger Weise die modernen Rhinologen durch ihre zur Verfügung stehenden Untersuchungsmittel in der Lage sind, den jeweiligen Krankheitsfall in allen seinen Details aufzuklären.

B. Keilbeinhöhle.

Ätiologie.

Hinsichtlich der Ätiologie der Keilbeinhöhlenentzündung muß im großen und ganzen auf den allgemeinen Teil und auf das bei der Siebbeinentzündung Gesagte verwiesen werden. Nur auf einige besondere Eigentümlichkeiten soll hier verwiesen werden. Ebenso wie die anderen Nebenhöhlen erkrankt auch die Keilbeinhöhle zumeist im Gefolge von Infektionskrankheiten (Influenza, Scarlatina, Masern usw.). Über die Häufigkeit ihrer Beteiligung gehen die Ansichten auseinander [1]); die Obduktionsbefunde lassen aber erkennen, daß sie häufiger erkranken als dies aus den Erscheinungen am Lebenden zu ermitteln ist, ein Umstand, welcher aus der verborgenen Lage der Keilbeinhöhle leicht erklärlich sein mag und der dadurch bedingten schwierigen Diagnose. WERT- HEIM fand bei 360 Sektionen unter 35 Empyemen 35 mal die Keilbeinhöhle ergriffen. Hinsichtlich der Mitbeteiligung bei Influenza hat PRYM in 92 Fällen die Keilbeinhöhle nur in 21 völlig intakt gefunden. Über den Mechanismus der Erkrankung müssen wir wieder auf den allgemeinen Teil dieses Buches hinweisen. Die meisten Erkrankungen müssen wohl als selbständige Erkran- kungen ähnlich den Entzündungen der anderen Nebenhöhlen bezeichnet werden. Ob es auch von anderen Nebenhöhlen fortgeleitete Entzündungen gibt, muß mangels beweisender Tatsachen vorläufig dahingestellt bleiben; somit auch die Behauptung einzelner Autoren, daß ein genuiner Nasenkatarrh auf die Keilbein- höhle sich fortpflanzt oder wie HARKE meint, das vorhandene eitrige Sekret beim heftigen Nießen und Schneuzen durch Überdruck in die Keilbeinhöhle getrieben wird, samt und sonders unerwiesene Hypothesen sind. Dagegen zeigt die klinische Beobachtung, daß zu einer chronischen Siebbeinentzündung (Polyposis) infolge ungünstig gewordener Abflußverhältnisse aus dem Ostium sphenoidale im Laufe der Zeit, eine Eiterung hinzutreten kann, welche früher nicht bestanden hat, ähnlich wie dies bei der Stirnhöhle, vielmehr noch beim Siebbeinlabyrinth der Fall ist.

In einer ganzen Anzahl von Fällen tritt die Eiterung der Keilbeinhöhlen- schleimhaut als sekundäre Folge einer primären Erkrankung des Knochens durch Osteomyelitis, Syphilis, Tuberkulose oder in Begleitung eines malignen Neoplasmas auf. Diesfalls hat die Erkrankung der Keilbeinhöhle nur sympto- matische Bedeutung. Die in die Keilbeinhöhle eingedrungenen Fremdkörper, Projektile usw. können ebenfalls Ursache einer Eiterung sein, wenn dies auch nicht unbedingt der Fall sein muß. Als seltenes Vorkommnis ist Aspergillose der Keilbeinhöhlenschleimhaut, nebst ähnlicher Erkrankung der übrigen oberen Nasennebenhöhlen notiert worden. Die häufige Erkrankung bei Kindern an Keilbeinhöhlenempyem, wobei die Hauptquelle der Infektion von vorhandenen adenoiden Vegetationen und chronischen Tonsillitiden herrühren soll, sind durch die bisherigen Beobachtungen von L. W. DEAN und ARMSTRONG nicht genügend fundiert.

Pathologische Anatomie.

Wir unterscheiden auch hier der besseren Übersicht wegen 1. die ent- zündlichen Veränderungen der Schleimhaut, 2. die entzündlichen Knochen- veränderungen.

---

[1]) Die Angaben über die Häufigkeit der Beobachtungen am Lebenden sind wider- spruchsvoll, haben daher gar keinen Wert. Viele der publizierten Krankengeschichten liefern für die Annahme der Diagnose nicht den geringsten Beweis, sind daher für eine wissenschaftliche Bearbeitung nicht geeignet.

1. Entzündliche Veränderungen der Schleimhaut. Die beobachteten Veränderungen entsprechen fast durchwegs den geschilderten Veränderungen des Siebbeinlabyrinths.

Akute Entzündung. Je nach der Intensität des Prozesses sehen wir alle Grade von der Hyperämie angefangen bis zur starken ödematösen Schwellung des mukoperiostalen Überzuges und bis zur Bildung von hydropischen Höckern und punktförmigen Hämorrhagien der Schleimhaut [1]. Die am Lebenden gelegentlich der operativen Eröffnung der Keilbeinhöhle erhobenen Befunde stimmen mit den bei der Obduktion erhobenen Befunden überein. Insbesondere ist auch hier wie bei dem Siebbeinlabyrinth zu betonen, daß die Schleimhaut schon auf relativ leichte Reize hin mit starker ödematöser Schwellung antwortet, so daß letztere durchaus nicht als Zeichen einer hervorragend intensiven Entzündung anzusehen ist, da dieselbe häufig in wenigen Tagen verschwinden kann. Das Sekret kann von rein serösem Charakter sein, selten blutig tingiert, schleimig-eitrig oder rein eitrig, nur ausnahmsweise käsig eingedickt (HAAS); noch seltener scheint, mit Ausnahme bei Ätzungen, ein fibrinöser oder pseudofibrinöser Belag (GLAS) platzzugreifen.

2. Chronische Entzündungen. Die meisten Befunde von chronischer Entzündung der Keilbeinhöhlenschleimhaut sind durch Beobachtungen am Lebenden gewonnen worden. Allgemein wird der hyperplastischen Form i. e. der Bildung diffuser, der chronisch entzündeten Siebbeinschleimhaut analoger Wülste Erwähnung getan, was auch selbstverständlich ist, wenn man die vollkommene Analogie beider Schleimhautbezirke, wie ich es schon vor mehr als 20 Jahren angegeben habe, vor Augen hält [2]. Es ist gewöhnliches Polypengewebe, weniger gestielt als dies bei der Siebbeinerkrankung zu beobachten ist. Doch sind auch im Inneren der Keilbeinhöhle diffuse, gestielte Hypertrophien (Polypen) beobachtet worden, abgesehen von dem Befunde KUBOS, der große Nasenrachenpolypen [3] des öfteren von der Keilbeinhöhle entspringen sah. Nur selten dürfte es zu mehr kompakten, fibrösen Verdickungen kommen, wie dies HANNEMANN beobachtet und als Papilloma durum beschrieben hat. Viele Beobachter sprechen von Granulationen der Keilbeinhöhlenschleimhaut, doch ist ihr Vorkommen nur bei Komplikationen mit Knochenveränderungen, sei es konstitutioneller oder nicht konstitutioneller Ursache, mit Sicherheit erwiesen [4]. Daß bei einfacher unkomplizierter Schleimhauterkrankung, abgesehen von einzelnen Erosionen, ausgedehnte Geschwürsflächen vorkommen sollen, ist wenig wahrscheinlich [5]. Als seltenes Produkt der entzündlichen Schleimhautveränderung sind noch Cysten zu erwähnen. Sie kommen nur in der Umgebung des Ost. sphenoidale vor, da nur hier Schleimdrüsen vorhanden sind. Im Inneren der Keilbeinhöhle sind die Schleimdrüsen sehr spärlich und sind ähnlich den MEIBOMschen Drüsen (ZUCKERKANDL).

Mucocele des Sinus sphenoidalis. Wenn auch bisher ein durch Obduktion sichergestellter Fall nicht vorliegt, so haben doch mehrere am Lebenden

---

[1] Nebst der älteren Literatur von WEICHSELBAUM, ZUCKERKANDL (1), SUCHANEK, HARKE, E. FRAENKEL siehe auch die Befunde von WERTHEIM und PRYM.

[2] Siehe auch UFFENORDE, SLUDER, SHAMBOUGH.

[3] Nicht zu verwechseln mit Nasenrachenfibrom.

[4] KERMAN beschrieb einen Fall von tuberkulöser Veränderung der Keilbeinhöhlenschleimhaut, allem Anscheine nach der einzige bisher beobachtete Fall.

[5] Der Ausdruck granulierende oder granulierte Schleimhautfläche scheint mir von vielen Autoren fälschlich gebraucht zu werden. Eine granulierte Fläche ist immer nur bei Zerstörung des Epithels als „geschwürige Fläche" anzusehen. Viele Autoren nennen eine unebene, warzige, selbst mit Epithel vollständig bedeckte Fläche auch eine granulierte Fläche, was offensichtlich falsch ist und nur zur Verwirrung führt.

beobachtete Fälle infolge der guten Zugänglichkeit den Anspruch, vollwertig genommen zu werden. Ähnlich wie bei der Mucocele der Stirnhöhle und des Siebbeinlabyrinths handelt es sich auch hier um die Ansammlung einer mehr serösen, schleimigen oder schokoladefarbenen Flüssigkeit bei vollkommen verlegtem Ostium des Sinus sphenoidalis und Ausdehnung ihrer Wände. Die Schleimhaut und die entfernten knöchernen Wände zeigten mikroskopisch keine pathologischen Veränderungen. Dagegen scheint es in mehreren Fällen zur umschriebenen Resorption der knöchernen Wände gekommen zu sein, so in den Fällen RHESE (2 Fälle) und VAN DER HOEVE zur Resorption am Keilbeinhöhlendach; auch die vordere Wand, welche stark gegen die Nasenhöhle zu vorgebuchtet ist, kann papierdünn sein und sich elastisch anfühlen (Fälle HAJEK, RHESE), dünn und zerknittert wie Seidenpapier (RHESE). Durch Druck auf den Nervus opticus kann Sehstörung bis zur vollkommenen Erblindung erfolgen, falls nicht durch rechtzeitige Eröffnung der Keilbeinhöhle der Druck ausgeschaltet wird.

In den Fällen von HAJEK (1) und BENJAMINS zeigte sich die Mucocele als eine Fortsetzung der mittleren Muschel, welche in eine Geschwulst der vorderen Keilbeinhöhlenwand überging [1]). Die Ursache der Entstehung der Mucocele der Keilbeinhöhle ist ebenso umstritten, wie die Entstehung der Mucocele der Stirnhöhle und des Siebbeinlabyrinths. Eines ist sicher, daß ein frühzeitiger Verschluß des Ausführungsganges conditio sine qua non ist, sei es durch Schleimhautschwellung, Exostosen oder durch Verlegtsein infolge von Tumoren. Ob die Entzündung der Keilbeinhöhlenauskleidung hierbei eine Rolle spielt, ist nicht zu entscheiden, indes spricht aber der fast konstante Mangel einer makroskopisch und mikroskopisch konstatierbaren Entzündung dafür, daß der Verschluß der Öffnung für die Entstehung einer Mucocele genügen dürfte.

Pathologische Veränderungen der knöchernen Keilbeinhöhlenwände. Es sei hier von den im Gefolge der konstitutionellen Erkrankungen, wie Tuberkulose, Lues und von den die Neoplasmen begleitenden Knochenerkrankungen abgesehen und nur die entzündlichen Veränderungen näher ins Auge gefaßt.

Was vor allem die die akuten Schleimhautentzündungen begleitenden Knochenveränderungen betrifft, so unterliegt es nach den zahlreichen Obduktionsbefunden keinem Zweifel mehr, daß diese analog den anderen Nebenhöhlen auch bei der Keilbeinhöhle vorkommen können. Es spielt hierbei der akute periostale Abszeß, hervorgerufen durch Thrombose der perforierenden Vene, die Hauptrolle, wobei es zu umfangreichen Nekrosen und Zerstörung der Knochenwände kommen kann. Ob auch infolge des Druckes des entzündlichen Exsudates zuerst eine Schleimhautnekrose entsteht und durch Vermittlung dieser eine eitrige Einschmelzung der Knochenwand zustande kommt, ist zwar möglich, aber nicht mit Sicherheit zu entscheiden. Offenbar sind nach Lage der Verhältnisse beide Möglichkeiten vorhanden. Daß diese Veränderungen nicht nur bei chronischen, sondern auch bei akuten Erkrankungen stattfinden können, ist außer Zweifel; es scheint sogar, daß selbst bei chronischen Fällen zumeist akute Exacerbation zu dieser Knochenkomplikation führt. Die Knochennekrose ist dann als Produkt einer circumscript-eitrigen Periostitis bzw. Ostitis

---

[1]) Folgende Fälle von Mucocele der Keilbeinhöhle sind bisher publiziert: KNAPP, POLYAK, BERG, ROLLAND, HAJEK (1), BENJAMINS, RHESE 3 Fälle, LITWINOVICZ, VON DER HOEVE, GERBER. Von diesen halten die Fälle KNAPP, BERG, ROLLAND einer Kritik stand, während der Fall POLYAK in einer gemeinsamen Arbeit von HAJEK und POLYAK widerrufen ist. RHESE (l. c.) gibt mit lobenswertem Vorbehalt zu, daß seine Fälle 2 und 3 vielleicht nicht reine Mucocelen waren. Doch bin ich seiner Meinung, daß die meisten bei diesen Fällen erhobenen Befunde für diese Annahme sprechen.

aufzufassen. Diese Knochenveränderungen führen je nach der Stelle ihres Vorkommens bald zu Gehirn- bald zu Orbitalkomplikationen [1]).

Bei Zerstörung der inneren Wand des Canalis opticus kann durch Druck und Zerstörung Erblindung erfolgen; bei Zerstörung der oberen seitlichen Wand eine Thrombose des Sinus cavernosus oder durch Arrosion desselben Verblutung erfolgen [2]). Durchbrüche und Fistelbildungen an der vorderen und unteren Wand sind relativ harmlos.

Die akuten und chronischen Keilbeinhöhlenentzündungen werden auch zuweilen in ihren milden Formen ohne nachweisbare Beteiligung des knöchernen Rahmens als Ursache der Erkrankung der benachbarten Organe angesehen. Sehr häufig werden dieselben als Ursache einer retrobulbären Neuritis gedeutet. Da anatomische Untersuchungen nur sehr spärlich (siehe Augenkomplikationen) vorliegen, ist es vorläufig zwecklos, sich mit hypothetischen Möglichkeiten zu befassen; zumal die Veränderungen der Keilbeinhöhle in vielen Fällen makroskopisch einen vollkommen normalen Zustand zeigen.

Die von einigen Seiten aufgetauchte Idee, daß die entzündliche Keilbeinhöhlenaffektion mit der epidemischen oder sporadischen Cerebrospinalmeningitis in Beziehung steht (EMBELLTON und PETERS), ist durch nichts erwiesen, wenn auch die Möglichkeit des Entstehens durch Vermittlung der Wände der Keilbeinhöhle nicht geleugnet werden kann.

Symptome.

Wir wollen die subjektiven und objektiven Symptome gesondert betrachten.

Subjektive Symptome. Sie zerfallen in lokale und in allgemeine. Unter den lokalen Symptomen steht der Kopfschmerz im Vordergrund. Dieser ist ein überaus wechselnder von verschiedenem Charakter und Intensitätsgrad. Eine präzise Umschreibung der speziellen Eigentümlichkeiten des Keilbeinschmerzes leidet durch den Umstand, daß die Erkrankung der Keilbeinhöhle gewöhnlich mit der Erkrankung anderer, besonders der oberen Nebenhöhlen kombiniert ist, so daß eine Differenzierung der Symptome nicht mit Sicherheit zu ermitteln ist. Häufig wird der Schmerz bei akutem Empyem in den Hinterkopf oder in die Tiefe der erkrankten Seite verlegt.

Der Schmerz kann bei akutem Empyem oder bei der akuten Exacerbation eines chronischen Keilbeinhöhlenempyems von großer Intensität sein; im Gegensatz hierzu fehlt bei dem chronischen Empyem oft jeder Kopfschmerz oder es können zumindest länger dauernde, schmerzfreie Intervalle auftreten, selbst dann, wenn es sich um Prozesse vorgeschrittener Art handelt. Ich habe auch akute Fälle von Keilbeinhöhlenempyem ohne Kopfschmerzen gesehen im Gegensatz zu SCHÄFFER. Es gibt nach übereinstimmender Angabe vieler erfahrener Rhinologen Fälle von Keilbeinhöhlenempyemen, bei welchen trotz jahrelanger Dauer niemals Kopfschmerzen aufgetreten sind, trotzdem die wegen anderer Beschwerden eröffnete Keilbeinhöhle hochgradige Veränderungen zeigte.

Aber auch die erwähnte Lokalisation des Kopfschmerzes in den Hinterkopf oder in die Tiefe des Kopfes ist nicht konstant. Der Schmerz wird ebenso häufig an irgendeine andere Stelle der Schädeloberfläche projiziert: an das Schädeldach, in die Schläfe oder gar in die Stirne. Das einzig konstante an den subjektiven Schmerzen ist nur die Konstanz der Stelle der Projektion. Der eine hat die

---

[1]) Ein interessantes Unikum stellt der von M. C. WINTERNITZ beobachtete Fall einer akuten eitrigen Hypophysenentzündung als Komplikation eines Keilbeinhöhlenempyems dar. Es bestand eine subakute hämorrhagische Basilarmeningitis; in dem Eiter war der Staphylococcus aureus enthalten.

[2]) Siehe cerebrale und orbitale Komplikationen, dortselbst die ausführliche Literatur.

Schmerzen dann immer vorwiegend in dem Hinterkopf, der andere in der Schläfe, der dritte in der Stirne. Die Schmerzen können unter Umständen so heftig sein, daß bei gleichzeitiger Ohrenaffektion der Schläfenschmerz auf die Ohrenerkrankung bezogen wird, selbst wenn dieselbe von sehr geringem Grade ist, wodurch die Therapie in unrichtige Bahnen geleitet werden kann (Fälle von Finlay, Koebel und Ruttin) und erst die Obduktion den richtigen Aufschluß bringt. Bei einer Reihe von Kranken tritt der Schmerz erst bei heftigen Erschütterungen des Körpers auf, so beim Laufen, Springen, insbesondere beim Hämmern (Schmied, Schlosser) oder beim Bücken. Ich habe einen Mann beobachtet und mit Erfolg operiert, der bei jedesmaligem Bücken Schwindel hatte und von Bewußtlosigkeit ergriffen wurde, so daß er von seiner Umgebung aufgerichtet werden mußte. In vielen chronischen Fällen besteht eine mehr allgemeine Benommenheit des Kopfes, Denkträgheit, Schlafsucht, psychische Depression, Intoleranz gegen Tabak und Alkohol; gerade bei chronischen Keilbeinhöhlenaffektionen treten sie sowie alle anderen die Nebenhöhlenaffektionen oft begleitenden Symptome in besonders heftigem Grade auf.

Hinsichtlich des Charakters der Kopfschmerzen wird die Frage noch diskutiert, ob eine Keilbeinhöhlenentzündung typische neuralgische Anfälle auslösen kann. Von den Tumoren ist dies bekannt und sichergestellt. Ich habe bei entzündlicher Affektion wirkliche neuralgische Attacken von dem Charakter des Tic doloreux nie gesehen. Der Begriff der neuralgiformen Anfälle ist wieder individuell so verschieden definiert, daß man über die Bezeichnung der gerade vorhandenen Kopfschmerzen verschiedener Ansicht sein kann.

Von der älteren Literatur sind nur die Fälle von Schäffer (l. c.) und Rouge bekannt, die je einen Fall von Infraorbitalneuralgie beobachtet haben. Im Gegensatz hierzu befinden sich die Untersuchungen Sluders, der einen ganzen Symptomenkomplex aufgestellt hat, welcher angeblich von einer Reizung des Ganglion sphenopalatinum und seiner Nervenzweige infolge entzündlicher Keilbeinhöhlenaffektion abhängen soll. Er meint, daß infolge der oft abnorm dünnen Beschaffenheit der Keilbeinhöhlenwände zwischen letzteren und dem Sinus cavernosus sowie dem 3., 4. und 6. Hirnnerven und dem N. vidianus nahe Beziehungen vorhanden sein können, wodurch schon relativ geringfügige Affektionen der Keilbeinhöhlenwände leicht die erwähnten Gebilde beeinflussen können, ähnlich wie dies beim N. opticus angenommen wird. Er führt viele Migränen, wenn auch nicht ausnahmslos, auf vorhandene oder abgelaufene Keilbeinhöhlenaffektionen zurück. Nach seiner Meinung soll die Entzündung sich durch den Knochen fortpflanzen. Der von ihm als typisch bezeichnete, auf die Reizung des Ganglion sphenopalatinum zurückzuführende Symptomenkomplex besteht in stechenden Schmerzen im Oberkiefer, hinter dem Auge, unter dem Processus zygomaticus, ferner in Ohrenschmerz, welcher in das Genick und die Schulter ausstrahlt [1]).

---

[1]) Obwohl die Angaben Sluders von mehreren amerikanischen Fachkollegen bestätigt wurden, bedürfen sie dennoch weiterer Nachprüfung.
Ähnliche Angaben macht O. Goldschmidt, der den migräneartigen Symptomenkomplex: Kopfschmerzen, häufige Nackensteifigkeit, Lichtscheu, Flimmern vor den Augen öfters auf eine vorhandene akute oder chronische Keilbeinhöhlenaffektion zurückführt. Durch Betupfen der Vorderwand der K. H. mit 20%igem Cocain sollen die Kopfschmerzen, nach Betupfen der hinteren Wand die übrigen Schmerzen verschwunden sein. Einfach großartig!!
Nicht minder interessant ist eine Angabe von Bryan über Ohrenschmerzen, welche ohne Erkrankung des Ohres bei Affektionen der Keilbeinhöhlenauskleidung und der hinteren Siebbeinzellen auftritt; sie sollen nach des Autors Meinung einen reflektorischen Vorgang ihr Entstehen verdanken, welcher durch das Ganglion sphenopalatinum oder N. Vidianus in das Ganglion oticum verläuft.

Schließlich soll aber nicht unerwähnt bleiben, daß gleichzeitig mit der Keilbeinhöhlenaffektion noch andere Ursachen für den Kopfschmerz vorhanden sein können, so daß der vorhandene Kopfschmerz nicht unbedingt auf die vorhandene Keilbeinhöhlenaffektion bezogen werden muß. Es kann der Kopfschmerz ein habitueller, ein durch eine gleichzeitig vorhandene chronische Nephritis usw. bedingter sein, Umstände, welche die Wertung des vorhandenen Kopfschmerzes für die Diagnose erheblich zu beeinflussen in der Lage sind. Nebst den verschiedenen Arten der Kopfschmerzen sind die durch die pathologische Sekretion bedingten Störungen im Vordergrund, ja mitunter beherrschen sie allein das Krankheitsbild. Das abgesonderte schleimige oder schleimigeitrige Sekret fließt zumeist nach rückwärts in den Nasenrachenraum, wo es zu Borken eintrocknet und zu den bekannten Erscheinungen des Würgens und Austrocknung des Rachens Veranlassung gibt. Es werden auch derartige Fälle mangels genauer Untersuchung in vielen Fällen jahrelang als Retronasalkatarrh, natürlich ohne jeden Erfolg behandelt.

Objektive Symptome. Diese zeigen ebenfalls große Verschiedenheiten und ist es am zweckmäßigsten, dieselben a) hinsichtlich der Sekretion, b) hinsichtlich der lokalen Schleimhautveränderungen und c) hinsichtlich der sekundären entfernteren Schleimhautveränderungen in den oberen Luftwegen in Betracht zu ziehen.

a) *Die Sekretion.* Die typische Lokalisation des pathologischen Sekretes der Keilbeinhöhle (wobei die Erkrankung des hinteren Siebbeinlabyrinths mit in Erwägung zu ziehen ist) ist bei Untersuchung mittels der Rhinoscopia anterior die Fissura olfactoria, also der Spalt zwischen mittlerer Muschel und Septum und die entsprechende Gegend choanalwärts über der mittleren Muschel. Je nach der Menge des Sekrets kann letztere aber auch weitere Gebiete der Schleimhaut der vorderen Nase bzw. choanalwärts des Nasenrachenraumes überfluten. Das Charakteristische bleibt dabei immer, daß der Eiter nach Reinigung der Nase, vorne immer zwischen mittlerer Muschel und Septum, rückwärts über der mittleren Muschel hervorquillt. Wenn die Fissura olfactoria nicht verschlossen ist, dann quillt der Eiter oder Schleimeiter ziemlich gleichmäßig nach vorne und hinten ab und es hängt dann von der jeweiligen Körperhaltung ab, nach welcher Richtung sich mehr Sekret ergießt; daher bei aufrechter Attitude, das ist bei Tag, das Sekret mehr nach vorne in der Nase, bei liegender Haltung, also bei Nacht, mehr rückwärts in dem Nasenrachenraum zum Vorschein kommt. In einer großen Anzahl der Fälle ist in der Nasenhöhle selbst kein Sekret vorhanden, weil infolge der Schwellung der die Fissura bedeckenden Schleimhautflächen die Fissura olfactoria verstreicht und abgeschlossen ist. Das Sekret fließt in diesen Fällen durch den Recessus sphenoethmoidalis entlang der vorderen Wand der Keilbeinhöhle an das Rachendach und an dieser vorbei an die hintere Rachenwand. Ist ein einigermaßen reichliches adenoides Gewebe im Nasenrachenraum vorhanden mit Spalten und Vertiefungen, dann stagniert in letzterem das Sekret und das postrhinoskopische Bild mit den eitrigen Punkten und Streifen ist einer eitrigen Entzündung des Nasenrachenraumes vollkommen ähnlich.

Nur dem geübten Fachmann wird es des öfteren auffallend erscheinen, daß der Eitersee am Rachendach über der mittleren Muschel in die Nase sich fortpflanzt, wodurch der Gedanke auftaucht, daß der ganze Prozeß von der Nase bzw. von deren Nebenhöhlen herrühren dürfte. In anderen Fällen, besonders in chronischen, kann wieder nur wenig Sekret vorhanden sein und die ganze Sekretionsanomalie äußert sich nur in einer festhaftenden Borke entweder vorne am Rande der mittleren Muschel oder rückwärts in der Gegend des oberen

Nasenganges oder der angrenzenden Partie der Choane [1]). Entfernt man die
Borke, dann sieht man mitunter dahinter flüssigen Eiter oder Schleimeiter nachquellen. Man darf aber nicht vergessen, daß in chronischen Fällen, weniger in
akuten, die Sekretion oft vorübergehend oder für längere Zeit ganz verschwinden
kann oder überhaupt nicht vorhanden war; es sind dies Fälle bei welchen
weniger die Sekretion als die Schleimhautschwellung im Vordergrund des
pathologischen Prozesses steht (hyperplastische Sphenoiditis), so daß die Sekretion vollkommen fehlen kann.

b) *Lokale Schleimhautveränderungen.* Bei akuter Keilbeinhöhlenaffektion
ist die mittlere Muschel des öfteren hochgradig kongestioniert und auf Sondendruck besonders empfindlich, ebenso die die Fissura olfactoria bedeckende
Schleimhautfläche, teils infolge der häufigen Mitbeteiligung des Siebbeins
an der Keilbeinhöhlenentzündung, teils infolge Irritation durch das herabfließende Sekret. Bei chronischen Fällen artet diese akute Schwellung zu veri-
tablen hyperplastischen Verdickungen der medialen oberen Partie des Septum
und der konvexen Fläche der mittleren Muschel aus, welcher Befund in Gemeinschaft mit dem angetrockneten Sekret den Kenner sofort auf das Bestehen
einer Fissureiterung (Keilbeinhöhle und hinteres Siebbeinlabyrinth) hinlenkt.
Als ausgeprägte Form dieser Hypertrophie ist der Schäffersche Wulst anzusehen, eine diffuse Schwellung der dem vorderen Rande der mittleren Muschel
korrespondierenden Partie der Septumschleimhaut. Nicht selten findet man
nach Cocainisierung der mittleren Muschel und Lüftung der Fissura olfactoria
veritable Schleimpolypen in der Fissura olfactoria oder rückwärts ähnliche
Bildungen oberhalb der mittleren Muschel. Die genannten, auf die Abflußwege
des Keilbeinhöhlensekretes beschränkten hyperplastischen Bildungen haben
die Bedeutung von atypischen Hypertrophien, ähnlich denen im mittleren
Nasengange bei Empyem der Nebenhöhlen 1. Serie, welche hier für die pathologische Sekretion aus den Nebenhöhlen 2. Serie hinweisen. Nicht selten ist die
Sondierung der vorderen Keilbeinhöhlenfläche sowohl bei akuten als auch bei
chronischen Keilbeinhöhlenaffektionen schmerzhaft, insbesondere dann, wenn
es sich um einen Destruktionsprozeß daselbst handelt, in welchem Falle die
Sondierung den mürben nekrotischen Knochen tasten kann; doch sind diesbezüglich leicht Irrtümer möglich, da mitunter auch bei nicht erkranktem
Knochen die dünnen Knochenbälkchen der Vorderwand der Keilbeinhöhle auf
Sondendruck nachgeben und knistern können. Nur bei besonders günstiger
Gelegenheit, bei weiter Fissura olfactoria infolge von Septumdeviation in kon-
kavem Sinne oder bei vorausgegangener Resektion der mittleren Muschel oder
nach ulcerativen Prozessen dieser Gegend, können wir Veränderungen der
vorderen Keilbeinhöhlenwand unterscheiden, so z. B. Hervorwölbungen wie
dies bei der Mucocele der Keilbeinhöhle der Fall ist oder größere Zerstörungen
wie dies bei ausgedehnteren Nekrosen der Fall ist. In sehr seltenen Fällen
kann man auch vom Nasenrachenraum aus Zerstörungen und Fistelbildung
an der unteren Keilbeinhöhlenwand wahrnehmen und die Sonde durch eine
sichtbare Fistel in die Keilbeinhöhle einführen.

Bei Übergehen des entzündlichen Prozesses auf die Nachbarorgane entstehen gefährliche Komplikationen seitens der Orbita (Erblindung durch Kompression des N. opticus) Orbitalabscesse, bei welchen hauptsächlich der Exophthalmus dominiert [2]), bei Arrosion des Daches der Keilbeinhöhle Cerebral-

---

[1]) Die Anzahl der unter der Diagnose „chronischer Nasenrachenkatarrh" einhergehenden
chronischen Keilbeinhöhleneiterungen ist eine Legion. Casselberry spricht von einem
abgeschwächten Typus eitriger Sphenoiditis in Beziehung zu dem sog. Nasenkatarrh,
Kopfschmerzen und Asthma.
[2]) Fälle von Haygström und Vail, Lubliner.

komplikationen (Meningitis, Sinusthrombose usw.), des weiteren Pyämie, welche durch zahlreiche charakteristische objektive Befunde sich manifestieren und in den Kapiteln der Orbital- und Cerebralkomplikationen dieses Handbuches einzusehen sind.

c) Die entfernteren Schleimhautveränderungen der oberen Luftwege sind ein Produkt der Irritation durch Sekretabfluß in den Nasenrachenraum und haben denselben Charakter wie die ähnlichen Veränderungen im Gefolge der übrigen entzündlichen Nebenhöhlenaffektionen.

Diagnose.

Bei der geschilderten Inkonstanz der subjektiven Symptome können diese unmöglich allein die Diagnose der Krankheit sicherstellen. Diese ist vielmehr nur auf Grund der objektiven Befunde möglich, wobei die hauptsächlichste Beweiskraft 1. dem Nachweise der Sekretabsonderung aus der Keilbeinhöhle, 2. in Abwesenheit einer pathologischen Sekretion dem Nachweise der erkrankten Schleimhaut oder des Knochens beizumessen ist.

Was die diagnostische Verwertung des Sekretabflusses betrifft, muß vor allem auf den im allgemeinen Teil auseinandergesetzten Mechanismus der Diagnose hingewiesen werden. Bei der Feststellung des charakteristischen Sekretabflusses aus der Fissura olfactoria sind wir sofort vor die Frage gestellt, ob dieses Sekret erstens aus einem Reservoir (Nebenhöhle) oder nur von der erkrankten Schleimhautbekleidung der Fissura olfactoria herrührt und bei Bejahung der ersten Frage, ob der Eiter aus der Keilbeinhöhle, oder aus dem hinteren Siebbeinlabyrinth allein, oder aus beiden herstammt; der Aufbau der Diagnose ist hierbei analog wie bei Feststellung der Eiterungsquelle im mittleren Nasengange, wobei die Kieferhöhle, Stirnhöhle und das vordere Siebbeinlabyrinth in Betracht kommen [1]).

Was vor allem die Eiterung aus der Fissura olfactoria betrifft, so muß darauf hingewiesen werden, daß hier auch ohne Nebenhöhlenaffektion, allein durch flächenhafte Sekretion infolge der nahen Berührung der Schleimhautflächen sich Eiter ansammeln und eine Nebenhöhleneiterung vortäuschen kann. In einer engen Fissura olfactoria kann auch ein circumscripter Ulcerationsprozeß (Syphilis) oder ein eingekeilter, unsichtbarer Fremdkörper eine Eiterung mit Stagnation bedingen und eine Nebenhöhlenaffektion vortäuschen.

Mit dieser Einschränkung ist aber der Befund einer Eiterung aus der Fissura nasalwärts oder choanalwärts stets eine direkte Aufforderung, nach einer Erkrankung der beiden Nebenhöhlen 2. Serie zu fahnden. Unsere Aufgabe besteht nun darin, den Eiter auch bis zu seiner Quelle zu verfolgen. Erst durch diesen Nachweis wird die Diagnose über jeden Zweifel sichergestellt. Wir suchen bei dem weiteren Aufbau der Diagnose uns zuerst über das Vorhandensein einer Eiterung aus der Keilbeinhöhle zu orientieren, ähnlich wie wir bei den Empyemen der Nebenhöhlen 1. Serie immer zuerst die Kieferhöhle diagnostisch in Angriff nehmen. Dieser Nachweis kann in zweierlei Weise gelingen: 1. Indem man den Eiter direkt aus der Keilbeinhöhlenöffnung herausfließen sieht und 2. indem man mit Hilfe der Sonde in die Keilbeinhöhle eindringt und auf demselben Wege mittels einer eingeführten Kanüle die Höhle ausspült. Der erstere Vorgang ist seltener möglich, eigentlich nur in den Fällen, wo die Fissura olfactoria einige Breite besitzt, wie dies bei Atrophie oder Verlust der mittleren Muschel nach Operation oder aus pathologischen Gründen der Fall ist.

Unter normalen Verhältnissen kommt eine weite Fissura olfactoria nur bei starker lateraler Einrollung der mittleren Muschel und gleichzeitiger Konkavität

---

[1]) Siehe HAJEK (4): Pathologie der Nebenhöhlen.

des oberen Teiles des Septums vor. Jedenfalls kann man aber durch Einlegen eines Cocain-Adrenalinbausches die Fissura immer erheblich erweitern, so daß es bei einiger Bemühung des öfteren gelingt, an der Vorderwand der Keilbeinhöhle das Ost. sphenoidale und den aus ihm nicht selten unter pulsatorischer Bewegung austretenden Eiter zu sehen [1]).

Um indes die Öffnung sehen zu können, muß auch noch eine günstige Mündungsart des Ost. sphenoidale vorliegen. Nur in einer Anzahl der Fälle liegt nämlich das Ostium in der Blickrichtung der Fissura olfactoria, in einer anderen Anzahl liegt die Öffnung erheblich seitlicher in den mitunter tief furchenartig ausladenden Recessus sphenoidalis verborgen, wie dies an dem beigefügten liegenden horizontalen Durchschnitt durch Siebbeinlabyrinth und Keilbeinhöhle (siehe Abb. 11) ersichtlich ist. In diesen und anderen Fällen ist es aber unbedingt nötig, diese Öffnung mittels Sonde und Kanüle aufzusuchen. Dieses Unter-

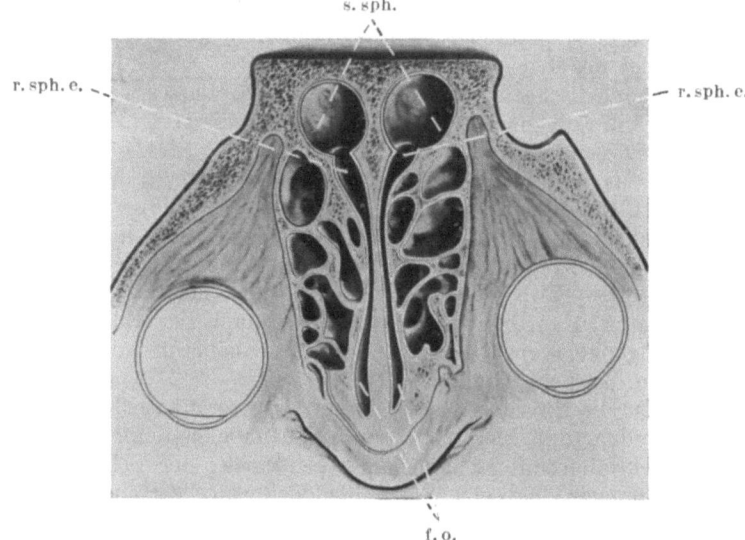

Abb. 11. Horizontalschnitt durch die Nasenhöhle in der Ebene der Ostia sphenoidalis. s. sph. Sinus sphenoidalis. r. sph. e. Recessus sphenoethmoidalis. f. o. Fissura olfactoria.

nehmen setzt aber die genaue topographische Orientierung voraus, welche in jeder Hinsicht conditio sine qua non hinsichtlich einer ersprießlichen Orientierung in dieser Gegend bildet. Ich meine hiermit die Sondierung der Keilbeinhöhle.

Ich setze hier die anatomischen Details der Keilbeinhöhle und des hinteren Siebbeinlabyrinthes als bekannt voraus und möchte nur einige wichtige topographische Details hinsichtlich der Lage der Keilbeinhöhlenöffnung anführen. Das erste sicher zu erreichende Angriffsobjekt bei der Sondierung bildet zuvörderst die vordere Keilbeinhöhlenwand. Zuckerkandl (1) hat zuerst darauf hingewiesen, daß von der vorderen Nase aus die vordere Keilbeinhöhlenwand in der Projektion einer geraden Linie liegt, welche die *Spina nasalis inferior* mit der Mitte des

---

[1]) Pollock Harry berichtet über pulsierende Sphenoiditis. Die Pulsation in der Höhle wurde in mehreren Fällen verstärkt durch Kompression der beiden Venae jugulares. Bei Einführung der Sonde in die Höhle sah man die Pulsation am distalen Ende der Sonde. Nach des Autors Meinung besteht in diesen Fällen entweder eine nekrotisierende Ostitis oder angeborene Dehiszenzen, durch welche die Pulsation der *A. carotis* fortgeleitet wird.

unteren Randes der mittleren Muschel verbindet. Nur bei starker Überschreitung der Mitte nach vorne gelangt die Sondenspitze an die *Lamina cribrosa* und nur bei starker Überschreitung der Mitte nach rückwärts an der Basis des Keilbeinkörpers in den Nasenrachenraum. Die beiliegende Abb. 12 illustriert deutlicher als jede noch so detaillierte Erörterung die Sondierung der Keilbeinhöhle. Ist man einmal an die vordere Keilbeinhöhlenwand gelangt, dann gelingt es zumeist nach kleinen Lageänderungen der Sondenspitze, durch Heben oder Senken, in die Öffnung hineinzugelangen mit dem bestimmten Gefühl eine Enge passiert zu haben. Zuweilen gelingt es indes nicht durch eine Öffnung zu gelangen. Da muß man an den erwähnten Umstand der lateralen Lage des Ost. sphenoidale in dem Recessus sphenoethmoidalis denken und die Sonde

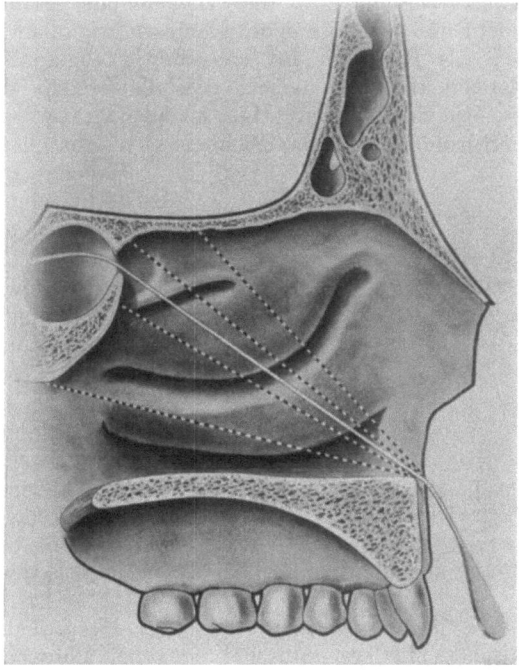

Abb. 12. Die Lage der vorderen Keilbeinhöhlenwand gegenüber der Spina nasalis inferior. Sondierung des Ostium sphenoidale.

ein wenig konkav nach außen von der zu sondierenden Seite biegen, wobei es noch des öfteren gelingen wird, die Öffnung zu finden. Der Sondenbefund darf aber nur dann als positiv gewertet werden, wenn das Längenmaß festgestellt ist. Diesbezüglich ist daran festzuhalten, daß nach dem Resultate zahlreicher an Erwachsenen und Kindern vorgenommener Messungen die Distanz zwischen Spina nasalis inferior und vorderer Wand der Keilbeinhöhle bei Erwachsenen 6—7 cm, bei Kindern 5—6 cm beträgt. Will man daher das vorgefundene Längenmaß als für die Keilbeinhöhle positiv deuten, dann muß die Distanz bei Erwachsenen mindestens $7^{1}/_{2}$ cm betragen. Es kann natürlich auch mehr betragen und die Sonde in einzelnen Fällen bis 2 cm vordringen; dies letztere hängt von der Ausdehnung der Keilbeinhöhle in sagittaler Richtung ab. Bei ganz kleinen Keilbeinhöhlen beträgt das Maß kaum über $7^{1}/_{2}$—8 cm. Es ist aber bei der Technik der Sondierung darauf zu achten, daß man mittels

einer ganz geraden Sonde nicht immer das vorhandene längste Maß der Keilbeinhöhle erreicht, und zwar dann, wenn das Ost. sphenoidale nahe der oberen
Partie der Vorderwand der Keilbeinhöhle liegt. Diesfalls stößt die nach oben
gerichtete Spitze der Sonde bald an das Dach der Keilbeinhöhle, so daß der
Schein einer sehr kleinen Keilbeinhöhle erweckt wird. Darum habe ich schon
vor vielen Jahren den Rat erteilt, diesfalls das proximale Sondenende ein wenig
nach unten zu legen, wodurch es bei großer Keilbeinhöhle zumeist gelingt,
die Sonde um gut 1—3 cm noch weiter vorzuschieben und einen noch über-
zeugenderen Beweis der gelungenen Keilbeinhöhlensondierung zu erhalten, wie
dies in Abb. 12 ersichtlich ist.

Wenn nunmehr nach gelungener Sondierung oder nach der daran angeschlossenen Ausspülung pathologisches Sekret in größerer Menge nachfließt,
dann ist der Beweis erbracht, daß die Keilbeinhöhle pathologisches Sekret
enthält — nicht mehr und nicht weniger. Denn wie wir sehen werden, kann die
Keilbeinhöhle auch als Reservoir für anderweitig abgesondertes Sekret aus
dem hinteren Siebbeinlabyrinth dienen, diesfalls besteht nur ein Pyosinus
in ähnlicher Weise, wie ein Pyosinus [Hajek und Killian (1)] der Kieferhöhle
bei Eiterung der Stirnhöhle und des Siebbeinlabyrinths entstehen kann.

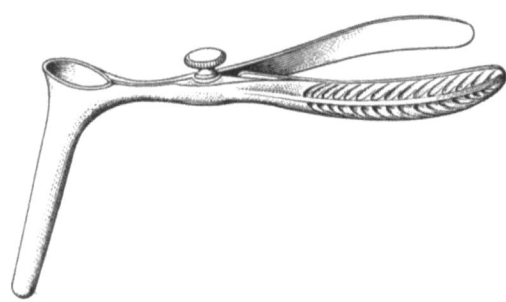

Abb. 13. Killiansches Speculum.[3] (/$_4$ natürl. Größe.)

Manche Autoren versuchen
bei nicht gelungener Sondierung
oder auch ohne diese, die
Vorderwand der Keilbeinhöhle
durchzustoßen, was ja bei der
teilweise membranösen Be-
schaffenheit unschwer gelingen
kann. Grayson empfiehlt die
Trephine als bequemes Instrument zu diesem Zwecke. Aber
schon Schäffer (l. c.), der erste,
der am Lebenden sich mit der
Diagnostik der Keilbeinhöhlenaffektionen befaßte, hat die
gewaltsame Eröffnung aus therapeutischem Zweck mittels des scharfen Löffels
geübt.

Schwierigkeiten bei der Sondierung. Bei enger Fissura olfactoria oder bei
stark hypertrophischer mittlerer Muschel oder bei Polypen in der Fissura
olfactoria gelingt die Sondierung häufig nicht. Um dies zu ermöglichen, bedarf
es zuweilen vorbereitender Manipulationen. Zu diesen gehören die schon früher
erwähnte Cocainisierung der Fissura olfactoria, um die kongestionierte Schleimhaut zum Abschwellen zu bringen, ferner die vorübergehende Erweiterung der
Fissura mittels des Killianschen Speculums (Abb. 13) oder die Kombination
beider. Bei hochgradiger Septumdeviation muß letztere zuerst korrigiert werden,
ehe die Fissur passierbar ist. Bei stark medianwärts gekrümmter mittlerer
Muschel muß letztere infrangiert werden (Cholewa). Eine stark beengende
hypertrophische mittlere Muschel[1]) und in der Fissur lagernde Polypen müssen
entfernt werden. Denn es muß immer vor Augen gehalten werden, daß der
durch die Ausspülung der Keilbeinhöhle bei enger Fissura olfactoria erhaltene
positive Sekretbefund hinsichtlich der Quelle täuschen kann, er kann, wie
früher schon einmal angeführt wurde, durch Stagnation aus anderweitigen Gründen angesammelten Sekretes entstanden sein. Darum soll man bei diesen Son-

---

[1]) Der Verallgemeinerung der Resektion der mittleren Muschel, wie dies Torrela tut,
möchte ich nicht beistimmen.

dierungen womöglich diesen Irrtum ausschließen, wozu eine mäßig weite Fissura olfactoria gehört (HAJEK, CORDES, LAURENS). Natürlich soll nicht ohne zwingende Gründe die mittlere Muschel reseziert werden, aber im Notfalle müssen einzelne Teile der mittleren Muschel dem höheren Zweck geopfert werden; auf die Anwesenheit der Polypen in der Fissura olfactoria hat bereits GUYE aufmerksam gemacht. Sie lagern gewöhnlich vor der Keilbeinhöhle und erreichen infolge der beschränkten Raumverhältnisse selten ein größeres Volumen. Ich habe sie wiederholt gesehen. Des weiteren muß noch auf die diagnostischen Schwierigkeiten hingewiesen werden in denjenigen Fällen, bei welchen das Sekret nur nach rückwärts fließt und am Rachendach zur Borkenbildung führt. Derartige Fälle werden nur von denjenigen Rhinologen als Keilbeinhöhlenaffektionen erkannt werden, die gewohnt sind, nicht jedes irgendwo erscheinendes pathologisches Sekret als an Ort und Stelle entstanden anzusehen, sondern demselben bis zum Ursprungsorte nachzugehen. Bei Befolgung dieses Untersuchungsprinzips dürfte es nicht schwer fallen, nach Reinigung des Nasenrachenraumes eine Verbindung des Sekretstreifens im Nasenrachenraum mit der Nasenhöhle herauszufinden; es ist dann nur ein Schritt weiter, nach geschöpftem Verdacht die Fissura olfactoria von vorne zu lüften, um den Eiterabfluß auch vorne konstatieren zu können. Daß hierbei wiederholte genaue Untersuchung des Nasenrachenraumes mit Spiegel und Uvulahaken unerläßliche Bedingungen sind, versteht sich von selbst. *Differentialdiagnose zwischen Empyem der Keilbeinhöhle und des hinteren Siebbeinlabyrinths.* Obwohl in der Mehrzahl der Fälle hinteres Siebbeinlabyrinth und Keilbeinhöhle gleichzeitig erkrankt sind, soll man, wenn kein dringender Entschluß vonnöten ist, sich über Anteil der Beteiligung der beiden Organe Rechenschaft abgeben. Es sind folgende Möglichkeiten in Betracht zu ziehen:

1. *Isolierte Keilbeinhöhlenentzündung, 2. Isolierte hintere Siebbeinlabyrinthentzündung, 3. Kombination beider, 4. Entzündung des hinteren Labyrinths mit gleichzeitigem Pyosinus sphenoidalis.*

Ich will hier nur den Mechanismus der Differentialdiagnostik in Schlagworten wiedergeben [1]).

ad 1. Wenn nach Ausspülung der Keilbeinhöhle keine weitere Sekretion zum Vorschein kommt, handelt es sich um ein isoliertes Keilbeinhöhlenempyem.

ad 2. Wenn bei erwiesener Reservoireiterung [2]) in der Fissura olfactoria die Keilbeinhöhlenausspülung immer negativen Befund ergibt, dann handelt es sich um alleinige Erkrankung des hinteren Siebbeinlabyrinths (ad 3 und 4). Wenn nach Ausspülung der Keilbeinhöhle die Fissura olfactoria bald wieder von Eiter überschwemmt wird, dann sind zwei Möglichkeiten vorhanden: a) Entweder sind beide Organe erkrankt, oder der Sinus sphenoidalis spielt nur die Rolle des Reservoirs für den aus dem hinteren Labyrinth sezernierenden Eiter. Die Differenzierung erfolgt durch Abdämmung des Ost. sphenoidale in folgender Weise: Wenn das Ostium sphenoidale nach erfolgter Ausspülung durch einen kleinen Tamponbausch verlegt wird, dann kann nach 12—24 stündigem Verweilen desselben folgendes beobachtet werden.

Bei Erkrankung beider Organe ist sowohl in der Fissura olfactoria Eiteransammlung zu sehen als auch nach Entfernung des Tampons aus dem Ostium sphenoidale herausfließender Eiter. Ist aber die Keilbeinhöhle nur das Reservoir, d. h. besteht nur ein Pyosinus sphenoidalis, dann sieht man zwar Eiter in der Nase evtl. im Nasenrachenraum, aber nach Lüftung der verstopften Keilbeinhöhle ist keinerlei Sekretausfluß aus dem Ostium sphenoidale zu bemerken,

---

[1]) Hinsichtlich einer ausführlichen Darstellung verweise ich auf die Arbeit von HAJEK (5).

[2]) Als solche bezeichne ich das baldige Wiedererscheinen des Eiters nach Reinigung der Fissura olfactoria.

ein Beweis, daß die Keilbeinhöhle selbst nicht krank war und daß bei nicht verstopftem Ostium der Eiter aus dem hinteren Siebbeinlabyrinth in die Keilbeinhöhle gelangt war.

Eine diagnostische Komplikation kann bei Vorhandensein einer über die Keilbeinhöhle gelagerten sphenoidalen Siebbeinzelle entstehen. Diese Zelle kommt oft vor und mündet über dem Ostium sphenoidale in den Recessus sphenoethmoidalis [1]).

Die Diagnose ist, abgesehen von dem Röntgenbefund in seitlicher Aufnahme, auch durch die Sondierung zu ermitteln. Wenn es nämlich gelingt, in der Keilbeinhöhlenrichtung durch zwei verschiedene Öffnungen in zwei übereinanderliegende, voneinander getrennte Höhlen zu gelangen, wobei die Sondenlänge von der Spina nasalis inferior gemessen über 7 cm beträgt, dann handelt es sich um die angeführte Bildungsvarietät. Ich habe derartige Verhältnisse wiederholt ermitteln können [Hajek (4)].

Eine andere diagnostische Komplikation, welche indes nur sehr selten vorkommen dürfte, beobachtete ich bei einer vollkommen zweigeteilten Kieferhöhle, wobei die hintere Etage, welche bekanntermaßen zumeist in den oberen Nasengang mündet, erkrankt war. Es kann somit zuweilen eine Fissureiterung auch bei Erkrankung der hinteren Etage einer zweigeteilten Kieferhöhle entstehen.

Bei den bisherigen Erörterungen gingen wir immer von der Voraussetzung aus, daß die Verfolgung des pathologischen Sekretes uns zur Erkenntnis der Nebenhöhlenaffektionen geführt hat. Es gibt aber eine sehr erhebliche Anzahl von entzündlichen Erkrankungen, bei welchen die pathologische Sekretion entweder gar nicht vorhanden ist oder doch nur eine sehr untergeordnete Rolle spielt. Es zeigt sich vielmehr, daß in diesen Fällen eine sehr erhebliche Schleimhauthyperplasie vorhanden ist, ohne eine irgendwie in Betracht kommende Sekretion, also eine Art hyperplastischer Ethmoiditis und Sphenoiditis, wie wir dies in der Pathologie der Siebbeinentzündungen beschrieben haben. Diese Fälle zu diagnostizieren ist aber ebenso wichtig, wie die früher beschriebenen, in welchen die Sekretion die auffälligste Erscheinung ist. Da darf nun nicht vergessen werden, daß eine hyperplastische Entzündung im hinteren Siebbeinlabyrinth und in der Keilbeinhöhle immer nur eine Teilerscheinung einer mehr diffusen, hyperplastischen Ethmoiditis ist, welche infolge der Beteiligung der nasalen Teile des Labyrinthes in Form von ödematösen Wülsten und Polypen von vornherein Gegenstand der Beachtung bilden muß. Überdies ist zu bemerken, daß für diese Fälle das Radiogramm von hervorragend aufklärender Bedeutung ist, wenn man auch nicht erwarten darf, daß geringfügige Veränderungen mit Sicherheit zu erkennen wären.

Die Radiographie der Keilbeinhöhle. Es gibt verschiedene Arten von Aufnahmen, durch welche die Keilbeinhöhle zur Beobachtung gelangt. Die seitliche Aufnahme (Scheier) zeigt in vorzüglicher Weise die sagittale Ausdehnung der Keilbeinhöhle, da aber bei der seitlichen Aufnahme beide Keilbeinhöhlen aufeinander fallen, ist die Unterscheidung hinsichtlich einer Beschattung schon sehr erschwert. Bei der posterior-anterioren Aufnahme (Goldmann und Killian) deckt wieder das Siebbeinlabyrinth die Keilbeinhöhle. Nur in der Fissura olfactoria kommt in normalen Fällen der Luftgehalt der Keilbeinhöhlen in Form von senkrechten Streifen zur Beobachtung, welche im Erkrankungsfalle verwischt sind, da an der betreffenden Stelle der Luftgehalt in der Keilbeinhöhle fehlt (Benölken). Dieser Befund ist jedoch in verschiedenen Fällen so undeutlich ausgeprägt, daß man daraus keine absolut verläßliche Folgerungen ziehen kann.

---

[1]) Siehe Anatomie der Keilbeinhöhle in diesem Buche.

RHESE hat eine schräge Aufnahme des Schädels empfohlen, um den bei der lateralen Aufnahme erwähnten Übelstand zu eliminieren, was ihm sicherlich bis zu einem erheblichen Grade gelungen ist. Am verläßlichsten ist indes nach der Erfahrung der meisten modernen Rhinologen die von PFEIFFER angeführte axiale Aufnahme der Keilbeinhöhlen, wo letztere ganz isoliert nebeneinander mit aller Deutlichkeit erscheinen. Die Aufnahme erfolgt in der Weise, daß der Film unter das Kinn gelagert wird und die Röntgenstrahlen von rückwärts oben nach vorne den Kopf durchdringen[1]). In dieser letzten Form ist das Radiogramm ein sehr wertvolles Unterstützungsmittel in der Diagnostik der hinteren Nebenhöhlen geworden. Nur muß immer wieder daran erinnert werden, daß dem Röntgenbefund auch hier nur eine begrenzte diagnostische Bedeutung zukommt, daß das Skiagramm über die Ausdehnung der Höhle sehr verläßlichen Aufschluß gibt, daß dagegen geringe Grade von undeutlicher Begrenzung und dergleichen keine bestimmten Schlüsse gestatten[2]). Es sind daher auch die Befunde von THOST, der bei Knochenerkrankung der Keilbeinhöhle die Knochengrenzen im Gegensatz zur Schleimhauterkrankung verwischt gefunden hat, mit Vorsicht zu verwerten.

Zum Schluß muß indes hervorgehoben werden, daß allen den erwähnten Methoden nur eine begrenzte Vollkommenheit anhaftet und daß alle Untersuchungsmethoden zu wiederholten Malen ausgeführt werden müssen, um unserer Diagnose jene Sicherheit zu verleihen, welche der Bedeutung der oft ernsten Krankheitsform angemessen ist.

Diagnose der Mucocele der Keilbeinhöhle. Nach den Befunden an den bisher beobachteten Fällen zu urteilen, handelt es sich um eine Vorwölbung der vorderen Wand der Keilbeinhöhle, welche teilweise die obere Partie der Choane verlegt und wie RHESE (4) bemerkt, in eine Verdickung der hinteren Partie der mittleren Muschel unmittelbar überzugehen scheint. Die Vorderwand fühlt sich an einzelnen Stellen knochenhart, an anderen derb elastisch an. Gewöhnlich ist das ganze Siebbeinlabyrinth in Form der hyperplastischen Entzündung (Polyposis) miterkrankt. Die nach Eröffnung der elastischen Geschwulst hervortretende Flüssigkeit kann serös, schleimig oder von schokoladefarbiger Konsistenz sein. Ähnlich verhielten sich die Fälle von HAJEK, BENJAMIN und RHESE (l. c.). Es scheint aber auch Mucocelen zu geben, welche die Keilbeinhöhle samt dem Siebbeinlabyrinth betreffen. So berichtet MYLES über einen Fall, bei welchem Siebbeinlabyrinth und Keilbeinhöhle in eine einzige Höhle verwandelt waren und Schleim enthielten[3]).

Therapie.

Akute und subakute Entzündungen. Hinsichtlich der Therapie dieser Fälle können die schon wiederholt hervorgehobenen Prinzipien der Allgemeinbehand-

---

[1]) Die schon früher von SIEBENMANN 1909, SCHLITTLER, später von PFAHLER empfohlene axiale Aufnahme, indem man den Film an den harten Gaumen appliziert, ist wohl umständlicher und ist zugunsten der PFEIFFERschen Methode aufgegeben worden. Dasselbe muß wohl auch für die Methode von B. FREYSTADTL, welcher Autor den Film in den Nasenrachenraum appliziert, gesagt werden. Im übrigen sei hinsichtlich der Details auf das Kapitel der Radiologie der Nase und deren Nebenhöhlen in diesem Handbuch hingewiesen. Inzwischen ist diese Aufnahme durch KNICK mittels einer verbesserten Technik als sehr brauchbar bezeichnet worden.

[2]) Siehe auch GUTTMANN.

[3]) In der an die Demonstration dieses Falles angeschlossenen Diskussion berichtet auch CARTER über eine das ganze Siebbein und die Keilbeinhöhle einnehmende Mucocele. Nach Operation seit Jahren ohne Rezidive. Auch MAC KENTY berichtet über einen ähnlichen Fall von Mucocele.

lung in Betracht kommen. Es ist zweifellos, daß die meisten Fälle akuter Entzündungen ohne jede lokale Behandlung heilen.

Die Anwendung von Aspirin, Bettruhe, gleichmäßiger Temperatur usw. ist zumeist ausreichend. Ja es ist daran festzuhalten, daß bei der im Gefolge von Infektionskrankheiten, insbesondere von Influenza auftretenden Entzündung der oberen Nebenhöhlen zuvörderst jede lokale Therapie zu meiden ist und daß nur bei ausgesprochenen, auf die allgemeine Therapie nicht genug rasch reagierenden Beschwerden eine lokale Behandlung angezeigt ist. Hinsichtlich der Keilbeinhöhle und des hinteren Siebbeinlabyrinths kommt hierbei zuerst die Lüftung der Abflußwege der erwähnten Nebenhöhlen in Betracht, als welche die *Fissura olfactoria*, der *Recessus sphenoethmoidalis* und das *Ostium sphenoidale* zu verstehen sind.

Als eine sehr milde Methode ist das Einlegen von Cocain-Adrenalinbäuschchen in die Fissura olfactoria anzusehen. Nach Abschwellung der hier benachbarten Schleimhautflächen sehen wir das Sekret besser abfließen und den bis dahin vorhandenen intensiven Kopfschmerz schwinden. Da im Prinzip jede entzündliche Nebenhöhlenaffektion die Neigung zur Spontanheilung hat, ist diese Art der Förderung des Sekretabflusses während einiger Tage vollkommen genügend. Doch gibt es auch hie und da wieder Fälle, in welchen die Keilbeinhöhlenaffektion nach Abklingen der allgemeinen Symptome usw. so sehr im Vordergrunde der Beschwerden steht, daß man mitunter auch etwas energischere Methoden anwenden darf. Da kommt zunächst die Politzersche

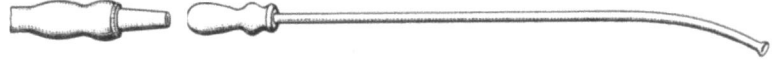

Abb. 14. Kanüle zum Ausspülen der Keilbeinhöhle. (⁴/₅ natürl. Größe.)

Luftdusche in Betracht oder die Aspiration des Sekretes zumeist durch negativen Druck. Bei uns ist zu diesem Zweck gewöhnlich die Sondermannsche Saugpumpe benützt worden. Es unterliegt keinem Zweifel, daß dieselbe mit Maß und Vorsicht angewandt, oft ein besseres Abfließen des Sekretes bewerkstelligt; doch muß man sich hüten allzu intensiv zu pumpen, da diesfalls eine stärkere ödematöse Schwellung der Nebenhöhlenschleimhaut und Aspirationshämorrhagie den Zustand verschlimmern können. In Amerika wird von vielen Fachärzten das Absaugen des Sekretes regelmäßig geübt, doch werden auch dort von angesehener Seite die Resultate skeptisch beurteilt [1]).

Eine weitere konservative Therapie bildet die *Ausspülung der Keilbeinhöhle*. Diese wird nach den bei der Technik der Sondierung angeführten Angabe ausgeführt. Es ist dazu jede leicht biegsame Kanüle geeignet, wobei es zweckmäßig ist, um ein weiteres Eindringen des Instrumentes zu ermöglichen, das proximale Ende der Kanüle ein wenig abzubiegen, wie es in Abb. 14 abgebildet ist. Als Spülflüssigkeit ist am zweckmäßigsten die physiologische Kochsalzlösung. Es kann täglich 1—2mal ausgespült werden.

Es kann indes vorkommen, daß man selbst nach wiederholten Versuchen nicht durch die natürliche Öffnung in die Keilbeinhöhle eindringen kann; in diesen Fällen ist sicherlich die gewaltsame Eröffnung der Keilbeinhöhle nicht von der Hand zu weisen, wie sie schon Schäffer mittels eines kleinen scharfen Löffels und ich mit meinem scharfen Siebbeinhaken ausgeführt habe; neuerdings wird zu demselben Zwecke die Trephine empfohlen.

---

[1]) Coffin, Gleason, A. Pratt, Schore u. a. halten das Absaugen für sehr nützlich; doch halten Coakely, S. Hard, Ozeki und Kubo therapeutische Vorteile für fraglich, wenn sie auch zugeben, daß es diagnostische Vorteile bietet. In einer anderen Diskussion haben sich noch John W. Murphy und Skillern ablehnend geäußert.

Im allgemeinen soll man daran festhalten, daß bei akuter Entzündung von größeren radikalen Eingriffen, wenn irgend möglich, Abstand genommen werden soll, da eine große Neigung zur Spontanheilung besteht [1]). Man könnte dazu bei sehr enger Fissura olfactoria, welche durch die abnorm ungünstige Form der mittleren Muschel und durch Deviation des Septum bedingt sind, verleitet werden. Ich habe nach ähnlichen, im akuten Zustande von anderer Seite ausgeführten radikalen Eingriffen bösen Ausgang (Meningitis) gesehen. Man soll doch stets vor Augen halten, daß man mit den bisher erwähnten konservativen Maßnahmen in der großen Mehrzahl der Fälle sein Auslangen finden kann.

Chronische Entzündungen. Während bei den akuten Formen die Herstellung des unbehinderten Abflusses zur Heilung genügt, da die Schleimhaut nach Entlastung vom Sekrete zur Norm zurückkehrt, sind die Verhältnisse bei den chronischen Empyemen kompliziertere. Hier sind schon zur Herstellung des freien Abflusses des öfteren als bei den akuten Empyemen kleinere operative Eingriffe nötig, des weiteren kehrt die Keilbeinhöhlenschleimhaut bei längerer Dauer der Erkrankung nicht mehr zur Norm zurück, so daß dieselbe teilweise oder in ihrer Gänze entfernt werden muß.

Was nun die Herstellung des freien Abflusses betrifft, so kommen auch hier in unkomplizierten Fällen die bei den akuten Fällen erwähnten Behandlungsmethoden: Ausspülung, Absaugen des Sekretes evtl. Eröffnung der Keilbeinhöhle bei nicht oder nur schwer sondierbaren Fällen in Betracht. Überdies muß aber daran erinnert werden, daß bei chronischen Empyemen des öfteren eine hochgradige Hypertrophie der mittleren Muschel und der oberen Partie des Septum, Polypen in der Fissura olfactoria und um das Ostium sphenoidale herum den ungestörten Abfluß des Sekretes unmöglich machen können. Diesfalls kann es nötig werden, kleinere oder größere Partien des vorderen und hinteren Endes der mittleren Muschel zu resezieren, die Polypen zu entfernen usw. Alle diese Eingriffe und ihr Umfang hängen von der individuellen Beschaffenheit des Falles ab, man kann darüber keine allgemein geltende Regel aufstellen. In einer ganzen Anzahl von Fällen kann man auch in chronischen Fällen durch die Freilegung des Ostium sphenoidale und durch einige Zeit fortgesetzte Ausspülung erhebliche Besserung, selbst Heilung erzielen. Es verhält sich diesbezüglich mit der Keilbeinhöhle ganz analog wie mit der Stirnhöhle. Wie bei letzterer durch Freilegen des Ductus nasofrontalis, kann bei der Keilbeinhöhle durch Freilegen des Ostium sphenoidale vollständige Heilung erzielt werden. Nur muß man ein wenig Geduld haben, da die längere Zeit hindurch entzündete Nebenhöhlenschleimhaut selbst nach Herstellung des Abflusses eines längeren Zeitraumes bedarf, ehe sie zur Norm zurückkehrt. Hierbei bessern sich zuerst die subjektiven Symptome: der Kopfschmerz, Schwindel, Arbeitsunlust usw., dann erst die pathologische Sekretion, welche den eitrigen Charakter alsbald verliert und allmählich den schleimigen Charakter annimmt. In diesem Stadium pflegt die Applikation von 2—5%iger Lapislösung die restliche Sekretions-

---

[1]) Doch gibt es hiervon sehr bemerkenswerte Ausnahmen. Es sind Fälle von akuter Keilbeinhöhleneiterung beobachtet worden, welche schon innerhalb weniger Tage oder weniger Wochen nach ihrem Bestehen endokranielle Komplikationen herbeigeführt haben. Die Ursachen dieses foudroyanten Verlaufes sind nicht sichergestellt, doch muß die besondere Virulenz der Infektionserreger als wahrscheinlich hingestellt werden. Die meisten bisher beobachteten Fälle dieser Art beginnen mit Frost, Fieber, Kopfschmerz, Erbrechen, wobei Erscheinungen seitens der Nase und des Nasenrachenraumes so gut wie fehlen können. Gewöhnlich war zur Zeit als über heftige Beschwerden geklagt wurde, auch schon die cerebrale Komplikation vorhanden. In einem der Fälle (HALLE) handelte es sich um Influenza. In dem Falle von AVELLIS waren Streptokokken, in den Fällen von ORTHMANN und ZÖRKENDÖRFER zeigte der meningeale und Keilbeinhöhleneiter eine Reinkultur von Pneumokokken. In den Fällen von TRAUTMANN wurde der Staphylococcus pyogenes nachgewiesen.

anomalie bald zu beheben. Über den Zeitpunkt, bis zu welchem diese konservative Therapie fortgesetzt werden soll, läßt sich rechten; im allgemeinen ist
bei Besserung des allgemeinen Zustandes des Patienten keine Eile nötig, um
zu der radikalen Methode zu greifen.

In einer Anzahl dieser chronischen Fälle macht man die Beobachtung,
daß das Ostium sphenoidale hinsichtlich der mehr konsistenten Beschaffenheit
des Sekretes relativ enge ist, indem nur die Ausspülung eine ansehnliche Quantität Sekretes herausbefördert, aber spontan nur wenig abfließt. Die Beschwerden
pflegen dann nur vorübergehend zu verschwinden. In diesen Fällen kommt die
künstliche Erweiterung des Ostium sphenoidale in Erwägung. Ich versuche
diesfalls mit meinem Siebbeinhaken die vordere Wand von dem Ostium aus
herauszureißen. Bei dünner Beschaffenheit der Vorderwand gelingt dies ohne
weiteres in ausgiebiger Weise, so daß nach Heilung der Wundränder zwar eine
kleinere, aber immer noch genügende
Öffnung für den freien Abfluß des
Sekretes übrig bleibt. Man erreicht
aber auf diese Weise nicht immer eine
genügend große Öffnung und zwar aus
zwei Gründen: 1. Ist der zur Verfügung
stehende Raum der „Pars nasalis"
der vorderen Keilbeinhöhlenwand zu
schmal, manchmal nicht über 2 mm
breit und 2. ist mitunter die vordere
Keilbeinhöhlenwand sehr dick, so daß
weder der Haken noch ein anderes Instrument mit Erfolg angreift, und selbst
mit der Trephine nur eine unansehn-
liche Öffnung hergestellt werden kann,
welche überdies noch nachträglich
immer enger wird, so daß der ganze
Effekt der Operation schon nach wenigen
Wochen sich als vollkommen ungenügend herausstellt. Es sind bei diesen
Fällen lange Zeit hindurch alle möglichen Dilatationsversuche gemacht
worden. Es ist überflüssig; zahlreiche
diesbezügliche stellenweise geistreiche

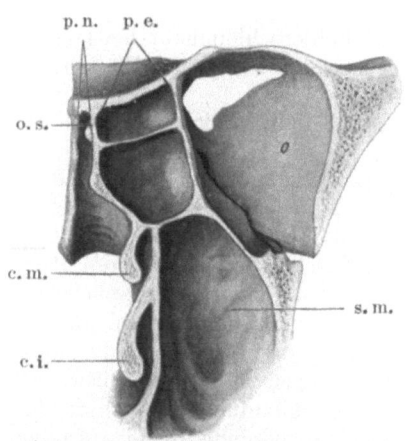

Abb. 15. Frontaldurchschnitt durch die
hinterste Partie des hinteren Siebbeinlabyrinthes. o Orbita. s. m. Sinus maxillaris.
c. i. Concha inferior. c. m. Concha media.
o. s. Ostium sphenoidale. p. n. Pars nasalis.
p. e. Pars ethmoidalis der vorderen Keilbeinhöhlenwand.

Versuche, die sich alle als erfolglos erwiesen haben, hier anzugeben. Es soll
vielmehr betont werden, daß bei chronischen Empyemen mit Stauungserscheinungen, bei welchen die ersten Versuche kein genügendes Resultat erzielt
haben, die Radikaloperation angezeigt ist. Diese Radikaloperation kann
1. entweder *endonasal* oder 2. *extranasal* ausgeführt werden.

Endonasale Radikaloperation der Keilbeinhöhle [Hajek (2)]. Dieser Methode
liegt folgende topographisch-anatomische Idee zugrunde:

Die vordere Keilbeinhöhlenwand, medianwärts vom Rostrum sphenoidale,
lateralwärts von der seitlichen Keilbeinhöhlenwand begrenzt, hat eine respek-
table Breite, an welcher kein wichtigeres Organ (größere Blutgefäße, Nerven)
liegt. Bei Entfernung der Vorderwand in ihrer ganzen Ausdehnung ist das ganze
Keilbeinhöhleninnere gut übersichtlich und alle Buchten gut zu untersuchen.
Diese vordere Wand ist aber von der Nase her nur zum geringsten Teile zu überblicken. Dies erhellt aus folgender anatomischer Tatsache.

In der beiliegenden Abb. 15 sieht man die zwei Teile der vorderen Keilbeinhöhlenwand zur Anschauung gebracht. Man sieht die innere schmale Partie,

nach innen von dem Rostrum sphenoidale, nach außen von der inneren Wand des Siebbeinlabyrinths begrenzt, *Pars nasalis* genannt. Der weitaus breitere äußere Teil der Pars ethmoidalis genannt, wird vom hinteren Siebbeinlabyrinth gedeckt. Während die Breite der Pars nasalis in den verschiedenen Schädeln zwischen 2,5 und 7 mm schwankt, beträgt die Breite der Pars ethmoidalis zwischen 6 und 10 mm. Für die rhinoskopische Untersuchung und Behandlung ist a priori nur die Pars nasalis zugänglich, also der weitaus schmälere Teil der Keilbeinhöhlenwand; die *Pars ethmoidalis* dagegen ist ohne gewaltsame Vorkehrungen nicht benützbar, um die vordere Keilbeinhöhlenwand in ihrer ganzen Breite zugänglich zu machen. Wenn ich mich aber entschließe, einen Teil des hinteren Siebbeinlabyrinthes zu entfernen, dann ist mit einem Male die ganze vordere Keilbeinhöhlenwand zugänglich; ich kann dieselbe vollkommen resezieren und das Innere der Keilbeinhöhle sowohl für die Besichtigung als auch für die radikalen Maßnahmen zugänglich machen[1]).

Die Technik der Operation ist kurz geschildert folgende: Sie läßt sich fast immer in Lokalanästhesie ausführen: Man legt einen in 20%igen Cocain-Adre-

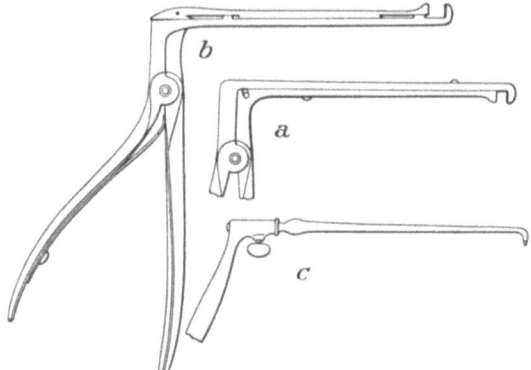

Abb. 16. HAJEKS starke Stanzen (a u. b) und starker Haken (c) für die Keilbeinhöhle. (¹/₂ natürl. Größe.)

nalin (āā partes) eingetauchten Wattebausch in die Fissura olfactoria vor die Keilbeinhöhle und vervollständigt nachher noch die Anästhesie durch submuköse Injektion an der medialen Wand der noch vorhandenen oder restlichen mittleren Muschel und an der vorderen Keilbeinhöhlenwand. Nach Zuwarten von mindestens 8—10 Minuten reiße ich zuerst mit meinem schwächeren, dann mit dem stärkeren Siebbeinhaken „c" (Abb. 16) die mediale Wand des hinteren Siebbeinlabyrinthes an, welcher Eingriff immer leicht gelingt, dann entfernt man mittels Curetten[2]) die Splitter des hinteren Siebbeinlabyrinths nach außen bis zur Papierplatte des Siebbeines. Nun ist die ganze vordere Wand der Keilbeinhöhle (Pars nasalis und Pars ethmoidalis) frei, vorausgesetzt, daß alle früher die Fissur verengenden Veränderungen (hypertrophische mittlere Muschel, Polypen, Septumdeviation usw.) beseitigt worden sind, was ja schon wegen der Diagnose in früheren Sitzungen geschehen mußte. Die nunmehr vorliegende vordere Wand der Keilbeinhöhle wird durch mehrmalige Einführung des Hakens in das Ostium

---

[1]) Nach verschiedentlichen nur unvollkommenen Versuchen, die Keilbeinhöhle endonasal freizulegen, habe ich im Jahre 1889 die hier beschriebene Methode begründet. Sie ist mit zahlreichen und unwesentlichen Modifikationen in alle Publikationen des In- und Auslandes übergegangen, ohne daß der Begründer dieser Methode, der ein Recht hätte. diese Methode nach seinen Namen angeführt zu sehen, erwähnt wäre.

[2]) Alle bei der Siebbeinoperation gebräuchlichen Instrumente sind hierzu geeignet.

sphenoidale oder direkt an der vorderen Wand nach innen, außen und unten, nur nicht nach oben eingerissen. Diese Öffnung soll zuvörderst nur einen Umfang erreichen, bis eine der von mir konstruierten Keilbeinstanzen in die Öffnung eingeführt und die vordere Knochenwand vollkommen reseziert werden kann. Ich benütze die in Abb. 16 abgebildeten Stanzen. „a und b" sind die starken Stanzen, während (Abb. 17) ein schwächeres Exemplar gleichzeitig mit Drehvor-richtung nach jeder Richtung darstellt. Zweckmäßig ist auch die von Watson Williams (2) konstruierte Zange wegen ihres schlanken und am proximalen Ende zweckmäßig abgebogenen Endes, mit welchem man auch in relativ kleinere Öffnungen eindringen kann. Halle (3) hat recht, wenn er anführt, daß es in besonders ungünstigen Fällen mit kompakter vorderer Wand nicht genügend gelingt, mittels der angeführten Instrumente die vordere Wand genügend zu ent-fernen; er empfiehlt für diese Fälle den Gebrauch der elektrischen Trephine als sehr zweckmäßig[1]), was ohne weiteres zugegeben ist, aber in den meisten Fällen erreicht man mit meinen Stanzen eine sehr geräumige Öffnung[2]). Die bei der

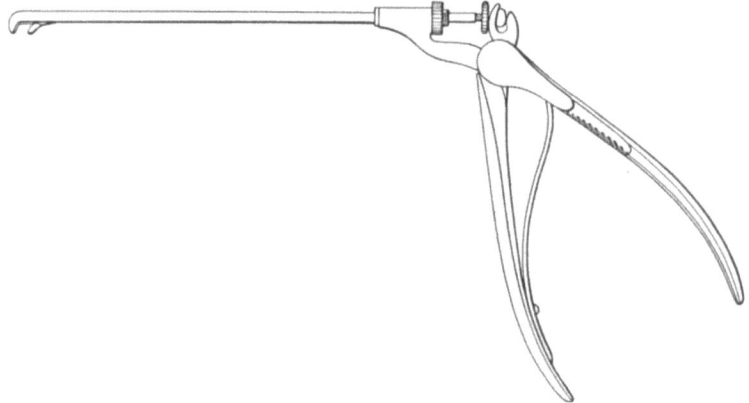

Abb. 17. Hajeks drehbare Keilbeinhöhlenstanze. ($^1/_2$ natürl. Größe.)

Operation auftretende Blutung ist minimal, stärkere Blutung aus den Knochen-rändern läßt sich am besten durch stumpfes Quetschen mit den Stanzen besei-tigen oder durch Andrücken eines Tampons, so daß es in der Mehrzahl der Fälle möglich ist, in derselben Sitzung auch das Innere der Keilbeinhöhle zu inspi-zieren, die Schleimhaut mit der Sonde abzutasten und bei hochgradiger Ver-änderung dieselbe zu entfernen. Man wundert sich über die tadellose Über-sichtlichkeit und Zugänglichkeit aller Buchten und der moderne Rhinologe ist besonders befriedigt, angesichts der bekannten Äußerungen des Anatomen Hyrtl und des Chirurgen Albert, welche in prophetischer Anwandlung von der Keilbeinhöhle sagten, daß dieselbe von der Nase aus ein ewig unzugängliches Gebiet bleiben müsse. Das Gegenteil ist eingetroffen, denn gerade die Keilbein-höhle ist von der Nase aus am besten zugänglich zu machen.

    Hinsichtlich der Ausräumung der Schleimhaut empfehle ich nur diejenigen Partien mit Pinzette und stumpfem Elevatorium zu entfernen, welche besonders

---

    [1]) Früher hatte derselbe Autor einen Silberring in die Öffnung hineingepaßt, um die Verengung zu verhüten, aber allem Anscheine nach diese Methode aufgegeben.

    [2]) Spiess schlug, um mehr Raum zu gewinnen, den medialen Weg durch das Septum, nach ausgeführter Resektion des letzteren vor. Watson Williams (3) hat bei doppel-seitigem Empyem der Keilbeinhöhlen das hintere Ende des Septum reseziert, um besser zur Vorderwand der Keilbeinhöhle gelangen zu können.

verdickt und polypös degeneriert sind. Andere wenig veränderte Stellen können getrost zurückgelassen werden. Die Anwendung scharfer Cüretten und Schaber ist zu verbieten, da bei Vorkommen von Dehiscenzen an der äußeren Wand und pathologischen Defekten (Mucocele) an der oberen Wand leicht verhängnisvolle Verletzungen auftreten können.

Die Nachbehandlung hat sich nach übereinstimmender Ansicht der Autoren jedweder fester Tamponade zu enthalten, da diese zu stärkeren Kopfschmerzen und zu unliebsamer Sekretstagnation mit allen ihren unangenehmen, nicht ungefährlichen Folgen führt. Mehr zum Schutz der Wundfläche vor Verunreinigung als behufs Tamponade lege ich einen lockeren, an einem Seidenfaden befestigten Jodoformgazetampon in die Keilbeinhöhle ein, welcher nach 2 bis 3 Tagen entfernt wird[1]). Fälle von stärkerer Blutung erfordern eine stärkere Tamponade, welche indes sobald als möglich entfernt werden soll. Es sind auch späte Nachblutungen am 7. und 8. Tage beobachtet worden, welche eine vordere und hintere Tamponade erforderten[2]).

Die wichtigste Aufgabe der Nachbehandlung besteht darin, die Öffnung am Zuwachsen zu verhindern; denn selbst die fingerbreiten Öffnungen können in wenigen Wochen infolge üppiger Granulationswucherung sich so verengen, daß der Effekt der Operation in Frage gestellt wird. Beiläufig am 10. Tage nach der Operation soll mit der Ätzung (Lapis) der Wundränder begonnen werden und der Patient solange in Evidenz gehalten werden, bis der ganze Rand epithelisiert ist. In Abb. 18 habe ich ein halbschematisches rhinologisches Bild am 5. Tage nach der Operation abbilden lassen, an welchem die durch die Operation gewonnenen Verhältnisse gut zu übersehen sind.

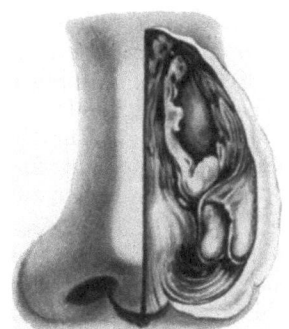

Abb. 18. Die nach HAJEKS Methode breit resezierte vordere Keilbeinhöhlenwand am 5. Tage nach der Operation.

Erwähnenswert ist, daß analog dem Verhalten der Siebbeinschleimhaut auch die übriggebliebene Keilbeinhöhlenschleimhaut nach jedem operativen Eingriff oder Ätzung mit heftigem Ödem reagiert, welches nicht der Ausdruck einer besonders heftigen Erkrankung, sondern nur das Zeichen einer vorübergehenden Reaktion darstellt.

Im Laufe der letzten Jahre sind zahlreiche kleine Modifikationen in der Technik der endonasalen Keilbeinhöhlenoperationen angegeben worden, welche fast insgesamt wegen der nur individuellen unwesentlichen Modifikation besser unerörtert bleiben. Nur der Modifikation HALLES sei gedacht, der das Zugranulieren der Öffnung durch einen vor der Operation zupräparierten dreieckigen Lappen, welcher vom unteren Rande der Keilbeinhöhlenöffnung aus in die Keilbeinhöhle eingestülpt wird, mit Erfolg verhindert. Dieser Vorgang soll bei relativ engen Öffnungen zur Nachahmung empfohlen werden[3]).

---

[1]) Die Seidenfäden haben den Zweck, daß der Tampon beim evtl. Herausfallen aus der Keilbeinhöhle nicht verschluckt oder aspiriert wird, sondern von den Patienten selbst mittels des fixierten Fadens von der Nasenhöhle herausgezogen werden kann. Tampon captife von GUYE.

[2]) Fälle von INGALS und GLEITSMANN.

[3]) Es ist nicht gut zu verstehen, warum angesichts der geschilderten recht einfachen Methode der Diagnostik und der Operation in Lokalanästhesie gelegentlich noch an der Ansicht festgehalten wird, daß eine Operation in Narkose (WALLER) vorzuziehen wäre. Dies kann nur durch mangelhafte Würdigung der rhinoskopischen erhobenen Vorteile möglich sein.

Die extranasalen radikalen Operationsmethoden der Keilbeinhöhle.

Die Keilbeinhöhle kann auch von außen breit eröffnet werden. Es können hierbei ve schiedene Wege gewählt werden. Die operative Eröffnung: 1. durch die Kieferhöhle, 2. auf dem orbitalem Wege, 3. nach Resektion des Processus frontalis des Oberkiefers durch das Siebbeinlabyrinth, 4. auf per nasalem Wege.

1. Eröffnung durch die Kieferhöhle [JANSEN (2), FURET]. Bei breiter Eröffnung der Kieferhöhle von der Fossa canina aus kann man sowohl in Chloroformnarkose als auch in Lokalanästhesie nach Resektion der nasalen Wand der Kieferhöhle vom inneren oberen Winkel der Kieferhöhle aus durch das hintere Siebbeinlabyrinth in die Keilbeinhöhle eindringen, wobei ein größerer Teil des hinteren Endes der mittleren Muschel geopfert wird. Die Keilbeinhöhle ist hierbei gut zugänglich und kann an der Vorderwand breit reseziert werden. Die Modifikation von FURET bezweckt die Eröffnung der Keilbeinhöhle mit Vermeidung des Siebbeinlabyrinths, was unserer Erfahrung nach einen viel beschränkteren Zugang zur Keilbeinhöhle schafft. Die Methode der Eröffnung der Keilbeinhöhle durch die Kieferhöhle hat beim Empyem mit Recht wenig Nachahmung gefunden; sie leistet aber bei den Geschwülsten des Nasenrachenraumes (Nasenrachenfibrom, Angiofibrom) und der Keilbeinhöhle gute Dienste und verdient in der Technik der Nebenhöhlenoperationen mehr Beachtung als ihr bisher zuteil geworden.

2. Operation durch den orbitalen Weg [GUISEZ (2)]. Diese Methode verdankt ihr Entstehen den operativen Verhältnissen, wie diese zuweilen bei Durchbruch eines Siebbein- oder kombinierten Empyems in die Augenhöhle, also bei Orbitalabscessen sich darbieten. Nach Eröffnung des orbitalwärts durchbrechenden Abscesses werden natürlich die kranken Teile des Siebbeinlabyrinths ausgeräumt und in weiterer Folge auch die erkrankt befundene Keilbeinhöhle an ihrer Vorderwand breit reseziert. Bei dieser sowie bei der vorigen Operation ist dafür Sorge zu tragen, daß die Nachbehandlung der Keilbeinhöhle von der Nase aus fortgesetzt werden kann, welcher Umstand des öfteren auch die endonasale Zugänglichkeit durch besondere Maßnahmen nötig macht (Korrektur eines deviierten Septums, Resektion eines Teiles der mittleren Muschel und noch mehrere andere ähnliche Eingriffe). Die Selbstverständlichkeit dieser Operation ergibt sich von selbst während der Operation eines komplizierten Orbitalabscesses.

*3. Eröffnung der Keilbeinhöhle nach Resektion der Processus frontalis des Oberkiefers durch das Siebbeinlabyrinth, insbesondere nach der KILLIAN*schen (2) *Operation.* Diese Bezeichnung besagt die wesentlichste Indikation für diesen von allen äußeren Operationen am häufigsten geübten Eingriff. Da das kombinierte Empyem der oberen Nebenhöhlen (Stirnhöhle, Siebbein nnd Keilbeinhöhle) zu den häufigsten Vorkommnissen gehört, ist es selbstverständlich, daß diese Methode, da sie allen Anforderungen gerecht wird, auch am häufigsten geübt wird. Aber auch in dem Falle, wenn die Erkrankung der Stirnhöhle nicht vorhanden wäre, ist nach *Resektion des Processus frontalis* durch das Siebbeinlaybrinth der bequemste von außen vorgezeichnete Weg zur Keilbeinhöhle. Sie ist die Methode der Wahl auch in denjenigen Fällen, in welchen aus irgendwelchen Gründen die endonasale Operation auf Schwierigkeiten stößt. Die spezielle Technik fällt mit der KILLIANschen Stirnhöhlenoperation zusammen und ist daselbst näher einzusehen.

4. Als peroraler Weg bezeichnen wir alle die chirurgischen Methoden, welche nach umfangreichen Eingriffen an dem Gesichtsskelett schließlich bis zur Keilbeinhöhle vordringen, um von dort Geschwülste, nekrotische Knochen, insbesondere eingedrungene Fremdkörper [1]), Projektile [2]) usw. zu entfernen.

Des weiteren muß nur wegen der Vollständigkeit angeführt werden, daß auch die untere Wand der Keilbeinhöhle zur breiten Eröffnung von der Mundrachenhöhle aus vorgeschlagen wurde (LÖWE). Dieser Weg dürfte aber angesichts der schweren Zugänglichkeit und stets vorhandener kompakten Beschaffenheit der unteren Wand doch nur ausnahmsweise indiziert sein, wie z. B. im Falle einer schon bestehenden Fistel und bei größerer Zerstörung an der unteren Wand.

Die Resultate der Keilbeinhöhlenoperation sind, mit der nötigen Genauigkeit ausgeführt, als durchaus günstig zu bezeichnen. Obwohl es Tatsache ist, daß chronische Empyeme der Keilbeinhöhle in vielen Fällen Jahre und auch Dezennien lang bestehen können, ohne dem Träger besonders lästige Symptome zu verursachen, so ist es doch besser, diese Erfahrung nicht als die Regel zu betrachten, vielmehr sich vor Augen zu halten, daß die zahlreichen Beobachtungen von kryptogenetischer Septikämie, gefährlicher orbitaler und oft letal endender Gehirnkomplikationen die gebieterische Anforderung stellen, einer derartigen Erkrankung von einiger Intensität sobald als möglich an den Leib zu rücken [3]). Abgesehen von den erwähnten schweren Komplikationen ist auch das Hinsiechen in psychischer Depression, Benommenheit des Kopfes, Schlafsucht und Unfähigkeit zu irgendeiner Arbeit genügender Grund, um nicht lange zu warten. Ich habe vielen Menschen mit Keilbeinhöhlenaffektionen die Freude am Leben wieder gegeben und sie arbeitsfähig gemacht. In ähnlichem Sinne berichten auch viele andere Autoren. Es sind mehrere Publikationen zu verzeichnen, in welchen anscheinend selbst bei Vorhandensein ausgesprochener, auf anatomisches Ergriffensein des Cerebrums hinweisender Symptome die Keilbeinhöhleneröffnung zur Heilung geführt hat. [J. WRIGHT, HUBERT und FAULKNER (2)]. Natürlich bleibt es unerwiesen, ob solche Veränderungen wirklich vorhanden waren. Jedenfalls sind aber derartige Beobachtungen geeignet, die Zweckmäßigkeit der frühzeitigen Behandlung der Keilbeinhöhlenentzündungen in ein helles Licht zu stellen [4]).

Literatur.

Nebst der hier nur im Texte angeführten Literatur sind nachzusehen:
BOENNINGHAUS: Die Operationen an den Nebenhöhlen der Nase. Handb. d. spez. Chirurg. d. Ohres, d. Nase usw. KATZ-PREYSING. 1912. — GRÜNWALD: Die Lehre von den Naseneiterungen. 2. Aufl. 1895. — HAJEK: Pathologie und Therapie der entzündlichen Erkrankungen der Nebenhöhlen der Nase. 4. Aufl. 1915. — UFFENORDE: Erkrankungen des Siebbeines. Jena 1907.

---

[1]) In die Keilbeinhöhle gelangte Fremdkörper erheischen, wenn sie das Ost. sphenoidale passieren können, nicht unbedingt die Radikaloperation, da die Eiterung nach ihrer Herausbeförderung sehr bald aufhört. P. J. MINK berichtet von einer Heufaser in der Keilbeinhöhle, bei einer atrophischen Rhinitis, welche er durch Ausspülen des Ost. sphenoidale hinausbeförderte. VOISLAWSKY berichtet über in die Keilbeinhöhle gelangte Wattebäuschchen, welche einmal spontan herausgeschneuzt, ein andermal operativ entfernt wurden. O. CHIARI (2) hat eine Revolverkugel mittels der endonasalen operativen Methode aus der Keilbeinhöhle entfernt.

[2]) Die Kriegsberichte geben eine Unsumme derartiger Fälle an, über welche zu berichten der für dieses Kapitel bestimmte Raum nicht ausreichen dürfte. Siehe auch MIGNON.

[3]) Die Ansicht von WATSON-WILLIAMS (1) ist jedenfalls diskutabel, wenn auch nicht erwiesen, daß Nebenhöhlenaffektionen *in ähnlicher Weise* wie infizierte Tonsillen Ursache chronisch-septischer Zustände werden können.

[4]) TRAUTMANN beschreibt einen Fall, in welchem nach wiederholter Ausräumung der Nebenhöhlen (zuerst Siebbein und Keilbeinhöhle, dann der Stirnhöhle) scheibenförmiger Ausfall der Haare an symmetrischen Stellen des Hinterkopfes auftrat. Die Haare wuchsen nach 3 Monaten wieder.

ADELHEIM: Zitiert nach UFFENORDE. — ALEXANDER: Die Nasenpolypen in ihren Beziehungen zu den Empyemen der Nasennebenhöhlen. Arch. f. Laryngol. u. Rhinol. Bd. 5. 1896. — AVELLIS, G.: Örtliche seröse Meningitis bei akuter Keilbeinhöhleneiterung. Vers. süddtch. Laryngol. Heidelberg 1907. — AXENFELD, TH.: Endonasale Behandlung der orbitalen Mucocelen, besonders solcher des Siebbeins und des Tränensackes. Dtsch. med. Wochenschr. 1911. Nr. 46. — AXISA, E.: Siebbeinempyem und Ozaena. Monatsschr. f. Ohrenheilk. u. Laryngo-Rhinol. 1914. Ref.: SEMONS Zentralbl. 1914. S. 508. — BAASNER: Münch. med. Wochenschr. 1887. — BALLENGER: Section of laryngol. and rhinol. Annual meeting. Liverpol 1912. — BAUMGARTEN: Exophthalmus nach akuter, seröser Siebbein- entzündung. Monatsschr. f. Ohrenheilk. u. Laryngo-Rhinol. 1906. — BAUROWICZ: SEMONS Zentralbl. f. Laryngol. u. Rhinol. 1903 u. 1910. — BEGBIE: Med. Times a. Gaze. 1852, p. 2. — BENJAMINS, C. E.: Arch. f. Laryngol. u. Rhinol. Bd. 24. 1911. — BENÖLKEN, W.: Über die Ursache der Nebenhöhlen-Abschattung im Röntgenbilde. Arch. f. Laryngol. u. Rhinol. 1920. — BERG, JOHN: Mucocele der Keilbeinhöhle. Nordisk med. Arch. Vol. 21, Nr. 3. Ref.: SEMONS Zentralbl. f. Laryngol. u. Rhinol. 1890/91. — BILLROTH: Über den Bau der Schleim- polypen. Berlin 1885. — BOENNINGHAUS(1): Die Operationen an den Nebenhöhlen der Nase. Handb. d. spez. Chirurg. d. Ohres usw. Bd. 3. 1912. — DERSELBE (2): Mucocele des Sinus frontalis. Beitr. z. Anat., Physiol., Pathol. u. Therapie d. Ohres, d. Nase u. d. Halses. Bd. 3, S. 116. — BOSWORTH: New York med. journ. a. med. record. 1911 u. 1895. — BOWLEY: SEMONS Zentralbl. f. Laryngol. u. Rhinol. 1903. — BRANDT, S. H.: Siebbeinabsceß durch den Bac. fusiformis verursacht. SEMONS Zentralbl. f. Laryngol. u. Rhinol. 1915, S. 74. Ref. a. d. Laryngol. — BRANDT, T. H.: Geschlossenes Siebbein und Stirnhöhlenempyem, aus- gesprochenen Exophthalmus bewirkend. Journ. of the Americ. med. assoc. Ref.: SEMONS Zentralbl. f. Laryngol. u. Rhinol. 1913. S. 338. — BRINDEL:-Un cas de cyste osseux de l'arrién fosse · nasale gauche, dilatation ampulaire d'une cellule ethmoidale posterieure. Rev. de laryngol., d'otol. et de rhinol. 24. Mars 1906. — BRYAN: Über Beziehungen von Erkrankungen der hinteren Nebenhöhlen zu Schmerzzuständen im Ohre. Arch. f. Ohren-, Nasen- u. Kehlkopfheilk. Bd. 91, S. 93. 1913. — BURGER, H.: Sitzungsber. d. niederl. Ges. f. Hals-, Nasen- u. Ohrenheilk. November 1911. — CARTER: Siehe MYLES. — CASSELBERRY, W. E.: Abgeschwächte Typen eitriger Sphenoiditis in Beziehung zu dem sog. Nasenrachen- katarrh, Kopfchmerzen, Asthma. Ref.: SEMONS Zentralbl. f. Laryngol. u. Rhinol. 1912. S. 288—289. — CHAIMBERLAIN, W. B.: Diskussion zu DEAN. Laryngoscope 1919. — CHIARI, O. (1): Die Krankheiten der Nase. 1902. — DERSELBE(2): Extraktion einer Revolver- kugel auf endonasalem Wege aus der Keilbeinhöhle. Arch. internat. de laryngol., otol.- rhinol. et broncho-oesophagoscopie. 1911. — CHOLEVA: Zitiert nach CORDES. Zur Behand- lung des Keilbeinhöhlenempyems. Monatsschr. f. Ohrenheilk. u. Laryngo-Rhinol. Bd. 26, S. 246. — CLAIRE, JEAN ÉMILIE: Beitrag zum Studium der Schleimpolypen der Nase. Ref.: SEMONS Zentralbl. f. Laryngol. u. Rhinol. 1917. S. 227. — COAKLEY: Diskusssion bei COFFIN. Laryngoscope 1915. — COFFIN (1): None operative treatment of the accessory sinuses. Laryngoscope 1915. p. 832. — DERSELBE (2): Demonstration of an apparatus for applying either a negative or a positive pressure to the nose and its accessory sinuses. Laryngoscope 1915. p. 592. — DERSELBE (3): Discussion on negative pressure as a thera- peutic measure in the treatment of sinus disease. Laryngoscope 1918. p. 882. — CORDES: Über die Hyperplasie, die polypoide Degeneration der mittleren Muschel, die Nasenpolypen und ihre Beziehungen zum knöchernen Teil des Siebbeines. Arch. f. Laryngol. u. Rhinol. Bd. 11. 1901. — DABNEY, G. S.: Siebbeinempyem. Louisville Monthly journ. of med a. surg. SEMONS Zentralbl. f. Laryngol. u. Rhinol. 1912. S. 260. — DEAN: Nasal sinus disease in infants and young children. Laryngoscope 1919. p. 599. — DEAN, L. W. und ARMSTRONG: Keilbeinhöhlenerkrankungen bei Kindern. SEMONS Zentralbl. f. Laryngol. u. Rhinol. 1920. S. 315. — DERWICK, TH. VAIL: Diskussionsbemerkung. Beilage zur Laryngoskopie 1919. S. 263. — DÖLGER, ROBERT: Orbitalabsceß nach Siebbeineiterung. Münch. med. Wochen- schrift 1916. Nr. 44. Ref.: Monatsschr. f. Ohrenheilk. u. Laryngo-Rhinol. Bd. 54, S. 462. — DREYFUSS: Die Krankheiten des Gehirns und seiner Adnexe im Gefolge von Nasen- eiterungen. Jena 1896. — EMBELLTON-PETERS: Cerebrospinal fever and the sphenoidal sinus. Lancet 1915. 22. Mai. — FAULKNER (1): Ozaena secondary to chronic sinusitis. Laryngoscope 1918. p. 893. — DERSELBE (2): Sphenoidal sinusitis with marked cerebral symptoms. Operation recovery. Laryngoscope 1921. p. 323. — FELIX, E.: Todesfälle nach intranasalen Eingriffen. Arch. internat. de laryngol., otol.-rhinol. et broncho-oesophagoscop. 1914. Ref.: SEMONS Zentralbl. f. Laryngol. u. Rhinol. 1917. S. 89. — FINDER: Tuberkulose des Siebbeinlabyrinths. Charité-Ann. Jg. 35 u. SEMONS Zentralbl. f. Laryngol. u. Rhinol. 1912. S. 139. — FINLAY: Zeitschr. f. Ohrenheilk. u. f. Krankh. d. Luftwege. Bd. 48, S. 227. 1904. — FLATH: Zit. nach UFFENORDE. — FRANK, C. TODD: Ethmoiditis eine häufige Folge, niemals die Ursache von Heufieber. Ref.: SEMONS Zentralbl. f. Laryngol. u. Rhinol. 1913. S. 338. Journ. of the Americ. med. assoc. — FRANK: A case of fulminating ethmoiditis with metastasis. Laryngoscope Nr. 199, p. 425. — FRÄNKEL, E.: VIRCHOWS Arch. f. pathol. Anat. u. Physiol. Bd. 43. 1896. — FRANKENBERGER, O.: Augenstörungen bei Erkrankungen

der Nebenhöhlen der Nase. Zeitschr. f. Laryngol., Rhinol. u. ihre Grenzgeb. Bd. 3, H. 2.
— Freystadtl, B.: Das Röntgenbild der Keilbeinhöhle vom Epipharynx. Semons Zentralbl.
f. Laryngol. u. Rhinol. 1914. S. 222. — Furet: Arch. internat. de laryngol., otol.-rhinol.
et broncho-oesophagoscopie. Tome 14. 1901. — Galtung: Eiterung des Siebbeins. Oto-
laryngol. Ges. Christiania 21. 10. 1915. — Gerber: Mucocele des Siebbeins. Dtsch. med.
Wochenschr. 1918 u. Semons Zentralbl. f. Laryngol. u. Rhinol. 1919. S. 14. — Ghon:
Zitiert nach Heigel. — Glas, Emil: Ein Fall von isolierter finbrinös-eitriger, fötider Sinusitis sphenoidalis durch Entfernung der festhaftenden Membran geheilt. Monatsschr.
f. Ohrenheilk. u. Laryngo-Rhinol. Bd. 46, S. 1261. — Glaeson, E. B.: The treatment of
suppuration of the accessory sinuses of the nose. Laryngoscope 1918. p. 1. — Gleitsmann:
Transactions öf the american laryngol. assoc. 1895. — Goldmann und Killian: Über die
Verwendung der X-Strahlen für die Bestimmung der nasalen Nebenhöhlen und ihrer Erkran-
kungen. Bruns Beitr. z. klin. Chirurg. Bd. 54, H. 1. 1907. — Goldschmidt, Osmund:
Semons Zentralbl. f. Laryngol. u. Rhinol. 1922 v. Arch. f. Laryngol. u. Rhinol. 1921. —
Gougenheim: Diskussion zu Dean. Laryngoscope 1919. — Grayson: The exploratory
opening of the sphenoid sinus. Laryngoscope 1915. p. 65. — Grünwald: Die Lehre von den
Naseneiterungen. 2. Aufl. 1895. — Guisez (1): Über eine Varietät von Migräne ethmoidalen
Ursprungs. Acad. de méd. Ref.: Semons Zentralbl. f. Laryngol. u. Rhinol. 1913. S. 196.
— Derselbe (2): Huit cas de trepanation du systeme spheno par le voi orbitaire. Extrait
de bull. et mém. Congr. de Paris 1906. — Derselbe (3): Zentralbl. f. Laryngol., Rhinol.
u. ihre Grenzgeb. 1905. — Guttmann, J.: Limitations of the diagnostic value of the skia-
gramm in diseases of the nose and ear. Laryngoscope 1919. p. 472. — Guye: 4 Fälle von
Ausräumung der Keilbeinhöhle bei rezidivierenden Nasenpolypen. Berl. klin. Wochenschr.
1902. Nr. 8. — Haag: Außergewöhnlicher Fall von Sinusitis caseosa. Ref.: Zeitschr. f.
Ohrenheilk. u. f. Krankh. d. Luftwege und Semons Zentralbl. f. Laryngol. u. Rhinol. 1917.
S. 223. — Häygström: Rhinogener Orbitalabsceß. Oto-laryngol. Ges. Stockholm. Semons
Zentralbl. f. Laryngol. u. Rhinol. 1917. S. 179. — Hajek, M. (1): Mucocele der Keilbeinhöhle
kompliziert durch Neuritis optica. Operative Heilung. Monatsschr. f. Ohrenheilk. u. Laryngo
Rhinol. 1910. — Derselbe (2): Polyposis ohne Empyem. Wien. laryngol. Ges. 1912. —
Derselbe (3): Über die pathologischen Veränderungen der Siebbeinknochen im Gefolge
der entzündlichen Schleimhauthypertrophien und der Nasenpolypen. Arch. f. Laryngol.
u. Rhinol. Bd. 11. 1901. — Derselbe (4): Ein Beitrag zum Studium des Infektionsweges
bei rhinogenen Gehirnkomplikationen. Arch. f. Laryngol. u. Rhinol. Bd. 18. 1906. —
Derselbe (5): Ein Beitrag zur Rezidive der Nasenpolypen. Arch. f. Laryngol. u. Rhinol.
Bd. 14, H. 3. — Derselbe (6): Pathologie und Therapie der entzündlichen Erkrankungen
der Nebenhöhlen der Nase. 4. Aufl. 1914. — Derselbe (7): Zur Diagnose und intranasalen
chirurgischen Behandlung der Eiterungen der Keilbeinhöhlen und des hinteren Siebbeinlabyrinths. Arch. f. Laryngol. u. Rhinol. Bd. 18, H. 1. — Derselbe (8): Akutes Empyem des
Siebbeinlabyrinths mit hochgradigem Exophthalmus. Zeitschr. f. Laryngol., Rhinol. u.
ihre Grenzgeb. 1909. S. 629. — Hajek und Polyak: Myxoma lymphangiectaticum des
Nasengerüstes. Arch. f. Laryngol. u. Rhinol. Bd. 23, H. 1. — Halle. (1): Demonstration
eines Patienten mit Keilbeinhöhlenempyem. Laryngol. Ges. zu Berlin November 1911. —
Derselbe (2): Akutes Empyem der Keilbeinhöhle nach Influenza usw. Berl. klin. Wochen-
schr. 1902. Nr. 21. — Derselbe (3): Die intranasalen Operationen bei eitrigen Erkrankungen der Nebenhöhlen der Nase. Arch. f. Laryngol. u. Rhinol. Bd. 29, S. 72. — Hauenstein:
Papilloma durum der Siebbein- und Keilbeinhöhlengegend durch Denkersche Operation
entfernt. Arch. f. Ohren-, Nasen- u. Kehlkcpfheilk. Bd. 65, H. 26, S. 1. 1912. — Hard, S.:
Saugtherapie in der Rhinologie. Jahresversamml. d. japan. rhinol.-laryngol. Ges. April 1910.
Semons Zentralbl. f. Laryngol. u. Rhinol. 1912. — Harke: Beiträge zur Pathologie der
oberen Atmungswege. Wiesbaden 1895. — Harris, R. (1): Empyema of the ethmoid and
frontal sinus with perforation in to the orbita. Laryngoscope 1917. p. 518. — Derselbe (2): Empyema of left ethmoid and frontal sinus with perforation of inner wallof
orbit. Laryngoscope 1918. p. 93. — Derselbe (3): Ethmoiditis, frontal sinusitis diplopia.
Laryngoscope 1918. p. 897. — Hays, H.: Simple bloodless and painless operation for the
complete excenteration of the ethmoid sinus. — Hecht: Operierte polypöse Siebbein-
entzündug mit apoplektiformen Erscheinungen. Münch. laryngol.-otol. Ges. Monatsschr.
f. Ohrenheilk. u. Laryngc-Rhinol. 1911. S. 914. — Heigel: Zur Ätiologie der rhinogenen
Hirnabscesse. Prag. med. Wochenschr. 1915. Nr. 50. — Henkes (den Haag): Latente Entzündung der Siebbeinzellen auch in Beziehung zu Reflexneurosen. Nord. tydschr. v. Sercesk.
Ref.: Semons Zentralbl. f. Laryngol. b. Rhinol. 1919. S. 70. — Hilfrich: Intraorbitale
Komplikation bei akuten und chronischen Nebenhöhlenaffektionen. Zeitschr. f. Ohrenheilkunde u. f. Krankh. d. Luftwege. Bd. 70, S. 31. 1914. — Hill, Hastings: Mucocele
der Nasennebenhöhlen. Bericht über 3 Fälle nebst einer Tabelle über 37 Fälle. Ann. of
otol., rhinol. a. laryngol. Sept. 1911. Ref.: Semons Zentralbl. f. Laryngol. u. Rhinol. 1912.
S. 578. — Hinsberg: Todesfälle nach intranasaler Siebbeinausräumung. Bericht des
Vereins dtsch. Laryngol. 1913. — van der Hoeve: Mucocele des Keilbeines und der hinteren

Siebbeinzellen mit Atrophie des Sehnerven. Zeitschr. f. Augenheilk. 1920. Ref. Semons Zentralbl. f. Laryngol. u. Rhinol. 1920. S. 252. — Hubbard, J.: Nebenhöhleneiterung bei Scharlach. Americ. journ. of dis. of childr. Juli 1911. Semons Zentralbl. f. Laryngol. u. Rhinol. 1912. S. 198. — Hubert: Sphenoidal sinusitis with marked cerebral symptoms. Operation, recovery. — Ingals (zit. nach Hinkel): Symptoms and treatment of chronic. empyema of the sphenoidal sinus. 1902. — Israel: Texas screw worm infection of the entire nose and throat including the accessory sinuses. Laryngoscope 1915. S. 657. — Jankauer: Complete spheno-ethmoid operation. Laryngoscope. 1927. p. 837. — Jansen (1): Zur Eröffnung der Nebenhöhlen der Nase bei chronischer Eiterung. Arch. f. Laryngol. u. Rhinol. Bd. 2. 1894. — Derselbe (2): Bericht des Moskauer Kongresses 1897. — Kan, Th. L.: Mucocele des Siebbeines und des Keilbeines. Monatsschr. f. Ohrenheilk. u. Laryngo-Rhinol. Bd. 54. 1920. — Kenty, Mac: Mucocele of ethmoid. Laryngoscope 1916. p. 930. — Kernan: Tbc. of the sphenoidal sinus. Laryngoscope 1919. p. 276. — Killian, G. (1): Die Erkrankung der Kieferhöhle. Heymanns Handbuch. Bd. 3, 2. Hälfte. — Derselbe (2): Die Radikaloperation der Stirnhöhle. Arch. f. Laryngol. u. Rhinol. Bd. 13. 1902. — Knapp: Zeitschr. f. Ohrenheilk. u. f. Krankh. d. Luftwege Bd. 25. 1894. — Koebel: Bruns Beitr. z. klin. Chirurg. Bd. 30, H. 2. — König: Fall von Siebbeineiterung mit ausschließlichen Augensymptomen. Französisch. Kongr. f. Oto-rhino-laryngologie 1919. S. 183. — Kramer: Zeitschr. f. Ohrenheilk. u. f. Krankh. d. Luftwege. Bd. 52. — Kruse, Ch.: Mucocele des Sinus ethmoidalis. Nordisk tidskr. f. oto-rhino-laryngol. Ref. Monatsschr. f. Ohrenheilk. u. Laryngo-Rhinol. Bd. 51, S. 429. 1917. — Kubo (1): Nochmals über die wahre Ursprungsstelle der solitären Choanalpolypen. Semons Zentralbl. f. Laryngol. u. Rhinol. 1912. S. 207. — Derselbe (2): Diskuss. i. d. Jahresvers. d. japan. oto-laryngol. Ges. Semons Zentralbl. f. Laryngol. u. Rhinol. 1912. S. 60. — Kuhnt: Über die entzündlichen Erkrankungen der Stirnhöhle und ihre Folgezustände. Wiesbaden 1895. — Laurens: Ethmoiditis infolge von Myriapoden. Ref.: Semons Zentralbl. f. Laryngol. u. Rhinol. 1914. S. 34 b und Pariser Ges. f. Oto-laryngo-rhinol. — Derselbe (2): Chirurgie du sphenoide. Arch. internat. de laryngol., otol.-rhinol. et broncho-oesophagoscopie. 1904. — Lennox, Browne: Journ. of laryngol. a. otol. Vol. 7. — Litwinowicz, L.: Mucocele der Keilbein- und Siebbeinhöhlen. Arch. f. Ohren-, Nasen- u. Kehlkopfheilk. Bd. 88, S. 82. 1912. — Löwe: Weitere Beiträge zur Rhinochirurgie. Monatsschr. f. Ohrenheilk. u. Laryngo-Rhinol. Bd. 46, S. 889. 1912. — Loubet, Barbon: (Zitiert nach Luc). — Lubliner: Empyema sinus sphenoidalis und Meningitis. Sitzung der Warschauer ärztl. Ges. 1913. Monatsschr. f. Ohrenheilk. u. Laryngo-Rhinologie. Bd. 48, S. 1327. — Luc: Über den Zugang zum Siebbein nach Mosher. Ann. des maladies de l'oreille. 1913. Nr. 6. — Lynah, H. L.: Osteomyelitis der Nebenhöhlen als Komplikation von Scharlach. Laryngoscope 1917. p. 176 und Semons Zentralbl. f. Laryngol. u. Rhinol. 1921. — Mackenzie: Semons Zentralbl. f. Laryngol. u. Rhinol. 1909. — Marquis, G. S.: Nichteitrige Ethmoiditis. Laryngoscope. Januar 1911 und Semons Zentralbl. f. Laryngol. u. Rhinol. 1912. S. 260. — Marschik: Exophthalmus nach Siebbeinerkrankung. Sitzungsber. d. Wien. laryngol. Ges. 1911. Semons Zentralbl. f. Laryngol. u. Rhinol. 1912. S. 650. — Marsh, F.: Fälle von Verletzungen der Augenhöhle und des Sehnervs bei endonasalen Operationen einschließlich der Ethmoidalregionen. Monatsschr. f. Ohrenheilk. u. Laryngo-Rhinol. Bd. 46, S. 593. 1912. — Massei (1): Semons Zentralbl. f. Laryngol. u. Rhinol. 1891/92. — Mignon: Chronische Keilbeinhöhlenentzündung. Franz. Kongr. f. Oto-laryngo-rhinol. Monatsschr. f. Ohrenheilk. u. Laryngo-Rhinol. Bd. 47, S. 1044. 1913. — Mink, P. J.: Ein Fremdkörper in der Keilbeinhöhle. Semons Zentralbl. f. Laryngol. u. Rhinol. 1912. S. 262. — Mosher: Observations upon the intranasal exenteration of the ethmoidal labyrinth in pansinusitis. Congres of the americ. laryngol. assoc. Laryngoscope 1915. p. 77 a. — Moure: Sur un cas de mucocele ethmoidale. Rev. de laryngol., d'otol. et de rhinol. 1905. — Murphy, John W.: Diskussion über die Diagnose und Therapie der Keilbeinhöhlenerkrankungen. 18. Jahresvers. d. Amerik. laryngol.-rhinol. Society 1912. — Mygind, S. H.: Akute Entzündungen in der Orbita von den Nebenhöhlen der Nase ausgehend. Arch. f. Laryngol. u. Rhinol. 1920. S. 11. — Myles, R. C.: Further report on the intranasal treatment of accessory sinus diseases. Laryngoscope 1917. p. 837. — Nils, Witt: Oto-laryngoligiska middellanda 1913. Ref.: Semons Zentralbl. f. Laryngol. u. Rhinol. 1913. S. 541. — Ollier: Semons Zentralbl. f. Laryngol. u. Rhinol. 1890/91. S. 56. — Onodi (1): Semons Zentralbl. f. Laryngol. u. Rhinol. 1908. — Derselbe (2): Dtsch. Arch. f. klin. Med. Bd. 5, 6, 11. — Derselbe (3): Topographische Anatomie der Nase und der Nebenhöhlen. Katz-Preysings Handb. Bd. 1, H. 1. — Ostmann: Der Diplococcus pneumoniae bei eitriger Meningitis. Virchows Arch. f. pathol. Anat. u. Physiol. Bd. 120. 1890. — Otto: Die Nebenhöhlen der Nase. Handb. d. Chirurg. usw. Bd. 1. — Ozeki: Diskuss. in der Jahresversamml. d. japan. oto-laryngol.-rhinol. Ges. Semons Zentralbl. f. Laryngol. u. Rhinol. 1912. S. 66. — Paunz, M.: Beitrag zu den Komplikationen der Nebenhöhlenentzündungen der Nase bei Scharlach. Zeitschr. f. Kinderheilk. 1916. S. 42. Ref.: Semons Zentralbl. f. Laryngol. u. Rhinol. 1916. — Pfahler: Value of the Roentgen rays in the diagnosis of diseases of accessory sinuses with new technique for the sphenoid. — Pollack,

HARRY: Pulsierende Sphenoiditis. Ann. of otol., rhinol. a. laryngol. SEMONS Zentralbl. f. Laryngol. u. Rhinol. 1922. S. 97. — POLYAK: Fall von latenter multipler Nebenhöhleneiterung mit Knochenblasenbildung, Exophthalmus und Atrophie beider Sehnerven. Arch. f. Laryngol. u. Rhinol. Bd. 15. 1904. — PRADA, ENRIQUE: Sinusitis fronto-ethmoidalis ausschließlich gonorrhoischen Ursprungs. Rev. espanola de laringol., otol. rhinol. 1913 und SEMONS Zentralbl. f. Laryngol. u. Rhinol. 1915. — PRATT, J. A.: Behandlung von Sinus und Mittelohrerkrankungen mittels Vakuumpumpe. Journ. of the Americ. med. assoc. März 1911; SEMONS Zentralbl. f. Laryngol. u. Rhinol. 1912. S. 358. — PRYM: Erkrankungen der Keilbeinhöhle und des Mittelohres bei Influenza. SEMONS Zentralbl. f. Laryngol. u. Rhinol. 1929. S. 93. — QUINLAY: Diskussionsbemerk. zu FAULKNER. Laryngoscope 1908. — REAVES: Ethmoidal operations for pansinusiti ;, opening the accessory sinuses, operative danger almost not, with good results. Laryngoscope 1920. p. 28. — RHESE (1): Die Bakteriologie des kranken Siebbeines. Beitr. z. Anat., Physiol., Pathol. u. Therapie d. Ohres, d. Nase u. d. Halses. Bd. 8, H. 4. — DERSELBE (2): Die chronische Entzündung der Siebbeinzellen und der Keilbeinhöhle mit besonderer Berücksichtigung ihrer Beziehungen zur allgemeinen Medizin und ihre Diagnostik durch das Röntgenverfahren. Arch. f. Laryngol. u. Rhinol. Bd. 24. 1911. — DERSELBE (3): Arch. f. Laryngol. u. Rhinol. Bd. 14, S. 217. — DERSELBE (4): Über Keilbeinhöhlenmucocele. Zeitschr. f. Ohrenheilk. u. f. Krankh. d. Luftwege. Bd. 64, S. 169. 1912. — RIBERI (zitiert nach STEINER): Entwicklung der Stirnhöhle und die krankhafte Erweiterung durch Ansammlung von Flüssigkeit. Arch. f. klin. Chirurg. Bd. 13. — RIDPUTZ: Post orbital disturbance causing marked exophthalmus Laryngoscope 1921. — RITTER: Encephalocele intraethmoidalis. Arch. f. Ohren-, Nasen- u. Kehlkopfheilk. Bd. 101, S. 21. 1918. — ROE, O. JOHN: Orbitalabsceß infolge Infektion vom Siebbein aus. Gesellschaftsbericht d. Amerik. laryngological Assoc. Ref.: SEMONS Zentralbl. f. Laryngol. u. Rhinol. S. 150. 1913. — ROLLAND, A.: Bericht über d. Sitzung d. franzos. Ges. f. Otologie u. Laryngol. Bd. 11, S. 3a, 90. — ROLLET: SEMONS Zentralbl. f. Laryngol. u. Rhinol. 1908. — ROUGE: Union med. 1872. — RUNDSTRÖM, ALFRED: Über Ethmoiditis purulenta exulcerans und Rhinitis atrophica. Arch. f. Laryngol. u. Rhinol. Bd. 26, H. 4. — RUTTIN, E.: Akute Otitis und Keilbeinhöhleneiterung. Meningitis. Exitus. Monatsschr. f. Ohrenheilk. u. Laryngo-Rhinol. Bd. 54, S. 975. 1920. — SCHÄFFER: Über Keilbeinhöhleneiterungen. Dtsch. med. Wochenschr. 1892. — SCHILPEROOT, W.: Virulent ethmoiditis in Scarlatina. Acta oto-laryngol. Vol. 1, Fasc. 4. Ref.: Monatsschr. f. Ohrenheilk. Bd. 54, S. 1085. — SCHLEMMER, F.: Nebenhöhlenerkrankungen bei Kindern. Versamml. dtsch. Naturforscher u. Ärzte in Wien 1913. SEMONS Zentralbl. f. Laryngol. u. Rhinol. 1914. S. 34. — SCHLUTER, E.: Über den Wert der axialen Schädelaufnahme bei Nebenhöhleneiterungen. Arch. f. Laryngol. u. Rhinol. 1920. S. 19. — SCHMIEGELOW, E. (1): Verhandlungen der dänisch. oto-laryngol. Ges. Arch. f. Ohren-, Nasen- u. Kehlkopfheilk. Bd. 88, S. 71. 1912. — DERSELBE (2): SEMONS Zentralbl. f. Laryngol. u. Rhinol. 1909. — SCHOVE: Operative treatment of the accessory sinuses of the nose. Laryngoscope 1918. p. 618. — SCHÜTZ: Allg. med. Ann. 1872, zit nach STEINER. — SHAMBAUGH (1): Two cases of pansinusitis associated with system infection. Laryngoscope 1915. p. 780. — DERSELBE (2): Pathologie des Siebbeinlabyrinths. Journ. of the Americ. med. assoc. Ref.: SEMONS Zentralbl. f. Laryngol. u. Rhinol. 1915. S. 367. — SIEBENMANN: Beitrag zur Lehre von der Entstehung und Heilung kombinierter Nebenhöhleneiterung der Nase. Monatsschr. f. Ohrenheilk. u. Laryngo-Rhinol. Bd. 46, S. 656. 1912. — SIEUR: Ethmoiditis mit Exophthalmus. Pariser Ges. f. Otolaryngologie. SEMONS Zentralbl. f. Laryngol. u. Rhinol. 1914. S. 349. — SKILLERN (1): The ethmoidal problem. Laryngoscope 1920. S. 687. — DERSELBE (2): Diskuss. in der Jahresversamml. d. amerik. Laryngorhinol. Ref. SEMONS Zentralbl. f. Laryngol. u. Rhinol. 1912. S. 502 u. 503. — SLUDER, GREENFIELD: Über anatomische und klinische Beziehungen der Keilbeinhöhle zu dem Sinus cavernosus und den Nervenstämmen des N. oculomotorius, N. trochlearis, N. trigeminus, N. abducens und N. vidianus Arch. f. Laryngol. u. Rhinol. 1913. S. 369. — SLUDER (1): Weitere Beobachtungen unter usw. Arch. f. Laryngol. u. Rhinol. 1914. S. 136. — DERSELBE (2): Tic douloureux of sphenoidal inflammatory origin in two cases. Laryngoscope 1916. p. 122. — DERSELBE (3): Hyperplastische Sphenoiditis und ihre Beziehungen zum 2., 3., 4., 5. und 6. Hirnnerven und des N. vidianus. — SOLVERI: SEMONS Zentralbl. f. Laryngol. u. Rhinol. 1905. — SPIERS: Beitrag zur Therapie der Nebenhöhlenerkrankungen. Tagung d. Vereins dtsch. Laryngol. SEMONS Zentralbl. f. Laryngol. u. Rhinol. 1913. S. 422. — STENGER (1): Zur Technik der endonasalen Siebbeinoperation. Zeitschr. f. Ohrenheilk. u. f. Krankh. d. Luftwege. Bd. 64, S. 14. — DERSELBE (2): Über die Indikation der endonasalen Operationen. Eröffnung und Ausräumung des Siebbeins. Dtsch. med. Wochenschr. Bd. 35. 1911. — STEWART : Lancet. 1892. — STRAZZA: SEMONS Zentralbl. f. Laryngol. u. Rhinol. 1892—1893. — STRUYCKEN: Bemerkungen zu H. BURGERS Demonstration. Bericht der niederländischen Ges. f. Hals-, Nasen- u. Ohrenkrankh. Nov. 1911. — STUCKY, J. A.: Bericht über 8 Fälle von tödlichen und meningealen Komplikationen von eitriger Ethmoiditis. Ref.: SEMONS Zentralbl. f. Laryngol. u. Rhinol. 1912. p. 139. — SUCHANEK: Monatsschr. f. Ohrenheilk. u. Laryngo-

Rhinol. 1893. H. 4. — Thompson, J. A.: Un unusual infection from ethmoiditis. Laryngoscope 1917. p. 643. — Thost: Über seltene Erkrankungen der Keilbeinhöhle. Verhand-
lungen d. dtsch. Röntgenges. Semons Zentralbl. f. Laryngol. u. Rhinol. 1913. S. 181. —
Torella: Arch. internat. de laryngol., otol.-rhinol. et broncho-oesophagoscopie. Semons
Zentralbl. f. Laryngol. u. Rhinol. 1914. S. 200. — Trautmann, G.: Akute Keilbeinhöhleneiterung mit intrakranieller Komplikation. Arch. f. Laryngol. u. Rhinol. Bd. 20, H. 3. —
Trautmann: Alopecie im Anschluß an Nervenverletzung. Dermatol. Zentralbl. Bd. 15.
I. 1911. — Uffenorde: Erkrankungen des Siebbeins. Jena 1907. — Vail: Exophthalmus
ard third nerv pulpy du to acute empyema of the posterior ethmoidal sinus, cured by intra-
nasal operation. Laryngoscope. 1920. p. 355. — Voislansky, Al.: Ref. Monatsschr. f.
Ohrenheilk. u. Laryngo-Rhinol. Bd. 47, S. 566. 1913. Sitzungsber. d. Sektion f. Laryngo-
Rhinol. d. New York. acad. of med. 1911. — Wagener: Die Behandlung der Mucocele.
Dtsch. med. Wochenschr. 1911. Nr. 37. — Walb: Operation des Siebbeins. Dtsch. med.
Wochenschr. 1912. Ref.: Semons Zentralbl. f. Laryngol. u. Rhinol. 1913. S. 339. — Waller,
W.: Necrosis sinus sphenoidalis. Verhandl. d. dän. oto-laryngol. Ges. 1914. Monatsschr.
f. Ohrenheilk. u. Laryngo-Rhinol. Bd. 49, S. 306. 1915. — Watson, Williams (1): Latente
Nebenhöhlenerkrankung in Beziehung zur Allgemeininfektion. Semons Zentralbl. f.
Laryngol. u. Rhinol. 1921. S. 142. — Derselbe (2): The authors sphenoidal sinus cutting
forceps. A text book of diseases of the nose and the nasal accessory sinuses. London 1910.
— Derselbe (3): Partielle Resektion der Nasenscheidewand wegen doppelseitiger Keilbeinhöhleneiterung. Journ. of laryngol. a. otol. Semons Zentralbl. f. Laryngol. u. Rhinol.
1913. S. 182. — Derselbe (4): Beitrag zur Pathogenese der Nasenpolypen. Monatsschr.
f. Ohrenheilk. u. Laryngo-Rhinol. Bd. 48, S. 669. 1912. — Weichselbaum: Die phlegmonöse Entzündung der Nebenhöhlen der Nase. Wien. med. Jahrbücher 1881. — Wertheim: Erkrankungen der Nasennebenhöhlen. Arch. f. Laryngol. u. Rhinol. Bd. 11. 1901.
— Wieser: Ein in die Orbita durchgebrochenes Empyem des linken Siebbeins. Ref.:
Semons Zentralbl. f. Laryngol. u. Rhinol. 1912. S. 391. — Winkler: Zur Chirurgie der
Oberkieferhöhlenerkrankung. Dtsch. otol. Ges. 12. Vers. Wiesbaden 1903. — Winternitz,
M. C.: Akute eitrige Hypophysenentzündung als Komplikation eines Keilbeinhöhlenempyems. Johns Hopkins hosp. reports. Semons Zentralbl. f. Laryngol. u. Rhinol. 1920.
S. 215. — Woakes: Über Necrosing ethmoiditis. Lancet 1885. 18. Juli. — Wright: A case
of isolated, unilateral, latent empyema of the sphenoidal sinus with delirium and mental
symptoms. Operation recovery. Twentieth Century practice. Vol. 6. — Yankauer:
Complete spheno-ethmoid operation. Laryngoscope 1921. — Zade: Beitrag zur Kenntnis
des Exophthalmus bei Nebenhöhlenerkrankungen. Zeitschr. f. Augenheilk. Semons
Zentralbl. f. Laryngol. u. Rhinol. 1919. S. 29. — Zörkendorfer: Zur Bakteriologie der
Meningitis suppuration. Prag. med. Wochenschr. 1893. Nr. 18. — Zuckerkandl (1): Normale und pathologische Anatomie der Nasenhöhle. Bd. 1, 2. Aufl. 1893. — Derselbe (2):
Normale und pathologische Anatomie. Bd. 2. 1892.

e) Die endokraniellen Komplikationen der Nasennebenhöhlenentzündungen.

Von

H. Burger · Amsterdam.

Mit 6 Abbildungen.

A. Frequenz.

I. Im Vergleich mit der Häufigkeit der Nebenhöhlenentzündungen überhaupt.

Die rhinogenen endokraniellen Komplikationen gehen so gut wie immer
von den entzündeten *Nebenhöhlen* aus. Nur in einer kleinen Zahl Fälle perakuter
Meningitis, z. B. bei Influenza, namentlich aber im Anschluß an Nasenoperationen, führt der Infektionsweg direkt von der Riechspalte durch die Lamina

cribrosa nach der Schädelhöhle. In diesen Fällen bleibt es vielfach unsicher, welche Rolle die dann fast immer bestehende Entzündung der Siebbeinzellen beim Zustandekommen der Meningitis gespielt hat.

Wiewohl in den beiden letzten Jahrzehnten endokranielle Komplikationen von Nasennebenhöhleneiterungen in ganz erheblicher Zahl veröffentlicht worden sind, so ist dennoch ihre Häufigkeit im Vergleich zu derjenigen der Nebenhöhlenentzündungen überhaupt eine sehr geringe. Zwar wird mit Recht hervorgehoben, daß die Möglichkeit der nasalen Genese der Meningitis und des Hirnabscesses sich noch zu wenig in den Gedankenkreis der ärztlichen Welt eingebürgert hat und daß auch von manchen Patholog-Anatomen die Nasenhöhlen gar zu wenig berücksichtigt worden sind[1]); dagegen aber werden in der alltäglichen Praxis akute sowohl wie chronische, mehr weniger harmlose Nebenhöhlenentzündungen unzählige Male überhaupt nicht diagnostiziert. Für die akuten, z. B. bei der Grippe auftretenden, spontan wieder ausheilenden Entzündungen braucht dies wohl nicht näher betont zu werden.

Übrigens sei an die überraschend große Prozentzahl erkrankter Nebenhöhlen erinnert, welche bei allen systematischen Leichenuntersuchungen gefunden worden sind. Zähle ich die Zahlen von neun Beobachtern[2]) zusammen, so ergibt sich auf 1539 Nasenobduktionen eine Summe von 540 Nebenhöhlenentzündungen oder 34,1%.

Ohne ernsten Widerspruch kann behauptet werden, daß einerseits die Entzündungen der Nebenhöhlen zu den allerhäufigsten Erkrankungen gehören; daß dagegen ihre endokraniellen Komplikationen seltene Vorkommnisse sind.

II. Im Vergleich mit den otogenen Komplikationen.

Die Vermutung KUHNTS, daß sich bei methodischer Sektion aller an endokraniellen Entzündungen Verstorbenen eine mindestens ebenso große Häufigkeit der rhinogenen wie der otogenen Fälle ergeben werde, hat sich nicht bestätigt.

TREITEL fand unter 6000 Autopsien 7 otogene und 3 rhinogene Hirnabscesse; GOWERS auf 142 Hirnabscesse nur 6 rhinogener Herkunft; WERTHEIM auf 10 394 Obduktionen 127 endokranielle Eiterungen und von diesen mindestens 53 otogener und mindestens 14 rhinogener Natur; ONODI unter 13 400 Sektionen 45 otogene und 4 rhinogene Hirnabscesse.

Die Erfahrung der Klinik stimmt mit derjenigen des Obduktionstisches überein. BRÜHL, RHESE, SCHEIBE u. a. haben in langjähriger Praxis keinen einzigen Todesfall infolge Nebenhöhleneiterung gesehen. Alles bis zum Jahre 1910 publizierte Material zusammenfassend, kommt BOENNINGHAUS zu 82 frontogenen Hirnabscessen, denen 631 bis zum Jahre 1905 von HEIMANN gesammelte otogene gegenüberstehen. In PIFFLS Klinik waren unter 15 Hirnabscessen 14 otogenen und nur 1 rhinogenen Ursprungs.

Persönlich habe ich in einer 30jährigen großen Privatpraxis nur einen Fall nasaler endokranieller Entzündung erlebt (Fall 1). In meiner seit 1906 bestehenden Universitätsklinik sind bis ulto. Juni 1923 167 Fälle otogener Hirnkomplikationen (89 Todesfälle), dagegen nur 7 Fälle rhinogener Komplikationen beobachtet worden (Fälle 2—8). Endlich habe ich in alter Zeit (publiziert 1901)

---

[1]) SCHMIEGELOW teilt einen Fall mit, in welchem wegen cerebraler Erscheinungen am Ohr operiert und das Gehirn in der mittleren und hinteren Grube mit negativem Erfolg exploriert wurde. Bei der Sektion wurde ein mandarinengroßer Abszeß im Stirnlappen gefunden. Die intrakraniellen Flächen des Schläfenbeins waren intakt und dennoch wurden die Nasennebenhöhlen nicht berücksichtigt.

[2]) HARKE (138 Nebenhöhlenentzündungen auf 400 Autopsien), E. FRAENKEL (63 auf 146), LAPALLE (55 auf 169), MARTIN (15 auf 31), WERTHEIM (95 auf 360), MINDER (14 auf 50), SCHOENEMANN (31 auf 83), KIRKLAND (35 auf 100), OPPIKOFER (94 auf 200).

in meiner Poliklinik einen Fall von Meningitis bei Kiefer- und Siebbeinhöhlen-eiterung gesehen (Fall 9).

Diese kleine eigene Statistik gibt vom Ganzen ein hübsches Bild, insofern fast alle klinischen Formen und Entstehungsweisen hier vertreten sind.

Fall 1. Perakute Kieferhöhlenentzündung mit Thrombose des Sinus cavernosus und Tod an Meningitis bei einem 12jährigen Knaben (s. S. 922).

Fall 2. Perakute Basalmeningitis nach Polypenextraktion bei chronischer Siebbein-entzündung; Exitus; bei einem 55jährigen Manne. Obduktion (s. S. 904). Dies ist mein einziger „postoperativer" Fall. (In der Statistik im Kapitel F. ist derselbe nicht berück-sichtigt worden.)

Fall 3. Osteomyelitis des Stirnbeins bei beiderseitiger chronischer Stirnhöhlenentzün-dung; beiderseitiger Stirnlappenabsceß; Operationen; Heilung; bei einem 16jährigen Jüng-ling (s. S. 907).

Fall 4. Polysinusitis acuta; Osteomyelitis ossis frontis; Operation; Extradural-absceß; Frontallappenabsceß rechts; Exitus; bei einem 10jährigen Knaben (s. S. 908).

Fall 5. Beiderseitige chronische Sieb- und Keilbeinentzündung; Meningitis; Pyämie; Thrombose beider Sinus cavernosi; bei einem 9jährigen Mädchen; Obduktion (s. S. 905).

Fall 6. Absceß im rechten Stirnhirn bei chronischer Stirnhöhlen- und Siebbeinzellen-entzündung. Nebenhöhlenoperation; Absceß wird nicht geöffnet. Obduktion. Bei einem 23jährigen Manne (s. S. 940).

Fall 7. Orbitalentzündung bei akutem Stirnhöhlen- und Siebbeinzellenempyem. Nach Operation bleibt eine Fistel im Augenwinkel, welche, wie sich bei Operation herausstellt, direkt in einen großen, *gashaltenden* Hirnabsceß führt. Heilung. Mädchen von 16 Jahren (s. S. 919).

Fall 8. Orbitalabsceß bei chronischer Polysinusitis. Bei der Operation wird ein großer Extraduralabsceß hinter der Stirnhöhle entdeckt und erfolgreich eröffnet; bei einem 23jährigen Manne (s. S. 918).

Fall 9. Akutes dentales Kieferhöhlenempyem. Orbitalphlegmone; perakute Mening-itis; Tod in 3 Tagen. Bei der Obduktion Eiterung der linken Kiefer- und Siebbeinhöhlen; Perforation der Lamina papyracea; Orbitalabsceß, Leptomeningitis; bei einem Mädchen von 14 Jahren.

III. Geschichtliches.

Bis in die 90er Jahre bildeten die endokraniellen Komplikationen ein sehr wenig beachtetes Kapitel der Rhinologie. Unter 9000 Autopsien hatte Pitt 1890 nur einen rhinogenen Hirnabsceß angetroffen. Noch im Jahre 1900 beschränkt sich Schaeffer bei seiner Besprechung der endokraniellen Kompli-kationen der Keilbein- und Siebbeineiterungen im Heymannschen Handbuch auf eine Verweisung nach den primitiven Angaben von Berger und Tyrman.

Doch hatte bereits 1895 Kuhnt in einer äußerst gediegenen Arbeit aus der Literatur 17 tödlich verlaufene Stirnhöhlenkomplikationen zusammengetragen. Unter diesen Fällen waren 5 mit mehrfacher Nebenhöhlenerkrankung. Auch hat Dreyfuss 1896 nach dem Vorbilde Koerners eine Übersicht über das ganze vorliegende Material gegeben und über 48 tödliche Fälle berichtet (Stirn-höhle 21, Keilbein 13, Siebbein 9, Kieferhöhle 5).

Das Jahr 1906 bringt uns eine auf einem Material von 42 autoptisch kontrol-lierten Fällen komplizierter Keilbeinhöhleneiterung fußende Arbeit St. Clair Thomsons. Teilweise waren dieselben schon von Toubert und Moreau gesam-melt worden. Weitere größere Arbeiten lieferten Delsaux, Luc (3 u. 4), Drey-fuss (2), Boenninghaus, Onodi, Hajek, Trautmann, Kraemer und vor allen Gerber. Dieser Autor hat 149 Fälle endokraniell komplizierter Stirn-höhlenentzündung aus der Literatur mit Aufwand eines riesigen Fleißes nach jeder Richtung hin durchgearbeitet.

In der letzten Ausgabe seines Nebenhöhlenbuches kommt Hajek, sämtliche frühere Statistiken ergänzend, zu diesen Zahlen: Kieferhöhle 11 Fälle, Stirn-höhle 170, Siebbein 28, Keilbein 59; zusammen 268 Fälle.

Ich habe durch weitere Literaturforschung diese Zahl auf das Doppelte erhöht. Man vergleiche die Tabelle S. 928.

B. Anatomie.

I. Die Möglichkeit der Mitbeteiligung des Schädelinhaltes bei entzündlichen Affektionen der Nasennebenhöhlen folgt ohne weiteres aus der engen *Nachbarschaft* dieser beiden Bezirke. Mit Ausnahme nur der Kieferhöhle sind sämtliche Nebenhöhlen unmittelbare Nachbarn der Hirnhäute und von denselben durch oft nur dünne Knochenwände getrennt.

Die Ausbreitung dieser gemeinsamen Wandungen unterliegt bei den verschiedenen Individuen und auch an den beiden Kopfseiten desselben Individuums erheblichen Schwankungen.

Am allermeisten gilt dies für die *Stirnhöhle*, welche sowohl einseitig wie auch beiderseitig vollständig fehlen kann [1]. Zwischen dem vollständigen Fehlen und der bisweilen zu beobachtenden riesigen Entwicklung der Höhle, zeigt diese an verschiedenen Köpfen in allen Dimensionen alle möglichen Variationen. Eine 82 mm hohe Höhle, wie sie ONODI abbildet. ist etwas ganz außergewöhnliches. Dies gilt ebenfalls für die andere Abbildung dieses Autors. diejenige eines Stirnhöhlenpaares mit so abnorm entwickelten Recessus temporalis, daß dieselben die mittlere Schädelgrube berühren. Der orbitale Recessus kann sich im Dache der Augenhöhle verschieden weit bis nahe am Foramen opticum ausdehnen und sich auch zwischen den vorderen Siebbeinzellen und der Schädelhöhle vorschieben.

Für die Nachbarverhältnisse zwischen den Nebenhöhlen und dem *Gehirn* verweise ich nach den Atlanten KILLIANS und ONODIS. Die Stirnhöhle entspricht dem Gebiete des Frontalpoles des Gehirns, meistens nur dem basalen Teile des Gyrus frontalis superior. bisweilen reicht sie auch noch bis in das Gebiet des Gyrus medius. ONODI hat in seinen beiden Atlanten eine Serie von Projektionen der Stirnhöhlen auf die vordere Fläche des Gehirns vorgeführt. Weil er aber nur die Fälle mit sehr großen Höhlen ausgewählt hat, so geben diese Serien keineswegs einen Eindruck der Durchschnittsverhältnisse.

Es gibt unter ONODIS Abbildungen mehrere Fälle. wo infolge asymmetrischer Lage des Septum intersinuale, die eine Stirnhöhle die Mittellinie überschreitet und *sich auf das Gebiet des anderen* Stirnlappens erstreckt.

Viel seltener als die vordere kommt die untere Fläche des Stirnlappens in Betracht. wiewohl es auch Ausnahmefälle gibt mit so exzessiv entwickeltem orbitalem Stirnhöhlenrecessus, daß deren Dach einen großen Teil des Bodens der vorderen Schädelgrube bildet. In diesen Fällen steht die Stirnhöhle mit dem Gyrus rectus und dem Gyrus orbitalis in direktem Nachbarverhältnis.

Die *Siebbeinzellen* berühren mit ihrem Dache immer die vordere Schädelgrube. wenn auch in individuell sehr verschiedener Ausdehnung. Ihre unmittelbare Nachbarn sind der Gyrus rectus und der Bulbus olfactorius, nicht selten auch der Gyrus orbitalis. Die Dimensionen des hinteren Siebbeins sind außerordentlich wechselnde. In extremen Fällen dehnt sich die hintere Siebbeinzelle nach hinten auf Kosten der Keilbeinhöhle so weit aus, daß sie nicht nur das Gebiet des Trigonum praesellare, zwischen Chiasma und Sehnerven, sondern auch noch einen Teil des Türkensattels begrenzt.

Die ONODISchen Arbeiten illustrieren auch die vielen Möglichkeiten mit Bezug auf Gestalt, Umfang sowie gegenseitiges Verhalten der *Keilbeinhöhlen*. Wie an den Stirnhöhlen. zeigen auch große Keilbeinhöhlen mehrfache Ausbuchtungen, und zwar in den Processus pterygoidei, clinoidei, basilares und in den großen und kleinen Keilbeinflügeln. BERTEMES fand „große" Keilbeinhöhlen in nahezu der Hälfte ($43^0/_0$) der von ihm untersuchten Fälle.

Die obere Wand dieser Höhlen steht gelegentlich nicht nur mit der mittleren, sondern ebenfalls mit der vorderen und der hinteren Schädelgrube im Nachbarverhältnis. Die seitliche Keilbeinhöhlenwand begrenzt in der mittleren Schädelgrube den Sinus cavernosus und die Carotis interna. Es kommen in der Ausbildung der Keilbeinhöhlen derartig starke *Asymmetrien* vor, daß die eine Höhle die andere vollkommen bedeckt und die genannten Gefäße der heterolateralen Kopfhälfte begrenzt.

II. Nicht nur an Form und Größe, sondern auch mit Bezug auf die *Dicke ihrer knöchernen Wandungen* weisen die Nebenhöhlen die größten Differenzen auf. Von den *Stirnhöhlenwänden* ist meistens die vordere faciale Wand am stärksten; ihr folgt an Dicke die hintere cerebrale Wand, während in der Regel die untere orbitale Wand am dünnsten ist. ein Verhältnis, welches die relative Häufigkeit der entzündlichen Durchbrüche an den verschiedenen Wänden ohne weiteres erklärt. Die Dicke der cerebralen Wand schwankt in der Regel zwischen 1 und 3 mm.

Die horizontale Platte des *Siebbeins* hat oft über die verschiedenen Zellen eine sehr verschiedene Dicke; an einzelnen Stellen kann sie papierdünn sein.

Von den Wänden der *Keilbeinhöhle* ist in der Regel die hintere sehr dick; indessen kann sie, bei hochgradiger Pneumatisation des Keilbeinkörpers wie evtl. auch die übrigen Wände papierdünn sein. In einem Präparate W. A. MEYERS betrug die Dicke des Keilbeinhöhlendaches nur 0,35—0,5 mm.

---

[1] Nach ONODI (1911) fehlte sie beiderseits in $5^0/_0$. einerseits in $1^0/_0$ unter 1200 radiographierten Schädeln.

Ganz im allgemeinen läßt sich sagen, daß in Fällen starker Pneumatisation, d. h. bei großen Nebenhöhlen, die Wände am dünnsten sind. Indessen sind es gerade die großen Höhlen, welche zur Entzündung und zur Sekretstauung am meisten disponieren.

III. Für die Fortleitung von Entzündungen von den Nebenhöhlen zur Schädelhöhle können etwaige physiologische, sog. *spontane Dehiszenzen* von Bedeutung sein. Jedenfalls sind dies seltene Vorkommnisse. Zuckerkandl beschreibt an der lateralen *Keilbeinhöhlen- wand* derartige kleine Lücken, in welchen die Schleimhaut der mittleren Schädelgrube mit der harten Hirnhaut in direkter Berührung war; Spee, ebenso wie Sieur und Jacob, ja eine Dehiszenz im Sulcus caroticus. A. W. Meyer gibt die genaue Beschreibung von zwei Präparaten, in welchen sich auf dem vorderen Teil der Seitenwand der einen Keilbeinhöhle eine ovale Öffnung befand, durch welche hindurch sich ein Diverticulum der Schleimhaut bis in den Subduralraum erstreckte. Es war also in diesen beiden Fällen die Schleimhaut der Keilbeinhöhle in direktem Kontakt mit der Arachnoidea und es würde eine etwaige Entzündung der Höhle fast unvermeidlich zur Meningitis geführt haben. Beck gibt die (kurze!) Mitteilung, er habe ein Präparat gesehen, in welchem die Carotis und ein Teil des Sinus cavernosus in der Seitenwand der Keilbeinhöhle ganz frei lagen. Emerson operierte eine entzündete Keilbeinhöhle und fand in der Außenwand derselben, hinter einer cariösen Stelle eine weiche Masse, welche er für Granulationsgewebe hielt und mit der Curette an- griff. Die Folge war eine profuse Blutung und dann Hirnkomplikation und Tod. Bei der Sektion fand man in der lateralen Höhlenwand eine Dehiszenz, die von einer großen vari- kösen Vene eingenommen wurde, welche mit dem Sinus cavernosus kommunizierte. In- dessen ist wegen der bestehenden Eiterung und Nekrose dieser Fall kaum zu verwerten. Auch die in der amerikanischen Literatur berichteten Fälle von „pulsating sphenoiditis" (Pollock), in welchen die Pulsation der Carotis durch Vermittlung des Sinus cavernosus auf das Sekret der Höhle übertragen wird, sind wohl sämtlich Fälle mit pathologischer (luetischer) Zerstörung der Knochenwand.

Symmetrische Dehiscenzen im vorderen Teil der *Siebplatte* sind von mir (Fall 2) beob- achtet worden.

Froboese beschreibt eine seltene Mißbildung der Siebplatte. Der linke Anteil der- selben war ungleich größer als der rechte und stellte einen Trichter dar, der nach unten eine ovale Öffnung hatte, in der eine mittelgroße Erbse gut Platz hatte. Dieser Knochen- kanal war von einer sackförmigen Duraausstülpung ausgefüllt, welche in die Nase hinein- reichte. Diese Abnormität wurde für ihre Trägerin verhängnisvoll, welche nach einem kleinen endonasalen Eingriff an einer foudroyanten Meningitis zugrunde ging.

In der *Stirnhöhle* kommen Dehiscenzen an der cerebralen Wand am wenigsten vor. Ich finde nur den genetisch unklaren Fall von Maljutin.

Vielleicht führt unter Umständer auch *senile Involution* zur Bildung von kleineren oder größeren Knochendefekten. Jedenfalls tun dies die höchst interessanten, immer noch nicht genügend bekannten *Mucocelen* der Nebenhöhlen.

Daß die genannten Defekte in den cerebralen Nebenhöhlenwänden die etwaige Über- leitung einer Schleimhautentzündung auf den Schädelinhalt zu begünstigen geeignet sind, ist einleuchtend.

IV. Außer diesen mehr oder weniger abnormalen Verbindungen gibt es eine Anzahl konstanter Verbindungswege zwischen Nasenhöhle und Schädelhöhle, und zwar die Lymph- und Blutgefäßkanäle. Marc André hat an sehr jungen Kindern durch Injektion nach- gewiesen, daß zwischen den intrameningealen Räumen und die *Lymphspalten* der Nasen- schleimhaut autonome, die Lamina cribrosa durchsetzende Verbindungswege existieren und damit eine vor vielen Jahren von Schwalbe und von Key und Retzius bei Tieren festgestellte Tatsache auch für den Menschen bestätigt. Auch Zwillinger ist es bei 4 jungen Kindern gelungen, vom Subarachnoidalraum aus ein Lymphgefäßnetz in der Schleimhaut des oberen Abschnittes der Nasenhöhle zu injizieren. Dieses Netz ist unabhängig von dem mit dem Subarachnoidalraum gleichfalls in Verbindung stehenden Lymphgefäßnetz auf der perineuralen Scheide der Olfactoriusfasern. Zwillinger hat später (bis jetzt nur noch an einem Kopfe) der Nachweis geführt, daß in die subduralen Räume des erwachsenen Menschen eingespritzte Flüssigkeit in das Lymphgefäßnetz der Stirnhöhlenschleimhaut erscheint. Paparozzi, dessen Arbeit ich nur aus einem Referat kenne, soll das Vorhandensein eigener Lymphwege in der Nase und in den Nebenhöhlen, die in direkter Verbindung mit denen der Dura stehen, nachgewiesen haben.

Broeckaert indessen hält die direkte Verbindung zwischen dem Subarachnoidal- raume und dem Lymphgefäßnetze der Nasenschleimhaut für keineswegs erwiesen, wenn auch die Meningealscheiden der Olfactoriusfasern gewissermaßen Verlängerungen des großen subarachnoidalen Raumes darstellen.

V. Mit Bezug auf die *venöse Vaskularisation* [1] der Nebenhöhlen muß ich mich auf einige für unser Thema wichtigen Tatsachen beschränken. Die Hauptmasse des aderlichen

---

[1] Vgl. Festal, Zuckerkandl, Sieur et Jacob.

Blutes der Nebenhöhlen- sowie der Nasenschleimhaut findet ihren Weg durch die V. spheno-palatina nach dem Plexus pterygo-maxillaris. Von sämtlichen Nebenhöhlen aber ergießt sich ein Teil des venösen B utes durch Rami perforantes in die Vv. ophthalmicae. Da auch der Plexus pterygo-maxillaris mit dem Sinus cavernosus in Verbindung steht, droht in Fällen von Nebenhöhlenentzündung diesem Blutleiter und damit dem übrigen Schädel-inhalt in doppelter Weise Gefahr.

Außer dieser indirekten Verbindung mit der Schädelhöhle gerät ein Teil des aderlichen Nebenhöhlenblutes auf direktem Wege in das Schädelinnere und zwar:

1. Durch die Vv. ethmoidales anterior und posterior, welche in die V. ophthalmica superior münden, deren endokranieller Abschnitt aber mit den Venen der Dura und mit dem oberen Längsblutleiter anastomosiert. Zuckerkandl beschreibt eine dritte, von der Gegend des Agger nasi kommende Vene, „welche einen Nebenzweig der A. ethmoidalis anterior begleitet; sie dringt durch die Siebplatte in die Schädelhöhle ein und geht entweder in das Venengeflecht des Tractus olfactorius oder direkt in eine stärkere Vene am Orbital-lappen über". Der Blutstrom in dieser Vene sei unter normalen Zirkulationsverhältnissen cerebralwärts, also nach dem Sinus longitudinalis hin gerichtet.

2. Durch zahlreiche feine Rami perforantes, welche einerseits von der Stirnhöhlen-schleimhaut zu den Venen der harten Hirnhaut und zum Sinus longitudinalis superior, andererseits von den Keilbeinhöhlen zu den Sinus cavernosi führen (vgl. Bertemès). Sieur und Jacob beschrieben den Sulcus des Sinus cavernosus als von kleinen Gefäß-kanälchen wie durchsiebt.

Eine direkte Verbindung zwischen den Venen der Nasenschleimhaut und dem Sinus longitudinalis via Foramen coecum besteht nicht.

C. Die Infektionswege der endokraniellen Komplikationen.

Auf wenigstens sieben verschiedene Weisen kann von den Nebenhöhlen aus die Infektion auf den Schädelinhalt übergreifen:

I. Durch Lymphbahnen;
II. durch präexistierende Knochendefekte;
III. durch ostitische Durchbohrung der Knochenwand;
IV. durch den Blutstrom;
V. durch Vermittlung einer Osteomyelitis der Schädelknochen;
VI. durch Vermittlung einer Entzündung: a) des Orbitalinhaltes; b) der Weichteile in der Fossa spheno-palatina;
VII. durch Vermittlung einer Infektion der allgemeinen Blutbahn.

Mit Ausnahme der unter VI. genannten Entstehungsweise finden alle diese bei den endokraniellen Komplikationen der Mittelohreiterung ihr Analogon. An die Stelle des Orbitalabscesses tritt hier als sechste Entstehungsweise die vermittelnde Labyrinthitis.

I. Lymphgefäßverbindungen.

Angesichts der oben (S. 902) erörterten direkten Lymphgefäßverbindungen zwischen Nasenschleimhaut und Schädelhöhle (inklus. die Lymphscheiden der Olfactoriusfasern) liegt es auf der Hand, die heftige akute Meningitis („méningite foudroyante" von Luc), welche sich fast unmittelbar den ersten Erscheinungen einer Nebenhöhlenentzündung anschließt, durch Lymphtransport der Infek-tionskeime zu erklären. In diesen in wenigen Tagen letal endenden Fällen werden bei der Autopsie die Wandungen der affizierten Nebenhöhlen intakt gefunden. Auch ist für eine entzündliche Durchbohrung der Wand die Zeit zu kurz gewessen.

Am meisten ist dieser Weg in den Fällen zu beachten, wo nicht eine isolierte Nebenhöhle, sondern die ganze obere Nasenpartie von einer hochvirulenten Infektion getroffen wird, wie z. B. in den Fällen von Ewald und Ogston. Hier wurden bei der Sektion die Nasenhöhlen mit Eiter gefüllt gefunden, der durch die Löcher der Siebplatte in den Schädel durchgedrungen war. Eine große

Rolle spielt dieser Infektionsweg in denjenigen „postoperativen Fällen", wo sich die Aktivität des Operateurs in zu großer Nähe der Riechspalte geltend gemacht hat.

Indessen ist auch für die foudroyanten Fälle die Möglichkeit des Transportes auf dem Wege perforierender Blutgefäße nicht von der Hand zu weisen.

Mikroskopisch festgestellt ist nur der Infektionsweg durch die Scheiden des Olfactorius (in einem von v. Eicken beschriebenen Falle aus Killians Klinik und in einem Fall Miodowskis.

Bei von Eicken handelte es sich um eine Meningitis nach Stirnhöhlenoperation. Die Infektion war am Rande des stehengebliebenen Teiles der mittleren Muschel eingetreten. Sie war dann, wie die Autopsie nachwies, in den Lymphscheiden, welche die Olfactoriusäste umgeben, durch die Lamina cribrosa zum Bulbus olfactorius und zur Pia gestiegen.

In einem postoperativen Falle, allerdings keinem eigentlichen Nebenhöhlenfall, hat Miodowski den mikroskopischen Nachweis des Infektionstransportes durch die Olfactoriusscheiden nachgewiesen. Es handelte sich um eine Meningitis nach Septumresektion. Das perineurale Exsudat setzte sich einerseits bis in den meningealen Eiterbelag fort, andererseits ließ es sich im Verlaufe der Olfactoriusausbreitungen bis in die adenoide Schicht verfolgen.

In einem sehr lesenswerten Aufsatz betont Oertel, daß die *Nerven* und *Gefäße*, welche allesamt in ihren Gewebsspalten Lymphe führen, sich zur Fortleitung von Infektionen besonders eignen. Die längeren Blut-, Lymphgefäß- und Nervenbahnen der inneren Nase strahlen gegen das Foramen sphenopalatinum hin zusammen und begünstigen gegebenenfalls die Invasion von Infektionskeimen in die Flügelgaumengrube, von woher mehrere Wege in die mittlere Schädelgrube führen: Foramen ovale, Foramen rotundum, Fissura orbitalis inferior.

Auch interpretiert Oertel den Sagebielschen Fall von Cavernosusthrombose bei Siebbeineiterung in der Weise, daß die Infektion durch die Bahn des Nervus oder der Arteria ethmoidalis gegangen sei.

II. Knochendefekte.

Daß präexistierende Knochendefekte das begünstigende Moment für die Entstehung einer sekundären endokraniellen Entzündung sein können, wird von meinem folgenden Fall illustriert.

Fall 2. Ein 55jähriger Mann wird in komatösem Zustande mit stertoröser Atmung, hohem Fieber und allen Zeichen einer eitrigen Meningitis in meine Klinik aufgenommen. Das Lumbalpunktat ergibt sehr trübe Flüssigkeit, zahlreiche Leukocyten, einige Lymphocyten, intra- und extrazelluläre grampositive Streptokokken. Hoch in der Nase beiderseits Eiter, links mit Blut vermischt. Der Zustand des Patienten erlaubt einen operativen Eingriff nicht. Nach einigen Stunden Exitus.

Es stellt sich heraus, daß der Patient von einem hiesigen Nasenarzte behandelt worden war, der mir folgendes berichtet: Er habe den Patienten seit 4 Monaten in Behandlung gehabt wegen Nasenverstopfung und Stirnschmerzen. Auch früher seien ihm anderswo Polypen extrahiert worden. Er habe die beiden mittleren Nasengänge von Polypen ausgefüllt gefunden und diese in 5 Sitzungen entfernt; in der letzten Sitzung sei links das vordere Siebbein ausgeräumt worden. Diesem Eingriff habe sich sofort Kopfschmerz angeschlossen. 3 Tage später habe der Patient das Bewußtsein verloren und am selben Tage sei er in meiner Klinik aufgenommen worden.

Bei der Autopsie findet sich eine eitrige Basalmeningitis (Streptokokken), namentlich über dem Siebbeine. Beiderseits in den Siebbeinzellen, am meisten links, Schleimhautschwellung und schleimig-eitriges Sekret. Durch eine klein-bleistiftgroße Öffnung im vorderen Teil der Siebplatte steht die mit Eiter gefüllte obere Nasenportion links mit dem extraduralen Raum in offener Verbindung. Rechts findet sich an korrespondierender Stelle der Siebplatte ebenfalls eine glattrandige Öffnung, aber ohne Eiter.

In diesem Falle hat das Trauma der kleinen intranasalen Operation zu einer Mobilmachung der in den Siebbeinzellen chronisch anwesenden Infektionskeime Veranlassung gegeben. Dann hat durch die im Nasendach anwesende Dehiscenz, die frische Entzündung sich auf die Hirnhäute fortgesetzt.

Daß übrigens in diesem Falle in der unmittelbaren Nähe der post mortem gefundenen Knochendefekte eine chronische Siebbeinentzündung sicherlich jahrelang bestanden hat, lehrt uns die Bedeutung solcher Defekte nicht zu überschätzen. Kuhnt beobachtete in zwei Fällen den Durchbruch einer Stirnhöhlenentzündung in die Orbita, und zwar in unmittelbarer Nähe von physiologischen Knochenlücken, die vollkommen intakt geblieben waren. Ähnlicherweise sind im Verlauf der akuten Mittelohrentzündung Facialislähmungen viel seltenere Vorkommnisse als der relativen Häufigkeit von Dehiscenzen in der Paukenwand des Facialkanales entsprechen würde.

Hoppe nimmt für die Entstehung des Defektes in der inneren Stirnhöhlenwand in dem von ihm beobachteten Falle eine ostitische Einschmelzung des Knochens nicht an, sondern beobachtet den scharf- und glattrandigen Defekt als durch *senile Atrophie* entstanden.

III. Ostitische Durchbrüche der Schädelwand.

In der Mehrzahl der endokraniellen Komplikationen werden bei der Operation oder bei der Autopsie ostitische Durchbrüche der Schädelwand angetroffen. Killian hielt 1900 dieselben noch für relativ selten; Dreyfuss dagegen fand sie 1896 unter 19 Fällen komplizierter Stirnhöhlenentzündung 12mal erwähnt. Und sehr bestimmt (wohl zu bestimmt) äußert sich Gerber dahin, daß mit der Affektion der Knochenwand fast jede Komplikation ihren Anfang nimmt.

Es läßt sich annehmen, daß in diesen Fällen die Entzündung von der Schleimhaut direkt auf den unterliegenden Knochen übergreift und sich dann durch die verhältnismäßig dünne Knochenplatte hindurcharbeitet.

IV. Die Venen.

In einem Teil der Fälle wird die Überleitung der Infektion von der entzündeten Nebenhöhle zum Schädelinnern ohne Erkrankung des Knochens *durch die Venae perforantes* besorgt. Es gibt eine allerdings noch kleine Zahl mikroskopischer Wahrnehmungen, welche diesen Infektionsmodus mit Sicherheit feststellen.

Im Meningitisfalle von Hinsberg wurde die Knochensubstanz der Stirnhöhlenhinterwand mikroskopisch intakt gefunden. Die perforierenden Venen aber waren teilweise von älteren Thromben gefüllt.

Manasse gibt zu dem Transport der Infektionskeime von einer vereiterten Siebbeinzelle zum Stirnhirn durch die Vasa perforantia eine lehrreiche Abbildung, welche ich hier reproduziere.

Auch Hajek (1) bildet eine Vene im Knochenmark des Orbitaldaches mit Streptokokken ab; Sternberg eine mit Staphylococcus pyogenes aureus.

Bei meinem Fall 5 wurde von van Gilse ein mikroskopischer Befund erhoben, aus welchem sich ein neues, die Fortpflanzung einer Nebenhöhlenentzündung begünstigendes Moment ergibt: *der Pneumatisierungsprozeß in der Nebenhöhlenschleimhaut.*

Nach van Gilse geschieht die Pneumatisation der Gesichtsknochen in der Weise, daß Gewebssprossen der periostalen Schleimhautschicht den Knochen arrodieren. Hier und da erreichen diese Gewebssprossen Knochenlücken, welche Verbindung mit dem Markraum geben.

Fall 5 betrifft ein 9jähriges Mädchen, daß im komatösen Zustande ins Spital eingeliefert wurde. Es bestand Ödem der Augenlider an beiden Seiten. Da der Harn Eiweiß und Zylinder enthielt, wurde das Kind in die interne Klinik aufgenommen. Es stellte sich bei der Untersuchung heraus, daß beiderseits Exophthalmus bestand, sowie eine chronische Eiterung der beiderseitigen hinteren Nebenhöhlen. Nachdem Patientin nach meiner Klinik verlegt worden war, wurden die Keilbeinhöhlen eröffnet, aus welchen ich stinkendes Sekret entleerte. Wegen des Zustandes des Kindes mußte von weiteren Eingriffen Abstand genommen werden. Am nächsten Tage Exitus.

Die Obduktion ergab: Nekrose des Keilbeins und der anliegenden Dura. Thrombose beider Sinus cavernosi und des rechten Sinus lateralis, lokale Meningitis, Absce.se und Degenerationszeichen in sämtlichen inneren Organen.

Bei der mikroskopischen Untersuchung des Sektionspräparates wurde folgendes gefunden: In der Keilbeinhöhlenschleimhaut Ulcera. Starke Leukocyteninfiltration der Schleimhaut an den ulcerierten Stellen setzt sich in die pneumatisierenden Gewebssprossen fort. Wo diese Sprossen Knochenlücken resp. Gefäße erreichen, kann man die Infiltration bis in den Markraum verfolgen. Jenseits des Markraumes reichen Gefäßlücken mit Infiltration bis zur Wand des thrombosierten Sinus cavernosus.

Ist also in einigen Fällen der Infektionsweg durch die Blutgefäße mit Sicherheit nachgewiesen worden, mit großer Wahrscheinlichkeit muß der gleiche Infektionsmodus in vielen anderen Fällen vermutet werden, wo bei der Operation resp. bei der Sektion die cerebrale Knochenwand intakt gefunden wird. In

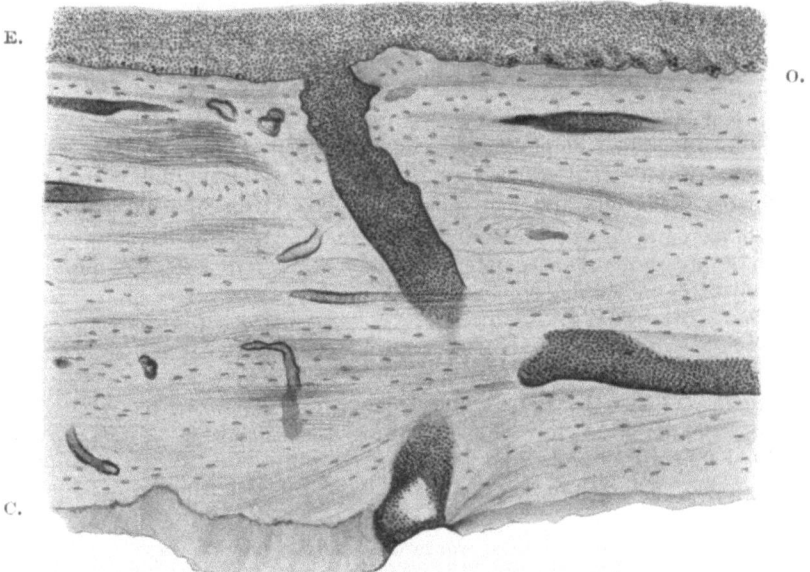

Abb. 1. Knochenplatte zwischen vereiterter Siebbeinzelle und Hirnabsceß.
E. ethmoidale Fläche; C. cerebrale Fläche; O. Osteoklasten.
In der Mitte Gefäßkanal mit Eiter gefüllt. (Nach Manasse.)

meinem Falle von Extraduralabsceß (Fall 8) hat die Infektion durch eine kleine Gefäßlücke ihren Weg genommen.

Aber auch von den Fällen mit Knochendurchbohrung dürfte ein Teil zu dieser selben Gruppe gehören. Kuhnt und Killian nehmen an, daß die Nekrose des Knochens evtl. erst nach geschehener Infektion des Schädelinhaltes zustande kommt, indem von den thrombosierten, vereiterten Venen aus sekundär der Knochen affiziert wird. Killian meint, daß in den rapid verlaufenden Fällen nur deswegen eine Knochenperforation nicht gefunden werde, weil zu der Ausbildung einer solchen keine Zeit gewesen sei.

Für diese Auffassung spricht ein von Karbowski veröffentlichter Fall, wo bei zweimaliger Operation die hintere Stirnhöhlenwand makroskopisch intakt gefunden wurde. 5 Tage später wurde ein minimaler Sequester der übrigens unveränderten Hinterwand mit der Pinzette entfernt. Es zeigte sich nun, nach der weiteren Abtragung dieser Wand, die Dura im Umfang eines Zweimarkstückes stark verändert, mit üppigen Granulationen bedeckt. Offenbar war diese Pachymeningitis älteren Datums als der ostitische resp. Sequestrierungsprozeß an der Hinterwand.

In den mit Entblößung des Knochens einhergehenden, phlegmonösen Nebenhöhlenentzündungen ist die Gefahr der Infektion der Diploegefäße eine besonders große.

Allerdings, da die Schleimhautvenen mit denen des Knochens in direkter Verbindung stehen, können die letzteren auch ohne submuköse Eiterung infiziert werden. Übrigens läßt sich schwerlich bestimmen inwiefern bei der Fortwucherung einer Caries die Diploevenen eine Rolle spielen.

Auch *auf direktem Wege* kann die Überleitung der Infektion vom Blutstrom besorgt werden, indem von der erkrankten Nebenhöhlenschleimhaut aus die Keime entweder: 1. das Verzweigungsgebiet der V. ophthalmica, oder 2. den Plexus pterygo-maxillaris, oder 3. den Sinus cavernosus, oder endlich 4. den Sinus longitudinalis superior erreichen. In den beiden ersteren Fällen können sie in den Sinus cavernosus übertreten.

Beispiel dieser Infektionsart ist mein Cavernosusfall 1 (S. 922).

V. Osteomyelitis[1]).

Als Beispiel der Entstehung rhinogener Hirnaffektionen durch Vermittlung einer Osteomyelitis der Schädelknochen sei ein von mir 1907 beobachteter Fall (3) ganz kurz erwähnt.

Fall 3. Der 16jährige Patient litt seit einem Jahre an nasaler Sprache und beiderseitiger Naseneiterung sowie zeitweise an Kopfschmerzen. Seit 3 Wochen fühlte er sich krank und es hatte sich eine schmerzhafte, weiche Schwellung an der Stirn entwickelt, hauptsächlich rechts. Der Hausarzt hatte beiderseits incidiert und Eiter entleert. Seit 4 Tagen heftige Kopfschmerzen mit Schwindelgefühl und Erbrechen.

Bei seiner Aufnahme in meine Klinik zeigte er, außer einem langsamen (56), dikroten Pulse keine Hirnsymptome. In der Nase weder Polypen noch Eiter. An der Stirn beiderseits, etwa 1—2 cm unter der Haargrenze, eine fötid-eiternde Fistel, in welcher rauher Knochen sondiert wurde. Bei der sofort vorgenommenen Operation fanden sich über beide Stirnhöhlen und oberhalb derselben mit Granulationen überwachsene *osteomyelitische Knochenherde*. Die vordere Wand der beiden, nicht sehr umfangreichen, entzündeten Stirnhöhlen wurde abgetragen, ebenso die innere Wand der rechten Höhle, in der sich eine Fistel befand, welche in einem nicht fötiden *extraduralen Absceß* führte.

Nach der Operation fühlte Patient sich besser; allein Erbrechen wiederholte sich und Patient war anfallsweise sehr unruhig und zeigte dann eine abnorm freudige Stimmung, welche sich durch Singen und Pfeifen kundgab. Nach einigen Tagen wurde wegen Erbrechen und Kopfschmerzen von neuem operiert. Es wurden weitere osteomyelitische Herde entfernt und nach Spaltung der Dura ein nicht fötider *Absceß im rechten Stirnlappen* eröffnet.

Im weiteren, immer fieberfreien Verlaufe zeigten sich geringe Lähmungserscheinungen an den Extremitäten und am Mundfacialis der *rechten* Seite. Nachdem 3 Monate nach der ersten Operation weitere osteomyelitische Herde im linken Stirnbein entfernt und ein großer *Absceß im linken Stirnlappen* eröffnet und drainiert worden waren, erfolgte Heilung.

Es sei erwähnt, daß der Patient 2 Jahre nachher in die chirurgische Klinik aufgenommen worden ist wegen rechtsseitiger Hemiplegie und JACKSONscher Epilepsie und daß, nach Trepanation und mehrfacher negativer Hirnpunktion links, sich die genannten Erscheinungen unerwarteterweise rasch wieder gebessert haben.

Daß dieser günstige Ausgang keineswegs die Regel ist, geht aus der Zusammenstellung GERBERS hervor, nach welcher von 29 Fällen 20 letal endeten. Der Tod erfolgte in diesen Fällen entweder an allgemeiner Sepsis oder (meistens) an intrakraniellen Entzündungen. Nach einer Zusammenstellung MAC KENZIES führte die Osteomyelitis zu subduralem Absceß 3mal, zu Sinusphlebitis 9mal, Hirnabsceß 10mal, Leptomeningitis 15mal.

Am günstigsten ist die *schleichende Form*, in welcher der osteomyelitische Prozeß meist längere Zeit auf die Umgebung der erkrankten Nebenhöhle

---

[1]) Eingehende Besprechung der Osteomyelitis bei: SCHILLING, GUISEZ, ROEPKE, GERBER, MAC KENZIE.

beschränkt bleibt, wenn es auch noch nach Monaten zu Nachschüben auch an entfernten Stellen kommen kann.

In den viel selteneren *stürmisch verlaufenden* Fällen dagegen schreitet unter hohem Fieber die Knochenerkrankung unaufhaltsam fort, und zwar sowohl per continuitatem wie durch die Breschetschen Venen und macht sie in wenigen Tagen dem Leben ein Ende. Ein Beispiel ist die Beobachtung von Hogewind, der ich die Abb. 2 eines vereiterten Breschetschen Kanales entnehme. Schilling hebt hervor, daß am Schädel der Infektion nicht, wie an den Röhrenknochen durch die Epiphysen, durch irgendein Hindernis Halt geboten wird. Breschet hat schon den anatomischen Nachweis geführt, daß auch die Knochennähte dieser Verbreitungsweise ein Hindernis meistens nicht darbieten. Infolge-

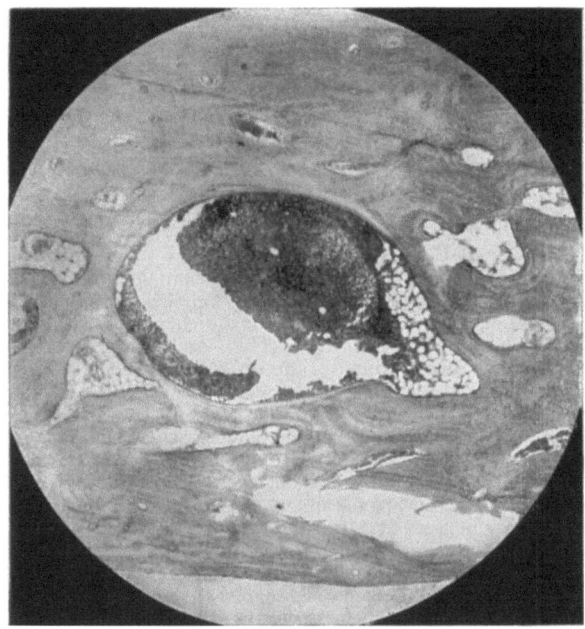

Abb. 2. Querschnitt durch einen Schädelknochen bei Osteomyelitis.
Eiter in einem Breschetschen Kanale. (Nach Hogewind).

dessen können an den entferntesten Stellen des Schädels neue osteomyelitische Herde auftauchen.

In diesem Falle von Solowiejczyk und Karbowski wurden sämtliche Knochen des Schädeldaches von der Osteomyelitis befallen. Tilley gibt von einem ähnlichen Schädel eine schöne Abbildung.

Die zwischen den beiden Lamellen der flachen Schädelknochen verlaufenden Venen kommunizieren nach außen mit den subcutanen Venen, nach innen mit denen der harten Hirnhaut. Hierdurch erklärt sich, daß in einem großen Prozentsatz der Fälle die Osteomyelitis sowohl mit subperiostaler resp. subcutaner wie mit *extraduraler Abceßbildung* einhergeht.

Beispiel einer stürmisch verlaufenen Osteomyelitis ist mein klinischer Fall 4.

Ein zuvor immer gesunder 10jähriger Knabe leidet seit 5 Tagen an rechtsseitigem Stirnkopfschmerz und Schmerzen im rechten Auge. Seit 2 Tage Schwellung am rechten Oberlid und Fieber. Dann plötzlich ein Anfall Jacksonscher Epilepsie mit Zuckungen im linken Mundwinkel und in den linken Extremitäten. Der linke Arm ist zuerst schlaff gelähmt, bald darauf gelähmt und steif.

Bei seiner Aufnahme in die Klinik am nächsten Tage besteht hohes Fieber, allgemeine Hyperästhesie, Parese des Facialis und der Extremitäten links. Lumbalpunktion ergibt mäßige Druckerhöhung, Nonne leicht getrübt. Ziemlich viele Zellen. Hoch in der rechten Nasenhälfte Eiter. Das hintere Siebbein wird eröffnet und zeigt sich chronisch (?) entzündet.

Am nächsten Tage hat die Schwellung des rechten Oberlides zugenommen, es wird Chemosis festgestellt sowie Druckschmerz über der rechten Stirnhöhle.

In Narkose wird durch einen KILLIANschen Bogenschnitt zuerst ein *subperiostaler Absceß* sowie ein *Orbitalabsceß rechts* eröffnet. Es wird dabei ein Durchbruch in der Papierplatte entdeckt. Die *beiden Stirnhöhlen*, das *beiderseitige Siebbein* und die *rechte Keilbeinhöhle* sind mit Eiter gefüllt und werden breit eröffnet. Das Stirnbein zeigt sich in großer Ausdehnung, namentlich nach rechts, von *Osteomyelitis* befallen. Beim Abtragen des Knochens zeigen sich auf der Schnittfläche der Diploe überall Eiterpünktchen. Alles Krankhafte wird abgetragen. Durch Fortnahme der cerebralen Wand der rechten Stirnhöhle wird ein großer *Extraduralabsceß* eröffnet. Die Dura zeigt eine kleine Fistelöffnung, welche in einen tief reichenden *Hirnabsceß* führt. Nach Spaltung der Dura wird die Absceßhöhle locker tamponiert.

Kurz nach der Operation kann der Patient die zuvor gelähmten linken Extremitäten bewegen. Übrigens ergeht es ihm schlecht: Hohes Fieber, schwere Bewußtseinsstörungen, im Wundrande des Knochens überall *wieder Eitertröpfchen*, zunehmende Schwellung der Augenlider links. Es wird ein *linksseitiger Orbitalabsceß* eröffnet. Aus dem Hirnabsceß entleert sich Cerebrospinalflüssigkeit *(Durchbruch in den Seitenventrikel!)*. Tod am 7. Tag nach der Aufnahme. Sektion verweigert.

In mehreren Fällen (TILLEY, SCHILLING, KNAPP, HOSCH) wurden schließlich auch die Ohrlabyrinthe in den Entzündungsprozeß miteinbezogen.

Es sei betont, daß nicht in jedem Falle, wo zugleich mit einer Nebenhöhleneiterung eine Osteomyelitis besteht, die letztere als den sekundären Prozeß zu deuten ist, sondern daß wie bei KEIMER und FELDMANN auch umgekehrt *eine Osteomyelitis die benachbarten Nebenhöhlen in Mitleidenschaft ziehen kann*. Bei der sog. Kieferhöhlenentzündung der Säuglinge dürfte dies wohl die Regel sein.

Auch soll man RISCHE beistimmen, wenn er in dem von ihm beschriebenen Falle eines Frontallappenabscesses die Wahrscheinlichkeit annimmt, daß die Stirnhöhlenentzündung nicht rhinogener Art, sondern durch die Osteomyelitis des Stirnbeins verursacht sei.

Viel mehr als bei älteren Personen kommen Osteomyelitiden der Schädelknochen bei jugendlichen Individuen vor; am häufigsten im zweiten und dritten Lebensdezennium. Hier ist die Diploe reichlicher ausgebildet und weitmaschiger als im höheren Alter.

In gleicher Weise erklären LUC und SIEUR-ROUVILLOIS das von ihnen beobachtete, übrigens nicht sehr bedeutende *Überwiegen des weiblichen Geschlechtes* (16 gegen 9). Auf die stärkere Entwicklung der Diploe beim Weibe hat schon BRESCHET hingewiesen.

Indessen ist bei der Osteomyelitis keineswegs die Diploe allein erkrankt, sondern sind vielmehr sämtliche Gewebe des Knochens am Entzündungsprozeß beteiligt und schreitet derselbe gegebenenfalls vom affizierten Kiefer- oder Stirnbeine auch auf die harten Knochenblätter des Siebbeins weiter.

Es sind sowohl *akute* wie *chronische* Nebenhöhlenentzündungen, bei welchen Osteomyelitis auftritt.

In einem ziemlich hohen Prozentsatz der Fälle treten die Erscheinungen der Osteomyelitis *im Anschluß an eine Nebenhöhlen-, namentlich an eine Stirnhöhlenoperation auf* (vgl. S. 913).

Bei meinen beschriebenen Patienten war dies nicht der Fall. Wohl habe ich vor manchen Jahren eine ganz ähnliche, vom Ohre ausgehende, postoperative Osteomyelitis beobachtet. Es handelte sich um ein kleines Mädchen, bei dem sich unter Temperaturanstieg bis über 42°, von der Wunde der Radikaloperation aus eine Osteomyelitis entwickelte, welche sich, trotz wiederholter Eingriffe, in allen Richtungen ausbreitete und in wenigen Tagen den Tod an Septikämie herbeiführte.

Da bei jeder größeren Nebenhöhlenoperation die Diploe in infizierter Umgebung eröffnet wird, ist es, wie LUC richtig bemerkt, nicht das Faktum der postoperativen Osteomyelitis, sondern vielmehr dessen Seltenheit erstaunenswert.

VI a. Die orbitalen Komplikationen

der Nebenhöhlenentzündungen werden an anderer Stelle dieses Buches besprochen. Sie sind gewiß häufigere Vorkommnisse als die endokraniellen Komplikationen. Sowohl für die Stirnhöhle wie für die Siebbeinzellen gilt, daß die orbitale Wand durchschnittlich bedeutend dünner ist als die cerebrale. Durchbrüche kommen nach der Augenhöhle hin am leichtesten zustande.

BIRCH-HIRSCHFELD gab an, daß 60% der intraorbitalen Entzündungen auf Nebenhöhlenaffektionen zurückzuführen seien; KUNTH (2) hält diese Zahl für viel zu niedrig. In der Tat ist man jetzt wohl ziemlich einig darüber, daß die große Mehrzahl der Orbitalphlegmonen nasalen Ursprunges sind.

Eine Orbitalentzündung aber bedroht den Schädelinhalt auf verschiedene Weisen:

1. Als Nachbar, in ähnlicher Weise wie es die Nebenhöhleneiterungen tun. Namentlich sind es die in die Orbita durchbrechenden Stirnhöhlenentzündungen, welche eine subperiostale Eiterung am Orbitaldach verursachen, die ihrerseits zur *Durchbohrung dieser Schädelwand* führen kann.

Als Beispiel dieses Infektionsmodus erwähne ich einen Fall PIFFLS: Eine akute Siebbeinentzündung, die äußerst rasch auf die Augenhöhle überging, hier in kurzer Zeit zur Abszeßbildung und weiterhin zum Durchbruch durch das Orbitaldach in seinem hintersten Anteile führte. Hier kam es zu circumscripter Meningitis und zur Entstehung eines Stirnhirnabscesses dem der Kranke erlag.

2. *Auf direktem Wege* durch das Foramen opticum oder die Fissura orbitalis superior, resp. entlang den Scheiden der in die Augenhöhle eintretenden Nerven.

In einem Falle STRUYCKENS konnte bei der Obduktion der im Eiter gänzlich verweichte erste Trigeminusast bis in das Brachium cerebri ad pontem verfolgt werden, wo sich ein haselnußgroßer Eiterherd befand.

In einem zweiten Pansinusitisfall STRUYCKENS hat sich die Infektion ebenfalls entlang der Scheide des ersten Trigeminusastes von der Orbita nach dem Subduralraume fortgepflanzt.

In einem Falle LEEGAARDS ergab die Sektion Eiter in der Keilbeinhöhle, in der Orbita, entlang den beiden ersten Trigeminusästen und rings um das Chiasma.

Bei einem Patienten SCHLITTLERS war ein chronisch entzündeten Siebbein aus ein tiefsitzender Orbitalabszeß entstanden. Trotz frühzeitiger Operation entwickelte sich perakut eine extradurale Eiterung und eine tödlich endende Meningitis. Bei der Sektion wurden die Basalsinus frei von Entzündung gefunden. Es hatten die Infektionserreger den direkten Weg durch die Dura gewählt.

3. *Durch Vermittlung einer Phlebitis der Venae ophthalmicae.*

Als Beispiele: a) Ein Fall von VAIL. Akuter entzündlicher Exophthalmus rechts, dann auch links. Auf Incision Eröffnung eines fötiden Orbitalabscesses. Tod in Koma. Bei der Autopsie: chronische Keilbeineiterung rechts, Nekrose der orbitalen Keilbeinhöhlenwand, Orbitalphlegmone, eitrige Phlebitis der V. ophthalmica, des Sinus cavernosus und sämtlicher großen Blutleiter der harten Hirnhaut in der vorderen und mittleren Schädelgrube und (terminale) Leptomeningitis.

b) In einem Falle HAIKES konnten post mortem im Blute der V. ophthalmica und des Sinus cavernosus massenhaft Kokken nachgewiesen werden, ohne daß es zur Thrombose gekommen wäre. Auf diesem Wege war die Infektion den Meningen zugeleitet worden.

Wie bereits ausgeführt (s. oben IV.) kann auch *ohne Orbitalphlegmone* von den Nebenhöhlen aus das venöse Orbitalgebiet und von hier aus der Schädelinhalt infiziert werden.

VI b. Die Weichteile der Fossa spheno-palatina

können bei Nebenhöhlenentzündungen in zweierlei Weise mitergriffen werden:

1. Auf dem Wege der Blutbahn durch die V. nasalis posterior und V. sphenopalatina (s. S. 902, V.) oder der Lymphbahn entlang diesem selben Wege.

2. Durch cariösen Durchbruch der betreffenden Kiefer- oder Keilbeinhöhlen-wand.

Als Beispiel erwähne ich den Fall von KONIETZKO-ISEMER, wo im Verlaufe einer chro-nischen Kieferhöhleneiterung ein cariöser Durchbruch nach der Fossa pterygo-palatina hin entstanden ist. Von dort hat sich der Entzündungsprozeß durch den Canalis vidianus auf den Canalis caroticus fortgepflanzt und hier zu einer Thrombophlebitis des die Carotis interna umgebenden Venengeflechtes Veranlassung gegeben. Von hier konnte die Infektion sowohl nach der Tuba Eustachii als nach der Pars basilaris des Hinterhauptbeins fort-schreiten. Bei der Sektion wurden an letztgenannter Stelle die ersten Zeichen einer Ent-zündung der harten und weichen Hirnhäute gefunden. Wegen der allgemeinen Sepsis, der die Patientin erlag, ist es zu weiteren intrakraniellen Komplikationen nicht gekommen.

Die Flügelgaumengrube besitzt, wie' schon erörtert, konstante Verbin-dungen mit dem Schädelinnern.

VII. Infektion der allgemeinen Blutbahn.

Seltene Ausnahmen sind die durch rhinogene Infektion der allgemeinen Blutbahn entstandenen endokraniellen Erkrankungen. Sie sind ja nur zufällige Lokalisationen der an und für sich schon seltenen rhinogenen Pyämie.

Ich zitiere den Fall von SCHWABACH: Ein junger Mann, der nach einer akuten, hoch-febrilen Erkrankung plötzlich verschied und wo die Obduktion eine beiderseitige Eiterung der Mittelohr-, Kiefer- und Keilbeinhöhlen aufdeckte. Keine Knochenläsionen. Alle Zeichen von Pyämie: Milzschwellung, Infarkte, Lungenabsceß und hämorrhagische Encephalitis. Der Autor beachtet den Fall als eine rhinogene Streptokokkenseptikämie.

Ein zweites Beispiel ist der zweite Fall von ZANGE: Akute (Influenza-?) Kieferhöhlen-entzündung, akute Nephritis, Pyämie mit multiplen Lokalisationen. Bei der Obduktion: u. a. in den Blutgefäßen des Gehirns grampositive Kokken; Hirnsinus frei.

ZANGE betont die Seltenheit der direkt (d. h. ohne Vermittlung einer endo-kraniellen Entzündung) von den Nebenhöhlen ausgehenden Sepsis und Pyämie. Indessen zitiert er 3 Fälle (von E. FRAENKEL und 2 von REITTER) und beschreibt einen weiteren eigenen Fall. In allen diesen Fällen wurde von der Kieferhöhle aus ohne intermediäre Sinusphlebitis septisches Material in die Blutbahn auf-genommen.

Diese Fälle sind mit der KOERNERschen vom Mittelohr ausgehenden Osteophlebitispyämie vergleichbar. Auch sind bei denselben, ebenso wie hier, die Lungenmetastasen oft abwesend.

D. Ursachen.

I. Das bei weitem bedeutendste Moment beim Zustandekommen der orbi-talen sowie der endokraniellen Komplikationen ist die

I. Virulenz der Infektionskeime.

Unter den akuten Infektionen steht die *Influenza* an der Spitze. Unter 51 Fällen aus GERBERS Tabelle komplizierter Stirnhöhlenentzündungen kommt Schnupfen 20mal, Influenza 13mal, Masern, Scharlach, Diphtherie und Ery-sipel zusammen 6mal vor. Zu Recht bemerkt dazu GERBER, daß auch hinter einem scheinbar einfachen Schnupfen oft eine Influenzarhinitis steckt. Auf die orbitalen und endokraniellen Komplikationen beim *Scharlach* haben besonders KILLIAN und PREYSING hingewiesen.

Die chronischen Infektionskrankheiten Syphilis und namentlich *Tuberkulose* sind nur höchst selten Ursache endokranieller Nebenhöhlenkomplikationen. Die *Syphilis* kommt in GERBERS Statistik als ätiologischer Faktor auf 149 Fällen 3mal vor. Es finden sich übrigens in der Literatur manche Fälle von Lues der Schädelbasis, welche mit Meningitis geendet sind. Wie ST. CLAIR THOMSON und Gerber habe auch ich diese Fälle in meiner Besprechung nicht berücksichtigt, weil fast immer das spezifische Knochenleiden die primäre Affektion, die Nebenhöhlen dagegen evtl. nur zufälligerweise miterkrankt gewesen sind.

Auf Grund dieser Überlegung soll auch der Hubersche Fall von Absceß in beiden Stirnlappen auJ unserer Kasuistik ausgeschaltet werden, denn die von ihm euphemistisch erwähnte „Ozaena" ist vielmehr eine ausgedehnte luetische Erkrankung des ganzen Nasengerüstes gewesen.

Eine von der Keilbeinhöhle ausgegangene *Actinomycesmeningitis* wird von Stevenson und Adari-Dighton als Rarität beschrieben.

Was übrigens die Bakteriologie betrifft, so sind im Eiter der Nebenhöhlen sowie der endokraniellen Entzündungsherde alle die gewöhnlichen Entzündungserreger — Strepto-, Staphylo- und Pneumokokken — mehrfach nachgewiesen worden. Gerber sieht speziell den Staphylococcus pyogenes aureus mit bösem Auge an; doch scheint mir diese Antipathie nicht genügend begründet zu sein.

In einem Fall Heigels wurden im Eiter sowohl der Siebbeinzellen wie des Hirnabscesses Diphtheriebacillen und Influenzabacillen zusammen mit grampositiven Kokken nachgewiesen.

Daß in der Tat die Virulenz der Infektionserreger, die Spezifität der Infektion, der Hauptfaktor beim Zustandekommen der Komplikationen ist, geht aus der Tatsache hervor, daß häufig mehrere Wände der erkrankten Höhle zugleich angegriffen werden. Unter den von Kuhnt zusammengestellten 14 Fällen von Perforation der inneren Stirnhöhlenwand fand sich 8mal auch eine zweite Wand durchbrochen. Meistens war die Perforation der verschiedenen Wandungen annähernd gleichzeitig erfolgt.

Die hohe Virulenz der Entzündungskeime zeigt sich besonders in den Fällen „phlegmonöser" Nebenhöhleneiterung, wie sie bereits 1881 von Weichselbaum beschrieben worden sind. Auch Karbowski[1]) teilt einen solchen mit Meningitis endenden Fall mit, wo bei der am vierten Krankheitstage vorgenommenen Operation die Schleimhaut der Stirnhöhle im Eiter schwimmend, zum größten Teil von den Wänden losgelöst gefunden wurde. Bei den komplizierten Keilbeinfällen ist ähnliches mehrere Male beobachtet worden (unter den von Thomson zusammengestellten 42 Fällen 4mal).

Für das oft perakute Auftreten einer endokraniellen Komplikation im langjährigen, gutartigen Verlaufe einer chronischen Nebenhöhleneiterung muß entweder das Hinzutreten einer neuen Infektion (Influenza!) oder eine plötzliche Virulenzerhöhung der bereits anwesenden Bakterien verantwortlich gemacht werden. In den meisten Fällen bleibt das die Virulenz erhöhende Moment unklar. Daß eine banale „Erkältung" diese Rolle spielen könne, ist nicht von der Hand zu weisen.

II. Trauma.

In vielen Fällen ist der auslösende Faktor ein Trauma gewesen, ohne daß dabei die Schädelwand etwa frakturiert worden wäre; z. B. bei Donalies (Fall mit der Stirn gegen eine Schulbank bei bestehendem Schnupfen) und bei Schmiegelow (Schlag auf den Kopf im Bade).

Nur allzuoft war das kausale Trauma eine *Operation*. Allererst gibt es eine Reihe von Mitteilungen, wo einem einfachen endonasalen Eingriff — einer Conchotomie, einer Septumoperation oder Polypenextraktion — eine rapid verlaufende tödliche Meningitis gefolgt ist. In manchen dieser Fälle bestand

---

[1]) Wegen unsicherer Diagnose (Hirnabsceß?) ist dieser Fall in die Tabelle (S. 928) nicht aufgenommen worden.

eine alte, nicht bekannte oder nicht beachtete Nebenhöhlenentzündung und wurde durch das Trauma der kleinen Operation die Infektion aus Aschenruh zu Flammenqualen aufgeschaffen. So in meinem Fall 2 (S. 904) und in einem Falle Powells, wo nach einer submukösen Septumresektion eine foudroyante Meningitis auftrat, welche in 12 Stunden den Tod herbeiführte und wo bei der Sektion eine latente Keilbeinhöhlenentzündung entdeckt wurde [1]).

Häufiger aber sind die Fälle, wo sich an einen gegen eine Nebenhöhlenentzündung gerichteten operativen Eingriff eine endokranielle Komplikation angeschlossen hat. Gerber hat aus der Literatur 36 solche Fälle gesammelt. Sieur und Rouvillois berichten über 52 Fälle, und zwar Osteomyelitis 17, Thrombophlebitis 2, Hirnabsceß 3, Meningitis 27, leichte meningitische Erscheinungen 3. Auch in der seitdem erschienenen Literatur sind die postoperativen Komplikationen mehrfach vertreten.

Allerdings hat in einem Teil dieser Fälle die endokranielle Komplikation bereits zuvor bestanden und wurde sie durch die Operation höchstens in ihrem Laufe beschleunigt. In anderen Fällen aber ist die Operation die zweifellose Ursache der tödlichen Komplikation gewesen. Wenn man die Fälle, in welchen dieselben großen Fehler der Technik verschuldet sind, ausschließt, so ist in einer Reihe anderer Fälle durch *unvollständige Operation* technisch gesündigt worden. Operationen an der Stirnhöhle neben einem mit Eiter gefüllten Siebbein, welches man unberührt läßt, schwören in derselben Weise Lebensgefahr herbei, wie die Totalaufmeißlung des Warzenfortsatzes mit Schonung eines vereiterten Labyrinths.

Von Eicken berichtet über einen Fall von Killianscher Stirnhöhlenoperation, der durch Meningitis tödlich endete. Es bestand hier, wie sich bei der Autopsie herausstellte, eine mit Exsudat gefüllte Keilbeinhöhle. Vom hintersten Winkel der Höhle ließ sich eine Eiterstraße an der Hypophyse vorbei bis zur Dura der Hirnbasis durch die Sella turcica hindurch verfolgen.

In einem Falle Möllers wurden Kieferhöhle, Siebbein und -Keilbeinhöhle ausgeräumt. Einige Zeit später, bei voller Rekonvaleszenz, trat plötzlich Exitus ein, infolge eines von einem nicht entdeckten Stirnhöhlenempyem ausgegangenen Stirnlappenabscesses.

In anderen Fällen hat man ungenügenden Sekretabfluß nach der Operation infolge von Tamponade, primären Schluß der Hautwunde oder Kompressivverband als Ursache der Komplikation betrachtet.

Daß gerade bei der Killianschen Operation eine relativ so große Anzahl von Todesfällen eingetreten sei, beruhe nach Hajek darauf, daß diese Methode von allen Stirnhöhlenoperationen die technisch schwierigste sei. Ich habe aus der Literatur den Eindruck *nicht* gewonnen, daß die Killiansche Operation gefährlicher als andere Operationsmethoden wäre. Boenninghaus gibt eine Zusammenstellung von 375 Operationen mit 10 Todesfällen. Füge ich die Zahlen von Hosch (34 mit 2), Reichel (60 mit 0) und Voss (20 mit 0) hinzu, so ist das Gesamtresultat: auf 489 Fällen 12 Todesfälle = 3%. Luc teilt mit, daß er mit seiner alten Operationsmethode 5 Todesfälle zu verzeichnen hatte; daß er dagegen, seitdem er nach dem Vorbilde Killians systematisch eine breite Verbindung nach der Nase anlegt, auf wenigstens doppelt so vielen Operationen keinen einzigen Unfall mehr erlebt habe.

III. Postoperative Osteomyelitis.

Ob bei der oben (S. 909) erwähnten postoperativen Osteomyelitis eine Virulenzerhöhung vorhandener Bakterien mit im Spiele ist, will ich dahingestellt sein lassen. Jedenfalls hat in diesen Fällen das Trauma der Operation Schuld

---

[1]) Für die nach endonasalen Eingriffen auftretenden tödlichen endokraniellen Komplikationen sei auf meinen Aufsatz in Acta oto-laryngologica V, 1923, S. 296 verwiesen.

an die Eröffnung und Infektion der Diploe. Über die Frequenz dieser Komplikation gehen die Meinungen auseinander. Sieur und Rouvillois betonen, daß in sämtlichen Osteomyelitisfällen ihrer Statistik die Knochenerkrankung bereits vor der Operation bestanden habe. Dies kann indessen nicht richtig sein. So sagt z. B. Roepke mit Bezug auf seinen, von den genannten Autoren zitierten Fall 2, es stehe ganz außer Zweifel, daß die Infektion der Diploe des Stirnbeines eine direkte Folge der Operation gewesen sei; auch geht dies aus der Krankengeschichte unzweideutig hervor.

Luc hat aus der Literatur der Stirnhöhlenentzündungen 25 Fälle sekundärer Osteomyelitis (18 Todesfälle) gesammelt. Von diesen sollen nur 7 als postoperative zu betrachten sein. Van den Wildenberg und Tilley behaupten, es fänden sich in der Literatur mehr als 100 tödlich geendete postoperative Osteomyelitisfälle und wir alle würden manche weitere nicht veröffentlichte Fälle kennen. Auch fragt Tilley, was mehr zu befürchten sei, die Nebenhöhlenentzündung oder die gegen dieselbe eingestellte Operation. Es muß aber die genannte Zahl auf einem Irrtum beruhen.

IV. Offene und geschlossene Höhlen.

In seiner bahnbrechenden Bearbeitung der Stirnhöhlenentzündungen kommt Kuhnt auf Grund der von ihm aus der Literatur gesammelten Fälle zu dem

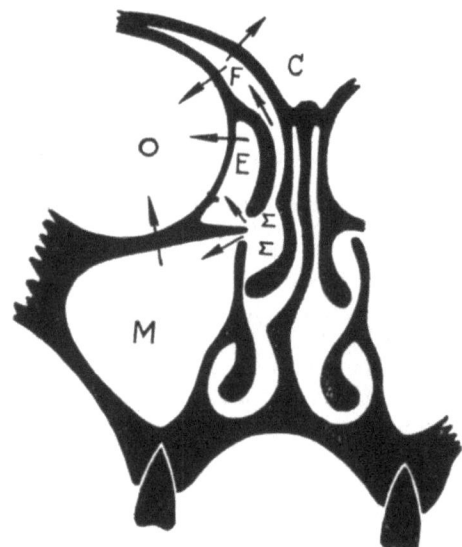

Abb. 3. Schema der Fortpflanzung der Entzündung vom mittleren Nasengang (MM) nach der Kieferhöhle (M), den Siebbeinzellen (E) und der Stirnhöhle (F) und von hier nach der Augenhöhle (O) und der Schädelhöhle (C), bei festem Anliegen der mittleren Muschel an der seitlichen Nasenwand.

Schluß, daß „sekundäre, deletäre Beeinflussung des Gehirns bisher häufiger bei Stirnhöhleneiterung mit *wegsamem* als mit unwegsamem Ausführungsgange" beobachtet worden sei. Auch Killian betont, daß eine unbedingte Abhängigkeit von einer eventuellen Absperrung der Stirnhöhle aus den Beobachtungen nicht hervorgehe; im Gegenteil kämen auch bei nachweislich freiem Exsudatabfluß diese Komplikationen vor.

Die Richtigkeit dieser Tatsache ist keinem Zweifel unterlegen. Nur soll aus derselben nicht gefolgert werden, daß Stagnation von Sekret wegen ungenügender Abflußverhältnisse nicht ein bedeutender Faktor bei der Entstehung von endokraniellen Komplikationen wäre. Vollständige Absperrung, wirklich geschlossene Empyeme gehören ja, mit Ausnahme von den Siebbeinzellen, zu den größten Seltenheiten. Dagegen ist im Entzündungsfall sehr häufig der Ausführungsgang der Nebenhöhle durch Schleimhautschwellung und Polypen in dem Maße verlegt, daß das Sekret sich nur unter stetem Druck oder auch überhaupt nicht befreien kann. Das Alternieren von Ausfluß aus der Nase und von Kopfschmerzen gehört bei den Nebenhöhlenentzündungen zu den alltäglichen Erscheinungen. Auch finden sich in der Literatur der endokraniellen Komplikationen eine Anzahl Fälle, wo sich bei der Operation der Weg nach der Nase gänzlich verlegt zeigte.

In einer ganzen Reihe von Orbitalentzündungen bei Kindern ist mir aufgefallen, daß an der affizierten Seite *die mittlere Muschel fest an der lateralen Nasenwand angepreßt lag.* Ich ersehe in dieser anatomischen Besonderheit, namentlich in engen Kindernasen, ein die Entstehung von Komplikationen begünstigendes Moment. In solchen Fällen bewirkt ja sogar beim banalen Schnupfen die Schleimhautschwellung einen vollständigen Abschluß des mittleren Nasenganges, welcher zu einer gelegentlichen und dazu entzündeten Nebenhöhle wird, in der sich unter Druck Sekret ansammelt (siehe nebenstehendes Schema, das ich meinem in holländischer Sprache geschriebenen Lehrbuche entnehme).

Nach Dekapitation der mittleren Muschel, ja nach einfacher Applikation von Suprarenin sieht man in solchen Fällen nicht selten Kopfschmerz, Fieber und sonstige Reaktionserscheinungen, ebenfalls beginnende Orbitalentzündung, wie mit Zauberschlag verschwinden.

In einem älteren Falle LEBERS von Thrombose des Sinus cavernosus wurde der Abfluß des Eiters aus der Keilbeinhöhle durch ein kastaniengroßes Fibrosarkom im oberen Nasenteil gänzlich verschlossen.

V. Begünstigende Momente

für das Zustandekommen einer endokraniellen Komplikation bilden weiter gewisse anatomische, im Abschnitt B ausführlicher erörterte Verhältnisse. Es sind dies:

1. Die Anwesenheit von *Knochendefekten* in der cerebralen oder orbitalen Nebenhöhlenwand.

2. Die Form und die Größe der Nebenhöhle, insofern *große Höhlen* mit tiefen *Ausbuchtungen* und mehrfachen intranasalen *Septen* eher als kleine Höhlen zur Sekretstauung Veranlassung geben. Auch steht, wie ONODI bemerkt, mit der größeren Entwicklung der Nebenhöhle die größere Zahl der Venenanastomosen, ferner die größere Berührungsfläche der Nebenhöhle mit der Dura im Zusammenhang. In der Tat finden sich in GERBERS Zusammenstellung sehr große Stirnhöhlen häufig vertreten. Besonders gilt auch für die Keilbeinhöhle, daß bei größerer Ausdehnung infolge stärkerer Pneumatisation des Knochens die topographischen Beziehungen zur Schädelhöhle und damit die Gefahr intrakranieller Komplikationen erheblich größer sind als bei geringerer Ausbildung der Höhle.

3. *Die Dicke der Wände.* Auch in dieser Beziehung sind große Nebenhöhlen zu Komplikationen am meisten disponiert. KUHNT fand unter 8 Fällen mit Perforation der cerebralen Stirnhöhlenwand das Loch 6mal *in der Nähe des Hahnenkammes,* d. h. an der dünnsten Stelle der Wand. Als begünstigendes Moment zur Erkrankung komme noch hinzu, daß in diesen dünnsten Partien häufig kleine Venen durchtreten.

E. Die verschiedenen endokraniellen Entzündungen.

I. Übersicht.

In welcher Weise nun auch die Infektion in die Schädelhöhle gelangt sein mag, meistens stößt sie hier zu allererst auf die harte Hirnhaut. Die erste Folge dieser Begegnung ist in den meisten Fällen eine umschriebene Entzündung der äußeren Oberfläche dieser Haut — *Pachymeningitis externa* — . Bei der Operation findet man sie gerötet, getrübt, belegt, granulierend.

Bisweilen ist der Aspekt der Dura, trotz inniger Berührung mit vereitertem, nekrotischem Knochen, augenscheinlich ein fast ganz normaler (z. B. bei WORTHINGTON).

Relativ häufig kommt es nach dem Knochendurchbruch resp. der Knochendurchwanderung von Infektionskeimen zu einer Eiteransammlung zwischen dem Knochen und der harten Hirnhaut — *extraduraler Absceß*.

Sowohl von der einfachen Pachymeningitis externa wie von. Extraduralabscesse aus werden evtl. tiefergreifende Infektionsprozesse induziert. Etwas seltenes ist der von Sandfort beschriebene, von einer chronischen Keilbeinentzündung ausgegangene *Duralabsceß*, ein in der mittleren Schädelgrube zwischen den Schichten der harten Hirnhaut abgekapselter Absceß, bei Abwesenheit irgendwelcher anderer endokraniellen Läsion. Indessen läßt in

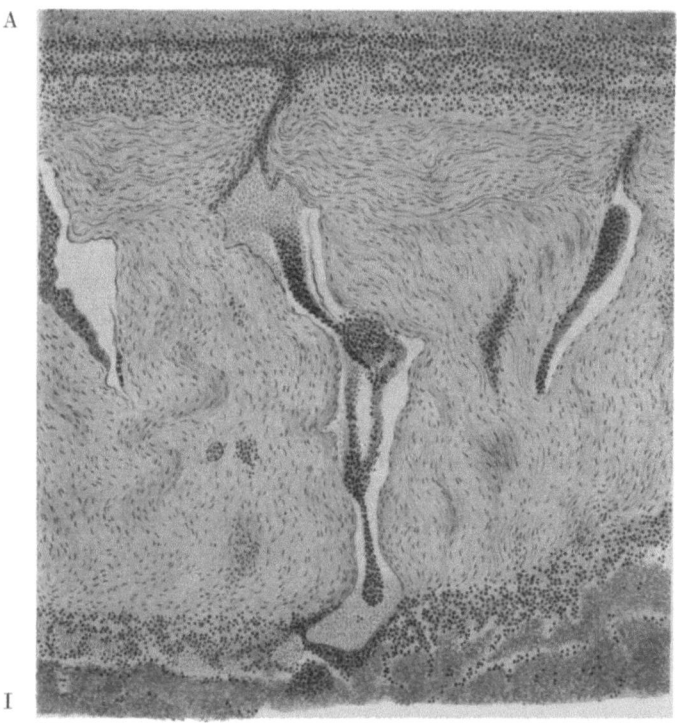

Abb. 4. Dura zwischen Extraduralabsceß und intrameningealem Absceß. Eiter in den kleinen Duralvenen. I Innenfläche; A Außenfläche. (Nach Manasse.)

diesem Falle der Obduktionsbericht an Deutlichkeit zu wünschen übrig. Selten auch ist der an der inneren Duralfläche abgekapselte *Subduralabsceß*.

Manasse hat einen pathologisch-anatomisch genau untersuchten Fall von Influenzaentzündung der Kiefer- und Siebbeinhöhlen beschrieben, wo eine extradurale Eiterung ihrerseits zur Bildung eines wenn auch nicht abgekapselten, doch vollständig abgeschlossenen *endomeningealen Abscesses* geführt hatte, welcher fast die ganze rechte Großhirnhemisphäre einnahm. Der Weg, auf dem die meningeale Infektion zustande gekommen war, ist durch den mikroskopischen Befund sichergestellt worden. Auf der (von mir reproduzierten) Abb. 4 sieht man, wie kleine, die gut erhaltene Durasubstanz durchquerende Blutgefäße mit Eiter, einige auch mit Thromben, gefüllt sind.

Viel häufiger als solch eine umschriebene Eiteransammlung ist die diffuse Entzündung der weichen Hirnhäute — *Leptomeningitis*.

Wenn die Stelle des Knochens, wo die Infektion in die Schädelhöhle eintritt oder auch wenn die extradurale Eiterung an einen Duralsinus grenzt,.

kann dieser in Mitleidenschaft gezogen werden — *Sinusphlebitis* —. Die Infektion der Duralsinus kann aber auch durch die Blutbahn zustande kommen.

In anderen Fällen wiederum kommt es zu einer örtlichen Verklebung resp. Verwachsung der entzündeten Dura mit dem Knochen. Durch weitere Verklebung mit den weichen Hirnhäuten und mit der Hirnsubstanz wird der Weg zur Entstehung eines *Hirnabscesses* gebahnt. Dieser Vorgang macht es begreiflich, daß bei der Bildung eines Hirnabscesses sehr häufig *nicht* zu gleicher Zeit auch die Meningen diffus infiziert werden.

Oft liegt der Absceß nahe der Hirnoberfläche. Wo man zwischen dem Absceß und den Hirnhäuten eine Schichte mehr weniger normaler Hirnsubstanz antrifft, muß auf dem Wege feiner Blutgefäße die Infektion nach der Tiefe übergeleitet worden sein.

Im Vergleich mit den zahlreichen beobachteten Hirnabscessen sind die Fälle mehr diffuser *Encephalitis* ohne eitrigen Zerfall recht selten.

Bei HALÁSZ ein von der Keilbeinhöhle aus entstandener nußgroßer, breiig zerfallener Erweichungsherd über dem Chiasma.

II. Heterolateraler Sitz der Komplikation.

In der Regel sitzt der endokranielle Prozeß an derselben Kopfseite wie die ursprüngliche Nebenhöhlenentzündung. Aber nicht immer. Kontralateraler Sitz der sekundären Affektion ist mehrere Male beobachtet worden und hat dann fast immer unüberwindliche diagnostische Schwierigkeiten bereitet.

Die Wege, auf welchen die Infektion die gekreuzte Kopfseite erreicht hat, sind verschiedene gewesen:

a) Asymmetrische Entwicklung der Nebenhöhlen, wie wir sie bei der Anatomie sowohl an den Stirnhöhlen wie an den Keilbeinhöhlen und am hinteren Siebbein kennen gelernt haben.

In einem Falle HAEGGSTRÖMs wurde, als Ausgangspunkt einer rechtsseitigen Orbitalphlegmone, bei der Obduktion eine Eiterung der linken Keilbeinhöhle gefunden. Letztere war sehr groß und nach rechts verschoben, ohne jedoch mit der rechten Orbita in Berührung zu kommen.

b) Ein zweiter Weg ist der, daß die Entzündung von der primär erkrankten Nebenhöhle *auf die Schwesterhöhle* und von dort auf den Schädelinhalt übergreift.

Beispiel ist der Fall von SAGEBIEL: Zu einer chronischen Entzündung der linken Kiefer- und Siebbeinhöhlen gesellen sich akute, febrile Erscheinungen seitens der rechten Orbita. Der Obduktionsbefund ergibt: Defekt in der Nasenscheidewand, durch welche die eiternden Siebbeinhöhlen der beiden Siten zusammenhängen; Defekt in der Lamina cribrosa rechts, durch welchen eine Infektion des rechten Sinus cavernosus zustande gekommen ist. Offenbar hat die alte linksseitige Kiefer- und Siebbeineiterung bei einer akuten Exacerbation, wegen der die obere Nasenhälfte ausfüllenden Polypen keinen Ausweg gefunden und hat sie sich einen solchen nach dem rechten Siebbein hin geschaffen.

c) Im schon zitierten Fall von MANASSE hatte eine linksseitige Siebbeineiterung einen *beiderseitigen Extraduralabsceß* oberhalb der Siebplatte erzeugt und waren von diesem aus die Meningen der rechten *Hemisphäre* infiziert worden. Ähnliches bei MERTINS: Linksseitige Stirnhöhleneiterung, Extraduralabsceß an der Stirn, Absceß im rechten Stirnlappen.

d) Bei der *Osteomyelitis* der Schädelknochen und bei der *Phlebitis der Hirnsinus* kann infektiöses Material in jede beliebige Richtung verschleppt werden und können folglich auch Komplikationen in der kontralateralen Schädelhälfte auftreten.

Osteomyelitis z. B. bei GIANETTO: Akute Stirnhöhlenerkrankung links; Orbitalabsceß, Subduralabsceß und Hirnabsceß rechts.

In einigen Fällen bleibt es auch bei der Sektion unaufgeklärt, weshalb von einer rechten Nebenhöhle aus die linke Schädelhälfte von der Entzündung mitergriffen wird.

Z. B. im bereits zitierten Fall von Halász; in demjenigen von Hansberg (Absceß im linken Frontallappen bei rechtsseitigem Stirnhöhlenempyem; Höhle klein, innere Wand glatt, Dura nirgends mit dem Knochen verwachsen) u. a.

III. Extraduralabsceß

besteht überall da, wo sich infolge Eiteransammlung die Dura vom Knochen abhebt.

Die Resistenz der Dura, diesem Drucke und dieser infektiösen Nachbarschaft gegenüber ist eine außerordentlich verschiedene. Es gibt Fälle mit gewaltiger Ausdehnung der extraduralen Eiteransammlung.

Bei Hecht erstreckte sich dieselbe bis zur Gegend der Ohrmuschel, ohne daß es zu weiteren Komplikationen gekommen wäre. Bei Solowiejczyk und Karbowski füllte der Absceß die Hälfte der vorderen Schädelgrube aus und betrug die Eitermenge wohl 250 g.

Wird rechtzeitig operativ eingegriffen — breite Eröffnung des Abscesses und Ausschaltung des primären Entzündungsherdes — so wird, wie beim otitischen Extraduralabsceß, in der Regel Heilung erzielt.

Bleibt aber der Absceß sich selbst überlasssen, so entstehen weitere Komplikationen — Hirnabscesse, Meningitis, Sinusphlebitis —. In einer großen Reihe von Krankengeschichten findet man den Extraduralabsceß als Vorstadium dieser Affektionen angegeben.

Eine eigentliche *Symptomalotogie* des Extraduralabscesses besteht nicht. Es kann die Affektion völlig latent bestehen, besonders wenn eine Knochenfistel dem Eiter Abfluß gewährt. Ein frappantes Beispiel hiervon liefert mein Fall 8.

Der 23jährige Patient wird uns von der Universitätsaugenklinik zugesandt. Es war ihm dort eine linksseitige Orbitalphlegmone, welche mit der Stirnhöhle in Verbindung stand, operiert worden. Weil man weitere Nebenhöhlenerkrankungen vermutete, war er nach uns verwiesen worden.

Er hat eine eiternde Fistel über dem linken inneren Augenwinkel, Ödem des Oberlides, leichter Exophthalmus. Wir stellen eine chronische Polysinusitis fest. Der Allgemeinzustand ist ein guter. Patient hat, von der Fistel abgesehen, *keine einzige Beschwerde.*

Die rechte Kieferhöhle wird nach Luc operiert; eine Woche später sämtliche Nebenhöblen links, mit Ausnahme der gesunden Keilbeinhöhle, und zwar das Antrum und die Siebbeinzellen von der Fossa canina aus, die Stirnhöhle durch den gebräuchlichen Schnitt um den inneren Augenwinkel herum. Die durchbohrte orbitale sowie die äußere Wand der Stirnhöhle werden weggenommen und eine breite Verbindung nach der Nase hin geschaffen. Die cerebrale Höhlenwand zeigt sich, nach der Entfernung der Schleimhaut, glatt und weiß; allein in ihrem lateralen Anteil sitzt, in durchaus normal aussehender Umgebung, eine punktförmige Öffnung, offenbar eine Gefäßlücke, *aus welcher ein kleiner Eiterstrom herunterfließt.* Die äußerst dünne Wand wird hierauf ganz leicht, in toto, wie eine Eierschale herausgenommen. Die Dura zeigt sich im ganzen Bereich der Stirnhöhle rosarot, ödematös geschwollen, mit geruchlosem Eiter bedeckt. Nachbehandlung und Heilung ohne Besonderheiten.

Man begegnet aber auch im Laufe von Nebenhöhleneiterungen leichteren oder schwereren Zeichen eines Hirnleidens, welche nach der Eröffnung eines Extraduralabscesses prompt verschwinden. In einem Teil dieser Fälle dürfte eine Meningitis serosa an den ernsten Symptomen mitbeteiligt gewesen sein.

Ein Symptom — Kopfschmerz — dürfte wohl in den meisten Fällen vorhanden sein.

Manchmal werden die etwaigen Erscheinungen des Extraduralabscesses von denen des Grundleidens — der Nebenhöhlenentzündung — wie von denen sekundärer, ernsterer, endokranieller Prozesse verdeckt.

IV. Der rhinogene Hirnabsceß.

Der rhinogene Hirnabsceß hat in der großen Majorität der Fälle seinen Sitz in der Nähe des primären Erkrankungsherdes, wie dies von KOERNER auch für die otogenen Abscesse nachgewiesen worden ist. Beachtet man die engen anatomischen Beziehungen der Stirn- und Siebbeinhöhlen zum Frontallappen und die große Seltenheit der Hirnabscesse als Komplikation der Keilbeinentzündung, so ist es leicht erklärlich, daß die überwiegende Mehrzahl der rhinogenen Abscesse im vorderen Teil des *Stirnhirns* (vgl. S. 901) ihren Sitz hat.

Fast immer sitzt der Absceß an derselben Kopfseite wie die erkrankte Nebenhöhle. Doch kann *heterolaterale* Absceßbildung in verschiedener Weise zustande kommen (s. S. 917).

Abscesse *auf größerer Entfernung* vom primären Herde sowie auch *multiple Abscesse* kommen namentlich bei fortschreitender Osteomyelitis und bei der Thrombophlebitis der duralen Blutleiter zur Beobachtung. Bei diesen beiden Affektionen wird infektiöses Material durch die Blutbahn auf lange Wege verschlepppt; im ersteren Falle durch die Diploevenen, im zweiten durch die in den Sinus mündenden Hirnvenen.

Abscesse im Parietal- und Temporallappen sind nur ausnahmsweise beobachtet worden.

In einem Falle SCHLITTLERS entstand im Anschluß an eine Stirnhöhlenoperation Osteomyelitis, welche zu einem Absceß im *Occipitallappen* führte.

In einem von JOACHIM (zu knapp!) beschriebenen Fall von Hirnabsceß unter dem Os parietale bei Stirnhöhlenentzündung mag vielleicht der Sinus longitudinalis als Überbringer der Infektion übersehen worden sein.

HOLMGREN betrachtet in seinem Fall den Absceß als metastatisch; damit bleibt aber der Weg der Infektion eine offene Frage.

In meinem Osteomyelitisfall (3) entwickelte sich je ein Absceß in beiden Stirnlappen.

Das *klinische Bild* des rhinogenen Hirnabscesses gleicht im großen und ganzen demjenigen der Abscesse anderen Ursprunges, namentlich der otogenen Abscesse. Zur Vermeidung von Wiederholungen sei nach dem betreffenden Kapitel verwiesen.

Auffallend ist in einem großen Teil der rhinogenen Hirnabscesse die völlige Abwesenheit kennzeichnender Symptome. Dies hängt damit zusammen, daß diese Abscesse fast immer im vorderen Teil des Frontallappens, in der sog. „stillen Zone" des Gehirns, ihren Sitz haben.

Daß sogar große Stirnhirnabscesse *absolut symptomlos* bestehen können, wenn nur der Eiter abfließen kann, wird durch einen Fall MAC KENZIES und durch meine Fälle 7 und 8 (S. 918) sehr schön illustriert.

Der Patient MAC KENZIES wurde in das Hospital aufgenommen mit einer Fistel in der rechten Augenbraue, welche in die Stirnhöhle führte. 6 Wochen vorher hatte er einen Absceß an dieser Stelle gehabt, nach dessen Spaltung die Fistel bestehen blieb. Er war völlig beschwerdenfrei, war seinem Geschäfte nachgekommen, hatte Fußballwettstreite besucht usw.; er kam bloß wegen der Fistel. Nun zeigte sich, daß die Sonde ungewöhnlich tief eingeführt werden konnte. Auch auf dem Röntgenbilde war der Sondenknopf weit im Gehirn nachweisbar. Bei der Operation wurde ein Defekt sowohl in der orbitalen wie in der cerebralen Stirnhöhlenwand und ein großer Hirnabsceß gefunden.

Mein Fall 7 zeigt mit dem vorigen die größte Ähnlichkeit.

Die 16jährige Patientin bekommt nach einer leichten Erkältung Kopfschmerzen und Schwellung des rechten Auges. Von einem hiesigen Nasenarzte wird endonasal das Siebbein ausgeräumt. Wegen Fortbestehen der Augenschwellung und leichter „meningealer Erscheinungen" (langsamer Puls, Erbrechen) hat er dann das Siebbein von außen geöffnet. Patientin war danach beschwerdenfrei; nur hat sich die Fistel nicht schließen wollen.

Als sie sich bei uns vorstellt, besteht eine leichte Protrusion des rechten Bulbus, leichte Schwellung des Oberlides und eine Fistel über dem inneren Augenwinkel, aus welcher fortwährend stinkender Eiter über die Nasenseite herunterfließt. Sonst keinerlei Beschwerden kein Kopfschmerz. In der Nase kein Sekret. Bei der Operation zeigt sich, daß der Stirnhöhlenboden teilweise, die cerebrale Wand der Höhle größtenteils fehlt. Die mit Granulationen bedeckte Dura liegt in der Orbita; die Fistel führt direkt in einen großen Absceß aus der eine erstaunliche Menge *mit Gasblasen gemischten* Eiters hervorquillt. Die Fistel wird erweitert.

Die Heilung geht so rasch von statten, daß schon am 5. Tag p. o. die Sonde kaum mehr eingeführt werden kann. Auch die äußere Wunde hat sich sehr schnell geschlossen und es geht dem Mädchen ausgezeichnet.

Auch Chamberlin beschreibt einen umfangreichen Stirnhirnabsceß („practically the whole of the frontal lobe gone") bei einem Patienten, bei dem alle Hirnsymptome fehlten.

Nur zwei Erscheinungen haben, wenn deutlich vorhanden, einen gewissen lokalisatorischen Wert: 1. einseitige *Geruchsstörungen*; 2. *Veränderungen des Charakters und der Stimmung*, und zwar sind diese Gemütsveränderungen sowohl bei rechts- wie bei linksseitigem Sitz des Abscesses wahrgenommen worden.

Mein Patient 3 (S. 907) mit osteomyelitischen Stirnlappenabscessen zeigte eine gänzlich unmotivierte heitere Stimmung, in der er sogar seine Bitten und Antworten in Gesangsform äußerte. Auch die Patientin Treitels zeigte solche krankhafte Heiterkeit. Reinking erwähnt bei einem Falle von rechtsseitigem Stirnlappenabsceß bei einem 37jährigem Manne: „eigenartige Charakterveränderung, unmotiviertes Lachen, kindisches Greifen nach Gegenständen usw". St. Clair Thomson erwähnt: „komisches Wesen, das für hysterisch gehalten wurde".

Erst wenn die Einflußsphäre des Abscesses den hinteren Teil der Frontalwindungen und die präzentrale Windung oder, gar nicht selten, den motorischen Teil der inneren Kapsel[1]) erreicht, zeigen sich motorische Erscheinungen von seiten *des Facialis, des Armes und des Beines der gekreuzten Körperseite*. Bei linksseitigem Sitz kommen auch *Sprachstörungen* zur Beobachtung.

V. Die Blutleiter der harten Hirnhaut.

Die Blutleiter der harten Hirnhaut können bei Nasennebenhöhlenentzündungen in verschiedener Weise miterkranken. Wie bei den Mittelohreiterungen der Sinus lateralis, so ist beim Frontalempyem der Longitudinalis superior, bei der Keilbeinhöhlenentzündung dagegen der Cavernosus der am meisten gefährdete.

Außer auf dem (häufigsten) direkten Wege durch die Keilbeinhöhlenwand hindurch kann der *Sinus cavernosus* auch von sämtlichen Nebenhöhlen aus durch Vermittlung der Venae ophthalmicae infiziert werden. In derselben Weise wird ja dieser Sinus gelegentlich von einem Gesichtsfurunkel aus infiziert.

Eine dritte Infektionsmöglichkeit ist durch die Verbindung des Plexus pterygo-maxillaris mit dem Sinus cavernosus oder jedenfalls durch die enge Nachbarschaft zwischen der Flügelgaumengrube und der Parasellargegend gegeben. Dieser Weg ist derjenige, den die Infektion geht in den nicht so seltenen Fällen von Cavernosusphlebitis nach Mandelentzündungen. Persönlich kenne ich einen Fall nach Peritonsillarabsceß.

Oertel beschreibt 2 Fälle, in welchen von einer Gesichtsinfektion aus der Cavernosus infiziert wurde, und zwar mit großer Wahrscheinlichkeit in dem einen Fall von einer Rasierwunde in der Schläfengegend aus, durch Vermittlung der Venae temporales profundae und des Plexus pterygoideus; im zweiten Fall von einem Nasenrückenfurunkel aus auf der Bahn des Nervus und der Arteria infraorbitalis nach der Fossa pterygo-palatina und von hier vielleicht auf venösem, sicher aber auch auf dem lymphatischen Wege zum Cavernosus. Die in diesem Falle beobachtete akute Entzündung der Kieferhöhlen- und Siebbeinschleimhaut seien, ebenso wie die Abscesse in der Flügelgaumengrube und die Rachenentzündung, durch den genannten Verlauf der Infektion leicht erklärlich.

Die Phlebitis des *Sinus longitudinalis superior* ist als primäre Komplikation von Stirnhöhlenentzündung ein seltenes Ereignis. Die Beziehungen dieses Blutleiters zur Stirnhöhle sind viel weniger innige als diejenigen zwischen

---

[1]) Man vgl. die Tafel 15 im Killianschen Atlas.

Cavernosus und Keilbeinhöhle oder zwischen Lateralis und Mastoid. Es kann aber die Entzündung des Sinus longitudinalis auch durch Vermittlung einer Osteomyelitis des Stirnbeins (vgl. S. 907) oder eines ausgedehnten Extradural-abscesses zustande kommen.

Sowohl vom Cavernosus wie vom Longitudinalis aus setzt sich die Entzündung evtl. *in sämtliche andere Sinus fort.* Fast regelmäßig geschieht dies vom erst erkrankten Sinus cavernosus aus, auf dem Wege des Sinus circularis, in den Cavernosus der anderen Kopfseite.

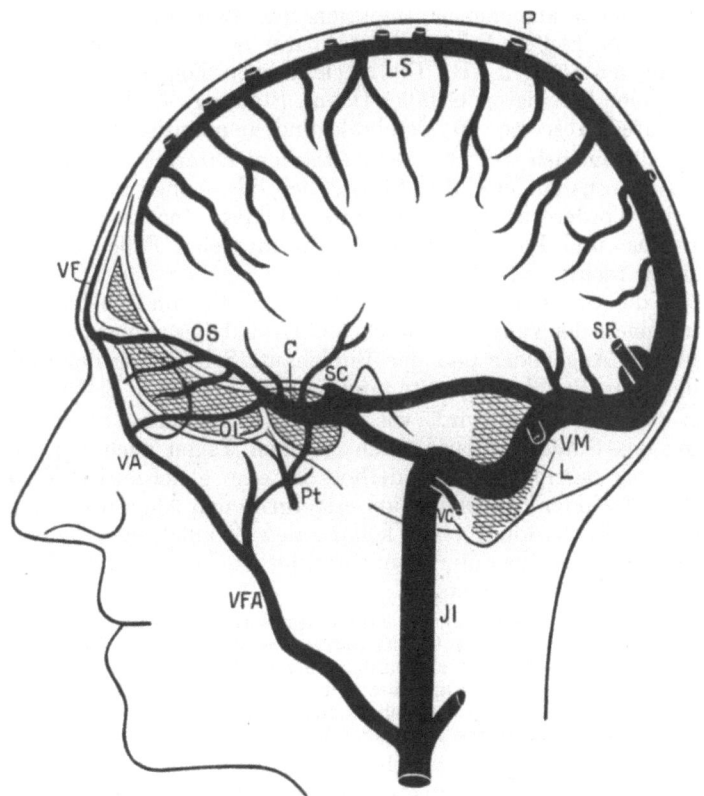

Abb. 5. Schema der Blutleiter der harten Hirnhaut.
C Sinus cav., JI V. jug. int., L Sinus later., LS Sinus longitud. sup., OI V. ophthalm. inf., OS V. ophthalm. sup., P Emiss. parietale, Pt Plexus pter.-max., SC Sinus circul., SR Sinus rect., VA V. angular., VC V. condyl., VF V. front., VFA V. fac. ant., VM V. mastoidea.

KNAPP liefert das Beispiel einer ganz anderen Entstehungsweise einer sekundären *Lateralis*-Phlebitis. Eine von der erkrankten Stirnhöhle aus entstandene Osteomyelitis ergriff in ihrem weiteren Verlauf das Schläfenbein; verursachte hier einen Extradural-absceß und eine Thrombose der Vena mastoidea, mit konsekutiver Phlebitis des Sinus lateralis und Tod an Pyämie.

Durch *retrograde Fortpflanzung der Entzündung* auf die in die betroffenen Blutleiter mündenden Venen entstehen sekundäre Absceßbildungen. Auf diese Weise kommt im Verlaufe der (otogenen) Lateralisthrombose der subperiostale Absceß hinter dem Mastoid; bei Phlebitis des Bulbus jugularis der tiefe Nacken-absceß zustande. Als Folgen der Phlebitis des Longitudinalis superior, in welchen zahlreiche meningeale und cerebrale Venen sowie auch Venae perfo-rantes des Schädeldaches münden, entstehen *extra- und intradurale und intra-*

cerebrale Eiterungen und *subperiostale Abscesse* an verschiedenen Stellen des Kopfes. In derselben Weise gibt die Cavernosusphlebitis zur Bildung von *Orbitalphlegmonen* und von Abscessen in der Flügelgaumengrube Veranlassung.

Während also einerseits eine Orbitalentzündung die Ursache von Infektion des Cavernosus sein kann, so entsteht umgekehrt aus der Cavernosusphlebitis in manchen Fällen ein Orbitalabsceß.

Das *Krankheitsbild der Sinusphlebitis* setzt sich aus vier Gruppen von Erscheinungen zusammen:

A. Die Zeichen allgemeiner Infektion der Blutbahn: Pyämie mit stark intermittierendem Fieber, Schüttelfrösten und metastatischen Entzündungen, namentlich in den Lungen. B. Die mechanischen Folgen der thrombotischen Abschließung der beteiligten Gefäße: Ödem, Stauung. C. Die bereits beschriebenen regionären Abscesse. D. Cerebrale und meningitische Erscheinungen.

Ganz im allgemeinen steht bei der (otitischen) Lateralisphlebitis die Pyämie, bei der Cavernosusphlebitis die Stasis, bei der Longitudinalisphlebitis die Meningitis im Vordergrunde des Krankheitsbildes. Indessen fehlen auch bei der Cavernosus- und Longitudinalisphlebitis in vielen Fällen die pyämischen Erscheinungen nicht.

Das Bild der *Cavernosusphlebitis* wird beherrscht von den Stauungserscheinungen im Gebiete der Venae ophthalmicae. Es sind dies namentlich: Exophthalmus, Ödem der Augenlider und der Bindehaut, Schwellung der Conjunctivalvenen, Ödem der Papille resp. Stauungspapille, bisweilen Erblindung.

In den meisten Fällen wird, wie Macewen besonders betont hat, durch Vermittlung des Sinus circularis, nach wenigen Tagen auch *die zweite Orbita von der Stauung mitergriffen.* Wiederholt ist eine gleichzeitige Verminderung resp. das Verschwinden des Ödems am erstergriffenen Auge beobachtet worden als Zeichen der Entwicklung einer kollateralen Zirkulation.

Wenn die Vena facialis anterior mitbeteiligt ist, kann sich das Ödem auf die ganze Gesichtshälfte erstrecken.

In einem von Vossius beschriebenen Falle betsand als eine Folge der später autoptisch festgestellten Thrombophlebitis der *V. opthalmica superior*, eine vom inneren Augenwinkel schräg über die Wange nach unten sich hinterziehender Wulst, entsprechend der thrombosierten Venae angularis et facialis anterior. Für das Zustandekommen einer Cavernosusthrombose war keine Zeit gewesen. Auch in meinem hierunter zu beschreibenden Fall 1 entstand unter unseren Augen eine ähnliche Schwellung bis an den Unterkieferrand.

In anderen Fällen verbreitet sich das Ödem auf die ganze Stirnhälfte entsprechend einer Stauung im Gebiete der Vena frontalis.

Zu den weiteren lokalen Symptomen der Cavernosusthrombose gehören evtl. Erscheinungen seitens der Nerven, welche zu diesem Sinus in enger Nachbarschaft stehen resp. im Innern desselben verlaufen; das sind der Oculomotorius, Trochlearis, Abducens und der erste (auch der zweite) Trigeminusast. Durch Druck oder Entzündung im Gebiete dieser Trigeminusäste entstehen heftige Schmerzen im Auge und im Gesicht.

Im Falle Key-Abergs wurde einseitige Parästhesie und Hyperästhesie im Gebiete der beiden ersten Trigeminusäste beobachtet.

Wegen des Allgemeinzustandes des Kranken und wegen des Ödems ist der genaue Status der Lähmungen meistens nicht zu erheben. Oft besteht vollständige Unbeweglichkeit des Bulbus.

Als Beispiel einer von der Kieferhöhle ausgegangenen Cavernosusphlebitis gebe ich ganz kurz die Geschichte eines Falles eigener Beobachtung

Fall 1. Ein 12jähriger, blühender Knabe fängt plötzlich zu erbrechen an. Am vorigen Tage hat er in nicht sehr reinem Wasser geschwommen. Er war nie nasenleidend gewesen. Am nächsten Tag leichtes Fieber und Ödem um das rechte Auge herum. Abends auf diesem Auge Chemosis, Protrusio und hochgradige Bewegungseinschränkung des Bulbus, Erblindung und heftige Schmerzen, Temperaturanstieg. Am dritten Tage Zunahme der Schwellung, Temperatur 40°, zweimal etileptiformer Anfall. Im Laufe des Tages nimmt die Schwellung der Augenlider rechts so sehr zu, daß das Auge nicht geöffnet werden kann. Am Abend Bewußtlosigkeit. Die linken Extremitäten sind schlaff. Knie- und Fußreflexe links sind abwesend; fortwährend Bewegungen in den rechten Extremitäten; profuses Schwitzen; Temperatur 40,7°; Puls 56.

Patient ist nach Amsterdam transportiert worden und wird am nächsten Morgen von mir operiert. Das Ödem hat sich über die rechte Schläfe ausgebreitet. Jetzt sind auch die linken Augenlider stark geschwollen, so daß beide Augen nicht mehr geöffnet werden können. Aus dem rechten Nasenloch kommt braunes Sekret hervor. Die bei erhaltenem Bewußtsein gemachte Nasenuntesuchung hat ergeben, daß die rechte Nasenhälfte durch Schwellung ihrer lateralen Wand völlig verlegt war. Adrenalin hatte nicht den geringsten Einfluß auf die Schleimhautschwellung, welche offenbar als eine Folge von Stauung zu deuten ist. Bei Rhinoscopia posterior Sekret unter der stark geschwollenen mittleren Muschel. An den Ohren nichts Abnormes.

Durch einen Schnitt um den inneren Augenwinkel herum wird die rechte Orbita eröffnet, welche frei von Eiter ist. Auffällig ist das Fehlen von Blutung und die geringe Adherenz des Periostes. Stirnhöhle und Siebbein werden eröffnet; sie sind ganz normal. Darauf wird in der Fossa canina *die Kieferhöhle* eröffnet. Dieselbe ist mit schmutzig-blutig-eitrigem Sekret gefüllt und zeigt Schleimhautschwellung mäßigen Grades. Die orbitale Knochenwand ist intakt.

Nach 3 Tagen Exitus, nachdem das Gesichtsödem sich bis zum rechten Unterkieferrand ausgedehnt hat. Temperatur immer über 40°; das Bewußtsein war in diesen Tagen stark umnebelt. Die Orbitalgaze war stets ohne die Spur von Sekret. Keine Obduktion.

Wenn auch die autoptische Bestätigung fehlt, so steht es doch außer jedem Zweifel, daß in diesem Falle von der akut entzündeten Kieferhöhle aus die beiden Sinus cavernosi und die rechte V. ophthalmica infiziert worden sind. Es liegt auf der Hand anzunehmen, daß die Infektion durch Vermittlung von kleinen, das Antrumdach durchbohrenden Venen zustande gekommen ist. Es ist aber gerade so gut möglich, daß sie den Weg der V. nasalis posterior, V. spheno-palatina, Plexus pterygoideus und dessen cerebralen Anastomosen gewählt hat. Im ersteren Falle muß die Infektion von der Ophthalmica auf den Cavernosus, im letzteren Falle umgekehrt vom Cavernosus auf die Ophthalmica übergegangen sein. Für die letztere Auffassung sprechen zwei Tatsachen: 1. Die bis zum Ende beobachtete Abwesenheit von Orbitaleiterung und namentlich 2. die mächtige, durch Adrenalin nicht zu beeinflussende Schwellung der Nasenschleimhaut. Ich habe dieses Symptom in der Literatur der Cavernosus- und Ophthalmicathrombose nicht finden können. Wenn aber außer einer Thrombose der V. ophthalmica auch eine solche der V. spheno-palatina besteht, so ist die beschriebene Stauung in der Nasenschleimhaut leicht erklärlich.

Die Verhältnisse am Sinus cavernosus sind so komplizierte, daß es am Lebenden fast nie und sogar bei der Autopsie noch gar nicht immer möglich ist, den Infektionsweg mit Sicherheit festzustellen.

Das klinische Bild der *Longitutinalisphlebitis* ist manchmal ein recht undeutliches. Das eine Mal überwiegt die Pyämie, das andere Mal die meningitischen und cerebralen Erscheinungen. Nach den älteren Verhandlungen über Longitudinalisthrombose sollen motorische Reizerscheinungen dabei häufig vorkommen.

Wenn vorhanden, sind nach KILLIAN für die rhinogene Longitudinalisphlebitis am meisten charakteristisch *Schmerzen in der Scheitelgegend* und Absceßbildung über dem Scheitelbein, entsprechend dem Foramen (Emissarium) parietale. Auch an anderen Stellen der Frontal- und Scheitelgegend können subperiostale Abscesse auftreten. Denselben entsprechen dann fast immer Extraduralabscesse.

Das Endstadium wird in der Regel von der *Meningitis* beherrscht. Nicht immer; in einem Falle ECKSTEINS wurde sogar autoptisch keine Meningitis gefunden. Auch fehlten hier sämtliche typische Erscheinungen.

Als Beispiel eines Falles, in dem das KILLIANsche Krankheitsbild im großen und ganzen vorhanden war, erwähne ich denjenigen von MEURERS: Ein linksseitiges Stirnhöhlenempyem führt zu einem solchen rechts. Von hier wird durch die Venae diploeticae frontales der Sinus longitudinalis und weiter das Emissarium parietale infiziert und thrombosiert. Es kommt vom Sinus longitudinalis aus zu einem Subduralabsceß, der seinerseits durch das Foramen parietale zur Infektion der Galea und zu Osteomyelitis der Diploe führt. Bei der Obduktion wird eitrige Thrombophlebitis des Sinus sowie der Meningealvenen festgestellt.

Es folgen jetzt in kurzem Auszug drei noch nicht veröffentlichte Krankengeschichten DE KLEYNS.

1. Mädchen, 12 Jahre. Akute Entzündung beider Stirnhöhlen; beiderseitiger Orbitalabsceß. Pyämische Temperaturen, welche nach der Operation der Stirnhöhlen und der Abscesse fortbestehen. Im Eiter sowie im Blute (einer Armvene) Streptokokken. Nach einigen Tagen plötzlich ausgedehnte, fluktuierende Schwellung über den ganzen Schädel bis auf den Hinterkopf. Bei Incision eine große Menge flüssigen Blutes; das ganze Schädeldach ohne Periost freiliegend. Nach 10 Tagen Exitus.

Obduktion: In beiden Mm. temporales Eiter. Thrombose des Sinus longitudinalis superior und des rechten Cavernosus. Meningitis der ganzen Hirnoberfläche. Extradurale Eiterung mit nachweisbarer Verbindung mit dem Longitudinalsinus; auf dem linken Frontallappen oberflächliche Encephalitis. Keilbeinhöhlen frei. Beide Augenhöhlen in der Tiefe frei.

2. Knabe, 11 Jahre. Große fluktuierende Schwellung über dem Nasenrücken. Starkes Ödem über dem linken Stirn- und Schläfenbein sowie des linken oberen Augenlides. In der Nase dicker Eiter. Operation der linksseitigen Stirnhöhleneiterung. Bakteriologisch Staphylokokken. In den nächsten Tagen Schwellung am Occiput und später Ödem über dem ganzen Kopf. Temperatur 40⁰.

Obduktion: Beide Temporalmuskeln vereitert. Auf dem rechten Os parietale ein Eiterbläschen. Auf der Dura beider Stirnlappen Eiter; ebenfalls an mehreren Stellen der Pia. Der Sinus longitudinalis enthält in seinem vorderen Teil vereiterte Thrombi; sämtliche andere Blutleiter sind frei. Mikroskopisch wird nur in ganzer Nähe der linken Stirnhöhle Osteomyelitis festgestellt.

3. Kind von 11 Monaten. Nach Schnupfen leichtes Ödem der beiderseitigen Augenlider, dann hohes Fieber und plötzlich Ödem über die Mitte des Kopfes vom Nasenrücken bis zum Occiput. Das Ödem verbreitet sich über den ganzen Kopf. Es werden zwei große,

	Thrombophlebitis des		
	Sinus lateralis	Sinus cavernosus	Sinus superior
Häufigkeit	häufig	selten	sehr selten
Infektionsweise	direkt vom Mastoid	a. meistens direkt vom Sphenoid, b. selten indirekt durch Venen	indirekt durch: a. Venen, b. Osteomyelitis c. Extraduralabsceß
Hauptsymptom	Pyämie	Stauung	Meningitis
Diagnose	meistens leicht, durch Operation bequem zu bestätigen	meistens leicht	äußerst schwierig
Pyämie	fast immer	oft, aber durchaus nicht konstant	
Stauungserscheinungen	unbedeutend	höchst charakteristisch	unbedeutend
Sekundäre Abscesse	hinterm Ohr	orbital	auf dem Scheitel
Meningitis und Hirnabsceß	selten	häufig	sehr häufig
Stauungspapille	in 20—50%	in der groß. Mehrzahl	?
Beteiligung von Nerven	selten, IX—XII.	häufig, II—VI.	nie
Zugänglich für Operation	ausgezeichnet	höchst unbefriedigend	thoretisch ja
Prognose	ziemlich günstig	schlecht	
Häufigste Todesursache	Pyämie (Meningitis)	Meningitis	

Eitertaschen, die eine rechts, parietal, die andere links occipitaltemporal, incidiert. Dann folgt Nekrose der Haut über dem Hinterkopf und dem Scheitel. Die schwarz verfärbte Haut wird mit der Schere abgetragen. Rechts liegen sämtliche Schädelknochen gänzlich entblößt und sind schneeweiß. Die am Occiput inserierenden Muskeln sind teilweise nekrotisch. Allmählich entstehen dann auf der weißen Knochenfläche rote Pünktchen und Inselchen, von welchen aus sich eine vollständige Granulation des Schädeldaches entwickelt; auch wachsen die großen Hautlappen wieder fest und erfolgt ungestörte Heilung. Nur ist ein paar Monate nachher im Harn massenhaft Fett aufgetreten, um nach einer Woche wieder spurlos zu verschwinden.

Diese Fälle sind deshalb interessant, weil innen, als ein bei der rhinogenen Longitudinalisphlebits noch nicht beschriebenes Symptom ein *Ödem über dem ganzen Kopf* gemein ist. Auch sind die Nekrosen der Temporal- und Occipitalmuskeln bemerkenswert. Der dritte Fall, der übrigens nicht von den Nebenhöhlen, sondern direkt von der oberen Nasenpartie ausgegangen ist (vgl. S. 903 die Gefäßverbindungen zwischen Nasen- und Schädelhöhle), ist wohl der erste Fall von (spontaner) Heilung einer rhinogenen Longitudinalisphlebitis. Wenn auch die Phlebitis nicht durch Operation sichergestellt worden ist, so unterliegt dennoch meiner Ansicht nach die Diagnose keinem Zweifel.

Aus nebenstehender Tabelle ergeben sich die Differenzen zwischen den beiden rhinogenen Formen von Sinusphlebitis und der otogenen Lateralisthrombose.

VI. Die eitrige Leptomeningitis.

Die eitrige Leptomeningitis ist deshalb die häufigste aller endokraniellen Komplikationen, da sie sowohl primär von den kranken Nebenhöhlen aus erweckt, wie sekundär als Terminalerkrankung bei allen den anderen Komplikationen auftritt. Als primäre Komplikation dürfte sie, was die Stirnhöhle anlangt, nicht gar so häufig vorkommen wie der Hirnabsceß, bei Siebbein- und Keilbeinhöhlenentzündung aber steht sie auch als primäre Komplikation an der Spitze.

Der Verlauf der diffusen rhinogenen Meningitis ist fast immer ein rascher; ihre Dauer in den meisten Fällen nicht mehr als eine Woche. Luc hat die „postoperative hyperakute Meningitis" als eine besondere Gattung dargestellt. Ein Beispiel eigener Beobachtung habe ich oben (S. 904) angeführt. Dagegen kann die umschriebene Form — „intraduraler", „subduraler" oder „intrameningealer" Absceß — etwas länger standhalten, doch führt sie fast ausnahmslos zu diffuser Meningitis.

Kraemar beschreibt eine Meningitis von sehr protrahiertem Verlaufe bei chronischer Siebbeineiterung. Während eines Zeitraumes von einem Jahr sind 10 meningitische Anfälle aufgetreten; zwischen den einzelnen Anfällen bestand vollkommenes Wohlbefinden. Kraemer erklärt den intermittierenden Charakter dadurch, daß sich zuerst ein circumscripter meningitischer Herd gebildet habe, welcher von Zeit zu Zeit Ausgangspunkt einer Überschwemmung des Arachnoidalraumes gewesen sei. Sicherlich sei dies der Fall gewesen bei dem letzten, zum Exitus führenden Anfall.

Mit Bezug auf die *Symptomatologie* der eitrigen Meningitis muß ich nach den Handbüchern der Neurologie und der inneren Medizin verweisen.

VII. Die Meningitis serosa.

Die Meningitis serosa kann — wenigstens dem klinischen Bilde nach — als eine abgeschwächte Form resp. Vorstadium der eitrigen Leptomeningitis betrachtet werden, wobei die Flüssigkeitsmenge im Subarachnoidalraum abnorm vermehrt, evtl. auch lokal die Hirnsubstanz serös durchtränkt ist — *Meningoencephalitis serosa.*

In einem Teil der Fälle ist die Affektion als ein den primären Krankheitsherd umgebendes entzündliches Ödem zu deuten, welches nach der zeitigen Ausschaltung dieses Herdes wieder verschwindet.

Mit gleicher Genese kommt *als sekundäre Komplikation* auch bei anderen endokraniellen Prozessen eine seröse Meningitis zustande.

So in einem Falle von Schröder, wo bei der Autopsie ein rechtsseitiger Stirnlappenabsceß und eine Meningitis serosa der rechten Hemisphäre gefunden wurde.

Hoffmann schreibt in seinem Falle multipler Hirnabscesse das Fieber, welches höher war und länger andauerte, als man es sonst bei Hirnabscessen beobachtet, einer komplizierenden Meningitis serosa zu, wie das auch Leukert in einem Falle otitischen Abscesses getan hat.

Das bei Hirnabscessen häufig vorkommende kollaterale Hirnödem, das zu den sog. Fernsymptomen Veranlassung gibt, dürfte wesentlich von gleicher Ordnung sein wie die hier beschriebene Form der Meningoencephalitis serosa.

In anderen Fällen aber ist die Meningitis serosa als eine durch wenig virulente Bakterien verursachte Form der Leptomeningitis zu deuten, bei welcher im Lumbalpunktat evtl. auch Bakterien nachweisbar sind.

Dies trifft auch zu für die interessante Beobachtung Ramdohrs, eines Falles umschriebener, aber weiterwandernder, durch Staphylokokken verursachter, gutartiger Meningitis, den er als einen rhinogenen Fall des Mendelschen sensiblen Hirnrindenkrampfes betrachtet.

In der Kasuistik der endokraniellen Nebenhöhlenkomplikationen ist die Meningitis serosa nicht stark vertreten. Gerber erwähnt als selbständige Komplikation der Stirnhöhleneiterung nur zwei Fälle. Für sämtliche Nebenhöhlen habe ich die Gesamtzahl auf 38 Fälle bringen können. Dazu gehört auch der eigene Fall Gerbers (Nr. 23), den er selbst nicht hat etikettieren wollen. Als typisches Beispiel einer rhinogenen Meningitis serosa sei die Krankengeschichte hier ganz kurz erzählt.

Schnupfen mit Stirnhöhlenentzündung rechts. Nach 4 Tagen plötzlich ungeheure Kopfschmerzen, Nackensteifigkeit, Pulsverlangsamung. Trübes, unter hohem Druck stehendes Lumbalpunktat; mikroskopisch Leukocythen; keine Bakterien. Linksseitige Facialisparese. Große Apathie. Zwei bis drei Wochen nach der Stirnhöhlenoperation bedeutende Besserung; dann völlige Heilung.

Weil die Fälle fast alle zur Heilung kommen, herrscht in der Diagnostik immer etwas Unsicheres und Willkürliches. Man ist gerne geneigt meningitische Erscheinungen, welche nach der Nebenhöhlenoperation verschwinden, einer aposterioristischen Serosa zuzuschreiben. Für eine Wahrscheinlichkeitsdiagnose soll aber wenigstens der Nachweis des erhöhten Liquordruckes entweder bei der Lumbalpunktion oder bei der Duraspaltung verlangt werden.

Es existieren ja auch andere Formen leichter, evtl. umschriebener Hirnhautentzündung, welche entweder in diffuse eitrige Meningitis übergehen oder zur Heilung gelangen und welche sich im letzteren Falle einer genauen Erkennung entziehen. Auch die in der Kinderpraxis sehr geliebte „meningeale Reizung" soll von diesem Gesichtspunkt aus betrachtet werden.

VIII. Epidemische Zerebrospinalmeningitis.

Ob auch die epidemische Cerebrospinalmeningitis zu den Komplikationen der Nebenhöhlenentzündungen zu rechnen sei, ist eine noch offene Frage. Embleton und Peters haben in 3 Fällen bei Erwachsenen eine eitrige Keilbeinentzündung und im Eiter derselben den Meningokokkus festgestellt. Auch konnten in 2 Fällen nach dem Tode im entzündeten Knochen um den Sinus herum diese Keime nachgewiesen werden. Später hat Embleton unter 34 Autopsien von Personen, die an Cerebrospinalmeningitis gestorben waren, 32mal Keilbeinhöhlenempyem festgestellt. Er nimmt an, daß die Meningokokken durch die Lymphbahnen nach der Schädelhöhle transportiert würden. Später beschrieb Peters eine Autopsie mit einem geschlossenen Empyem in der Keilbeinhöhle. Beim Einschnitt in das knöcherne Dach der Höhle spritzte der Eiter förmlich heraus. Bei Patienten mit Rückfall wurde nach der operativen Eröffnung der Keilbeinhöhle der kokkenfreie Rachen wieder kokkenhaltend.

Diese Befunde sind im Widerspruch zu denen Edmund Meyers, der in 100 Fällen von Cerebrospinalmeningitis die Keilbeinhöhlen ausnahmslos frei gefunden hatte.

Dan Mac Kenzie betont, daß Embleton den strikten Nachweis des Transportes durch die Lymphbahnen nicht erbracht hat. Auch zitiert er Westerhoeffer, der bei der

Cerebrospinalmeningitis die Hypophyse im Eiter eingebettet fand; ausschließlich aber deren seitliche Teile, während der untere, dem Keilbeinkörper benachbarte Teil immer frei geblieben war. Er sei der Meinung, daß die Infektion in der Gegend der Hypophyse von den Hirnhäuten und nicht vom Keilbein herrührt, in ähnlicher Weise wie am Labyrinth die Infektion von den Meningen aus erfolgt. Ursprünglich hatte WESTENHOEFFER die Keime durch Lymphtransport vom Nasenrachenraum nach dem Schädel gelangen lassen. Später hat er zugestanden, daß die lymphogene Entstehungsweise der Genickstarre des mikroskopischen Beweises bis jetzt entbehrt.

SCHREIBER und GOLDBERG sahen 18 Stunden nach einer kosmetischen Nasenoperation eine heftige Cerebralmeningitis eintreten, als deren Erreger am 11. Krankheitstage der Meningococcus intracellularis nachgewiesen wurde. Offenbar sei der Patient Kokkenträger gewesen und sei die Erschütterung bei der Operation und die Eröffnung von Blut- und Lymphbahnen als Ursache der Aktivierung und Verschleppung des Giftes anzusehen.

F. Die einzelnen Nebenhöhlen.

I. Statistik.

Die oben (S. 900) angeführten Statistiken habe ich durch weitere Literaturforschung fortgesetzt und denselben 248 dort nicht erwähnte Fälle hinzugefügt [1]). Die Resultate finden sich in untenstehender Tabelle.

Aus der HAJEKschen Siebbeintabelle habe ich den Fall PREYSING, aus seiner Keilbeintabelle die Fälle JESSOP und SCHWABACH gestrichen und die Fälle LASÈQUE-LASOURCE und HOLMES als Entzündungen der Hypophyse vorgeführt. Der Fall SANDFORT ist nach den extraduralen Abscessen, der Fall KANDER nach den Meningitiden transportiert worden.

Zu den GERBERschen 28 Fällen von *Extraduralabsceß* oder Pachymeningitis bei Stirnhöhlenentzündung sind hinzugekommen 19 (BRÜHL, BURGER (8), COCKS, v. EICKEN (3), IMPERATORI, JOHNSTON, KEIMER, KNUTSON, LEVY, LEWY, LUC, MAC KENZIE, SCHLITTLER, SKILLERN, SOLOWIEJCZYK-KARBOWSKI, VIERA, WORTHINGTON).

Weiter sind die HAJEKschen Angaben mit untenstehenden Zahlen vermehrt worden:

Extraduralabsceß: Bei Siebbeinentzündung: 3 (BUTLER, DANDOIS, KNUTSON); bei Keilbeinhöhlenentzündung: 3 (BRAWLEY, HAEGGSTRÖM, ROBERTSON).

Meningitis und *Subduralabsceß*: Stirnhöhlen: 25 [BRYAN (2), BUTLER (3), CAMPELL-RENLAND, CASADESUS, ERIZI, FREUDENTHAL, GHON, GRANT (2), HERZFELD, HOFER, KNUTSON (3), LANG, LEOPOLD, POLYAK, STERNBERG (3), UFFENORDE, VAN DEN WILDENBERG); Siebbein: 20 [BRONNER, BRYAN, BURGER (7), DOERNER, GERBER, GREGORY, HAIKE, HUBBY, KNUTSON, KRAEMER, S. H. MYGIND (4), PAPAROZZI, SCHLITTLER, SCHULZE, STRUYCKEN, STUCKY, WILLIAMS]; Kieferhöhlen: 1 (LEEGAARD); Keilbeinhöhlen: 13 [ANDREWS,

---

[1]) *Bemerkung bei der Korrektur* (Dezember 1924): Seit der Fertigstellung dieser Arbeit im Dezember 1922 ist eine wertvolle Arbeit TOTIS erschienen, die ich zu meinem Bedauern nicht mehr habe berücksichtigen können: Complicanze intracraniche di lesioni acute e croniche dei seni della faccia. Firenze 1923; und in verkürzter Form: Kasuistik der intrakraniellen Komplikationen der Nebenhöhlenerkrankungen seit den Arbeiten von GERBER und DREYFUSS (Zeitschr. f. Hals-, Nasen- u. Ohrenheilk. Bd. 7, S. 41. 1924).

Von weiteren Arbeiten sind mir bekannt geworden: BERRY: Two cases of brain abscess of nasal origin (Laryngol. 1924. S. 346); FALLAS: Cas de sinusite fronto-eth. max. avec méning. Arch. internat. de laryngol., otol.-rhinol. et broncho-oesophagoscopie. Tome 2, p. 1033. 1923; JODAS: Fall von Osteomyelitis der Schädelknochen nach Empyema sinusit. frontalis. Internat. Zentralbl. f. Ohrenheilk. 1924. S. 304; MANASSE: Die akute Osteomyelitis des Gesichtsschädels bei Nebenhöhleneiterung. Zentralbl. f. allg. Pathol. u. pathol. Anat. Sonderband. Bd. 33, S. 240. 1923; MYGIND, H.: Cas d'encephalate. rhinogène simulant an abscès cér. Acta oto-laryngol. Vol. 5, p. 235. 1923; SCHEIBE: Zur Lebensgefährlichkeit der Nebenhöhleneiterung. Zeitschr. f. Hals-, Nasen- u. Ohrenheilk. Bd. 6, S. 131. 1923; WALTZ: Double front. sinusit., subdur. absc. cure. Laryngol. 1922. S. 966.

Bondy, Fremel (3), Imperatori, Kander, Meurers, Neumann, Powell, Ramdohr, Roughton, Syme]; Polysinusitis oder unbekannt: 7 (Broeckaert, Delsaux, Guisez, Knapp, Knutson, Leegaard, Lindt).

Meningitis Serosa: Stirnhöhlen: 16 [Brat (2), Brown, Fraser, Galland, Gerber, Kahler, Lang, Mollison, H. Mygind (2), Reipen, Thrane (2), v. Walree (2)]. Siebbein: 9 [Anders, Galand, Gerhardt (2), Haike, Lange, S. H. Mygind (3)]; Keilbeinhöhlen: 1 (Faulkner); Polysinusitis: 1 (Knutson).

Hirnabsceß: Stirnhöhlen: 53 [Bellomo, Berens, Boot, Brat, Burger (III, VI, VII), Butgengeiger, Calhoun, Chamberlin, de Cigna, Elschnig, Fraser, Friedmann-Greenfield, Gianetto, Harris, Haugseth, Holinger, Holmgren, Hönig, Imperatori und Fassett, Key-Aberg, Kubo, Lang, Leegaard (4), Levy, Lithgow, Lübbers, Lynch, Manasse, Marschik, Mayer, Mac Coy, Mac Kenzie, Meurman, Möller, Mullen, Mundt, Pierce, Reinhard, Ruttin, Skouboe, Solowiejczyk-Karbowski, Sonnenschein, Struycken, Uchermann, Vaughan (2), White, van den Wildenberg]; Siebbein: 13 (Clerc, Coates, Collis-Walker, Heigel, Jessaman, Knutson, Lewy, Mac Coy, Meurman, Monteleone, Piffl, Struycken, Witt); Keilbeinhöhlen: 1 (Mac Bean); Polysinusitis: 5 [Burger (IV), Guisez, Holmes, Knutson, Möller).

Vereiterung der Hypophyse: 1 (Boggs-Winternitz).

Cavernosusphlebitis: Stirnhöhlen: 1 (Langworthy); Siebbein: 5 (Guttmann, Hilfrich, Langworthy, Sagebiel, Schlittler); Kieferhöhlen: 4 [Burger (I), Langworthy, Mac Kinney, Schlittler); Keilbeinhöhlen: 16 [Burger (V), Dean, Fraser, Galtung, Hawkins, St. Thom. hosp. report. Vol. 18, p. 120 (zit. nach Jansen), Hilfrich, Höston, Key Aberg, Leber, Leegaard, Lémeré, Lubliner, Ramdohr, Uchermann, Vail, Vossius]; Polysinusitis: 6 [Hubby, v. Eicken, Langworthy (3), Pergens).

Thrombosis sinus longitudinalis superior: Stirnhöhlen: 11 [Bourot-Lécard, Claoué, v. Eicken (2), Killian, de Kleijn (2), Rudberg, Uchermann (2), Zemann]; Kieferhöhlen: 2 (Claoué, Leegaard); Polysinusitis: 2 (Broeckaert), Schlemmer).

Thrombosis sinus lateralis: Polysinusitis: 1 (Jauquet).

Endokranielle Komplikationen der Nebenhöhlenentzündungen	Stirn-höhle	Siebbein	Kiefer-höhle	Keilbein-höhle	Polysinu-sitis oder un-bekannt	Total
Extraduralabsceß und Pachymeningitis ..	47	3	—	4		54
Meningitis (und Subdural-absceß)	83	35	2	43	7	170
Meningitis serosa	24	11		2	1	38
Hirnabsceß	140	25	5	1	5	176
Encephalitischer Erwei-chungsherd	—	—	—	2	—	2
Vereiterung d. Hypophyse.	—	—	—	3	—	3
Phlebitis des Sinus Caver-nosus	4	5	8	38	6	61
Phlebitis des Plexus venos. caroticus	—	—	1	—	—	1
Phlebitis d. Sinus longitud. superior	23	—	2	1	2	28
Phlebitis d. Sinus lateralis	—	—	—	—	1	1
Total	321	79	18	94	22	534

In dieser gewiß noch sehr unvollständigen Tabelle sind Pachymeningitis und Extraduralabsceß wie auch Meningitis serosa nur aufgenommen, wo sie als selbständige Komplikationen vorgeführt worden sind. Meningitiden sind nur erwähnt, insofern sie die primäre Komplikation der Nebenhöhlenentzündung bildeten. Bei den Thrombophlebitiden sind sekundäre Abscesse und Meningitiden vernachlässigt worden.

Die zahlreichen Fälle mit *mehrfacher Nebenhöhlenerkrankung* sind unter diejenige Höhle untergebracht worden, von welcher die endokranielle Erkrankung direkt ausgegangen ist. Sonst wäre die Kieferhöhle wohl etwas zahlreicher vertreten gewesen. Unter „Pansinusitis" finden sich nur die in dieser Hinsicht undeutlichen Fälle.

Die Stirnhöhle steht mit beinahe dreifünftel aller Fälle an der Spitze. Indessen waren in einem nicht geringen Teil dieser Fälle auch die Siebbeinzellen **erkrankt.**

Es ist aus der Tabelle weiter ersichtlich, daß die Meningitis in sämtlichen Nebenhöhlen ihren Ausgangspunkt haben kann und daß der Hirnabsceß überwiegend von der Stirnhöhle, fast nie vom Keilbein ausgeht. Von den Sinusphlebitiden geht — wie es die anatomischen Verhältnisse vermuten ließen — diejenige des Cavernosus vorwiegend (in zwei Drittel aller Fälle) von der Keilbeinhöhle, diejenige des Longitudinalis fast immer von der Stirnhöhle aus.

Kopfverletzungen und Traumen überhaupt sind — wenn nicht die Nebenhöhleneiterung bereits vorher bestand — nicht aufgenommen worden; ebensowenig die mit Nebenhöhleneiterung einhergehenden, von der Nase in die Schädelhöhle eingedrungenen Neubildungen. Auch die postoperativen Todesfälle sind ausgeschlossen worden.

II. Stirnhöhleneiterung.

Die Komplikationen der Stirnhöhleneiterung sind von GERBER 1909 in so erschöpfender Weise behandelt worden, daß heute kaum etwas anderes als neuere Kasuistik hinzugefügt werden kann. Seiner Arbeit seien folgende Daten entliehen:

Endokranielle Komplikationen treten sowohl bei *akuten* wie bei *chronischen* Stirnhöhlenentzündungen auf, jedoch etwas seltener bei den akuten (37 und 52). Die von mir hinzugefügten Fälle zeigen ein ähnliches Verhältnis. Indessen ist es bei akut einsetzenden Beschwerden oft schwer zu entscheiden, ob eine chronische Entzündung vielleicht zuvor bereits bestanden hatte.

Die *linke* Seite ist in der GERBERschen Sammelforschung häufiger als die rechte betroffen (39 und 21; beiderseitig 34mal). Das häufigere Betroffensein der linken Seite will GERBER dadurch erklären, daß die linke Höhle, nach einigen älteren Autoren, auch nach BOEGE, durchschnittlich größer als die rechte sei. ONODI bestreitet dies auf Grund radiographischer Untersuchungen an 1200 Schädeln. Wenn einige Autoren die linke, andere aber die rechte Höhle durchschnittlich größer gefunden haben, so spiele hier der Zufall unstreitig eine Rolle; auch das häufigere Beobachtetsein linksseitiger Komplikationen sei nur Zufallssache. Da ich unter meinen 125 neuen Stirnhöhlenfällen die rechte Höhle 45mal, die linke 44mal als Ausgangspunkt der endokraniellen Komplikation angegeben finde, muß ich ONODI wohl beipflichten.

In GERBERS Zusammenstellung ist das *männliche Geschlecht* fast doppelt so stark wie das weibliche vertreten (74 und 43). Dies stellt der Autor ebenfalls auf Rechnung der bei Männern durchschnittlich stärkeren Entwicklung der Stirnhöhlen. Unter meinen neueren Fällen stellt sich das Verhältnis noch stärker auf die Seite des männlichen Geschlechts: 61 gegen 23.

Endokranielle Komplikationen werden in jedem *Alter* beobachtet; das dritte Dezennium scheint bevorzugt zu sein. Bei Kindern werden sie gemäß der in diesem Alter meistens sehr geringen Ausbildung der Stirnhöhlen nur selten beobachtet. Gerber erwähnt 4 Fälle. Unter meinen neueren Fällen finden sich 10 Kinder von 10—12 Jahren und nur eines von 7 Jahren.

In einem guten Teil der Fälle erstreckt sich die Entzündung *auch auf andere Nebenhöhlen*. Unter Gerbers 149 Fällen traf dies wenigstens 59mal zu.

Von Gerbers 149 Fällen endeten 113 letal; von meinen neueren 121 Fällen, in welchen der Ausgang angegeben worden ist, war derselbe 79mal tödlich.

Der *Hirnabsceß* bildet, wie aus obenstehender Tabelle hervorgeht, die häufigste primäre Komplikation der Stirnhöhlenentzündung. Derselbe sitzt fast immer im Frontallappen, und zwar im vorderen, unteren Teil desselben. Viermal saß er im Temporallappen; einmal im Parietallappen. In mehreren, namentlich Osteomyelitisfällen bestanden mehrere Abscesse, z. B. bei Manasse ein Absceß im Stirnlappen und einer im Schläfenlappen.

In der großen Mehrzahl der Fälle hat die Infektion durch die hintere Höhlenwand ihren Weg genommen; in einigen Fällen aber durch die untere Wand hindurch, also durch Vermittlung der Augenhöhle.

Die von der Stirnhöhle ausgehende *Meningitis* ist zumeist eine Konvexitätsmeningitis.

Viel mehr als bei den anderen Nebenhöhlen spielt in der Kasuistik der komplizierten Stirnhöhlenentzündungen die *Osteomyelitis* eine Rolle mit.

III. Die Kieferhöhle.

Die Kieferhöhle kann, wenn auch selten, in verschiedener, immer indirekter Weise Ursache einer endokraniellen Entzündung sein:

1. Als Ausgangspunkt einer *Orbitalphlegmone*, welche ihrerseits auf alle die oben (S. 910) genannten Weisen zur Infektion des Schädelinhaltes führen kann.

2. Dadurch, daß die Infektion — ohne Zwischenkunft einer Augenhöhlenentzündung — entweder durch Rami perforantes die *Orbitalvenen* oder durch Vermittlung des *Plexus pterygoideus* den Sinus cavernosus erreicht. So war der Weg in meinem Cavernosusfall I (S. 922).

In einem Fall von Meurers kam die Cavernosusphlebitis dadurch zustande, daß von der Kieferhöhle aus der Plexus pterygoideus und dann durch retrograde Infektion, entlang einer mit dem zweiten Trigeminusast durch das Foramen ovale verlaufende Vene, der Cavernosus ergriffen wurde.

3. Dadurch, daß von einer vielleicht dentalen Kieferhöhlenentzündung aus die Infektion auf *andere Nebenhöhlen* und von dort auf den Schädelinhalt übergreift.

Dies war vielleicht der Entwicklungsgang des äußerst komplizierten Entzündungsprozessses im Falle, von welchem Domchowski bei der Obduktionsbefund mitteilt. Es bestand hier u. a. eine fistulöse Verbindung zwischen Kiefer- und Keilbeinhöhle, also in der später von Onodi als Seltenheit beschriebenen gemeinsamen Wand dieser beiden Höhlen. Ein zweiter Durchbruch verband die Keilbeinhöhle direkt mit dem Subduralraum.

In meinem Fall 7 ist von einem akuten dentalen Kieferhöhlenempyem aus das Siebbein, von hier aus die Orbita und von dort schließlich der Schädelinhalt infiziert worden.

Auch in dem Falle von Sagebiel dürfte die linksseitige chronische Kieferhöhlenentzündung die primäre Ursache der späteren vom rechten Siebbein aus induzierten Cavernosusphlebitis gewesen sein.

In einem Fall Uchermanns war der Gang des Prozesses folgender: Dentales Kieferhöhlenempyem rechts; Pansinusitis rechts; Thrombophlebitis des Sinus longitudinalis; Tod an Lungengangrän.

4. Durch Vermittlung einer von der erkrankten Kieferhöhle aus oder nach der Kieferhöhlenoperation entstandenen *Osteomyelitis*, welche vom Kiefer auf das Stirnbein übergreift und von da aus den Schädelinhalt infiziert; z. B. in einem Fall von Claoué.

Paunz rechnet hierher auch seinen 1. Fall; doch kommt es mir wahrscheinlicher vor, daß die primäre Ursache der letalen Komplikationen nicht in den entzündeten Nebenhöhlen, sondern in der durch das Trauma der Zahnextraktion bedingten Periostitis und Osteitis des Oberkiefers und des Stirnbeins zu suchen sei.

Dagegen ist in einem Falle von St. Clair Thomson die primäre Ursache der tödlichen, von der Stirnhöhle ausgehenden Meningitis eine Lucsche Operation der Kieferhöhle gewesen.

5. Durchbruch der hinteren Kieferhöhlenwand nach der Fossa pterygo-palatina her; von hier aus Infektion des Schädelinhaltes in verschiedener Weise.

Bei einer Patientin Westermayers (Schläfenlappenabsceß und ausgedehnte Meningitis) von der Fossa pterygo-palatina aus Infektion des Schädelinhaltes durch den großen Keilbeinflügel hindurch. Siehe auch oben (Kapitel C, VI. B) den Konietzko-Isemerschen Fall.

IV. Siebbeinzellen.

Die häufigste Komplikation des Siebbeinempyems ist die *Meningitis.* Abgesehen von den serösen Fällen, welche bis auf zwei nach Operation alle genasen, ist die Prognose der vom Siebbein aus induzierten Meningitis eine überaus ernste. Heilungen finde ich nicht verzeichnet. Im Gegensatz zu der von der Stirnhöhle ausgehenden Meningitis ist diese bei der Siebbeineiterung eine überwiegend basale und über die Lamina cribrosa am intensivsten lokalisiert.

Hajek gibt an, daß von 28 vorliegenden Fällen 12 akute Fälle waren. Umgekehrt aber befanden sich unter 23 von mir gesammelten neueren Fällen, wo die betreffende Angabe gemacht worden ist, nur 6 akute.

Auch der *Hirnabsceß* ist bei der Siebbeinentzündung eine relativ seltene Komplikation. Sitz desselben ist in der Mehrzahl der Fälle der Gyrus orbitalis.

Phlebitis des Sinus cavernosus bei Siebbeineiterung hat bis jetzt als eine große Seltenheit gegolten. Hajek erwähnt nur einen Fall von Preysing und diesen gewiß mit Unrecht.

Es handelte sich um ein Scharlachkind mit beiderseitiger Mittelohrentzündung und Naseneiterung mit einem vereiterten Drüsenpaket am Halse und einer Orbitalphlegmone, aber ohne Anzeige von Sinusphlebitis (das andere Auge blieb während vierwöchentlicher Krankheitsdauer frei) und bis zum Ende ohne jedes meningeale oder cerebrale Symptom.

In der späteren Literatur aber habe ich 5 Fälle von Cavernosusphlebitis bei Siebbeineiterung gefunden, von welchen 3 (Guttmann, Hilfrich, Sagebiel) mit Obduktionsbefund.

V. Keilbeinhöhlen.

Die endokraniellen Komplikationen der Keilbeinhöhlenentzündung sind 1906 von St. Clair Thomson in mustergültiger Weise bearbeitet worden. Er hat aus der Literatur 42 autoptisch kontrollierte Fälle zusammengetragen, von welchen 17 als Meningitis, 18 als Cavernosusphlebitis erkannt worden waren. Bei dieser letzteren Gruppe bestand zumeist auch eine (sekundäre) Meningitis.

In meiner Tabelle ist das Material auf 94 Fälle herangewachsen. Die Verhältnisse haben sich dabei etwas zugunsten der Meningitis geändert: Meningitis 43, Cavernosusphlebitis 38 Fälle.

Auch in den neueren Fällen ist die ursächliche Keilbeinentzündung vielfach verkannt worden. Von den 13 Meningitiden dieser Gruppe sind nicht weniger als 6 am Ohr operiert worden, während sich der wirkliche Sachverhalt erst bei der Obduktion gezeigt hat.

Als Hirnabsceß wird von Thomson nur der Fall von Lasèque-Lasource erwähnt, in welchem aber eine *Vereiterung der Hypophyse* gefunden worden war. Ähnliches wurde auch in einigen anderen Krankengeschichten (Holmes, Raymond, Moreau, Boggs-Winternitz) beobachtet. In allen diesen Fällen bestand auch eine Vereiterung der umgebenden Knochenteile.

Wirkliche Abscesse mitten in der Marksubstanz des Gehirns sind nur durch einen Fall vertreten, den Fall von Mac Bean. Hier wurde bei der Sektion ein großer Absceß im Stirnhirn gefunden. Eine Verbindung mit der erkrankten Keilbeinhöhle konnte nicht nachgewiesen werden.

Die endokraniellen Komplikationen der Keilbeinhöhlenentzündung haben eine außerordentlich *schlechte Prognose*. Nach Leegaard wäre kein einziger günstig verlaufener Fall bekannt. Ich finde einen Fall von Meningitis (Kander), eine Meningitis serosa (Faulkner), einen Extraduralabsceß (Brawley); — allerdings Seltenheiten, zugleich aber ebensoviele Warnungen, daß man sich nie, etwa wegen der hoffnungslosen Prognose, einer aktiven Therapie enthalten soll!

G. Diagnostik.

Die Diagnostik ist bis jetzt das schwierigste und das unvollständigste Kapitel in der ganzen Lehre der endokraniellen Komplikationen. Einmal vermischen sich vielfach die Symptome der endokraniellen Affektion mit denen der oft zu gleicher Zeit einsetzenden orbitalen Komplikationen und denen des Grundleidens; ein andermal sind die endokraniellen Prozesse selbst vielgestaltig und kompliziert und entbehren sie in manchen Fällen kennzeichnender Merkmale.

Wie übrigens auch bei den analogen otitischen Affektionen vermögen wir gar zu häufig nur die zweifelhafte Diagnose eines endokraniellen Leidens überhaupt zu stellen. Dies ist der Fall, wenn sich zu einer festgestellten Nebenhöhlenentzündung vage Erscheinungen, wie Krankheitsgefühl, Appetitmangel, Kopfschmerz, Schwindel, Erbrechen u. dgl. hinzugesellen. Umgekehrt wird in der allgemeinen Praxis bei eklatanten meningitischen oder cerebralen Erscheinungen noch gar zu oft an die Möglichkeit einer nasalen Genese überhaupt nicht gedacht.

Gerber erwähnt in der Einleitung seines Buches 7 Fälle, wo am Ohr operiert wurde und der Patient seinem rhinogenen Hirnleiden erlag. Später hat er tragischerweise dieser Liste einen Fall eigener Beobachtung hinzufügen müssen.

Weitere ähnliche Fälle sind seitdem von Bondy, Fremel (3 Fälle), Knutson, Neumann, Ramdohr und Roughton mitgeteilt worden.

Andere Male wird erst durch einen mit plötzlichem Nachlasse der ernsten Symptome einhergehenden Eiterausfluß die Aufmerksamkeit auf die Nase gelenkt [1]), wie das in ähnlicher Weise bei der akuten Mittelohrentzündung, namentlich in der Kinderpraxis, so häufig vorkommt. St. Clair Thomson gibt eine hübsche Liste von 17 Fehldiagnosen (auf 42 Fälle!), mit welchen die Patienten wegen ihrer komplizierten Sphenoiditis eingeliefert wurden. Freilich ist die Diagnose Keilbeinhöhlenentzündung durchschnittlich die schwierigste unter den Nebenhöhlenaffektionen, wenn nicht in einigen Fällen geradezu unmöglich.

Im Falle Trautmanns wurden sukzessiv beide Stirnhöhlen eröffnet, die Radikaloperation des linken Ohres gemacht, der Sinus lateralis eröffnet und beiderseits das Stirnhirn punktiert; dann wurde *bei der Sektion*, als Ausgangspunkt der Cavernosusphlebitis, eine akute Vereiterung der beiden Keilbeinhöhlen gefunden.

In einem Falle Kanders mit enormer Druckempfindlichkeit über der Frontalgegend brachte die Operation die Enttäuschung, daß die Stirnhöhle völlig gesund war. Nach 2 Tagen trat Exitus infolge einer vom Keilbein ausgegangenen Cavernosusphlebitis ein.

Wie schwierig aber auch die Diagnose einer Stirnhöhlenentzündung sein kann, geht wohl daraus hervor, daß noch in jüngster Zeit erfahrene Operateure bei der Stirnhöhlenoperation das Fehlen der betreffenden Stirnhöhle haben konstatieren müssen.

In den Fällen von Struycken, Uffenorde und Gamaleia hatte eine Siebbeinentzündung; im Falle von Coates eine Pachymeningitis die Stirnhöhleneiterung vorgetäuscht.

---

[1]) Wie in dem alten Falle von Tott.

Auf die Diagnostik der Nebenhöhlenentzündung soll an dieser Stelle nicht eingegangen werden. Nur möchte ich die Wertlosigkeit aller negativen Symptome nachdrücklich betonen. In der Anamnese können typische Nasenbeschwerden gänzlich fehlen. Auch wird bei der Spiegeluntersuchung verhältnismäßig oft die Nase eiterfrei gefunden, eben weil Verlegung des Ostiums in einem Teil dieser Fälle die Ursache der endokraniellen Komplikation war. Auch die übrigens sehr wertvolle Röntgenographie kann uns gegebenenfalls im Stiche lassen.

Geradezu verdächtig für eine Nebenhöhlenkomplikation, wenigstens für eine gefährliche Art der Nebenhöhlenentzündung, ist die anamnestische Angabe des plötzlichen Versiegens eines vorher anwesenden Eiterausflusses aus der Nase, zugleich mit dem Auftreten der ernsten Symptome (wie u. a. in einem Falle FREUDENTHALS).

In einem Teil der Fälle verursacht die hochvirulente Nebenhöhlenentzündung, welche die endokranielle Komplikation hervorruft, zugleich auch *Schwellung der facialen resp. orbitalen Wand der erkrankten Höhle.* Daß es, wie BOENNINGHAUS behauptet, abgesehen vom Keilbein, kaum einen Fall gebe, in dem dieses Symptom fehlte, ist sicher nicht richtig.

Auch in der Diagnostik der endokraniellen Entzündungen ist jedes negative Symptom bedeutungslos, wenn man auch bei der eitrigen Leptomeningitis *Kopfschmerz* und Fieber wohl selten vermissen wird. Heftiger Kopfschmerz findet sich aber in der Regel auch bei sämtlichen anderen Komplikationen und kommt gelegentlich auch bei unkomplizierter Nebenhöhlenentzündung vor. In allen diesen Fällen soll mit der *Augenspiegeluntersuchung* sowie mit der *Lumbalpunktion* nicht gezögert werden. Größere Bedeutung gewinnen Kopfschmerz und andere Hirnsymptome, wenn sie nach der breiten Eröffnung der erkrankten Höhle und nach Schaffung eines freien Sekretabflusses *fortbestehen.*

I. Meningitis.

Am leichtesten ist die Diagnostik der stürmisch einsetzenden Meningitis. Hier findet man häufig das vollentwickelte Bild der eitrigen Meningitis, mit heftigem Kopfschmerz, Fieber, Erbrechen, Überempfindlichkeit der Sinne, motorischer und psychischer Unruhe, Stuhlverstopfung, Konvulsionen, Augenmuskellähmungen, schweren Bewußtseinsstörungen und furibunden Delirien. Erhebliche Schwierigkeiten dagegen bereiten die weniger symptomreichen Fälle.

Dem *Hirnabsceß* gegenüber ist bei der Meningitis in der Regel der Puls nicht verlangsamt, sondern im Gegenteil meistens beschleunigt und unregelmäßig. Normale oder gar subnormale Temperatur wird bei der Meningitis wohl ausnahmsweise, beim Hirnabsceß dagegen häufig beobachtet. Eine sich über Monate hinziehende Dauer der endokraniellen Erscheinungen spricht für Absceß mehr als für Meningitis.

Dagegen gehören hartnäckige Stuhlverstopfung, Facialis- und Augenmuskellähmungen wechselnder Art, motorische Unruhe, Druckempfindlichkeit von Haut und Muskulatur sowie das KERNIGsche Zeichen zum Bilde der Meningitis. Nackenstarre kann, wie noch vor kurzem MARX betont hat, auch bei der auf die vordere Schädelgrube beschränkten Meningitis vorkommen; wird aber auch bei reinem Stirnlappenabsceß beobachtet (wie in dem Fall KILLIANS).

Von größter Bedeutung und nie zu unterlassen ist in jedem Falle, wo eine endokranielle Komplikation vermutet werden könnte, die *Lumbalpunktion.* Sowohl für die Technik der Punktion wie für die Lumbaldiagnostik sei nach dem betreffenden Kapitel verwiesen.

Übrigens muß ich für die Differentialdiagnostik der tuberkulösen und epidemischen Meningitis sowie der Hirngeschwulst resp. Hirntuberkulose nach den Handbüchern der inneren Medizin verweisen.

II. Osteomyelitis.

Die sekundäre *Osteomyelitis* des Stirnbeins verrät sich in den meisten Fällen durch Druckschmerz und ödematöse Schwellung, bald durch periostale Abszeßbildung an der Stirn; in manchen Fällen auch *auf größerer Entfernung der primär erkrankten Stirnhöhle*. Differential-diagnostisch kommt bisweilen die tertiäre Syphilis in Betracht. Findet man bei der Stirnhöhlenoperation eine Osteomyelitis, so erkennt man dieselbe an der eitrigen Infiltration der Diploe. In meinen beiden Fällen (3 und 4) sah man in der Diploe der Knochenränder kleine Eitertröpfchen.

In den postoperativen Fällen ist höchst verdächtig eine kurz nach der Operation nachweisbare schmerzhafte Schwellung, welche dem Rande des Knochendefektes entspricht. Auch besteht in diesen Fällen meistens eine reichliche Eiterung aus der operierten Höhle. Fieber kann dabei fehlen; Kopfschmerz ist meistens vorhanden.

Nach spontaner Fistelbildung oder nach der Incision eines subperiostalen Abscesses stößt gewöhnlich die eingeführte Sonde auf rauhen Knochen, mitunter auf einen losliegenden Sequester.

Auch wenn deutliche Zeichen einer endokraniellen Komplikation fehlen, soll man bei Osteomyelitis die Möglichkeit einer bereits bestehenden extraduralen Abszeßbildung immer vor Augen haben.

III. Hirnabsceß.

Wenn bei Stirn- oder Siebbeineiterung die allgemeinen Krankheitserscheinungen und die cerebralen Symptome auf einen Hirnabsceß hindeuten, zwingt uns die statistische Wahrscheinlichkeit denselben im Frontallappen zu lokalisieren. Wenn vorhanden, sind die oben (S. 920) genannten Herdsymptome — Veränderung des Charakters, Defekte im Gedächtnis, einseitige Störung des Geruchs — wertvoll.

Die als typisches Stirnhirnsymptom auftretende *Geistesstörung* unterscheidet sich wesentlich von der Apathie, der Gedankenträgheit, der Schweigsamkeit („slow cerebration"), welche bei Hirnabscessen jeglicher Provenienz eine häufige Erscheinung bilden.

Nach der einseitigen *Anosmie* dürfte wohl nicht allzuoft gesucht worden sein. Auch wird die Verwertbarkeit dieses Symptoms durch die in einem großen Teil dieser Fälle bestehende Eiterung und Schwellung im oberen Nasenabschnitte erheblich eingeschränkt.

In einem Falle nur, demjenigen von Lazárraga, finde ich die beiden Symptome — psychische Störungen und Anosmie —, und zwar zusammen mit Verminderung der Sehschärfe, bei Stirnhöhlenentzündung mit Osteitis, erwähnt. In diesem Falle aber hat, nach dem mir zur Verfügung stehenden kurzen Referate, ein Absceß *nicht* bestanden.

Als Symptom des linken vorderen Frontallappens kommt noch die Störung der Fähigkeit erworbener *feiner, komplizierter Bewegungen* („acquired skill movements") in Betracht.

Häufiger als man glaubt sind *motorische Störungen* im Gebiete des kontralateralen Facialis und in den kontralateralen Extremitäten anwesend. Oft werden sie erst bei sorgfältiger neurologischer Untersuchung entdeckt (wie in meinem Falle (3) und in dem früher zitierten von Killian).

Von den meistens nicht auf eine Seite beschränkten Konvulsionen infolge von erhöhtem Hirndruck, von cerebraler oder von meningealer Infektion sollen die genannten Herdsymptome wohl unterschieden werden.

In den Fällen von DONALIES und LEEGAARD bestanden Konvulsionen an der gleichnamigen Körperseite wie der Frontallappenabsceß. Wohl mit Recht schreibt sie LEEGAARD der zugleich bestehenden Meningitis zu.

Aber auch alle die genannten Herdsymptome sind unsicher. Einerseits können sie evtl. zur Verwirrung mit Schläfenlappenabsceß Veranlassung geben; andererseits sind sie auch im Verlaufe eines Subduralabscesses, ja eines Extraduralabscesses beobachtet worden.

In einem Falle von LOUIS LÉVY verschwand eine rechtsseitige Hemiparese nach der einfachen Eröffnung eines Extraduralabscesses in der Schläfengegend. Dieser Absceß war infolge Durchbruch einer Eiterung im lateralen Stirnhöhlenwinkel entstanden. Bei WALLENBERG wurde eine komplette motorische Aphasie von einem intraduralen Abscesse in der Gegend der linken Fossa Sylvii verursacht. In dem Osteomyelitisfall CLAOUÉS, wo sich im Laufe einer Phlebitis des Sinus longitudinalis ein intraduraler Absceß in der rechten motorischen Zone gebildet hatte, bestand linksseitige Hemiparese.

Im Falle von SOLOWIECZYK und KARBOWSKI war das eigentümliche psychische Verhalten der Patientin, ihr melodramatisches Benehmen, nicht von einem Stirnhirnabscesse, sondern von dem durch einen ganz enormen Extraduralabsceß auf den Stirnlappen ausgeübten Drucke abhängig.

In 2 Fällen von STRUYCKEN bestand Amnesie bei *rechtsseitigem* Sitz des Abscesses, während doch beide Patienten rechtshändig waren.

Schwierig ist oft die Differentialdiagnostik zwischen dem Hirnabsceß und dem *extraduralen Abscesse*, welcher, wenn auch bisweilen ganz symptomlos, in anderen Fällen alle die Erscheinungen, sogar auch, wie bereits mit Beispielen erläutert, die Herdsymptome des Hirnabscesses zeigen kann.

Im Falle von DANDOIS trat ein von einem Orbitalabsceß aus induzierter Extraduralabsceß mit heftigen allgemeinen Konvulsionen in die Erscheinung.

Sehr wichtig ist die Untersuchung des *Augenhintergrundes*. Neuritis optica ist beim Hirnabsceß wie bei der Meningitis häufig nachweisbar; beim einfachen Extraduralabsceß dagegen ist sie eine große Seltenheit.

LEEGAARD meint die Differentialdiagnostik zwischen Extradural- und Hirnabsceß hätte praktisch keine große Bedeutung, weil ja bei der Operation der wahre Sachverhalt sich wohl zeigen werde. Ich dagegen halte die Unterscheidung für überaus wichtig, damit man gegebenenfalls wisse, daß die ernsten Erscheinungen für einen einfachen extraduralen Absceß unwahrscheinlich sind und die Hirnpunktion nicht verschoben werde.

Auch zwischen Hirnabsceß und *Meningitis serosa* ist Verwirrung leicht möglich; das klinische Bild kann in beiden Fällen dasselbe sein; die Zeichen erhöhten Hirndruckes, fehlendes oder geringes Fieber, übereinstimmendes Ergebnis der Lumbalpunktion.

In vielen Fällen wird die Diagnose erst *bei der Operation* gestellt. Lokale Verfärbung, starke Spannung der bloßgelegten Dura, Fehlen von Pulsationen sind — wenn vorhanden, was gar nicht immer der Fall ist — verstärkende Momente für die Diagnose Hirnabsceß. Bisweilen führt eine Durafistel direkt in den Absceß (wie in meinem Fall 7). Bei genügend starker Vermutung wird mittels Messer oder Spritze der Eiter im Gehirn aufgesucht (vgl. Kapitel H.). Bleibt, z. B. wegen einer erhofften Meningitis serosa, der erste Eingriff auf die Nebenhöhlenoperation und die Entblößung der Dura beschränkt, so wird man sich nicht selten durch das Andauern von Kopfschmerzen und sonstigen Erscheinungen recht bald doch zur Hirnexploration veranlaßt sehen.

Bei *multiplen* Abscessen ist, nach der Eröffnung des ersten Abscesses, die Diagnose der weiteren meistens unmöglich. In meinem Osteomyelitisfall (3) konnte eine richtige Diagnose gemacht werden, weil der zweite Absceß in der linken Hemisphäre sich erst nach der Ausheilung des rechtsseitigen Abscesses entwickelte.

IV. Sinusphlebitis.

Hohes *Fieber* oder überhaupt jedes *pyämische oder septikämische* Zeichen soll immer an Sinusphlebitis denken lassen, wenn es auch — wie bei der otitischen Lateralisthrombose — Fälle gibt welche kurze Zeit (solange der Thrombus nicht vereitert ist) fieberfrei verlaufen können. Umgekehrt kann Pyämie bestehen ohne Sinusphlebitis, ja ohne jegliche endokranielle Komplikation.

Namentlich ist Pyämie bei Kieferhöhlenentzündung wiederholt beschrieben worden. Frank teilt einen Fall mit von metastatischem Muskelabsceß bei einer grippalen Siebbeinentzündung. Namentlich aber werden pyämische Temperaturen: 1. bei der Meningitis, 2. bei der Osteomyelitis beobachtet und sind dieselben also für Sinusphlebitis besonders dann verdächtig, wenn die beiden genannten Prozesse fehlen.

Bei der *Cavernosusphlebitis* sind die Stauungserscheinungen in der Augenhöhle in mehr oder weniger ausgeprägter Form fast immer zugegen. Jedenfalls ist ohne dieselben eine Diagnose überhaupt nicht möglich.

So in dem Fall (1) von Dean, der mit hohem, intermittierendem Fieber und Schüttelfrösten debütierte, wozu sich der Exophthalmus erst später hinzugesellte.

In meinem Fall 5 wurde bei dem in komatösem Zustande ins Spital eingelieferten Kinde das Ödem der Augenlider als ein Zeichen der bestehenden Nephritis gedeutet und das Kind in die interne Klinik aufgenommen.

Von der häufig zugleich bestehenden *Orbitalphlegmone* unterscheidet sich die Cavernosusphlebitis durch das nach wenigen Tage, fast regelmäßige Mitergriffenwerden der zweiten Augenhöhle. Nicht selten geht auf dem zuerst ergriffenen Auge das Ödem mehr weniger zurück, was beim Orbitalabsceß ohne Entleerung des Eiters wohl kaum zu erwarten ist. Wenn vorhanden, spricht das Fehlen von Druckschmerz für einfache Stauung und gegen Absceß; das Umgekehrte aber hat keine Geltung. Blutungen in den Augenlidern und in der Retina plädieren gleichfalls für Thrombose. Ausgedehntes *Ödem der Stirn oder der Wange* ist ein Zeichen von Thrombophlebitis im Gebiete der Vena ophthalmica.

Die in meinem Falle (1) beobachtete, durch Adrenalin nicht zu beeinflussende mächtige *Schwellung der Nasenschleimhaut* dürfte ein Symptom von gleichzeitiger Thrombose der V. ophthalmica und der V. spheno-palatina sein.

Bei der *Longitudinalisphlebitis* sind die diagnostischen Schwierigkeiten meistens bedeutend größer. Vor dem Auftreten der meningitischen und cerebralen Symptome weist gewöhnlich nichts auf den Sinus hin.

So wurde z. B. in einem Falle Ecksteins bei der Sektion eine vereiterte Thrombose des Sinus longitudinalis gefunden, welche klinisch kein einziges Merkmal gezeigt hatte. Die hohe Continua konnte ungezwungen der Osteomyelitis, welche zu subperiostaler und extraduraler Absceßbildung geführt hatte, zugeschrieben werden. Auch in 2 Fällen v. Eickens wurde die Longitudinalisthrombose bei der Sektion zufällig entdeckt.

Übrigens beweisen die Zeichen einer Meningitis oder eines Hirnabscesses in keiner Weise, daß diese Affektionen aus einer Sinusphlebitis hervorgegangen wären. Von Bedeutung wäre es, wenn sich zuvor bereits pyämische Erscheinungen gezeigt hätten.

Auf Grund eines von ihnen beobachteten Falles von Longitudinalisphlebitis nach der Operation eines Kieferhöhlenkrebses betonen Lannois und Molinié die Bedeutung fortschreitender, cerebraler Lähmungen, welche kurze Zeit nach schweren pyämischen Erscheinungen auftreten.

Größerer differentiell-diagnostischer Wert kommt evtl. einem umschriebenen Druckschmerz und namentlich einer Absceßbildung über dem Scheitelbein zu. Ebenso wie Killian betont auch Gradenigo die Bedeutung des Scheitel-

abscesses für die Diagnose der Longitudinalphlebitis. Indessen treten subperiostale Abscesse über dem Stirn- und Scheitelbein auch im Verlauf einer
Osteomyelitis auf.

LERMOYEZ beobachtete in einem Falle eine mächtige *Dilatation der Venen
der behaarten Kopfhaut* infolge Thrombose des Emissarium parietale. LUC
bemerkt dazu, daß dieses Symptom nur bei Calvities oder (wie im LERMOYEZ-
schen Falle) nach dem Abrasieren der Kopfhaare zur Vorbereitung einer Schädel-
operation nachweisbar sei.

Auch soll fortan ein vom Nasenrücken bis weit nach hinten reichendes
Ödem des Kopfes, wie es DE KLEIJN in 3 Fällen beobachtet hat, ein für den
Longitudinalis höchst verdächtiges Symptom sein.

H. Prognose, Behandlung und Ausgang.

I. Prognose.

Es wird oft behauptet, daß die rhinogenen Komplikationen seltener aber
auch gefährlicher seien als die otogenen und daß ihre Mortalität eine bedeutend
höhere sei. Dies trifft nur teilweise zu. Allerdings ist das Siebbein und namentlich das Keilbein unseren operativen Eingriffen keineswegs in der Weise zugänglich wie das Mittelohr. Diese operative Unzugänglichkeit bedingt aber
zugleich eine mangelhafte Diagnostik, denn es wird bei der Mittelohrentzündung die genaue Diagnose etwaiger endokranieller Komplikationen in sehr
vielen Fällen erst bei der Operation gemacht. Die Behauptung der schlechten
Prognose ist ja nur für die hinteren Nebenhöhlen zutreffend.

Für die Stirnhöhle gilt sie sicherlich nicht. Der extradurale Absceß und die
Meningitis serosa gelangen hier nach der Ausschaltung des primären Erkrankungsherdes zur Heilung, ebenso wie bei der Mittelohrentzündung. Auch sind
die Heilungsaussichten beim Stirnhirnabsceß, wenn zeitig erkannt und operiert,
nicht ungünstigere als beim Schläfenlappenabsceß und entschieden bessere als
beim Kleinhirnabsceß.

Was die Thrombose des Sinus cavernosus und des Sinus longitudinalis
superior betrifft, so sind hier die Aussichten auf Heilung fast Null, durchaus
im Gegensatz zu der relativen Gutartigkeit der Thrombose des Sinus lateralis.

II. Prophylaxis.

Gegen die stürmisch verlaufende Meningitis, welche bei perakut einsetzender
Nebenhöhlenentzündung nach ganz kurzer Zeit auftritt, gibt es überhaupt
keine Prophylaxis. Von größter Bedeutung dagegen ist die Frage, wie man
bei bestehender Nebenhöhleneiterung endokraniellen Komplikationen vorzubeugen vermag. Weil die Nebenhöhlenentzündungen und somit auch deren
rationelle Behandlung in einem anderen Kapitel dieses Buches besprochen
werden, kann ich mich hier auf die Frage der *postoperativen endokraniellen
Komplikationen* beschränken.

Zur Prophylaxe dieser Komplikationen können ein paar Grundsätze aufgestellt werden:

1. Bei *akuten* Nebenhöhlenentzündungen soll man sich, wenn möglich,
auf konservative Maßnahmen beschränken.

2. Wo radikal operiert wird, sollen immer *sämtliche erkrankten Nebenhöhlen*
ausgeräumt werden.

3. Bei der Entfernung der erkrankten *Schleimhaut* soll niemals mit dem
scharfen Löffel an den Knochen gekratzt werden.

4. Die Herstellung einer *freien Nasendrainage* ist eine der Hauptaufgaben der Operation. Deswegen bevorzugt Luc mit Recht die Killiansche vor seiner eigenen Stirnhöhlenoperation.

5. Wenn man in einem akuten Fall oder bei einer akuten Zunahme einer chronischen Entzündung operiert, soll die *primäre Naht* unterlassen werden. Ebenfalls bei fötidem Sekret, sowie beim Bestehen einer Knochenläsion oder einer orbitalen oder endokraniellen Komplikation.

6. Die *mediane Wand des Siebbeinlabyrinths*, die vertikale Fortsetzung der mittleren Muschel, soll unter allen Umständen geschont werden, damit nicht die Scheiden der Olfactoriusfasern geöffnet werden (s. Abb. 6).

Die Überlegenheit der *endonasalen* über die äußeren Operationsmethoden als weiteren Grundsatz zu proklamieren, würde heißen, meiner Überzeugung Gewalt antun. Nach meiner Ansicht verhalten sich die beiden Methoden einigermaßen wie die obere und die untere Bronchoskopie; von welchen die obere das elegantere Verfahren ist, das eine äußere Operation und eine äußere Narbe vermeiden läßt; während dagegen die untere die technisch leichtere, sicherere und unter Umständen weniger gefährliche Methode darstellt. Ähnliches gilt für die Operationen an der Stirnhöhle und am Siebbein. Das elegante und quasi leichte endonasale Verfahren ist technisch ganz bedeutend schwieriger als die äußere Operation. Unter den tausenden endonasalen „Siebbeinausräumungen", welche von den Kollegen gemacht werden, wird nur in einer kleinen Minorität wirklich das ganze Siebbein er-öffnet. Auch ist die Zahl der publizierten Todesfälle nach endonasalen Eingriffen keine unbedeutende.

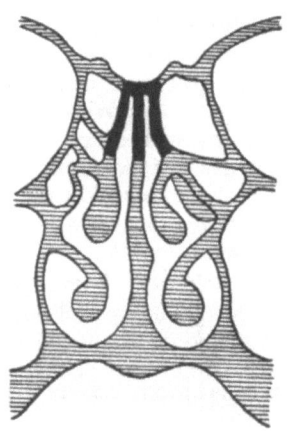

Abb. 6. Gefährliche Gegend bei endonasalen Operationen: die Riechspalte (schwarz).

Als Beispiele nenne ich 3 Fälle Ostroms, in welchen eine Verletzung der Siebplatte nicht stattgefunden hatte, strengste Asepsis beobachtet und nicht tamponiert worden war und dennoch wenige Tage nach der Operation der Tod eintrat.

Daß durch die endonasale Operation einer post-operativen Osteomyelitis mit Sicherheit vorzubeugen wäre, wie von van den Wildenberg u. a. behauptet wird, ist nicht richtig. Auch infolge endonasaler Nebenhöhlenoperationen kann (wie in 2 Fällen von Maclay) Osteomyelitis auf-treten. Auch kann sich dieselbe einfachen endonasalen Eingriffen anschließen. Schilling (Fall 2) nach Amputation des Kopfes der mittleren Muschel und Versuch der Durchspülung der Stirnhöhle; Roth nach Polypenextraktion.

Eine umfangreiche, vielkämmerige Stirnhöhle auf endonasalem Wege „radikal" zu eröffnen, ist eine anatomische Unmöglichkeit. Auch für die Kieferhöhle gewährt die endonasale Methode niemals dieselbe Sicherheit wie die Operation in der Fossa canina.

Wenn ich auch keineswegs ein Gegner der endonasalen Methoden bin, so möchte ich doch dringend raten, *in allen Fällen, wo wegen ernster Symptome operiert wird, die in Frage kommenden Höhlen von außen aus breit zu eröffnen.* Hierzu gehören auch die Stirnhöhlen- und Siebbeinfälle mit fötidem Sekret und alle Fälle mit orbitalen Symptomen oder Schwellungen im Gesicht.

Noch dringlicher gestaltet sich die Indikation der breiten Eröffnung bei Anwesenheit von Erscheinungen, welche für eine endokranielle Komplikation verdächtig sind. Hier ist ja die genaue Besichtigung der cerebralen Neben-höhlenwand ein dringendes Erfordernis. Wie würde man sonst den Knochen-erkrankungen auf die Spur kommen, welche wie Gerber es ausdrückt, die conditio sine qua non fast aller Komplikationen der Nebenhöhlenentzündung sind.

Mein Patient (8) mit Extraduralabsceß hat seine Heilung ohne jeden Zweifel der gleichzeitigen Operation sämtlicher erkrankter Nebenhöhlen und namentlich der Abtragung der äußeren Stirnhöhlenwand zu verdanken. Ohne diese wäre der extradurale Absceß nicht entdeckt worden.

III. Osteomyelitis.

Von eminenter prophylaktischer Wichtigkeit ist die zweckmäßige Behandlung der Osteomyelitis der Schädelknochen. Diese Affektion besitzt eine höchst ernste Prognose; die große Mehrzahl der Kranken erliegt entweder pyämischen Komplikationen oder (meistens) sekundären endokraniellen Entzündungen. Am ungünstigsten ist die Prognose der postoperativen Fälle. Nach MAC KENZIE wurden von 21 Fällen „spontaner" Osteomyelitis durch Operation 7 geheilt; von 20 postoperativen Fällen aber genas kein einziger.

Alle Autoren sind darüber einig, daß der Prozeß *energisch angegriffen* und die Schädelknochen bis weit ins Gesunde reseziert werden sollen. Dasselbe Verhalten soll allen Nachschüben gegenüber beobachtet werden. Weil aber dieselben gelegentlich auch noch nach Wochen und Monaten an ganz unerwarteten Stellen des Schädels auftauchen, hat man niemals die Sicherheit, das Leiden zu beherrschen.

In den stürmisch verlaufenden Fällen eilt der entzündliche Prozeß unseren mehrfachen Eingriffen mit fataler Rücksichtslosigkeit voraus.

Außer den operativen, gibt es noch ein paar andere Maßnahmen, welche in verzweifelten Fällen das Versuches wert sein dürften. CLAUS beschreibt 2 sehr ernst aussehende Fälle, in welchen er, infolge einer Ratgebung KILLIANs, *das* BRÜNING*sche Kopflichtbad* appliziert hat, und zwar mit überraschend günstigem Erfolg.

In dem einen Fall waren die affizierten Kiefer- und Stirnhöhlen radikal operiert und eine breite, bis zum Scheitelbein reichende Spange aus dem Stirnbein herausgenommen worden; aber der Prozeß ging weiter. Auf Lichtbäder stand dann der Prozeß still; es traten gesunde Granulationen auf, welche die Heilung einleiteten.

In einem zweiten Fall von Osteomyelitis bei akuter Kiefer- und Stirnhöhlenentzündung hatte sich eine Schwellung in 2 Tagen von der Stirn bis zum Occiput ausgebreitet. Es wurde keine Operation gemacht; nur ein subperiostaler Absceß wurde gespalten. Unter Kopflichtbädern (90—100°, während etwa eine halbe Stunde, 3mal am Tage) gingen die Erscheinungen sehr bald zurück bis zur völligen Heilung.

WEINGÄRTNER glaubt, daß er die Rettung eines ganz hoffnungslos aussehenden Falles den angewandten *Vucininjektionen* zu verdanken habe und nicht den nebenher gebrauchten Lichtbädern.

Es wurde im Verlauf von $1^1/_2$ Monaten 6mal Vucin injiziert, und zwar immer in der Peripherie der erkrankten Partie 100 ccm von einer 1 promilligen Vucinlösung (0,1 Vucin zu 100 ccm 0,5%ige Novocainlösung). Zunächst trat anscheinende Verschlimmerung auf; starke örtliche Reaktion. Dieselbe war nach 3—4 Tagen jedesmal verschwunden und der Patient vollkommen beschwerdenfrei.

PORTER berichtet, er habe bei einem im Anschluß an die KILLIANsche Operation aufgetretene Osteomyelitis, nach breiter Resektion des Stirnbeins und Applikation eines *autogenen Vaccins* Heilung erreicht.

IV. Operative Behandlung.

Bei jeder diagnostizierten endokraniellen Komplikation soll nicht nur durch die breite Eröffnung sämtlicher beteiligten Nebenhöhlen der primäre Krankheitsherd ausgeschaltet werden, sondern auch sofort an der verdächtigen Stelle *die cerebrale Nebenhöhlenwand in großem Umfange abgetragen werden.* Allerdings ist dies für die Keilbeinhöhle wohl kaum je möglich.

Für die *Pachymeningitis* resp. den *extraduralen Absceß* ist hiermit die Behandlung erledigt. Auch ist, wenn nicht bereits weitere Komplikationen bestehen, die Prognose dieser Affektionen eine durchaus günstige. Von den 28 Fällen aus Gerbers Statistik heilten 25; von meinen weiteren 25 Fällen werden 22 Heilungen berichtet.

Die Nachbehandlung soll eine aseptische, offene, die Tamponade eine lockere sein.

V. Hirnabsceß.

Ob ein rhinogener Hirnabsceß *spontan ausheilen* kann, ist eine interessante, praktisch aber wertlose Frage. Eine unverkennbare Heilungstendenz bekunden solche Fälle, wo ein Frontallappenabsceß sich durch eine Fistel in der inneren Stirnhöhlenwand entweder nach der Nase hin (Berens) oder nach außen (Mac Kenzie und mein Fall 7) einen Ausweg gebahnt hat, Fälle in welchen der betreffende Patient wochen- ja monatelang mit seinem Absceß herumgegangen ist. Indessen ist kein Fall beschrieben worden, in welchem es auf diese Weise ohne weiteren Eingriff zur Genesung gekommen wäre.

Wenn nicht operiert, endet der Prozeß in weitaus den meisten Fällen mit einer Meningitis, welche, beim förmlichen Durchbruch in den Subarachnoidealraum oder in den Ventrikel, einen stürmischen Verlauf zeigt.

Ist ein Hirnabsceß diagnostiziert worden, so ist unter allen Umständen *die unverzögerte Eröffnung* desselben angezeigt. In zweifelhaften Fällen aber, wo man namentlich die Möglichkeit einer Meningitis serosa überlegt, wird man gut tun, nach der Entfernung der cerebralen Nebenhöhlenwand vor der normal aussehenden Dura vorläufig Halt zu machen.

Daß solch Abwarten unter Umständen verhängsnisvoll werden kann, habe ich zu meinem Bedauern in meinem Fall 6 erfahren.

Hier wurden Stirnhöhle und Siebbein gründlich ausgeräumt und die cerebrale Stirnhöhlenwand nahezu vollständig entfernt. Die normal aussehende und pulsierende Dura wurde vorläufig intakt gelassen und die Wunde tamponiert. 6 Stunden nach der Operation traten allgemeine Konvulsionen auf; weitere 2 Stunden später der Exitus. Bei der Sektion fand sich ganz nahe der entblößten Dura ein taubeneigroßer Hirnabsceß und um denselben herum sehr geringe, aber deutliche Verfärbung der Hirnsubstanz im größten Teil des betreffenden Stirnlappens. Offenbar ist der Patient der reaktiven Hirndruckerhöhung erlegen und wäre er durch unmittelbare Eröffnung des Abscesses vielleicht gerettet worden.

Findet man bei der Operation *die Dura* fistulös durchbrochen, so wird die Perforation vergrößert und der Absceß breiter eröffnet. Ganz besonders eignet sich hierzu das lange, für die Rhinoscopia media bestimmte Killiansche Nasenspeculum.

Ist die Dura nicht perforiert, sondern getrübt, verfärbt, mit Belag bedeckt oder granulierend, ja sogar oberflächlich gangränös, so beweist dies alles nur die Pachymeningitis externa. Etwaige Anzeigen für Hirnabsceß sind: Pralles Hervorwölben der Dura, Fehlen des Hirnpulses und gelbes Hindurchschimmern des Eiters.

Wenn die Dura keinen Fingerzeig gibt, suche man den Absceß *in der nächsten Nähe der primären Erkrankung*, wie es Körner für die otogenen Abscesse angegeben hat. Elschnig empfiehlt die Eröffnung des Abscesses von der Orbita aus. Piffl bemerkt dazu, daß infolge des immer nach aufwärts drängenden Orbitalinhaltes eine ständige Freihaltung der Drainage sehr erschwert ist. Jedenfalls ist die Argumentation Elschnigs nur für die von der Orbita oder von einem tiefen orbitalen Stirnhöhlenrecessus aus entstandenen Abscesse zutreffend.

Die Frage, ob der *Probepunktion des Gehirns* das Spalten der Dura vorausgeschickt werden soll, wird noch immer in verschiedener Weise beantwortet. In Fällen, wo die Diagnose feststeht oder die Dura sehr krank ist, wird die primäre Spaltung derselben wohl von jedem gemacht. Übrigens sei für die Argumente pro und contra nach dem Kapitel der otogenen Hirnabscesse verwiesen. Nach der Spaltung kann die Exploration des Gehirns entweder mit dem Messer oder auch stumpf mit der PÉANschen Pinzette oder dem langen KILLIANschen Speculum vorgenommen werden.

DENKER hat genau die *Tiefe* bestimmt, bis welche man ohne Gefahr für das Vorderhorn des Seitenventrikels in das Gehirn eindringen kann. Vom Vorderpol des Stirnlappens darf man gerade nach hinten 2,5 cm tief einstechen. Näher am Boden der Schädelgrube (nicht höher als 1—2 cm) darf man 4—5 cm tief eingehen.

Das KILLIANsche Speculum ermöglicht es auch die Absceßhöhle mittels reflektierten Lichtes zu inspizieren und kann diesem Zwecke auch während der Nachbehandlung dienen.

Übrigens ist es dringlich angezeigt, *die Absceßhöhle soviel als möglich in Ruhe zu lassen.* Auskratzung der Absceßwand mit scharfem Löffel, wie es tatsächlich beschrieben worden ist, ist wohl das Irrationellste was hier zu machen wäre. Aber auch jedem Betasten mit dem Finger, jedem Austupfen und Ausspülen möchte ich widerraten.

Auch für die Nachbehandlung verweise ich nach dem Kapitel der otogenen Abscesse. Nur mit Bezug auf *die Lagerung* des Kranken sind die Verhältnisse beim Stirnlappenabsceß von denen beim Schläfenlappenabsceß verschieden. Vielfach wird das niedrigere Heilungsquotient bei den rhinogenen Abscessen dem für die Drainage ungünstigen Einfluß der *Rückenlage* zugeschrieben. Es empfiehlt sich, dem Kranken diese Lage so wenig wie möglich einnehmen zu lassen.

Die *Mortalität* des rhinogenen Hirnabscesses ist nach der GERBERschen Stirnhöhlenstatistik eine außerordentlich hohe; weil unter 66 Fällen nur 9 Heilungen verzeichnet sind. HAJEK hat die GERBERsche Liste auf 87 Fälle ausgedehnt. Betrachtet er nur die operierten Fälle, so gelangt er zu 20 Heilungen auf 41 Fälle oder 50%; ein Resultat, das keineswegs hinter demjenigen der operierten otogenen Hirnabscesse zurücksteht.

Unter 72 bei HAJEK nicht genannten rhinogenen Hirnabscessen finde ich in 68 Fällen den Ausgang mitgeteilt, und zwar war derselbe 20mal günstig, 48mal tödlich. In einem mir nicht genau bekannten Teil dieser Fälle ist der Absceß nicht operiert worden. Jedenfalls bedeuten diese Zahlen, den älteren GERBERschen gegenüber, einen Fortschritt.

Daß auch Scheingenesungen vorkommen, zeigt der MAC COYsche Fall, in welchem sich ein halbes Jahr nach der anscheinend vollkommenen Genesung eines Hirnabscesses plötzlich Kopfschmerz, Eingenommenheit, Bewußtlosigkeit einstellten und in 2 Tagen der Tod an Meningitis eintrat.

Zur *Anatomie der geheilten rhinogenen Hirnabscesse* finde ich in der Literatur nur zwei Beiträge.

Der erste ist von KILLIAN. Der enteneigroße, mit übelriechendem Eiter gefüllte Stirnhirnabsceß, in dem eine Durafistel mündete, wurde durch Operation geheilt. Nach 6 Jahren erlag der Patient einem Leberkrebs. Es fand sich nun bei der Sektion sowohl die Rindenwie die Marksubstanz des Gehirns völlig intakt, mit Ausnahme nur der Verwachsungsstelle mit der Narbe, wo die Rinde an einer kleinen Stelle fehlte. An einen nennenswerten Verlust von Marksubstanz könnte gar nicht gedacht werden. Der Autor zieht den Schluß, daß bei einer Abscedierung sehr wenig Hirnsubstanz eingeschmolzen werde. Der Eiter bedeute ein Plus von Substanz und die Erscheinungen seien leicht verständlich; ebenfalls die Symptomlosigkeit kleiner Stirnlappenabscesse.

Ein durchaus abweichender Befund wurde von Erdheim bei einem Patienten Ruttins erhoben. Hier fand sich neben Cystenbildung eine derbe Narbenmasse, „wie ein ins riesenhafte vergrößertes Corpus albicans des Ovariums". Die durch die Cyste verursachte Hirndruckerhöhung betrachtet Ruttin als die Todesursache.

Als markantestes Symptom hatte die Cyste zu Jacksonschen Epilepsieanfällen Veranlassung gegeben. Dieselben finden sich auch in der Geschichte meines Osteomyelitisfalles (3), und zwar 2 Jahre nach der Heilung des Hirnabscesses verzeichnet (S. 907).

Wie lange Zeit nach der anscheinend vollständigen Genesung eines Abscesses solche lokale Hirnerscheinungen noch auftreten können, illustriert ein von mir 1904 operierter und publizierter otitischer Schläfenlappenabsceß. Bei diesem damals 4jährigen Mädchen sind 12 Jahre nachher Anfälle von Jacksonscher Epilepsie aufgetreten, welche sich in leichter Form noch immer zeitweise wiederholen.

VI. Leptomeningitis.

Trostloser noch als die der otogenen Meningitis gestaltet sich die Prognose der eitrigen Leptomeningitis nasalen Ursprungs. Gerber erwähnt in seiner Stirnhöhlenarbeit auf 51 Fällen 3 Heilungen. 2 von diesen (Herzfeld, Piffl) aber waren Fälle von seröser Meningitis; der 3. Fall (Luc) ein umschriebener, endomeningealer Absceß ohne meningitische Symptome. Hajek, in seiner fortgesetzten Statistik, erwähnt Heilungen ausschließlich bei der Meningitis serosa. Dafür hat er aber den Kanderschen Fall den serösen Meningitiden zugerechnet, wiewohl das ganze Krankheitsbild, auch das Ergebnis der Lumbalpunktion, einer eitrigen Meningitis entsprach. Dieser Heilungsfall steht unter den rhinogenen eitrigen Meningitiden bis jetzt vereinzelt da.

Was die *operative Behandlung* betrifft, welche bei der otogenen Meningitis in einer Reihe von Fällen (vgl. Berggren, Eagleton) von Erfolg gekrönt worden ist, so sind mir aus der Literatur der rhinogenen Meningitis systematische operative Behandlungsversuche nicht bekannt geworden. Allerdings sind in mehreren Fällen *Duraspaltung* und wiederholte *Lumbalpunktion* gemacht worden. Leider verspricht die Duraspaltung und die Eröffnung des Subarachnoidalraumes am Stirnhirn, in weiter Entfernung der großen Zisternen, durchaus nicht einer wirklichen Drainage dieses Raumes, wie sie z. B. im Anschluß an die Mastoidoperation nach der Holmgrenschen Methode möglich ist.

Persönlich würde ich, angesichts der fast fatalen Prognose der rhinogenen Meningitis, gegebenenfalls die genannten Maßnahmen — Duraspaltung und wiederholte Lumbalpunktion — sicher *nicht* unterlassen.

Die *Sero- und Chemotherapie* der rhinogenen Meningitis befindet sich vorläufig noch im Stadium der tastenden Versuche. Linck erwartet viel von intralumbaler Applikation von Vucin. Ich muß gestehen, daß ich von intralumbalen Injektionen chemischer Stoffe beim derzeitigen Stand der Wissenschaft für die cerebrale Meningitis kaum etwas zu erhoffen wage. Fleischmann erwartet mehr von einer Chemotherapie der Meningen von der Blutbahn aus. Die Frage bestehe nur: „nach einem geeigneten Desinfiziens, das neben hoher antiseptischer Fähigkeit auch eine relativ hohe Ungiftigkeit besitzt". Das ist aber eine gewaltig schwierige Frage!

Zange empfiehlt Urotropin, welches durch Abspalten von reinem Formaldehyd im Liquor schon $1/2$—1 Stunde nach innerlicher Darreichung bakterienhemmend zu wirken anfange und schreibt dieser Therapie (in Verbindung mit der Bierschen Stauung) in seinem Falle postoperativer Meningitis die Heilung zu.

VII. Cavernosus-Phlebitis.

Die rhinogene Cavernosusphlebitis endet entweder mit Sepsis und Lungenleiden oder, viel häufiger, mit Meningitis. Heilungen sind mir nicht bekannt; mit Ausnahme eines nicht ganz einwandfreien Falles von Barany.

Bei einer 25jährigen Frau linksseitige chronische Polysinusitis. Die Kiefer- und Siebbeinhöhlen werden endonasal, die Stirnhöhle von außen eröffnet. Nach der Operation nur
langsam abklingendes Fieber. Nach der Operation tritt starke Protrusion und Chemosis
des linken Auges auf. Die Wunde muß wieder geöffnet werden. Auch wird nach wenigen
Tagen eine Incision im Oberlide gemacht. 3 Wochen nach der Operation treten unter
geringem Fieberanstieg eine Anzahl von schmerzhaften Schwellungen in verschiedenen
Gelenken und Muskeln der Extremitäten auf. Am Fuße werden 2 Incisionen gemacht;
Eiter wird nicht angetroffen. Allmählicher Rückgang sämtlicher Erscheinungen.

Das Auftreten der mehrfachen Muskel- und Gelenkschwellungen, nachdem eine Woche
lang bereits kein Fieber bestanden hatte, sei nicht sicher als metastatische Entzündungen
zu deuten. Sicher könne es nur eine ganz abgeschwächte Infektion sein, die da verschleppt
worden sei. Am wahrscheinlichsten sei doch die Deutung als Metastasen einer wenig virulenten und nicht obturierenden Thrombose des Sinus cavernosus.

Dagegen finden sich unter den Cavernosusfällen otogenen und anderen
Ursprunges eine Anzahl verzeichnet, welche nach Ausschaltung des primären
Erkrankungsherdes und nach der Eröffnung eines vereiterten Sinus lateralis
resp. eines Orbitalabscesses zur Heilung gekommen sind. LANGWORTHY zitiert
mehrere Statistiken mit einem Gesamtheilungsprozent von ca. 7. Indessen
dürfte, auch nach diesem Autor, die wirkliche Genesungszahl eine bedeutend
niedrigere sein. Eine eigene Enquete lieferte ihm ein Material von 29 neuen
Fällen septischer Cavernosusthrombose, von welchen 6 rhinogener Art. 3 Fälle
waren geheilt, unter welchen 1 rhinogener; allein dies war ein Fall von Syphilis,
welcher spezifisch behandelt wurde.

Es ist nicht einzusehen, weshalb die otogene Cavernosusthrombose gefährlicher als die rhinogene sein würde. Offenbar ist die Zahl von 61 veröffentlichten
rhinogenen Fällen eine zu geringe, um statistische Schlüsse zu gestatten.

An Versuche, den thrombosierten Cavernosus *operativ anzugreifen,* hat es
nicht gefehlt (Literatur bei LANGWORTHY und LEVINGER), und zwar sind sehr
verschiedene Wege dazu angegeben worden, von welchen mit Bezug auf die
rhinogene Phlebitis, gewiß nur der ethmoido-sphenoidale Weg dem auch in der
Otochirurgie geltenden Grundsatz entspricht, den Eiterherd auf dem Wege den
die Infektion genommen hat, aufzusuchen.

Am Lebenden gelungen sind diese Versuche bis jetzt niemals. Auch vermag
ich, ebenso wie TAVERNIER, den Optimismus von LUC, BOURGUET, LANG-
WORTHY, SMITH u. a. nicht zu teilen. Von den technischen Schwierigkeiten
der Operation abgesehen, scheint mir die an und für sich nur dankenswerte
fortgesetzte Forschung auf diesem Gebiete nur geringen praktischen Erfolg
zu versprechen. Nicht so sehr wegen der Nachbarschaft der Nerven und der
Carotis, sondern vielmehr wegen des eigenartigen Baues dieses Blutgefäßes,
dem dasselbe seinen Namen verdankt, scheint es a priori kaum möglich, einen
Eiterherd in demselben je so vollständig auszuräumen, wie dies am Sinus
lateralis alltägliche Praxis ist. Auch läßt die gewöhnlich sehr frühe Mitbeteiligung des Sinus circularis und der Meningen jeden Optimismus unberechtigt
erscheinen.

VIII. Der Sinus longitudinalis superior.

Der Sinus longitudinalis superior ist durch seine oberflächliche Lage operativen Eingriffen geradeso bequem zugänglich wie der Sinus lateralis. Dennoch
ist die Chirurgie der septischen Thrombose dieses Blutleiters bis jetzt ein unge-
schriebenes Buch. Die Ursache liegt einerseits in der außerordentlichen Seltenheit dieser Erkrankung, andererseits in ihren oben erörterten diagnostischen
Schwierigkeiten. Kaum je bestehen kennzeichnende Symptome bevor auch das
Gehirn und die Meningen bereits sekundär infiziert sind. Während die Phlebitis
des Sinus lateralis in der großen Majorität der Fälle auf den sigmoidalen Ab-

schnitt dieses Blutleiters beschränkt bleibt, auf einen Abschnitt also, in welchem keine andere größere Vene als die Mastoidea mündet, da empfängt dagegen der Longitudinalis auf beiden Seiten das Blut aus einer ganzen Reihe von cerebralen und meningealen Venen, deren retrograde Phlebitis Hirnabsceß und Meningitis bedeutet (s. Abb. 5, S. 921).

Selbstverständlicherweise ist gegebenenfalls die Bloßlegung und Spaltung des Gefäßes in der Mittellinie des Stirnbeins dringend angezeigt; immerhin aber bleibt die Prognose dieser Komplikation eine recht trübe.

Literatur.

In dieser Liste sind nur die in meinem Artikel genannten Arbeiten aufgenommen worden. Für die ältere Literatur sei nach Gerber (1) und Hajek (3) verwiesen.

Anders: Rhinologische Meningitis serosa. Inaug.-Diss. Breslau 1914. Zit. nach Internat. Zentralbl. f. Laryngol. 1917. Nr. 34. — André: Contr. á l'èt. d. lymphat. d. nez e. d. foss. nas. Thèse de Paris. 1905. — Andrews: Zit. nach Dean. Ann. of otol., rhinol. a. laryngol. 1923. p. 295. — Bárány: Briefl. Mitteilung. — Beck: Diskuss. Ann. of otol., rhinol. a. laryngol. 1916. p. 777. — Bellomo: Abscès du lobe front. consec. à n. sin. front. Arch. internat. de laryngol., otol.-rhinol. et broncho-oesophagoscopie. 1923. p. 368. — Berens, Passmore: Brain absc. fr. chron. supp. in the front. sin. Laryngoscope 1916. p. 1083. — Berger und Tyrman: Die Krankheiten der Keilbeinhöhle und Siebbeinlabyrinths. Wiesbaden 1886. — Berggren: Etudes s. l. mén. otog. purul. général. Acta oto-laryngol. Suppl. 1921. — Bertemes: Etude anat-topogr. du sin. sphén. Thèse de Nancy 1899—1900. Nr. 16. — Boege: Zur Anatomie der Stirnhöhle. Inaug.-Diss. Königsberg 1902. — Boenninghaus: Die Operationen an der Nebenhöhle der Nase. Handb. Katz-Blumenfeld Bd. 3, S. 236. 1913. — Boggs and Winternitz: Ac. supp. hypophysitis as a compl. o. pur. sphen. sin. Johns Hopkins hosp. reports Vol. 18. 1919; zit. nach Journ. of laryngol. a. otol. 1920. S. 121. — Bondy: Diskuss. Monatsschr. f. Ohrenheilk. u. Laryngo-Rhinol. 1921. S. 76. — Boot: Absc. of front. lobe sec. to sin. Ann. of otol., rhinol. a. laryngol. 1921. p. 565. — Bourquet: Voie d'accès v. l. sin. cav. Soc. franc. d'otol. Tome 2, p. 169. 1911. — Bourat et Lécard: Bordeaux méd. 1875. Nr. 24 (zit. nach Luc). — Brat: Brieflich. — Brawley: Case of subdur. absc. sec. to sphen. infect. Ann. of otol., rhinol. a. laryngol. Vol. 30, p. 788. 1921. — Broeckaert (1): Cas de mort à l. s. d'u. opér. d. pol. d. nez. Ann. des maladies de l'oreille 1894. p. 1288. — Derselbe (2): Bei Gerber, S. 382. — Derselbe (3): L'app. lymphat. du nez etc. Laryngol.-Kongr. Berlin. Bd. 1, S. 91. 1911. — Bronner: Case of supp. ethm. a. front. sin. after oper. of polypi. Laryngol. soc. of London 1902—1903. p. 48. — Brown: Double front. sin.; ser. men.; oper.; recov. Med. rev. of rev. 1913. p. 419. — Brühl: Zur Kasuistik der Stirnhöhleneiterung. Zeitschr. f. Laryngol., Rhinol. u. ihre Grenzgeb. 1909. S. 637. — Bryan: Chron. absc. of front., ethm. and sphen. sin., foll. by mening. New York med. journ. a. med. record. Jan. 20. 1900. — Burger (1): Verslag Univ.-Polikl. v. Keelz. Amsterdam 1897—1900. Geneesk. Courant. 31. März 1901. — Derselbe (2): Een door oper. genezen otog. hersenabsc. Nederlandsch Tydschr. v. Geneesk. Vol. 2, p. 1480. 1904. — Derselbe (3): Leerboek der ziekten van ooren, neus, mond, keel en slokdarm. Haarlem 1918. — Derselbe (4): Septic phleb. of dur. sinus.; 3 diff. types. Acta-otolaryngol. Vol. 5. 1923. — Derselbe (5): Accid. mortels d. l. chir. endonasale. (ibid.). — Butler: Ann. of otol., rhinol. a. laryngol. 1920. p. 666. — Butgengeiger: Zur Chirurgie des Stirnhirnabscesses. Münch. med. Wochenschr. (zit. nach Zeitschr. f. Laryngol., Rhinol. u. ihre Grenzgeb. Bd. 5, S. 989.) 1913. — Calhoun: Absc. of front. lobe (zit. nach L. Levy). — Campell and Renland: Journ. cf laryngol. a. otol. 1910. p. 437 (zit. nach Arch. internat. de laryngol., otol.-rhinol. et broncho-oesophagoscopie. Tome 31, p. 319. 1911. — Casadesus: Revista Dr. Tapia. 1920. Nr. 2 (zit. nach Rev. de Moure 1922. p. 623). — Chamberlin: Diskuss. Laryngoscope Vol. 29, p. 729. 1919. — de Cigna: Compl. endocr. d. sin. front. Ann. des maladies de l'oreille. 1922. p. 186. — Claoué: Osteomyélite cran. envahiss. conséc. à une sinus. fronto-max. Ann. des maladies de l'oreille. Tome 32, 1. p. 381. 1906. — Claus: Verhandl. d. laryngol. Ges. zu Berlin Bd. 26, S. 34. 1918. — Clerc: Ascesso cerebr. rinog.; etmoid. supp. c. flemm. d. cav. orb. Pratica otorinolaringol. 1909, zit. nach Zeitschr. f. Laryngol., Rhinol. u. ihre Grenzgeb. Bd. 2, S. 397. 1910. — Coates: Exhib. of brain show. absc. front. lobe. Laryngoscope 1912. p. 781. — Cocks: Chron. front. sin. supp. compl. by epidur. and orb. absc. Laryngoscope 1914. p. 635. — Collins and Walker: Two cases of orb. cellulit. Ophth. hosp. reports. Vol. 12, p. 281. 1889. — Davis: Case of cav. sin. thromb. foll. tonsillit. R. soc. of med. laryngol. Sect. 1913. p. 174. — Dean: Diskuss. Ann. of otol., rhinol. a. laryngol. 1916. p. 775. — Delsaux (1): Les compl.

endocr. d. sinusites. Rapport soc. belge d'otol. 1905. — DERSELBE (2): Pseudosin. front. due à un absc. souspér. du front. compl. d. thromb. d. sin. logg. sup. Presse otol. belge 1906. p. 448. — DENKER: Rhinogener Frontallappenabsceß durch Operation geheilt. Arch. f. Laryngol. u. Rhinol. Bd. 10, S. 411. 1900. — DMOCHOWSKI: Beiträge zur pathologischen Anatomie und Ätiologie der entzündlichen Prozesse im Antrum Highm. Arch. f. Laryngol. u. Rhinol. Bd. 3, S. 301, Fall 25. 1895. — DOERNER: Kasuistik. Arch. f. Laryngol. u. Rhinol. Bd. 28, S. 144. 1914. — DONALIES: Ein rhinogener Hirnabsceß. Arch. f. Ohren-, Nasen- u. Kehlkopfheilk. Bd. 75, S. 199. 1908. — DREYFUSS (1): Die Krankheiten des Gehirns und seiner Adnexe im Gefolge von Naseneiterung. Jena 1896. — DERSELBE (2): Rhinogene Gehirnaffektionen. Sammelref. Internat. Zentralbl. f. Ohrenheilk. Bd. 6, S. 103. 1908. — EAGLETON: The operat. treatm. of supp. mening. Laryngoscope 1922. p. 1. — ECKSTEIN: Beiträge zur Kasuistik der Komplikationen der Stirnhöhleneiterung. Zeitschr. f. Laryngol.. Rhinol. u. ihre Grenzgeb. Bd. 5, S. 291. 1913. — v. EICKEN (1): Unsere Erfahrungen über Komplikationen bei Erkrankungen der Nasennebenhöhlen. Verein. dtsch. Laryngol. 1908. S. 17. — DERSELBE (2): Unsere Erfahrungen mit der KILLIANschen Stirnhöhlenoperation. Internat. Laryngo-Rhinol.-Kongr. Wien 1908. S. 322. — ELSCHNIG: Der orbitogene Hirnabsceß und seine Operation. Klin. Monatsbl. f. Augenheilk. Bd. 52, S. 359. 1914. — EMBLETON and PETERS: Cerebrospinal fever a. the sphen. sin. Lancet. 22. Mai 1915.• — EMBLETON: Sphen. emp. and epidem. cerebrospin. fever. Brit. med. journ. 1920. p. 7. — EMERSON: Internat. Zentralbl. f. Laryngol. 1909. S. 297. — ERICI: Internat. Zentralbl. f. Laryngol. 1917. S. 160. — FAULKNER: Sphen. sin. w. mark. cer. sympt.; oper. recov. Laryngoscope 1921. p. 323. — FELDMANN: Metastatische Osteomyelitis des Stirnbeins zur Zeit des Durchbruchs in die Stirnhöhle operiert. Zeitschr. f. Ohrenheilk. u. f. Krankh. d. Luftwege. Bd. 72, S. 30. 1915. — FESTAL: Recherches anat. s. l. veines de l'orbite. Thèse de Paris. 1886 bis 1887. Nr. 271. — FLEISCHMANN: Zur Frage der Sero- und Chemotherapie der Meningitis. Klin. Wochenschr. 1922. S. 217. — FRAENKEL, E. (1): VIRCHOWS Arch. f. pathol. Anat. u. Physiol. Bd. 143, S. 42. 1896. — DERSELBE (2): Die Erkrankungen der Nasennebenhöhlen bei Influenza. Dtsch. med. Wochenschr. 1919. Nr. 4. — FRANK: A case of fulm. ethm. w. metast. Laryngoscope 1919. p. 425. — FRASER (1): Internat. Zentralbl. f. Laryngol. 1921. S. 413 u. 416. — DERSELBE (2): Journ. of laryngol. a. otol. 1922. p. 525. — FREMEL: Meningitis nach Keilbein- und Mittelohreiterung. Monatsschr. f. Ohrenheilk. u. Laryngo-Rhinol. 1922. S. 230. — FREUDENTHAL (1): Die intrakranielle Komplikation nasalen Ursprungs. Arch. f. Laryngol. u. Rhinol. Bd. 22, S. 400. 1909 und Internat. med. Kongr. Budapest Bd. 32, S. 491. 1909. — DERSELBE (2): Brain inf. fr. sin. disease. Laryngoscope 1914. p. 12. — FRIEDMAN and GREENFIELD: Front. lobe absc. sec. to sin. Laryngoscope 1922. p. 608. — FROBOESE: Mißbildungen der Lam. cribrosa. Berl. klin. Wochenschr. 1917. S. 1218. — GALLAND: Polysin. compl. d. phlegm. d. l'orb. e. d. men. sér. Bull. de la soc. belge d'ot. 1921. No. 4, p. 68. — GALTUNG: Internat. Zentralbl. f. Laryngol. 1921. S. 181. — GAMALEIA: Un cas d'absence du sin. front. Rev. de laryngol., d'otol. et de rhinol. 1922. p. 534. — GERBER (1): Die Komplikationen der Stirnhöhlenentzündungen. Berlin 1909. — DERSELBE (2): Meningitis nach larv. Nebenhöhleneiterung. Zeitschr. f. Ohrenheilk. u. f. Krankh. d. Luftwege. Bd. 63, S. 150. 1911. — GERHARDT: Meningitis serosa bei Nasenerkrankungen. Zeitschr. f. Laryngol., Rhinol. u. ihre Grenzgeb. Bd. 6, S. 721. 1914. — GIANETTO: Revista rioplat. de otol. Zit. nach Oto-rhino-laryngol. internat. 1922. p. 112. — VAN GILSE: Zur Pneumatis. der Keilbeinhöhle. Zeitschr. f. Hals-, Nasen- u. Ohrenheilk. Bd. 3, S. 393. 1922. — GOWERS: Handb. d. Nervenkrankh. Bd. 2 (zit. nach GERBER). — GRADENIGO, E.: Charakteristische Symptome der Thrombose des Sinus longitudinalis superior. Arch. f. Ohren-, Nasen- u. Kehlkopfheilk. Bd. 66, S. 243. 1905. — GRANT, DUNDAS: Disk.-Kongr. Budapest 1909. Laryngol. Sekt. Bd. 36. — GREGORY: Journ. of laryngol. a. otol. Okt. 1912, (zit. nach Internat. Zentralbl. f. Laryngol. 1913. S. 178. — GUISEZ (1): Du traitem. de l'ethm. pur. Thèse de Paris 1902. — DERSELBE (2): De l'ostéomyel. des os plats du crane. Ann. des maladies Tome 32, 1., p. 600. 1906. — DERSELBE (3): Absc. d. cerv. cons.-à u. pansin. Ibidem. Tome 36, 2., p. 182. 1910. — GUTTMANN: Doppelseitige Orbitalis phlegm. thromb. sin. cav. nach Siebbeinempyem. Zeitschr. f. Augenheilk. Bd. 21, S. 32. 1909. — HAEGGSTRÖM: Oto-laryngol. Meddelanden Vol. 1. 1913 (zit. nach Zeitschr. f. Ohrenheilk. u. f. Krankh. d. Luftwege Bd. 70. 1913, Bericht S. 93. — HAENEL: Diskuss. Verein. dtsch. Laryngol. 1908. S. 17. — HAIKE (1): Meningitis serosa circumscripta. Laryngol. Ges. zu Berlin Bd. 23, S. 6. 1912. — DERSELBE (2): Präparation eines Falles von Meningitis. Ibidem S. 8. — HAJEK (1): Beitr. zum Studium des Infektionsweges bei rhinogenen Gehirnkomplikationen. Arch. f. Laryngol. u. Rhinol. Bd. 18, S. 290. 1906. — DERSELBE (2): Die Behandlung der Empyeme der Nasennebenhöhlen. Kongr. Budapest 1909. S. 177. — DERSELBE (3): Pathologie und Therapie der entzündlichen Erkrankungen der Nebenhöhlen der Nase. 4. Aufl. Wien 1915. — HALÁSZ: Encephalitis infolge von Eiterung im Antrum sphen. Monatsschrift f. Ohrenheilk. u. Laryngo-Rhinol. 1905. S. 422. — HANSBERG: Kasuistische Mitteil. Zeitschr. f. Ohrenheilk. u. f. Krankh. d. Luftwege Bd. 44, S. 361. 1903. — HARKE: Beiträge zur Pathologie und Therapie der oberen Atmungswege. Wiesbaden 1895. — HARRIS:

Case of brain abs., dep. u. emp. of frontal. sin. Ann. of otol., rhinol. a. laryngol. 1919. p. 721.
— Haugseth: Norsk magaz. f. laegevidenskaben. 1919. p. 822. Zit. nach Internat. Zentralbl.
f. Laryngol. 1919. S. 313 und 1920. S. 181. — Heigel: Zur Ätiologie der rhinogenen Hirnabscesse. Zit. nach In:ernat. Zentralbl. f. Laryngol. 1915. S. 78. — Herzfeld: Meningo-
encephalitis serosa nasalen Ursprungs. Berl. klin. Wochenschr. 1905. S. 263. — Hilfrich:
Intraorbitale Komplikationen bei Nebenhöhlenaffektionen. Zeitschr. f. Ohrenheilk. u. f.
Krankh. d. Luftwege. Bd. 70. S. 47. 1913. — Hinsberg: Die Infektionsmechanismen bei Meningitis nach Stirnhöhleneiterung. Dtsch. otol. Ges. 1901. S. 191. — Hoenig: Ocumolotorius-
lähmung, erstes Symptom eines Stirnhirnabscesses. Klin. Monatsbl. f. Augenheilk. Sept.-
Okt. 1915; zit. nach Internat. Zentralbl. f. Laryngol. 1916. S. 72. — Hofer: Beiträge zur
Pathologie der Osteomyelitis der Stirnhöhle. Monatsschr. f. Ohrenheilk. u. Laryngo-Rhinol.
1917. S. 639. — Hoffmann: Multiple Hirnabscesse nach doppelseitiger traumatischer
Stirnhöhleneiterung. Verein. süddtsch. Laryngol. 1905. S. 185. — Hogewind: Osteo-
phlebitis der Schädelknochen bei akuter Entzündung der Stirnhöhle. Arch. f. Ohren-,
Nasen- u. Kehlkopfheilk. Bd. 105, S. 54. 1920. — Holinger: Diskuss. Ann. of otol., rhinol.
a. laryngol.1921. p. 259. — Holmes: Zit. nach Onodi: Der Sehnerv usw. 1907. S. 49. —
Hosch: Unsere Erfolge durch Radikaloperaticn des Sinus frontalis. Zeitschr. f. Ohrenheilk.
u. f. Krankh. d. Luftwege Bd. 61, S. 347. 1910. — Holmgren: Nordiska Otclogkongr.
Stockholm 1914. Nordisk tidskr. f. oto-rhino.-laryngol. Vol. 2. 1917. — Höston: Internat.
Zentralbl. f. Ohrenheilk. 1922. S. 79. — Hubby: Caso of intern. pachymen., leptomen.,
pansin., cav. a. lat. sin. thromb. Laryngoscope 1921. p. 204. — Huber: Intraorbitale und
endokranielle Komplikationen in einem Falle von Nasennebenhöhleneiterung bei Ozaena.
Monatsschr. f. Ohrenheilk. u. Laryngo-Rhinol. 1907. S. 549. — Hug: Ein Fall von Pansinusitis gangraenosa. Zeitschr. f. Ohrenheilk. u. f. Krankh. d. Luftwege. Bd. 71, S. 31.
1914. — Imperatori (1): Case of front. sinusit., sphenoid., meningit. Laryngoscope 1915.
p. 580. — Derselbe (2): Double chrcn. front. sin. Epidur. absc. Laryngoscope 1923. p. 60.
— Imperatori and Fassett: Front. lobe absc. Ibid. 1923. p. 229. — Jansen: Hirnsinus-
thrombose nach Mittelohreiterung. Arch. f. Ohren-, Nasen- u. Kehlkopfheilk. 1893. S. 55.
— Jessaman: Brain absc. compl. ac. infect. access. sin. Laryngoscope 1920. p. 147. —
Joachim: Diskuss. Kongr. Budapest, Laryngol. Sektion. Bd. 33. 1909. — Johnston:
Extradur. absc. compl. front. sin. (Zit. nach L. Levy). — Kander: (1) Diskuss.: Verein.
dtsch. Laryngol. 1908. S. 33. — Derselbe (2): Meningitis bbi Keilbeinhöhlenempyem mit
Ausgang in Heilung. Verein. süddtsch. Laryngol. 1907. S. 447. — Karbowski: Kasuistik
der Stirnhöhlenerkrankungen mit intrakraniellen Komplikationen. Zeitschr. f. Laryngol.,
Rhinol. u. ihre Grenzgeb. Bd. 2, S. 543. 1910. — Keimer: Zur Frage der akuten Osteomyelitis der flachen Schädelknochen. Dtsch. med. Wochenschr. 1907. S. 1131. — Key
und Retzius: Studien in der Anatcmie des Nervensystems und des Bindegewebes. Bd. 37,
I., S. 217. 1875. — Key-Aberg (1): Thromb. of cav. sin. Acta oto-laryngol. Vcl. 3, p. 36.
1921. — Dieselben (2): Diskuss. Ibid. S. 240 — Killian (1): Die Entzündung der Stirnhöhle. Heymanns Handb. d. Laryngol. u. Rhinol. 1900. Bd. 3, 2., S. 1106. — Derselbe (2):
Die Thrombophlebitis der oberen Längsblutleiter nach Entzündung der Stirnhöhlenschleimhaut. Zeitschr. f. Ohrenheilk. u. f. Krankh. d. Luftwege. Bd. 37, S. 343. 1900. — Derselbe
(3): Die Nebenhöhlen der Nase in ihren Beziehungen zu den Nachbarorganen. Jena 1903.
— Derselbe (4): Die Erkrankung der Nasennebenhöhlen bei Scharlach. Verein. dtsch.
Laryngol. 1908. S. 10. — Derselbe (5): Ein operativ geheilter Hirnabsceß nach Stirn-
höhleneiterung. Zeitschr. f. Ohrenheilk. u. f. Krankh. d. Luftwege. Bd. 57, S. 255. 1909.
— Kirkland: Journ. of laryngol. a. otol. 1902. p. 561. — de Kleyn: Briefl. — Knapp (1):
Mucocele und Empyem des Ethmoid. Zeitschr. f. Ohrenheilk. u. f. Krankh. d. Luftwege.
Bd. 25, S. 224. 1894. — Derselbe (2): Zit. nach Schilling, S. 64 und Arch. internat. de
laryngol., otol.-rhinol. et broncho-oesophagoscopie. Tome 16, p. 1438. 1903. — Knutson (1):
Oto-laryngol. Meddel Vol. 2. 1916 (zit. nach Internat. Zentralbl. f. Laryngol. 1916. S. 360.
— Derselbe (2): Quelques cas d. compl. intracr. au cours d. supp. d. cav. acc. d. nez.
Nordisk tidskr. f. oto-laryngol. Vol. 1, p. 398. 1916. — Koerner: Die otitischen Erkrank.
des Hirns usw. Frankfurt 1894. — Konietzko-Isemer: Fall von Otitis media im Anschluß an Empyem der Highmorshöhle. Arch. f. Ohren-, Nasen- u. Kehlkopfheilk. Bd. 64,
S. 92. 1905. — Kraemer: Meningitis nach Siebbeineiterung. Beitr. z. Anat., Physiol., Pathol.
u. Therapie d. Ohres, d. Nase u. d. Halses. Bd. 12, S. 144. 1919. — Kubo: Internat. Zentralbl.
f. Laryngol. 1912. S. 202. — Kuhnt (1): Die entzündlichen Erkrankungen der Stirnhöhle.
Wiesbaden 1895. — Derselbe (2): Die Beziehungen der Nase zu denen des Auges. Dtsch.
med. Wochenschr. 1908. S. 1623. — Kutwirt: Zeitschr. f. Laryngol., Rhinol. u. ihre Grenzgebiete. Bd. 6, S. 655. 1914. — Lambert, Lack: Diseases of the nose 1906. — Lang: Zeitschr.
f. Ohrenheilk. u. f. Krankh. d. Luftwege. Bd. 69, Bericht S. 76. 1913. — Lange: Méningite
d'origin. nas. (zit. nach Arch. internat. de laryngol., otol.-rhinol. et broncho-oesophagoscopie.
Tome 37, p. 303. 1914. — Langworthy: Anat. rel. of cav. sin. to other struct. Ann. of otol.,
rhinol. a. laryngol. 1916. p. 554. — Lannois et Molinié: Oto-rhino-laryngol. internat.
Oct. 1920. — Lapalle: 169 autopsies de sinus d. l. face. Arch. internat. de laryngol., otol.-

rhinol. et broncho-oesophagoscopie. Tome 12, p. 225. 1899. — LAZÁRRAGA: 2 Fälle schwerer Stirnhöhlensinusitis. Heilung. Boll. de laryngol. 1907. Nr. 40, zit. nach Zeitschr. f. Laryngol., Rhinol. u. ihre Grenzgeb. Bd. 1, S. 252. 1909. — LEBER: Fibrosarkom den oberen Nasengang abschließend und dadurch bedingte Eiterretention. Arch. f. vergl. Ophthalmol. Bd. 26, 3., S. 258. 1880. — LEEGAARD: On cerebr. absc. of front. lobe iss. fr. front. sin. etc. Acta oto-laryngol. Vol. 1, p. 343. 1918. — LÉMERÉ: Et s. l. accid. conséc. à l'arrach. d. pol. d. foss. nas. Thèse de Paris, zit. nach DREYFUSS. — LEOPOLD: Zit. nach Internat. Zentralbl. f. Laryngol. 1916. S. 309. — LERMOYEZ: Un signe d. l. thromb. d. sin. long. sup. Ann. des maladies de l'oreille. Tome 23, 2., p. 497. 1897. — LEUTERT: Bakteriologisch-klinische Studien über Komplikationen akuter und chronischer Mittelohreiterung. Arch. f. Ohren-, Nasen- u. Kehlkopfheilk. Bd. 47, S. 53. 1899. — LEVINGER: Zur Operation von Hypophysentumoren und zur Freilegung des Sinus cavernosus. Zeitschr. f. Ohrenheilk. u. f. Krankh. d. Luftwege. Bd. 64, S. 332. 1912. — LOUIS, LEVY: Intracran. sympt. fr. front. sinusitis. Ann. of otol., rhinol. a. laryngol. Vol. 31, p. 493. 1922. — LEWIS: 4 cases of rad. front. sin. op. Laryngoscope 1921. p. 179. — LEWY: Diskuss. Ann. of otol., rhinol. a. laryngol. 1921. p. 257. — LINCK: Vuzin und die Behandlung der Meningitis. Arch. f. Ohren-, Nasen- u. Kehlkopfheilk. Bd. 106, S. 219. — LITHGOW: Ann. des maladies de l'oreille. Tome 37, 2., p. 811. 1911. — LOEB: Fatalities following oper. upon nose and throat. Ann. of otol., rhinol. a. laryngol. Bd. 31, p. 273. 1922. — LÜBBERS: Hirnabsceß. Osteomyelitis des Stirnbeins, Stirnhöhlenempyem. Arch. f. Ohren-, Nasen- u. Kehlkopfheilk. 90, 1913. S. 172. — LUBLINER: Internat. Zentralbl. f. Laryngol. 1913. p. 480. — LUC (1): Méning. supp. d'orig. front. Presse oto-laryngol. belge 1905. p. 385 et 1907. p. 241. — DERSELBE (2: La voie d'accès vers le sin. cav. Soc. franç. d'otol. Tom. 2, p. 178. 1905. — DERSELBE (3): Compl. cran. et intracr. d. antrit. front. supp. Ann. des maladies de l'oreille Tome 35, p. 265. 1909. — DERSELBE (4): Leçons s. l. supp. de l'or. moy. et d. cav. acc. d. foss. nas., 2e éd., Paris 1910. — LYNCH: A case of absc. of the front. lobe of the brain. Laryngoscope 1917. p. 848. — MACEWEN: Trans. med. soc. London. Vol. 29, p. 252. 1906. — MACKENTIE: Diskuss. Ann. of otol., rhinol. a. laryngol. 1922. p. 61. — MACLAY: Diskuss. Journ. of laryngol. a. otol. 1921. p. 417 a. 580. — MAKOVIC: Rhinologischer Hirnabsceß. Inaug.-Diss. Bern 1916 (zit. nach Internat. Zentralbl. f. Laryngol. 1917. S. 58. — MALJUTIN: Kasuistik der Stirnhöhlenentzündung. Arch. f. Laryngol. u. Rhinol. Bd. 19, S. 363. 1907. — MANASSE (1): Orbitale und cerebrale Komplikationen bei akuten Nebenhöhleneiterungen. Verein. dtsch. Laryngol. 1911. p. 621. — DERSELBE (2): Gehirn mit starken Veränderungen nach akuter Sinusitis frontalis. Ibidem 1913. S. 179. — MARSCHIK: Diskuss. Kongre. Budapest, laryngol. Sekt. Bd. 37. 1909. — MARTIN: De la fréqu. d. l'emp. d. cav. acc. d. nez. Thèse de Bordeaux 1900. — MAYER, OTTO: Stirnhirnabsceß infolge akuter Stirnhöhleneiterung. Internat. Zentralbl. f. Laryngol. 1919. S. 174. — MAC BEAN: Variations of sphen. sin. disease. Ann. of otol., rhinol. a. laryngol. 1914. p. 419. — MAC COY (1): Zeitschr. f. Ohrenheilk. u. f. Krankh. d. Luftwege. Bd. 66, S. 371. 1912 und Zeitschr. f. Laryngol., Rhinol. u. ihre Grenzgeb. Bd. 3, S. 555. 1911. — DERSELBE (2): Further rep. on a case o. brain absc. Laryngoscope 1911. p. 1011. — MAC KENZIE, DAN (1): Brain absc. sec. to front. sin. supp. R. soc. of med., laryngol. sect. 1915. p. 10. — DERSELBE (2): Diffuse osteomyel. fr. nas. sin. supp. Journ. of laryngol. a. otol. 1913. p. 6, 79 u. 129. — DERSELBE (3): Journ. of laryngol. a. otol. 1922. No. 8. — MAC KINNEY: Cav. sin. thromb.; report of a case. Laryngoscope 1913. — MERTINS: New York med. journ. a. med. Record. 7. Mai 1904. (Zit. nach LUC). — MEURERS: Über 4 im Anschluß an Nebenhöhlenerkrankung entstandenen Komplikationen. Zeitschr. f. Ohrenheilk. u. f. Krankh. d. Luftwege. 1910. S. 335. — MEURMAN: Exper. in Rhinog. abscess. (Zit. nach Internat. Zentralbl. f. Laryngol. 1922. S. 43. — MEYER, A. W.: Sinister unrecord. anomal. of the sphen. Ann. of otol., rhinol. a. laryngol. Vol. 24, S. 257. 1915. — MEYER, EDM.: Klin. Jahrb. Bd. 15. 1906. — MINDER: 50 Sektionsbefunde der Nase. Arch. f. Laryngol. u. Rhinol. Bd. 12, S. 328. 1902. — MIODOWSKI: Komplikationen nach submuköser Septumresektion. Laryngol.-Kongr. Berlin 1911. S. 179. — MÖLLER, JÖRGEN (1): Diskuss. Monatsschr. f. Ohrenheilk. u. Laryngo-Rhinol. 1905. S. 582. — DERSELBE (2): Diskuss. Internat. Zentralbl. f. Laryngol. 1915. S. 396. — MOLLISON: Front. sin. supp., supp. mening. R. soc. of med., laryngol. sect. 1918. p. 111. — MONTELEONE: Rev. de MOURE 1922. p. 585. — MOREAU: Manif. oculo-orb. d. sin. sphen. Thèse de Lyon. 1905. — MULLEN: Absc. of front. lobefoll. supp. of front. sin. (zit. nach L. LEVY). — MUNDT: Diskuss. Ann. of otol., rhinol. a. laryngol. 1921. p. 257. — MYGIND, HOLGER (1): Internat. Zentralbl. f. Ohrenheilk. Bd. 20, S. 134. 1922. — DERSELBE (2): Zentralbl. f. Hals-, Nasen- u. Ohrenheilk. Bd. 1, S. 165. 1922. — MYGIND, S. H.: Acta oto-laryngol. Vol. 3, p. 523. 1922. — NEUMANN: Keilbeinhöhleneiterung und Meningitis. Monatsschr. f. Ohrenheilk. u. Laryngo-Rhinol. 1921. S. 75. — OERTEL: Beitr. zur Thrombose des Sinus cavernosus. Beitr. z. Anat., Physiol., Pathol. u. Therapie d. Ohres, d. Nase u. d. Halses Bd. 13, S. 183. — OGSTON: Brit. med. journ. 1885. 23. Mai. (Zit. nach HAJEK). — ONODI (1): Das Gehirn und die Nebenhöhlen der Nase. Wien 1908. — DERSELBE (2): Die Eröffnung der Schädelhöhle und Freilegung des Gehirns von den Nebenhöhlen der Nase aus. Würzburg 1911.

— Oppikofer: Beiträge zur normalen und pathologischen Anatomie der Nase. Arch. f. Laryngol. u. Rhinol. Bd. 19, S. 28. 1907. — Ostrom: Ethm. op. foll. by death. Ann. of otol., rhinol. a. laryngol. 1921. p. 556. — Panas: Arch. d'opthalmol. Tom. 15, p. 129. 1895. — Paparozzi: La sinus. etmoid. e. l. compl. Internat. Zentralbl. f. Laryngol. 1915. S. 74. — Paunz: Komplikationen durch dentales Kieferhöhlenempyem. Arch. f. Laryngol. u. Rhinol. Bd. 25, S. 449. 1911. — Pergens: Phlegm. de l'orb. Ann. d'oculist. Tome 114, p. 279. 1895. — Pierce, Norval: Diskuss. Ann. of otol., rhinol. a. laryngol. 1922. p. 1181. — Peters: Sphen. sin. emp. in cer.-spin. men. Journ. of laryngol. a. otol. 1920. p. 11. — Piffl (1): Meningitis serosa nach chronischer Stirnhöhleneiterung. Festschr. H. Chiari. 1907. — Derselbe (2): Zur Kasuistik der rhinogenen Stirnhirnabscesse. Prag. med. Wochenschr. Bd. 39, Nr. 6. 1914. — Pitt: Brit. med. journ. Vol. 1. 1890 (zit. nach Dreyfuss.) — Pollock: Pulsating sphenoiditis. Ann. of otol., rhinol. a. laryngol. Vol. 30, p. 744. 1921. — Polyák: Stirnhöhleneiterung, epi- und subdurale Absceßbildung, Meningitis. Monatsschr. f. Ohrenheilk. u. Laryngo-Rhinol. 1912. S. 607. — Porter: Zeitschr. f. Laryngol., Rhinol. u. ihre Grenzgeb. Vol. 7, S. 622. 1915. — Powell: A case of fat. mening. foll. resect. of sept. Journ. of laryngol. a. otol. 1922. p. 39. — Preysing (1): Klinische Erfahrungen über otitische und rhinologische Sinuserkrankungen. Zeitschr. f. Ohrenheilk. u. f. Krankh. d. Luftwege. 1898. 32, S. 227. — Derselbe (2): Durchbruch von Siebbein- und Stirnhöhlenempyem in die Orbita bei Scharlach. Dtsch. Zeitschr. f. Chirurg. 1908. S. 94. — Ramdohr: Sinus cavernosus-Thrombose bei akutem Keilbeinhöhlenempyem. Arch. f. Ohren-, Nasen- u. Kehlkopfheilk. Bd. 108, S. 271. 1921. — Reichel: Bericht über 60 nach Killian ausgeführte Stirnhöhlenoperationen. Dtsch. otol. Ges. 1907. S. 155. — Reinhard: Diskuss. Internat. Zentralbl. f. Laryngol. 1906. S. 154. — Reinking: Der Hirnprolaps. Zeitschr. f. Ohrenheilk. u. f. Krankh. u. Luftwege. 1909. S. 6. — Reipen: Stirnhöhlenentzündung, Pyämie, Meningitis serosa, Heilung. Zeitschr. f. Laryngol., Rhinol. u. ihre Grenzgeb. Bd. 2, S. 561. 1910. — Rhese: Die chronische Entzündung des Siebbeins und der Keilbeinhöhle. Arch. f. Laryngol. u. Rhinol. Bd. 24, S. 383. 1911. — Rische: Ein erfolgreich operierter Hirnabsceß nach Stirnhöhlenerkrankung. Zeitschr. f. Ohrenheilk. u. f. Krankh. d. Luftwege. Bd. 62. 1911 und Inaug.-Diss. Rostock 1911. — Robertson (1): Diskuss. Ann. of otol., rhinol. a. laryngol. 1914. S. 513. — Derselbe (2): Diskuss. Ibid. 1921. S. 791. — Röpke Die Osteomyelitis des Stirnbeins im Anschluß an Stirnhöhleneiterung. Dtsch. otol. Ges. 1907. S. 162. — Roth: Zit. nach Luc (1). — Roughton: Zit. nach Arch. internat. dé laryngol. otol.-rhinol. et bronchc-oesophagoscopie. Tome 29, p. 328. 1910. — Rudberg: Ein Fall von akuter Sinus frontalis mit intrakraniellen Komplikationen. Internat. Zentralbl. f. Laryngol. Bd. 33, S. 160. 1917. — Ruttin: Klinik und Pathologie der rhinogenen Hirnabscesse. Monatsschr. f. Ohrenheilk. u. Laryngo-Rhinol. 1921. S. 1547. — Sagebiel: Akute Siebbeineiterung, Thrombose sinus cavernosus. Zeitschr. f. Ohrenheilk. u. f. Krankh. d. Luftwege. 1909. S. 129. — Sandfort: Trans. ophthalm. soc. London. Vol. 14, p. 119. 1894 (zit. nach Thhomson. — Schäfer: Prag. med. Wochenschr. 1883. Zit. nach Dreyfuss (1). — Schaeffer, J. P.: The sphen. sin. and the temp. lobe. Journ. of the Americ. med. assoc. Vol. 76, p. 1488. 1921. — Schaeffer, Max: Heymanns Handb. Bd. 3, 2. 1900. — Scheibe: Fall von chronischer Stirnhöhleneiterung. Münch. med. Wochenschr. 1904. S. 88. — Schilling: Osteomyelitis der Schädelknochen im Anschluß an Entzündung der Stirnhöhle. Zeitschr. f. Ohrenheilk. u. f. Krankh. d. Luftwege. Bd. 48. 1904, Ergänzungsh. S. 52. — Schlittler: Komplikation und Lebensgefährlichkeit der Nebenhöhlenentzündung. Schweiz. med. Wochenschr. 1920. Nr. 49. — Schmiegelow (1): Fall von Absceß lobul. front. usw. Monatsschr. f. Ohrenheilk. u. Laryngo-Rhinol. 1905. S. 582. — Derselbe (2): Fall von lateraler Sinus ethmoidalis mit Meningitis. Ibidem 1912. S. 248. — Schoenemann: Virchows Arch. f. pathol. Anat. u. Physiol. Bd. 168. 1902 (zit. nach Oppikofer). — Schousboe: Zeitschr. f. Laryngol., Rhinol. u. ihre Grenzgeb. Bd. 8, S. 112. 1916. — Schreiber und Goldberg: Mening. epidem. nach Nasenkorr. (zit. nach Internat. Zentralbl. f. Laryngol. 1921. S. 84. — Schröder: St. Petersburg. med. Wochenschr. 1895. S. 56 (zit. nach Gerber). — Schulze: Rapid verl. Erkrankung der Nasennebenhöhlen mit cerebraler Komplikation. Beitr. z. Anat., Physiol., Pathol. u. Therapie d. Ohres., d Nase u. d. Halses. Bd. 5, H. 1. — Schwabach: Diskuss. Berl. klin. Wochenschr. 1895. S. 901. — Schwalbe: Arachnoidalraum ein Lymphraum. Zentralbl. f. d. med. Wiss. 1869. Nr. 30. — Sieur et Jacob: Recherches s. l. fosses nas. et l. sinus. 1901. — Sieur et Rouvillois: Traitem. chir. d. antrites front. Etude crit. d. accidents séconcut. Ann. des maladies de l'oreille. Tome 37, I., p. 393, 519. 1911. — Skillern (1): Untoward results extern. oper. front. sin. Internat. Kongr. London Vol. 2, p. 103. 1913. — Derselbe (2): Diskuss. Ann. of otol., rhinol. a. laryngol. 1921. p. 306. — Derselbe (3): Extradural. absc. compl. front. sin. Ann. of otol., rhinol. a. laryngol. 1922. p. 997. — Smith, Dorland: Cavernosus sin. thrombos. Arch. of opth. Vol. 47, p. 482. 1918. — Solowieczyk und Karbowski: Kasuistik der Stirnhöhleneiterungen mit intrakraniellen Komplikationen. Zeitschr. f. Laryngol., Rhinol. u. ihre Grenzgeb. Bd. 7. 1915. — Sonnenschein: Diskuss. Ann. of otol., rhinol. a. laryngol. 1921. S. 256. — Sternberg: Der cerebrale Infektionsweg bei Stirnhöhleneiterung. Monatsschr. f.

Ohrenheilk. u. Laryngo-Rhinol. 1923. S. 44. — STEVENSON und ADAIR-DIGHTON: Actino-mycesmeningitis durch Sphenoid.-Eiterung. Zit. nach Zeitschr. f. Laryngol., Rhinol. u. ihre Grenzgeb. Bd. 4, S. 653. 1912. — STRUYCKEN (1): Pansinusitis m. doodel. afloop. Nederlandsch Tijdschr. v. Geneesk. Vol. 1, p. 1338. 1907. — DERSELBE (2): Hersenabsc. t. v. sinusitis front. et ethm. Ibidem Vol. 1, p. 224. 1917. — DERSELBE (3): Nog een geval van pansin. m. dood. afloop. Ibidem Vol. 2, p. 545. 1921. — STUCKY: Nach GERBER, S. 394. — SYME: Internat. Zentralbl. f. Laryngol. 1913. p. 274. — TAVERNIER: Le traitem. chirurg. d. thrombophleb. d. sin. cav. Ann. des maladies de l'oreille. Tome 36, II., p. 391. 1910. — THOMSON, ST. CLAIR (1): Soc. franc. d'oto-laryngol. Tome 2, p. 149. 1905. — DERSELBE (2): Cerebr. a. ophth. compl. i. sphen. sin. Trans. med. soc. London. 1906. p. 12. — DERSELBE (3): Bei GERBER, S. 374. — THRANE: Acta oto-laryngol. Vol. 5. S. 104. 1923. — TILLEY (1): Internat. Zentralbl. f. Laryngol. 1919. S. 114. — DERSELBE (2): Etude crit. du traitem. d. sinusites fronto-ethm. Paris 1921. — TOTT: Zit. nach GERBER, S. 232. — TOUBERT: Arch. gén. de méd. 1900. p. 385. — TRAUTMANN: Akute Keilbeinhöhlen-eiterung mit intrakraniellen und orbitalen Komplikationen. Arch. f. Laryngol. u. Rhinol. Bd. 20, S. 381. 1908. — TREITEL: Hirnerkrankung nach Naseneiterung. Berl. klin. Wochen-schr. 1896. S. 1139. — UCHERMANN (1): Internat. Zentralbl. f. Laryngol. 1914. S. 422 u. 460. — DERSELBE (2): Sinusitis max. und front. mit Thrombose des Sinus sag. sup. Zeitschr. f. Ohrenheilk. u. f. Krankh. d. Luftwege. Bd. 72, Bericht S. 129. 1915. — DERSELBE (3): Akute Sinus sphen. mit Meningitis und Phlebitis des Sinus cavernosus. Zeitschr. f. Ohrenheilk. u. f. Krankh. d. Luftwege. Bd. 72, S. 133. 1915. — DERSELBE (4): Internat. Zentralbl. f. Laryngol. 1917. S. 191. — UFFENORDE: Komplizierte Fälle von Nebenhöhlenerkrankungen. Zeitschr. f. Laryngol., Rhinol. u. ihre Grenzgeb. Bd. 3, S. 597. 1911. — VAIL: Types of orb. absc. and exophth. due to intranas. supp. proc. Laryngoscope Vol. 29, p. 263. 1919. — VAUGHAN: Front. lobe absc. Zit. nach Zeitschr. f. Laryngol., Rhinol. u. ihre Grenzgeb. Bd. 5, S. 801. 1913. — VIERA: Cas d. sinusite front. Zit. nach Arch. internat. de laryngol., otol.-rhinol. et broncho-oespohagoscopie. Tome 36, p. 244. 1913. — VOSS: Diskuss. Dtsch. otol. Ges. 1907. S. 177. — VOSSIUS: Erkrankungen der Orbita bei entzündlichen Affektionen der Nase. Zeitschr. f. Augenheilk. Bd. 4, S. 1. 1900. — WALLENBERG: Neurol. Zentralbl. 1895. S. 903. (Zit. nach GERBER und LUC (4). — VAN WALREE: 2 gevallen v. ontstek. van den sin. front. m. hersenverschynselen. Nederlandsch Tijdschr. v. Geneesk. Vol. 1, p. 365. 1923. — WEICHSELBAUM: Die phlegmonöse Entzündung der Nebenhöhlen der Nase. 1881 (Sonderbericht). — WEINGÄRTNER: Laryngol. Ges. zu Berlin. Bd. 26, S. 35. 1918. — WERTHEIM: Beiträge zur Pathologie und Klinik der Erkrankungen der Nasennebenhöhlen. Arch. f. Laryngol. u. Rhinol. Bd. 11, S. 169. 1901. — WESTENHOEFFER: Pathologische Anatomie und Infektionsweg bei der Genickstarre. Berl. klin. Wochenschr. 1905. Nr. 24. — WESTERMAYER: Meningitis und Gehirnabsceß. Münch. med. Wochenschr. 1895. S. 766. WHITE: Front. lobe absc. Laryngoscope 1922. p. 409. — v. D. WILDENBERG (1): Ostèo-myelite d'orig. sin. avec abscès cérébr. Bull. de la soc. belge d'ot. 1908—1909. p. 109. — DERSELBE (2): Intervent. sur les sin. front. et le lobe front. Monatsschr. f. Ohrenheilk. u. Laryngo-Rhinol. 1913. S. 361. — DERSELBE (3): Bull. de la soc. belge d'ot. Tome 4, p. 70. 1921. — WILLIAMS, WATSON: Mening. due to absorp. of roof of ethm. cells. R. soc. of med., laryngol. Sect. 1915. p. 31. — WITT: Otolar. Meddelanden. Vol. 1. 1913. — WORT-HINGTON: Emp. of front. sin. with expos. dura. Laryngoscope 1913. p. 1073. — ZANGE (1): Pyämie nach Kieferhöhleneiterung. Zeitschr. f. Ohrenheilk. u. f. Krankh. d. Luftwege. Bd. 60, S. 318. 1910. — DERSELBE (2): Fall von geheilter rhinol. Meningitis. Arch. f. Ohren-, Nasen- u. Kehlkopfheilk. Bd. 92, S. 132. 1913. — ZEMANN: Beiträge zur Kenntnis der endokraniellen Komplikationen nach chronischer Stirnhöhleneiterung. Zeitschr. f. Laryngol., Rhinol. u. ihre Grenzgeb. Bd. 6, S. 545. 1914. — ZUCKERKANDL: Normale und pathologische Anatomie der Nasenhöhlen. Bd. 1, 2. Aufl. 1893. — ZWILLINGER (1): Die Lymphbahnen des oberen Nasenabschnittes und deren Beziehungen zu den perimeningealen Lymph-räumen. Laryngol.-Kongr. Berlin Bd. 2, S. 185. 1911. — DERSELBE (2): Experimentelle Untersuchungen zur Mechanik der intrakraniellen Komplikationen der Stirnhöhlenent-zündung. Internat. Kongr. London, laryngol. Sekt. Bd. 2, S. 97. 1913.

f) Die orbitalen Komplikationen bei Nebenhöhlenentzündungen.

Von

Hermann Marx - Münster.

I. Allgemeiner Teil.

Anatomische Vorbemerkungen.

Die orbitalen Komplikationen der Nebenhöhlenerkrankungen sind in erster Linie auf die direkten anatomischen Beziehungen zwischen Orbita und Nebenhöhlen zurückzuführen: mehr als $^2/_3$ der Wandung der Orbita wird durch dünne Knochenplatten gebildet, die zugleich Wände von Nebenhöhlen sind. Auf die genaueren topographischen Verhältnisse kann an dieser Stelle nicht eingegangen werden, sie sind in dem ersten Teile dieses Handbuches ausführlich wiedergegeben; nur auf einzelne für unser Thema besonders wichtige Punkte sei kurz hingewiesen. — Von praktischer Wichtigkeit ist, daß die Variationsbreite der Gestaltung der Nebenhöhlen außerordentlich groß ist und daß daher die topographischen Beziehungen zur Orbita und dem Canalis opticus nicht konstant sind. Bei der *Kieferhöhle* sind besonders die Variationen des Lumens im oberen medialen Abschnitt von Wichtigkeit. Durch Ausbuchtung der Wand des mittleren Nasengangs kann diese Partie stark verengt oder sogar ganz aufgehoben sein. Zuckerkandl hat Fälle beschrieben, bei denen hierdurch die Orbita bis zum Canalis infraorbitalis von der lateralen Nasenwand, statt von der Kieferhöhlenwand begrenzt wird. — Beim Neugeborenen und mehr oder weniger auch noch beim Kinde bis zur zweiten Dentition bildet die Kieferhöhle eine sehr enge Tasche, die nur den medialen Teil des Orbitalbodens begrenzt, dafür bestehen hier topographische Beziehungen der Orbita zu den Zahnkeimen, die in pathologischen Fällen von Wichtigkeit sein können. — Das Verhältnis der *Stirnhöhle* zur Orbita hängt von ihrer Ausdehnung im horizontalen Teil des Stirnbeins ab. In der Regel bildet ihr Boden nur im vorderen Abschnitt das Dach der Orbita, nach Onodi kann sie aber auch eine so große Ausdehnung haben, daß sie die ganze Fläche des Daches berührt, ja sie kann sogar „das Gebiet des kleinen Keilbeinflügels, der Keilbeinhöhle, des Foramen opticum und der mittleren Schädelgrube begrenzen". Auch de Kleijn fand bei zwei Schädeln die Stirnhöhle bis zum Foramen opticum reichend. — Sehr variabel sind die Beziehungen des *Siebbeins* zur Orbita. Von praktischer Wichtigkeit ist besonders, daß vordere Siebbeinzellen sich weit lateralwärts vorschieben und so einen Teil des Daches der Orbita bilden können. — Am kompliziertesten sind die topographischen Verhältnisse im Bereich der hinteren Siebbeinzellen und des *Keilbeins*. Onodi hat nicht weniger als 38 verschiedene Formverhältnisse, die er in 12 Gruppen einteilt, beschrieben. Auf Einzelheiten einzugehen würde zu weit führen. Von besonderer Bedeutung für die Beurteilung pathologischer Veränderungen am Sehnerven ist die von ihm festgestellte Tatsache geworden, daß der Canalis opticus nahezu frei durch eine der hinteren Nebenhöhlen ziehen kann und ferner, daß Nebenhöhlen einer Seite auch Beziehungen zu dem Sehnerv der anderen Seite haben können. — Von Wichtigkeit ist auch, wie Birch-Hirschfeld hervorhebt, daß die Duralscheide des Opticus im Foramen opticum zugleich das Periost des Durchtrittsloches, also eine direkte Fortsetzung des orbitalen Periostes bildet.

Die *Dicke der trennenden Knochenwände* ist im Bereich der hinteren Nebenhöhlen verschieden. Während in einzelnen Fällen die Wand über 1 cm dick ist,
ist sie in anderen wieder papierdünn. Bei den übrigen Nebenhöhlen variiert
die Dicke weniger. Die Papierplatte des Siebbeins stellt die dünnste Stelle der
Orbitawand dar, besonders schwach ist sie in der Regel im vorderen Abschnitt
hinter ihrer Verbindung mit dem Tränenbein. Der Stirnhöhlenboden ist
meist dicker, ebenso das Kieferhöhlendach, doch sind diese Knochenwände
auch noch verhältnismäßig recht dünn, namentlich die Mitte des Kiefer-
höhlendaches.

Die knöchernen Wände der Orbita bilden *keine kontinuierlichen Scheidewände* gegen die Nebenhöhlen, es finden sich vielmehr kleine Lücken, die die
Knochensubstanz unterbrechen. Von besonderer Bedeutung für die Pathologie
sind offenbar die stets vorhandenen kleinen Löcher, durch die Gefäße und auch
Nerven durchtreten. Am konstantesten und größten sind die Foramina eth-
moidalia, außerdem wird die Papierplatte des *Siebbeins* noch von multiplen
kleinen Venen durchbrochen. An der *Stirnhöhle* fand KUHNT, daß mit einer
gewissen Regelmäßigkeit an bestimmten Stellen mehr oder weniger starke
Venenstämmchen die Knochensubstanz durchsetzen; auch GERBER konnte
bei den meisten Schädeln seiner Sammlung sowohl an der vorderen wie an der
unteren Wand der Stirnhöhle Gefäßlücken feststellen, ebenso ONODI. Auch
das *Kieferhöhlen*dach wird wohl durch Gefäßkanäle unterbrochen; systematische
Untersuchungen liegen darüber nicht vor. Am *Keilbein* fand ONODI öfters
derartige Lücken an der vorderen seitlichen Wand.

Außer diesen stets vorhandenen Gefäßlücken kommen bei einzelnen Fällen
auch größere oder kleinere *Dehiscenzen* der Knochenwände vor. Sie sind
von HYRTL zuerst erwähnt. ZUCKERKANDL hat dann systematische Untersuchungen darüber angestellt und sie als erster genau beschrieben. Er faßt
sie als angeborene oder durch Altersatrophie entstandene Lücken auf. Sie
kommen offenbar an allen Nebenhöhlen vor. Die meisten beobachteten
Fälle betreffen die *Papierplatte des Siebbeins*, doch sind sie auch hier, wie
ZUCKERKANDL hervorhebt, „nicht allzu häufig"; unter seiner großen kranio-
logischen Sammlung fand er nur 14 hierher gehörige Fälle. MERLIN fand
dreimal derartige Dehiscenzen. ONODI konnte bei Untersuchungen von 4000
Schädeln 18mal, also nur in 0,45% der Fälle, eine dehiscente Papierplatte
feststellen. Der sagittale Durchmesser der Dehiscenz schwankte zwischen
7 und 28 mm, der vertikale zwischen 4 und 9. — Außerdem fand ONODI
noch in 20 Fällen eine weitere Anomalie, der er für die Pathologie große Bedeutung beilegt, nämlich eine Dehiscenz des Canalis ethmoidalis, die er „*Semi-
canalis ethmoidalis*" nennt. Die praktische Wichtigkeit der Anomalie besteht
nach ONODI darin, „daß in diesem Halbkanal die Ethmoidalgefäße frei von der
Schleimhaut bedeckt in der Nebenhöhle verlaufen, ferner daß an den betreffenden Enden des Halbkanals die Schleimhaut das orbitale Periost und die Dura
mater berührt". — Die orbitale Wand der *Stirnhöhle* ist offenbar nur äußerst
selten defekt. Stets fand sich dabei eine Dehiscenz der Papierplatte; ZUCKER-
KANDL sah sie dreimal, ONODI unter 4000 Schädeln ebenfalls nur in 3 Fällen.
— Am *Kieferhöhlen*dach beobachtete ZUCKERKANDL viermal angeborene Lücken,
MERLIN sah zwei derartige Anomalien. Unter dem großen Material von ONODI
fanden sich offenbar keine Dehiscenzen der Kieferhöhle. — Von dem *Keilbein*
erwähnt ONODI, daß die zur Orbita ziehenden Gefäßfurchen dehiscent sein
können.

Außer den Beziehungen per continuitatem zwischen Orbita und Nebenhöhlen bestehen noch *Verbindungen durch Anastomosen der Gefäße*, besonders
der Venen.

Das Venensystem der Orbita setzt sich aus sehr zahlreichen Gefäßen zusammen, die reichlich miteinander kommunizieren und so einen Plexus durch die ganze Orbita bilden. Verlauf und Stärke der einzelnen Gefäße variiert sehr, so daß bald diese, bald jene Vene zu größerer Bedeutung gelangt. Um den Augapfel bildet der Plexus einen mehr oder weniger geschlossenen Ring. Nach vorn bestehen breite Verbindungen mit der Vena facialis durch Gefäße, die hauptsächlich in der Gegend des inneren Augenwinkels das den Orbitalinhalt vorn abschließende, fibröse „Septum orbitale" durchbohren. Nach hinten verläuft als Hauptgefäß die Vena ophthalmica superior, die in den Sinus cavernosus mündet; variabler und unselbständiger ist die kleinere Vena ophthalmica inferior. — Während man früher allgemein annahm, daß der Hauptabfluß des Blutes der Orbita nach dem Sinus cavernosus stattfinde, hat SESEMANN die Behauptung aufgestellt, daß das größere Quantum des orbitalen Venenblutes nicht nach dem Sinus, sondern nach der Vena facialis abfließe. Durch neuere Untersuchungen, besonders Experimente von BIRCH-HIRSCHFELD ist jetzt festgestellt, daß je nach der Kopfhaltung der Blutabfluß mehr auf dem vorderen oder mehr auf dem hinteren Wege vor sich geht.

Die Verbindung des Venensystems der Nebenhöhlenschleimhaut mit dem der Orbita wird einmal durch multiple kleinste „Venae perforantes" dargestellt, auf die oben bei der Erwähnung der Gefäßlücken schon hingewiesen wurde. Ihnen kommt wohl für die Fortleitung von Entzündungsprozessen die Hauptbedeutung zu. — Außerdem bestehen noch Verbindungen durch einzelne etwas größere Venenstämmchen, die mehr oder weniger konstant sich finden. Am konstantesten sind die Venae ethmoidales, die nach GURWITSCH und FESTAL meist in die Ophthalmica superior sich ergießen, seltener besteht eine Verbindung mit der Ophthalmica inferior. Aus der Stirnhöhle verbindet sich nach GURWITSCH nicht selten eine kleine Vene mit der Ophthalmica superior, nachdem sie den knöchernen Boden perforiert hat; die oben erwähnten, von KUHNT nachgewiesenen Venenstämmchen münden nach diesem Autor entweder ebenfalls in dieses Gefäß oder in einen Zweig des Supraorbitalis. — Aus dem in der Regel sehr stark entwickelten Venennetze der Kieferhöhle empfängt die Superior nach GURWITSCH einen Ast, der die untere Orbitalwand durchbohrt, außerdem bestehen nach FESTAL noch Verbindungen mit der Kieferhöhle auf dem Wege der Vena ophthalmo-facialis. Sie nimmt in ihrem Verlauf an der Hinterfläche der Tuberositas des Oberkiefers ein oder zwei Äste aus der Highmorshöhle auf. —

Eine Anzahl Autoren glauben, daß der Lymphweg für die Entstehung orbitaler Komplikationen von großer Bedeutung sei (KUHNT, ONODI, EVERSBUSCH, PAGENSTECHER, SIEUR und JAKOB u. a.). Sie nehmen als feststehende Tatsache an, daß Verbindungen des Lymphgefäßsystems der Orbita mit dem der Nebenhöhlen bestehen. So sollen nach SIEUR und JAKOB die Lymphbahnen der Oberkieferhöhle mit denen der Orbita kommunizieren, nach KUHNT ist die Beeinflussung des Sehorgans auf dem Wege des lymphatischen Systems leicht möglich, „bestehen doch hier zahllose Verbindungen." — Eine anatomische Feststellung derartiger Verbindungen liegt jedoch bis jetzt nicht vor. Bei darauf gerichteten Untersuchungen sah PANAS an dem Dach der Kieferhöhle 3 oder 4 Gefäße, die sich in der Umgebung verloren, ohne daß er imstande gewesen wäre, sie in ihrem weiteren Verlaufe zu verfolgen; GRÜNWALD konnte bei entsprechenden Untersuchungen am Siebbein keine Verbindungsäste zur Orbita sehen.

Häufigkeit.

Über die Häufigkeit der orbitalen Komplikationen von Nebenhöhlenentzündungen lassen sich kaum zuverlässige Zahlen angeben, da das Material, das die einzelnen Autoren für ihre Statistiken verwerteten, offenbar sehr verschieden war.

Die Häufigkeit der durch Nebenhöhlenerkrankung verursachten Augenerkrankungen im *Verhältnis zu den Augenkrankheiten überhaupt* berechnet BERLIN auf Grund einer Zusammenstellung aus 65 Jahresberichten verschiedener Augenkliniken, die 209 185 Kranke umfaßten, zu 0,007%. — MÜLLER berichtet aus der Klinik von FUCHS, daß auf 9000 Augenkranke 1 Fall mit durch Nebenhöhlenentzündung bedingter Augenerkrankung kam, also ein Prozentsatz von 0,011. — COHEN und REINKING fanden bei einem Material der Breslauer Augen- und Ohrenkliniken von 75 000 Patienten 18 Fälle von entzündlicher orbitaler Komplikation (und 7 Mucocelen), d. i. 0,024%. — Einen erheblich höheren Prozentsatz sah KUHNT, unter 8139 Augenpatienten waren 11 Fälle von Sinusitis frontalis mit entzündlicher Beteiligung der Orbita, d. i. 0,13%. — — Noch größer ist die Zahl die PFIFFL mitteilt: unter 12 000 Augenpatienten der Klinik von ELSCHNIG waren 67 deren Augenerkrankung auf eine Nebenhöhlenerkrankung zurückgeführt wurde, d. i. 0,55%. —

Die Häufigkeit der auf Nebenhöhlenerkrankung zurückzuführenden Orbitalentzündungen im *Verhältnis zu den Orbitalentzündungen überhaupt* berechnet BERLIN nur auf 2,7%, doch ist diese Statistik veraltet. GERMANN konnte unter 68 Fällen 18mal eine Sinusitis als Ursache nachweisen, d. i. 26%. — MYGIND sah unter 35 Fällen von Orbitalentzündung 27 durch Nebenhöhlenerkrankung verursacht, d. i. 82%. — HANSELL gibt einen Satz von 60% an. — Die größte Statistik verdanken wir BIRCH-HIRSCHFELD. Er stellte unter Hinzufügung von 40 eigenen Fällen im ganzen 684 Fälle von orbitalen Entzündungen zusammen. Unter diesen beruhten 409 auf Nebenhöhlenentzündung, d. i. rund 60%. Die Zahl ist, wie BIRCH-HIRSCHFELD ausführt, sicher noch zu niedrig, da nur die Fälle berücksichtigt sind, in denen eine Nebenhöhlenerkrankung sicher oder wenigstens nach den klinischen Symptomen in hohem Grade wahrscheinlich war und da viele Fälle, besonders in der älteren Literatur zu ungenau beschrieben sind, um einen sicheren Schluß auf die Ätiologie zuzulassen. —

Über die Häufigkeit der orbitalen Komplikation *im Verhältnis zu den Nebenhöhlenentzündungen überhaupt* existiert bis jetzt keine größere zuverlässige Statistik. Wenn KUHNT unter 25 Fällen von Stirnhöhleneiterung 11 orbitale Komplikationen, also in 48%, sah, so liegt dies daran, daß den Ophthalmologen in erster Linie die komplizierten Fälle aufsuchen. — Nach LAPERSONNE sollen 20% der Sinusitiden im Verlauf der Erkrankung irgendwelche Augenstörungen zeigen, doch rechnet er hierzu auch funktionelle Störungen und Augenerkrankungen, deren rhinogene Ätiologie keineswegs sicher steht. — Nach SCHLITTLER fanden sich bei 2225 Nebenhöhlenfällen der Baseler Klinik in 1% der Fälle Komplikationen überhaupt („Durchbruch der Eiterung in benachbarte Höhlen, Orbita, Schädelhöhle"). — In der Heidelberger Klinik wurden 1913—1920 6494 Patienten *stationär* behandelt, unter ihnen waren 274 mit Nebenhöhleneiterungen. 8 von diesen 274 Fällen, also rund 3% hatten orbitale Komplikationen. Diese Zahl gibt aber kein richtiges Bild von der Häufigkeit, denn die große Mehrzahl der Nebenhöhlenerkrankungen wird nur ambulant behandelt, ihre Zahl beträgt schätzungsweise etwa 10mal soviel, als die der stationären Patienten (70 216 Patienten wurden 1913—1920 *ambulant* behandelt). In die Klinik aufgenommen werden in der Regel nur hartnäckige und schwerere Fälle; das geht auch daraus hervor, daß von den 274 Patienten 106 radikal operiert wurden. — Nach dem Material der Heidelberger Klinik könnten wir daher die Zahl der orbitalen Komplikationen auf höchstens 3—4%₀ der Nebenhöhlenfälle schätzen. Doch ist auch diese Zahl sicher noch zu groß. Während wohl nahezu alle Fälle mit Komplikationen in fachärztliche Behandlung kommen, ist dies

bei sehr vielen einfachen Nebenhöhlenerkrankungen nicht der Fall, sie werden
gar nicht als solche erkannt, gelten einfach als Schnupfen, Kopfschmerz usw. —
In Wirklichkeit sind wohl sicher Nebenhöhlenentzündungen ungeheuer häufig und
man wird Reinking und Hoffmann beistimmen können, wenn sie annehmen,
daß wohl nur wenig Erwachsene während ihres ganzen Lebens von einer derartigen Erkrankung verschont bleiben. Im Hinblick darauf sind wir wohl
berechtigt zu sagen, daß *orbitale Komplikationen bei Nebenhöhleneiterungen
sehr selten* sind.

Art der primären Nebenhöhlenerkrankung.

Die *primäre Nebenhöhlenerkrankung* ist fast ausnahmslos eine *eitrige Entzündung*; nur in ganz seltenen Fällen scheint auch eine Affektion mehr katarrhalischer Art ohne Eiterung eine Periostitis hervorgerufen zu haben (Hoffmann). Bei der Beurteilung derartiger Fälle muß man jedoch sehr vorsichtig
sein. Einmal ist es möglich, daß trotz dem negativen Befund der Untersuchung
eine Eiterung vorliegt. Am Siebbein kann es vorkommen, daß nur einzelne
Zellen eitrig erkrankt sind, während die benachbarten nur schleimig-katarrha-
lische Entzündung zeigen. Uffenorde konnte dies in einem Falle mikroskopisch nachweisen. Eine scharfe Grenze zwischen einer katarrhalischen und
einer eitrigen Nebenhöhlenentzündung ist überhaupt kaum zu ziehen. Weiter
kann auch die Eiterung, die die Komplikation verursacht hat, schon im Rückgang begriffen sein, wenn die rhinologische Untersuchung stattfindet, ja es
scheint sogar möglich zu sein, daß die Nebenhöhlenerkrankung schon ausgeheilt ist, während die orbitale Komplikation auf dem Höhepunkt der Erscheinungen steht. Derartige Fälle sind aber sicher nur äußerst selten.

Der Fall von Brandt, der als Beleg hierfür häufig in der Literatur zitiert wird, kann
wie Uffenorde ausführlich darlegt, der Kritik nicht standhalten; hier war wahrscheinlich
noch eine nicht rhinologisch festgestellte Siebbeinerkrankung vorhanden.

In der Mehrzahl der Fälle scheint die primäre Erkrankung eine *akute* Eiterung zu sein, so handelt es sich z. B. bei 11 Fällen der Breslauer Klinik 7mal um
akute, 3mal um chronische Erkrankungen (Reinking), von den 8 Fällen der
Heidelberger Klinik waren 6 akut, 2 chronisch. Eine genaue Entscheidung
wird oft nicht möglich sein, da eine chronische Erkrankung lange Zeit latent
verlaufen kann und erst bei einer akut auftretenden Komplikation in Erscheinung tritt. — Die infolge *akuter Infektionskrankheiten* auftretenden Nebenhöhlenerkrankungen neigen offenbar zu Komplikationen, besonders häufig
ist dieselbe bei *Scharlach* beobachtet (Killian, Preysing, Lemge, Nager,
Schlittler usw.). Nach Preysing kann man sie direkt als typische Folge-
erkrankung desselben bezeichnen.

Bakteriologie.

Die Frage, ob die *Art der Infektionserreger* von Bedeutung für das Auftreten
einer Komplikation ist, ob etwa besondere Keime die nekrotisierende Knochen-
entzündung hauptsächlich verursachen, kann nach dem bis jetzt vorliegenden
Material nicht mit Sicherheit entschieden werden. Es scheint dies aber nicht
der Fall zu sein, da in der Regel bei den komplizierten Entzündungen dieselben
Erreger gefunden wurden wie bei den nicht komplizierten. Einzelne Autoren
glauben, daß besonders anärobe Bakterien bei schweren Entzündungen eine
Rolle spielen und daß ein Merkmal derselben die Fötidität des Eiters ist (Garcia,
Stanculéanu und Baup). Diese Ansicht ist jedoch sicher nicht zutreffend.
Dem üblen Geruch des Eiters kommt bei den Nebenhöhleneiterungen — im
Gegensatz zu den Ohreiterungen — eine prognostische Bedeutung nicht zu.

Es kann zwar auch einmal die fötide Beschaffenheit das Zeichen einer Komplikation sein, andererseits ist aber bei sehr vielen, auch schwersten Komplikationen der Eiter nie fötid und dann wieder kann er auch bei gutartigen sehr fötid sein. Bekanntlich gilt das letztere hauptsächlich für die dentalen Empyeme des Oberkiefers. — Nicht unwahrscheinlich ist dagegen, daß der Staphylokokkus eine besondere Bedeutung für das Auftreten von Komplikationen hat. GERBER vertritt diese Ansicht, doch ist sein Material leider zu klein, um als sicher beweiskräftig gelten zu können. Während andere Autoren (FRAENKEL, WEICHSELBAUM) als den häufigsten Erreger der einfachen Nebenhöhleneiterung den Pneumokokkus ansehen, fand er bei der bakteriologischen Untersuchung von 65 Fällen ein deutliches Überwiegen des Streptokokkus, daneben aber auch nicht selten den Staphylokokkus, und zwar bei den unkomplizierten Fällen in Reinkultur mehr als 5mal so selten wie den Streptokokkus, im ganzen ungefähr $^1/_2$mal so oft. Bei 17 komplizierten Fällen dagegen war der Staphylokokkus *allein* doppelt so oft wie der Streptokokkus (4mal, letzterer 2mal), im ganzen fast ebenso oft, wie der Streptokokkus (8mal, letzterer 9mal) vorhanden. Auch bei 84 bakteriologisch untersuchten komplizierten Fällen, die er aus der Literatur zusammengestellt, waren Staphylokokken im ganzen 36mal gefunden worden. Es spielt also nach GERBER bei den komplizierten Eiterungen der Staphylokokkus neben dem Streptokokkus zum mindesten eine viel größere Rolle als bei den unkomplizierten Eiterungen. Ob sein Vorhandensein tatsächlich die Bösartigkeit der Entzündung verursacht, erscheint nach den sonstigen Erfahrungen über den Staphylokokkus doch sehr fraglich. — Betreffs der im Anschluß an eine Infektionskrankheit auftretenden komplizierten Eiterungen ist noch zu erwähnen, daß dieselben häufig nicht durch den dieser zugrunde liegenden Erreger hervorgerufen wurden. So fand BIRCH-HIRSCHFELD in einigen Fällen von Orbitalentzündung nach Sinusitis im Gefolge von Influenza nicht Influenzabacillen, sondern andere Keime (Staphylokokken, Streptokokken, Pneumokokken) im Orbitaleiter, HOFFMANN unter den gleichen Verhältnissen Streptokokken.

Allgemeine Pathologie und pathologische Anatomie der Komplikationen.

Die *Infektion der Orbita* bei einer Nebenhöhleneiterung kann auf zweierlei Weise zustande kommen: 1. *per continuitatem* durch direktes *Fortschreiten der Entzündung* und 2. *per discontinuitatem* durch *Verschleppung von Infektionserregern auf dem Blutwege.* — Die letztere Art der Infektion ist offenbar nur sehr selten, in der Regel findet wohl der erste Infektionsmodus statt; dabei spielen allerdings auch die Blutbahnen als Infektionsweg eine wichtige Rolle.

Auf die *Bedeutung der Dehiscenzen* für die direkte Fortsetzung einer Entzündung auf die Orbita wird seit den Arbeiten von ZUCKERKANDL besonders in der älteren Literatur immer wieder hingewiesen. Es muß ja zugegeben werden, daß in derartigen Fällen es wohl möglich ist, daß auch ohne Erkrankung des Knochens ein Entzündungsprozeß direkt von der erkrankten Nebenhöhlenschleimhaut auf die Periorbita fortschreitet; die präformierten Dehiscenzen sind aber, wie oben angeführt, so überaus selten, daß schon aus diesem Grunde ihnen als Infektionspforten keine große praktische Bedeutung zugesprochen werden kann. Weiter steht auch bei dem Vorhandensein einer Dehiscenz die Nebenhöhlenschleimhaut nicht in direkter Berührung mit der Periorbita, wie dies einzelne Autoren als besonders wichtig hervorheben (z. B. ONODI), vielmehr ist es nach ZUCKERKANDLS Untersuchungen am frischen Material anzunehmen, daß die Knochenlücke stets durch eine bindegewebige Membran geschlossen ist, die also Schleimhaut und Periorbita trennt. — Sichere Beobachtungen, daß eine orbitale Komplikation infolge einer Dehiscenz aufgetreten ist, liegen anscheinend bis jetzt überhaupt nicht vor, ich konnte wenigstens keinen derartigen Fall in der Literatur finden. Bei den mitgeteilten Fällen beruht die Annahme einer Dehiscenz stets nur auf mehr oder weniger begründeten Vermutungen. So teilt z. B. Gutmann zwei derartige Fälle mit; bei dem einen heilte ein anscheinender Orbitalabsceß nach Resektion der mittleren Muschel ohne weiteren Eingriff aus, der andere mit Oedem der Lider, entzündlichem Infiltrat der Karunkel und Dislokation des Bulbus kam zur „Heilung durch antiseptische Nasenspülungen und feuchte Verbände auf das Auge". Wegen dieses Verlaufs glaubt Gutmann, daß es anzunehmen ist, „daß anatomisch vorgebildete Dehiscenzen der Lamina papyracea bestanden haben, so daß schon eine kurzdauernde und milde Form von Sinusitis per continuitatem auf die Orbita übergehen konnte". — Hajek wirft die Frage auf, ob nicht die Tatsache, daß in einzelnen Fällen die Entwicklung des Orbitalabscesses samt der Fistelbildung geradezu schmerzlos vor sich geht, so zu erklären sei, daß hier an der orbitalen Wand kongenitale Defekte sich fanden. — Im Gegensatz zu diesen unsicheren Vermutungen sind sogar Fälle bekannt, die zeigen, daß bei einer vorhandenen Dehiscenz die Entzündung ihren Weg *durch den Knochen* nehmen kann, ohne daß der membranöse Verschluß der Dehiscenz gestört wird. In einem Falle von Maljutin war nachweisbar, daß ein Durchbruch nach der Dura und der Stirnhöhle neben einer solchen Dehiscenz, die nicht als Infektionsweg gewählt wurde, stattfand. In einem Falle von Axenfeld mit großem subperiostalem Absceß bei Stirnhöhlenempyem, fand sich bei der Operation eine große Dehiscenz des Septums der Stirnhöhle. Die dünne häutige Membran derselben war nicht durchbrochen, die andere Stirnhöhle vollkommen intakt, dagegen war die Eiterung auf dem Wege des Knochens bis zur Orbita vorgedrungen und hatte hier den schweren Absceß hervorgerufen. — Nach allem sind wir wohl berechtigt anzunehmen, daß Dehiscenzen der Nebenhöhlenwände in der Pathogenese der orbitalen Komplikationen keine große Rolle spielen.

Wenden wir uns nun dem offenbar wichtigsten Infektionsmodus, der *Fortleitung der Entzündung durch den Knochen* zu.

Zunächst ist hierbei die Frage zu erörtern, welche Bedeutung für das Übergreifen der Entzündung auf den Knochen die *Sekretstauung* hat. Spielt sie bei den Nebenhöhleneiterungen eine ebenso ausschlaggebende Rolle wie wir dies mit Scheibe für die Ohreiterungen wohl annehmen müssen? — Kuhnt hat sich eingehender mit dieser Frage beschäftigt. Im Hinblick darauf hat er genauer die Verhältnisse des Ausführganges der Stirnhöhle untersucht und bei seinen Fällen besonders auf den Zustand desselben geachtet. Unter 15 operierten Fällen fand er 4mal den Ductus völlig frei, 3mal durch eine Schleimhautfalte ventilartig verlegt, 2mal nur einfach zugeschwollen, 2mal stärker verklebt und 4mal unwegsam. Die Tatsachen, daß die „Durchlöcherungen des Knochens auch dann nicht ausgeschlossen sind, wenn der Canalis frei und völlig durchgängig ist" und ferner, „daß selbst bei freiem Kanal und bereits vorhandener und offener Knochenfistel sich noch weitere Fisteln bilden können" beweisen, seiner Ansicht nach „mit absoluter Sicherheit, daß die Absackung des eitrigen Exsudats nicht die Endursache der Knochenperforation darstellt". — Gerber geht ebenfalls näher auf die Frage der Sekretretention ein. Er glaubt, daß entsprechende Verhältnisse, wie bei einer Behinderung des Eiterabflusses im Warzenfortsatz, auch am Ductus nasofrontalis herrschen können. Dafür spricht schon die klinische Tatsache, daß gerade bei den Fällen mit äußerlich sichtbaren Komplikationssymptomen vielfach Eiter in der Nase vermißt wurde. Auf Grund eigener Beobachtungen und den in der Literatur niedergelegten, kommt er zu dem Schluß, daß „in der Verlegung des Ductus ein wichtiges Hilfsmoment für das Zustandekommen der Komplikationen gesehen werden" muß, hebt aber dann später noch ausdrücklich hervor, daß er weit von der Annahme entfernt ist, „daß die Verlegung das alleinige oder auch nur das Hauptmoment in allen Komplikationsfällen vorstellt". — Auch FRAENKEL, SCHECH, JURASZ, ZARNIKO u. a. sprechen der Verlegung des Ductus keine ausschlaggebende, aber eine wichtige Rolle zu. — HAJEK nimmt bei der Besprechung der Ursachen der Perforationen bei Stirnhöhlen- und Siebbeinempyem an, daß „durch den starken Druck des sich stauenden Sekrets" die die Knochenerkrankung einleitende Schleimhautnekrose (s. unten) entsteht und führt an anderer Stelle aus, daß bei den zweifellos sehr seltenen Fällen mit Undurchgängigkeit des Ductus nasofrontalis es „gewöhnlich zu eminenten Stauungen des Sekretes mit Durchbruch in die Orbita" kommt. Später erwähnt er jedoch, daß in einer Anzahl der beobachteten Fälle von subperiostalem Absceß sich durch Druck auf die elastische Geschwulst des Orbitaldaches Eiter durch die Nase entleeren ließ, „wodurch bewiesen wird: erstens die Zusammengehörigkeit der Geschwulst mit der Stirnhöhle und zweitens, daß bei Entwicklung einer Perforation keine *absolute* Atresie des Ductus naso-frontalis vorhanden sein muß". — AXENFELD sieht in seinem oben erwähnten Fall mit Dehiscenz des Septums den Beweis, daß „eine Erhöhung des Druckes im Sinus eine Absperrung desselben es nicht zu sein braucht, welche ein Übergreifen in die Orbita bedingt, sonst müßte hier dies dünne Septum längst ausgebuchtet und der andere Sinus ebenfalls erkrankt sein".

Wenn auch, wie diese Beispiele aus der Literatur zeigen, die Ansichten der Autoren über die Bedeutung der Sekretstauung nicht ganz einheitlich sind, so können wir doch auf Grund der vorliegenden Erfahrungen mit einiger Sicherheit sagen: Sekretstauung ist für das Zustandekommen einer Komplikation kein unbedingtes Erfordernis, sie spielt bei den Nebenhöhlen keine so bedeutende Rolle wie beim Warzenfortsatz; ganz ohne Einfluß auf den Verlauf der Erkrankung ist sie jedoch sicher nicht, besonders wohl, weil infolge der Retention eine starke Vermehrung und Virulenzsteigerung der Entzündungserreger stattfindet.

Über die *histologischen Vorgänge*, die sich beim Fortschreiten der Entzündung abspielen, sind wir noch nicht in allen Einzelheiten aufgeklärt, da zu wenig anatomisch untersuchtes Material vorliegt; immerhin ist es unter Mitverwertung der Befunde bei den cerebralen Komplikationen, die allgemeinpathologisch sicher analoge Vorgänge darstellen, doch möglich, ein allgemeines Bild der pathologischen Vorgänge zu geben.

Vorbedingung für das Zustandekommen einer Knochenveränderung ist offenbar eine stärkere *Schleimhautveränderung*.

Es sind zwar bei der Operation komplizierter Stirnhöhlenfälle nicht immer hochgradige Entzündungserscheinungen des Stirnhöhleninnern gefunden worden, ja bei einzelnen Fällen ist sogar direkt angegeben, daß die Schleimhaut im ganzen nur geringe entzündliche Veränderungen gezeigt hat (HAJEK). Diese Fälle stellen aber doch wohl nur Ausnahmen dar und bei der Beurteilung muß man sich gegenwärtig halten, daß sehr häufig die stärkeren Veränderungen auf ganz circumscripte Stellen der Schleimhaut beschränkt sind und deshalb der Beobachtung entgehen können. Dies gilt auch, wie GERBER hervorhebt, für die mikroskopischen Untersuchungen. So fand z. B. KUHNT an einer Stelle: normales Cylinderepithel mit deutlichem Flimmersaum auf der Basalmembran. In dem welligen Bindegewebsstrom wenig Rundzellen, nur in der Tiefe reichlicher. Etwas ödematöse Auflockerung. An anderer Stelle: Metamorphose des Epithels, das außergewöhnlich mächtige Stroma dicht von Rundzellen durchsetzt, das Bild des Granulationsgewebes. — Auch Eschweiler fand in einem Präparat nur das übliche Bild mit starker papillärer Hypertrophie, in einem anderen dagegen hochgradige Veränderungen. — Im allgemeinen stellt die Schleimhautveränderung eine mehr oder weniger circumscripte, tiefgehende eitrige Entzündung des Gewebes dar. Sehr häufig wird angegeben, daß das Epithel über dem Granulationsgewebe nekrotisch oder ganz defekt ist, es finden sich also richtige Schleimhautgeschwüre. So zeigt sich in einem Präparate von Eschweiler, daß „ein nach oben vordringender Wall von Granulationsgewebe die Bedeckung der Schleimhaut durchbrochen hat und nunmehr einen stark eiternden Ulcerationskrater bildet. Eine Trennung des Schleimhautgewebes in einzelne Schichten ist nicht möglich. Fast überall trägt dasselbe den Charakter des Granulationsgewebes, ist massenhaft zellig infiltriert und von Blutungen durchsetzt". Gerber beschreibt ein Präparat von Empyem mit Fistelbildung: „An sehr vielen Teilen der Oberfläche fehlt der Epithelbelag vollkommen. Am Grunde dieser flachen Geschwüre liegt dann direkt das entzündete Stroma vor, die Tunica propria der Schleimhaut ist nirgends mehr zu erkennen. Vielfach liegt dem Deckepithel ein aus Schleim und Eiterzellen bestehendes Exsudat auf. Am Rande der ulcerösen Partien der Oberfläche sieht man am Epithel die deutlichen Zeichen der Nekrose." Das Bindegewebsstroma ist von „zellreichem Gewebe durchsetzt, das im wesentlichen aus großen epithelähnlichen, ovalkernigen Zellen besteht, zwischen denen aber in reichlicher Menge die übrigen Elemente der Entzündung ausgestreut sind: Polynukleäre Zellen und Lymphocyten, sehr viele eosinophil gekörnelte Elemente und zahlreiche Plasmazellen. An einigen Stellen sieht man dazwischen auch Fibrinfäden hinziehen. Anderswo erkennt man an ihrer Kernlosigkeit nekrotische Gebiete von geringer Ausdehnung, meist am Boden der Geschwüre gelegen. Die zellreichen Gebiete liegen an einzelnen Stellen nur in der unmittelbaren Umgebung der Gefäße, während das übrige Stroma relativ frei ist. Andere Partien stellen dagegen ein ganz einheitliches, nicht auf die Umgebung der Gefäße beschränktes Granulationsgewebe dar". — In einzelnen Fällen war das Schleimhautgeschwür so tiefgehend, daß die Schleimhaut bis zum Knochen zerstört war. In einem Falle von Avellis war er an dieser Stelle „weiß, leicht höckrig und oberflächlich nekrotisch". — Über das Verhalten der Gefäße finden sich bei den Autoren meist keine näheren Angaben, von einzelnen wird Thrombose derselben angegeben, so fand Gerber in einem Falle von Empyem mit Knochennekrose die „größeren Gefäße thrombosiert und in Organisation begriffen". Vielfach wurden ausgedehnte Blutungen festgestellt. — Von einzelnen Autoren ist eine stärkere Bindegewebsneubildung gefunden worden; Gerber sah bindegewebige Entartung der Schleimhaut an einzelnen Stellen in der Umgebung der Petechien neben starker ödematös-papillärer Wulstung anderer Partien derselben Schleimhaut. In Fällen von Krecke und Kuhnt war die ganze, völlig epithellose Schleimhaut in derbes Bindegewebe umgewandelt. Es handelt sich hier wohl um sekundäre Veränderungen in einem späteren Stadium der Entzündung.

Über die feineren Vorgänge, die sich beim Übergreifen auf die *Knochenwand* und beim Durchtritt durch dieselbe abspielen, wissen wir auf Grund anatomischer Untersuchungen von *orbitalen* Komplikationen sehr wenig, wir müssen deshalb hier fast ausschließlich die Resultate der, allerdings auch nur spärlichen, Untersuchungen anderer Komplikationsfälle verwerten.

Das histologische Bild, das bei den verschiedenen Untersuchungen gefunden wurde, ist offenbar recht verschieden, doch lassen sich die Befunde wohl im allgemeinen in 2 Gruppen einteilen.

Bei der ersten Gruppe ist die *Knochensubstanz selbst hochgradig verändert.* Das Knochengewebe ist von Granulationsgewebe durchsetzt, das die direkte

Fortsetzung der Schleimhautgeschwüre sein kann. So fand es GERBER in dem oben angeführten Fall: „Dieses Granulationsgewebe erstreckt sich bis zum Knochen und dringt weit in die Knochenmarkräume ein, so daß diese vielfach mit jenem zellreichem Gewebe erfüllt sind. Der Knochen selbst zeigt zum Teil den normalen Bau. An anderen Stellen, und zwar da, wo die entzündliche Infiltration am stärksten ist, läßt die mangelhafte Färbbarkeit der Knochenkörperchen auf eine beginnende Nekrose schließen." Auch in mehreren anderen Fällen konnte er dieses Eindringen des Granulationsgewebes in die Knochensubstanz konstatieren. Andere Autoren fanden noch stärkere Einschmelzung des Knochens mit Osteoklasten, typischer Lacunenbildung usw. — Auch in dem Falle, dessen Abbildung UFFENORDE wiedergibt, ist offenbar eine hochgradige diffuse Erkrankung des Knochens vorhanden. — Allgemein können wir diese Art der Knochenveränderung als eine cariöse Ostitis bezeichnen.

Bei den Fällen der Gruppe 2 ist diese ausgedehnte, diffuse Knochenveränderung nicht vorhanden, nur in direkter Nachbarschaft mit der entzündeten Schleimhaut findet sich eine oberflächliche Knochenzerstörung, im übrigen ist die Knochensubstanz selbst nahezu normal, dagegen findet sich eine *Thrombophlebitis und Periphlebitis der durchsetzenden Gefäße*. Ein Fall von MANASSE illustriert gut diesen Typus. Die mikroskopische Untersuchung ergab hier: „Der Knochen ist auf der ethmoidalen Seite sehr stark ausgezahnt, große Buchten zeigen sich in ihm, die ausgefüllt sind mit Granulationsgewebe, am Knochenrand massenhaft Osteoklasten in HOWSHIPschen Lacunen, dann wieder an einzelnen Stellen auch Knochenneubildung, feine Bälkchen von osteoider Substanz mit schönem Osteoblastensaum. Im Knochen sind die Gefäßkanäle zum großen Teil mit Eiter gefüllt, oft so stark, daß das Gefäß in ihnen nicht mehr zu erkennen ist. Diese mit Eiter gefüllten Gefäßkanäle stehen in direktem Kontakt mit dem Granulationsgewebe der ethmoidalen Seite und münden frei auf der cerebralen Fläche des Knochens, die mit Eiterkörperchen überzogen ist, aber keine Resorptions- und Appositionsvorgänge erkennen läßt". Zu dieser Gruppe gehört wohl die große Anzahl von Fällen, bei denen bei der Operation der Knochen makroskopisch „normal" gefunden wurde oder sich nur einzelne Eiterpunkte in der Substanz beim Abmeißeln zeigten.

Es ist nun die Frage, wie diese zwei Arten von Knochenveränderungen sich zueinander verhalten. Sind es zwei verschiedene Formen der Infektion oder nur zwei verschiedene Stadien desselben Prozesses, so daß der zweite Typus etwa das Frühstadium, der erste das Spätstadium darstellt? Ich glaube nicht, daß die letztere Deutung allgemein zulässig ist. Allerdings ist es wohl möglich, daß an eine primärer Thrombophlebitis sich später eine diffuse Ostitis anschließt, ja es ist sogar sehr wahrscheinlich, daß diese Erkrankung sich im Anschluß an eine Infektion der Gefäßbahnen im Knochen entwickelt und weiter ausbreitet. Sogar für die Schleimhaut ist dies wohl zum Teil der Fall, wie z. B. die stellenweise vorwiegend perivaskuläre Infiltration in dem GERBERschen Falle anzeigt. Aber sicherlich trifft es nicht zu, daß die mehr diffuse Knochenveränderung allein durch das längere Bestehen der Erkrankung erklärt werden kann, vielmehr spielen hierbei noch andere bis jetzt unbekannte Faktoren mit; denn in sehr vielen langdauernden Fällen mit schwerer orbitaler Veränderung findet sich nur die geringgradige Knochenveränderung. Die Schwere der Schleimhautveränderung ist für die der Knochenveränderung nicht maßgebend, in vielen Fällen entsprechen dieselben einander nicht. Wie GERBER ausführt, sind wohl derartige Fälle so zu erklären, daß eine Infektion des Knochens direkt durch Einbruch der Infektionserreger in die präformierten Bahnen sich entwickelt und dann rapide fortschreiten kann, so daß „die Veränderungen der Schleimhaut damit nicht Schritt halten können (ST. C. THOMSEN)".

Häufig kommt es in kleinerer oder größerer Ausdehnung zur *vollständigen Zerstörung des Knochens,* es findet sich dann entweder eine feinere Fistel oder ein größerer Defekt. Nicht selten werden bei der Operation abgestoßene nekrotische Knochenpartien in Form von *Sequestern* gefunden.

Dieselben können bedeutende Größe haben. Den größten Sequester aus der Stirnhöhle entfernte nach Kuhnt wohl Spencer Watson; er hatte einen Durchmessser von $^3/_4$ Zoll und die Dicke einer Eierschale. Panas fand einen Sequester von 1 cm Länge und 6 mm [1]) Breite. Sebileau soll sogar einen 10 cm langen nekrotischen Knochen aus der Stirnhöhle entfernt haben (Hajek). Ich selbst sah in einem Falle eine ausgedehnte Sequestrierung des Siebbeins, so daß nahezu die ganze Papierplatte mit Teilen der daran haftenden Zellenscheidewände nekrotisch abgestoßen war.

Die perforierende Zerstörung des Knochens können wir uns einmal einfach als Folge der cariösen Ostitis entstanden denken. In dem Präparate von Gerber ist ja ersichtlich, wie an multiplen Stellen das Knochengewebe zwischen dem Granulationsgewebe nekrotisch wird. — Bei den größeren Zerstörungen, besonders bei der Sequesterbildung spielt aber sicher die Ernährungsstörung infolge einer Schädigung des Periosts die Hauptrolle. Kuhnt hat als erster eine derartige Erklärung für die Genese der Usurierung der knöchernen Wandungen der Stirnhöhle gegeben: „Bei den sehr akuten Prozessen kann die Periostlage der Schleimhaut den Knochen plötzlich nicht mehr ernähren. Auf dem Wege der venösen Bahnen — Thrombophlebitis — oder ihrer perivaskulären Räume kommen pyogene Substanzen, vielleicht auch die Erreger der Entzündung selbst auf die dem Sinuskavum abgewendete Knochenfläche, entflammen eine umgrenzte Periostitis und schalten so auch von hier die Ernährung plötzlich aus. Das Resultat ist eine rapide Einschmelzung, in höheren Graden eine Sequestrierung des entsprechenden Knochenbezirkes". — Hajek gibt eine im wesentlichen analoge Erklärung für die Ursache der Perforationen. Als Vorbedingung für diese Entstehungsweise sieht er das Vorhandensein von Schleimhautnekrosen an, „da es ja sonst unverständlich wäre, wie die Infektionserreger in die Vene gelangen". Auch Manasse nimmt an, daß der Defekt in der Regel dadurch zustande kommt, daß der zwischen den beiden Eiterherden — Schleimhaut und thrombophlebitisch infiziertem äußerem Periost — liegende Knochen sekundär eingeschmolzen wird.

Der zweite Infektionsmodus, die Infektion der Orbita durch Metastase, also allein durch Verschleppung von Entzündungserregern auf dem Wege der Blutbahn ist offenbar viel seltener als die Infektion per continuitatem, wenn er überhaupt vorkommt. Die Annahme einer derartigen Übertragung stützt sich allein auf klinische Beobachtungen: Fälle, bei denen bei der Operation der Knochen normal erschien und trotzdem sich ein starker eitriger Prozeß in der Orbita fand. Anatomisch beweisendes Material liegt, soweit ich die Literatur überblicke, bis jetzt nicht vor. Man wird daher bei derartigen Fällen auch die Möglichkeit, daß der zweite Typus der kontinuierlichen Fortschreitung, die Infektion durch Thrombophlebitis vorliegt, nicht ablehnen können. Daß hierbei selbst mikroskopisch der Knochen nicht verändert zu sein braucht, zeigt ein anatomisch untersuchter Fall von Birch-Hirschfeld, bei dem sich „Thrombophlebitis und Periphlebitis der durchtretenden Venen — bei mikroskopisch sonst normalem Verhalten des Knochens" fand. — Der einzige Fall, bei dem der anatomische Befund vielleicht als Metastase aufgefaßt werden kann, ist von Coffin mitgeteilt, doch ist die Beschreibung zu kurz und von genauer

---

[1]) Nicht 6 Zentimeter, wie in der Literatur häufig irrtümlich zitiert ist, z. B. von Hajek und Hoffmann.

mikroskopischer Untersuchung gar nichts berichtet, so daß sehr wohl eine fortschreitende Thrombophlebitis vorgelegen haben kann. COFFIN schreibt nur: „1¹/₂jähr. Kind mit Orbitalphlegmone. Sektion: Siebbeinempyem, Blutgefäße im Siebbein thrombosiert, desgleichen in der Orbita, in einer Vene eitriger Thrombus." — Man wird vorerst auch weitere anatomische Untersuchungen abwarten müssen, um ein bestimmtes Urteil über diesen zweiten Infektionsmodus abgeben zu können.

Die *pathologisch-anatomischen Veränderungen der knöchernen Wand der Orbita* haben wir im Vorstehenden schon bei der Genese betrachtet; am wichtigsten für das Auge selbst sind die Veränderungen der innerhalb der Knochenkapsel liegenden Teile: der *Periorbita* und des *Orbitalinhalts selbst*.

Pathologisch-anatomisch können wir hier dreierlei Veränderungen unterscheiden: 1. Die *einfache Periostitis*, 2. den *subperiostalen Absceß* und 3. die *Entzündung des retrobulbären Gewebes*.

Die *Periostitis* kommt einmal zustande, wenn sich der entzündliche Knochenprozeß bis zur Knochenhaut erstreckt, weiter auf dem Wege einer Thrombophlebitis. Auf die Bedeutung dieser letzten, nach Ansicht der meisten Autoren häufigen, gewissermaßen primären Infektionsart für die sekundär auftretende Knochenzerstörung wurde ja oben genauer eingegangen. Das Periost selbst hat nun offenbar trotz seiner Dünne eine große Widerstandsfähigkeit und neigt nicht zur entzündlichen Einschmelzung, vielmehr zur Proliferation, wie dies ja auch die Erfahrung bei Entzündungen anderer Knochen des Körpers zeigt. Infolgedessen kommt es zu einer Verdickung des Periosts und da diese besonders an den bedrohtesten Punkten auftritt, gewährt sie, wie KUHNT zuerst dargelegt hat, einen gewissen Schutz gegen die Weiterverbreitung der Entzündung in die Orbita. In den benachbarten Geweben der Orbita oder bei weiter vorn sitzendem Prozeß auch der Lider und der Bindehaut kommt es jedoch wohl stets auch in diesen leichteren Fällen zu kollateralem Ödem und Hyperämie, die typische klinische Symptome machen können, auf die wir später zurückkommen. Daß auch ohne Eiterbildung eine derartige Mitbeteiligung der Orbita sicher vorkommt, zeigt die klinische Erfahrung; besonders die Fälle, bei denen rasch vorübergehend und nicht selten wiederholt derartige Erscheinungen auftreten, gehören wohl hierher. In einem Falle von GERBER waren bei einfacher Periostitis die Erscheinungen vom Orbitalinhalte so hochgradig, daß vor der Operation ein Durchbruch in die Orbita angenommen wurde.

Kommt es zur Eiterbildung unterhalb des Periosts, sei es daß, wie oben ausgeführt, der Knochen in großer Ausdehnung sekundär einschmilzt, sei es daß Eiter aus der Tiefe des Knochens sich in einem feinen Fistelgang bis zum Periost durcharbeitet, so gelangt der Schutzwall des verdickten Periosts zu besonderer Bedeutung. Auf die weitere Entwicklung des pathologischen Prozesses ist ferner von Einfluß, daß die Periorbita mit dem Knochen nur locker verbunden ist, nur an den Nähten und vorn am Eingang der Orbita haftet sie fester. So ist es leicht möglich, daß das Periost durch den Eiter vom Knochen abgehoben wird: es kommt zur Bildung eines *subperiostalen Abscesses*. — Ein derartiger Absceß hat weiter die Neigung sich auszubreiten, gewissermaßen zwischen Periost und Knochen fortzukriechen. Seltener bahnt er sich so einen Weg nach hinten zum Opticus, häufiger nach vorn zum Orbitaleingang, wohl hauptsächlich, weil dies die Richtung des geringsten Widerstandes ist. Da die feste Fascia tarsoorbitalis gewöhnlich einen Durchbruch des Eiters im Margo orbitalis verhindert, senkt sich dieser, besonders bei Eiterungen an der oberen Knochenwand, an der Rückfläche der Fascie bis etwas über den konvexen Tarsusrand und bricht hier in die Lidsubstanz durch (KUHNT), vielleicht spielen beim Durchbruch auch die Lücken der Gefäß- und Nervendurchtritte eine Rolle. So kommt es zur Bildung eines *Lidabscesses* und wenn dieser spontan durch die Haut durchbricht einer äußeren *Lidfistel*. — Die Mitbeteiligung des Orbitalinhalts ist beim subperiostalen Absceß gewöhnlich stärker als bei der einfachen Periostitis, oft kommt es durch kollaterales Ödem und Hyperämie zu Exophthalmus und Bewegungsstörungen des Bulbus.

Die schwerste orbitale Komplikation, die *Orbitalphlegmone,* ist viel weniger häufig als die periostitischen Veränderungen. Sie kommt wohl nur ganz selten durch den direkten Durchbruch eines Empyems durch die trennende Knochenwand und die Periorbita zustande, häufiger findet sich als Zwischenstadium der subperiostale Absceß. Das Übergreifen der Entzündung durch das Periost kann, wie BIRCH-HIRSCHFELD anatomisch feststellen konnte, unter Vermittlung durchtretender Gefäßstämme erfolgen. Endlich wird gerade für die Orbitalphlegmone auch eine reine metastatische Entstehung von einzelnen Autoren angenommen, eine Annahme, die nach den anatomischen Verhältnissen sehr wohl möglich, aber, wie oben ausgeführt, noch nicht sicher bewiesen ist. — Sind die Entzündungserreger in das orbitale Gewebe eingedrungen, so stehen ihrem weiteren Vordringen keine wesentlichen Widerstände entgegen. In der Orbita findet sich, wie BIRCH-HIRSCHFELD durch experimentelle Untersuchungen (Vergiftung mit Paraphenylendiamin und Dionin) nachgewiesen hat, ein System von Spalträumen, die in den Septen, besonders in der Nachbarschaft der Gefäße, gelegen sind und das retrobulbäre Gewebe in allen Richtungen durchsetzen; sie sind wohl sicher als Lymphspalten aufzufassen. Diese Spalträume können direkt den vordringenden Leukocyten und Lymphocyten als Straßen dienen, wie dies die Abbildungen eines Präparates von Orbitalphlegmone BIRCH-HIRSCHFELDS deutlich widergibt. In der Regel kommt es weiter zu mehr oder weniger circumscripten multiplen kleinen Abscessen. Dieselben sind meist in der Nachbarschaft kleiner Venen gelegen. Außer einer Periphlebitis findet sich sehr häufig auch eine Thrombophlebitis, auf deren Wichtigkeit besonders LEBER aufmerksam gemacht hat. Seltener findet sich eine umfängliche Eiteransammlung innerhalb der Periorbita. Fälle, bei denen die ganze Orbita in eine Eiterhöhle umgewandelt ist (REIS), sind als Folgen einer Nebenhöhlenerkrankung noch nicht beobachtet, ebenso nicht die gangränöse Abstoßung des Orbitalinhaltes, wie sie SCHOLTZ und BIRCH-HIRSCHFELD bei Phlegmonen anderer Ätiologie beobachtet haben.

Veränderungen des Auges und seiner Adnexa.

Die *Veränderungen des Auges* stellen die wichtigste Begleiterscheinung der orbitalen Komplikation bei Nebenhöhlenerkrankungen dar. Unter ihnen beanspruchen die *Affektionen des Opticus* das größte Interesse, da auf sie in erster Linie die Schädigungen des Sehvermögens zurückzuführen sind.

Außer durch die klinisch nachweisbaren entzündlichen Veränderungen der Orbita, deren allgemeine Pathologie wir eben besprochen haben, kann der Opticus auch bei Nebenhöhlenerkrankungen geschädigt werden, ohne daß andere Symptome einer orbitalen Erkrankung vorhanden sind. Die Krankheitsbilder dieser beiden Gruppen sollen trotzdem hier zusammen besprochen werden, da sie sich prinzipiell nicht voneinander unterscheiden und auch bei der zweiten Gruppe als Ursache der Opticuserkrankung meist eine latent verlaufende Orbitalveränderung angenommen wird.

Die Opticusaffektionen kommen zwar am häufigsten bei Erkrankungen der hinteren Nebenhöhlen vor, das Studium der Literatur zeigt aber, daß analoge Affektionen offenbar bei allen Nebenhöhlen beobachtet sind; aus diesem Grunde sollen sie nicht wie sonst üblich in dem Kapitel der hinteren Nebenhöhlen, sondern hier im allgemeinen Teil schon im Zusammenhang ausführlicher besprochen werden.

Ophthalmoskopisch sind Veränderungen der *Papilla nervi optici* in verschiedenem Grade festgestellt worden.

Leichtere zirkulatorische Störungen kommen nach einzelnen Autoren sehr häufig vor. So geben ROSENBERG und BAUM an, daß sie bei Untersuchungen von 50 Nebenhöhlenerkrankungen 20mal derartige Veränderungen gefunden haben. KUHNT sah bei seinen akuten Fällen von Stirnhöhleneiterung und ebenso „bei den chronischen Pyorrhöen während der Attacken und längere oder kürzere Zeit nach diesen" stets eine leichte Hyperämie der Papille. Nach Beseitigung der Eiterung schwand sie in jedem Falle. Ebenso sahen andere Autoren wie LICHWITZ, SCHEFFELS u. a. eine venöse Hyperämie, die nach Stirn-höhlenoperation zurückging. — Ich selbst konnte mich bei den längere Zeit systematisch vorgenommenen ophthalmoskopischen Untersuchungen (nicht publiziert) von der Häufigkeit des Vorkommens derartiger Veränderungen nicht überzeugen, bei allen Fällen einfacher Nebenhöhleneiterung ohne sonstige orbitale Symptome konnte keine sichere pathologische Veränderung der Papille festgestellt werden. — Venöse Hyperämie ist ferner bei Kieferhöhlen und bei Siebbeinkomplikationen nicht selten beobachtet, endlich bei Erkrankung der hinteren Nebenhöhlen auch ohne andere Komplikationserscheinungen.

Leichtes Ödem der Papille mit Verschleierung der umscheidenden Ringe sah KUHNT öfters; SCHIECK gibt an, daß man das Ödem des Sehnerven bei rhino-genen Erkrankungen oft direkt sehen könne, indem aus dem Zentralkanal eine trübe Wolke austrat. Dasselbe war in einem Falle von UFFENORDE fest-zustellen.

Stärkere Schwellung der Papille mit Schlängelung der Gefäße, venöser Hyperämie usw. ist bei allen Nebenhöhlenerkrankungen beobachtet, bei den hinteren Nebenhöhlen auch wieder nicht selten als einziges Komplikations-symptom. Von den einzelnen Autoren wird die Veränderung teils als „Neuritis optica" oder „Papillitis", teils als „Stauungspapille" bezeichnet. Wir kommen später darauf zurück.

Atrophia nervi optici als Ausgang ist öfters beobachtet, relativ am häufigsten bei Kieferhöhlenkomplikationen, unter 122 Stirnhöhlenfällen fand sie BIRCH-HIRSCHFELD 6mal vermerkt. Bei den hinteren Nebenhöhlen ohne sonstige Komplikationssymptome ist in späteren Stadien eine partielle, temporale oder auch totale Abblassung der Papilla beobachtet, häufig mit leichter Unschärfe der Grenzen (BRÜCKNER).

Über die *Sehstörung* lassen sich kaum allgemeingültige Angaben machen. Hervorzuheben ist, daß eine beträchtliche Sehstörung vorhanden sein kann, ohne daß ophthalmoskopisch eine pathologische Veränderung festzustellen ist. Dies gilt besonders für die Fälle sonst unkomplizierter Erkrankungen der hinteren Nebenhöhlen. Die zentrale Sehschärfe nimmt oft sehr rasch ab, so daß es schon nach kurzer Zeit, selbst innerhalb weniger Tage zur völligen Erblindung kommen kann. In anderen chronischen Fällen entwickelt sich die Sehstörung langsam, in Wochen oder gar Monaten allmählich fortschreitend. — Auch in den Fällen mit starken entzündlichen Veränderungen der Orbita, mit Orbital-phlegmonen kann bei normalem Augenhintergrund hochgradige Sehstörung vorhanden sein.

Gesichtsfelddefekte verschiedener Art sind häufig beobachtet. Von beson-derem Interesse ist das Auftreten derselben bei Fällen ohne sonstige Komplikation von seiten der Orbita.

Besonders in der älteren Literatur wird der *Einschränkung des peripheren Gesichtsfeldes* großer Wert beigelegt. ZIEM hat wohl als einer der ersten darauf aufmerksam gemacht. Einzelne Autoren nehmen sogar an, daß stets diese Störung bei Nebenhöhlenerkrankungen vorhanden sei, so ist BRYAM für die Siebbeinerkrankungen dieser Ansicht. Auch KUHNT führt sie bei Stirn- und Kieferhöhlenempyem als wichtiges Symptom an. Er fand die Einschränkung auch bei einseitigem Empyem in der Regel beiderseitig, auf der Seite der kranken Nebenhöhlen allerdings immer wesentlich hochgradiger. Von Beobachtungen einzelner Fälle aus neuerer Zeit seien nur die von DE KLEIJN, MARKBREITER, GUTMANN, COHEN und REINKING angeführt. Letztere Autoren legen den peripheren Ausfällen großen differentialdiagnostischen Wert bei, sie sollen auf eine rhinogene Erkrankung hinweisen, während das zentrale Skotom mehr bei anderer Sehnervenerkrankung vorkommen soll. Im Gegensatz hierzu konnten HENRICI und HÄFFNER bei 20 Fällen niemals eine Gesichtsfeldeinschränkung feststellen, ebenso nicht GRÜNWALD und BIRCH-HIRSCHFELD. Desgleichen waren bei der vorwiegenden Mehrzahl der Fälle andere Autoren wie VAN DER HOEVE, MARKBREITER, DE KLEIJN u. a. die Außengrenzen normal. — Als charakteristisches Symptom kann deshalb die periphere Gesichtsfeldeinschränkung nicht mehr gelten.

Von größerer Bedeutung ist das *zentrale Skotom*, auf das BIRCH-HIRSCHFELD zuerst aufmerksam gemacht hat. Er fand bei eigenen Fällen meist ein Skotom für Rot und Grün, in späteren Stadien auch für Weiß. Zahlreiche Nachuntersucher haben die Angaben BIRCH-HIRSCHFELDS bestätigt, so BAUMGARTEN, STENGER, PIFFL, UFFENORDE u. a. —, so daß es als feststehend gelten kann, daß besonders bei Erkrankungen der hinteren Nebenhöhlen das Symptom häufig vorhanden ist. Ob es als Frühsymptom aufzufassen ist, ist nicht sicher, nach VAN DER HOEVE scheint dies nicht der Fall zu sein.

VAN DER HOEVE fand dagegen als fast konstantes Symptom eine *Vergrößerung des blinden Flecks*. Er konnte nachweisen, daß dieses Skotom noch vor dem konzentrischen auftritt, und zwar als Frühsymptom besonders für Rot und Blau. Charakteristisch ist nach dem Autor dieses Symptom, wenn das Skotom für Farben größer ist als für Weiß, weiter die Ausbreitung für Weiß und Farben bedeutend größer ist als normal und endlich die Größe des Skotoms sich während der Krankheit ändert. Bei allen seinen Fällen von Entzündung hinterer Nebenhöhlen war das Symptom nachweisbar; bei Erkrankungen der vorderen Nebenhöhlen fand er es dagegen niemals, ebenso nicht bei einfachen Erkrankungen der Nase. Andere Autoren, so besonders DE KLEIJN, weiter RÜBEL, FRÜCHTE, BIRCH-HIRSCHFELD, BORDLEY haben im allgemeinen die Ansicht VAN DER HOEVES bestätigt, doch fanden sie das Skotom nicht ganz konstant, so GJESSNIG in 50%, BORDLEY nur in 31% der Fälle. IRENE MARKBREITER, die an der Klinik ONODIS ausgedehnte Untersuchungen angestellt hat, fand es ebenfalls sehr häufig; auf Grund der Untersuchung von 100 Fällen bestreitet sie aber, daß das Symptom charakteristisch für Eiterung hinterer Nebenhöhlen ist, da sie es auch bei Eiterungen der vorderen nachweisen konnte, ebenso wie bei einigen Fällen von einfacher Rhinitis hypertrophicans. DE KLEIJN und NIEUWENHUSE konnten das Symptom auch nach Schädelbrüchen konstatieren. Im Gegensatz zu diesen positiven Angaben stehen die Mitteilungen von BEST und ELSCHNIG, die das Symptom in keinem Fall gesehen haben. ELSCHNIG mißt dem Symptom geringe Bedeutung bei, da es auch sonst vorkomme, z. B. bei Alkoholneuritis. MARLING steht ihm skeptisch gegenüber, da eine geringe Vergrößerung durch Ermüdung oder durch Suggestion zustande kommen könne. — Nach den bisherigen Erfahrungen läßt sich sagen, daß offenbar bei Nebenhöhlenerkrankungen das VAN DER HOEVE-Symptom sehr häufig ist, daß es aber allein für die Diagnose keine ausschlaggebende Bedeutung hat, da es „einerseits nicht als konstantes Symptom bei hinterer Nebenhöhlenaffektion angesprochen werden kann, andererseits nicht nur bei diesen allein vorkommt" (BRÜCKNER).

Außer diesen drei Formen der Gesichtsfelddefekte sind noch bei einigen Fällen andere Skotome beobachtet worden; so berichten einzelne Autoren — GJESSNIG, HANS, MC WHINIE u. a. — über das Vorkommen von *Ringskotomen*.

Nach BÜRCKNER sind diese Befunde ganz unsicher und diagnostisch in keiner Weise verwertbar, da es sich wahrscheinlich um hysterische Störungen handelte. *Parazentrale Skotome* sahen SOBERNHEIM, DE SCHWEINITZ, RÜBEL u. a., *temporale Bündelskotome* neben zentralem Skotom IGERSHEIMER. *Hemianopische Skotome* sind zuerst von GRÖNHOLM, weiter von DE SCHWEINITZ, KRAUSS, KOSTER, VAN DER HOEVE beobachtet worden, letzterer sah das Entstehen derselben aus anfänglichen Vergrößerungen des blinden Flecks. — Größere Bedeutung kann nach den bisherigen Erfahrungen diesen seltenen Befunden nicht beigelegt werden.

Wenden wir uns nun zur *Frage nach dem Zustandekommen der Opticusaffektion* und Sehstörungen.

Wir betrachten zunächst die Gruppe von Erkrankungen bei denen keine sonstigen nachweisbaren Symptome einer Orbitalerkrankung vorliegen, bei denen also die *Opticusaffektion die einzige okulare Komplikation der Nebenhöhlenerkrankung* ist.

Dieses Krankheitsbild steht seit den anatomischen Untersuchungen ONODIS, durch die er die nahen und oft komplizierten Beziehungen zwischen Opticus und Nebenhöhlen festgestellt hat, im Vordergrund des Interesses. Während noch ONODI bei einer Umfrage 1904 feststellen konnte, daß derartige Fälle sehr wenig beobachtet waren und noch 1911 von KLARE nur 28 Fälle aus der Literatur zusammengestellt werden konnten, ist die Literatur über dieses Thema später nahezu unübersehbar geworden, so sind z. B. nach dem Bericht von BRONS allein im Jahre 1914 reichlich 100 Einzelfälle mitgeteilt worden. Wie dies wohl die Regel nach dem Bekanntwerden neuer Krankheitsbilder ist — ich erinnere nur an die Reflexneurosen —, ist man offenbar aber bei vielen Beobachtungen zu unkritisch, ja unwissenschaftlich vorgegangen und hat, allein fußend auf anscheinende therapeutische Erfolge, ätiologische Zusammenhänge oft angenommen, wo sie gar nicht vorhanden waren. Erwähnt sei nur, daß in der Literatur viele Fälle mitgeteilt sind, bei denen es nach den Berichten sehr unwahrscheinlich oder sogar ausgeschlossen ist, daß eine Nebenhöhlenerkrankung überhaupt vorlag, von einzelnen Autoren wird direkt hervorgehoben, daß auch bei der Operation irgend nennenswerte pathologische Veränderungen an den eröffneten Nebenhöhlen nicht zu konstatieren waren. Auch der Standpunkt: in dubio pro Nebenhöhlen ist sicher nicht gerechtfertigt, viel richtiger wäre der: in dubio pro multiple Sklerose, da es feststeht, daß diese die häufigste Ursache der retrobulbären Neuritis ist. Ich unternehme nicht die undankbare Aufgabe zum Belege kasuistische Fälle aus der Literatur zu zitieren, verweise vielmehr auf das Referat von VAN EICKEN, dem sich wohl alle kritisch denkenden Autoren anschließen werden; der gleichkritische ophthalmologische Standpunkt ist in dem Korreferat von BRÜCKNER, sowie in der ausführlichen monographischen Bearbeitung der retrobulbären Neuritis von v. HIPPEL wiedergegeben.

Wegen der Unsicherheit, die bei der Feststellung derartiger Krankheitsbilder herrscht, kann über die *Häufigkeit* keine bestimmte Angabe gemacht werden. Die Statistiken der verschiedenen Autoren differieren sehr miteinander, eine genaue Wiedergabe derselben erscheint daher zwecklos und würde auch zu weit führen. Als Beispiel sei nur angeführt, daß ELSCHNIG etwa $17^0/_0$ der Opticusaffektionen auf Nasenleiden zurückführt, während LANGENBECK (Breslauer Klinik) für $3,5^0/_0$ der Fälle von retrobulbärer Neuritis eine Nebenhöhlenerkrankung als Ursache annimmt. — Viel häufiger ist nach dem übereinstimmenden Urteil der Autoren die Opticusaffektion auf eine *multiple Sklerose* zurückzuführen (bei LANGENBECKS Material in nahezu $77^0/_0$), die, wie schon erwähnt, überhaupt die Hauptursache dieser Erkrankung darstellt. —

Über das *Wesen der Opticusveränderung* sind wir noch nicht genau orientiert, da anatomische Untersuchungen reiner derartiger Fälle bis jetzt nicht vorliegen. Nach dem klinischen Befunde wird die Erkrankung in der Regel als „retrobulbäre Neuritis" aufgefaßt. Dabei ist jedoch zu bemerken, daß diese Bezeichnung nicht von allen Autoren einheitlich für dasselbe Krankheitsbild gebraucht wird. So wird nach WILBRAND und SAENGER meist darunter diejenige Entzündung verstanden, welche mit einem zentralem Skotom einhergeht, ganz abgesehen davon, ob eine Entzündung der Papille vorhanden ist oder nicht, andere Autoren dagegen, so v. HIPPEL, glauben, daß die Bezeichnung Neuritis retrobulbaris in erster Linie für die Fälle angewandt wird, wo bei negativem ophthalmoskopischem Befund eine schwere Sehstörung zu erklären ist. v. HIPPEL selbst führt allerdings dann bei der Besprechung der rhinogenen retrobulbären Neuritis an, daß hierbei ophthalmoskopisch „zwischen normalem Verhalten des Fundus und hochgradiger Papillitis" sich alle Übergänge finden. Auf jeden Fall ist mit v. HIPPEL anzunehmen, daß die Fälle mit verschiedenem ophthalmoskopischem Befund nicht ihrem Wesen nach verschiedene Erkrankungen darstellen, es liegt vielmehr stets genau dasselbe Grundleiden vor und die Sehstörung ist auch unabhängig von der ophthalmoskopischen Veränderung. Die Veränderungen der Papille, die, wie oben angeführt, von den Autoren als Papillitis oder Neuritis optica, oder auch als Stauungspapille bezeichnet werden, sind, wie v. HIPPEL genauer ausführt, wohl allgemein als der Ausdruck eines entzündlichen Ödems aufzufassen. Es handelt sich um eine „Entzündungspapille", nicht um eine „Stauungspapille".

In den Fällen, bei denen die Funktionsstörung nur vorübergehend ist und volle Sehschärfe rasch wieder zurückkehrt — oft im Anschluß an operative Behandlung der Nebenhöhle — können es offenbar nur *leichtere Veränderungen des Opticus* sein, die das Symptombild verursachen. In der älteren Literatur wird für derartige Fälle eine *Zirkulationsstörung*, besonders eine *venöse Stauung* angenommen. ZIEM hat bekanntlich auf eine derartige Störung bei Nasenerkrankungen überhaupt auch eine ganze Reihe von sonstigen Augenerkrankungen zurückgeführt. Die ZIEMsche Theorie ist wohl jetzt allgemein verlassen, besonders ZARNIKO hat dargelegt, daß sie nicht haltbar ist. Auch die Funktionsstörung des Opticus bei Nebenhöhlenerkrankungen kann wohl sicher nicht auf eine einfache venöse Stauung zurückgeführt werden. Einmal sind sonstige Erscheinungen einer Zirkulationsstörung bei derartigen Fällen nicht nachweisbar, besonders nur ganz ausnahmsweise eine Vordrängung des Augapfels, die sonst das erste Symptom einer venösen Rückstauung in der Orbita ist, weiter tritt auch, wie BRÜCKNER hervorhebt, bei allgemeiner venöser Stauung in der oberen Körperhälfte, wie wir sie z. B. bei Mediastinaltumoren bis zum Bilde hochgradiger Cyanose der Orbita sich entwickeln sehen, nie eine Störung der Sehnervenfunktion auf. Nach BIRCH-HIRSCHFELD spielen vielleicht circumscripte Zirkulationsstörungen in bestimmten Abschnitten des Opticus bei dem Zustandekommen einer Sehstörung bei Nebenhöhlenentzündung eine Rolle. Er kommt zu dieser Ansicht durch den anatomischen Befund, den er bei einem Falle von Siebbeincarcinom mit Übergriff auf die Orbita feststellen konnte. Es fand sich hier ein kleiner Degenerationsherd im Opticusstamm an einer Stelle direkt hinter der Gefäßpforte, wo eine von hinten kommende kleine Vene in die Vena centralis mündet. Die Stauung in dieser Vene wird verantwortlich gemacht. Eine ebensolche Stauung ist nach Ansicht von BIRCH-HIRSCHFELD „bei der innigen nachbarlichen Beziehung des Opticus zu den Gefäßen in der Spitze der Orbita" beim Übergreifen einer Nebenhöhlenentzündung auf die Umgebung des Opticus sehr wohl denkbar. — Wenn auch vielleicht in einzelnen Fällen von Nebenhöhlenentzündung eine ähnliche Veränderung im Opticus vorkommen mag, so kann eine solche doch in der großen Mehrzahl der Fälle nicht die Ursache der Sehstörung sein, denn für diese ist es geradezu typisch, daß sie später wieder zurückgeht, was nicht der Fall sein könnte, wenn sie durch einen Erweichungsherd im Nerven verursacht würde.

Andere Autoren nehmen an, daß besonders eine *Toxinwirkung* die Opticus-schädigung hervorrufe, auch BIRCH-HIRSCHFELD hält bei seinem Falle die Mitwirkung von toxischen Einflüssen für möglich. Man wird die Möglichkeit einer derartigen Einwirkung ohne weiteres zugeben müssen.

Am meisten Wahrscheinlichkeit hat aber wohl die Annahme, daß bei den leichteren Fällen ein *kollaterales Ödem* in der Duralscheide oder im Opticus selbst die Sehstörung verursacht. UFFENORDE vergleicht das Ödem direkt mit dem vorübergehenden Ödem der Lider, das sich in einzelnen Fällen findet und verweist auf die analogen Verhältnisse am Facialis bei Mittelohreiterungen. Das Ödem kann einerseits in dem engen Canalis opticus direkt durch Druck den Nerven schädigen, weiter auch durch Retention von Stoffwechselprodukten, wie SCHIECK annimmt.

Bei länger dauernder bzw. schwerer Erkrankung kann es offenbar auch zu einem *direkten Übergreifen der Entzündung auf den Opticus* kommen. DE KLEIJN und GERLACH fanden bei der anatomischen Untersuchung eines Falles von Nebenhöhleneiterung (bei Fibroendotheliom der Dura) circumscripte Infiltrate in allen Scheiden des Opticus an einer Stelle gegenüber dem Sinus sphenoidalis, die sich entlang einer kleinen Vene fortsetzte. In der infiltrierten Schleim-haut der Keilbeinhöhle und in den Infiltraten des Opticus wurden dieselben Kapseldiplokokken nachgewiesen.

Bei der *zweiten Gruppe von Fällen*, bei denen die Opticusaffektion nicht das einzige Symptom der Komplikation ist, bei denen vielmehr eine *stärkere ent-zündliche Veränderung der Orbita*, evtl. eine *Orbitalphlegmone* sich findet, kann die Sehstörung auch nur vorübergehend auftreten und nach Rückgang der orbitalen Entzündung wieder ganz zur Norm zurückkehren. Für diese Fälle müssen wir offenbar analoge Ursachen annehmen, wie bei der oben besprochenen ersten Gruppe, also hauptsächlich ein *entzündliches Ödem* des Opticus und wohl auch *toxische Einwirkungen*. — Auch die bei den eitrigen Orbitalentzündungen nicht selten auftretende *Papillenschwellung* ist nach v. HIPPEL im allgemeinen als die Folge eines entzündlichen Ödems aufzufassen. Die von anderen Autoren wie BAAS, WEISS, KNAPP vertretene Ansicht, daß es sich um echte Stauungs-papille infolge Druckes des geschwellten Orbitalinhaltes auf den Opticus handelt, ist nach v. HIPPEL abzulehnen, da kein Parallelismus zwischen der Stärke des Exophthalmus und den ophthalmoskopischen Veränderungen besteht und auch die höchsten Grade von Verdrängung mit normalem Befund an der Papille vereinbar sind. — In anderen Fällen kommt es zu einer *direkten Fortsetzung der Entzündung auf den Sehnerven*. BIRCH-HIRSCHFELD fand bei der anatomi-schen Untersuchung eines Falles von beginnender Orbitalphlegmone nach Siebbeinempyem, bei der normaler Augenhintergrund vorhanden war, den Sehnerven stark angespannt, aber ohne degenerative Veränderungen. „Dagegen konnte man gut verfolgen, wie die Entzündung von der Orbita im medialen hinteren Teil auf die Duralscheide und den Zwischenscheidenraum, etwas weiter vorn auf den Nervenstamm übergriff. Lymphocyten und Leukocyten dringen hier zwischen die durch Ödem leicht aufgelockerten Faserbündel und in diese selbst vor." — Bei schweren Fällen kann es, wie anatomische Untersuchungen von Orbitalphlegmonen anderer Genese von OELLER, BARTELS u. a. zeigen, zu ausgedehnten Erweichungsherden und Nekrosen, meist mit Thrombophlebitis im Nerven kommen. — In ganz seltenen Fällen kann auch ohne entzündliche

Veränderung *rein mechanisch* eine *stärkere Läsion des Opticus* zustande kommen, wie ein Fall von BIRCH-HIRCHFELD zeigt. Hier kam es bei Orbitalphlegmone mit multipler Absceßbildung und Infiltration der ganzen Orbita durch scharfe seitliche Abbiegung des Opticus zur Papillenschwellung und zur Zerreißung eines großen Teils der Nervenfasern, ohne daß sich eine Entzündung des Nervenstammes oder Thrombose der Zentralgefäße nachweisen ließ.

Auf die Frage nach der *Ursache der Gesichtsfelddefekte*, die besonders von ophthalmologischem Interesse ist, kann hier nur kurz hingewiesen werden. Bei rein zentralem Skotom liegt die Schwierigkeit darin, daß das papillo-makuläre Bündel, auf dessen Funktionsstörung das Skotom zurückgeführt werden muß, im Innern des Nerven liegt, also eine relativ geschützte Lage gegen Schädigungen hat, die denselben von außen treffen. Es muß also eine erhöhte Vulnerabilität dieses Bündels vorhanden sein, die am wahrscheinlichsten mit SCHIECK nach der EDINGERschen Aufbrauchtheorie zu erklären ist. Die Frage nach dem Zustandekommen des VAN DER HOEVEschen Skotoms und der peripheren Defekte ist eng verknüpft mit der Frage nach der Lage der Versorgungsgebiete der Nervenfasern des Sehnervenstammes in der Netzhaut des Menschen. Auf dieses Problem, das trotz wichtiger neuerer Arbeiten (VAN DER HOEVE, IGERSHEIMER, SEIDEL, v. HIPPEL u. a.) noch nicht in allgemein anerkannter Weise gelöst ist, kann nicht näher eingegangen werden.

Seltener als die oben angeführten Papillenveränderungen ist ophthalmoskopisch das *Bild eines Verschlusses der Zentralgefäße* beobachtet.

KUHNT hat 3 Fälle von Thrombose der Vena centralis retinae in seinem Buche mitgeteilt, die er auf ein ohne sonstigen Komplikationserscheinungen vorhandenes chronisches Kieferhöhlenempyem zurückführt. Nach späterer Mitteilung hat er noch wiederholt solche Fälle angetroffen, einmal auch eine arterielle Thrombose. DE KLEIJN sah in einem Falle von einfacher Siebbein- und Keilbeinentzündung das „typische Bild der Thrombose der Vena centralis retinae". STANCULÉANU beobachtete Erblindung durch Embolie der Zentralarterie. In Fällen von hinterer Nebenhöhlenerkrankung von HORNER, HANSELL, VOSSIUS u. a. deutete der Hintergrundsbefund auf einen Verschluß der Zentralgefäße. Ein Fall von COHEN und REINKING mit Pansinusitis und Orbitalphlegmone zeigte das Bild gleichzeitig bestehender Thrombose und Embolie der Zentralgefäße. Auch sonst sind bei Orbitalphlegmonen relativ häufig die Erscheinungen einer Thrombose oder Embolie der Netzhautgefäße beobachtet.

Das *Zustandekommen* der Zirkulationsstörung bei den *Fällen ohne sonstige Komplikation von seiten der Orbita* ist nicht leicht zu erklären. In den Fällen von KUHNT müßte man wohl, wenn man überhaupt einen ätiologischen Zusammenhang mit der Kieferhöhlenentzündung annimmt, an einen lokalen embolischen oder thrombophlebitischen Prozeß denken. Für die Fälle mit hinterer Nebenhöhlenerkrankung ist vielleicht die Annahme von DE KLEIJN zutreffend, daß hier das als typisch für eine Venenthrombose beschriebene Netzhautbild nicht durch eine wirkliche Thrombose hervorgerufen wird, daß es vielmehr zurückzuführen ist auf eine Verengerung der Vene durch Ödem der Umgebung, evtl. verbunden mit Erkrankung der Gefäßwand.

Bei den *Fällen mit Orbitalphlegmone* ist das Zustandekommen dagegen leicht verständlich. Da enge Zusammenhänge der Zentralvene mit den Hauptvenen der Orbita bestehen, kann man sich leicht vorstellen, daß einfach durch eine fortgesetzte Thrombophlebitis die Erscheinung zustande kommt. Die Fälle von Embolie der Zentralarterie sind nach BIRCH-HIRSCHFELD nicht als metastatische Prozesse aufzufassen, sie lassen sich vielmehr zur Thrombophlebitis der Zentralvenen in Beziehung setzen, da erfahrungsgemäß enge Wechselwirkungen zwischen diesen Gefäßveränderungen bestehen.

Von seltener beobachteten Bulbusveränderungen ist *Netzhautablösung* zu erwähnen. In den Fällen, bei denen dieselbe *ohne sonstige orbitale Symptome* beobachtet würde [KUHNT, MORAX, BROECKAERT, LAURENS], erscheint ein ursprünglicher Zusammenhang mit der bestehenden Nebenhöhlenentzündung jedoch keineswegs sicher. Dasselbe gilt meiner Ansicht nach für Fälle von DE KLEIJN, bei denen außerdem eine Neuritis vorhanden war, zumal da bei operativer Öffnung der hinteren Nebenhöhlen nur ,,sehr viele Granulationen, wenig Eiter angetroffen'' wurde. DE KLEIJN glaubt, daß lokale Zirkulationsstörungen wie für die Neuritis, auch für die Ablatio verantwortlich gemacht werden können. Eher verständlich scheint die Entstehung bei *Fällen mit retrobulbärer Entzündung* (WIDMAK), die Ursache könnte hier ein subretinales Ödem sein, wie dieses oft in der Nachbarschaft entzündlicher Prozesse angetroffen wird (DE KLEIJN).

Auf die Annahme eines Zusammenhanges von *Erkrankungen des Uvealtractus* mit Nebenhöhlenentzündungen sei nur kurz hingewiesen. Die mitgeteilten Beobachtungen (ZIEM, FROMAGET, FISH) und die aufgestellten Theorien über die Genese können einer eingehenden Kritik nicht standhalten. Dasselbe gilt für die Genese der *Katarakt* (ZIEM, JONAS).

Die mannigfachen, unbestimmten *funktionellen Störungen*, wie ,,psychische Asthenopie'', Akkomodationsschwäche, Internusschwäche usw., die nicht allzuselten bei Nebenhöhlenerkrankungen beobachtet sind (BERGER, ZIEM, GRÜNWALD u. a.), sind in ihrer Deutung so unsicher, daß nicht näher auf sie eingegangen werden soll.

Von den Veränderungen der *Adnexe des Bulbus* sind außer den schon erwähnten *Lidveränderungen*, auf die im speziellen Teil noch genauer eingegangen wird, besonders die *Schädigung der Augenmuskeln* bzw. ihrer Nerven hervorzuheben.

Augenmuskellähmungen sind besonders bei Erkrankungen der hinteren Nebenhöhlen beobachtet (BIRCH-HIRSCHFELD, HOFFMANN, GRÖNBECK, SCHMIEGELOW, BRYAN, RICHTER, SCHROEDER u. a.). Die Lähmung wird hier offenbar durch eine Schädigung der betreffenden Nerven, besonders des Abducens und des Oculomotorius durch periostitische Veränderungen und entzündliches Ödem in der Spitze der Orbita hervorgerufen. Dabei können andere entzündliche Erscheinungen von seiten der Orbita nur gering sein oder auch ganz fehlen. In einem Falle von UFFENORDE kam es im Anschluß an eine eigenartige nekrotische Entzündung des Siebbeins und Keilbeins ohne Protrusio bulbi zu einer Lähmung sämtlicher Augennerven, und zwar trat nacheinander Ptosis, dann Lähmung des äußeren, später des inneren Oculomotoriusastes, dann des Trochlearis und endlich auch des Abducens ein. — Bei Erkrankung der vorderen Nebenhöhlen, besonders der Stirnhöhle, ist Lähmung des Rectus superior (LEBER, PAUNZ, LAPERSONNE), des Trochlearis (LEBER, STANCULÉANU) und des Levator palpebrae superioris (HOFFMANN, BRÜCKNER u. a.) beobachtet. Diese Lähmungen können das erste Symptom sein, so daß die Patienten sehr oft den Augenarzt nur wegen Diplopie aufsuchen (GERBER). Die Lähmung wird hier durch direkte entzündliche Schädigung, hauptsächlich wohl kollaterales Ödem des Muskels selbst hervorgerufen, später auch wohl durch Druck des subperiostalen Abscesses auf den Muskel (LEBER). — Bei Entzündung des retrobulbären Gewebes können Lähmungen einmal durch direkte Fortsetzung der Entzündung auf die Muskeln entstehen; so zeigt ein mikroskopisches Präparat von BIRCH-HIRSCHFELD das Muskelgewebe durch Rundzelleninfiltrate durchsetzt. Weiter kommt auch eine Lähmung durch Schädigung des Nervus oculomotorius, abducens und trochlearis in Betracht. Da außerdem noch eine Beweglichkeitsstörung des Bulbus auf mechanischer Grundlage häufig ist, bietet die Motilitätsstörung nicht selten ein kompliziertes, schwer zu deutendes Bild (BIRCH-HIRSCHFELD).

Auf die Komplikation der *Erkrankung der Tränenwege* sei nur kurz hingewiesen. Außer einfacher *Epiphora* ist auch *Tränensackeiterung* als Folge

einer Nebenhöhleneiterung beobachtet. Von einzelnen Autoren wird den Neben-
höhlenerkrankungen in ätiologischer Beziehung für die Erkrankungen der
Tränenwege eine besonders wichtige Rolle zugeschrieben, so besonders von
Peters der Kieferhöhle, von Rehse dem Siebbein. Es erübrigt sich näher
darauf einzugehen, da die Erkrankungen der Tränenwege in einem besonderen
Kapitel dieses Handbuches behandelt werden.

Allgemeine Therapie.

Das therapeutische Vorgehen hat sich im einzelnen Falle außer nach der
Art der Komplikation natürlich auch nach der Lokalisation der primären Nebenhöhlenerkrankung zu richten. Darauf wird im speziellen Teil eingegangen
werden; hier seien zunächst nur kurz die allgemeinen Prinzipien, die für die
Behandlung der orbitalen Komplikationen aller Nebenhöhlen gelten, besprochen.

Liegt eine sichere orbitale Komplikation vor, so verspricht nur die *chirurgische Therapie* einen Erfolg. Je frühzeitiger eingegangen wird, desto besser
ist die Prognose. Man wird deshalb Birch-Hirschfeld nur beistimmen können,
wenn er sagt, daß *der wichtigste Gesichtspunkt der ist, nicht abzuwarten bis sich
schwere Komplikationen einstellen.*

Auf die in der Literatur viel erörterte Frage (Axenfeld, Scheffels, Kuhnt,
Birch-Hirschfeld), wer zuständig für die Behandlung ist, der Ophthalmologe
oder der Rhinologe, einzugehen, hat keinen Zweck, wir stehen ganz auf dem
Standpunkte, den Brückner einnimmt, wenn er sagt: „Es soll eben derjenige
behandeln und operieren, der es am besten kann." Auf jeden Fall muß aber
der Operateur ein erfahrener „Nebenhöhlenchirurg" sein, denn es ist unbedingt
notwendig, daß bei der Behandlung auch der Indicatio causalis Genüge getan
wird, daß also nicht allein die orbitale Erkrankung, sondern auch die primäre
Nebenhöhlenerkrankung behandelt und zur Ausheilung gebracht wird. Dieser
Hauptgrundsatz wurde früher oft vernachlässigt, ist aber jetzt wohl allgemein
anerkannt. Wir haben hier in der Rhinologie dieselbe geschichtliche Entwicklung
wie in der Otologie. Für die Genese der Nebenhöhlenkomplikation gilt auch
der bekannte Satz, den Koerner für die Ohrkomplikationen aufgestellt hat,
wie Gerber mit Nachdruck hervorhebt. Der rhinologisch modifizierte Koerner-
sche Satz auf die orbitalen Komplikationen angewandt lautet: „Die rhinogenen Krankheiten des Orbitalinhalts entstehen in der Regel an der Stelle,
an der die ursächliche Eiterung bis zur Orbita vorgedrungen ist." — Unter
Berücksichtigung dieser Tatsachen werden wir oft eine besondere Schnittführung, ja eine besondere Operationsmethode der orbitalen Erkrankung überhaupt nicht nötig haben, vielmehr — analog dem Vorgehen bei Ohrkomplikationen, besonders extraduralen Abscessen — mit der Radikaloperation der
Nebenhöhlen zugleich die Operation der Komplikation erledigen. Dies wird
besonders bei Stirnhöhlen- und Siebbeinkomplikationen möglich sein, aber
auch bei der Kieferhöhle kann man in geeigneten Fällen mit diesem Verfahren
allein zum Ziele kommen, wie Manasse u. a. gezeigt haben und ich selbst
auch schon vor Jahren an einem Falle feststellen konnte (s. d. speziellen
Teil). Oft wird es allerdings hierbei angezeigt sein, einen besonderen Eingriff
gegen den orbitalen Absceß vorzunehmen und auch in einzelnen Fällen bei
den anderen Nebenhöhlen, z. B. wenn der Allgemeinzustand sehr schwer ist
und es zunächst darauf ankommt, dem Eiter aus der Orbita möglichst rasch
Abfluß zu verschaffen. Früher ging man zu diesem Zwecke so vor, daß
man am Rande der Orbita mit einem schmalen Messer einen tiefen Einstich
machte. Birch-Hirschfeld hat sich besonders gegen dieses, hauptsächlich
von Berlin empfohlene Verfahren gewandt und darauf hingewiesen, daß

das vom Orbitalrande aus geradlinig eindringende Messer bei der Form der knöchernen Orbita einen im mittleren oder hinteren Teil der Orbita subperiostal gelegenen Eiterherd nicht erreichen kann, ohne den Orbitalinhalt zu eröffnen. Dadurch kann leicht eine Infektion des retrobulbären, vom Periost vorher geschützten Gewebes herbeigeführt werden. Er gibt deshalb als typische Methode für diese Fälle an, nach größerem Einschnitt der Weichteile und exakter Blutstillung das Periost möglichst stumpf vom Knochen abzulösen und so den subperiostalen Absceß freizulegen und zu entleeren.

Findet sich eine Abscedierung im retrobulbären Gewebe oder eine diffuse Orbitalphlegmone, so werden evtl. noch andere Eingriffe angezeigt sein. Früher hat man bei derartigen Fällen in der Regel tiefe Incisionen an verschiedenen Stellen von vorn in die Orbita gemacht und auch zum Teil gute Erfolge erzielt. Eiterherde hinter dem Bulbus wird man jedoch so kaum erreichen können und auch eine gute Drainage nach vorn wird nur schwer nützlich sein. Einen besseren Zugang zum retrobulbären Gewebe erhält man sicher bei seitlichem Eingehen und deshalb wird von den Ophthalmologen, besonders von AXENFELD und BIRCH-HIRSCHFELD für derartige Fälle die KROENLEINsche Operation warm empfohlen. Nach der temporären Resektion der lateralen Orbitalwand kann man unter Kontrolle des Auges in die Tiefe der Orbita eingehen und einen hier sitzenden Absceß gut drainieren. AXENFELD empfiehlt die Methode auch bei Fällen von tiefer Orbitalentzündung, deren Wesen sich vor der Operation nicht sicher bestimmen läßt. Er konnte dreimal auf diese Weise feststellen, daß die orbitale Entzündung von tieferen Siebbeinzellen ausging, zweimal fand sich ein subperiostaler Absceß, einmal eine schwere Phlegmone des orbitalen Fettzellgewebes. Der Rhinologe wird in derartigen Fällen wohl lieber in typischer Weise medial eingehen, zumal da es im Falle, daß nur ein subperiostaler Absceß sich findet unnötig und nicht ungefährlich ist, das retrobulbäre Gewebe zu eröffnen, was gerade von ophthalmologischer Seite betont wird (s. oben BIRCH-HIRSCHFELD) und da das laterale Eingehen zur Entleerung eines medial sitzenden Abscesses wohl häufig nicht genügt. Tatsächlich sahen sich die Autoren auch zum Teil bei ihren Fällen genötigt, noch sekundär von einem medialen Schnitt aus einzugehen. BIRCH-HIRSCHFELD gibt dabei an, daß die vorherige Resektion der lateralen Wand dieses Vorgehen beträchtlich erleichterte dadurch, daß sich der gesamte Orbitalinhalt wesentlich besser lateralwärts verschieben ließ und so eine freiere Übersicht über die mediale Wand möglich war. Daß das Eingehen quer durch die Orbita nicht ungefährlich sein kann, zeigt ein Fall von AXENFELD, bei dem es durch Schädigung des Opticus zur Erblindung kam. — Als ultimum refugium kommt endlich bei ganz schwerer Orbitalphlegmone, zumal wenn das Sehvermögen schon erloschen ist, noch die *Exenteratio orbitae* in Betracht, durch die BIRCH-HIRSCHFELD in einem Falle das Leben des Patienten retten konnte.

II. Spezieller Teil.

Stirnhöhle.

Häufigkeit. Die Stirnhöhle führt am häufigsten von den Nebenhöhlen der Nase zu orbitalen Komplikationen. In der Zusammenstellung von BIRCH-HIRSCHFELD fallen von 409 Fällen 122 auf die Stirnhöhle; von den 9 Komplikationsfällen der Heidelberger Klinik waren 6 Stirnhöhlenfälle.

Alter. Die meisten Fälle sind bei Patienten im mittleren Lebensalter beobachtet, bei Kindern ist die Komplikation selten, was mit der relativ späten Entwicklung der Stirnhöhle zu erklären ist. Bei den 6 Heidelberger Fällen finden sich 2 bei Kindern im Alter von 10 resp. 11 Jahren.

Symptome. Als Anzeichen des leichtesten Grades der Komplikation wird
häufig eine ganz geringe Weichteilschwellung beobachtet. Dieselbe kann, ohne
daß sonstige Symptome auftreten, wieder verschwinden, oder sie kommt nach
einiger Zeit wieder, manchmal sogar regelmäßig in bestimmten Zwischenräumen. Einzelne Autoren haben derartige rezidivierende flüchtige Ödeme
häufig beobachtet (KUHNT, UFFENORDE, HOFFMANN). KUHNT gibt an, daß sie
besonders früh nach dem Aufstehen am deutlichsten sind, auch HOFFMANN,
UFFENORDE u. a. haben dies beobachtet. Sie stellen sich dar als blasse, ödematöse
Schwellungen der Stirnhaut und besonders des oberen Lides: ,,Von einem
kaum wahrnehmbaren Verstrichensein der Einsenkung zwischen Orbitalwand
und Oberlid bis zu offenkundigem Herabhängen der Palpebra superior findet
sich eine große Anzahl Übergänge" (KUHNT). Häufig ist dabei mehr oder
weniger starke Druckempfindlichkeit vorhanden. Diese Schwellungen werden
zum Teil als kollaterale, unter Vermittlung der perforierenden Gefäße entstehende Ödeme aufgefaßt, UFFENORDE bezeichnet sie direkt als ,,Stauungs-
schwellungen", zum Teil sind sie aber auch schon das Anzeichen einer entzündlichen Reizung des Periostes; besonders wenn sie längere Zeit bestehen bleiben
ist dies anzunehmen. In manchen Fällen können sie lange das einzige Zeichen
sein, bis dann plötzlich die Komplikation manifest wird. So traten sie in einem
Falle von GUTMANN schon 2 Jahre vor dem Ausbruch der stärkeren Erscheinungen vorübergehend auf, in einem Falle der Heidelberger Klinik der Anamnese
nach sogar schon 10 Jahre vorher. — Bei *ausgesprochener Periostitis* ist die Lid-
schwellung dauernd vorhanden, ebenso in der Regel stärkere Druckempfindlichkeit, meist an circumscripter Stelle. Durch das Ödem der Orbita kann es ferner
schon zu leichteren Verdrängungserscheinungen des Bulbus kommen, ja es
kommen nicht selten Fälle vor, bei denen, ohne daß Eiter vorhanden ist, auch
stärkere orbitale Erscheinungen vorhanden sind. Bei einzelnen Beobachtungen
waren diese so hochgradig, daß vor der Operation ein Durchbruch in die Orbita
angenommen wurde. Auf das Vorkommen von Augenmuskellähmungen als
Frühsymptom wurde oben schon hingewiesen. — In der Mehrzahl der Fälle
kommt es weiter zur *Bildung eines Abscesses.* Dieser kann sich in ganz kurzer
Zeit unter starken Allgemeinsymptomen entwickeln, in anderen Fällen —
nach UFFENORDE in der Mehrzahl derselben — geht jedoch die Entwicklung
mehr schleichend und langsamer ohne derartige Symptome vor sich. Bei der
ersten Gruppe kommt es unter Fieber, evtl. Schüttelfrost, hochgradigem Kopfschmerz usw. rasch zu starken lokalen Veränderungen: Das Oberlid erscheint
stark verdickt, seine Haut ist glänzend gerötet, es hängt starr und bewegungslos
über das Unterlid, manchmal bis auf die Wange herab. Oft ist auch das Unterlid
stark geschwollen. Spontane Öffnung des Auges ist nicht möglich, der Augapfel
selbst ist durch das Infiltrat der Orbita etwas verdrängt, meist nach unten
oder unten außen, seltener nach unten innen; sehr häufig besteht dabei leichter
Exophthalmus, ebenso Beweglichkeitsstörung hauptsächlich nach oben. Die
Conjunctiven sind gerötet und besonders im oberen Abschnitt ödematös, manchmal überlagert die stark chemotische Conjunctiva die Cornea zum Teil. Letztere
kann getrübt sein, in einzelnen Fällen finden sich richtige Hornhautgeschwüre,
so in ausgedehntem Maße bei einem Falle der Heidelberger Klinik. — In seltenen
Fällen ist die Schwellung mehr lateral lokalisiert, in einem Falle von KUHNT
sogar hauptsächlich in der Schläfengegend. — Bei den langsamer sich entwickelnden Fällen fehlen die Allgemeinsymptome und die lokalen Entzündungserscheinungen sind in der Regel geringer, die Schwellung ist meist auf das obere
Lid beschränkt, die Erscheinungen des stärkeren orbitalen Ödems sind nicht
vorhanden. — Die Bildung des *subperiostalen Abscesses* kommt mit oder ohne
stärkere Zerstörung der knöchernen Wand zustande. Bei der Stirnhöhle scheint

besonders der letztere Entstehungsmodus nicht selten zu sein. In sehr vielen Fällen ist bei dem Operationsbefund angegeben, daß kein Durchbruch vorhanden war; in 5 von den 6 Fällen der Heidelberger Klinik war dies der Fall. — Findet sich ein Durchbruch, so ist dieser nach Kuhnt an bestimmten Knochenstellen, entsprechend den Durchtrittsstellen der Venen (s. oben), in der Regel lokalisiert: eine Stelle genau im inneren oberen Orbitalwinkel ein wenig hinter und unterhalb der Fovea trochlearis und eine zweite $1/2$—1 cm hinter der Incisura supraorbitalis, manchmal auch etwas medial oder temporal von derselben. Bei umfangreichen Stirnhöhlen ferner auch schläfenwärts an der Grenze zwischen mittlerem und lateralem Drittel des Orbitaldaches. Nach den Mitteilungen anderer Autoren ist offenbar die erstere Stelle am häufigsten getroffen worden, doch sind auch an den verschiedensten anderen Stellen Durchbrüche beobachtet. Meist besteht nur ein Durchbruch, selten zwei oder sogar mehrere. Daß gerade bei der Stirnhöhle die größten Sequester beobachtet sind, ist oben schon besprochen. — Wird nicht operiert, so bricht wohl meist der Abszeß spontan durch und es bildet sich eine Lidfistel; doch ist dies in der Regel erst spät der Fall, so daß sich vorher ein bedrohliches Krankheitsbild durch Infektion der Orbita bilden kann. — Im Gegensatz zum subperiostalen Abszeß ist die *Orbital-phlegmone* als Stirnhöhlenkomplikation offenbar recht selten. Die Symptome sind ähnliche, ja oft nahezu dieselben wie bei einem subperiostalen Abszeß mit stärkerer Veränderung des orbitalen Gewebes. Außer der Lidveränderung ist besonders die Chemosis, die Verdrängung des Bulbus mit hochgradiger Beweglichkeitsbeschränkung stark ausgeprägt. — Die Symptome entwickeln sich in der Regel rasch und stürmisch, seltener langsamer und mehr schleichend. Uffenorde spricht direkt von einer „chronischen Phlegmone der Orbita", doch erscheint es nicht sicher, daß bei den mitgeteilten Fällen tatsächlich eine diffuse eitrige Entzündung des retrobulbären Gewebes vorlag.

Erscheinungen von seiten des *Opticus* sind bei den Stirnhöhlenkomplikationen zwar nicht sehr häufig, gehören aber doch nicht zu den Ausnahmen. Es können alle die oben besprochenen ophthalmoskopischen Veränderungen vorkommen. Unter den 122 von Birch-Hirschfeld zusammengestellten Fällen kam es 6mal zur dauernden Amaurose, 7mal zu vorübergehender Sehstörung. Atrophia nervi optici wurde 6mal, Papillitis 9mal fetsgestellt. — Bei den 6 Fällen der Heidelberger Klinik, bei denen es sich um Periostitis mit oder ohne nachweisbare Abszeßbildung handelte, war in keinem Falle eine Opticusveränderung vorhanden.

Diagnose. In typischen Fällen ist die Diagnose leicht, in anderen kann sie große Schwierigkeiten bereiten. — Differentialdiagnostisch kommt bei den orbitalen Symptomen einmal ein *Tumor* in Betracht. Birch-Hirschfeld hebt hervor, daß gegen einen solchen die Plötzlichkeit des Eintritts der Erkrankung und die entzündlichen Erscheinungen an Lider und Bindehaut sprechen. In seltenen Fällen kann jedoch einerseits, wie oben erwähnt, auch bei entzündlicher Komplikation das Symptomenbild sich mehr chronisch entwickeln, andererseits können auch bei einem Tumor Entzündungserscheinungen, die evtl. rasch auftreten, vorhanden sein; besonders ist dies der Fall, wenn der Tumor von einer Nebenhöhle ausgeht oder sekundär in dieselbe eingewuchert ist. Bei einem Falle eigener Beobachtung machte ein großes Osteom der Orbita das Bild der Orbitalphlegmone, einen ähnlichen Fall hat Uffenorde mitgeteilt. Wie große diagnostische Schwierigkeiten Nebenhöhlentumoren mit sekundärem Empyem bereiten können ist bekannt, in einem Fall von Uffenorde wurde erst längere Zeit nach der Operation durch den weiteren Verlauf die Diagnose klar. — Bei stärkeren Lidschwellungen kommt differentialdiagnostisch ein *tuberkulöser* und *luetischer* Prozeß in Betracht, auch *posttraumatische* Periostitis

kann die Erscheinungen der fliegenden Ödeme machen, wie ein Fall von
Uffenorde zeigt. Auch an Quinkesches Ödem muß man in solchen Fällen
denken, bei 2 Fällen der Heidelberger Ohrenklinik handelte es sich mit Wahrscheinlichkeit um eine solche Erkrankung. — Steht es fest, daß ein *entzündlicher Prozeß in der Orbita* vorliegt, so kann die Fest
stellung *welcher Art* derselbe
ist, noch sehr schwierig sein. Besonders die Entscheidung, ob es sich um *einen
subperiostalen Absceß* oder eine *Orbitalphlegmone* handelt, wird oft kaum möglich
sein. Eine strenge Scheidung wird oft in der Literatur gar nicht vorgenommen
und nur allgemein von einem „orbitalen Absceß" gesprochen.

Gegen eine derartige unklare Bezeichnung hat sich Birch-Hirschfeld gewandt. Durch
das Studium der Literatur und eigene Beobachtung ist er zu der Überzeugung gekommen,
daß viele Fälle, die unter diesem Namen, wie unter dem einer Orbitalphlegmone gehen.
nichts anderes sind als subperiostale Abscesse.

Für *Orbitalphlegmone* spricht im allgemeinen stärkere Verdrängung des
Bulbus und hochgradige Beweglichkeitsstörung, besonders auch wenn die
Verdrängung mehr in der Richtung der Orbitalachse vorhanden ist; weiter
ist hierbei die Chemosis oft stärker und gleichmäßiger um die ganze Cornea
entwickelt, bei Periostitis häufig mehr oben. Von einzelnen Autoren wird angegeben, daß das obere Lid dunkler gerötet sei als bei Periostitis (Hamilton,
Graefe). Die Art der Schmerzempfindlichkeit kann differentialdiagnostisch,
wie Birch-Hirschfeld ausführt, von Bedeutung sein. Bei Orbitalphlegmone
handelt es sich meist um einen dumpfen Schmerz, der bald in die Orbita, bald
in die Stirn verlegt wird, meist kontinuierlich auftritt, bei Bewegungen des
Augapfels und Druck auf den Bulbus gesteigert wird, bei der Periostitis besteht
mehr eine lokale, umschriebene Druckempfindlichkeit am Orbitalrand. — Zur
Feststellung, ob eine *Stirnhöhlenentzündung* tatsächlich vorliegt, bedarf es
in schwierigen Fällen oft des ganzen rhinologischen Rüstzeugs einschließlich der
Röntgenaufnahme. Die von Kümmel empfohlene Probepunktion von außen ist
dabei von großem Werte.

Prognose. Jede orbitale Komplikation ist als eine ernste Erkrankung auf-
zufassen. Die Gefahr besteht hauptsächlich in der Möglichkeit der Fortsetzung
der Entzündung auf das Endokranium, seltener kommt es zur allgemeinen
Sepsis. Besonders groß ist die Gefahr bei den Entzündungen des retrobulbären
Gewebes. — Nach Birch-Hirschfeld kamen von 405 Fällen von orbitaler
Komplikation 52 ad exitum; 16,3% dieser Todesfälle fallen auf die Stirnhöhle.
Da die endokraniellen Folgeerkrankungen der orbitalen Komplikationen im
Kapitel 5 dieses Bandes mitbehandelt sind, sei hier nur darauf verwiesen.
— Die Prognose betr. der Sehschärfe ist aus dem über die Beteiligung des
Opticus oben gesagten ersichtlich.

Therapie. Wie im allgemeinen Tell ausgeführt, sehen wir bei sicherer orbitaler Komplikation die *Indikation zum chirurgischen Eingreifen* gegeben. Dem
widerspricht nur anscheinend, daß in der Literatur eine Reihe von Fällen mitgeteilt ist, die bei einfacher konservativer Behandlung oder sogar ohne jede
Behandlung ausheilten. Es handelte sich bei diesen Fällen wohl nur um leichte
Veränderungen — kollaterales Ödem oder perostitischen Reizzustand — und
wenn auch tatsächlich einmal ein Fall mit stärkeren Veränderungen spontan
ausheilte, so dürfen derartige Ausnahmefälle nach allgemein befolgtem Grundsatze nicht für unsere Indikationsstellung maßgebend sein. Durch einfaches
Abwarten verstoßen wir gegen das Gebot, möglichst einer gefährlichen Entwicklung der Erkrankung zuvorzukommen. Dasselbe gilt für die Frage, ob wir
uns mit der einfachen Entleerung eines Abscesses in der Orbita begnügen sollen
oder ob wir von vornherein bei dem Vorhandensein eines solchen die Indikation
zur breiten Eröffnung der Stirnhöhle gegeben sehen. Besonders von ophthalmo-

logischer Seite wird darauf hingewiesen, daß in einer größeren Zahl von Fällen, bei denen es sich um nach der Orbita perforierte Stirnhöhlenempyeme handelte, ohne chirurgische Behandlung der Stirnhöhle lediglich durch Entleerung des Orbitalabscesses und endonasale Therapie Heilung eintrat. Auch diese Erfahrungen können nicht maßgebend sein, ebensowenig wie in der Otologie die mit der Behandlung des subperiostalen Abscesses durch den WILDEschen Schnitt. Wenn BIRCH-HIRSCHFELD die Indikation zur Radikaloperation der Stirnhöhle nur gegeben sieht bei Fällen, wo eine Nekrose und Sequestration der orbitalen Sinuswand vorliegt, ferner dann, wenn eine Perforation der hinteren Sinuswand durch eine analoge Knochenerkrankung eingetreten oder zu befürchten ist und endlich, wenn die mildere endonasale Therapie nicht zum Ziele geführt hat, so ist dem entgegenzuhalten, daß wir eben ohne breitere Eröffnung der Stirnhöhle über das Verhalten der hinteren Wand nichts wissen können, daß eine Perforation derselben auch zu befürchten ist, wenn keine Nekrose der orbitalen Wand sich findet und endlich, daß die Gefahr einer endokraniellen Infektion in derartigen Fällen auch ohne Perforation der Hinterwand vorliegt, wenn die primäre komplizierte Eiterung der Stirnhöhle nicht beseitigt wird. Es erscheint daher für derartige Fälle angezeigt, die breite Eröffnung der Stirnhöhle von außen zu machen und mit der Radikaloperation zugleich die Entleerung des Abscesses der Orbita vorzunehmen. Bei den 6 Fällen der Heidelberger Ohrenklinik wurde durch eine derartige chirurgische Behandlung Heilung erzielt. — Die bei einer Orbitalphlegmone evtl. noch notwendigen Eingriffe sind im allgemeinen Teil besprochen.

Siebbein.

Häufigkeit. Die orbitalen Komplikationen nach Siebbeinerkrankung sind relativ häufig, nach BIRCH-HIRSCHFELDS Zusammenstellung kommen sie an 3. Stelle, 83 der 409 Fälle, also 20,5%, waren Siebbeinkomplikationen. Wahrscheinlich ist der Prozentsatz noch höher, da besonders die Stirnhöhlenentzündung sehr oft mit solchen des Siebbeins kombiniert ist und in vielen der mitgeteilten Fälle, zumal in der älteren Literatur, es wohl möglich ist, daß die Komplikation vom Siebbein ausging. CHIARI und MARSCHIK nehmen nach ihrem Material an, daß die Siebbeinkomplikationen die häufigsten sind.

Alter. Bemerkenswert ist, daß verhältnismäßig viel Fälle bei Kindern beobachtet sind, besonders die Scharlachkomplikation der Kinder geht meist vom Siebbein aus (PREYSING, RUEDI u. a.). Der jüngste Fall ist wohl von WILDENBERG beobachtet, es handelte sich um einen 3 Tage alten Säugling.

Symptome. Vorübergehende Ödeme treten beim Siebbein ebenfalls als Frühsymptom auf, sie befallen besonders die Gegend des inneren Augenwinkels, in typischen Fällen sind beide Lider gleichstark affiziert, in anderen ist das Oberlid stärker verändert. EVERSBUSCH sah in einem Fall einen periodisch wiederkehrenden Exophthalmus, der offenbar durch zeitweise Sekretstauung bei einem Siebbeinempyem verursacht war. — Schon bei einfacher Periostitis können hochgradige orbitale Symptome vorhanden sein, ganz analog denen bei Absceßbildung. Entwickelt sich ein Absceß langsam, so bildet sich in typischen Fällen eine circumscripte, derbe Anschwellung in der Gegend des Canthus internus, in anderen Fällen ist die Infiltration mehr diffus mit starker Beteiligung der Lider. Die Verdrängung ist je nach der Stärke des Prozesses und der Lokalisation des Durchbruchs verschieden. GUTMANN gibt als typisch eine Dislokation nach rein temporalwärts ohne nennenswerte Abweichung nach oben oder nach unten an, doch kommen offenbar alle möglichen Variationen vor. — Knochenveränderungen sind in den verschiedensten Graden beobachtet, von leichter Verfärbung bis zur ausgedehnten Nekrose und Sequesterbildung;

besonders bei den Scharlachfällen sind letztere häufig. Andererseits wird auch nicht selten bei der Operation eine deutliche makroskopische Veränderung des Knochens vermißt. — Bei spontanem Durchbruch hat die Fistel in der Nähe des inneren Lidwinkels ihren Sitz, typisch scheint Lokalisation direkt über dem inneren Lidband zu sein (Hoffmann, Hajek, Gruening u. a.). — Orbitalphlegmone ist bei Siebbeineiterungen häufiger als bei Stirnhöhleneiterung (Axenfeld, Reinking, Sonnenberg, Gutmann, Posey u. a.). Oft ist dieselbe wohl auf eine Thrombophlebitis zurückzuführen, da bei der Operation die Lamina papyracea intakt gefunden wird (Reinking). Selbst doppelseitige Orbitalphlegmone ist beobachtet (Hoffmann, Gutmann).

Das *Sehvermögen* leidet bei Siebbeinkomplikation verhältnismäßig häufig, von Birch-Hirschfelds Fällen war bei 15,7% eine dauernde, bei 13,3% eine vorübergehende Sehstörung vorhanden. Ophthalmoskopisch sind dabei vom normalen Hintergrund bis zur hochgradigen Papillitis und Opticusatrophie alle Übergänge beobachtet.

Diagnose. Differentialdiagnostisch kommt im allgemeinen dasselbe in Betracht wie bei der Stirnhöhlenkomplikation. Auch beim Siebbein ist Verwechslung mit *Tumor* vorgekommen (Ahlstrom). Ein *Tränensackleiden*, besonders eine Peridakryocystitis kann ganz ähnliche Symptombilder geben, in einigen Fällen der Literatur (de Schweinitz, Roy) wurde irrtümlich ein solches diagnostiziert. In der Regel sitzt bei der Tränensackerkrankung die Schwellung tiefer als beim Siebbein, selten überschreitet sie das innere Lidband nach oben; ebenso ist die Fistel beim Tränensack unterhalb desselben lokalisiert, beim Siebbein wie erwähnt meist oberhalb. Sondierung und sonstige ophthalmologische Untersuchung ist natürlich für die Entscheidung von Bedeutung. Auch an eine Kombination von Tränensack- und Siebbeinerkrankung ist zu denken (s. oben). — Die Feststellung, ob eine Stirnhöhlen- oder eine Siebbeinerkrankung die Ursache der Orbitalerkrankung ist, kann sehr schwer, ja unmöglich sein; selbst bei der Operation ist dies nicht immer zu entscheiden, wie z. B. ein Fall von Reinking zeigt. Die Lokalisation der Schwellung — bei Stirnhöhle hauptsächlich Oberlid, bei Siebbein nasaler Teil beider Lider — die Art der Bulbusverdrängung — bei Stirnhöhle mehr nach unten, bei Siebbein mehr nach außen — ist zu berücksichtigen. Falls Doppelbilder angegeben werden, wird, wie Gutmann hervorhebt, bei der Stirnhöhle der Höhenabstand neben Seitenabstand, beim Siebbein der Seitenabstand der Doppelbilder hervorstechen. Doch ist dies alles nicht die Regel und im Einzelfalle lassen diese Fingerzeige oft im Stich. — Auch die Unterscheidung von einer Kieferhöhlenkomplikation kann oft schwer sein (s. unten). —

Prognose. Die Mortalität nach Siebbeinkomplikation beträgt bei Birch-Hirschfelds Fällen 6%. Der tödliche Ausgang wird durch endokranielle Komplikation hervorgerufen (s. darüber Kapitel 5).

Therapie. Die allgemeinen Gesichtspunkte, die uns bei der Behandlung leiten müssen, sind dieselben wie bei der Stirnhöhlenkomplikation; auch hier ist Behandlung der primären Erkrankung unbedingtes Erfordernis. In Fällen, bei denen die orbitalen und allgemeinen Symptome nicht bedrohlich sind, kann man durch endonasale Behandlung zum Ziele kommen, da das Siebbein zu einer solchen ganz anders wie die Stirnhöhle zugängig ist. In der Literatur ist eine Anzahl von Fällen mitgeteilt (Hajek, Brückner, Iri, Stenger u. a.), bei denen so Heilung herbeigeführt wurde, allerdings sind auch Rezidive dabei beobachtet (Brückner). Sind orbitale Symptome vorhanden, die auf sicheren Durchbruch und Absceßbildung schließen lassen, so ist mit der Eröffnung von uaßen nicht zu säumen. Der Rhinologe wird dabei die Schnittführung und Technik der bewährten Radikaloperationsmethoden anwenden, um zugleich die Siebbeinerkrankung erfolgreich zu bekämpfen; eine „Ausräumung des Siebbeinlabyrinths mit scharfem Löffel" einfach von der Perforationsstelle aus, wie von den Ophthalmologen öfters berichtet wird, ist nicht möglich. —

Keilbeinhöhle.

Die klinischen Bilder der Orbitalerkrankungen, die bei Keilbeinhöhlenentzündung auftreten, lassen sich nicht trennen von denen nach Entzündung der hinteren Siebbeinzellen. Die folgende Beschreibung gilt daher nicht nur für die Keilbeinhöhle, sondern für die hinteren Nebenhöhlen zusammen. Daß auch keine scharfe Begrenzung gegen die Erkrankung des vorderen Siebbeins vorhanden sein kann, ist einleuchtend, ebenso wie in seltenen Fällen besonders die isolierten Opticusschädigungen offenbar auch bei Erkrankungen der übrigen Nebenhöhlen vorkommen können, Da wir über die Beteiligung der einzelnen Nebenhöhlen bei diesen Symptomen und selbst über das Wesen derselben, mangels jeder pathologisch-anatomischen Unterlagen, noch zum großen Teil nicht sicher unterrichtet sind, kann heute ein exaktes Bild dieser Erkrankungen noch nicht gegeben werden.

Häufigkeit. Über die Häufigkeit der Komplikation bei Erkrankung der hinteren Nebenhöhlen kann, wie im allgemeinen Teil schon angeführt ist, keine sichere Angabe gemacht werden. Unter Birch-Hirschfelds 684 Komplikationsfällen werden 25, d. i. 6,1% auf eine Keilbeinhöhlenerkrankung bezogen.

Alter. Die mitgeteilten Fälle betreffen im allgemeinen das mittlere und höhere Alter. Fälle bei Kindern sind, wie dies nach den anatomischen Verhältnissen zu erwarten ist, nicht beobachtet.

Symptome. Nach den Symptomen müssen wir 2 Gruppen von Krankheitsbildern unterscheiden: Einmal solche bei denen deutliche Entzündungserscheinungen der Orbita vorhanden sind und weiter solche, bei denen die Sehstörungen das Krankheitsbild beherrschen und sonstige orbitale Symptome entweder gar nicht oder nur in geringem Grade nachweisbar sind.

Exophthalmus als Zeichen einer entzündlichen Veränderung in der Tiefe der Orbita ist nicht selten beobachtet. Derselbe ist oft nur gering (Hoffmann, Birch-Hirschfeld, Vossius, Leber u. a.) und bildet sich ohne andere Erscheinungen wieder zurück; die Ursache ist wohl hauptsächlich ein Ödem des retrobulbären Gewebes. In einem Falle von Knapp war eine enorme Vorwölbung des Auges nach außen und unten vorhanden, die nach 5 Wochen wieder zurückging. Ob die Ursache allein ein Keilbeinempyem war, wie Knapp annimmt, ist unsicher, ein genauer rhinologischer Befund fehlt. Ein subperiostaler Abaceß ist offenbar sehr selten, wenn er überhaupt beim Keilbein vorkommt. In den beobachteten Fällen handelte es sich wohl stets um Abscesse an der Papierplatte des Siebbeins (Birch-Hirschfeld). — Häufiger führt dagegen die Keilbeinentzündung zur Orbitalphlegmone. In den mitgeteilten Fällen (Trautmann), war meist auch eine Cavernosusthrombose vorhanden und es ist schwer zu entscheiden, ob diese oder die Orbitalentzündung die primäre Komplikation darstellt. —

Die zweite Gruppe der Erkrankungen, bei der orbitale Entzündungserscheinungen fehlen, bietet im wesentlichen das Krankheitsbild der „*retrobulbären Neuritis*". Das Symptombild wurde im allgemeinen Teil genauer besprochen.

Diagnose. Bei den Fällen mit ausgesprochener orbitaler Entzündung kommen diagnostisch dieselben Gesichtspunkte wie bei den anderen Nebenhöhlen in Betracht.

Die Diagnose der retrobulbären Sehnervenentzündung durch Nebenhöhlenerkrankung ist oft sehr schwer zu stellen, es handelt sich dabei, wie Brückner mit Recht sagt, fast stets nur um „Wahrscheinlichkeitsdiagnose". Daß sicher viele Autoren bei der Stellung einer derartigen Diagnose viel zu freigiebig gewesen sind, wurde oben schon angeführt. Das ophthalmologische Krankheitsbild unterscheidet sich in keiner Weise von dem einer retrobulbären Neuritis anderer Genese; maßgebend ist daher allein der rhinologische Befund. Das wichtigste ist natürlich der Nachweis, daß tatsächlich eine Nebenhöhlenerkrankung vorliegt. Daß dieser Nachweis gerade bei den hinteren Nebenhöhlen recht schwer sein kann, ist wohl sicher, aber mit Hilfe aller Untersuchungsmethoden, der mittleren Rhinoskopie, der Röntgenaufnahme usw. wird er doch in der Regel möglich sein. In seltenen Fällen wird auch ein diagnostischer operativer Eingriff angezeigt sein. Aber auch hierbei ist bei der Deutung des Befundes große Vorsicht am Platze und Irrtümer sind sicher oft vorgekommen, wie von Eicken betont. Nach seiner Überzeugung glaubte mancher Operateur in einer eben eröffneten Siebbeinzelle oder Keilbeinhöhle Eiter zu sehen, der in Wirklichkeit gar nicht vorhanden war. Auch die von einzelnen Autoren betonte Tatsache, daß gerade die nicht eitrigen Entzündungen zu Opticusschädigungen neigen sollen, ist auffallend. Die von Herzog empfohlene histologische Untersuchung excidierter Stückchen ist wohl sicher nicht ohne Wert. Natürlich beweist aber eine Veränderung der mittleren Muschel nichts und auch die Deutung des Befundes der aus Siebbeinzellen entnommenen Stückchen stößt auf große Schwierigkeiten. Daher stehen auch andere Autoren wie Hajek, J. Fischer, Wittmaack den Herzogschen Untersuchungen sehr skeptisch gegenüber. — Ist eine Nebenhöhlenerkrankung rhinologisch nicht nachweisbar, so steht sicher die Diagnose einer rhinogenen Neuritis völlig in der Luft (v. Hippel); aber auch beim Nachweis einer Nebenhöhlenaffektion ist diese Diagnose noch keineswegs absolut sicher, wenn sie auch durch diesen Nachweis an Wahrscheinlichkeit gewinnt. — Differentialdiagnostisch kommt in erster Linie eine retrobulbäre Neuritis bei multipler Sklerose in Betracht. Von großer Wichtigkeit ist, daß bei dieser Erkrankung sehr häufig als einziges Frühsymptom eine vorübergehende und rezidivierende retrobulbäre Neuritis auftritt (Fleischer, Tarle u. a.); der Zeitraum bis zum Auftreten sonstiger Symptome der multiplen Sklerose kann 10 Jahre oder noch länger betragen. In einer Reihe von Fällen, bei denen nach einer Nasenoperation eine Besserung der Sehschärfe eintrat, wurde später eine multiple Sklerose nachgewiesen (Meesmann, Heindel, Schlesinger). Die wenigsten Autoren werden wohl wie Meller für derartige Fälle annehmen, daß trotzdem die Opticusaffektion durch eine Nebenhöhlenentzündung verursacht war.

Prognose. Bei den eitrigen Prozessen in der Spitze der Orbita ist die Prognose sehr ernst. Die in der Literatur mitgeteilten Fälle endeten alle letal, meist durch Sinusthrombose, seltener durch Meningitis.

Die Prognose betr. des Sehvermögens bei der „rhinogenen" retrobulbären Neuritis scheint, soweit sich dies bei der Unsicherheit dieses Krankheitsbildes beurteilen läßt, gut zu sein.

Therapie. Eine rhinologische Therapie hat bei einer retrobulbären Neuritis nur Sinn und Berechtigung, wenn tatsächlich eine Nebenhöhlenerkrankung die Ursache des Leidens ist. Die anscheinenden Erfolge bei Neuritiden anderer Genese, wie bei der multiplen Skleorse, die nach Ansicht einiger Autoren hauptsächlich auf die Blutentziehung zurückzuführen sind, dürfen uns nicht veranlassen, von einer strengen Indikationsstellung abzusehen. Für sicher nicht rhinogene Fälle wird auch wohl nur von ganz vereinzelten Autoren eine operative rhinologische Behandlung für zulässig gehalten.

Weniger Einigkeit herrscht über die Frage, ob man berechtigt oder gar verpflichtet ist zu operieren, wenn der rhinologische Befund negativ ist. Meller, Wertheim u. a. stehen auf dem Standpunkt, daß in derartigen Fällen, wenn keine sichere andere Ätiologie nachgewiesen werden kann, unbedingt operiert werden muß, dagegen verhalten sich andere erfahrene Autoren wie Hajek, von Eicken, Schlesinger ablehnend. Auf jeden Fall sollte wohl in derartigen Fällen nicht sofort eine ausgedehnte Operation vorgenommen werden, sondern nur eine mehr diagnostische Eröffnung und das weitere Verhalten von dem erhobenen Befunde, der allerdings sehr kritisch beurteilt werden muß, abhängig gemacht werden. Da auch bei konservativer Therapie von vielen Autoren (de Kleijn, Jung, Paunz, Elschnig u. a.) gute Erfolge berichtet sind, sollte man besonders in den fraglichen Fällen nicht gar zu stürmisch mit der Operation zur Hand sein. Die Operationserfolge waren wohl zum Teil anscheinend ganz glänzende, andererseits wird aber auch über weniger gute Erfolge berichtet. So teilt Kostenbaum mit, daß von 35 Fällen von retrobulbärer Neuritis der Wiener II. Augenklinik, bei denen ein rhinogener Ursprung angenommen wurde, 8 operiert wurden und 27 nicht. Von den letzteren heilten 18 ganz, bei 2 kam es zu erheblicher Besserung. Von den 8 operierten Fällen (13 Augen) war bei 8 Augen überhaupt kein Erfolg zu beobachten, bei den 5 anderen stellte sich der Erfolg in ähnlichen Zeiträumen ein, wie bei den nicht operierten. „Diese Beobachtungen sprechen nicht zugunsten des therapeutischen Erfolges von Nasenoperationen".

Kieferhöhle.

Häufigkeit. Die Kieferhöhle führt neben der Stirnhöhle am häufigsten zu orbitalen Entzündungen; unter Birch-Hirschfelds Fällen waren 21,8% durch eine Kieferhöhleneiterung verursacht, von den 9 Komplikationsfällen der Heidelberger Klinik waren 3 Kieferhöhlenfälle.

Die *primäre Erkrankung* der Kieferhöhle ist sehr häufig ein *dentales* Empyem. Schon Killian erwähnt, daß seiner Erfahrung nach es meistens dentale Sinusitiden sind, die komplizierten Verlauf nehmen. Unter den 89 Fällen Birch-Hirschfelds waren nicht weniger als 59 sicher dentalen Ursprungs, wahrscheinlich ist diese Zahl in Wirklichkeit noch größer, da sehr häufig auf die Zähne nicht besonders geachtet ist. Auch die Mehrzahl der Fälle anderer Autoren, so von Schlitter, Uffenorde, Reinking u. a. hatten eine dentale Genese, ebenso alle Fälle der Heidelberger Klinik. — Die Ursache für die besondere Bösartigkeit der dentalen Empyeme kann einmal darin zu suchen sein, daß hierbei besonders virulente Keime die Entzündung verursachen. Genaueres hierüber wissen wir nicht; nach Stanculéanu und Baup sollen besonders anaerobe Bakterien bei derartigen Eiterungen sich finden (s. oben). Weiter ist wohl sicher auch von Bedeutung, daß in der Regel der Übergang der Entzündung von der Zahnwurzel auf die Kieferhöhle durch eine circumscripte Knochenerkrankung vermittelt wird, so daß es sich also bei den dentalen Empyemen nicht um reine Schleimhautentzündungen handelt, vielmehr sich von vornherein eine Knochenveränderung findet. Endlich ist noch von Wichtigkeit, daß der primäre Infektionsherd fortbesteht, von dem immer neue Reinfektion der Kieferhöhle stattfindet.

Am häufigsten sind es die oberen ersten Molaren, die die komplizierende Entzündung verursachen, doch kommen auch die Backzähne, in einzelnen Fällen ferner die Eckzähne, ganz selten auch die Milchmolaren, die Weisheitszähne und die Schneidezähne in Betracht. — In einer Reihe von Fällen traten die Symptome im Anschluß an die Extraktion eines cariösen Zahnes auf (Fage, Hallauer, Birch-Hirschfeld, 2 eigene Fälle). Ob hier vorher schon ein latentes Empyem vorhanden war oder ob die Knocheninfektion durch die Extraktion verursacht wurde, ist kaum zu entscheiden.

Alter. Auffallend ist, daß verhältnismäßig häufig die Komplikation bei Kindern vorkommt, selbst einige Fälle von Neugeborenen sind beobachtet

(ROURE, BANOVIS), doch ist es nicht unwahrscheinlich, daß es sich hier um eine primäre Kieferosteomyelitis gehandelt hat.

Symptome. Bei *Periostitis* ist hauptsächlich Schwellung des Unterlids vorhanden, meist findet sich dabei auch eine Verdickung der Wange. Die hochgradigen Veränderungen beim *subperiostalen Absceß*, der sehr häufig ist, sind in typischen Fällen ebenfalls auf das Unterlid und seiner Umgebung beschränkt, das Auge ist nach oben verdrängt. Oft ist direkt Fluktuation nachweisbar. In anderen Fällen ist aber der Prozeß nicht so genau lokalisiert, es ist auch Schwellung des Oberlids und der Umgebung des inneren Augenwinkels vorhanden, manchmal findet sich der Absceß nicht im unteren Lide, sondern im oberen inneren (SOEST, KOERNER, DESCHAMPS) oder im äußeren Winkel (WILLIAMS). Sehr häufig kommt es zur spontanen Fistelbildung, meist im Unterlid am Orbitalrande, seltener auch an anderen Stellen, ja selbst im Oberlid (KUHNT). — Knochennekrosen und Sequesterbildung wurde häufig festgestellt (MENDEL, SALTAS, BAULY u. a., eigene Fälle), in anderen Fällen erscheint bei der Operation der Knochen makroskopisch intakt (MANASSE). — Verhältnismäßig häufig ist bei der Kieferhöhleneiterung *Orbitalphlegmone* beobachtet. In 12 von den 89 Fällen BIRCH-HIRSCHFELDS wurde diese Diagnose gestellt und in anderen Fällen ist sie nach Verlauf und Charakter der Erkrankung anzunehmen.

Veränderungen am Auge selbst sind gerade bei Kieferhöhleneiterung recht häufig. In 39,6% der Fälle BIRCH-HIRSCHFELDS waren sie vorhanden, in 27,2% kam es zu dauernder Erblindung. Ophthalmoskopisch findet sich häufig Papillitis und Opticusatrophie. Auch retrobulbäre Neuritis ohne sonstige Orbitalerscheinungen soll nach SALVA bei der Kieferhöhle öfters beobachtet sein. Die Beobachtungen von KUHNT von Embolien der Zentralgefäße wurden oben schon erwähnt.

Diagnose. Die Entscheidung, ob eine vorhandene orbitale Entzündung von der Kieferhöhle oder einer anderen Nebenhöhle ausgeht, ist nicht immer leicht. In den Fällen, wo die Lokalisation der Schwellung und selbst der Fistel nicht typisch ist, kann Verwechslung mit einer Siebbein- oder selbst Stirnhöhlenkomplikation vorkommen. In einem derartigen Falle der Heidelberger Klinik wurde die richtige Diagnose erst bei der Operation gestellt; einen ähnlichen Fall teilt UFFENORDE mit. — Differentialdiagnostisch kommt speziell bei den Kieferhöhlenkomplikationen besonders eine dentale Periostitis und Ostitis in Betracht. Eine derartige Erkrankung führt häufig zu orbitalen Komplikationen und macht dann ganz analoge Symptome (GUTMANN). Besonders bei Kindern kann auch ohne Beteiligung der Kieferhöhle durch die anatomischen Verhältnisse (PARINAUD) orbitale Infektion leicht zustande kommen. Da es sehr wohl möglich ist, daß bei einer dentalen Knochenerkrankung sekundär die Kieferhöhle infiziert wird, schließt der Nachweis von Eiter in der Kieferhöhle eine solche nicht aus. In solchen Fällen wird die Entscheidung, ob die cariöse Knochenveränderung am Orbitalrande und -boden die Folge einer primären dentalen Periostitis und Ostitis odeɪ eines sekundären Durchbruchs des Kieferhöhlenempyems ist, kaum möglich sein. Das erstere ist wohl sicher häufiger der Fall als es in der Literatur im allgemeinen angenommen wird. Auch HAJEK ist der Ansicht, daß in vielen Fällen, in denen die Komplikation dem Kieferhöhlenempyem zugeschrieben wird, diese infolge Weiterkriechens einer infektiösen Periostitis entstanden ist. Bei kleinen Kindern wird man auch stets an eine primäre Osteomyelitis ohne Kieferhöhleneiterung denken müssen.

Prognose. Die Mortalität ist bei Kieferhöhlenkomplikationen verhältnismäßig sehr hoch, besonders wohl, weil die Orbitalphlegmone dabei so häufig ist. 13 von den 89 Fällen BIRCH-HIRSCHFELDS, d. i. 14,6% kamen ad exitum.

Therapie. Bei leichteren Fällen von Periostitis kann man mit Extraktion des schuldigen Zahnes und konservativer Behandlung zum Ziele kommen (SALVA u. a.). Sind jedoch stärkere Symptome von seiten der Orbita vorhanden, so ist chirurgisches Eingreifen unbedingt angezeigt. Bei deutlich vorhandenem Absceß und beim schon eingetretenen Durchbruch durch die Lidhaut wird in der Regel vom Orbitalrande aus eingegangen, besonders bei Kindern mit nur geringer Entwicklung der Kieferhöhle läßt sich offenbar auch bei dieser Schnittführung allein Heilung erzielen. Im übrigen wird der Rhinologe am besten stets lege artis von der Fossa canina aus vorgehen und mit der Radikaloperation der Kieferhöhle auch die orbitale Komplikation behandeln. Selbst bei hochgradigen Veränderungen der Orbita läßt sich auch ohne oberen Schnitt auskommen, wie die Erfolge MANASSES, VON EICKENS u. a. bei derartigen Fällen zeigen.

Literatur.

AXENFELD (1): Beitrag zur Pathologie und Therapie der frontalen und ethmoidalen Sinusitiden usw. Dtsch. med. Wochenschr. 1902. S. 41. — DERSELBE (2): Die Beteiligung des Ophthalmologen an der operativen Behandlung der orbitalen Nebenhöhlen. Klin. Monatsbl. f. Augenheilk. Bd. 1, S. 506. — BAUMGARTEN: Sehstörungen durch Affektionen der Nase. Monatsschr. f. Ohrenheilk. u. Laryngo-Rhinol. Bd. 45. S. 6. — BECKER: Über intraokulare Schädigungen, besonders Amotio retinae bei Orbitalphlegmonen. Klin. Monatsblätter für Augenheilk. Bd. 68, S. 240. — BIRCH-HIRSCHFELD (1): Die Krankheiten der Orbita. GRAEFE-SAEMISCH Handb. d. Augenheilk. Bd. 9. 2. Aufl. — DERSELBE (2): Die Veränderungen des Sehnerven bei Orbitalerkrankungen. Bericht d. Vers. d. ophthalmol. Ges. 1910. S. 4. — DERSELBE (3): Zum Kapitel der Orbitalentzündungen. Zeitschr. f. Augenheilk. Bd. 27, S. 156. — DERSELBE (4): Beitrag zur Kenntnis der Sehnervenerkrankungen bei Erkrankung der hinteren Nebenhöhlen der Nase. v. GRAEFES Arch. f. Ophth. Bd. 65, S. 440. — BROECKAERT: L'appareil lymphatique du nez etc. Verhandl. d. 3. internat. Laryngo-Rhinologenkongr. Berlin 1911. S. 91. — BRONS: Entzündliche Erkrankungen der Orbita und Nebenhöhlen. Ergebn. d. allg. Pathol. u. pathol. Anat. 1910. Ergänzungsbd. — BRÜCKNER (1): Nase und Auge in ihren wechselseitigen pathologischen Beziehungen. Würzburger Abhandl. a. d. Gesamtgeb. d. prakt. Med. Bd. 12. H. 2/3. — DERSELBE (2): Nasennebenhöhlen- und Sehnervenerkrankungen. Zentralbl. f. d. Gesamtophthalmol. Bd. 3, S. 545. — CHIARI und MARSCHIK: Zusammenhang der Erkrankungen der Orbita, und der Nebenhöhlen der Nase. Med. Klinik 1908. Nr. 16. — COFFIN: Die Augenzirkulation und ihre Beteiligung bei Nebenhöhlenerkrankungen. Klin. Monatsbl. f. Augenheilk. Bd. 1, S. 580. — COHEN und REINKING: Beiträge zur Klinik der orbitalen Komplikationen bei Erkrankungen der Nebenhöhlen der Nase. Beitr. z. Augenheilk. 1911. S. 1. — v. EICKEN: Nebenhöhlen- und Sehnervenerkrankungen. Zentralbl. f. d. ges. Ophthalmol. Bd. 4, S. 49. — ELSCHNIG: Die Bedeutung der Nasennebenhöhlenaffektionen in der Pathologie des Auges. Med. Klinik 1914, S. 36 und Internat. Zentralbl. f. Ohrenheilk. Bd. 12, S. 487. — EVERSBUSCH: Die Erkrankungen des Auges in ihren Beziehungen zu Erkrankungen der Nase und deren Nebenhöhlen. GRAEFE-SAEMISCH Handb. d. Augenheilk. 2. Aufl. 2. Teil, 16. Kap. — GERBER: Die Komplikationen der Stirnhöhlenentzündung. Berlin 1909. — GRÜNWALD: Die Lymphgefäße der Nebenhöhlen der Nase. Arch. f. Laryngol. u. Rhinol. Bd. 23, S. 1. — GUTMANN: Beitrag zu den Erkrankungen des Auges in ihren Beziehungen zu den Nebenhöhlenempyemen. Zeitschr. f. Augenheilk. Bd. 15, S. 403. — HAJEK: Pathologie und Therapie der entzündlichen Erkrankungen der Nebenhöhlen der Nase. 3. Aufl. Leipzig 1909. — HERZOG: Histologische Befunde bei der rhinogenen Neuritis optica. Verh. d. Ges. dtsch. Hals-Nasen-Ohrenärzte 1921. S. 185. — v. HIPPEL: Die Krankheiten des Sehnerven. GRAEFE-SAEMISCH Handb. d. Augenheilk. Bd. 7. 2. Aufl., Kap. 10. B. — HOFFMANN (1): Über entzündliche Affektion in der Orbita und am Auge bei Eiterungen der Nebenhöhlen. Zeitschr. f. Augenheilk. 10. Ergänzungsh., S. 1. — DERSELBE (2): Die orbitalen Komplikationen bei Nebenentzündungen. KATZ und BLUMENFELD, Handb. d. spez. Chirurgie des Ohres usw. Bd. 3, 5. — VAN DER HOEVE: Vergrößerung des blinden Flecks usw. Arch. f. Augenheilk. Bd. 67, S. 101, 70, 155. — IGERSHEIMER: Zur Pathologie der Sehbahn IV. v. GRAEFES Arch. f. Ophth. Bd. 96. — IRI: Über endonasale Therapie bei Nebenhöhleneiterungen mit orbitalen Komplikationen. Inaug.-Diss. Gießen 1912. — KILLIAN (1): Die Erkrankungen der Nebenhöhlen der Nase. HEYMANNS Handb. d. Laryngol. Bd. 3. S. 1. — DERSELBE (2): Die Erkrankungen der Nebenhöhlen der Nase bei Scharlach. Zeitschr. f. Ohrenheilk. u. f. Krankh. d. Luftwege. Bd. 56. S. 189. — DE KLEIJN: Beitrag zur Kenntnis des Zusammenhangs von Augen- und Nasenleiden. v. GRAEFES Arch. f. Ophth. Bd. 79, S. 466 u. Bd. 84, S. 164. — KOSTENBAUM: Diskussionsbemerkung in d. Wien. ophthalmol.

Ges. Monatsschr. f. Augenheilk. Bd. 64, S. 559. — Kuhnt (1): Die entzündlichen Erkrankungen der Stirnhöhle. Wiesbaden 1895. — Derselbe (2): Über die Beziehungen der Erkrankungen der Nase usw. zu denen des Auges. Dtsch. med. Wochenschr. 1908. S. 1577. — Leber: Beobachtungen über Empyem des Sinus frontalis usw. v. Graefes Arch. f. Ophth. Bd. 26, II., S. 267. — Manasse: Über orbitale und cerebrale Komplikationen bei akuten Nebenhöhleneiterungen. Verhandl. d. Vereins dtsch. Laryngol. 1911. S. 189. — Markbreiter: Über die rhinologische Bedeutung der Vergrößerung des blinden Flecks. Zeitschr. f. Augenheilk. Bd. 30, S. 558 und Monatsschr. f. Ohrenheilk. u. Laryngo-Rhinol. Bd. 48, S. 218. — Marx (1): Osteome der Nasennebenhöhlen mit seltenen Komplikationen am Auge. v. Graefes Arch. f. Ophth. Bd. 74. — Derselbe (2): Über Komplikationen bei Kieferhöhleneiterung. Dtsch. Zahnheilk. H. 54. — Meller: Über das Verhältnis der Neuritis retrobulbaris zu Nebenhöhlenerkrankungen. Klin. Monatsbl. f. Augenheilk. Bd. 64, S. 556. — Merkel und Kallius: Makroskopische Anatomie des Auges. Graefe-Saemisch, Handb. d. Augenheilk. Bd. 1, 2. Aufl. — Mygind: Akute Entzündungen in der Orbita von den Nebenhöhlen der Nase ausgehend. Arch. f. Laryngol. u. Rhinol. Bd. 33, S. 189. — Onodi (1): Der Sehnerv und die Nebenhöhlen der Nase. Wien 1907. — Derselbe (2): Die Sehstörungen und Erblindungen nasalen Ursprungs. Arch. f. Laryngol. u. Rhinol. Bd. 17, S. 265. — Paunz: Über rhinogene Sehnervenentzündung. Arch. f. Augenheilk. Bd. 56, S 369. — Peters: Ergebnisse der Nasenuntersuchungen bei 24 Fällen von Phlegmonen der Tränensackgegend. Münch. med. Wochenschr. 1905. S. 145. — Pfiffl: Über retrobulbäre Neuritis infolge von Nebenhöhlenerkrankungen. Zeitschr. f. Ohrenheilk. u. f. Krankh. d. Luftwege. Bd. 66, H. 3. — Preysing: Über den Durchbruch des Siebbein- und Stirnhöhlenempyems in die Orbita usw. Zeitschr. f. Chirurg. Bd. 94, S. 258. — Schieck: Die ätiologischen Momente der retrobulbären Neuritis. v. Graefes Arch. f. Ophth. Bd. 71, S. 466. — Schlittler: Über Komplikationen und Lebensgefährlichkeit bei Nebenhöhlenerkrankungen. Schweizer med. Wochenschr. 1920, S. 50. — Seidel: Zusammenhang von Augenerkrankungen mit entzündlichen Veränderungen des Gebisses. Dtsch. Monatsschr. f. Zahnheilk. 1912. S. 423. — Sesemann: Die Orbitalvenen des Menschen. Reicherts u. du Bois-Reymonds Arch. 1869. H. 2. — Stenger: Endonasale Behandlung von Augenerkrankungen. Dtsch. med. Wochenschr. 1912. S. 1622. — Trautmann: Akute Keilbeineiterung mit intrakraniellen und orbitalen Komplikationen. Arch. f. Laryngol. u. Rhinol. Bd. 20, S. 43. — Uffenorde: Komplizierte Fälle von Nasennebenhöhlenerkrankung. Zeitschr. f. Laryngol., Rhinol. u. ihre Grenzgeb. 1911. S. 597. — Wildenberg: Osteomyelitis des Oberkiefers und des Siebbeins mit Empyem usw. Internat. Zentralbl. f. Ohrenheilkunde. Bd. 5, S. 102. — Ziem: Iritis bei Eiterung der Nase und ihrer Nebenhöhlen. Zentralbl. f. Augenheilk. 1887, S. 358. Wien. klin. Wochenschr. 1892. S. 418.

Anhang:

Erkrankungen der Nase und der Nebenhöhlen im Kindesalter[1].

Von

Karl Beck-Heidelberg.

I. Anatomische Vorbemerkung.

Äußere Nase. Die embryonale kurze Nase verlängert sich nach der Geburt schritthaltend mit der Ausbildung des Gesichtes nach unten, und die Nasenspitze rückt aus der Gegend des Auges hinunter. Damit geht die Bildung des Nasenflügels aus dem lateralen Nasenfortsatz einher, der mit dem Auswachsen der Nasenspitze aus der frontalen in eine mehr sagittale Richtung übergeht. Viele Nasen machen aber diese letzte Entwicklung nicht mit und schließen sich direkt fetalen Zuständen an: Stumpfnase des Erwachsenen im Gegensatz zu der physiologischen des Neugeborenen.

Die Größe der kindlichen äußeren Nase ist nicht nur absolut, sondern auch relativ geringer als die des Erwachsenen. Bei allen möglichen endokrinen und sonstigen Störungen

---

[1] Im nachstehenden Abschnitt sind nur die Besonderheiten der Erkrankungen der Nase und der Nebenhöhlen, die dem Kindesalter eigentümlich sind, zusammengefaßt. Bezüglich aller Einzelheiten, die sich mit den Erkrankungen beim Erwachsenen decken, muß auf die einschlägigen Abschnitte dieses Handbuches verwiesen werden.

kann daraus weiterhin ein höchst auffallendes Mißverhältnis zwischen der Kleinheit der Nase und der Größe des Schädels (Achondroplasie, Myxödem, Rachitis) sich entwickeln.

Innere Nase. Durch die Untersuchungen von DISSE ist erwiesen, daß sich die kindliche Nase bezüglich Form und absoluten Massen anders verhält als die des Erwachsenen. Beim Erwachsenen ist der Ethmoidalteil und Maxillarteil gleich hoch, während der Siebbeinschnitt beim Fetus und Neugeborenen doppelt so hoch ist. Erst im 7. Lebensjahr hat ein Ausgleich der Höhendifferenzen stattgefunden, indem der Maxillarteil beträchtlich an Höhe zugenommen hat. Dem niederen Kieferteil des Neugeborenen entsprechend ist auch der untere Nasengang und der Nasenausgang sehr nieder und eng. Auf Ausgußpräparaten ist deutlich zu erkennen, daß der Aditus narium stärker nach oben gerichtet ist als beim Erwachsenen, und am Übergang in die Nase eine Verengerung vorhanden ist. Die untere Nasenmuschel erreicht den Nasenboden, wodurch der untere Nasengang kaum für Luft durchgängig ist. Diese Enge weicht allmählich, wenn die Milchzähne durchgebrochen sind. Aber die relative Weite wie beim Erwachsenen erreicht die Nase erst um das 7. Lebensjahr. GÖPPERT (2) schlägt für die Choanen, die nichts weiter als kleine, fast kreisrunde Öffnungen bzw. Kanälchen darstellen, den Namen „Canales choanales" vor. GÖPPERT (2) betont auch, daß die Choanen durch eine stark schwellbare Schleimhaut eingesäumt sind, was bei Erkrankungen bedeutungsvoll werden kann. Aus den Untersuchungen von HAIKE und besonders von ONODI wissen wir, daß die Nebenhöhlen schon im ersten Monat als kleine spaltähnliche Hohlräume vorhanden sind. Die Kieferhöhle ist gewöhnlich um diese Zeit am ausgedehntesten. Die Stirnhöhle erreicht gegen das Ende des ersten Jahres den basalen Schuppenteil des Stirnbeines.

II. Physiologische und allgemein-pathologische Vorbemerkungen.

Im Kindesalter spielt von den beiden Hauptfunktionen, die der Nase physiologisch zukommen, nur der der Respiration dienende Anfangsteil des Atemweges die Rolle wie beim Erwachsenen, während die Geruchswahrnehmung wohl hauptsächlich nur beim sog. gustatorischen Riechen zur Appetitanregung verwandt wird. Der Anfangsteil des Respirationstraktus ist aber auch von großer Bedeutung für die Resonanz der Stimme und Sprache.

Die Nase stellt ein wichtiges Schutzorgan für den Organismus dar, dadurch, daß sie die Atemluft erwärmt, befeuchtet und von Verunreinigung befreit. Weiterhin sichert sie die Atmung bei der Nahrungsaufnahme, was gerade beim kleinen Kinde von besonderer Bedeutung ist.

Jede Störung dieser Funktion bringt dem Atmungsweg und dem Organismus als solchem Schaden. Bei mangelnder Durchgängigkeit der Nase führt die inspiratorische Schleimhauthyperämie allmählich zu Schleimhautveränderungen und macht sie erfahrungsgemäß zu einem Locus minoris resistentiae für Katarrhe. Ja, bis in die Lungenspitzen reicht die ungünstige Wirkung, wo es bekanntlich zu Kollapsindurationen kommen kann. Die Mundatmung zieht weiterhin Schädigungen der Luftwege nach sich dadurch, daß die Atmungsluft der Vorbereitung entbehrt, wie sie sonst die Nase ausübt. Von allgemeinen Störungen wäre zu nennen: Der unruhige Schlaf der Kinder infolge des Zurücksinkens der Zunge bei der Mundatmung und schließlich die beeinträchtigte Ernährung. Säuglinge mit behinderter Nasenatmung müssen Brust oder Flasche öfters loslassen, um Atem zu holen, ältere Kinder kauen aus demselben Grunde nicht richtig. Allerdings sind bei älteren Kindern auch oft Veränderungen an den Gaumenmandeln mit schuld.

III. Untersuchungstechnik.

Die Nasenuntersuchung erfordert ruhige Haltung des Kopfes des Kindes, besonders für die Rhinoscopia posterior ist dies unerläßliche Bedingung. Sträubt sich ein Kind gegen die Untersuchung, so muß es in der bekannten Weise gehalten werden, dadurch, daß eine Hilfe das Kind auf den Schoß setzt und die Beine des Kindes zwischen seine eigenen einklemmt. Mit der rechten Hand hält sie den Kopf, mit der linken Hand die Arme des Kindes. Die Rhinoscopia anterior wird dann ohne besondere Schwierigkeiten auszuführen sein. Dagegen wird die Rhinoscopia posterior oft nicht gelingen, da dazu das Gaumensegel erschlafft sein muß, wozu widerspenstige Kinder kaum zu bringen sind. Überhaupt erschlafft auch bei Kindern, die guten Willens sind, sehr häufig das Gaumensegel nur ganz mangelhaft. In solchen Fällen wird man versuchen, die Kinder, nachdem man den Rachen mit etwas Cocain eingesprayt hat, daraufhin einzuüben oder mit einem Gaumenhaken das Gaumensegel vorzuziehen. Bei manchen Kindern wird es auf diese Weise möglich sein, die Rhinoscopia posterior auszuführen, vorausgesetzt, daß der Untersucher über ein genügendes Maß von Geduld und Geschicklichkeit verfügt. Die Rhinoscopia posterior ist deshalb wenn möglich vorzunehmen, weil sie durch die digitale Untersuchung des Nasenrachenraums und der hinteren Teile der Nase nicht ganz ersetzt wird. Veränderungen daselbst und die Lokalisation von abnormen Sekretmassen kann nur das Auge richtig deuten. Aber selbstverständlich soll damit die *Palpation* nicht verworfen werden. Sie ist von vorneherein angebracht bei kleinen Kindern und wenn die Betastung einer pathologischen Veränderung notwendig erscheint.

Bei kleinen Kindern ist die Verwendung eines der üblichen Nasenspekula wenig zweckmäßig, bei Säuglingen oft unmöglich, da die Branchen meist viel zu groß sind. Man benutzt am besten einen *Ohrtrichter*, und zwar womöglich den Tröltschschen, da er wegen des breiten Randes leichter zu halten ist.

Bei Kindern ist es oft nötig, um sehen zu können, die Schwellung der Schleimhaut zum Abschwellen zu bringen, was am besten durch einen Suprareninspray oder Einträufeln von Suprareninlösung (1 : 5000) geschieht.

Eine *funktionelle* Untersuchung der Nase bei Kindern ist meist nicht möglich. Am ehesten noch wird man bei größeren Kindern das *Geruchsvermögen* feststellen können.

Unter den Untersuchungsmethoden der Nasennebenhöhlen ist die *Diaphanoskopie* besonders beliebt. Bei der Kleinheit der Nebenhöhlen im Kindesalter aber wird sie, da sie schon beim Erwachsenen leicht irreführt, nur mit ganz besonderer Vorsicht und Kritik angewendet werden dürfen.

Dagegen gehört die *Radiographie* zu dem unentbehrlichen Rüstzeug einer Nebenhöhlenuntersuchung bei Kindern. Nicht, daß wir ihre Resultate für sich allein für eine Diagnose verwerten können; sie liefert uns aber wertvolle Anhaltspunkte, denen wir weiter nachgehen können. Recht schwierig ist die Vornahme der Röntgenaufnahme bei Kindern, da sie vielfach unruhig werden. Man ist deshalb öfters genötigt, die Kinder zu diesem Zwecke leicht zu narkotisieren.

IV. Mißbildungen und Formfehler.

Zweifellos gibt es angeborene ein- oder doppelseitige Choanalverschlüsse vor, hinter oder in der Ebene der Choane, die auf Wachstumsanomalien beruhen und nicht, wie ein großer Teil, auf entzündlichen Vorgängen verschiedenartiger Provenienz. Derartige Verschlüsse können beim Neugeborenen zu Erstickungsanfällen Anlaß geben, die sofortiges Zugreifen erheischen, nachdem man sich über den Sitz des Hindernisses durch Lufteinblasung mit dem Politzerballon und durch Sondierung vergewissert hat. Meist aber sind es ältere Kinder, die mit einer solchen Anomalie behaftet, dem Arzt zugeführt werden und nicht selten wegen der Geringfügigkeit der Beschwerden auffallen. Über die operativen Maßnahmen, die hier in Betracht kommen, muß in dem einschlägigen Abschnitt d. H. nachgelesen werden, doch sei hier nur soviel gesagt, daß einfache Durchstoßungen des Hindernisses nur für kurze Zeit Abhilfe schaffen, da es sehr rasch wieder zu Verwachsungen kommt.

Die häufigste Ursache für Asymmetrien der beiden Hälften der Nase im Kindesalter sind die Formveränderungen am Nasenseptum, wie wir sie beim Erwachsenen so regelmäßig vorfinden, daß sie als „physiologische" bezeichnet wurden. Diese Formveränderungen in Gestalt von Verbiegungen und partiellen Verdickungen sind, wie neuerdings H. Neumann dargetan hat, als das Ergebnis der physiologischen Entwicklung zu betrachten, die sich normalerweise in einer mehr oder weniger starken Difformität der Nasenscheidewand äußert. Die

Entwicklung dieser Difformitäten läßt sich nach NEUMANN in fließenden Über-gängen von der Geburt verfolgen und entwickelt sich bis zum Abschluß des Knochenwachstums stetig weiter. Nach den Untersuchungen NEUMANNs ist die endgültige Difformitätsform schon in der fetalen Anlage bedingt und ihre Manifestierung schon in den ersten Lebensmonaten zu erkennen. In einer großen Zahl verstärkt nun ein Trauma die Difformität der Nasenscheidewand, das nicht sehr erheblich zu sein braucht. Erst diesen Fällen kommt dann eine praktische Bedeutung zu, da sie ein therapeutisch bzw. operatives Handeln erfordern. Eine Bestätigung der NEUMANNschen Befunde muß erst abgewartet werden: Bisher nahm man an, daß Heredität als ätiologischer Faktor keine sehr erhebliche Rolle spiele, da das Septum in den ersten Kinderjahren nur selten verbogen gefunden wurde. Übrigens hat KAEMPFER ebenfalls Septum-anomalien im frühen Kindesalter in größerer Zahl gefunden. Ohne Trauma ist die Entwicklung der Difformitäten gewöhnlich erst nach der Pubertätszeit so fortgeschritten, daß sie Erscheinungen machen. Vor allem kann die Nasen-atmung durch ein solches Hindernis stark eingeschränkt sein. Aber es ist Vor-sicht am Platze, da nicht allzu selten die Schuld eine dahintersteckende hyper-trophische Rachenmandel trägt. nach deren Entfernung die Atemstörungen verschwinden. Die Diagnose einer solchen Deviation bietet bei Kindern gewöhn-lich keine Schwierigkeiten; Verbiegungen im knorpeligen Teil sind oft schon durch Abweichungen der Nasenspitze nach einer Seite gekennzeichnet.

Die Beseitigung einer verbogenen Nasenscheidenwand kann nur durch einen chirurgischen Eingriff geschehen. Man wird aber bei Kindern die Indikation hierzu keinesfalls so liberal stellen dürfen wie es vielfach beim Erwachsenen geschieht. Denn bei dem Eingriff muß bei kleinen Kindern eine Narkose vor-genommen werden, was immerhin die Gefahren vermehrt. Als Operations-methode kommt nur die submuköse Septumresektion in Frage. OFFICER emp-fiehlt die ASHsche Operation, weil die submuköse Resektion bei Kindern nicht ausgeführt werden könne. Dazu ist zu sagen, daß die submuköse Resektion in jedem Alter technisch möglich aber oft recht schwierig ist, wie die Mittei-lungen von OFFICER selbst und HEERRMANN und HAYTON beweisen. Letzterer beobachtet sogar nach der Operation bei Kindern in einem hohen Prozentsatz Difformitäten der äußeren Nase, bei einigen sogar Einknickungen. Auch wird vor der Resektion im Kindesalter gewarnt, wegen der Hemmung des Längen-wachstums der Nase, verbunden oft mit Abflachung. BOENNINGHAUS empfiehlt deshalb, da er annimmt, daß eine im Kindesalter spontan oder traumatisch entstandene Deviation des knorpeligen Septums nicht nur zu einer Schiefheit des knorpeligen, sondern auch durch die elastische Kraft des Knorpels auch zu einer solchen des knöchernen Nasenrückens und Gesichts führen kann. eine Streifenresektion des knorpeligen Septum.

V. Schnupfen, Coryza, Rhinitis acuta.

An dem epidemisch kontagiösen Charakter der akuten Rhinitis, die besonders bei Kindern mit einer akuten Pharyngitis kombiniert ist, ist nicht mehr zu zweifeln. Pneumokokken, Streptokokken, Micrococcus catarrhalis und andere Mikroben werden nicht nur bei der Rhinitis, sondern auch bei Erkrankungen des übrigen Respirationstraktus nachgewiesen. Keiner aber ist als spezifischer Erreger anzusehen. Man wendet denn auch bei Nasenerkrankungen dieser Art die unverbindliche Namensbenennung ,,Influenza'' oder ,,Grippe'' oder ,,grip-pöse Erkrankung'' an. Man wird aber gut tun, die Benennung Influenza nur der durch den spezifischen Erreger erzeugten Krankheit vorzubehalten, ebenso wie wir es beispielsweise bei der Rhinitis gonorrhoica oder der Rhinitis diphtherica gewohnt sind. Weiterhin können chemische, mechanische und thermische Reize eine Rhinitis veranlassen. „Erkältungen" spielen wohl nur insofern eine erhebliche Rolle, als sie geeignet sind in irgendeiner Weise die Widerstandskraft des Körpers gegen Infektionen ungünstig zu beeinflussen. Bereits im Kindesalter können für gewisse Substanzen überempfindliche Individuen mit Schnupfen reagieren. Besonders bekannt ist der Tuberkulinschnupfen und der Heuschnupfen. Feer sah ein vierjähriges Kind mit Heuschnupfen. Sehr häufig ist auch der Schnupfen sekundärer Natur und leitet eine Infektionskrankheit ein.

Symptome und Verlauf. Die klinischen Erscheinungen sind sehr verschieden und hängen ab von der Schwere der Infektion, der Lokalisation des Entzündungsprozesses und schließlich der Konstitution des Kindes. Im allgemeinen aber sind sie beim Säugling ungleich schwerer als bei älteren Kindern. Gerade beim Kind können die einzelnen Phasen des Schnupfens besonders gut beobachtet werden. Eingeleitet wird meist der Schnupfen durch mehr oder minder starkes Niesen. Uncharakteristische Temperatursteigerungen, die beim Säugling 40⁰ und darüber erreichen können, sind oft während der ganzen Erkrankung mit leichten Remissionen vorhanden. Übermäßige Sekretion von zuerst wäßrigem, später schleimig-eitrigem Sekret ist meist das auffallendste Symptom seitens der Nase. Dazu gesellt sich Behinderung der Nasenatmung, die besonders beim Säugling sich unangenehm, ja oft bedenklich bemerkbar macht.

Da der Säugling beim Saugen gewohnt ist, durch die Nase zu atmen, so wird er bei leichter Verstopfung der Nase mühsam unter Erzeugung eines Stenosengeräusches durch die Nase atmen, bei völliger Verlegung der Nase wieder aber beim Saugen immer wieder absetzen müssen, um Luft zu holen. Solche Kinder werden infolgedessen die Lust zum Trinken verlieren und es tritt sog. Dursterscheinung, die beim Neugeborenen oft bedrohlich wird, ein. Eigentümliche Vorkommnisse bei behinderter Nasenatmung des Säuglings sind das Auftreten von einer Art Opistonus und Spannung der Fontanellen [Göppert (2)], deren Ursachen noch nicht genügend aufgeklärt sind. Konvulsionen und asphyktische Zustände, meist bedingt durch Aspiration der Zunge, sind nicht selten. Von Usener ist nachgewiesen, daß von Säuglingen, die an Nasenverstopfung leiden, viel Luft verschluckt wird, wodurch Meteorismus entsteht. Auch eine eigenartige *Polypnoe* wird öfters beobachtet, auf die zuerst Finkelstein aufmerksam machte. Dabei ist der Schlaf schlecht, weil das Kind durch den Mund atmet und die Zunge nach hinten sinkt. Wie bei sonstigen Infektionen im Kindesalter gibt es auch beim Schnupfen parenteral bedingte Verdauungsstörungen und Nierenreizungen. All die genannten Schädigungen bringen das Kind herunter, die Inanition tut das übrige, und solche Kranke kommen öfters zum Tode. Retropharyngealabscesse, die nach einem Schnupfen aus einer Vereiterung der regionären, retropharyngeal gelegenen Lymphdrüsen entstehen können, sind nicht all zu selten. Die weiteren regionären Lymphdrüsen, die Nacken- und Cervicaldrüsen vereitern nach einem Schnupfen nur ganz selten. Von Komplikationen, die beim Säugling gelegentlich vorkommen, werden noch genannt die Sepsis und die Meningitis. Ob diese aber wirklich direkte Folgen des Schnupfens sind, erscheint nicht sicher bewiesen.

Bei älteren Kindern geht dem Schnupfen oft Fieber und Appetitlosigkeit voran. Die Kinder sehen schlecht aus und haben üblen Geruch aus dem Mund. Die charakteristischen Symptome des Schnupfens können dann sofort einsetzen oder sich erst allmählich herausbilden. Allgemeinerscheinungen besonders von seiten des Darmes locken oft den Arzt auf falsche Fährte.

Die Erkrankung der Nasenschleimhaut ist bei *Masern* ein wesentlicher Teil und die erste Erscheinung der Krankheit. Im Stadium des Exanthems entbehrt die katarrhalische Affektion der Nase und des übrigen Respirationstraktus des

Charakteristischen. Erst nach dem Erscheinen der KOPLIKschen Flecke an der Mundschleimhaut erkennt man, daß der Schnupfen die Masernerkrankung eingeleitet hat. Verschiedentlich wird berichtet, daß das Exanthem auch in Gestalt roter Flecken an der Nasenschleimhaut im Beginne der Eruption zum Ausdruck käme. Eine wichtige Erfahrungstatsache ist, daß oft nach Masern Teile des WALDEYERschen Schlundringes oder der ganze hypertrophieren. Darauf wird wohl auch die vielfach festgestellte besondere Empfindlichkeit der Schleimhäute nach Masern zurückzuführen sein.

Die an der *epidemischen Influenza* Erkrankten leiden oft an Schnupfen, der keine Besonderheiten bietet. Die dabei vorkommenden Geruchsstörungen werden im Kindesalter wohl kaum beachtet werden.

Bei der *Diphtherie* der Nasenschleimhaut kann der LÖFFLERsche Bacillus von dem Rachen auf die Nasenschleimhaut übergewandert sein oder sich auch primär in der Nase angesiedelt haben. Im allgemeinen ist der erstgenannte Vorgang der Ausdruck einer besonderen Bösartigkeit der Infektion, wobei die Rachenerkrankung im Vordergrund steht. Von pädiatrischer Seite [GÖPPERT (2)] wird betont, daß der diphtherische Schnupfen beim Säugling anfänglich sich nicht von dem gewöhnlichen Schnupfen unterscheidet. Erst später wird der Ausfluß blutig-eitrig, wie er sich bei älteren Kindern oft schon in den ersten Tagen bemerkbar macht. Dieser Ausfluß, der meist reichlich aus der Nase herausquillt, macht ekzematöse Veränderungen am Naseneingang und an der Oberlippe, die für Diphtherie besonders kennzeichnend sind. Man kann annehmen, daß bei einer einigermaßen intensiven Infektion von virulenten Bacillen es zu einer entzündlichen Exsudation mit Membranbildung kommt. Da die Beläge oft nicht vorne sitzen, sondern die hinteren Teile der Nase bevorzugen, werden sie gelegentlich übersehen, zudem die vorderen Teile meist reaktiv stark geschwollen sind. Fast regelmäßig ist der Nasen-Rachenraum mitinfiziert. Beim Niesen und Schneuzen werden die Membranen ausgestoßen, starke Blutungen sind nicht selten. Neben diesem typischen Bild der Nasendiphtherie, das gebieterisch die sofortige Einleitung der einzig möglichen Therapie, der Injektion von Diphtherieheilserum fordert, gibt es Diphtherieinfektionen der Nase, die durchaus uncharakteristisch verlaufen und bei denen das rhinoskopische Bild an eine Rhinitis anterior sicca erinnert. Auch vegetieren bei vielen Kindern die Diphtheriebacillen als Saprophyten in der Nase ohne klinische Erscheinungen zu machen.

Bei dem *Scharlach* ist die Nasenschleimhaut gewöhnlich hochgradig geschwollen, meist zeigt sie aber noch fibrinöse Beläge. Die Nasenschleimhaut wird häufig geschwürig und kann schließlich nekrotisch zerfallen. Cariöse und nekrotisierende Prozesse am knöchernen Gerüst schließen meist an.

Die Erfahrung hat gezeigt, daß der *Variola* fast stets ein Schnupfen vorangeht und man ist jetzt geneigt anzunehmen, daß in der Nasenschleimhaut der primäre Herd der Krankheit überhaupt sitzt. Die dem Exanthem folgenden Pusteln sind in der Regel auch auf der Nasenschleimhaut nachweisbar.

Auch für die *Meningitis cerebrospinalis epidemica* ist eine katarrhalische Affektion der Nase und besonders des Nasenrachenraums als Initialerscheinung typisch. GÖPPERT fand bei 20 von 30 Verstorbenen mehr oder weniger ausgesprochene Erkrankung des Nasenrachenraums. Zu ähnlichen Resultaten kam E. MEYER bei seinen klinischen Untersuchungen. Der Meningokokkus wurde übrigens bei Epidemien oft im Nasenrachenraum nachgewiesen, wo er manchmal Erscheinungen oder auch keine macht.

Von der *Poliomyelitis acuta* wird vielfach behauptet, daß sie durch Nasenkatarrhe eingeleitet werde.

Die Rhinitis *gonorrhoica* kommt gewöhnlich bei Neugeborenen durch Infektion der Nasenschleimhaut durch das Vaginalsekret der Mutter zustande. Die Conjunctiven sind in der Regel mitergriffen. Starke Schwellungszustände mit Beteiligung der äußeren Nase zeichnen den gonorrhoischen Schnupfen aus.

Ist man genötigt bei einem Schnupfen die Nase zu untersuchen, so zeigt sich häufig der Naseneingang und seine Umgebung gerötet, geschwollen und oft wund. Die Schleimhaut der Nase, besonders der unteren Muscheln, geschwollen, meist aber nicht gleichmäßig, sondern hinten mehr als vorne. Stärkere Farbenveränderungen an der normalerweise blaßrosaroten Schleimhaut brauchen nicht vorhanden zu sein. Das Sekret ist anfänglich meist wäßrig, oft schaumig, schließlich schleimig-eitrig. Auf eine Besichtigung der hinteren Teile der Nase, bei starker Schwellung nach leichter Adrenalinisierung darf nicht verzichtet werden, da die indirekten Zeichen wie das Erscheinen von Schleim im Rachen, Schwellung der Seitenstränge, Drüsenschwellung kein sicheres Urteil über die Art der Erkrankung zulassen.

Diagnostische Schwierigkeiten werden bei der Rhinitis kaum bestehen. Im ersten Lebensmonat wird man an eine spezifisch-luetische denken müssen. Späterhin, ob nicht sonst eine Infektionskrankheit dahinter steckt. Verabsäumt man nicht bei der Untersuchung das Kind allgemein zu untersuchen, dürfte das Grundleiden kaum übersehen werden.

Prognose. Nur bei ganz jungen Kindern bedeutet der Schnupfen eine ernste Erkrankung, von der man im voraus nie weiß, wie sie ausgeht. Bei älteren Kindern dagegen ist der Schnupfen als eine harmlose Erkrankung anzusehen.

Prophylaxe. Neuerdings trachtet man danach in Säuglingsanstalten und Kliniken die an akutem Katarrh erkrankten Kinder von den anderen zu trennen dadurch, daß man eigene Räume für sie bereit stellt. Diese Methode hat sich durchaus bewährt und es gelingt auf diese Weise oft, schwächliche Kinder vor dem Schnupfen, der sie in Gefahr bringen würde, zu bewahren. Das Pflegepersonal muß natürlich bemüht sein, selbst keinen Katarrh zu übertragen und soll deshalb, wenn es selbst an Schnupfen erkrankt, bei der Wartung der Kinder einen Gazeschleier vor Mund und Nase tragen. Auch zu Hause sollen die Mütter ähnlich verfahren.

Therapie. Eine Behandlung in jedem Fall ist eigentlich nur beim Säugling nötig. Ein Versuch, den Schnupfen zu coupieren, ist hier besonders angebracht, und zwar kann dies nach Gaben von Aspirin in Dosen von 0,05 durch Einpackungen geschehen. Dadurch wird auch das Fieber und die Unruhe günstig beeinflußt. Auch bei älteren Kindern sind Aspirin oder Pyramidongaben zu empfehlen. In jedem Fall ist für reichliche Flüssigkeitszufuhr zu sorgen und der Ernährung größte Beachtung zu schenken. Das einfachste lokale Mittel beim Kinderschnupfen ist das Vaselin alb., das man mehrmals täglich in die Nase mittels eines Glasstäbchen einstreicht. Dieses einfache Mittel ist, rechtzeitig angewendet, auch das beste Mittel gegen Ekzeme am Naseneingang. Ähnlich wirkt eingeträufeltes Olivenöl. Beliebt sind Zusätze von Menthol (1—3$^0/_0$ig), doch ist dabei Vorsicht am Platze, da bei spasmophilen Kindern schwere Erstickungsanfälle, ja mit Ausgang in Tod beobachtet worden sind (Lublinsky, Meyer). Völlig zu entbehren ist zu Abschwellungszwecken das Cocain, da das Suprarenin in einer Lösung von 1:3000 dies gefahrlos und rascher besorgt. Bei länger sich hinziehender stärkerer Sekretion sind adstringierende Mittel wie $^1/_2{}^0/_0$iges Zinksulfat und $1{}^0/_0$iges Protargol anzuwenden.

VI. Rhinitis chronica.

Es handelt sich hierbei um keine eigentliche bakterielle Erkrankung, bei der die Bakterien eine wesentliche Rolle spielen. Sie können sich allerdings sekundär ansiedeln und dadurch den Prozeß mit aufrechterhalten. Ständig wiederkehrende

Schädigungen und Reizungen der Schleimhaut führen zum chronischen Katarrh. Beim Kinde z. B. kann der ständige Kontakt der Nasenschleimhaut mit eitrigem Sekret, das aus einer Rachenmandel stammt, eine chronische Rhinitis verursachen. Meistens sind es anfällige Kinder mit konstitutionellen Störungen und Diathesen, die daran erkranken. Bei der *Skrofulose* haben die Erkrankungen der Schleimhäute insbesondere der Nase fast pathognostische Bedeutung. Hypertrophie der Mandeln, chronische Rhinitis, Ekzem des Naseneingangs, unförmige Schwellung der Nase und der Oberlippe mit Rhagadenbildung pflegen dabei vorhanden zu sein.

Charakterisiert ist die chronische Rhinitis des Säuglings durch Schwellung der Schleimhaut und Absonderung eines pathologischen Sekretes. Die Schwellung kann sich gleichmäßig über die ganze Nase oder aber auch über einzelne Teile erstrecken. Aber auch im letzteren Falle ist der übrige Teil der Nase niemals in völlig normalem Zustand. GÖPPERT unterscheidet eine Rhinitis anterior und einer Rhinitis posterior. Er glaubt, daß die Ursache der Stenose bei der Rhinitis posterior an einer mehr oder minder starken Schleimhautschwellung in den von ihm benannten Canales choanales liegt, wo das beim Kind aus der Nase zurückfließende Sekret sich staut und damit chronische Reizzustände einsetzen. Nach GÖPPERT sind in verhältnismäßig wenigen Fällen eine hyperplastische Rachenmandel an der Nasenstenose schuld. Dazu wäre zu sagen, daß es für den Grad der Stenose nicht immer auf die Größe der Mandel, sondern vielmehr auf den *Zustand* der Rachenmandel ankommt, da auch eine kleine, aber entzündlich veränderte Rachenmandel soviel Schleim produziert, daß dieser sich, besonders in Horizontallage, im Nasenrachenraum ansammelt und an der Behinderung der Nasenatmung mitschuld sein kann. LAUTMANN glaubt, daß das lymphatische Gewebe im Nasenrachenraum unter dem Einfluß der Rhinitis anschwellt und wuchert.

Ohne die Möglichkeit in einzelnen Fällen ablehnen zu wollen, muß doch betont werden, daß jedenfalls die klinische Erfahrung für die Rachenmandelvergrößerung als das vielfach Primäre spricht. Sobald der Schleim, der die Kinder bei der Atmung behinderte, verschluckt ist, atmen meist solche Kinder wieder frei. Überhaupt wechselt die Behinderung der Nasenatmung oft im Verlauf von Minuten auffällig und Säuglinge, die eben noch ganz ruhig geatmet haben, bekommen beim Anlegen plötzlich Erstickungsanfälle. GÖPPERT (2) gibt eine anschauliche Schilderung der charakteristischen Gesichtszüge solcher Säuglinge und spricht davon, daß der Anblick so typisch sei, daß diese Kinder geradezu eine Familienähnlichkeit haben: Gedunsenes Gesicht, offener Mund und aufgerissene Nasenlöcher, was dem Gesicht einen ängstlichen Ausdruck verleiht. Chronisch entzündlichen Veränderungen verdanken auch Polypen (Fibromata oedomatodes) in der Nase ihre Entstehung. Solche Gebilde sind schon bei einem drei Wochen alten Säugling beschrieben worden. Meist aber sind es ältere Kinder bei denen diese Polypen und auch Hypertrophien der Muscheln beobachtet werden.

Eine besondere Eigentümlichkeit dieses Schnupfens ist die Neigung zu Rezidiven. Die Säuglinge sind mehr oder minder lange Zeit frei von fast jeglichen Schnupfensymptomen, die dann plötzlich wieder auftreten. Man darf wohl annehmen, daß in dieser Intervallzeit die Nase keineswegs frei von pathologischen Veränderungen ist, weshalb man am besten von chronischer *und* rezidivierender Rhinitis spricht. Es darf nicht weiter wundernehmen, daß Säuglinge, die schon von jedem einfachen Schnupfen erheblich beeinträchtigt werden, durch wiederholte Rezidive schwer beeinflußt werden. Und die Pädiater CZERNY, GÖPPERT (2), KELLER stehen sogar nicht an, diese Erkrankung der oberen Luftwege als den Hauptrepräsentant der parenteralen Störungen anzusehen, der das Leben und das Gedeihen der Säuglinge hemmend beeinflußt. Göppert (2) zeigt an der Hand von Gewichtskurven wie schwer Brustkinder durch Nasopharyngitis beeinflußt werden, was natürlich bei Flaschenkindern in noch viel stärkerem Maße der Fall sein muß. Im übrigen können bei der chronischen Form all die bei der akuten Form beschriebenen Störungen eintreten.

Bei den älteren Kindern tritt die chronische Form häufig auf, aber die Erkrankung selbst ist in ihren Auswirkungen viel harmloserer Natur. Zweifellos spielen hier die Diathesen und die Rachenmandelveränderungen, die, wie gesagt, keineswegs immer in Hypertrophie bestehen brauchen, eine große Rolle. Der „ewige Schnupfen", wie die Mütter zu sagen pflegen, plagt das Kind weniger als der damit fast regelmäßig verbundene Husten, der im Pharynx teils durch das hinunterlaufende Sekret, teils durch den deszendierenden Katarrh ausgelöst wird. Das Allgemeinbefinden der Kinder wird oft recht erheblich beeinflußt; Fieberattacken sind nicht ungewöhnlich. Göppert (2) macht darauf aufmerksam, daß gelegentlich gastrointestinale Erscheinungen, besonders bei den fieberhaften Formen der chronischen Nasopharyngitis vorkommen, die oft falsch gedeutet werden.

Auch im Kindesalter kommt die *Rhinitis chronica atrophica* vor und wir können auch hier eine Rhinitis atrophica simplex und eine Rhinitis atrophica cum foetore unterscheiden. Beide Formen treten gewöhnlich erst im späteren Kindesalter um die Pubertätszeit herum in Erscheinung. Nach Lambert Lack trat die Erkrankung in 39% bereits vor dem 5., in 35% vor dem 12. Lebensjahr auf. Fränkel beobachtete ein dreijähriges Kind, Pasquier einen Säugling, Treitel zwei vierjährige, ferner 2 Geschwister von 8 und 6 Jahren. Auf familiäres Vorkommen wurde bereits öfters aufmerksam gemacht, so teilte Rosenfeld die Geschichte einer ganzen Familie mit, die an Ozaena erkrankt war. Kürzlich hat Sachs bei mehr als ein Drittel seiner Fälle bei einem oder mehreren Familienmitgliedern von Ozaenakranken dasselbe Leiden nachweisen können.

Bezüglich der **Diagnose** und **Therapie** sei auf den Abschnitt Alexander hingewiesen, da sich die Rhinitis atrophica des Kindesalters mit der beim Erwachsenen im wesentlichen deckt. Betont sei nur noch die Bedeutung einer Behandlung gerade im Kindesalter, da Ozaenakranke vielfach tuberkulös sind und man deshalb jede länger andauernde Schädigung der Luftwege durch geeignete Behandlung möglichst hintanhalten soll. Mit der modernen operativen Behandlung wird man bei Kindern sehr zurückhaltend sein müssen.

Therapie der chronischen Rhinitis. Da vielfach Kinder, die an chronischem Katarrh leiden, verweichlicht sind, gehören sie abgehärtet, womit die Reaktionsfähigkeit der Haut erhöht wird. Solche Kinder sollen, in welchem Alter sie auch stehen, von allem unnötigen Kleiderbalast befreit und allmählich immer mehr in die freie Luft gebracht werden. Es soll schließlich erreicht werden, daß die Kinder den Aufenthalt im Freien bei jeder Witterung anstandslos ertragen. Auch das Verbringen in klimatisch günstig gelegene Orte ist meist recht nutzbringend, vorausgesetzt, daß die sonstigen Lebensbedingungen daselbst günstige sind. Dies gilt insbesonders für Solbäder, die oft Wunder wirken. Daran ist aber nicht allein die ausgezeichnete Wirkung der Sole als Hautreiz schuld als vielmehr die im Vergleich mit zu Hause viel rationellere Lebensweise in bezug auf Abhärtung und Ernährung. Gerade der letzteren ist bei Kindern mit chronischem Katarrh die größte Aufmerksamkeit zu schenken und ihnen eine einfache, abwechslungsreiche Kost zu reichen. Säuglinge mit chronischem Katarrh sollen womöglich mit der Brust ernährt werden. Falls dies schwer durchführbar ist, empfiehlt Göppert abgespritzte Brustmilch aus der Flasche trinken zu lassen. Ist auch diese Art der Ernährung nicht möglich, soll die Ernährung wenigstens fett- und eiweißreich sein. [Über alle Einzelheiten hierüber wäre bei Göppert (2) nachzulesen.]

Besteht lokal in der Nase oder im Nasenrachenraum irgendeine krankhafte Veränderung, die den chronischen Schnupfen verschulden könnte, so ist diese natürlich therapeutisch anzugehen. Zum Beispiel wird man eine hypertrophische Rachenmandel, die nicht sehr groß zu sein braucht, aber ständig entzündliche Veränderungen zeigt, alsbald entfernen müssen. Dem Naseneingang, der besonders bei kleinen Kindern leicht verkrustet, ist nach Aufweichen der Borken mittels Öl oder Glycerin besondere Aufmerksamkeit zu schenken und derselbe stets mit einer geeigneten Salbe zu bestreichen. Ältere Kinder sind anzuhalten, öfters die Nase von dem pathologischen Sekret durch Ausschneuzen zu befreien, wobei sie sich eine Nasenseite zuhalten sollen. Kleinen Kindern ist die Nase mittels eines Holzstäbchens, das mit etwas Watte montiert ist, öfters zu reinigen, wobei man am besten etwas Öl oder Salbe verwendet. Von Lufteinblasungen zwecks Reinigung der Nase ist wegen der damit verbundenen Gefahr von Ohrkomplikationen zu warnen. Um die Nase alsbald wenigstens zeitweise frei zu bekommen, läßt man am besten Suprarenintropfen in Glycerin (1 : 3000), vor allem vor den Mahlzeiten, einträufeln. Adstringentien wie 1—2%iges Protargol oder $^1/_2$%iges Zinksulfat wirken bei Kindern länger angewendet recht günstig. Hartnäckige Schwellungen werden am besten durch Ätzung mit Trichloressigsäure, die einmal höchstens zweimal vorgenommen wird, beseitigt. Vor operativen Eingriffen an den Muscheln ist im Kindesalter nachdrücklichst zu warnen. Allerhöchstens dürfen stark lappige Hypertrophien der unteren Muscheln mit der Schere oder Schlinge beseitigt werden.

Anhang: Abscesse der Nasenscheidewand.

Im Kindesalter sind fast immer äußere Verletzungen die Ursache für Abscesse, indem sich zunächst ein Hämatom bildet, das dann vereitert. Die anderen bekannten Ursachen für Nasenscheidewandabscesse kommen im Kindesalter weniger in Betracht. In der klinischen Erscheinungsform unterscheidet sich diese Affektion im Kindesalter kaum von der im späteren Alter. Dagegen ist rechtzeitiges Eingreifen mit frühzeitiger ausgiebiger Spaltung im Kindesalter von ganz besonderer Bedeutung, weil gerade da entstellende Veränderungen an der äußeren Nase durch Narbenzug und Schrumpfung besonders leicht eintreten.

VII. Tuberkulose.

Bei der Tuberkulose der Nasenschleimhaut können drei Formen unterschieden werden, nämlich das Auftreten von tuberkulösen Granulationsgeschwülsten, die erhebliche Größe erreichen können (Tuberkulome), zweitens die ulceröse Form (oft käsige) Schleimhauttuberkulose und schließlich der Lupus. Letzterer und die proliferierende Form lassen sich vielfach nicht auseinander halten, so daß verschiedene Autoren dazu übergegangen sind, nur noch von Tuberkulose der Nase zu sprechen. Die Tuberkulose kann eine primäre sein, d. h. kommt in der Nase zu einer erstmaligen tuberkulösen Erkrankung im Organismus. Zweifellos sind die Fälle sehr selten, aber immerhin konnte MERKEL fünf einwandfreie Fälle und neuerdings GHON und TERPLAN eine solche Erkrankung bei einem 10monatigen Kinde vorbringen. Der primäre Herd saß in der Nasenscheidewand oder im Nasenrachenraum. Meist kommt es wohl durch Inhalationsinfektion zu solchen Herden, aber auch eine „Schmierinfektion", besonders bei Kindern, wie in dem Falle von GHON und TERPLAN ist durchaus möglich. Die größte Zahl der auf exogene Wege entstandenen Tuberkulosen der Nase stellen ältere Kinder meist nach dem 10. Lebensjahr, die sonst noch einen tuberkulösen aktiven oder inaktiven Prozeß an sich haben. Gewöhnlich liegt die proliferierende Form der Tuberkulose vor, manchmal in Gestalt kleinerer Knötchen, so daß man besonders, wenn ein typischer Gesichtslupus vorhanden, leicht geneigt ist, von einem Lupus nasi zu sprechen, obwohl solche Übergangsformen nach dem Nasenbefund allein einfach nicht zu differenzieren sind. Außer diesen meist auf exogenem Wege entstandenen Erkrankungen kommt es gelegentlich gegen das Ende des Kindesalters bei progredienten Lungentuberkulosen auch zu tuberkulösen Nasenveränderungen. In diesen Fällen ist eine endogene tuberkulöse Reinfektion im Sinne Orths anzunehmen. Da die Infiltrate rasch zerfallen, bekommt man sie gewöhnlich nicht mehr zu sehen, sondern ausgedehnte Ulcerationen, die sich meist am Septum, später in der ganzen Nase vorfinden. Mechanische Schädigungen, wie die durch die Atemluft und den kratzenden Finger dürften daran schuld sein, daß das Septum die Prädilektionsstelle für die Nasentuberkulose ist, da durch diese Traumen eine Kontinuitätstrennung der Schleimhaut zustande kommt, die der Infektion Vorschub leistet.

Die **Diagnose** bereitet dann meist keine Schwierigkeiten, wenn der Allgemeinzustand schon Hinweise gibt. Sonst ist besonders die Differentialdiagnose gegenüber Syphilis zu berücksichtigen.

Prognostisch ganz ungünstig sind die Fälle mit schwerer Lungentuberkulose. Sonst reagiert die Tuberkulose der Nase auf Behandlung gut. Rezidive aber sind recht häufig, vielfach kommt der Prozeß an einer Stelle zum Verschwinden, um an einer anderen Stelle wieder aufzuflackern.

Behandlung. Gerade bei Kindern ist auf eine Allgemeinbehandlung, die Kräftigung und die Neubildung von spezifischen Abwehrstoffen gegen die Infektion bezweckt, größter Wert zu legen. Über lokale Behandlung siehe die einschlägigen Kapitel dieses Handbuches.

VIII. Lues.

Von den Zeichen der klassischen Trias bei der kongenitalen Syphilis, die Hochsinger geprägt hat, spielt die Coryza luetica eine hervorragende Rolle. Meist gleich nach der Geburt, mindestens aber in den ersten 4 Wochen, äußert sie sich in behinderter Nasenatmung. Die Atmung geht mehr oder weniger mühsam vor sich unter einem eigentümlichen, schlürfenden Geräusch, dem Schnüffeln oder Schniefen. Im übrigen können alle sonstigen Störungen wie bei der einfachen akuten Rhinitis vorhanden sein.

Anfänglich findet man bei der Untersuchung eine leicht geschwellte Schleimhaut, die oft auffallend trocken ist. Dann folgt meist ein Stadium der schleimigeitrigen Sekretion mit zunehmender Schleimhautschwellung. Dieses Stadium kann kurze Zeit oder auch Monate andauern und schließlich spontan verschwinden. Vielfach mengt sich späterhin dem Sekret Blut bei und das blutige Sekret krustet sich am Naseneingang zusammen. Dem entsprechen in der Nase blutige Borken, die Schleimhaut wird trocken, rissig und schilfert ab. Schließlich kommt es zu schwersten diffusen Entzündungen der Schleimhaut und teilweiser nekrotischer Abstoßung derselben. Spezifische Knochen und Knorpelprozesse gehen damit einher, die schließlich zu Einschmelzung und Resorption, selten zu Ausstoßung von Knochen- und Knorpelsubstanz führen. Infolge dieser Vorgänge kommt es schließlich durch narbige Schrumpfung zu Verunstaltungen der äußeren Nase (Sattel-, Lorgnetten-, Bocknase). Wenn es endlich zur Heilung der schweren Schleimhautveränderungen kommt, gibt es Narbenbildung an Stelle der Schleimhaut und Verwachsungen zwischen der lateralen Nasenwand und dem Septum. Auf alle Fälle ist das schließliche Resultat solcher Vorgänge zum mindesten Atrophie mit Borkenbildung.

Die im späteren Kindesalter auftretenden Manifestationen hereditärer Lues äußern sich in der Nase als gummöse Infiltration und verbinden sich alsbald mit Periostitis und Ostitis des knöchernen Gerüstes. Hierbei wird besonders der knöcherne Teil des Nasenseptums bevorzugt.

Diagnose. Schnupfen beim Neugeborenen muß immer Verdacht auf Syphilis erregen und den Arzt zu Nachforschungen auf andere Stigmata anregen. Differentialdiagnostisch kann chronisch verlaufende Diphtherie in Betracht kommen. Bei älteren Kindern wird man Tuberkulose ausschließen müssen.

Prognostisch läßt sich sagen, daß je früher eine luetische Nasenaffektion zur Behandlung kommt, desto weniger dauernde Verunstaltungen der inneren und äußeren Nase eintreten.

Therapie. Kombinierte Quecksilber-Salvarsankuren nach Maßgabe und unter Kontrolle der Wassermannschen Reaktion werden jetzt fast allgemein angewandt. Manche geben den Kindern dazwischen noch Jodkali. Lokal empfiehlt GÖPPERT (2) das Einstreichen von Quecksilbersalbe in die Nase. Im übrigen muß mit den Säuglingen wie beim akuten Schnupfen verfahren werden. Vor den Mahlzeiten besonders sind Suprareninträuflungen vorzunehmen, damit die Nahrungsaufnahme nicht gestört wird.

IX. Erkrankungen der Nasennebenhöhlen.

Die Erfahrung hat gelehrt, daß beim einfachen akuten Schnupfen die Nebenhöhlen der Nase nicht so selten mitbeteiligt sind. Besonders häufig erkranken sie bei den Infektionskrankheiten mit. Solange ihre Erkrankung unkompliziert verläuft, wird ihnen im allgemeinen keine Beachtung geschenkt und es ist richtig was PAUNZ sagt, daß gerade bei den akuten Infektionskrankheiten der Kinder die Allgemeinsymptome so im Vordergrund stehen, daß dem begleitenden Nasenkatarrh, wenn auch das Sekret eitrig, keine Bedeutung beigemessen wird. Auch COAKLEY glaubt, daß Nebenhöhlenerkrankungen bei Kindern ebenso häufig wie bei Erwachsenen vorkommen und führt ihre Neigung zur spontanen Heilung darauf zurück, daß die Höhlen noch nicht genügend entwickelt sind. Obduktionsbefunde von HARKE, OPPIKOFER, WERTHEIM und WOLFF haben die klinischen Erfahrungen bestätigt und dargetan, daß, insbesondere bei den an akuten Infektionskrankheiten verstorbenen Kindern, erkrankte Nebenhöhlen zu den regelmäßigen Befunden gehören. Gerade nach den OPPIKOFERschen Untersuchungen möchte man die Eiter und Schleim enthaltenden Nebenhöhlen der an Kachexie Verstorbenen mit den bei diesen erhobenen gleichartigen Mittelohrbefunden in Parallele stellen. Trotz der mangelhaften Entwicklung waren bei den Obduktionen von Kindern im Alter von 1—10 Jahren in 62,5% der Fälle die Nebenhöhlen erkrankt. Nach SCHLEMMER sind bei den Neugeborenen und ganz jungen Kindern in der übergroßen Mehrzahl ausschließlich die Kieferhöhlen erkrankt und herrschen die für das Kindesalter nicht spezifischen Infektionsmomente vor.

Die einfachen Nebenhöhlenentzündungen machen meist nur wenig Erscheinungen. Eitriger Ausfluß, Druckempfindlichkeit, spontane Schmerzen werden dabei beobachtet. In der Nase findet man Schwellungen der Nasenschleimhaut, besonders an der mittleren Muschel, und Eiter an typischer Stelle.

Außer diesen einfachen Nebenhöhlenentzündungen im Kindesalter, die harmloser Natur und prognostisch günstig sind, gibt es weiterhin Fälle von Nebenhöhlenerkrankungen im Kindesalter, bei denen es sich nicht mehr um einen einfachen Entzündungsvorgang handelt, was sich alsbald in der klinischen Erscheinungsform ausdrückt. KILLIAN nannte sie beim Scharlach im Gegensatz zu der einfachen *komplizierte* Nebenhöhlenerkrankung. Diese Unterscheidung wird nunmehr auch bei den nicht durch Scharlach verursachten Nebenhöhlenerkrankungen gemacht. Die komplizierte Scharlacherkrankung kann aber als Prototyp gelten und soll deshalb in erster Linie besprochen werden.

Nach einer Zusammenstellung von Schlemmer im Jahre 1914 aus der Literatur waren von 57 Fällen 24 Scharlachfälle, bei den übrigen kam immer nur in einzelnen Fällen Diphtherie, Erysipel, chronische Tonsillitis, Parotitis, Ozaena und akuter Schnupfen als Ausgangserkrankung in Betracht. Paunz sah komplizierte Nebenhöhleneiterung bei Masern und Typhus auftreten. Bakteriologisch wurden Streptokokken, Staphylokokken, Diplokokken, Diphtheriebacillen und Bakteriengemische gefunden. Beim Neugeborenen kommt nach Canestro die Infektion auf nasalem Weg bei Durchtritt durch die infizierten Geburtswege zustande. Ob tatsächlich in den Fällen von Castex und Douglas die Infektion auf dem Wege durch den Mund erfolgt ist, erscheint mir zweifelhaft, denn bei einer eiternden Brustwarze der Mutter kann auch eine Infektion der Nase direkt erfolgen.

Am häufigsten wird nach der vorliegenden Literatur die Kieferhöhle und das Siebbein von der komplizierten schweren Erkrankung ergriffen. Dabei ist zu beachten, daß schwerere Erkrankungen der Kieferhöhle nur selten Komplikationen machen und spontan ausheilen können, während gleichschwere Stirnhöhlenentzündungen wegen ihrer alarmierenden Erscheinungen sofort die nötige Beachtung finden. Wegen der späten Entwicklung der Stirnhöhlen erkranken sie aber an und für sich weniger. Eiterung der Keilbeinhöhle kann sich der Siebbeineiterung zugesellen. Eiterung sämtlicher Höhlen auf einer Seite wurde nicht allzu selten gesehen.

Über die anatomischen Veränderungen berichtet Killian, und zwar über die Veränderungen bei Scharlach. In den leichteren Fällen finden sich verschiedengradige entzündliche Veränderungen der Schleimhaut, oft nur Blutungen. Das Sekret in den Höhlen ist meist schleimig-eitrig und selbst fötid. In den schweren Fällen geht nach Killian die fortschreitende Entzündung, oft nach Zerfall der Schleimhaut, auf den Knochen über und kann bei der Stirnhöhle leicht auf die Duralvenen übergehen. Es stehen aber exakte Untersuchungen über diese Vorgänge in ihren Einzelheiten noch aus. Nach der Nekrose des Knochens kommt es zum Durchbruch des Eiters an die Außenwand und dann zu periostalen Abscessen. Schließlich kann der nekrotisch gewordene Knochen als Sequester ausgestoßen werden.

Der Übergang von einer einfachen zur komplizierten Nebenhöhlenerkrankung macht sich stets mit einer erheblichen Temperaturerhöhung, bis zu 40° und darüber bemerkbar, die bis zu einer Änderung der Situation anzuhalten pflegt. Die eitrige Sekretion verstärkt sich, die Schwellung in der Nasenschleimhaut nimmt zu. Das ganze Krankheitsbild erhält oft ganz unvermittelt einen schweren, manchmal einen septisch-pyämischen Charakter.

Das hervorstechendste *Symptom* ist das Auftreten von Ödemen, die je nach der Lokalisation des Prozesses durchaus regionär sind. Am häufigsten sind die Ödeme am oberen Lid innen und im inneren Augenwinkel, weil bei kleinen Kindern am häufigsten die Siebbeinzellen erkranken. Bei Beteiligung der Stirnhöhle erleiden die Weichteile des Stirnbeins gewöhnlich die typischen Veränderungen. Die komplizierte Kieferhöhlenentzündung macht Schwellungen am unteren Augenlid und der Wange.

Protrusio bulbi wurde nur bei Beteiligung des hinteren Siebbeins beobachtet, Chemosis bei ganz schweren Fällen. Starke Druckempfindlichkeit in dem Bereich der erkrankten Höhlen ist, selbst bei benommenen Patienten, zu konstatieren. Kommt es zur Abscedierung wird Fluktuation nachweisbar sein. Greift der

Prozeß auf die Hirnhäute über, werden meningitische, bei septischer Thrombose pyämische Symptome eintreten.

Die **Diagnose** der einfachen kindlichen Nebenhöhlenentzündung wird man nach den gleichen Regeln stellen müssen wie bei Erwachsenen. Bei der Verwendung des Röntgenbildes für die Diagnose der kindlichen Nebenhöhlenerkrankung sind im allgemeinen die beim Skiagramm der Erwachsenen gemachten Erfahrungen maßgebend, nur bedürfen wir hier noch größerer Aufmerksamkeit, um uns vor Irrtümern zu schützen. HAIKE hat besonders darauf aufmerksam gemacht, daß man manchmal bei der vollkommen entwickelten Höhle mäßige Verschleierung und ein Verwaschensein der Grenzen bei völlig gesundem Cavum findet. Er erklärt dies so, daß die Höhlen oft noch geringe Tiefe haben, also keinen großen Luftraum bieten und daß an den Grenzen die Spongiosa keinen wesentlichen Kontrast zu dem hier noch flachen benachbarten Luftraum bietet. Er rät deshalb zur Ergänzung die Aufnahme eines Seitenbildes.

Bei den komplizierten Nebenhöhlenerkrankungen geben die besprochenen äußeren Erscheinungen genügende Anhaltspunkte um die Diagnose zu stellen. Nur gegenüber der primären Osteomyelitis ist die Diagnose oft recht schwer und man hat aus der Literatur manchmal den Eindruck, daß z. B. Osteomyelitiden des Oberkiefers bei Säuglingen für Kieferhöhlenempyeme angesehen wurden. Ein positiver Nasenbefund wird in solchen Fällen für eine Nebenhöhlenerkrankung sprechen.

Die einfachen Nebenhöhlenentzündungen bei Kindern sind *prognostisch* als durchaus günstig anzusehen. Auch die komplizierten gehen meist gut aus, wenn rechtzeitig eingegriffen wird. Aber immerhin gibt es Fälle, die so stürmisch verlaufen, daß auch rechtzeitige und ausgiebige Eingriffe das Leben nicht zu retten vermögen.

Therapeutisch wird man sich bei der einfachen Form auf Wärmeapplikation (Kopflichtbäder) und die sonst bei Katarrhen üblichen Maßnahmen beschränken. Auch bei einer beginnenden Komplikation wird man noch so lange weiterbehandeln und zuwarten dürfen, als der Allgemeinzustand der Kinder ein guter ist. Verschlechtert sich dieser aber und bleibt das Fieber dauernd hoch, dann kommen nur chirurgische Eingriffe in Betracht, wie wir sie auch beim Erwachsenen anzuwenden gewohnt sind. Offenbleiben und Drainage der Wunde wird oft nicht zu umgehen sein.

X. Nasenbluten.

Das Nasenbluten ist ein im Kindesalter sehr häufiges Vorkommnis, dem allerdings Eltern und Pflegepersonal oft übertriebene Bedeutung zumessen. Allerdings können Blutungen das Symptom eines konstitutionellen Leidens sein, meistens verdanken die Blutungen aber ihre Entstehung lokalen Veränderungen, wobei das traumatische Moment eine Rolle spielt.

Bei der hereditären Syphilis des Neugeborenen spricht Sekretion mit Blutbeimischung für das Bestehen einer spezifischen Rhinitis. Auch schon beim Säugling, viel öfter bei größeren Kindern kommt es bei Nasendiphtherie zu oft ganz profusen Blutungen. Stärkere Blutungen zeigen sich auch bei septischen Prozessen im Kindesalter, wo es zu multiplen Blutungen in die Schleimhaut kommt. Auch bei Fremdkörpern in der Nase bluten die Kinder dann stark aus der Nase, wenn unzweckmäßige und brüske Extraktionsversuche gemacht worden sind. Das scheinbar ganz spontane Nasenbluten entsteht in der Regel am vorderen Teil des knorpeligen Septum, wo die Schleimhaut bei Rhinitis anterior sicca, Ulcus rotundum, Perforatio septi eine pathologische Veränderung erfahren. Als Ursachen dafür müssen bekanntlich sehr verschiedenartige

Schädigungen, vorzüglich mechanische und chemische, angenommen werden. Bei Kindern spielt besonders das Bohren mit dem Finger in der Nase eine große Rolle. Es kommt dadurch neben den genannten Veränderungen zu teleangiektatischer Erweiterung der Blutgefäße, die bei der leisesten Berührung zu bluten anfangen. Aus sich hier allmählich bildenden, kleinen Granulationsgeschwülsten (blutender Septumpolyp) kann es schließlich zu einem fast dauernden Sickern von Blut aus der Nase kommen.

Krankheiten wie Hämophilie, Herzfehler, Infektionskrankheiten, Nephritis können durch die damit verbundene Blutdrucksteigerung und Gefäßalteration Nasenbluten verursachen. Allerdings dürften vielfach traumatische Momente, wie oben erwähnt, auch hierbei schließlich die Blutung auslösen.

Beim Aufsuchen der blutenden Stelle halte man sich gegenwärtig, daß sie so gut wie regelmäßig vom Septum ausgeht, auch wenn scheinbar ein Gefäß an der lateralen Nasenwand spritzt, was meist dadurch vorgetäuscht wird, daß das Blut vom Septum in feinstem, fast unsichtbarem Strahl gegen die Nasenmuschel spritzt und hier erst durch Herunterlaufen auffällt. Nach Cocainisieren der Umgebung der blutenden Stelle, was am besten durch Einlage von kleinen, mit 5% Cocain getränkten Wattebäuschchen geschieht, wird man das blutende Gefäß am besten mit Chromsäure verschorfen. Sehr wichtig ist, um das Nasenbluten weiterhin zu verhüten, die schuldigen Nasenveränderungen zweckentsprechend zu behandeln.

XI. Fremdkörper in der Nase.

Meistens stecken sich die Kinder beim Spielen einen Knopf, eine Perle, eine Bohne, eine Erbse, einen Johannisbrotkern, ein Stückchen Papier, einen Stein in die Nase. Wie Göppert mit Recht hervorhebt, sind es sehr oft Kinder, die mit Schnupfen behaftet sind, bei denen dadurch die Aufmerksamkeit auf die Nase gelenkt wird. Natürlich kommen außerdem noch allerhand andere Gelegenheitsursachen für das Eindringen von Fremdkörpern in die Nase vor. Bei einem Trauma kann ein Fremdkörper direkt in die Nase gelangen oder die Nasenwand perforieren und dann in der Nase liegen bleiben. Seltenerweise wachsen bei der zweiten Dentition Zähne statt nach der Mundhöhle nach der Nasenhöhle vor und treten hier in Erscheinung. Durch die Choane erreichen öfters Fremdkörper die Nase, so besonders Speiseteile beim Erbrechen.

Meist auf dem gleichen Wege gelangen pflanzliche und tierische Parasiten in die Nase. Bei Kindern, die an Ernährungsstörungen leiden, wird gelegentlich der Soorpilz in der Nase beobachtet, wohin er vom Mund und Rachen gelangt. Oxyuren und Askariden werden beim Erbrechen in die Nase geschleudert und kommen dann zum Schrecken der Eltern am Naseneingang zum Vorschein oder werden ausgeschneuzt. Bei Kindern mit eitrigem Schnupfen kriechen oft allerlei Insekten, die dadurch angelockt werden, in die Nase hinein.

Fremdkörper in der Nase machen oft lange Zeit keine Symptome, nach einiger Zeit stellt sich fast immer stärkere einseitige Schleimsekretion ein, die bald eitrig und nicht selten fötid ist. Quellungs- und keimungsfähige Samen, namentlich Erbsen und Bohnen, erregen, abgesehen von der Behinderung der Nasenatmung, lokale Schmerzen und allgemeine Kopfschmerzen.

|Bei längerem Verweilen in der Nase lagern sich um den Fremdkörper die aus dem Nasensekret stammenden anorganischen Salze ab und umhüllen ihn schließlich völlig. Diese *Rhinolithen*, Nasensteine, mehr oder weniger Erscheinungen machend, werden oft erst im späteren Lebensalter festgestellt und entfernt.

Die **Diagnose** ist meist leicht, nur wenn der Fremdkörper in Granulationsgewebe eingebettet oder durch Schleimhautschwellung verdeckt ist, kann sie

Schwierigkeiten bereiten. Einseitiger Schnupfen beweist nicht mit Sicherheit die Anwesenheit eines Fremdkörpers, wie M. Schmidt glaubte, da wir jetzt wissen, daß auch im frühesten Kindesalter Nebenhöhlenerkrankungen vorkommen. Hat man den Eindruck gewonnen, daß es sich um Fremdkörper handelt, so wird man bei kleinen und ungeberdigen Kindern gut tun, gleich alles zur Entfernung des Fremdkörpers vorzubereiten und eine Narkose einzuleiten. Dann ist man in der Lage, in aller Ruhe die Diagnose zu sichern und im Anschluß daran den Fremdkörper am besten mit einem Häkchen, mit dem man vorsichtig hinter ihn zu gelangen sucht, herauszubefördern. Auf diese Weise vermeidet man stark blutende Nebenverletzungen, die sonst dem Vorgehen sehr hinderlich sein können.

Literatur.

Birk (1): Leitfaden der Säuglingskrankheiten. Bonn 1910. — Derselbe (2): Leitfaden der Kinderkrankheiten. Berlin 1920. — Boenninghaus: Über Schiefwerden der Nase. Arch. f. Laryngol. u. Rhinol. Bd. 32, S. 400. — Bourrague: Les sinusites maxillaires chez les enfants. Rev. de laryngol, d'otol. et de rhinol. 21. Februar 1903. — Bresgen: Die hauptsächlichen kindlichen Erkrankungen der Nasenhöhle, der Rachenhöhle und der Ohren usw. Halle. — Bross: Über Fremdkörper der Nase, den Nebenhöhlen der Nase und im Nasenrachenraum. Beitr. z. Anat., Physiol., Pathol. u. Therapie d. Ohres, d. Nase u. d. Halses. Bd. 9, S. 230. — Brüning und Schwalbe: Handbuch der allgemeinen Pathologie im Kindesalter. Wiesbaden 1913. — Buys und van Lint: Polysinusitis bei einem 11jährigen Kind. Policlinique 1913. S. 203. — Calamida: Ödematöser Prolaps der Nasenschleimhaut bei einem Neugeborenen. Congr. d. soc. italiana di laringol. Roma 1911. Ref.: Zentralbl. f. Laryngol. Bd. 28, S. 113. — Canestro: Entzündung der Highmorshöhle bei Neugeborenen. Arch. f. Laryngol. u. Rhinol. Bd. 25, S. 493. — Castex: Sinusites maxillaire grave chez un nouveau né. Soc. franç. de laryngol. Mai 1901. — Chatin: Coryza der Säuglinge. Lyon méd. 1921. Ref.: Zentralbl. f. Laryngol. Bd. 21, S. 427. — Coacley: Chirurgische Behandlung der Nebenhöhlenerkrankungen bei Kindern unter 14 Jahren. 36. Versamml. d. amerikan. laryngol. Assoc. 25. Mai 1914. Ref.: Zentralbl. f. Laryngol. Bd. 31, S. 129. — Cleminson: Nebenhöhlenerkrankungen bei Kindern. Journ. of laryngol. a. otol. Vol. 21, p. 8. Ref.: Zentralbl. f. Laryngol. Bd. 21, S. 8. — Dean und Armstrong: Gelegentliche Notwendigkeit zu der Radikaloperation der Nasennebenhöhlen im Kindesalter. Ann. of otol., rhinol. a. laryngol. Vol. 26. — Disse: Ausbildung der Nasenhöhlen nach der Geburt. Arch. f. Anat. u. Physiol. Anat. Abt. 1889. Suppl. Bd. S. 29. — Douglas: Empyeme du sinus maxillaire chez un enfant. Brit. med. journ. Vol. 98. — Feer: Erkrankungen der Nase usw. Pfaundler und Schlossmann: Handbuch d. Kinderheilk. Leipzig 1910. — Gerber: Rhinitis acuta. Heymanns Handbuch Wien. 1900. — Ghon und Terplan: Zur Kenntnis der Nasentuberkulose. Zeitschr. f. Laryngol., Rhinol. u. ihre Grenzgeb. Bd. 10, S. 393. — Göppert (1): Rhinitis posterior im Säuglingsalter. Berl. klin. Wochenschr. 1913. Nr. 21. — Derselbe (2): Nasen-, Rachen- und Ohrerkrankungen des Kindes. Enzyklopädie der klin. Med. Berlin: Jul. Springer 1914. — Derselbe: Röntgenuntersuchungen der Nasennebenhöhlen. Arch. f. Laryngol. u. Rhinol. Bd. 25, S. 206. — Harke: Beiträge zur Pathologie und Therapie der oberen Luftwege. Wiesbaden 1895. — Hansemann: Die angeborenen Mißbildungen der Nase. Heymanns Handbuch. Wien 1900. — Hayton: Über die Resultate der submukösen Resektion der Nasenscheidewand bei Kindern. Journ. of laryngol. a. otol. April 1916. Ref.: Zentralbl. f. Laryngol. Bd. 8, S. 285. — Heermann: Über Septumoperationen bei Kindern und über Verhütung von Perforationen. Vereinigung westdtsch. Hals-Ohrenärzte 17. Nov. 1912. Zentralbl. f. Laryngol. Bd. 30, S. 382. — Heubner: Lehrbuch d. Kinderheilk. Leipzig 1911. — Hochsinger: Hereditäre Nasensyphilis der Neugeborenen und Säuglinge. Festschrift f. I. Neumann. Leipzig 1900. — Hopmann (1): Über kongenitale knöcherne Verschlüsse und Verengerungen der Choanen. Tagbl. d. 60. Vers. dtsch. Naturforsch. u. Ärzte. Wiesbaden 1887. — Derselbe (2): Über kongenitale Verengerungen und Verschlüsse der Choanen. Arch. f. klin. Chirurg. Bd. 37, S. 235. — Kaempfer: Deformitäten der Nasenscheidewand bei Kindern. Laryngoscope. Dez. 1917. Ref.: Zentralbl. f. Laryngol. Bd. 21, S. 38. — Kallius: Geruchsorgan (Sinnesorgane). Handbuch d. Anat. d. Menschen von Bardeleben. Jena 1905. — Killian: Erkrankungen der Nebenhöhlen bei Scharlach. Zeitschr. f. Laryngol., Rhinol. u. ihre Grenzgeb. Bd. 56, S. 189. — Körner: Untersuchungen über Wachstumsstörungen und Mißgestaltung des Oberkiefers und des Nasengerüstes infolge von Behinderung der Nasenatmung. Leipzig 1891. — Lautmann: Behandlung der Rhinitis und der Adenoiden im ersten Kindesalter. Ann. des maladies de l'oreille. 1913. Ref.: Zentralbl. f. Laryngol.

Bd. 29, S. 377. — Merkel: Zur Kenntnis der primären Tuberkulose der Nasenrachen-schleimhaut. Münch. med. Wochenschr. 1909. S. 1165. — Neumann, Hugo: Über die Häufigkeit der Septumdifformitäten im Kindesalter und zur Ätiologie der Leisten und Ver-biegungen der Nasenscheidewand. Monatsschr. f. Ohrenheilk. u. Laryngo-Rhinol. Suppl.-Bd. 1921. S. 1498. — Officer: Deviation der Nasescheidenwand bei Kindern. Australian med. journ. 1911. Ref.: Zentralbl. f. Laryngol. Bd. 28, S. 409. — Onodi (1): Nasenneben-höhlenkrankheiten in den ersten Lebensjahren. Orvosi Hetilap 1915. Ref.: Zentralbl. f. Laryngol. Bd. 31, S. 308. — Derselbe (2): Nebenhöhlen der Nase beim Kinde. Würzburg 1911. — Oppikofer: Beiträge zur normalen und pathologischen Anatomie der Nase und ihrer Nebenhöhlen. Arch. f. Laryngol. u. Rhinol. Bd. 93, S. 313. — Orth: Über tuberkulöse Reinfektion und ihre Bedeutung für die Entstehung der Lungenschwindsucht. Sitzungsber. d. preuß. Akad. d. Wiss. 1913. — Patrezek: Über Verbiegungen der Nasenscheidewand bei Neugeborenen. Internat. klin. Rundschau. Bd. 4. 1890. — Paunz: Über die Kompli-kationen der Nebenhöhlenentzündungen der Nase bei Kindern. Jahrbuch f. Kinderheilk. Bd. 93, S. 303. — Pasquier: Ein Fall von Ozaena beim Säugling. Bull. de la soc offic. med. p. 1014. Ref.: Zentralbl. f. Laryngol. Bd. 30, S. 408. — Petry: Zur Kenntnis der Bedeutung des Nasenblutens im späteren Kindesalter. Berl. klin. Wochenschr. 1914. S. 1890. — v. Pirquet: Krankheiten der Respirationsorgane. Feer: Lehrbuch d. Kinderheilk. Jena. 1911. — Sachs: Über familiäres Auftreten der Ozaena. Monatsschr. f. Ohrenheilk. u. Laryngo-Rhinol. 1921. S. 292. — Seifert: Fremdkörper usw. in der Nase und ihren Neben-höhlen. Heymanns Handbuch d. Laryngol. u. Rhinol. Wien 1900. — Schlemmer: Erkran-kungen der Nebenhöhlen bei Kindern. Arch. f. Laryngol. u. Rhinol. Bd. 28. — Scholle: Über Hirnhöhlenempyeme bei Kindern im Zusammenhang mit akuten Infektionskrank-heiten. Arch. f. Ohrenheilk. Bd. 68. S. 149. — Watson-Williams: Latente Keilbein-erkrankung, Eiterung bei Kindern mit rezessiven Adenoiden und Appendicitis. Journ. of laryngol. a. otol. 1920. Ref.: Zentralbl. f. Laryngol. Bd. 21, S. 19. — Wertheim: Bei-träge zur Pathologie und Therapie. Klinik der Erkrankungen der Nasennebenhöhlen. Arch. f. Laryngol. u. Rhinol. Bd. 11. — van Wildenburg: Stirnhöhleneiterungen und deren Komplikationen bei den Kindern. Ann. des maladies de l'oreille. 1911. Ref.: Zentral-blatt f. Laryngol. Bd. 28, S. 201. — Wolf: Nebenhöhlen der Nase bei Diphtherie, Masern und Scharlach. Zeitschr. f. Hyg. u. Infektionskrankh. Bd. 29. — Zappert: Klinik der hereditären Lues. Handbuch d. Geschlechtskrankh. Wien und Leipzig. Bd. 3, Teil 3, S. 2075. 1918. — Zarniko: Krankheiten der Nase und des Nasenrachenraumes. 3. Aufl. Berlin 1909.

Namenverzeichnis.

Die kursiv gesetzten Zahlen beziehen sich auf die Literaturverzeichnisse.

Sachverzeichnis.

Handbuch der Hals- Nasen- Ohrenheilkunde
mit Einschluß der Grenzgebiete.

Erster Band[1]).

Die Krankheiten der Luftwege und der Mundhöhle. Erster Teil.

XV und 1068 Seiten. 1925. — RM. 87.—; gebunden RM. 92.40.

Deskriptive und topographische Anatomie der Nase und ihrer Nebenhöhlen.
Von Dr. L. Grünwald - München.

Vergleichende Anatomie und Entwicklungsgeschichte der Nase und ihrer Nebenhöhlen.
Von Professor Dr. K. Peter - Greifswald.

Zentrale Bahnen des Nervus olfactorius.
Von Dr. H. Brunner - Wien.

Anatomie und Entwicklungsgeschichte des Rachens und der Mundhöhle.
Von Professor Dr. H. Wetzel - Greifswald.

Anatomie und Entwicklungsgeschichte des Kehlkopfs und des Tracheobronchialbaumes.
Von Professor Dr. K. Elze - Rostock.

Histologie der Luftwege.
Von Professor Dr. S. Schumacher - Innsbruck.

Sektionstechnik der Luftwege.
Von Geh. Medizinalrat Prof. Dr. R. Beneke - Halle.

Physiologie der Nase und ihrer Nebenhöhlen.
Von Professor Dr. H. Zwaardemaker - Utrecht.

Physiologie der Mundhöhle und des Rachens.
Von Professor Dr. E. v. Skramlik - Freiburg.

Physiologie des Kehlkopfs: Allgemeines, Bewegungsmöglichkeiten am Kehlkopf, bewegende Kräfte. Innervation.
Von Professor Dr. E. v. Skramlik - Freiburg.

Physiologie der Stimme und Sprache.
Von Professor Dr. M. Nadoleczny - München.

Physiologie der Luftröhre und der Bronchien.
Von Professor Dr. E. Mangold - Berlin.

Untersuchungsmethoden der Nase und ihrer Nebenhöhlen.
Von Professor Dr. C. Zarniko - Hamburg.

Untersuchungsmethoden des Mundes und des Rachens.
Von Professor Dr. C. v. Eicken - Berlin.

Untersuchungsmethoden des Kehlkopfs:
Indirekte und direkte Laryngoskopie, Palpation, Durchleuchtung, Sondierung.
Von Privatdozent Dr. A. Seiffert - Berlin.

Schwebelaryngoskopie.
Von Professor Dr. W. Albrecht - Tübingen.

der Stimme und Sprache.
Von Professor Dr. R. Schilling - Freiburg.

der Luftröhre und der Bronchien.
Von Privatdozent Dr. A. Seiffert - Berlin.

Anhang:

Röntgenuntersuchung der Nase und ihrer Nebenhöhlen.
Von Geh. Med.-Rat Professor Dr. A. Passow - Berlin und Dr. K. Graupner - Berlin.

Röntgenuntersuchung des Kehlkopfs.
Von Professor Dr. A. Thost - Hamburg.

Röntgenuntersuchung der Luftröhre und der Bronchien.
Von Professor Dr. L. Küpferle - Freiburg.

Immunodiagnostik.
Von Professor Dr. H. Koenigsfeld - Freiburg.

Zweiter Band.

Die Krankheiten der Luftwege und der Mundhöhle. Zweiter Teil.

Allgemeine Ätiologie.
Von Professor Dr. O. Frese - Halle.

Allgemeine Pathologie und Symptomatologie:
der Erkrankungen der Nase und ihrer Nebenhöhlen.
Von Professor Dr. F. Blumenfeld - Wiesbaden.

der Rachen-, Mund-, Kehlkopf- und Luftröhrenkrankheiten.
Von Professor Dr. O. Frese - Halle.

Allgemeintherapie.
Von Geheimrat Professor Dr. P. Heims-Heymann - Berlin.

Lokaltherapie
der Nasenkrankheiten.
Von Dr. E. Bentele - Gmünd.

der Rachen-, Mund-, Kehlkopf- und Luftröhrenkrankheiten.
Medikamentöse Therapie.
Von Professor Dr. W. Pfeiffer - Frankf. a. M.

Operationslehre.
Von Professor Dr. K. Amersbach - Freiburg i. Br.

Anhang:

Tracheotomie.
Von Professor Dr. L. Harmer - Wien.

Strahlentherapie.
Von Professor Dr. A. Thost - Hamburg.

Immuntherapie. Von Professor Dr. H. Koenigsfeld - Freiburg.

Mißbildungen.
Die angeborenen Mißbildungen und Formfehler der Nase.
Von Dr. F. Zausch - Halle.

Mißbildungen des Rachens und des Mundes.
Von Professor Dr. A. Stieda - Halle.

Mißbildungen und Anomalien des Kehlkopfs, der Luftröhre und des Tracheobronchialbaumes.
Von Professor Dr. K. Beck - Heidelberg und Privatdozent Dr. P. Schneider - Darmstadt.

Die Erkrankungen der Nasenscheidewand.
Von Geh. Medizinalrat Professor Dr. A. Passow - Berlin.

Anhang:

Aspiration der Nasenflügel.
Von Professor Dr. A. Brüggemann - Gießen.

Die akuten und chronischen Entzündungen.
Die akute Rhinitis.
Von Professor Dr. W. Klestadt - Breslau.

Die chronische Rhinitis simplex und hyperplastica.
Von Dr. K. Vogel - Berlin.

Die Rhinitis atrophicans foetida et non foetida.
Von Dr. A. Lautenschläger - Berlin.

Die entzündlichen Erkrankungen der Nebenhöhlen:
Einleitung.
Von Geh. Medizinalrat Professor Dr. A. Denker - Halle.

Kieferhöhle.
Von Privatdozent Dr. Th. Nühsmann - Halle.

Stirnhöhle.
Von Professor Dr. A. Brüggemann - Gießen.

Siebbeinzellen und Keilbeinhöhle.
Von Professor Dr. M. Hajek - Wien.

Die endokraniellen Komplikationen.
Von Professor Dr. H. Burger - Amsterdam.

Die orbitalen Komplikationen.
Von Professor Dr. H. Marx - Münster i. W.

Anhang:

Erkrankungen der Nase und der Nebenhöhlen im Kindesalter.
Von Professor Dr. K. Beck - Heidelberg.

---

[1]) Jeder Band enthält ein Namensverzeichnis und ein Sachverzeichnis. Generalnamen- und sachverzeichnis im Schlußband.

Verlag von Julius Springer in Berlin W 9 und J. F. Bergmann in München.

Handbuch der Hals- Nasen- Ohrenheilkunde
mit Einschluß der Grenzgebiete.

Verlag von Julius Springer in Berlin W 9 und J. F. Bergmann in München.

Handbuch der Hals- Nasen- Ohrenheilkunde
mit Einschluß der Grenzgebiete.

Verlag von Julius Springer in Berlin W 9 und J. F. Bergmann in München.

Handbuch der Hals- Nasen- Ohrenheilkunde
mit Einschluß der Grenzgebiete.

Verlag von Julius Springer in Berlin W 9 und J. F. Bergmann in München.

Verlag von Julius Springer in Berlin W 9

Die akuten Erkrankungen der Gaumenmandeln und ihrer unmittelbaren Umgebung. Leitfaden für Ärzte und Studierende. Von Dr. med. **Werner Schultz,** Dirigierender Arzt der II. Inneren Abteilung des Krankenhauses Charlottenburg-Westend. Mit 18 farbigen Abbildungen. (155 S.) 1925.
RM. 9.60; gebunden RM. 10.80

Die Nasen-, Rachen- und Ohrerkrankungen des Kindes in der täglichen Praxis. Von Prof. Dr. **F. Göppert,** Direktor der Univ.-Kinderklinik zu Göttingen. Mit 21 Textabbildungen. (Aus: „Enzyklopädie der klinischen Medizin". Spezieller Teil.) (182 S.) 1914. Gebunden RM. 11.50

Untersuchungs- und Behandlungsmethoden der Kehlkopfkrankheiten. Von Dr. **Theodor Heryng.** Mit 164 in den Text gedruckten Abbildungen und 4 Tafeln (436 S.) 1905. RM. 12.—

Praktische Ohrenheilkunde für Ärzte. Von **A. Jansen** und **F. Kobrak,** Berlin. Mit 104 Textabbildungen. (384 S.) (Band IV der „Fachbücher für Ärzte".) 1918. Gebunden RM. 8.40

Allgemeine Akustik und Mechanik des menschlichen Stimmorgans. Von Dr. **Albert Musehold,** Geheimer Sanitätsrat in Berlin. Mit 19 Photographien des menschlichen Kehlkopfes auf 6 Tafeln und 53 Abbildungen im Text. (141 S) 1912. RM. 10.—

Untersuchungen über den Kunstgesang. I. Atem- und Kehlkopfbewegungen. Von Dr. **Max Nadoleczny,** Privatdozent an der Universität in München. Mit 73 Abbildungen und 14 Tabellen. (277 S.) 1923.
RM. 10.—; gebunden RM. 11.50

Verlag von J. F. Bergmann in München

Lehrbuch der Ohren-, Nasen- und Kehlkopfkrankheiten. Nach klinischen Vorträgen für Studierende und Ärzte. Von Dr. **O. Körner,** Geh. Med.-Rat, Prof. der Medizin und Direktor der Univ.-Ohren- und Kehlkopfklinik in Rostock. Zehnte und elfte, neubearbeitete Auflage. Mit 251 Textabbildungen, davon 34 in Farben, und 1 Tafel. (454 S.) 1922. Gebunden RM. 18.—

Die otitischen Erkrankungen des Hirns, der Hirnhäute und der Blutleiter. Fünfte Auflage, vollständig neu bearbeitet von **O. Körner,** Prof. in Rostock und **K. Grünberg,** Prof. in Bonn. Mit 6 Tafeln und 2 Textabbildungen. (Die Ohrenheilkunde der Gegenwart und ihre Grenzgebiete, Band III). (222 S.) 1925. RM. 18.—; gebunden RM. 20.40

Stimmbildung und Stimmpflege. Gemeinverständliche Vorlesungen. Von Prof. Dr. med. **Hermann Gutzmann,** Leiter des Universitäts-Ambulatoriums für Stimm- und Sprachstörungen zu Berlin. Mit 57 Abbildungen. Dritte, durchgesehene Auflage. (224 S.) 1920. RM. 6.—

Stimmbildung auf stimm- und sprachphysiologischer Grundlage. Von **J. Forchheimer,** Lehrer der Stimm- und Sprachphysiologie und Phonetik an der Universität München. Erster Band: **Stimm- und Sprechübungen.** (173 S.) 1923. Kartoniert RM. 4.50

Verlag von Julius Springer in Berlin W 9

Zeitschrift für Hals-, Nasen- und Ohrenheilkunde

Fortsetzung der Zeitschrift für Ohrenheilkunde
und für die Krankheiten der Luftwege
(Begründet von **H. Knapp** und **S. Moos**)
sowie des Archivs für Laryngologie und Rhinologie
(Begründet von **B. Fränkel**)

Organ der Gesellschaft Deutscher Hals-, Nasen- und Ohrenärzte

Unter Mitwirkung von zahlreichen Fachgelehrten
herausgegeben von

O. Körner-Rostock

Redigiert von C. v. Eicken-Berlin, G. Finder-Berlin und W. Lange-Leipzig

Die Zeitschrift erscheint im gemeinsamen Verlage von J. F. Bergmann in München und Julius Springer in Berlin zwanglos[1]) in einzeln berechneten Heften, deren vier einen Band von etwa 40 Bogen bilden.

Zentralblatt für Hals-, Nasen- und Ohrenheilkunde

sowie deren Grenzgebiete

(Fortsetzung des Internationalen Centralblattes für Laryngologie, Rhinologie und verwandte Wissenschaften)

· Organ der Gesellschaft Deutscher Hals-, Nasen- und Ohrenärzte

Unter Mitwirkung der von dieser eingesetzten Kommission
C. v. Eicken-Berlin, P. Heymann-Berlin, V. Hinsberg-Breslau, O. Kahler-Freiburg i. B.
W. Kümmel-Heidelberg und C. Zarniko-Hamburg
Herausgegeben von

Professor Dr. **Georg Finder**-Berlin und Professor Dr. **Alfred Güttich**-Berlin

Schriftleitung: Professor Dr. **Karl L. Schaefer** in Berlin

Erscheint in Bänden von 63—64 Bogen Umfang (monatlich zwei Hefte)

Preis des Bandes ab Bd. 7 RM. 60.—[1])

Jahresbericht über Hals-, Nasen- und Ohrenheilkunde

sowie deren Grenzgebiete

Zugleich bibliographisches Jahresregister des Zentralblattes für Hals-, Nasen- und Ohrenheilkunde sowie deren Grenzgebiete (Fortsetzung des Internationalen Centralblattes für Laryngologie, Rhinologie und verwandte Wissenschaften)

Herausgegeben von der Schriftleitung

Zweiter Band. **Bericht für das Jahr 1923.** (316 S.) 1925. RM. 28.—

Als erster Band erschien:

Bibliographie der Hals-, Nasen- und Ohrenheilkunde

sowie deren Grenzgebiete

zugleich bibliographisches Jahresregister des Zentralblattes für Hals-, Nasen- und Ohrenheilkunde sowie deren Grenzgebiete (Fortsetzung des Internationalen Centralblattes für Laryngologie, Rhinologie und verwandte Wissenschaften)

Herausgegeben von der Schriftleitung

Erster Band. **Bericht für das Jahr 1922.** (284 S.) 1924. RM. 24.—[1])

---

[1]) Den Mitgliedern der Gesellschaft Deutscher Hals-, Nasen- und Ohrenärzte wird bei direktem Bezug vom Verlag ein Vorzugspreis eingeräumt.

MIX
Papier aus verantwortungsvollen Quellen
Paper from responsible sources
FSC® C105338

FSC
www.fsc.org

If you have any concerns about our products,
you can contact us on
ProductSafety@springernature.com

In case Publisher is established outside the EU,
the EU authorized representative is:
Springer Nature Customer Service Center GmbH
Europaplatz 3, 69115 Heidelberg, Germany

Printed by Libri Plureos GmbH
in Hamburg, Germany